새로보는 방약합편

새로보는 方藥合編

상통 처방해설 및 활용사례
중통 처방해설 및 활용사례
하통 처방해설 및 활용사례
활투침선/병증도표/손익본초/한국의 한의약서

동의학연구소 이종대 편저

청홍

국립중앙도서관 출판시도서목록(CIP)

(새로보는) 방약합편. 중통 처방해설 및 활용사례 / 編著: 이종대.
-- 서울 : 청홍(지상사), 2012
p. ; cm

한자표제 : 方藥合編
ISBN 978-89-90116-49-9 94510 : ₩80000
ISBN 978-89-90116-47-5(세트) 94510

방약[方藥]
처방[處方]

519.86-KDC5
615.321-DDC21 CIP2012001023

우리 의학체계의 핵심이며 임상에서 가장 많이 사용하고 있는 처방들로 구성된 요약편

《방약합편方藥合編》은 1885년 출간된 이래, 1세기 이상 지난 지금까지 임상가(臨床家)들이 가장 많이 활용하는 한의약(韓醫藥) 편람서(便覽書)입니다. 치료율과 사용빈도가 높은 처방으로 구성되어 있기 때문입니다.

우리나라에서는 삼국시대부터 조선말엽까지 111종(種)의 한의학서적이 간행되었고, 107종의 중국서적이 번역·간행되었습니다. 이 중에서 조선조 세종 이전의 400여 의약서(醫藥書)를 집결하여 정리한 책이 《의방유취醫方類聚》입니다. 또한 이를 계승하고 《의학입문醫學入門》이나 《만병회춘萬病回春》 등을 인용하여 효과가 좋은 처방을 정리한 것이 《東醫寶鑑》입니다. 이처럼 《동의보감》은 매우 훌륭한 책이지만 내용이 방대하여 임상활용에 불편한 점이 있었습니다. 이러한 점을 감안하여 실제로 사용할 수 있는 처방을 정리한 것이 주명신(周命新) 선생의 《의문보감醫門寶鑑》이며, 강명길(康命吉) 선생이 동의보감을 30여 년간 연구하고 자신의 경험을 더하여 정리한 것이 《제중신편濟衆新編》입니다.

이후 고종 때 황도연(黃度淵) 선생이 《동의보감》과 《제중신편》을 비롯하여 무려 106권의 책을 정리하고, 무교동에서 '찬화당약방'을 운영하면서 얻은 경험을 토대로 저술한 책이 《의종손익醫宗損益》입니다. 그러나 《의종손익》도 수록 처방이 많아 초학자들은 보기 어려웠습니다. 그래서 임상의들을 위해 사용빈도에 따라 처방을 선별하여 간편하고 쉽게 편람할 수 있도록 한 책이 《의방활투醫方活套》이고, 여기에 약성가(藥性歌)로 된 《손익본초損益本草》를 더한 것이 《방약합편》입니다.

따라서 방약합편은 《鄕藥集成方》 ⇨ 《醫方類聚》 ⇨ 《東醫寶鑑》 ⇨ 《醫門寶鑑》 ⇨ 《濟衆新編》 ⇨ 《醫宗損益》 ⇨ 《醫方活套》 ⇨ 《方藥合編》의 순으로 수백 년의 조상들의 지혜와 숨결이 집약되고 계승되어 온 '우리 의학체계의 핵심'이며, 임상에서 가장 많이 사용하고 있는 처방들로 구성된 요약편이라 할 수 있습니다.

30여 년간 기록해 놓은 20여만 건의 활용사례가 있었기에 가능

《방약합편》은 임상에서 활용성이 매우 높은 편람서(便覽書)입니다. 《방약합편》은 출간 당시나 그 이후 의가(醫家)들이 환자를 대할 때 옆에 두고 참고할 수 있는 매우 유용한 처방집이었습니다. 그러나 이론보다는 편람의 역할이 강하기 때문에 초학자에게는 난해하다는 단점이 있습니다. 1980년대까지만 해도 도제식(徒弟式) 교육이 이루어진 곳이 있었기 때문에, 직·간접적으로 임상경험을 전수할 수 있어 비록 간명하게 편집되었더라도 그 내용이 어떤 의미인지 파악할 수 있었습니다. 그러나 현재에는 도제식 교육이 사라져 누대(累代)에 걸쳐 전승되어 온 임상경험을 전수할 수 없게 되었습니다. 그래서 처음 학습하는 사람들은 간명하게 기록된 것을 이해하고 활용하기가 쉽지 않습니다.

필자는 이러한 점을 늘 아쉽게 생각했으며, 함께 공부하는 이들에게 이해하기 쉬운 내용으로 구성된 《방약합편》이 필요하다는 의견을 듣기도 했습니다. 또한 몇 차례 이러한 책을 집필해 달라는 권유를 받기도 했습니다. 그러나 《방약합편》은 임상 전체를 다루고 있기 때문에 한 개인의 짧은 경험과 식견으로는 모든 부분을 설명할 수 없어 생각조차 할 수 없었습니다. 또한 10여 년 전에 《감기의 한약치료》라는 책을 저술하면서 너무 많이 고생했었기에 다시는 책을 쓰지 않겠다고 다짐도 했었습니다.

그러던 중 2001년 조경남 선생이 만든 방약합편 해설집이라는 자료를 보게 되었습니다. 이 자료는 조경남 선생이 필자에게 《방약합편》 처방에 대하여 질문하고 필자가 답한 내용을 정리한 것이었습니다. 그러나 자료집을 보니 실제와 다르게 표현된 것이 의외로 많았습니다. 그래서 잘못 표현된 것은 수정하고 부족한 내용은 보충하게 되었습니다. 이러한 작업이 상당 기간 반복되자 어느덧 틀이 갖추어진 《방약합편》이 만들어졌습니다. 이 정도라면 《방약합편》을 편술하는 것이 가능할 것 같다는 생각이 들었고, 이때부터 편술계획을 세웠습니다. 이후 4년간 처방 설명을 반복 보완하고, 각 처방 활용사례를 3~4차례 보충하자 아쉬우나마 새로운 형태의 《방약합편》이 만들어졌습니다. 물론 이러한 작업은 모두 30여 년간 기록해 놓은 20여만 건의 활용사례가 있었기에 가능했습니다.

실제로 처방을 활용한 사례를 수록함으로써
마치 도제식 교육을 받는 느낌이 들도록

30여 년간 임상을 하면서 느낀 점은 '증상(症狀)'은 동일하나 증상이 발현되는 '병리상태(病理狀態)'가 다르면 '병리상태'에 따라 치료해야 한다는 사실이었습니다. 따라서 병증이 나타나는 병리상태를 검토한 연후에 처방을 활용해 왔었습니다. 이러한 과정에서 질환이나 증상이 발생하는 발병기전과 치료기전을 알 수 있게 되었고, 기전을 이해하자 그동안 난해했던 병증에 대한 처방 선정이 쉬워졌습니다. 이렇게 증상과 처방을 연결하는 일정한 형태의 연결공식이 바로 '병신상증(病身狀症)' 즉, '병인+신체조건=신체상태(병리상태)⇨증상'이라는 도식이었습니다. 이후 처방의 약성이 인체에 미치는 변화를 이해할 수 있게 되었고, 병리상태에 적합한 약성을 가진 처방을 선정하여 활용하게 되었습니다. 이 책의 많은 부분은 이러한 시각으로 설명되어 있습니다.

현대 사회는 《동의보감》이나 《방약합편》이 저술된 시대와는 환경이 다릅니다. 비록 인체와 건강, 질병이라는 공통점이 있지만, 질병의 종류와 형태가 다르기 때문에 처방을 활용하는 기준도 달라질 수 있습니다. 그러나 분명한 것은 처방이 가지고 있는 약성이므로, 약성에 부합하는 신체상태라면 시대나 질병의 형태에 관계없이 적용할 수 있습니다. 따라서 비록 기존 방약합편에는 증상이 설명되어 있지 않았지만 신체상태와 부합하는 경우 처방을 활용했으며, 이러한 과정을 통해 처방의 활용범위를 확대했습니다.

《새로보는 방약합편》은 기존의 방약합편에서 간명하게 기록한 부분을 자세하게 설명하고 있으며, 실제로 처방을 활용한 사례를 수록함으로써 마치 도제식 교육을 받는 느낌이 들도록 했습니다. 이렇게 함으로써 선인들이 빈용했던 처방의 가치를 알고, 처방의 의미를 알게 하여 처방을 폭넓게 활용할 수 있게 했습니다. 또한 《새로보는 방약합편》에는 경륜이 있는 원로선배와 함께 배움의 길을 걷고 있는 이들의 활용사례가 실려 있습니다. 이러한 활용사례를 통하여 필자가 미처 활용하지 못한 처방이나 경험하지 못한 부분을 보완할 수 있었습니다. 더불어 《의림지합본》(도서출판 정담)을 비롯한 여러 전문지에서도 많은 부분을 인용했으며, 이러한 부분이 필자에게는 큰 힘이 되었습니다. 이외에도 자문과 전문교열에 참여해주신 사계의 저명한 교수님들과 양·한방을 모두 섭렵한 복수면허 선생님들, 몇 대에 걸쳐 임상을 하고 계신 원로 한약업사분들을 통하여 부족하고 취약한 부분을 보완할 수 있었습니다.

인체의 생리와 병리를 정확하게 판단해야 질병이 발생하는 기전을 알 수 있기 때문

방약합편은 사용빈도가 높은 처방들로 구성된 편람서이며, 임상의 기초서입니다. 그러나 현대에는 다양한 질병이 있어 《방약합편》에 수록된 처방으로는 이러한 질병을 모두 치료할 수 없습니다. 따라서 의업(醫業)을 전문으로 하는 사람이라면 《방약합편》에만 머물러서는 안 됩니다. 나아가 《의종손익》이나 《제중신편》 등을 학습해야 하고, 더 나아가 《의종금감》이나 《의방유취》 등도 학습해야 합니다. 이에 못지않게 인체의 생리나 병리를 알 수 있게 자연과학도 충분히 학습해야 합니다. 인체의 생리와 병리를 정확하게 판단해야 질병이 발생하는 기전을 알 수 있기 때문입니다.

또한 환자를 대하는 임상가들은 방제에 자신감이 있어야 합니다. 물론 첫술에 배가 부를 수는 없습니다. 차근차근 기초부터 탄탄하게 다져간다면 어떠한 질병이나 질환을 만나더라도 위축되지 않고 자신 있게 치료할 수 있는 의자(醫者)가 될 것입니다. 《새로보는 방약합편》은 이러한 자신감을 갖게 하는 기초서 역할을 할 것이며, 그 어떤 책보다 임상활용의 가치가 높습니다.

*

《새로보는 방약합편》이 출간되기까지 많은 부분에서 지도를 아끼지 않은 자문교수님들과 김재경, 안병준 선생의 노고에 감사드립니다. 또한 오랜 기간 주야를 가리지 않고 집필에 노력을 다한 조경남 선생과 윤여빈 선생이 있었기에 이 책이 태어날 수 있었습니다. 두 분에게 고마운 마음을 전합니다. 끝으로 부족하고 한계가 있을 수밖에 없는 내용에 대하여 선배, 제현들의 많은 비판과 가르침을 부탁드리면서 참여와 성원을 통해 많은 힘과 사랑을 부어주신 여러분께 진심으로 감사드립니다.

2006년 9월

안양 연구소에서 이 종 대

자문 (가나다순)

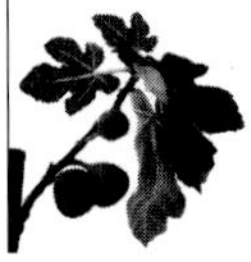

고 흥 세명대학교 한의과대학 간계내과학교실
국윤범 상지대학교 한의과대학 방제학교실
김경옥 동신대학교 한의과대학 신경정신과학교실
김남권 원광대학교 한의과대학 피부과학교실
김동희 대전대학교 한의과대학 병리학교실
김상찬 대구한의대학교 한의과대학 방제학교실
김용호 국립의료원 한방진료부장
김호준 동국대학교 한의과대학 재활의학교실
김희철 동신대학교 한의과대학 간계내과학교실
나성수 서울아산병원 알레르기류마티스내과
류재환 경희대학교 동서의학대학원 동서의학과
박은희 순천향대학교 의과대학 산부인과학교실
신흥묵 동국대학교 한의과대학 생리학교실
안규석 경희대학교 한의과대학 병리학교실
유동열 대전대학교 한의과대학 부인과학교실
유윤조 우석대학교 한의과대학 생리학교실
육창수 경희대학교 한약학과 생약학교실
이동녕 세명대학교 한의과대학 부인과학교실
이명종 동국대학교 한의과대학 재활의학교실
이상곤 대구한의대학교 한의과대학 외관과학교실
이성근 원광대학교 한의과대학 심계내과학교실
이승은 경희동서신의학병원 한방안이비인후피부과
이시형 원광대학교 한의과대학 폐계내과학교실
이영수 동신대학교 한의과대학 비계내과학교실
이인선 동의대학교 한의과대학 부인과학교실
이제현 동국대학교 한의과대학 본초학교실
임강현 세명대학교 한의과대학 본초학교실
임종필 우석대학교 한약학과 약리학교실
장성익 대구한의대학교 한의과대학 해부학교실
정종길 동신대학교 한의과대학 방제학교실
정현우 동신대학교 한의과대학 병리학교실
조수인 동신대학교 한의과대학 본초학교실
조정효 대전대학교 한의과대학 간계내과학교실
최유경 경원대학교 한의과대학 신계내과학교실
홍선표 경희대학교 한약학과 천연물학교실
홍승헌 원광대학교 한약학과 약리학교실
왕 기 북경중의약대 부속동방의원 부원장
주 검 북경중의약대 기초의학부 중의기초학
노장경 북경중의약대 기초의학부 중약학
김인상 우석대학교 한의과대학 교수(前)
원중영 한양대학교 의과대학 겸임교수(前)
권영화 LA Olympia medical center대체의학연구소장

전문교열

(가나다순)

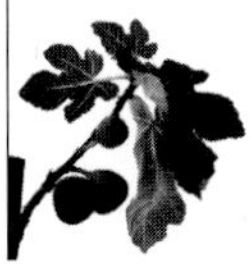

처방해설

김　권 M.D. O.M.D. 엠디한의원 원장
김재경 M.D. O.M.D. 선한방병원 부원장
나성수 O.M.D. M.D. 서울아산병원 알레르기류마티스내과
나순경 Ph.D. O.M.D. LA나순경한의원 원장
류재환 O.M.D. M.D. 경희대 동서의학대학원 동서의학과 교수
박병문 M.D. O.M.D. 엠디한의원 원장
박선구 M.D. O.M.D. 러스크기념재활병원 원장
박유근 M.D. O.M.D. 원초당한의원 원장
백태선 M.D. O.M.D. 예풍한의원 원장
송영길 O.M.D. 동해할아버지한의원 부원장
신정봉 M.D. O.M.D. 모두모두한의원 원장
안병준 M.D. O.M.D. 예풍한의원 원장
오재도 M.D. O.M.D. 모두모두한의원 부원장
이민호 C.M.D. 북경중의약대 동직문병원
이상철 O.M.D. 대조신한의원 부원장
이승은 M.D. O.M.D. 경희동서신의학병원 한방안이비인후피부과
이재문 O.M.D. 서초할아버지한의원 부원장
이형범 M.D. O.M.D. 압구정하늘한의원 원장
임병하 M.D. O.M.D. 상쾌한한의원 원장
임창선 O.M.D. 안양할아버지한의원 부원장
조일행 M.D. O.M.D. 사강경희한의원 원장
하　늘 M.D. O.M.D. 압구정하늘한의원 원장
한재복 M.D. O.M.D. 실로암한의원 원장

병증도표

김희경 제주남성당한약방 원장
송종석 인천향림당한약방 원장
윤경일 광주본초당한약방 원장
이인성 장성사거리한약방 원장
한장훈 청주감초당한약방 원장

추천사

한의학 전체를 한눈에 볼 수 있도록 체계적으로 구성

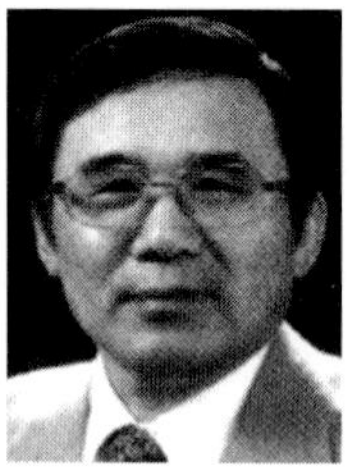

새로 맞이한 21세기는 3D(Digital, DNA, Design) 시대로 특징지을 수 있습니다. 정보화(Digital), 생명과학(DNA), 디자인(Design)이 모든 분야에 영향을 끼칠 것이라는 전망 때문입니다. 어지럽도록 빠른 속도로 변화해 가는 생활환경 속에서 건전하게 생존하고 의미 있게 발전하기 위해서는 홍수처럼 쏟아지는 정보를 올바르게 취사선택할 수 있어야 하고, 삶과 죽음을 올바르게 이해하고 연구해야 하며, 문화와 정신을 포함한 유형무형의 여건을 창조적으로 디자인해야 됩니다.

의료분야에서도 의학의 축이 과거의 '병(病)을 제거하려는 질병(疾病)중심 의학'에서 '참 건강을 추구하는 웰빙 건강학'으로 옮아가고 있습니다. 인술로서의 의(醫)는 하나이지만, 학문으로서의 의학(醫學)은 여럿이며, 도구로서의 요법은 수천 가지에 이릅니다. 그러나 참 건강(웰빙)은 육체적으로, 정신적으로, 심리적으로, 사회적으로, 그리고 영적으로 건강할 때 얻을 수 있습니다. 이렇듯 완전한 건강을 얻는 것은 현존하는 다양한 의학 즉, 동양의학, 서양의학, 대체의학 등이 서로 보완하고 접목되어 통합된 전일의학으로 발전함으로써 가능한 일입니다.

이렇듯 지나치게 산만하고 다양한 지식의 홍수 속에서 허우적거리는 현대 의학도들에게는, 아직 잘 모르고 있던 지식을 새롭게 제공해주고, 어렴풋이 알고 있었지만 산만하던 것을 잘 정리해 주거나, 여태껏 잘못 알고 있던 것을 올바르게 고쳐줄 길라잡이가 필요합니다. 이러한 시점에 새로운 모습으로 출간된 《새로보는 방약합편》은 가려운 데를 시원하게 긁어주는 길라잡이가 될 것임에 틀림없습니다. 《방약합편》은 한의학 전체를 한눈에 볼 수 있도록 체계적으로 구성하고 요점을 요약했다는 장점이 있지만, 너무나 간명하여 그 뜻을 헤아리기가 쉽지 않아 초학자나 임상경험이 부족한 이들에게는 난해할 수밖에 없다는 단점도 있습니다. 이렇게 난감한 문제가 있던 차에 이종대 선생님께서 지난 30여 년간 축적해 놓은 임상경험과 지난 10여 년간 동의학연구소를 운영하면서 얻은 연구 성과를 토대로 기존 《방약합편》의 단점을 개선하고 보완하여 《새로보는 방약합편》을 펴낸 것은 가뭄 끝에 단비가 내린 것처럼 참으로 반가운 일이라 할 수 있습니다.

《새로보는 방약합편》은 병증도표(病症圖表)를 통해 초보자라도 적합한 처방을 선택할 수 있도록 안내해 주고 있습니다. 또한 수많은 경험과 연구의 결과들은 난치병을 치료하는 방법을 제시해 주고 있습니다. 치통에 사용하는 사위탕을 아토피성 피부염에, 자신보원탕을 버거씨병에, 탁리소독음을 대상포진에, 정전가미이진탕을 알레르기성 피부염에 사용한 점, 정충(怔忡)과 불면에 사용하는 귀비탕을 이명(耳鳴), 치통,

수족저림, 수장한(手掌汗), 족장균열(足掌龜裂), 질건조증, 손톱균열, 갑상선기능저하증 등에 다양하게 사용하여 치료범위를 넓힌 점이 주목할 만합니다. 이처럼 《새로보는 방약합편》은 한의사나 한약사뿐 아니라 의료계에 종사하는 모든 이들에게 훌륭한 참고서가 될 것으로 확신하는 바입니다.

2006년 9월

포천중문의과대학교 대체의학대학원장 전 세 일 全世一

추천사

방약합편의 이해와 운용을 한층 깊고 편리하게

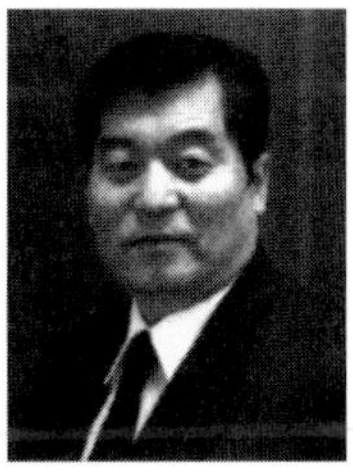

"기초 없이는 어떤 학문도 이루어낼 수 없다."

이는 한의학뿐만 아니라 모든 학문에 공통된 의제일 것입니다. 그렇다면 한의학에서, 특히 임상에서의 활용도가 높은 기초는 무엇일까요? 대부분의 임상가들이 나와 같이 방제학(方劑學)을 떠올릴 것이라 믿습니다. 처방은 한의학의 가장 중요한 치료수단 중 하나이며, 또한 기타 학문에서는 찾을 수 없는 한의학만의 고유 영역이기 때문입니다.

한의학에서 이토록 중요한 방제, 처방이란 질환이 동일하더라도 환자마다 각기 다른 병인(病因)과 체질 및 잘못된 습관 등에서 오는 다양한 병증을 변증(辨證)한 후 음(陰)·양(陽)·표(表)·리(裏)·한(寒)·열(熱)·허(虛)·실(實) 팔강(八綱)에 따라 치료방침을 정하는 핵심기법입니다. 따라서 그 운용방법이 심오하면서도 난해합니다. 우리나라의 한방 임상가들이 처음 접하는 책이 바로 《방약합편方藥合編》일 것입니다. 《방약합편》은 우리나라의 대표적 종합의서인 《동의보감東醫寶鑑》을 모태로 한 간요의서(簡要醫書)로, 한방 임상가가 환자를 진료하는 데 잠시라도 멀리해서는 안 되는 의서입니다.

《새로보는 방약합편》에서 저자 이종대 선생님은 원서에 수록되어 있는 470여 처방을 상통(上統)·중통(中統)·하통(下統)으로 나누어 해설하고, 30여 년에 걸친 임상경험이 녹아 있는 치험례(治驗例)를 기록했습니다. 뿐만 아니라 인체의 병리상태와 처방을 연결하는 병증도표(病症圖表), 《동의보감》 각 문(門)에 따른 처방을 정리해 놓은 활투침선(活套鍼線) 등으로 방약합편의 이해와 운용을 한층 깊고 편리하게 했습니다. 게다가 각 질환별 기초처방 몇 가지의 기본정신을 이어받은 하위처방들을 모두 제시해 주어 기초처방 몇 가지의 정신만 이해하면, 처방을 무궁무진하고 자유롭게 운용할 수 있는 길을 열어주고 있습니다. 그런 점에서

이 책은 매우 실용적인 임상기준서입니다.

한방치료의 근거인 증과 맥을 살펴보고, 화법(和法: 한汗, 토吐, 하下 등)에 따라 투약하며, 적당한 치료법을 계속 시술하면 환자는 소원대로 질병의 고통에서 탈출할 수 있습니다. 본서에서는 이러한 원칙을 경험적이고 보편적으로 간단하게 기술해 놓았습니다. 아주 작은 솔씨가 자라 낙락장송이 되듯, 이것이 기초가 되어 매일 학구(學究)에 열중하는 후학들에게 나침반 역할을 하는 한의학 서적이 되길 바라는 바입니다.

끝으로 30년이 넘게 쌓여온 보배와 같은 임상경험을 사장(死藏)하지 않고, 이토록 방대한 자료로 정리해 주신 이종대 선생님의 노고에 심심한 감사를 표하며, 벅차오르는 감동을 한의학 발전을 위해 헌신하는 분들과 나누고자 합니다.

2006년 9월

전 국립의료원 한방진료부장 김 용 호 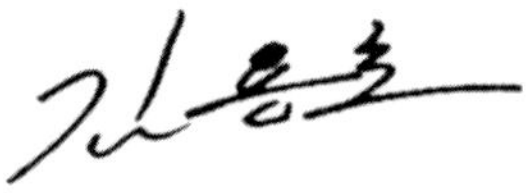

활투침선을 자세하게 설명 초학자도 쉽게 볼 수 있게

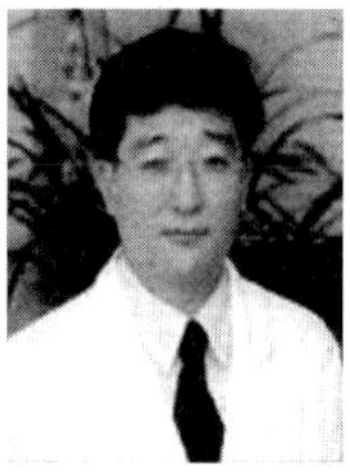

한의학(韓醫學)은 한국·중국·일본 삼국에서 전통의학으로 발전해왔습니다. 중국은 서양의학과 교류를 통하여 중의학(中醫學)의 체계를 세우는 데 적극적이었고, 일본은 한방의학(漢方醫學)을 서양의학과 공존시키기 위해 한의학의 경험적 지식을 객관화하는 데 앞장서왔습니다. 우리나라는 반도국가라는 특성상 중국과 일본의 장점을 받아들였으므로 한의학의 수준은 높으나, 도제식 교육과 경험기록 부재로 그 계승과 객관화·과학화가 미흡합니다. 게다가 한의학이 치료의학이란 의미보다는 동양철학이란 의미로 인식되어 왔다는 사실이 한의학의 도약을 방해하고 있습니다.

질병에 동서(東西)가 없듯이 질병에 대한 접근 역시 동서가 다르지 않다는 생각을 가지고 한의학 개념을 바탕으로 서양의학적 이해를 추구하고, 한·양방 협진을 통해 통합의학의 길을 모색할 필요도 있다고 봅니다. 우리나라 한의학 대학교육에서 임상분야의 많은 부분이 서양의학의 토대 위에 한의학을 구축하고 있어 한·양방이 결합된 절충형을 유지하고 있습니다. 이런 면에서 보건대, 이번에 출간되는 《새로보는 방약합편》은 우리 한의학의 이론적·사변적인 측면을 극복하고 보다 실증적이고 객관화·과학화하는 데 좋은 방향을 제시해주고 있습니다.

다른 의술을 배우는 사람도 마찬가지이지만, 특히 한의학도는 경험과 학식이 풍부한 대가의 지식을 반드시 습득해야 합니다. 그래야 자신과 확신을 가지고 올바른 처방을 선택·가감·응용하여 더 많은 질병을 치료할 수 있습니다. 《새로보는 방약합편》은 원서에 수록된 470여 처방을 이종대 선생님의 30여 년 경험이 담긴 20만 건에 달하는 치험례 및 여러 한의사의 예를 바탕으로 설명한 책입니다. 이런 의미에서 이 책은 다수의 한의사와 의사가 참여하여 동서의학의 기초를 확실히 다진 연구 성과물이라고 할 수 있습니다. 또한 처방해설 부분에서는 적응증과 병증의 발병기전, 치료기전 등을 상세하게 설명했고, 치험례를 통하여 이러한 이론을 뒷받침함으로써 공허하기 쉬운 치료의학으로서의 한의학을 충실히 했습니다.

특히 눈에 띄는 부분은 활투침선(活套鍼線)과 병증도표(病症圖表)입니다. 《방약합편》의 가장 큰 특징은 활투침선이라고 할 수 있는데, 《동의보감》의 배열순인 잡병 내경 외형 부인 소아의 순으로 분류되어 병증의 방향제시에 따라 방제선택을 용이하게 했습니다. 그러나 평소 활투침선이 너무 간결하게 요약되어 초학자에게는 어렵다고 생각했는데, 《새로보는 방약합편》은 활투침선을 자세하게 설명하여 초학자도 무난히 볼 수 있게 했습니다. 또한 병증도표를 만들어서 임상에서 편하게 쓸 수 있도록 하여 임상가의 환영을 받을 줄로 믿어 의심치 않습니다.

2006년 9월

경희대학교 동서의학대학원 동서의학과 교수 류 재 환 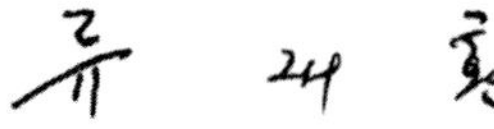

추천사

30여 년 임상경험을 토대로 새로운 주석을 달아

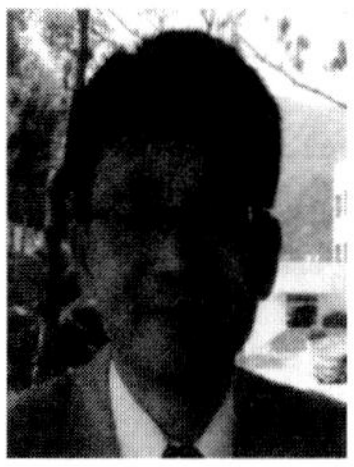

《감기感氣의 한약치료韓藥治療》, 《빈용頻用 101처방》, 《빈용頻用 202처방》을 출간하여 한의사 및 한의대생들에게 많은 도움을 주셨던 이종대 선생님께서 그 완결편이라 할 수 있는 《새로보는 방약합편》을 출판하게 된 것을 진심으로 환영합니다.

인류는 예로부터 동서고금을 막론하고 인체라는 흑상을 밝히기 위해 부단히 노력해왔습니다. 서양의학이 그 흑상을 직접 열어보는 방법을 통해 의학을 연구해왔다면, 한의학은 흑상을 열지 않은 채 연구하는 방식을 중시했습니다. 그 과정에서 여러 가지 의론(醫論)들이 등장했고, 아직까지 강호(江湖)에서는 여러 의론이 등장하고 있으며, 각기 그 탁월한 효과를 발휘하며 인정받고 있습니다. 그 와중에 30년간 여러 임상경험을 토대로 방제와 인체 생리병리에 대해 나름대로 이론을 정립하여 저술하신 이종대 선생님의 저술들, 특히 《새로보는 방약합편》은 이론과 실제가 동떨어지지 않고, 그 오묘한 끈을 이었다는 면에서 찬사를 받을 만하다고 생각합니다. 빈용 시리즈에 이은 본서는 이론적 가치뿐 아니라 임상 가치 역시 상당하다고 생각하여 이렇게 추천의 글을 쓰게 되었습니다.

잘 아시는 것처럼, 《방약합편方藥合編》은 혜암(惠庵) 황도연(黃度淵 1807~1884) 선생님이 집필하고, 그의 아들 황필수가 정리·편집하여 고종 21년(1884)말에 상재(上梓)하여 이듬해 간행되었습니다. 《의방활투醫方活套》와 《의종손익醫宗損益》을 합편하고, 공정현(龔廷賢)의 《고금의감古今醫鑑》, 《만병회춘萬病回春》, 《제중신편濟衆新編》의 약성가(藥性歌)를 보입하여 모두 514수의 약성가를 실었습니다. 《방약합편》의 모태격인 《의종손익》은 《동의보감東醫寶鑑》에서 병증 분류가 중복된 것을 수정하고, 《동의보감》 이후의 책들을 인용한 책입니다. 처방은 《의방활투》의 방식을 그대로 따라 상(上)·중(中)·하(下) 삼통(三統)으로 분류하여 상통(上統)에는 보(補)하는 방제 123방(方), 중통(中統)에는 화해(和解)하는 방제 181방(方), 하통(下統)에는 사(瀉)하는 방제 163방(方)을 수록했습니다. 그 외에 석은보귀방(石隱補貴方) 17방(方), 제상문(諸傷門) 7방(方), 해독문(解毒門) 2방(方), 잡방문(雜方門) 14방(方)을 합하여 《방약합편》에는 총 507방(方)이 수록되어 있습니다.

이렇듯 《방약합편》은 《동의보감》, 《제중신편》, 《의종손익》의 맥을 잇고, 동시에 《동의보감》 이후 새로이 출간된 《경악전서景岳全書》 등을 인용했으므로, 《동의보감》에서 요점을 추림과 동시에 보다 진보한 내용을 추가한 책이라 할 수 있습니다. 이러한 《방약합편》에 이종대 선생님께서 30여 년 임상경험을 토대로 새로운 주석을 달아 주셨습니다. 방(方)의 구성과 주치(主治)증상만 제시하고, 처방의 구성 내용에 대한 방해(方解)는 빠져있던 기존 《방약합편方藥合編》에 방해(方解)와 임상례, 그리고 활투침선(活套鍼線) 해설, 병증도표(病症圖表), 방제 비교까지 제시함으로써 《방약합편》 방제를 활용할 토대를 마련한 것입니다.

한의학은 실용학문입니다. 그렇기 때문에 내용이 너무 추상적이어서도 안 되고, 이론에 얽매여서도 안 됩니다. 그렇다고 이론적 토대를 무시하는 것은 아닙니다. 술(術)과 학(學)을 제대로 겸비해야 빛을 발하는 것이 한의학이며, 그 중심에 방제학이 있습니다. 술(術)과 학(學)이 괴리된 한의학은 더 이상 의학으로서 가치를 발휘할 수 없습니다. 본서(本書)는 술(術)과 학(學)의 연계를 위해 방제의 기초설명과 더불어 환자의 상태, 증상요점, 방제 간 비교, 병증도표, 그리고 임상례를 제시함으로써 매우 높은 가치를 가진다고 생각합니다. 아무쪼록 본서가 한의학계에 소중한 가치를 지닌 서적이 되길 바라며 추천사를 마칩니다.

2006년 9월

대구한의대학교 한의과대학 교수 김 상 찬 김 상 찬

韓醫學을 이해하기 위해서는 東醫寶鑑에 앞서 새로보는 方藥合編의 活套鍼線을 읽는다.
臨床活用을 위해서는 病症圖表를 읽는다.

중中 통統 목차

개요

1885년 황도연 선생의 뜻에 따라 출간된《방약합편》은 세월이 지날수록 수많은 임상가에게 애용되는 처방집입니다. '실용성(實用性), 간결성(簡潔性), 임상활용의 편리성(便利性)에서 볼 때 그 유(類)를 찾아볼 수 없는 특출한 것'이라는 극찬(極讚)을 받았으며, 앞으로 한의학 부흥과 더불어 점차 외국에 소개될 만한 책으로 지목(指目)되고 있습니다.

모든 책이 그렇듯이《방약합편》에도 장점만 있는 것은 아닙니다. 임상에서 활용하는 처방 위주로 간결하고 명료하게 요약했기 때문에 한의학을 심도 있게 공부한 이에게는 더할 나위 없이 좋은 참고서가 되지만, 초학자(初學者)는 그 뜻을 파악하기 어렵다는 단점이 있습니다. 더구나 지금은 옛날처럼 도제식(徒弟式) 학습을 하지 않기 때문에 더욱 그렇습니다.《새로보는 방약합편》은 이러한 문제점을 해소하기 위해 간결하고 명료하게 요약된 부분을 임상에서 활용할 수 있도록 설명하는 것에 중점을 두고 있습니다.

책의 구성

《새로보는 방약합편》은 다음과 같이 총 4권으로 구성되어 있습니다.

- 제1권: 상통(上統: 補劑) 처방해설 및 활용사례
- 제2권: 중통(中統: 和劑) 처방해설 및 활용사례
- 제3권: 하통(下統: 攻劑) 처방해설 및 활용사례
- 제4권: 활투침선, 병증도표, 손익본초, 한국의 역대 한의학서

처방해설 및 활용사례

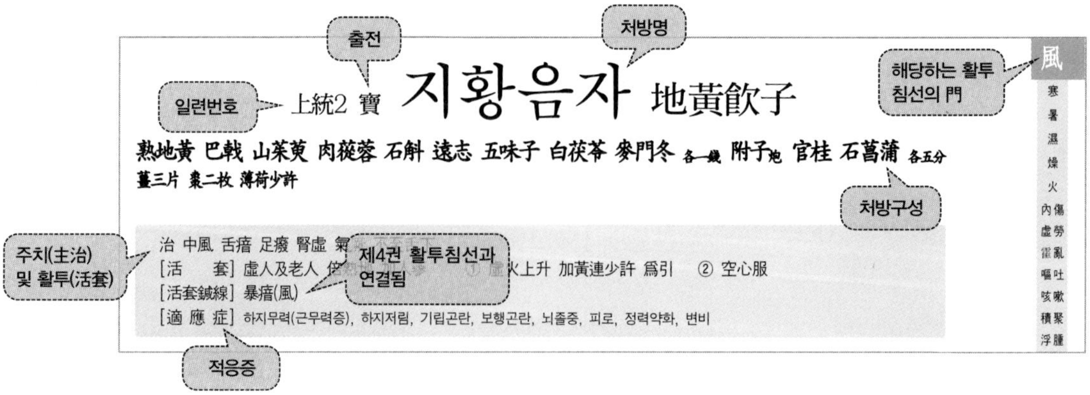

1 조문은 남산당에서 출판한 방약합편을 기준으로 하되, 목판본과 대조하여 잘못된 것을 바로잡았습니다.

[예1] 이진탕(中99)左頭痛屬血虛 朝輕夕重 合[四物湯](上統六十八) 加荊芥 · 薄荷 · 細辛 · 蔓荊子 · 柴 苓(남산당)
上頭痛屬血虛 朝輕夕重 合[四物湯](上統六十八) 加荊防 · 薄荷 · 細辛 · 蔓荊子 · 柴 苓(목판본 선택)

[예2] 지출환(下23)
本 仲景 少 作湯用 至易老 改爲丸(남산당)　本 仲景 作湯用 至易老 改爲丸(목판본 선택)

[예3] 십장군환(下51)
治 久瘧 及 母(목판본)　治 久　及 母(남산당 선택)

[예4] 궁하탕(中100)
咳嗽 加知母 杏仁(목판본)　咳嗽 加貝母 杏仁(남산당 선택)

2 처방설명은 임상활용에 초점을 맞추었습니다. 먼저, 흔히 사용할 수 있는 병증을 나열했고, 이후 이러한 병증이 발생하는 기전과 해당 처방의 치료기전을 설명했습니다. 예전에는 특정 병증에 사용했었지만 현재 활용도가 낮아진 경우는 심도 있게 언급하지 않은 반면, 예전에 활용하지 않은 병증이라도 약성에 의거하여 현재 활용도가 높아졌다면 충분하게 설명했습니다.

3 처방구성은 처방의 약성을 설명하는 부분입니다. 구성하는 약재 각각의 약리작용을 나열하여 약재가 처방 중에서 어떤 작용을 하고 있는지 알 수 있게 했습니다. 물론 실험하는 방법이 탕제기에 달이는 것과 다르다는 점도 있고, 구성 약재를 한 번에 달여서 실험한 것이 아니라 단일 약재의 특정 성분을 근거로 한 경우도 있기 때문에 실제 처방의 약성과 차이가 있을 수 있습니다. 따라서 이 부분은 절대적인 처방의 약성을 강조하는 것에 목적을 두는 것이 아니며, 객관적으로 처방을 이해할 수 있게 하려는 방법론적인 시도에 그 의미가 있습니다.

4 처방비교는 유사한 병증에 사용하는 처방들 간의 공통점과 차이점을 부각시켜 해당 처방 이해를 돕습니다. 동일한 병증에 사용하는 처방은 다양하기 때문에 처방을 선정하는 것만큼 어려운 일도 없습니다. 이 부분은 이러한 어려움을 다소 해소해줍니다. 단, 특정 병증에 상용하는 처방이 있기 때문에 처방마다 서로 겹치는 문제점이 있어 가급적 중복을 피했습니다.

5 활용사례는 처방을 사용하여 치료되었거나, 부작용이 발생한 예입니다. 처방해설이나 구성약재의 약성에 기준을 두고 처방을 학습하는 경우가 많은데, 실제로 치료된 사례를 읽다 보면 처방에 대한 상(象)이 그려지기 때문에 기억에 오래 남는다는 장점이 있습니다. '百聞이 不如一見'이라는 말처럼 백 번 듣는 것보다 한 번 보는 것이 확실합니다. 조문을 백 번 외우는 것보다 활용사례를 한 번 보는 것이 나을 수 있습니다.
목차의 분류는 해당처방을 임상에서 빈용하는 병증에 따라서 순서대로 분류했습니다. 목차에서 가는 글씨로 표시한 것은 실제 활용사례는 있지만 지면이 부족하여 다른 것과 중복되는 것을 생략했다는 의미입니다. 모든 활용사례는 저자의 의도를 살리기 위해 원문을 그대로 사용하는 것을 원칙으로 했기 때문에 문법에 맞지 않은 문장도 있을 것이며, 현재 사용하지 않는 단어나 사투리 등이 포함되기도 했습니다.

일러두기

활투침선(活套鍼線)

活 활용하다	套 버릇이 되어 이루어진 일정한 틀
鍼 바늘	線 실

활투침선은 바늘이 실을 이끄는 것처럼 특정 病症에는 어떤 處方을 사용한다는 식으로 버릇처럼 활용한다는 의미이다. 예를 들어 氣虛頭痛기허두통에 순기화중탕을, 血虛頭痛혈허두통에는 당귀보혈탕을 사용한다는 공식을 설정해 놓은 것이다. 뿐만 아니라 風門, 寒門, 暑門, 濕門, 燥門, 火門, 內傷門, 虛勞門으로부터 시작하여 婦人門, 小兒門에 이르기까지 科別로 분류하고 있어 학습과 임상활용에 효율적이다.

활투침선은 의자(醫者)가 환자를 대할 때마다 가지고 다녔던 핸드북(handbook)이라고 할 수 있습니다. 환자를 치료하기 위해서는 의서(醫書)를 읽고 또 읽어서 많은 처방을 숙지해야 합니다. 그러나 환자를 진료할 때는 학습했던 책을 모두 가지고 다닐 수 없기 때문에 병증과 처방을 연결해 주는 간추린 책이 필요했습니다. 특히 예전에는 모든 응급질환을 한방으로 치료했고, 응급질환을 다룰 때는 여유롭게 처방을 검토할 시간이 허락되지 않기 때문에 더욱 그러했습니다. 활투침선은 이러한 역할을 하는 책입니다. 즉 병증에 가장 적합한 처방, 병증에 가장 실용적인 처방을 연결하는 기능이 있습니다. 이는 활투침선에 실린 처방들이 당시에 가장 많이 활용되었다는 뜻이며, 치료율 또한 가장 높았음을 의미합니다.

활투침선은 총 54개의 문(門)으로 구성

여기서 문(門)은 과(科)라고 할 수 있습니다. 예를 들어 이문(耳門)은 귀에서 발생할 수 있는 병증을 다루고 있습니다. 즉, 이비인후과(耳鼻咽喉科)의 일부분입니다. 내상문(內傷門)은 소화기와 연관된 병증을 다루고 있으며, 내과(內科)에 해당한다고 할 수 있습니다.

각 문(門)마다 병증을 분류했고, 병증의 이해를 돕기 위해 해설을 덧붙이고, 해당 처방을 열거했습니다. 또한 《동의보감》, 《제중신편》, 《의종손익》 등을 참고하여 병증과 처방을 삽입한 부분이 있으며, 필자의 소견에 따라 병증과 처방을 삽입하기도 했습니다.

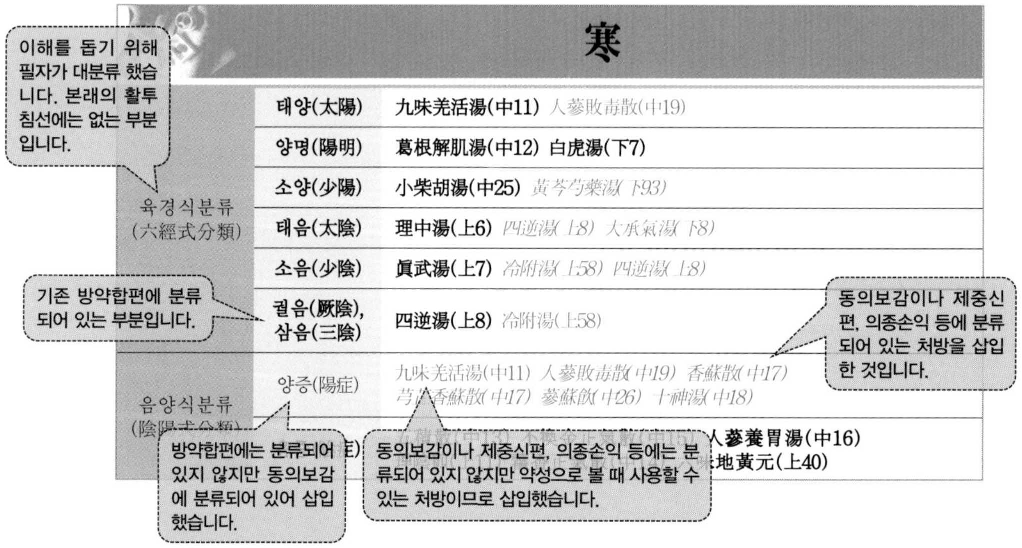

병증도표(病症圖表)

활투침선이 19세기의 핸드북(handbook)이었다면, 병증도표는 21세기의 핸드북(handbook)이라고 할 수 있습니다. 이들의 차이점을 두 가지 관점에서 살펴보려고 합니다.

첫째, 19세기에는 이질(痢疾)이나 학질(瘧疾) 같은 전염성질환이 발생했을 때 모두 한방으로 치료했으므로 활투침선에는 급성질환에 사용하는 처방이 포함되어 있습니다. 그러나 지금은 이질이나 학질에 걸리는 환자가 많지 않을뿐더러, 걸리더라도 일차 치료는 양방에서 하기 때문에 이런 질환에 처방을 활용하는 빈도가 급감했습니다. 반대로 요즘에는 요통이나 소화불량, 불임 같은 만성 증상과 질환에 한약을 사용하는 빈도가 높아졌습니다. 병증도표는 요즘 한의원을 찾는 환자의 병증을 근거로 작성했다는 특징이 있습니다. 물론 예전에도 만성질환이 많았고, 그에 해당하는 처방이 있었기 때문에 활투침선의 분류와 병증도표의 분류 간에 다소 겹치는 부분이 있습니다. 따라서 병증과 처방을 연결할 때는 병증도표뿐 아니라 활투침선도 참고하는 것이 좋습니다.

둘째, 활투침선은 19세기에 통용되던 병증을 기준으로 분류한 것이고, 병증도표는 요즘 통용되는 병증까지 포함하고 있습니다. 예를 들어 19세기에는 아토피성피부염이나 알레르기성피부염 같은 병증이 존재하지 않았으므로, 이러한 병증은 병증도표에만 포함되어 있습니다. 반대로 이질이나 학질 같은 병증에 한약을 상용하지 않기 때문에 병증도표에는 빠져 있습니다.

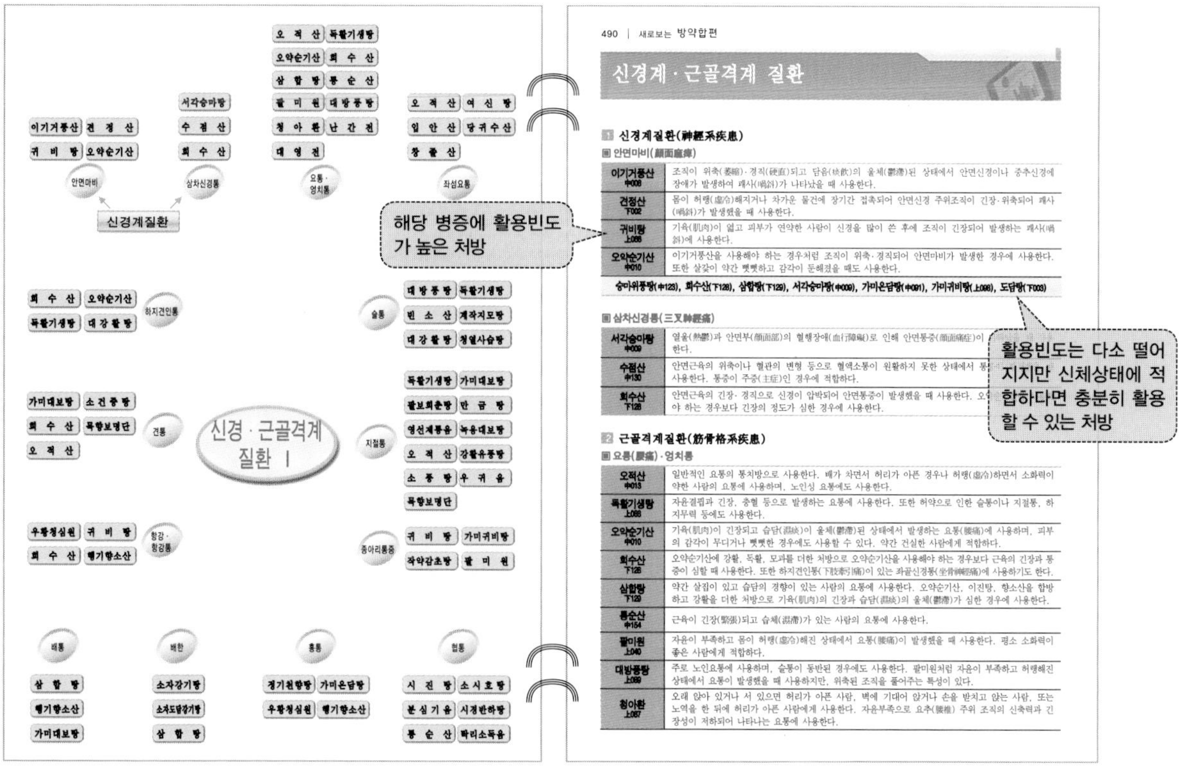

손익본초(損益本草)

《손익본초》는 황도연 선생이 1868년(고종5년)에 지은 《의종손익》의 부록인 본초서(本草書)입니다. 식물성 본초에서 광물성 약재에 이르기까지 총 514종을 차례로 배열했고, 《만병회춘》의 약성가(藥性歌)를 칠언절구(七言絕句)로 편술(編述)하여 암송(暗誦)할 수 있게 만들었다는 특징이 있습니다.

본초명(本草名)
향약명(鄕藥名)

약성가(藥性歌)

약성, 효능, 특성

人蔘(삼)

人蔘味甘補元氣　止渴生津調營衛
인삼미감보원기　지갈생진조영위

①生凉　熟溫　②入手太陰(氣中血藥)(入門)　③以細辛密封　經年不蛀　④反藜蘆　畏五靈脂皂角黑豆紫石英忌鐵 ⑤補氣須用人蔘　血虛亦須用之 ⑥人蔘補五臟之陽　沙參補五臟之陰 ⑦回元氣於無何有鄕 ⑧得升麻瀉肺脾火　得茯苓瀉腎火　得麥門冬生脈　得乾薑補氣　得芪甘除大熱瀉陰火　又瘡家聖藥(本草)　⑨焙用(備要) ⑩(蘆)弱者　以蔘蘆代瓜蒂　痰畜胸中　蔘蘆湯加竹瀝吐之(本草) ⑪(尾)主下氣同橘薑服 ⑫(葉)主産後感冒同白吉更服(俗方)

…雜用之得平　⑥(稍)主膈熱莖痛　⑦(頭)主癰…本草)　⑧自中原移種　産咸鏡道(寶鑑)

감초는 맛은 달고 성질이 따뜻하며, 脾, 胃, 肺經에 들어가 작용한다. 모든 약을 조화시키며, 생것은 화를 사하게 하고, 구운 것은 온하게 하여 脾胃를 튼튼하게 하며 調和作用을 한다.

①일명 국로 ②족태음궐음과 수족 십이경에 들어간다. ③원지·대극·원화·감수·해조를 오하고, 저육과 숭채를 기한다(入門). ④열과 백약의 독을 푼다. ⑤약기운이 위로 오르기도 하고, 아래로 내리기도 하여 사를 물리치고, 인통을 없애어 완…바르게 하고 음혈을 보양한다. 그 약성이…하게 할 수 있으므로 모든 약물을 조화시킨다. 열약과 함께 쓰면 그 열을 누그러뜨리고, 한약과 함께 쓰면 그 한을 누그러뜨리고, 한열이 섞인 데 사용하면 순평해진다. ⑥[뿌리끝]흉격열과 경통을 다스린다. ⑦[노두]옹저를 다스리며, 토하게 하는 약에 넣는다(本草). ⑧중원에서 종자를 이식했는데 함경도에서 생산한다(寶鑑).

한국(韓國)의 한의약서(韓醫藥書)

한의학은 한국과 중국을 비롯하여 일본, 베트남, 티베트, 몽골 같은 동아시아 문화권에서 생성되고 발전해온 의학입니다. 특히 한국과 중국에서는 오래전부터 수많은 의학 기록과 경험이 수록된 서책들이 발간되어 후대에 많은 영향을 끼치고 있습니다.

우리 조상들은 중국에서 들여온 서책(書冊)을 참고하고 그들만의 경험을 살려 우리 실정에 맞는 의학서적을 출간했는데, 종합서(綜合書)와 전문서(專門書)를 통틀어 무려 100종이 넘습니다. 그러나 예전에는 출판기술이 발달하지 못하여 널리 알려지지 못한 것들이 많아 아쉬움이 큽니다. 《새로보는 방약합편》에 한국의 역대 한의약서를 첨부하는 이유는 선조들의 경험이 담겨 있는 책들을 알리고, 후학들이 이를 본받아 한의학을 발전시켜 한국뿐 아니라 세계적으로 한의학 중흥(中興)을 이루기 바라는 마음에서입니다.

활용방법

《새로보는 방약합편》은 임상서입니다. 따라서 일차 목적은 환자가 호소하는 '병증(病症)'과 그에 적합한 '처방(處方)'을 연결해 주는 것입니다. 따라서 활투침선(活套鍼線)과 병증도표(病症圖表)를 참고하여 환자의 병증을 확인한 연후에 상통(上統), 중통(中統), 하통(下統)의 처방해설과 활용사례를 통해 적합한 처방을 확증하는 식으로 활용할 것을 권장합니다.

[예1] 좌섬요통을 호소하는 환자가 왔을 때의 활용방법

활투침선 요문(腰門)에서 좌섬을 찾습니다.
또는 **병증도표** 요통분류에서 좌섬을 찾습니다.

↓

적합한 처방이 있는지 확인합니다.

↓

처방선정이 어려울 때는 상통(上統), 중통(中統), 하통(下統)의 **처방설명**을 읽고 적합한 처방이 있는지 확인합니다.

↓

활용사례에 있는 치료례를 통해 자신감을 얻을 수 있습니다.

약호(略號)

[經驗方]	남북경험방(南北經驗方)
[景岳]	경악전서(景岳全書)
[局方]	화제국방(和劑局方)
[金匱]	금궤요략(金匱要略)
[內經]	황제내경(黃帝內經)
[內局]	내의원약국방(內醫院藥局方)
[丹心]	단계심법(丹溪心法)
[得效]	세의득효방(世醫得效方)
[寶, 寶鑑]	동의보감(東醫寶鑑)
[保, 保元]	수세보원(壽世保元)
[本草]	본초강목(本草綱目)
[備急方]	주후비급방(肘後備急方)
[備要]	본초비요(本草備要)
[傷寒]	상한론(傷寒論)
[神農]	신농본초경(神農本草經)
[醫林]	의림촬요(醫林撮要)
[益, 損益]	의종손익(醫宗損益)
[入門]	의학입문(醫學入門)
[資生]	자생경(資生經)
[正傳]	의학정전(醫學正傳)
[直旨]	직지방(直指方)
[衆, 濟衆]	제중신편(濟衆新編)
[千金]	천금방(千金方)
[湯液]	탕액본초(湯液本草)

상上 통統

목차

하下 통統 목차

증보방增補方

활투침선 活套鍼線 목차

병증도표 病症圖表 목차

신경계神經系 · 근골격계질환筋骨格系疾患

부인과질환婦人科疾患

비뇨기질환泌尿器疾患

생식기질환生殖器疾患

01 여성음부소양증女性陰部搔痒症
02 여성외음부염증女性外陰部炎症
03 음탈陰脫
04 고환염睾丸炎
05 음낭수종陰囊水腫
06 유정遺精
07 발기부전勃起不全
08 조루早漏
09 정자무력증精子無力症 · 정자감소증精子減少症
10 질건조증膣乾燥症, 분비물감소分泌物減少
11 성교통性交痛
12 성교출혈性交出血
13 성불감증性不感症

소아질환小兒疾患

01 식욕부진食慾不振
02 구토嘔吐
03 연변軟便
04 설사泄瀉
05 변비便秘
06 복통腹痛
07 성장통成長痛
08 소아허약小兒虛弱
09 발열發熱
10 야뇨夜尿
11 야제夜啼
12 경기驚氣
13 경계驚悸
14 도한盜汗
15 감기빈발感氣頻發
16 감기感氣
17 홍역紅疫
18 수두手痘
19 소아천식小兒喘息
20 소아코피
21 소아중이염小兒中耳炎
22 틱tic
23 유연증流涎症

소화기질환消化器疾患

01 식욕부진食慾不振, 소식小食
02 소화불량消化不良
03 식체食滯
04 식체빈발食滯頻發
05 식상食傷 · 식중독食中毒
06 주상酒傷
07 구토嘔吐
08 오심惡心 · 트림
09 속쓰림
10 위통胃痛
11 복통腹痛
12 하복통下腹痛
13 하복포만下腹飽滿
14 고창鼓脹
15 충수염蟲垂炎
16 설사泄瀉
17 연변軟便, 세변細便
18 대변빈번大便頻繁, 식후즉변食後卽便, 대변실금大便失禁
19 변비便秘, 변폐便閉, 대변난大便難
20 변혈便血
21 탈항脫肛
22 치질痔疾
23 황달黃疸
24 간염肝炎
25 담결석膽結石
26 매핵기梅核氣
27 딸꾹질
28 위하수胃下垂
29 과민성대장증후군過敏性大腸症候群
30 복명腹鳴

순환기질환循環期疾患

안치이비인후질환眼齒耳鼻咽喉疾患

정신질환精神疾患

피부질환皮膚疾患

호흡기질환呼吸器疾患

내분비질환內分泌疾患

허약질환虛弱疾患

손익본초 損益本草

목차

山草산초 43종

15 巴戟파극
16 遠志원지
17 淫羊藿음양곽
18 仙茅선모
19 玄參현삼
20 地楡지유
21 丹參단삼
22 紫草자초
23 白芨백급
24 三七根삼칠근
25 黃連황련
26 胡黃蓮호황련
27 黃芩황금
28 秦艽진교
29 柴胡시호
30 前胡전호
31 防風방풍
32 羌活강활
33 獨活독활
34 升麻승마
35 苦參고삼
36 白蘚皮백선피
37 延胡索연(현)호색
38 貝母패모
39 山慈菰산자고
40 白茅根백모근
41 龍膽草용담초
42 細辛세신
43 白薇백미

芳草방초 33종

01 當歸당귀
02 川芎천궁
03 蛇床子사상자
04 藁本고본
05 白芷백지
06 白灼藥백작약
07 赤芍藥적작약
08 木香목향
09 甘松감송
10 良薑양강
11 草荳蔻초두구
12 草果초과
13 白荳蔻백두구
14 砂仁사인
15 益智仁익지인
16 蓽撥필발
17 肉荳蔻육두구
18 破古紙파고지
19 薑黃강황
20 鬱金울금
21 莪朮아출
22 三稜삼릉
23 香附子향부자
24 藿香곽향
25 澤蘭葉택란엽
26 香薷향유
27 荊芥형개
28 薄荷박하
29 蘇葉소엽
30 蘇子소자
31 大茴香대회향
32 小茴香소회향
33 百合백합

濕草습초 49종

01 甘菊감국
02 艾葉애엽
03 茵蔯인진
04 菁蒿청호
05 益母草익모초
06 茺蔚子충울자
07 夏枯草하고초
08 金沸草금불초
09 青葙子청상자
10 紅花홍화
11 大小薊대소계
12 續斷속단
13 漏蘆누로
14 苧根저근
15 胡蘆巴호로파
16 鼠黏子서점자
17 蒼耳子창이자
18 豨薟희렴
19 甘蕉감초
20 鶴虱학슬
21 麻黃마황
22 木賊목적
23 燈心등심
24 生地黃생지황
25 乾地黃건지황
26 熟地黃숙지황
27 牛膝우슬

毒草독초 20종

蔓草만초 31종

水草수초 10종

01 澤瀉택사
02 石菖蒲석창포
03 蒲黃포황
04 浮萍부평
05 海藻해조
06 海帶해대
07 昆布곤포
08 海菜해채
09 甘苔감태
10 鹿角菜녹각채

石草석초 2종

01 石斛석곡
02 骨碎補골쇄보

苔草태초 1종

01 拳柏권백

香木향목 28종

01 側柏葉측백엽
02 柏子백자
03 松脂송지
04 肉桂육계
05 桂心계심
06 桂枝계지
07 辛夷신이
08 沈香침향
09 丁香정향
10 檀香단향
11 川椒천초
12 吳茱萸오수유
13 檳榔빈랑
14 大腹皮대복피
15 枳椇지구
16 枇杷葉비파엽
17 烏藥오약
18 乳香유향
19 沒藥몰약
20 血竭혈갈
21 安息香안식향
22 蘇合香소합향
23 龍腦용뇌
24 阿魏아위
25 蘆薈노회
26 胡桐淚호동루
27 茶茗다명
28 黃梅황매

喬木교목 20종

01 黃柏황백
02 厚朴후박
03 杜仲두충
04 樗根白皮저근백피
05 乾漆건칠
06 海桐皮해동피
07 苦楝根고련근
08 川楝子천련자
09 槐花괴화
10 秦皮진피
11 牙皂子아조자
12 皂角刺조각자
13 訶子가자
14 水楊수양
15 楡皮유피
16 蕪荑무이
17 蘇木소목
18 樺皮화피
19 棕櫚皮종려피
20 巴豆파두

灌木관목 20종

寓木우목 5종

苞木포목 5종

葷辛菜훈신채 16종

柔滑菜유활채 10종

瓜菜과채 4종

01 茄子가자
02 冬瓜동과
03 南瓜남과
04 胡瓜호과

芝栭지이 2종

01 松耳송이
02 石耳석이

五果오과 6종

01 李이
02 杏仁행인
03 烏梅오매
04 桃仁도인
05 栗子율자
06 大棗대조

山果산과 17종

01 梨이
02 木瓜모과
03 山査산사
04 林檎임금
05 柿子시자
06 石榴석류
07 陳皮진피
08 青皮청피
09 柑子감자
10 柚子유자
11 櫻桃앵도
12 白果백과
13 胡桃肉호도육
14 榛子진자
15 落花生낙화생
16 覆盆子복분자
17 橡實상실

夷果이과 5종

01 荔枝여지
02 龍眼용안
03 橄欖감람
04 榧實비실
05 海松子해송자

瓜果과과 7종

01 甛瓜첨과
02 瓜蒂과체
03 西瓜서과
04 葡萄포도
05 蘡薁영욱
06 獼猴桃미후도
07 砂糖사탕

水果수과 3종

01 藕우
02 蓮肉연육
03 芡實감실

龍용 4종

01 龍骨용골
02 紫稍花자초화
03 穿山甲천산갑
04 蛤蚧합개

蛇사 2종

01 蛇退사퇴
02 花蛇화사

魚어 13종

01 鯉魚이어
02 鰱魚연어
03 石魚석어
04 鯽魚즉어
05 鯔魚치어
06 魴魚방어
07 鱸魚노어
08 鱖魚궐어
09 大口魚대구어
10 鮰魚회어
11 鰾膠표교
12 青魚청어
13 北魚북어

無鱗魚무린어 19종

01 蠡魚여어
02 鰻鱺魚만리어
03 鱔魚선어
04 鰌魚추어
05 黃顙魚황상어
06 鱣魚전어
07 鮎魚점어
08 魟魚홍어
09 河豚하돈
10 比目魚비목어
11 鮫魚교어
12 烏賊魚오적어
13 海螵蛸해표초
14 鰕하
15 海馬해마
16 八稍魚팔초어
17 小八稍魚소팔초어
18 白魚백어
19 銀條魚은조어

龜鼈귀별 5종

01 龜甲귀갑
02 鼈肉별육
03 鼈甲별갑
04 蟹해
05 螃蟹방해

蚌蛤방합 12종

01 白蛤肉백합육
02 蛤蜊肉합리육
03 牡蠣모려
04 海粉해분
05 珍珠진주
06 瓦壟肉와롱육
07 石決明석결명
08 蟶정
09 貝子패자
10 淡菜담채
11 海參해삼
12 田螺전라

土토 2종

金石금석 35종

한韓 약藥 의醫 서書 목차

1 綜合書종합서

高句麗고구려

百濟백제

新羅신라

高麗고려

朝鮮조선

近世근세

附錄부록 – 北韓북한의 韓醫學書한의학서

01 東醫寶鑑飜譯本동의보감번역본
02 東醫處方大典동의처방대전
03 東醫治療經驗集成동의치료경험집성
04 東醫學叢書동의학총서
05 醫方類聚飜譯本의방유취번역본
06 辨證奇聞辨證錄변증기문변증록
07 外經외경
08 新東醫學辭典신동의학사전

2 專門書전문서

産婦人科산부인과

01 胎産要錄태산요록
02 産書산서
03 諺解胎産集要언해태산집요
04 胎敎新記태교신기
05 醫寶의보
06 産方隨錄산방수록

小兒科소아과

01 及幼方급유방
02 幼幼一心유유일심
03 小兒醫方소아의방
04 經驗秘方小兒保鑑경험비방소아보감
05 漢方醫學小兒專科한방의학소아전과
06 小兒保鑑소아보감

痲疹마진

01 麻疹奇方마진기방
02 麻疹篇마진편
03 麻科會通마과회통
04 麻疹彙成마진휘성
05 麻方統彙마방통휘

痘瘡두창

01 瘡疹集창진집
02 諺解瘡疹方언해창진방
03 諺解痘瘡集要언해두창집요
04 痘瘡經驗方두창경험방
05 經驗痘方경험두방
06 種痘心法要旨종두심법요지
07 時種通編시종통편
08 醫家神方의가신방
09 牛痘新說우두신설
10 濟嬰新編제영신편
11 人父須知인부수지

辟瘟벽온

01 簡易辟瘟方간이벽온방
02 分門瘟疫易解方분문온역이해방
03 新纂辟溫方신찬벽온방
04 辟疫神方벽역신방
05 辟瘟新方벽온신방

黃疸황달, 瘧疾학질

01 黃疸瘧疾治療方황달학질치료방

眼科안과

治腫科치종과

鍼灸침구

本草본초

譯註역주, 醫論의론

四象醫學사상의학

運氣論운기론

道敎醫學도교의학

養生양생

法醫學법의학

獸醫學수의학

臘藥납약

醫譜의보

醫學記事記載書籍의학기사기재서적

새로 보는 方藥合編

새로보는 **방약합편**

http://cafe.daum.net/saebang2012에
새로운 활용사례를 업데이트(update)합니다.

중中 통統

181종

主로 補益하는 處方

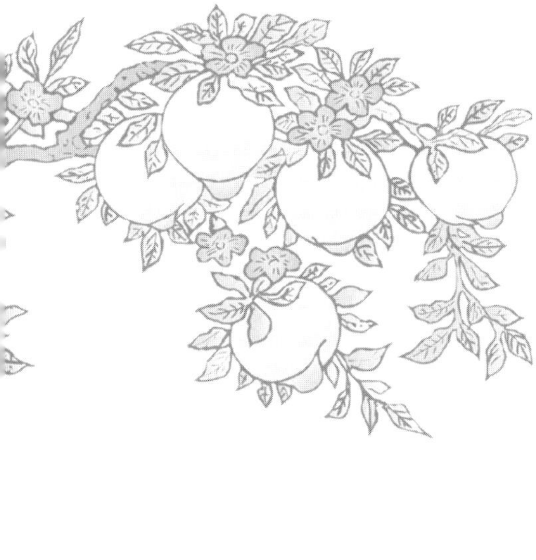

中統1 寶 소속명탕 小續命湯

防風 一錢半 **防己 官桂 杏仁 黃芩 白芍藥 人蔘 川芎 麻黃 甘草** 各一錢 **附子**炮 五分
薑三片 棗二枚

治 一切風初中 無汗 表實 ① 一方 無防己 附子 有當歸 石膏 ② 有熱 用白附子 六經混淆 肢節痲木 加 羌活 連翹(本草) ③ 手足拘攣 加薏苡仁 一兩

[活　　套] 中風初症 多挾感滯 而發先用[星香正氣散]一~二貼後 審其虛實用此

[活套鍼線] 中風(聲音) 中風(風) 痓痙(小兒) 寒濕(足)

[適 應 症] 중풍, 뇌충혈, 뇌일혈, 인사불성, 구급, 배반장, 뇌막염, 보행불능, 고관절염, 안면신경마비, 척수근장애, 소변실금, 부종

처방설명 소속명탕은 중풍(中風) 초기에 사용하는 처방으로 체내에 울체(鬱滯)된 열(熱)이 발산되지 못하여 뇌가 충혈(充血)되고, 이로 인해 의식이 혼미하며 전신이 강직(强直)되고 말을 못하는 등 중풍 증상이 나타났을 때 사용한다. 또한 약성을 응용하여 소아 치경(痓痙)과 한습(寒濕)으로 인한 각기(脚氣), 지절통(肢節痛)에도 사용한다.

중풍이 발생했을 때 사용하는 처방이 많기 때문에 원인과 신체상태, 증상의 정도나 형태를 파악하여 적합한 처방을 선택하는 것이 중요하다. 예를 들어 뇌혈관이 경화(硬化)되고 어느 정도 혈전(血栓)이 형성되어 있는 상태에서 식체(食滯)가 발생했거나 외감(外感)의 영향을 받아 갑자기 중풍 증상이 나타나는 경우에는 성향정기산이 적합하다. 심허(心虛)한 사람이 갑작스런 충격을 받아 졸도하여 중풍 증상이 나타났을 때는 우황청심원이 적합할 것이며, 한쪽 손이 저리거나 마비감이 나타나고 말이 어둔해지는 등 전구증상이 나타난 후에 중풍이 발생했을 때는 소풍탕이나 강활유풍탕, 가미대보탕 등이 적합하다. 소속명탕은 식체(食滯)나 충격(衝擊)처럼 뚜렷한 촉발원인을 알 수 없으나 현재 피부와 근육이 긴장되어 열발산이 원활하게 이루어지지 않고, 이로 인해 뇌조직이 염충상태(炎充狀態)에 빠졌을 때 사용한다. 즉 발표제(發表劑)를 사용하여 울체된 열을 신속하게 빼주어야 할 상황이라고 판단될 때 사용한다. 마황탕이 포함되어 있고 발표제(發表劑)인 방풍이 들어 있는 것을 보면 내열(內熱)로 인해 혈압이 상승하여 뇌조직이 충혈(充血)되고, 이로 인해 혼수상태와 같은 뇌장애가 발생하였다는 것을 알 수 있다. 조문의 '一切風初中일체풍초중 無汗무한 表實표실'이라는 표현에서 '表實표실'은 기표(肌表)가 긴장되어 열발산이 장애되고 있다는 뜻으로 이해할 수 있고, '無汗무한'은 인체의 기능이 이상항진되어 열이 발생하였지만 땀으로 열이 배출되지 못하고 있는 상태로 이해할 수 있다.

활투침선을 보면 소아 치경(痓痙)에 사용하는 처방으로 분류되어 있다. 치경은 뇌장애로 인해 눈을 치뜨면서 의식이 없고 사지(四肢)가 차지거나 굳어지면서 비틀리는 증상이며, 상태에 따라 여러 가지 처방을 사용할 수 있는데, 체내에 열이 적체되어 발산되지 못하는 상태에서 치경이 발생했다면 소속명탕을 사용할 수 있다. 소속명탕을 뇌막염(腦膜炎)에 사용한 예가 있는데, 뇌막염에 걸리면 처음에는 일반적으로 두통이 나타나고, 나중에는 누운 자세에서 머리를 들어올렸을 때 저항감이 느껴지는 '項部强直항부강직' 증상이 나타나며, 고관절(股關節)과 슬관절(膝關節)을 구부린 위치에 두고 무릎을 쥐고 다리를 뻗으려고 해도 무릎을 곧게 뻗을 수 없는 증상이 나타난다. 이러한 뇌막염 증상은 일종의 치경 증상이라고 할 수 있으며, 이 경우 소속명탕은 울체(鬱滯)된 열(熱)을 발표시켜 소통시킴으로써 뇌의 염충상태(炎充狀態)를 개선하기 때문에

뇌막염에 사용할 수 있었던 것이다.

소속명탕은 한습(寒濕)으로 인한 각기(脚氣)에 사용하는 처방으로도 분류되어 있다. 찬 기온의 영향을 받아 기육(肌肉)이 긴장되면 기육 속에 포함된 혈관도 수축되기 때문에 혈행장애가 발생하고, 결과적으로 관절의 굴신이 부자유스럽게 되고 마목감이 나타나며 통증이 나타날 수 있다. 이럴 때 소속명탕을 사용하면 위축된 조직이 풀어져 혈행장애가 해소되므로 각기(脚氣)에 사용하는 처방으로 분류하고 있는 것이다. 그러나 이러한 증상은 하지(下肢)에서만 나타나는 것이 아니므로 소속명탕은 각기(脚氣) 외에도 몸이 무겁거나 통증이 여기저기 돌아다니는 유주자통(流注刺痛)이 나타날 때도 사용할 수 있다. 결국 소속명탕은 찬 기온이나 감염을 포함한 다양한 원인으로 체내에 적체된 열이 발산되지 못하여 뇌조직을 포함한 인체의 여러 부위에 장애가 발생했을 때 사용한다.

처방구성 처방구성을 보면 마황탕(마황, 계지, 행인, 감초)에 울체(鬱滯)된 혈액의 혼탁이나 혈관의 소통장애를 풀어주는 방풍이 군약으로 들어있다. 방풍은 장관 평활근을 이완시키며 항경련, 해열, 진통, 소염작용이 있다. 마황은 교감신경 흥분작용이 있어 심박출량을 증가시켜 강심작용을 하며, 휘발성 정유가 혈관운동 중추를 자극하여 혈관 운동능력을 강화하고 발한작용을 한다. 행인은 진해작용(鎭咳作用)과 평천작용(平喘作用)을 한다. 육계는 심장의 수축력과 심박동을 증가시키고 말초혈관의 혈류를 원활하게 한다. 천궁은 심근(心筋)에 공급되는 혈류량을 증가시켜며, 혈관을 이완시키고 혈전형성을 억제함으로써 활혈작용을 한다. 백작약은 평활근의 경련을 억제하고, 방기는 관상동맥을 확장시켜 심근(心筋)의 혈류량을 증가시키고 심근손상범위를 축소시키며, 노르에피네프린(norepinephrine)에 의한 심전도변화를 억제하여 심근허혈에 보호효과가 있고, 또한 급성 염증반응시 소염작용을 하여 부종을 억제한다.

황금은 혈관투과성 증가를 억제하여 혈관의 염증성 충혈(充血)과 울혈(鬱血)을 완화하여 열성상태를 개선시키며, 대뇌피질에 대한 억제작용을 통해 진정작용을 나타낸다. 부자는 중추신경을 흥분시켜 세포대사를 활발하게 촉진시키며, 혈관운동 중추를 흥분시켜 전신 또는 국소의 혈액순환을 촉진한다. 인삼은 뇌의 혈액공급과 산소공급 능력을 높이는 작용이 있으며, 강심작용이 있어 심장의 수축력을 강화한다. 이외에도 부신피질호르몬의 합성과 분비를 자극하여 항스트레스작용을 나타낸다.

처방비교 **소풍탕**과 비교하면 소풍탕은 중풍(中風)에 걸려 수족(手足)이 마비되었거나 통증이 나타났을 때 사용하며, 중풍을 예방하는 약으로도 사용된다. 또한 약성을 응용하여 일반적인 근육통(筋肉痛)이나 지절통(肢節痛)에도 사용한다. 반면 소속명탕은 체내에 울체(鬱滯)된 열(熱)이 발산되지 못하여 뇌가 충혈(充血)되고, 이로 인해 의식이 혼미하며 전신이 강직(强直)되고 말을 못하는 등 중풍(中風) 초기증상에 사용한다.

강활유풍탕과 비교하면 두 처방 모두 중풍과 지절통, 수족불인에 사용한다는 공통점이 있다. 그러나 강활유풍탕은 보다 만성적이고 근육이나 조직의 변형이 더 심한 경우에 사용하며, 고혈압 성향이 있는 사람에게 적합하다. 반면 소속명탕은 강활유풍탕을 사용해야 하는 경우보다 증상이 오래되지 않은 중풍 초기증상에 사용한다.

성향정기산과 비교하면 두 처방 모두 만성화되지 않은 중풍 초기증상에 사용한다는 공통점이 있다. 성향정기산은 외감(外感)과 식체(食滯)가 촉발원인이 되어 발생하는 중풍(中風)이나 중기(中氣)에 사용하며, 약성을 응용하여 일반적인 외감증상이나 식체에도 사용한다. 반면 소속명탕은 기육(肌肉)이 긴장되고 열발산이 잘되지 않아 뇌염충(腦炎充)이 되어 나타나는 중풍과 치경에 사용한다.

활용사례

1-1. 중풍(中風), 인사불성(人事不省), 구금(口噤), 배반장(背反張) 남 70세
2-1. 뇌막염(腦膜炎), 우수련(右手攣) 여 2세
3-1. 보행불능(步行不能) 남 8세
4-1. 고관절염(股關節炎) 어린아이
5-1. 안면신경마비(顔面神經麻痹) 남 43세
6-1. 좌측 안면경련(顔面痙攣) 여 52세 조리사
7-1. 좌측 상지자통(上肢刺痛), 척수근장애(脊髓筋障礙) 남 71세

1-1. 중풍(中風), 인사불성(人事不省), 구금(口噤), 배반장(背反張)

다음은 이계석 선생의 경험을 인용한 것이다.

● ○ ○ ○ 남 70세 경기도 평택시 안중읍

원기(元氣)가 부족하고 식욕이 없어 병원에서 링거주사를 맞았는데, 다음날 갑자기 중풍 증상이 나타나서 그 자손이 급히 찾아왔다. 진중풍(眞中風)이 발병하여

① 갑자기 인사불성이 되었다. ② 구금(口禁), 배반장(背反張)의 증상이 발생했다.

사전에 알리지 않고 마음대로 치료한 것이 불만스럽고, 갑자기 증상이 나타난 것이 당황스러웠지만 소속명탕이 생각나서 2첩을 지어주었다. 소속명탕 2첩을 모두 복용한 뒤에 상태를 알려왔는데, 사람을 알아보게 되었고 몸이 뒤틀리는 증상도 회복되었다고 한다.

2-1. 뇌막염(腦膜炎), 우수련(右手攣)

다음은 이계석 선생의 경험을 인용한 것이다.

● ○ ○ ○ 여 2세 경기도 평택시 안중읍

2세의 여자 아이로 여름에 뇌막염에 걸려 병원에 입원하여 수개월 동안 치료를 받았으나 치료가 되지 않아 내방했다.

① 밤낮으로 몸을 요동치고 울며 난리를 친다. ② 목에 힘이 없어 머리가 뒤로 넘어간다. ③ 우수련(右手攣)하다.

④ 눈을 치켜뜬다. ⑤ 설사를 한다. ⑥ 어지(語遲)가 있다.

먼저 설사를 치료하고 진액을 보충하기 위해 1일간 갑기탕(작약감초탕)을 주었고, 다음 2일간은 백출산을 투약했다. 갑기탕과 백출산을 복용한 뒤에 생기가 돌아오는 듯하여, 이번에는 소속명탕에서 어린이라는 점을 감안하여 부자를 빼고 강활 1돈, 연교 1돈, 의이인 3돈을 더하여 지어주었다.

소속명탕을 복용한 뒤로 눈을 치켜뜨는 것이 소실되고, 우수련(右手攣)도 없어졌고 고개가 무력하여 넘어가던 것도 없어졌으나 현재까지 어지(語遲)가 남아 있다.

3-1. 보행불능(步行不能)

다음은 이계석 선생의 경험을 인용한 것이다.

● ○ ○ ○ 남 8세 초등학교 1년 경기도 평택시 안중읍

할머니가 아이를 등에 업고 왔는데, 어젯밤에 다리에 통증이 심했다고 한다.

① 밤중에 다리에 통증이 있은 다음날 아침부터 아이가 걷지 못한다.

이 증상을 한습(寒濕)으로 인한 것으로 판단하여, 발한(發汗)시켜 기혈(氣血)의 순환을 촉진시킬 목적으로 소속명탕에서 마황을 爲君으로 하고 의이인, 우슬, 모과를 더하여 3첩을 지어주었다.

얼마 후에 그 아이가 걸어 다니는 것을 보았다.

4-1. 고관절염(股關節炎)

다음은 이계석 선생의 경험을 인용한 것이다.

● ○ ○ ○ 어린아이 경기도 평택시 안중읍

고관절염으로 5일 이내에 병신이 된다는 의사의 말을 듣고 겁에 질린 부모가 아이를 데리고 찾아왔다.

① 우측 고관절이 붉게 부어 있다. ② 극심한 통증이 있다. ③ 하지(下肢)를 굴신(屈伸)하지 못한다.

④ 보행(步行)을 하기가 힘들다.

이 증상을 한습(寒濕)으로 인한 고관절염으로 판단하여, 소속명탕에 의이인 1냥을 더하여 10여첩을 지어주었다. 소속명탕 10여첩을 복용한 뒤에 고관절염이 완전히 치료되어 현재까지 재발하지 않았다.

中統2 寶 소풍탕 疎風湯

羌活 防風 當歸 川芎 赤茯苓 陳皮 半夏 烏藥 白芷 香附子 各八分 **桂枝 細辛 甘草** 各三分 **薑三片**

治 風中腑 手足不仁 先宜解表 後用[愈風散]調理
[活　　套] 虛 加人蔘 寒 加附子 熱 加黃芩
[活套鍼線] 中腑(風)
[適 應 症] 중풍, 뇌경색, 편마비, 의식혼미, 언어건삽, 흉비, 보행불편, 전신근육통, 두통

처방설명 소풍탕은 중풍(中風)에 걸려 수족(手足)이 마비되었거나 통증이 나타났을 때 사용하는 처방이며, 중풍을 예방하는 약으로도 사용된다. 또한 약성을 응용하여 일반적인 근육통(筋肉痛)이나 지절통(肢節痛)에도 사용한다.

중풍은 뇌출혈이나 뇌경색으로 인해 뇌조직의 일정 부분이 손상되어 발생하는데, 손상된 부위나 정도에 따라 나타나는 증상이 매우 다양하므로 처방 또한 다양하다. ≪방약합편≫에 수록된 처방만 보더라도 중풍 초기에 사용하는 우황청심원이나 성향정기산, 소속명탕이 있고, 다양한 중풍 증상과 함께 폭음(暴瘖) 증상이 두드러질 때 사용하는 신력탕이나 지황음자가 있으며, 탄탄(癱瘓)에 사용하는 가미대보탕, 팔보회춘탕, 만금탕, 목향보명단, 강활유풍탕 등이 있다. 그러나 중풍에 걸리면 대부분 편마비가 발생하고 말이 어둔해지기 때문에 신력탕이나 지황음자를 폭음(暴瘖)에만 사용한다고 할 수 없으며, 또한 가미대보탕이나 팔보회춘탕도 폭음(暴瘖)에 사용할 수 있다.

유념해야 할 것은 비슷한 증상이 나타나더라도 개인의 신체조건과 신체상태에 따라 치법과 처방이 달라질 수 있다는 것인데, 예를 들어 폭음(暴瘖)이 주증상인 경우 지황음자는 정허(精虛)가 바탕이 되어 있을 때 적합하며, 신력탕은 정허 외에도 허랭(虛冷)과 기허상태(氣虛狀態)가 바탕이 되어 있을 때 적합하다. 탄탄(癱瘓)에 사용하는 가미대보탕과 팔보회춘탕을 보더라도 두 처방 모두 허약이 바탕이 되어 있을 때 사용하지만 팔보회춘탕을 복용해야 하는 사람이 보다 건실하다는 특징이 있다. 결과적으로 처방을 선택할 때는 증상의 형태와 정도도 중요하겠지만 개인의 신체조건을 고려하는 것도 간과해서는 안 된다.

소풍탕은 일반적인 중풍 증상에 사용할 수 있는 처방이며, 주로 탄탄(癱瘓) 증상에 적합하다고 할 수 있다. 물론 가미대보탕이나 팔보회춘탕을 써야 하는 경우처럼 허약이 바탕이 된 것도 아니고, 강활유풍탕을 써야 하는 경우처럼 열성(熱性)이 내재(內在)된 것도 아니며, 목향보명단을 써야 하는 경우처럼 증상이 매우 완고해져 있는 경우가 아닐 때 사용한다. 즉 발산작용(發散作用)과 이기작용(理氣作用), 거담작용(祛痰作用)이 있어 중풍으로 인해 경직(硬直)되어 있는 조직을 풀어주고, 점조(粘稠)하게 되어 있는 혈액의 농도를 조절하여 혈액순환을 촉진하므로 일반적인 중풍 증상에 가장 보편적으로 사용할 수 있다.

소풍탕은 중풍에도 사용하지만 중풍을 예방하는 약으로도 빈용한다. 중풍은 외상(外傷)이나 감염(感染)으로 인해 갑자기 발생하는 경우도 있지만 대부분은 조직의 노화와 혈액의 혼탁, 혈전 같은 원인이 서로 복합적으로 작용하여 발생하며, 이러한 원인은 단기간에 형성되는 것이 아니므로 중풍이 발생하기 전에는 전구증상이 나타나는 경우가 많다. 흔히 나타나는 전구증상으로는 한쪽 팔다리에 감각이 둔해져 다른 사람의 살처럼 느껴지는 증상, 발음(發音)이 어눌해지는 증상, 중심을 잡지 못하여 비틀거리는 증상, 치매 증상 등

이 있다. 이러한 증상이 나타나면 미리 예방하는 약을 복용하여 중풍에 걸리지 않게 하는 것이 중요한데, 소풍탕은 위축된 조직을 이완시켜 주고 혈액의 점도를 낮춰주므로 중풍 예방약으로 매우 적합한 처방이라고 할 수 있다.

소풍탕은 일반적인 근육통이나 지절통에도 사용한다. 강활, 방풍, 오약, 백지, 향부자, 계지, 세신 등 긴장되어 있는 조직을 풀어주면서 순환장애를 개선하는 약재가 다수 포함되어 있기 때문이다. 이해를 돕기 위해 습체(濕滯)와 조직의 긴장(緊張)으로 인한 전신통(全身痛)에 사용하는 신출산의 약재와 비교하면 천궁, 백지, 세신, 강활, 감초가 서로 겹치며, 항강(項强)에 사용하는 회수산의 약재와 비교하면 진피, 오약, 천궁, 백지, 강활, 감초가 서로 겹친다. 소풍탕은 여기에 이진탕이 더 포함된 것이므로 지절통과 근육통에 충분히 응용할 수 있으며, 궁신도담탕의 약성이 포함되어 있어 두통에도 응용할 수 있다. 또한 소풍탕에는 오약순기산과 향소산의 개념이 포함되어 있고 거담제(祛痰劑)도 들어있기 때문에 비만하거나 근육이 이완된 사람(물살, 탄력이 없으면서 살이 찐 사람)이 몸이 무겁다고 하거나 곤권(困倦)하다고 할 때도 쓸 수 있다.

처방구성 처방구성을 보면 강활은 관상동맥의 혈류량을 증가시켜 급성 심근허혈을 방지하며, 반복하여 복용하면 항쇼크작용을 한다. 또한 염증반응을 억제하고, 해열작용을 한다. 방풍은 장관평활근 이완작용, 항경련작용, 소염, 진통작용이 있고 말초의 투과성을 조절하며 표재(表在) 혈관을 확장시킨다. 당귀는 항혈전작용(抗血栓作用)을 하여 혈액순환을 원활하게 하고, 천궁은 관상동맥과 말초혈관을 확장하여 하지(下肢)와 심근(心筋)의 혈류량을 증가시킨다. 적복령은 세뇨관의 재흡수를 억제하여 이뇨를 증진하므로 체내의 정체된 수분을 처리한다. 진피는 이기제(理氣劑)로서 소화관의 운동을 강화하여 가스배출을 촉진한다. 반하는 장관운동을 촉진하여 소화관에 정체된 음식물과 수분의 배출을 촉진한다. 오약은 장(腸)의 연동운동(蠕動運動)을 강화하여 소화와 흡수를 촉진하고 정장작용을 한다.

백지는 항염증작용과 진통작용이 있고, 향부자는 중추신경 억제작용으로 정신을 안정시키며, 진통작용이 있고 장관 평활근의 경련을 억제한다. 계지는 말초혈관을 확장하는 작용과 만성염증을 완화하는 작용을 한다. 세신은 신체말단의 모세혈관벽의 치밀성을 강화하고 진통, 진정, 항경련작용이 있다. 또한 심장의 β수용체에 대한 광범위한 자극으로 강심작용을 나타낸다. 감초는 스테로이드호르몬과 유사한 작용이 있어 항염증과 항알레르기의 효과를 나타낸다. 또한 평활근을 이완시키는 작용과 간기능을 보호하는 작용이 있다.

처방비교 **오약순기산**과 비교하면 두 처방 모두 중풍(中風)과 지절통(肢節痛)에 사용한다는 공통점이 있다. 그러나 오약순기산은 기표(肌表) 위축과 습담(濕痰) 울체 등으로 마목감, 근육마비, 안면마비, 지절통 등이 발생했을 때 사용한다. 반면 소풍탕은 오약순기산보다 중풍에 사용하는 빈도가 높고, 거담작용(祛痰作用)과 혈액순환을 촉진하는 작용은 더 강하지만, 기육(肌肉)의 긴장을 풀어주는 작용은 떨어져 지절통에 사용하는 빈도는 상대적으로 낮다.

팔보회춘탕과 비교하면 두 처방 모두 중풍과 지절통에 사용한다는 공통점이 있다. 그러나 팔보회춘탕은 중풍증상이 완고하고 만성화되었을 때 사용하며, 허약상태가 바탕을 이루고 있을 때 적합하다. 반면 소풍탕은 중풍에 걸려 수족이 마비되었을 때 사용하며, 허약의 정도가 비교적 심하지 않고 순환장애의 요인이 더 강한 경우에 적합하다.

신출산과 비교하면 두 처방 모두 전신통, 지절통, 견비통 등에 사용한다는 공통점이 있다. 신출산은 찬 곳에서 자거나 찬 기운을 맞아 기육(肌肉)이 위축되고 습체가 발생하여 통증이 나타났을 때 사용한다. 반면 소풍탕은 기육(肌肉)이 위축된 것도 있지만 습담(濕痰)과 순환장애가 주원인이 되어 통증을 야기하는 경우에 사용한다. 또한 신출산의 통증은 급성적인 경향이 있고, 소풍탕의 통증은 만성적인 경향이 있으며, 통증의 정도는 신출산을 사용해야 하는 경우가 보다 심하다.

활용사례

1-1. 중풍(中風), 의식혼미(意識混迷), 대소변불리(大小便不利)

● 박 ○ ○ 여 49세 태음인 전라남도 완도군 고금면 충무리

4개월 전인 3월 초에 뇌출혈로 쓰러진 이후 OO의료원에서 치료를 받고 현재 병원약을 복용하는 중이다.

① 뇌출혈로 정신이 없어 사람을 알아보지 못하고 정신이 왔다갔다 한다. ② 우반신불수(右半身不遂)이고 방향감각이 상실되었다. ③ 대변과 소변을 못 가린다. ④ 평소에 고혈압이 있었다. ⑤ 추위를 약간 타고 소화력은 좋다.

49세 태음인 여성의 중풍(中風)으로 인한 뇌출혈과 정신흐림을 목표로 소풍탕 2배량으로 10일분 20첩을 투약했다.

2개월 뒤인 9월 중순에 전화로 연락이 왔을 때 확인해 보니, 대변과 소변을 못 가리는 것이 약간 좋아진 것 외에는 별다른 호전은 없다고 한다. 이번에도 지난번과 같은 처방으로 10일분 20첩을 투약했다.

약 1달 뒤인 10월 중순에 전화가 왔을 때 확인해 보니, 이제는 사람을 알아보고 말도 정상에 가깝게 하고 대소변도 혼자 본다고 한다. 약을 더 지어달라고 하여 지난번과 같은 처방으로 20일분 40첩을 투약했다.

1-2. 중풍(中風), 우편마비(右偏痲痹), 대소변불리(大小便不利)

다음은 김주현 선생의 경험을 인용한 것이다.

● 한 ○ ○ 남 경기도 수원시 팔달구 지동

어느 부인이 급히 찾아와 남편이 일을 하다가 졸도를 했는데 움직이지 못하여 한의원에서 약을 지어서 복용했지만 효과가 없다며 현재 남편이 일어나지 못하니 와서 봐달라고 한다.

① 우측편마비(右側偏痲痹)로 수족(手足)을 쓰지 못하여 꼼짝도 못하고 있다. ② 음식도 먹여 주고 대소변도 받아내고 있다. ③ 소화불량이 있다.

15일간 왕진하여 치료를 하기로 약속하고 한약과 침치료를 3일간 하고 부득이한 일로 하루를 휴진하게 되었다. 처방은 소풍탕에 인삼 1돈, 건강 3편과 사상방의 거풍산을 합하여 하루 2첩 복용하게 했다.

5일째 되는 날에 왕진을 가니, 어제 오전에는 팔을 한 번 들어올렸고 오후에는 발을 들어올려 운동을 했다고 한다. 증상이 호전되는 것으로 보아 완치될 수 있다고 판단되어 15일간 계속 왕진하여 치료했다. 그 결과 16일째에는 자력(自力)으로 약 2km나 되는 본 한의원에 내원하여 치료를 받게 되었으며, 총 28일 만에 완치되었다.

1-3. 중풍후유증(中風後遺症), 언어건삽(言語蹇澁), 거동곤란, 신중(身重), 구안와사(口眼喎斜)

다음은 허성웅 선생의 경험이다.

● 오 ○ ○ 여 56세 소음성태음인 주부 156cm 67kg 경기도 성남시 분당구

56세 여성으로 태음인 성향으로 보이는 주부이다. 2000년도에 뇌경색이 발생하여 대학병원 등에서 치료받았다. 이후 중풍후유증으로 인한 구안와사, 마비감 등으로 인해 2006년 현재까지 움직이는 것이 용이하지 않고, 언어건삽으로 대화가 불편함이 있어 고생하던 중, 친구의 소개를 통해 찾아왔다.

① 뒷목이 뻐근하다. 항강은 중풍 발병 이후 계속해서 느끼고 있다. ② 언어건삽으로 조금만 오래 말하면 혀가 말리는 느낌이다. 안면근육 마비감도 있다. ③ 기억력이 경감되었고 눈이 피로하다. ④ 거동이 불편하다. ⑤ 고혈압이 있다. ⑥ 우울하며 의욕이 없다. ⑦ 몸이 무겁고 지체가 곤권하다. ⑧ 잠은 잘 자는데, 아침에 일어나기가 힘들다. 체열은 보통이다. ⑨ 소화력 보통이며 식사량이 많고 왕성하다. ⑩ 소변을 자주 보고 대변은 가늘고 시원치 않다. ⑪ 5년 전부터 현재까지 고혈압약, 혈전용해제, 중풍예방약을 복용중이나 호전은 없다. ⑫ 관절내시경 수술(2005년)과 백내장 수술 경력이 있다.

뇌경색형 중풍(허혈성 뇌졸중)은 뇌혈관 내에 혈전 또는 색전이 발생하여 혈액순환 장애와 신경장애, 마비감 등이 발

생하고 심한 경우 뇌신경조직이 손상되어 심각한 순환기, 신경계질환으로 진행될 수 있는 질환이다. 이 환자의 경우 평소 식성이 좋은 태음인 체질의 주부인 것과 중년 이후 운동량부족 등으로 인해 체내에 담음이 축적되기 쉬운 신체 상태에서 뇌경색이 발생했음을 알 수 있다. 뇌경색이 발생한 이후 급박 증상은 완화되었으나 후유증으로 와사풍(안면 근육마비)과 언어건삽 증상(혀), 고혈압(발병 후 매우 심해짐), 관절통, 백내장, 기억력 경감 등의 전형적인 순환기, 신경계 제반 증상들이 남게 되었다. 이것은 뇌혈관 내의 색전뿐만 아니라 신체 전반의 혈관, 관절 내에 담음이 축적되어 순환장애가 발생하고 그로 인해, 혈관을 기본으로 한 근육, 조직에까지 그 증상이 파급된 것으로 이해할 수 있다. 따라서 막혀 있는 기혈을 소통시켜 조직을 회복시켜주며 체내의 담음을 제거해주면 증상이 호전될 것으로 변증했다.

환자가 주로 호소하고 있는 증상들과 부수 증상들이 거의 동일하게 혈전, 담음으로 인한 순환장애를 원인으로 하고 있으므로 우선적으로 혈관장애(혈체)를 풀어 혈행을 돕고 기혈을 소통시키는 동시에 약 5년이나 된 오랜 증상으로 인해 조직과 근육에 울체되어 있을 습담을 제거하는 치법을 검토했다.

소풍탕은 발산시키고 이기(利氣)시켜 기혈을 통하게 하여 경직된 조직을 풀어주면서 소통시키는 처방이다. 중풍, 중풍 예방약으로 쓸 수 있으며, 일반적인 근육통, 지절통에도 사용할 수 있다. 강활, 방풍, 오약, 백지, 향부자는 근육의 긴장과 혈관장애를 풀어주고, 당귀, 천궁(궁귀탕)으로 행혈시키며 반하, 진피, 적복령, 감초는 이진탕의 의미로 울체된 습담을 제거한다. 계지와 세신은 온열시키며 말초까지 순환을 촉진하는 효과를 기대할 수 있다. 이 처방에는 여러 가지 의미가 포함되어 있는데, 오약순기산, 향소산, 이진탕 등의 개념을 찾아볼 수 있다.

2월 17일 소화력이 좋고 뇌경색으로 인한 중풍임을 감안하여 소풍탕을 방약합편 본방대로 1제(10일분 20첩) 투약했다.

2월 22일 환자의 딸에게서 메일이 왔다. 약 복용 전 최근 7일 동안 누워서 TV만 보고 있어야 하는 상황이었는데, 복용 후에는 다음과 같이 호전되었다.

1. 긴 시간 산책도 할 수 있게 되었다.
2. 언어건삽도 많이 호전되어 말하기도 편해졌다.
3. 무거웠던 몸도 많이 가벼워졌다.

손쉬운 방약합편 '風'문에 있는 처방으로 치료가 되니 놀랍고, 환자 본인이 만족하고 기뻐하는 것에 큰 보람을 느꼈다. 5년째 혈압약, 혈전용해제 등 이외에도 여러 가지 약을 복용하면서도 증상의 호전을 경험하지 못하고 고생했는데, 소풍탕 1제를 다 복용하기도 전에 본인이 만족할 만한 효과를 보았다고 기뻐하니 기분도 좋고 한약의 강점에 대해서도 다시 한 번 생각하게 되었다. 약간 아쉬운 것은 이 환자와 같은 경우는 경과를 보았을 때 본방이나 본방과 비슷한 개념의 처방들을 좀 더 오래 투약하면 증상도 더 호전되고 예방도 될 수 있을 것 같은데, 장기투약을 권유해보지 못했다는 점이다.

1-5. 우반신불수(右半身不遂), 말 어둔감

● 정 ○ ○ 여 81세 소양성소음인 서울특별시 서초구 서초동 금호아파트

약간 작은 키에 약간 여윈 형태의 소양성소음인 할머니이다. 10여 년 전에 중풍증상이 있어 성향정기산을 복용하고 나은 할아버지의 부인으로, 이번에는 할머니가 중풍증상이 있어 아들과 함께 내방했다.

① 어제 아침에 자고 일어나니 어지럽고 우측 팔과 다리가 부자연스럽고 힘이 없어서 보행이 곤란하다. 평소에는 약수터에 다닐 정도로 건강했었다. ② 어제부터 말이 어둔해졌고 오늘 오후부터는 더 심해졌다. ③ 어제부터 우측 손이 굽어서 잘 펴지지 않는다. ④ 눈앞에 개미가 왔다 갔다 하는 것 같이 어지럽고 빙빙 돈다. ⑤ 금년 여름부터 전신무력감(全身無力感)이 있고 땀이 많이 난다. ⑥ 불안하고 짜증이 나며 가슴 뛰, 얼굴로 열이 달아오르는 등의 증상이 약간씩 있다. ⑦ 근래에 닭고기를 많이 먹은 편이다. ⑧ 병원에서 검사한 결과 이상은 없으나 중풍인 것 같다고 한다.

어제 아침에 일어난 후로 발생한 우반신불수와 언어곤란 등을 목표로 소풍탕 본방으로 5일분 10첩을 지어주었다.

20일 뒤인 8월 말에 다시 왔을 때 확인해 보니, 전에는 우측 팔과 다리가 부자연스러웠는데 이제는 팔을 올릴 수 있고 천천히 걸을 수 있지만 여전히 팔에는 힘이 없다고 한다. 말이 어둔한 것도 많이 좋아졌으며, 우측 손이 굽는 것도 잘 펴진다고 한다. 약을 복용한 이후 증상은 좋아지고 있었으나, 요즘 병원에서 정밀검사를 하느라 그동안 약을 복용하고 있지 않다고 한다.

1-6. 뇌경색(腦梗塞), 말더듬, 보행불편(步行不便), 흉비(胸痞)

● 이 ○ ○ 남 53세 태음인 168cm 89kg 경기도 안양시 비산3동 삼호아파트

체형과 목소리가 약간 굵고 말이 느린 태음인 남성이다.

① 2년 전에 뇌경색이 발병하여 치유되었으나 3개월 전인 올 2월부터 몸 상태가 나빠지기 시작하여 10일 전에는 언어장애가 발생하고 좌측이 전체적으로 불편하며 보행이 곤란한 상태이다. ② 10일 전부터 수시로 가슴이 심하게 두근

거린다. ③ 신경을 쓰거나 무엇인가 골똘히 생각하고 있으면 식은땀이 난다. ④ 혈압 150/110이며, 쓰러질 때 최고 혈압은 170이었다. ⑤ 혈당은 약 150이다. ⑥ 소화력은 좋고 물을 많이 마신다. ⑦ 가슴이 답답하고, 자주 우울하다. ⑧ 가끔 호흡곤란을 느끼고 숨이 찬다. ⑨ 손이 두텁고 약간 무르다. ⑩ 더위를 타고 땀이 많다. ⑪ CT 촬영을 하니 좌측 뇌에 혈전이 있다고 한다.

2년 전에 뇌경색이 발생한 경력이 있고, CT촬영 결과 뇌혈전이 있는 태음인 남성의 좌반신불편(左半身不偏)과 보행곤란(步行困難)을 목표로 소풍탕 2배량으로 10일분 20첩을 투약했다.

10일 뒤인 6월 중순에 내방했을 때 확인해 보니, 말더듬증과 보행불편이 조금 경감되었고 가슴이 답답한 것도 조금 좋아졌다고 한다. 지난번 약을 복용한 후에 조금씩 좋아지는 것 같다며 약을 더 지어달라고 하여 지난번과 같은 처방으로 10일분 20첩을 투약했다.

2-1. 좌측비증(左側痺症)

● 김 ○ ○ 남 40세 태음인 자영업 경기도 안양시 동안구 평촌동 초원아파트

컨디션이 좋지 않아 보약을 지으러 온 사람으로 증상을 들어 보니 다음과 같다.

① 20일 전부터 몸의 좌측이 둔해지고 혈액순환(血液循環)이 되지 않는 듯한 느낌이 든다. ② 감기에 자주 걸린다. ③ 뒷목이 뻐근하다. ④ 추위와 더위를 조금 타고 손발이 약간 차다. ⑤ 대소변은 잘 나오지만 소변에서 단냄새가 난다. ⑥ 신경을 많이 쓴다. ⑦ 소화는 잘된다. ⑧ 잠이 부족하지만 잘 자는 편이고 꿈은 꾸지 않는다. ⑨ 물은 거의 마시지 않는다.

좌반신 전체가 둔해진 증상을 목표로 소풍탕 본방으로 10일분 20첩을 지어주었다.

길에서 우연히 만났을 때 확인해 보니, 그 약을 복용한 뒤로는 몸의 좌측이 전체적으로 둔했었던 것이 많이 좋아졌다고 한다. 그러면서 약을 더 복용하고 싶은데 너무 바빠서 들르지 못했다고 한다.

3-1. 전신근육통(全身筋肉痛), 두통(頭痛), 흉비(胸痞)

● 최 ○ ○ 여 75세 태음인 경기도 안양시 만안구 비산동

부처님 같이 생긴 태음인 할머니이다.

① 2달 전부터 전신에 근육통이 있다. ㉠ 통증은 하루 종일 계속되며 간혹 덜 아플 때도 있다. ㉡ 심하게 아플 때는 살이 바짝바짝 타는 듯하다. ② 2달 전부터 두통이 있어 정신이 없고 멍하다. ③ 허리가 빠지는 것처럼 아프고 다리까지 땅긴다. ④ 양쪽 발에 통증이 있어 걸을 때 발에서부터 다리까지 땅긴다. ⑤ 가슴이 답답하다. ⑥ 우측 어깨 중심부분으로 내려 누르는 것 같은 느낌이 있다. ⑦ 간혹 귀에서 소리가 난다. ⑧ 병원에서 당뇨가 있다고 한다. ⑨ 소화는 잘되며 밤에 3~4번 소변을 본다.

75세 태음인 할머니의 전신근육통(全身筋肉痛)과 두통(頭痛), 요통(腰痛)을 목표로 소풍탕 2배량으로 3첩을 지어주었다.
3일 후에 다시 왔을 때 확인해 보니, 약을 복용한 뒤로 전신통과 두통, 흉비가 경감되었다고 한다. 효과가 있는 것으로 보고 지난번과 같은 처방으로 10일분 20첩을 지어주었다.

中統3 寶 강활유풍탕 羌活愈風湯

蒼朮 石膏 生地黃 各六分 **羌活 防風 當歸 蔓荊子 川芎 細辛 黃芪 枳殼 人蔘 麻黃 白芷 甘菊 薄荷 枸杞子 柴胡 知母 地骨皮 獨活 杜仲 秦艽 黃芩 白芍藥 甘草** 各四分 **肉桂** 二分 **薑三片**

中腑中臟 先用本藥(疎風湯 中統二) 後用此調理 ① 又內外邪除盡 當服此藥 行導諸經 療肝腎虛 調養陰陽 久則大風悉去 淸濁分 榮衛和 ② 水煎朝夕服

[活套鍼線] 中腑中臟(風)

[適 應 症] 중풍, 편마비, 언어건삽, 구안와사, 반신불인, 행보곤란, 수족경련, 두통, 현훈, 수족무력, 안혼, 정신혼궤, 불면, 고혈압, 정충, 건망, 수족비, 기면, 피로, 구건, 구고, 손저림

처방설명 강활유풍탕은 열성(熱性)을 띠고 있는 사람의 중풍(中風) 증상에 사용하며, 중풍을 예방하거나 고혈압을 치료하는 약으로도 사용한다. 또한 약성을 응용하여 건실한 사람의 신체통(身體痛)이나 피로감(疲勞感)을 개선하는 목적으로 사용하는 경우도 있다.

중풍은 뇌혈관이 터지거나 막혀서 갑자기 의식을 잃고 쓰러져 혼수상태에 빠지고, 시간이 지나면서 반신불수(半身不隨)를 비롯한 여러 가지 신경마비 증상을 유발하는 질환이므로 어느 누구에게나 발생할 수 있다. 따라서 동일한 증상이 나타나더라도 손상된 부위나 정도, 개인의 신체조건과 신체상태를 고려해야 적합한 처방을 투여할 수 있다. 요즘에는 MRI나 CT 같은 진단기기가 발달하여 병소(病所)와 손상정도를 정확하게 알아낼 수 있게 되었고, 원인이 무엇인지, 어떤 증상이 주증으로 나타날 것인지를 예측할 수 있게 되었으나, 단점이 있다면 중풍을 치료함에 개인의 신체조건과 신체상태를 고려하지 않는다는 것이다.

양방에서는 구급처치를 한 이후에 운동요법 위주의 재활치료가 치료의 중심을 이룬다. 물론 운동치료를 통해 손상된 뇌기능을 대체할 부위를 발달시켜 일상생활을 보다 용이하게 할 수 있게 한다는 점은 인정되지만, 환자의 신체조건과 신체상태에 맞춰 부조화된 상태를 안정화시키고 손상된 부위의 회복을 도울 수 있는 수준에 미치지 못하는 실정이다. 이런 점에서 한약 처방의 탁월성을 높이 평가할 수 있는데, 평소 허약한 사람이었다면 허약을 보강하면서 위축된 조직이나 손상된 부위를 회복시키는 치법을 사용하고, 평소 체열이 높고 건실한 사람이었다면 보다 강한 발표제(發表劑)와 청열제(淸熱劑)를 사용하여 열성상태를 조절하면서 손상된 부위의 회복을 돕는 치법을 사용하게 된다. 즉 중풍 증상이 대동소이(大同小異)하더라도 신체조건과 신체상태를 고려하여 처방을 선택하는 것이 한약의 묘미라고 할 수 있다. 강활유풍탕은 근육의 긴장을 풀어주는 약재를 다수 포함하고 있어 조직의 긴장으로 인한 혈관의 압박을 해소시켜 주고, 청열제를 포함하고 있어 열성상태를 조절해 주므로 평소 체열(體熱)이 높고 건실한 사람, 평소 혈압이 높았던 사람에게 중풍이 발생했을 때 적합하다.

강활유풍탕은 중풍을 예방하는 약으로도 사용한다. 중풍은 전구증상이 전혀 나타나지 않다가 갑자기 발생하는 경우도 있지만 대부분 목이 뻣뻣해지거나 얼굴이 붉어지며 열이 나고 편두통이 생기고, 발음이 불명확해지는 등 전구증상이 나타난다. 따라서 이러한 증상이 나타나면 중풍을 의심하여 약을 복용하는 것이 좋은데, 이럴 때 강활유풍탕을 사용한다. 물론 신체조건과 상태에 적합하다면 가미대보탕, 팔보회춘탕, 소풍탕 등도 중풍 예방약으로 사용할 수 있는데, 강활유풍탕은 평소 체열이 높은 사람이거나 고혈압 성향이 있는 사람에게 중풍의 전구증상이 나타났을 때 적합하다.

강활유풍탕은 신체통에도 사용한다. 몸이 건실하면 신체통(身體痛)이나 지절통(肢節痛)이 쉽게 나타나지 않지만, 과로했을 때는 일시적으로 순환장애가 생겨 통증이 발생할 수 있다. 이럴 때 강활유풍탕을 사용할 수 있는데, 창출, 강활, 방풍, 세신, 마황, 백지, 독활, 두충, 진교 등 조직의 위축을 풀어주는 약재와 당귀, 천궁, 작약, 생지황 등 보혈제가 포함되어 있어 과로(過勞)로 조직이 손상되고 혈행장애가 생겨 신체통이 발생했을 때 적합하다.

강활유풍탕은 체격이 건실한데도 만성 피로감을 호소하는 경우에 사용할 수 있다. 이러한 피로감의 원인은 인체기능의 조화가 깨져서 에너지의 수급에 불균형이 발생한 것이다. 평소 건강한 사람의 경우 모든 기능이 활발하기 때문에 피로감을 호소하는 일이 흔치 않지만, 부분적으로 담음(痰飮)이 울체(鬱滯)되어 있거나 혈탁(血濁)이 발생하여 혈액순환이 방해되면 전체적인 기능에 부조화가 야기되기 때문에 피로감이 나타날 수 있다. 이럴 때는 순환을 장애하고 있는 요소들을 제거하여 혈액소통을 원활하게 해주는 처방을 사용해야 하는데, 강활유풍탕이 여기에 속한다. 그래서 강활유풍탕은 평소 식욕도 좋고 아픈 데도 없는데 피로하다고 할 때 사용해 볼 수 있다. 필자는 얼굴이 붉고 체격이 건실한 태음인이 과로한 이후에 피곤하다며 보약을 지어달라고 했을 때 강활유풍탕을 지어준 적이 있었는데, 효과가 탁월했다.

처방구성 처방구성을 보면 창출은 중추신경계에 대한 억제작용이 있어 진정작용과 항경련작용을 나타내고, 백출에 비해 이뇨작용(利尿作用)과 제산작용(制酸作用)이 우수하며, 항염증작용도 있다. 석고는 고용량을 사용하면 혈중 칼슘이온 농도가 증가하고 신경자극능력이 억제되어 골격근의 흥분성이 약화되므로 평활근의 긴장성이 저하되고, 호흡억제, 혈압강하, 심박동감소 등 심혈관계 기능을 억제한다. 또한 발열중추를 억제하고 해열작용을 한다.

생지황은 전해질을 인체에 공급함으로써 묽은 혈액을 진하게 만들어 주어 혈허(血虛)를 개선하고, 당귀는 항혈전작용(抗血栓作用)을 하여 혈액순환을 원활하게 하며, 천궁은 관상동맥과 말초혈관을 확장하여 하지(下肢)와 심근(心筋)의 혈류량을 증가시킨다. 강활은 발한작용, 해열작용, 진통작용을 하며, 심근에 혈류량을 증가시켜 급성 심근허혈을 방지한다. 방풍은 말초의 투과성을 조절하며 표재(表在) 혈관을 확장시키고 평활근을 이완시킨다. 만형자는 모세혈관의 투과성증가를 억제하는 작용이 있어 염증으로 인한 삼출물 배출을 저하시키고, GABA성분이 포함되어 있어 진통, 항혈액응고, 항균, 혈압강하작용을 한다.

세신은 신체말단 모세혈관벽의 치밀성을 강화하여 혈행을 촉진하고, 황기는 혈관확장작용을 하여 피부의 혈액순환을 촉진하고 영양공급을 원활하게 한다. 지각은 위장의 연동운동(蠕動運動)을 항진시켜 내용물의 배출을 촉진함으로써 복부 팽만감을 개선하고 변비를 완화한다. 인삼은 심장기능을 강화하고 소화액 분비를 증진시켜 식욕을 강화한다. 마황은 혈관운동 중추를 자극하여 혈관운동능력을 강화하고, 백지는 항염증작용과 해열작용, 진통작용이 있고, 감국은 혈관을 확장하여 말초에 정체된 혈류를 원활하게 하고, 혈압을 강하시킨다. 박하는 가려움증상을 억제하고 진통작용이 있으며, 구기자의 다당(多糖)은 백혈구의 수를 증가시켜 면역력을 높이고, 골수세포의 증식과 분화를 촉진시켜 조혈작용(造血作用)을 한다. 시호는 흥분된 중추신경을 억제하여 정신을 안정시키고 해열작용과 진통작용이 있으며, 담즙의 합성과 분비를 촉진한다.

지모는 해열작용이 뚜렷하며 소염작용이 있어서 관절의 염증반응을 개선하고, 지골피는 혈압강하작용이 있고 해열작용이 강하다. 독활은 혈관을 확장하여 혈압을 낮추고 항염증작용과 진통작용이 있다. 두충은 근육의 장력을 강화하여 근육의 위축으로 인한 요통, 하지통 등을 개선하며, 진교는 진정, 진통, 해열, 소염작용이 있다. 황금은 직접적으로 말초혈관에 작용하여 혈압을 강하시키며, 혈관투과성 항진을 억제하여 혈관의 염증성 충혈(充血)과 울혈(鬱血)을 완화한다. 백작약은 평활근의 경련을 억제하고, 육계는 심장의 수축력과 심박동을 증가시키며 말초혈관의 혈류를 원활하게 한다.

처방 비교

소풍탕과 비교하면 두 처방 모두 중풍으로 인한 편마비에 사용하며, 중풍과 상관없이 근육이 경직되고 혈액소통이 원활하게 이루어지지 않아서 근육통이나 지절통이 발생했을 때 사용한다는 공통점이 있다. 그러나 증상이 비슷하더라도 열이 내재된 경우에는 강활유풍탕이 적합하고, 허랭하지는 않지만 강활유풍탕보다 열적 증상이 덜한 경우에는 소풍탕이 적합하다.

가미대보탕과 비교하면 두 처방 모두 중풍, 편마비, 지절통에 사용한다. 그러나 가미대보탕은 허약(虛弱)과 노쇠(老衰)한 상태에서 발생한 허증 중풍에 사용하는 처방이므로, 비교적 체력이 약하고 나이가 많은 사람에게 사용하는 경우가 많다. 반면 강활유풍탕은 비교적 체력이 건실하고 얼굴이 붉고 근육이 단단한 경향을 보이는 사람의 실증 중풍에 사용한다.

소풍활혈탕과 비교하면 두 처방 모두 지절통에 사용한다는 공통점이 있다. 그러나 소풍활혈탕은 관절주위가 충혈(充血)되어 화끈거리는 통증이 나타났을 때 사용하며 혈관연약으로 인한 자반증에도 사용한다. 반면 강활유풍탕은 건실한 사람의 중풍에 사용하는 처방이지만 약성을 응용하여 지절통에도 사용하는데, 소풍활혈탕처럼 환부(患部)가 충혈되었을 때 사용하는 경우는 거의 없다.

활용사례

1-1. 좌측반신마비(左側半身痲痹) 남 65세 태음인
2-1. 혼수(昏睡), 두통(頭痛), 현훈(眩暈), 어삽(語澁), 수족무력(手足無力), 행보곤란(行步困難), 수족경련(手足痙攣) 남 42세
3-1. 정신혼궤(精神昏憒), 사지무력(四肢無力) 남 70세
4-1. 혈류증(血瘤症), 두목수족경련(頭目手足痙攣), 언어건삽(言語蹇澁), 좌측반신불인(左側半身不仁), 행보난(行步難), 눈 침침, 구안와사(口眼喎斜) 남 11세
5-1. 고혈압(高血壓), 불면(不眠) 남 57세 태음인
5-2. 고혈압(高血壓), 건망(健忘), 정충(怔忡), 수족비(手足痺) 남 50세
5-3. 고혈압(高血壓), 습관성 음주(飮酒), 편두통(偏頭痛) 남 35세 소양성소음인
5-4. 고지혈증(高脂血症), 고혈압(高血壓), 손저림, 면열(面熱), 견통(肩痛), 가슴답답 남 55세 소양인 168cm 65kg
6-1. 손저림 여 71세 태음인
7-1. 기면(嗜眠), 피로(疲勞), 구건(口乾), 구고(口苦) 남 60세 태음인
8-1. 안포진도(眼胞振跳 : 눈꺼풀 떨림) 여 45세

1-1. 좌측반신마비(左側半身痲痹)

● 정 ○ ○ 남 65세 태음인 경기도 안양시 동안구 달안동 한양샛별아파트

① 5개월 전부터 평상시에는 괜찮다가 갑자기 왼쪽 팔다리가 마비된다. ㉠ 그동안 3~4회 정도 주로 가만히 누워 있을 때나 차가운 기운이 약간 느껴질 때 발생했다. ② 고혈압이 있다. ③ 최근에 배에 가스가 찬다. ④ 몸은 전체적으로 따뜻하고, 더위를 심하게 탄다. ⑤ 몸에 전체적으로 땀이 많다. ⑥ 시원한 음식을 좋아한다. ⑦ 대변은 2일에 1회 정도 본다. ⑧ 눕기를 좋아하고, 과묵하며 느긋한 성격이다.

평소에 고혈압이 있었고 체열이 비교적 높은 태음인의 중풍을 목표로 강활유풍탕 본방으로 10일분 20첩을 투약했다.

약 5개월 후에 다시 왔을 때 확인해 보니, 약을 복용한 이후 그동안 마비증세가 나타나지 않았는데 어제부터 왼쪽 팔과 다리에 이상이 오는 것 같다고 한다. 이번에도 지난번과 같은 처방으로 10일분 20첩을 지어주었다.

2-1. 혼수(昏睡), 두통, 현훈(眩暈), 어삽(語澁), 수족무력(手足無力), 행보곤란(行步困難), 수족경련(手足痙攣)

다음은 이인성 선생의 경험을 인용한 것이다.

● ○ ○ ○ 남 42세

친구들과 언쟁을 하다가 떠밀려 시멘트 바닥에 넘어지는 바람에 뇌진탕이 되어 광주광역시의 모 대학병원에 입원하여 1개월가량 치료하여 구급(救急)은 되었으나 아직도 다음과 같은 증상들이 소실되지 않고 있다.

① 혼수침침하다. ② 두통(頭痛)과 현훈(眩暈)이 있다. ③ 어삽(語澁)하다. ④ 수족이 무력하다. ⑤ 행보가 곤란하다. ⑥ 수족에 약간의 경련이 있다.

앞의 증상을 치료하기 위해 강활유풍탕에 당귀수산을 합하여 3개월간 계속하여 투여했는데, 대부분의 증상이 치료되

었다. 이후 강활유풍탕 본방으로 5개월간 투약했으며, 증상에 따라 그때마다 가감을 했다.

3-1. 정신혼궤(精神昏憒), 사지무력(四肢無力)

다음은 이인성 선생의 경험을 인용한 것이다.

● ○ ○ ○ 남 70세 노인

70세 노인으로 정신이 가물가물하고 사지가 무력하다며 찾아왔다.

① 정신이 혼궤하다. ② 사지가 무력하다.

≪동의보감≫과 ≪방약합편≫에 있는 27종의 약재로 구성된 강활유풍탕이 아닌 ≪의학입문≫이나 ≪만병회춘≫에 있는 장원소의 원방인 33종의 약재로 구성된 강활유풍탕으로 3제를 투여한 결과 효과가 좋아 정신혼궤가 소실되었고 사지무력이 소실되었다고 한다.

4-1. 혈류증(血瘤症), 두목수족경련(頭目手足痙攣), 언어건삽(言語蹇澁), 좌측반신불인(左側半身不仁), 눈 침침, 행보난(行步難), 구안와사(口眼喎斜)

다음은 이인성 선생의 경험을 인용한 것이다.

● ○ ○ ○ 남 11세

2개월 전에 경풍(驚風) 형태의 증상으로 발병하여 서울의 모대학병원에 2개월 정도 입원했으나 별다른 호전이 없었다.

① 경풍(驚風)의 증상으로 발병했다. ② 두목수족경련(頭目手足痙攣)이 있다. ③ 언어건삽(言語蹇澁)하다.
④ 좌측반신불인(左側半身不仁)하고 행보가 어렵다. ⑤ 눈이 침침하다. ⑥ 구안와사(口眼喎斜)가 있다.

앞과 같은 증상으로 종합병원에서 검사를 해보니 후두부 혈류증(血瘤症)이라고 하고 혈액에 장애가 생겨 뇌신경을 압박한다고 한다. 근본치료는 뇌수술을 하는 것인데 아직 나이가 어려서 뇌 속의 혈류(血瘤)를 제거하는 수술을 한다는 것은 생사를 걸어야 하니 권하지 못하겠다고 한다. 현재의 증상은 때때로 수족안면경련(手足顔面痙攣), 구안와사(口眼喎斜), 목견위량(目見爲兩), 행보난(行步難), 좌두동현훈(左頭疼眩暈), 심불안정(心不安定) 등이었다. 이러한 증상을 목표로 강활유풍탕에 당귀수산을 합하고 진경작용(鎭痙作用)이 우수한 조구등(釣鉤藤)을 더하여 5일분 10첩을 투약했다.

10첩을 복용한 후에 효과가 나타나기 시작하여 1개월 후에는 강활유풍탕 본방으로 3개월간 투약했는데, 3개월 후에 쾌차했다.

5-1. 고혈압(高血壓), 불면(不眠)

● 이 ○ ○ 남 57세 태음인 경기도 안양시 안양6동

키가 작고 약간 뚱뚱한 편이며 태음인으로 보이는 남성이다.

① 2년 전부터 혈압이 높다. ② 3~4년 전부터 지방간으로 고생하고 있다. ③ 1달 전에 사업을 정리하면서 신경을 많이 쓴 이후로 잠을 자다가 깨면 다시 잘 수 없다. ④ 종합검사에서 고지혈증으로 진단받았다. ⑤ 고지혈증약을 복용하면 혈압이 내려간다. ⑥ 겨울이 되면 혈압이 더 오른다. ⑦ 기관지가 나빠서 천식이 있으며 2~3년 전에 천식으로 입원한 경력이 있다. ⑧ 평소에도 약간 호흡이 불안정하며, 등산시에는 숨이 가쁘다. ⑨ 찬 것을 좋아하고, 식욕이 좋고 식사량도 많으며 소화도 잘된다. ⑩ 소변색이 노랗고 거품이 나며 시원하지 않다.

사업 때문에 신경을 많이 쓰는 태음인의 고혈압과 고지혈증을 목표로 강활유풍탕 2배량으로 10일분 20첩을 지어주었다. 20일 후에 다시 내방했을 때 확인해 보니, 약을 복용할 때는 몸이 좋았고, 이후에는 잠이 잘 오고, 혈압도 많이 안정되었으나 소변이 힘들게 나온다고 한다. 이번에는 소풍탕 2배량으로 10일분 20첩을 지어주었다.

5-2. 고혈압(高血壓), 건망(健忘), 정충(怔忡), 수족비(手足痺)

다음은 이인성 선생의 경험을 인용한 것이다.

● ○ ○ ○ 남 50세

① 혈압이 약간 높아 정신이 불상(不爽)하다. ② 건망(健忘)과 정충(怔忡)이 있다. ③ 신경질적이다. ④ 수족비(手足痺)가 있다.

≪동의보감≫과 ≪방약합편≫에 있는 27종의 약재로 구성된 강활유풍탕이 아닌 ≪의학입문≫이나 ≪만병회춘≫에 있는 장원소의 원방인 33종의 약재로 구성된 강활유풍탕으로 3제를 투약했다. 3제를 투약한 결과 건망(健忘), 정충(怔忡), 수족비(手足痺), 고혈압 등의 증상이 모두 좋아졌다.

5-3. 고혈압(高血壓), 습관성 음주(飮酒), 편두통(偏頭痛)

다음은 김상일 선생의 경험이다.

● 강 ○ ○ 남 35세 소양성소음인 서울특별시 관악구 신림동

체격은 보통이고 얼굴이 검으며 강단이 있는 소양성소음인 남성이다.

① 혈압이 높은 편이다. 수축기 혈압이 160 가까이 된다. ② 수면이 항상 부족하고, 천면(淺眠)이 있으며 많이 피곤하다. ③ 두통이 있는데, 편두통이 심하다. ④ 소변을 자주 본다. ⑤ 거의 매일 맥주 3~4병을 마시는 편이다. ⑥ 만성적인 피로감을 느낀다. ⑦ 혈압은 높은 편이나 혈압약을 복용하지는 않는다. ⑧ 발에서 땀이 많이 나온다. ⑨ 물을 많이 마시는 편이며 찬물만 마신다. ⑩ 정형외과 의사이므로 신경을 많이 쓰는 편이다. ⑪ 피부가 많이 타는 편이다. ⑫ 땀을 흘리는 것은 보통이다.

얼굴이 검고 강단이 있는 소양성소음인 남성의 고혈압과 편두통을 목표로 강활유풍탕 2배량으로 10일분 20첩을 투약했다. 1달여 지난 뒤에 전화하여 확인해 보았다.

1. 혈압이 많이 낮아졌는데, 평상시에는 정상이고 술을 마시는 날에는 수축기 혈압이 140정도로 나타난다고 한다.
2. 머리가 맑아지는 느낌이 있고 편두통의 횟수도 많이 줄어들었다.
3. 수면상태는 조금 개선되었으나 아직 증상이 크게 호전되지는 않았다.
4 .피로감이 많이 소실되었다.
5. 소변을 보는 횟수가 줄어들었다고 한다.
6. 물을 마시는 양도 조금 줄어들었다고 한다.

5-4. 고지혈증(高脂血症), 고혈압(高血壓), 손저림, 면열(面熱), 견통(肩痛), 가슴답답

다음은 김상일 선생의 경험이다.

● 정 ○ ○ 남 55세 소양인 168cm 65kg 인천광역시 부평구 산곡2동

체격은 보통이며 건실하고 강단이 있어 보인다. 얼굴이 항상 붉고 얼굴에는 작은 모세혈관이 노출되어 있다.

① 콜레스테롤 수치가 높아 양약을 복용하는 중이다. ② 고혈압 증상으로 고혈압약을 복용하는 중이다. ③ 손이 저릴 때가 많다. ④ 가슴 위쪽으로 열이 많다는 것을 본인이 느낀다. ⑤ 얼굴은 항상 붉고 부은 것 같은 느낌이 있어 술을 먹었다는 오해를 받는다. ⑥ 가슴이 답답할 때가 많다. ⑦ 어깨 쪽이 자주 뭉치고 결린다. ⑧ 예전에는 술을 많이 마셨다. ⑨ 대변은 된 편이라고 한다. ⑩ 음료수를 많이 마신다. ⑪ 소변빈삭(小便頻數) 증상으로 밤에 자주 잠을 깬다. ⑫ 평소에 기운이 없을 때 개소주를 자주 달여 먹었다.

체내의 여열(餘熱)로 인한 내열(內熱)과 표울(表鬱)을 목표로 강활유풍탕 2배량에 주증(酒蒸)대황 초(炒)황금 초(炒)황련 1돈을 더하여 10일분 20첩을 투약했다. 20일 후에 다시 찾아왔을 때 확인해 보았다.

1. 고지혈증이 많이 호전되었다.
2. 손이 저린 증상이 많이 호전되었다.
3. 면열(面熱)이 많이 없어지고, 얼굴이 많이 가벼워졌다고 한다.
4. 가슴 답답한 증상은 횟수가 현저히 줄어들었다.
5. 음료수를 마시는 양이 많이 줄었다.
6. 소변량이 많아지고 색이 짙어졌다.
7. 빈뇨(頻尿) 증상은 여전하다고 한다.

제반 증상이 호전되고 있다는 점에서 효과가 있다고 보고 이번에는 지난번과 같은 처방에 복분자 2돈, 오약 1.5돈, 익지인 1.5돈을 더하여 10일분 20첩을 투약했다.

6-1. 손저림

● 김 ○ ○ 여 71세 태음인 경기도 안양시 부림동 한가람 신라아파트

① 1달 전부터 손에 저리는 느낌이 있었는데, 최근 5일 전부터는 우측 손이 저리고 다른 사람의 살 같다. ② 10일 전에 감기에 걸렸는데 밤에 기침을 하고 콧물과 가래가 나온다. ③ 어제부터 기운이 없는데 소변을 볼 때에도 힘이 없고, 걷기도 힘들며 사지가 마비되는 느낌이 있다. 우황청심환을 복용했는데 오늘 새벽부터는 좀 나아진 것 같다.

④ 10년 전부터 침이 많이 나오는데 계속 흘러서 손수건으로 닦아야 할 정도이다. ⑤ 고혈압이 있는데 간혹 뒷목이 땅기고 혈압이 높을 때는 200이 넘을 때도 있다. ⑥ 더위를 심하게 탄다. ⑦ 변비가 있어서 관장약을 사용하고 있으며 대변을 본 후에도 시원하지 않다. ⑧ 소변을 자주 보는데 시원하지 않고 남아 있는 느낌이다. ⑨ 잠을 자다가 자주 깬다. ⑩ 젊어서부터 신경을 많이 쓴 탓인지 정충(怔忡), 가슴 답답, 상기(上氣), 잘 놀람, 불안, 숨참 등의 증상이 있다. ⑪ 슬개골(膝蓋骨) 골절(骨節)로 무릎에 쇠를 박았다. ⑫ 요통이 있다. ⑬ 10년 전에 뇌출혈이 있

었는데 지금은 좋아졌다.
뇌출혈 경력이 있고 고혈압이 있는 할머니의 손저림과 마비감(痲痺感) 목표로 강활유풍탕 2배량으로 10일분 20첩을 지어주었다.
3개월 후에 다시 약을 지으러 왔을 때 확인해 보니, 손이 저리는 것은 좋아졌는데 다른 사람의 살 같은 느낌과 힘이 없는 것이나 침이 많이 나오는 것은 여전하다고 한다. 그러나 손이 저리는 것이 없어진 것만으로도 효과가 있다고 생각한다며 중풍을 예방하기 위하여 약을 더 지어달라고 한다. 이번에도 지난번과 같은 강활유풍탕 2배량으로 10일분 20첩을 지어주었다.

7-1. 기면(嗜眠), 피로(疲勞), 구건(口乾), 구고(口苦)

● 민 ○ ○ 남 60세 태음인 경기도 안양시 비산동 미륭아파트

키가 크며 체격이 굵고 태음인으로 보이는 남자이다.
① 1달 전에 과로를 한 후부터 계속 잠을 잘 때 코를 골고, 아침에 일어나도 정신이 맑지 않다. ② 하루 종일 피로를 느끼며 졸리다. ③ 평소에 혈압이 160/100정도로 높고 6개월 전부터는 혈압약을 복용하고 있다. ④ 잠을 잘 자지만 지나치게 잠이 많다. ⑤ 여름에는 땀이 많다. ⑥ 입이 마르며 쓰다.
혈압이 높고 체격이 건장한 60세 태음인 남자의 피로와 기면(嗜眠)을 목표로 강활유풍탕 2배량에 녹용 1돈을 더하여 10일분 20첩을 지어주었다.
45일 뒤에 다시 약을 지으러 왔을 때 확인해 보니, 약을 복용한 이후 기면(嗜眠)이 격감하면서 정신이 많이 맑아졌으며, 피로도 많이 회복되었고 입이 마르고 쓴 것도 덜하다고 한다.
약을 더 지어달라고 하여 지난번과 같은 처방으로 10일분 20첩을 지어주었다.
6개월 후에 다시 약을 지으러 왔을 때 확인해 보니, 약을 복용하고 전체적으로 몸 상태가 많이 좋아졌다고 한다. 그러나 일을 하면 피로가 심하다고 하여 지난번과 같은 처방으로 10일분 20첩을 지어주었다.
1년 후에 보약을 지으러 왔을 때 확인해 보니, 아직도 혈압약을 복용하고 있으며 지난번 약을 복용한 후에는 전체적으로 몸 상태가 좋아졌다고 한다. 그 후에도 같은 증상으로 1년에 1번꼴로 약을 지어갔으며, 그때마다 피로감이 많이 호전되었다고 한다.

8-1. 안포진도(眼胞振跳 : 눈꺼풀 떨림)

다음은 이인성 선생의 경험을 인용한 것이다.

● ○ ○ ○ 여 45세

체격이 작은 중년의 부인이다.
① 안포진도가 심하다.
안포진도가 심하여 강활유풍탕에 조구등(釣鉤藤)을 더하여 3제를 투약했는데 완치되었다.

中統4 衆 성향정기산 星香正氣散

藿香正氣散(中統十四) 加 南星 木香 各一錢

卒中風 人事稍醒 關節動活後 用此理氣 ① [保元(壽世保元)] 加 當歸 防風
[活　　套] 食厥 加山査 神麯 檳榔 枳實 ② 暑厥 加香薷 白扁豆 黃連 ③ 風厥 [淸心元]調服
④ 氣厥 [蘇合元]調服
[活套鍼線] 通治(邪祟) 救急(風) 中氣(氣)
[適 應 症] 중풍, 편마비, 구안와사, 거동곤란, 변비, 언어건삽, 협심증, 두통, 무기력, 헛구역, 불면, 이명, 시력저하, 수족저림

처방설명 성향정기산은 외감(外感)과 식체(食滯)가 촉발원인이 되어 발생하는 중풍(中風)이나 중기(中氣)에 사용한다. 곽향정기산에 남성과 목향이 더해졌기 때문에 외감(外感) 또는 식체(食滯)와 연관이 된 중풍 증상에 사용함을 알 수 있고, 따라서 중풍이 아니더라도 일반적인 외감이나 식체에도 충분히 사용할 수 있다.

중풍은 혈전(血栓)이나 색전(塞栓)으로 인한 뇌경색과 고혈압으로 인한 뇌출혈 때문에 발생하는 것으로 알려져 있다. 그러나 젊은 사람보다는 나이든 사람에게 발생하는 경우가 많다는 점을 감안한다면 조직의 탄력성 저하와 혈관의 경화가 바탕을 이루고 있음을 짐작할 수 있다. 따라서 중풍 증상을 개선하기 위해서는 조직의 탄력성을 회복시키는 치법을 병용해야 한다. 물론 모든 중풍이 이러한 상태에서, 또는 이러한 과정을 통해 발생하는 것이 아닌 만큼 뇌혈관 장애로 인한 중풍인지, 일시적인 허혈상태에서 발생하는 중풍 증상인지 구별할 수 있어야 한다. 예를 들어 갑자기 정신적인 충격을 받았을 때도 인사불성이 되는 경우가 있고, 급체(急滯)나 외감(外感)으로 인해 정신을 잃고 쓰러져 중풍 증상이 나타나는 경우도 있는데, 이런 유형의 중풍은 뇌혈관장애보다는 일시적인 뇌허혈로 인해 발생하는 중풍 증상으로 볼 수 있다. 이 경우 중풍 증상이 나타나기는 하지만 CT나 MRI를 통해 검사해도 혈관의 병변이 나타나지 않기 때문에 정확한 원인을 알아내지 못할 수 있다.

급하게 음식을 먹었거나 소화하기 어려운 음식을 먹어 소화장애가 발생하면 인체는 장애를 해소시키기 위해 소화기로 많은 혈액을 보내게 된다. 그 과정에서 뇌에 허혈상태가 발생하여 뇌조직에 충분한 혈액이 공급되지 못하면 뇌기능에 장애가 생겨 정신이 혼미해지고 수족(手足)이 마비되며, 말이 어둔해지는 등 중풍 증상이 나타나게 된다. 이러한 현상은 식체(食滯)로 인해 발생하는 경우도 있고, 찬 기온의 영향을 받아 인체의 기능이 저하되고 혈액순환이 감소되어 발생하는 경우도 있는데, 성향정기산은 소화장애를 해소시키는 작용도 있고, 외감(外感)으로 인한 장애를 치료하는 작용도 있으므로 두 경우에 모두 사용할 수 있다. 즉 소화장애를 해소시켜 뇌허혈 상태를 해소시키고, 외감으로 인한 표피의 위축을 풀어주면서 전신기능을 회복시켜 뇌허혈 상태를 해소시켜 중풍 증상을 치료한다.

활투침선을 보면 중기(中氣)에 사용하는 처방으로 분류되어 있다. 중기(中氣)에 대한 활투침선의 설명을 보면 '중기(中氣)는 평소 소화기능이 좋지 못했던 사람이 남과 다투다가 갑자기 분노하여 정신을 잃는 것으로 중풍 증상과 매우 유사하다'고 되어 있다. 그러나 촉발원인이 분노와 충격일 뿐 근본적인 문제는 충격으로 인한 소화장애이므로 소화기능을 조절하는 성향정기산이나 팔미순기산을 중기(中氣)에 사용하는 것이다. ≪의종손익≫을 보면 '중풍(中風)에 걸렸을 때는 중기(中氣)에 사용하는 처방을 써도 큰 해가 없지만 중기

(中氣)가 발생했을 때 중풍 치료약을 사용하면 화를 입게 된다'는 언급이 있다. 이것은 중기(中氣)의 원인은 고려하지 않은 채 나타나는 증상만 개선하려는 것의 문제점을 시사한다.

활투를 보면 식궐(食厥)에는 산사, 신곡, 빈랑, 지실을 더하고, 서궐(暑厥)에는 향유, 백편두를, 풍궐(風厥)에는 우황청심원을, 기궐(氣厥)에는 소합향원을 함께 복용하라고 했는데, 궐(厥)은 여러 원인으로 의식이 혼미해지는 것을 뜻하므로 여기서는 중기(中氣)와 비슷한 증상으로 이해할 수 있다.

성향정기산은 사수(邪祟)에도 사용한다. 사수는 정신이 멍하고 언행이 느리며 뭔가 부족하게 보이는 것으로, 일종의 정신질환이다. 사수의 발병원인은 다양할 수 있는데, 예전에는 영양공급이 부실했었고 음식물이 조악(粗惡)하여 소화장애가 생기기 쉬웠으며, 이러한 소화장애가 만성화되었을 때 사수의 원인이 되기도 했다. 이는 마치 음식을 많이 먹었을 때 몸이 곤권(困倦)해지는 것과 같은 현상이라고 생각하면 된다. 이처럼 만성적인 소화장애가 원인이 되어 정신이상을 일으켰을 때 성향정기산을 사용한다.

성향정기산은 곽향정기산에 남성과 목향을 더하여 소화기를 조정하는 기능이 증가되어 있기 때문에 반드시 중풍에만 사용한다는 개념에서 벗어나 일반적인 감기 증상에도 쓸 수 있고, 내상(內傷)에도 쓸 수 있는 처방으로 이해해야 한다. 따라서 내상을 겸한 외감에 사용하는 곽향정기산으로 약효가 미흡하다고 생각될 때 사용할 수 있다.

처방구성 처방구성을 보면 곽향정기산에 남성과 목향을 더했다. 먼저 곽향정기산을 구성하는 약재의 약성을 보면, 곽향은 위장기능을 항진시키고 위액분비를 촉진하고, 구토를 억제한다. 또한 항균작용이 강하고, 장흡수율을 정상으로 회복시켜 설사를 멎게 해준다. 소엽은 중추신경의 흥분을 억제하여 정신을 안정시키며, 한선(汗腺) 분비를 자극하여 발한(發汗)을 촉진하고 소화액 분비를 촉진시키고 위장운동을 증강시킨다. 백지는 해열작용, 진통작용이 있고, 대복피는 이뇨작용이 있으며 소화관의 연동운동(蠕動運動)을 촉진하고 위 내용물의 배출을 증강시켜서 소화불량, 복부팽만감을 완화시킨다. 백복령은 세뇨관의 재흡수를 억제하여 이뇨를 증진하여 정체된 수분을 배출하고, 후박은 장(腸)의 운동을 촉진하며 위액분비를 억제하므로 항궤양작용을 한다.

백출은 장관활동이 흥분된 경우에는 억제작용을 하고, 반대로 장관활동이 억제된 경우에는 흥분작용을 한다. 즉 장관활동에 대한 조절작용이 있어서 장관의 자발성 수축활동의 긴장성을 높이고 강직성 수축을 방지한다. 진피는 소화기조직에 스며 있는 담음(痰飮)을 제거하는 동시에 소화기의 운동성을 조절하고, 위액분비를 촉진시키고 궤양의 발생을 억제한다. 반하는 중추성 구토나 점막자극에 의한 구토를 억제하고 인후점막자극에 의한 해수(咳嗽)를 억제하며, 길경은 거담작용(袪痰作用)과 진해작용(鎭咳作用)이 있고, 염증을 억제하는 소염작용(消炎作用)도 있다. 감초는 스테로이드 호르몬과 유사한 작용이 있어 항염증작용, 해독작용, 해열작용을 한다.

남성은 순환을 저해하는 불필요한 물질을 빼주는 작용을 통해 뇌혈류를 정상화시키는 역할을 하며, 진정작용과 항경련작용이 강하다. 목향은 미주신경(迷走神經)을 자극하여 장(腸)의 수축력과 연동운동을 증강시키고 경련을 억제하며 가스 배출을 촉진한다.

처방비교 졸중풍(卒中風)에 사용하는 **우황청심원**과 비교하면 두 처방 모두 뇌허혈로 인한 중풍에 사용한다는 공통점이 있다. 우황청심원은 소화장애 외에도 충격, 놀람, 신경과다 등으로 발생한 뇌허혈성 중풍의 초기에 구급약으로 사용하는 반면, 성향정기산은 외감이나 소화장애로 인한 일시적인 뇌허혈성 중풍에 사용하며, 일반적인 소화장애에도 쓸 수 있다.

중기(中氣)에 사용하는 **팔미순기산**과 비교하면 두 처방 모두 식상(食傷)이나 소화장애로 인한 뇌허혈성 중풍에 사용한다. 팔미순기산은 선천적으로 소화기가 약한 사람이 갑자기 심하게 노(怒)하는 등 감정변화 때문에 중풍 증상이 발생했을 때 사용하는 반면, 성향정기산은 소화불량이나 외감(外感)의 영향으로 중풍 증상이 발생했을 때 사용한다.

불환금정기산과 비교하면 두 처방 모두 소화불량을 겸한 감기증상에 사용할 수 있다. 불환금정기산은 소화기에 습담(濕痰)이 울체되어 식체(食滯)나 식체빈발(食滯頻發)이 나타나는 경우에 사용하며, 주로 사용하는 증상으로는 식체를 겸한 감기, 오심, 구토, 소화불량 등이다. 반면 성향정기산은 불환금정기산보다 감기증상이 보다 현저한 경우에 사용하며, 일반적인 소화불량과 식체에도 사용할 수 있고, 중풍 증상에도 사용한다.

활용사례

1-1. 중풍(中風), 거동곤란(擧動困難), 식욕부진(食慾不振), 복직근연급(腹直筋攣急), 우반신불수(右半身不遂), 구안와사(口眼喎斜), 대변불통(大便不通) 남 85세
2-1. 중풍(中風), 졸도 후 우반신마비(右半身痲痺), 변비(便秘), 사레, 운신불능(運身不能) 여 70세 소음인
3-1. 협심증(狹心症), 두통(頭痛), 무기력(無氣力), 헛구역, 불면(不眠), 시력저하(視力低下), 수족저림, 이명(耳鳴) 남 56세 소양인
4-1. 사수(邪祟), 정신이상, 전신마비(全身痲痺), 소화불량(消化不良) 여 35세 158cm 35kg

1-1. 중풍(中風), 거동곤란(擧動困難), 식욕부진(食慾不振), 복직근연급(腹直筋攣急), 우반신불수(右半身不遂), 구안와사(口眼喎斜), 대변불통(大便不通)

● 표 ○ ○ 남 85세 경기도 의정부시 용현동

키가 작고 말랐으며 평소에는 건강하여 지금도 혼자서 충청도 시골까지 다녀온다는 할아버지가 꼼짝없이 눈만 움직이며 누워 있다. 20일 전에 이웃집을 봐주다가 나오면서 넘어져 얼굴을 다쳤는데 그때부터 몸 상태가 좋지 않았다. 4일 전에 감기기운이 있은 후부터 손발이 차고 이틀간 심하게 기침을 한 이후 다음과 같은 증상이 나타났다.
① 갑자기 왼편으로 입이 돌아가고 오른쪽 팔다리에 힘이 없으며 수저를 못 들고 어둔하다. ② 식욕이 전혀 없다. ③ 먹으려 해도 목으로 넘어가지 않는다. ④ 대변을 본 지 3일 정도 되었다. ⑤ 따라서 탈진(脫津)이 되어 있다. ⑥ 말은 잘하지만 어둔하고 혀가 약간 굳어 있다. ⑦ 그냥 보면 나타나지 않지만 입을 내밀고 우~하면 입이 약간 왼쪽으로 돌아간다. ⑧ 소변은 부축해야 겨우 본다. ⑨ 손은 차고 손마디와 엄지가 푸르다. ⑩ 복직근연급(腹直筋攣急)이 있다. ⑪ 맥은 폐위맥(肺胃脈)이 약하고 다른 것은 부완혁(浮緩革)하다.
4일 전에 감기기운이 있은 후부터 발생한 중풍을 목표로 성향정기산 2배량으로 3일분 6첩을 지어 주었고, 자기 전에 복용하라고 우황청심환 5알을 주었다.
약을 3일간 복용하자 밥을 정상적으로 먹고, 혼자서 화장실도 출입할 수 있었다고 한다.
다시 7일분 14첩을 지어 주었는데, 5일 후에는 복직근연급이 완전하게 소실되었고 소화도 잘되며 정상적인 대변을 보고, 오른쪽 팔다리에 힘이 없는 것과 입이 돌아간 것이 호전되었다.
10일 후에 확인해 보니, 오른손은 약간 어둔하지만 그 외의 증상이 모두 좋아져 거동에 전혀 불편함이 없는 정도가 되었다. 다만 입이 돌아간 것이 극히 경미하게 남아 있지만 의식을 하지 않고 보면 전혀 모를 정도이고, 그 외의 우측 반신무력감, 마목감(痲木感)이 완전히 사라지고, 식사는 평소처럼 잘하신다고 한다. 이번에는 보약을 지어달라고 하여 귀비탕에 팔미원을 더하여 1제를 지어준 후에 폐약(閉藥)했다. 그 후에 소식을 들으니 건강히 잘 지내시다가 2년 뒤에 교통사고를 당하여 타계하셨다고 한다.

2-1. 중풍(中風), 졸도 후 우반신마비(右半身痲痺), 변비(便秘), 사레, 운신불능(運身不能)

● 김 ○ ○ 여 70세 소음인 경기도 안양시 관양동 명지타운

키가 작고 여윈 편인 소음인 할머니로, 옆 건물 빌라에서 산다는 30대 아들이 대신 찾아왔다.
① 어제 옥상에서 빨래를 널다가 쓰러져서 졸도했다. ② 병원으로 옮겨서 팥죽 같은 것을 3번이나 토했으며, 혈압은 150/100이었다고 한다. ③ 그 후로 우측 팔이 마비되어 팔운동은 가능하지만 감각이 없다. ④ 안면마비가 되어 말은 하지만 우측 안면의 감각이 둔하다. ⑤ 기운이 없어서 말하기가 힘들다. ⑥ 평소에 식욕은 괜찮은 편이다. ⑦ 차멀미를 한다. ⑧ 눈에 눈곱이 많다.
가벼운 중풍인 것 같은데 잘 아는 한방병원이 있으면 입원하여 치료를 하는 것이 좋겠다고 권유했다.
10일 뒤에 아들이 다시 왔는데 지금 집에 있는데 바쁘지 않으면 잠깐만 들러줄 수 있겠느냐고 했다. 이웃이라 거절하

기도 어렵고 마침 시간이 있어서 집으로 가보았다. 집에 가서 보니 할머니가 누워 있었다. 의식은 있는 듯한데 꼼짝없이 이불 위에 누워 있었다. 그간 서울 사당동 ○○한의원에서 중풍으로 진단을 받고 침과 한약으로 치료했으나 점차 증세가 더 심해졌다고 한다. 경과를 들어보고 다시 살펴보았다.

① 2일 전부터는 전혀 거동을 못한다. ② 그간 오른팔을 사용할 수 있었으나 증상이 심해져 지금은 오른팔도 전혀 쓰지 못한다. ③ 손도 못 쥐고 따라서 수저도 못 든다고 한다. ④ 변비가 있으며 어제와 오늘은 화장실에 가지 못하여 대변을 받아내었다고 한다. ⑤ 음식을 먹으면 사레들린다. ⑥ 의식은 있으나 운신(運身)이 불가능하고 눈만 껌뻑이며, 아울러 약간 기침을 한다고 한다.

제발 할머니를 살려달라는 간청에 약을 지어주기로 하고 우선 처음에 중풍으로 인해 졸도하면서 증상이 시작되었다는 점에서 우황청심환 6환을 주면서 1회 1알씩 하루 3번 복용하라고 알려주었다.

10일 후 아들이 다시 왔을 때 경과를 들어 보니, 증상은 지난번과 거의 비슷하다고 한다. 이번에는 우선 의식이 있다는 점에서 중풍의 초기에 사용할 수 있는 성향정기산 2배량으로 5일분 10첩을 투약했다.

7일 후 다시 아들이 왔을 때 확인해 보니, 약을 복용하고 많이 좋아져서 손도 쥘 수 있고, 힘들지만 수저도 들 수 있게 되었다고 한다. 그동안 관장을 했는데 오늘은 스스로 대변을 보았으며 사레드는 현상도 거의 없어졌다고 한다.

증상이 호전된 것으로 보아 효과가 있다고 판단되어 지난번과 같은 처방으로 5일분 10첩을 투약했다. 약 1달 후에 중풍이 거의 다 나아서 이번에는 본인이 직접 내방했는데, 현훈(眩暈)이 있다고 하여 가미대보탕 2배량에 창출 5돈을 더해서 10일분 20첩을 투약했다.

3-1. 협심증(狹心症), 두통(頭痛), 무기력(無氣力), 헛구역, 불면(不眠), 시력저하(視力低下), 수족저림, 이명(耳鳴)

● 박 ○ ○ 남 56세 소양인 경기도 안양시 동안구 비산동 대원빌라

① 고혈압이 있는데 혈압이 230/130이다. ㉠ 4~5년 전에 고혈압으로 쓰러져서 마비(痲痹)가 될 뻔했다. ㉡ 작년 11월부터 혈압약을 복용하고 있다. ② 4~5개월 전부터 가끔 가슴에 깨질 듯한 통증이 있으며, 병원에서는 심장이 부었다고 한다. ③ 공복에 고혈압약을 복용한 뒤로 다리에 힘이 없어 비틀거릴 정도로 기운이 없다. ④ 어제 저녁에 칼국수를 먹었는데 체했는지 머리가 깨질 듯이 아프고 왼쪽 눈도 아프다. 또한 토할 듯하고 헛구역이 나온다. 두통 때문에 밤에 잠이 오지 않는다. ⑤ 쓰러진 후 우측 눈이 실명되었고 좌측도 피로감이 있다. ⑥ 몸은 더운 편인데 손발이 차서 날씨가 추우면 손이 저리고 마비가 온다. ⑦ 귀에서 매미소리가 난다. ⑧ 추위와 더위를 타고 찬물을 많이 마신다. ⑨ 피로하고 기운이 없다. ⑩ 평소에는 식욕과 소화력이 좋지만 지금은 식욕이 없다. ⑪ 혈압약을 복용한 뒤로 소변을 자주 보고 성욕이 전혀 없다. ⑫ 불안, 초조, 짜증, 신경질 등의 증상이 있다. ⑬ 어지럼증이 있다. ⑭ 전에 간염으로 입원한 적이 있다.

체한 뒤로 두통과 오심(惡心)이 있어 우황청심환 2알을 주었고 고혈압으로 인해 마비가 될 뻔한 병력과 식체(食滯) 증상이 있는 점을 감안하여 성향정기산에 향부자 5돈을 더하여 10일분 20첩을 지어주었다.

10일 뒤인 8월 3일에 식체가 있다며 다시 왔을 때 확인해 보니, 가슴이 깨질 듯한 증상은 거의 소실되었으며 기운이 없는 것과 두통, 헛구역이 소실되었다고 한다. 불면증이 소실되어 잠을 잘 자게 되었고, 우측 눈이 희미하게 보인다고 한다. 손발이 저리고 마비가 있던 것이 소실되었으며 이명(耳鳴)도 약간 소실되었다고 한다. 이번에는 식체로 인해 속이 쓰리고 답답하고 뻐근하다고 하여 향사평위산 2배량으로 3일분 6첩을 지어주었다.

15일 뒤인 8월 18일에 다시 왔을 때는 식체에 따른 증상들은 소실되었으나 우측 협하(脇下)에 간혹 통증이 나타난다고 한다. 이번에는 협심증으로 인한 흉통(胸痛)과 협통(脇痛)을 목표로 성향정기산에 향부자 5돈을 더하여 10일분 20첩을 지어주었다.

14일 후 확인해 보니, 근래 신경을 많이 쓴 탓인지 어제 두통이 심했고, 혈압이 240/160까지 올라갔으며 입 주위와 우측 손이 추운 겨울날 마비된 듯이 감각이 둔하고 뻣뻣하다고 한다.

4-1. 사수(邪祟), 정신이상, 전신마비(全身痲痹), 소화불량(消化不良)

다음은 유달산 선생의 경험을 인용한 것이다.

● 신 ○ ○ 여 35세 주부(결혼 4년차) 158cm 35kg 경기도 구리시

을묘(乙卯)년 경진(庚辰)월 무신(戊申)일 갑인(甲寅)시[갑인(甲寅)년 4운(運)4기(氣) 목금(木金)]

오전에 환자가 여동생의 등에 업혀 친정어머니와 함께 내원하게 되었다. 환자는 전신마비가 온 상태로 여동생의 말을 들어보니 언니가 몸이 너무 안 좋아져서 한약을 복용하길 원해 왔다는 것이다. 환자의 상태는 정신적인 면이나 육체적인 면이 모두 좋지 않았다. 주 증상은 다음과 같다.

① 2년 전부터 생리가 끊어져 생리를 하지 못했다(생리시에는 양도 적으며, 검붉은 색, 덩어리). ② 어렸을 때부터 소화불량 증상이 항상 있어 왔다. ③ 2개월 전부터는 정신병 환자처럼 울고 웃고를 반복했다. ④ 1주일 전부터 증

상이 더욱 심해져서 밖으로 정신없이 쫓기듯 나돌아 다니면서 욕을 하고 노래를 부르며 정신 이상 증상을 보였다. ⑤ 친정으로 온 후부터는 전신 마비의 증상이 생겼다. ⑥ 2년 전 친오빠 사업이 좋지 않게 되어 환자 자신의 집도 처분하게 되어 정신적으로 심하게 스트레스를 받고 있었다. ⑦ 변비의 증상이 있으며, 소변도 남아 있는 듯한 느낌과 시원치 않음이 있었다. ⑧ 기울(氣鬱) 증상도 있으며, 잘 놀라고 불안해한다. ⑨ 밤새 꿈도 많으며, 잠꼬대도 많고, 자신도 모르게 온 집안을 돌아다니게 된다.

이 환자의 사주는 을묘(乙卯)년 경진(庚辰)월 무신(戊申)일 갑인(甲寅)시 이다. 오운육기로는 갑인(甲寅)년 4운(運)4기(氣) 목금(木金)체질이다. 우선 무신(戊申) 일주는 자존심이 매우 강하며, 토(土: 비-脾, 위장-胃腸)기운과 금(金: 폐-肺, 대장-大腸)기운에서 문제가 생길 수 있는 체질이다. 오운육기로는 목금(木金)체질로 경습어혈(驚濕瘀血) 입위경(入胃經) 현훈(眩暈) 적취(積聚) 복통(腹痛) 지절통(肢節痛) 두통(頭痛)의 증후가 나타날 수 있는 체질이다.

사수(邪祟)가 나타나는 원인은 일차적인 원인과 이차적인 원인이 있을 수 있다. 일차적인 원인으로 유전적인 소인과 정신적인 충격, 실망, 환경의 급격한 변화 등을 들 수 있고, 이차적인 원인으로는 대변비결(大便秘結), 소화장애(消化障礙), 담음울체(痰飮鬱滯) 등이 있다. 만약 일차적인 원인과 이차적인 원인을 이분한다고 하더라도, 유전적인 소인이나 정신적인 충격 같은 일차적인 원인을 한약으로 조절할 수 없기 때문에, 대변비결이나 담음울체 같은 이차적인 원인을 개선하여 사수(邪祟)의 증상을 치료하는 경향이 강하다.

사수(邪祟)에 빈용하는 처방으로는 성향정기산, 소합향원, 자금정, 우황청심원, 도담탕 등이 있다. 이 환자는 기본적으로 소화기능의 장애가 현저하기 때문에, 소화장애(消化障礙)와 담음(痰飮)을 제거하는 약성의 처방인, 성향정기산을 선정했다.

사수(정신이상)가 소화장애(消化障礙)와 담음(痰飮)으로 인해 발생했다고 보고 성향산에 곽향정기산이 더해진 성향정기산을 사용하기로 했다. 아울러 여러 증상이 겹쳐있어 소시호탕과 青皮, 桂枝, 丁香, 香附子(炒), 黃柏, 知母-1.5돈(6g) 大黃 1돈(4g) 등 몇 가지 적합한 약을 첨가했다. 성향정기산 1.5배량 40파우치 20일분 20(1920g)=파우치 120cc 60개

1일 5회 복용(①기상 후 바로 ②아침식사 후 ③점심식사 후 ④저녁식사 후, ⑤잠자기 전)

(투약 1일후)-증상의 호전변화가 보인다. (2일후)-밤 10시에 전화로 연락이 왔다. 상태가 좀 더 안 좋아지는 것 같다고 한다. (4일후)-소화도 잘되며, 증상이 호전되고 있다. (5일후)-집안 식구들도 알아보며, 치료해 주는 사람도 인식한다. (6일후)-변비가 약간 생겼지만 정신 증상이 많이 호전되었다. (7일후)-소화도 잘되며 약간씩 운동도 병행했다.

(8일후)-전반적인 사수(邪祟) 증상이 호전되었다. 그 다음에도 똑같은 처방으로 1제를 더 투여했다.

사수(邪祟)증상이 현저하게 호전되어 거의 정상인에 가까울 정도가 되었다.

*주/사수(邪祟) : 보고 듣고 말하고 행동하는 것이 모두 허망한 증상을 나타내는 것을 사수라고 한다. 예를 들면, 허튼 노래도 하고, 턱 없이 울고 웃기도 하고, 혹은 나체로 몸을 드러내고, 혹은 밤낮 돌아다니고 혹은 성을 내며 꾸짖고, 남이 희롱하고 욕을 해도 탓하지 않고, 높은 데 오르고, 험한 데를 평지와 같이 다니고, 혹은 사람을 대하려 하지 않으며, 미친 듯도 하고 취한 듯도 하다. 증세는 한열이 왕래하고 심(心), 복(腹)이 허만(虛滿)해서 음식을 먹지 못한다. 즉 신기(神氣)가 완전하지 못하고 원기가 극히 허한 탓이다.

中統5 寶 소풍활혈탕 疎風活血湯

當歸 川芎 威靈仙 白芷 防己 黃柏 南星 蒼朮 羌活 桂皮 各一錢 **紅花** 三分 **薑五片**

[出　典] 沈氏尊生書·方藥合編 : 治 四肢百節流注刺痛 是風濕痰死血所致 其痛處 或腫 或紅
[活　套] 手臂腫痛 倍桂枝 加薏苡仁　① 脚痛 加牛膝·木瓜·全蝎
[活套鍼線] 歷節風(風) 風濕(足)
[適 應 症] 관절염, 관절통, 동통, 관절종창, 굴신불리, 요통, 자반증, 자반통, 부종, 현훈, 요통, 손저림, 어혈

처방설명 소풍활혈탕은 관절 주위의 말초혈관이 충혈(充血)되어 나타나는 관절통(關節痛), 지절통(肢節痛)에 사용하며, 약성을 응용하여 자반증(紫斑症)에도 사용한다. 임상에서는 다발성관절염(多發性關節炎), 퇴행성관절염(退行性關節炎), 류머티스성 관절염(關節炎) 등에 주로 사용하지만, 특정 질환에 기준을 두고 사용하기보다는 환부(患部)가 충혈(充血)되어 붉게 부어 있고 통증이 심하게 나타난다는 증상적인 조건과 실증(實證)을 띨 수 있는 신체상태라는 것에 기준을 두고 사용한다.

소풍활혈탕의 통증은 모세혈관의 충혈(充血)이 심하고 혈액소통이 원활하게 이루어지지 못하여 발생하는 것이기 때문에 통증이 있는 부위가 붉게 부어 있고 열성(熱性)을 띠고 있다는 특징이 있다. 조문을 보면 '四肢百節流注刺痛사지백절류주자통 是風濕痰死血所致시풍습담사혈소치 其痛處기통처 或腫혹종 或紅혹홍'이라고 했는데, 충혈된 부위가 한 곳에 집중될 수도 있지만 여기저기에서 다발적으로 나타날 수 있기 때문에 '四肢百節流注刺痛'이라고 했다. 또한 '是風濕痰死血所致'라는 것은 풍습(風濕)으로 인해 기육이 긴장(緊張)·위축(萎縮)되고 혈액순환이 장애되었다는 뜻으로 이해할 수 있으며, 이것이 혈관을 충혈시키는 요인으로 작용한다고 볼 수 있다. 풍습(風濕)이라는 표현이 너무 포괄적이지만 여기서는 외감(外感)이나 허약(虛弱), 관절의 과도사용 등이 혈행장애를 낳고, 이로 인해 조직에 습체(濕滯)가 발생하고 혈관이 충혈(充血)되었다는 것으로 이해하면 될 것이다. 그리고 '其痛處 或腫 或紅'이라는 것은 현재 환부(患部)가 충혈되어 있고 부어있다는 것으로 이해할 수 있다.

소풍활혈탕을 사용할 때는 신체상태를 고려하는 것이 중요하다. 다양한 원인으로 관절염이 발생했을 때 평소 허랭하고 연약한 사람의 경우, 초기에 염증반응이 활발하게 나타날 때는 환부의 충혈과 통증이 극심하게 나타날 수 있지만, 시간이 지나면서 관절 주위 조직의 충혈이 심하게 나타나는 경우보다는 습체나 조직의 위축으로 인한 통증이 주증을 이루는 경우가 많다. 반면 평소 체열이 높고 건실한 사람의 경우에는 혈행장애를 개선하기 위해 많은 에너지를 환부(患部)에 집중하기 때문에 열이 나고 붓는 경우가 많고, 그만큼 통증이 심하게 나타나는 경우가 많다.

소풍활혈탕은 평소 체열이 높은 신체조건과 신체상태에 기준을 두고 사용하며, 증상으로는 환부가 붉게 부어 있고 통증이 심하다는 것에 기준을 두고 사용하는 것이 좋다. 이러한 소풍활혈탕의 증상은 도시에 사는 사람보다 시골에 사는 사람들에게 많이 발생하는 경향이 있다. 그 이유는 육체노동으로 근육과 관절을 무리하게 사용한 결과 일시적으로 조직에 자윤이 부족해진 상태에서 또 다시 신체를 과도하게 사용하여 관절 주위 조직이 손상되고 충혈(充血)되기 때문이다. 이 상태에서 체력이 좋고 체열이 높으면 손상을 회복시키기 위해 그 부위에 다시 혈행(血行)을 증가시키므로 환부가 붓거나 충혈되어 쑤시고 아프게 된다.

소풍활혈탕은 자반증(紫斑症)이나 쉽게 멍드는 증상에도 사용한다. 자반증은 혈관이 터져서 그 주위에 어혈(瘀血)이 형성되어 피부에 자색의 반점이 생기는 것으로, 관절 주위 조직이 충혈되고 조직에 포함된 혈관이 터져 관절통이 발생했을 때 소풍활혈탕을 사용하는 것처럼, 피하조직에 포함된 혈관이 터져 자반증이 발생했을 때도 소풍활혈탕을 사용할 수 있다. 물론 자반증에 사용할 수 있는 처방이 많기 때문에 신체조건과 신체상태를 참고하여 적합한 처방을 선정해야 한다. 즉 혈관이 연약해져서 터진 것은 사실이지만, 체력적인 여력(餘力)이 있기 때문에 열성(熱性)을 띠고 환부의 충혈이 심하게 나타나는 것이므로 소풍활혈탕은 상대적으로 건실한 사람의 자반증에 적합하다.

처방구성 처방구성을 보면 활혈(活血)시키는 궁귀탕에 계지와 홍화를 더하여 그 기능을 증가시키고, 창출과 황백의 이묘산이 포함되어 있어 습열(濕熱)을 빼주며, 방기와 남성이 그 작용을 도와준다. 위령선과 강활은 위축되어 있는 조직을 풀어주는 효능이 있어 통증을 완화시킨다. 당귀는 항혈전작용(抗血栓作用)을 하여 혈액순환을 원활하게 하며, 천궁은 관상동맥과 말초혈관을 확장하여 하지(下肢)와 심근(心筋)의 혈류량을 증가시킨다. 위령선은 진통작용이 있어서 주로 만성관절염 증상을 개선하고 항균작용과 혈압강하작용이 있다, 백지는 항염증작용, 해열작용, 진통작용이 있으며, 근육에 직접 작용하여 평활근을 이완시킨다.

방기는 해열작용, 진통작용, 혈관확장작용이 있으며, 혈관 운동중추와 교감신경중추를 억제하여 강압작용을 한다. 황백은 소염작용, 수렴작용이 강하며, 혈소판응고를 억제하여 혈관의 충혈(充血)과 울혈(鬱血)을 경감시킨다. 남성은 진정작용이 강하며 강력한 항경련작용을 한다. 창출은 항염증작용이 있으며, 세뇨관의 재흡수를 억제하여 이뇨작용을 함으로써 부종을 경감시킨다. 강활은 진통작용, 진경작용, 평활근 이완작용을 하고, 계피는 혈관을 확장하여 혈압을 저하시키고, 말초혈액순환을 원활히 함으로써 말초순환장애를 개선한다. 홍화는 혈관확장작용, 진통작용, 항염증작용, 혈압강하작용이 있다.

처방비교 **영선제통음**과 비교하면 영선제통음은 표울(表鬱)로 인해 기육이 위축되어 발생하는 통증에 사용하며, 상태가 심화되어 관절이나 관절 주위 조직이 변형되고 심한 통증이 동반되었을 때 사용한다. 반면 소풍활혈탕은 관절 주위의 말초혈관이 충혈(充血)되어 관절통(關節痛), 지절통(肢節痛)이 발생했을 때 사용하며, 약성을 응용하여 자반증(紫斑症)에도 사용한다.

소풍탕과 비교하면 두 처방 모두 순환장애로 인한 통증에 사용한다는 공통점이 있다. 그러나 소풍탕은 중풍으로 인한 수족마비에 사용하는 처방이며, 약성을 응용하여 감각마비, 지절통, 근육통 등에도 사용한다. 반면 소풍활혈탕은 관절 주위 조직의 충혈로 인한 지절통에 주로 사용하며, 중풍에는 사용하지 않는다.

자반증에 사용하는 **귀비탕**과 비교하면 두 처방 모두 혈관의 연약으로 인한 자반증에 사용한다. 귀비탕은 혈관연약으로 혈관이 터져서 자반증이 나타났을 때 사용하며, 피부가 연약하고 혈색이 없는 사람에게 적합하다. 반면 소풍활혈탕은 혈관이 연약해져서 자반증이 발생했을 때 사용하지만, 귀비탕을 쓸 사람보다 혈색이 좋고 체열이 더 많고 허랭하지 않은 사람에게 적합하다.

→ 활용사례

1-1. 수지관절통(手指關節痛) 남 59세 태음인
2-1. 슬관절염(膝關節炎), 슬통(膝痛), 부종(浮腫), 현훈(眩暈), 혼침(昏沈) 여 60세 소양인
2-2. 슬통(膝痛), 굴신불리(屈伸不利) 남 38세 소양인
3-1. 엉치통, 요통(腰痛) 남 60세 태음성소양인 168cm 65kg
4-1. 손저림 여 54세 태음인
5-1. 자반병(紫斑病) 남 43세 소양인

1-1. 수지관절통(手指關節痛)

● 백 ○ ○ 남 59세 태음인 경기도 안양시 관양동

① 5~6년 전부터 손가락 마디가 굵어지기 시작하더니 금년부터 굵어진 부분에 통증이 시작되었는데, 은근하게 지속적인 통증이 있어 주먹을 쥐기 힘들고 손가락이 따갑다. ② 3~4년 전부터 고혈압이 있었다. ③ 대변은 1일 1회 정도 보며 된 편이다. ④ 자다가 종아리에 쥐가 난다. ⑤ 더위를 타고 전체적인 체열(體熱)이 높은 편이다. ⑥ 식욕과 소화력이 좋다. ⑦ 잠은 잘 자는 편이다.

손가락이 굵어진 후에 통증이 발생했으며 주먹을 쥐기 힘들고 체열이 높고 손가락이 따갑다는 증상을 감안하여 소풍활혈탕 2배량으로 10일분 20첩을 지어주었다.

3개월 뒤인 3월 초에 다시 약을 지으러 왔을 때 확인해 보니,

처음 약을 복용했을 때는 주먹이 쥐어지고 아픈 것도 없어지더니, 시간이 지나면서 다시 아프다고 한다. 또 약을 복용하면 몸에 열이 후끈하게 난다고 한다.

소풍활혈탕을 복용한 뒤로 통증이 경감된 것으로 보아 효력이 있다고 판단되어 연속하여 복용할 것을 권유했으며 이번에도 소풍활혈탕 2배량으로 10일분 20첩을 지어주었다.

2-1. 슬관절염(膝關節炎), 슬통(膝痛), 부종(浮腫), 현훈(眩暈), 혼침(昏沈)

● 최 ○ ○ 여 60세 소양인 농업 경기도 파주시 탄현면

작은 키에 강단 있는 소양인으로 생각되며, 찡그린 중에서도 웃음을 잃지 않고 윤기 있는 얼굴이다. 발목을 다쳐 못 걷던 중에 동네 청년이 소개하여 왔다며 다리를 절면서 내방했다.

① 오른쪽 무릎에 통증이 심하다. 3일 전부터 시리고 쑤시는 통증이 있어 밤에 전혀 잠을 못 잤다고 한다. ② 전부터 무릎이 약했으나 20일 전부터 심해졌다. ③ 앉거나 설 때 땅기고 아프다. ④ 무릎이 벌겋게 부어 있다. ⑤ 작년부터 허리가 아프다. ⑥ 가끔 오른쪽 다리에 쥐가 난다. ⑦ 하루에 5회 정도 상기(上氣)가 된다. ⑧ 수시로 정충(怔忡)이 있다. ⑨ 피로하고 무력하며 권태(倦怠)롭다. ⑩ 피곤하면 전신부종(全身浮腫)이 있다. ⑪ 자녀는 4명이고 6번 유산을 했으며 20년 전에 아들을 잃은 후 심화(心火)가 있다. ⑫ 식욕과 소화력은 보통이다. ⑬ 자한(自汗)이 있다. ⑭ 단 것과 신 것을 좋아하며 입이 마르고 쓰다. ⑮ 추위를 많이 타고 견비통(肩臂痛)이 있으며 현훈(眩暈)과 앞이 캄캄해지는 혼침(昏沈)이 있다.

우선 무릎에 관절염이 있어 빈소산을 지어줄까 하다가, 빈소산의 처방구성을 보니 증상이나 신체상태에 적합하지 않을 것 같아서 소풍활혈탕 1.5배량으로 3일분 6첩을 지어주었다. 4일 후에 다시 왔을 때는 정상적으로 걸음을 걷고 찡그리던 얼굴도 활짝 펴져 있었다. 약을 지어간 후에 저녁까지 2첩을 복용하니 통증이 현저하게 줄어들어 그날부터 잠을 잘 잤으며, 지금은 통증이 약간 남아 있는 정도라고 한다. 또한 무릎을 보니 부종이 거의 없어진 상태였다.

이번에는 다리에 쥐가 난다고 하여 소풍활혈탕 1.5배량에 모과, 우슬, 목통 각 1.5돈을 더하고 무릎이 아프면서 추위도 많이 타는 것을 감안하여 천오 0.8돈, 초오 0.8돈을 더하여 3일분 6첩을 지어주었다.

4일 후에 다시 왔을 때 확인해 보니,

외관상으로 무릎이 정상으로 보이고 통증도 없다고 한다. 그리고 어지러움도 없어지고 혼침도 없다고 한다. 그 뒤 또 다시 관절염이 발생하지 않은 것을 보면 소풍활혈탕으로도 슬관절염의 통증과 증상을 치료할 수 있으며, 장기간 투약하면 완치도 가능하리라 사료된다. 그 후 길거리에서 수차례 만난 적이 있어 경과를 확인해 보았는데 그때마다 괜찮다고 했다.

2-2. 슬통(膝痛), 굴신불리(屈伸不利)

● 이 ○ ○ 남 38세 소양인 경기도 안양시 동안구 비산3동

2달 전에 축구를 하다가 삐끗한 이후로 왼쪽 무릎이 아프다며 내방했다.

① 좌측 슬관절에 쑤시는 통증이 있어 붓고 열이 나고 무릎을 구부리기 힘들다. ② 피로하고 기운이 없다. ③ 추위를 탄다. ④ 술을 자주 마신다. ⑤ 식욕이 없고 식사량이 적다. ⑥ 소화력은 좋다. ⑦ 대변은 1일 1회 본다. ⑧ 소변에는 이상이 없다.

추위를 타는 소양인의 슬통(膝痛)을 목표로 소풍활혈탕 2배량에 우슬, 모과 각 2돈씩을 더해서 5일분 10첩을 투약했다.

6일 후에 다시 내방했을 때 확인해 보니,

지난번 약을 복용하고 쑤시던 것이 사라졌으며, 또 무릎을 구부리기 힘들던 증상도 사라지고 붓고 열이 나는 증상도 격감했다고 한다. 증상이 호전되었으므로 효과가 있다고 판단되어 이번에도 지난번과 같은 처방으로 5일분 10첩을 투약했다.

3-1. 엉치통, 요통(腰痛)

다음은 심송일 선생의 경험이다.

● 설 ○ ○ 남 60세 태음성소양인 168cm 65kg 전라북도 순창군

얼굴색이 검고 강단이 있어 보인다. 1년 전부터 엉치통과 족통, 요통으로 고생하여 독활기생탕 2제와 계작지모탕 1제를 복용했으나 효과가 없어 고민을 하고 있었으며 마지막이라는 생각으로 약을 지어드리기로 했다.

① 왼쪽 엉치부터 뒷무릎 윗부분까지 땅기면서 아프다. 밤에는 더욱 심하여 진통제를 복용하고 잠을 잔다. ② 허리가 아프다. 병원에서 MRI검사를 하니 척추관협착증(脊椎關狹窄症)이라고 한다. ③ 손발이 찌릿찌릿하다. ④ 발에 통풍(痛風)이 있다. ⑤ 20년 동안 고혈압약을 복용하고 있다. ⑥ 약주를 즐긴다. ⑦ 고지혈증이 있다. ⑧ 식욕이 좋고 소화도 잘된다.

통풍과 고지혈증으로 인한 엉치통과 요통을 목표로 소풍활혈탕 본방에 활투대로 모과, 우슬, 전갈 각 1돈씩을 더하여 10일분 20첩을 투약했다. 약을 절반 정도 복용하니 밤에 더욱 극심하던 통증이 호전되어 진통제를 복용하지 않아도 잠을 잘 수 있게 되었다고 한다. 이번 약을 효과가 있다며 약을 더 지어달라고 하여 지난번과 같은 처방으로 10일분 20첩을 투약했다.

4-1. 손저림

다음은 김강민 선생의 경험이다.

● 김 ○ ○ 여 54세 태음인 서울특별시 서대문구 홍은동

약간 살이 찌고 여유가 있어 보이는 태음인 여성이다.

① 손가락 관절이 아침이면 붓고 뻣뻣한데 저녁때가 되면 나아진다. ② 3년 전부터 식당일을 하면서 지금까지 이러한 증상이 계속되었다. ③ 젓가락질을 하는데도 저리고 아프다. ④ 밤에 손가락이 저려서 잠을 몇 번 정도 깬다. ⑤ 관절에 열감(熱感)이 있다. ⑥ 일을 많이 해서인지 피로가 심하다. ⑦ 소화력은 좋다. ⑧ 대변은 보통 3일에 1번씩 보지만 크게 불편하진 않다.

관절증상을 목표로 ≪방약합편≫ 가감법에 따라 소풍활혈탕 본방에서 계지를 2배량으로 하고 의이인 1돈을 더하여 10일분 20첩을 투약했다. 약을 복용한 후에 손이 저린 것은 많이 호전되었다고 한다. 하지만 뻣뻣하고 통증이 있는 것은 여전하다고 한다. 효과가 있는 것으로 보고 이번에는 소풍활혈탕 2배량으로 10일분 20첩을 투약했다. 현재 두 번째 약을 3일 동안 복용하고 있으나 특별한 증상 호전은 보이지 않고 속이 좀 답답하다고 한다.

5-1. 자반병(紫斑病)

● 김 ○ ○ 남 43세 소양인 경기도 안양시 석수3동

보통 키에 약간 마른 체형이며 날카로운 인상이다. 성격이 좀 급해 보이는 43세의 소양인으로 손등을 보여 주는데 양 손등에 자갈색 반점이 있다. 병원에서는 알레르기성 피부염이라고 진단받았는데 한방에서는 자반병이라고 생각되는 증세이다.

① 2년 전 추석 전에 신경을 과도히 쓴 후 몸살이 났고, 자반병 증세가 있었다. ② 그 후로 나았는데 3일 전 양 손등에 직경 5cm 정도의 큰 자갈색 반점이 생겼다. ③ 양 손등의 반점 부위가 약간 화끈거린다. ④ 입술 주위로 화끈거리는 열감이 7일 정도 지속된 뒤로 껍질이 벗겨지면서 입 주위로도 자반병 증세가 생겼다. ⑤ 전에 위궤양을 앓은 적이 있으며 지금도 위장이 약해서 소화불량이 있다고 한다. ⑥ 피로를 자주 느낀다. ⑦ 식욕은 보통이나 소화가 안 되고 가스가 차며 예전에 속쓰림의 증상이 있었다. ⑧ 신경을 많이 쓰면 자다가 자주 깬다. ⑨ 잠을 자면서 꿈을 많이 꾼다. ⑩ 평소에 손발이 약간 차다. ⑪ 단 것과 매운 것을 좋아하고 신 것을 싫어한다. ⑫ 전에 구토를 할 때 피를 토한 적이 있다. ⑬ 우측 가슴이 칼로 도려내는 듯이 아픈 적이 있다.

양손과 입 주위에 발생한 자반병이 신경을 과도히 쓴 후 발생한 것으로 보고 가미귀비탕 1.5배량으로 10일분 20첩을 지어주었다. 18일 후에 다시 왔을 때 확인해 보니, 증세가 여전하다고 한다.

가미귀비탕이 효과가 없다고 보고, 이번에는 자반(紫斑)에 사용하는 소풍활혈탕 2배량에 소화력이 약하다는 점을 감안하여 백출 4돈을 더하여 10일분 20첩을 지어주었다. 26일 후에 다시 왔을 때 확인해 보니, 손등의 자반증세가 직경 5cm에서 4cm로 줄어들고 색깔도 엷어졌으며, 입주위의 자반색은 자세히 보지 않으면 잘 모를 정도로 희미해졌다. 그런데 소풍활혈탕을 복용한 뒤에는 위(胃)에서 열이 나는 듯했고 소화불량이 약간 있었다고 한다.

소풍활혈탕이 효력이 있다고 보고 이번에는 소화불량을 감안해서 백출 2돈, 후박 2돈, 신곡 2돈을 더하여 10일분 20첩을 지어주었다. 13개월 뒤인 다음해 5월에 다시 왔을 때 확인해 보니, 약을 복용한 뒤로 손등과 입 주위의 자반병이 완전히 나았다고 한다.

中統6 寶 영선제통음 靈仙除痛飮

麻黃 赤芍藥 各一錢 **防風 荊芥 羌活 獨活 威靈仙 白芷 蒼朮 片芩**酒炒 **枳實 桔梗 乾葛 川芎** 各五分 **當歸尾 升麻 甘草** 各三分

治 肢節痛腫 屬濕兼風寒 而發濕熱 流注肢節之間
[活套鍼線] 歷節風(風)
[適 應 症] 관절통, 지절통, 족근통, 하지통, 안면신경마비, 안면통

처방설명 영선제통음은 노화(老化), 기울(氣鬱), 외감(外感), 과로(過勞) 등을 포함한 다양한 원인으로 인해 관절 주위 조직의 위축이 심해져 지절통(肢節痛)이 발생했을 때 사용하며, 이러한 상태가 만성화되어 관절이 변형(變形)되었을 때도 사용한다. 그러나 조직의 위축(萎縮)은 관절 주위에서만 나타나는 것이 아니므로 일반적인 근육통(筋肉痛)이나 신체통(身體痛)에도 사용할 수 있고, 찬 기온의 영향으로 기육(肌肉)이 위축되어 몸살감기가 발생했을 때도 사용한다.

관절(關節)은 근육의 수축과 이완작용에 의해 굴신운동(屈伸運動)이 이루어지는 곳이므로 관절 내부에서는 관절면의 마찰을 감소시키기 위한 활액(滑液)이 끊임없이 분비되어 윤활유 역할을 한다. 그리고 관절염과 관련지어 생각해야 하는 관절의 또 다른 특징이 있다면 관절 주위 조직은 다른 곳에 비하여 상대적으로 치밀(緻密)하다는 것이다. 이는 근육이 관절 주위에 부착될 때 부피가 큰 근섬유의 형태로 붙는 것이 아니라 부피가 작은 건(腱: 힘줄)의 형태로 부착된다는 특징이 있고, 또한 관절면(關節面)을 이루기 위해서 관절 부위의 뼈가 두터워져 있기 때문이다. 따라서 비슷한 굵기라고 해도 관절을 지나는 혈관이나 신경은 상대적으로 치밀한 조직을 통과해야만 한다.

이러한 관절의 해부학적 특성이 바탕이 된 상태에서 외감(外感), 기울(氣鬱), 노화(老化), 관절의 과다사용 등 기육(肌肉)을 위축시킬 수 있는 요인이 작용하면 관절 주위 조직에 포함된 혈관이 손상되어 혈액순환장애가 발생하기 쉽다. 인체는 이러한 장애를 해소시키기 위해 손상되거나 장애가 있는 곳에 혈액을 집중시키게 되므로 관절 부위가 붓고 통증이 발생하는데, 노화(老化) 등 여러 원인으로 관절에서 분비되는 활액(滑液)이 감소되거나 관절면이 마모(磨耗)되면 이러한 장애는 더욱 심화되어 관절이 변형되기도 한다. 이럴 때 영선제통음을 사용하게 되는데, 영선제통음에는 발표(發表)시켜 위축된 조직을 풀어주는 약재가 있고, 활혈(活血)시켜 소통(疏通)을 원활하게 하는 활혈제(活血劑)가 포함되어 있어 조직의 위축과 변형으로 인한 지절통(肢節痛)에 적합한 처방이 된다.

영선제통음은 무릎이나 어깨처럼 큰 관절에 병변이 생겼을 때보다 손가락처럼 작은 관절에 병변이 생겼을 때 사용하는 경우가 많다. 큰 관절은 부피가 큰 만큼 관절을 싸고 있는 조직이 두터워 영양부족(營養不足), 외감(外感), 노력과다(勞力過多) 등의 영향을 쉽게 받지 않지만, 작은 관절은 주위 조직의 부피가 작아서 혈관분포가 조밀하므로 더 쉽게 영향을 받는다. 따라서 나이가 들거나 영양이 결핍되어 있는 상태에서 외감, 노력과다 등의 영향을 받았을 때, 관절 주위 조직이 위축되어 통증이 나타나고 심하면 변형에까지 이를 수 있다.

그러나 이러한 현상은 관절 주위에서만 나타나는 것이 아니라 전신 어디에서나 나타날 수 있어 노화(老化)나 노력과다로 인한 전신통(全身痛)에도 영선제통음을 사용할 수 있고, 외감(外感)의 영향을 받아 몸살감

기에 걸렸을 때도 사용할 수 있으며, 승습탕이나 신출산을 써야 할 경우처럼 한습(寒濕)의 영향을 받아 몸살이 발생했을 때도 사용할 수 있다.

조문을 보면 '流注肢節之間유주지절지간'이라고 하여 지절(肢節) 사이로 통증이 유주(流注)한다는 표현이 있다. 이것은 표층(表層)에 있는 근육이 위축되어 혈액순환이 원활하게 이루어지지 않기 때문에 나타나는 현상이며, 이러한 혈행장애가 한 곳에 집중되어 있을 수도 있지만 여러 곳에서 나타날 수 있기 때문에 마치 통증이 돌아다니는 것처럼 느껴진다고 표현한 것이다.

처방구성 처방구성을 보면 마황과 작약을 위군(爲君)으로 생지황, 세신이 빠진 구미강활탕과 시호, 전호, 적복령이 빠진 형방패독산이 들어 있어 표울(表鬱)로 인한 기육(肌肉)의 위축으로 발생하는 지절통과 근육통 등에 사용함을 알 수 있고, 몸살감기에도 활용할 수 있다는 것을 알 수 있다.

마황은 교감신경 흥분작용을 하여 심박출량을 증가시키고 혈관평활근을 수축시켜 혈압을 상승시킨다. 적작약은 평활근의 경련을 억제하고, 중추신경 흥분을 억제하여 진통, 진경, 진정작용을 한다. 방풍은 말초의 투과성을 조절하며 표재(表在) 혈관을 확장시키고, 형개는 모세혈관의 탄력을 강화하며 미소출혈(微少出血)을 방지하고 방풍과 합하여 화농성 질환에 의한 발열을 해소한다. 강활은 발한작용과 해열작용을 하고 항염증작용이 있으며, 독활은 제습작용(除濕作用)과 관절염억제작용이 있다. 위령선은 진통작용, 항균작용, 항경련작용이 있어 관절질환뿐만 아니라 신경통과 척수염에서 비롯된 증상에 치료효과가 있다. 또한 만성관절염으로 유주성(流注性)의 통증이 반복적으로 발작하는 경우에 뛰어난 효과가 있다. 백지는 항염증작용이 있고, 창출은 항염증작용이 있으며, 세뇨관의 재흡수를 억제하여 이뇨작용을 함으로써 부종을 경감시킨다.

편금은 혈관투과성 항진을 억제하고 소염작용이 강하여 혈관의 염증성 충혈(充血)과 울혈(鬱血)을 완화시킨다. 지실은 위장의 연동을 강화, 리듬을 조절하고 소화·흡수를 강화하여 복부팽만을 제거한다. 길경은 거담작용(祛痰作用)과 진해작용(鎭咳作用)이 있으며, 염증을 억제하는 소염작용(消炎作用)도 있다. 갈근은 말초의 혈액순환을 촉진하고, 관상동맥을 확장하여 혈류량을 증가시키면서 혈소판응집을 억제한다. 천궁은 관상동맥과 말초혈관을 확장하여 하지(下肢)와 심근(心筋)의 혈류량을 증가시키며, 당귀는 항혈전작용(抗血栓作用)을 하여 혈액순환을 원활하게 하고 철분결핍에 의한 빈혈에 좋은 효과를 나타낸다. 감초는 스테로이드 호르몬과 유사한 작용이 있어 항염증작용, 해독작용, 해열작용을 한다.

처방비교 슬관절염에 사용하는 **대강활탕**과 비교하면 대강활탕은 발표(發表)와 제습작용(除濕作用)이 있어 습체(濕滯)로 인해 발생하는 무릎 관절질환에 다용(多用)하며, 환부가 부어있고 통증이 심한 경우에 사용한다. 반면 영선제통음은 대강활탕에 비하여 이수제(利水劑)인 복령, 택사, 방기가 빠져 있어 습체로 인한 통증에 사용하는 것은 아니며, 발표(發表) 위주의 치법을 사용하여 근육의 긴장으로 인한 통증에 주로 사용한다. 따라서 대강활탕처럼 실증(實證)에 사용하지만 슬통보다는 지절통에 빈용하며 표울(表鬱)이 있고 만성적일 때 보다 적합하다.

오약순기산과 비교하면 두 처방 모두 내인(內因: 영양결핍, 노화)이 있는 상태에서 외감(外感)이 작용하여 통증이 발생했을 때 사용한다는 공통점이 있다. 그러나 오약순기산은 기육의 긴장, 경직, 위축으로 인한 통증, 감각이상, 살이 떨리는 증상 등에 사용하며, 통증의 정도는 영선제통음을 사용해야 하는 경우보다 심하지 않다. 반면 영선제통음은 감각장애보다는 혈행소통 장애로 인한 통증 위주로 사용한다. 또한 영선제통음은 작은 관절의 통증이나 변형에 사용하는 반면, 오약순기산은 소관절의 통증에도 사용하지만 주로 근육통에 사용한다.

소풍탕과 비교하면 두 처방 모두 혈행장애로 인한 신체통에 사용한다는 공통점이 있다. 그러나 소풍탕은 중풍으로 수족이 마비되었을 때 사용하는 처방이며, 약성을 응용하여 지절통에도 사용한다. 반면 영선제통음은 중풍에 사용하는 경우는 없고, 주로 지절통과 신체통에 사용한다.

활용사례

1-1. 수지관절통(手指關節痛), 족근통(足筋痛)

다음은 노의준 선생의 경험이다.

● 조 ○ ○ 여 45세 태음인 160cm 57kg 경기도 안양시 동안구 관양동

기질이 원만한 태음인 여성이다.

① 피로하다. ② 오른쪽 2지가 붓고 아파서 젓가락을 못 들고 글씨를 못 쓴다. ③ 매핵기(梅核氣)가 있는데 목에 항상 무엇인가 차 있는 느낌이 있고 뱉어도 조금 나오고 나오지 않는다. ④ 족근통이 있다. ⑤ 더위를 무척 탄다. ⑥ 손이 약간 차다. ⑦ 땀이 아주 많다. ⑧ 소변을 거의 보지 않는다. ⑨ 잘 놀라고 뒷목이 뻐근하다. ⑩ 복직근연급(腹直筋攣急)이 있고, 제중동계(臍中動悸)가 있다. ⑪ 자궁선종(子宮腺腫)과 치질(痔疾)이 있었다.

수지관절통(手指關節痛)과 족근통(足筋痛)을 목표로 영선제통음 1.5배량으로 10일분 20첩을 투약했다. 2개월이 지난 9월 중순에 확인해 보니, 약을 복용하고 2지의 부기가 빠지고 통증도 감소했으며 족근통이 호전되었다고 한다. 그런데 근래에 와서 다시

① 2지의 통증이 재발했다. ② 팔다리가 쑤시는데 사지관절(四肢關節)이 심하게 쑤시고 아프며, 어깨와 팔꿈치에 돌아다니는 통증이 있어 잠을 못 잔다고 한다.

영선제통음이 효과가 있다고 보고 이번에도 영선제통음 2배량으로 1제를 투약했다.

1-2. 수지관절통(手指關節痛), 퇴행성관절염(退行性關節炎)

다음은 장상갑 선생의 경험을 채록한 것이다.

● ○ ○ ○ 여 68세 주부 경기도 안양시 비산1동

① 양측 손가락 마디인 원위수지관절(DIPJ)과 근위수지관절(PIPJ)이 마디마다 볼록볼록 불거져 있고 부어 있으면서 쑤시고 아프다. ② 동시에 관절 마디가 뻑뻑하며 굴신(屈伸)이 부드럽지 못하다. ③ 앞의 증상이 발생한 지는 오래되었으며 다른 부위의 관절에는 이상이 없다. ⑤ 병원에서는 퇴행성관절염이라고 한다.

관절염에 사용하는 처방에는 소풍활혈탕이나 대방풍탕 등 많은 처방이 있다. 특히 손마디 관절의 증상은 방치하면 손마디가 불거져 변형이 된다. 이러한 손마디만의 관절염은 일종의 노화로 인한 퇴행성관절염 중 하나이며 증상이 손마디에만 나타날 경우에는 영선제통음이 효력이 있다. 단 마황의 양을 원방대로 사용하지만 체질이나 신체조건에 따라 줄여서 사용하기도 한다.

양측 수지관절의 변형과 통증을 호소하는 68세 주부에게 영선제통음에서 마황의 양을 줄여 10일분 20첩을 지어주었다. 영선제통음 10일분을 모두 복용한 뒤에 부기도 빠지고 쑤시고 아픈 것도 줄어들었으며, 뻑뻑한 것이 한결 좋아졌다며 다시 약을 지어달라고 내방했다. 통증이 호전된 만큼 이번에도 같은 처방으로 10일분 20첩을 지어주었다. 그 후 통증이 더 호전되어 계속하여 1제를 더 복용했으며, 모두 3제를 복용한 후에는 관절이 붉어지고 쑤시고 아픈 증상이 80% 정도 호전되었다. 이 사람의 경우 증상이 완고한 상태에서 치료를 시작하여 완치는 되지 못했으나 관절염 초기에 치료를 시작하면 완치도 가능하다.

1-3. 손가락관절염, 경직, 지절통(肢節痛)

다음은 장성환 선생의 경험이다.

● 최 ○ ○ 남 66세 태음인 충청남도 아산시 배방읍 공수리

마음씨 좋고 체격이 좋은 부드러운 태음인 남성으로 OO병원 청소반장님이다.

① 손가락마디가 붓고 아픈데 특히 우측 새끼손가락의 통증이 제일 심하다. ② 아침에 특히 많이 붓고 손가락이 잘 안 움직여진다. ③ OO통증클리닉에서 6~7개월간 치료하고 양약을 복용해도 손가락 통증이 심하다. ④ 손발은 약간 차고 추위 더위 모두 심하게 타고, 물과 음식은 따뜻한 것이 좋다. ⑤ 대소변은 모두 양호하며 소화도 잘된다. 전체적으로 체열은 중으로 보였다.

병원의 청소반장으로 청소일로 손가락을 많이 사용하는 환자이다. X-ray를 촬영해보니 전반적으로 골음영이 감약되어

골경화상이 보이고, 전체적으로 골조송증(Osteoporosis)이 있다. 이는 손가락의 퇴행성관절염으로 진단되며, 비록 물과 음식은 따뜻한 것이 좋다고는 하나 허랭해 보이지 않는다.
태음인 체질에 노화로 관절 주위 위축이 심해져 발생하는 지절통에 자주 사용하는 영선제통음을 2배량으로 하되 마황은 체력을 고려하여 6g으로 줄여 사용했다.
같은 직장에 근무하여 침치료를 위해 매일 방문하기에 물어보았다.
1. 4일 만에 우측 새끼손가락 통증이 많이 사라졌다.
2. 전체적으로 손가락이 좋아졌다 나빠졌다를 반복하더니
3. 10일 후에 손가락 통증이 적어지고 전체적으로 많이 좋아졌다고 한다.
이에 한 번 더 영선제통음 2배량에 마황 6g으로 한 번 더 치료했더니 통증이 많이 없어졌고, 4제를 연속하여 복용하여 통증이 완전히 없어져 치료를 마무리했다.

1-4. 지절통(肢節痛), 하지통(下肢痛), 안면신경마비(顔面神經痲痹)

다음은 홍운희 선생의 경험을 인용한 것이다.

● 홍 ○ ○ 남 61세

체격과 영양은 보통이고 혈색은 양호하다.
① 약 10일 전부터 극심한 두통이 있다. ② 좌측에 협통(脇痛)과 지절통(肢節痛)이 있다. ③ 3일 전부터 우측으로 와사(喎斜)가 왔다. ④ 좌측 하지통증으로 좌측 하의를 무릎까지 올린 상태에서 걸음을 걷는다.
앞의 증상을 신경통과 구안와사로 진단하여 첫날에는 영선제통음에 오두 1돈을, 둘째 날에는 영선제통음에 오두 1.5돈, 셋째 날에는 영선제통음에 오두 2돈을 더하여 투약했다. 3일째 영선제통음에 오두 2돈을 더한 처방을 복용하던 중에 토하고 설사를 하더니 3시간 만에 의식을 잃어 응급으로 침을 놓고 감두탕을 복용시켰다. 그 후 8시간 만에 약독으로 인한 부작용이 없어졌는데, 환자는 허탈(虛脫)한 상태였다. 이후 모든 증상이 완화되기 시작하여 5일 만에 안면신경마비도 정상이 되었으며 하지통도 없어져 완치되었다.

2-1. 안면통증(顔面痛症), 안면신경마비(顔面神經痲痹)

다음은 홍운희 선생의 경험을 인용한 것이다.

● 정 ○ ○ 여 58세

8년 전부터 우측 이하선(耳下腺) 부위에 통증이 약간씩 발생하기 시작하더니 약 5년 전부터 악화되어 현재와 같은 증상이 계속되어 양방과 한방치료를 받아도 호전되지 않는다며 찾아온 사람이다.
① 우측 이하선 부위에 통증이 반복하여 발생한다. ② 안면경축(顔面痙縮)이 있고 통증이 시작되면 졸도한다.
③ 이러한 통증은 웃을 때, 양치질을 할 때, 말할 때에 발생하며 수면 중에도 발생한다.
5년 전부터 심화된 우측 이하선 부위의 통증을 목표로 1일에는 영선제통음에 오두 1.5돈을 더하여 투약하고, 2일째에는 영선제통음에 오두 2돈을 더하여 투약하고, 3일째에는 영선제통음에 오두 3돈을 더하여 투약하고, 4일째에는 영선제통음에 오두 4돈을 더하여 투약하고, 5일째에는 영선제통음에 오두 5돈을 더하여 투약하고, 6일째에는 영선제통음에 오두 6돈을 더하여 투약했다. 오두를 6돈까지 증량하여 투약한 결과 약 2시간 동안 오심(惡心)과 번열(煩熱), 구토(嘔吐)가 있어 이후 투약을 중지했는데, 증상이 차차 호전되더니 약 1개월이 지난 현재에는 모든 증상이 소실되었다.

中統7 寶 우황청심원 牛黃清心元

山藥 七錢 **甘草炒** 五錢 **人蔘 蒲黃**炒 **神麯**炒 各二錢半 **犀角** 二錢 **大豆黃卷**炒 **官桂 阿膠**炒 各一錢七分半 **白芍藥 麥門冬 黃芩 當歸 防風 朱砂**水飛 **白朮** 各一錢半 **柴胡 桔梗 杏仁 白茯苓 川芎** 各一錢二分半 **牛黃** 一錢二分 **羚羊角 麝香 龍腦** 各一錢 **石雄黃** 八分 **白蘞 乾薑**炮 各七分半 **金箔** 一百二十片內四十片爲衣 **大棗** 二十枚蒸取肉研膏

[出　　典] 太平惠民和劑局方・方藥合編 : 治 卒中風 不省人事 痰涎壅塞 精神昏憒 語言蹇澀 口眼喎斜 手足不遂 等症　① 又治 脊心熱 夢遺
[活　　套] 老瘧 [露薑飮]調服　② 虛瘧 [蔘薑煎湯]調服　③ 癮疹 [樺皮金銀花湯]調服
[用　　法] 上末 棗膏入 煉蜜和均 每兩作十丸 金箔爲衣 每一丸 溫水和下
[活套鍼線] 救急(風)　癲狂(神)　脊熱夢遺(精)
[適 應 症] 의식불명, 심장마비, 졸도, 중풍, 사지경색, 전신마비, 자율신경실조증, 불면증, 신경성심계항진, 경풍, 정신불안정, 광란, 호흡곤란, 전신무력, 집중곤란, 말더듬, 실어증, 몽유병, 아관긴급, 경계, 정충, 불안, 초조, 우울, 상기, 고열, 현훈, 야제, 코피, 식체, 구토, 복통, 설사, 다한, 숙취, 숙취후유증, 대변난, 변비, 음주후 위통, 항강, 신중, 두중, 두통, 전신통, 사독(蛇毒), 견비통, 신체통

처방설명 우황청심원은 중풍(中風), 충격(衝擊), 울화(鬱火) 등으로 인해 갑작스럽게 졸도(卒倒)했을 때 구급약으로 사용하는 처방이다. 또한 약성을 응용하여 정충(怔忡), 경계(驚悸), 상열(上熱), 불면(不眠), 항강(項强), 흉비(胸痞), 수족저림, 소아의 발열(發熱), 경기(驚氣), 야제(夜啼), 복통(腹痛), 설사(泄瀉) 등에도 사용한다. 이렇게 다양한 증상에 사용할 수 있는 이유는 우황청심원에는 각성작용(覺性作用)뿐 아니라 안심작용(安心作用), 해열작용(解熱作用), 소도(消導)·정장작용(整腸作用)을 하는 약재들이 복합되어 있기 때문이다.

먼저 우황청심원의 각성작용(覺性作用)은 의식불명 상태를 구급(救急)하는 것과 연관이 있다. 갑작스럽게 의식을 잃는 원인을 크게 두 가지로 나눌 수 있는데, 첫째 중풍처럼 뇌경색이나 뇌출혈로 인해 의식을 잃고 쓰러지는 경우이다. 이럴 때 우황청심원을 사용하면 각성효과가 뛰어나기 때문에 일단 위험한 상태를 모면할 수 있게 된다. 둘째 심장의 기능이 약해져서 의식을 잃는 경우이다. 예를 들어 본래 심장이 약한 사람이 어떤 물체를 보고 놀랐거나 정신적으로 큰 충격을 받았을 때 심장의 박출력이 약해져 뇌허혈을 유발하게 되면 의식을 잃게 된다. 이 경우에도 우황청심원을 복용시키면 의식을 빨리 회복시킬 수 있다.

여기서 유념해야 할 것이 있는데, 첫째 우황청심원을 중풍에 사용하는 경우, 심한 뇌경색이나 뇌출혈로 인한 의식불명을 구급하기 위해서도 사용하지만, 실제로는 뇌혈관이 심하게 막히지 않고 일시적으로 막히거나 그 정도가 심하지 않은 상태에서 발생하는 말더듬이나 어둔한 행동 등 가벼운 중풍 증상에 많이 사용한다는 것과, 성향정기산이나 팔미순기산을 써야 하는 경우처럼 소화장애로 인해 뇌허혈이 발생하여 중풍 증상이 나타났을 때도 사용할 수 있다는 것이다. 둘째 우황청심원이 풍문(風門)에 포함되어 있는 처방이기 때문에 중풍으로 인해 의식을 잃었을 때 사용하는 처방으로만 인식되기 쉬운데, 중풍에 기준을 두는 것이 아니라 여러 원인으로 인한 의식불명 상태에 기준을 두고 사용하는 처방이므로 반드시 중풍에만 사용한다고 생각해서는 안 된다는 것이다. 실제 임상에서도 중풍보다는 심장기능이 약해져서 의식을 잃었을 때 사용하는 경우가 더 많다.

우황청심원에는 안심작용(安心作用)이 있다. 스트레스를 받아 긴장을 하거나 울화(鬱火)로 인해 흥분되었

을 때 인체는 이러한 상황에 대응하기 위해 에너지생산을 늘리는 한편 보유하고 있는 에너지를 집중시킨다. 이 과정에서 심장기능이 이상항진되어 정충(怔忡), 빈맥(頻脈), 상열(上熱)이 나타날 수 있고, 근육도 긴장하게 되므로 뒷목이 뻣뻣해지는 항강(項强) 증상도 나타날 수 있다. 또한 긴장상태가 해소된 이후에는 그 후유증으로 흉비(胸痞), 불면(不眠), 불안감(不安感) 등이 나타날 수 있는데, 이럴 때 우황청심원을 복용하면 긴장상태가 해소되고 심장기능이 안정되기 때문에 위의 제증상(諸症狀)이 치료된다. 그러나 이러한 안심작용 때문에 역효과를 호소하는 경우도 있다. 예를 들어 큰 시험을 치르기 전에 긴장감을 해소하기 위해 우황청심원을 복용했는데, 막상 시험 중에 집중이 되지 않아서 시험을 망쳤다고 호소하는 경우가 있다. 문제를 풀기 위해서는 에너지를 집중시켜야 하는데 우황청심원의 안심작용 때문에 긴장상태가 완화되어 에너지를 한 곳에 집중할 수 없었기 때문에 발생한 결과라고 할 수 있다. 그러나 이러한 현상은 모든 사람에게 공통적으로 나타나는 것이 아니라, 큰 시험을 치르더라도 그다지 긴장하지 않는 사람에게 나타날 수 있는 현상이다. 따라서 일반적으로 시험을 앞두고 긴장감이 높아지는 경우에 우황청심원을 복용하면 긴장감을 해소하는 효과를 볼 수 있다.

우황청심원에는 우황, 용뇌, 서각, 대두황권, 황금, 주사, 시호, 길경 등이 포함되어 있어 해열작용(解熱作用)이 뛰어나다. 대부분 발열이 나타나는 것은 체내에 어떤 부조화가 발생했기 때문인데, 우황청심원은 심박출량을 감소시키고, 소화장애를 치료하며, 긴장된 조직을 이완시키는 등 부조화를 일으키는 원인을 제거하여 해열작용을 나타낸다.

우황청심원은 소도(消導)·정장작용(整腸作用)도 뛰어나므로 설사(泄瀉)나 변비(便秘)를 치료하기도 하고, 숙취를 해소하는 약으로도 사용한다. 음주를 하면 일시적으로 체열이 높아지기 때문에 갈증이나 번열감, 두중, 두통 등이 나타난다. 이러한 증상은 알코올로 인해 혈관이 확장되고 혈액순환이 활발해지기 때문에 나타나는 것인데, 앞서 언급한 대로 우황청심원에는 해열작용이 있기 때문에 열성상태를 조절하여 이러한 증상을 해소시킨다. 또한 음주 후에는 혈관이 확장되기 때문에 조직이 이완된다고 할 수 있는데, 알코올이 모두 분해되어 배설되면 조직은 다시 본래의 상태로 수축된다. 그러나 문제는 이완된 조직이 수축하는 과정에서 조직 사이에 담음이 울체될 수 있다는 것이다. 특히 소화기조직에 담음이 울체되면 오심, 구토, 설사, 연변, 대변빈번 등의 증상이 나타나는데, 이럴 때 우황청심원을 복용하면 이완된 상태를 적절히 수축시켜 주기도 하고, 정장작용(整腸作用)이 있어 소화장애를 치료하기도 한다. 이러한 작용 때문에 우황청심원을 숙취해소에 사용하는 것이다.

어른에게 우황청심원을 쓸 경우는
① 긴장했을 때, 놀랐을 때, 가슴이 뛸 때　② 뒷골이 땅기거나 띵할 때
③ 가슴이 답답할 때　④ 음주 후유증 해소나 숙취제거, 음주 후에 설사할 때
⑤ 가벼운 중풍 증상이 나타나거나 갑자기 졸도했을 때
⑥ 평소 물을 갈아먹으면 설사하는 경우
⑦ 불면증이 있을 때　⑧ 신경을 많이 써서 호흡이 곤란할 때
⑨ 불안, 초조, 우울감이 있을 때　⑩ 노인성 변비
⑪ 뱀에 물렸을 때

우황청심원은 소아질환에 많이 사용하는데, 소아 10명 중 8명은 우황청심원만 써도 잘 듣는다. 그래서 우황청심원만 있으면 소아질환의 80%는 해결할 수 있을 정도이다. 소아는 성장열을 내재하고 있어 기본적으로 체열이 높다. 따라서 장애가 발생하면 이를 해결하기 위해 발열을 일으키는 경우가 많다. 감기에 걸렸을 때는 물론이고 놀라거나 소화불량이 생겼을 때도 발열이 동반되는 경우가 있고, 이러한 이차적인 발열 때

문에 경기(驚氣)나 야제(夜啼)를 일으키기도 한다. 우황청심원에는 해열작용과 안심작용이 있어 이러한 소아발열과 발열로 인한 여러 장애를 치료하는 좋은 처방이다. 또한 소아는 소화기를 비롯하여 모든 조직이 미숙한 상태이기 때문에 소화장애가 발생했을 때 적절하게 대처하지 못하고 토사(吐瀉)와 함께 발열을 일으키는 경우가 많은데, 이 경우 우황청심원은 정장작용(整腸作用)과 해열작용(解熱作用)을 동시에 발휘하기 때문에 토사(吐瀉)와 발열(發熱)을 치료할 수 있다.

소아에게 우황청심원을 쓸 경우는

① 원인 불명의 발열	② 경기, 놀라는 증상
③ 복통, 설사	④ 놀래서 눈이 돌아가는 증상
⑤ 뻣뻣해지고 경련이 일어날 때	⑥ 갑자기 넘어져서 놀랄 때
⑦ 위협을 받아 놀랐을 때	⑧ 자다가 일어나서 울 때

처방구성 처방구성을 보면 모두 30가지 약재로 구성되어 있다. 특히 말초혈관의 이완이나 울체에 따른 출혈 등에 사용하는 포황이 있다는 것은 우황청심원이 고혈압이나 뇌경색으로 인한 중풍에도 유효한 것이 아닌가 하는 생각을 갖게 한다.

우황은 진정작용과 항경련작용이 있어 흥분된 중추신경을 안정화하고, 체온을 조절하며 진통작용, 소염작용도 있다. 우황의 소염작용은 아스피린 성분인 salicylic acid의 47배나 될 정도로 강력하다. 영양각은 해열작용, 진정작용, 항경련작용이 있고 고용량에서는 심근수축력을 감소시켜 혈압을 낮춘다. 사향은 관상동맥을 확장하여 혈류량을 증가시키고 심근(心筋)의 산소소모량을 감소시킨다. 용뇌는 중추신경계를 자극시키며 항균작용이 있다고 알려져 있다. 산약은 소화(消化), 건위작용(健胃作用)이 있고, 감초는 스테로이드 호르몬과 유사한 작용이 있어 항염증작용, 해독작용, 해열작용을 한다. 인삼은 중추신경계에 대한 흥분작용과 억제작용이 있는데, 흥분작용이 보다 강하다. 또한 뇌의 혈액공급과 산소공급 능력을 높이는 작용이 있으며, 강심작용이 있어 심장의 수축력을 강화한다.

포황에 포함된 플라보노이드는 혈관수축 및 수렴작용이 있어 지혈제로 사용되고 있다. 신곡은 단백질의 소화·흡수와 이용에 도움을 주고, 서각은 해열, 진경작용이 있으며, 대두황권 역시 해열, 발한작용이 있다. 육계는 심장의 수축력과 심박동을 증가시키며 말초혈관의 혈류를 원활하게 한다. 아교는 혈허(血虛)를 개선하고, 백작약은 소화기의 운동성을 증가시킨다. 맥문동은 다량의 포도당과 점액질을 함유하고 있어 진액(津液)을 보충하는 작용을 하고, 황금은 소화관의 연동운동(蠕動運動)을 항진시켜 소화·흡수를 촉진하고 담즙분비를 촉진하여 간기능을 강화한다. 당귀는 관상동맥의 혈류량을 증가시키는 작용이 있고 말초의 혈액순환을 강화한다. 방풍은 말초의 투과성을 조절하며 약한 해열작용과 진통작용이 있다. 주사는 정신안정의 기능이 있어 불안 증상을 치료하는 데 사용한다. 백출은 소화액 분비를 항진시켜 소화·흡수를 촉진하고 소화기에 정체된 수분의 배출을 증진시킨다.

시호는 중추신경을 억제하여 정신을 안정시키며, 담즙합성과 분비를 촉진한다. 길경은 거담작용(祛痰作用)과 진해작용(鎭咳作用)이 있으며, 염증을 억제하는 소염작용(消炎作用)도 있다. 행인은 진해작용(鎭咳作用)과 평천작용(平喘作用)을 한다. 백복령은 세뇨관의 재흡수를 억제하여 이뇨(利尿)를 증진하므로 수분의 정체를 해소하고, 천궁은 말초혈관을 확장하여 하지(下肢)와 심근(心筋)의 혈류량을 증가시킨다. 백렴은 해열작용이 있고, 건강은 혈액순환(血液循環)을 촉진하고, 소화액분비를 촉진하여 식욕을 증진시킨다. 금박은 정신을 안정시키는 작용이 있다.

처방비교 **비급환**과 비교하면 비급환은 소화기 내에 적체된 음식이나 적취 등으로 인해 발생하는 만성 정신질환이나 졸도(卒倒) 등에 사용한다. 반면 우황청심원은 내상(內傷)뿐 아니라 감정의 변화, 충격, 또는 심장장애로 인한 순환부전으로 발생하는 졸도에도 사용한다.

정충(怔忡)에 사용하는 **온담탕**과 비교하면 온담탕은 과도하게 울체된 담이 심장의 박출력을 저하시켜 정충을 일으킬 때 사용하며, 대부분 평소 겁이 많고 무서움을 타며 습담(濕痰)이 많은 사람에게 사용하는 경우가 많다. 반면 우황청심원은 충격, 놀람 등으로 발생하는 정충에 사용하며, 온담탕의 정충보다 급성이기 때문에 복용하면 속효가 나타난다는 특징이 있다.

항강(項强)에 사용하는 **가미귀비탕**과 비교하면 두 처방 모두 신경을 쓴 뒤에 발생하는 항강(項强)이나 수족저림, 정충(怔忡), 상기(上氣) 등에 사용한다. 그러나 가미귀비탕의 증상은 반복되는 긴장으로 발생하는 것이며, 평소 심장이 약하고 연약한 사람에게 나타나는 경우가 많다.

반면 우황청심원은 체질과 상관없이 누구에게나 사용할 수 있으며 만성적이고 반복적인 경우보다는 일시적으로 과도하게 신경을 쓰거나 충격을 받아 발생하는 정충(怔忡), 상기(上氣), 흉비(胸痞), 항강(項强)에 사용한다.

활용사례

1-1. 중풍(中風), 사지경색(四肢梗塞) 여 60세
2-1. 하지마비(下肢痲痹), 불면(不眠), 한열왕래(寒熱往來), 복랭(腹冷), 구고(口苦), 두중(頭重) 여 42세 소양인
2-2. 전신마비(全身痲痹), 호흡곤란(呼吸困難) 여 19세 태양성소양인
2-3. 기사회생(起死回生), 심장마비(心臟痲痹) 여 50대
2-4. 개의 심장마비 11살 암컷
2-5. 마취후유증(痲醉後遺症), 의식혼미(意識混迷), 언어불통(言語不通), 호흡곤란(呼吸困難) 여 35세 소양인
2-6. 아관긴급(牙關緊急) 여 36세 소양인
2-7. 실어증(失語症) 남 50세
2-8. 말더듬증 여 13세
2-9. 사물이 작게 보임, 현훈(眩暈) 여 34세 태음인
2-10. 몽유병(夢遊病) 여 15세
3-1. 유아경계(乳兒驚悸), 고열(高熱) 여 10개월 태음인
3-2. 유아경계(乳兒驚悸), 식체(食滯), 구토(嘔吐) 남 4개월 태음인
4-1. 유아야제(乳兒夜啼), 다한(多汗) 남 6개월 태음인
4-2. 소아야제(小兒夜啼), 육혈(衄血) 남 5세 열성태음인
4-3. 야제(夜啼) 남 2세 태음인
5-1. 소아토사(小兒吐瀉) 남 2세 소양인
5-2. 소아설사(小兒泄瀉), 농리(膿痢) 남 16개월 소음인
5-3. 유아설사(乳兒泄瀉), 발열(發熱), 연변(軟便) 남 4개월 소음인
6-1. 노인대변불리(老人大便不利), 변비(便秘) 남 85세 소음인
7-1. 소아복통(小兒腹痛) 남 3세 태음성소양인
8-1. 감기(感氣), 고열(高熱) 여 20세 소양인
8-2. 소아발열(小兒發熱), 구토(嘔吐) 남 21개월 소양인
8-3. 고열(高熱), 전신통(全身痛) 여 34세 태음인
9-1. 전신무력(全身無力) 남 55세
9-2. 피로(疲勞), 곤권(困倦), 신체통(身體痛) 여 68세 태음인
10-1. 두중(頭重), 신중(身重) 여 42세
11-1. 항강(項强), 견비통(肩臂痛), 정충(怔忡), 상기(上氣) 여 50세 소양인
11-2. 항강(項强), 현훈(眩暈) 남 39세 소양인
12-1. 숙취(宿醉) 남 39세 태음인
12-2. 음주(飮酒) 후 위통(胃痛) 남 45세 소양인
13-1. 사교상후유증(蛇咬傷後遺症) 여 30대 후반
14-1. 긴장에 따른 집중실패 남 26세 소양성소음인
15-1. 대두황권

1-1. 중풍(中風), 사지경색(四肢梗塞)

● 김 ○ ○ 여 60세 서울특별시 동작구 사당동

사당동에 사는 친구의 이웃으로 중풍에 걸려 왼팔과 왼쪽 다리가 불편한 부인이다.

① 5년 전부터 중풍으로 고생해 왔다. ② 그동안 병원에서 치료도 받고 침과 한약으로 치료도 했고, 우황청심원도 복용했으나 차도가 없다.

환자를 만나보니 증상이 심하게 보이지 않았으며, 가벼운 뇌경색이나 뇌허혈로 인해 발생한 중풍으로 판단되었다. 친구의 이야기로는 사는 형편이 어려워 제대로 치료도 받지 못하는 것처럼 보였다. 그래서 불쌍하기도 하여 비상용으로 가지고 다니던 우황청심원 10환을 주고 왔다.

1개월 뒤에 친구가 전화를 했다. 내가 준 우황청심원을 먹고 이웃집 부인의 팔과 다리가 많이 나아졌다고 하면서 부인이 10환만 더 구할 수 있냐며 찾아왔다는 것이다. 아울러 그간 우황청심원을 수차 복용했으나 이처럼 효과를 본 적은 처음이라는 것이다.

다시 친구 편으로 우황청심원 10환을 보냈고, 그 뒤 친구로부터 경과를 확인할 수 있었는데 우황청심원으로 인한 것인지는 몰라도 중풍 증세가 거의 다 나아 불편함 없이 지내고 있다고 한다.

2-1. 하지마비(下肢痲痹), 불면(不眠), 한열왕래(寒熱往來), 복랭(腹冷), 구고(口苦), 두중(頭重)

● 길 ○ ○ 여 42세 소양인 직장노동 경기도 남양주시 진접읍 장현2리

문밖이 왁자지껄하더니 장정 서너 명이 리어카에 아주머니를 태우고 와서는 양쪽 팔과 허리를 잡고 들어오는데 다리가 땅에 질질 끌려 마치 뼈가 빠진 사람과 같았다. 보통 키에 약간 마른 편이며 피부가 검고 건조한 42세 부인이다. 다리에 힘이 전혀 없는지 몸통 밑에 매달린 시계추처럼 덜렁거리고 발로 땅을 딛고 서 있지 못했다. 정신은 또렷하며 앉을 수는 있어서 환자와 같이 온 남편의 이야기를 대충 들어 보니 동네 앞 회사에서 작업을 하는 분이었다.

① 근래에 과로하고 신경을 많이 썼다. ② 그 이후에 자고 일어나니 다리에 감각은 있는데 전혀 말을 듣지 않고 힘이 들어가지 않으며 움직이거나 들어(올려)지지 않는다. 즉 하지(下肢)를 전혀 사용하지 못한다고 한다. 식구들이 모두 놀라서 서울 ○○종합병원에 일주일간 입원을 하여 치료를 받았으나 상태가 여전했다. 형편도 넉넉하지 못한 터라 침으로 치료해 보기로 하고 퇴원하여 이틀간 침치료를 했으나 여전하여 마음이 조급하던 차에 이웃의 소문을 듣고 리어카에 태워 이렇게 찾아왔다는 것이다. ③ 얼굴을 보면 예리하게 보이고 피부가 검고 울화(鬱火)가 있는 여윈 형의 소양인이라는 점에서 시호계지탕증임을 느낄 수 있었으나 보다 확실한 치료를 위해 자세한 설명을 들어 보았다.

④ 5년 전부터 손이 간혹 저리며, 명치 밑이 치밀고 아플 때는 소복(少腹)이 불러 오면서 누르면 딱딱하게 아프다가 통증이 사라진다. ⑤ 5개월 전부터는 항상 머리가 무겁고 아프다. ⑥ 자고 나면 입이 쓰고 낮에 잠깐이라도 졸고 나면 입이 매우 쓰다. ⑦ 근래에 한열왕래(寒熱往來) 증상이 하루에 1번씩 있었으며 이때는 뱃속으로부터 이가 딱딱 부딪칠 정도로 추운 것을 느낀다. ⑧ 피로를 많이 느낀다. 봄에는 자주 어지럽다. ⑨ 근래에 눈이 많이 침침하고 먼 곳을 보면 흐리다. ⑩ 약간만 신경을 써도 가슴이 둥둥 뛰는 것이 심하다. ⑪ 잠자리에 누우면 땅으로 빠져 들어가는 것 같다. ⑫ 간혹 깨어날 때나 차를 타고 있을 때 속이 느글거리면서 구토가 난다. ⑬ 추위를 심하게 타며 겨울을 싫어하고 따뜻한 음식을 좋아한다. ⑭ 대하(帶下)가 많다. ⑮ 혀에는 황습태(黃濕苔)가 끼어 있고 혀 둘레에 굴곡이 심하다.

한열왕래와 구고(口苦)가 있는 소양인의 하지무력증을 목표로 시호계지탕 본방으로 5일분 10첩을 지어주기로 하고 심화(心火)로 인한 정충(怔忡)과 수족저림을 목표로 우황청심원을 하루에 2알씩 3일간 복용하도록 6알을 함께 주었다.

다음날 아침에 남편이 와서 그 약을 복용하니 하지마비가 풀리려는지 전과 달리 다리가 아프며 자꾸만 잠이 온다는데 재워도 되느냐고 하기에 우황청심원의 약효로 인해 자는 것이니 그냥 푹 자게 하라고 일러주었다. 2일 후에 지나다가 들렀다며 내방했을 때 확인해 보니, 이젠 일어선 채로 잠시 동안 서 있을 수 있고 소변도 혼자서 본다는 것이다.

5일 후에 남편과 같이 왔을 때는 본인 혼자서 약간씩 걷고 조금 먼 거리는 부축을 받으며 걷는다고 한다. 또한 마음대로 다리를 움직이고 쓸 수 있으며, 그 약을 복용하고 3일 간은 잠을 잘 잤는데 나머지 2일간은 잠을 전혀 못 잤다고 한다. 다른 증세도 확인해 보니, 한열왕래(寒熱往來), 뱃속으로 추운 증세 및 자고 나면 입이 쓴 증상은 완전히 없어지고, 항상 머리가 무겁고 아픈 것과 명치 밑으로 치밀어 오르는 것은 많이 줄어들었다고 한다. 다른 증세는 아직 잘 모르겠으며 몸 전체가 전보다 훨씬 나아진 것 같다고 한다. 형편이 어려운 탓으로 약을 더 먹으면 빨리 나을 수 있지만 이 정도라도 치료가 되었으니 안정만 잘하면 시간이 다소 걸리겠지만 특별한 치료를 하지 않아도 저절로 서서히 나아질 수 있다고 말해 주었다.

2-2. 전신마비(全身痲痹), 호흡곤란(呼吸困難)

● 임 ○ ○ 여 19세 태양성소양인 봉제사 서울특별시 서대문구 북가좌2동

보통 키에 보통 체격으로 남자 같고 선머슴같이 약간 왈가닥인 아가씨이다.

퇴근하여 저녁을 먹고 잠을 자려는데 문을 다급하게 두드리는 소리가 나서 밖에 나가 보니, 동네 봉제공장을 하는 젊은 사장님이다. 웬일이냐고 물어 보니 미싱사 한 사람이 지금 전신이 마비되어 누워 있는데 몇 걸음 안 되니 급히 좀 와서 봐 달라고 한다. 옷을 간단히 걸치고 우선 구급용으로 쓸 수 있는 우황청심원과 용뇌, 박하, 사향소합향원을 주머니에 넣고 20발자국도 안 되는 봉제공장 기숙사에 들어가니 아가씨가 누워 있는데 여러 사람이 팔다리를 주무르고 심호흡을 시키고 있었다. 옆에서 가만히 보니

① 우선 호흡이 되긴 하지만 정상인처럼 되는 것이 아니고 되었다 안 되었다를 반복하는 호흡곤란이 있다. ② 전신이 굳어져 뒤틀리는 듯 힘을 주며 용을 쓰고 있다. ③ 가끔씩 호흡이 트일 때는 큰소리를 치고 크게 울면서 고함을 질러 주위 사람이 놀라고 어쩔 줄을 모른다.

이야기를 들어 보니 저녁에 같이 있는 남자 동료와 술을 마시고 말다툼을 한 뒤부터 갑자기 전신을 뒤틀며 고함과 괴성을 지르면서 울고, 호흡을 잘 못하여 급히 눕히고 여럿이 손발을 주물러 주었고, 밤이 깊어 가까운 선생님께 찾아왔다는 것이다.

이 아가씨는 남자 같은 용모와 행동에 성격도 활달하여 철없는 선머슴 같은 기질이 있으며, 술을 먹고 말다툼을 하다가 감정이 격해져서 오는 증세인 만큼 격화된 감정을 진정시키면서 호흡곤란을 정상화시키면 증세가 호전될 수 있다고 보았다. 그래서 우황청심원 2환을 물로 개어 입으로 흘려 넣었다.

우황청심원 2환을 복용시키면서 계속 손발을 주무르게 했는데 10분 정도 지나자 용을 쓰던 환자가 조용해지면서 코를 드르릉 고는 것이 아닌가. 코 고는 소리를 듣자 사장과 직원도 안도를 하면서 어이가 없는지 한바탕 웃었으며, 우황청심원의 빠르고 대단한 약효에 놀라워했다. 그 다음날에는 증세가 전혀 없었고 예전과 다름이 없는 일상생활을 계속할 수 있었다고 한다.

2-3. 기사회생(起死回生), 심장마비(心臟痲痹)

다음은 박순태 선생의 경험을 채록한 것이다.

● ○ ○ ○ 여 50대 후반

지난여름 친구들 가족과 함께 설악산 흔들바위에 올라갔는데 흔들바위에 오르자, 여자들의 통곡 소리가 나서 그쪽으로 가보니 50대 후반으로 보이는 여자가 죽은 듯이 누워 있고 그 주위 여자들이 울음을 터뜨리고 있었다. 자세히 보니 이미 몸은 식어 있고 입술이 새파래져 있으며 손발이 얼음처럼 차다.

같이 온 듯한 주위 여자들에게 확인해 보니, 산에 힘들게 올라온 후 쓰러져 저렇게 죽었다는 것이다. 외형으로 보기에는 이미 싸늘하게 죽은 사람이어서, 맥을 잡아 보니 뛰는지 안 뛰는지 판단하기가 어려워 가슴을 열고 심장 부위에 귀를 대어 보니 다행히도 심장은 약하게나마 뛰고 있었다.

그냥두면 분명 죽을 수밖에 없다 생각하고 장이 나빠 비상용으로 가지고 다니는 우황청심원을 여자의 입을 벌려 복용시키려고 했으나, 이미 입이 굳어져 벌려지지 않아 하는 수 없이 숟가락을 이빨 사이에 끼워 억지로 약간 벌린 뒤 일행인 친구에게 입으로 씹은 후 환자의 입속으로 뿜어서 넣어 주라고 일렀다.

주위에 있는 사람들에게 조금 후면 살아날 것이라고 말하고 나니, 불현듯 만약 이 사람이 회생하지 못하고 죽어버린다면 죽어가는 사람을 살리려다 오히려 억울하게 죄를 뒤집어 쓸 것이 은근히 걱정되기 시작했다. 그래서 같이 온 친구들과 밑에 있는 휴게소에서 걱정을 하면서 기다리고 있는데, 15분 쯤 뒤에 한 무리의 여자들이 내려오면서 "아까 약 주신 분들이 저분들 아냐"라며 반기면서 다가왔다. 자세히 보니 조금 전에 싸늘하게 식은 그 여자와 같이 왔다는 동료들이기에 '그 여자가 살았구나!'하는 생각이 들어 그렇게 반가울 수가 없었다. 마치 죽은 자식이 살아오는 것처럼 반갑고 기뻤다.

그 후의 이야기를 들어 보니, 우리가 내려온 다음 곧바로 한숨을 푹 쉬더니 회생했으며 주위 동료들도 뛸 듯이 기뻐했고, 실신한 사람치고는 걸음걸이나 말소리도 정상이므로 직접 걸어서 내려오는 길이라고 한다.

자신들은 전주에서 계를 모아 설악산에 놀러왔고 실신한 여성은 평소에도 심장이 약했는데 무리하여 산에 오르다 보니 큰일을 당할 뻔 했으나 선생님께서 이렇게 살려주셔서 대단히 고맙다는 것이다. 그리고는 얼마 전까지 시체처럼 누워 실신해 있었던 당사자인 그 부인이 떠들고 웃으면서 나무에 기대어 서로들 사진을 찍고 장난을 치곤했는데 나도 그 일로 하도 걱정을 하고 긴장한 탓으로 고함을 치면서 "안 죽으려면 즉시 내려가 안정을 해야지 어디서 놀고 사진 찍고 있느냐"고 큰 소리로 꾸중을 하니 모두들 내려갔다. 만약 그때 우황청심원이 없었고 그 여자 분이 그대로 있었다면 어떻게 되었을까? 물론 그대로 죽음을 향해 달려갔을 것이다.

2-4. 개의 심장마비

● 개(치와와) 11살 암컷 마르고 약함 경기도 안양시 관양동 현대아파트

이 이야기는 한약방 단골손님인 김○○ 여사(61)가 우황청심원을 자기 집 개에 사용하여 효과를 본 경험을 얘기한 것을 듣고 기록한 것이다.

이 분의 집에는 치와와라는 팔뚝만한 애견이 있는데 나이는 11살이고, 체중은 1kg 정도로 마른 편이며 평소 몸이 약하다. 그런데 이 개가 나이가 6살 되던 때부터 밥을 잘 안 먹거나 약해지면

① 1달에 1번꼴로 갑자기 누워서 몸을 떨면서 퍼덕퍼덕거린다. ② 눈자위가 돌아가면서 네 다리가 뻣뻣하게 되며 경련과 심장마비(?)를 일으킨다는 것이다.

이럴 땐 사람과 마찬가지로 우황청심원을 먹이면 살아나는데, 우황청심원을 1/5가량 설탕물에 개어서 입 옆으로 흘러 넣어 주면 5분 후쯤 일어나 평소와 같이 활동하며 잘 돌아다닌다는 것이다.

이 개는 가끔씩 몸이 약하거나 밥을 잘 먹지 않을 때는 이런 증상이 발생하는데 평균적으로 1달에 1번 정도 발생하고 6살 된 뒤부터 지금까지 5년간 100번 가까이 이런 증상을 있었으며, 그때마다 우황청심원을 위와 같은 방법으로 먹여서 살렸다는 것이다. 그래서 이 개를 위해 집안에 비상용으로 늘 우황청심원을 남겨두고 있다는 것이다.

이분의 말을 들어보면 평소에도 개의 심장이 약한 것 같다며 손을 개의 심장 부위에 갔다 대면 심장박동이 정상적이 아니라 빨랐다 느렸다 하며 고르지 못한 부정맥 현상이 있다고 한다.

이 개의 어미도 12살 때 죽었는데, 죽기 1년 전부터 이 개와 같은 현상이 20회 정도 있어서 그때마다 우황청심원을 먹여서 살리곤 했는데, 하루는 아침에 보니 죽어 있더라는 것이다. 이 분의 말이 아마 그때도 이와 같은 증상이 왔었는데 몰라서 우황청심원을 먹이지 못하여 죽었던 것으로 생각한다고 했다.

2-5. 마취후유증(痲醉後遺症), 의식혼미(意識混迷), 언어불통(言語不通), 호흡곤란(呼吸困難)

● 조 ○ ○ 여 35세 허약성 소양인 서울특별시 서대문구 북가좌2동

보통 키에 여윈 편이고 피부가 희고 섬세하며 결벽증이 있는 허약성 소양인 주부로, 필자의 아내이다.

퇴근하여 집에 오니 학원에 간 아내는 아직 도착하지 않고 아이들만 놀고 있었다. 저녁을 먹은 후 신문을 보고 있으니, 신설동의 ○○치과에서 연락이 왔는데 아내가 치아치료 중 마취를 하다가 쇼크를 받아 의식이 왔다 갔다 하니 급히 와달라고 한다. 우선 구급의 증상에 사용할 수 있는 우황청심원과 사향소합향원, 박하뇌, 용뇌 등을 챙겨 가지고 급히 택시를 타고 신설동로터리의 모 치과의원으로 갔다.

① 아내는 치료용 의자에 비스듬히 누워 있었다. ② 숨결이 고르지 못했다. ③ 숨을 제대로 내쉬지 못하고 있었다. ④ 나를 쳐다보고 눈만 멀뚱거릴 뿐 말을 하지 못한다. ⑤ 옆에 있는 간호사는 여전히 팔을 주무르고 있다. ⑥ 원장의 양해를 잠깐 구한 뒤 맥을 보니 부완대맥(浮緩大脈)이다. 전에도 아내가 쇼크를 받을 때는 늘 이러한 맥이었다.

간호사에게 가져간 우황청심원 두 알을 주면서 따뜻한 물 1컵에 개어서 입을 벌리고 숟갈로 넘겨주라고 부탁을 했다. 우황청심원을 먹고 나니(이 때 입을 못 움직이므로 우황청심원을 씹을 수 있는 상태가 아니어서 물로 개어 입에 떠 넣었다.) 3초 정도 지나서 휴~ 하고 한숨을 쉬면서 "여보 왔어"하고 말을 하는 게 아닌가! 그러면서 점차 말을 하는데 손발이 굳어지는 듯한 것도 조금씩 풀리며 조금 전보다는 한결 낫다는 것이다.

그간의 경과에 대해 아내의 말을 들으니, 마취주사를 맞는 순간 전신의 힘이 쑥 빠지면서 땅 속으로 끌려 들어가는 듯하다가 의식을 잃었으며, 깨어날 때에도 말이 나오지 않았으며 꼭 죽는 줄만 알았는데 내가 와서 안심이 되었다고 한다. 오후 3시부터 도착한 10시까지 7시간 동안 이러한 증상이 계속 반복되어서 10여 차례 정신이 있다가 없다가를 반복했으며 말을 할 때도 입이 잘 떨어지지 않았다고 한다. 또한 몇 번인가 치과에서 부른 듯한 다른 내과의사가 다녀갔지만, 다시 증세가 계속 반복되어 의식이 잠시 들 때마다 낮부터 본인을 불러 달라고 간청했다는 것이다.

원장이 그 사이 경과를 들려주는데, 치아치료를 하려고 마취약을 놓는 순간 갑자기 의식불명상태에 빠져 무척 당황되고 겁도 나서, 여러 가지 응급치료를 했으나 여전했다는 것이다. 의식이 없어질 때는 주위의 내과병원 의사를 서너 차례 불러 응급처치를 했고, 그 뒤에도 여전히 반복하여 의식이 왔다 갔다 하여 종합병원의 구급차를 신청하니 모두 나가고 없어 위기의 상태가 계속되었다고 한다. 회복되어 정신이 돌아오면 보호자에게 연락하려 했으나 나아지지 않고 반복되므로 이제는 수모를 당하더라도 어쩔 수 없다 싶어 연락을 했으며, 우황청심원을 먹고 의식이 회복되어 말을 하니 얼마나 다행스럽고 안도가 되는지 모르겠다고 한다.

치과병원 의자에서 30분 정도 더 안정을 취한 후 걸어서 4층 계단을 내려와 집으로 왔으며, 그때 그 후유증인지 그 후 약 1달 동안 힘이 없고 몸이 불편했었다.

風 寒 暑 濕 燥 火 內傷 虛勞 霍亂 嘔吐 咳嗽 積聚 浮腫 脹滿 消渴 黃疸 瘧疾 邪祟 身形 精 氣 神 血 夢 聲音 津液 痰飮 蟲 小便 大便 頭 面 眼 耳 鼻 口舌 牙齒 咽喉 頸項 背 胸 乳 腹 腰 脇 皮 手 足 前陰 後陰 癰疽 諸瘡 婦人 小兒

2-6. 아관긴급(牙關緊急)

● 조 ○ ○ 여 36세 연약형 소양인 주부 서울특별시 서대문구 북가좌2동

좀 창피하긴 하지만 우황청심원의 구체적인 효능을 밝히기 위해서 나와 집사람이 싸운 이야기를 한다.

연약하고 피부가 희며 성격이 급하고 예민한 36세인 아내의 이야기이다. 아내가 외출을 하고 돌아온 뒤 사소한 말다툼으로 서로의 감정이 격앙되어 서로에게 치명타를 가하기 위해 소위 자존심 건드리는 얘기만을 골라서 하게 되었다. 이럴 땐 항상 힘으로나마 우위를 유지하기 위해 폭력을 가하겠다고 위협을 했다. 그러나 아내의 고조된 감정이 수그러들지 않고 계속 화를 내자 아내의 빰을 한 대 때렸는데 이내 아내가 방바닥에 쓰러져 마치 억울하지만 일부러 져주기라도 하는 것처럼 엎드려 누워 있는 게 아닌가? 순간적으로 '아차 실수했구나!'하고 후회가 되면서도 그냥 앉아 있자니 계면쩍기도 하여, 방문 앞에 앉아서 담배를 한 대 피운 뒤, 밖에 바람이라도 쏘이고 올까 하고 일어서다 그래도 마음이 켕겨서 누워 있는 아내를 이불 쪽으로 옮기려고 가까이 갔다.

① 그러자 아내가 실신하여 있다는 사실을 알았다. ② 곧 방문을 열고 손발을 주무르고 강직된 복직근(腹直筋)을 누르고 주무르자 한참 후에 정신이 들었다. ③ 정신이 들자 빰을 맞은 울분으로 고함을 지르다가 가슴을 쳤다.

④ 감정이 격앙되어서인지 고함을 쳤는데 크게 벌린 입이 다물어지지 않았다. ⑤ 혀가 목구멍 쪽으로 딸려 들어가면서 입이 벌어진 상태가 풀리지 않은 채 말을 못했다. ⑥ 우~우 하면서 짐승 같은 소리만 내고 있었다. ⑦ 손으로 턱과 머리를 눌러 입을 다물려 보기도 하고, 턱뼈 고리가 있는 관자놀이를 주무르고 두드리며 힘을 주어도 효과가 없고, 턱을 주먹으로 쳐 봐도 입이 벌어진 것이 여전했다.

그래서 냉장고에 넣어둔 우황청심원을 찾았으나 어디다 치웠는지 보이지도 않아 30여분 동안 실랑이를 했지만 여전히 그 상태였다. 우황청심원을 다시 찾아보기로 하고 마루의 찬장 문을 여니, 그곳에 우황청심원이 있어서 급히 2환을 따뜻한 물에 개어서 한 컵을 만든 뒤 한 숟갈을 입에 넣으니

1. 그렇게 힘으로 다물게 해도 굳어져 닫히지 않던 입이 우황청심원을 갠 물이 목으로 넘어가자마자 저절로 닫히며 부드러워지는 것이 아닌가!

2. 동시에 계속 목 안으로 말려 들어가는 듯한 굳어진 혀도 괜찮아졌다.

우황청심원이 아관긴급에 쓰이긴 하지만 이렇게 극적으로 속효가 있는 것을 보고 내심 매우 놀라고 다행스러웠으며, 또 그 뛰어난 약효에 놀라지 않을 수가 없었다.

앞에서 보는 것처럼 우황청심원은 기울(氣鬱)로 인한 아관긴급과 혀가 목 속으로 딸려 들어가는 경우에도 효력이 있음을 알 수 있고, 가슴이 답답하거나 숨쉬기가 곤란할 때, 이를 문 채 벌어지지 않을 때에도 우황청심원을 사용하여 그때마다 여러 차례 속효를 본 적이 있다.

2-7. 실어증(失語症)

다음은 김희경 선생의 경험을 채록한 것이다.

● 김 ○ ○ 남 50세 말사육 제주도 남제주군 대정읍 모슬포

손으로 가슴을 감싸고 허리를 굽힌 채 말을 못하는 남자가 왔다. 같이 온 사람에게 과정을 들어보니

① 말먹이를 주려고 마구간에 들어갔다가 말에게 뒷발질로 명치 부위를 차여 이렇게 되었다. ② 그 뒤부터는 놀라서 그런지 실어증에 걸려 말을 전혀 못하고 있다는 것이다.

말에 차여 놀라서 증상이 발생한 것으로 보고 우황청심원 1알을 주었다. 우황청심원을 받아서 씹어 먹은 뒤 조금 지나자 말을 하기 시작했으며 그동안 말을 못하던 실어증이 우황청심원 1알을 먹고 낫자 여간 신기해하지 않았다.

2-8. 말더듬증

다음은 김희경 선생의 경험을 채록한 것이다.

● 김 ○ ○ 여 13세 초등학교 6학년 제주도 서귀포시

서귀포에서 개업했을 때의 일이다. 초등학교 다니는 여학생이 부모와 함께 내방했다.

① 공부를 안 한다고 부모에게 매를 맞고부터 벌벌 떨며 말을 더듬고 제대로 못한다. ② 그간 몇몇 병원을 다니면서 치료를 했으나 차도가 없었다. ③ 그래서 제대로 된 우황청심원을 먹으면 괜찮을 거라고 했다. 그런 우황청심원이 있느냐고 묻기에 있다고 말한 뒤, 가격을 묻기에 우황청심원 1알에 3만원이며, 아마 3알 정도는 먹어야 할 것 같다고 하자 너무 비싸다고 생각했는지 그냥 나가버렸다. ④ 그 후 한 달 쯤 지나서 다시 부모가 이 여학생을 데리고 왔다. 그간 서울의 큰 대학병원에 가서 검사도 받고 치료도 했는데 병원약을 먹으면 초기에는 증세가 없어졌다가 며칠 지나면 다시 말을 제대로 못하는 증상이 나타난다는 것이다. 다시 서울로 가려고 하니 치료비와 교통비, 숙식비가 이만저만한 것이 아니라 지난번 그 우황청심원을 사러 왔다는 것이다.

그간의 경험대로 이 아이는 충격을 받아 나타난 증상인 만큼 우황청심원으로 뇌기능을 안정시키면 말 더듬는 것은 저

절로 치료된다고 보고 우황청심원 3알을 주면서 1일 1개씩 복용하도록 했다.
경과를 확인하니, 우황청심원을 먹은 뒤로는 말을 더듬거나 벌벌 떠는 것이 없어졌고, 그 후 여러 해가 지나고 내가 서귀포를 떠날 때까지도 전혀 재발한 적이 없었다.

2-9. 사물이 작게 보임, 현훈(眩暈)

● 황 ○ ○ 여 34세 태음인 주부 경기도 안양시 비산3동

보통 키에 피부가 검고 살이 약간 찐 부인으로 얼마 전에 부부싸움을 했는데
① 벽에 머리를 부딪친 뒤로 줄곧 어지럽다. ② 사람이나 물건이 아주 조그맣게 보인다며 남편이 걱정하면서 대신 내방했다.
이 부인의 경우는 왼쪽 다리에 힘이 없어 계지부자탕에 귀비탕을 합하여 복용한 이후 치료된 경력이 있어, 본인이 직접 오지는 않았으나 체질이나 평소의 건강상태를 알 수 있었는데, 평소 남편의 외도로 심화(心火)가 많은 편이었다. 우선 현재 어지러운 것은 머리가 벽에 부딪쳐 오는 뇌진탕 후유증과 부부싸움으로 인한 심화로 인해 발생한 것으로 볼 수 있다. 그러나 어지러움에 오심(惡心)과 두통(頭痛)이 수반되지 않은 점으로 보아 뇌진탕 후유증보다는 심화로 인해 발생한 것으로 판단된다. 그래서 충격을 받았을 때 사용할 수 있는 우황청심원 4환을 주면서 어지러울 때 1알을 복용하고 자기 전에 1알을 복용하도록 했으며, 그러면 어지러움과 함께 사람이나 물체가 작게 보이는 것도 나을 수 있다고 했다.
2일 후 남편이 다시 내방했는데, 어지러움과 사물이 작게 보이는 증세가 현저히 줄어들었다며 우황청심원 6환을 더 달라고 하여 6환을 주었다. 3일 후에 왔을 때 확인해 보니, 사람이 작게 보이는 것은 호전되어 정상 크기로 보이며, 신경만 쓰면 어지럽다고 한다.
신경을 쓰면 어지러움이 나타나는 것으로 보아 증상이 많이 호전되었으나 아직 미약하다고 보고 다시 우황청심원 8환을 주었으며 며칠 후에 전보다 경감되었으나 아직 완치는 되지 않았다며 다시 우황청심원 6환을 가져갔다. 그 후 미약하게 남아 있던 어지러움의 증상이 완전하게 치유되었다는 말을 들었다.

2-10. 몽유병(夢遊病)

● 김 ○ ○ 여 15세 중학교 3년 서울특별시 영등포구 신길동

소개를 받고 온 40대 중반으로 보이는 어머니가 자신의 약을 지으러 와서 상담을 했는데, 자신의 딸에 관하여 이야기를 했다.
① 딸이 밤이면 자다가 일어나 밖을 돌아다니다가 잠을 잔다. ② 다음날 아침 확인해보면 본인은 전혀 지난밤의 일을 모르고 있다. ③ 거의 매일 밤 이런 현상이 있다는 것이다.
이 학생은 어머니와 같은 방에 자는데 잠결에, "똑"하고 문고리 따는 소리가 나면서 이 학생이 문을 열고 나가곤 한다는 것이다. 늘 자지 않고 나가는 것을 막아야겠다 싶어도 기다리다가 잠에 취해서 미리 붙잡아 두지 못한다는 것이다. 이런 증세에 좋은 약이 없겠느냐고 걱정을 한다. 그래서 우황청심원을 자기 전에 1알씩 먹이라고 이르고 6일분으로 6알을 주었다. 2달 정도 지나서 원래 이 여학생을 소개시켜 준 봉천동 아주머니가 약을 지으러 왔는데, 그 학생이 우황청심원을 먹은 뒤부터는 신기하게도 몽유병 증세가 완전히 없어졌으며, 그 뒤부터는 한 번도 몽유병이 나타나지 않았다고 한다.

3-1. 유아경계(乳兒驚悸), 고열(高熱)

● 연 ○ ○ 여 10개월 태음인 경기도 안양시 관양동

키와 체격이 보통이며 태음인으로 보이는 10개월 된 여자아이이다.
① 밤낮으로 잘 놀라면서 운다. ② 4일 전 밤부터 열이 40℃로 오르고 경기(驚氣)를 했으며 아직도 고열이 지속된다.
③ 2개월 전에 모유에서 우유로 바꾼 후 1일 1번씩 대변을 보는데 대변이 매우 된 편이다.
10개월 된 유아의 경계와 고열을 목표로 우황청심원 1환을 주면서 1환을 9등분하여 3일간 나누어 복용시키라고 했다.
14일 후에 다시 왔을 때 확인해 보니, 우황청심원을 복용한 뒤로 고열이 내렸고 잘 놀라던 것이 많이 좋아졌는데, 요즘에는 낮에는 잘 노는데 간혹 밤에 자다가 놀라서 운다고 한다. 이번에는 변비가 있다며 내방했는데 이번에도 우황청심원 2환을 주었다.

3-2. 유아경계(乳兒驚悸), 식체(食滯), 구토(嘔吐)

● 김 ○ ○ 남 4개월 태음인 경기도 안양시 관양1동

어머니가 4개월 정도 된 순해 보이는 남자아이를 데리고 와서 잘 놀라고 감기에 잘 걸리는 것 같다며 약을 지어달라

고 한다. 자세히 확인해 보니
① 2주 전 감기에 걸린 뒤부터 깜짝깜짝 잘 놀라고 운다. ② 체했는지 놀란 후부터 그동안 잘 먹던 젖을 잘 먹지 않는다. ③ 오늘은 젖을 토했다. ④ 2일 전부터 고환이 위로 올라왔다. ⑤ 코가 막혀 있다.
4개월 된 유아의 경계(驚悸), 식체(食滯), 구토(嘔吐)를 목표로 우황청심원 2환을 주면서 1알을 6등분하여 공복에 1일 1등분씩 4회에 걸쳐서 복용하여 1알로 1.5일 먹이되 도중 증세가 사라지면 나머지는 두었다가 다음에 비슷한 증세가 있을 때나 응급용으로 사용하라고 했다.
다음날 이 분의 이웃에 살고 있는 부인이 4개월 된 아이를 데리고 왔는데 어제 자기 옆집 아이가 아팠는데 여기서 준 우황청심원을 복용하고 나았다며, 자기 아이도 식체와 감기가 있다며 진맥을 좀 해달라고 한다.
그래서 좀 더 자세히 확인하고자 아이의 집에 전화를 하여 어머니에게 확인해 보니, 우황청심원 1환을 6등분하여 4등분을 먹이고 나머지는 그냥 보관하고 있는데 우황청심원을 먹인 뒤부터
1. 깜짝깜짝 놀라는 것과 우는 것이 없어졌다.
2. 젖은 전보다는 약간 적게 먹지만 잘 먹으며 전과 달리 한 번에 많은 양이 아니라 조금씩 자주 먹는다.
3. 구토는 없어졌다고 한다.
4. 비색(鼻塞)은 여전하다고 한다.
5. 그동안 아이가 아파서 몹시 걱정을 했었는데 선생님 덕분에 다 나았다며 거듭 고맙다는 말을 했으며, 남은 우황청심원은 비상용으로 보관중이라고 한다.

4-1. 유아야제(乳兒夜啼), 다한(多汗)

- 박 ○ ○ 남 6개월 태음인 경기도 안양시 관양2동

보통 키와 체격을 가진 태음인으로 보이는 남아이다.
① 어제부터 잠을 안 자며 놀라기만 하면 계속 운다. ② 땀을 많이 흘린다.
땀을 많이 흘리는 6개월 된 태음인 남아의 야제를 목표로 우황청심원 2환을 주었다. 7개월 후 감기에 걸려 내방했을 때 확인해 보니, 우황청심원을 복용한 이후 밤에 잠을 안 자고 우는 횟수가 1주에 1~2회로 줄어들었으며 그 후 1달에 1~2회 정도로 경감되었다고 한다.

4-2. 소아야제(小兒夜啼), 육혈(衄血)

- 오 ○ ○ 남 5세 열성태음인 경기도 안양시 관양동 부림빌라

보통 체구에 얼굴이 넓은 편이며 평소에 열이 많고 듬직한 태음인으로 보이는 남아이다.
밤 10시경에 잠자리에 들려고 하는데 여직원에게 전화가 왔다. 여직원의 주인집 아들이 자다가 갑자기 일어나 울면서 코피를 쏟아 어머니가 어쩔 줄 몰라 한다며 어떻게 하면 좋은지 물어봤다. 3일 뒤에 아이를 데리고 아이의 보약을 지으러 왔을 때 어머니에게 자세히 들은 특징과 증상은 다음과 같다.
① 밤 10시 20분경 자다가 꿈을 꾸었는지 갑자기 잠이 깨어 울면서 소리를 지르고 부들부들 떨면서 코피를 쏟아서 무척 당황하고 놀라서 마침 생각이 나서 여직원을 통하여 연락을 했다고 한다. ② 그날 낮에도 코피를 쏟았다.
③ 올 3월에 유치원에 다니고부터 피곤해서인지 가끔 코피를 쏟으며 특히 피곤할 때 코피를 잘 쏟는 것 같다고 한다.
④ 유치원에 다니기 전에는 아침 8시 이전에 일어났으나 유치원에 다닌 후로는 8시가 되어도 일어나지 못하여 매일 억지로 잠을 깨운다고 한다. ⑤ 평소에도 잘 놀라는 편이다. ⑥ 자다가 잠꼬대와 헛소리도 잘하고 자다가 잘 울기도 한다. ⑦ 평소에 이 아이는 집안에서는 잘 노는 편이지만 밖에 나가서 노는 경우는 드물고 얼굴의 윤곽이나 표정이 의젓하고 순해 보여 태음인으로 판단했다.
전화상으로, 너무 놀라거나 걱정하지 말고 상비해 둔 우황청심원이나 가까운 약국에서 우황청심원 1환을 사서 모두 먹이고 잠이 들면 괜찮아질 것이라고 일러주었다.
다음날 여직원이 출근했을 때 경과를 확인할 수 있었다. 평소에는 자다가 울면서 깨면 1시간 가까이 어머니가 안고 달래야 잠을 잤는데 비상용으로 가지고 있던 우황청심원 1알을 물에 개어 먹이니 10분 정도 지나 저절로 잠을 잤다고 한다. 물론 그 뒤로 내방할 때까지 코피가 난다든지 자다가 울거나 칭얼거리는 일이 없었고, 3일 뒤에 아이의 보약을 지으러 온 어머니에게 들은 바로는 평소와 달리 어제와 오늘은 아침 8시가 되기 전에 일어났다고 한다.

4-3. 야제(夜啼)

다음은 조경남 선생의 경험이다.

- 김 ○ ○ 남 2세 태음인 경기도 안양시 동안구 관양2동

2006년 1월 1일, 새해 첫날이 지나기 전에 옆집 아줌마가 다급하게 초인종을 누르기에 나가 보니, 아이가 울음을 그치

지 않는데 병원에 데려가야 하는지 어찌할 바를 모르겠다고 한다.
① 저녁을 먹고 잠을 자다가 갑자기 일어나서 울기 시작했다. ㉠ 엄마와 아빠가 아무리 달래도 울음을 그치지 않는다. ② 발과 귓불이 싸늘하다. ③ 저녁에 닭고기를 먹었는데 체할 정도는 아니었다고 한다.
엄마와 아빠가 아무리 달래도 울음을 그치지 않는 어린이에게 우황청심원을 사용하기로 하고 과도(果刀)로 우황청심원을 잘라내어 미지근한 물에 개었다. 잘라낸 양은 약 1/5 정도였으며, 시럽을 먹이는 기구를 사용하여 먹였다.
우황청심원을 먹이자 울음이 그치는가 싶더니 다시 울기 시작했다. 물론 약성이 어느 정도 흡수되어야 하겠지만 약효가 없으면 어쩌나 하는 걱정이 생기기도 했다.
조금 차도가 있는 것 같아서 다시 1/5을 물에 개어 같은 방법으로 먹였고, 조금 있으면 좋아질 것이니 걱정하지 말라고 안심시키고 집으로 돌아왔다.
집에 들어온 뒤 2분이 지났을까? 문을 열고 옆집을 보니 아이의 울음소리가 들리지 않았고, 가끔 아이 웃음소리가 들리는 것이다. 그래서 기분 좋게 잠을 이룰 수 있었다. 다음날 아침 출근을 하면서 옆집에 들러 경과를 물어보니, 어제 그 약을 먹이고 난 후 바로 울음을 그쳤으며 지금까지 아무런 이상이 없다며 고맙다는 인사를 했다.

5-1. 소아토사(小兒吐瀉)

● 안 ○ ○ 남 2세 소양인 경기도 안양시 동안구 비산2동
같은 축구회원의 아들로 짱구 머리에 피부가 약간 검고 소양인으로 짐작되는 2살 어린이이다.
① 19개월 된 남자아이인데 2일 전부터 미열(微熱)이 약간씩 있더니 어제 저녁부터 몹시 보채며 잠을 안 잔다.
② 토(吐)하고 설사를 한다. ③ 물만 먹어도 토하며, 약을 먹으면 모두 토하고 계속 설사를 한다. 2일 동안 병원에 가서 치료를 받고 약을 먹여도 소용이 없다. ④ 2일간 먹은 음식도 없이 토하고 설사만 계속하니 아이가 힘이 없어 늘어져 있다.
앞의 증세로 볼 때 식상(食傷)으로 인한 토사로 판단되어 소아의 경기나 식체 등에 사용할 수 있는 우황청심원을 복용하도록 권유했다. 혹 비상용 우황청심원이 없으면 약국에서 구입하여 복용시키라고 했다.
다음날 아침에 아기를 안고 왔을 때 확인해 보니, 아이가 힘이 없이 늘어져 있는데 우황청심원을 먹은 뒤로는 조금 나아졌다고 한다. 어젯밤 우황청심원을 1환을 사서 우선 1/3을 물에 개어 먹이니 전에는 물 같은 설사만 하고 소변을 전혀 보지 않았는데 전과 달리 소변을 두 번 흥건히 보았으며, 전과 달리 잠을 3시간 정도 푹 잤다고 한다. 그간 설사나 구토가 없었고 아침에 굶길 수도 없어 기름기를 뺀 우유를 먹이니 다시 토하고 설사를 한다는 것이다.
2일 뒤에 아이를 데리고 내방했는데 우황청심원 2알을 계속하여 미음과 함께 먹였더니 설사가 멈추었고 생기가 돌기 시작했다는 것이다. 그래서 이제는 다 나았다는 생각으로 아이에게 밥을 먹였더니 새벽에 또 설사를 했다는 것이다.
다시 우황청심원 4환을 사 가지고 갔으며 며칠 뒤 새벽 조기 축구회에서 만나 확인해 보니, 그 약을 먹은 뒤로 모두 깨끗하게 나았다고 한다.

5-2. 소아설사(小兒泄瀉), 농리(膿痢)

● 한 ○ ○ 남 16개월 소음인 경기도 안양시 동안구 안양1동
조용하고 온순하며 약해 보이는 남아로 소음인으로 판단된다.
① 평소부터 설사를 자주하며 별다른 음식을 먹지 않았는데도 며칠 전부터 설사를 한다. ② 아울러 설사와 동시에 코 같은 액이 이질(痢疾)처럼 나오며, 갓난애 때부터 1달에 1번꼴로 이러한 증상이 발생했으며 이번에도 농리(膿痢)가 나온다. ③ 평소에 잘 체한다. ④ 밥을 거의 먹지 않고 아직도 우유를 먹는다. ⑤ 잘 놀란다. ⑥ 하품을 잘한다. ⑦ 특이하게도 2살 된 아이가 평소에 한숨을 잘 쉰다. ⑧ 자주 칭얼거리고 보채는데 설사 뒤에는 더 심하다.
소아의 설사(泄瀉)와 농리(膿痢)를 목표로 우황청심원 1환을 6등분 하여 1회 1등분씩 1일 3회 공복에 복용시키라며 2환을 주었다. 10개월 뒤에 아이의 보약을 지으러 왔을 때 확인해 보니, 우황청심원을 복용하고 신기하게도 지속되던 설사와 코 같은 농리가 멈추었다고 한다.
이번에는 어머니의 요청대로 선천적인 허약과 소화기계통의 허약을 보강하기 위하여 전씨이공산에 건강 1돈, 녹용 0.25돈을 더하여 4일분으로 8첩을 지어주었다.
약을 지어간 다음날 내방했을 때 확인해 보니, 이제 지어간 약을 저녁에 먹이고 아침에 대변을 보았는데 굳은 변이 나오고 칭얼거리고 보채는 것이 없다면서 약은 아직 많이 남아있기는 하지만 어제 그 약으로 4첩을 더 지어달라고 한다. 어머니의 요청대로 다시 지난번과 같은 전씨이공산 4첩을 지어주었으며 아울러 응급용으로 쓴다며 우황청심원 2환도 가져갔다.

5-3. 유아설사(乳兒泄瀉), 발열(發熱), 연변(軟便)

● 이 ○ ○ 남 4개월 소음인 경기도 안양시 비산3동 정우빌라

2개월 전인 8월 초순에 기침감기로 곽향정기산 1첩을 먹고 호전되었던 4개월 된 소음인 아기이다. 이번에는 설사를 한다며 내방했다.

① 4일 전인 토요일 오전부터 설사를 심하게 했다. ② 설사와 동시에 발열이 일어났다. ③ 설사와 발열은 일요일 오전까지 지속되었다. ④ 그 이후인 어제와 오늘은 설사를 하지는 않았으나 묽은 변이 우유덩어리와 함께 나온다.

소화불량으로 추정되는 4개월 된 아기의 설사(泄瀉)와 연변(軟便)을 목표로 우황청심원 1환을 주면서 6등분하여 1회 1등분씩 1일 3회, 2일간 공복에 복용시키라고 했다.

3개월 뒤인 다음해 1월 하순에 다시 설사를 한다면서 아기를 데리고 왔다. 지난번의 경과를 확인해 보니, 우황청심원을 복용시키자 연변이 멈추고, 소화불량으로 우유덩어리가 나오던 것도 없어졌으며 열도 내렸다고 한다. 그런데 이번에도 지난주 토요일에 과식을 한 뒤부터 우유를 먹이면 설사를 3~4번씩 하며, 귤을 먹이면 대변에 그대로 나온다는 것이다. 이번에도 아기의 소화불량으로 인한 설사이므로 우황청심원 2환을 주었고, 그 뒤로는 8년이 지난 지금까지 내왕이 없어 결과를 모르고 있다. 그간의 경험으로 볼 때 두 번째 설사도 완쾌되었으리라 생각된다.

6-1. 노인대변불리(老人大便不利), 변비(便秘)

● 이 ○ ○ 남 85세 소음인 서울특별시 서대문구 북가좌2동

작고 여윈 편이며 조용하고 치밀하며 소음인으로 판단되는 가친(家親)이다.

① 10여 일 전부터 대변이 마려워 화장실에 가지만 대변이 나오지 않아 고생하고 있다. ② 대변은 토끼 똥처럼 단단하고 작게 뭉쳐 나온다.

기허(氣虛)로 인한 대변불리로 생각되어 한약을 지어 드리려고 해도 극구 반대했다. 예전에 응급용으로 불편하신 데가 있으시면 드시라고 우황청심원을 몇 알 드린 적이 있는데, 이번에 대변이 잘 나오지 않아서 우황청심원을 드셨다고 한다.

우황청심원을 1일 1환씩 3~4일간 드시고는 그간에 대변을 잘 보았으며 우황청심원 복용을 중단하여도 복용할 때처럼 대변이 순조롭지는 않았으나 복용 전보다는 훨씬 대변을 수월하게 보셨다는 것이다. 대변도 토끼 똥처럼 경결된 것이 아닌 정상적인 대변이었다고 한다. 그 뒤로 시간이 지나면서 대변불리가 점차 사라졌다. 이번 사례로 우황청심원이 노인성 변비에도 효력이 있음을 우연히 알게 되었다.

7-1. 소아복통(小兒腹痛)

● 조 ○○ 남 3세 태음성소양인 경기도 안양시 관양동 에덴타운

넓은 얼굴형에 이마가 나와 있고 피부가 희며 성격이 활달하고 번잡한 태음성소양인으로 보이는 남아이다. 어머니에게 업혀서 신음소리를 내며 왔는데 이야기를 들어 보니 아이가 자고 일어나자마자 아침 8시경에 어머니가 보지 않는 사이에 김을 6장이나 먹은 뒤부터 복통이 발생하여 배를 움켜쥐고 계속 뒹굴었다고 한다. 어머니가 살펴보니 김을 먹고 체한 것으로 보여 9시 40분경에 한약방으로 데리고 왔다는 것이다.

① 배가 뒤틀리게 지속적으로 아프다. ② 배나 허벅지 앞쪽을 움켜쥐는 듯하고 주무르는 듯하며 엉덩이를 들고 허리를 못 펴고 웅크린 채 복통(腹痛)을 호소한다. ③ 한약방에 와서는 복통을 호소하지는 않으나 힘없이 멍한 상태로 축 늘어져 있었다.

3살 된 소아의 소화장애로 인한 복통을 목표로 우황청심원 1환을 6등분하여 빈속에 따뜻한 물로 1회 1등분씩 1일 3회 내지 4회 먹이라고 했다.

다음날 아침에 어머니가 아이의 보약을 지으러 왔을 때 확인해 보니, 어제 집에 가자마자 우황청심원 1/6을 물에 개어 먹인 뒤 아이가 곧 잠이 들었으며 잠든 지 20분 정도가 지나 잠에서 깨어 먹은 김을 모두 토하고, 동시에 정상적인 대변을 본 이후 배가 아프지 않다고 하여 복통이 모두 나은 것으로 알았다고 한다. 그래도 마음이 놓이지 않아 우황청심원 1/6씩을 어제 저녁과 오늘 아침에 각각 나누어 먹였으며, 어제 토한 뒤부터는 지금까지 복통을 호소하지 않는다고 한다.

8-1. 감기(感氣), 고열(高熱)

● 한 ○ ○ 여 20세 소양인 대학생 경기도 안양시 관양동 목련아파트

보통 키에 마른 편이며 성깔이 있어 보이고 말이 빠른 소양인 여대생이다. 언니의 병간호를 하던 중 2일 전부터 약간씩 몸살 기운이 생기더니

① 어제부터는 몸살 기운이 아주 심하여 목이 부어 아프다. ② 머리와 전신이 아프다. ③ 고열이 있어 몸이 펄펄

끓는 상태로 종일 누워 식사도 못하고 있다.

앞의 증상을 보면 패독산을 사용해야할 증상이지만 당장 고열을 내리게 할 방안을 생각하니 마침 놀란 사람에게 주려고 가져온 우황청심원이 있어 감기 몸살로 인한 고열을 목표로 우황청심원 1환을 급히 먹였다.

10~20분 정도가 지나자 펄펄 끓던 열이 내리더니 일어나 앉기도 하는 것이 아닌가! 우황청심원에 해열작용이 있음은 전부터 알고 있었으나 감기로 인한 고열도 내릴 수 있고 또한 빠른 효과가 있음을 새삼 확인할 수 있었다.

2시간 정도가 지나자 우황청심원을 먹기 전처럼 다시 고열 증세를 보였다. 그래서 급히 패독산 4첩을 연속하여 먹였더니, 다음날 발열이 훨씬 가라앉았고 2일 후에는 몸살과 고열이 완전히 나았다.

우황청심원이 비록 일시적이지만 감기로 인한 고열에도 효과가 있음을 확인할 수 있었고, 감기나 다른 질환으로 인한 고열에도 우황청심원으로 해열시킬 수 있다고 본다.

8-2. 소아발열(小兒發熱), 구토(嘔吐)

● 유 ○ ○ 남 21개월 소양인 경기도 안양시 관양1동 고려주택

동네 중학교 선생님이 내방하여 아들이 고열로 시내 종합병원에 6일간 입원해 있는데, 병원에서 치료를 계속하고 있으나 고열이 전혀 떨어지지 않고 있으니 무슨 방법이 없느냐고 한다. 일단 병원에 입원해 있으니 그쪽을 믿고 좀 더 치료해 보는 게 어떻겠느냐고 했더니 6일간이나 입원 치료했으나 고열은 지속되고 전혀 차도가 없으니 한방으로 치료해달라고 한다.

① 6일 전에 갑자기 고열이 나서 병원에 입원했는데 체온은 계속 39.2℃를 유지하고 있고 치료를 계속했으나 고열이 여전하다고 한다. ② 아울러 구토와 설사 증상이 있으며 입원 전에는 물만 먹어도 토했다고 한다.

2살 된 아이의 구토와 설사, 고열을 목표로 우황청심원을 사용하기로 하고 우황청심원 2환을 주면서 1환을 3등분 하여 1회 1등분씩 1일 3회 복용시키도록 했다.

2일 뒤에 아버지로부터 전화가 왔다. 우황청심원을 복용시키니 그토록 오래 치료해도 내려가지 않았던 고열이 다음날에 내려가 정상 체온이 되었고, 이틀째는 구토도 모두 나아 곧바로 퇴원했다며 고맙다는 인사도 하고 경과도 알려줄 겸 전화를 했다고 한다.

8-3. 고열(高熱), 전신통(全身痛)

● 김 ○ ○ 여 34세 태음인 주부 서울특별시 광진구 중곡동

체구는 건장하고 튼튼해 보이며 웬만한 남자 못지않은 체격을 가지고 있는 태음인 여성이다. 친구의 처남댁 소개를 받고 찾아왔는데 백혈병이 2번째 재발했다고 한다.

① 고열이 심하다. ② 전신통이 매우 심하게 온다. ③ 아울러 부부싸움을 할 때 심하게 구타를 당한 적도 있어 이로 인해 심화(心火)가 있다. ④ 가슴이 뛰는 정충(怔忡)이 있다.

당시만 해도 백혈병에 대한 전문적인 치료방법을 알지 못하고 있을 때였기 때문에 증세를 보아 쓸 수 있는 대증요법 위주로 처방을 선정하여 투약했다. 또한 가슴이 뛰는 정충증을 목표로 우황청심원을 겸하여 복용토록 했다.

부인은 결국 회생하지 못하고 사망했다고 한다. 그런데 얼마 뒤, 친구에게 들은 얘기로는 치료 도중 고열과 전신통이 매우 심할 때는 어떤 약도 효력이 없었으나 필자가 준 우황청심원을 복용하면 금방 통증이 중단되고 당분간은 괜찮아졌다는 것이다.

그래서 필자에게 자꾸 부탁하기도 미안하여 시중 약국에서 제약회사가 만든 우황청심원을 사서 복용시켰으나 이상하게도 전혀 효과가 없었다고 한다. 또한 환자는 냄새를 맡거나 맛을 보면 필자의 우황청심원을 금방 구별한다는 것이다. 우황청심원이 백혈병으로 인해 발생한 전신통에도 효과가 있었던 특이한 경험이었다.

9-1. 전신무력(全身無力)

본 치험례는 장세붕 선생의 우황청심원 체험담을 채록한 것이다.

● 김 ○ ○ 남 55세

이 선배님은 일요일마다 등산을 가는데, 지난 일요일에도 친구 두 명과 함께 평상복이나 다름없는 가벼운 옷차림으로 자하문에서 출발하여 북한산 등정을 시작했다. 중간 정도 올라갔는데 같이 간 동료가 얼굴빛이 창백해지면서 갑자기 기운이 빠지고 숨이 가빠져서 더 못 올라가겠다고 주저앉았다. 같이 간 다른 친구가 항상 비상용으로 가지고 다니던 우황청심원 한 알을 꺼내 급히 먹였다. 그 후 다시 서서히 혈색이 돌아오고 기운도 점차 회복되었으며 휴식을 취하자 완전히 회복되었다. 그 후 목표지점인 북한산 정상까지 올라갔다가 무사히 산행을 마쳤다고 한다.

그때 느낌에 우황청심원이 참 신기하고 대단한 약이라는 생각이 들었다고 한다. 또한 이 남성은 전에 눈과 입이 돌아가는 구안와사(口眼喎斜)를 한 번 앓나가 쾌유된 적이 있다고 한다.

9-2. 피로(疲勞), 곤권(困倦), 신체통(身體痛)

● 김 ○ ○ 여 68세 태음인 주부 강원도 동해시 천곡동 한양아파트

12월 초순 동생의 생일에 가족들이 함께 모여 식사를 했다. 식사를 마치자 큰 형수가 주머니에서 우황청심원 4알을 꺼내 보이며 오래된 것인데 먹을 수 있느냐고 물었다. 우황청심원을 보니 2~3년은 족히 되었을 것으로 보이며, 아주 딱딱하게 말라있었고 비록 금박은 입혔으나 겉에는 약간의 밀가루 같은 곰팡이가 피어 있었다. 그래서 약용이니까 기간이 다소 지났더라도 비상용으로 먹을 수 있으며, 딱딱하면 뜨거운 물이나 수증기로 찌거나 그냥 망치로 부수어서 먹어도 된다고 말했다. 그러자 우황청심원을 버리지 않아도 된다며 좋아했다. 그러면서 김장을 하고난 뒤라 우황청심원이 필요했다는 말을 했다. 그래서 김장과 우황청심원이 무슨 관계있냐고 물었더니, 과로한 뒤 피로할 때 우황청심원을 복용하면 몸이 아프고 피로하고 곤권한 것이 모두 없어진다고 했다.

형수는 가사일이나 여행 등 무리하게 일하고 나면 대부분 아프고 기운이 없고 몸이 곤권해지는데 그때마다 우황청심원을 복용하면 몸이 회복된다는 것이다.

10-1. 두중(頭重), 신중(身重)

● 이 ○ ○ 여 42세 상업 서울특별시 성동구 옥수동

신체가 건강하고 몸이 튼튼하며 집에서 방앗간을 하는데 늘 바쁜 편이다. 시아버지가 술을 마신 뒤에는 술주정으로 며느리에게 이유 없이 고함을 쳐서 놀라기도 하고 심화(心火)도 있다.

① 10년 전부터 항시 머리가 안개 낀 것처럼 흐릿하다. ② 몸이 찌뿌드드하게 개운하지 않다.

1년 전부터 우황청심원을 반 알씩 수시로 모두 7환을 복용했는데, 우황청심원을 복용한 뒤부터 10년 동안 지속된 두중과 신중이 없어져 몸이 가뿐해졌다고 한다. 이 경우 우황청심원은 머리가 흐릿하거나 몸이 무거울 경우에도 효력이 있음을 알 수 있다. 이 부인은 그 후 다시 증세가 발생했는데 신체가 건장하고 식욕이 왕성하나 정혈(精血)이 결핍되어 증상이 재발한 것으로 보고 대영전을 투약했는데, 대영전을 복용하고 두중과 신중이 치유되었다.

11-1. 항강(項强), 견비통(肩臂痛), 정충(怔忡), 상기(上氣)

● 이 ○ ○ 여 50세 소양인 주부 서울특별시 성북구 삼선동4가

작은 키에 여윈 편이며 성격이 활달하고 피부가 흰 소양인 여성이다. 신경을 과도하게 쓴 탓인지

① 오랫동안 뒷덜미가 땅기고 아프다. ② 고개를 옆으로 돌리지 못한다. ③ 양쪽 어깻죽지가 늘 아프다. ④ 약간만 신경을 써도 가슴이 뛰고 불안하며 얼굴로 열이 오를 때는 머리끝까지 오른다. ⑤ 열이 내릴 때는 으스스 춥고 식은땀이 흐른다. ⑥ 평소에도 손바닥이 뜨거운 편인데 신경을 쓰면 손바닥에 더욱 심하게 열이 달아오른다.

환자 본인은 뒷덜미가 땅기고 아프며 어깻죽지가 아픈 것을 신경통으로 알고, 신경통에 우황청심원을 먹으면 낫지 않을까 하여 말도 없이 우황청심원 10환을 사갔다.

우황청심원 10환 중 8환을 하루 1환씩 먹었으나 먹고 나도 나아진 느낌이 없어 그 후 신경통에 우황청심원이 효과가 없느냐고 전화를 해 왔다. 신경통에는 효과가 없다고 말을 해주면서 신경을 써서 발생하거나 심장이 약하여 발생하는 증상에는 모두 효과가 있다고 말을 해주었다. 그 후 1달가량 지난 뒤에 다시 내방했는데 전에 항강(項强)과 견비통(肩臂痛), 상기(上氣), 정충(怔忡)으로 수많은 양약과 한약을 복용했지만 효과가 없어 고생했는데, 여기서 사간 우황청심원을 복용하고 모든 증상이 완전히 소실되었다며 신기해했다.

11-2. 항강(項强), 현훈(眩暈)

● 박 ○ ○ 남 39세 소양인 회사원 경기도 안양시 호계동

보통 키에 체력과 체격이 좋고 성격이 활달한 소양인 남성이다.

전자제품 개발을 맡고 있어서 새로운 제품을 준비하고 만드느라 밤낮으로 격무를 한 뒤부터

① 약간의 신경만 쓰면 뒷덜미가 땅기고 띵하게 아프다. ② 몇 개월 전부터는 통증을 참기가 힘들어 통증이 있을 때 간헐적으로 진통제를 복용한다.

신경을 쓴 후 발생하는 항강(項强)에 우황청심원이 효과가 있을 것이라고 생각하여 우황청심원 3환을 주면서 진통제 대신 복용하라고 했다.

얼마 후에 내방했는데, 항강(項强)이 심하여 우황청심원 1환을 복용했는데 통증이 소실되었다고 한다. 며칠 후에 다시 항강이 있어 우황청심원을 복용했는데 이번에는 효과가 없었다고 한다. 그런데 변의(便意)가 있어 대변을 보고 나니 통증이 없어졌다고 한다. 평소에는 대변을 보아도 통증이 없어지지는 않았다고 한다. 그 후 시내를 걸어가다가 항강(項强)과 현훈(眩暈)이 나타나 우황청심원을 복용했는데, 열 걸음을 걷기도 전에 항강(項强)과 현훈(眩暈)이 소실되었다고 한다.

20일 정도가 경과하여 아침에 회사에서 회의를 할 때 신경을 과도하게 쓰고 화가 치솟는 것을 참아서인지 계속 어지러웠다고 한다. 어지러운 것을 참다가 내방했는데 우황청심원 1환을 복용하고 1분 정도가 지나자 어지러움이 줄어들었다며 우황청심원 몇 환을 가지고 갔다.

12-1. 숙취(宿醉)

● 이 ○ ○ 남 39세 태음인 건축업 서울특별시 성동구 홍익동

보통 키에 보통 체구이며 피부가 검게 그을린 태음인 남자로 건축일을 하여 늘 체력소모가 많고 따라서 저녁에 일을 마치면 동료들과 술을 자주 마시게 된다.

① 음주량은 소주 2병 반 정도이다. ② 4병 정도 마시면 언행은 차이가 없으나 집에 도착하면 정신이 깨끗하지 못하고, 다음날 아침에 일어나도 숙취가 남아 어질어질하며 오전 10시경이 되어서야 괜찮아진다. ③ 6~7병을 먹으면 다음날 아침에 설사를 하고 어지러우며 입에서 악취가 난다. ④ 6병 이상 먹으면 아침에 일어나기 힘들며 누워 있기 일쑤이다. ⑤ 소주, 맥주, 막걸리 등을 섞어 마시면 다음날 머리가 깨지는 듯이 아프고 속이 쓰리며 설사가 나오고 어질어질하다. ⑥ 주량은 2병이지만 보통 매일 소주 4병 정도 마시는 편이다.

음주과다 후 숙취나 두통, 속쓰림, 오심, 설사 등의 증상이 예상될 때, 또는 술을 많이 마시고 싶을 때는 우황청심원을 이용해 왔다고 한다. 술을 먹기 전에 우황청심원 1알 또는 반 알을 복용하면 평소 주량보다 2배량을 마셔도 술이 전혀 취하지 않는다고 한다. 술을 먹고 난 후에 우황청심원을 1알 또는 반 알을 먹고 자면 다음날 아침에 몸이 가볍고 기분이 상쾌하며 평소 음주 후에 발생하는 숙취와 모든 증세는 전혀 없다고 한다.

이 분의 경우 대개 소주를 5병 이하로 마실 때에 우황청심원 반 알을 복용하면 후유증이 전혀 없으며, 소주를 6병 이상에서 7~8병까지 마실 때 1알을 먹고 자면 역시 숙취와 후유증은 전혀 없고 몸이 가벼워 7~8병까지 마신 적이 지금까지 1년 동안 30여 차례 있었으나 이 중 15회 정도는 우황청심원 1알 복용하여 숙취와 후유증이 전혀 없었다고 한다. 소주, 맥주, 막걸리, 양주 등 이것저것을 섞어 마셨을 때에도 우황청심원을 1알을 먹으면 후유증이 전혀 없었으며 역시 몸이 가벼웠다고 한다.

12-2. 음주(飮酒) 후 위통(胃痛)

다음은 유해성 선생의 경험을 채록한 것이다.

● 김 ○ ○ 남 45세 소양인 경기도 안양시 관양동

평소에 새벽운동으로 관악산 중턱에 있는 약수터에 다니는데 하루는 약수터에서 평소에 안면이 있는 분이 배를 만지면서 고통스러운 표정이어서 어디가 불편하냐고 물어 보았다. 그의 말인즉 평소 본인이 술을 좋아하기도 하지만 사업 관계로 거의 매일 술을 마시는데, 어제도 평소와 다름없이 밖에서 과음을 하고 집에 와서 잠을 자는데 위장에 경련이 왔는지

① 심한 위통(胃痛)으로 새벽 2~3시경에 잠에서 깼다. ② 통증이 어찌나 심한지 배를 움켜쥐고 구부리고 엎드려 있었으며 새벽이라 병원에도 가지 못하여 기다리고 있었다. 통증으로 잠을 한숨도 못 잤다. ③ 날이 샐 무렵 겨우 통증이 경감되어서 평소 습관대로 간신히 약수터에 올라왔는데 다시 배가 아프기 시작했다는 것이다.

본인이 평소 등산조끼에 구급용으로 넣고 다니던 우황청심원이 생각이 나기도 하고 우황청심원이 음주 뒤에 오는 숙취(宿醉)나 설사(泄瀉), 복통(腹痛), 곤권(困倦) 등에도 효력이 있으므로, 이 경우에도 효력이 있으리라 보고 우황청심원 1환을 복용하라고 주었더니 약수를 떠서 즉석에서 씹어서 복용했다.

약 10분 후에 물을 떠서 같이 내려오는데 그가 “어! 이상하다.”라고 말을 했다. 자세하게 확인해 보니, 그렇게 불편하던 속이 우황청심원을 복용하니 몇 분도 안 되어 확 풀어지는 느낌이 들면서 아주 편안해졌다는 것이다. 그러면서 혹시 이 약에 진통제가 들어 있는 것 아니냐고 반문한다. 우황청심원의 위력을 절감해서인지 그 다음날 그가 와서 평소 음주횟수가 많으니 상비약으로 쓴다고 우황청심원을 무려 30환이나 사가지고 갔다.

평소의 경험에 의하면 음주 후 숙취에도 우황청심원이 대단한 속효를 나타내며, 음주 전에도 미리 복용하면 술이 잘 취하지 않고 자신의 평소 주량 이상을 마셔도 이상이 없는 경우를 흔히 보아 왔다.

13-1. 사교상후유증(蛇咬傷後遺症)

다음은 박순태 선생의 경험을 채록한 것이다.

● ○ ○ ○ 여 30대 후반

친척 되는 30대 후반 여성이다.

① 4일 전쯤 뱀에 물린 뒤 왼쪽 발이 몹시 붓고 아파서 다리를 절며 잘 걷지 못하고 ② 뱀에 물린 발등이 부어서인지 열이 몹시 난다며 찾아 왔다.

뱀에 물려 부은 것에 대해 치료방법을 전혀 모르고 있는 터라 답답하기도 하고 별 수가 없어서 발등의 부종으로 인한 것인지 아니면 뱀독으로 인한 것인지는 잘 모르겠으나, 몸에서 발열이 난다는 것에 대해 우선 우황청심원을 써보기로 하고 해열(解熱), 청혈(清血)을 목적으로 우황청심원 1환을 주었다.
우황청심원을 복용하고 2일 정도 지나자 늘 있던 열이 내리고, 발등이 소복하게 부은 것이 완전히 빠졌고 아픈 것도 없어졌으며 오른발과 다름없이 걸음도 잘 걷는다는 것이다.
우황청심원의 효능과 치료범위가 매우 넓다고 하지만 뱀에 물려 부은 것까지 치료되고, 이처럼 속효가 있는 줄은 몰랐다. 그 뒤 포천에 사는 친구의 어머니께서 여름에 뱀에 발을 물린 후 붓고 아파서 고생한다는 얘기를 듣고, 이번 경험도 있고 하여 우황청심원 3환을 보내드렸는데, 얼마 뒤 우황청심원을 복용하고 뱀에 물렸던 발이 완전히 다 나았다는 연락을 받았다.

14-1. 긴장에 따른 집중실패

다음은 이윤호 선생의 경험이다.

- 이 ○ ○ 남 26세 소양성소음인 경기도 고양시 능곡동

얼굴이 둥근 소음인 체격에 소양인 기질이 많은 본인의 오래전 경험이다.
중요한 시험을 보기 전에 지나치게 긴장을 해서 실수를 많이 했는데 긴장으로 인한 실수를 미연에 방지하기 위해 시험을 보기 한 시간 전에 우황청심원 1환을 복용했다. 맛이 괜찮은 것이 그런대로 좀 긴장이 완화되는 것 같다는 느낌이 있었다. 그런데 막상 시험을 보려고 시험지를 받아본 순간부터
① 평소 시험 볼 때와는 다르게 전혀 집중되지 않았다. ② 머리로 혈액이 전혀 올라오지 않는 느낌이었다.
③ 시험문제를 풀려면 문제에 집중해야 되는데 집중을 하려고 하면 집중이 더 되지 않고 주위의 소리나 환경에 더 신경이 가고 딴 생각을 하게 되어 시험을 보고 있는 자체만 신경이 쓰인다. ④ 머릿속이 텅 빈 느낌이 든다. ⑤ 우황청심원은 어머니가 좋은 것이라며 주신 것인데 아마 약국에서 구입한 것이 아닐까 생각된다.
긴장하면 집중할 수 있다는 장점이 있지만 떨려서 침착하게 시험을 보지 못한다는 단점이 있다. 그래서 우황청심원을 복용하여 긴장을 풀어주는 것인데, 이번 경우에는 긴장상태를 과도하게 풀어 집중이 되지 않았던 것이라고 생각한다.

15-1. 대두황권

다음은 김희경 선생의 경험을 채록한 것이다.
우황청심원에 사용되는 대두황권은 책에는 갯완두라 표시되어 있을 뿐 아니라 책마다 학명도 다르게 표현되어 있다. 대두황권의 대두는 우리가 먹는 노란 콩으로 갯완두가 아니다. 콩을 물에 담그고 싹이 난 후 3일 정도 되면 짧은 뿌리가 생기고, 뿌리가 짧고 콩이 잎이 되기 위하여 콩 머리가 벌어지지 않을 때를 황권(黃拳)이라하는데, 즉 주먹을 쥔 듯이 보일 때라는 뜻이다. 이때 솎아서 건조하여 약재로 쓰는 것이 바로 대두황권이다. 참고로 한의학대사전에는 갯완두로 나와 있고 본초서에는 검은 콩으로 나와 있다. 우황청심원의 근거가 ≪화제국방≫에서부터 시작되었으니 검은 콩도 콩나물 때 껍질을 벗고 노란색의 황권으로 나온다면 검은 콩이 적합할 수도 있으나 그러하지 못하다면 김희경 선생의 주장에도 귀를 기울여야 할 것이다.

中統8 寶 이기거풍산 理氣祛風散

羌活 獨活 枳殼 靑皮 陳皮 烏藥 桔梗 南星 半夏 天麻 川芎 白芷 荊芥 防風 白芍藥 甘草 各六分
薑五片

治 中風 口眼喎斜
[活套鍼線] 喎斜(風)
[適 應 症] 구안와사, 정충, 체머리

처방설명 이기거풍산은 구안와사(口眼喎斜)에 사용하는 처방으로, 중풍으로 인한 편마비나 언어장애 등과 더불어 안면마비가 나타났을 때도 사용할 수 있고, 말초신경 중 하나인 안면신경이 압박되어 안면마비가 되었을 때도 사용한다. 또한 약성을 응용하여 기육(肌肉)의 위축으로 인한 지절통(肢節痛)에도 활용할 수 있다.

뇌혈관장애로 중풍(中風)이 발생한 경우 처음에는 의식장애가 나타나기 때문에 급히 우황청심원이나 성향정기산, 소속명탕 등을 사용하여 의식을 회복시켜야 한다. 그 이후에는 나타나는 증상의 형태나 정도, 개인의 신체조건에 따라 처방을 달리해야 하는데, 일반적으로 중풍에 걸리면 수족(手足)이 마비되는 증상과 언행이 어둔해지는 증상, 안면근육(顔面筋肉)이 마비되는 증상이 동반되는 경우가 많다. 따라서 안면마비(顔面痲痹) 자체를 개선하기 위해 처방을 사용하기보다는 전체적인 중풍 증상을 개선하면서 안면마비도 치료한다는 개념으로 이해해야 한다. 그래서 이기거풍산뿐 아니라 가미대보탕, 팔보회춘탕, 소풍탕 등도 안면마비에 사용할 수 있고, 반대로 이기거풍산도 안면마비 외에 수족마비에도 사용할 수 있다. 특히 이기거풍산의 처방구성을 보면 오약순기산, 도담탕, 소풍탕의 의미가 포함되어 있기 때문에 안면마비에만 국한된 처방으로 생각할 필요는 없다.

이기거풍산은 뇌신경의 하나인 안면신경이 손상되어 안면마비가 되었을 때도 사용하는데, 실제 임상에서는 중풍으로 인한 안면마비보다 이 경우에 더 많이 사용한다고 할 수 있다. 안면신경은 얼굴에 분포된 대부분의 근육을 지배하기 때문에 안면신경에 장애가 발생하면 안면근 이완으로 인한 특징적인 증상이 나타나는데, 요약해 보면 다음과 같다. 첫째, 마비된 부위의 안면근육이 이완되어 근육이 반대쪽으로 쏠리는 것처럼 보인다. 둘째, 눈을 뜨는 것은 가능하지만 꼭 감는 것은 어렵다. 셋째, 눈을 깜박하는 것이 어려워 이물질이 들어오는 것을 효과적으로 방어하지 못한다. 넷째, 음식을 먹을 때 치아와 뺨 사이의 음식물을 정확하게 모으지 못한다. 다섯째, 휘파람을 불 수 없다. 따라서 이상의 증상이 나타나면 안면신경이 마비된 것으로 판단하여 적합한 처방을 사용할 수 있는데, 신경을 마비시키는 원인이 다양할 수 있고, 개인의 신체조건이 다르기 때문에 참고증상과 개인의 특성을 면밀히 검토해야 한다. 참고로 안면신경마비가 발생했을 때 얼굴의 감각이 둔해진다고 생각할 수 있는데 실제로 감각은 정상적인 경우가 많다. 왜냐하면 안면부의 감각은 대부분 삼차신경(三叉神經)이 지배하고 있기 때문이다.

안면마비는 중추성과 말초성으로 나눈다. 중추성 안면마비는 마비의 정도가 말초성 보다는 덜하고 이마의 주름을 만들 수 있다는 특징적인 점이 있다. 이에 비해 말초성 안면마비의 경우, 마비 전 추운 곳에서 잤거나 체력이 급격하게 저하되어 극도로 피곤함을 느끼고 대개는 유양돌기 부분의 통증이 있는 후 마비가 시작되고 마비의 진행속도가 빠른 것이 특징적이다.

안면신경마비의 원인은 다양할 수 있는데, 이기거풍산은 조직의 위축(萎縮)·경직(硬直)과 더불어 담음(痰飮)의 울체(鬱滯)로 인하여 안면신경이 압박되었을 때 사용한다. 즉 얼굴 조직에 담음(痰飮)이 많은 상태에서 외부환경의 변화, 기온의 변화, 영양의 변화 등으로 인해서 조직이 위축·경직되어 소통이 잘되지 않을 때 사용하는 것인데, 반하, 길경, 오약 등으로 거담(祛痰)시켜 노폐물을 없애주고, 형개, 방풍, 천궁, 백작약으로 활혈(活血)시켜 혈액소통을 원활하게 하며, 강활과 독활, 오약, 백지, 방풍 등으로 긴장된 조직을 풀어 안면신경을 마비시키는 원인을 제거해 준다.

이기거풍산은 오약순기산의 발전 처방이고 도담탕이 포함되어 있으므로 조직의 긴장(緊張)과 습체(濕滯)가 겸해 있는 상태에 적합하다. 그래서 담음성(痰飮性) 체질이거나 조직이 이완(弛緩)되기 쉬운 사람에게 보다 적합하다고 할 수 있다. 또한 형방패독산과 오약순기산의 개념이 포함되어 있으며, 소풍탕의 구성과도 유사하여 안면신경마비(顔面神經痲痺)뿐 아니라 기육(肌肉)의 위축(萎縮)으로 인한 지절통(肢節痛)에도 활용할 수 있다.

처방구성 처방구성을 보면 강활은 평활근 이완작용이 있어 신경통, 관절통 등의 통증을 완화시키며, 발한, 해열, 항염증작용을 한다. 독활 또한 강활과 유사한 작용이 있으며 근육의 긴장과 위축을 풀어 지통(止痛)시킨다. 지각은 혈액순환을 촉진하고 위장의 연동운동(蠕動運動)을 항진시킨다. 청피는 소화액분비를 항진시켜 소화를 촉진한다. 진피는 이기제(理氣劑)로서 소화관 운동을 강화하여 가스배출을 촉진한다. 오약은 장(腸)의 연동운동을 강화하여 소화·흡수를 촉진하고 정장작용을 하며, 하복부에 정체된 가스 배출을 촉진하고 진통작용, 특히 하복부의 통증을 완화하는 작용이 있다.

길경은 거담작용(祛痰作用)과 진해작용(鎭咳作用)이 있으며, 염증을 억제하는 소염작용(消炎作用)도 있다. 남성은 강력한 거담작용과 항경련작용이 있고, 반하는 중추성 구토나 점막자극에 의한 구토를 억제하고 인후점막자극에 의한 해수(咳嗽)를 억제한다. 천마는 진정작용, 항경련작용, 진통작용 등이 있고, 천궁은 관상동맥과 말초혈관을 확장시켜 혈액순환을 강화한다. 백지는 항염증작용과 해열작용, 진통작용을 한다. 형개는 모세혈관의 탄력을 강화하며 미소출혈(微少出血)을 방지하고 방풍과 합하여 화농성 질환에 의한 발열을 해소한다. 백작약은 평활근의 경련을 억제하고, 감초는 스테로이드호르몬과 유사한 작용이 있어 항염증과 항알레르기의 효과를 나타낸다.

처방비교 **오약순기산**과 비교하면 오약순기산은 기육(肌肉)의 위축 정도가 상대적으로 심한 상태에서 발생하는 안면마비에 사용하는 반면, 이기거풍산은 기육의 위축과 더불어 조직에 담음이 울체되어 있고 혈액의 소통장애를 겸하고 있을 때 발생하는 안면마비에 사용한다.

가미귀비탕과 비교하면 가미귀비탕은 신경을 과도하게 쓴 것이 원인이 되어 뇌신경이 통과하는 근육의 긴장으로 발생하는 안면마비에 사용하며 신체조건으로 볼 때 약간 연약한 사람에게 적합하다. 반면 이기거풍산은 외감, 스트레스 등으로 조직이 긴장·위축된 상태에서 발생하는 안면마비에 사용하는데, 담음(痰飮)이 울체되기 쉬운 사람에게 적합하다.

소풍탕과 비교하면 두 처방 모두 기육의 위축과 혈행장애로 인한 중풍 후유증에 사용할 수 있는 처방이다. 소풍탕은 중풍으로 인한 수족불인과 반신마비에 사용하는 처방으로 약성을 이용하여 지절통, 근육통에도 사용한다. 반면 이기거풍산은 소풍탕보다 거담작용(祛痰作用)이 더 강하며 주로 안면신경마비에 사용하는데, 서로 구성이 비슷하므로 이기거풍산도 지절통에 사용할 수 있다.

활용사례

1-1. 구안와사(口眼喎斜), 우안면통(右顔面痛) 여 19세 소음성태음인
1-2. 구안와사(口眼喎斜), 정충(怔忡), 체머리 여 63세 열성태음인
1-3. 구안와사(口眼喎斜) 남 29세 태음인 171cm 89kg
1-4. 구안와사(口眼喎斜) 여 89세
1-5. 구안와사(口眼喎斜) 남 29세 태음인
2-1. 좌반신마비(左半身痲痹) 초기증상 여 49세 소양성소음인

1-1. 구안와사(口眼喎斜), 우안면통(右顔面痛)

● 이 ○ ○ 여 19세 소음성태음인 회사원 경기도 안양시 관양동 삼덕주택

약간 큰 키에 보통 체구의 아가씨로 2개월 전 회사에 입사했다고 한다.

① 1주일 전에 왼쪽 얼굴이 삐뚤어졌다. ㉠ 가만히 있을 때는 약간 삐뚤어져 있으나 웃거나 말을 하거나 음식을 먹을 때는 뚜렷하게 보인다. ② 이 증세는 오른쪽 눈 밑에 발적(發赤)이 생겨 병원치료를 한 이후 오른쪽 광대뼈와 뺨 부분을 손으로 눌렀을 때 아프고 난 뒤 발생했다. ③ 추위와 더위는 타지 않는다. ④ 손발이 매우 차다. ⑤ 식욕은 보통이고 식사량이 적으며 소화는 잘된다. ⑥ 대소변과 수면 상태, 월경은 모두 정상이다.

눈 밑에 발적이 생겨 병원치료를 받고 광대뼈 부분을 눌렀을 때 아픈 뒤부터 구안와사가 발생했다는 점에서 안면신경과 삼차신경의 장애로 발생한 것으로 보았다. 그래서 이기거풍산 2배량에 견정산에 포함된 백부자, 백강잠 각 1.5돈을 더하여 10일분 20첩을 지어주었다.

15일 뒤인 3월 중순에 다시 내방했다. 약을 복용한 뒤로 입이 돌아간 것이 예전보다 현저하게 호전되어 약간만 표시가 나며, 오른쪽 광대뼈나 뺨이 아픈 것은 없어졌다고 한다. 약을 더 지어달라고 요청하여 지난번과 같은 처방으로 10일분 20첩을 지어주었다.

2년이 지난 11월 하순에 손발이 차다며 보약을 지으러 왔다. 지난번 구안와사의 경과를 확인해보자, 첫 번째 약을 먹고 거의 나았으나 완전하게 치유되지는 않았는데 두 번째 약을 복용하고 모두 나았다고 한다.

1-2. 구안와사(口眼喎斜), 정충(怔忡), 체머리

● 오 ○ ○ 여 63세 열성태음인 서울특별시 중랑구 중화3동

① 좌측 입 주위가 2~3일 전부터 어둔하고 움직이면 불편하다. ② 본래 신경이 예민하고 항상 불안하고 쫓기는 사람처럼 가슴이 두근거린다. ③ 아침에 일어날 때 머리를 끄덕끄덕거린다. ④ 최근 약국에서 혈압을 재니 높게 나왔다. ⑤ 10년 전부터 당뇨가 있어 인슐린 주사를 맞고 있다. ⑥ 요즘 대변이 시원하지 않고 묵직하다. ⑦ 잠을 뒤척이면서 잔다. ⑧ 골다공증으로 허리와 무릎이 아파서 1개월간 병원에 입원한 경력이 있다. ⑨ 동생도 중풍이 있었다.

안면에 마비감이 있고 어눌하여 움직이기 불편하며 정충 증상이 있는 63세 태음인 할머니의 구안와사를 목표로 이기거풍산에 향부자 3돈, 산조인 2돈, 산수유 2돈, 모려 2돈을 더하여 10일분 20첩을 지어주었다.

3개월 뒤인 1월 말에 부종이 있다며 약을 지으러 왔을 때 확인해 보니, 입 주위가 어둔하고 움직일 때 불편한 것은 약을 복용한 다음날 모두 사라졌고, 정충 증상도 경감되었으며 아침에 머리를 끄덕이는 체머리도 소실되었다고 한다. 그러면서 어떤 약인데 약을 하루 복용하고 이렇게 증상이 좋아지는지 신기해했다.

1-3. 구안와사(口眼喎斜)

다음은 김학성 선생의 경험이다.

● 김 ○ ○ 남 29세 태음인 171cm 89kg 서울특별시 성북구 돈암동

전형적인 건실한 태음인으로 둥글둥글한 얼굴의 소유자이다. 본인의 친구로 순탄하지 않은 사업으로 인하여 극심한 스트레스를 받고 있는 상태였으며, 지인들과 저녁으로 초밥을 먹던 중 갑자기 쓰러져서 병원으로 구급차에 실려 갔다. 그때 구안와사가 왔었고 귀 뒷부분에 대상포진도 겸하여 발병했다. 병원에 가서 봤을 때는 얼굴의 반쪽이 마비가 온 것을 확인했으며, 병원에서 퇴원을 하면 약을 먹자고 제안했다.

① 구안와사 ② 대상포진 ③ 끼니가 불규칙하다. ④ 평소 소화력은 왕성하나 구안와사가 생긴 후부터 소화가 잘 안된다고 한다. ⑤ 수면상태도 잠을 잘 시간이 규칙적이지 않기 때문에 몰아서 자는 경향이 있다. ⑥ 일주일에 3~4회 음주를 했다. ⑦ 수족의 저림 증상은 없으며, 퇴원한 후에는 손발도 따뜻했다.

극심한 스트레스로 인하여 면역력이 많이 저하되어 있었다. 그로 인해 대상포진이 나타났으나, 퇴원 후에는 대상포진

風
寒
暑
濕
燥
火
內傷
虛勞
霍亂
嘔吐
咳嗽
積聚
浮腫
脹滿
消渴
黃疸
瘧疾
邪祟
身形
精
氣
神
血
夢
聲音
津液
痰飮
蟲
小便
大便
頭
面
眼
耳
鼻
口舌
牙齒
咽喉
頸項
背
胸
乳
腹
腰
脇
皮
手
足
前陰
後陰
癰疽
諸瘡
婦人
小兒

증상이 모두 소실되었기에 주증인 구안와사만을 목표로 했다. 허랭(虛冷)한 증상으로 인한 구안와사에는 견정산, 기혈의 혈행장애와 조직의 위축이 심한 구안와사에는 오약순기산 계열을 사용하고, 신경을 많이 쓰는 사람들에게 나타나는 기울증상으로 인한 구안와사에는 귀비탕을 사용한다. 환자 본인도 놀랐던 탓인지 퇴원 후에도 건강관리에 유의하는 것이 눈에 보였다. 그래서인지 허랭 증상은 별로 보이지 않아서 견정산은 제하였으며, 신경 증상으로 인한 귀비탕도 제하였다. 오약순기산 계열을 찾아보던 중 안면신경마비에 빈용하는 이기거풍산을 착안했다. 소화가 잘 안 된다고 하여 평위산을 합방했다.

이기거풍산은 오약순기산 계열(지각, 진피, 오약, 길경, 천궁, 백지, 감초), 강활, 독활, 방풍, 작약 등은 조직의 위축과 혈행장애를 개선시켜 줌으로써 안면신경 조직의 위축을 풀어줄 것으로 판단되며, 천마, 반하, 남성 등은 습담을 제거할 것이므로 본래 담음이 많은 체질인 태음인에게 적당한 처방이란 생각이 들었다.

소화력이 안 좋다고 하여 평위산을 합방했다. 처음으로 중풍에 쓰는 처방이라서 치험례를 찾아보니 이기거풍산에 평위산을 합방했던 치험례가 있어서 안심하고 약을 쓸 수 있었다. 이기거풍산은 본방은 각 약재가 6푼이었지만 약량이 적은 것 같아서 1돈으로 맞추고 평위산의 후박 창출은 진피가 한 돈이기에 창출 1돈 후박은 5푼으로 배율을 맞추었다. 대상포진의 영향으로 발생했다고 짐작되는 구안와사에 소화불량이 겸한 점을 보아서 이기거풍탕에 평위산을 더하여 10일분 1제를 지어주었다.

약을 준 후로 이틀에 한 번 꼴로 전화를 해서 경과를 확인했는데 별다른 부작용은 없었으며, 소화도 그럭저럭 잘된다고 했다. 침치료를 병행하는 입장이었기에 침의 효과 때문인지 약의 효과 때문인지는 분간할 수가 없을 것 같다.

1. 약 한 제를 다 먹고 난 후에는 80% 정도 돌아왔으나 완쾌는 안 된 듯했다.
2. 웃을 때 약간의 어색함이 느껴지는 정도였다.

2-1. 좌반신마비(左半身痲痹) 초기증상

다음은 김상일 선생의 경험이다.

● 김 ○ ○ 여 49세 소양성소음인

체격이 연약하고 골격이 작다.

① 좌측 안면과 팔 다리에 마비감(痲痹感)이 있으면서 저리고 뻐근하다. ② 특히 얼굴 쪽은 불인(不仁)증상이 심하여 자기 살이 아닌 것 같은 느낌이 강하다. ③ 입술도 좌측으로 들린 형상이다. ④ 혈압이 높아 혈압약을 상복(常服) 중이다. ⑤ 근래 들어 쉽게 피로하고, 전형적인 갱년기 증상인 추웠다 더웠다 하는 증상이 있다. ⑥ 소화가 잘 안 된다. ⑦ 신경증상이 있는데 불안과 불면이 동시에 나타나며, 잠을 자도 옅은 잠을 잔다. ⑧ 추운 날씨에 어묵국물을 먹고 난 다음 속이 좋지 않았다. ⑨ 추위와 더위는 모두 타는 편이다. ⑩ 손 끝부분의 실핏줄이 자주 터지고 멍도 잘 든다. ⑪ 억울한 일로 인해서 2년 동안 법정 싸움을 힘겹게 하는 중이다. ⑫ 갑자기 일을 하게 되었는데 밤늦게까지 근무하는 시간이 많고 밤을 새는 경우가 많다. ⑬ 한방병원에서 적혈구 검사를 해보니 적혈구들의 모양이 많이 변형되어있고, 몇 군데에서 적혈구 응집이 나타난다고 한다. ⑭ 근래에 신경을 과도하게 쓰고 힘이 들어 밤에 맥주를 1캔 이상 먹어야 잠이 잘 온다. ⑮ 근래에 기운이 많이 떨어지는 느낌이 있다.

앞의 환자는 2년 전만 해도 건강하고 행복하게 생활했는데, 갑작스러운 법정시비로 인해 굉장한 스트레스를 받고 있고, 이런 저런 환경변화로 하지 않던 일을 하게 되었으며 일을 하면서 생활이 불규칙해졌다.

평소에 신경을 많이 쓰고 소화력이 양호하지 않은 소양성소음인 여성의 좌반신 마비를 목표로 이기거풍산에 소화력이 약하다는 점을 감안하여 평위산을 합하여 약을 지어서 직접 달인 후에 PET병에 담아서 이틀간 복용하도록 했다. 약을 복용한 후에 확인해 보니

1. 저녁에 한 컵 먹고 일찍 잠을 잤는데 다음날 아침에는 손이 조금 저린 증상 이외에는 앞의 증상들이 거의 소실되거나 경미하게 남아 있다고 좋아했다.
2. 항상 찬바람을 쐬거나 신경을 쓰지 않도록 권유하면서 다시 한 번 들르라고 권유했다.

그 다음날 오후에 다시 왔는데, 다시 세밀하게 상담을 하고 약을 더 복용할 것을 권유하니 더 복용하겠다고 하여 지난번과 같은 처방으로 약을 달여서 PET병 1병을 드리고, 가미귀비탕에 계지탕과 평위산을 합하여 1제를 지어주면서 PET병의 약을 복용한 후에 복용하도록 권유했다.

中統9 寶 서각승마탕 犀角升麻湯

犀角 一錢半 **升麻** 一錢二分半 **羌活 防風** 各一錢 **川芎 白附子**炮 **白芷 黃芩** 各七分半 **甘草** 五分

治 中風 鼻額間痛 口不可開 左額頰上如糊急 此足陽明經受風毒 血凝滯而然 ① 又治 內外風熱 齦腫痛
[活　　套] ② 血虛火炎 加熟地黃 四五錢 當歸 一錢 ③ 熱實 加石膏 ④ 面腫及丹毒 並可治之
[活套鍼線] 齦腫(牙齒)　丹毒(皮)　鼻額痛(風)　風熱(面)　風熱痛(牙齒)
[適 應 症] 안면통증, 구안와사

처방설명 서각승마탕은 안면부(顔面部)의 혈행장애(血行障礙)와 열울(熱鬱)로 인해 안면통증(顔面痛症)이 발생했을 때 사용하는 처방이다. 또한 이러한 상태에서 발생하는 코피, 피부발적(皮膚發赤), 두통(頭痛), 풍치통(風齒痛) 등에도 응용한다.

안면부위에 혈행장애(血行障礙)가 발생하면 조직이 부분적으로 충혈(充血)되고, 심해지면 울혈(鬱血)이 나타난다. 이런 상태가 지속되면 주위 신경을 압박하여 통증을 야기하므로 안면통이 발생하는 것이다. 만약 잇몸조직에 이런 현상이 나타나면 치통(齒痛)이 발생하게 되며, 피부조직에 나타나면 발진(發疹)이 발생한다. 그러나 혈행장애로 인해 통증이 발생했을 때 사용하는 처방이 많기 때문에 구분점이 있어야 하는데, 서각승마탕은 혈행장애와 더불어 국소에 열이 울체(鬱滯)되었거나 열성상태에서 이런 현상이 발생하였을 때 적합하다. 군약인 서각은 해열작용(解熱作用)이 있어 안면부에 발생한 열울(熱鬱)을 해소시켜 주고, 승마는 혼탁한 체액이 피하조직에 울체되어 순환장애를 일으킬 때 혼탁한 체액을 제거하는 작용을 하는데, 특히 안면부위는 피하지방층이 두텁기 때문에 승마의 역할이 중요하다. 예를 들어 면한(面寒)에 사용하는 승마부자탕, 면열(面熱)에 사용하는 승마황련탕, 면종(面腫)에 사용하는 승마위풍탕을 보면 공통적으로 승마가 포함되어 있어 이러한 승마의 작용을 확인할 수 있다. 방풍과 천궁은 혈행장애를 없애주고, 강활과 백지는 긴장, 위축된 조직을 풀어 열발산을 촉진하고, 황금은 서각과 더불어 열성상태를 조정해 준다. 이러한 약성을 통해 안면부에 울체(鬱滯)되어 있는 혈액을 소통시키고 열울(熱鬱)을 해소하여 안면통증을 치료한다.

활투침선을 보면 아치문(牙齒門)의 은종(齦腫)과 풍열통(風熱痛)에 사용하는 처방으로 분류되어 있다. 은종(齦腫)은 잇몸이 충혈(充血)되어 붓고 부분적으로 궤양(潰瘍)이 발생하고 화농(化膿)되는 것을 주증으로 하는 일종의 질환명이고, 풍열통(風熱痛)은 여러 원인으로 발생하는 치통(齒痛)의 총칭으로 볼 수 있는데, 열성(熱性)이 동반된다는 특징이 있다. 잇몸 조직은 혈관분포가 많지만 신축력(伸縮力)이 높지 않기 때문에 혈행장애가 발생하면 쉽게 해소되지 않는 경우가 많다. 따라서 잇몸의 혈행장애가 심해지면 쉽게 치료되지 않고, 염증이 생기고 통증이 발생하며 심화되어 곪기까지 하는 것인데, 열이 동반되었을 때 서각승마탕을 사용할 수 있다.

서각승마탕은 단독(丹毒)에도 사용한다. 단독(丹毒)은 피부가 벌겋게 되면서 화끈 달아오르고 열이 나는 병증으로, 진행이 빠르기 때문에 급히 치료하지 않으면 증세가 가중되고 위급하게 된다. 따라서 표피(表皮)에 울체(鬱滯)되어 있는 열을 신속하게 풀어 주는 것이 우선해야 하는데, 서각승마탕에 포함된 서각과 황금이 강하게 해열시켜 주고, 승마, 강활, 방풍, 백지, 천궁은 혈행장애를 없애주고 열발산을 촉진하여 표피에 울체된 열을 해소시키므로 단독을 치료할 수 있다.

서각승마탕의 주요한 적응증인 안면통증과 가장 유사한 양방질환으로는 삼차신경통이 있다. 삼차신경통이란 얼굴의 감각을 담당하는 뇌신경인 삼차신경의 이상으로 인해서 얼굴 한쪽에 칼로 도려내는 듯한 통증이나 전기에 감전되었을 때처럼 통증이 발작적이고 순간적으로 1~수초 간 나타나는 질병이다. 대개 광대뼈와 윗입술, 코 옆으로 통증이 나타나거나 아랫입술과 턱으로 통증이 발생하게 된다. 심한 경우는 눈과 이마 쪽으로 증상이 나타나며 귀로 통증이 뻗치는 경우도 있고, 특징적으로 윗입술이나 아랫입술, 코 옆을 만지거나 양치질을 할 때, 또는 음식을 먹을 때 발작적으로 통증이 나타난다. 이러한 삼차신경통에 서각승마탕을 응용할 수 있는데, 삼차신경통의 원인이 다양할 수 있으므로 모든 경우에 사용할 수 있다고 할 수 없으며, 안면부의 열성상태와 혈행장애가 원인이 되어 삼차신경통이 발생했다고 판단될 때 사용할 수 있다.

처방구성

처방구성을 보면 서각은 해열작용과 진경작용이 있으며, 뛰어난 지혈효과가 있어서 고열로 인한 토혈(吐血), 객혈(喀血), 비혈(鼻血)에 사용하면 좋다. 승마는 심박동수를 감소시켜 혈압강하작용을 하며, 해열, 소염, 진정, 항경련작용이 있다. 강활의 정유는 발한작용과 해열작용을 하고, 방풍은 장관평활근 이완작용, 항경련작용, 소염·진통작용이 있다. 천궁은 관상동맥과 말초혈관을 확장하여 하지(下肢)와 심근(心筋)의 혈류량을 증가시킨다.

백부자는 허랭상태(虛冷狀態)를 회복시키면서 마비감과 통증을 치료하며, 약리적으로는 심박수의 이상을 특징으로 하는 부정맥에 효과가 있다. 백지는 해열작용, 진통작용이 있으며, 황금은 혈관투과성 항진을 억제하고 소염작용이 강하여 혈관의 염증성 충혈(充血)과 울혈(鬱血)을 완화한다. 감초는 스테로이드 호르몬과 유사한 작용이 있어 항염증작용, 해독작용, 해열작용을 한다.

처방비교

견정산과 비교하면 두 처방 모두 안면부에 통증이 나타날 때 사용할 수 있는 처방이다. 견정산은 안면마비에 주로 사용하는 처방이지만, 허랭으로 인한 조직의 위축이 심하여 통증이 발생하는 경우도 있으므로 안면마비와 더불어 안면통에도 사용할 수 있다. 반면 서각승마탕은 안면부의 열울(熱鬱)과 혈행장애로 인해 발생하는 안면통에 사용하며, 질환명을 기준으로 한다면 안면신경마비보다는 삼차신경통에 더 적합하다고 할 수 있다.

서각지황탕과 비교하면 두 처방 모두 두면부에 혈열(血熱)이 울체(鬱滯)되어 발생하는 증상에 사용한다는 공통점이 있다. 그러나 서각지황탕은 청열(淸熱)과 자윤작용(滋潤作用)이 있어 코피가 발생했을 때 사용하며, 통증은 없거나 있더라도 경(輕)하게 나타나는 경우에 적합하다. 반면 서각승마탕은 안면부(顔面部)의 혈행장애(血行障礙)와 열울(熱鬱)로 인해 안면통증(顔面痛症)이 발생했을 때 사용한다.

➔ 활용사례

1-1. 소아구안와사(小兒口眼喎斜), 안면통증(顔面痛症) 여 9세 태음인
2-1. 구안와사(口眼喎斜), 안면통증(顔面痛症) 남 56세

1-1. 소아구안와사(小兒口眼喎斜), 안면통증(顔面痛症)

● 전 ○ ○ 여 9세 태음인 경기도 안양시 관양동 뉴골든타운

보통 키에 약간 살이 찐 태음인 소녀이다.

① 5년 전인 4살 때 자고 일어나니 구안와사가 와서 5년 동안 유명하다는 여러 한의원에서 침술과 약물치료를 받았으나 전혀 차도가 없고 여전하다. ② 좌측 눈이 감기지 않고 눈썹도 움직이지 않는다. ③ 웃으면 입이 좌측으로 돌아가고 좌측 비량(鼻梁)이 움직여지지 않는다. ④ 좌측 볼이 아프다. ⑤ 2~3개월 전부터 며칠 전까지 자고나면 거의 매일 코피가 나왔으나 10일 전부터는 안 나온다.

4살인 어린이에게 구안와사 증세가 발생했는데 뇌장애로 인한 다른 부수적인 증상이 없는 것으로 보아 구안와사가 뇌장애가 아닌 안면신경장애로 인해 발생한 것으로 보인다. 구안와사의 증상과 좌측의 비량(鼻梁)이 움직이지 않는다는 점을 감안해 보면 안면의 혈액이 응체되고 이로 인해 안면신경이 영향을 받아 구안와사가 온 것으로 판단된다. 따라서 코피를 치료하면서 구안와사도 함께 치료하기로 했다.

그동안의 경험상 담음성 구안와사에 효과가 있었던 표고버섯을 1회 30g씩 5일분을 달여 주었으나 효력이 전혀 없었다. 이번에는 본래의 의도대로 태음인 어린이의 오래된 구안와사를 목표로 서각승마탕 1.5배량에 금은화 3돈을 더해서 5일분 10첩을 지어주었다.

5일 후에 다시 내방했을 때 확인해 보니, 구안와사는 여전하지만 일부 증세가 호전되어 좌측 눈이 반쯤 감기고, 눈썹과 비량이 움직이며, 볼이 아픈 것이 소실되고, 눈곱이 소실되었다고 한다. 그런데 오늘 다시 코피가 나왔다고 한다. 증상이 호전된 것으로 보아 효과가 있다고 판단되어 지난번과 같은 처방으로 5일분 10첩을 지어주었다.

7일 후 내방했을 때 확인해 보니, 구안와사는 여전하고 오늘 새벽 5시에 코피를 약간 흘렸다고 한다. 다시 같은 처방으로 5일분 10첩을 지어주었다. 6일 후에 다시 내방했을 때 확인해 보니, 이번에는 전보다도 왼쪽 눈이 많이 감긴다고 한다.

그 후 같은 처방으로 5일분씩 총 7번을 투약하자 구안와사 증세가 거의 없어져 외관상 잘 표시가 나지 않으며 잔여증상으로 '오' 또는 '우' 발음을 했을 때 입이 약간 삐뚤어지는 것만 남아 있다. 그리고 오늘 코피가 약간 났다고 한다. 다시 같은 처방으로 5일분 투약했다.

14일 후에 내방했을 때 확인해 보니, 외형으로는 구안와사 증상이 거의 없어졌으며 '오' '우'할 때 약간 표시가 나고, 눈은 정상적으로 감긴다고 한다. 약 1년 반 후에 다시 내방했을 때 확인해 보니, 구안와사는 거의 소실되어 웃으면 괜찮고 '오' 나 '우' 하고 발음할 때 약간 표시가 났다. 그런데 낮이나 혹은 잘 때 코피가 1주에 2회 정도 난다고 했다.

10여년 후 키가 크고 건장한 아가씨가 왔는데 자신이 예전에 입이 돌아갔던 그 여아였다는 것이다. 선생님 덕분으로 그때 병이 나아서 지금은 전혀 이상이 없다며 감사하다는 인사를 했다.

2-1. 구안와사(口眼喎斜), 안면통증(顔面痛症)

다음은 강신무 선생의 경험을 인용한 것이다.

● 권 ○ ○ 남 56세 경상북도 영주시 하망3리

지방에서 교통사고로 모 종합병원에서 수개월간 입원치료를 하고 서울 사위집에서 요양 중인 사람이다. 환자의 12세 된 손자의 안면신경마비를 치료해 주었던 것이 인연이 되었는데 발병 당일에 왕진을 하게 되었다.

처음에는 '교통사고 후유증이 아닌가?' 하고 생각을 했으나, 사진을 보니 잠을 잘 때 차가운 벽면에 안면이 접촉되어 구안와사가 발생한 것으로 보고 이기거풍산 3일분과 함께 1회의 침치료를 했다.

3일 후에 다시 가서 보니, 효과는 없고 오히려 마비 부위가 누르면 아픈 즉 안즉통(按卽痛)이 있다고 한다.

진맥하여 보니 양명경(陽明經)에 풍열(風熱)이 있는 것이 완연했다. 침으로 양명위경(陽明胃經)을 사(瀉)하여 주니 즉석에서 통증이 완화되었다. 처음 진단에서 발견하지 못함을 자책하면서 서각승마탕에 가감하여 12일간 투약하면서 침치료를 병행하니 완치되었다.

본인은 와사(喎斜)에 접즉통자(接卽痛者)나 또는 삼차신경통 등 양명경(陽明經) 수풍열독(水風熱毒)으로 오는 모든 증상에는 서각승마탕을 자주 애용한다.

中統10 寶 오약순기산 烏藥順氣散

麻黃 陳皮 烏藥 各一錢半 **川芎 白芷 白殭蠶 枳殼 桔梗** 各一錢 **乾薑** 五分 **甘草** 三分 **薑三片 棗二枚**

[出　　典]
和劑局方 (諸風門) : 治男子婦人一切風氣 攻注四肢 骨節疼痛 遍身頑麻 頭目眩運 及療癱瘓 語言蹇澁 筋脈拘攣 又治脚氣 步履艱難 脚膝軟弱 婦人血風 老人冷氣 上攻胸臆 兩脇刺痛 心腹膨脹 吐瀉腸鳴
方藥合編 : 治一切風疾 先服此 疏通氣道 進以風藥 又治癱瘓 歷節風

[活　　套] 氣虛痰盛 去麻黃 合[六君子湯] 或合[導痰湯]

[活套鍼線] 通治(風)　調氣(風)　痓痙(小兒)　五硬(小兒)　風痛(腰)　通治(足)　癮疹(皮)　少陽(瘧疾)

[適 應 症] 요통, 엉치통, 고관절통, 하지통, 하지견인통, 슬통, 하복통, 배통, 견통, 견항통, 항강, 소아마비, 하지저림, 뇌일혈, 수족동통, 반신불수, 안면신경통, 안면마비, 견갑통, 각기각약, 연변, 설사, 천식, 부종

처방설명 오약순기산은 혈행장애와 습담울체로 인한 요통(腰痛), 관절통(關節痛), 지절통(肢節痛), 배통(背痛), 안면마비(顔面痲痹) 등에 사용하는 처방이며, 중풍(中風)으로 인해 수족(手足)이 마비(痲痹)되었을 때도 사용한다. 즉 조직의 긴장·위축·변성과 동시에 체액의 점도가 높아져 기혈(氣血)의 소통이 원활하지 않을 경우에 사용하는데, 이 경우 오약순기산은 발표(發表)와 이기작용(理氣作用)을 통하여 소통을 원활하게 해준다.

조문을 보면 일체의 풍병(風病)을 다스린다고 했는데, 풍(風)의 개념을 잘 이해해야 한다. 옛날에는 혼수상태(昏睡狀態)에 빠지거나 손발이 마비(痲痹)되고 통증(痛症) 같은 증상이 나타나지만, 원인을 알 수 없을 때 이것을 풍(風)이라고 했다. 그러나 이처럼 모호한 개념은 시대를 거치면서 차츰 정리되어 원인불명으로 발생한 풍(風)을 외풍(外風)이라 했고, 인체 내부의 순환장애(循環障礙)로 발생한 풍(風)을 내풍(內風)으로 구분하기 시작했다. 오약순기산의 증상은 내풍(內風)에 속하는데, 내풍은 다시 뇌혈관 장애로 인한 중풍(中風)과 근육에 포함된 혈관의 혈행장애(血行障礙)로 인한 풍증(風症)으로 분류할 수 있다. 오약순기산은 후자(後者)에 보다 적합한 처방으로 볼 수 있지만, 전자(前者)의 중풍(中風)에 사용하는 처방으로도 분류할 수 있는 이유는 중풍으로 인해 수족이 마비되어 탄탄(癱瘓) 증상이 나타났을 때 위축된 조직을 풀어주는 작용이 있기 때문이다.

오약순기산은 근육을 포함한 인체의 조직이 위축(萎縮)·경직(硬直)되고 조직에 습담(濕痰)이 울체되는 등 여러 요인이 복합적으로 작용하여 혈액순환을 방해하고 주위 신경을 압박하여 통증을 야기할 때 적합하다. 이렇게 조직을 위축·경직시키고 습담이 울체되는 원인으로는, 첫째 기후변화로 인해 조직이 장기간 위축되는 경우, 둘째 근육의 과도한 사용으로 인한 조직의 손상을 치유하는 과정에서 발생한 담음(痰飮)이 해소되지 않은 채로 고착화된 경우, 셋째 근육의 과도한 사용과 조직의 손상으로 발생한 담음은 해소되었지만 손상된 조직이 완전히 치유되지 못하여 반흔(瘢痕)을 남긴 경우가 있다. 이러한 원인으로 조직이 위축·경직되어 있으면서 습담(濕痰)이 울체된 경우에는 기육(肌肉)에 포함되어 있는 혈관에 혈행장애가 일어나고, 이로 인해 주위 신경이 자극을 받아 통증이나 감각이상, 마비가 나타날 수 있는데, 만약 이러한 혈행장애가 관절을 둘러싸고 있는 근육조직에 발생한다면 지절통(肢節痛)과 관절통(關節痛)을 일으키고, 인체의 균형과 안정을 담당하는 척추 유지근(維持筋)에 발생하면 배통(背痛)을 일으키고, 허리에 발생하면 요통(腰痛)을 일으킨다. 또 무릎이나 무릎 이하에 발생하면 슬통, 소아마비 증상, 또는 통풍을 일으킨다. 이처럼 오약순기산은 조직의 위축과 체액의 유체(流滯)로 인해 발생하는 요통, 관절통, 배통, 지절통, 관절염 등에 다양하게

활용할 수 있다.

오약순기산이 기본이 되는 처방으로 항강(項强)에 사용하는 회수산과 배통(背痛)에 사용하는 삼합탕, 안면마비(顔面痲痹)에 사용하는 이기거풍산이 있다. 그러나 회수산은 오약순기산증의 통증이 더 심화된 경우에 사용하는 것이지, 회수산을 반드시 항강(項强)에만 사용하는 것은 아니다. 삼합탕 역시 오약순기산을 쓸 사람보다 습담(濕痰)의 경향이 있고 외감(外感)이나 긴장(緊張) 등 기울(氣鬱)의 경향이 더 있을 때 사용하는 것이지, 배통(背痛)에만 사용하는 것은 아니며, 이기거풍산도 안면마비뿐 아니라 중풍으로 인한 탄탄(癱瘓)이나 일반적인 지절통(肢節痛)에도 사용할 수 있다.

신체조건으로 본다면 오약순기산증을 호소하는 사람은 주로 신체가 건실하고 기육이 두터운 태음인인 경우가 많고, 신체상태로 본다면 기허증을 동반하는 것은 아니지만 대사가 활발하지 않은 경우에 적합하다. 그러나 신체조건을 크게 고려할 필요는 없으며 통증이나 마비감이 나타날 때 사용할 수 있다.

활투침선을 보면 소아 오경(五硬)과 치경(痓痙)에 사용하는 처방으로 분류되어 있다. 오경(五硬)은 오연(五軟)처럼 허약이 심할 경우 조직이 과도하게 긴장되어 나타나는 증상이다. 즉 오경은 오연보다는 약간 건실한 상태에서 발생하는 증상이라고 할 수 있지만, 허약하여 형체를 유지하기 어려울 때 조직이 긴장되고 경직되어 나타나는 증상이므로 이것 또한 허약이 바탕을 이루고 있다고 할 수 있다. 이럴 때 오약순기산은 조직의 긴장과 경직을 풀어주어 오경을 치료한다. 소아 치경(痓痙)은 손발이 얼음같이 차고 온몸이 뻣뻣해지는 증상을 특징으로 하는데, 오약순기산을 사용할 수 있는 것은 조직의 긴장을 풀어주는 작용이 있기 때문이다.

처방구성 처방구성을 보면 마황은 교감신경 흥분작용이 있어 심박출량을 증가시켜 강심작용을 하며, 휘발성 정유가 혈관운동 중추를 자극하여 혈관 운동능력을 강화하고 발한작용을 한다. 진피는 진경작용을 하여 소화관 평활근의 경련을 억제하며, 소화관 운동능력을 강화하여 가스배출을 촉진한다. 오약은 진통작용이 강하며, 장(腸)의 연동운동(蠕動運動)을 강화하여 소화·흡수를 촉진하고 정장작용(整腸作用)을 한다. 천궁은 말초혈관을 확장하여 혈류량을 증가시키고, 백지는 항염증작용과 해열작용, 진통작용을 한다.

백강잠은 항경련작용과 진정작용이 있어 전신발작을 억제하고 해열작용이 있다. 지각은 말초혈관의 저항력을 높이며, 장관 평활근의 경련을 억제하여 진경작용을 한다. 길경은 거담작용(祛痰作用)과 진해작용(鎭咳作用)이 있으며, 염증을 억제하는 소염작용(消炎作用)도 있다. 건강은 혈관확장 작용이 있어 혈액순환을 촉진하고, 혈관운동중추를 흥분시켜 직접 강심작용을 나타낸다. 또한 위액과 위산분비를 촉진하여 소화를 돕고, 소화기의 운동을 자극하는 작용도 있다. 감초는 소화관 평활근에 작용하여 경련을 억제하며 위산분비를 억제하고, 이상의 약재를 조화롭게 한다.

처방비교 **목향보명단**과 비교하면 목향보명단은 중풍(中風)으로 인한 근육경직(筋肉硬直), 관절통(關節痛), 마비(痲痹)에 사용하며, 이러한 증상이 완고해졌을 때 적합하다. 또한 약성을 응용하여 혈액순환장애로 인한 일반적인 관절통(關節痛), 근육통(筋肉痛), 마비(痲痹) 등에도 사용한다. 반면 오약순기산은 중풍(中風)으로 수족(手足)이 마비(痲痹)되었을 때 사용하며, 혈행장애와 습담울체로 인한 요통(腰痛), 관절통(關節痛), 지절통(肢節痛), 배통(背痛), 안면마비(顔面痲痹)에도 사용한다.

요통에 사용하는 **통순산**과 비교하면 통순산은 허리근육 주위에 생긴 미세한 습담(濕痰)으로 인하여 근육이 이완되고, 습체로 인한 조직의 부종이 주위 신경을 압박하여 통증(痛症)이나 마목(痲木)이 발생한 경우, 이로 인해 근육이 제 기능을 하지 못하여 상체의 하중 때문에 통증이 발생한 경우에 사용한다. 반면 오약순기산은 조직이 긴장·경직되어 발생하는 요통에 사용한다. 오약순기산은 마황을 포함하고 있어 기육이 더 두터운 사람에게 사용할 수 있으며, 통순산은 오약순기산을 쓸 사람보다 습체가 더 많은 상태에 사용하는 처방이므로 얼굴이 푸석푸석하다든지 몸이 무겁다는 등 습체의 증상이 동반된다.

배통(背痛)에 사용하는 **행기향소산**과 비교하면 행기향소산은 외감(外感)이나 기울(氣鬱), 식체(食滯) 등으로 인하여 등 부위의 근육이 긴장되어 통증이 야기되는 경우에 사용한다. 반면 오약순기산은 전체적으로 조직이 긴장되고 경직되어 있는 동시에 습담(濕痰)이 울체되어 등 부위의 혈행소통이 원활하지 못하여 통증이 유발된 경우에 사용한다.

활용사례

1-1. 소아마비(小兒痲痹) 남 2세
2-1. 요통(腰痛), 고관절통(股關節痛) 남 36세 태음인
2-2. 요통(腰痛), 연변(軟便), 설사(泄瀉) 남 21세 태음인
2-3. 요통(腰痛), 하지견인통(下肢牽引痛) 여 39세 태음인
2-4. 요통(腰痛), 하지저림 남 31세 태음인 184cm 92kg
3-1. 하지통(下肢痛), 하지저림 여 56세 태음성소양인
3-2. 엉치통, 하복통(下腹痛) 여 37세 태음인
3-3. 배통(背痛), 환도통(還跳痛), 하지통(下肢痛) 남 34세 소양성태음인
4-1. 견갑경직(肩胛硬直), 견비통(肩臂痛) 남 47세 태음인
4-2. 견통(肩痛) 남 55세 열성태음인 170cm 65kg
4-3. 항강(項强), 견통(肩痛) 남 34세 열성태음인
4-4. 견항통(肩項痛), 요통(腰痛) 남 29세 열성태음인
4-5. 견비통(肩臂痛), 항강(項强), 신중(身重), 비만(肥滿) 여 46세 태음인
5-1. 손목 따끔거림, 손목 무력 여 58세 태음인
6-1. 면통(面痛) 여 40세
7-1. 천식(喘息), 부종(浮腫) 여 70세 태음인 162cm 80kg
7-2. 하지부종(下肢浮腫) 남

오약순기산 합방 활용사례

1-1. +통순산 - 무리해서 생긴 고관절통(股關節痛) 남 48세 태음인
2-1. +보중익기탕 - 무기력(無氣力), 어깨결림 남 27세 소음인 167kg 68kg

1-1. 소아마비(小兒痲痹)

다음은 김태진 선생의 경험을 채록한 것이다.

● 김 ○ ○ 남 2세 서울특별시

20여 년 전 큰누나의 아들이 소아마비에 걸렸다. 큰누나가 걱정 끝에 나에게 문의를 해왔다.
그래서 오약순기산에서 마황을 빼고 모과 1돈, 계지 1돈을 더하여 1제를 투약했다.
오약순기산 1제를 복용한 이후 다리 아픈 것이 개선되고 걸음걸이가 훨씬 가벼워졌다.
오약순기산이 효과가 있어 연속하여 3제를 더 사용했다. 약을 복용하면서 점차 증상이 호전되다가 약을 모두 복용할 무렵에는 모두 좋아졌다.
그 이후 소아마비가 다 나아 청년이 된 지금까지 아무 이상이 없고 건강하다.

2-1. 요통(腰痛), 고관절통(股關節痛)

● 최 ○ ○ 남 36세 태음인 경기도 의왕시 내손동

키와 체격이 약간 크며 태음인으로 보이는 남자이다.
① 어제 화분을 들다가 허리를 삐었다. ② 허리를 구부릴 수가 없고 걸음을 걷기도 힘들다. ③ 치질(痔疾)이 있다.
④ 평소에 과음을 한다.
태음인 남자의 좌섬요통으로 인한 굴신불능 및 보행곤란을 목표로 오약순기산 2배량으로 3일분 6첩을 지어주었다.
일주일 후에 다시 내방했을 때 확인해 보니, 지난번 약을 복용한 후에 좋아졌었는데 어제 등산을 한 이후 다시 허리

가 아프다고 한다.

무리한 등산으로 요통이 재발한 것으로 보고 이번에도 같은 처방으로 3일분 6첩을 지어주었다.

1년 후에 다시 왔을 때 확인해 보니, 지난번 약을 복용한 후에도 역시 좋아졌었는데 상갓집에서 밤을 지새운 이후부터 다시 허리가 아프다고 한다. 역시 같은 처방인 오약순기산으로 3일분 6첩을 지어주었다.

8일 뒤에 다시 내방했을 때 확인해 보니, 허리가 많이 부드러워졌다고 한다. 그런데 기립시 약간 뻐근한데 우측으로 더 심하다고 하여 지난번과 같은 처방으로 3일분 6첩을 지어주었다.

1년 3개월 뒤에 고관절통으로 다시 내방했을 때 확인해 보니, 약을 복용한 이후 요통이 소실되었다고 한다. 이번에는 ① 우측 사타구니 부위가 아픈데 붓지는 않는다. ② 우측 대퇴부도 함께 아프다. ③ 움직일 때 우측 고관절 부위가 아픈데 병원에서는 아무 이상이 없다고 한다. ④ 이러한 증상은 약 20일 전 휴가 중에 종일 앉아서 화투를 친 이후 발생했는데, 걷기도 힘들고 통증 때문에 잠을 못 잔다.

역시 지난번과 같은 처방인 오약순기산 2배량으로 3일분 6첩을 지어주었다.

4개월 후에 다시 내방했는데, 지난번 약을 복용한 이후 좋아져서 그동안 괜찮았는데 최근에 다시 왼쪽 허벅지에 통증이 생겼다고 한다. 통증은 밤에 더 심하며 양약을 복용해도 차도가 없다고 하여 이번에도 오약순기산 2배량으로 3일분 6첩을 지어주었다.

이 남성은 이후에도 여러 차례 요통 및 고관절부위 통증으로 1년에 한두 차례 내방하여 오약순기산을 지어갔으며 그때마다 효과가 아주 좋았다.

2-2. 요통(腰痛), 연변(軟便), 설사(泄瀉)

다음은 노의준 선생의 경험이다.

● 이 ○ ○ 남 21세 태음인 경기도 안양시 동안구 평안동

키가 크고 비만형이며 뼈가 굵고 피부가 두터운 태음인 남성으로 군입대 예정자이다.

① 한 달 전부터 요통이 있다. ㉠ 처음에는 특별한 원인 없이 아침에 일어났을 때 갑자기 통증이 왔는데 지금은 앉아 있거나 누워 있다가 일어날 때마다 통증이 온다. ㉡ 병원에서 X-ray검사를 하니 혈관이 눌렸다고 한다. ② 연변(軟便)을 누고 설사한다. 선천적으로 장(腸)이 좋지 않아서 찬 것을 먹으면 바로 배가 아프기도 하고 대변은 불규칙하다. ③ 음식을 잘못 먹으면 제하(臍下)에 복통(腹痛)이 있다. ④ 추위를 약간 타고 더위를 심하게 타며 땀이 아주 많다. ⑤ 배가 약간 차다. ⑥ 식사량이 일정하지 않고 속이 더부룩하며 트림이 나온다. ⑦ 가슴이 답답하고 한숨을 쉰다. ⑧ 전신이 무겁다. ⑨ 설진(舌診)상 설담백(舌淡白)이 있으며 침이 고인다. ⑩ 심하비경(心下痞硬)이 있으며 좌측에 복직근연급(腹直筋攣急)이 있다. ⑪ 제하허(臍下虛)와 동계(動悸)가 있다. ⑫ 흉협고만(胸脇苦滿)이 있다.

비만형이고 피부가 두터운 태음인 남성의 요통을 목표로 오약순기산 1.5배량에 마황 1돈을 더하여 5일분 10첩을 투약했다.

2주가 지난 2월 하순에 확인해 보았다.

1. 요통이 90%가량 호전되었고
2. 연변과 설사도 거의 하지 않게 되었으나
3. 흉만(胸滿)과 후중감(後重感), 항강(項强)이 있다고 한다.
4. 아침마다 구고(口苦)가 있고
5. 어지럼증이 있고,
6. 가끔 이명(耳鳴)이 있다고 한다.

다른 증상이 있으나 아직 요통이 완치되지 않은 것으로 보고 지난번과 같은 처방으로 5일분 10첩을 투약했다.

3-1. 하지통(下肢痛), 하지저림

● 김 ○ ○ 여 56세 태음성소양인 경상북도 포항시 송라면 대전리

체격이 크고 단단하며 건강해 보이는 태음성소양인 여성이다.

① 2달 전부터 걸음을 걸으면 오른쪽 다리가 아프며, 통증으로 걷다가 몇 번씩 쉰다. ② 종아리와 허벅지에 통증이 있고 무리하게 걸으면 심해지며, 쉬거나 자고 나면 없어진다. ③ 발목이 쑤시고 저리다. ④ 일을 많이 하면 손이 저리다. ⑤ 고혈압으로 두통이 있고 뒷목이 아프다. ⑥ 놀라면 가슴이 뛴다. ⑦ 잠은 깊이 자며 가끔 꿈을 꾼다. ⑧ 어깨가 아프다.

태음성소양인 주부의 하지통과 저림을 목표로 오약순기산 2배량에 목통 2.5돈, 모과 2.5돈을 더하여 10일분 20첩을 지어주었다.

10일 뒤인 3월 초순에 다시 내방했을 때 확인해 보니, 오른쪽 다리가 저리고 아픈 것과 종아리의 심한 통증이 많이

호전되었다며 약을 더 지어달라고 한다.
약을 복용한 이후에 증상이 호전된 것으로 보아 효과가 있지만 아직 미약한 것으로 보고 지난번과 같은 처방으로 10일분 20첩을 지어주었다.

3-2. 엉치통, 하복통(下腹痛)

● 김 ○ ○ 여 37세 태음인 주부 경기도 안양시 관양동 궁전맨션

약간 큰 키에 보통 체구이며 태음인으로 보이는 주부이다.
① 1년 전부터 허리를 구부리거나 서 있을 때 오른쪽 엉치가 뻐근하면서도 시큰시큰 아프다. ② 이렇게 엉치통이 발생하면 아랫배도 함께 아프다. ③ 식욕은 왕성하고 소화력은 보통이다. ④ 성격은 원만하고 무던해 보이며 그 외에 특별한 증상이나 특징은 없다.
추위나 더위를 타지 않고 손발이 차지도 않은 평성 태음인 주부의 엉치통을 목표로 오약순기산 2배량에서 마황을 1.5돈으로 하여 5일분 10첩을 지어주었다.
8개월 뒤에 좌측 반신에 감각이 이상하다며 약을 지으러 왔을 때 확인해 보니, 그 약을 복용하고 1년간 지속되던 엉치통과 하복통이 없어졌으며 그 뒤로는 전혀 아프지 않았다고 한다.

4-1. 견갑경직(肩胛硬直), 견비통(肩臂痛)

다음은 최진희 선생의 경험이다.

● ○ ○ ○ 남 47세 태음인 철물점 서울특별시 성북구 정릉1동

키가 크고 체격이 좋으며 근육질이고 얼굴이 검다. 예의가 바르고 건강한 모습의 태음인으로, 심한 견통을 호소하며 그동안 많은 약을 복용했으나 별다른 효과가 없다.
① 심한 견비통이 있다. 어깨가 너무 딱딱해서 마사지를 해도 손이 안 들어갈 정도이다. ㉠ 어깨가 굳어서 팔을 돌리기도 힘들었다. ㉡ 항상 무거운 것을 들어서인지 오랫동안 심하게 아팠다. ㉢ 통증이 심할 때에는 견갑골(肩胛骨) 아래까지 아팠다. ② 항강(項强)도 있으나 견통(肩痛) 만큼 심하지는 않다. ③ 소화력은 좋다.
근육질의 태음인의 견비통(肩臂痛)과 항강(項强)을 목표로 오약순기산 1.5배량으로 15일분으로 20첩을 투약했다.
일주일 후에 확인해 보니, 아직 잘 모르겠다고 했으나 거의 1제를 복용할 때쯤 부인에게 확인해 보았다.
1. 어깨가 굳어진 것이 많이 부드러워졌다.
2. 통증도 현저하게 격감했다.
3. 어깨와 팔을 돌리기에도 부드러워졌고 전보다 사용이 가능해졌다.
부인이 그간 워낙 고생을 많이 해서인지 약을 더 지어가고 싶다고 한다. 그런데 남편이 조금 더 있다가 약을 복용하겠다고 했으며, 두 달이 넘은 현재 증상이 호전되어 참을 만한 것이 아닌가 생각된다.

4-2. 견통(肩痛)

다음은 유경례 선생의 경험이다.

● 유 ○ ○ 남 55세 열성태음인 170cm 65kg 전라남도 광양시 중마동

기육(肌肉)이 많이 두껍지 않은 열성태음인이다.
① 2년 전부터 견통(肩痛)이 있는데 양방병원에서는 오십견으로 진단했다. ㉠ 밤이 되면 쑤시고 욱신거린다. ㉡ 팔을 들어 올릴 때 찢어지는 듯한 통증이 있다 ② 20년 전부터 허리 디스크가 있다. ③ 허리 디스크가 원인이 된 듯한 오른쪽 다리의 저림과 마비감(痲痹感)이 있다. ④ 운전을 오래하는 등 앉아 있는 자세를 오래하면 오른쪽 다리가 심하게 저리고 꼬집어도 모를 정도로 마비감이 있다. ⑤ 가끔씩 가슴이 답답하고 목뒤가 뻐근해진다. ⑥ 성격이 굉장히 예민한 편이다. ⑦ 손발은 따뜻한 편이다. ⑧ 추위는 거의 타지 않고 더위를 많이 탄다. ⑨ 식욕은 괜찮은 편이나 과식은 하지 않는다. ⑩ 소변은 시원한 편이고 대변은 하루에 한 번 정도 보는데 약간의 변비기가 있다.
⑪ 6개월 전에 담배를 끊었고 술은 거의 매일 마시는 편이다. ⑫ 신경이 예민하여서 조금만 신경이 쓰이는 일이 있거나 잠자리를 옮기면 전혀 잠을 자지 못한다.
직업상 팔을 많이 쓰기 때문에 오십견이 발생한 것으로 보고 오약순기산 2배량에서 마황은 1돈으로 줄이고, 밤에 잠들기 어렵다고 하여 산조인 1돈을 더하여 10일분 20첩을 지어드렸다.
약을 복용하기 시작한 첫째 날, 정신이 너무 또렷해서 밤에 한숨도 자지 못했다고 한다. 다음날부터는 저녁에는 약을 복용하지 않고 아침과 점심에만 복용했다. 약을 20첩을 다 복용한 후 대부분의 통증이 소실되었으나 날씨가 흐리면 통증이 나타난다.

5-1. 손목 따끔거림, 손목 무력

다음은 심송일 선생의 경험이다.

● ○ ○ ○ 여 58세 태음인 경기도 안산시

살이 많이 찐 태음인으로, 아는 분이 소개하여 전화로 상담을 하게 되었다.
① 칼질을 하면 손목이 따끔거린다. ② 오른쪽 손목에 힘이 없다. ③ 신경을 쓰면 다리가 말을 안 듣는다.
④ 다리와 엉치가 아프다. ⑤ 허벅지에 지렁이가 기어가는 느낌이 있다. ⑥ 이 여성은 20여 년 동안 주방에서 칼질을 했는데, 지금은 몸이 안 좋아서 그만둔 상태이다.
오래된 손목 따끔거림과 힘이 없는 것을 목표로 오약순기산 본방으로 10일분 20첩을 투약했다.
약을 복용한 후에 확인해 보니, 손목이 따끔거리는 증상이 소실되었고 신경을 쓸 때 오른손에 힘이 없는 것도 소실되었다. 그러나 다리와 관련된 증상은 확인하지 못했다.

6-1. 면통(面痛)

다음은 은성호 선생의 경험이다.

● ○ ○ ○ 여 40세 식당일

누가 손이 저린데 한약을 1제 복용하여 나았다고 하여 그 한약방에서 한약을 1달간 복용했으나 효과가 없었다고 한다. 그래서 주사와 물리치료, 침 등으로 치료를 해도 낫지 않는 좌측 슬관절염에 약을 1제 투약했는데 호전된 경력이 있는 여성이다. 이번에는
① 좌측에 면통(面痛)이 있는데 감각이 별로 없고 싸~한 느낌이다. ② 얼굴은 동그랗고 평면형이며 전체적으로 뚱뚱한 편이다. ③ 맥침긴(脈沈緊)하다. ④ 우수지(右手指)가 저리다. ⑤ 식욕은 좋다. ⑥ 월경불순(月經不順)이 있다. 주로 경지(經遲)가 있으며 월경량은 적다. ⑦ 창만(脹滿)과 애기(噯氣)가 있다. ⑧ 부종(浮腫)은 없다.
⑨ 전에는 더위를 탔으나 요즘에는 추위를 탄다.
오약순기산 본방에서 백지를 1.25돈으로 늘이고 향부자 2돈, 승마 1.5돈, 강활 1.25돈을 더하여 10일분 20첩을 투약했다. 약을 복용하면서 침치료를 4회 병행했는데 4~5일 만에 50% 정도 증상이 호전되었다. 그 이후 7일이 지나자 증상이 많이 호전되었다는 말을 들었으나 환자가 오지 않아 정확한 경과는 확인하지 못했다.

中統11 寶 구미강활탕 九味羌活湯

羌活 防風 各一錢半 **川芎 白芷 蒼朮 黃芩 生地黃** 各一錢二分 **細辛 甘草** 各五分

[出　典]
此事難知 卷一 : 經云有汗不得服麻黃 無汗不得服桂枝 若此服則其變不可勝數故立此法使不犯三陽禁忌解利神方
方藥合編 : 一名 羌活仲和湯
① 不問四時 但有頭痛 骨節痛 發熱 惡寒 無汗 脈浮緊 宜用此 以代麻黃
② 有汗不得服麻黃 無汗不得服桂枝 若誤服 其變不可勝言 故立此法 使不犯三陽禁忌 乃解表神方
[活套鍼線] 感冒(寒) 太陽(寒) 破傷風(風)
[適 應 症] 감기몸살, 전신통, 두통, 지절통, 인후통, 안통, 발열, 오한, 오풍, 면홍, 기침, 가래, 비색, 다한, 파상풍

처방설명 구미강활탕은 감기에 걸려 비교적 심한 발열(發熱)과 오한(惡寒)이 나타나고, 두통(頭痛)이나 지절통(肢節痛), 근육통(筋肉痛) 등 온몸이 쑤시고 아픈 증상이 나타났을 때 사용한다. 즉 열성(熱性)을 띤 표실증(表實症)의 몸살감기에 사용하는 처방이다.

조문을 보면 '不問四時불문사시 但有頭痛단유두통 骨節痛골절통 發熱발열 惡寒오한 無汗무한 脈浮緊맥부긴 宜用此의용차 以代麻黃이대마황'이라고 하여 계절과 상관없이 두통(頭痛)과 골절통(骨節痛)이 있고, 발열(發熱)과 오한(惡寒)이 나타나고, 땀이 나지 않고, 맥(脈)이 부긴(浮緊)할 때 마황탕 대신에 쓴다고 되어 있다. 그러나 이런 증상이 나타난다고 하여 누구에게나 쓸 수 있는 것은 아니며, 체격이 건실한 사람의 열성 몸살감기와 발열감기에 적합하다. 따라서 감기에 걸린 환자가 왔을 때 증상의 형태나 정도를 파악하는 것도 중요하지만, 개인의 신체조건과 현재의 신체상태를 파악하는 것이 매우 중요하다.

구미강활탕의 증상이 발생하는 기전을 파악하기 위해서는 개인의 신체조건과 신체상태에 따라 찬 기온에 대한 반응이 어떻게 달라지는지를 이해해야 한다. 다만 주의해야 할 것은 이하의 설명처럼 반드시 이분법으로 나눌 수 있는 것은 아니며, 상대적으로 이러한 반응이 두드러지게 나타난다는 것이다.

첫째, 평소 체격이 건실하고 기육(肌肉)이 두터운 사람의 경우 찬 기온에 노출되었을 때 체온을 빼앗기지 않기 위해 피부를 수축시키고 근육을 긴장시키는 반응을 하게 된다. 또한 이러한 자극요인이 가해졌을 때 열생산을 급격히 증가시키기 때문에 전체적으로 체열이 높아져 발열이 나타날 수 있다. 게다가 근육이 긴장되어 있는 만큼 근육에서 생산되는 열이 증가하므로 발열상태가 강하게 나타날 수 있다. 또한 발생한 열이 표피(表皮)에 집중되었을 경우 압력이 증가되기 때문에 통증이 발생한다. 근육이나 표피에 열이 집중되어 통증이 발생하는 기전을 이해할 수 있는 좋은 예로 하지 않던 축구를 장시간 하고 났을 때 발생하는 근육통이 있다. 이러한 근육통이 발생했을 때 체열진단기로 근육을 찍어보면 통증이 나타나는 근육에 열이 많이 몰려 있는 것을 볼 수 있다. 이는 과도한 근육사용에 따른 근육의 긴장과 혈액의 집중이 겹쳐 압력이 형성되었기 때문이라고 볼 수 있는데, 구미강활탕의 발열과 통증도 찬 기온으로 인해 기육(肌肉)이 긴장된 상태에서 열이 피부나 근육 쪽으로 몰렸기 때문에 나타난다.

둘째, 평소 체열이 낮고 피부가 엷으면서 연약한 사람이 찬 기온에 감촉되었을 경우, 피부가 위축되기는 하지만 구미강활탕을 쓸 사람처럼 위축이 심하지 않고, 평소 연약하여 체열(體熱)이 낮기 때문에 피부에 열이 집중되는 정도도 높지 않다. 따라서 동일한 원인이 작용하더라도 연약한 사람은 발열(發熱)과 신체통(身體痛)이 상대적으로 심하게 나타나지 않는다.

구미강활탕에는 강활, 방풍, 백지, 세신 같은 발표제(發表劑)가 들어 있어 위축된 표피를 풀어주는 작용을 하므로 신체통을 치료할 수 있고, 동시에 발표제는 울체되어 있는 열을 빼주는 작용이 있어 황금, 생지황 같은 청열제(淸熱劑)와 더불어 열성상태를 해소시키는 작용을 한다.

활투침선을 보면 파상풍(破傷風)에 사용하는 처방으로 분류되어 있다. 파상풍은 상경(傷痙)이나 금창경(金瘡痙)이라고도 하는데, 타박상, 화상, 동상 등이 있는 경우, 산후출혈이 심한 경우, 상한(傷寒)이나 잡병(雜病)을 앓을 때 땀을 지나치게 흘린 경우에 발생하는 증상으로 경련(痙攣)을 일으키기는 일종의 치병(痓病)이다. 증상으로 초기에는 머리가 아프고 오슬오슬 춥고 열이 나며, 상처가 조여들고 아프다가 입을 벌리지 못하며[牙關緊急], 쓴 웃음을 짓는 듯한 표정[輕笑]을 나타낸다. 또한 시간이 지나면서 점차 목과 등, 가슴, 배, 팔다리로 경련이 퍼져 목이 뻣뻣해지고[項部强直] 등이 뒤로 젖혀지며[後弓反張], 숨을 가쁘게 쉬고 목에서 가래 끓는 소리가 나며 온몸이 움직일 수 없게 된다. 이러한 파상풍 증상이 있을 때 사용할 수 있는 처방은 다양한데, 구미강활탕은 고열(高熱)과 경직(硬直)을 풀어주기 위해 사용할 수 있다.

필자의 구미강활탕 처방기준은
① 실증(實證)의 감기
② 감기의 증상이 체표에서 실증으로 일어나는 상한표실증(傷寒表實證)
③ 발열성을 띠고 몸살 증세가 있는 실증의 감기
④ 튼튼한 사람으로서 전신통이 주증상인 열성 몸살감기
⑤ 열이 많은 사람으로서 열성을 띤 몸살감기
⑥ 체표의 피부가 조밀하고 두터우며 골격이 튼튼한 사람의 열성 몸살감기
⑦ 열성태음인의 몸살감기

반면 구미강활탕이 부적합한 사람은
① 평소 몸이 차거나 추위를 몹시 타는 사람 ② 평소 몸이 연약하거나 소화력이 약한 사람
③ 한랭성(寒冷性) 체질이거나 양허증(陽虛證: 체열이 소모되어 결핍된 증상)이 있는 사람이다. 이런 사람에게 쓰면 부작용으로 복통, 설사, 오한, 발열, 소화불량, 전신통이 나타날 수 있다.

처방구성 처방구성을 보면 강활과 방풍을 군약으로 하여 9가지 약재로 구성되어 있다. 강활은 발한작용(發汗作用), 해열작용(解熱作用), 진해작용(鎭咳作用), 거담작용(祛痰作用)을 하며, 평활근 이완작용이 있어 진정, 진통작용을 통해 신경통, 관절통 등의 통증을 완화시킨다. 방풍은 말초의 투과성을 조절하며 인플루엔자 바이러스에 대한 억제작용과 진균, 적리균, 고초균에 대한 억제작용이 있다.

천궁은 관상동맥과 말초혈관을 확장하여 하지(下肢)와 심근(心筋)의 혈류량을 증가시키고, 백지는 항염증작용, 이뇨작용, 해열작용, 진통작용이 있다. 창출은 항염증작용이 있으며, 세뇨관의 재흡수를 억제하여 이뇨작용을 함으로써 부종을 경감시킨다. 황금은 혈관투과성 항진을 억제하고 소염작용이 강하여 혈관의 염증성 충혈(充血)과 울혈(鬱血)을 완화시킨다. 생지황은 충분한 전해질을 인체에 공급함으로써 묽은 혈액을 진하게 만들어 주어 혈허(血虛)를 개선한다. 세신은 신체말단의 모세혈관벽의 치밀성을 강화하여 혈행을 촉진하고, 감초는 스테로이드 호르몬과 유사한 작용이 있어 항염증작용, 해독작용, 해열작용을 한다.

처방비교 **마황탕**과 비교하면 두 처방을 쓸 수 있는 신체조건은 대동소이하지만 마황탕을 써야 하는 사람의 피부가 더 두텁고 피부의 위축이 심하며 전신발열이 동반된다. 구미강활탕을 써야 하는 사람은 마황탕을 쓸 사람보다 피부가 두텁지는 않지만 피부의 위축과 혈액의 집중으로 피부에 열이 몰려 있으면서 통증이 수반된다는 특징이 있다. 따라서 통증의 정도나 표실(表實)의 정도는 비슷해도 엄

밀한 의미의 치법은 다르다. 선인들은 통증이나 표실증이라는 것에 기준을 두고 마황탕 대신 구미강활탕을 쓴다고 했지만 엄밀한 의미의 기전 차이를 이해해야 한다.

삼호작약탕과 비교하면 두 처방 모두 고열(高熱)이 동반된 감기에 사용한다. 그러나 삼호작약탕의 증상에는 발열, 오한과 더불어 두통이나 지절통이 있지만 주요증상은 고열이다. 반면 구미강활탕의 증상에는 고열도 있지만 고열과 함께 몸살이 주증상이며, 삼호작약탕을 쓸 사람보다 건실하고 기육이 두터운 경우에 적합하다. 또한 삼호작약탕은 성장열을 내재하고 있는 소아에게도 사용하지만, 구미강활탕은 피부가 엷은 소아에게 사용하는 경우는 거의 없다.

방풍통성산과 비교하면 두 처방 모두 고열성 표증감기에 사용한다. 그러나 방풍통성산은 본래 열이 많은 사람의 편두통, 기침 등에 사용하며, 성장열이 내재된 소아에게 사용하는 경우가 많다. 반면 구미강활탕은 기육이 발달하고 건실한 어른에게 주로 사용한다. 방풍통성산은 발열이 주증상일 때 사용하고, 구미강활탕은 통증이 주증상일 때 사용한다.

활용사례

1-1. 몸살감기, 기침 남 30세 소양성태음인
1-2. 몸살감기, 발열(發熱), 면홍(面紅), 지절통(肢節痛), 오한(惡寒) 여 23세 근골성태음인
1-3. 몸살감기, 두통(頭痛), 안통(眼痛), 오한(惡寒), 발열(發熱), 갈증(渴症), 누런 콧물 남 35세 소양성태음인
1-4. 몸살감기, 기침, 편도염(扁桃炎), 가래 남 46세 태음인
1-5. 몸살, 두통(頭痛), 눈침침, 비색(鼻塞), 발열(發熱) 남 30세 태음인
1-6. 감기몸살, 전신통(全身痛), 두통(頭痛), 오한(惡寒) 남 36세 태음인
1-7. 감기, 발열(發熱), 전신통(全身痛) 남 61세 열성태음인
1-8. 감기, 오한(惡寒), 도한(盜汗), 두통(頭痛), 머리 흔들림 여 77세 소양성소음인
1-9. 만성감기, 콧물, 기침, 가래 남 60세 태음인
1-10. 감기, 다한(多汗), 발열(發熱), 오풍(惡風), 두통(頭痛) 남 75세 근골형태음인
1-11. 몸살감기, 미릉골통(眉稜骨痛) 여 32세 소음성소양인
1-12. 감기몸살, 인후통(咽喉痛), 콧물 남 36세 태음인
1-13. 몸살감기, 발열(發熱), 전신통(全身痛), 두통(頭痛) 남 33세 열성태음인
1-14. 몸살감기, 오한(惡寒), 전신통(全身痛), 소화불량(消化不良) 남 33세 소음인
1-15. 몸살감기, 두통(頭痛), 인통(咽痛) 남 33세 태음인
1-16. 감기몸살 남 41세 태음성소양인
1-17. 감기몸살, 지절통(肢節痛), 발열(發熱) 남 43세 열성태음인
1-18. 심한 감기몸살, 목소리 안나옴 남 35세 태음인
2-1. 실패례 남

구미강활탕 합방 활용사례

1-1. +불환금정기산 - 파상풍(破傷風) 여 35세 태음인

1-1. 몸살감기, 기침

● 조 ○ ○ 남 30세 소양성태음인 회사원 경기도 안양시 관양동 현대아파트

체격이 튼튼하고 건실해 보이며 소양성태음인으로 보이는 회사원이다.
① 어제부터 감기기운과 함께 몸살 증세가 있다. ② 머리가 띵하다. ③ 기침을 많이 한다. ④ 목이 아프다.
⑤ 콧물이 많이 나오고 재채기를 한다. ⑥ 가래가 있다. ⑦ 열이 있고 으스스한 오한(惡寒)이 있다.
체격이 튼튼하고 건실한 소양성태음인의 몸살감기를 목표로 구미강활탕 2배량으로 2일분 4첩을 지어주었다.
3일 뒤에 환자의 모친이 내방했을 때 확인해 보았다.
감기 증상 대부분은 좋아졌고 기침도 없어졌으나 완치되지는 않은 것 같다며 약을 더 지어달라고 하여 지난번과 같은 처방으로 2일분 4첩을 지어주었다.

1-2. 몸살감기, 발열(發熱), 면홍(面紅), 지절통(肢節痛), 오한(惡寒)

● 김 ○ ○ 여 23세 근골성태음인 경기도 안양시 관양2동

보통 키에 체격이 튼튼하고 서글서글해 보이며 내열성 태음인으로 보이는 아가씨이다.

① 2일 전부터 감기에 걸렸는데 온몸과 얼굴에 열이 나서 마치 술을 마시고 난 뒤처럼 얼굴이 매우 붉다.
② 특히 눈과 눈 주위가 빨갛게 붉어져 있다. ③ 전신이 쑤시고 아프다. ④ 으슬으슬 춥다.

체격이 좋고 눈 주위가 붉어진 태음인의 몸살감기를 목표로 구미강활탕 2배량으로 1일분 2첩을 지어주었다.

다음날 저녁에 다시 왔을 때 확인해 보니, 그 약을 먹으니 좀 나아지는 것 같다고 한다. 온몸과 얼굴의 열이 많이 내렸으며, 면홍(面紅) 증세는 아직도 여전하지만 어제보다는 훨씬 줄어들었고 전신이 아픈 것은 없어졌다고 한다. 약을 복용하고 오한(惡寒)도 없어졌는데 외출을 한 후에 다시 오한 증세가 있는 것 같다고 한다. 아직 증상이 남아 있는 것으로 보고 구미강활탕 2배량으로 2일분 4첩을 지어주었다.

1-3. 몸살감기, 두통(頭痛), 안통(眼痛), 오한(惡寒), 발열(發熱), 갈증(渴症), 누런 콧물

● 최 ○ ○ 남 35세 소양성태음인 경기도 안양시 관양동 동산맨션

보통 키에 보통 체구이며 단단하고 튼튼해 보이고 범눈썹을 가지고 있으며 태음인 같기도 하고 소양인 같기도 한 35세 남성이다. 20일 전부터 감기가 계속되었다고 한다.

① 20일 전부터 머리가 아픈데 특히 머리 앞쪽이 욱신욱신 쑤신다. ② 동시에 눈이 빠질 듯이 아프며 눈썹이나 눈 주위 또한 몹시 아프다. ③ 오싹오싹하게 오한(惡寒)이 나고 이불을 덮고 누워 있으면 땀이 비 오듯 한다.
④ 기침이 나오는데 특히 밤에 더 심하다. ⑤ 목이 아프다. ⑥ 누런 콧물이 나온다. ⑦ 가래가 나온다.
⑧ 갑자기 기운이 없다. ⑨ 열이 나고 얼굴이 화끈거리며 갈증이 난다. ⑩ 평소에 더위를 타는 편이며 추위는 타지 않는다. ⑪ 식욕은 보통이고 소화는 잘 안 된다.

살집이 단단하고 튼튼해 보이며 더위를 타는 소양성태음인의 몸살형 감기를 목표로 구미강활탕 2배량으로 3일분 6첩을 지어주었다.

3일 뒤에 다시 왔을 때 확인해 보니, 약이 너무나 효과가 좋아 오랫동안 고생하던 몸살이 거의 나았으나 아직 완치되지는 않았다며 약을 더 지어달라고 한다. 경과를 확인해 보니, 안통(眼痛)과 오한(惡寒), 오한 뒤 자한(自汗)은 소실되었고 인통(咽痛)과 발열(發熱), 면열(面熱), 갈증(渴症) 증세 또한 소실되었으며 누런 콧물도 없어졌다. 그리고 두통과 가래, 무력감(無力感)은 격감되었으나 아직은 좀 남아 있는 듯하고, 기침도 횟수와 정도는 줄어들었으나 아직은 약간씩 있으며 가래도 좀 남아 있다고 한다. 본인의 요청대로 지난번과 같은 구미강활탕 2배량으로 2일분 4첩을 지어주었다.

1-4. 몸살감기, 기침, 편도염(扁桃炎), 가래

● 이 ○ ○ 남 46세 태음인 경기도 안양시 부림동 공작럭키아파트

체격이 약간 굵고 단단해 보이며 손이 두텁고 목소리가 굵은 태음인 남자이다.

① 2주 전부터 온몸이 춥다. ② 온몸이 질근질근 밟는 것 같고 살이 아리다. ③ 몸이 비비 꼬이면서 찌뿌드드하다.
④ 활동을 하면 덜 아프고 아침에 일어나면 다시 아프다. ⑤ 2주 전부터 기침을 하는데 한 번 시작하면 심하게 나온다. ⑥ 귀밑까지 편도가 부었으며 침을 삼키면 아프다.

강단이 있어 보이는 태음인 남성의 감기몸살을 목표로 구미강활탕 2배량에 배가 차다는 점과 오한이 있다는 점을 감안하여 건강 1돈을 더하여 3일분 6첩을 투약했다.

2일 후 다시 왔을 때 확인해 보니, 그 약을 복용하고 난 후에 오한, 온몸이 질근질근 밟는 것 같고 살이 아리며 온몸이 찌뿌드드하던 것이 격감했고, 편도선이 부은 것은 소실되었다고 한다.

전반적인 제증상이 격감되거나 소실되었으나 아직 증상이 남아 있다고 하여 지난번과 같은 처방으로 3일분 6첩을 투약했다. 5일 후에 다시 내방했을 때 확인해 보니, 약을 복용한 후에 전신통과 가래가 모두 소실되었다고 한다.

1-5. 몸살, 두통(頭痛), 눈침침, 비색(鼻塞), 발열(發熱)

● 임 ○ ○ 남 30세 태음인 경기도 안양시 관양동

키가 크고 몸집이 약간 뚱뚱하고 태음인으로 추측되는 남자로 어머니가 대신 내방했다.

① 2~3일 전부터 몸살기운이 있다. ② 머리가 많이 아프다. ③ 눈이 침침하다. ④ 코가 막힌다. ⑤ 몸에 열이 난다. ⑥ 식욕과 소화력이 좋다.

식욕과 소화력이 좋은 태음인 남자의 몸살, 두통, 눈침침, 비색(鼻塞), 발열을 목표로 구미강활탕 2배량으로 1.5일분 3첩을 지어주었다.

2일 후에 어머니가 다시 내방했을 때 확인해 보니, 그 약을 복용한 뒤로 증세가 많이 나은 것 같다고 한다. 그러나 아

직 완치되지는 않았다며 약을 더 지어달라고 하여 지난번과 같은 처방으로 2일분 4첩을 지어주었다.
약 3개월 후에 감기에 걸렸다며 약을 지으러 왔을 때 확인해 보니, 지난번 약을 복용한 이후 몸살과 두통, 눈이 침침한 증상이 소실되었고 코막힘과 몸에 열이 나던 것도 모두 소실되었다고 한다.

1-6. 감기몸살, 전신통(全身痛), 두통(頭痛), 오한(惡寒)

● 방 ○ ○ 남 36세 태음인 경기도 안양시 달안동 샛별한양아파트

마른 체형에 얼굴이 좁고 긴 편이며 말이 없고 차분한 성격의 태음인으로 추측되는 남자로 부인이 대신 내방했다.
① 7일 전부터 감기몸살 기운이 있다. ② 전신이 콕콕 쑤시면서 아프다. ③ 양약을 복용하면 증상이 좀 덜하다가 다시 심하게 아프다. ④ 머리도 많이 아프다. ⑤ 목이 약간 아프다. ⑥ 추위를 많이 탄다. ⑦ 손발은 따뜻하다. ⑧ 식욕이 좋고 소화는 잘된다. ⑨ 찬밥을 좋아하는 편이고 식사는 천천히 한다.
추위를 많이 타지만 식욕이 좋고 소화가 잘되는 태음인 남자의 심한 몸살감기, 두통, 인통(咽痛)을 목표로 구미강활탕 2배량으로 2일분 4첩을 투약했다.
8개월 뒤에 감기에 걸렸다며 내방했을 때 확인해 보니, 그 당시에 몸살로 인해 많이 아팠는데 약을 복용한 다음날부터 감기증상이 거의 소실되었다고 한다. 이번에는 오늘 아침부터 감기에 걸렸는데 몸살증상이 있고 머리가 아프고 눈이 빙글빙글 돌며, 몸이 으슬으슬 춥다고 한다. 지난번 약이 효과가 있었으므로 이번에도 지난번과 같은 처방으로 2일분 4첩을 투약했다.
6개월 후에 부인이 대신 남편의 감기약을 지으러 왔을 때 확인해 보니, 약을 복용한 이후 감기증세가 모두 소실되었다고 한다.

1-7. 감기, 발열(發熱), 전신통(全身痛)

● 조 ○ ○ 남 61세 열성태음인 경기도 안양시 비산3동 삼호아파트

보통 체격과 키에 열이 많은 태음인으로 보이는 할아버지이다.
① 2일 전부터 감기에 걸렸는데 ② 오늘 오후부터 발열(發熱)이 있다. ③ 어제부터 기침이 나오는데 밤에 심하다. ④ 어제부터 팔다리 등 전신이 쑤시고 아프다. ⑤ 얼굴 전체가 붉은 편이다. ⑥ 평소 더위를 많이 타고 몸 전체가 더운 편이다. ⑦ 인삼을 복용하면 잘 맞지 않는 듯하다. ⑧ 고혈압 경향이 있다. ⑨ 식욕이 왕성하고 소화력이 좋다. ⑩ 대변은 정상적이지만 소변은 자주 보는 편이다.
열성 태음인의 발열과 전신통증 및 기침이 있는 감기를 목표로 구미강활탕 2배량으로 1일분 2첩을 지어주었다. 그날 저녁에 다시 내방했을 때 확인해 보니, 저녁까지 약 2첩을 복용하고 발열증상과 전신통증이 소실되었으나 기침은 여전하다고 한다. 그래서 지난번과 같은 구미강활탕으로 1일분 2첩을 지어주었다.

1-8. 감기, 오한(惡寒), 도한(盜汗), 두통(頭痛), 머리 흔들림

● 이 ○ ○ 여 77세 소양성소음인 경기도 안양시 관양동

마른 편이며 얌전하게 보이는 반면 강단(剛斷)이 있어 보이는 소양성소음인 할머니이다. 평소 감기에 자주 걸리며 그때마다 내방하여 약을 지어간 분으로
① 이번에도 3~4일 전에 감기에 걸렸다. ② 오한(惡寒)이 있다. ③ 밤에 자고 나면 땀이 난다. ④ 두통이 있다. ⑤ 머리가 흔들리는 듯하다. ⑥ 목과 머리가 시리다. ⑦ 정신이 희미하다. ⑧ 공복이나 식사 때가 지나면 위(胃) 부위에 뜨거운 느낌이 들면서 속이 쓰리다. ⑨ 입이 쓰다. ⑩ 기운이 없다. ⑪ 그간 감기로 인한 비건(鼻乾)과 비창(鼻瘡)으로 황금탕을 복용하고 쾌유된 경력이 10회 있다.
감기로 인한 오한(惡寒), 두통(頭痛) 및 도한(盜汗)을 목표로 구미강활탕 본방으로 3일분 6첩을 지어주었다.
2달 후에 다시 왔을 때 확인해 보니, 약을 복용한 이후 감기로 인한 오한, 도한, 머리 흔들림이 소실되고, 위 부위가 뜨거운 느낌과 두통, 목과 머리시림, 정신흐림 등이 격감하였다고 한다.

1-9. 만성감기, 콧물, 기침, 가래

● 신 ○ ○ 남 60세 태음인 경기도 군포시 금정동

보통 키에 약간 뚱뚱하고 목소리가 조금 굵으며 성격이 예민해 보이는 태음인 할아버지이다.
① 2달 가까이 감기가 계속되어 병원약을 45일 정도 복용했지만 효과가 없다. ② 간혹 열이 나기도 하며 몸살기가 있고 전신이 찌뿌드드하다. ③ 누런 콧물이 나온다. ④ 가래가 목 뒤로 넘어가서 기침을 약간 한다. ⑤ 더위를 심하게 탄다. ⑥ 몸 전체에 땀이 아주 많다. ⑦ 손발과 하복부(下腹部), 몸 전체가 매우 차다. ⑧ 식욕은 좋고 식사량과 소화력은 보통이다. ⑨ 대변은 2~3일에 1번 정도 본다. ⑩ 소변을 자주 보고 남아 있는 듯하며 시원하

지 않고 찔끔거린다.
더위를 심하게 타고 땀이 많은 태음인 할아버지의 오래된 몸살감기, 콧물, 가래를 목표로 구미강활탕 1.5배량으로 5일분 10첩을 지어주었다.
5일 뒤에 다시 왔을 때 확인해 보니, 약을 복용한 이후 2달 동안 수시로 반복되던 발열과 몸살은 소실되었으며 콧물과 가래가 나오는 것이 덜해졌다며 약을 더 지어달라고 한다. 이번에도 같은 처방으로 3일분 6첩을 지어주었다. 3일 뒤 다시 왔을 때 확인해 보니, 약을 복용하고 가래가 완전히 소실되었고 이제는 코만 약간 나오는 정도라고 한다. 이번에도 지난번과 같은 처방으로 3일분 6첩을 지어주었다.

1-10. 감기, 다한(多汗), 발열(發熱), 오풍(惡風), 두통(頭痛)

● 이 ○ ○ 남 75세 근골형태음인 경기도 안양시 관양동 골든아파트

근골성태음인으로 보이는 할아버지이다.
① 3~4일 전에 감기에 걸렸다. ② 밤이나 낮이나 몸 전체에서 땀이 많이 난다. ③ 밤에는 가래가 심하다.
④ 찬바람이 싫고 으쓱으쓱 춥다. ⑤ 머리가 많이 아프다. ⑥ 식욕이 없다. ⑦ 콧물이 난다.
⑧ 열이 약간 있다. ⑨ 평소에 대변이 묽은 편이다.
근골성태음인 할아버지의 감기를 목표로 십신탕 2배량으로 1일분 2첩을 지어주었다.
2일 후 다시 왔을 때 확인해 보니, 약을 복용한 이후 가래와 콧물은 좀 덜한 것 같으나 다른 증세는 여전하며, 약을 먹었더니 입이 말라 계속 물을 마시며 소변량이 줄어들고 소변색이 짙어졌다고 한다.
십신탕을 복용한 이후 입이 마르고 소변량이 줄어든 할아버지의 감기를 목표로 이번에는 구미강활탕 2배량으로 1일분 2첩을 지어주었다.
약 10개월 후에 설사를 한다며 약을 지으러 왔을 때 확인해 보니, 지난번 약을 복용한 이후 몸 전체에서 땀이 나는 것과 발열, 가래, 오풍, 두통 등의 모든 감기증상이 없어졌다고 한다.

2-1. 실패례

다음은 이명한 선생의 경험을 인용한 것이다.

● 이 ○ ○ 남

약 2개월 전에 격심한 두통이 있어 구미강활탕을 써보았으나 효과를 보지 못했다. 이후에 연탄가스에 의한 두통인 줄을 알게 되었다.
① 약 2개월 전에 깨어지는 듯한 격심한 두통이 있었다. ② 눈앞을 가리는 녹색의 환영이 있을 때 집을 나서면 사물이 눈에 보이지 않고 사람과 충돌한다. ③ 실내에서도 무엇엔가 머리를 부딪쳐 상처를 입었다. ④ 속이 메스껍고 식욕이 없다.
처음에는 감기 같은 생각도 들어서 구미강활탕 2첩을 복용했는데 조금 나은 것 같더니 다음날 재발했다.
⑤ 이제는 감기 같지 않다는 생각이 들어서 맥을 짚어보니 감기 맥이 아니었다. ⑥ 연신 속이 메스껍고 혹 구토가 나기도 하여 음식을 넘기기가 고통스러웠다. ⑦ 노상 입으로 담음(痰飮)을 뱉는다.
이번에는 반하백출천마탕으로 2첩을 달여서 한 첩을 복용했는데 소용이 없었다. 다시 한 첩을 복용했는데 더 악화되었으면 되었지 좋아진 것 같지가 않았다. 다른 방법도 사용해 보았으나 효과는 없었다.
'어떻게 할 것인가' 나는 미칠 것 같은 심정이었으나 방편이 없었다. 참으로 절망적이었다. 이 때 나의 뇌리에 스치는 생각이 있었다. 부엌에 묻혀 있는 십구공탄이다. 나는 아내를 불렀다. "여보 그 구공탄가스가 새지 않는가 봐요." 아내가 자세하게 살펴보았으나 샐만한 곳은 없다고 한다. "당신은 구공탄 냄새도 안나요?" 내가 물었더니 "나는 아무렇지도 않은걸요"라고 아내가 대답하는데 아내는 두통도 없고 뿐만 아니라 가스 후유증 같은 것을 느끼지도 못한다는 것이다. 그러나 나는 십구공탄을 하루 꺼보는 것이 좋을 것 같다고 얘기했더니 아내가 그것을 꺼버렸다. 하룻밤을 지내고 보니 머리가 한결 가벼워졌다. 역시 십구공탄 때문이었던 것이다. 그 뒤로 겨울인데도 온통 문구멍을 터놓고 십구공탄을 피워 보았으나 다시 두통이 생기는 것 같아서 그 후로는 아예 그것을 폐기해 버리고 말았다. 그로부터 나는 완전히 십구공탄 노이로제에 걸리고 말았다. 십구공탄을 피우는 방에라도 들어가면 몸이 오들오들 떨린다.

中統12 寶 갈근해기탕 葛根解肌湯

葛根 柴胡 黃芩 赤芍藥 羌活 石膏 升麻 白芷 桔梗 各一錢 **甘草** 五分 **薑三片 棗二枚**

治 陽明經病 目疼 鼻乾 不得臥 宜解肌
[活套鍼線] 陽明(寒)
[適 應 症] 감기, 유행성감기, 두통, 구미, 슬하통, 옻오름, 홍역, 열성병, 습진, 칠창

처방설명 갈근해기탕은 감기에 걸린 후에 오한(惡寒)과 표부(表部)의 발열(發熱), 표피(表皮)의 신체통(身體痛) 등 표실증(表實證)은 대부분 사라졌으나, 열성상태가 지속되면서 발열(發熱), 전신통(全身痛), 비건(鼻乾), 인통(咽痛) 등 이열증(裏熱症)이 나타나는 경우에 사용하는 처방이다.

갈근해기탕의 증상을 이해하기 위해서는 시기에 따라 감기의 증상이 전변(傳變)될 수 있다는 것과 신체상태에 따라 감기에 대응하는 형태가 다르다는 것을 알아야 한다. 첫째, 드물기는 하지만 감기에 걸리면 시간이 지남에 따라 ≪상한론≫의 육경(六經)처럼 태양병(太陽病), 양명병(陽明病), 소양병(少陽病) 순으로 증상의 형태가 달라지는 경우가 있다. 태양병은 오한(惡寒), 발열(發熱), 표피의 신체통(身體痛), 두통(頭痛) 등의 증상이 위주인데, 이러한 증상은 감기 초기에 인체가 찬 기온에 대응하는 과정에서 피부가 수축되고 몸에서 열이 나기 때문에 나타나는 증상이다. 양명병은 감기가 적절히 치료되지 않고 더 진행되어 나타나는 증상인데, 태양병의 표실증은 심하게 나타나지 않고 대신 감기에 대응하면서 체내에 열이 과다해져 심한 발열(發熱)과 발열로 인한 비건(鼻乾), 인통(咽痛) 안통(眼痛) 등이 주로 나타난다. 갈근해기탕은 양명병에 사용하는 처방이며, 조문의 '目疼목동 鼻乾비건 不得臥부득와'에서 목동(目疼)과 비건(鼻乾)은 체내의 열성상태가 심해지고, 특히 두면부에 열이 집중되어 나타나는 현상이며, 부득와(不得臥)는 체열(體熱)이 너무 높아져서 잠을 잘 수 없다는 표현으로 이해할 수 있다. 이는 마치 성장열(成長熱)이 내재되어 있어 체열이 높은 소아가 밤에 잠을 자지 못하고 울음을 그치지 않는 야제(夜啼)와 비슷한 현상이라고 할 수 있다.

둘째, 갈근해기탕의 증상을 이해하기 위해서는 신체조건을 판별해야 한다. 일단 위에서 설명한 대로 태양병에서 양명병으로 전변(傳變)되는 경우가 있는데, 모든 사람이 이런 규칙화된 과정을 거치는 것은 아니다. 예를 들어 평소 연약한 사람이 추위에 노출되면 발열이나 오한이 나타나지만 심하지는 않고, 증상이 전변(傳變)될 경우 열성상태에서 나타나는 증상보다는 소화불량, 복통, 설사, 구토 같은 소화기장애로 인한 증상이 나타나기 쉽다. 그러나 평소 체열이 높고 기육(肌肉)이 두터운 사람은 감기 초기에 비교적 심한 오한(惡寒), 발열(發熱), 신체통(身體痛)이 나타나다가 진행되었을 때 갈근해기탕을 사용할 수 있는 양명병의 증상이 나타난다. 따라서 갈근해기탕은 감기 초기보다는 약간 진행된 상태일 때 사용할 수 있고, 신체조건으로 볼 때 평소 건실하고 체열이 높은 사람에게 더 적합하다. 그러나 갈근해기탕의 증상을 이해하기 위해 위와 같이 설명하는 것이지, 반드시 태양병에서 양명병으로 규칙적인 전변과정을 거치는 것이 아니라는 것을 알아야 한다. 따라서 태양병을 거친 후에 위와 같은 증상이 나타났든, 아니면 다른 증상이 있은 다음에 나타났든 간에 체열이 높고 기육이 두터운 사람에게 위와 같은 증상이 나타났을 때 사용하면 된다.

평소 건실하고 기육(肌肉)이 두터운 사람에게 위와 같은 증상이 나타나면 근육의 긴장을 풀어주면서 높아진 체열(體熱)을 안정시켜 제반 증상을 치료해야 한다. 갈근해기탕에는 기육(肌肉)을 풀어주는 갈근, 작약, 강활이 포함되어 있고, 과다하게 생성된 열을 조절하는 황금, 석고, 시호 등이 포함되어 있어 체내에 열

이 축적되어 전신발열(全身發熱), 전신통(全身痛), 비건(鼻乾), 인통(咽痛) 등이 나타났을 때 적합하다.

필자의 갈근해기탕 처방기준은
① 감기가 상당기간 지난 후 표증(表症)은 소실되고 이열(裏熱) 증세가 있을 때
② 발열(發熱)을 동반한 몸살이 주증상일 때
③ 평소 건실한 체질이며 기육(肌肉)이 두터운 사람에게 상기 증상이 생겼을 때
④ 평소 체열이 중(中) 이상인 사람에게 상기 증상이 나타났을 때
⑤ 체질적으로는 건실한 태음인 또는 내열형 태음인에게 적합하다.
⑥ 그래서 감기로 인한 몸살, 발열, 두통, 구내염, 슬통(膝痛), 눈충혈, 구건(口乾), 한열왕래, 편도염, 불면(不眠) 등에 사용한다.

갈근해기탕에 부적합한 사람은
① 감기초기의 표증발열(表證發熱)이 나타나는 사람
② 평소 허랭(虛冷)한 사람 ③ 기약자(氣弱者)

처방 구성 처방구성을 보면 갈근은 소염작용, 해열작용, 항균작용, 진통작용이 있고, 말초의 혈액순환을 촉진하며, 관상동맥을 확장하여 혈류량을 증가시키면서 혈소판응집을 억제한다. 또한 근육의 경련을 억제하는 진경작용이 있고, 강장작용이 있어 체력을 증진시킨다. 시호는 항염증작용, 해열작용, 진정작용이 있고, 우방자는 혈관을 확장하여 혈압을 강하시키며, 소염작용과 해열작용이 있다.

황금은 혈관투과성 항진을 억제하고 소염작용이 강하여 혈관의 염증성 충혈(充血)과 울혈(鬱血)을 완화시킨다. 강활은 평활근 이완작용이 있어 진정, 진통작용을 통해 신경통과 관절통 등의 통증을 완화시키며, 정유성분은 발한작용과 해열작용을 한다. 석고는 발열중추를 억제하여 해열작용을 하고, 승마는 해열작용과 소염작용을 하며, 백지는 항염증작용이 있다. 길경은 거담작용(祛痰作用)과 진해작용(鎭咳作用)이 있으며, 염증을 억제하는 소염작용(消炎作用)도 있다. 감초는 스테로이드 호르몬과 유사한 작용이 있어 항염증작용, 해독작용, 해열작용을 한다.

처방 비교 **백호탕**과 비교하면 두 처방 모두 양명병(陽明病)에 사용한다는 공통점이 있다. 열증(熱症)으로 본다면 백호탕을 사용해야 하는 경우가 보다 실증(實證)이지만, 기육(肌肉)의 긴장과 피부의 위축으로 열(熱)이 울체(鬱滯)되었을 때 백호탕을 사용하는 것은 아니다. 반면 갈근해기탕은 감기로 인한 열증(熱症)이 나타나면서, 기육(肌肉)의 긴장과 울체(鬱滯)로 인한 통증이 수반되었을 때 사용한다.

구미강활탕과 비교하면 두 처방 모두 실증(實證)의 감기몸살에 사용하며 발열과 신체통이 주증상일 때 적합하다. 그러나 구미강활탕은 신체통, 오한, 발열 등 표실증(表實症)에 사용하며, 신체조건은 갈근해기탕을 사용해야 하는 경우와 거의 유사하다. 반면 갈근해기탕은 표증(表症)은 이미 사라지거나 약간 남아 있는 발열형 몸살감기에 사용한다. 그래서 신체통은 갈근해기탕이 조금 덜하지만 발열(發熱)과 발열로 인한 구건(口乾)과 안통(眼痛)은 더 심하다.

방풍통성산과 비교하면 두 처방 모두 고열(高熱)이 수반된 감기에 사용할 수 있다. 방풍통성산은 소아의 실증 편도염이나 열실한 사람의 표증 몸살형 감기에 사용하는 반면, 갈근해기탕은 이미 표증은 지나고 이열증(裏熱症)이 심한 상태에 사용한다. 또한 방풍통성산은 감기 외에도 피부질환이나 열성질환 등에 광범위하게 사용할 수 있는 반면, 갈근해기탕은 주로 발열형 감기에 사용한다.

활용사례

1-1. 감기 후 두통(頭痛), 구미(口糜), 슬하통(膝下痛)

● 김 ○ ○ 남 76세 소양인 경기도 안양시 관양1동 덕원아파트

얼굴이 붉고 충혈되어 있다. 단단해 보이는 체구에 성격이 급해 보이며 소양인으로 추측되는 76세 노인으로 10일 전에 발병한 감기로 인해 그동안 병원에서 치료를 하여 발열(發熱)과 콧물, 재채기 증상은 소실되었으나 몸이 몹시 아프다고 한다.

① 감기 후 앞머리가 몹시 아프다. ② 평소에 입안이 잘 헌다. ③ 피로하거나 뜨거운 음식을 먹으면 틀림없이 입병이 난다. ④ 7~8년 전부터 양쪽 무릎 이하가 띵하게 저리고 아프다. ⑤ 혀에 누런 황태(黃苔)가 끼어 있다. ⑥ 눈이 충혈되어 있으며 노란 눈곱이 끼어 있다. ⑦ 얼굴이 붉다. ⑧ 입이 마른다. ⑨ 젊어서는 추위를 안 탔으나 나이가 들면서 추위를 약간 타며, 전에는 찬 음식을 좋아했으나 지금은 따뜻한 음식을 좋아한다. ⑩ 식욕과 소화력은 좋다. ⑪ 대변은 보통이며 가끔 폭음을 하면 대변이 묽게 나온다.

노인답지 않게 근력이 있어 보이고 평소 성격이 급해 보이는 소양인의 두통과 설황태(舌黃苔), 안구(眼球) 충혈(充血), 구건(口乾)을 목표로 갈근해기탕 2배량으로 1일분 2첩을 지어주었다.

3일 후 다시 방문했을 때 확인해 보니, 두통과 입안이 헐어서 괴로운 증세는 훨씬 경감되었으며 무릎 이하가 저리고 아픈 증세가 의외로 많이 좋아졌다고 한다. 그러나 아직 다 낫지 않은 것 같다며 약을 2첩만 더 지어달라고 하여 갈근해기탕 2배량으로 1일분 2첩을 지어주었다.

2-1. 몸살감기

● 유 ○ ○ 여 47세 열성태음인 주부 경기도 안양시 관양동

보통 키에 몸통이 약간 크고 흰 피부에 누런 얼굴이며 건실한 태음인으로 보이는 주부이다.

1달 전부터 감기몸살이 있는데 병원에서 치료를 받으면 나은 듯하다가 재발하곤 하여 병원에서 1달간 치료를 받았으나 여전하다.

① 1달 전 감기 초기부터 발열(發熱)이 심하며 입김에 뜨거운 열감(熱感)이 있다. ② 감기 초기부터 열이 있다가 다시 추워지는 한열왕래(寒熱往來) 증상이 있었다. ③ 편도가 붓고 입안이 헐고 혓바늘이 돋아 있으며 입 냄새가 심하게 난다. ④ 열이 나고 전신이 쑤시고 아파서 거의 잠을 자지 못하고 꼬박 밤을 새우고 있다. ⑤ 수시로 진땀이 난다. ⑥ 입과 목이 마르는데 물을 마시고 싶을 정도이며 입술이 말라 있다. ⑦ 평소에는 식욕이 좋았으나 감기에 걸린 후로는 식욕이 없다. ⑧ 혀에 백황태(白黃苔)가 끼어있고 혀 둘레에 굴곡이 약간 있다. ⑨ 원래 몸에 열이 많다. ⑩ 입술이 말라 있다.

열이 많은 태음인의 감기로 인한 불면증과 만성감기를 목표로 갈근해기탕 2배량으로 2일분 4첩을 지어주었다.

4일 뒤에 다시 왔을 때 확인해 보니, 그 약을 오늘 아침까지 복용했는데 감기몸살이 전반적으로 격감했다고 한다. 약 4첩으로 많이 호전되기는 했으나 아직 완전하지 않고 몸살 뒤라 다리도 후들후들 떨린다며 지난번과 같은 약으로 2일분만 더 지어달라고 하여 이번에도 지난번과 같은 처방으로 2일분 4첩을 지어주었다.

3-1. 오한발열(惡寒發熱) 후 두통(頭痛), 요통(腰痛), 지절통(肢節痛), 안통(眼痛), 기핍(氣乏)

● 이 ○ ○ 남 38세 태음인 경기도 안양시 비산동 충의아파트

키가 크고 몸통이 약간 굵으며 건실하게 보이는 태음인으로 군인이다.

3주 전에 갑자기 전신이 차가워지면서 입술이 새까맣게 되고 몸이 오그라들면서 한 시간 정도 온몸이 떨려서 부인이 뜨거운 물을 한 잔 주었는데, 컵을 잡을 수 없을 정도였으며 말도 제대로 하지 못할 정도였다. 그 후 2시간 동안 발열

이 있었다. 다음날 오전에 다시 같은 증세가 나타나 병원에 가서 열을 재어 보니 40.5℃의 고열이었다. 병원에서 검사를 받았는데 별 이상이 없다고 했다.
① 3주전 오한발열(惡寒發熱) 후부터 허리와 뼈마디가 아프다. ② 기운이 없다가 다시 좋아졌다가를 반복한다.
③ 때로는 양쪽 관자놀이가 띵하게 아프다. ④ 두통과 동시에 눈이 무겁고 아프다. ⑤ 더위를 심하게 타고 땀이 아주 많다. ⑥ 식욕이 좋은 편이고 소화도 잘된다. ⑦ 최근 들어 가슴이 답답하다.
체격이 좋고 근육질인 군인의 오한발열 후 발생한 요통과 관절통을 목표로 갈근해기탕 본방으로 3일분 6첩을 지어주었다. 1달 뒤쯤 다시 내방했을 때 확인해 보니, 약을 복용한 뒤 지절통(肢節痛), 기핍(氣乏), 두통(頭痛), 안통(眼痛) 등이 모두 소실되었으며, 그 후 오한발열 증세도 전혀 없었다고 한다. 단 3일치 약으로 고통스러웠던 증상이 모두 소실되자 신기해했다.

4-1. 열병(熱病)

다음은 염태환 선생의 경험이다.

● ○ ○ ○ 남

요즈음도 종로네거리에서 교통정리를 맡고 있는 순경이다. 지금으로부터 4년 전인 1958년 7월에 경찰학교에서 고된 훈련을 받을 때이다. 파주에서 올라왔다는 동료 하나가 훈련 도중 갑자기 원인을 알 수 없는 병에 걸려 수술을 받았는데 그것을 마지막으로 그의 일생을 끝맺고 말았다. 이런 일이 있은 지 불과 며칠이 안 되어 이와 유사한 증상이 나타났다.
7월 6일에 처음 증상이 시작되었고, 본원에 내원한 것은 7월 13일이었다. 전에 동료가 이러한 증상으로 죽은 것이 생각나 ○○의대의 대학병원에 입원을 했다. ○○병원에서 각종 검사를 했으나 원인을 찾지 못했다. 여러 가지 주사도 많이 맞고 크로람페니콜이라 생각되는 약을 하루에 10캡슐씩이나 먹었어도 증상이 여전했다. 그래서 주치의에게 무슨 병이냐고 물으니 '열병(熱病)'이라고 했다. 이러면 안 될 것으로 생각되어 퇴원을 하고 즉시 D대학의 H교수에게 치료를 받았다. 2일 동안 H교수에게 한약을 7첩 복용했으나 증상이 여전했다.
당원에 이 환자가 오게 된 것은 때마침 H교수가 부재중이어서 '아무 데서나 약을 지어다 먹어보자'라는 생각이었다고 한다. 증상을 살펴보았다.
① 한밤중에 돌연 오한(惡寒), 발열(發熱), 전율(戰慄)의 증상이 나타난다. ② 3일째에는 하지(下肢)에 통증이 있고 5일째에는 수족이 모두 비비 꼬이면서 통증이 있었다. ③ 신체는 건강한데 현재 두통이 있고, 체온이 38.3도이다.
④ 오한(惡寒)과 요통(腰痛)이 심하다. ⑤ 구갈(口渴), 구역(嘔逆), 면색적(面色赤), 비건(鼻乾), 부득면(不得眠)에 설태백이미황(舌苔白而微黃) 건조하고 오늘도 설사를 3번이나 했다. ⑥ 복진상 흉협고만(胸脇苦滿)이 있고 맥은 홍대(弘大)하다.
이 사람이 나타나는 증상이 삼양합병(三陽合病)의 갈근해기탕증으로 진단하고 갈근해기탕 본방에 반하 1돈을 더하여 4첩을 지어주면서 효과가 있을 것이라고 했다.
7월 14일에 내원했는데 하룻밤 사이에 4첩을 모두 복용했다. 약을 복용하고 체온이 36.8도로 내려가고 다른 증상이 모두 사라졌다. 이렇게 좋은 약이 세상에 또 어디에 있겠냐며 고맙다는 인사를 했으며, 전과 같은 처방으로 4첩을 지어 갔다.

5-1. 옻오름

다음은 염태환 선생의 경험이다.

● ○ ○ ○ 여 50대

50대의 부인이 직장 관계로 머리에 염색을 하다가 옻이 올랐다.
① 온 머리와 얼굴이 붓고 쑤시고 진물이 흐르고 가렵다. ② 4, 5일째에는 죽어가는 형상이었다. ③ 맥이 홍삭(弘數)하고 구갈(口渴)이 있다. ④ 백태(白苔)가 있고 잠을 잘 자지 못한다. ⑤ 복진상 흉협고만(胸脇苦滿)이 있고 소변적삽(小便赤澁)하다. ⑥ 식욕이 없다.
삼양합병(三陽合病)의 갈근해기탕증으로 보고 갈근해기탕 본방으로 3첩을 지어주었다.
1첩을 복용하고 증상이 호전되기 시작했으며, 3첩을 복용하고 완치되었다.

6-1. 식중독 후 두드러기, 천식(喘息)

다음은 염태환 선생의 경험이다.

● ○ ○ ○ 남 3세

고구마를 먹어서인지 생선을 먹어서인지는 몰라도 전신에 대적색(帶赤色)의 두드러기가 발생한 3세 남아가 내원했다.

두드러기가 발생한 지 4~5일이 지났는데 여전하고, 2~3회 병원치료도 효과가 없다고 한다.
진찰해 보니 맥홍이삭(脈洪而數)에 면적목적(面赤目赤) 비건(鼻乾)하고 설(舌)에 백태(白苔)가 있으며 복후(腹厚)가 충실(充實)하다. 천식이 심하며 부득면(不得眠)하고 구갈(口渴)하여 욕음수(欲飮水)하는데 체온은 37.6도이다. 삼양합병(三陽合病) 갈근해기탕증으로 판단하여 갈근해기탕 본방에 산사, 금은화, 연교를 더하여 2첩을 지어주었다.
2일 후에 내원했을 때 확인해 보니, 두드러기가 모두 나아 있었다.
전과 동일한 처방으로 2일분을 더 지어주었으며, 약 1개월 후에 심하진 않아도 증상이 재발하였다며 내원했다.
이번에는 갈근해기탕 본방에 선퇴를 더하여 지어주었다.

7-1. 홍역(紅疫)

다음은 염태환 선생의 경험이다.

● ○ ○ ○ 남 3세

어린이의 홍역에도 갈근해기탕증이 나타나는 경우가 많다. 고열(高熱)로 신음하고 코가 마르며 냉수를 먹으려 하고 시원한 곳만 찾아서 누우려 하고 밤잠을 못자고 안절부절하며 숨 쉬는 소리가 쌕쌕 나며 입술이 타고 설사를 좍좍하며 눈이 충혈되어 눈곱이 낄 때에 갈근해기탕 1~2첩을 복용하면 증상이 호전된다. 치험례를 하나 들면
홍제동에 사는 이○○의 아들(3세)이 홍역에 걸렸는데 며칠째 위와 같은 증상으로 병원에 다니고 있으나 증상이 여전하여 내원했다.
그래서 갈근해기탕 본방으로 3첩을 지어주면서 하루에 1첩씩 먹이라고 했다. 후에 와서 하는 말이 그 약을 달여서 몇 숟가락 정도 먹자 그날 밤에 잠을 잤고 아이의 숨결이 낮아지고 쉽게 회복하게 되었다고 하면서 홍역엔 약이 없다는 등 공연한 소리 때문에 아이만 고생시켰다며 한방의 우수성을 칭찬하고 간 적이 있다.

8-1. 감기(感氣)

다음은 염태환 선생의 경험이다.

● ○ ○ ○ 남

필자의 매부는 건강한 체질로 좀처럼 앓는 법이 없는데 이번에 독감에 걸렸다. 머리가 아프며 열이 나며 사지골절(四肢骨節)과 전신이 아프고 특히 요통이 심한데 냉수를 찾고 한열왕래(寒熱往來)의 증상이 있다. 또한 구역질이 나며 코가 마르고 밤새도록 잠을 못 잤다고 한다. 갈근해기탕 3첩을 지어주었었는데 약을 복용하고 모두 치료되었다는 소식을 전해왔다.

8-2. 감기(感氣)

다음은 염태환 선생의 경험이다.

● ○ ○ ○ 남 3세

이것은 동학(同學) 윤재정(尹載亭)씨의 치험(治驗)인데 그의 장남(3세)이 독감에 걸려 발열(發熱), 무한(無汗), 맥부이유력(脈浮而有力)하고 삭(數)함으로 갈근탕을 어른 분량으로 1일 3첩을 복용시켰는데 발한(發汗)이 되고 증상이 소강상태였다. 다음날 냉수를 요구하면서 고열(高熱)이 지속되는 등 아이가 어찌 할 바를 모를 만큼 신음하여 이번에는 갈근해기탕으로 2첩을 지어주었는데 약을 복용하고 바로 치료되었다고 한다.

中統13 寶 오적산 五積散

蒼朮 二錢 **麻黃 陳皮** 各一錢 **厚朴 桔梗 枳殼 當歸 乾薑 白芍藥 白茯苓** 各八分 **川芎 白芷 半夏 桂皮** 各七分 **甘草** 六分 **薑三片 葱三本**

[出　典]
和劑局方 : 調中順氣 除風冷 化痰飮 治脾胃宿冷 腹脇脹痛 胸膈停痰 嘔逆惡心 又外感風寒 內傷生冷 心腹痞悶 頭目昏痛肩背拘急 肢體怠惰 寒熱往來 飮食不進 及婦人血氣不調 心腹撮痛 經候不勻 或閉不通 竝宜服之

方藥合編 : 治 感傷風寒 頭身痛 四肢逆冷 胸腹作痛 嘔瀉 或傷生冷
① 挫閃及瘀血腫痛 去麻 加茴香·木香·檳榔·桃仁·紅花
② 風傷腎 腰左右無常引 兩足强急 加防風·全蝎　③ 除白芷·桂皮 並炒則 名[熟料五積散]

[活　套] 外感挾滯 加山査·神麯·檳榔
④ 動蛔 加烏梅·花椒　⑤ 産後挾滯瘀血腹痛 去麻黃 加山査 二錢 玄胡索 一錢

[活套鍼線] 陰症(寒)　結胸(寒)　感冒風寒(婦人産後)　冷積(積聚)　冷滯(內傷)　食滯(婦人産後)　寒痛(腹)　冷痛(胸)　臍腹(腹)　虛痛(脇)　血痛(胸)　脾腎泄(大便)　寒痢(大便)　經來身痛(婦人月經)　五臟虛下(婦人帶下)　寒疝(前陰)　風痛(腰)　挫閃(腰)　鶴膝風(足)　痰滯(足)　通治(足)　寒濕(足)　風寒濕(濕)　太陽(瘧疾)　寒痰(痰飮)

[適 應 症] 냉증으로 인한 제종의 장애, 감기, 유행성감기, 비색, 콧물, 재채기, 기침, 가래, 인통, 변성, 발열, 오한, 몸살, 후비루, 전신통, 지절통, 견통, 두통, 안통, 엉치통, 하지통, 요통, 좌섬요통, 좌골신경통, 각기, 생리통, 생리불순, 대하, 흉통, 제복통, 제복경색, 하복통, 소복랭감, 슬통, 발목통, 족랭, 다리저림, 도한, 식상, 소화불량, 식욕부진, 오심, 복명, 심하비, 만성위장병, 위카타르, 분돈, 산기, 세변, 대변난, 설사, 설사빈발, 잔뇨감, 알레르기성비염, 비후성비염, 부비강염, 기관지천식, 두중, 불임, 한랭성 피부염, 심장성천식, 만성심장병, 심장판막증, 자궁암, 허약체질, 육미지황원의 이상반응시, 소아마비

처방설명

오적산은 허랭(虛冷)과 소화장애(消化障礙)가 바탕이 되어 발생하는 소화불량(消化不良), 복통(腹痛), 설사(泄瀉) 등 소화기질환, 감기를 비롯한 알레르기성 비염, 비후성 비염, 천식(喘息), 편도염(扁桃炎) 등 호흡기질환, 생리통이나 냉대하, 불임 등 부인질환, 요통(腰痛), 좌골신경통(坐骨神經痛), 좌섬요통(挫閃腰痛), 견비통(肩臂痛), 슬통(膝痛), 각기(脚氣) 등 근골격계질환에 사용하는 처방이다. 이외에도 허랭과 소화장애가 바탕이 되어 있는 다양한 증상에 응용할 수 있다.

여기서 허랭(虛冷)의 의미는 현재 전신 혹은 국소적으로 차게 느껴지는 것 이상의 개념이다. 즉 평소 추위를 타는 편이거나 찬물을 마시지 못하는 것은 허랭이 내재되어 있다는 것이므로 현재 몸이 차게 느껴지지 않더라도 몸이 허랭한 것으로 판단할 수 있다. 소화장애의 의미도 현재 소화불량이나 복통이 나타나지 않더라도 평소 소화가 잘되지 않는다거나 복통, 설사가 잦은 것까지 포함한다. 따라서 오적산은 현재 뚜렷하게 증상이 나타나는 것은 아니지만 허랭과 소화장애가 잠재되어 있다고 판단될 때 사용할 수 있고, 특히 나이가 들수록 신체기능이 저하되어 허랭해지기 쉽기 때문에 젊은 사람보다 나이가 든 사람에게 더 적합하다. 그래서 허랭하거나 나이가 많은 사람에게 통치방 개념으로 사용하는데, 젊은 사람이라도 몸이 허랭하고 소화장애가 나타난다면 사용할 수 있다.

활투침선을 보면 다양한 증상에 사용하는 처방으로 분류되어 있다. 먼저 허랭한 상태에서 발생하는 소화장애로 볼 수 있는 것은 적취문(積聚門)의 냉적(冷積), 내상문(內傷門)의 냉체(冷滯), 부인문(婦人門)의 산후식체(産後食滯), 흉문(胸門)의 냉통(冷痛), 복문(腹門)의 한통(寒痛)과 제복(臍腹), 대변문(大便門)의 한리(寒痢)와 비신설(脾腎泄)이다. 냉적(冷積)은 허랭상태가 지속되면서 소화기에 공급되는 혈류량이 감소하고, 그

風 寒 暑 濕 燥 火 內傷 虛勞 霍亂 嘔吐 咳嗽 積聚 浮腫 脹滿 消渴 黃疸 瘧疾 邪祟 身形 精 氣 神 血 夢 聲音 津液 痰飮 蟲 小便 大便 頭 面 眼 耳 鼻 口舌 牙齒 咽喉 頸項 背 胸 乳 腹 腰 脇 皮 手 足 前陰 後陰 癰疽 諸瘡 婦人 小兒

결과 소화기의 운동성이 떨어지고 소화기조직이 긴장·위축되어 전반적으로 소화가 잘되지 않고 음식을 먹으면 체하는 증상이 나타나는 것이다. 냉체(冷滯)는 허랭상태에서 발생하는 식체(食滯)이거나 생랭물(生冷物)을 복용하여 발생하는 식체(食滯)인데, 냉적(冷積)보다 만성화된 증상은 아니다. 또한 산후식체(産後食滯)에 사용하는 처방으로 되어 있는데, 보통 산후에는 소화기능이 좋아지기 때문에 식체가 발생하지 않고, 발생하더라도 이비탕처럼 소도제(消導劑) 위주의 처방을 사용하는 경우가 많다. 그러나 평소 약한 사람이었거나 출산과정에서 과도한 체력소모를 했다거나 여러 원인으로 현재 몸이 허랭해진 상태에서 식체가 발생했다면 오적산을 사용할 수 있다.

흉문(胸門)의 냉통(冷痛)에도 사용하는 처방으로 분류했는데, 예전에는 흉(胸)의 개념에 위장이 포함되어 있었기 때문에 여기서 냉통(冷痛)은 위장이 허랭하여 평활근이 급격히 수축되면서 발생하는 통증으로 보아야 한다. 복문(腹門)의 한통(寒痛)도 허랭으로 인해 소화기조직이 긴장되고 급격하게 수축하는 과정에서 발생하는 통증이다. 제복(臍腹)에 사용하는 처방으로 분류되어 있는데, 제복은 허랭상태에서 발생한 소화장애로 인해 배꼽 주위에 통증이 나타나는 것이며, 실제로 이런 증상이 있을 때 가장 많이 사용하는 처방이 오적산이다. 한리(寒痢)와 비신설(脾腎泄)은 허랭상태에서 소화기능이 저하되어 발생하는 설사인데, 예전에는 소화기능이 저하되어 만성설사가 나타나는 것도 이질의 한 형태로 분류했기 때문에 이러한 증상에 오적산을 사용했던 것이다.

허랭한 상태에서 발생하는 호흡기질환으로 볼 수 있는 것은 한문(寒門)의 음증감기(陰症感氣)와 결흉(結胸), 부인문(婦人門)의 산후감기이다. 음증감기는 초기부터 두통과 갈증은 나타나지 않고, 대신 사지궐랭(四肢厥冷)하고 약한 발열과 오한이 나타나며, 가슴이나 배의 통증과 구토, 설사가 나타난다. 즉 감기에 걸렸으나 허랭상태가 바탕이 되어 있기 때문에 표증이 심하게 나타나지 않고, 복통, 설사, 구토와 같은 소화장애가 나타나는 것이다. 따라서 오적산을 감기에 활용할 경우에는 평소 추위를 타고 배가 차며 소화력이 약하고 소화불량이 있는 사람에게 적합하다. 그러나 반드시 소화불량 증상이 동반되어야 사용할 수 있는 것은 아니며, 평소 소화가 잘되지 않는 등 소화장애가 내재되어 있다면 사용할 수 있다. 실제 임상에서 오적산을 사용할 수 있는 감기의 형태는 콧물, 기침이 주증상인 호흡기형 감기와 발열, 오한, 신체통을 주증으로 하는 몸살감기, 이러한 증상이 혼재되어 있는 혼합형 감기, 복통, 설사, 소화불량을 동반한 내상감기 등이며, 산후감기에도 사용한다. 또한 비후성 비염, 알레르기성 비염, 부비강염, 천식 등에도 빈용하는 처방이다.

허랭상태에서 발생하는 부인질환으로 볼 수 있는 것은 부인문(婦人門)의 대하(帶下)와 경래신통(經來身痛), 전음문(前陰門)의 한산(寒疝)이다. 냉대하(冷帶下)는 하복부에 혈액순환이 원활하지 못하여 결과적으로 자궁(子宮)과 질(膣)의 기능이 저하되었기 때문에 발생하는 경우가 많은데, 오적산은 하복부를 온열(溫熱)시켜 저하된 기능을 활성화시키는 작용이 있어 냉대하를 치료한다. 물론 평소 소화력이 약하고 배가 찬 사람에게 보다 적합하다. 경래신통(經來身痛)은 생리통을 의미하며, 생리가 시작되기 전, 또는 생리초기에 몸 전체적으로 쑤시고 아픈 증상이 나타나기도 하고, 하복부(下腹部)와 요부(腰部)에 국한되어 통증이 나타나는 경우도 있다. 두 유형 모두에 오적산을 사용할 수 있으나 몸 전체적으로 아플 때 사용하는 경우가 많고, 물론 허랭(虛冷)과 소화장애(消化障礙)가 내재되어 있을 때 적합하다.

한산(寒疝)은 고환이 차고 단단하기도 하며, 혹은 땅기는 통증이 나타나는 것인데, 하복부를 온열시키는 치법을 사용해야 한다. 한산(寒疝)에 사용하는 처방에는 오적산 외에도 반총산, 당귀사역탕, 이중탕 등이 있는데, 오적산은 하복부가 허랭하고 소화장애가 내재되어 있으면서 한산이 나타날 때 적합하다. 활투침선에 나와 있지 않지만 오적산은 불임(不姙)에도 활용하는 처방이다. 불임은 자윤결핍으로 인해 자궁발육이 정상적이지 못하거나 혈행장애가 있어 자궁기능이 저하되었을 때도 발생하지만, 하복부 허랭으로 인해 자궁에 혈액공급이 원활하지 못하고, 자궁기능이 저하되어 수정란이 자궁에 잘 착상되지 못할 때도 발생한다. 오적산은 후자(後者)에 적합한 처방이다.

허랭상태에서 발생하는 근골격계질환으로 볼 수 있는 것은 요문(腰門)의 풍통(風痛)과 좌섬(挫閃), 족문(足門)의 한습(寒濕), 담체(痰滯), 통치(通治), 학슬풍(鶴膝風), 습문(濕門)의 풍한습(風寒濕)이다. 요통(腰痛)은 허리근육 자체의 이상이나 구조적인 결함으로 발생하는 경우도 있지만, 허리 주위 조직이 허랭해지면 허리근육에 혈액순환이 불량해져 근육의 신축력이 떨어지기 때문에 발생할 수도 있다. 즉 소화기를 포함한 허리 주위 조직이 허랭해지고 이완되었을 때 요통이 발생할 수 있다. 좌섬요통은 불량한 자세로 물건을 들었거나 급작스런 운동을 했을 때 발생하는데, 오적산은 평소 허랭하거나 소화장애가 내재된 사람에게 보다 적합하다. 족문(足門)의 한습(寒濕)과 담체(痰滯)는 각기(脚氣)의 한 형태이며, 허랭한 상태에서 수분이 울체되어 발생한다. 또한 학슬풍도 만성적인 허랭과 조직의 이완으로 인해 발생하는 관절통이다. 이처럼 오적산은 매우 다양한 증상에 사용하는데, 허랭이 바탕을 이루고 있을 때 적합하며, 허랭으로 인한 조직의 이완과 기능장애, 특히 소화장애가 나타났을 때 가장 적합하다.

오적산을 쓰기에 비교적 적합한 사람은

① 하복(下腹)이 냉(冷)한 태음인, 소음인, 혹은 양허증을 보이는 소양인
② 성격은 내성적이고 부드럽고 원만하며, 온순하고 느리고 과묵하고 연약한 사람
③ 추위를 많이 타며 손발이 차고 얼굴, 입술, 손바닥에 붉은 기(氣)가 거의 없는 사람
④ 아랫배나 하체가 차고, 자각적(自覺的)으로 하복부, 엉치, 다리가 시리다고 하는 사람
⑤ 소화력이 약하고 식사량이 적은 사람
⑥ 대변이 무르거나 가늘고, 찬 음식을 싫어하고 뜨거운 음식을 좋아하는 사람
⑦ 복통 -특히 제복통(臍腹痛)-이 있으며 자주 배가 아프다고 하는 사람이다.

오적산을 쓰기에 부적합한 사람은

① 신진대사가 왕성한 사람으로 변이 되거나 굳고 물을 많이 마신다고 하면 일단 오적산을 쓰기에 부적합한 신체조건일 가능성이 크다.
② 성격이 급하고 행동이 빠른 소양인
③ 뼈대가 크고 단단하고 근육질인 사람
④ 추위를 타지 않고 더위를 많이 타는 열성체질
⑤ 고열을 띤 감기나 소화장애에는 적합하지 않다.

처방구성 처방구성을 보면 평위산(食積), 이진탕(痰積), 사칠탕 또는 길경지각탕(氣積), 사물탕(血積), 마황탕, 이중탕의 일부(寒積)가 포함되어 있다. 따라서 각 처방에 해당되는 증상뿐만 아니라 증상이 복합되어 나타나는 경우에 사용할 수 있다.

창출은 소화기의 운동성을 증가시키는 작용이 있는데, 실험을 통해 창출이 포함된 처방을 토끼에게 주입했을 때 장(腸)을 흥분시켜 연동운동(蠕動運動)을 일으키는 것으로 밝혀졌다. 창출은 이외에도 이뇨작용과 항염증작용이 있고, 중추신경계에 대한 억제작용이 있어 진정, 항경련작용을 한다. 마황의 휘발성 정유는 연수(延髓)의 호흡중추와 혈관운동중추를 자극하여 혈관운동능력을 강화하고 기관지 평활근을 이완하여 진해작용(鎭咳作用)을 한다. 또한 에피네프린(epinephrine)과 같은 교감신경 흥분작용이 있어 심박출량을 증가시켜 강심작용을 가지며 저하된 대사를 항진시킨다. 진피는 소화기조직에 스며 있는 담음(痰飮)을 제거하는 동시에 소화기의 운동성을 조절하고, 위액분비를 촉진시키고 궤양 발생을 억제하며, 이담작용이 있다.

후박은 위액분비를 억제하여 항궤양작용을 나타내고, 장경련을 억제하는 작용이 있다. 길경은 거담작용(祛痰作用)과 진해작용(鎭咳作用)이 있으며, 염증을 억제하는 소염작용(消炎作用)도 있다. 지각은 위장의 연

동운동을 항진시켜 내용물의 배출을 촉진함으로써 복부 팽만감을 개선하고 변비를 완화시킨다. 당귀의 정유성분은 혈관을 확장하여 혈압을 저하시키고 뇌혈류를 증진하며, 말초혈관의 혈류를 원활히 함으로써 말초순환장애를 개선한다. 건강은 혈액순환을 촉진하고, 소화액분비를 촉진하여 식욕을 증진시킨다.

백작약은 평활근의 경련을 억제하고 중추신경 흥분을 억제하여 진통, 진경, 진정작용을 한다. 백복령은 세뇨관의 재흡수를 억제하여 이뇨를 증진하므로 부종을 경감시킨다. 천궁은 관상동맥과 말초혈관을 확장하여 하지(下肢)와 심근(心筋)의 혈류량을 증가시키며, 항혈전작용(抗血栓作用)으로 혈액순환을 촉진하고, 진경, 진통작용을 한다. 백지는 항염증작용과 해열작용, 진통작용이 있다. 반하는 중추성 구토나 점막자극으로 인한 구토를 억제하고 인후점막자극에 의한 해수(咳嗽)를 억제하며, 장관운동을 촉진하여 소화관에 정체된 음식물과 수분의 배출을 촉진한다. 육계는 심장의 수축력과 심박동을 증가시키며 말초혈관의 혈류를 원활하게 한다. 감초는 인후점막의 자극을 완화하고 기관지평활근 경련을 억제하여 진해, 진정작용을 하며, 부신피질호르몬과 유사한 작용이 있어 염증을 억제하는 작용의 근거가 된다.

처방 비교

소청룡탕과 비교하면 두 처방 모두 감기에 걸려 기침, 콧물, 코막힘 등 증상이 나타나는 경우에 사용한다는 공통점이 있다. 그러나 소청룡탕은 체력이 중(中) 이상인 사람에게 상기 증상이 나타났을 때 사용하며, 천식(喘息)이나 비염(鼻炎)에도 사용한다. 반면 오적산은 하복(下腹)이 차거나 소화력이 약한 사람에게 상기 증상이 나타났을 때 사용하며, 마찬가지로 천식이나 비염에도 사용한다.

독활기생탕과 비교하면 독활기생탕은 관절이나 근육에 자윤물질이 부족해져 있으면서 부분적으로 충혈되어 요통이나 슬통 등이 발생했을 때 사용한다. 반면 오적산은 허랭과 조직의 이완으로 인해 발생하는 요통에 사용한다. 특히 요추 부위와 인접한 소화기가 허랭하거나 장애가 있는 경우에 발생하는 요통에 사용한다.

좌섬요통에 사용하는 **여신탕**과 비교하면 여신탕은 좌섬으로 인하여 손상된 부위가 울혈(鬱血)되고 충혈(充血)되어 통증이 발생하는 실증 좌섬요통에 사용하며, 약간 체열이 높거나 허랭하지 않은 사람에게 적합하다. 반면 오적산은 일반적으로 허랭하거나 허랭하지 않더라도 여신탕보다 체열이 높지 않은 사람의 좌섬요통에 보다 적합하다.

냉대하에 사용하는 **난간전**과 비교하면 난간전은 골반 내의 자윤부족과 허랭으로 인해 발생하는 냉대하에 사용하는 반면, 오적산은 하복부의 습체(濕滯), 식적(食積) 등으로 인한 골반 내 혈행장애가 원인이 되어 발생하는 냉대하에 사용한다.

불임에 사용하는 **조경종옥탕**과 비교하면 조경종옥탕은 하복부의 자윤부족과 조직의 긴장 및 허랭으로 인한 혈행장애가 원인이 되어 생리불순, 생리통, 불임 등이 발생했을 때 사용하며, 대체로 소화력은 중(中) 또는 중(中) 이상인 사람에게 적합하다. 반면 오적산은 하복부 허랭과 습체 등으로 인하여 골반 내에 전반적인 혈행장애(血行障礙)가 발생하여 임신되지 않을 때 사용하며, 비교적 소화력이 약하고 허랭(虛冷)한 사람에게 적합하다.

이중탕과 비교하면 두 처방 모두 복랭과 복통에 사용한다는 공통점이 있다. 그러나 이중탕에는 인삼, 백출, 감초 등이 있어 온열(溫熱)과 함께 보기(補氣)시키는 기능이 강하다. 반면 오적산은 음식물이 이미 소화관에 적체되어 있어 이동성이 떨어진 경우, 배 전체나 배꼽 주위가 허랭한 경우에 사용한다. 이중탕은 주로 상복통(上腹痛), 오적산은 주로 제복통(臍腹痛)에 사용한다고 생각하면 된다.

소화불량에 사용하는 **향사양위탕**과 비교하면 두 처방 모두 소화불량에 사용한다는 공통점이 있다. 향사양위탕은 소화기능이 본래 약한 상태에서 소화장애가 발생했을 때 사용하는 반면, 오적산은 소화장애뿐 아니라 허랭과 조직의 이완으로 인해 발생하는 다양한 증상에 사용하며, 소화장애에 사용할 경우에는 하복부의 허랭 증상을 바탕으로 하는 복통, 설사, 소화불량 등에 사용한다. 또 향사양위탕은 주로 위장장애에 빈용하고, 오적산은 소·대장 장애에 빈용한다는 차이가 있다.

활용사례

1-1. 감기, 인통(咽痛), 비색(鼻塞), 가래, 식후복통(食後腹痛) 남 47세 태음인
1-2. 감기, 제복통(臍腹痛), 기침, 비색(鼻塞), 도한(盜汗), 현훈(眩暈), 오심(惡心), 수족랭(手足 冷) 여 11세 소음성태음인
1-3. 감기, 가래, 재채기, 비색(鼻塞), 인통(咽痛) 남 12세 소양인
1-4. 기침, 몸살, 오한(惡寒) 여 54세 소양성태음인
1-5. 감기, 기침, 콧물, 가래, 헛배부름, 연변(軟便) 남 74세 태음인
1-6. 허랭성감기(虛冷性感氣), 오한(惡寒), 콧물 여 43세 소음성소양인
1-7. 소아감기(小兒感氣), 기침 여 4세 태음인
1-8. 유아감기(乳兒感氣), 가래, 기침, 발열(發熱), 부작용(脫氣) 남 4개월 소음인
1-9. 감기, 기침, 가래 여 55세 소음인
1-10. 감기, 두통(頭痛), 견통(肩痛), 기침, 콧물, 오한(惡寒), 비색(鼻塞), 오심(惡心) 여 55세 태음인
1-11. 인후감기, 코막힘, 두통(頭痛) 남 28세 171cm 65kg
1-12. 유사백일해(類似百日咳), 기침, 발열(發熱), 목 가려움 남 5세 태음인
1-13. 감기몸살, 두통(頭痛), 안통(眼痛), 오한(惡寒) 여 34세 소음성소양인
1-14. 감기몸살 여 39세 태음성소음인
1-15. 감기몸살 남 51세
2-1. 알레르기성 비염, 비색(鼻塞), 콧물, 재채기 여 25세 소양성소음인
2-2. 알레르기성 비염(鼻炎) 여 21세 태음인
2-3. 알레르기성 비염 여 29세 소음인 155cm 40kg
2-4. 알레르기성 비염(鼻炎) 여 30세 소양성소음인
2-5. 알레르기성 비염(鼻炎), 감기(感氣), 콧물 여 37세 태음인 156cm 45kg
2-6. 비후성비염(肥厚性鼻炎), 비색(鼻塞), 콧소리, 콧물, 매핵기(梅核氣), 변성(變聲), 피로(疲勞), 견통(肩痛), 요통(腰痛) 여 29세 소음성태음인
2-7. 축농증(蓄膿症), 후비루(後鼻淚), 냉대하(冷帶下), 소화불량(消化不良), 두중(頭重) 여 41세 태음인 158cm 70kg
2-8. 변성(變聲), 비색(鼻塞), 두중(頭重), 소화불량(消化不良) 여 38세 소양인
3-1. 하복통(下腹痛), 하복랭(下腹冷), 월경통(月經痛), 배란성출혈(排卵性出血), 냉대하(冷帶下), 설사빈발(泄瀉頻發), 수족부종(手足浮腫) 여 28세 소음인 학원강사
3-2. 극심한 하복랭통(下腹冷痛), 요통(腰痛) 여 34세 태음성소양인 165cm
3-3. 복통(腹痛), 복명(腹鳴), 배변곤란(排便困難) 남 24세 태음인
4-1. 하복랭(下腹冷) 여 60대 태음인 160cm 100kg
4-2. 복랭(腹冷), 요통(腰痛) 여 51세 160cm 65kg
4-3. 족랭(足冷), 근육통(筋肉痛), 콧물 남 35세 태음인
4-4. 항강(項强), 수족랭(手足冷), 명치답답 여 61세 태음성소음인
4-5. 엉덩이 시림, 족랭(足冷) 여 50세 태음인
5-1. 소화불량(消化不良), 하지통(下肢痛) 여 69세 태음인
5-2. 소화불량(消化不良), 심하비(心下痞), 분돈(奔豚) 여 50세
5-3. 소화불량(消化不良), 편두통(偏頭痛), 손목터널증후군, 하복랭(下腹冷) 여 54세 태음인
5-4. 소화불량(消化不良), 손발시림, 어지럼증 여 72세 태음인
5-5. 소화불량(消化不良), 변비(便秘), 부종(浮腫), 피로와 짜증 여 52세 태음인 160cm 67kg
5-6. 속쓰림, 방귀빈발, 제복경색(臍腹梗塞) 남 67세 태음인
6-1. 설사(泄瀉), 요통(腰痛), 하복랭(下腹冷) 남 28세 소양성태음인 180cm 80kg
6-2. 냉성, 대변빈삭
6-3. 세변(細便), 대변난(大便難), 소화불량(消化不良) 여 25세 소음인
6-4. 숙변(宿便) 남 12세 열성태음인 150cm 64kg
7-1. 몸살, 근육통(筋肉痛), 지절통(肢節痛), 기핍(氣乏), 식욕부진(食慾不振), 엉치통, 구건(口乾), 구고(口苦), 신중(身重), 곤권(困倦), 의욕부진, 슬통(膝痛), 정충(怔忡), 숨참 여 38세 태음인
7-2. 몸살, 전신통(全身痛), 인통(咽痛), 가래, 도한(盜汗) 남 33세 태음인
8-1. 요통(腰痛), 두통(頭痛), 기침 여 50세 태음성소음인
8-2. 요통(腰痛), 발목통, 슬통(膝痛), 감기 여 68세 소음인
8-3. 요통(腰痛), 좌슬통(左膝痛), 견통(肩痛), 식후명치통, 천면(淺眠), 손발시림 여 43세 소음인
8-4. 요통(腰痛) 여 31세 소양성소음인

8-5. 요통(腰痛) 여 31세 소양성소음인
8-6. 요통(腰痛), 사지랭증(,四肢冷症), 빈뇨(,頻尿), 대하(帶下) 여 32세 소음인 155cm 45kg
8-7. 요통(腰痛), 몸살 여 47세 태음인
8-8. 요통(腰痛), 엉치통, 족랭(足冷), 다리저림 남 40대 중반
8-9. 얼굴반점, 요통(腰痛) 여 36세 소음인
8-10. 아침피부소양, 요통(腰痛) 여 43세 소음인 160cm 55kg
8-11. 좌섬요통(挫閃腰痛) 여 51세 태음성소양인
8-12. 좌섬요통(挫閃腰痛) 여 83세
9-1. 노인 엉치통, 하지견인통(下肢牽引痛) 여 85세 소양인
9-2. 엉치통 여 30대 중반
9-3. 좌골신경통(坐骨神經痛) 여 43세 소양성태음인
9-4. 견통(肩痛), 요통(腰痛), 두통(頭痛), 알레르기성 비염(鼻炎), 성중(聲重), 숨참 여 33세 태음인
9-5. 흉통(胸痛) 여 22세 소음인
10-1. 대하(帶下), 하복통(下腹痛), 소변빈삭(小便頻數) 여 23세
10-2. 적색대하(赤色帶下) 여 30세 태음인
10-3. 적색대하(赤色帶下) 여 24세
10-4. 황색대하(黃色帶下), 요통(腰痛), 피로(疲勞), 잔뇨감(殘尿感), 수족저림, 쥐남 여 30세 태음인
11-1. 불임(不姙) 여 25세 49kg
11-2. 불임(不姙) 여 26세 태음성소음인
11-3. 불임(不姙) 여 28세
12-1. 산후두랭통(産後頭冷痛) 여 38세
12-2. 산후부종, 비만, 소변불리, 신중(身重) 여 43세 소양인 155cm 65kg
13-1. 유산 후 보약, 임신(姙娠) 여 33세 소음인 160cm
13-2. 보약(補藥) 여 56세 태음인 160cm 66kg
13-3. 피로(疲勞) 여 68세 소음성태음인 150cm 51kg
14-1. 한랭성 두드러기, 수지홍반(手指紅斑), 소양감(搔痒感) 여 54세 소음인 153㎝ 58㎏
15-1. 이롱(耳聾), 기침, 숨참, 콧물, 비색(鼻塞) 여 68세 태음인
15-2. 이명(耳鳴) 여 19세
16-1. 왼팔 마목(痲木) 남 42세 태음성소음인
17-1. 족부도한(足部盜汗) 남 64세 태음인
18-1. 골다공증(骨多孔症) 여 53세 소음인

1-1. 감기, 인통(咽痛), 비색(鼻塞), 가래, 식후복통(食後腹痛)

● 손 ○ ○ 남 47세 태음인 회사원 경기도 안양시 비산2동

부인이 대신 와서 남편이 감기에 걸렸다며 한약을 지어달라고 한다. 증세를 들어 보았다.
① 기침을 한다. ② 목이 아프다. ③ 가래가 있다. ④ 코가 막힌다. ⑤ 식후에 배가 아프다. ⑥ 피로할 때 인삼을 복용하면 효과가 있다. ⑦ 대장염으로 대장을 절개한 경력이 있다. ⑧ 5년 전 위(胃) 천공(穿孔)으로 위(胃) 수술을 받은 적이 있다.
식후에 배가 아프며 대장염 경력이 있으며 평소에 소화기가 약한 사람의 감기를 목표로 오적산 2배량으로 2일분 4첩을 지어주었다. 3일 후에 부인이 다시 내방했을 때 확인해 보니, 현재 약을 3첩 복용했고 1첩이 남아 있는데 목이 아픈 것과 코막힘은 완전히 나았고 기침, 가래와 식후복통(食後腹痛)은 많이 호전되었다며 약을 2첩만 더 지어달라고 한다. 이번에도 지난번과 같은 오적산 2배량으로 1일분 2첩을 지어주었다.
얼마 후 시아버지의 요폐(尿閉)로 인한 약을 지으러 왔을 때 확인해 보니, 오적산을 복용한 이후 감기와 복통이 모두 나았다고 한다. 오적산의 효력을 보면서 늘 느끼는 것은 오적산을 감기약으로 쓰더라도 복용 후에는 식욕이 좋아지고 소화도 잘된다는 특징이 있다는 점이다.

1-2. 감기, 제복통(臍腹痛), 기침, 비색(鼻塞), 도한(盜汗), 현훈(眩暈), 오심(惡心), 수족랭(手足冷)

● 이 ○ ○ 여 11세 소음성태음인 경기도 안양시 안양1동 진흥아파트

보통 체격으로 성격이 차분하고 조용하며 소음성태음인으로 보이는 여자 아이로 겨울만 되면 감기를 달고 산다.
① 2달 전부터 감기에 걸려 기침과 가래가 있는데 기침은 밤낮으로 하나 특히 밤에 더욱 심하다. ② 코가 막혀 있

으며 코를 풀면 늘 누런 콧물이 나온다. ③ 가끔씩 배꼽 주위로 복통이 있었으나 15일 전부터 배꼽 주위로 찌르는 듯이 아픈 통증이 반복되는데 약 5분 간격으로 발생한다. ④ 동시에 가끔 속이 느글거리는데 병원에서 위염(胃炎)으로 진단을 받았다. ⑤ 2주 전부터 도한(盜汗)이 있으며 양약을 먹으면 잠깐씩 없어진다. ⑥ 평소에 손발이 차다. ⑦ 자주 어지럽다. ⑧ 신생아 때 기관지염을 앓았으며 그때부터 늘 기관지가 좋지 않았다. ⑨ 신생아 때 경기(驚氣)를 자주 했다.

이 아이의 체질이 소음성태음인이라 소화기가 약하기 쉽고, 감기에 걸리면 음증(陰症)이 오기 쉬운 점과 오적산을 사용할 수 있는 제복통(臍腹痛)과 수족랭(手足冷)이 있다는 점에서 오적산을 사용하기로 했다. 그래서 오적산 1.5배량에 기침이 심한 점을 감안하여 소엽 1.5돈, 특히 밤기침이 심한 것을 감안하여 오미자 1.5돈을 더하여 5일분 10첩을 지어주었다.

2일이 지난 후에 아이의 어머니가 내방했는데, 그 약이 효과가 너무 좋다고 한다. 현재 약을 하루 반 정도를 복용했는데 그동안 너무 고생을 했다며 약을 10첩만 더 지어달라고 한다. 경과를 자세하게 확인해 보니, 아직 기침과 가래는 잘 모르겠으나 제복통(臍腹痛) 발생 간격이 길어져 발생 횟수가 줄어들었으며 통증의 정도도 약해졌다고 한다. 또한 비색(鼻塞)도 호전되었으나 도한(盜汗)과 수족랭(手足冷)은 아직 잘 모르겠다고 한다. 증상이 호전된 것으로 보아 효과가 있다고 판단되어 지난번과 같은 오적산 1.5배량으로 5일분 10첩을 지어주었다.

다시 8일 뒤에 어머니가 감기에 자주 걸리지 않게 보약을 지어달라며 내방했을 때 확인해 보니, 기침과 가래, 비색(鼻塞), 오심(惡心), 도한(盜汗)과 현훈(眩暈) 등의 증상이 모두 사라졌다고 한다. 또한 제복통도 거의 다 나았으나 아직도 가끔씩 아프다고 하며, 손발 찬 것도 조금은 덜해진 것 같으나 완치되지는 않았다며 보약을 지을 때 이것도 함께 고쳐달라고 한다. 수족랭과 제복통이 있는 여아의 보약으로 건리탕 2배량으로 11첩을 11일분으로 지어주었다.

1-3. 감기, 가래, 재채기, 비색(鼻塞), 인통(咽痛)

● 이 ○ ○ 남 12세 소양인 부산광역시 해운대구 중1동

키와 체격이 보통인 12살의 소양인 남자아이이다. 어제 아침 감기에 걸렸는데

① 가래가 있다. ② 재채기가 나오고 코가 막힌다. ③ 침을 삼키면 목이 아프다. ④ 식욕과 소화력이 좋다. ⑤ 평소에 손발이 찬 편이다.

평소 손발이 차다는 남자 아이의 감기를 목표로 오적산 1.5배량으로 2일분 4첩을 투약했다.

1년 뒤에 보약 겸 감기약을 지으러 왔을 때 확인해 보니, 그 약을 복용한 후 곧바로 감기, 가래, 재채기, 비색(鼻塞), 인통(咽痛) 등이 모두 소실되었다고 한다.

1-4. 기침, 몸살, 오한(惡寒)

● 최 ○ ○ 여 54세 소양성태음인 경상북도 예천군 감천면 덕율2동

키는 보통이며 약간 살이 찐 부인으로 남편 때문에 속을 끓이며 산다고 한다.

① 11월 초순인 7일 전부터 기침을 한다. ② 양약을 먹으면 우선 기침이 멈추지만 다시 시작된다. ③ 전신이 쑤시고 아프다. ④ 오한이 난다. ⑤ 평소에 아랫배가 차다. ⑥ 추위와 더위를 많이 탄다. ⑦ 식욕은 별로이나 소화력은 좋다. ⑧ 물을 많이 마신다. ⑨ 피로하고 기운이 없으며 몸이 무겁고 나른하다. ⑩ 손이 저리고 가슴이 뛰고 잘 놀라며 얼굴로 열 달아오름이 있다. ⑪ 불안, 짜증, 신경질, 건망증 등 증상이 있다. ⑫ 가슴이 답답하고 한숨을 잘 쉰다. ⑬ 뒷목이 땅기고 무겁고 뻐근하다. ⑭ 땀을 많이 흘린다. ⑮ 눈이 침침하다.

하복(下腹)이 찬 부인의 감기로 인한 기침, 몸살을 목표로 오적산 2배량으로 3일분 6첩을 지어주었다.

2년 뒤 여름에 몸살과 전신통(全身痛), 지절통(肢節痛)이 있다며 약을 지으러 왔을 때 확인해 보니, 약을 복용한 이후 지속되어 왔던 기침, 몸살, 오한 등이 모두 소실되었다고 한다.

1-5. 감기, 기침, 콧물, 가래, 헛배부름, 연변(軟便)

● 문 ○ ○ 남 74세 태음인 경기도 안양시 관양동 현대아파트

약간 작은 키에 살집이 조금 있으며 온화하고 점잖은 태음인 할아버지이다.

5일 전에 등산을 하여 땀을 흘린 것이 원인이 되었는지 2일 전부터 감기에 걸렸다.

① 기침이 나온다. ② 콧물이 나온다. ③ 가래가 있다. ④ 미열(微熱)이 있다. ⑤ 평소에 헛배가 많이 부른다. ⑥ 평소 방귀를 많이 뀐다.

음증(陰證)이고 소화기 계통이 약한 태음인의 감기를 목표로 오적산 2배량으로 2일분 4첩을 지어주었다.

2일 뒤에 부인이 대신 내방했을 때 확인해 보니, 그 약을 복용하고 감기 증상이 다 나았으며, 속이 편하고 소화가 잘되며 헛배가 부르는 것이 좋아졌다고 한다. 또 묽고 가늘게 나오던 대변이 아주 좋아졌다며 같은 약으로 3일분만 더

지어달라고 요청하여 다시 오적산 2배량으로 3일분 6첩을 지어주었다. 3일 뒤에 다시 방문했다. 지금까지 5첩을 복용했는데, 속이 참 편하고 기분이 좋다고 하면서 6첩만 더 지어달라고 하여 오적산 2배량으로 3일분 6첩을 지어주었다. 6일 뒤에 다시 방문하여 약의 효력이 참 좋다면서 이번에는 보약으로 1제를 지어달라고 했다.
그 뒤에도 감기에 걸렸을 때 늘 오적산을 몇 첩 복용하면 바로 나았으며, 또한 배가 사르르 아프거나 설사(泄瀉)를 하거나 소화불량이 생길 때도 마황을 뺀 오적산을 복용하면 늘 효과가 있었다. 그리고 신경을 쓴 뒤 아랫배가 불편하거나 불쾌할 때, 찬물을 먹은 뒤 대변이 묽고 아랫배가 아플 때, 특히 극심한 딸꾹질로 정향시체산을 복용하여 처음에는 효과가 있다가 나중에는 없을 때에도 오적산을 복용하면 증상이 호전되었다.

1-6. 허랭성감기(虛冷性感氣), 오한(惡寒), 콧물

다음은 정정원 선생의 경험이다.

- 신 ○ ○ 여 43세 소음성소양인 충청남도 천안시

보통 체격에 활달한 성격이고 체열(體熱)이 낮은 소음성소양인 여성이다.
① 3~4일 전에 오한(惡寒)이 있는 감기가 시작되었는데 현재 몸이 으스스 춥다. ② 목이 아파 말을 제대로 못하고 쉰 목소리가 나온다. ③ 맑은 콧물이 계속 나온다. ④ 평소에 수족이 냉(冷)하여 차가운 곳에 오래 있거나 차가운 곳에서 일을 하면 손발이 마비될 정도로 냉증이 심하다. ⑤ 평소에 감기에 걸리면 콧물과 목감기의 형태를 띤다. ⑥ 교회 지도교사로 평소에 목을 많이 사용하고 과로하는 편이다. ⑦ 소변에는 별 문제가 없지만 대변이 무른 편이고 간혹 설사를 하기도 한다. ⑧ 소화력은 보통이다. ⑨ 출산 후 조리를 제대로 하지 못하여 수족랭(手足冷)이 심해졌다.
허랭(虛冷)한 신체상태에서 발생한 감기와 감기로 인한 오한, 인통(咽痛)을 목표로 오적산 본방에서 마황을 빼고 소엽 1돈을 더하고 육계와 건강을 2배량으로 하여 2일분 4첩을 투약했다.
2일 후에 확인해 보니, 오한과 콧물이 상당히 호전되었으나 목에는 아직 통증이 남아있다고 한다.

1-7. 소아감기(小兒感氣), 기침

- 최 ○ ○ 여 4세 태음인 경기도 안양시 관양동 삼덕주택

한 부인이 내방했는데, 두 어린 딸 모두 감기에 걸렸다며 감기약을 지어달라고 한다. 4살 된 큰딸은 내성적인 태음인이라 오적산을 사용했으며 2살 된 작은딸은 재빠르고 번잡한 소양인이라 소청룡탕을 사용했다. 자매이지만 체질(體質)과 신체상태와 신체조건이 달라 다른 처방을 사용했다. 여기에서는 큰아이의 증상과 경과만을 기록한다.
① 감기에 걸렸는지 오늘 아침부터 갑자기 기침을 심하게 한다. ② 열이 반복해서 난다. ③ 맑은 콧물이 많이 나온다. ④ 가래가 조금 있는데 가래소리가 그르렁거리면서 난다. ⑤ 평소에 감기에 자주 걸린다. ⑥ 성격은 내성적이고 차분하다.
성격이 온순하며 말이 없고 무른 듯한 태음인 소아의 기침과 가래, 감기를 목표로 오적산 1.5배량에 소엽 2.5돈을 더하여 2일분 4첩을 지어주었다.
50일 뒤에 아이의 어머니가 둘째아이의 감기약을 지으러 왔을 때 확인해 보니, 큰아이는 그 약 2첩을 복용하고 감기가 모두 나아 2첩은 남겨 두었다고 한다. 다시 10개월 후에 내방했을 때 확인해 보니, 그 후에 또 감기에 걸렸는데 남아 있는 감기약을 먹이니 곧바로 나았다고 한다. 이번에는
① 3일 전부터 감기에 걸렸는데 기침이 심하다. ② 가래가 많다. ③ 열이 많이 난다. ④ 몸과 배가 차다.
전에도 감기에 걸렸을 때 오적산을 복용하고 나은 점으로 볼 때 이번에도 오적산을 사용하기로 하고 전과 같은 오적산으로 1첩을 지어주었다.
다음날 아이의 어머니가 내방했다. 그 약 1첩을 복용한 후 감기 증상이 현저하게 호전되었는데 아직은 완전하지 않다며 1첩만 더 지어달라고 하여 오적산 1.5배량에 소엽 2.5돈을 더하여 1첩을 지어주었다. 20일 뒤에 다시 감기약을 지으러 왔을 때 확인해 보니, 오적산을 먹이니 감기가 다 나았다고 한다.
이번에도 큰딸과 작은딸을 데리고 내방했는데 큰 아이가 목이 아프고 콧물이 많이 나온다고 한다. 이번에도 오적산 1첩을 지어주면서 감기약을 자주 먹일 것이 아니라 아예 감기를 예방할 수 있는 보약을 복용하는 것이 좋을 것 같다고 권유했다. 7일 뒤에 감기 예방을 겸한 보약을 지으러 왔을 때 확인해 보니, 이번에도 약을 복용한 후에 감기가 바로 나았다고 한다.

1-8. 유아감기(乳兒感氣), 가래, 기침, 발열(發熱), 부작용(脫氣)

- 손 ○ ○ 남 4개월 소음인 경기도 안양시 관양동

예쁘고 영리한 모습인 반면 약해 보이며 소음인으로 추측되는 아기가 어머니의 등에 업혀 왔다.

10일 전부터 감기에 걸렸는데 그간 병원에 계속 다녀도 낫지 않아 걱정하고 있던 중에 주위에서 한약으로 치료를 해보라고 권유하여 내방하게 되었다고 한다. 증상을 들어보았다.
① 10일 전부터 감기 걸렸는데 목에서 그렁그렁하는 가래소리가 난다. ② 기침은 주로 아침에 자고 나면 발생한다.
③ 그 외의 특별한 증상이나 특징은 없다.
4개월 밖에 안 된 젖먹이라서 약을 먹이기가 곤란할 것 같아서 한약을 먹일 수 있겠느냐고 확인해 보니, 계속 병원에 다녀도 차도가 없으니 한약을 먹여 보겠다고 한다.
비록 성장열(成長熱)이 많은 유아지만 연약해 보이는 소음인인 만큼 감기가 발생하여도 허랭증(虛冷證)으로 오기 쉽다고 보고 오적산을 사용하기로 했다. 다만 성장열로 인해 체열이 높기 쉬운 유아이므로 오적산 본방에서 온열의 약성이 강한 건강의 양을 0.5돈으로 줄이고 마황 대신 소엽 1돈을 더하여 1일분으로 1첩을 지어주었다.
1달 뒤에 어머니가 아기를 업고 다시 내방했을 때 확인해 보니, 지난번 그 약을 먹이니 감기가 다 나았었는데 다시 감기에 걸렸다며 전에 그 약으로 1첩을 더 지어달라고 한다. 증상을 들어 보니 이번에는
① 감기에 걸려서 코가 막힌다. ② 잘 먹던 우유도 안 먹으면서 계속 보챈다.
이번에는 가래와 기침, 비색(鼻塞)과 함께 식욕부진의 증상이 있으나 전에 오적산을 복용하여 감기가 나은 것을 감안할 때 오적산이 적합하다고 보고 전과 같은 오적산으로 1일분 1첩을 지어주었다.
7개월 뒤인 다음해 여름에 아이가 감기에 걸렸다며 다시 약을 지으러 왔을 때 확인해 보니, 지난번 그 약을 복용하고 감기가 모두 나았다고 한다. 그런데 근래에 다시 감기에 걸렸다고 한다.
① 지금은 생후 11개월로 1달 전에 감기에 걸렸는데 1달간 병원에 계속 다녀도 여전하다. 감기 증상은 가래 소리가 그르렁거리고 기침할 때 가래가 나오기도 한다. ② 아침에 일어나서 기침을 심하게 한다. ③ 가끔 미열이 있다가 없어진다.
비록 아주 더운 여름철이지만, 이 아기의 증상이 첫 번째 내방했을 때와 같은 가래, 기침형 감기이며, 지난번 오적산 1첩을 복용한 즉시 나은 점을 감안하여 오적산 본방으로 1일분 1첩을 지어주었다.
1달 뒤에 아기가 열이 있다며 데리고 왔을 때 확인해 보니, 그 약을 먹은 뒤에 가래와 가래소리 기침, 발열이 모두 나았으나 그 약을 먹은 날부터 아이가 맥이 없이 축 처지고 늘어지며 잠만 자서 걱정을 했는데 2~3일 지나니 보통 때처럼 괜찮아졌다고 한다. 아마 피부가 엷어지고 모공이 넓어지는 여름철에 오적산에 있는 마황의 강력한 발표작용 때문인 것으로 생각된다. 연약한 소음인이며 여름철이라는 것을 감안하여 처음처럼 마황 대신 소엽을 넣어주거나 마황을 빼고 지어주었어야 했는데, 원 처방 그대로 약을 지어 준 불찰을 다시 한 번 반성했다.

1-13. 감기몸살, 두통(頭痛), 안통(眼痛), 오한(惡寒)

● 박 ○ ○ 여 34세 소음성소양인 주부 서울특별시 강남구 도곡동 서린아파트
보통 키에 여위고 피부가 희고 깨끗하며 약해 보이는 소음성소양인 여성이다.
어제부터 감기기운이 있으면서 몸살이 있는데
① 으슬으슬 춥다 ② 콧물이 나오기도 한다. ③ 온몸이 쑤시고 아프다. ④ 머리와 눈이 아프다.
⑤ 평소에 추위를 많이 타는 편이다. ⑥ 식욕과 소화력은 보통이지만 식사량이 적다.
추위를 타는 소음성소양인 여성의 몸살감기를 목표로 오적산 1.5배량에 소엽 1돈을 더하여 3일분 6첩을 지어주었다. 6일 뒤에 남편과 함께 왔을 때 확인해 보니, 그 약을 복용한 뒤로 오한과 콧물이 나오는 증상이 거의 다 나았으나 아직 약간 남아 있는 듯하고 전신통이 격감하였으며 두통(頭痛)과 안통(眼痛)이 없어졌다고 한다.
감기 몸살 증세가 아직 약간 남아 있으니 약을 더 지어달라고 하여 지난번과 같은 처방으로 2일분 4첩을 지어주었다.
20일 뒤에 보약을 지으러 왔을 때 확인해 보니, 두 번째 약을 복용하고 감기몸살이 완전히 나았으며 이번에는 감기도 예방할 겸 피로가 심하다며 보약을 지어달라고 한다.

2-1. 알레르기성 비염, 비색(鼻塞), 콧물, 재채기

● 김 ○ ○ 여 25세 소양성소음인 경상북도 구미시 형곡동 신세계타운
보통 체격의 소양성소음인 아가씨로, 대학 3학년 때 자주 감기에 걸린 뒤로 알레르기성 비염이 되었다고 한다.
① 늘 코가 막혀 있다. ② 맑은 콧물이 나온다. ③ 춥게 자거나 한기(寒氣)가 들거나 찬바람 불면 재채기를 한다.
④ 아침에 얼굴이 붓는다. ⑤ 땀이 없고 식욕은 별로다.
알레르기성 비염을 목표로 소청룡탕 1.5배량으로 10일분 20첩을 지어주었다.
12일 뒤인 9월 중순에 내방했을 때 확인해 보니, 복용 첫날은 잠을 못 잤는데 약 때문인 것으로 생각하여 약량을 절반으로 줄여서 복용했다고 한다. 그 후 약을 계속 복용했으나 별다른 차도가 없고 오히려 얼굴도 전보다 많이 안 좋아졌다고 한다. 소청룡탕을 복용하고 알레르기성 비염이 차도가 없고, 오히려 소청룡탕으로 치유될 수 있는 기침이 5

일 전부터 발생했다고 한다. 소청룡탕 복용 이후 잠을 못 이룬 점과 얼굴이 안 좋아진 점, 기침이 시작된 점을 볼 때 소청룡탕이 부적합하다고 보고 이번에는 소음인 체질인 점을 감안하여 오적산 1.5배량에서 마황을 1돈으로 줄이고 소엽 2돈, 오미자 1.5돈을 더하여 3일분 6첩을 지어주었다.
3일 후 다시 내방했을 때 확인해 보니, 오적산을 복용한 이후 기침감기는 소실되었다고 한다. 동시에 알레르기성 비염(鼻炎), 비색(鼻塞), 콧물, 재채기 등도 경감된 것 같다며 이번에 복용한 약으로 더 지어달라고 한다.
불과 3일분 6첩을 복용했음에도 3년이나 된 비염이 경감된 것으로 보아 효과가 있다고 판단되어 같은 처방으로 10일분 20첩을 지어주었다.
3개월 후인 다음해 1월 초순에 다시 내방했을 때 확인해 보니, 약을 복용한 이후 3년간 지속되었던 알레르기성 비염 증세인 비색, 맑은 콧물, 재채기 등이 모두 소실되었다고 한다.

2-2. 알레르기성 비염(鼻炎)

● 김 ○ ○ 여 21세 태음인 대학생 서울특별시 강동구 천호동

원만하고 활달한 태음인 여학생이다.
① 마른기침이 1주일 동안 계속되고 특히 밤에 심하다. ② 목이 간질거린다. ③ 코에서 목으로 가래가 넘어간다. ④ 뒷목이 뻐근하고 허리가 가끔씩 아프다. ⑤ 월경통이 약간 있고 흰색의 냉대하(冷帶下)가 약간 있다. ⑥ 대변은 2일에 1번 보는데 퍼진다. ⑦ 잘 체하고 속이 더부룩하다. ⑧ 10여 년 전부터 알레르기성 비염을 앓고 있다. ⑨ 추위를 심하고 타고 땀은 거의 없다. ⑩ 물을 거의 마시지 않는다. ⑪ 손발과 배가 모두 차다.
마른기침이 있으며 특히 밤에 기침을 심하게 하는 태음인 여성의 알레르기성 비염을 목표로 소청룡탕 1.5배량에 소화력이 약하다는 점을 감안하여 백출 2돈, 갈근 1돈, 신곡 1.5돈, 맥아 1.5돈을 더하여 5일분 10첩을 지어주었다. 약을 복용한 후에 확인해 보니, 여전히 기침이 나오고 효과가 별로 없었다고 한다.
효과가 없다고 하여 다시 한 번 신체상태를 검토해 보니, 현재가 여름철인데도 추위를 타고 물도 거의 마시지 않고 조금만 추위지면 따뜻한 곳을 찾는 다는 점에서 신체상태가 허랭(虛冷)하다고 판단되었다. 그래서 이번에는 오적산 1.5배량에 소화력이 약하다는 점에서 목향 1돈, 산사 1돈, 녹용 1돈을 더하여 10일분 20첩을 지어주었다.
약을 복용한 후에 확인해 보니, 감기 증상이 거의 다 나아 환절기임에도 불구하고 가끔 콧물만 나고 매년 겪었던 알레르기성 비염의 증상이 나타나지 않고 잘 지내고 있다며 신기해했다.

2-6. 비후성비염(肥厚性鼻炎), 비색(鼻塞), 콧소리, 콧물, 매핵기(梅核氣), 변성(變聲), 피로(疲勞), 견통(肩痛), 요통(腰痛)

● 전 ○ ○ 여 29세 소음성태음인 회사원 경기도 안양시 비산3동 삼호아파트

보통 키에 보통 체구의 여성으로 컴퓨터 업무에 종사하고 있다.
① 5~6년 전부터 늘 코가 막혀 있다. ② 코맹맹이 소리를 낸다. ③ 콧속이 답답하여 코를 자주 푼다. ④ 저녁이면 코막힘이 심하여 입으로 숨을 쉰다. ⑤ 이런 증상들은 여름이면 덜하고 겨울이면 더욱 심해진다. ⑥ 당시 병원에 가서 검사를 하니 비후성비염(肥厚性鼻炎)이라고 한다. ⑦ 5개월 전인 작년 말부터 목에 무엇이 걸린 듯하면서 목이 답답하고 아침에 일어날 때에는 목소리가 변한다. ⑧ 늘 피로가 심한데 특히 저녁이면 더욱 심하고 요즘은 피로하여 잠만 잔다. ⑨ 2~3개월 전부터 가끔 변비가 있으며 대변은 가늘고 굳은데 대변의 양이 적다. ⑩ 추위를 심하게 타고 에어컨 바람을 아주 싫어하며 손발이 차다. ⑪ 저녁이면 어깨가 아프다. ⑫ 아침에 일어날 때는 허리가 아프다. ⑬ 식욕은 별로 없고 소화력은 보통이지만 자주 체하는 편이며 옥수수만 먹으면 설사를 한다. ⑭ 음식은 매운 것, 신 것, 따뜻한 것을 좋아하며 단 것을 싫어한다. ⑮ 웃을 때 잇몸이 보인다.
비후성비염(肥厚性鼻炎)으로 인한 비색(鼻塞)을 목표로 소청룡탕 1.5배량에서 육계를 2.5돈으로 증량하고 박하 2.5돈, 백출 2.5돈을 더하여 10일분 20첩을 지어주었다.
3개월 뒤에 다시 내방했는데 지난번 그 약을 복용한 후 비염에 큰 차도가 없다고 한다.
비록 비염이나 비색에 소청룡탕을 많이 사용하지만 이 여성에게는 적합하지 않을 것으로 보고 이번에는 오적산 1.5배량에 추위를 심하게 탄다는 점에서 육계를 4돈으로 증량하여 10일분 20첩을 지어주었다.
3개월이 지난 10월 중순에 감기약을 지으러 내방했을 때 확인해 보니, 오적산을 복용하고는 비색(鼻塞), 코맹맹이 소리, 콧물, 입으로 숨 쉬는 것 등이 모두 사라져 지금까지 재발되지 않았으며 매핵기(梅核氣)와 변성, 목 답답함도 없어졌고 피로, 변비(便秘), 견통(肩痛), 요통(腰痛) 등의 모든 증세가 호전되었다고 한다.

2-8. 변성(變聲), 비색(鼻塞), 두중(頭重), 소화불량(消化不良)

● 김 ○ ○ 여 38세 소양인 주부 서울특별시 은평구 역촌동

키가 작고 약간 여윈 편으로 피부가 흰 소양인 주부이다.

① 3개월 전 헬스클럽에서 매일 목욕을 한 후부터 감기기운이 있다. ② 냄새를 전혀 못 맡았으나 지금은 괜찮다. ③ 동시에 코가 막힌 탓인지 목소리가 코 먹은 소리로 변했다. ④ 머리 한 가운데가 항시 무겁고 멍멍한 상태이다. ⑤ 목소리가 변한 후부터 소화가 잘 안 된다. ⑥ 감기에 걸린 후 헬스는 그만 두었는데 그 뒤로 변비가 다시 생겨 우유를 마시고 지금은 좋아졌다.

감기에 걸린 후 소화가 잘 안 된다는 점을 감안하여 오적산 1.5배량에 소엽 2돈을 더하여 10일분 20첩을 지어주었다.

약을 복용하고 초기에는 거의 별다른 효과를 느끼지 못했는데, 7일 정도 복용하니 식욕이 증진되면서 소화가 잘되고 목소리가 맑아지고 정상으로 돌아왔다고 한다. 또한 머리가 무겁고 띵하면서 괴로운 증세도 동시에 사라졌으며 그 후 나머지 3일분을 마저 복용하니 3개월 동안 고생했던 감기가 모두 나았다고 한다.

3-1. 하복통(下腹痛), 하복랭(下腹冷), 월경통(月經痛), 배란성출혈(排卵性出血), 냉대하(冷帶下), 설사빈발(泄瀉頻發), 수족부종(手足浮腫)

● 김 ○ ○ 여 28세 소음인 학원강사 경기도 안양시 동안구 호계1동

오목한 얼굴에 약간 가늘어 보이며 학원 강사를 한다는 소음인 여성이다.

① 2년 전부터 하루 종일 아랫배가 차갑고 아랫배 오른쪽이 가끔 쑤시면서 아프다. ② 3년 전부터 냉이 많고 가끔 가렵기도 하며 냄새도 심하다. 현재 산부인과에서 냉을 치료 중이다. ③ 초경 때 이후로 월경 하루 전날부터 이틀간 밑이 빠지는 듯한 하복통이 있다. ④ 1년 전부터 2~3일 정도 배란성출혈(排卵性出血)이 있다. ⑤ 어릴 때부터 여름에 찬 것을 많이 먹으면 하루에 2~3번 정도 설사를 한다. ⑥ 1년 전부터 아침에 손발이 차고 기운이 없는데 오후에는 부기가 빠진다. ⑦ 손발은 따뜻한 편이지만 아랫배가 매우 차다. ⑧ 대변은 1일 1회 보나 가늘다. ⑨ 하품을 자주 한다. ⑩ 잘 놀란다. ⑪ 조금만 걸어도 숨이 차다. ⑫ 신경질과 건망증이 늘었다. ⑬ 월경불순이 있고 덩어리도 있다.

하복통(下腹痛)과 냉대하(冷帶下), 월경통(月經痛)이 모두 하복(下腹)의 허랭(虛冷)으로부터 발생하는 것으로 보고 오적산 1.5배량에서 마황을 빼고 소엽 1.5돈, 황기 2.5돈을 더하여 10일분 20첩을 지어주었다. 약 한 달 반 후인 9월 중순에 내방했을 때 확인해 보니

1. 하복이 차던 것이 경감되었으며 하복이 아프던 것도 없어졌다고 한다.
2. 많은 양의 냉대하도 많이 줄어들었다.
3. 월경통과 배란성 출혈이 없어졌다.
4. 설사빈발도 소실되고, 손발이 붓는 것도 격감하였다.

본인이 약을 더 지어달라고 요청하여 지난번과 같은 오적산으로 1제씩 2회를 더 지어주었다.

1년 뒤인 다음해 10월 하순에 왔을 때 확인해 보니, 지난번 약을 복용하고 그동안 괜찮았었다고 한다. 단지 근래에 배란기 출혈이 다시 있다고 한다. 이번에도 같은 오적산으로 1제를 지어주었다.

그러나 2달 뒤인 12월 초순에 다시 내방했을 때 확인해 보니, 아직 차도가 없다고 하여 이번에는 보허탕에 계지를 더하여 1제를 지어주었다. 다음해 10월에 유산기가 있다면서 내방했을 때 확인해 보니, 약을 복용한 후에 서서히 증상이 호전되었다고 한다. 이번에는 임신보약으로 보허탕 1제를 지어주었다.

3-2. 극심한 하복랭통(下腹冷痛), 요통(腰痛)

다음은 이상철 선생의 경험이다.

● 이 ○ ○ 여 34세 태음성소양인 165cm 서울특별시 은평구 대조동

피부가 뽀얗고 카랑카랑한 듣기 좋은 목소리를 가졌고 약간 통통한 체격이었으나 결혼 이후 살이 찌고 기육(肌肉)은 허약한 편이다.

① 최근 한 달 동안 하복통이 극심하여 제대로 잠을 못 자고 있다. ② 찜질팩을 하고 잠이 들며 잠이 들어도 새벽이 되면 추워서 잠을 깬다. ③ 평소에 추위를 타고 저녁에는 추워서 오리털파카를 입고 잠을 자고 여름에도 불을 때고 잔다. ④ 허리를 숙이다가 삐끗해서 허리를 다쳤는데 통증이 심하다. 허리와 다리가 땅기고 아프고 무릎도 아프다. ⑤ 월경이 늦는데 월경통이 심하고 월경색이 검다. 월경이 끝나면 좀 나아진다. 아픈 부위는 월경할 때마다 다른데, 상복(上腹)과 하복이 모두 아프다. ⑥ 과민성 대장증상이 있어서 신경을 쓰면 설사를 하고 배가 아프다.
⑦ 분문(賁門)부위가 느슨하여 위액으로 인한 가스가 올라와서 목이 좀 거북하다. ⑧ 회사에서 스트레스를 많이 받는데 신경을 쓰면 머리가 아프고 가슴이 뛴다. ⑨ 앉았다 일어나면 조금 어지러울 때도 있고 누워있으면 나아진다.

⑩ 피곤하면 흉비(胸痞)가 있고 혈압이 높다. 그러나 흉통이 있는 것은 아니다. ⑪ 어릴 때부터 추위를 탄다고 하여 방을 너무 뜨겁게 하는 습관이 있었다. ⑫ 평소에 감기에 걸리면 맑은 콧물이 나오고 약간의 몸살기가 있는 편이다.
추위를 많이 타고 신경을 과도하게 쓰는 태음성소양인 여성의 하복통(下腹痛)과 좌섬요통(挫閃腰痛)을 목표로 오적산에서 마황을 빼고 활투대로 소회향 0.8돈, 목향 0.8돈, 빈랑 0.8돈, 도인 0.8돈, 홍화 0.8돈을 더하여 10일분 20첩을 투약했다. 약을 복용한 후에 확인해 보니

1. 찜질팩이 없어도 잠을 잘 수 있게 되었다.
2. 허리의 통증이 많이 완화되었다.
3. 새벽이 되면 추워서 잠을 깨는 횟수가 줄었다.
4. 처음에는 배가 따끔거리는 증상이 생겼는데 지금은 괜찮다.
5. 뱃살이 좀 가벼워진 느낌이다.
6. 하복랭(下腹冷)이 있다.
7. 현재 불을 때지 않지만 이불은 덮고 잠을 잔다.
8. 무릎이 땅기고 아픈 것은 여전하다.

지난번과 같은 처방을 1.5배량으로 한 후 육계의 양을 증량하여 2제를 연속으로 투약했다. 이후에 확인해 보니

1. 하복랭이 많이 호전되어 잠을 자는 데는 문제가 없었다.
2. 복용하는 중에 어떤 날은 더워서 잠을 못 잘 때도 있다고 한다. 약을 줄여서 복용하면서 운동을 하도록 권유했다.
3. 복용하는 중에 다시 속이 쓰리고 아픈 적이 있었다.

시중에서 유통되는 건강(乾薑)에 문제가 있어서 복통을 유발한다는 이야기를 들은 적이 있다. 하루 동안 복약을 중단한 후 복용량을 줄여서 복용하도록 권유했다.

4-3. 족랭(足冷), 근육통(筋肉痛), 콧물

다음은 엄주현 선생의 경험이다.

● 엄 ○ ○ 남 35세 태음인 학생 전라북도 익산시 신동

약간 비만한 경향이 있으며 얼굴이 둥근 편이고 흉곽과 체격과 뼈가 굵고 피부가 두터운 태음인이다.
2004년 5월에 선배가 대전에 개업을 하여 인사차 들렀다. 대전에 가는 준비를 하느라 하루 종일 제대로 먹지도 못했다. 그곳에서 계속해서 움직였는데 오후에는 비가 내렸다. 우산을 준비하지 못해 비를 맞고 집에 왔다. 그날 저녁에 피곤해서 그냥 잠자리에 들었다. 그런데 다음날 아침에 일어나려고 하니 몸 전체에 기운이 없으며 온 몸에 약한 근육통을 동반한 몸살기운이 있었다.
① 몸 전체에 기운이 없어 일어나기가 힘들다. ② 발이 몹시 차갑다. ③ 몸 여기저기가 은근히 아픈 근육통(筋肉痛)이 있다. ④ 얼굴에 약간의 미열(微熱)이 있다. ⑤ 오후가 되면서 약간 콧물이 나왔다. ⑥ 오후가 되면서 무릎 쪽으로도 약한 통증이 있다. ⑦ 최근 들어서는 감기를 자주 앓은 편이다. 특히 비가 세차게 내리는 날씨보다는 가랑비가 오면서 습기가 가득 찬 날씨가 이어지면 감기를 앓는 경향이 있었다. ⑧ 얼굴과 몸 전체에 땀이 많이 나는 편인데 특히 식사를 하거나 긴장을 할 때 많이 난다. ⑨ 겨울철에 발이 시린 편이다. ⑩ 하복부가 찬 편이다. ⑪ 긴장하면 손에 땀이 많이 난다. ⑫ 소화는 잘되는 편이다.
차가운 사람이 비를 맞아 발생한 몸살감기로 보고 오적산 2배량으로 1일분 2첩을 지어서 1첩을 달여 복용했다. 오적산 1첩을 복용하고 나서 3시간 정도 시간이 지나니

1. 발이 시린 느낌이 사라졌다. 몸살감기증상으로 인해 발이 시려서 실내에서 양말을 신고 있었는데 양말을 벗어도 시린 감이 느껴지지 않았다.
2. 근육통이 완전히 사라졌다.
3. 콧물이 약간 나오는 증상은 잠시 뒤에 사라졌다.

오적산 1첩으로 증상은 완전히 사라졌으나, 요즘에 감기를 자주 앓는 편이고 주말에는 비가 자주 오기 때문에 감기도 예방할 목적으로 나머지 1첩을 달여서 복용했다.

4-4. 항강(項强), 수족랭(手足冷), 명치답답

다음은 김동민 선생의 경험이다.

● 최 ○ ○ 여 61세 태음성소음인

① 머리가 아프고 뒷목이 뻐근하다. ② 손발이 시리고 저리다. ③ 명치가 답답하다. ④ 항상 감기 몸살 기운이 있는 것 같다. ⑤ 무릎이 아프다. ⑥ 발목이 아프다. ⑦ 추위를 많이 탄다. ⑧ 겨울에 옷을 입고 이불도 덮고 잔다. ⑨ 여름에도 아랫배가 차다. ⑩ 식사량이 적다. ⑪ 연변을 누고 설사를 자주 한다.

이 여성은 상담을 할 때 아무 말씀도 않고 묻는 말이 맞으면 대답만 했다. 처녀 때에는 무척이나 연약했었고 말랐었다. 그러나 지금은 하체는 연약하지만 상체가 비만(肥滿)하고 특히 복부비만이 심하다. 그래서인지 무릎과 발목이 좋지 않아서 거동이 불편한데 특히 계단을 올라가기가 힘들다고 한다.
처음에 살을 빼는 약을 지어달라며 찾아왔는데 상담을 하고 보니 일단 위의 증상을 먼저 치료해야 할 것 같다고 권유하고, 수족랭과 명치 답답함을 목표로 오적산 2배량에 소엽 2돈을 더하여 5일분 10첩을 투약했다. 약을 모두 복용할 때쯤 전화하여 확인해 보니, 몸이 좀 가벼워진 것 같다며 좋아했다.

4-5. 엉덩이 시림, 족랭(足冷)

다음은 김경한 선생의 경험을 채록한 것이다.

● 고 ○ ○ 여 50세 태음인

① 허리 밑으로 엉덩이가 시리다. ② 자궁 속에서도 찬바람이 나오는 듯한 느낌이다. ③ 발이 동상에 걸린 것처럼 견디지 못할 만큼 차고 시리다. ④ 식은땀이 하체(下體)부위에 많이 흐른다. ⑤ 한 번씩 가슴이 답답하고 얼굴로 열이 오른다. ⑥ 찬물을 먹으면 속이 차가워서 먹을 수 없다. 그 전에는 괜찮았는데, 한 달 전 냉장고에 있던 물을 마시고 나서 그렇다. ⑦ 손이 차다. ⑧ 하루 전에 수박을 먹었는데 몸이 차서인지 설사를 했다. ⑨ 전부터 추운 곳에 있으면 허리가 끊어질 듯했다. ⑩ 식사는 잘하고 식욕도 좋다. ⑪ 평소 운동을 열심히 한다.
엉덩이 시림과 족랭(足冷)을 목표로 오적산 2배량에 부자1돈을 더하여 10일분 20첩을 투약했다.
약을 4일간 복용하자 발과 엉덩이가 시린 것이 조금 좋아졌다. 발이 찬 것은 이제 견딜 만한 정도로 호전되었다. 하지만 완전히 다 낫지는 않았으며 약간 불쾌한 느낌이 있는 정도이다.
약을 6일간 복용한 후에 계곡으로 놀러가서 물가에서 식사를 했는데 찬 곳에 오랫동안 노출되어서 그런지 몸살이 심하게 나서 양약을 복용하고 링거를 맞았다. 링거를 맞으니 몸이 가뿐해지고 엉덩이 시리고 발 시린 것은 완전히 없어졌다. 약을 8일간 복용한 후에 다 나았다고 생각했는데 증상이 악화되었다. 아마 지난밤에 잘 때 창문을 열어놓고 자서 그런 것 같다. 지금은 계속 복용하고 있는데 허리만 아프고 발 시리고 축축한 것은 덜하다.

5-1. 소화불량(消化不良), 하지통(下肢痛)

● 박 ○ ○ 여 69세 태음인 충청북도 음성군 음성읍 읍내리

키가 약간 작고 몸이 굵은 편인 태음인 할머니이다.
① 젊어서부터 배가 얼음장같이 차다. ② 늘 배고픈 줄도 모르며 잘 체한다. ③ 늘 속이 답답하고 더부룩하며 그득하다. ④ 헛배가 부르고 가끔 트림을 하며 가스가 찬다. ⑤ 첫아이를 낳고 시누이가 다리를 밟아서 다친 후로는 엉치에서 다리까지 통증이 있다. ⑥ 2년 전부터는 좌측 다리가 심하게 아프다. ⑦ 몸이 전체적으로 찬 편이고 선풍기와 에어컨 바람을 싫어한다. ⑧ 밤에는 발이 뜨겁다. ⑨ 음식을 가리지는 않으나 따뜻한 음식을 좋아한다.
⑩ 식욕이 없는 편이고 식사량도 적다. ⑪ 대변(大便)은 정상이다. ⑫ 가끔 가슴이 뛴다. ⑬ 체했을 때는 두통이 심하다. ⑭ 아침이면 몸이 무겁고 얼굴과 손발이 붓는다. ⑮ 땀이 많은 편이다.
몸이 아주 차고 평소에 소화력이 약하여 잘 체한다는 태음인 할머니의 위장장애와 하지통증을 목표로 오적산 1.5배량에 마황 대신 경부자 2.5돈, 천초 2돈, 소엽 2돈, 향부자 1.5돈을 더하여 10일분 20첩을 지어주었다.
10여 일 뒤에 약이 아주 좋았다며 다시 약을 지으러 왔을 때 확인해 보니, 약을 복용한 뒤부터는 속이 아주 편안해지고 그렇게 아팠던 다리통증도 없어져서 이제는 편안해졌다고 한다.

5-6. 속쓰림, 방귀빈발, 제복경색(臍腹梗塞)

● 김 ○ ○ 남 67세 태음인 경상남도 통영시 동호동

큰 키에 체격이 좋은 67세 된 태음인 남자로 이곳에서 약을 먹고 나았다는 이웃의 소개로 내방했다.
① 새벽 3시면 배꼽 주위와 좌측 복직근(腹直筋)이 딱딱하게 굳어진다. ② 6년 전부터 냄새는 없으나 방귀가 잦다.
③ 새벽 3시경에 물을 마시면 아랫배가 빼근하고 꾸룩거리면서 대변이 나온다. ④ 간혹 위가 아프며 1~2시간 후엔 통증이 없어지면서 쓰리다. ⑤ 병원에서 검사를 했는데 아무 이상이 없다고 한다. ⑥ 늘 헛배가 부르고 트림이 나며 명치가 아프다. ⑦ 추위와 더위를 약간 탄다. ⑧ 땀이 아주 많다. ⑨ 따뜻한 음식을 좋아하고 맵고 짠 음식을 좋아한다. ⑩ 물을 많이 마시는 편이다. ⑪ 배가 약간 차다. ⑫ 소변이 시원하지 않고 노랗다.
식욕은 있으나 소화기능이 약한 태음인 할아버지의 제복경색, 속쓰림, 방귀빈발을 목표로 오적산 1.5배량에서 마황을 빼고 목향 4돈, 소엽 3돈을 더하여 10일분 20첩을 지어주었다.
10일 후인 3월 중순에 다시 약을 지으러 왔을 때 확인해 보니, 약을 복용하고 많이 나아졌다고 한다. 자세하게 확인해 보니, 딱딱해져 있는 제복부의 경직이 소실되었으며 복명도 덜해졌다고 한다. 약을 복용한 이후 제복경색과 복명이 경

감된 것으로 볼 때 약이 효과가 있다고 보고 지난번과 같은 처방으로 10일분 20첩을 투약했다.

6-1. 설사(泄瀉), 요통(腰痛), 하복랭(下腹冷)

다음은 고재경 선생의 경험이다.

● 고 ○ ○ 남 28세 소양성태음인 180cm 80kg 서울특별시 노원구

건장하고 활동적인 소양성태음인으로 오적산이 본인에게 적합할 것으로 보여 복용하여 보았다.

① 현재 일주일 동안 설사를 하고 있다. ② 좌섬요통(挫閃腰痛)이 있다. ③ 하복부(下腹部)가 허랭하다. 손으로 만져보면 찬 것을 느낄 수 있다. ④ 식욕이 매우 좋다. ⑤ 최근 6개월 동안 체중이 8kg 정도 늘었다. 특히 뱃살이 많이 늘었다. ⑥ 대변은 불규칙적이고 보는 시간도 일정하지 않다. ⑦ 일주일에 1~2번 가량 열 달아오름이 있다. ⑧ 맥주나 찬 음식을 먹으면 대부분 설사를 한다. ⑨ 땀이 많은 편이다. ⑩ 물은 많이 마시는 편이다.

⑪ 주로 맵고 따뜻한 음식을 좋아한다. ⑫ 2달 전에 요통으로 4일 정도 허리를 굽히지 못했고 일주일간 한의원에 다니면서 치료를 했다.

하복랭과 좌섬요통을 목표로 오적산 2일분 4첩을 복용했다.

1. 저녁 식사를 하고 오적산 1첩을 복용했다. 독한 술을 마셨을 때 목에서 느껴지는 느낌과 같은 느낌이 있었다. 약을 복용하고 나서 10분 정도 지나자 속이 따뜻한 느낌이 들었다.
2. 다음날 아침 식사 후에 1첩을 복용했다. 속이 따뜻한 느낌은 어제보다 강해졌다. 허리도 약간 부드러워진 것 같다. 오후에 대변을 보았는데 연변이었다.
3. 저녁에 다시 1첩을 복용했다. 오후에 선배와 이야기하던 중에 하복부에 약효가 나려면 식전에 약을 복용해야 한다는 이야기를 듣고 이번에는 저녁 식사 전에 약을 복용했다. 하복부 따뜻한 느낌이 훨씬 더 오래 지속되었고, 하복부뿐만 아니라 허리 쪽에도 따뜻한 느낌이 들었다.
4. 다음날 아침에 1첩을 복용했다. 아침에 일어나자마자 화장실을 갔다. 어제보다 대변의 상태가 더 된 편이었으나 약간은 연변이었다. 하복부와 허리에 따뜻한 공이 하나 들어있는 느낌이 상당히 오랫동안 지속되었다.

6-4. 숙변(宿便)

다음은 허훈 선생의 경험이다.

● 유 ○ ○ 남 12세 열성태음인 150cm 64kg 서울특별시 강서구 화곡동

뚱뚱한 태음인 어린이이다. 머리가 큰 편이고 기육(肌肉)과 골격이 매우 튼튼해 보인다.

전에 둘째 아들의 감기약을 지어준 적이 있는 아주머니가 초등학교 5학년이 되는 큰아들을 데리고 왔다. 아이가 너무 비만하다면서 한약으로 살을 뺄 수 없겠느냐고 물어왔다. 비만은 몇 년 전 엄마가 직장에 다니면서부터 시작되었다고 한다. 아이가 먹는 것을 엄마가 통제하지 못하다 보니 점점 살이 찌면서 지금은 완전히 비만형으로 변했다고 한다. 아울러 가능하다면 비염도 같이 치료해 달라는 부탁을 했다.

① 비만으로 인해 아이 스스로가 불편함을 느낀다. 운동을 하기 힘들며, 운동을 하면 쉽게 지친다. ② 만성적인 비염이 있고 잘 때 코를 심하게 고는 편이다. ③ 1년에 2~3회 감기에 걸리는데 겨울에는 쉽게 걸린다. ④ 헛기침을 자주 하곤 하는데 가래소리가 나듯이 답답한 기침소리가 난다. ⑤ 숨소리를 자세히 들으면 호흡이 가쁜 듯 보인다. ⑥ 병원에서는 편도가 많이 부었다며 적출 수술을 권유했다고 한다. ⑦ 더위를 타고 평소에 땀이 많은 편이며 특히 머리에 땀이 많이 난다. ⑧ 전체적으로 체열은 높은 편이며 손발은 모두 따뜻하지만 상하복(上下腹)은 약간 차다. 몸에 열이 많아서 밤에 이불을 덮지 않고 잔다. ⑨ 찬 음식과 짠 것을 좋아하고 물을 많이 마신다. ⑩ 식사량은 보통이고 소화력은 좋다. 많이 먹는 편이지만 엄마가 절제시킨다고 한다. ⑪ 대변은 1일 3회 정도 본다. 대변 상태는 보통이고 잘 나오지만 대변을 보기 전 배가 아프다고 한다. ⑫ 간혹 심장이 조이는 듯한 느낌이 들 때가 있다. ⑬ 설태(舌苔)가 엷게 끼었다. ⑭ 아침에 잘 일어나지 못하고 가끔 꿈을 꾸곤 한다.

복부가 찬 열성태음인 남자아이의 만성 비염과 기침을 목표로 오적산 1.5배량에 마황 1돈을 더하여 10일분 20첩을 투약했다.

일주일 정도 지난 후 아이의 어머니로부터 연락이 왔는데 뜻밖의 결과를 알려왔다. 아침에 아이가 대변을 보는데 평소와 달리 엄청나게(?) 많은 양을 보았다는 것이다. 어머니 말로는 숙변이 다 나온 것 같다고 한다. 시원하게 대변을 본 아이는 너무나 개운해 하고 날아갈 듯한 기분이라며 학교에 갔다고 한다. 이런 기분은 처음이라고 말했다고 한다. 약이 절반 정도 남았다고 하여 꾸준히 먹이라고 한 후 전화를 끊었다. 한 달 정도 지난 다음 길에서 아이 어머니와 마주치게 되어 경과를 확인할 수 있었는데, 아이가 그 이후로 약을 먹지 않는다는 것이었다. 맛이 없다며 약 먹기를 주저한다는 말이었다. 아이 어머니는 살 빠지는 것이야 어찌 되었든 숙변이 제거된 것만 해도 감사하다며 거듭 인사를 했다. 의외의 숙변제거는 오적산의 구성상 평진탕이 들어 있기 때문으로 생각된다.

7-1. 몸살, 근육통(筋肉痛), 지절통(肢節痛), 기핍(氣乏), 식욕부진(食慾不振), 엉치통, 구건(口乾), 구고(口苦), 신중(身重), 곤권(困倦), 의욕부진, 슬통(膝痛), 정충(怔忡), 숨참

● 나 ○ ○ 여 38세 태음인 주부 경기도 수원시 권선구 원천동 원천아파트

키와 골격이 크며 피부가 약간 검은 편이다. 전에 은행의 농구팀 센터를 했다는 태음인 여성으로 모친의 부축을 받다시피 하고 맥 빠진 얼굴로 한약방에 들어왔다. 작년 10월 15일에 수영과 헬스(율동체조)를 한 뒤부터 오한(惡寒)이 나고 39℃ 이상의 발열이 나면서 속이 쓰리고 전신이 쑤시며 몹시 아파 병원에 가서 검사를 하니 사구체신염(絲毬體腎炎)과 인후염, 위염 등으로 진단받아 계속 치료를 해왔으나 증상이 여전하다고 한다. 이러다가 죽을 것 같다는 생각이 들어서 현재 움직이기도 힘들지만 죽을힘을 다하여 한약방에 찾아 왔다는 것이다. 자세하게 증상을 들어보았다.

① 최초 발열 후 지금까지 약 3개월간 전신통이 지속되면서 전신의 근육과 뼈마디가 모두 아프다. ② 오랫동안 지속적으로 아픈 탓인지 기운이 전혀 없다. ③ 양쪽 엉치가 빠져 나가는 듯이 몹시 아프다. ④ 양쪽 무릎이 쑤시고 아프다. ⑤ 입이 몹시 마르고 쓰다. ⑥ 의욕이 전혀 없고 매사가 귀찮고 몸이 가라앉는다. ⑦ 전신이 무겁고 곤권하며 눈꺼풀이 무거워 눈을 뜨기도 싫다. ⑧ 평소에 추위를 심하게 탄다.

추위를 많이 타는 태음인의 오래된 몸살감기를 목표로 오적산 1.5배량에 강활 2돈, 독활 2돈, 소엽 2돈을 더하여 10일분 20첩을 지어주었다.

15일 뒤에 다시 내방했을 때 확인해 보니, 오적산을 복용하고 대부분의 증상이 소실되었거나 격감하였으며 전체적으로 70% 정도는 호전된 것 같다고 한다. 격심한 근육통과 지절통은 사라졌고 기운이 없고 몸이 가라앉는 것도 없어졌으며 식욕도 좋아졌다. 그리고 엉치통과 구건(口乾), 구고(口苦), 신중곤권(身重困倦) 증세와 의욕부진이 모두 없어졌으며, 양쪽 무릎통증이 격감하였으나 아직도 조금씩 아프고 불편하며 추위를 타는 것은 좀 덜해졌지만 아직은 여전하다고 한다. 아울러 전에는 이야기하지 않았지만 가슴이 뛰고 숨이 찬 증상도 격감하였으나 아직 남아 있다고 한다.

이번에는 우측 엉치와 오른팔이 아프며 정충(怔忡)과 숨찬 증상이 있으나 지난번과 같은 신체상태라는 점에서 지난번과 같은 처방으로 10일분 20첩을 지어주었다.

2달이 지난 뒤에 퇴근을 할 때 한약방 앞에서 이 여성의 친정어머니를 만났는데 딸이 이제는 다 나았다며 선생님 덕분에 죽어가는(?) 딸이 저렇게 활동하는 걸 보니 여간 고마운 게 아니라며 며칠 뒤에 보약을 지으러 같이 오겠다고 한다. 며칠 뒤에 보약을 지으러 온 부인을 보니 쾌유하여 얼굴에 혈색이 돌고 탄력이 있었으며 건강해 보였다.

8-1. 요통(腰痛), 두통(頭痛), 기침

● 김 ○ ○ 여 50세 태음성소음인 경기도 안양시 비산동 궁전하이츠

보통 체격이며 태음성소음인으로 보이는 부인이다. 약 1개월 동안 몹시 피로한 뒤부터 두통이 심해졌는데

① 3일 전부터 머리가 쏟아지는 듯이 아파서 머리를 들 수가 없다. ② 20일 전부터 기침을 한다. ③ 기침을 할 때나 엎드릴 때 울리면서 두통이 있다. ④ 가끔 움직일 때 얼얼하게 요통(腰痛)이 있다. ⑤ 왼편 콧잔등에서부터 시작하여 왼쪽 얼굴에 열이 난다. ⑥ 가래가 많고 코가 먹먹하게 막힌다. ⑦ 식욕이 없고 구역질이 자주 난다. ⑧ 더위를 많이 타고, 복부(腹部)와 손발이 차다. ⑨ 1년 내내 피로하고 기운이 없다.

식욕이 없고 구역질이 자주 나는 태음성소음인 여성의 두통(頭痛)과 요통(腰痛), 기침을 목표로 오적산 본방에 소엽 1.5돈을 더하여 5일분 10첩을 지어주었다.

8일 뒤에 내방했을 때 확인해 보니, 오적산을 복용한 지 3일 만에 두통이 현저히 경감되었고 요통과 기침은 모두 소실되었다고 한다. 아직 두통이 완전히 나은 것은 아니고 식욕부진도 여전하며 심화(心火)가 있다고 하여 오적산 본방에 치자 0.75돈, 맥문동 1돈, 신곡 2돈, 백출 5돈을 더하여 3일분 6첩을 지어주었다. 그 후에 확인해 보니, 약을 복용하고 모든 증상이 소실되었다고 한다.

8-2. 요통(腰痛), 발목통, 슬통(膝痛), 감기

● 이 ○ ○ 여 68세 소음인 경기도 안양시 부림동 공작 성일아파트

약간 작은 키에 보통 체격이며 소음인으로 보이는 할머니이다.

① 오래 전부터 허리에 통증이 심하다. ② 4개월 전부터 오른쪽 발 외측이 시큰거리며 기상시에는 붓는다.

③ 오래 전부터 양쪽 무릎에 통증이 심하다. ④ 1주일 전에 감기에 걸렸는데 아직도 낫지 않는다. ⑤ 추위와 더위를 심하게 탄다. ⑥ 식욕이 없고 식사량이 적으며 소화가 잘 안 된다. ⑦ 깊은 잠을 자지 못하며 꿈을 자주 꾼다. ⑧ 대변은 1일 1회로 규칙적이다. ⑨ 잠을 자다가 소변을 2회 정도 본다. ⑩ 가슴이 뛰며 뒷목이 뻐근하고 의욕이 없다. ⑪ 병원에서는 척추가 하나 눌렸다고 한다. ⑫ 고혈압과 당뇨병이 있어 양약을 복용하는 중이다.

추위와 더위를 타며 소화력이 좋지 않은 소음인 할머니의 요통(腰痛), 슬통(膝痛), 발목통, 감기를 목표로 오적산 1.5배량에서 활투대로 마황을 빼고 목향 2돈, 소회향 1.5돈, 오약 1.5돈, 빈랑 1돈을 더하여 10일분 20첩을 지어주었다.

2주 후에 다시 왔을 때 확인해 보니, 약을 복용한 후에 감기가 거의 소실되었으며 요통, 우측 발목통, 슬통이 격감하였다고 한다. 약을 복용한 후 효과가 있으므로 이번에도 같은 처방으로 1제를 지어주었다.

8-3. 요통(腰痛), 좌슬통(左膝痛), 견통(肩痛), 식후명치통, 천면(淺眠), 손발시림

다음은 윤여빈 선생의 경험이다.

● 서 ○ ○ 여 43세 소음인 주부 전라남도 순천시 남정동

키가 약간 작고 체격은 보통이며, 목소리가 약간 느리고 가늘며 작은 소음인 여성이다.

① 15년 전부터 요통이 있었는데 며칠 전부터 심해졌다. ㉠ 앉아 있으면 척추에서 좌측 골반까지 바늘로 콕콕 쑤시듯 아프다. ㉡ 걷기도 힘이 든다. ㉢ 누워있어도 힘들고 앉아있어도 힘들다. ㉣ 15년 전에 계단에서 넘어진 후부터 요통이 있었으나 며칠 전에 무리한 후에 더 심해졌다. ㉤ 신경외과에서 X-ray 검사를 해도 이상이 없다. ㉥ 다리에 힘이 없다. ② 요통으로 인해서 팔을 돌리기도 힘이 든다. ③ 첫 아이를 낳은 후부터 좌슬통(左膝痛)이 있으며 손발도 뻐근하다. ④ 식사 후 전중(膻中) 부위가 뻐근하게 아프다. ⑤ 손발이 저리고 시리다. ⑥ 추위를 심하게 탄다. ⑦ 손이 약간 차고 발이 매우 차다. ⑧ 윗배가 약간 차고 아랫배가 매우 차며 몸 전체가 약간 찬 편이다. ⑨ 식사량은 1공기 정도이나 식욕이 별로 없고 소화력이 약하다. ⑩ 대변은 1일 1회 정도 보며 된 편이다. ⑪ 잠은 얕은 잠을 자고 자주 깨며 무서운 꿈을 꾼다. ⑫ 가슴이 답답하고 한숨을 쉬고 열 달아오름이 가끔 있다. ⑬ 월경주기는 35일이며 월경기간은 5일인데 2~3일은 많고 4~5일은 적다. 월경 시 덩어리와 찌꺼기가 있다. ⑭ 월경통으로 요통이 약간 있다.

평소에 몸이 차고 소화력이 약한 소음인 부인의 요통(腰痛)과 허랭(虛冷)을 목표로 오적산에서 마황을 빼고 회향 1돈, 목향 1돈, 빈랑 1돈, 도인 1돈, 홍화 1돈을 더하고 허랭을 감안하여 부자 0.5돈을 더하여 10일분 20첩을 투약했다.

약 20일 후에 확인해 보니

1. 요통이 호전되었다.
㉮ 전에는 앉아 있기도 불편했는데 현재는 오래 앉아있어야 힘이 든다.
㉯ 바늘로 콕콕 쑤시는 듯한 통증이 소실되었다.
㉰ 걷기도 힘들었는데 많이 호전되어 이제는 수월해졌다.
2. 팔을 돌리기 힘들었던 증상이 소실되었다.
3. 좌슬통은 여전하다.
4. 다리에 힘이 없는 것은 여전하다.
5. 식사 후 명치가 아프던 증상이 호전되어 지금은 식후에 약간 더부룩한 정도이다.
6. 추위를 심하게 타는 것도 호전되었다.
7. 손이 약간 따뜻해지고 발도 약간 따뜻해졌다.
8. 소화력이 증진되었다.
9. 대변이 된 편이었는데 호전되어 보통으로 되었다.
10. 얕은 잠을 자는 것과 자주 깨는 것이 호전되어 잠을 잘 자고 꿈을 꾸는 것도 줄어들었다.
11. 월경기간이 5일에서 6일로 하루가 늘었으며 월경량이 증가하고 덩어리와 찌꺼기가 나오는 것도 호전되었다.
12. 몸이 가벼워진 느낌이다.

다른 증상이 있는 지 확인해 보니

① 지금은 허리 중간쯤이 뻣뻣하다. ㉠ 허리를 숙여 머리를 감을 때나 빨래를 하는 것은 힘이 든다. ② 아직도 양말을 신고 있으며 손끝이 저리고 뻣뻣하며 발목에서 발가락까지 뻣뻣하다.

지난번 약을 복용하고 증세가 호전된 것으로 보아 효과가 있다고 판단되어 지난번과 같은 처방에 손끝이 저리다는 점을 감안하여 세신 0.5돈을 더하여 10일분 20첩을 투약했다. 약을 모두 복용한 후에 확인해 보니

1. 요통이 거의 소실되었다.
2. 좌슬통이 소실되었다.
3. 손이 따뜻해 졌으며 발이 시린 것은 약간 호전되었다.
4. 식사 후 명치가 아픈 것은 많이 호전되었다.

그 후 증상을 다시 들어 보니

① 오래 앉아있으면(20분 이상) 어깨가 뭉치는 것 같다. ② 어깨가 묵직하고 뒷목 가운데 부분이 아프다.
③ 대변이 시원치 않은 느낌이 있다. ④ 발과 손이 따뜻해지는 것 같으나 아직도 발은 약간 시리다.

지난번 약이 효과가 있었으므로 계속 투여하기로 하고 이번에는 오적산에서 빈랑을 0.5돈으로 줄이고 항강(項强)이 있다는 것을 감안하여 갈근 1돈을 더하여 10일분 20첩을 투약했다.

약 5일 후에 전화를 하여 확인해 보니

1. 허리를 숙여서 머리를 감거나 빨래를 하는 것은 약간 불편하나, 생활하는 데 지장이 없다고 한다.
2. 어깨가 뭉치는 등의 항강 증세가 호전되어 약간 남은 정도라고 한다.
3. 발이 시린 느낌이 격감하여 이제는 지낼 만하다고 한다.

9-1. 노인 엉치통, 하지견인통(下肢牽引痛)

● 전 ○ ○ 여 85세 소양인으로 추정 경기도 안양시 비산2동 미륭아파트

50대 중반인 부인이 와서 할머니께서 엉치가 몹시 아픈데 약을 몇 첩 지어달라고 한다.

할머니의 용모와 성격을 확인해 보니, 보통 키에 여위었으며 성격은 급한 편이고 강단이 있다고 한다.

① 2달 전부터 양쪽 엉치가 아프며 바로 일어서지도 못하고 앉지도 잘 못하겠으며 웃어도 허리가 결린다고 한다.

여윈 소양인으로 보이는 노인의 엉치통에 과연 어떤 약을 써야 할까 궁리하다가 비록 성격이 급한 소양인이지만 85세 고령이므로 우선 좌섬요통(挫閃腰痛)에 흔히 쓸 수 있는 오적산을 써 보기로 하고, 노인의 엉치통을 목표로 오적산에 활투대로 소회향 1돈, 빈랑, 도인, 홍화 각 0.8돈씩을 더하여 2일분 4첩을 지어주었다.

3일 뒤에 부인이 다시 내방했는데, 그 약을 복용한 뒤로 심하던 엉치통이 호전되었다며 3일분만 더 지어달라고 한다. 요청대로 다시 전과 같은 처방으로 3일분 6첩을 지어주었다.

4일 뒤에 다시 내방했는데 약을 복용하고 조금씩 나아진다면서 이번에는 10첩을 지어달라고 하여 다시 전과 같은 처방으로 5일분 10첩씩을 연달아 지어주었다.

마지막 약을 지어간 후 50일 정도가 지나서 다시 약을 지으러 왔다. 그간의 경과를 확인해 보니, 약을 복용한 후부터 점차 나아져 활동을 하는 데 큰 불편이 없었다고 한다. 그런데 며칠 전부터 좌측 다리가 땅기고 아프며, 허리도 아프다며 약을 지어달라고 한다.

그전의 증상과 지금의 좌측 다리의 견인통(牽引痛)도 노인의 생리현상에 따른 증상이며, 병의 근본에서는 크게 다를 것이 없다고 판단하여 지난번과 같은 오적산을 쓰기로 했다. 이번에는 오적산에 다리 견인통을 목표로 목통 2돈, 모과 2돈을 더하여 5일분 10첩을 지어주었다.

8일 뒤에 다시 내방했는데 전보다 많이 나아졌다며 약을 더 지어달라고 하여 이번에도 오적산에 목통 2돈, 모과 2돈을 더하여 5일분 10첩을 지어주었다.

5개월이 지난 10월에 이번에는 허리가 화끈거리고 시큰거린다면서 약을 좀 지어달라는 전화가 왔을 때 확인해 보니, 그때 약을 복용하고 다 좋아져서 지금은 전의 증상이 없다고 한다.

이번에는 전과 달리 허리가 화끈거리고 시큰거린다고 해도 그 원인과 신체상태는 같다고 보고 오적산에 모과 2돈, 목통 2돈을 더하여 5일분 10첩을 지어주었다.

3개월 뒤인 다음해 1월에 소화가 잘 안 된다며 약을 지으러 왔을 때 확인해 보니, 그때 약을 복용하고 화끈거리고 시큰거리는 증상이 모두 나았다며 할머니는 이곳에서 지어간 약을 복용하면 좋아진다고 한다.

이 집 약이 잘 맞는 것이 아니라 다행히 증상과 체질이 처방과 잘 맞아 떨어졌기 때문이 아니겠는가! 이번에 호소하는 소화불량과 추운 것 같이 몸이 떨린다는 증상도 역시 신체상태는 같다고 보고 오적산 1.5배량에서 마황을 빼고 5일분 10첩을 지어주었다.

9-4. 견통(肩痛), 요통(腰痛), 두통(頭痛), 알레르기성 비염(鼻炎), 성중(聲重), 숨참

다음은 노의준 선생의 경험이다.

● 전 ○ ○ 여 33세 태음인 경기도 안양시 동안구 관양1동

키는 보통이며 체중은 약간 비만형으로 얼굴 모양이 사각형인 태음인 여성이다.

① 항상 양쪽 어깨에 통증이 있다. ② 가끔 요통이 있다. ③ 머리 정수리 부위에 통증이 있다. ④ 감기로 인한 비색(鼻塞)이 있다. ㉠ 누런 콧물이 나오고 전신이 다 아팠다. ㉡ 안양의 모 대학병원에서 알레르기성 비염으로 진단받았다. ⑤ 추위와 더위를 약간씩 타고 땀이 많다. ⑥ 손과 발은 따뜻하고, 아랫배가 약간 차다. ⑦ 따뜻한 것을 좋아하고 담백한 것을 좋아하며, 식성은 별로이다. ⑧ 식사량은 일정하지 않고 소화력은 보통이거나 약하다.

⑨ 대변은 매일 보지만 된 편이다. 소변은 힘들게 나온다. ⑩ 잠을 자다가 깨면 안 온다. ⑪ 열 달아오름이 있어 밤에 이불을 각자 덮고 잔다. ⑫ 녹용과 인삼이 맞지 않는다는 말을 들었다. ⑬ 오른쪽 손목 혈관이 손등 쪽으로 가 있어서 맥을 엄지손가락 쪽으로 돌려 잡아야했다. ⑭ 제하(臍下) 한랭(寒冷)이 있다. ⑮ 금년부터 여름 내내 뒷목에 땀이 줄줄 흐른다.

감기를 목표로 하여 오적산 1.5배량에서 마황을 빼고 시호 1돈, 치자 1돈을 더하여 10일분 20첩을 투약했다.

약 10개월이 지난 8월 하순에 내원했을 때 확인해 보니, 약을 복용하고 증상이 많이 좋아졌다고 한다. 또한 전에는 검은색 가래가 나왔는데 이제는 흰색 가래가 나오며 양도 줄었다고 한다. 이번에는

① 작년부터 알레르기성 비염이 있다. ② 찬바람이 불면 재채기가 나오고 코가 화끈거리면서 간지럽다. ③ 목이 잠긴다. ④ 콧물이 나오면 주체하지 못할 정도이다. ⑤ 눈 안쪽이 가렵다. ⑥ 가래가 있다. ⑦ 음식을 먹으면 간혹 설사도 하고 가끔 복통도 있다. ⑧ 하복(下腹)이 차고 추위와 더위를 타는 편이다.
알레르기성 비염을 목표로 오적산 1.5배량에 마황 1돈을 더하여 10일분 20첩을 투약했다.
약 2개월이 지난 10월 중순에 확인해 보니, 약을 복용하면 열이 달아올라 약을 띄엄띄엄 복용했다고 한다. 그런데 약을 복용하면 알레르기성 비염 증세는 없어지나 잠이 안 오고 가슴도 두근거리더니 체중이 4kg가량 감량되었다고 한다. 또한 아랫배가 따뜻해졌으며 목이 잠긴 것과 숨이 차는 것이 호전되었다고 한다.

9-5. 흉통(胸痛)

● 김 ○ ○ 여 22세 소음인 경기도 시흥시 거모동 일우아파트

약간 큰 키에 여윈 체격이며 얼굴이 작고 흰 소음인 주부이다.
① 15일 전부터 우측 가슴의 어깨 바로 밑 부위와 우측 늑골 부위(11, 12번 정도)가 결리면서 아프다. ② 통증은 하루 종일 있으며 잘 때는 더 심하여 자다가 울 정도이다. ③ 낮에 걸레질을 할 때에 이 부위가 결려서 걸레질을 하지 못한다. ④ 2년 전에도 담이 결렸는데 약국에서 양약을 먹고 나은 적이 있다. ⑤ 병원에 가서 진단을 받으니 이상이 없다고 한다. 그간 7일간 치료를 했으나 차도가 전혀 없다. ⑥ 추위를 약간 타고 더위는 타지 않는다.
⑦ 손발은 약간 차고 피부는 건조한 편이다. ⑧ 식욕은 없는 편이고 식사량과 소화력은 보통이다. ⑨ 얕은 잠을 자며 아침에 일어나기가 힘들다. ⑩ 눕기를 좋아하고 일을 잘 미루는 편이다.
피부가 건조하고 식욕이 부진한 소음인 여성의 흉통(胸痛)을 목표로 오적산 1.5배량에서 마황을 빼고 소엽 1.5돈을 더하여 3일분 6첩을 지어주었다.
1달 뒤인 3월 초순에 전화가 왔다. 오적산을 복용한 이후 가슴 결리고 아프던 것이 다 나았는데, 다시 며칠 전부터 가슴이 약간씩 결리기 시작한다는 것이다. 그래서 지난번과 같은 처방으로 3일분 6첩을 지어주었다.
19개월 뒤인 다음해 10월에 산후지절통(産後肢節痛)으로 약을 지으러 내방했을 때 확인해 보니, 두 번째 약을 복용하고 가슴이 결리고 아프던 것은 다 나았다고 한다. 이번에는 산후지절통을 목표로 보허탕을 지어주었다.

10-1. 대하(帶下), 하복통(下腹痛), 소변빈삭(小便頻數)

● 임 ○ ○ 여 23세 다방종업원 경기도 안양시 관양동

키가 작고 보통 체구의 23세 아가씨로 다방에서 종업원으로 일을 하고 있다. 본인이 직접 오지 못하고 일하는 다방 주인이 대신 내방했다.
① 평소에 대하(帶下)가 있었는데 일주일 전부터 대하가 심하여 줄줄 흘러나오고 있다. ② 동시에 아랫배도 아프다.
③ 소변빈삭(小便頻數)이 있다. ④ 성격은 내성적이며 식욕은 왕성하다.
대하(帶下)를 목표로 오적산 2배량에서 마황을 빼고 익모초 5돈을 더하여 5일분 10첩을 주었다.
13일 뒤에 다방주인이 다시 왔을 때 확인해 보니, 오적산을 복용한 후에 대하(帶下), 하복통(下腹痛), 소변빈삭(小便頻數)이 모두 소실되었다고 한다.

10-2. 적색대하(赤色帶下)

● 최 ○ ○ 여 30세 태음인 주부 경기도 안양시 관양동

제왕절개 수술로 출산을 2회 했으며 태음인으로 보이는 주부가 붉은 대하(帶下)가 있다며 내방했다.
① 처녀 때에도 대하가 있었지만 7년 전부터는 더욱 많아져 하루에 속옷을 2~3회 갈아입어야 했으며 평소에도 많은 편이지만 출산 뒤부터는 더욱 많아졌다. ② 5일 전부터는 붉은 색 대하가 나온다. ③ 대하에서 냄새가 난다.
④ 20년 전부터는 늘 아랫배가 몹시 차며 온몸도 찬 편이다. ⑤ 5일 전부터는 아랫배가 가끔씩 뻐근하게 아프다.
⑥ 간혹 요통이 순간적으로 극심하게 있으며, 찬 곳에 누우면 요통이 극심하다. ⑦ 월경불순이 있는데 월경이 45일 간격이었으나 혹 1달씩 거르기도 하며, 덩어리가 나오기도 하고 양도 적다. ⑧ 머리가 늘 띵하게 아프다. ⑨ 더위를 심하게 탄다. ⑩ 식욕과 소화력은 보통이다.
몸이 찬 편인 30세 태음인 주부의 적색 대하를 목표로 오적산 2배량에서 마황을 빼고 익모초 2.5돈을 더한 뒤 아랫배가 찬 점을 감안하여 경부자 2돈을 더하여 10일분 20첩을 지어주었다.
약을 복용한 지 9일째 다른 손님과 함께 왔을 때 확인해 보았다.
약을 복용한 다음날부터 대하의 붉은색이 없어졌으며, 5일 정도 복용하고 나니 대하가 절반으로 줄어들고 냄새가 없어지고, 아랫배가 찬 것도 많이 줄어들었다는 것이다. 대하의 증세가 호전됨을 볼 때 그 외의 증세들도 모두 회복되거나 경감되었을 것으로 생각된다.

11-1. 불임(不姙)

다음은 박정연 선생의 경험을 채록한 것이다.

● 우 ○ ○ 여 25세 49kg 경기도 수원시 화서동 화서아파트

보통 체형의 소음인으로 차분하고 온유해 보이는 여성이다. 결혼한 지 2년이 되었는데 그동안 3번 자연유산이 있었으며, 3번째 유산이 된 후에 산부인과에서 유산이 깨끗하게 안 되었다고 하여 수술을 받았다고 한다. 그 후로 6개월이 넘도록 임신이 안 된다고 한다.

① 임신하면 2~3개월 사이에 자연적으로 유산이 된다. ② 전후 아무런 증세도 없이 월경을 하듯이 자연스럽게 하혈이 있고 하혈의 양이 많아지면서 복통이 발생한 후에 태아가 떨어진다. ③ 갑자기 놀라거나 힘든 일을 하지 않아도 여전히 유산이 된다. ④ 마음이 불안하고 초조하다. ⑤ 현기증이 많이 일어난다. ⑥ 남편에게 미안한 마음을 많이 갖고 있다.

자궁이 연약하여 임신을 유지할 수 없어 유산이 되는 것으로 보고, 일단 임신을 유도한 후에 안태(安胎)를 시켜야 할 것으로 판단되었다.

평소에 가친(家親)께서 생전에 즐겨 쓰시고 잘 듣는 처방이니 꼭 활용해 보라는 언지도 있었고, 몇 차례에 걸쳐 효과를 보아온 오적산을 사용하기로 하고 오적산 본방에서 백복령, 건강을 빼고 향부자, 오수유, 소회향 각 1돈씩을 더하여 10일분으로 20첩을 지어주었다.

약을 절반 이상 복용하는 중에 전화를 해 왔다. 아무래도 이상해서 산부인과에 가서 검사를 받아 보니 임신이라고 한다. 그래서 나머지 약은 나중에 먹도록 하고 안태음 10첩을 지어주었다. 현재 임신 4개월이 넘었는데 아직 아무런 이상 없이 태아가 잘 자라고 있다.

12-1. 산후두랭통(産後頭冷痛)

다음은 송종석 선생의 경험을 채록 한 것이다.

● ○ ○ ○ 여 38세 주부 서울특별시 양천구 목동

체구도 크며 비만한 체격에 결혼을 늦게 하여 노산(老産)을 했는데 출산 직후 덥다고 선풍기 바람을 쏘였다고 한다.

① 4~5년 전부터 머리에 찬바람이 나고 조이는 것 같다. ② 머리가 시리고 아파서 여름에도 털모자를 쓰고 다닌다.
③ 동시에 항상 머리의 크기가 3~4배나 되는 것처럼 부풀고 커져 있는 느낌이다. ④ 머리가 무겁고 띵하다.

산후 출산으로 신체가 이완되어 있는 상태에서 선풍기 바람을 쏘여 이러한 증상이 발생한 것으로 보고, 두랭(頭冷)에 사용하는 마황부자세신탕이나 부자이중탕을 검토하다가 이 부인이 머리를 제외한 다른 부분에 시린 증상이 없고 건장한 신체라는 점에서 오적산 본방으로 10일분 20첩을 지어주었다.

오적산을 복용하고 난 후에 머리에서 찬바람이 나던 것과 머리가 시린 것, 두통, 조이는 것 등이 없어져 그 이후부터는 모자를 쓰고 다니지 않았으며 머리가 커진 느낌이나 무거운 증상도 모두 다 나았다고 한다. 그 후에 산후 며칠 되지 않은 다른 부인에게 오적산을 사용했으나 효과가 없었다. 위의 부인은 이미 4~5년이 지나 증상이나 상태가 만성화되었기 때문에 오적산이 효과가 있었던 것은 아닌가 생각해 본다.

13-3. 피로(疲勞)

다음은 장정안 선생의 경험이다.

● 한 ○ ○ 여 68세 소음성태음인 주부 150cm 51kg 서울특별시 강남구 개포동

전화로만 상담하여 용모를 알 수 없지만 젊었을 때의 사진을 보니 눈이 작고 약간 쳐진 듯한 인상이다. 말이 많고 의심이 굉장히 많다.

① 만성피로가 있다. ㉠ 기운이 없고 특히 다리에 힘이 없다. ㉡ 선풍기 바람이 불듯이 허리와 온 몸이 으스스하고, 무언가 밑에서부터 위로 나가는듯한 느낌이 들며 그럴 때마다 식은땀이 난다. 이러한 증상은 올해 4월부터 있었다.

② 오래 서 있으면 무릎이 아프고 쑤신다. 허리도 좀 아픈데 본인은 퇴행성관절염 같다고 한다. ③ 혈액순환이 안 되는 것 같다. 발가락이 찌릿찌릿하고 저리며 몸 전체가 뻑뻑한 느낌이 든다. ④ 원래 추위와 더위를 심하게 타는 편인데, 요즘에 날씨가 추워지면서 추위를 더욱 많이 탄다. ⑤ 40대부터 먼지나 추위에 알레르기가 있다. 요즘에 날씨가 추워지면서 콧물이 나오는데, 지르텍을 한 알씩 복용하고 있다. ⑥ 숨 참, 눈 피로, 기억력 격감 등의 증상이 약간 있으며 신경이 예민하다. ⑦ 잠은 잘 자지만 잠귀가 밝은 편이다. ⑧ 아랫배가 약간 차다. ⑨ 소변은 잘 나오지만 시원치 않고 남아 있는 듯한 느낌이 든다. ⑩ 재작년에 협심증으로 진단을 받았는데, 현재 의사의 처방에 따라 혈관을 넓히는 약과 함께 아스피린, 이뇨제, 소화제를 복용하고 있다. ⑪ 출산을 7회 했으나 계속 딸만 낳아 산후조리를 제대로 하지 못했다. ⑫ 식욕은 보통이고 식사량이 적다. ⑬ 물을 많이 마시는 것이 몸에 좋다고 하여 일부러 많이 마시려고 한다. ⑭ 한의원에서는 기(氣)가 위로 쏠려서 하체가 약하고 폐와 심장이 안 좋다고 했으며,

체질이 태음인 40%에 태양인 60%라고 했다고 한다. 그러나 본인의 생각으로는 태양인으로 보이진 않는다. ⑮ 재작년 겨울에 비염을 치료하기 위하여 한의원에 갔었는데 인삼이 몸에 맞지 않는다는 말을 들었다고 한다. ⑯ 그러나 30대에 십전대보탕을 복용하고 몸에 잘 맞았다고 하는 것과 증상을 감안할 때 인삼을 써도 좋을 것 같다.
추위와 더위를 많이 타며 아랫배가 약간 찬 여성의 비염을 목표로 오적산 1.5배량에서 마황을 0.5돈으로 줄이고 부자 0.5돈을 더하여 10일분 20첩을 투약했다.
약을 복용한 후에 확인해 보니, 피로가 좀 덜해진 것 같지만 다른 증상은 여전하다고 한다. 약을 더 지어달라고 하는데 어떠한 처방을 사용해야 할지 고민하는 중이다.

14-1. 한랭성 두드러기, 수지홍반(手指紅斑), 소양감(搔痒感)

다음은 김나영 선생의 경험이다.

● 백 ○ ○ 여 54세 소음인 153㎝ 58㎏ 서울특별시 강서구 화곡동

보통 키에 상체는 보통이나 하체가 뚱뚱한 편이다.
① 설거지를 하려고 찬 물만 대면 손끝이 빨갛게 되고 퉁퉁 부어오르는데 아프고 가렵다. ② 외출을 하면 얼굴, 귀 등이 붓고 가려우며 심지어 몸도 약간 가려워 외출을 삼가고 있다. ③ 평소 아랫배가 찬 편이라 습관적으로 아랫배에 손을 대고 있다. ④ 대변은 보통이나 약간 무른 편이다. ⑤ 요즘 들어 살이 1~2㎏ 정도 빠졌다.
한랭성 두드러기와 수지홍반(手指紅斑)을 목표로 오적산 과립제로 5봉을 투약했다.
과립제 3복을 복용한 후에 찬바람을 쐬거나 찬물로 설거지를 했을 때 손가락이 가렵고 빨개지고 붓는 증상이 감소되었다.
그 후 2봉을 더 먹고 난 후 증세가 완전히 소실되었다.

15-1. 이롱(耳聾), 기침, 숨참, 콧물, 비색(鼻塞)

● 김 ○ ○ 여 68세 태음인 경기도 안양시 범계동 우성아파트

전에 타박상으로 당귀수산을 복용하여 효과가 있었던 할머니이다. 이번에는 감기에 걸린 뒤부터 소리가 들리지 않는다고 한다. 왼쪽 귀는 어려서부터 안 들렸으나 1달 전 감기에 걸린 뒤부터 오른쪽 귀도 안 들린다.
① 말소리가 아주 미세하게 들린다. ② 감기에 걸렸을 때에 귀가 멍멍했다. ③ 귓속이 아프지는 않다. ④ 2년 전에는 우측 귀에서 매미 우는 소리가 계속 났었다. ⑤ 병원에서 2주간 치료를 했는데 치료 중에는 귀가 들렸다 안 들렸다가를 반복했다. ⑥ 지금은 감기로 코가 막히고 콧물이 뒤로 넘어간다. ⑦ 가래와 기침도 있다. ⑧ 평소에 추위를 많이 타고 손발이나 배, 몸 전체가 차다. ⑨ 음식은 따뜻한 것을 좋아하며 식욕이 없고 식사량은 적으며 소화력은 약하다.
추위를 타고 몸이 찬 할머니의 감기에 걸린 뒤에 발생한 이롱(耳聾)을 목표로 오적산 1.5배량에서 마황을 1돈으로 줄여 5일분 10첩을 지어주었다.
10일 뒤에 다시 약을 지으러 왔을 때 확인해 보니, 약을 복용한 뒤로 소리가 1/3 정도 들렸다고 한다. 그러나 어제부터는 다시 소리가 안 들린다고 한다. 이번에도 지난번과 같은 오적산으로 5일분 10첩을 지어주었다.
6일 뒤인 다음해 정초에 다시 내방했다. 두 번째 약을 먹으니 소리가 들리기는 하지만 시원하지는 않고 아직 귀가 약간은 멍멍하다고 한다. 이번에는
① 기운이 없다. ② 식욕이 없다. ③ 피로하지 않게 보약을 지어달라고 한다.
이 부인의 신체조건으로는 현재 처방이 보약이 될 수 있으므로 역시 같은 처방으로 5일분 10첩을 지어주었다. 7일 뒤인 1월 중순에 다시 감기에 걸렸다며 감기약을 지으러 왔다. 이번에는
① 숨이 찬다. ② 코가 막힌다. ③ 콧물이 나온다. ④ 기침이 나온다. ⑤ 소리가 안 들린다.
증세는 감기이지만 몸의 전반적인 상태가 지난번과 크게 다르지 않으므로 지난번과 같은 오적산으로 5일분 10첩을 지어주었다. 20일 뒤에 남편이 대신 전화를 했는데 지난번 약을 복용하고 기침과 숨찬 것, 콧물, 코막힘이 경감되고 소리도 들렸다고 한다. 그런데 이번에도
① 소리가 들리지 않는다. ② 재채기를 많이 하고 ③ 콧물이 나온다. ④ 숨이 찬다.
이번에도 지난번과 같은 오적산으로 5일분 10첩을 지어주었다.
2개월 뒤인 4월 중순에 다시 내방했다. 지난번 약을 먹고 이롱과 감기가 모두 나았는데 10일 전부터 다시 소리가 안 들린다고 한다. 병원에서는 이관(耳管)기능에 이상이 있다고 하는데 비색과 축농증 때문에 귀에 염증이 생긴다고 한다. 다시 지난번과 같은 처방으로 5일분 10첩을 지어주었다.

16-1. 왼팔 마목(痲木)

● 김 ○ ○ 남 42세 태음성소음인 충청북도 충주시 교현동

보통 키에 근골형인 태음성소음인 남성으로 평촌 현장에서 목수일을 하고 있다.

① 1년 전부터 1달에 한 번 꼴로 잠을 자다 깨면 왼팔에 감각이 없고 굳어지며 팔이 전혀 안 올라간다. ② 힘을 주고 있으면 저리고 가만히 있거나 주무르면 괜찮다. ③ 젊을 때부터 손발이 차고 땀이 나지 않는다. ④ 손발에 쥐가 자주 난다. ⑤ 추위를 심하게 탄다. ⑥ 배가 차서 여름에도 배를 덮어야 한다. ⑦ 물을 많이 마시는데 찬물과 찬 음식을 좋아한다. ⑧ 쉽게 피로하다. ⑨ 식욕이 좋은 편은 아니다. ⑩ 대변이 된 편이며 술을 마신 다음날에는 설사와 복통이 있다. ⑪ 땀이 없는 편이다. ⑫ 오른쪽 어깨, 옆구리, 엉치와 허리가 묵직하다. ⑬ 눈이 피로하고 침침하며 잘 충혈된다.

근골형이나 평소에 추위를 많이 탄다는 태음성소음인 남성의 왼팔 마비와 수족랭을 목표로 오적산 1.5배량에서 마황을 빼고 육계 4돈, 구기자 2돈을 더하여 10일분 20첩을 지어주었다.

11일이 지난 10월 중순에 약을 다시 지으러 왔을 때 확인해 보니, 약을 복용하고 왼팔이 저리던 것이 소실되었으나 손발이 찬 증상은 아직 여전하다고 한다. 이번에는 보약을 지어달라고 하여 십전대보탕 2배량으로 10일분 20첩을 지어주었다.

17-1. 족부도한(足部盜汗)

다음은 강덕재 선생의 경험을 채록한 것이다.

● ○ ○ ○ 남 64세 태음인 경기도 안양시 안양5동

키가 약간 크고 약간 뚱뚱하고 얼굴에 열감이 있는 것으로 보이며, 성격은 원만하고 행동은 느린 편인 태음인 남성이다.

① 잠을 잘 때 언제나 새벽 3시에서 5시 사이만 되면 무릎 이하에서 끈적끈적한 땀이 주르르 흘러서 이불을 적셔 잠을 잘 수가 없다. ② 구슬처럼 많은 양의 땀이 계속적으로 흘러내린다며 땀나는 것만 고쳐 달라고 한다.

얼굴에 열감이 있어 보여 하지허한(下肢虛汗)의 원인이 신허열(腎虛熱)이나 심열(心熱)에 있다고 판단하고 당귀육황탕에 육미지황원을 합하여 10일분 20첩을 지어주었다.

한 달 후 내방했을 때 확인해 보니, 본인 말로는 모든 증세가 조금 나아졌다고 한다. 심열과 신허를 다스리고자 당귀육황탕과 육미지황원을 투여했는데 약간의 효력이 있었다고 하지만, 20첩이나 복용했는데도 현저한 차도가 없는 것으로 보아 처방선택이 잘못된 것으로 판단했다. 이번에는 당귀육황탕과 소시호탕을 합하여 10일분 20첩을 지어주었다.

21일 뒤에 다시 왔을 때 확인해 보니, 이번 약은 전혀 효과가 없었다고 한다. 이번에는 하지허한(下肢虛汗)의 원인을 습(濕)으로 추정하여 방기황기탕에 대방풍탕을 합하여 10일분 20첩을 지어주었다.

1달 뒤에 다시 왔을 때 확인해 보니, 이번에도 전혀 효과가 없었다고 한다.

이번에는 땀이 많이 나면 다리가 냉(冷)한 기분이 있다고 한다. 땀이 나면 다리가 찬 느낌이 든다고 하는 것에 착안하여 오적산 본방에서 마황을 빼고 1제를 지어주면서, ≪동의보감≫에 기술된 대로 갈근, 백반 각 5돈씩을 1첩으로 하여 5첩을 달여 주면서 땀이 나는 부위에 바르도록 했다.

그 후 20일 후에 부인이 대신 찾아와서 고맙다는 인사를 하는데, 약을 복용한 지 하루가 지난 후부터 증상이 호전되었는데 4~5일 정도 복용하자 완치되었다고 한다.

하지허한(下肢虛汗)이 오적산으로 치료가 된 것인지 바르는 약으로 치료가 된 것인지는 구분하기 어려운 점이 있지만 전체의 약성이나 약의 비중으로 볼 때 오적산으로 치료된 것이 아닌가 생각해 본다.

18-1. 골다공증(骨多孔症)

다음은 김상일 선생의 경험이다.

● 임 ○ ○ 여 53세 소음인

체격이 연약하고 골격이 작으며 성격이 조용조용하다.

① 허리가 심하게 아파서 병원에 가서 검사해보니 골다공증이 있다고 한다. ② 특히 엉치뼈는 많이 시리다.

③ 소화력이 약하여 식사를 많이 하지 못한다. ④ 성격이 예민한 편이다. ⑤ 아랫배가 냉(冷)하다. ⑥ 두통과 빈혈이 있다. ⑦ 추위를 심하게 타는 편이라고 한다. ⑧ 산후풍(産後風)의 증상이 남아있어 가끔씩 팔다리가 저린데 지금은 괜찮다. ⑨ 골다공증으로 양약을 복용하고 있는데 몸에 부담이 되는 것 같아 한약으로 치료하고 싶다고 한다. ⑩ 땀은 거의 흘리지 않는다. ⑪ 지금은 홀로 있지만 젊었을 때 고생을 많이 했다고 한다. ⑫ 현재 폐경이 된 상태이며 2~3년 전까지는 월경을 했다고 한다.

골다공증이 있는 여성의 하복랭과 소화력 약함을 목표로 오적산 1.5배량에서 마황을 0.5돈으로 줄이고 소엽 1돈, 녹용 1돈, 녹각 2돈, 골쇄보 1.5돈, 상기생 1.5돈, 두충 1.5돈, 우슬 1.5돈을 더하여 10일분 20첩을 투약했다. 약을 모두 복용

한 후에 확인해 보니 증상이 많이 호전되었다.
1. 우선 복용하는 중이던 골다공증약을 복용하지 않아도 허리와 엉치뼈는 많이 부드러워졌다고 한다.
2. 약을 복용하면 속이 굉장히 편하다고 한다.
3. 감기를 앓고 있었는데 회복이 빨라졌다.
약이 효과가 있는 것 같다며 1제를 더 지어달라고 하여 지난번과 같은 처방으로 10일분 20첩을 투약했다. 동시에 골다공증에 도움이 될 수 있도록 다시마와 멸치를 환으로 만들어 드렸다. 두 번째 약을 복용한 후에는 몸이 많이 따뜻해지면서 기운도 나고 허리와 엉치뼈의 통증도 많이 좋아졌다고 한다.

中統14 寶 곽향정기산 藿香正氣散

藿香 一錢半 **蘇葉** 一錢 **白芷 大腹皮 白茯苓 厚朴 白朮 陳皮 半夏**製 **桔梗 甘草**炙 各五分 薑三片 棗二枚

[出　典]
和劑局方 : 治傷寒頭疼 憎寒壯熱 上喘咳嗽 五勞七傷 八般風痰 五般膈氣 心腹冷痛 反胃嘔惡 氣瀉霍亂 臟腑虛鳴 山嵐瘴瘧 遍身虛腫 婦人産前産後 血氣刺痛 小兒疳傷 竝皆治之
方藥合編 : 治 傷寒陰症 與身痛 不分表裏 以此導引經絡 不致變動
[活　套] 加南星·木香 名[星香正氣散] 凡中氣中風痰厥食厥 並先用此 一二貼 以正其氣後 隨症治之
① 茯苓·厚朴·陳皮·半夏 並作一錢 甚妙　② 暑 加香薷 二錢 白扁豆 一錢 名[茹藿湯]
③ 食傷挾滯 加山査肉·神麯·檳榔·枳實·砂仁
④ 外感 加乾葛·便香附·羌活 頭痛 加川芎 肢節痛 加木瓜 惡寒 加桂枝
⑤ 子懸及臨産 加砂仁 亦好　⑥ 浮腫 合[四苓散] 名[藿苓湯] 氣喘 加蘇梗 亦可
[活套鍼線] 風寒喘(咳嗽) 陰症(寒) 暑風(暑) 滯泄(大便) 瘴濕(濕) 痰厥(痰飮) 催産(婦人姙娠)
※ 여곽탕(茹藿湯) : 中暑(暑) 吐瀉(暑)
※ 곽령탕(藿苓湯) : 子腫(婦人姙娠) 通治(浮腫)
[適 應 症] 구토, 설사, 소화불량, 대변빈번, 복통, 위장염, 식중독, 두드러기, 감기, 기침, 가래, 식욕부진, 오한, 중서, 하절감기, 산전산후의 신경성복통, 소아의 식체로 인한 기침, 안질, 치통, 인후통

처방설명 곽향정기산은 구토(嘔吐), 설사(泄瀉), 복통(腹痛), 소화불량(消化不良), 입덧 같은 소화장애에 사용하며, 감기에 걸려 발열, 오한, 기침 등이 발생했을 때도 사용하고, 감기와 소화기장애가 동시에 나타났을 때도 사용한다.

첫째, 곽향정기산은 감기에도 사용할 수 있고, 감기와 소화기장애가 동반되었을 때도 사용할 수 있다. 찬 기온에 노출되면 인체는 체온을 유지하기 위해 피부를 수축시키는 동시에 열생산을 증가시키는데, 피부가 수축되어 있으면서 체열(體熱)이 높아지기 때문에 기육(肌肉)에 열이 울체되어 신체통, 두통, 발열이 나타날 수 있고, 찬 공기를 효과적으로 가온시키기 위해 호흡기점막을 충혈(充血)시키기 때문에 기침, 코막힘, 콧물 등이 나타날 수 있다. 또한 체온을 유지하기 위해 많은 에너지를 소모해야 하기 때문에 소화기능이 저하될 수 있어 구토(嘔吐), 설사(泄瀉), 복통(腹痛) 등도 나타날 수 있다. 중요한 것은 이러한 증상이 나타날 때 사용할 수 있는 처방이 많다는 것이다. 따라서 같은 증상이라도 신체조건과 신체상태를 참고해야 하는데, 곽향정기산의 증상은 평소 피부가 엷고 전체적으로 연약하게 보이는 사람에게 나타나는 경우가 많다. 따라서 피부가 엷을 수밖에 없는 소아에게 많이 활용하고 있으며, 어른이라도 여름철에는 상대적으로 피부가 엷어지기 때문에 성인의 여름철 내상감기(內傷感氣)에도 사용한다.

활투침선을 보면 음증감기(陰症感氣), 풍한천(風寒喘)에 사용하는 처방으로 분류하고 있다. 음증감기(陰症感氣)는 체열이 낮은 상태에서 감기에 걸린 것으로 주로 열증(熱症)보다는 허랭 증상이나 소화기증상이 동반되는데, 곽향정기산 외에 불환금정기산, 인삼양위탕, 오적산, 이음전 등도 음증감기에 사용하는 처방이다. 이들 처방 중에서 오적산과 이음전은 허랭 증상이 더 두드러지게 나타날 때 사용하며, 불환금정기산과 인삼양위탕은 소화기증상이 더 두드러지게 나타날 때 사용할 수 있으며, 곽향정기산은 허랭 증상이 심한 것도 아니고 소화기 증상이 동반되기는 하지만 외감(外感) 증상의 비중이 높을 때 사용한다. 풍한천(風寒喘)에 사용하는 처방으로도 분류하고 있는데, 만성적이거나 증상이 심한 천증(喘症)에 사용하는 것은 아니고, 감기로 인해 비교적 가벼운 천증이 나타났을 때 사용한다. 물론 피부가 엷고 전반적으로 연약한 사람에게 사용해야 한다.

둘째, 곽향정기산은 감기와 상관없이 소화기장애만 나타나는 경우에도 사용한다. 상한 음식을 먹었거나 과식했을 때 소화기의 운동성이 떨어지고 습체가 발생하여 구토, 복통, 설사 등의 증상이 나타날 수 있다. 물론 이러한 증상이 나타났을 때 사용하는 처방이 다양하기 때문에 신체조건을 참고해야 하는데, 곽향정기산은 소화기조직에 습체의 경향이 있을 때 사용할 수 있고, 평소 소화기능이 좋았던 사람보다는 상대적으로 약했던 사람에게 적합하다.

활투침선을 보면 체설(滯泄)과 장습(瘴濕)에 사용하는 처방으로 분류하고 있는데, 체설은 식체로 인해 설사하는 것이고, 장습은 다른 지역에 갔을 때 음식(飮食)이 바뀐 것이 원인이 되어 구토, 설사, 복통이 발생하는 것이다. 장습에 사용하는 처방을 보면 곽향정기산 외에 불환금정기산, 평위산, 시령탕, 보중익기탕이 있는데, 불환금정기산과 평위산은 소화기장애가 더 현저할 때 사용하며, 시령탕은 설사와 함께 발열이 있을 때 사용하며, 보중익기탕은 전체적으로 허약한 증상이 두드러질 때 사용하고, 곽향정기산은 불환금정기산이나 평위산의 증상과 유사하지만 소화기조직의 습체가 더하다고 판단될 때 사용한다.

곽향정기산은 최산(催産)에 사용하는 처방이기도 하다. 최산에 사용한다는 것은 달생산이나 자소음의 약성을 이해하면 쉽게 알 수 있다. 달생산을 달리 축태음이라고도 하는데, 출산 전에 달생산을 복용하면 불필요한 수분을 제거해 주기 때문에 자궁수축력이 높아져 쉽게 출산할 수 있게 된다. 또한 자소음은 출산 전에 겁을 먹거나 외감(外感)에 의해 조직이 긴장되었을 때 긴장을 해소시켜 출산을 돕는 작용을 하는데, 곽향정기산의 처방구성은 달생산이나 자소음의 처방구성과 거의 유사하기 때문에 최산에 사용할 수 있는 것이다.

곽향정기산에 목향과 남성을 더하면 성향정기산이 된다. 성향정기산은 중풍(中風)과 중기(中氣)에 사용하는 처방인데, 소화기에 음식물이 적체되었거나 외감(外感)으로 인해 일시적으로 뇌에 혈액공급이 충분하지 못하여 중풍 증상이 나타났을 때 사용한다. 이것은 곽향정기산을 써야 할 증상에는 이미 소화기장애가 내재되어 있다는 뜻이다.

곽향정기산은 옛날에 가장 많이 썼던 처방 중의 하나이다. 그 이유는 예전에는 대부분의 서민들이 기아선상(飢餓線上)에서 벗어나 있지 못한 경우가 많았고, 영양부실로 인해 기표가 엷었고 기온변화에 대응할 수 있는 능력이 떨어져 있어 외감(外感), 즉 기온 차이에 의해 내상(內傷)이 생기는 경우가 매우 흔했기 때문이다. 또한 기표(肌表)가 엷은 만큼 외감(外感)으로 인해 기표가 쉽게 울체(鬱滯)되었다. 그래서 약간만 발표(發表)시켜도 잘 풀어졌다.

필자의 곽향정기산 처방기준은
① 감기와 함께 소화장애가 나타날 때
② 평소 소화기 계통이 약하며 체열이 낮은 사람의 가벼운 내상감기(內傷感氣)
③ 피부가 연약하며 소화장애가 있는 사람의 감기
④ 식중독, 급만성 위장염, 구토, 복통, 설사 같은 소화장애

처방구성 처방구성을 보면 곽향은 위장기능을 항진시키고 위액분비를 촉진하고, 구토를 억제한다. 또한 항균작용이 강하고, 장흡수율을 정상으로 회복시켜 설사를 멎게 해준다. 소엽은 중추신경의 홍분을 억제하여 정신을 안정시키며, 한선(汗腺) 분비를 자극하여 발한(發汗)을 촉진하고 소화액 분비를 촉진시키고 위장운동을 증강시킨다.

백지는 해열작용, 진통작용이 있고, 대복피는 이뇨작용이 있으며 소화관의 연동운동(蠕動運動)을 촉진하고 위 내용물의 배출을 증가시켜서 소화불량과 복부팽만감을 완화한다. 백복령은 세뇨관의 재흡수를 억제하여 정체된 수분을 배출시키고, 후박은 위액분비를 억제하여 항궤양작용을 하고, 장경련을 억제한다. 백출

은 장관활동이 흥분된 경우에는 억제작용을 하고, 반대로 장관활동이 억제된 경우에는 흥분작용을 한다. 즉 장관활동에 대한 조절작용이 있어서 장관의 자발성 수축활동의 긴장성을 높이고 강직성 수축을 방지한다. 진피는 소화기조직에 스며 있는 담음(痰飮)을 제거하는 동시에 소화기의 운동성을 조절하고, 위액분비를 촉진시키고 궤양의 발생을 억제한다.

반하는 중추성 구토나 점막자극에 의한 구토를 억제하고 인후점막자극에 의한 해수(咳嗽)를 억제하며, 길경은 거담작용(祛痰作用)과 진해작용(鎭咳作用)이 있고, 염증을 억제하는 소염작용(消炎作用)도 있다. 감초는 인후점막의 자극을 완화하고 기관지평활근의 경련을 억제하여 진해(鎭咳), 진정작용(鎭靜作用)을 한다.

처방 비교

불환금정기산과 비교하면 불환금정기산은 소화기능을 정상화시키는 약재가 다수 포함되어 있어 소화불량, 오심, 구토 같은 소화장애 위주로 사용한다. 반면 곽향정기산은 소엽, 백지, 길경 등 외감(外感)에 사용하는 약재가 들어 있고, 대복피, 복령, 백출 등 이수제(利水劑)가 포함되어 있어 외감(外感)과 습체(濕滯) 경향이 더 강한 경우에 사용한다.

삼소음과 비교하면 두 처방 모두 체열이 보통이면서 연약하기 쉬운 사람에게 사용하며, 혼합감기에 사용한다는 공통점이 있다. 그러나 삼소음은 감기의 증상이 뚜렷하게 나타나지만 소화기증상은 없거나 극히 경미하게 나타나는 경우에 사용한다는 특징이 있으며, 혼합감기에 사용하더라도 기침이 주증상일 때 더 적합하다. 반면 곽향정기산은 삼소음처럼 혼합감기에도 사용하지만 소화장애가 동반된 내상감기나 여름철 감기에 주로 사용하며, 감기와 상관없는 식상(食傷)에도 사용한다.

이향산과 비교하면 두 처방 모두 여름감기에 빈용한다는 특징이 있다. 그러나 이향산은 기침, 오한, 발열, 전신통 같은 감기증상이 현저하게 나타나는 경우에 사용하는 반면, 곽향정기산은 여름철 가벼운 감기에 사용하며, 감기와 소화장애를 겸해 있는 경우와 소화장애만 나타나는 경우에도 사용한다.

→ 활용사례

1-1. 유아감기(乳兒感氣), 설사(泄瀉), 가래, 기침 여 12개월 태음인
1-2. 유아감기(乳兒感氣), 발열(發熱) 남 7개월 소음인
1-3. 소아감기(小兒感氣), 발열(發熱), 오한(惡寒), 기침, 콧물, 복통(腹痛), 수족랭(手足冷) 여 4세 소양인
1-4. 소아감기(小兒感氣), 기침, 콧물, 미열(微熱) 남 2세 태음인
1-5. 발열(發熱), 구토(嘔吐), 기침, 콧물, 인통(咽痛), 식욕부진(食慾不振) 여 2세 소양인
1-6. 소아감기(小兒感氣), 가래, 비색(鼻塞), 정충(怔忡) 남 9세 소음성소양인
1-7. 소아감기(小兒感氣), 설사(泄瀉), 콧물, 기침 여 2세 태음인
1-8. 소아감기(小兒感氣), 기침, 설사(泄瀉) 남 10세 태음인
1-9. 소아기침, 복통(腹痛), 구토(嘔吐) 남 10세
1-10. 기침, 오한(惡寒), 콧물, 현훈(眩暈), 두통(頭痛) 여 45세가량 160 cm
1-11. 감기초기, 발열(發熱), 소화불량(消化不良) 남 30세 태음인
1-12. 오한(惡寒) 남 67세
2-1. 여름철 감기, 소화불량(消化不良) 남 21세 180cm 65kg
2-2. 여름 감기, 기침, 소화불량(消化不良) 여 61세 155cm 47kg
2-3. 여름철 소아내상외감(小兒內傷外感), 기침, 콧물, 구토(嘔吐) 여 2세 태음인
3-1. 소아구토(小兒嘔吐), 발열(發熱) 남 5세 소양인
3-2. 구토(嘔吐), 월경불순(月經不順) 여 26세 소양성태음인
4-1. 소아설사(小兒泄瀉) 남 2세 소양성태음인
4-2. 소아설사(小兒泄瀉) 남 6세 태음인
4-3. 설사(泄瀉), 오한(惡寒) 남 24세 태음인 177cm 80kg
4-4. 설사(泄瀉), 대변빈번(大便頻繁) 남 14세 소음인
4-5. 감기형 설사(泄瀉) 남 56세 소양성소음인 172cm 72kg
5-1. 유아식체(乳兒食滯), 설사(泄瀉), 구토(嘔吐), 식욕부진(食慾不振), 발열(發熱) 여 11개월 소음인
5-2. 식체(食滯), 감기(感氣), 오한(惡寒), 두통(頭痛), 매핵기(梅核氣) 여 28세

5-3. 식체(食滯) 후 감기 남 24세 소음인 180cm
5-4. 소아소화불량(小兒消化不良), 대변빈번(大便頻繁), 복통(腹痛) 남 5세 태음성소양인
6-1. 식중독(食中毒), 구토(嘔吐), 설사(泄瀉), 식사중단(食事中斷) 남 40~50대
6-2. 식중독(食中毒) 남 45세
6-3. 복통(腹痛), 소화불량(消化不良), 기침, 음주 후 설사(泄瀉) 남 35세 소음인
7-1. 소아 두드러기, 구토(嘔吐) 남 2세 태음인
8-1. 맹장염(盲腸炎), 장옹(腸癰) 여 24세 160cm 45kg 태음인
9-1. 실패례 남 8세 태음인

➜ 곽향정기산 합방 활용사례
1-1. +황련해독탕 - 설사(泄瀉), 여름철 식중독, 두통(頭痛), 고열(高熱) 남 24세 태음인 175cm 65kg
2-1. +매실 - 강아지 장염, 감기

1-1. 유아감기(乳兒感氣), 설사(泄瀉), 가래, 기침

● 고 ○ ○ 여 12개월 태음인 경기도 하남시 하산곡동

보통 키에 보통 체격이며 피부가 하얗고 이마가 튀어나온 태음인 여자아기이다.
① 1달 전부터 아침저녁으로 그렁그렁한 가래가 심하다. ② 낮에도 가끔씩 그렁그렁하다. ③ 누런 코와 함께 맑은 콧물을 흘린다. ④ 하루에 4~5번 푸른색 대변을 보며 설사가 심하다. ⑤ 아기 때부터 한 달에 한 번 정도 감기에 걸릴 정도로 감기를 달고 산다. ⑥ 감기에 걸리면 콧물, 코막힘, 재채기가 있으며 목이 아프다. ⑦ 항상 땀을 많이 흘린다.
감기와 소화장애를 겸하고 있는 내상감기를 목표로 곽향정기산 본방으로 1일분 2첩을 지어주었다.
약 37일 후인 7월 중순에 확인해 보니, 약을 복용한 이후 설사가 소실되었고 그렁그렁하던 가래와 기침도 격감했다고 한다.

1-2. 유아감기(乳兒感氣), 발열(發熱)

● ○ ○ ○ 남 7개월 소음인 서울특별시 영등포구 여의도동 삼부아파트

보통 체격에 예민해 보이는 소음인 아기로, 한 달 전에 감기가 오래되고 식욕부진과 대변빈번이 있어 어머니가 백출산을 지어간 적이 있다. 이번에는
① 감기로 인해 열이 높다. ② 아기를 임신했을 때 어머니가 많이 힘들었다. ③ 감기로 인해 한 달간 병원약을 복용하고 있다. ④ 일반적인 우유나 특별한 분유도 모두 잘 맞지 않아 1일 2~3회 정도 설사를 하며 분유를 잘 먹지 않는다. ⑤ 식욕이 없고 먹는 양이 적다.
식욕이 부진하고 평소 대변이 무른 소음인 남자아기의 감기로 인한 발열을 목표로 곽향정기산 1일분 2첩을 지어주었다. 약 한 달 뒤 감기가 재발해 다시 왔을 때 확인해 보니, 지난번 약을 복용한 이후 감기로 인한 발열이 즉시 소실되었다고 한다.
이번에는 콧물과 기침이 나오고 잠을 제대로 못 잔다고 한다. 지난번 약이 효과가 있었으므로 이번에도 같은 처방으로 1일분 2첩을 지어주었다.

1-3. 소아감기(小兒感氣), 발열(發熱), 오한(惡寒), 기침, 콧물, 복통(腹痛), 수족랭(手足冷)

● 임 ○ ○ 여 4세 소양인 경기도 안양시 비산3동

나이에 비해 체구가 작고 약간 여윈 편이다. 이마가 나오고 눈매가 또렷하며 깔끔하고 예리하게 보이는 소양인 여자아이이다.
① 설날이 막 지난 10일 전부터 갑자기 열이 오르고 설사를 하기 시작했는데 현재 설사는 없다. ② 손발이 차고 자꾸 춥다고 한다. ③ 가끔씩 배가 아프다고 한다. ④ 역시 10일 전부터 기침을 한다. ⑤ 콧물이 나오고 그르렁거리는 소리가 난다. ⑥ 콧속이 헐어있다. ⑦ 식욕이 별로 없다. ⑧ 나이에 비해 체중이 적다. ⑨ 평소에 신경이 예민하다고 한다.
복통(腹痛)과 오한(惡寒), 기침, 콧물 등 증상을 목표로 곽향정기산 1.5배량으로 3일분 6첩을 지어주었다.
45일 뒤에 아이가 다시 감기에 걸렸다며 약을 지으러 왔을 때 확인해 보니, 전에 지어간 약을 복용한 뒤에 발열(發熱)과 오한, 수족랭(手足冷), 복통, 기침, 콧물, 콧속이 허는 증상이 모두 다 나았다고 한다.

1-4. 소아감기(小兒感氣), 기침, 콧물, 미열(微熱)

● 노 ○ ○ 남 2세 태음인 충청북도 옥천군 옥천읍 금구리

이마가 돌출한 둥근 얼굴의 남자 어린이로 감기가 일주일째 지속된다.

① 밤에 잠을 잘 때 기침이 심하다. ② 콧물을 흘린다. ③ 미열이 있고 머리가 늘 뜨겁다. ④ 식욕은 없고 식사량이 적으며 소화력이 약하다. ⑤ 평소에 물을 거의 마시지 않는다. ⑥ 대변과 소변은 정상이다.

평소에 소화력이 약한 아이의 감기를 목표로 곽향정기산 본방으로 2일분 4첩을 지어주었다.

9개월 뒤인 다음해 3월말에 내방했을 때 확인해 보니, 지난번 약을 복용한 후 감기로 인한 기침과 콧물, 미열 등이 모두 소실되었다고 한다.

1-5. 발열(發熱), 구토(嘔吐), 기침, 콧물, 인통(咽痛), 식욕부진(食慾不振)

● 조 ○ ○ 여 2세 소양인 경기도 안양시 관양동 창대빌라

이마와 뒷머리가 돌출되어 있으며 단단해 보이는 소양인 여아이다.

① 6일 전부터 발열이 있는데, 3일 전부터 낮에는 괜찮으나 저녁이면 열이 난다. ② 2일 전부터 구토를 한다. ③ 2주 전부터 감기로 기침, 목 부음, 콧물이 있다. ④ 지금은 누런 콧물이 약간 있다. ⑤ 목이 붓고 아프다. ⑥ 평소에 식욕이 별로 없다. ⑦ 변비가 있는데 심하면 토끼 똥처럼 나온다. ⑧ 입술이 붉은 편이다.

감기에 걸려서 목이 붓고 발열과 구토가 있는 것으로 보아 외감(外感)과 소화기 계통의 내상(內傷)이 겹친 것으로 보고 곽향정기산 1.5배량으로 4첩을 지어주었다.

37일 후에 다시 왔을 때 확인해 보니, 1~2첩 복용하는 중에 발열과 구토 증세가 소실되었고, 4첩을 모두 복용한 후 2~3일 지나자 기침, 목 부음, 누런 콧물, 인통(咽痛)이 모두 소실되었다고 한다. 대변은 아직도 된 편이긴 하나 전보다 대변을 보는 것이 수월하다고 하며 식욕도 증가되어 밥도 아주 잘 먹는다고 한다.

1-6. 소아감기(小兒感氣), 가래, 비색(鼻塞), 정충(怔忡)

● 류 ○ ○ 남 9세 소음성소양인 경기도 안양시 관양1동 현대아파트

앞뒤가 나온 머리에 약간 약해 보이며 소음성소양인으로 짐작되는 어린이다. 평소에 몸이 허약하여 도한(盜汗)과 감기 빈발, 기핍(氣乏), 가래 등이 있고 신경질이 많다. 부정맥(不整脈)이 있으며 고열이 주기적으로 발생한다고 하여 건리탕에 백출, 황기를 더하여 약을 복용한 적이 있다. 이번에는 2~3일 전 고열이 발생한 뒤부터 감기기운이 있다며 내방했다.

① 2~3일 전부터 가래가 많고 그르렁그르렁하는 가래소리가 자주 나온다. ② 코가 막혀 콧속이 답답한데 평소에 발열(發熱) 뒤에는 늘 코가 막히는 증세가 있었다. ③ 전부터 있었던 증상으로 학교를 마치고 집에 왔을 때 어머니가 아이를 안아보면 가슴이 벌떡벌떡 뛰는 것을 느끼곤 했다.

허약한 어린이의 가래와 코막힘 등의 감기를 목표로 곽향정기산 1.5배량으로 3일분 6첩을 지어주었다.

6일 뒤에 다시 왔을 때 확인해 보니, 그 약을 복용한 이후 전과 달리 생기가 있고 약을 복용하는 동안에는 밥을 아주 잘 먹었는데 약을 모두 복용하고 나니 다시 식욕이 약간 저하되었다고 한다. 가래를 뱉는 횟수가 많이 줄어들었으나 가래소리는 여전하고 비색(鼻塞)이 소실되었으며, 정충(怔忡)도 없어졌다고 한다.

위의 감기증상 중에서 표증은 이미 소실된 것으로 보이며 가래가 남아 있는 것을 감안하여 이번에는 불환금정기산 1.5배량으로 3일분 6첩을 지어주었다.

5일 뒤 다시 왔을 때 확인해 보니, 가래가 격감되어 약간만 남아 있고 가래소리는 없어졌다고 한다.

가래가 남아 있으나 경미하여 저절로 없어질 것으로 보고 이번에는 보약으로 건리탕에 황기, 백출을 더하여 10일분 10첩을 지어주었다.

1-10. 기침, 오한(惡寒), 콧물, 현훈(眩暈), 두통(頭痛)

다음은 조용준 선생의 경험이다.

● 노 ○ ○ 여 45세 가량 160cm 충청남도 천안시

약간 눈매는 처져있지만, 강단 있어 보이며 입술도 얇고 얼굴은 전체적으로 아래로 흐르는 경향이 있다.

교통사고로 병원에 입원 중이며, 봄 날씨가 따뜻하게 지속되다가 갑자기 추워진 날에 체온조절이 안 되어서 그런지 감기에 걸렸는데 병원에 입원중이라 인플루엔자 바이러스에 의한 감염일 수도 있다.

① 기침이 있다. ② 오한(惡寒)이 있다. ③ 콧물이 나온다. ④ 어지러움과 두통이 있다. ⑤ 병을 앓아서 얼굴에 핏기가 없다. ⑥ 십이지장을 제거하여 만성 소화불량을 호소한다. ⑦ 뼈의 밀도가 70대 수준이다. ⑧ 평소에 추위는 타지 않으나, 아랫배는 상당히 차다. ⑨ 집안에 안 좋은 일이 있어서 항상 스트레스를 받고 상열감(上熱感)

등 배부(背部)에 열감을 느껴 가미소요산을 복용한 적이 있다.
소화불량(消化不良)이 있으면서 감기 증상이 있는 여성에게 곽향정기산 엑스제 3포를 주었다. 약을 받은 날 밤에 한 포를 복용하고 잠을 잤는데, 그 다음날에 증상이 모두 소실되었다. 평소에 감기에 걸리면 오래가는 경향이 있어 걱정이 되어 한 포를 더 먹었다고 한다.

3-1. 소아구토(小兒嘔吐), 발열(發熱)

● 윤 ○ ○ 남 5세 소양인 경기도 의왕시 포일1동

얼굴이 좁고 앞뒤로 긴 머리를 가진 소양인 남자아이이다.
① 어제 밤 11시부터 계속 토한다. ② 동시에 열이 몹시 난다. ③ 원인으로 추측되는 점은 이 아이가 어제 옥수수 튀김을 먹었다는 것이다. ④ 평소에도 구토(嘔吐)를 잘하며 잘 체한다. ⑤ 차멀미를 잘하며 밥도 늘 조금씩밖에 안 먹는다고 한다.
구토(嘔吐)와 발열(發熱)이 있는 소양인 남자아이에게 곽향정기산 2배량으로 3일분 6첩을 지어주었다.
약 4개월 후에 고열과 구토가 다시 나타난다며 내방했을 때 확인해 보니, 작년 여름에 곽향정기산 1첩을 급히 먹이고 나니 구토 증세가 멈추고 반복적으로 나타나던 고열이 사라졌으며 전과 달리 한동안 밥을 아주 잘 먹었다는 것이다. 이번에는 식빵을 프라이팬에 구워 먹은 뒤에 발열과 구토를 하며 전신에 힘이 없다고 한다. 이번 증상도 지난번과 유사하고 또 지난번에 곽향정기산을 복용하여 효과를 보았으므로 같은 처방으로 3일분 6첩을 지어주었다.

4-1. 소아설사(小兒泄瀉)

● 유 ○ ○ 남 2세 소양성태음인 경기도 안양시 관양동 대성주택

얼굴이 둥글고 약간 크며 앞이마가 나온 소양성태음인으로 단단해 보인다. 작년 8월과 10월에 심한 밤기침으로 그때마다 소청룡탕 2첩을 복용하여 나은 적이 있다. 이번에는 설사한다며 어머니가 데리고 왔다.
① 어제 계란 프라이를 먹은 뒤부터 설사를 하는데 오늘도 대변을 볼 때마다 설사를 계속 한다는 것이다.
하루 전에 달걀 프라이를 먹은 뒤 발생한 소아의 설사를 목표로 곽향정기산 본방으로 1일분 2첩을 지어주었다. 7개월 뒤에 아이의 기침감기약을 지으러 왔을 때 확인해 보니, 그때 약을 복용하고 설사가 곧바로 멈추었다고 한다.

4-3. 설사(泄瀉), 오한(惡寒)

다음은 이재문 선생의 경험이다.

● 이 ○ ○ 남 24세 비습한 태음인 177cm 80kg 대구광역시

① 대변이 묽은데 설사를 하루에 2~3번 정도 한다. ② 오한이 있다. ③ 찬바람을 쐬면 맑은 콧물이 나온다.
④ 지난여름 폭염 때 찬 것을 많이 먹고 배탈이 나서 한 달 동안 설사로 고생을 한 적이 있다. ⑤ 그 뒤로도 대변이 좀 묽었으나 원래 묽은 편이라 그냥 지내고 있었다. ⑥ 그러다가 11월 말의 환절기 때부터 대변이 묽어지는 것이 심해졌다. ⑦ 맥은 유력(有力)하다. ⑧ 손바닥도 따뜻하다. ⑨ 설태(舌苔)는 희고 두텁다. 지금까지 이보다 더 두꺼운 설태(舌苔)는 본적이 없다. ⑩ 원래 감기 걸리면 콧물과 가래가 많다.
설사와 오한을 목표로 곽향정기산에 의이인과 백편두를 더하여 10일분 20첩을 지어서 복용했다.
첫날은 보통 때보다 더 무른 변이다. 둘째 날부터는 물기가 적은 찐득찐득한 대변이 나왔으며, 넷째 날부터는 대변이 되게 나왔다. 그러면서 오한이 격감하였다. 추울 때 맑은 콧물 나는 것도 약간 감소했다. 설태가 약간 얇아진 것 같다. 하지만 여전히 두터운 편이다. 손바닥 온도도 내려갔지만 차지는 않다. 얼굴과 코 점막이 심하게 마른 느낌이다. 뒷목의 근육이 땅기며 아팠다.

5-1. 유아식체(乳兒食滯), 설사(泄瀉), 구토(嘔吐), 식욕부진(食慾不振), 발열(發熱)

● 정 ○ ○ 여 11개월 소음인 경기도 안양시 관양동

어떤 부인이 아이를 안고 와서 감기증세와 함께 체기(滯氣)가 있는 것 같다며 약을 지어달라고 한다. 온순하고 약간 약하게 보이며 소음인으로 느껴지는 여자아이이다.
① 젖을 먹고 있는데 어젯밤부터 체했는지 보채고 아무 것도 먹지 않으며 설사를 한다. 오늘 오후 4시경에는 토했다고 한다. ② 수시로 열이 나며 아침에도 열이 났었다고 한다. ③ 아울러 한 달 전부터 기침과 가래가 심한데 특히 밤에 심하다. ④ 한 달 전부터 콧물도 많이 나온다.
소음인 유아의 식체를 겸한 기침감기를 목표로 곽향정기산 2배량으로 1일분 1첩을 지어주었다.
9일 뒤에 확인해 보니, 그 약을 복용하고 체한 것은 나았는데 감기는 여전한 것 같다고 한다. 자세하게 확인해 보니, 그 약 1첩을 3번에 나누어 하루 동안 먹이고 나니, 설사와 구토가 없어졌으며 그 뒤로는 밥도 잘 먹고 발열은 훨씬

줄어들었으나 가끔씩 열이 있고 기침과 가래는 여전하며 콧물은 약간 줄어들었다는 것이다.
이번에는 곽향정기산보다 약간 실증에 쓰며 기침을 겸한 감기에 주로 사용하는 삼소음 2배량으로 1일분 1첩을 지어주었다.

5-2. 식체(食滯), 감기(感氣), 오한(惡寒), 두통(頭痛), 매핵기(梅核氣)

다음은 김형숙 선생의 경험이다.

● 김 ○ ○ 여 28세

식체(食滯)가 있던 중에 감기에 걸려서 고민을 하다가 곽향정기산을 복용하게 되었다.
① 감기에 걸려서 오한(惡寒)이 들고 찬바람만 쐬어도 괴롭고 두통이 심하다. 두통은 머리가 터질듯이 아픈 느낌이다.
② 감기증상이 있기 며칠 전부터 속이 더부룩한 증상이 지속되었으며 복부팽만(腹部膨滿), 연변(軟便) 등의 증상이 있었다. ③ 가슴이 답답한 증상이 있다. ④ 평소에 건강해 보이나 신경쓸 일이 많을 때에는 소화기계에 이상이 있다.
소화불량을 겸한 감기와, 감기로 인한 오한(惡寒), 두통(頭痛)을 목표로 곽향정기산 과립제 1일분을 복용했다.
곽향정기산 과립제 1봉을 복용하자 배속이 따듯해지면서 소화가 되는 느낌이 들었다. 심한 두통이 씻은 듯이 사라졌으며 오한(惡寒)도 거의 소실되었다.
2봉째 복용하자 땀이 나면서 식체(食滯)와 감기증상이 완전히 사라졌다.
이후에 심한 콧물이 나오면서 목감기까지 겹쳐 매핵기 증상이 나타났는데, 그때 남아있던 곽향정기산을 복용하고 증상이 호전되었다.

5-4. 소아소화불량(小兒消化不良), 대변빈번(大便頻繁), 복통(腹痛)

● 송 ○ ○ 남 5세 태음성소양인 경기도 안양시 부림동 한가람신라아파트

보통 키에 약간 뚱뚱한 태음성소양인 남자아이로, 17일 전 밤새도록 토한 이후 다시 4일 전부터
① 소화가 잘되지 않는다. ② 전에는 1일 1회 대변을 보았으나 지금은 1일 5~6회 정도 대변을 본다.
③ 방귀소리가 크다. ④ 대변이 가늘고 코 같은 것이 나온다. ⑤ 배가 자주 아프다.
태음성소양인 남자아이의 소화불량(消化不良)과 대변빈번(大便頻繁), 복통(腹痛)을 목표로 곽향정기산 1.5배량으로 2일분 4첩을 지어주었다. 7일 뒤에 다시 왔을 때 어머니에게 확인해 보니, 지난번 약을 복용한 이후 소화도 잘되고 대변을 하루 2회 정도 보며 대변도 좋아지고, 방귀와 복통 또한 경감되었다며 다시 약을 지어달라고 한다.
약을 복용한 후 소화불량과 대변빈번(大便頻繁), 복통(腹痛) 등의 증상이 호전된 것으로 보아 효과가 있다고 판단되어 같은 처방으로 2일분 4첩을 지어주었다.

6-1. 식중독(食中毒), 구토(嘔吐), 설사(泄瀉), 식사중단(食事中斷)

다음은 유해성 선생의 경험을 채록한 것이다.

● ○ ○ ○ 남 40~50대 강원도 춘천시

1985년 무렵인가 오래된 일이라 기억이 정확하지 않지만 추석 무렵(당시에 집안 형제들이 시골에서 명절을 지내기 위해 모였다)에 평소 잘 아는 면사무소의 보건담당 여직원이 한약방에 찾아왔다. 집안의 아저씨뻘 되는 분인데(40~50대로 추정됨) 식중독에 걸렸다며 약을 지어달라고 한다. 이 분은 2달 전에 식중독에 걸려 춘천에 있는 모 대학병원에서 2달간 입원해서 치료를 받았는데 차도가 없자 서울의 종합병원으로 가는 도중에 집에 잠시 머무르고 있던 중이었다.
약을 2첩만 지어달라고 하여 증상을 확인해 보니
① 음식을 거의 못 먹는다. ② 먹으면 토한다. ③ 설사를 한다.
오늘 찾아온 여직원도 평소에 잘 체하는 편인데 그때마다 본 한약방에서 약을 1~2첩 정도 지어서 복용하면 나았고, 그의 부모나 형제, 친척 등도 약을 지어주면 효과가 있어 본인에 대한 신뢰가 두터웠다. 이번에도 혹시나 해서 온 것 같은데 언뜻 '종합병원에서 2달간 입원해도 낫지 않은 환자를 보지도 않고 무슨 재주로 약 2첩으로 낫겠는가'하는 생각이 스쳤으나, 부탁하는 사람이 평소 잘 아는 사람이라 거절하기도 어려워서 어떤 처방을 사용할까 고민하게 되었다.
다시 한 번 생각해 보니 2달 전이면 여름철이고 구토와 설사가 있었다는 것을 보면 상한 음식물로 인해 식중독에 걸렸을 것이며, 식중독으로 소화기에 장애가 발생했을 것으로 판단되어 곽향정기산 2배량으로 1일분 2첩을 지어주었다.
1~2달 후에 여직원이 퇴근하는데 한약방 앞을 지나가게 되어 경과를 확인할 수 있었다. 그때 약 2첩을 복용하고 바로 나아서 춘천의 집으로 돌아갔으며, 그 후로 건강하게 지내고 있다면서 나를 명의(?)라고 추켜세웠다.

7-1. 소아 두드러기, 구토(嘔吐)

● ○ ○ ○ 남 2세 태음인 경기도 안양시 부림동 삼성아파트

보통 체격에 깨끗해 보이는 태음인 아기로, 약 1년 3개월 전에 구토와 설사로 우황청심원을 복용한 후 나은 적이 있다.

① 2달 전부터 하루에 1번 정도 두드러기가 발생하는데 가렵다고 한다. ② 식욕이 부진하다. ③ 장염으로 병원에 다녔었다. ④ 대변은 1일 1회 보나 변비 경향이 있다.
태음인 남자아이의 두드러기와 식욕부진이 장염과 연관이 되어 있다고 보고 곽향정기산으로 5일분 10첩을 지어주었다. 약 한 달 후 어머니가 다시 한약방에 왔을 때 확인해 보니, 지난번 약을 복용한 후에 두드러기가 격감하였다가 요즘에 다시 재발했다며 약을 지어달라고 한다.
약을 복용한 후에 두드러기가 격감했었던 것으로 보아 효과가 있다고 판단되고 이번에는 두드러기가 심하다는 것을 감안하여 곽향정기산 2배량으로 5일분 10첩을 지어주었다. 7개월 후에 감기약을 지으러 왔을 때 확인해 보니, 약을 복용한 뒤로 두드러기가 소실되었으며 며칠 전에 약하게 잠깐 두드러기가 나타났으나 저절로 소실되었다고 한다.
이후 3년 뒤에 체하여 구토했을 때에도 곽향정기산을 복용하고 곧바로 소실되었다.

8-1. 맹장염(盲腸炎), 장옹(腸癰)

다음은 정송화 선생의 경험이다.

● 정 ○ ○ 여 24세 160cm 45kg 마른 편인 태음인 전라북도 전주시 삼천동

배가 고픈 상태에서 탕수육을 배불리 먹고 거의 바로 잠자리에 들었다. 이튿날 오전 10시경부터 명치 아래에서 표현하기 힘든 통증이 시작되었다. 날씨가 추운 걸 감안하니 한복통(寒腹痛)으로 생각되어 복부에 찜질을 하면서 쉬었다. 그러나 시간이 흐를수록 복통이 심해졌고 통증부위는 복부의 여기저기를 돌아다니다가 오후 5시 즈음엔 우하복부의 '맥버닉 포인트 부근'에 집중이 되었고, 압통이 점점 강해졌다. 그러다가 저녁 8시가 넘어 통증이 너무 심하다고 생각하여 가까운 병원의 응급실에 가서 X-ray, 소변검사, 심전도 검사, 혈액 검사를 했다. 혈액검사 결과, 백혈구 수치는 그대로인데 중성구 수치가 상대적으로 증가했으며 방사선 사진으로는 다른 질병과의 감별진단만 가능하지 맹장염의 진단은 결국 손맛을 통해 한다며 복진을 시작했다. 원래 맹장염을 복진하면 세게 천천히 눌렀다가 재빨리 떼는 순간에 통증이 있는데, 이것도 맹장의 결정적 진단이 되지는 못하고 의사의 직감에 의하여 판단될 뿐, 확진은 개복하여 맹장의 상태를 직접 확인한 이후에 가능하다고 한다. 인턴부터 과장까지 여러 의사들이 다녀갔고 12시 무렵에 90% 이상 맹장염이라며 내일 날이 밝는 대로 수술을 하자고 했다. 수술 전에 한약을 복용해 보기로 하고 병원에는 날이 밝으면 오겠다고 말하고서 퇴원했다. 그리고 다음날 학교에 가서 교수님을 찾아뵈었는데 교수님께 통증을 위하여 침을 놓아주셨다. 당시 배가 아파서 허리를 펴고 걷지 못할 정도였으나 침을 맞고는 통증이 많이 소실되었다. 그리고 급히 '곽향정기산 가미방'을 달여서 복용했더니 수술을 받지 않아도 된다고 여겨져 병원에 가지 않았다. 그 후 곽향정기산 가미방(곽향정기산 + 산사 2돈, 신곡, 빈랑, 지실, 공사인, 목향, 모과, 향부자, 청피, 소회향, 오약 각 1돈)을 5일분을 복용하고 침시술을 병행했으며 통증이 완전히 소실되는 데에는 4일이 걸렸다.
① 시작은 심하부(心下部)에서 애매한 복통으로 나타났다. ② 시간이 흐르면 통증이 복부 여기저기를 돌아다니다가 우하복부(맥버닉 포인트)로 집중되었다. 이것이 맹장염의 특징적인 통증 양상이다. ③ 미열이 지속되었다. ④ 속이 메슥거리며 답답했으나 구토는 없었다. ⑤ 변의가 느껴져 화장실에 갔으나 대변을 보지 못했는데, 침과 약을 복용한 후 통증이 많이 완화된 후에 대변을 볼 수 있었다. ⑥ 소변은 정상이다.
첫날 침시술과 약을 복용한 후 통증이 크게 줄어들어 걸어 다니는 데 무리가 없어졌다. 하지만 맥버닉 포인트 부근의 압통은 서서히 줄어들어 4일이 지나서야 소실되었다. 그 이후 육류를 한참동안 금했다. 음식 섭생이 중요하게 여겨진다.

9-1. 실패례

● 조 ○ ○ 남 8세 태음인 경기도 안양시 비산1동 주공아파트

보통 체격의 태음인 남자아이로 4년 전 야제(夜啼)와 보약으로 소건중탕을 복용한 경력이 있다.
① 어제 밤에 구토(嘔吐)를 했다. ② 자기도 모르게 물 같은 설사를 쫙쫙 했다. ③ 오늘 아침까지도 설사를 했다. ④ 배가 우글거린다. ⑤ 평소에도 설사를 자주 하는 편이다.
보통 체격의 태음인 남자아이의 구토와 설사를 목표로 곽향정기산 본방으로 2일분 4첩을 지어주었다. 다음날 저녁 어머니가 전화를 했을 때 확인해 보니, 약을 복용한 이후 설사가 더 심하고 머리가 어지럽다고 한다. 그래서 일단 약 복용을 중단하고 병원치료를 받도록 권유했다.
사실 지금도 이 아이에게 곽향정기산이 왜 효과가 없었는지 알 수가 없다. 설사가 세균성로 인한 것이어서 그랬는지 아니면 증세가 진행 중인 것을 곽향정기산으로 치유하지 못한 것인지, 또는 오령산이나 비화음, 백출산 등을 사용해야 할 신체상태나 증상이었는데 처방을 잘못 사용한 것인지 의심이 간다. 이럴 때는 처음부터 자세히 확인하여 원인을 정확하게 파악하지 못한 것이 요인이라는 것을 반성하면서 앞으로는 더욱 자세하고 구체적으로 확인해서 증상이나 병인에 대해 확실하게 알 수 있도록 노력해야겠다고 다짐해 본다.

中統15 寶 불환금정기산 不換金正氣散

蒼朮 二錢 厚朴 陳皮 藿香 半夏 甘草 各一錢 薑三片 棗二枚

[出　典]
太平惠民和劑局方 卷二方 : 治四時傷寒 瘴疫時氣 頭疼壯熱 腰背拘急 五勞七傷 山嵐瘴氣 寒熱往來 五膈氣噎 咳嗽痰涎 行步喘乏 或霍亂吐瀉 臟腑虛寒 下痢赤白 竝宜服之
方藥合編 : 治 傷寒陰症 頭身痛 寒熱
[活　套] 外感及挾滯 俱可依上治
[活套鍼線] 食痺吐食(霍亂) 瘴濕(濕) 寒痢(大便) 便血(血) 陰症(寒) 濕嗽(咳嗽) 瘴瘧(瘧疾) 通治(足)
[適 應 症] 식체, 식체빈발, 소화불량, 구토, 건구역, 오심, 트림, 급성위염, 변혈, 식중독, 명치비, 흉통, 명치통, 복통, 속쓰림, 탄산, 매핵기, 속불편, 포만, 두드러기, 현훈, 두통, 두중, 연변, 설사, 대변빈번, 가래, 내상감기, 기침, 항강, 피로, 곤권, 신중, 침 과다분비, 간디스토마, 시호제의 이상반응

처방설명

불환금정기산은 식체(食滯)에 사용하는 처방이며, 식체가 원인이 되어 발생하는 오심(惡心), 구토(嘔吐), 소화불량(消化不良), 복통(腹痛), 설사(泄瀉), 식욕부진(食慾不振), 두통(頭痛), 신중(身重) 등에도 사용한다. 조문에는 상한음증(傷寒陰證)에 사용하는 처방으로 설명되어 있지만 약성을 이용하여 실제로는 소화기질환에 많이 활용한다.

불환금정기산을 식체(食滯)에 사용한다는 것에 의미를 크게 가질 필요가 있다. 음식을 급히 먹었거나 소화하기 어려운 음식, 찬 음식, 부패한 음식 등을 먹었을 때 복통, 소화불량, 설사, 구토 등이 나타날 수 있는데, 이것을 보통 식체라고 한다. 그러나 지금 현재 식체가 발생한 것은 아니지만 전에 음식에 체한 이후에 반복하여 소화불량, 오심, 구토, 설사 등 증상이 나타나는 것도 식체의 범주에 넣을 수 있으며, 이러한 증상에도 불환금정기산을 사용한다. 현재 식체가 발생하지 않았는데도 이러한 증상이 반복되는 것은 전에 발생한 식체로 인해 소화기조직이 손상되고 소화기능이 저하되었음을 의미한다.

특히 불환금정기산을 쓸 수 있는 증상은 식체로 인해 소화기에 운동성이 떨어지고 소화기조직에 담음(痰飮)이 울체되었을 때 나타나며, 주로 발생하는 증상은 오심, 구토, 소화불량 등이다. 따라서 식체 병력이 있는 사람이 자주 체한다거나, 체하지는 않았지만 음식을 먹고 나서 오심, 구토, 소화불량 등이 나타났을 때 불환금정기산을 사용할 수 있다. 그러나 실제로 환자에게 식체 병력이 있는지를 물었을 때 기억하지 못하는 경우가 많기 때문에 반드시 식체 병력이 있어야 사용할 수 있는 것은 아니며, 현재 소화기에 담음이 울체되어 오심, 구토의 증상과 더불어 소화불량이 나타나는 것으로 판단된다면 사용할 수 있다.

주의해야 할 점이 있다. 불환금정기산은 소화기의 운동성이 떨어지고 소화기조직에 담음이 울체되어 식체빈발과 식체로 인한 오심, 구토 등이 나타났을 때 사용하는 처방이기 때문에 체질적으로 담음이 많은 사람에게 적합한 처방이라는 생각을 할 수 있는데, 반드시 그런 것은 아니라는 것이다. 물론 평소 담음이 많은 사람에게 이러한 증상이 나타날 가능성이 높지만, 담음이 많지 않은 사람이라도 식체로 인해 소화기조직이 손상을 입으면 담음이 울체될 수 있어 반드시 담음성 체질과 연관 지을 필요가 없다. 만약 평소 담음이 많은 사람에게 이와 같은 증상이 나타났다면 불환금정기산보다는 평진탕을 사용하는 것이 더 적합할 것이다.

활투침선을 보면 식비토식(食痺吐食), 장습(瘴濕), 한리(寒痢), 변혈(便血)에 사용하는 처방으로 분류되어 있다. 식비토식은 음식을 먹으면 위가 아파서 토해야 통증이 멎는 증상인데, 이는 위장조직이 이미 손상되어 있다는 것을 의미한다. 이럴 때 불환금정기산을 사용하면 소화기의 운동이 증가되면서 위장조직에 울체

되어 있는 담음이 제거되므로 식비토식 증상이 치료된다. 장습(瘴濕)은 타지(他地)에 갔을 때 음식(飮食)이 바뀐 것이 원인이 되어 복통, 구토, 설사가 발생하는 것으로, 이는 평소 소화력이 약하거나 소화장애가 있는 사람에게 나타나는 증상이다. 물론 장습에 사용하는 여러 처방이 있기 때문에 모든 장습에 불환금정기산을 사용할 수 있는 것은 아니며, 소화불량과 오심, 구토 증상이 두드러질 때 보다 적합하다.

한리(寒痢)는 허랭한 상태에서 이질 증상이 나타나는 것을 의미하기 때문에 오적산이나 이중탕 등 온열제를 사용하는 것이 맞지만, 허랭의 정도가 심하지 않다면 불환금정기산도 사용할 수 있을 것이다. 그러나 예전에 이렇게 사용했다는 것이지 여기에 기준을 둘 필요는 없다. 변혈(便血)은 전신이 허약해지거나 소화기능이 약해지면서 혈액순환이 원활하지 못하여 직장정맥총(直腸靜脈叢)에 혈액이 울체되어 발생하는 경우가 많다. 이렇게 혈액이 울체되어 있을 때 불환금정기산은 소화기의 운동성을 증가시키면서 습담을 제거하여 울혈을 풀어줌으로써 변혈을 치료한다.

불환금정기산을 감기에 사용했던 것은 찬 기온에 노출되었을 때 체온을 유지하기 위한 과정에서 소화기에 배분되는 에너지가 부족해져 소화장애가 나타날 수 있기 때문이다. 이 경우 소화장애를 개선시키면 전신기능이 회복되므로 감기 증상을 치료할 수 있다. 즉, 감기에 사용할 수 있는 약재로 곽향과 창출이 있으나 발산작용이 상대적으로 약하기 때문에 발산작용을 통해 감기를 치료한다기보다 소화기능을 정상화시켜 전신기능을 조정하면서 외감(外感) 증상을 치료하는 것으로 보아야 한다. 이처럼 외감(外感)으로 인해 소화장애가 나타나는 사람은 본래 소화기능이 약한 사람일 가능성이 높다.

반대의 경우도 생각해 볼 수 있다. 즉 소화장애가 발생하면 인체는 회복을 위해 소화기에 에너지를 집중시키므로 상대적으로 표피에 분배되는 에너지가 줄어들게 된다. 이때는 약간의 기온 차이에 의해서도 외감(外感)의 영향을 받을 수 있어 감기에 걸리는 것이다. 이 경우에도 동일한 치법을 사용하면 된다.

그러나 이런 기전으로 인해 감기에 걸리고 소화불량이 발생하는 것은 의식주가 안정되지 못했던 옛날 사람들에게는 매우 빈번했지만, 지금처럼 영양상태가 개선되고 어렵지 않게 추위를 방어할 수 있는 시대에는 이런 기전으로 인해 감기에 걸리고 소화불량이 발생하는 경우가 드물다. 따라서 지금은 감기에 사용하는 경우는 드물며 담음성 소화불량을 치료하기 위해 사용하는 경우가 많다.

활투침선을 보면 장학(瘴瘧)과 각기(脚氣)에 사용하는 처방으로 분류하고 있다. 장학은 일종의 풍토병인데, 물을 갈아먹었거나 오염된 음식을 먹었거나 평소에 먹던 음식이 아닌 다른 음식을 먹었을 때 복통, 구토, 설사를 하면서 발열, 오한이 나타나고, 심하면 정신이 혼미해지고 발광하는 증상이 나타나는 것을 의미한다. 그러나 예전에는 원인을 잘 몰랐기 때문에 이런 증상을 학질(瘧疾)로 분류했던 것이며, 실제로는 소화장애와 연관이 있는 증상이다. 이는 장학(瘴瘧)에 불환금정기산 외에도 소합향원이나 쌍해음자를 사용하는 것을 보면 더욱 명확해진다.

각기(脚氣)는 무릎 이하가 붓는 것으로, 수분이 하지(下肢)에 울체되어 발생한다. 따라서 울체되어 있는 수분을 빼주면서 체액 순환을 원활하게 해야 하는데, 불환금정기산에는 습담(濕痰)을 제거하는 작용이 있어 각기에 사용할 수 있는 것이다. 특히 소화장애와 함께 각기(脚氣)가 동반되었을 때 적합하다.

필자의 불환금정기산 처방기준은

① 소화기에 습담이 울체된 상태에서 소화불량(消化不良), 오심(惡心), 구토(嘔吐), 식욕부진(食慾不振), 현훈(眩暈) 등이 발생했을 때
② 식상(食傷)으로 인한 소화장애(消化障礙), 위통(胃痛), 설사(泄瀉), 도포(倒飽)
③ 소화장애가 동반된 가벼운 감기증상
④ 평소 소화력이 약하거나 소화불량이 잦은 사람의 가벼운 감기

처방구성 처방구성을 보면 창출은 소화기의 운동성을 증가시키는 작용이 있는데, 실험을 통해 창출이 포함된 처방을 토끼에게 주입했을 때 장을 흥분시켜 연동운동(蠕動運動)을 일으키는 것으로 밝혀졌다. 창출은 이외에도 이뇨작용과 항염증작용이 있고, 중추신경계에 대한 억제작용이 있어 진정, 항경련작용을 한다. 후박은 기관지 평활근의 경련을 억제하는 작용이 있어 진해작용(鎭咳作用)을 하고, 장경련을 억제하고, 항히스타민 작용을 하여 알레르기천식을 완화하며, 위액분비를 억제하여 항궤양작용을 한다.

진피는 소화관의 운동을 강화하여 가스배출을 촉진하고 모세혈관의 탄력을 강화하여 미소출혈(微少出血)을 방지한다. 곽향은 위장기능을 항진시키며 위액분비를 촉진하고 구토를 억제한다. 반하는 중추성 구토나 점막자극으로 인한 구토를 억제하고 인후점막자극으로 인한 해수(咳嗽)를 억제한다. 감초는 위산분비를 억제하고, 위점막을 보호하는 항궤양작용을 한다.

처방비교 **평진탕**과 비교하면 구성 약물에 큰 차이는 없으나 불환금정기산에는 평위산에 반하, 곽향이 더해졌고, 평진탕에는 반하, 복령이 더해졌다. 또한 불환금정기산은 창출이 군약이고 곽향이 포함되어 있어서 평진탕에 비해 소화기의 담음울체로 인한 증상이 덜하다. 반면 평진탕은 불환금정기산에 비해 반하의 양이 더 많고 복령이 들어있어 소화기의 담음울체로 인한 식체빈발, 오심, 차멀미 등에 보다 적합하다.

대금음자와 비교하면 두 처방 모두 소화기에 담음이 울체되고 조직이 이완되어 발생한 소화불량과 오심에 사용한다. 그러나 대금음자는 주로 소화기에 담음이 울체되어 각종 소화불량이 나타나거나, 음주 후에 소화기조직이 이완되어 오심, 구토, 설사 등이 발생했을 때 사용한다는 특징이 있다. 반면 불환금정기산은 소화기의 운동을 증가시키는 작용과 거담작용이 보다 뚜렷하여, 식체로 인한 각종 소화불량에 사용한다.

도씨평위산과 비교하면 두 처방 모두 소화불량이 동반된 감기증상에 사용한다는 공통점이 있다. 그러나 도씨평위산은 열실(熱實)한 상태에서 발생한 소화불량이나 소화불량으로 인해 발열, 전신통, 지절통 등이 나타났을 때 사용하는 반면, 불환금정기산은 외감으로 인한 소화불량에도 사용하지만, 신체통은 심하지 않고 주증상은 소화불량, 오심, 구토, 트림 등이며 약간의 기침, 콧물 등의 감기증상이 있을 때 사용한다.

활용사례

1-1. 소화불량(消化不良), 두통(頭痛), 현훈(眩暈) 남 43세 태음인
1-2. 급식(急食) 후 소화불량(消化不良) 여 60세 소양인
1-3. 소화불량(消化不良), 식욕부진(食慾不振), 건구역(乾嘔逆), 피로(疲勞), 눈침침, 현훈(眩暈), 가래 남 39세 소음성소양인
1-4. 소화불량(消化不良) 남 38세 태음인
2-1. 식체빈발(食滯頻發) 여 21세 소음인
2-2. 식체빈발(食滯頻發), 소화불량(消化不良) 여 38세 태음성소음인
2-3. 식체빈발(食滯頻發), 두드러기 여 33세 소음성소양인
2-4. 소아식체(小兒食滯), 구토(嘔吐), 식욕부진(食慾不振) 여 4세 소양인
2-5. 감기 뒤 식체(食滯), 수족랭(手足冷) 여 3세 소양인
2-6. 식체(食滯), 편두통(偏頭痛), 구역감(嘔逆感), 매핵기(梅核氣), 수족떨림, 견통(肩痛) 여 40세 조성소양인
3-1. 오심(惡心), 구역(嘔逆), 탄산(呑酸), 항강(項强) 여 28세 소음인
3-2. 트림, 속답답, 더부룩함, 명치통 남 34세 태음인
3-3. 침 과다분비(過多分泌), 비위약(脾胃弱), 오심(惡心), 구토(嘔吐) 남 16세 태음인
3-4. 속쓰림 여 75세 소양인(추정)
3-5. 상복통(上腹痛), 대장허약(大腸虛弱) 남 39세 태음인
4-1. 소아식욕부진(小兒食慾不振), 기침, 구토(嘔吐) 남 3세 태음인
4-2. 소아구토(小兒嘔吐) 남 8세 소음인
5-1. 유아감기(乳兒感氣), 발열(發熱), 설사(泄瀉), 구토(嘔吐) 여 1세 소양성태음인

5-2. 유아내상감기(乳兒內傷感氣), 구토(嘔吐), 설사(泄瀉) 남 12개월 태음인
5-3. 감기, 콧물 남 26세
6-1. 소아발열(小兒發熱), 대변이상, 구토(嘔吐), 장염(腸炎) 남 6세 태음인
7-1. 두통(頭痛), 흉비(胸痞), 식욕부진(食慾不振) 남 49세
7-2. 두통(頭痛), 허벅지통증, 흉비(胸痞), 오심(惡心) 남 37세 조열성태음인
8-1. 피로(疲勞), 불면(不眠), 구역(嘔逆) 남 37세 태음인
9-1. 안검하수(眼瞼下垂), 탄산(呑酸), 매핵기(梅核氣), 복랭(腹冷), 포만(飽滿), 이급후중(裏急後重) 남 33세 태음인

1-1. 소화불량(消化不良), 두통(頭痛), 현훈(眩暈)

● 박 ○ ○ 남 43세 태음인 경기도 안양시 관양동 남광빌라

보통 체격에 태음인으로 보이는 남자이다.

① 15일 전에 돼지고기를 먹고 체한 뒤부터 식후에 늘 속이 거북하다. ② 5일 전에는 팥죽을 먹고 또 체했다. ③ 배가 고픈 줄을 모른다. ④ 소화불량이 있을 때에는 두통이 자주 발생한다. ⑤ 약간 어지럽다. ⑥ 간혹 속이 메슥거린다. ⑦ 추위와 더위를 모두 탄다. ⑧ 식욕과 소화력이 좋다. ⑨ 대변과 소변, 수면은 모두 정상이다.

식체한 뒤에 발생한 소화불량과 오심을 목표로 불환금정기산 3배량으로 5일분 10첩을 지어주었다.

13개월 후 매핵기 증상으로 내방했을 때 확인해 보니, 약을 복용하는 도중에 소화불량(消化不良), 두통(頭痛), 현훈(眩暈) 증상이 소실되었다고 한다. 이번에는 트림과 매핵기(梅核氣)를 목표로 가미사칠탕을 지어주었다.

1-2. 급식(急食) 후 소화불량(消化不良)

● 민 ○ ○ 여 60세 소양인 경기도 안양시 범계동 목련선경아파트

보통 체격에 키가 크고 소양인으로 보이는 할머니이다.

① 1달 전에 급하게 식사한 후부터 소화가 잘 안 된다. ② 명치가 답답하다. ③ 트림이 나온다. ④ 속에 무엇인가 걸린 듯한 기분이다. ⑤ 평소에도 일정량의 식사를 하며 일반 사람보다 식사시간이 길다. ⑥ 15~16년 전부터 양약 특히 페니실린과 아스피린 계통의 약을 복용하면 전신이 빨개지거나 호흡이 곤란해지는 부작용이 있다.
⑦ 일본제 소화제를 먹고 손에 가려움증이 생긴 적이 있다. ⑧ 추위와 더위를 약간 타며 선풍기와 에어컨 바람을 싫어한다. ⑨ 윗배가 찬데 손을 대면 기분이 좋다. ⑩ 모든 음식을 좋아하나 채식을 선호하는 편이다. ⑪ 식욕은 보통이고 식사량은 적은 편이다. ⑫ 긴장을 하면 가슴이 답답하다. ⑬ 허리가 약하다. ⑭ 몸이 나른하다.
⑮ 땀이 약간 많다.

윗배가 찬 할머니의 급식(急食) 후 발생한 소화불량과 트림, 명치답답 등을 목표로 불환금정기산 2배량으로 3일분 6첩을 지어주었다. 3일 뒤에 다시 왔을 때 확인해 보니, 약을 복용한 후 속이 시원한 기분이 들고 소화불량 증세가 경감되었다고 한다. 증상이 경감되었으므로 같은 처방으로 3일분 6첩을 지어주었다.

2-1. 식체빈발(食滯頻發)

● 박 ○ ○ 여 21세 소음인 회사원 경기도 안양시 관양동 공작부영아파트

보통 체격에 예민해 보이며 소음인으로 짐작되는 아가씨이다.

① 1~2년 전부터 자극적인 음식을 먹거나 피곤하면 목이 잘 붓고 목에 무엇인가 걸린 듯하면서 기침을 한다.
② 어렸을 적에 한약을 먹고 한동안 괜찮았다. ③ 고교 때부터 투명한 냉이 많다. ④ 1~2년 전부터 1주일에 2~3회 정도 앞머리가 아프며 한 번 아프기 시작하면 하루 종일 지속된다. ⑤ 어려서부터 1주일에 4~5회 정도 체하는데 속이 꽉 막힌 듯하다. ⑥ 1~2년 전부터 맵거나 자극적인 음식을 먹으면 바로 속이 쓰리다. ⑦ 배에서 꾸룩꾸룩 소리가 나며 명치가 아프다. ⑧ 꿀을 먹어도 2~3시간 후에 속이 쓰리다. ⑨ 대변은 2~3일에 1번 정도 보는데 토끼 똥처럼 된 변을 조금 본다. ⑩ 추위를 심하게 타고 더위도 약간 탄다. ⑪ 얼굴과 몸 전체에 땀이 많다.
⑫ 몸 전체와 손이 약간 차다. ⑬ 담백한 음식을 좋아한다. ⑭ 물을 많이 마신다.

어려서부터 식체가 잦은 소음인 아가씨의 매핵기와 식체빈발, 속쓰림을 목표로 불환금정기산 3배량으로 10일분 20첩을 지어주었다. 1년 5개월 뒤에 다시 약을 지으러 왔을 때 확인해 보니, 약을 복용한 이후 자주 체하던 것이 많이 경감되었으나 다른 증세는 여전하다고 한다.

2-2. 식체빈발(食滯頻發), 소화불량(消化不良)

● 강 ○ ○ 여 38세 태음성소음인 경기도 안양시 동안구 비산3동

보약을 지으러 온 주부로 혈색이 불량하다.

① 2~3년 전부터 평소에 자주 체하는데 1주일에 1번 정도는 체한다. ② 체기(滯氣)가 있으면 열이 나고, 식은땀이 나며 머리가 아프고 속이 답답하며 잠이 많이 온다. ③ 체기로 소화불량이 있어서 속이 더부룩하고 병원약을 먹어도 효과가 없다. ④ 피로하다. ⑤ 첫 아기를 출산한 후부터 체하는 증상이 발생했는데 둘째 아기를 출산한 후에는 잠깐 좋아졌다가 다시 체하기 시작했다. ⑥ 한약은 처음이다.

혈색이 불량한 부인의 식체빈발(食滯頻發)을 목표로 불환금정기산 3배량으로 10일분 20첩을 지어주었다. 5개월 뒤인 10월 말에 내방했을 때 확인해 보니, 지난번 약을 복용한 뒤로 체하는 것이 나았다고 한다. 이번에는

① 지난번 약을 복용한 후에 2달 정도는 속이 편했으나 다시 체하기 시작한다. ② 눈 밑이 검어지고 멍이 잘 든다. ③ 건망증이 매우 심하다. ④ 한 달 전에 소파 수술을 받았다. ⑤ 무릎 밑이 열이 나면서 아프다. ⑥ 항상 피로하다. ⑦ 더위를 심하게 탄다. ⑧ 발이 화끈거린다. ⑨ 꿈을 자주 꾼다. ⑩ 따뜻한 음식을 좋아한다.

다시 시작된 식체빈발을 목표로 불환금정기산 3배량에 녹용 2돈을 더하여 10일분 20첩을 지어주었다.

한 달 뒤에 다시 내방했을 때 확인해 보니, 약을 복용한 후에 소화도 잘되고 식체도 없었다고 한다.

2-4. 소아식체(小兒食滯), 구토(嘔吐), 식욕부진(食慾不振)

● 김 ○ ○ 여 4세 소양인 경기도 군포시 당정동

부부가 힘이 빠진 여자아이를 업고 왔는데 차분하고 새침하며 단단하게 보인다.

① 음식을 먹고 체했는데 어제부터는 자다가 새벽에 토했다. ② 4살이 된 지금까지 밥을 안 먹고 매일 엄마 젖만 먹는다고 한다.

소아의 식체와 구토를 목표로 불환금정기산 2배량으로 1일분 2첩을 지어주었다.

50일 뒤인 다음해 1월에 밤기침이 심하여 약을 지으러 왔을 때 확인해 보니, 약을 지어가서 1첩을 달여서 먹이니 반복하여 발생하던 구토가 사라지고, 그 뒤부터는 지금까지 괜찮았다고 한다. 더욱 다행스럽게도 지금까지 젖을 떼려고 몹시 애를 써왔지만 어려웠는데, 그 약을 먹고 젖이 저절로 떨어졌으며 전과 달리 아주 밥도 잘 먹고 우유도 잘 먹는다고 한다. 이번에는 10일 전부터 밤기침이 심하다고 하여 소청룡탕 1.5배량으로 3일분 6첩을 지어주었다.

2-5. 감기 뒤 식체(食滯), 수족랭(手足冷)

● 홍 ○ ○ 여 3세 소양인 경기도 안양시 관양동 태광아파트

깡마르고 눈빛이 예리한 소양인 여자아이이다.

① 감기에 걸린 후에 체했다. ② 체하고 난 후에 손발이 몹시 차다.

감기 뒤 발생한 식체를 목표로 불환금정기산 본방으로 1일분 2첩을 지어주었다.

며칠 뒤에 이 아이의 오빠 약을 지으러 왔을 때 확인해 보니, 그 약을 복용하고 식체도 나았으며 손발이 찬 것도 없어졌다고 한다.

3-1. 오심(惡心), 구역(嘔逆), 탄산(呑酸), 항강(項强)

● 이 ○ ○ 여 28세 소음인 주부 경기도 안양시 동안구 관양동

보통 키에 약간 여위었으며 연약해 보이는 소음인 여성이다.

① 1년 전인 작년 여름부터 평소에 속이 늘 메스껍고 느글거리는데 피곤할 때와 더울 때 더 심하다. ② 헛구역이 자주 나온다. ③ 탄산(呑酸)이 있다. ④ 가끔 빈속일 때 속이 쓰리다. 이런 증세가 겨울에는 없어졌다가 날씨가 따뜻해지면 다시 생긴다고 한다. ⑤ 뒷머리가 항상 무겁고 가끔 심하게 아프다. ⑥ 3~4년 전에 출산을 한 뒤로 뒷목이 무겁고 띵하다. ⑦ 추위를 심하게 타고 손발이 차며 아랫배도 약간 차다. ⑧ 늘 꿈을 꾸는 편이다. ⑨ 늘 기운이 없고 가끔 피로하다. ⑩ 식욕과 소화력은 보통이다.

1년간 지속되어 온 오심(惡心)과 구역(嘔逆)을 목표로 불환금정기산 3배량에 생강 대신 건강 1돈을 더하여 5일분 10첩을 지어주었다.

20일이 지난 후에 남편과 함께 왔을 때 확인해 보니, 그 약을 복용하고 속이 메스껍고 느글거리는 것이 없어져 가끔 경미하게 있다고 한다. 또한 탄산(呑酸)과 항강(項强)이 소실되고 헛구역 증세도 격감하였으나 후두통(後頭痛)은 아직도 많이 남아 있다고 한다. 그 약을 먹고 너무 좋았다며 약을 더 지어달라고 하여 지난번과 같은 처방으로 1제를 더 지어주었다.

3-2. 트림, 속답답, 더부룩함, 명치통

● 김 ○ ○ 남 34세 태음인 경기도 안양시 관양동 동지빌라

보통 체격에 잇몸이 보이고 성격이 느긋해 보이는 태음인 남성이다.

① 1달 전 음주로 인해 구토를 한 이후부터 트림을 많이 한다. ② 속이 답답하고 시원하지 않다. ③ 명치를 누르면 아프다.

성격이 느긋한 태음인 남자의 트림빈발, 명치통, 속답답을 목표로 불환금정기산 3배량으로 2일분 4첩을 지어주었다. 2일 후에 다시 내방했을 때 확인해 보니, 약을 복용한 후에 트림, 속 답답함, 속 더부룩함, 명치통이 호전되었다며 약을 더 지어달라고 한다. 이번에도 같은 처방으로 3일분 6첩을 지어주었다.

3-3. 침 과다분비(過多分泌), 비위약(脾胃弱), 오심(惡心), 구토(嘔吐)

● 이 ○ ○ 남 16세 태음인 중3 경기도 의왕시 내손2동

아들이 틈만 있으면 때와 장소를 가리지 않고 침을 계속 뱉는다고 무슨 약이 없겠느냐고 중학생 아들을 데리고 왔는데, 보니 태음인이다. 증상을 자세히 들어 보니

① 7개월 전인 작년 10월부터 입에 침이 고여 침을 계속 뱉는다. ② 아울러 비위(脾胃)가 약하다. ③ 1년 전부터 속이 느글거린다. ④ 식욕이 없다. ⑤ 과식을 하면 구토(嘔吐)를 한다. ⑥ 가끔 마른기침을 한다.

오심과 입에 침이 고이는 증상을 목표로 불환금정기산 3배량으로 2.5일분 5첩을 지어주었다.

14개월 뒤에 학생의 어머니가 자신의 약을 지으러 왔다.

“참 세상에! 선생님이 지어준 약을 먹고 늘 침을 뱉어내던 아들의 증상이 모두 나았습니다”라며 감사하다고 했다.

자세하게 확인해 보니, 그 약을 모두 먹자마자 계속 침을 뱉던 증상이 없어져 그 뒤로는 침을 뱉지 않고 비위(脾胃) 허약(虛弱)과 오심(惡心), 과식 후의 구토(嘔吐)가 모두 소실되어 지금까지 나타나지 않으나 아직도 가끔 마른기침이 나온다고 한다.

4-1. 소아식욕부진(小兒食慾不振), 기침, 구토(嘔吐)

● 김 ○ ○ 남 3세 태음인 경기도 안양시 관양1동 건우빌라

보통 체격에 손이 얇은 태음인 남자아이로 보약을 지으러 왔다.

① 평소에 밥을 잘 먹지 않는다. ② 2주 전에 감기에 걸린 후에 특히 더 밥을 먹지 않는다. ③ 편식을 한다. ④ 감기는 거의 나았는데 아침에 일어날 때 가래가 약간 있는 기침을 한다. ⑤ 감기 이후 잘 안 먹으려 하고 억지로 먹거나 잘 씹지 않고 넘길 때면 목에 걸려 매일 1번 이상 토한다. ⑥ 추위와 더위를 약간씩 탄다. ⑦ 잘 때 얼굴에 땀이 많다. ⑧ 몸 전체가 따뜻하다. ⑨ 식욕이 없고 식사량이 적다. ⑩ 대변을 1일 1회 정도 불규칙적이다. ⑪ 하루 8~10시간 이상 잠을 자지만 어렵게 잠들며 가끔 꿈을 꾼다. ⑫ 기운이 없다.

가래가 있고 음식을 토하는 어린이의 감기 후 심해진 식욕부진을 목표로 불환금정기산 2배량에 어머니의 요청대로 녹용 1돈을 더하여 3첩을 9일분으로 지어주었다.

25일 후에 전화를 하여 확인해 보니, 약을 복용한 이후 식욕이 증진되었고 구토도 경감되었다고 한다. 또 기침도 소실되었으나 어제부터 감기에 걸렸는지 다시 기침을 한다고 한다.

4-2. 소아구토(小兒嘔吐)

다음은 김춘수 선생의 경험이다.

● 이 ○ ○ 남 8세 소음인 경기도 고양시 일산구 일산3동

① 며칠 동안 죽이나 물 등을 먹으면 토한다. 겉으로 보기에도 약간 탈진 상태이다. ② 평소에 눈을 자주 깜박이는 ‘틱’ 증상이 있어 1년 동안 양약을 복용하고 있다. ③ 대변과 소변, 땀, 수면 등은 모두 정상이다. ④ 맥은 약(弱)하고 설태(舌苔)는 담백(淡白)하다. ⑤ 배꼽 아래에 약한 복통이 있다. ⑥ 1달 전에 ‘틱’ 증상을 치료할 목적으로 가미귀비탕을 투약했으나 효과가 없었다.

8세 된 소음인 소아의 구토(嘔吐)를 목표로 불환금정기산 본방으로 2일분 4첩 투약했다.

처음에 약을 2봉 정도 복용할 때까지는 음식을 토했으나 이후로 토하지 않고 죽을 먹게 되었고, 5일 후부터는 정상으로 식사를 했으며, 그 후 남은 한약을 모두 먹었다고 한다.

5-1. 유아감기(乳兒感氣), 발열(發熱), 설사(泄瀉), 구토(嘔吐)

● 홍 ○ ○ 여 1세 소양성태음인 경기도 안양시 평안동 초원단지 부영아파트

키와 체중이 모두 보통인 소양성태음인 여아이다.

① 3일 전 백일 집에 다녀온 후부터 이유 없이 먹으면 토한다. ② 발열이 있다. ③ 설사를 한다. ④ 약간씩 기침을 한다.
1살 된 유아의 구토와 설사, 발열, 기침을 목표로 불환금정기산 본방으로 1일분 2첩을 지어주었다.
5일 후에 다시 왔을 때 확인해 보니, 약을 복용한 이후 구토, 설사, 기침이 격감하여 조금 남아 있는 상태이며 발열은 소실되었다고 한다.

5-2. 유아내상감기(乳兒內傷感氣), 구토(嘔吐), 설사(泄瀉)

● 나 ○ ○ 남 12개월 태음인 경기도 안양시 관양동 한일주택
키와 체격이 보통이며 태음인으로 보이는 남자아이로, 40일 전에 보약을 1첩 지어간 적이 있다. 어머니가 교직에 있어 부여에 있는 할머니가 키우고 있다고 한다.
① 일주일 전부터 콧물이 나오는 코감기가 있다. ② 어제부터는 식체(食滯)가 겹쳐서 계속 구토를 한다.
③ 감기 후에 계속 설사를 한다. ④ 대변은 1일 2회 정도 보며 묽은 편이다. ⑤ 식욕은 보통이나 소화력은 좋다.
대변이 묽은 경향인 태음인 유아(乳兒)의 식체(食滯), 구토(嘔吐), 설사(泄瀉), 감기(感氣)를 목표로 불환금정기산 1.5배량으로 1첩을 투약했다. 약 1개월 후에 다시 감기에 걸렸다며 내방했을 때 확인해 보니, 약을 복용한 이후 코감기가 나았고 식체로 인한 구토와 설사도 같이 소실되었다고 한다.

6-1. 소아발열(小兒發熱), 대변이상, 구토(嘔吐), 장염(腸炎)

● 신 ○ ○ 남 6세 태음인 경기도 안양시 호계1동 주공아파트
키와 체격이 보통인 태음인 어린이로
① 3일 전부터 발열이 심했는데 어젯밤부터 열이 내려갔다. ② 발열 전부터 화장실을 자주 가고 오늘 새벽에는 연변(軟便)을 보았다. ③ 오늘 새벽 4시 반쯤에 구토를 했다. ④ 병원에 가니 장염이라고 한다. ⑤ 어머니 말로는 3일 전에 라면과 만두, 계란을 먹고 곧바로 아이스크림을 먹었는데 이것이 체한 것 같다고 한다. ⑥ 어제부터는 헛소리를 하는데 어려서도 경기(驚氣)를 한 경력이 있다.
식상(食傷)으로 온 내상감기를 목표로 불환금정기산 본방으로 3일분 6첩을 지어주었다.
11일 후 보약을 지으러 왔을 때 확인해 보니, 발열과 대변이상, 구토 등이 모두 소실되었다고 한다.

7-1. 두통(頭痛), 흉비(胸痞), 식욕부진(食慾不振)

다음은 윤경일 선생의 경험을 채록한 것이다.
● ○ ○ ○ 남 49세 비습한 체질 회사원 광주광역시 서구 서동
키가 작지만 옆으로는 벌어져 건강해 보이며 부종으로 인하여 피부가 팽창한 것처럼 부들부들해 보인다. 언제부터인지 알 수 없지만 두통 때문에 여러 곳을 돌아다니며 약을 지어 먹었으나 호전되지 않아 찾아온 49세 회사원이다.
① 현재 두통이 심해 머리가 벌어질 정도이다. ② 처음에는 춥기도 하고 열이 나기도 했다. ③ 가슴이 답답하다.
④ 식욕이 없다.
본인이 원인을 모르고 있으며 겉으로 보기에는 건강해 보이기 때문에 원인을 찾기 위해 이것저것을 확인해 보았다.
1. 요즘 속상한 일이 있었습니까? 아니오.
2. 술을 많이 마셨나요? 아니오.
3. 부부생활은 어떻습니까? 정상입니다.
4. 지금 사는 곳이 물가입니까? 아니오.
5. 혹 아침이나 저녁에 안개 낀 곳에 오래 있지는 않았나요? 한참을 생각 하는 듯하더니 "아! 맞습니다. 생각해 보니 아침에 안개가 자욱한 무등산을 등산한 뒤부터 으슬으슬 춥고 머리가 무겁고 두통이 발생했습니다!" 하는 것이다.
무등산은 산이 높아 중간 정도만 갔다 오려고 해도 2~3시간이 걸리는 편이라 안개 속에서 산행한 것이 원인이 되어 두통이 발생한 것으로 보인다. 고전(古典)에 불환금정기산은 안개 낀 지역에 오래 있은 뒤에 발생하는 증상에 쓴다고 되어 있으므로 불환금정기산으로 5일분 10첩을 지어주었다.
지어준 약을 모두 복용한 뒤에 다시 내방했을 때 확인해 보니, 지난번 지어준 약을 모두 복용한 뒤에 두통이 없어지고 가슴이 답답한 것도 없어졌으며 식욕도 증가하였다고 한다.

7-2. 두통(頭痛), 허벅지통증, 흉비(胸痞), 오심(惡心)

● 김 ○ ○ 남 37세 조열성태음인 경기도 안양시 관양동 서림빌라
코와 입술이 적홍색(赤紅色)인 남자로 조열해 보이는 태음인이다.

① 3~4일 전부터 신경을 쓰면 머리가 앞뒤로 아프다. ② 3~4일 전에 과식하여 식체(食滯)가 발생한 후에 계속 죽을 먹고 있다. ③ 어제는 토했다. ④ 평상시 발과 허벅지가 아프고 나른한 것 같다. ⑤ 가슴 부위가 아프다. ⑥ 공복 때 속이 느글거린다. ⑦ 여름을 탄다.
구토했다는 태음인 남자의 과식 후 두통을 목표로 불환금정기산 2배량에 복령 2돈을 더하여 5일분 10첩을 지어주었다.
약 2년 11개월 뒤에 다시 보약을 지으러 왔을 때 확인해 보니, 지난번 약을 복용한 후 두통(頭痛), 허벅지 통증, 흉비(胸痞)가 모두 소실되었다고 한다.
약을 복용한 후 증세들이 소실된 것으로 보아 이 처방이 적합한 것으로 보고, 이번에는 전과 같은 처방에 피곤하면 가슴이 답답하다고 마른기침을 약간 한다는 점을 감안하여 산조인 3돈, 소엽 1.5돈을 더하여 10일분 20첩을 지어주었다.

8-1. 피로(疲勞), 불면(不眠), 구역(嘔逆)

● 황 ○ ○ 남 37세 태음인 경기도 안양시 비산3동 동문빌라

보통 체격에 키가 큰 태음인 남성이다.
① 3~4년 전부터 쉽게 피로한데 특히 요즘에는 더욱 심하여 주저앉고 싶을 정도이다. ② 여름을 탄다. ③ 1달 전에 설사를 심하게 한 이후로 속이 더부룩하다. ④ 간혹 신물이 올라온다. ⑤ 과식을 하면 특히 심하다. ⑥ 요즘 월드컵을 시청하느라 생활리듬이 깨져 잠을 잘 이루지 못한다. ⑦ 양치질을 할 때나 새벽에 담배를 피우면 구역질을 한다. ⑧ 땀이 많다. ⑨ 추위를 약간 타며 선풍기, 에어컨 바람을 싫어한다. ⑩ 간혹 오한(惡寒)이 있다. ⑪ 식욕은 보통이었으나 요즘에는 식욕이 별로 없다. ⑫ 뒷목이 뻐근하고 땅긴다. ⑬ 손과 발이 저리다.
1달 전에 설사를 한 이후에 발생한 소화불량과 구역을 감안하여 불환금정기산 3배량에 땀이 많다고 하여 황기 4돈을 더해 10일분 20첩을 지어주었다.
한 달 뒤 다시 약을 지으러 왔을 때 확인해 보니, 약을 복용한 이후 피로, 구역 등이 덜하게 되었고 잠도 잘 잤지만 소화불량과 땀을 많이 흘리는 것은 여전하다고 한다. 이번에도 같은 처방으로 1제를 지어주었다.

9-1. 안검하수(眼瞼下垂), 탄산(呑酸), 매핵기(梅核氣), 복랭(腹冷), 포만(飽滿), 이급후중(裏急後重)

● 김 ○ ○ 남 33세 태음인 서울특별시 서초구 서초2동

보통 키에 약간 살이 찐 태음인 남성이다.
① 4~5년 전부터 눈꺼풀이 감기는 느낌이 있더니 3~4개월 전부터는 더 심해져 거의 하루 종일 눈꺼풀이 감기는 증상이 나타난다. 몸 상태가 좋을 때는 오후에만 감긴다. ② 1년 전부터 식사 때마다 신물과 먹은 음식물이 올라오더니 6개월 전부터는 심해졌다. ③ 소화력이 약해서 잘 체하고 속이 쓰리며 헛배가 부르고 구토하고 쓴물이 올라온다. ④ 항상 몸이 찬데 저녁 식후에는 더욱 심하다. ⑤ 식사를 조금만 더해도 속이 불편하다. ⑥ 3년 전부터는 윗배와 아랫배가 모두 차다. ⑦ 예전엔 대변을 1일 3회 정도 보았으나 마늘을 아침저녁으로 1달간 복용한 뒤부터 지금은 1일 1회 정도 보며 대변이 묽은 편이다. ⑧ 자주 포만감을 느낀다. ⑨ 더위를 탄다. ⑩ 몸이 저리고 자주 쥐가 난다. ⑪ 2~3년 전부터 자다가 깨면 가슴이 뛴다. ⑫ 자다가 소변을 1회 보며 탁하다. ⑬ 가래가 많다.
주요 호소 중 가장 우선되는 것은 눈이 감기는 증상이지만 이는 소화장애와도 연관이 있을 수 있다고 보았다. 그래서 눈 감김, 소화불량, 복랭을 목표로 불환금정기산 3배량에 복랭을 감안하여 육계 3돈, 건강 1돈을 더하고 기울(氣鬱)을 감안하여 소엽 1돈을 더하여 10일분 20첩을 지어주었다.
약 보름 후 다시 내방했을 때 확인해 보니, 약을 복용한 이후 눈이 감기는 증상이 거의 사라졌고, 신물이 올라오고 배가 찬 증상이 완전히 소실되었다고 한다. 이번에는 가스가 차서 하복(下腹)이 팽만(膨滿)되고 하복에 압통이 있으며, 방귀가 나오고 이급후중(裏急後重)이 있다고 하여 전과 같은 처방으로 10일분 20첩을 지어주었다.
보름 후에 내방했을 때 확인해 보니, 약을 복용한 이후 가스가 차고 하복통(下腹痛), 하복팽만(下腹膨滿), 이급후중(裏急後重) 증상이 격감했으나 방귀가 나오는 것은 여전하다고 한다. 이번에는 지난번과 같은 처방에 천초 1.5돈을 더하여 10일분 20첩을 지어주었다. 보름 후에 내방했을 때 확인해 보니, 위의 소화기 증상들이 완전히 소실되었으며 주위 사람들로부터 얼굴이 좋아지고 깨끗해졌다는 말을 들었다고 한다.

風 寒 暑 濕 燥 火 內傷 虛勞 霍亂 嘔吐 咳嗽 積聚 浮腫 脹滿 消渴 黃疸 瘧疾 邪祟 身形 精 氣 神 血 夢 聲音 津液 痰飮 蟲 小便 大便 頭 面 眼 耳 鼻 口舌 牙齒 咽喉 頸項 背 胸 乳 腹 腰 脇 皮 手 足 前陰 後陰 癰疽 諸瘡 婦人 小兒

中統16 寶 인삼양위탕 人蔘養胃湯

蒼朮 一錢半 **陳皮 厚朴 半夏**製 各一錢二分半 **赤茯苓 藿香** 各一錢 **人蔘 草果 甘草**炙 各五分 **棗**二枚 **薑**三片 **梅**一箇

[出　典]
和劑局方 : 治外感風寒 內傷生冷 增寒壯熱 頭目昏疼 肢體拘急 不問風寒二證 及內外之殊 均可治療 先用厚被蓋睡 連進此數 服以薄粥湯之類佐之
方藥合編 : 治 傷寒陰證 及外感風寒內傷生冷 憎寒壯熱 頭疼身痛

[活　套] 陳皮 厚朴 半夏 俗方 俱以一錢用
① 挾滯 加山查 二錢 神麯·檳榔 各一錢 枳實 七分
② 外感 加乾葛·便香附 各一錢 蘇葉 七分 鬱熱 加豆豉 三~五十粒 熱甚 又加山梔 五~七分
③ 暑 加香薷·白扁豆 名[香薷養胃湯]
④ 泄瀉 加澤瀉·車前·猪苓之類
⑤ 痢疾 加神麯·枳殼·川黃連 各一錢 唐木香 五分 檳榔末 一錢 調服 血痢 加桃仁 尿不利 加猪苓·澤瀉
⑥ 瘧疾 加柴胡 二錢 黃芩·檳榔 各一錢 倍草果 老瘧 二兩重 露薑汁調服
⑦ 孕婦雜症 亦依各條隨治而換白朮 去半夏
⑧ 蛔積 加山查肉·檳榔·使君子·花椒之類
⑨ 冷積 加桂枝·乾薑炮 各二錢 名[桂薑養胃湯]

[活套鍼線] 食傷(內傷) 滯泄(大便) 胸痛(蟲) 陰症(寒) 食瘧(瘧疾) 子瘧(婦人姙娠) 寒瘧(瘧疾)

※ 향유양위탕(香薷養胃湯) : 暑滯(暑)
※ 계강양위탕(桂薑養胃湯) : 冷積(積聚)

[適 應 症] 소화불량, 식체, 식체빈발, 소화기허약, 상복통, 복통, 위경련, 급만성위장염, 명치통, 속쓰림, 위궤양, 식욕부진, 식후즉변, 설사, 연변, 복명, 하절식상, 두중, 현훈, 두통, 피로, 위장성감기, 감기, 가래, 기침, 오한, 견통, 복랭, 변비, 구건, 햇빛 알레르기피부염, 생리통, 생리불순, 불면, 장티푸스, 학질

처방설명

인삼양위탕은 식체(食滯)로 인한 소화불량(消化不良), 복통(腹痛), 설사(泄瀉), 식욕부진(食慾不振), 속쓰림 등에 사용하는 처방이며, 상대적으로 소화기가 연약한 사람에게 적합하다. 상한음증(傷寒陰證)에 사용하는 처방으로 분류되어 있어 주로 감기에 사용하는 처방으로 인식하기 쉽지만, 실제로는 소화기가 약한 사람에게 식체(食滯)가 발생하여 위와 같은 증상이 나타나는 경우에 사용하는 경우가 많고, 소화기가 약한 사람의 보약으로도 사용한다. 따라서 감기에 사용하는 경우 감기증상이 매우 가벼우면서도 소화장애가 더 현저할 때 적합하다.

인삼양위탕을 적합하게 사용하기 위해서는 식체(食滯)의 개념을 이해해야 하며, 신체조건을 참고해야 한다. 먼저 식체(食滯)는 섭취한 음식물로 인해 소화장애가 발생한 것을 의미한다. 예를 들면 과식(過食)하여 위가 지나치게 팽창하였다가 원래대로 수축하는 과정에서 경련이 발생하여 복통, 소화불량, 설사, 구토 등이 나타나는 것과 생랭물(生冷物)을 복용한 이후 소화기조직이 긴장·수축되고 소화기능이 저하되어 복통, 소화불량, 설사, 구토가 나타나는 것, 그리고 개인적으로 소화하기 힘든 음식을 먹었을 때 위와 같은 증상이 나타나는 것 등이다. 인삼양위탕은 이러한 증상이 나타났을 때 소화기의 운동성을 증가시키면서 소화기조직에 울체(鬱滯)되어 있는 담음(痰飮)을 제거하고, 동시에 약간의 보기작용(補氣作用)과 온열작용(溫熱作用)을 통해 위 증상을 치료한다. 문제는 위와 같은 증상이 나타났을 때 사용할 수 있는 처방이 대단히 많다는 것이다. 따라서 신체조건과 신체상태를 참고할 수밖에 없는데, 인삼양위탕을 쓰기에 적합한 사람은 평소 소화기능이 떨어져 있는 사람이나 본래 몸이 약해서 소화기능이 약한 경향이 있는 사람이다.

인삼양위탕은 앞서 설명한 대로 당장에 발생한 식체(食滯)에도 사용하지만 식체의 후유증으로 소화기조직이 손상되어 소화불량, 복통, 설사 등이 만성화되었을 때도 사용한다. 예를 들어 식체로 인해 심한 복통

이 발생했을 경우 초기에 평위산을 복용하면 치료되는 경우도 있지만, 평소 소화기가 약한 사람의 경우 식체의 후유증이 남아 간헐적으로 통증이 지속될 수 있는데, 이럴 때 인삼양위탕을 사용한다. 이 경우 증상이 가볍다면 수 첩 이내에 치료될 수도 있지만 완고한 경우에는 1~2제까지 복용해야 한다.

활투침선을 보면 내상문(內傷門)의 식상(食傷)과 대변문(大便門)의 체설(滯泄), 충문(蟲門)의 흉통(胸痛)에 사용하는 처방으로 분류되어 있다. 식상은 앞서 언급한 대로 소화기가 약간 약한 경향이 있는 사람에게 식체가 발생했을 때 사용한다는 의미로 이해하면 될 것이다. 체설 또한 식체로 인한 설사이기 때문에 나타나는 증상이 설사일 뿐 기본적인 상태는 식상과 비슷하다. 회충으로 인한 흉통에 사용했던 것은 회충이 먹을 것을 찾아 위장 쪽으로 올라와서 담관(膽管)을 막거나 조직을 손상시켜 위통을 발생시키기 때문인데, 예전에는 위장 부위도 흉으로 분류했으므로 여기서는 흉통으로 분류하고 있는 것이다. 이처럼 회충으로 인한 흉통이 발생했을 때 인삼양위탕을 복용하는 것은 회충을 직접 죽이는 것이 아니라 회충의 활동으로 인한 통증을 없애주기 때문이다.

인삼양위탕은 소화기가 약한 사람의 보약으로도 사용한다. 평소 소화력이 약한 사람에게 사용하는 경우가 많은데, 그렇다고 비화음이나 전씨이공산을 써야 할 정도로 소화기연약이 심할 때 사용하는 것은 아니다. 따라서 현재 소화불량이 있는 것도 아니고 정상적으로 식사를 하기는 하는데, 과식했거나 부적합한 음식을 섭취했을 때 쉽게 소화불량이 생기는 사람에게 보약으로 사용할 수 있다는 의미이다.

예전에는 인삼양위탕을 감기에 사용하는 경우가 많았다. 제대로 먹지 못해서 허약했었고, 노동량이 과다했으며, 의복은 체온을 유지하기에 부족한 점이 많았기 때문이다. 특히 가난한 사람들은 겉옷은 입더라도 속옷이 없었거나 엷었기 때문에 겨울에는 적절하게 체온을 유지할 수 없었다. 따라서 체온을 유지하는 데 많은 에너지를 사용한 결과 소화기에 배분되는 에너지가 부족해져 소화기능이 떨어지는 경우가 많았고, 감기 증상과 함께 소화불량 증상이 동반되는 경우가 흔했다. 이 경우 인삼양위탕을 복용하면 소화기능이 조정되면서 전신기능이 원활해지기 때문에 감기도 치료되는 것이다. 이는 쌍화탕을 감기에 사용하는 것과 같은 이치라고 생각할 수 있는데, 발표제나 해열제가 없는 쌍화탕을 감기에 사용할 수 있는 것은 부족해진 자윤을 공급하면서 전신기능을 회복시켜 주기 때문이다.

활투침선을 보면 상한음증(傷寒陰症)에 사용하는 처방으로 분류되어 있는데, 여기서 음증(陰症)은 양증(陽症)의 반대 개념이라고 할 수 있다. 즉, 발열과 오한, 두통, 신체통 등 열증(熱症)이 주증이면 양증이라고 할 수 있고, 반대로 오한이나 허랭 증상, 소화장애 등이 주증이면 음증이라고 할 수 있다. 인삼양위탕의 감기 증상은 허랭 증상이 심하게 나타나는 것은 아니지만 소화불량 증상이 있으면서 가벼운 콧물, 기침, 미열 등이 나타나기 때문에 상한음증으로 분류한 것이다.

인삼양위탕은 식학(食瘧), 자학(子瘧), 한학(寒瘧) 등 학질에 사용하는 처방으로도 분류되어 있다. 학질원충이 체내에 침입하면 간과 적혈구에 기생하다가 성장하면 조직을 파괴하면서 다른 곳으로 이동하기 때문에 신속하게 빈혈이 진행된다. 적혈구가 파괴되었다는 것은 각 조직에 영양분과 산소를 충분히 공급할 수 없다는 것이며, 조직의 기능이 급격히 저하되는 결과를 낳게 된다. 특히 소화기에 영양공급이 부족해지면 소화기 운동성이 저하되고 조직이 이완되면서 습담(濕痰)이 정체되기 쉽고, 소화불량 증상이 나타날 수 있다. 이처럼 학질 증상과 함께 소화불량 증상이 나타나는 것을 식학(食瘧)이라고 할 수 있으며, 인삼양위탕을 비롯하여 이진탕이 포함되어 있는 평진탕과 청비음도 식학에 사용한다. 한학(寒瘧)은 발열보다 오한 증상이 더 현저하게 나타나는 학질이며, 상태에 따라 과부탕, 마계음, 보음익기전 등을 사용할 수 있는데, 인삼양위탕은 소화장애가 더 현저하게 나타나는 한학(寒瘧)에 사용한다.

인삼양위탕의 가감방으로 계강양위탕, 향유양위탕, 노강양위탕이 있다. 계강양위탕은 냉적(冷積)에 사용하는 처방으로, 허랭한 상태에서 현재 음식물이 소화기에 적체되어 복통, 소화불량, 설사 등을 일으키는 것도 냉적이며, 음식물이 모두 배출되었으나 음식물로 인한 소화기조직 손상이 미처 회복되지 못하여 복통, 소화불량, 설사 등이 나타나는 것도 냉적이라고 할 수 있다. 계강양위탕은 인삼양위탕에 온열성 약재인 육계와 건강이 더해졌기 때문에 냉적을 효율적으로 치료할 수 있는 처방이다.

노강양위탕은 본래 구학(久瘧)에 사용하는 처방인데, 몸이 허랭하면서 소화기가 연약하여 학질이 잘 낫지 않을 때 사용한다. 그러나 학질이 아니더라도 평소 배가 매우 차면서 복통, 설사, 소화불량이 나타났을 때도 사용할 수 있다. 마지막으로 향유양위탕은 인삼양위탕에 향유산을 더한 처방으로, 소화기가 연약한 상태에서 여름철에 배탈이 났을 때 사용한다. 여름에는 피부를 통한 열발산이 제한되기 때문에 열생산을 적게 하면서 소모를 많이 하는 방향으로 인체의 생리가 변화한다. 열생산을 줄이려면 조직을 이완시켜야 하므로 몸이 축 늘어지고 처지게 되는데, 이때 골격근이나 다른 조직처럼 소화기조직도 이완되어 늘어진 상태가 되면 소화기능이 저하되고 소화장애가 발생하기 쉽다. 이때 향유양위탕을 사용한다.

처방구성 처방구성을 보면 창출은 소화기의 운동성을 증가시키는 작용이 있는데, 실험을 통해 창출이 포함된 처방을 토끼에게 주입했을 때 장을 흥분시켜 연동운동(蠕動運動)을 일으키는 것으로 밝혀졌다. 창출은 이외에도 이뇨작용과 항염증작용이 있고, 중추신경계에 대한 억제작용이 있어 진정, 항경련작용을 한다. 진피는 이기제(理氣劑)로서 위장의 연동을 촉진하여 가스배출을 촉진하고, 향부자는 중추신경 억제작용으로 정신을 안정시키고, 식욕을 증진시키며 장관 평활근의 경련을 억제하여 소화관의 가스배출을 촉진한다.

후박은 위액분비를 억제하여 항궤양작용을 하며, 장경련을 억제하는 작용이 있다. 사인은 장관(腸管) 평활근을 이완시키며, 소화기의 운동을 촉진하여 음식물의 운송과 소화·흡수에 도움을 준다. 반하는 장관운동을 촉진하여 소화관에 정체된 음식물과 수분의 배출을 촉진하고, 중추성 구토나 점막자극으로 인한 구토를 억제한다. 적복령은 세뇨관의 재흡수를 억제하여 이뇨를 증진하므로 부종을 경감시키고, 곽향은 위장기능을 항진시킨다.

인삼은 말초혈류를 증진시키고 세포의 기능을 활성화시켜 에너지생산을 촉진한다. 또한 소화액 분비를 증진시켜 식욕을 강화하고 위장의 연동운동을 항진시켜 소화·흡수를 촉진한다. 초과는 소화관에 분포된 혈관운동을 강화하여 소화관 내의 혈류를 촉진한다. 감초는 소화관 평활근에 작용하여 경련을 억제하며 위산분비를 억제하고, 위점막을 보호하는 항궤양작용을 한다.

처방비교 **향사양위탕**과 비교하면 향사양위탕은 평위산에 전씨이공산을 합하고 사인, 백두구를 더한 처방으로, 인삼양위탕에 비하여 소도(消導)·하기작용(下氣作用)이 강하여 소화장애가 더욱 현저한 경우에 사용한다. 반면 인삼양위탕은 소화기가 선천적으로 약한 사람의 소화장애, 또는 소화장애를 겸한 가벼운 외감(外感)에 사용한다.

불환금정기산과 비교하면 불환금정기산은 소화기의 운동성저하와 담음울체로 인한 구토에 주로 사용하는 반면, 인삼양위탕은 불환금정기산을 사용해야 하는 경우보다 소화기허약이 더 심한 경우에 사용한다. 또한 두 처방 모두 가벼운 감기에 사용하지만 인삼양위탕의 감기 증상이 보다 가볍다.

곽향정기산과 비교하면 두 처방 모두 외감(外感)이나 내상(內傷), 외감을 겸한 내상에 사용한다는 공통점이 있다. 그러나 곽향정기산은 주로 피부가 엷고 소화기가 연약한 사람에게 사용하며, 외감 증상이 더 현저하고 구토, 설사 등 습체로 인한 증상이 두드러질 때 사용한다. 반면 인삼양위탕은 습체의 영향도 다소 있지만 선천적인 소화기연약이 더 현저할 때 사용한다.

활용사례

1-1. 식체(食滯), 소화불량(消化不良), 명치비(痞), 현훈(眩暈) 여 25세 소양성소음인 163cm 48kg
1-2. 소화불량(消化不良), 속뻐근통, 면부종(面浮腫), 복랭(腹冷), 족랭(足冷) 여 56세 태음인
1-3. 식체빈발(食滯頻發), 두통(頭痛), 피로(疲勞), 보약(補藥) 여 24세 소양성소음인

1-4. 만성체기(慢性滯氣) 여 51세 태음성소양인
2-1. 명치통, 소화불량(消化不良), 복랭(腹冷), 속쓰림, 속저림, 인건(咽乾) 여 74세 소음인
2-2. 상복통(上腹痛) 여 34세
2-3. 위통(胃痛), 월경불순(月經不順) 여 20세 소음인
2-4. 위통(胃痛), 소화불량(消化不良) 남 43세 태음인
2-5. 위통(胃痛), 가스참, 숙취(宿醉) 남 62세 소양성태음인 175cm 72kg
2-6. 위경련(胃痙攣), 상복통(上腹痛), 햇볕알레르기, 월경통(月經痛), 수족랭(手足冷) 여 34세 소음성소양인
2-7. 식상(食傷), 복통(腹痛) 남 45세 소양성소음인
2-8. 식후복통(食後腹痛), 식후즉변(食後卽便), 설사(泄瀉) 남 37세 태음인
2-9. 복통(腹痛) 남 35세 소음인
2-10. 복통(腹痛), 구토(嘔吐) 여 59세 태음성소음인
2-11. 복통(腹痛), 설사(泄瀉), 흉비(胸痞), 구건(口乾), 식욕부진(食慾不振) 여 53세 조성소양인
2-12. 복통(腹痛), 만성설사(慢性泄瀉), 식후즉변(食後卽便), 소화불량(消化不良), 오심(惡心), 피로(疲勞), 신중(身重) 남 15세 태음인
3-1. 위궤양(胃潰瘍), 속쓰림, 편두통(偏頭痛), 변비(便秘), 월경불순(月經不順), 소화불량(消化不良), 쥐남, 요중감(腰重感) 여 26세 소음인 164cm 53kg
3-2. 위궤양(胃潰瘍), 명치통, 설사빈번(泄瀉頻繁), 소화불량(消化不良) 여 61세 태음성소음인
3-3. 신물, 속쓰림 여 28세 156cm 48kg
4-1. 만성감기, 오한(惡寒), 인후(咽喉) 소양감(搔痒感), 도한(盜汗), 견통(肩痛), 복랭(腹冷) 남 54세 소음인
4-2. 기침, 가래 남 50세 소음인
4-3. 오한(惡寒), 두통(頭痛), 콧물, 가래, 도한(盜汗) 남 28세 태음성소음인 175cm
5-1. 미열(微熱), 설사(泄瀉), 식욕부진(食慾不振) 여 28세
6-1. 소변불리(小便不利), 하복부(下腹部) 불쾌감, 신중(身重) 여 35세 태음인 160cm
7-1. 여드름 여 18세

계강양위탕
1-1. 보약(補藥), 소변난(小便難), 복명(腹鳴), 소화불량(消化不良), 불면(不眠) 남 54세 소음인
1-2. 소화불량(消化不良), 식체(食滯), 생리통(生理痛) 여 29세 태음성소음인 166cm 56kg
2-1. 설사(泄瀉), 복통(腹痛), 식후즉변(食後卽便) 여 40세 소양인
3-1. 현훈(眩暈), 두중(頭重) 남 69세 태음인
4-1. 식후(食後) 울렁거림 여 26세 소음인 160cm 43kg

1-1. 식체(食滯), 소화불량(消化不良), 명치비(痞), 현훈(眩暈)

다음은 윤여빈 선생의 경험이다.

● 윤 ○ ○ 여 25세 소양성소음인 회사원 163cm 48kg 경기도 안양시 동안구 관양동

뼈대가 가늘고 피부가 엷으며 언행이 빠른 소양성소음인 여성으로 본인의 여동생이다.

① 10여 년 전부터 식체가 있는데 음식을 먹으면 바로 체하는 경우가 많고, 속이 막힌 듯한 느낌이 있다. ㉠ 속이 답답하고 더부룩하다. ㉡ 속쓰림이 있고 명치가 아프다. ㉢ 헛구역이 나오고 식체가 심하여 소화제를 항시 복용한다.

② 10여 년 전부터 양쪽 손목이 저리면서 손목 부위가 볼록 올라오고 손목 전체가 시리며 쑤신다. ③ 빈혈이 있으며 어지럼증이 있다. ④ 추위를 심하게 타며 더위도 타는 편이다. ⑤ 땀이 많다. ⑥ 손발이 약간 차며 몸 전체가 약간 차다. ⑦ 물을 많이 마신다. ⑧ 대변은 1일 1회 정도 본다. ⑨ 잘 놀라고 건망증이 있다. ⑩ 월경량이 많고 검붉다. ⑪ 월경통이 심하다. ⑫ 복직근연급(腹直筋攣急)이 있다.

손목이 시리고 저리며 기울(氣鬱)증상이 있는 여성의 식체를 목표로 인삼양위탕 본방으로 5일분 10첩을 투약했다. 보름 뒤에 확인해 보니, 약을 복용하고 3일이 지난 뒤부터 10여 년 간 지속되어 오던 식후 식체가 사라졌으며 명치비도 소실되고 어지럼증도 호전되었다고 한다. 그러나 손목이 시리고 저린 증상은 여전하다고 한다. 인삼양위탕을 복용하고 증상이 호전되고 효과가 있으므로 이번에도 인삼양위탕 본방으로 10일분 20첩을 투약했다. 두 달이 지난 후에 확인해 보니, 약을 복용하는 동안 식후 식체가 한 번도 없었고 어지럼증도 없어졌다고 한다.

1-2. 소화불량(消化不良), 속빼근통, 면부종(面浮腫), 복랭(腹冷), 족랭(足冷)

● 정 ○ ○ 여 56세 태음인 경기도 안양시 관양2동

보통 체격의 태음인 주부로, 슈퍼마켓을 운영한다. 본 한약방에서 통순산을 복용한 이후 좌골신경통과 양쪽 어깨 통증, 부종(浮腫), 신중(身重) 등이 소실된 경력이 있다. 이번에는 1달 전 생선회를 먹고 체한 뒤로

① 속이 빼근하다. ② 소화가 잘되지 않는다. ③ 얼굴이 잘 붓는다.

한 달 전에 생선회를 복용한 이후 발생한 속이 빼근한 통증과 소화불량을 목표로 인삼양위탕 2배량으로 10일분 20첩을 지어주었다. 7일 뒤에 약을 다시 지어달라며 내방했을 때 확인해 보니, 지난번 약을 복용한 이후 소화도 잘되고 속이 빼근하던 증상과 얼굴이 붓는 것도 좋아져 지금은 아주 괜찮다며 약을 더 지어달라고 한다. 약을 복용한 이후 소화불량이 격감되고, 속 빼근한 증세와 면부종이 격감된 것으로 보아 효과가 있다고 보고 같은 처방으로 5일분 10첩을 지어주었다. 14일 뒤에 확인해 보니, 두 번째 약을 복용하고 면부종이 완선히 소실되고 배와 다리가 찬 증상도 격감하였다고 한다.

1-3. 식체빈발(食滯頻發), 두통(頭痛), 피로(疲勞), 보약(補藥)

● 이 ○ ○ 여 24세 소양성소음인 회사원 경기도 의왕시 포일동 청아아파트

보통 체격이고 소양성소음인으로 보이는 여성이다.

① 2~3년 전부터 신경을 쓰면 식체가 빈발하며 체하면 속에서 넘어오려고 한다. ② 체하면 두통이 오고 때로는 한쪽만 아프기도 하고 때로는 전체적으로 아프기도 한다. ③ 평소에 잘 체하여 속이 답답하고 헛배가 부르며 트림이 나온다. ④ 힘들면 딸꾹질을 한다. ⑤ 대변은 1일 1~3회 정도 보지만 변비가 있고 우유를 마시면 설사한다.

⑥ 추위와 더위를 심하게 탄다. ⑦ 선풍기 바람과 에어컨 바람을 싫어한다. ⑧ 손발이 뜨겁다. ⑨ 피로하고 기운이 없다.

피로하고 기운이 없는 소양성소음인 여성의 식체빈발과 두통을 목표로 인삼양위탕 2배량으로 10일분 20첩을 지어주었다. 3년 후에 보약을 지으러 내방했을 때 확인해 보니, 그때 약을 복용한 후에 식체빈발과 두통이 없어졌으며 3년이 지난 지금까지 잘 지낸다고 한다. 이번에는 오후 4~5시경에 피로를 느낀다며 보약을 지어달라고 하여 인삼양위탕 2배량에 황기 3돈을 더하여 10일분 20첩을 지어주었다. 13개월 후인 다음해 11월에 다시 찾아왔을 때 확인해 보니, 두 번째 지어간 약을 복용하고 피로가 많이 호전되었다고 한다.

2-1. 명치통, 소화불량(消化不良), 복랭(腹冷), 속쓰림, 속저림, 인건(咽乾)

● 이 ○ ○ 여 74세 소음인 경기도 안양시 관양동 현대아파트

약간 작은 키에 약간 여윈 체구의 밝고 온화한 모습이며 조용한 말씨의 소음인으로 보이는 할머니이다. 젊어서부터 위장이 약하여 소화장애가 잦은 분으로 14개월 전에도 소화불량과 식도염, 장염으로 보중익기탕에 계지탕을 더하여 복용한 경력이 있다.

① 평소에 명치 부위가 아프고 부은 듯하다. ② 소화가 안 되어 주로 죽을 먹고 지내고 있다. ③ 배가 늘 차며 특히 식후에는 더 심해지고 ④ 동시에 명치 부위가 쓰리기도 하고 저리기도 한다. ⑤ 평소에 과일이나 날 채소, 김치, 주스, 찬 음식, 신 음식은 잘 먹지 못하고 이런 음식을 먹으면 즉시 복통이 있고 속이 쓰리다. ⑥ 배에 늘 바람이 들어오는 것 같고 서늘한 기분이다. ⑦ 식욕은 적거나 보통이다. ⑧ 선천적으로 소화기가 약한 편이다.

⑨ 음식은 따뜻하거나 뜨거운 것을 좋아한다. ⑩ 얕은 잠을 자는 편이며, 전에 불면증 경력이 있다.

위장이 약한 소음인 할머니의 복랭과 명치통, 소화불량을 목표로 인삼양위탕 2배량으로 10일분 20첩을 지어주었다. 13일 뒤에 다시 왔을 때 확인해 보니, 그 약 1첩을 먹은 뒤에 배가 아픈 것 같더니 저녁에 2첩을 먹은 뒤부터는 죽을 먹다가 밥 생각이 나서 밥을 먹었는데, 소화가 잘되고 복통도 없었다고 한다.

그 후로는 복통(腹痛), 소화불량(消化不良), 복랭(腹冷), 속이 쓰리거나 저린 증상, 배에서 바람이 나던 것이 모두 없어졌으며 대단히 좋아졌다고 한다. 그런데 약을 복용하기 시작한 지 7일째 되는 날에 돼지고기를 먹고 체한 뒤로 속쓰림 증세가 생겼다고 한다. 속이 쓰린 것은 2년 전부터 있어왔으나 이 약을 먹는 동안 전혀 못 느꼈다. 그러나 돼지고기를 먹고 체한 후에 다시 쓰리기 시작하는데

① 주로 저녁에 쓰리며 음식이 내려갈 때쯤 속이 쓰리다. ② 소화가 전보다는 잘되지만 체한 뒤 잘 안 된다고 한다.

③ 아울러 목이 마른다. ④ 체한 뒤에도 먼저 그 약을 계속 복용했다고 한다.

증상 또한 지난번과 같은 것이고 이번의 증상도 배가 찬 상태에서 발생한 것으로 보아 지난번과 같은 인삼양위탕 2배량으로 10일분 20첩을 지어주었다.

16일 뒤에 다시 확인해 보니 속쓰림, 소화불량, 인건 증세가 거의 모두 소실되었다고 한다. 이번에는 평소에 위장이 약하여 이러한 증상이 자주 발생하는 것으로 보이니 소화기를 튼튼하게 할 수 있는 보약을 지어달라고 한다. 위장과 전

신을 튼튼히 하는 보약을 지어달라는 할머니의 요청에 따라 인삼양위탕 2배량에서 인삼을 4돈으로 증량하고 계지부자탕을 합방하여 10일분 20첩을 지어주었다.

5개월 뒤에 확인해 보니, 약을 복용하고 몸이 대단히 건강해졌는데 요즘에 다시 식후 속쓰림 증세가 있다고 한다. 이 할머니가 배가 차지 않으면 증미이진탕을 사용하고 싶었으나 평소에 배가 차다는 점을 감안해야 하므로 이번에는 식후 속쓰림 증세를 목표로 사심탕류를 사용할까 하다가 보허탕 2배량에 반하 0.7돈, 치자 0.7돈, 모황련 0.7돈, 모려 2.5돈, 연육 2.5돈을 더하여 10일분 20첩을 지어주었다. 2개월 뒤에 불면증으로 약을 지으러 왔을 때 확인해 보니, 약을 복용할 때 탄산 증세가 많이 좋아졌으나 요즘에 다시 나타난다고 한다.

2-2. 상복통(上腹痛)

● 김 ○ ○ 여 34세 주부 경기도 남양주시 진접읍 장현리

보통 키에 피부가 흰 부인으로 평소에 소식(小食)하는데 약간만 과식하면 잘 체하는 편이다. 추석 전날에 돼지고기와 떡, 팥죽 등을 먹고 나서 목에 무엇이 걸린 것 같더니

① 3일 전부터 심하게 속이 울렁거리면서 구역질을 하고 토하며 화장실에 자주 간다. ② 배가 뒤틀리게 아프면서 통증으로 잠을 못 잤다고 한다. ③ 음식을 먹으면 배가 사르르 아프다. ④ 트림이 계속 올라오고 약간씩 느글거리면서 속이 개운하지 않다. ⑤ 윗배가 간헐적이지만 반복적으로 아프다. ⑥ 음식이 지나갈 때도 아프다. ⑦ 숨을 쉬면 명치 부위가 뻐근하게 아프며 걸음을 걸어도 아프다. ⑧ 음식을 먹으면 기운이 날 것 같은데, 아플 것 같아 먹지 못한다고 한다. 근래 며칠 동안 기운이 하나도 없다. ⑨ 3일간 서울에 있는 병원에서 진단받고 치료도 했으나 여전하다.

식체(食滯) 뒤에 발생한 오심(惡心), 구토(嘔吐)와 식후에 오는 반복적이고 간헐적인 위통(胃痛)을 목표로 인삼양위탕 2배량으로 3일분 6첩을 투약했다.

3일 후 다시 내방했을 때 확인해 보니, 그 약 1첩을 먹고 첫날에는 통증이 훨씬 줄어들고, 2일째에는 속이 편안해지는 것 같았으며, 6첩을 모두 복용한 후에는 복통이 씻은 듯이 나았다고 한다.

2-3. 위통(胃痛), 월경불순(月經不順)

● 김 ○ ○ 여 20세 소음인 직장인 경기도 안양시 평안동 초원럭키아파트

보통 키에 약간 마르고 예민하고 약해 보이는 소음인 아가씨로 보약을 지으러 왔다.

① 이틀 전에 매운 음식과 맥주 2잔 정도를 마신 후로 하루 종일 속이 뒤틀리고 콕콕 쑤신다. ② 상복부 전체가 아프며 특히 왼쪽이 심하다. ③ 월경이 끝난 후 다시 1주일 뒤에 월경이 다시 시작된다. ④ 아토피성 피부염으로 양쪽 다리와 오금이 거칠다. ⑤ 쉽게 피로하며 어깨가 아프고 혈색도 좋지 않다. ⑥ 방송일을 하기 때문에 살이 찌면 안 되며, 방송국에서는 살을 더 빼라고 한다. ⑦ 추위를 심하게 타고 더위를 약간 탄다. ⑧ 손발이 약간 차다. ⑨ 식욕은 좋지만 식사량은 적다. ⑩ 소화는 잘되지만 속이 쓰리고 배가 아프며 꾸르륵 소리가 나며 하품이 난다. ⑪ 설사를 하거나 대변이 토끼 똥처럼 나온다. ⑫ 잠이 부족하고 밤새 꿈을 꾼다. ⑬ 손이 떨린다. ⑭ 피로하고 아침에 잘 못 일어난다. ⑮ 월경시 아랫배와 허리에 통증이 심하고 냉대하(冷帶下)가 약간 있고 색이 맑고 희다.

추위를 심하게 타고 소화장애가 있는 아가씨의 식상(食傷)으로 인한 위통(胃痛)을 목표로 인삼양위탕 1.5배량으로 10일분 20첩을 지어주었다. 42일 뒤에 알레르기성 피부염과 감기로 다시 내방했을 때 확인해 보니, 지난번 약을 복용한 이후 위통(胃痛)과 월경불순(月經不順)이 소실되었다고 한다.

2-6. 위경련(胃痙攣), 상복통(上腹痛), 햇볕알레르기, 월경통(月經痛), 수족랭(手足冷)

● 김 ○ ○ 여 34세 소음성소양인 경기도 안양시 동안구 관양1동

① 20여 년 전에 위경련이 자주 발생했었는데, 최근 3개월간 집 매매 문제로 신경을 많이 쓴 이후 15일 전에 위경련이 재발했다. ② 일주일 전부터는 심해져서 이틀에 1번 정도 위경련이 발생한다. ③ 위경련시 명치 부위가 뒤틀리고, 뭉치면서 상복부 전체가 아프다. ④ 밤에도 복통이 발생한다. ⑤ 소화가 안 될 때는 배가 차다. ⑥ 초경 때부터 월경을 할 때는 위경련 증상처럼 복부가 단단하게 뭉치면서 아프다. ⑦ 둘째 아들을 출산한 후부터 견통(肩痛)이 있다. ⑧ 햇볕알레르기가 있다. ⑨ 더위를 탄다. ⑩ 아랫배, 윗배가 모두 약간 차다. ⑪ 식욕과 소화력은 좋고 뜨거운 음식을 좋아한다. ⑫ 잠은 잘 잔다. ⑬ 간혹 신경을 쓰면 가슴이 두근거리고 불안, 초조하다.

배가 차고 뜨거운 음식을 좋아하는 주부의 위경련을 목표로 인삼양위탕 2배량에 기울(氣鬱)을 감안하여 소엽 2돈을 더하고 몸과 배가 차다는 점을 감안하여 건강 1.5돈을 더하여 10일분 20첩을 지어주었다.

10개월 후에 매핵기 증상이 있어 약을 지으러 왔을 때 확인해 보니, 약을 복용한 후에 위경련은 거의 없어지고 복통은 소실되었으며 햇볕알레르기도 격감하였다고 한다. 또한 월경시 복통도 소실되었으며 손발도 많이 따뜻해졌다고 한다.

2-7. 식상(食傷), 복통(腹痛)

● 이 ○ ○ 남 45세 소양성소음인 경기도 안양시 관양동 대화아파트

키가 크고 피부가 희며 보통 체격으로 필자의 경험이다. 어제 낮에 해안에 있는 음식점에서 장어구이와 장어회를 먹었는데 남은 음식이 아까워 과식한 탓인지

① 식후부터 어젯밤까지 배가 부르고 소화가 안 되었는데, 이러한 상태로 그냥 잠을 잤다. ② 다음날 아침 새벽 6시에 잠이 깨었는데 그때부터 상복부가 계속하여 뒤틀리고 아파왔다. ③ 그래도 참아가며 2시간 동안 견뎠는데, 통증이 여전하여 아침은 먹지 못하고 꿀물만 마신 채 간헐적으로 발생하는 복통을 참으며 한약방으로 출근했다. 출근하면서 전화를 하여 인삼양위탕 본방으로 2첩을 달여 놓으라고 했다. 한약방에 출근하여 10시 무렵에 인삼양위탕 1첩을 복용했다.

인삼양위탕을 복용한 뒤부터는 간헐적으로 발생하는 복통이 없어졌으며, 점심과 저녁은 죽을 먹었고 오후 5시에 나머지 인삼양위탕 1첩을 복용했으며, 그 후로는 복통이 발생하지 않았다.

2-8. 식후복통(食後腹痛), 식후즉변(食後卽便), 설사(泄瀉)

● 김 ○ ○ 남 37세 태음인 경기도 안양시 관양동

보통 키에 마르고 목소리가 가는 태음인 남성이다.

① 몇 달 전부터 갑자기 식욕이 없어지면서 체중이 줄었는데 원래부터 편식을 했다. ② 역시 몇 달 전부터 음식만 먹으면 배가 살살 아프고 식후에 바로 대변을 본다. ③ 4년 전 갑자기 갈증이 나고 소변이 잦아서 병원 검사를 했더니 당뇨로 진단받았고 체중이 10kg 정도 줄었으며 현재도 병원에서 인슐린 주사를 맞고 있다. ④ 설사를 한다. ⑤ 선풍기 바람과 에어컨 바람을 싫어한다. ⑥ 식욕이 없고 식사량이 적은 편이다. ⑦ 잠귀가 밝고 가끔 꿈을 꾼다. ⑧ 피로하고 가끔 기운이 없다.

식후복통을 목표로 인삼양위탕 2배량에 산사 2돈, 신곡 2돈을 더하여 10일분 20첩을 지어주었다.

16일 뒤에 다시 내방했을 때 확인해 보니, 지난번 약을 복용한 이후 식후복통과 식후즉변이 경감되고 설사가 소실되었다고 한다.

3-1. 위궤양(胃潰瘍), 속쓰림, 편두통(偏頭痛), 변비(便秘), 월경불순(月經不順), 소화불량(消化不良), 쥐남, 요중감(腰重感)

다음은 강신열 선생의 경험이다.

● 정 ○ ○ 여 26세 소음인 164cm 53kg 광주광역시 북구 용봉동

얼굴이 길며 볼 살이 없고 말할 때 윗잇몸이 드러나는 여성이다.

① 속쓰림이 심하다. 병원에서 미란성위궤양으로 진단을 받았다. ② 소화력은 보통인 것 같으나 가끔 명치가 아려온다. 공복시에는 더욱 심해진다. ③ 편두통이 심해 찌릿찌릿하며 벌레가 머릿속을 기어가는 듯하다. ④ 팔을 펼 때 팔꿈치 안쪽 부위가 땅기듯이 아프다. ⑤ 피로하면 견갑골(肩胛骨) 부위에 뻐근한 통증이 있다. ⑥ 허리가 항상 묵직하고 땅긴다. ⑦ 조금만 서 있어도 종아리가 땅기고 아프며 쥐가 가끔 난다. ⑧ 대변을 2~3일에 한 번 보며 대변이 된 편이다. ⑨ 월경통이 매우 극심하며 하복, 허리, 가슴, 머리, 전신이 매우 고통스럽다. ⑩ 추위를 심하게 탄다. ⑪ 일할 때 얼굴과 이마에 땀이 약간 난다. ⑫ 손발이 약간 차다. ⑬ 잠을 깊게 잘 수가 없고 잠귀가 밝으며 밤새 꿈을 꾼다. ⑭ 간혹 눈 주위가 뻑뻑하다. ⑮ 월경주기가 50일 간격으로 부정확하다.

소음인 아가씨의 위궤양증상과 속쓰림, 편두통 등 증상을 목표로 인삼양위탕 본방으로 20일분 40첩을 투약했다. 약을 복용한 후에 확인해 보니, 병원에서 검사에서 위궤양증상이 호전되었다고 하며, 소화가 잘되고 공복시 속쓰림 증상이 현저하게 감소했다고 한다. 또한 편두통과 팔꿈치가 땅기는 증상이 호전되고 약을 복용한 후에는 한 번도 다리에 쥐가 난 적이 없었다고 한다. 월경주기가 30~40일 간격으로 거의 일정해졌고 대변을 매일 아침 규칙적으로 보게 되었으며 항상 허리가 묵직하고 땅기는 듯한 느낌도 많이 좋아졌다고 한다.

4-1. 만성감기, 오한(惡寒), 인후(咽喉) 소양감(搔痒感), 도한(盜汗), 견통(肩痛), 복랭(腹冷)

● 송 ○ ○ 남 54세 소음인 회사원 서울특별시 강남구 개포동 우성아파트

보통 키에 여위고 혈색이 없는 전형적인 소음인으로 보이는 남성으로 감기가 오래 지속되면서 잘 낫지 않아 아는 분의 소개로 왔다고 한다.

① 2개월 전에 발생한 감기 때문에 종일 으스스 추워서 기분이 나쁘고 고통스럽다. 평소에도 감기에 걸리면 오래간다. ② 2개월 전부터 목안이 가렵고 부어서 헐어 있는 느낌이 있다. ③ 3~4개월 전부터 피로할 때는 도한이 발생한다. ④ 전중(膻中) 부위와 좌측 가슴의 심장 부위가 답답하다. ⑤ 5년 전부터 무릎이 차고 바람이 나서 무릎을 헝겊으로 감고 있다. ⑥ 4년 전부터 어깨가 아프고 무겁다. ⑦ 입속이 잘 헌다. ⑧ 몸이 피로하다. ⑨ 추위를 타며 손발

이 차다. ⑩ 늘 윗배가 차서 불편하다. ⑪ 뜨거운 음식과 단 것을 좋아하나 차고 신 것은 싫어하며, 찬 것을 먹으면 속이 불편하다. ⑫ 식욕이 좋고 전에 위궤양(胃潰瘍)을 앓은 경력이 있다. ⑬ 손바닥은 얇고 무르다. 또 손등에 검버섯 같은 점이 여러 개 있다. ⑭ 혀 둘레에 굴곡이 있다. ⑮ 그간 병원, 약국, 한의원 등에서 치료를 해왔으나 전혀 차도가 없었다.
그간 치료효과가 전혀 없자 몹쓸 병이 아닌가 하여 내심 걱정을 많이 해온 듯하다. 상복(上腹)이 찬 소음인의 오한(惡寒)과 만성감기를 목표로 인삼양위탕 2배량으로 5일분 10첩을 지어주었다. 13일 뒤에 약을 1제만 더 지어달라는 전화가 왔을 때 확인해 보니, 약을 복용하고 오한은 격감했으나 아직 약간씩 으스스 춥고 인후부의 소양감(搔痒感)은 현저히 줄어들었고 도한(盜汗)도 격감하였다고 한다. 또한 복랭(腹冷)이 호전되고 견통(肩痛)이 없어졌으나 흉비(胸痞), 슬랭(膝冷), 구미(口糜) 증세는 아직 잘 모르겠다고 한다. 본인의 요청대로 지난번과 같은 처방으로 10일분 20첩을 지어주었다.

4-2. 기침, 가래

● 박 ○ ○ 남 50세 소음인 경기도 의왕시 학의동
보통 체격으로 우울해 보이는 소음인 남자이다.
① 8개월 전 매제가 죽은 이후 술을 많이 마셨으며 그 후로 체중이 많이 감소했다. ② 5개월 전부터 감기에 걸려 기침이 심하다. ③ 기침은 새벽에 주로 심하며 낮에도 간혹 기침을 한다. ④ 가래도 있으며 간혹 가래에 피가 섞여 나오기도 한다. ⑤ 아침에 간혹 콧물이 나온다. ⑥ 하루에 1번 정도 미열이 난다. ⑦ 간혹 가슴이 조인다. ⑧ 지나친 음주로 헛구역질이 난다. ⑨ 손발이 차고 추위를 많이 탄다. ⑩ 발과 다리에 쥐가 자주 난다.
음주 과다로 체중이 많이 빠진 소음인의 새벽에 심한 기침, 가래 및 혈담(血痰)을 목표로 인삼양위탕 2배량에 소엽 2돈을 더하여 10일분 20첩을 지어주었다.
2주 후에 다시 왔을 때 확인해 보니, 지난번 약을 복용한 이후 기침, 가래, 콧물 증세는 감소했으나 미열과 가래에 피가 섞여 나오는 것과 가슴이 조이는 느낌은 여전하다고 한다. 그리고 식욕은 좋아졌으나 위가 뻐근하고 소화가 덜 되는 느낌이라고 한다. 기침과 가래가 좋아졌으나 미열(微熱)과 혈담이 여전하므로 신체가 허약한 사람의 기침형 감기에 주로 사용되며 발열 감기에도 쓸 수 있는 삼소음 2배량으로 10일분 20첩을 지어주었다.
20일 뒤에 부인에게서 전화가 왔다. 병원에서 폐결핵으로 진단받았으니 한약을 그만 복용하고 싶단다. 병원에서 치료받으시라고 권유했다.

4-3. 오한(惡寒), 두통(頭痛), 콧물, 가래, 도한(盜汗)

다음은 조용준 선생의 경험이다.

● 김 ○ ○ 남 28세 태음성소음인 175cm 서울특별시 구로구 구로동
얼굴은 열기 없이 창백하며 입술이 벌어져서 푸른 기가 돈다. 기육(肌肉)이 엷다. 4일 전 찬 방에서 자고 난 뒤부터
① 오한(惡寒)과 두통(頭痛)이 있다. ② 가래와 맑은 콧물이 나온다. ③ 열은 없다. ④ 추위로 인한 떨림이 있다. ⑤ 평소 잘 체하기 때문에 감기 걸린 지 이틀 후부터 속까지 막혀서 답답하다. ⑥ 복통(腹痛)과 설사(泄瀉)도 있다. ⑦ 잘 때는 도한(盜汗)이 있다. ⑧ 손발이 차고 추위를 많이 탄다. ⑨ 소화기가 약해서 장염에 자주 걸리며 편도선도 자주 붓는다. ⑩ 환절기에는 어김없이 감기에 걸린다. ⑪ 턱 디스크가 있다. ⑫ 비염(鼻炎)이 있다.
⑬ 말은 빠르지 않으며 약간 차분한 성격이다.
평소 몸이 차고 소화장애가 잦은 체열이 낮은 소음인 남자의 감기와 소화장애를 목표로 인삼양위탕 본방에 인삼을 2배량으로 하고 육계 1돈, 천궁 1돈, 소엽 1돈을 더하여 5일분 10첩을 투약했다.
1. 약을 1첩 복용한 후에 식체가 소실되었다.
2. 다시 1첩을 먹고 잔 후에는 속이 편하고 복통과 설사 증상이 소실되었다.
3. 또한 콧물이 말라서 나오지 않고 오히려 콧속에서 열감이 느껴지기도 한다.
4. 오한이 사라졌다.
5. 두통도 모두 소실되었다.
6. 다만 인삼양위탕을 복용하면서도 기운이 없다고 호소한다.
이는 인삼의 양이 많아서인지 아니면 감기로 인해 체력이 소모되어서인지는 잘 모르겠다. 코에 열이 난다는 것을 보면 인삼양위탕이 조(燥)하기 때문에 코가 마른 것이라 생각된다. 전에도 느낀 것이지만 소화기와 관련된 처방을 소화기가 약한 사람에게 사용하면 피로감을 호소하는 경우가 있다. 그 이유는 원래 소화기에 힘이 없는데 강제로 운동을 시키기 때문에 피로감을 느끼는 것으로 사료되며 다음번 약을 쓸 때 참고할 만하다. 이 경우는 허랭한 상태에 있는 만큼 인삼양위탕이 아닌 오적산을 사용했어도 좋은 결과가 있었으리라 생각된다.

5-1. 미열(微熱), 설사(泄瀉), 식욕부진(食慾不振)

다음은 김수진 선생의 경험이다.

● 김 ○ ○ 여 28세 학생 서울특별시 노원구

매우 마른 체격으로 얼굴과 피부가 흰 편이고 냉성(冷性) 체질을 가졌다.

① 오후가 되면 피로(疲勞)하고 두통이 있으며 미열(微熱)이 난다. ㉠ 1달 전부터 감기가 있었는데 발열 증상이 있으면서 피로했다. ② 아침에 일어나면 배가 사르르 아프면서 설사한다. 평소에 대변이 무른 편이며, 배탈이 잘 난다. ③ 식욕이 없다. ④ 자꾸 잠이 온다. ⑤ 아랫배가 찬 편이다. ⑥ 찬 음식이나 몸에 맞지 않는 음식을 먹으면 설사한다.

평소에 대변이 무른 편인 여성의 감기로 인한 미열과 설사를 목표로 인삼양위탕 본방으로 5일분 10첩을 투약했다. 약을 모두 복용한 후에 확인해 보았다.

1. 오후에 발생하던 미열이 사라졌다.
2. 아침에 배가 사르르 아프면서 설사하던 증상이 없어졌다.
3. 식욕이 좋아졌다.
4. 컨디션이 조금 나아졌다.
5. 약을 절반 정도 복용한 후부터 모두 복용할 때까지 왼쪽 윗눈꺼풀이 떨리는 증상이 나타났다. 약을 모두 복용한 후에도 며칠 동안 이러한 증상이 있다가 사라졌다.

6-1. 소변불리(小便不利), 하복부(下腹部) 불쾌감, 신중(身重)

다음은 이명재 선생의 경험이다.

● 이 ○ ○ 여 35세 태음인 160cm 경기도 안양시 동안구 호계동

피부는 하얀 편이고 7년 전에 첫아이를 낳고 살이 빠지지 않고 있으며 1년 전에 둘째아이를 출산했다.

① 2개월 전에 감기에 걸렸는데 낫는 듯하면서 잘 낫지 않고 피로하고 기운이 없다. ② 소변이 잘 나오지 않아 힘들다. ③ 하복부의 등 쪽에 약간 둔탁한 느낌이 있고 타격시 통증이 있다. ④ 살이 쪘으나 사지(四肢)가 항상 차고 피곤하다. 둘째아기를 돌보느라 기운이 많이 빠졌다. ⑤ 심하진 않으나 시댁에서 스트레스를 받고, 근래 남편이 해외근무를 나가게 되어 외롭다.

비인(肥人)체질에 사지(四肢)가 냉(冷)한 것은 기허(氣虛)로 생각되며 허로로 인한 만성 감기증상도 역시 기허로 인해 발생한 것으로 생각되어 인삼양위탕을 사용하기로 결정하고, 인삼양위탕 1.5배량에 하초(下焦)에 열(熱)이 많이 쌓인 것으로 판단되어 황금 1.5돈을 더하여 10일분 20첩을 투약했다.

약을 복용한 지 2일째에는 소변이 잘 나오고 하복부가 답답했던 느낌이 많이 해소되었다. 5일째에는 소변에는 아무런 문제가 없고 기운도 많이 난다. 10일째에는 몸이 많이 가벼워지고 의욕도 생겨 살을 뺄 생각을 하게 되었다.

다음은 계강양위탕의 활용사례이다.

1-1. 보약(補藥), 소변난(小便難), 복명(腹鳴), 소화불량(消化不良), 불면(不眠)

● 노 ○ ○ 남 54세 소음인 충청북도 청원군 남일면 신송리

보통 키에 보통 체격인 소음인 남자로 보약을 지으러 왔다.

① 4~5년 전부터 소변이 마려운데, 잘 나오지 않고 피로하면 더 심하다. ② 뱃속에서 출렁출렁하는 물소리가 들리고, 20세 전후부터는 식후에 곧바로 일을 하면 소화가 안 된다. ③ 소변을 보는 횟수는 보통이며 시원하지 않고 찔끔거린다. ④ 손발과 아랫배가 차다. ⑤ 잠을 잘 못 잔다. ⑥ 초등학교 때부터 소화가 잘 안 되었고 평소에 잘 체하는 편이며 헛배가 부르고 가스가 차며 속이 쓰리고 트림이 나온다. 병원에서는 위궤양이라고 한다. ⑦ 식욕은 보통이며 식사량이 적다. ⑧ 추위를 많이 탄다. ⑨ 따뜻한 음식을 좋아하고 담배는 피우지 않고 술은 가끔씩 마신다. ⑩ 손발이 저리고 쥐가 난다. ⑪ 뒷목이 땅기고 무겁고 뻐근하다. ⑫ 눈이 침침하다. ⑬ 귀가 멍멍하고 가렵다. ⑭ 땀이 없는 편이다. ⑮ 대변은 1일에 2회 정도 보며 묽고 배가 묵직하다.

복명(腹鳴)이 있으며 소화기가 약한 소음인 남자의 소변난과 소화불량을 목표로 인삼양위탕 3배량에 손발이 차고 추위를 탄다는 점을 감안하여 계지탕을 합방하고 녹용 1돈을 더하여 10일분 20첩을 지어주었다.

10일 후인 2월 초순에 다시 약을 지으러 왔을 때 확인해 보았다.

소변이 시원치 않던 것이 많이 호전되고 복명이 사라졌다고 한다. 아울러 손발과 아랫배가 찬 증세가 경감되고 밤에 잠을 잘 자게 되었다고 한다.

2-1. 설사(泄瀉), 복통(腹痛), 식후즉변(食後卽便)

● 고 ○ ○ 여 40세 소양인 경기도 안양시 비산3동 파크아파트

보통 체격에 소양인으로 판단되는 가정주부이다.

① 처녀 때부터 위가 수시로 아프고 뻐근하며 뿌듯하다. ② 오래 전부터 1달에 20일 정도 설사하며 설사시 배가 아픈데 2달 전부터 심해졌다. ③ 식후에 바로 대변을 본다. ④ 추위를 심하게 타고 더위도 약간 타며 선풍기 바람과 에어컨 바람을 싫어한다. ⑤ 식욕이 별로 없다. ⑥ 가스가 차고 속이 느글거리며 더부룩하다. ⑦ 빈속이면 속이 쓰리고 뻐근하다. ⑧ 밤새 꿈을 꾸고 기억은 나지 않는다. ⑨ 숨이 찬다. ⑩ 신경을 쓰면 머리가 아프고 어지럽다. ⑪ 왼쪽 허리와 무릎이 쑤신다. ⑫ 피로하고 기운이 없다. ⑬ 움직이면 땀이 많이 난다. ⑭ 손과 발이 저리다. ⑮ 경혈(經血)의 색이 검붉고 냉대하(冷帶下)가 심하다.

추위를 심하게 타는 소양인 주부의 위통, 설사, 식후즉변을 목표로 인삼양위탕 2배량에 허랭을 감안하여 육계 1돈, 건강 1돈을 더한 계강양위탕으로 10일분 20첩을 지어주었다.

10일 뒤에 다시 내방했을 때 확인해 보니, 약을 복용하는 중에 설사와 식후즉변이 소실되어 2일에 1번 정도 대변을 본다고 한다. 또한 설사시 배가 아픈 것도 1일 1~2회 정도로 줄었으며 통증도 약해졌다고 한다.

3-1. 현훈(眩暈), 두중(頭重)

● 권 ○ ○ 남 69세 태음인 경기도 안양시 안양7동 준마아파트

약간 뚱뚱하고 키가 작은 태음인 할아버지로 제주도에 직장이 있으며 해발 450m에서 생활한다고 한다.

① 4일 전 체한 이후로 어지럽고 머리가 멍하다. ② 전부터 간혹 목이 아팠는데 근래에 심하다. ③ 생활하는 곳이 고지대로 건조해서 그런지 입술이 마른다. ④ 평상시 위장이 약하여 자주 체한다. ⑤ 체하면 간혹 어지럽고 머리가 멍하다. ⑥ 피로하면 잘 체하는 것 같다. ⑦ 식욕은 보통이다. ⑧ 손발이 차고 윗배도 차다. ⑨ 대변이 묽은 편이다. ⑩ 소변을 자주 본다. ⑪ 피로가 극심하다.

평상시 잘 체하며 윗배가 찬 태음인 할아버지의 식체로 인한 현훈, 두중을 목표로 인삼양위탕에 계지와 건강을 더한 계강양위탕을 사용하기로 하고 보기(補氣)를 위하여 황기 3돈을 더하여 10일분 20첩을 투약했다.

1년 8개월 뒤에 서울경마장에서 조교사로 있다는 최 ○ ○라는 분이 어지러움이 심하여 약을 지으러 왔다. 자기 동네 어른 한 분이 어지러운 증세가 있었는데, 여기서 한약 1제를 먹고 치료되었다고 하여 자기도 찾아왔다는 것이다. 그래서 성함을 확인해 보니 제주도 할아버지인 권○○ 씨라고 했다. 비록 치료가 되었다고 하지만 그간의 경과를 직접 듣지 못하여 조금 안타까웠다.

4-1. 식후(食後) 울렁거림

다음은 박범수 선생의 경험이다.

● ○ ○ ○ 여 26세 소음인 초등학교 교사 160cm 43kg

흰 피부를 가진 선생님으로 어릴 때부터 소화기가 약해 잘 체했는데, 3년 전에 직장생활을 시작하면서 편안한 상태에서 식사를 하는 횟수가 적어져서인지 속쓰림, 소화불량 등의 증상이 있었다.

① 2주전 계속된 회식(주로 육식) 후부터 밥을 먹고 나면 속이 울렁거리고 답답하다. ㉠ 밥을 먹을 때에는 괜찮고 밥은 잘 먹는다. ㉡ 멀미를 하는 것처럼 울렁거리고 토할 것 같다. ② 가끔 밥을 안 먹었을 때 속이 쓰리듯이 아프다. ③ 아침에 일어나면 얼굴과 다리, 발 등이 붓는데 특히 얼굴이 붓는다. ④ 여드름이 생기는데 주로 입과 턱, 이마, 코 주위에 생긴다. ⑤ 월경주기가 일정치 않다. ⑥ 더위와 추위를 타는 편이다. ⑦ 평소에 소화력이 약하고 식사량이 1공기 이하이다. ⑧ 헛배가 부르고 가스가 찬다. ⑨ 손발이 약간 차다. ⑩ 뒷목이 뻐근하다. ⑪ 전신이 피로하고 아침에 일어나기 힘들다. ⑫ 대변은 1일 2~3회 보는데 가늘다.

속이 울렁거리는 것이 주증상이므로 거담(祛痰)하는 약성이 있으면서 소화기의 운동성을 증가시킬 수 있는 처방을 검토한 끝에 평진탕에 곽향, 인삼, 초과가 더해진 인삼양위탕을 사용하기로 하고, 인삼양위탕 2배량에 추위를 타고 손발이 찬 것을 감안하여 계지 2돈, 건강 2돈을 더하여 10일분 20첩을 투약했다. 얼마 후에 확인해 보았다.

1. 식후에 속이 울렁거리는 느낌과 속쓰림이 없어졌다.
2. 월경주기가 일정해졌다.
3. 소화기능이 좋아졌다.
4. 대변을 보는 횟수가 1일 1~2회로 줄어들었고, 대변의 상태도 좋아졌다.
5. 전신피로와 여드름이 호전되었다.

風 寒 暑 濕 燥 火 內傷 虛勞 霍亂 嘔吐 咳嗽 積聚 浮腫 脹滿 消渴 黃疸 瘧疾 邪祟 身形 精 氣 神 血 夢 聲音 津液 痰飮 蟲 小便 大便 頭 面 眼 耳 鼻 口舌 牙齒 咽喉 頸項 背 胸 乳 腹 腰 脇 皮 手 足 前陰 後陰 癰疽 諸瘡 婦人 小兒

中統17 寶 향소산 香蘇散

香附子 蘇葉 各二錢 **蒼朮** 一錢半 **陳皮** 一錢 **甘草**炙 五分 **葱二本 薑三片**

[出　典]
世醫得效方 卷一方 : 治四時傷寒 頭身痛 寒熱 傷風 傷濕 時氣瘟疫
方藥合編 : 治 四時傷寒 頭身痛 寒熱 傷風 傷濕 時氣瘟疫
① 手足痲痹因濕者 加麻黃·桂枝·羌芷·木瓜　② 加川芎·白芷 名[芎芷香蘇散]
[活套鍼線] 表症(寒) 魚蟹積(積聚) 風痹(風) 痲木(皮)
※ 궁지향소산(芎芷香蘇散) : 風寒痛(頭)
[適 應 症] 감모, 두통, 발열, 오한, 기침, 코막힘, 콧물, 알레르기성비염, 몸살, 호흡곤란, 가래, 중이염, 이통, 신경증, 울병, 신경쇠약, 흉비, 불면, 현훈, 편두통, 두중, 이롱난청, 소화불량, 대변빈번, 트림, 오심, 상복통, 복통, 매핵기, 담마진, 어육중독, 자가중독,

처방설명 향소산은 찬 기온에 감촉되어 감기(感氣)에 걸렸거나 피부에 감각장애가 나타났을 때 사용하며, 스트레스나 감정의 변화로 인해 조직이 긴장(緊張)되어 흉비(胸痞), 소화불량(消化不良), 마비감(痲痹感) 등이 발생했을 때 사용한다. 물론 이러한 증상이 단독으로 나타났을 때도 사용하지만 서로 복합되어 나타났을 때도 사용할 수 있다. 즉 감기(感氣)와 소화불량(消化不良)이 겸해 있는 경우, 소화불량(消化不良)과 흉비(胸痞)가 겸해 있는 경우, 흉비(胸痞)와 감기(感氣)가 겸해 있는 경우에 모두 사용한다.

향소산을 이해하기 위해서는 추위에 대한 인체의 반응으로 감기 증상이 나타나는 기전과 스트레스나 감정변화에 의한 흉비(胸痞)나 소화불량(消化不良)이 나타나는 기전을 각각 이해해야 하며, 또한 이들의 공통점을 이해해야 한다. 먼저 추위에 대한 인체의 반응으로 감기 증상이 나타나는 기전은 다음과 같다. 사람은 약 36.5℃의 일정한 체온을 유지하기 위해 끊임없이 열을 발생시킨다. 그래서 기온과 습도가 높은 여름철에는 열생산을 억제하게 되고, 그 결과 몸이 처지고 식욕이 없어지는 증상이 나타나기도 한다. 반면 환절기나 겨울철에는 체온을 유지하기 위해 열생산을 증가시키는 방향으로 생리가 변하게 되는데, 부신피질에서 분비되는 당질코르티코이드와 갑상선에서 분비되는 티록신이 간과 근육에 작용해 물질대사를 촉진하여 열발생량을 증가시키는 역할을 한다. 즉 당질코티코이드와 티록신은 골격근을 긴장(緊張)시켜 인체의 '전율(戰慄)'을 주도함으로써 열발생량을 증가시킨다. 소변을 보면 몸이 떨리는 것도 같은 이치인데, 따뜻한 소변이 몸에서 한꺼번에 빠져나갈 경우 체온이 떨어지는 것을 방지하기 위해 순간적으로 몸을 떨어 열생산을 증가시키는 것이다. 이러한 근육운동과 떨림은 평상시의 4배까지 열을 생산할 수 있어 체온을 유지하는 데 중요한 역할을 담당한다.

문제는 추위에 대응하기 위해 몸에서 이렇게 열을 발생시킬 뿐 아니라, 외부로 열을 빼앗기지 않기 위해 피부를 수축시킨다는 것이다. 피부가 수축되면 동정맥연결(動脈靜脈連結)을 통해 혈액순환이 유지되면서도 말초혈관으로 혈액이 흐르지 않기 때문에 체열발산을 최소화할 수 있다. 그러나 이런 상태가 오래 지속될 경우 말초혈관을 통해 영양과 산소를 공급받는 조직에 손상이 발생할 수 있기 때문에 인체에서는 최대한 열을 발생시켜 체온을 유지하면서도 수축되어 있는 피부를 이완시키려고 한다. 그래서 근육을 더욱 긴장(緊張)시켜 열생산을 촉진하게 되는데, 피부가 수축되어 있는 상태이기 때문에 피부에 열이 울체되어 압력이 높아지게 되고, 압력이 높아졌기 때문에 이차적으로 통증이 발생한다. 그래서 감기에 걸리면 몸에서 열이 나면서 두통(頭痛)과 신체통(身體痛)이 발생하는 것이다. 따라서 조문의 '頭身痛두신통과 寒熱한열'은 감기에 걸

렸을 때 인체가 추위에 대응하는 과정에서 나타나는 증상이다.

이럴 때 향소산을 사용하면 긴장되어 있는 근육과 수축되어 있는 피부를 이완시켜 주기 때문에 신체통(身體痛)과 발열(發熱)을 동시에 치료할 수 있다. 그러나 추위에 대한 이러한 반응은 피부에서만 일어나는 것이 아니라 호흡기점막에서도 일어나기 때문에 기침이나 콧물, 코막힘이 나타날 수 있고, 감기에 대응하는 과정에서 소화기능이 떨어질 수 있어 소화불량이 나타날 수도 있다. 따라서 향소산은 위의 모든 증상이 혼재되어 나타나는 혼합감기에 주로 사용한다.

활투침선을 보면 상한 표증(表症)에 사용하는 처방으로 분류되어 있는데, 발열, 오한, 두통, 신체통, 비색, 코막힘, 기침 등 주로 표부(表部)에 국한된 증상이 나타나기 때문이다. 그러나 이러한 증상이 나타났을 때 무조건 향소산을 사용할 수 있는 것은 아니며, 신체조건으로 볼 때 평소 체열이 높고 건실한 사람도 아니고, 아주 허랭한 사람도 아닌 중간 정도의 신체조건을 가진 사람에게 사용하며, 평소 신경이 예민하거나 소화기가 약한 사람에게 적합한 경향이 있다.

향소산을 이해하기 위해서는 추위로 인해 감기에 걸리는 것뿐 아니라 스트레스나 정신적인 긴장에 의한 인체의 반응을 이해해야 하는데, 사실 원인이 다를 뿐이지 인체의 반응은 거의 비슷하다. 즉 추위를 만났을 때도 피부가 수축되기 때문에 몸이 떨리거나 얼굴이 창백해지는 증상이 나타나지만, 공포감을 느끼거나 스트레스를 받았을 때도 근육이 수축하고 피부혈관의 혈액공급이 줄어들기 때문에 닭살이 돋는 등 거의 비슷한 반응이 나타난다.

따라서 스트레스를 받으면 기육이 긴장되어 견통(肩痛)이나 항강(項強)이 발생하고, 기육이 긴장되어 있으면 기육 속에 포함된 혈관이 위축되기 때문에 심장에서 말초까지 혈액을 보내는 데 부하가 걸려 가슴이 답답해지고 심하면 흉통이 발생하기도 한다. 이럴 때 향소산을 사용하면 조직의 긴장과 위축을 풀어주어 흉비(胸痞)와 흉통(胸痛)을 치료할 수 있다. 또한 위와 같은 현상은 소화기에서도 나타날 수 있어 소화불량이 발생하기도 한다.

활투침선을 보면 어해적(魚蟹積)에 사용하는 처방으로 분류하고 있다. 어해적은 식상(食傷)의 종류일 뿐이며, 향소산에는 후박이 빠진 평위산이 들어 있고 향부자와 소엽 역시 소화기능을 조절하는 작용이 있어 어해적에 사용하는 것이다. 종합해 보면 향소산을 감기에도 사용하고, 긴장으로 인한 흉비, 흉통 등에도 사용하는 것은 긴장된 기육(肌肉)을 풀어주는 약성이 있기 때문이다.

활투침선을 보면 마목(痲木)과 풍비(風痹)에 사용하는 처방으로 분류하고 있다. 마목은 기육의 감각이 둔해지거나 기육이 뻣뻣해지는 증상인데, 외감(外感)이나 정신적인 긴장으로 인해 기육이 수축되어 말초까지 혈액공급이 원활하게 되지 않기 때문에 나타난다. 풍비는 마목이 더 심해진 것이라고 볼 수 있는데, 이러한 기육의 긴장이 심화되어 감각이상뿐 아니라 움직이는 것이 어렵게 되는 것이다. 물론 향소산은 매우 심한 풍비에 사용하는 것은 아니며 비교적 증상이 가볍고 원인이 신경성일 때 적합하다.

향소산에 천궁과 백지를 더하면 두통(頭痛)에 사용하는 궁지향소산이 된다. 두통은 열성상태에서 뇌혈관이 충혈(充血)되어 발생하기도 하고, 담음(痰飮)이 적체되었을 때도 발생하며, 혈허(血虛)하거나 기허(氣虛)한 상태에서도 발생한다. 따라서 원인과 신체상태를 종합적으로 판단하여 처방을 선택해야 하는데, 궁지향소산은 외감(外感)이나 정신적인 긴장으로 인해 기육이 수축되어 발생하는 두통(頭痛)에 적합하다.

필자의 향소산 처방기준은

① 신경이 예민하거나 소화기가 약한 사람의 소화불량

② 기울(氣鬱)을 겸한 소화불량

③ 소화기가 약한 사람의 흉비를 겸한 감기
④ 기울(氣鬱)이 있기 쉬운 사람의 감기에 쓴다.

처방구성 처방구성을 보면 향부자는 중추신경 억제작용으로 정신을 안정시키고, 장관 평활근의 경련을 억제하여 소화관의 가스배출을 촉진한다. 또한 신경성 식욕부진이나 신경성 위무력증을 해소하며, 해열작용, 진통작용, 항염작용, 혈압강하작용, 강심작용, 항균작용을 한다. 소엽은 중추신경의 흥분을 억제하여 정신을 안정시키며, 한선(汗腺) 분비를 자극하여 발한(發汗)을 촉진하고 해열작용이 있다. 또한 소화액 분비를 촉진시키고 위장운동을 증강시킨다.

창출은 소화기의 운동성을 증가시키는 작용이 있는데, 실험을 통해 창출이 포함된 처방을 토끼에게 주입했을 때 장을 흥분시켜 연동운동(蠕動運動)을 일으키는 것으로 밝혀졌다. 창출은 이외에도 이뇨작용과 항염증작용이 있고, 중추신경계에 대한 억제작용이 있어 진정, 항경련작용을 한다. 후박은 소화관의 경련을 완화하여 연동운동을 조정한다.

진피는 이기제(理氣劑)로서 위장의 연동을 촉진하며 담즙분비를 촉진하여 소화관 운동성을 강화한다. 감초는 소화관 평활근에 작용하여 경련을 억제하며 위산분비를 억제하고, 위점막을 보호하는 항궤양작용을 한다.

처방비교 **곽향정기산**과 비교하면 두 처방 모두 내상외감(內傷外感)에 사용한다는 공통점이 있다. 곽향정기산은 내상(內傷) 증세가 보다 뚜렷하고 소화기에 습담울체가 현저한 경우에 사용하는 반면, 향소산은 기울증상을 겸한 내상에도 사용하지만, 외감(外感) 증세가 상대적으로 뚜렷할 때 사용한다는 특징이 있다.

궁지향소산과 비교하면 궁지향소산은 외감 등으로 인해 피부가 위축되어 발열과 신체통이 나타났을 때, 특히 이런 현상이 두면부(頭面部)에 나타나 두통이 발생했을 때 사용한다. 반면 향소산은 두통보다는 기울(氣鬱)로 인한 흉비(胸痞), 소화불량(消化不良), 감기(感氣) 등에 주로 사용한다.

정기천향탕과 비교하면 향소산보다 기울(氣鬱)이 더 심하면 향부자 양이 더 많은 신계향소산이나 정기천향탕을 사용한다. 그래서 정기천향탕은 심한 기울(氣鬱)로 인해 흉통(胸痛)이 발생했을 때 사용한다. 반면 향소산은 감기, 소화불량, 기울증상 등에 광범위하게 사용하는 편이다.

삼소음과 비교하면 두 처방 모두 혼합감기에 사용한다는 공통점이 있다. 그러나 삼소음은 향소산을 써야 하는 사람보다 더 약한 사람의 혼합감기에 사용하는데, 기침감기에 사용하는 경우가 더 많다. 반면 향소산은 삼소음을 써야 하는 사람보다 약간 더 건실한 사람에게 사용하며, 외감(外感)이나 기울(氣鬱)로 인해 조직이 긴장되어 전신통, 흉비, 소화불량 등이 나타날 때 사용한다.

가미귀비탕과 비교하면 두 처방 모두 신경을 과다하게 사용한 후에 흉비(胸痞), 흉통(胸痛), 손저림, 불안(不安), 우울(憂鬱), 상기(上氣) 등이 발생했을 때 사용한다는 공통점이 있다. 그러나 가미귀비탕은 평소 피부가 희고 몸이 연약한 사람이 신경을 과도하게 사용하여 흉비가 발생했을 때 사용하는 반면, 향소산은 가미귀비탕을 쓸 사람보다 약간 더 건실한 사람이 신경을 쓴 뒤에 흉비가 발생했을 때 사용하며, 외감으로 인한 감기증상에도 사용할 수 있고, 감기와 기울증상, 소화장애가 서로 겹쳐 있을 때도 사용한다.

활용사례

1-1. 감기, 콧물, 속쓰림, 소화불량(消化不良), 혈담(血痰) 여 58세 태음인
1-2. 감기, 기침 여 32세 태음인
1-3. 감기, 기침, 가래, 오한(惡寒), 지절통(肢節痛) 여 65세 소음인
1-4. 발열(發熱), 오한(惡寒), 몸살 여 33세 소양성소음인
1-5. 오한(惡寒), 불면증(不眠症), 도한(盜汗) 여 68세 소음인

1-6. 호흡곤란(呼吸困難), 헛기침 여 30세 소음성소양인
1-7. 소아감기(小兒感氣), 밤기침, 가래 남 10세 소양성태음인
2-1. 스트레스형 흉배통(胸背痛), 항강(項强), 견중(肩重) 여 26세 소음인 160cm
2-2. 상열(上熱), 정충(怔忡) 여 48세 소양성태음인
2-3. 정충(怔忡), 한숨 남 46세
2-4. 흉비(胸痞), 트림 여 18세 태음성소양인
2-5. 하지무력(下肢無力), 흉비(胸痞), 현훈(眩暈), 불면(不眠), 천면(淺眠), 다몽(多夢), 번각(煩覺), 소화불량(消化不良) 여 69세 소양인
3-1. 상복통(上腹痛), 매핵기(梅核氣), 무기력(無氣力) 남 46세 소음성소양인
3-2. 오심(惡心), 복통(腹痛), 속쓰림 여 24세 태음인

궁지향소산
1-1. 유아감기(乳兒感氣), 발열(發熱), 콧물, 대변빈번(大便頻繁) 여 7개월
1-2. 감기, 기침, 비색(鼻塞), 식은땀 남 47세 태음성소음인
2-1. 두통(頭痛), 이통(耳痛) 여 38세
2-2. 두통(頭痛), 현훈(眩暈) 여 13세 태음인 165cm
2-3. 두통(頭痛), 코 시림, 오심(惡心) 여 42세 소양인
2-4. 편두통(偏頭痛) 여 53세 태음인
2-5. 정수리통증, 두중(頭重), 소화불량(消化不良), 소변빈삭(小便頻數), 항강(項强) 여 38세 소양인
3-1. 중이염(中耳炎) 여 49세

➜ 향소산 합방 활용사례
1-1. +소시호탕 - 편도부종(扁桃浮腫), 소화불량(消化不良) 여 32세 163cm 56kg
2-1. +사물탕 과립 - 극심한 생리통(生理痛) 여 24세 162cm 48kg
3-1. +단치소요산 - 스트레스로 인한 불면증(不眠症) 남 21세 소양인 183cm 64kg
4-1. +유기음자 - 류마티스 관절염 여 33세

1-1. 감기, 콧물, 속쓰림, 소화불량(消化不良), 혈담(血痰)

● 김 ○ ○ 여 58세 태음인 경기도 의왕시 내손동 대웅빌라

보통 키에 비슷한 태음인 여성으로 4년 전에 신경을 써서 기울(氣鬱) 증상이 발생하여 가미귀비탕을 여러 차례 복용한 경력이 있다.

① 감기에 걸렸는데 콧물이 나온다. ② 가래에 피가 섞여서 나온다. ③ 항상 목이 약간 따갑다. ④ 그간 감기약으로 양약을 복용했는데 그 후로 몸이 약간 부었다. ⑤ 소화가 잘되지 않는다. ⑥ 속이 쓰리다. ⑦ 위장이 약하며 식욕이 좋지 않다. ⑧ 근래 신경을 많이 썼으며 마음이 불안하다. ⑨ 간혹 머리가 무겁다. ⑩ 잘 놀라며 초조하다. ⑪ 한숨을 잘 쉬며 가슴이 답답하다. ⑫ 건망증이 있고 짜증이 난다. ⑬ 추위를 타고 대변은 1일 1회 보지만 묽은 편이다. 소변을 자주 본다. ⑭ 머리 앞부분이 뻐근하고 띵하다. ⑮ 입이 마르고 바짝바짝 타며 아침 기상시에 입이 쓰다.

평소에 기울 증상이 있는 태음인 주부의 감기, 콧물, 가래를 목표로 향소산 2배량에 행인 1.5돈을 더하여 5일분 10첩을 지어주었다. 7일 뒤에 다시 왔을 때 확인해 보았다.

약을 복용한 이후 감기와 콧물이 모두 나았으며 소화불량과 속쓰림도 소실되었으며, 가래에 피가 섞여 나오는 것은 조금 덜하나 목이 따가운 것은 여전하다고 한다. 향소산을 복용한 후에 콧물, 속쓰림, 소화불량이 소실되고 가래에 피가 섞여 나오던 것도 호전된 것으로 보아 효과가 있다고 판단되어 이번에도 지난번과 같은 처방으로 5일분 10첩을 지어주었다.

1-4. 발열(發熱), 오한(惡寒), 몸살

● 권 ○ ○ 여 33세 소양성소음인 경기도 안양시 비산동 주공아파트

키가 크고 조금 말랐으며 소양성소음인으로 판단되는 가정교사이다.

① 4~5일 전부터 열이 난다. ② 으슬으슬 춥다. ③ 특히 2일 전에 발열과 오한, 몸살이 심했는데 일어나지 못할 정도였다. ④ 오래전부터 오른쪽 옆구리 부위가 쿡쿡 쑤시며 자주 아프다. 전에 내과에서 진료를 받은 적이 있으나 특별한 이상은 없다고 한다. ⑤ 최근에 병원에서 장 검사와 산부인과 검사를 했으나 이상이 없다고 한다. ⑥ 특별

히 아프지는 않지만 본인은 항상 건강이 안 좋다고 생각하며 뼈와 치아도 약하다고 생각한다. ⑦ 어지럼증이 있고 평소에 손과 발이 차다. ⑧ 추위와 더위를 타지 않는다. ⑨ 식욕과 소화력은 보통이며 헛구역이 나오고 방귀가 빈발(頻發)하며 복명(腹鳴)이 있다. ⑩ 소변이 가끔 뿌옇다. ⑪ 잠귀가 밝으며 꿈을 자주 꾼다. ⑫ 가슴이 뛰며 답답하고 열이 달아오르고 불안, 초조, 우울, 비관, 신경질, 짜증 등의 증상이 있다. ⑬ 월경주기는 정상이며 일부 덩어리가 있고 묽은 편이다. ⑭ 냉대하(冷帶下)가 조금 있다.
정충(怔忡), 흉민(胸悶), 상열(上熱) 및 불안, 초조 등 기울증상이 심한 소양성소음인 여성의 감기, 오한, 발열을 목표로 향소산 2배량으로 3일분 6첩을 지어주었다. 2주 후에 보약을 지으러 내방했을 때 확인해 보니, 지난번 약을 복용한 이후 감기와 오한, 발열이 바로 소실되었다고 한다.

1-5. 오한(惡寒), 불면증(不眠症), 도한(盜汗)

● 이 ○ ○ 여 68세 소음인 경기도 안양시 부림동 공작 성일아파트

보통 체격에 키가 약간 작은 소음인 할머니이다.
① 한기(寒氣)가 심하다. ② 입이 쓰다. ③ 잠을 자다가 깬다. ④ 자다가 일어나서 물을 마신다. ⑤ 가슴이 답답하다. ⑥ 몸이 약하다. ⑦ 당뇨가 심하다. ⑧ 눈이 침침하고 잘 보이지 않는다. ⑨ 어지러움이 심하다. ⑩ 고혈압과 당뇨로 인해 양약을 복용하는 중이다. ⑪ 추위와 더위를 심하게 탄다. ⑫ 식욕은 별로이며 식사량이 적고 소화가 잘 안 된다. ⑬ 얕은 잠을 자고 꿈을 자주 꾼다. ⑭ 가슴이 두근거리고 뒷목이 뻐근하다. ⑮ 의욕이 없다.
몸이 약하고 기울(氣鬱)이 심하며 고혈압이 있는 소음인 할머니의 오한(惡寒), 구고(口苦), 흉민(胸悶), 현훈(眩暈) 등을 목표로 향소산 2배량에 당뇨를 감안하여 오미자 1돈, 맥문동 1돈을 더하여 10일분 20첩을 지어주었다.
3개월 뒤에 다시 약을 지으러 왔다. 지난번 약을 복용한 이후 도한(盜汗)이 없어지고 전체적으로 몸이 편안해져 잠을 잘 잤다고 한다. 그러나 보름 전부터 다시 불면이 있고 오한이 심하다며 약을 지어달라고 한다.
① 보름 전부터 잠이 잘 안 온다. ② 오한이 심하여 몸이 오슬오슬하다. ③ 몸 전체가 다 힘들다. ④ 소변을 자주 본다. ⑤ 속이 안 좋다. ⑥ 잘 때 가위눌리고 무서운 꿈을 많이 꾼다.
이번에도 지난번과 같은 향소산으로 10일분 20첩을 지어주었다.

1-6. 호흡곤란(呼吸困難), 헛기침

● 노 ○ ○ 여 30세 소음성소양인 경기도 안양시 관양동 럭키2차아파트

보통 체격에 소음성소양인으로 판단되는 주부이다.
① 3일 전부터 저녁 무렵이면 숨을 쉬기 곤란한데 숨을 크게 쉬어야 편안하다. ② 헛기침을 한다. ③ 추위를 심하게 타고 발이 약간 차다. ④ 곧 잠이 들지만 꿈을 자주 꾼다. ⑤ 잘 놀라고 신경질과 짜증이 난다. ⑥ 모든 음식을 좋아하지만 채식을 선호하는 편이다. ⑦ 식욕이 좋고 소화도 잘된다. ⑧ 대변은 2~3일에 1회 정도 보며 된 편이다. ⑨ 월경색이 검붉다.
식욕과 소화력이 좋은 소음성소양인 주부의 호흡곤란, 헛기침을 목표로 향소산 2배량에 꿈을 자주 꾼다는 것을 감안하여 산조인 2돈을 더하여 3일분 6첩을 지어주었다. 약 14개월 뒤에 월경불순으로 내방했을 때 확인해 보니, 지난번 약을 복용한 이후 호흡곤란과 헛기침이 소실되었다고 한다.

1-7. 소아감기(小兒感氣), 밤기침, 가래

● 최 ○ ○ 남 10세 소양성태음인 경기도 안양시 동안구 비산3동 삼호아파트

보통 체격에 소양성태음인으로 보이는 초등학교 5학년의 남자 어린이다.
① 1달 전인 12월에 감기가 걸렸는데 밤만 되면 기침이 심하다. ② 가래가 많다. ③ 가슴이 답답하고 한숨을 자주 쉰다. ④ 평소에도 감기에 자주 걸린다. ⑤ 편식이 심하며 야채를 거의 먹지 않고 돼지고기만 먹으려고 한다. ⑥ 간혹 복통(腹痛)을 호소하며 작년에 장염에 걸린 적이 있다. ⑦ 어릴 때부터 알레르기성 비염이 있어 겨울이면 항상 비색(鼻塞), 콧물, 가래, 아침 기상시 재채기 등 증세가 있다. ⑧ 간혹 머리가 아프다.
가슴이 답답해 한숨을 잘 내쉬는 어린이의 감기로 인한 기침과 가래를 목표로 향소산 2배량에 밤기침이 심하다는 점을 감안하여 오미자 1.5돈을 더하고 가래가 있다는 점에서 진피 3돈, 산조인 2돈을 더하여 5일분 10첩을 지어주었다.
7일 뒤에 내방했을 때 확인해 보았다.
지난번 약을 복용하고 밤기침과 가래가 소실되었으나 가슴이 답답한 것은 여전하다고 한다. 가슴 답답한 원인이 알레르기성 비염으로 인한 비색(鼻塞)으로 생각되어 소청룡탕을 지어주었으나 약을 복용한 후에 구토하고 약이 역겹다고 하여 반환하여 주었다.

風 寒 暑 濕 燥 火 內傷 虛勞 霍亂 嘔吐 咳嗽 積聚 浮腫 脹滿 消渴 黃疸 瘧疾 邪祟 身形 精 氣 神 血 夢 聲音 津液 痰飮 蟲 小便 大便 頭 面 眼 耳 鼻 口舌 牙齒 咽喉 頸項 背 胸 乳 腹 腰 脇 皮 手 足 前陰 後陰 癰疽 諸瘡 婦人 小兒

2-1. 스트레스형 흉배통(胸背痛), 항강(項强), 견중(肩重)

● 변 ○ ○ 여 26세 소음인 대학생 160cm 서울특별시 강북구 번동

보통 체격에 성격이 예민한 편인 대학생으로 학기 중에 학우들과 다 같이 경옥고를 만드는 과정에서 경옥고 항아리를 식히는 도중에 항아리가 깨지는 사고가 발생했다. 이로 인해 많이 상심하고 있었는데, 그 다음 주에 과외비를 도난당해 엄청난 정신적 스트레스를 받은 것으로 생각된다. 그런 일들이 있었던 7일 후부터 가슴통증과 뒷목이 뻣뻣한 증상이 하루 종일 계속되었다.

① 뒷목이 뻣뻣하고 특히 왼쪽으로 어깨까지 결린다. ② 왼쪽 가슴에서 등까지 찌르는 통증이 하루 종일 계속된다.
③ 아침에 일어나기가 힘들도 몸도 무겁다. ④ 밥맛이 없고 소화도 잘 안 된다. ⑤ 추위를 타고 땀은 잘 안 난다.
⑥ 신경을 쓰면 잘 체하고 속이 더부룩하다. ⑦ 손발이 매우 차서 겨울에는 손가락관절에 통증이 조금씩 있다.
⑧ 피부가 건조한 편이다. ⑨ 손톱이 하얀 편이고 딱딱하여 잘 부러진다. ⑩ 처음에는 소화불량인 줄 알고 양약 소화제를 먹었는데도 가슴의 통증은 계속 되었고, 평소 식체에 향사평위산을 자주 이용했는데 그럴 때마다 금방 나아졌다. ⑪ 신경 쓰이는 일이 있으면 자주 담이 결린다.

평소 성격이 예민하고 소심한데 짧은 기간 내에 좋지 않은 일들이 다발적으로 일어나서 정신적인 충격이 심했던 것 같다. 정신적 충격과 긴장으로 승모근 부위인 뒷목이 뻣뻣하고 어깨가 결리며, 기울로 인한 긴장으로 심장에 부담을 주어 가슴에 찌르는 통증이 동반되었다고 판단된다. 즉 이는 스트레스로 인한 근육경직과 기체, 기울 증상으로 인해 나타난 것으로 보았다.

견항 부위의 긴장이 항강과 견중의 증상이 된 만큼, 이 부위 근육의 과도한 긴장상태를 풀어주어야 한다고 판단이 된다. 또한 흉통의 원인 또한 근육이나 조직의 긴장으로 인해 그 속에 포함된 혈관들도 같이 긴장을 하게 되고, 이로 인해 동맥혈관의 신축력이 압력을 받게 되고, 이것이 곧 혈액을 밀어내는 심장에도 부담을 주어 흉통이 발생한 것이라고 볼 수 있다. 따라서 이 흉통도 근육의 긴장으로 발생한 만큼 근육의 긴장으로 풀어주면 통증의 저절로 사라질 수 있는 행기의 치법을 사용하기로 했다. 기체와 기울을 행기시켜 근육의 과도한 긴장과 심장의 부담을 풀어주는 의미에서 향부자가 포함된 행기제를, 아울러 밥맛이 없고 소화도 잘 안 된다는 점에서 소화기능을 도와주기는 약을 겸하여 사용하기로 했다.

신경과도로 인한 흉통을 겸한 항강에 사용할 수 있는 처방을 검토해 보니 모두 향소산이 포함된 향소산이나 삼합탕, 행기향소산 등이 떠올랐다. 소화불량의 증상도 겸해 있다는 점에서 삼합탕보다는 평위산의 비중이 현저히 높아 소화기능도 도울 수 있는 행기향소산이 보다 적합하다고 생각했다. 그런데 급하게 쓰기 위해 과립제를 사용하는 과정에서 탕제실에 행기향소산이 없는 관계로 향소산을 사용하기로 했다.

향소산의 구성 중에서 향부자와 소엽이 행기시켜 기체와 기울을 풀어주고, 후박이 빠진 평위산(창출, 진피, 감초)이 소화기능을 돕는다고 보았기 때문이었다.

정신적 스트레스를 받은 후부터 나타난 항강과 견중, 흉배통, 소화불량이 모두 기울로 인한 것이라 보고 기울과 기울로 인한 소화불량에 사용하는 향소산을 선택한 뒤, 과립제로 5g씩 하루에 2번 3일간 복용했다.

1. 향소산 과립제 한 봉을 복용한 후 바로 가슴통증이 약화되었다. 하지만 미약하게 통증이 남아 있었고
2. 3일분을 다 복용한 후에는, 뒷목의 뻐근함과 특히 제일 고통스러웠던 가슴의 통증이 사라졌다.

항상 느끼는 것이지만 자신이 아파보고 직접 사용해 봐야 그 효능을 제대로 체험할 수 있는 것 같다. 항상 본인의 몸에 먼저 확인해 본 경험이 많아 그 약들을 보면 대부분 스트레스, 신경성으로 오는 증상들이 많이 있었다. 향소산도 그렇고 향사평위산도 그렇고 다들 뻥 뚫어주는 약들이 내 몸에는 잘 듣는 것 같다. 다른 말로 표현하자면 잘 막힌다는 것인데 이제는 과립제로 급할 때 일시적으로 치료할 것이 아니라 근본을 치료해야 할 듯하다. 이번 방학에는 꼭 몸 상태를 더 좋게 만들고야 말겠다. 아쉽게 못 써본 행기향소산도 나중에 꼭 사용해 보고 싶다.

2-4. 흉비(胸痞), 트림

● 남 ○ ○ 여 18세 태음성소양인 경기도 안양시 관양동 현대아파트

보통 체격에 태음성소양인으로 보이는 고등학교 여학생으로 5년 전에 보약으로 황기건중탕을 복용한 경력이 있다. 4개월 전 교통사고를 당하여 매우 놀랐는데 그 이후

① 가슴의 전중(膻中) 부위가 답답하다. ② 가슴이 답답하여 일부러 트림을 한다.

교통사고 후 많이 놀랐었다는 태음성소양인 여학생의 전중 부위의 답답함을 목표로 향소산 2배량에 반하 2돈, 복령 2돈을 더하여 10일분 20첩을 지어주었다.

40여 일 뒤에 다시 왔을 때 확인해 보니, 지난번 약을 복용한 이후 전중(膻中) 부위가 답답하던 것이 호전되어 트림을 안 해도 되었으나, 재발하여 일부러 숨을 크게 몰아쉰다며 약을 더 지어달라고 한다.

약을 복용한 이후 전중 부위의 답답함이 소실되었다가 재발한 것을 보아 효과가 있다고 판단되어 같은 처방으로 10일

분 20첩을 지어주었다.

2-5. 하지무력(下肢無力), 흉비(胸痞), 현훈(眩暈), 불면(不眠), 천면(淺眠), 다몽(多夢), 번각(煩覺), 소화불량(消化不良)

● 김 ○ ○ 여 69세 소양인 경기도 광명시 소하2동 개운아파트

아주 작은 키에 여윈 편이며 부지런해 보이고 소양인으로 보이는 할머니이다.

① 2일 전에 신경을 써서 졸도한 뒤로 다리에 힘이 없다. ② 2일 전부터 가슴속이 답답하다. ③ 2일 전부터 소화가 안 된다. ④ 2일 전부터 머리가 띵하고 무겁다. ⑤ 2일 전부터 일어나면 어지럽다. ⑥ 초저녁인 오후 7시경에 잠을 자는데 잠을 잘 못 이루며 얕은 잠을 자고 자다가 자주 깨며 늘 꿈을 꾼다. ⑦ 식욕은 거의 없고 대변은 2~3일에 1번 본다. ⑧ 얼마 전에도 쇼크로 실신한 적이 있다. ⑨ 전에 위궤양을 앓았는데 당시 증상은 위가 항상 후벼 파는 것 같고 죄어 들어가는 것 같았다고 한다.

평소 소화력이 약하며 신경을 많이 쓰는 사람의 졸도 뒤 발생한 하지무력이 기울(氣鬱)로 인해 발생한 것으로 보고 향소산 3배량에 불면(不眠), 천면(淺眠), 번각(煩覺), 다몽(多夢) 증상을 감안하여 산조인 3돈을 더하고 현훈(眩暈)을 감안하여 형개 2돈을 더하여 10일분 20첩을 지어주었다.

1달 뒤에 아들이 약을 지으러 왔을 때 확인해 보니, 그 약을 복용하고 하지무력과 흉비(胸痞), 기립성현훈(起立性眩暈)과 불면, 천면, 번각, 다몽 증세가 없어졌다고 한다. 또한 약을 복용하는 중에는 소화가 잘되었으나 근래에 다시 소화가 잘되지 않고 두중(頭重)은 여전하다고 한다.

3-2. 오심(惡心), 복통(腹痛), 속쓰림

● 박 ○ ○ 여 24세 태음인 경기도 안양시 관양동

보통 키에 조금 살이 찐 아가씨이다.

① 밥만 먹으면 토할 것 같아서 밥을 잘 못 먹는다. ② 상복(上腹)과 하복(下腹)이 뻐근하다. ③ 배가 고프면 속이 쓰리다. ④ 신경을 쓰면 가슴이 답답하고 아프며 한숨을 잘 쉰다. ⑤ 1년 전 여름에도 이와 비슷한 증상이 있었다. ⑥ 1년 동안 내과에서 치료를 받았으나 전혀 효과가 없다. ⑦ 추위와 더위를 심하게 탄다. ⑧ 피로(疲勞)하다. ⑨ 평소에 식욕이 좋은 편이지만 지금은 식욕이 별로이다. ⑩ 신경을 쓰면 잘 체하고 속이 거북하고 트림이 나오며 메슥거리고 헛구역질이 난다. ⑪ 잠은 잘 자지만 늘 꿈을 꾼다. ⑫ 신경질과 짜증이 많다. ⑬ 월경주기가 부정확하고 월경량이 적고 경혈의 색이 검붉다. ⑭ 월경 시작 후 2일까지 하복이 매우 아프다.

평소에 잘 놀라고 불안, 초조, 신경질, 짜증이 많으며 신경을 쓰면 가슴이 답답하고 아프다는 태음인 미혼여성의 오심, 복통, 속쓰림을 목표로 향소산 3배량으로 10일분 20첩 지어주었다.

6개월 뒤에 탄산(呑酸)으로 다시 방문했을 때 확인해 보니, 지난번 약을 복용한 이후 오심, 복통, 속쓰림 등의 증상이 소실되었다고 한다.

다음은 궁지향소산의 활용사례이다.

1-1. 유아감기(乳兒感氣), 발열(發熱), 콧물, 대변빈번(大便頻繁)

● 윤 ○ ○ 여 7개월 경기도 안양시 동안구 샛별 한양아파트

① 3개월 전부터 감기가 지속되어 왔으며 맑은 콧물, 기침, 가래 등 감기증상이 있다. ② 3~4일 전부터는 열이 있고 칭얼거린다. ③ 3개월 전부터 음식을 먹으면 바로 대변을 보는데, 1일 4~5회 정도 본다. ④ 낮잠을 자지 않고 밤에 자다가 깬다. ⑤ 감기에 걸리면 기침과 가래의 형태로 온다. ⑥ 소변을 자주 본다. ⑦ 피부는 희고 활동량이 많다. ⑧ 성품이 순한 편이며 엄마에게서 떨어지지 않으려 한다.

7개월 된 여아의 감기와 대변빈번을 목표로 향소산에 발열이 있다는 점을 감안하여 천궁 1돈, 백지 1돈을 더하고 갈근 1.3돈을 더하여 1일분을 지어주었다.

2일 후에 내방했을 때 확인해 보니, 발열과 콧물은 경감되었고 대변의 횟수도 4~5회에서 2~3회로 줄었다고 한다. 그러나 가래와 기침이 여전하다고 하여 이번에는 삼소음으로 1일분 2첩을 지어주었다.

1-2. 감기, 기침, 비색(鼻塞), 식은땀

● 최 ○ ○ 남 47세 태음성소음인 경기도 안양시 비산동 주공아파트

키가 작고 몸통이 대단히 굵으며 태음성소음인으로 보이는 남자이다.

① 3~4일 전에 신경을 쓰고 과로한 후 감기에 걸렸는데 간혹 기침을 한다. ② 코가 맹맹하다. ③ 밤에 식은땀을 약간 흘린다. ④ 원래 천식이 있었는데 4~5년 전부터는 괜찮다. ⑤ 폐결핵을 앓은 적이 있다. ⑥ 평소 몸이 따뜻한 편이며 찬물을 좋아하고 여름에도 선풍기 바람을 좋아한다. ⑦ 식욕과 소화력이 좋다. ⑧ 대변은 아침에 1회 정상으로 보지만 간혹 설사를 한다. ⑨ 간혹 가슴이 뛴다. ⑩ 간혹 어깨가 아프다. ⑪ 혀 둘레에 굴곡이 심하다.
태음성소음인의 기울(氣鬱)을 겸한 가벼운 기침감기를 목표로 향소산 2배량에 천궁 2돈, 백지 2돈을 더한 궁지향소산으로 3일분 6첩을 투약했다.
약 5개월 후에 감기몸살로 다시 약을 지으러 왔을 때 확인해 보니, 약을 복용한 후에 기침, 코막힘, 식은땀을 흘리는 증상이 모두 나았다고 한다.

2-1. 두통(頭痛), 이통(耳痛)

다음은 유해성 선생의 경험을 채록한 것이다.

● ○ ○ ○ 여 38세 소음인 주부

키가 작은 편이며 내성적인 소음인 주부이다. 필자의 친척 되는 사람으로 남미로 이민을 가기 위해 준비하던 중 평소에 몸이 약하여 걱정된다며 찾아 왔다. 당시 필자가 있던 곳이 시골이었고, 더운 여름철에 창문을 2시간 정도 열고 차를 타고 왔는데
① 창문 쪽으로 향한 한쪽 머리가 쑤시고 아프다. ② 같은 쪽 귀가 쑤시고 아프다고 한다. ③ 평소에 기(氣)가 약하다. ④ 소화기능이 좋지 않다.
평소 기약(氣弱)하고 신경이 예민하며 소화기능도 좋지 않고 추위를 많이 타는 내성적인 소음인 여성이 찬바람을 쏘인 후에 발생한 편두통(偏頭痛)을 목표로 향소산에 천궁, 백지가 더해진 궁지향소산을 투약했다.
궁지향소산 본방으로 2일간 4첩을 4회에 나누어서 복용한 결과 두통과 귀가 아픈 증상이 모두 소실되었다.

2-2. 두통(頭痛), 현훈(眩暈)

● 황 ○ ○ 여 13세 태음인 중1년 165cm 경기도 안양시 동안구 비산3동

피로하다며 어머니와 함께 보약을 지으러 온 여중생으로 두통(頭痛)과 현훈(眩暈)이 있다.
① 1년 전부터 머리가 아픈데, 전체적으로 조이는 느낌이 있으면서 두통이 심하다. ㉠ 편두통이 발생할 때도 있다. ㉡ 이번 두통은 2일 전부터 시작되었다. ㉢ 두통이 있을 때는 자세와 상관없이 어지럽고 이번에도 수시로 어지럽다. ② 어려서부터 구취(口臭)가 있다. ③ 추위와 더위를 약간 탄다. ④ 대변과 소변은 이상이 없다. ⑤ 자주 가슴이 답답하다고 하며 신경질적이다. ⑥ 전신에 피로감이 있다. ⑦ 월경은 28일 간격으로 정상이고 월경통과 냉대하(冷帶下)가 약간 있다. ⑧ 몸은 전체적으로 따뜻한 편이다. ⑨ 식욕과 소화력이 좋다.
평소에 자주 가슴이 답답하다고 하며 신경질적이라는 점과 두통이 심하고 전체적으로 조이는 느낌이 있다는 것을 보면 기울(氣鬱)로 인하여 두통이 발생한 것으로 보고 향소산 2배량에 천궁 2돈, 백지 2돈을 더한 궁지향소산으로 10일분 20첩을 지어주었다. 1달 뒤인 12월 하순에 내방했을 때 확인해 보니, 약을 복용한 뒤로 머리에 조이는 느낌이 격감하였고 동시에 현훈도 격감하였다고 한다.

2-3. 두통(頭痛), 코 시림, 오심(惡心)

● 유 ○ ○ 여 42세 소양인 서울특별시 관악구 봉천6동 장미원아파트

보통 키에 근래 와서 약간 살이 찐 소양인 여성으로 성격이 명랑하고 예민하다. 오래 전부터 소화불량이 있어 수시로 약을 복용했는데 며칠 전 감기에 걸린 뒤부터
① 두통이 있다. ② 코가 시리다. ③ 오심(惡心)이 있다.
평소 식체가 빈발하고 신경이 예민한 주부의 두통과 코 시림, 오심을 목표로 향소산 2배량에 천궁 2돈, 백지 2돈, 육계 4돈을 더하여 3일분 6첩을 투약했다.
2개월 후에 다시 같은 증세로 내방했을 때 확인해 보니, 그 약을 복용한 뒤에 즉시 두통과 코 시림, 오심이 모두 소실되었다고 한다.

2-4. 편두통(偏頭痛)

● 박 ○ ○ 여 53세 태음인 주부 경기도 안양시 달안동

보통 체격의 태음인 주부이다.
① 최근 10년간 3~4번 정도 머리 우측이 별안간 콕콕 찌르듯이 아프다. ② 평소에 감기에 걸린 것처럼 머리가 띵하고 아프다. ③ 유산을 2회 한 적이 있는데 그 후부터 온몸이 쑤시고 아프다. ④ 5년 전 남편과 사별한 후부터

고혈압이 있다. ⑤ 잠은 잘 자는 편이지만 꿈을 자주 꾼다. ⑥ 술을 마신 후에는 가슴이 뛴다. ⑦ 머리의 오른쪽 뒤가 쑤신다. ⑧ 전에 서울에 있는 모 한의원에서 한약 6첩을 복용한 후로 몇 년간 편두통이 없었다. ⑨ 더위를 약간 타고 손발이 따뜻하다. ⑩ 달고 따뜻한 음식을 좋아하며 매운 음식을 먹으면 화장실에 자주 간다. ⑪ 소화력은 좋은 편이고 대변은 정상이다. ⑫ 잠은 잘 자는 편이며 꿈을 자주 꾼다. ⑬ 허리가 아프고 쉽게 피로해진다. ⑭ 더울 때 땀이 난다.

고혈압이 있으며 온몸이 쑤시는 듯이 아픈 소음인 주부의 편두통을 목표로 향소산 1.5배량에 천궁 3돈, 백지 3돈을 더하여 3일분 6첩을 지어주었다. 12일 뒤에 보약을 지으러 왔을 때 확인해 보니, 편두통의 횟수는 많이 줄었으며 전신이 몸살처럼 아픈 것은 여전하며 나른하고 기운이 없다고 한다.

2-5. 정수리통증, 두중(頭重), 소화불량(消化不良), 소변빈삭(小便頻數), 항강(項强)

● 양 ○ ○ 여 38세 소양인 경기도 안양시 관양동 현대로얄빌라

보통 키에 약간 마른 소양인 주부이다.

① 2주 전부터 신경을 쓰면 정수리 부위가 꽉 찬 듯이 아프다. ② 두통시 머리가 답답하고 터질 듯하며 좌측이 더 심하다. ③ 평소에 소식하며 소화가 잘 안 된다. ④ 소변을 자주 본다. ⑤ 목 주위가 뻐근하여 손으로 쥐어뜯고 싶다. ⑥ 추위를 탄다. ⑦ 윗배가 차다. ⑧ 신경을 쓰면 소화가 잘 안 되고 헛배가 부르며 가스가 차고 트림을 한다. ⑨ 잠을 잘 못 자며 꿈을 자주 꾼다. ⑩ 가슴이 두근거리고 하루 2회 정도 얼굴로 열이 달아오른다.

⑪ 잘 놀라고 불안, 우울, 초조하며 짜증과 신경질 등의 증상이 있다. ⑫ 가슴이 답답하고 한숨을 잘 쉰다.

가슴이 답답하고 한숨을 잘 쉰다는 소양인 주부의 신경성 정수리통증, 두중(頭重), 소화불량(消化不良), 소변빈삭(小便頻數), 항강(項强)을 목표로 향소산 2배량에 천궁, 백지 2돈을 더하여 5일분 10첩을 지어주었다.

1년 뒤에 다시 내방했을 때 확인해 보니, 지난번 약을 복용한 이후 정수리 통증, 두중, 소화불량, 소변빈삭, 항강 증상이 한동안 괜찮았다가 재발했다며 약을 더 지어달라고 한다. 약을 복용하고 효과가 있는 것으로 보아 지난번과 같은 처방으로 10일분 20첩을 지어주었다.

中統18 寶 십신탕 十神湯

香附子 蘇葉 升麻 赤芍藥 麻黃 陳皮 川芎 乾葛 白芷 甘草 各一錢 **薑三片 葱二本**

[出　典]
太平惠民和劑局方 卷二方 : 治時令不正 瘟疫妄行 此藥不問陰陽兩感 或風寒濕痺 皆可服之
方藥合編 : 治 兩感風寒 頭痛 寒熱 無汗
[活套鍼線] 表症(寒) 癮疹(皮)
[適 應 症] 감기, 감기몸살, 전신통, 두통, 두중, 흉통, 인통, 미열, 발열, 오한, 비색, 콧물, 재채기, 기침, 가래, 인후소양

처방설명 십신탕은 감기나 피부질환에 사용하는 처방이다. 감기에 사용하는 경우에는 발열(發熱), 오한(惡寒), 두통(頭痛), 신체통(身體痛) 등 몸살감기에 사용하거나, 기침, 코막힘, 콧물 등 호흡기형 감기와 몸살감기가 혼재되어 있는 혼합감기에 사용한다.

질병이 발생하는 기전을 이해하기 위해서는 질병이 발생하는 인체 전반을 이해해야 할 뿐 아니라 개인에 따라 다를 수 있는 신체조건과 신체상태도 알아야 한다. 인체를 안다는 것은 사람이 갖는 공통된 특징을 안다는 것이다. 감기에 걸리는 과정을 예로 든다면, 노역이나 심한 스트레스를 받아 인체에서 보유하고 있는 에너지가 부족해진 상태에서 찬 기운에 노출되어 체온을 빼앗기는 상황이 되었을 때, 인체는 체온을 보존하기 위해 피부를 수축시켜 피부를 통한 열발산을 억제하는 반응을 하게 된다. 더불어 체열을 높이기 위해 근육을 긴장시키거나 심장기능을 항진시켜 에너지 생산을 증가시키는 반응도 일어난다. 이러한 반응은 인체의 공통된 특징이라고 할 수 있으며, 감기에 걸렸을 때 양방에서 해열제를 투약하는 것은 인체의 공통된 특징을 근거로 한다고 볼 수 있다.

그러나 처방을 적합하게 활용하기 위해서는 무엇보다도 개인의 신체조건과 신체상태를 파악하는 것이 중요하다. 위의 공통점에 바탕을 두고 설명하자면, 찬 기운에 노출되었을 때 체온을 보존하기 위해 피부를 수축시키는 것은 동일하지만 신체조건에 따라 수축되는 정도는 다를 수 있다. 즉 평소 기육이 두텁고 건실한 체격을 가진 사람이 추위에 노출되면 기육이 두터운 만큼 위축되는 정도가 심할 수 있고, 피부 위축이 심한 만큼 신체통의 정도도 강해질 수 있다. 그러나 평소 피부가 엷고 연약한 사람이 찬 기온에 노출되었을 때, 기육이 수축되기는 하지만 상대적으로 심하게 수축되지 않는다. 발열(發熱)의 정도에도 차이가 있을 수 있는데, 평소 체열(體熱)이 높은 사람은 기육의 수축과 더불어 심한 발열이 동반될 수 있고, 반대로 평소 체열이 낮은 사람은 발열의 정도가 상대적으로 심하지 않다. 그러나 이렇게 기육이 두터운가 아니면 엷은가, 건실한 체격인가 아닌가, 체열이 높은가 그렇지 않은가를 이분법적으로 나눌 수 있는 문제는 아니다. 사람마다 타고난 체질이 있고, 영양상태나 건강 정도에 차이가 있기 때문에 이것 아니면 저것이라는 식으로 나눌 수 없기 때문이다. 그렇지만 대략 유형을 파악해야 약을 투약할 수 있으므로 어떤 유형에 속하는지 알아야 한다.

십신탕을 쓰기에 적합한 사람의 유형은 체격이 좋고 기육이 두터우며 체열이 낮지 않은 사람이다. 즉 태음인 성향이 있는 사람이다. 이런 사람은 기육이 두터운 만큼 감기에 걸렸을 때 발열(發熱)과 신체통(身體痛)이 주증인 몸살감기에 이환(罹患)되는 경향이 높기 때문에 십신탕을 몸살감기에 주로 사용하는 것이다. 그러나 몸살 증상 외에도 기침, 코막힘, 콧물 등이 동반될 수 있어 혼합감기에 사용하는 경우도 많다. 십신

탕에 포함되어 있는 궁지향소산은 외감(外感)으로 인한 조직의 긴장과 열성상태가 심화되어 발생하는 두통과 신체통에 사용하는 처방이며, 승마갈근탕은 기육이 두텁고 근육이 발달한 사람이 오한, 발열, 기침 등 감기 증세가 있을 때 사용하는 처방이다. 십신탕은 이 두 처방에 마황이 더해진 것이므로 외감(外感)으로 인해 기육의 수축이 심화되었을 때 적합하다.

십신탕은 피부질환에도 사용할 수 있는데, 피부질환의 다양한 원인 중에서 피부의 위축(萎縮)과 열울(熱鬱)이 주원인일 때 적합하다. 따라서 찬 기온으로 인해 피부가 수축되고 부분적으로 경색된 채 원래대로 회복되지 못하여 피부질환이 발생하였을 때도 사용할 수 있고, 피부가 위축된 것은 아니지만 피부에 열이 울체(鬱滯)되어 있을 때도 사용할 수 있다. 그러나 실제 임상에서는 피부질환에 사용하는 경우보다 감기에 사용하는 경우가 더 많다.

필자의 십신탕 처방기준은
① 몸이 따뜻하고 성격이 원만하고 온순한 사람의 표증(表證) 감기
② 향갈탕의 증상과 흡사하지만 보다 실증(實證)이고 표증(表證)을 띤 감기
③ 체열이 중(中) 이상이며 태음인 성향이 있는 사람의 일반감기
④ 대체적으로 피부가 얇지 않고 두터운 사람의 감기나 피부질환에 사용한다.

처방구성 처방구성을 보면 향갈탕과 거의 같으나, 향갈탕의 창출 대신 마황이 들어 있다. 그래서 십신탕은 향갈탕보다 발표력이 더 강하며 보다 실증에 쓴다. 궁지향소산과 승마갈근탕이 모두 포함되어 있고, 또 궁지향소산에 포함된 창출 대신 마황이 들어 있어서 표울(表鬱)로 인한 감기나 피부질환에 쓴다는 것을 알 수 있다.

향부자는 중추신경 억제작용으로 정신을 안정시키고, 장관 평활근의 경련을 억제하여 소화관의 가스배출을 촉진한다. 또한 신경성 식욕부진이나 신경성 위무력증을 해소하며, 해열작용, 진통작용, 항염작용, 혈압강하작용, 강심작용, 항균작용을 한다. 소엽은 중추신경의 흥분을 억제하여 정신을 안정시키며, 한선(汗腺) 분비를 자극하여 발한(發汗)을 촉진하고 해열작용이 있다. 또한 소화액 분비를 촉진시키고 위장운동을 증강시킨다.

승마는 심박동수를 감소시켜 혈압강하작용을 하며, 해열, 소염, 진정, 항경련작용이 있다. 적작약은 인플루엔자 바이러스, 폐렴쌍구균 등에 대한 항균작용이 있고, 해열작용과 진경작용도 있다. 마황은 혈관운동중추를 자극하여 혈관운동능력을 강화하고 기관지 평활근을 이완하여 진해작용(鎭咳作用)을 하고, 발한작용이 있다. 진피는 소화기조직에 스며 있는 담음(痰飮)을 제거하는 동시에 소화기의 운동성을 조절하고, 위액분비를 촉진시키고 궤양의 발생을 억제한다.

천궁은 관상동맥과 말초혈관을 확장하여 하지(下肢)와 심근(心筋)의 혈류량을 증가시키고, 항혈전작용(抗血栓作用)으로 혈액순환을 촉진한다. 갈근은 해열작용이 있고, 뇌혈관을 확장하여 뇌혈류량을 증가시키고, 관상동맥을 확장시킨다. 백지는 항염증작용, 해열작용, 진통작용이 있고, 감초는 인후점막의 자극을 완화하고 기관지평활근 경련을 억제하여 진해, 진정작용을 한다.

처방비교 십신탕은 중통 18번 십신탕과 **중통 32번 십신탕**이 있다. 처방구성은 동일하지만 중통 18번 십신탕은 중통 32번보다 갈근과 생강, 총백이 약간 더 들어 있다. 구별을 위하여 중통 32번을 갈근십신탕으로 칭하기로 한다. 큰 구별을 두지 않고 두 처방 모두 외감(外感)에 사용하지만 갈근의 양이 많은 32번 십신탕이 외감에 의한 긴장도가 높고, 약간 더 실증일 때 사용한다고 할 수 있다.

인삼패독산과 비교하면 두 처방 모두 몸살감기나 표울로 인한 피부질환에 사용한다는 공통점이 있다. 그러나 인삼패독산은 기육이 단단하거나 체열이 높은 소양인에게 적합한 경향이 있고, 신체통을 주증상으로

하는 소양인의 몸살감기에 주로 사용한다. 반면 십신탕은 기육이 비교적 두터운 태음인의 몸살감기나 혼합감기에 적합하다.

마계음과 비교하면 두 처방 모두 혼합감기에 사용하는 처방이다. 그러나 마계음은 대부분 감기초기에 사용하며 십신탕을 써야 하는 사람보다 체력이 약간 약하거나 견실하지 못한 경우에 사용하는 반면, 십신탕은 상대적으로 체격이 견실하며 증상이 더 실증일 때 사용한다. 또 감기뿐만 아니라 피부질환에도 응용할 수 있다는 점이 다르다.

➔ 활용사례

1-1. 감기몸살, 인통(咽痛), 발열(發熱), 기침, 흉통(胸痛), 천명(喘鳴) 남 61세 태음인
1-2. 감기, 비색(鼻塞), 오한(惡寒), 두중(頭重), 이명(耳鳴), 재채기, 몸살 남 26세 소음성태음인
1-3. 감기, 두통(頭痛), 기침, 가래, 인후소양(咽喉搔痒) 남 32세 소양성소음인
1-4. 두통(頭痛), 오한(惡寒), 발열(發熱), 전신통(全身痛) 남 27세 소음성태음인
1-5. 감기, 기침, 가래, 재채기 여 30세 태음인
1-6. 감기, 기침 남 30세 태음인
1-7. 감기, 기침, 콧물, 비색(鼻塞) 남 68세 열성태음인
1-8. 기침 여 67세 소양성태음인
1-9. 기침, 가래, 두통(頭痛) 여 47세 태음인
1-10. 유아감기(幼兒感氣), 콧물, 가래, 미열(微熱) 남 21개월 태음성소양인
2-1. 실패례 남 75세 근골형태음인

1-1. 감기몸살, 인통(咽痛), 발열(發熱), 기침, 흉통(胸痛), 천명(喘鳴)

● 김 ○ ○ 남 61세 태음인 경기도 안양시 관양동 대도아파트

태음인으로 보이는 남성이다.
① 3일 전부터 감기 몸살이 있다. ② 목이 아프다. ③ 열이 난다. ④ 기침이 심하고 가슴이 따갑다.
⑤ 평소에 기관지가 약하며 천식(喘息)이 있다. ⑥ 산을 올라가면 목에서 소리가 난다. ⑦ 옆으로 누워도 천식(喘息) 특유의 소리가 난다.

체열이 보통인 태음인의 몸살과 기침감기를 목표로 십신탕 2배량으로 2일분 4첩을 지어주었다.

2일 뒤에 다시 방문했을 때 확인해 보니, 그 약을 복용하고 감기로 인한 인통과 발열, 기침 등이 모두 소실되고 산에 올라가면 목에서 소리 나던 것도 없어졌다며 감기약 2첩과 보약을 지어달라고 한다. 이번에는 숨찬 것을 목표로 십신탕 2배량으로 2첩을 지어주고, 보약으로 연령고본단 1제를 지어주었다.

1-2. 감기, 비색(鼻塞), 오한(惡寒), 두중(頭重), 이명(耳鳴), 재채기, 몸살

● 한 ○ ○ 남 26세 소음성태음인 경기도 안양시 관양동

보통 키에 보통 체격이며 피부가 약간 검고 조용하고 차분하며 소음성태음인으로 보이는 청년이다.
① 3일 전부터 감기에 걸렸는데 코가 막히고 콧물이 나온다. ② 오한(惡寒)이 있다. ③ 머리가 띵하며 무겁다.
④ 귀에서 소리가 난다. ⑤ 식욕과 소화력은 보통이다. ⑥ 추위와 더위를 타지 않으며 몸이 차거나 더운 편도 아니다. ⑦ 다른 질병도 앓은 적이 없다.

조용하고 건강한 소음성태음인의 콧물감기를 목표로 십신탕 2배량으로 1일분 2첩을 지어주었다.

3개월이 지난 뒤에 다시 감기에 걸렸다며 내방했을 때 확인해 보니, 약을 복용하고 비색(鼻塞)과 오한(惡寒) 두중(頭重), 이명(耳鳴)이 소실되었다고 한다. 이번에는 2일 전부터 감기에 걸렸는데
① 코가 막힌다. ② 재채기가 나온다. ③ 자꾸만 잠이 온다.

감기로 잠이 온다는 것이 특이했으나 이는 감기에 걸려 체력이 손모(損耗)되어 오는 것이라 보고 지난번과 같은 처방으로 1일분 2첩을 지어주었다.

4개월 뒤인 초가을에 다시 감기에 걸렸다며 내방했을 때 확인해 보니, 약 2첩을 복용하고 감기가 곧바로 나았다고 한다. 이번에는
① 4~5일 전부터 이상하게 정신이 가물가물하며 안 좋아진다. ② 어젯밤부터는 감기몸살 증세가 나타났다.
③ 코가 막힌다. ④ 몸이 아프다. ⑤ 머리도 약간 아프다.

이 사람의 감기에는 십신탕이 효과가 좋고 다소 증상 차이는 있겠지만 같은 감기이며 신체상태를 감안해도 십신탕이 적합하다고 판단되어 십신탕 2배량으로 3첩을 지어주었다.
7개월 뒤인 다음해 4월에 다시 감기약을 지으러 왔을 때 확인해 보니, 이번에도 약을 복용하고 감기가 바로 나았다고 한다. 이번에도 감기에 걸렸는데 ① 2일 전부터 코가 막힌다. ② 어지럽다. ③ 머리에 열이 있다.
이번도 같은 감기증상으로 판단되어 십신탕 2배량으로 1일분 2첩을 지어주었다.
6개월 뒤인 가을에 다시 감기약을 지으러 왔을 때 확인해 보니, 지난번 약을 복용한 이후 아프던 증세가 바로 없어졌다고 한다. 이번에도 감기에 걸렸는데 ① 기침이 난다. ② 목이 마른다. ③ 코가 맹맹하다.
크게 보아 같은 감기 증상이므로 지난번과 같은 십신탕 2배량으로 1일분 2첩을 지어주었다.
약을 모두 복용한 후에 왔을 때 확인해 보니, 약을 복용하고 감기 증상이 호전되어 나을 것으로 생각되었는데 나아지는 듯하다가 다시 약간씩 감기 증세가 있다는 것이다. 증세를 들어 보니
① 지난번의 감기기운이 남아 있다. ② 속에 열이 있다. ③ 머리가 아프다.
지난번 감기가 완전히 낫지 않았던 것은 약량이 부족한 것으로 판단되어 이번에는 십신탕 2배량으로 2일분 4첩을 지어주었다. 4개월 뒤인 다음해 2월에 내방했는데
① 5일 전부터 감기에 걸렸다. ② 목이 마른다. ③ 콧물이 나온다고 한다.
이번에도 십신탕 2배량으로 2일분 4첩을 지어주었다.
10일 뒤에 다시 방문했는데 감기는 다 나았으나 감기로 인해 몸이 허약해졌다며 보약으로 10첩만 지어달라고 한다. 어떠한 처방을 사용할까 고민하다가 평소 성품이 조용한 음인(陰人)임을 감안하여 기혈대보(氣血大補)의 효능이 있는 십전대보탕 2배량에 소식제(消食劑)를 더하여 5일분 10첩을 지어주었다.
다시 가을인 9월에 감기에 걸렸다며 내방했다. 증상을 들어 보니
① 목이 마른다. ② 코가 막힌다. ③ 콧물이 나온다고 한다.
이번에도 십신탕 2배량으로 1일분 2첩을 지어주었다.
그 후 다시 내방하지 않아 감기가 나았는지 확인할 길은 없으나, 전례로 보아 낫지 않았으면 다시 내방할 것이고 또한 십신탕으로 모든 감기가 치유되었으므로 이번에도 완쾌된 것으로 짐작해 본다. 이 사람은 감기 증세가 있을 때면 증상의 차이가 있어도 십신탕을 투약했으며 모두 완쾌되었다. 그것을 보면 증상에 따른 투약의 한계와 증상의 바탕인 병리상태에 대해 다시 한 번 생각해 보게 된다.

1-3. 감기, 두통(頭痛), 기침, 가래, 인후소양(咽喉搔痒)

● 이 ○ ○ 남 32세 소양성소음인 노동 경기도 안양시 관양동 궁전빌라

노동을 한다는 분으로 체격이 약간 여위고 키가 큰 편이며 소양성소음인으로 보이는 남자이다.
① 2달 전에 감기에 걸렸는데 양약을 복용했으나 여전하다. ② 머리가 지끈지끈 아프다. ③ 기침을 자주 하는데 저녁에 심하다. ④ 가래가 약간 있다. ⑤ 목이 간질간질하며 불편하다. ⑥ 평소 성격은 차분하고 몸은 따뜻한 편이다.
이 남성의 감기가 2달간 지속된 것으로 보아 만성 감기로 볼 수 있다. 또한 두통(頭痛)과 기침, 가래, 인통(咽痛)이 수반된 감기 증상을 감안하면 혼합형 감기이므로 감기를 치료하면 두통과 기침, 가래, 인통이 모두 동시에 소실될 수 있다고 판단했다. 단지 몸이 따뜻하고 노동으로 단련된 소양성소음인이란 신체조건을 염두에 두고 발표(發表)와 지통(止痛)을 동시에 할 수 있는 처방을 사용하기로 했다. 따라서 몸이 따뜻한 소양성소음인의 감기로 인한 기침, 가래, 두통을 목표로 십신탕 2배량에 저녁에 기침이 심하다는 것을 감안하여 오미자 1.5돈을 더하여 1일분 2첩을 지어주었다.
약 3개월 후에 다시 왔을 때 확인해 보니, 약을 복용한 이후 감기로 인한 두통, 기침, 가래, 인후소양이 모두 소실되었다고 한다.

1-4. 두통(頭痛), 오한(惡寒), 발열(發熱), 전신통(全身痛)

● 김 ○ ○ 남 27세 소음성태음인 경기도 안양시 관양1동

키가 약간 크고 마른 체격의 남자로, 현재 지방에서 근무 중이며 근래 들어 무리하게 밤을 새우면서 작업을 한 탓인지 5일 전부터 감기에 걸렸는데 오늘 지방에서 올라온다고 하여 부인이 대신 약을 지으러 왔다.
① 머리가 심하게 아프다. ② 온몸이 으슬으슬 춥고 떨린다. ③ 몸에 열이 심하게 난다. ④ 전신이 쑤시고 아프며 허리와 척추도 아프다. ⑤ 평소에 식사를 할 때 땀을 많이 흘린다. ⑥ 평소에도 머리가 자주 아프다.
⑦ 식욕은 좋고 소화가 잘된다. ⑧ 몸은 찬 편이지만 더위를 심하게 탄다.
태음인의 감기몸살로 인한 두통(頭痛), 발열(發熱), 오한(惡寒), 전신통(全身痛)을 목표로 십신탕 2배량으로 3일분 6첩을 지어주었다.

風 寒 暑 濕 燥 火 內傷 虛勞 霍亂 嘔吐 咳嗽 積聚 浮腫 脹滿 消渴 黃疸 瘧疾 邪祟 身形 精 氣 神 血 夢 聲音 津液 痰飮 蟲 小便 大便 頭 面 眼 耳 鼻 口舌 牙齒 咽喉 頸項 背 胸 乳 腹 腰 脇 皮 手 足 前陰 後陰 癰疽 諸瘡 婦人 小兒

2년 뒤에 늘 피로하다며 보약을 지으러 내방했을 때 모습을 보니 소음성태음인이었다. 경과를 확인해 보니, 약을 복용하고 몸살이 눈에 띄게 호전되었으며 두통, 오한, 발열 및 전신통 등의 감기증상이 모두 없어졌다고 한다.

1-5. 감기, 기침, 가래, 재채기

● 윤 ○ ○ 여 30세 태음인 주부 경기도 안양시 관양동

보통 키에 보통 체구이며 둥근 얼굴에 볼이 약간 붉고 입술 또한 붉으며 얼굴 전체에 여드름이 몹시 난 주부이다. 15일 전에 감기에 걸려 4일간 병원에 다녔고 이어서 10일 이상 약국에서 감기약을 사서 복용했으나 전혀 차도가 없어서 한약으로 나을 수 있을까 하여 찾아 왔다고 한다.

① 15일 전 감기 초기부터 가래가 있다. ② 기침이 나오는데 특히 낮에 심하다. ③ 낮에 재채기가 수시로 나오는데 재채기가 나올 때 하지 못하면 가슴이 번거롭다. ④ 입이 마르고 쓰며 목도 마른다. ⑤ 코가 막힌다.
⑥ 감기에 걸린 후로 식욕이 없다. ⑦ 음식은 따뜻한 것을 좋아하고 소화력은 보통이다. ⑧ 맥은 완활(緩滑)하다.
⑨ 혀 둘레에 굴곡이 많고 윗입술이 이완되어 있다.

원만한 성품으로 몸이 따뜻하고 양쪽 볼이 약간 붉은 태음인의 가래, 기침, 재채기 등 감기증상을 목표로 십신탕 3배량으로 3일분 6첩을 지어주었다.

10일 뒤에 다시 내방했을 때 확인해 보니, 약을 복용한 뒤로 감기증상이 호전되는 것 같더니 다시 여전하다며 약을 더 지어달라고 한다. 본인의 요청대로 다시 지난번과 같은 십신탕 2배량으로 3일분 6첩을 지어주었다.

4개월 뒤에 최근에 감기에 걸렸다며 감기약을 지으러 왔을 때 확인해 보니, 두 번째 지어간 감기약을 먹고 기침과 가래 등의 모든 증상이 완전히 나았다고 한다.

이번에도 15일 전부터 감기에 걸렸는데 7일간 양약을 먹어도 잘 낫지 않는다고 하여 증상을 들어보니

① 코가 막히는데 낮에는 약하나 잘 때 더 심하고 앉아 있으면 뚫리고 누워 있으면 막힌다. ② 누런 콧물이 나오는데 주로 낮에만 있다. ③ 가래와 기침이 있다. ④ 가끔씩 두통이 있다. ⑤ 가끔 재채기가 나온다.

몸이 따뜻한 태음인 부인의 비색(鼻塞)을 겸한 일반감기를 목표로 지난번과 같은 십신탕 2배량으로 3일분 6첩을 지어주었다.

1-6. 감기, 기침

● 김 ○ ○ 남 30세 태음인 경기도 안양시 평안동 초원성원아파트

체격이 보통이고 키가 큰 편이며 태음인으로 보이는 남자로 아들의 감기약을 지으러 어머님이 대신 내방했다. 10일 전부터 감기에 걸렸는데 평소에도 감기에 걸리면 오래간다고 하며 이번에도 양약을 복용했으나, 잘 낫지 않아 한약으로 치료하려고 찾아왔다고 한다.

① 10일 전에 감기에 걸렸는데 가끔 기침이 나온다고 한다.

평성 태음인의 기침감기에 쓸 수 있는 금수육군전, 행소탕, 십신탕, 향갈탕, 해표이진탕, 청금강화탕 등 처방 중에서 마황과 갈근이 포함되어 있는 십신탕을 써보기로 하고, 감기로 가끔씩 나는 태음인의 기침을 목표로 십신탕을 2배량으로 1일분 2첩 지어주었다.

2년 3개월 뒤에는 본인이 직접 내방했다. 경과를 확인해 보니, 그 약을 복용하고 감기와 기침이 소실되었는데 1개월 전에 다시 감기에 걸렸다고 한다. 현재 감기에 걸려서 기침과 약간의 가래가 나오며 코막힘이 있다고 한다. 본인을 직접 보니 피부가 두텁거나 기육이 발달하지 않은 신체조건이어서 이번에는 삼소음으로 3일분 6첩을 지어주었다.

1-8. 기침

● 백 ○ ○ 여 67세 소양성태음인 경기도 안양시 관양동 골든빌라

보통 키에 약간 여윈 편이고 피부는 보통이며 소양인 같기도 하고 태음인 같기도 한 부인이다.

① 40일 전부터 감기에 걸려 있는데 목이 아프다. ② 몸살이 나서 전신(全身)의 근육과 삭신이 쑤시고 아프다.
③ 작년 8월부터 시작된 무릎 관절염 탓인지 무릎이 아프다. ④ 가슴이 답답하다. ⑤ 잠을 잘 깨고 깊이 못 잔다.
⑥ 꿈을 많이 꾼다. ⑦ 입이 몹시 마른다. ⑧ 맥은 활(滑)하다. ⑨ 손등에 검은 점들이 많다.

전신통(全身痛)과 인통(咽痛)이 있는 소양성태음인의 감기몸살을 목표로 인삼패독산 2배량에서 인삼을 빼고 1일분 2첩을 지어주었다.

3일 뒤에 다시 왔을 때 확인해 보니, 인통(咽痛)과 슬통(膝痛), 천면(淺眠), 다몽(多夢), 구건(口乾)은 호전되었으나 전신통(全身痛)과 가슴이 답답한 것은 여전하다고 한다.

증상이 호전되었으나 상체에 땀이 난다고 하여 지난번과 같은 처방으로 1일분 2첩을 지어주었다.

며칠 뒤 다른 손님과 같이 왔을 때 확인해 보니, 그 약을 복용하고 몸살감기는 거의 나았으며 자한(自汗)도 줄어들었다고 한다. 10개월 뒤인 초겨울에 이번에는 남편이 대신 내방했다. 부인이 2일 전부터 감기에 걸렸는데 전신통이 있으

면서 기침이 아주 심하다며 약을 지어달라고 한다.
이 부인은 지난번 몸살형 감기로 패독산을 복용한 뒤 나았으며 증상이 전신통과 기침이지만 심한 기침에 중점을 두기로 했다. 패독산은 약간 열성을 띠고 있으면서 발생하는 몸살, 인통(咽痛), 두통(頭痛), 지절통(肢節痛) 등 증상에 사용하는 처방이므로 기침이 주증상인 감기에는 적합하지 않다고 보고, 기침과 몸살감기에 모두 사용할 수 있는 십신탕을 2배량으로 1일분 2첩 지어주었다.
하루 뒤에 부인이 남편과 함께 내방했는데, 약을 먹은 후에 기침이 거의 소실되었으나 전신통은 여전하다고 한다. 자세하게 들어보니
① 일어나면 속이 느글거린다. ② 식욕이 없다. ③ 전신의 뼈마디가 아프다. ④ 등이 쑤신다.
마황이 들어 있는 십신탕을 쓴 뒤 기침은 거의 없어지고 오심(惡心)과 식욕부진이 있으며 전신통이 남아 있는 것으로 보아 마황 대신 창출이 들어 있는 향갈탕을 쓰기로 하고, 향갈탕 2배량에 오심과 식욕부진을 감안하여 반하 1.5돈, 곽향 1.5돈을 더하여 1일분 2첩을 지어주었다. 다음날 이 부인이 다시 왔을 때 확인해 보니, 약을 복용한 후에 오심과 식욕부진, 전신통, 등이 쑤시는 증상이 어제보다 호전되었으나 아직 남아있으며 기운이 없다고 한다. 향갈탕이 효과가 있는 것으로 판단되어 다시 향갈탕 2배량으로 1일분 2첩을 지어주었다.

1-10. 유아감기(幼兒感氣), 콧물, 가래, 미열(微熱)

● 민 ○ ○ 남 21개월 태음성소양인 서울특별시 서대문구 북아현동

네모형의 둥글고 넓은 얼굴형으로 이마가 약간 나오고 눈빛이 예리한 듯한 태음성소양인 남아이다.
① 2일 전부터 감기에 걸렸는데 누런 콧물을 아주 많이 흘린다. ② 아울러 가래가 많이 나오고 기침은 가끔 약간씩 한다. ③ 미열(微熱)이 있다. ④ 평소에 땀을 많이 흘린다. ⑤ 식욕은 좋고 대변은 정상이지만 된 편이다.
⑥ 평소에 물을 많이 마시며 찬물과 찬 음식을 좋아한다. ⑦ 몹시 활발하여 잠시도 가만히 있지 않는다.
체열이 높고 평소에 땀이 많은 태음성소양인 소아의 감기를 목표로 십신탕 1.5배량으로 1일분 1첩을 지어주었다.
1달 뒤에 다시 감기에 걸려 내방했을 때 확인해 보니, 그 약 1첩을 달여 2일간 나누어 먹였는데, 첫날 1첩의 반량을 먹이니 콧물과 가래가 훨씬 줄어들었으며 이튿날 나머지 반량을 먹이니 콧물, 가래, 미열 등이 모두 없어졌다고 한다.

2-1. 실패례

● 이 ○ ○ 남 75세 근골형태음인 경기도 안양시 관양동 골든빌라

① 3~4일 전에 감기에 걸렸다. ② 밤낮으로 몸 전체에서 땀이 많이 난다. ③ 밤에는 가래가 심하다. ④ 찬바람이 싫고 으슬으슬 춥다. ⑤ 머리가 많이 아프다. ⑥ 콧물이 난다. ⑦ 열이 약간 있다. ⑧ 식욕이 없다.
⑨ 평소에 대변이 묽은 편이다.
근골형태음인 할아버지의 오한(惡寒), 두통(頭痛)을 겸한 감기를 목표로 십신탕 2배량으로 1일분 2첩을 지어주었다. 2일 후에 다시 왔을 때 확인해 보니, 약을 복용한 이후 가래, 콧물은 좀 덜한 것 같으나 오한, 두통, 발열(發熱) 등 다른 증상은 여전하다고 한다. 그리고 약을 복용한 뒤에 땀이 더 많아지고 입이 쩍쩍 말라 계속 물을 마시며 소변량이 줄어들고 소변색이 짙어졌다고 한다.
십신탕 2첩을 복용한 이후 입이 마르고 소변량이 줄어든 것은 마황이 발표(發表)를 촉진시키는 과정에서 땀을 많이 흘려 인체 내부의 수분이 줄어들어 나타난 현상이라 보았다. 현재 상태로 볼 때 비록 2첩밖에 되지 않는 약량이긴 하지만 발표성이 강한 십신탕이 부적합하다고 보고 태음인 실증의 표증 몸살감기에 쓰는 구미강활탕 2배량으로 1일분 2첩을 지어주었다. 약 10개월 후에 다시 왔을 때 확인해 보니, 지난번 약을 복용한 이후 감기가 곧바로 나았으며 몸 전체에서 땀이 나는 것과 발열(發熱), 가래, 오풍(惡風), 오한(惡寒), 두통(頭痛) 등의 모든 증상이 동시에 없어졌다고 한다.

中統19 寶 인삼패독산 人蔘敗毒散

人蔘 柴胡 前胡 羌活 獨活 枳殼 桔梗 川芎 赤茯苓 甘草 各一錢 **薑三片 薄荷少許**

[出　典]
小兒藥證直訣 方諸三：治傷風溫疫風濕 頭目昏暗 四肢作痛 憎寒壯熱 項强睛疼 或惡寒咳嗽 鼻塞聲重
方藥合編：治 傷寒 時氣發熱 頭痛 肢體痛 及傷風 咳嗽 鼻塞 聲重
① 加天麻·地骨皮 各少許 名[人蔘羌活散] 治 小兒傷風寒 發熱
② 加荊芥·防風 名[荊防敗毒散] 治 瘴疫及大頭瘟
③ [荊防敗毒散] 加連翹·金銀花 名[連翹敗毒散] 治 癰疽初發寒熱甚似傷寒
④ 加香薷 二錢 黃連 一錢 名[消暑敗毒散]
[活　套] 瘢疹腫毒 荊防 玄參 黃芩 黃連 惡實 山査 金銀花 隨宜可加
[活套鍼線] 表症(寒) 少陽(瘧疾) 疫蟲五色痢(大便) 腸風(後陰)
※ 형방패독산(荊防敗毒散)：大頭瘟(寒) 瘟疫(寒) 胃風(面) 癮疹(皮) 咽痛(咽喉)
※ 연교패독산(連翹敗毒散)：臁瘡(諸瘡) 初發(癰疽)
※ 소서패독산(消暑敗毒散)：暑風(暑)
[適 應 症] 감기몸살, 전신통, 두통, 근육통, 지절통, 발열, 고열, 오한, 편도염, 인통, 변성, 비색, 발진, 코피, 이하선염, 알레르기성피부염, 아토피성피부염

처방설명 인삼패독산은 몸살감기에 사용하는 대표적인 처방으로, 신체통(身體痛)과 발열(發熱)이 주증상일 때 적합하다. ≪소아약증직결≫(錢乙 著)에 수록되어 있는 처방이기 때문에 본래는 소아가 감기에 걸려 심한 발열이 주증으로 나타날 때 해열(解熱)하기 위한 목적으로 사용했으나 후대에 인삼패독산의 약성을 이용하여 성인의 몸살감기에 사용했던 것이다.

여기서 우리는 소아와 성인의 신체조건에 차이가 있음을 알 수 있다. 즉 소아는 형성단계에 있으므로 조직이 치밀하지 않아 찬 기운에 노출되었을 때 피부가 심하게 수축하지 않지만, 성장기라서 체열(體熱)이 높다는 특징이 있기 때문에 신체통을 주증으로 하는 감기보다는 발열을 주증으로 하는 감기에 걸리기 쉽다. 반면 성인의 경우 조직이 견실하기 때문에 같은 찬 기운에 노출되었을 때 피부의 수축이 뚜렷하게 나타나면서 발열이 동반되므로 발열과 더불어 신체통이 주증으로 나타난다. 인삼패독산은 발산작용(發散作用)과 청열작용(淸熱作用)이 있어 소아의 발열감기에는 강한 해열작용을 나타내는 것이며, 위축되어 있는 피부를 풀어주는 작용을 하므로 성인의 몸살감기에도 사용할 수 있다. 그러나 실제로는 소아의 발열감기보다는 성인의 몸살감기에 사용하는 경우가 더 많다는 것을 염두에 두어야 하며, 조문에 나와 있는 '咳嗽해수 鼻塞비색 聲重성중'은 ≪소아약증직결≫에서 차용한 것이므로 이러한 증상에 기준을 둘 필요는 없다.

인삼패독산을 성인의 몸살감기에 사용하는 경우에도 유념해야 하는 것이 있다. 바로 신체조건이다. 찬 기운에 노출되었을 때 인체는 체온을 보존하기 위해 피부를 수축시켜 체열의 발산을 억제하는 동시에 근육을 긴장시켜 열생산을 촉진하는 반응을 하게 되므로 표피에 열이 울체되어 발열(發熱)과 신체통(身體痛)이 나타나게 된다. 그러나 이러한 반응은 정도의 차이일 뿐 누구에게나 나타날 수 있는 반응이므로 적합한 처방을 선택하기 위해서는 반드시 신체조건을 참고해야만 한다. 따라서 만약 기육(肌肉)이 두터운 사람에게 이러한 증상이 발생했다면 발표력이 강한 마황을 사용해야 하며, 근육의 긴장을 풀기 위해 갈근을 사용해야 한다. 또한 기육이 엷으면서도 단단한 사람일 때는 마황보다 강활, 독활, 천궁 등을 사용하는 것이 좋고, 반

대로 피부가 엷고 연약한 경우에는 수축이나 긴장의 정도가 상대적으로 떨어지기 때문에 곽향, 소엽, 창출, 계지 등을 사용해도 치료된다. 이처럼 증세가 유사한 경우에는 반드시 신체조건을 고려하여 치법과 처방을 선택해야 한다. 인삼패독산은 체열이 중(中) 이상이며 피부가 엷으면서도 견실한 사람의 몸살감기에 사용하는데, 이러한 신체조건을 체질로 분류한다면 소양인에 해당한다.

활투침선을 보면 한문(寒門)의 표증(表症), 학질문(瘧疾門)의 소양(少陽), 대변문(大便門)의 역충오색리(疫蟲五色痢), 후음문(後陰門)의 장풍(腸風)에 사용하는 처방으로 분류되어 있다. 표증은 오한, 발열, 신체통, 두통 등 주로 체표 쪽으로 증상이 나타나는 것으로, 앞서 언급한 대로 이러한 증상이 있더라도 신체조건을 참고해야 한다는 것을 유념해야 한다. 소양학질은 오한, 발열이 주증이면서 구토 증상이 나타나는 것으로, 표피에 열이 울체되어 발열과 신체통이 현저하게 나타날 때 인삼패독산을 사용한다. 역충오색리에 사용한다고 했는데, 이는 권위 있는 사람이 이렇게 사용한다고 한 것이 기준이 되어 후대에 비판 없이 그대로 이어진 것이 아닌가 생각한다.

장풍(腸風)은 대변에 출혈이 발생하는 증상으로 장조직이 연약해지고 부분적으로 혈액이 정체되어 있는 상태에서 발생하는데, 여기서는 조직의 긴장으로 인해 형성된 압력이 직장 부위에서 해소되기 때문에 나타나는 것으로 볼 수 있다. 인체에서 압력이 형성되었을 때 가장 약한 부위에서 그 압력이 해소되는 경향이 있는데, 사궁산을 사용하는 코피가 그 예가 된다. 향부자와 천궁으로 구성된 사궁산은 인체의 긴장이 지속되어 압력이 형성되었을 때 점막층으로 덮여 있어 조직이 비교적 연약하고 혈관분포가 많은 비강(鼻腔)에서 출혈이 발생하였을 때 조직의 긴장을 해소시켜 코피를 치료하는 처방이다. 마찬가지로 조직의 긴장으로 인해 압력이 형성되어 있을 때 많은 혈액이 울체되어 있는 직장(直腸)에서 출혈이 발생할 수 있는데, 이럴 때 인삼패독산을 사용하면 위축된 조직을 이완시켜 압력을 해소할 수 있으므로 대변출혈을 치료할 수 있는 것이다.

인삼패독산을 기본방으로 하는 처방에는 인삼강활산, 형방패독산, 청기산, 연교패독산, 소서패독산 등이 있다. 소아감기에 사용하는 인삼강활산은 인삼패독산의 약량을 1/5로 줄였고 여기에 소량의 천마와 지골피를 더했다. 소아는 조직이 견실하지 못하며 두텁지도 않아서 찬 기운에 노출되더라도 피부가 심하게 위축되지 않는다. 따라서 감기에 걸리더라도 신체통이 발생하는 경우는 매우 드물다. 그러나 성장기라서 체열이 높기 때문에 찬 기운에 노출되어 피부가 위축되면 심한 발열이 나타날 수 있다. 이 경우에 해열(解熱)시키는 목적으로 인삼강활산을 사용할 수 있다. 물론 감기 증상이 표증 위주이며 열성을 띠고 있을 때 사용할 수 있으며 복통, 설사, 구토 등 소화장애가 강하게 나타나거나 열성(熱性)이 가벼운 경우에는 곽향정기산, 삼소음 등을 사용하는 것이 옳다.

인삼패독산에 형개와 방풍을 더하면 형방패독산이 되는데, 감기에 걸려 피부의 위축이 심하여 소통이 원활하지 않는 경우에 사용할 수 있다. 그러나 실제로는 피부질환에 사용하는 경우가 더 많다. 형방패독산의 조문을 보면 장역(瘴疫)과 대두온(大頭瘟)을 치료한다고 했고, 활투침선에도 은진(癮疹)과 위풍(胃風)에 사용하는 처방으로 분류되어 있는 것을 보면 피부질환에 활용하는 경우가 더 많다는 것을 알 수 있다. 또한 ≪급유방≫을 보면 아이가 찬바람에 감촉되어 얼굴과 눈, 사지가 붓고 추웠다 더웠다 하는 태창병(胎瘡病)이 있을 때 인삼패독산에서 인삼을 빼고 형개와 소엽을 더하여 사용한다는 언급이 있고, 형방패독산에 천마, 박하, 선퇴를 더한 청기산을 두드러기에 사용한다는 것을 참고했을 때, 형방패독산은 피부질환의 요약(要藥)이며 기본처방이 된다는 것을 알 수 있다.

연교패독산은 형방패독산에 연교와 금은화를 더한 처방으로 염증성 피부질환에 광범위하게 사용한다. 형방패독산의 증상보다 더 실증이며 표피의 열성(熱性)이 더 심하여 염증으로 진행될 때 사용하는데, 약성을 응용하여 젖몸살에도 사용할 수 있고, 옹저(癰疽)와 함께 오한, 발열이 동반된 경우에도 사용한다. 아토피성 피부염이 있을 때 형방패독산이나 연교패독산을 응용할 수 있는데, 표울(表鬱)로 인한 아토피성 피부염이 발생했을 때 사용할 수 있다. 김태진 선생은 이러한 표울에 착안하여 형방패독산으로 대상포진을 치료했고, 백영현 선생은 영국인의 아토피성 피부염을 치료한 경험을 가지고 있다.

소서패독산은 인삼패독산에 향유와 황련을 더한 처방으로 서풍(暑風)에 사용한다. 서풍이란 더위로 인한 열의 울체(鬱滯)가 심화되어 경련이 일어나거나 의식불명상태가 된 것으로 중서(中暑)보다 더 악화된 증상이다. 예를 들면 더위를 무릅쓰고 심한 노동을 했을 때 체내에 열이 많아져 뇌에 영향을 주고 자율신경실조를 일으켜 경련과 의식장애를 일으키는 것이다. 이럴 때 소서패독산을 사용하여 청열(淸熱)시켜 주고 강하게 발표(發表)시켜 체내에 울체된 열을 신속하게 배출시켜 주면 이러한 증상을 치료할 수 있다.

필자의 인삼패독산 처방기준은
① 주로 몸살형 감기
② 열성을 띠거나 발열상태인 몸살형 감기
③ 몸이 따뜻하거나, 또는 차지 않은 사람의 몸살감기
④ 소양인의 몸살형 감기
⑤ 기표(肌表)의 울체로 인한 피부질환
⑥ 피부는 엷고 단단한 사람에게 보다 적합하다.

처방구성 처방구성을 보면 인삼은 중추신경계에 대한 흥분작용과 억제작용이 있는데, 흥분작용이 보다 강하다. 또한 뇌의 혈액공급과 산소공급 능력을 높이는 작용이 있으며, 강심작용이 있어 심장의 수축력을 강화한다. 이외에도 부신피질호르몬의 합성과 분비를 자극하여 항스트레스작용을 나타낸다. 시호는 흥분된 중추신경을 억제하여 정신을 안정시키고 해열작용과 진통작용이 있으며, 담즙의 합성과 분비를 촉진한다. 전호는 거담작용(祛痰作用)이 강하며 경도의 진해작용(鎭咳作用)도 가진다. 강활은 발한작용, 해열작용, 진해작용(鎭咳作用)이 있고, 평활근 이완작용이 있어 진정작용과 진통작용을 나타낸다. 독활은 혈관을 확장하여 혈압을 낮추고 진통작용과 진정작용이 있다.

지각은 말초혈관의 저항력을 높이며, 장관 평활근의 경련을 억제하여 진경작용을 한다. 길경은 거담작용(祛痰作用)과 진해작용(鎭咳作用)이 있으며, 염증을 억제하는 소염작용(消炎作用)도 있다. 천궁은 관상동맥과 말초혈관을 확장하여 하지(下肢)와 심근(心筋)의 혈류량을 증가시키고, 성분 중의 페루릭산(Ferulic acid)은 진통과 진경작용을 한다. 적복령은 세뇨관의 재흡수를 억제하여 이뇨를 증진하므로 체내의 정체된 수분을 처리한다. 감초는 스테로이드호르몬과 유사한 작용이 있어 항염증과 항알레르기의 효과를 나타낸다. 또한 평활근을 이완시키는 작용과 간기능을 보호하는 작용이 있다.

처방비교 몸살감기에 사용하는 **구미강활탕**과 비교하면 구미강활탕은 체력이 더욱 건실하고 열이 많은 사람, 열성태음인, 또는 기육이 두터운 건실형 태음인의 몸살감기에 적합하다. 반면 인삼패독산은 허랭하지 않는 일반인의 몸살감기, 또는 기육은 엷지만 단단한 소양인의 몸살감기에 사용한다.

혼합감기에 사용하는 **향갈탕**과 비교하면 향갈탕은 전신통, 오한, 발열 등을 주증상으로 하는 몸살감기뿐 아니라 식욕부진이나 신중(身重) 등 증상이 겸해 있을 때도 사용하며, 대부분 피부가 두텁고 성격이 온순하고 원만한 사람에게 사용한다. 그래서 몸이 약간 따뜻한 태음인의 몸살감기에 적합하다. 반면 인삼패독산은 기육이 두터운 태음인보다는 상대적으로 덜 두터우면서도 견실한 소양인 경향의 사람에게 사용하며 근육통, 지절통 등 통증이 주증상일 때 사용한다.

피부질환에 사용하는 **방풍통성산**과 비교하면 방풍통성산은 열실(熱實)한 사람으로서 열발산이 원활하게 이루어지지 못하는 상태에서 발생하는 피부질환에 주로 사용한다. 반면 형방패독산은 방풍통성산보다 덜 열실한 상태에 사용하며, 주로 외감(外感) 등으로 인해 피부가 수축되어 발생하는 피부질환에 사용한다.

활용사례

1-1. 몸살감기, 고열(高熱), 전신통(全身痛), 두통(頭痛) 여 42세 소양인
1-2. 몸살감기, 두통(頭痛), 비색(鼻塞), 편도염(扁桃炎), 전신통(全身痛) 남 43세 태음성소양인
1-3. 몸살감기, 두통(頭痛), 지절통(肢節痛), 변성(變聲) 여 59세 소양인
1-4. 감기몸살, 근육통(筋肉痛), 지절통(肢節痛), 오한(惡寒), 발열(發熱) 남 39세 소음인
1-5. 상한(傷寒), 발열(發熱), 인통(咽痛), 비색(鼻塞), 콧물, 가래 여 28세 소양성소음인
1-6. 몸살감기 남 31세 소양인
1-7. 소아감기, 비색(鼻塞), 발열(發熱) 여 4세 소양인
1-8. 소아감기, 고열(高熱), 발진(發疹) 여 4세 소양인
1-9. 소아열감기(小兒熱感氣) 남 5세
1-10. 고열(高熱) 남 6세 소양인
2-1. 여름철 오한(惡寒) 여 163cm 48kg
3-1. 한약 복용 후 상열(上熱), 정충(怔忡), 번열(煩熱) 여 59세 소음인
4-1. 침술부작용

형방패독산
1-1. 감기, 인통(咽痛) 여 26세 162cm
1-2. 독감(毒感) 남 41세
1-3. 코속이 헐고, 전신통(全身痛), 감기증상 여 47세 소음성소양인 160cm 50kg
1-4. 코피 남 5세 태음성소양인
2-1. 아토피성 피부염(皮膚炎) 여 33세 소양인
2-2. 피부발진(皮膚發疹) 여 5세 태음인
2-3. 한랭성(寒冷性) 알레르기, 두드러기 남 11세 소양인

연교패독산
1-1. 감기, 고열(高熱), 오한(惡寒), 인통(咽痛) 남 16세 태음인
1-2. 소아감기(小兒感氣), 이하선염(耳下腺炎), 볼부음, 발열(發熱), 두통(頭痛) 여 6세 태음인
1-3. 감기(感氣), 인통(咽痛) 남 24세
1-4. 목감기, 몸살감기 초기 여 28세 소음인
1-5. 맑은 콧물, 기침, 두통(頭痛) 여 21세 소양인

소서패독산
1-1. 여름감기, 몸살, 발열(發熱), 인통(咽痛) 남 48세 태음인 170cm 67kg

쌍패탕
1-1. 손발 저림, 쥐남 여 39세 소양인

인삼패독산 합방 활용사례
1-1. +길경탕 - 혀뿌리가 부은 느낌 여 163cm 48kg
2-1. +삼소음 - 실패례-종합감기 여 30세 소음인

1-1. 몸살감기, 고열(高熱), 전신통(全身痛), 두통(頭痛)

● 정 ○ ○ 여 42세 깡마른 소양인 주부 경기도 안양시 관양동

약간 작은 키에 여위고 언행이 빠르며 하관(下觀)이 특히 빠른 주부이다. 안집 부인이 몸살이 매우 심해 꼼짝도 못한다며 좀 와달라기에 '무슨 감기가 걸렸기에 꼼짝도 할 수 없나' 생각하면서 문을 열고 들어가 보았다.
① 2일 전에 감기 몸살에 걸렸는데 어젯밤부터는 극심하여 전신이 아프다. ② 고열이 나서 끙끙 앓고 있으며 몸이

불덩이 같다. ③ 너무 심하게 아파 일어나 앉을 수도 없을 정도라서 2일간 계속 누워만 있다고 한다. ④ 그간에 아스피린을 비롯하여 감기몸살약을 복용했으나, 차도가 없고 점점 더 심해졌다.
깡마르고 성격 급한 소양인의 극심한 몸살감기를 목표로 인삼패독산 3배량에서 인삼을 빼고 2일분 4첩을 지어주었다.
가게 안집이라 다음날 본인이 직접 찾아왔는데, 어제 저녁에 약 2첩을 복용하고 잠을 잔 뒤 아침에 일어나니, 이틀간 지속되던 고열이 내리고 몸이 아픈 것도 한결 나아져 이만하면 살 것 같다고 한다.
아침과 점심, 저녁에 나머지 약을 모두 복용하고 다음날에는 기운이 없었지만 외출을 했고 그 후로 고열과 전신통, 두통 등 격심한 몸살은 모두 나았다고 한다.

1-2. 몸살감기, 두통(頭痛), 비색(鼻塞), 편도염(扁桃炎), 전신통(全身痛)

● 나 ○ ○ 남 43세 태음성소양인 경기도 안양시 관양동 대도아파트

살이 찌고 체열(體熱)이 있는 태음성소양인이다.
① 3일 전에 감기에 걸렸는데 머리가 아프다. ② 코가 막힌다. ③ 편도가 부었다. ④ 얼굴이 붓는다.
⑤ 기침이 약간씩 나온다. ⑥ 전신이 아픈데 특히 하반신(下半身)이 아프다.
몸이 튼튼하고 열이 많은 소양인의 몸살형 감기를 목표로 인삼패독산 2배량에서 인삼을 빼고 3일분 6첩을 지어주었다.
4일 뒤에 아이의 보약을 지으러 왔을 때 확인해 보았다.
약을 복용한 이후 두통(頭痛)과 비색(鼻塞), 편도염(扁桃炎)이 없어졌고 나머지 증상은 약간 남아 있으나 증상이 경미하여 그냥 있어도 자연히 나을 수 있겠다고 한다.

1-3. 몸살감기, 두통(頭痛), 지절통(肢節痛), 변성(變聲)

● 김 ○ ○ 여 59세 소양인으로 추측 경기도 안양시 관양동

40대 부인이 방문하여 언니의 감기몸살 약을 지어달라고 하면서 언니의 나이가 59세라고 한다.
몸살감기라 하더라도, 또 증상이 같더라도 체질과 신체상태에 따라 사용하는 처방이 다르기 때문에 감기몸살이라는 말만 듣고 처방을 결정하기 어려웠다. 그래서 정확한 증상과 신체상태를 확인하기 위하여 자세하게 물어보았다.
① 며칠 전에 감기몸살에 걸렸는데 머리가 아프다. ② 기침이 나온다. ③ 가래도 있다. ④ 뼈마디마디가 모두 아프다. ⑤ 목소리도 변했다.
소양인의 두통, 기침, 관절통(關節痛)을 겸한 감기몸살을 목표로 인삼패독산 2배량에서 소양인의 발열성 감기라는 점을 감안하여 인삼을 빼고 3일분 6첩을 지어주었다.
3일 뒤에 다시 내방했을 때 확인해 보았다.
이틀 동안 약을 5첩 복용했는데 두통(頭痛)과 관절통(關節痛), 변성(變聲)은 모두 나았으나 아직 기침과 가래는 남아 있다며 약을 더 지어달라고 한다.
이번에는 기침가래를 목표로 지난번과 같은 처방에 행인 1.5돈, 패모 1.5돈을 더하여 2일분 4첩을 지어주었다.

1-4. 감기몸살, 근육통(筋肉痛), 지절통(肢節痛), 오한(惡寒), 발열(發熱)

다음은 유해성 선생 본인의 경험이다.

● 유 ○ ○ 남 39세 소음인 경기도 안양시 관양동

현재가 1월이어서 감기에 잘 걸리는 계절이기도 하지만 최근에 심하게 유행하는 감기에 걸린 듯
① 으슬으슬 한기(寒氣)가 느껴진다. ② 몸이 나른하고 ③ 머리가 무겁다. ④ 평소에 감기에 걸리면 효과가 있었던 인삼을 뺀 삼소음 3첩을 달여서 복용했으나 차도가 없었다. ⑤ 다음날부터는 으슬으슬 한기(寒氣)가 느껴지면서 약간의 발열(發熱)이 있다. ⑥ 몸이 무겁다. ⑦ 머리도 무겁다. ⑧ 특히 전신의 근육과 관절이 많이 쑤시고 아프다
소음인의 약한 발열과 전신의 근육 및 관절통을 목표로 인삼패독산 4첩을 한꺼번에 달여서 저녁에 1첩 분량을 복용하고 잠을 잤다.
다음날 새벽녘에 땀이 많이 났으며 아침에 일어나니 통증이 거의 없어졌고 몸 전체가 한결 가벼워졌다. 다시 패독산을 2회 정도 더 복용하니 전신의 쑤시는 근육통과 오한(惡寒), 발열(發熱)은 소실되었으나 감기의 잔여 증세가 남아 있었는데
① 머리가 무겁다. ② 맑은 콧물이 많이 나온다. ③ 간간이 기침을 한다.
그간 본인의 감기 후 맑은 콧물 증상에 여러 번 효험을 본 적이 있으며, 소음인체질의 맑은 콧물 증상에 적합한 보중익기탕에 치자, 맥문동을 더하여 4첩을 달여서 오전 중에 모두 복용했다.
그런데 보중익기탕을 복용한 뒤로는 밤새도록 신열(身熱)과 두통(頭痛), 안통(眼痛) 및 심한 기침으로 잠을 이루지 못

하고 고생을 했다. 짐작컨대 패독산을 복용하여 어느 정도 해열(解熱)이 된 상태였지만 아직 열(熱)이 남아 있는 상태에서 인삼, 황기 등 보기제가 들어 있는 보중익기탕을 복용하여 신열(身熱)과 두통(頭痛), 안통(眼痛)이 심하고 기침, 가래도 더욱 악화시킨 것이 아닌가 생각된다.

1-5. 상한(傷寒), 발열(發熱), 인통(咽痛), 비색(鼻塞), 콧물, 가래

다음은 진영선 선생의 경험이다.

● 진 ○ ○ 여 28세 소양성소음인

약간 마른 체형으로 소양인 혹은 소음인(?)으로 보이는 본인의 경험이다.

① 환절기에 갑자기 찬 밤공기에 노출되어 감기증상이 나타났다. ② 목이 아프고 발열이 나면서 정신이 몽롱해졌다.
③ 코가 막히고 맑은 콧물이 나면서 가래도 생겼고 시간이 지나면서 기침이 조금씩 나려고 하나 심하지는 않다.
④ 평소 추운 것을 싫어하기는 하나 옷을 껴입고 다니는 것을 싫어한다. ⑤ 물도 뜨거운 물을 마시는 경우는 드물다. ⑥ 평소에 식욕은 보통이고 소화는 잘되는 편이다. 이번 감기 중에도 식욕이 크게 저하되지는 않았다.
⑦ 대변과 소변은 정상이다. ⑧ 쉽게 피로해지는 편이다.

환절기에 찬 공기에 노출된 후 발생한 감기를 목표로 인삼패독산을 2첩을 달여서 복용했다.

약을 복용한 후에 발열(發熱)로 정신이 몽롱하던 것이 사라지고 몸이 가라앉는 느낌이 들었으며 몸이 많이 편안해진 느낌이 들었다. 콧물도 조금 줄어든 것 같았다.

인삼패독산이 효과가 있는 것으로 보아 2첩을 더 복용했다.

2첩을 더 복용한 후에 콧물과 가래가 완전하게 소실되지는 않았으나 많이 호전되었다. 몸이 많이 편안해졌고 나머지 증상들은 휴식을 취하면 자연스레 경감될 것 같아 더 이상은 복용하지 않았다.

1-7. 소아감기, 비색(鼻塞), 발열(發熱)

● 김 ○ ○ 여 4세 소양인 경기도 안양시 관양동

여윈 듯하면서도 장난기가 있는 소양인으로 보이는 여자아이이다.

① 어제 감기 몸살에 걸렸는데 평소에는 잠시도 가만히 있지 않는 아이가 밥도 잘 먹지 않고 가만히 누워만 있다.
② 아울러 코가 막힌다. ③ 발열이 있으며 양 볼이 붉다. ④ 입술이 보통 아이보다 붉다.

열성을 띤 소양인 아이의 비색과 발열에 인삼패독산을 쓰기로 하고 인삼패독산 2배량에서 인삼을 빼고 석고 4돈을 더하여 2일분 2첩을 지어주었다.

11개월 뒤에 아이가 차멀미와 식욕부진이 있다면서 약을 지으러 왔을 때 확인해 보니, 그 약을 먹고 감기가 곧바로 나았다고 한다. 이번에는 차멀미와 식욕부진을 목표로 불환금정기산 2배량으로 6첩을 지어주었다.

1-8. 소아감기, 고열(高熱), 발진(發疹)

● 서 ○ ○ 여 4세 소양인 경기도 안양시 관양동 동편마을

눈매가 날카롭고 성깔이 있어 보이는 소양인 여자아이이다.

번잡형(煩雜形) 소양인 아이라서 함께 온 어머니에게, 이 아이의 성격이 급하며 잠시도 가만히 있지 않고 활달하며 고집이 세고 성깔도 있으나 무척 싹싹하며 몸에 열이 많을 것이라고 말했더니 깜짝 놀라며 어떻게 이 아이의 성격을 그렇게 잘 아느냐고 한다. 그러면서 갓난 애기 때부터 한 번 울면 숨이 넘어갈 정도라는 것이다. 증상을 들어 보니

① 10여 일 전부터 밤에만 고열이 있다가 낮에는 괜찮다. ② 발열시 목에 땀띠 같은 발진이 돋기도 한다.
③ 그간에 약국과 병원을 다니면서 치료를 했으나 차도가 없고 여전하다.

강단(剛斷)이 있는 소양인의 밤에만 발생하는 고열성(高熱性)감기를 목표로 인삼패독산에서 인삼을 뺀 뒤 고열을 감안하여 석고 2.5돈을 더하고 박하를 1.5돈으로 증량하여 3일분 6첩을 지어주었다.

3일이 지난 뒤에 어머니가 방문했을 때 확인해 보았다.

약 2첩을 복용하니 고열이 완전히 나았으며 목에 땀띠 같은 발진(發疹)도 발생하지 않았고 오히려 추워하는 것 같다고 한다. 이번에 너무 고생하여 남아 있는 4첩을 보관해 두려고 하는데, 방법을 알려달라고 하여 비닐봉투로 밀폐시켜 차고 건조한 곳에 보관하라고 알려주었다.

1-10. 고열(高熱)

● 김 ○ ○ 남 6세 소양인 경기도 안양시 안양3동 영신빌라

보통 체구에 좀 번잡(煩雜)하며 소양인으로 보이는 남자 어린이다. 이웃집 아주머니께서 아이가 열이 대단하다며 좀 봐달라고 하여 머리를 만져 보니 불덩이 같았다. 출근하려고 하는데 병원에 가야 할지 한약을 먹어야 할지 잘 모르겠

다고 하기에 한약으로도 충분히 나을 수 있으나 우선 머리에 냉찜질을 하여 열을 식히고 간단한 해열제를 복용하게 했다. 퇴근 후에 확인해 보니, 그 열이 전혀 차도가 없어서 걱정이라고 한다.
이 아이의 증상을 보니
① 자고 나서 새벽부터 열이 심해졌으며 저녁인 지금까지 그대로 지속되고 있다. ② 고열은 머리와 상체부분이 심하다. ③ 평소 감기시에는 기침과 가래가 많았다고 한다.
아침부터 저녁까지 지속된 소양인 아이의 고열을 목표로 인삼패독산 본방에서 인삼을 빼고 모려 1돈을 더하여 2첩을 지어 우선 1첩을 달여서 먹였다.
저녁 8시경에 1첩을 달여서 복용시킨 뒤 30분 정도 지나자 아침부터 저녁까지 지속되던 열이 일시에 소실되고, 약간의 미열(微熱)만 남아 있었다. 잠을 자기 전에 나머지 1첩을 더 복용시킨 후 다음날 아침에 확인하여 보니, 미열(微熱)도 완전히 소실되었다.
아주머니께서 앞집 아이들은 약 1주일간 병원에 다닌 후에 차도가 있었는데 한약이 참 신기하다면서 감기에는 앞으로 한약을 복용해야겠다는 말을 했다. 그러면서 나머지 재탕한 약은 유리병에 넣어 냉장고에 보관하다가 다음에 먹이겠다고 했다.

3-1. 한약 복용 후 상열(上熱), 정충(怔忡), 번열(煩熱)

● 안 ○ ○ 여 59세 소음인 경기도 안양시 동안구 비산3동

보통 키에 약간 마른 소음인으로 경상도 사투리를 쓰는 아주머니이다.
① 다른 곳에서 한약을 지어서 복용했는데 열이 심하게 오르고 속에서 덩어리가 올라오는 것 같다. ② 입이 마른다. ③ 가슴이 뛰고 정신을 차릴 수가 없는데 밤에 특히 심하여 잠을 잘 수 없다. ④ 다른 곳에서 지어 온 한약을 중단한 지 3일이 지났는데 증세가 여전하다. ⑤ 가래가 있다. ⑥ 추위를 심하게 탄다. ⑦ 식사량이 적으며 소화력은 보통이다. ⑧ 손발이 따뜻하다. ⑨ 소변을 자주 본다. ⑩ 불안, 초조, 신경질, 짜증 등의 증상이 있다.
손발이 따뜻하며 소화력이 보통인 여성의 상열 증상이 한약으로 인해 증가된 열울(熱鬱)로 발생했다고 보고 열을 발산시키고자 인삼패독산 1.5배량에서 인삼을 빼고 석고 0.5돈을 더하여 2일분 4첩을 지어주었다.
다음날 밝은 얼굴로 내방했는데 약을 복용한 이후 속에서 불이 나는 것 같은 증상과 열이 오르는 것이 없어졌다며 이번에는 어지러움이 심하고, 간혹 속이 메스껍다며 약을 지어달라고 한다.
이번에는 심한 어지러움과 오심(惡心)을 목표로 향소산 2배량으로 지어주었다.
2주일 후에 딸이 대신 와서 어머니가 지난번 지어간 향소산을 복용한 이후 어지러운 것도 많이 좋아지고 오심도 거의 없어지고 몸도 많이 좋아졌다고 한다. 그런데 처음에 다른 한의원에서 지어온 약이 아까워서 하루를 복용했더니 다시 전처럼 열이 오르고 속에서 불이 나고 가슴이 두근거리는 등의 증세가 발생하여 어젯밤에 한숨도 못 잤다고 한다. 부적합한 한약을 복용하여 발생한 상열(上熱), 정충(怔忡), 번열(煩熱) 등의 증세를 목표로 지난번과 같은 패독산으로 2일분 4첩과 향소산 10일분 20첩을 지어주었다.

다음은 형방패독산의 활용사례이다.

1-2. 독감(毒感)

다음은 염태환 선생의 경험을 인용한 것이다.

● ○ ○ ○ 남 41세 경감

환자는 자칭 독감이라는 병에 걸린 지 20여 일이 되는 41세 경감님이다. 그간 병원에도 다녔고 한약도 복용했으나 증상이 계속되어 근무지인 시골에서 상경하여 본격적으로 치료받게 되었다. 여전히 차도가 없어 다시 한 번 필자에게 왕진을 청했다. 깡마르고 예민하게 생겨 일견 시호증의 소견자(所見者) 같았다. 그때 증후는 이러했다.
① 설황미건이백(舌黃微乾而白), 목적(目赤)하고 두통(頭痛)과 발열(發熱)이 있다. ② 미해(微咳)와 미구감(微嘔感), 심하비경(心下痞硬)이 있다. ③ 소변미적(小便微赤)에 대변은 다소 비(秘)하고 맥은 충실이유력(充實而有力)했다.
시호계지탕을 지어주려고 했으나 이보다 더 청열(淸熱)성이 있는 처방이 필요했고, 소시호탕이나 대시호탕을 사용하기에는 표증(表症)이 많은 것으로 보여 형방패독산에 석고 8냥을 더하여 4첩을 투약했다.
이튿날 소식을 들으니 상기(上記) 증상이 모두 사라지고 지금은 두중(頭重)하며 구미(口味)가 없을 뿐이라고 한다.
이번에는 전의 처방에서 석고를 빼고 사물탕을 합하여 3일분을 투약했는데, 약을 복용하고 모든 증상이 치유되었다. 그 후 보약을 복용하겠다며 찾아 왔는데 마땅한 처방이 떠오르지 않았다. 감기를 앓을 때 시호증으로 오는 사람이어서 소양인으로 판단하고 육미지황원을 지어주었는데 그 후 몸이 좋아졌다는 소식을 전해왔다.

1-4. 코피

● 김 ○ ○ 남 5세 태음성소양인 서울특별시 양천구 목2동 태양빌라

1달 전에 감기에 걸렸는데

① 가래와 기침이 있다. ② 특히 뛰어다닐 때 더하다. ③ 10일 전부터는 몸 전신에 땀띠처럼 발진이 돋고 피부 전체가 거칠어졌다. ④ 어려서부터 코피가 났으나 1년 전부터는 자주 나며 특히 피곤하면 잘 난다. ⑤ 피부는 현재 병원에서 치료 중이며 바이러스가 피부에 침투한 것이 원인이라고 한다. ⑥ 식욕은 보통이고 편식을 한다.
⑦ 대소변은 정상이지만 어릴 때부터 소변량이 매우 많다.

감기와 피부발진을 목표로 인삼패독산 본방에서 인삼을 빼고 형개 1돈, 방풍 1돈을 더한 형방패독산으로 3일분 6첩을 지어주었다.

1달 뒤인 다음해 2월에 기침을 한다고 하여 소청룡탕을 지어주었으며, 23개월 뒤인 다음해 12월 말에 헛구역과 구토로 약을 지으러 왔다. 이 아이의 지난번 증상들을 확인하는 과정에서 아이의 어머니가 처음 지어갔던 약(형방패독산)을 복용한 뒤부터는 수시로 나던 코피가 없어져 그 후로 지금까지 코피를 흘린 적이 없다고 한다.

2-1. 아토피성 피부염(皮膚炎)

다음은 영국 동양의학연구소 백영현 선생의 경험이다.

● 모린 ○○○ 여 33세 소양인 영국 북아일랜드 밸리캐리

키가 크고 체격이 좋으며 목소리가 낭랑하고 말이 약간 빠르며 의료기관에서 일하는 부인이다. 앞집 할머니의 이야기를 듣고 이 부인의 이모가 조카의 약을 지어 주기 위해서 대신 방문했다.

용모와 증상은 직접 만나지 못하고 이모의 설명으로만 기록했다.

① 5년 전부터 수시로 팔과 다리가 심하게 가렵다. ② 긁고 나면 붉은 점이 남는다. ③ 병원에서는 아토피성 피부염이라 한다. ④ 혈압이 약간 높다. ⑤ 장이 약하다. ⑥ 신경이 예민하다.

소양인 부인의 오래된 전신 가려움을 목표로 인삼패독산에 인삼을 빼고 형개, 방풍 1돈을 더한 형방패독산으로 4일분 8첩을 지어주었다.

3주 후에 약을 지어간 이 부인의 이모가 전화를 했는데, 그 약이 효과가 너무 좋아 약을 복용한 뒤부터 심하게 가려웠던 것이 모두 없어졌다고 한다. 너무 신기하기도 하고 이렇게 낫게 해주어서 너무 고맙다며 인사했다.

2-2. 피부발진(皮膚發疹)

● 소 ○ ○ 여 5세 태음인 서울특별시 강남구 개포동

부모가 아이를 데리고 왔다. 어려서부터 피부발진이 온몸에 퍼져 봄부터 가을까지 고생하는 아이이다.

① 몸 전체에 붉은 반점이 있다. ㉠ 아이 때부터 해마다 봄이 되면 시작해서 가을까지 심하게 생기며, 특히 더워질 무렵에 심하다. ㉡ 낮에는 잘 모르다가 밤이 되면 가려워하고 접히는 부위에서 시작해서 퍼진다. ㉢ 다리, 등, 배, 눈, 입안, 머릿속도 가렵고 오돌토돌 돋아나 긁어서 물집이 잡히기도 한다. ㉣ 약을 쓰면 나았다가 안 쓰면 심해진다.
② 감기에 자주 걸리는데 기침과 코막힘 증상이 있다. ③ 땀을 많이 흘리며 시원한 것을 좋아한다. ④ 성격은 느긋한 편이다.

피부발진, 전신가려움을 목표로 형방패독산에서 인삼을 빼고 10일분 20첩을 지어주었는데, 양약과 함께 복용했다고 한다. 상태를 살펴보니 전신가려움이 격감했고, 특히 등의 발진이 격감했다.

2-3. 한랭성(寒冷性) 알레르기, 두드러기

● 이 ○ ○ 남 11세 소양인 초등학교 5년 경기도 안양시 부림동 한가람두산아파트

① 6살부터 두드러기가 발생했다. 작년부터 올가을에서 겨울까지 찬바람이 불면 얼굴에 두드러기가 난다.
② 평소에는 몸에 열이 많으나 두드러기가 날 때면 손발이 차고 추위를 탄다. ③ 가끔 알레르기성 비염 증상이 있고 천식도 앓은 적이 있다. ④ 강남 모 대학병원에서 한랭성 알레르기로 진단받았다. ⑤ 잘 때나 긴장할 때에 땀이 난다. ⑥ 식성은 좋으며 소화력은 양호한 편이다. ⑦ 대변과 소변은 정상이다. ⑧ 하루 7시간 정도 잠을 자며 잠귀가 밝고 꿈을 많이 꾼다.

가을만 되면 나타나는 어린이의 한랭성 알레르기를 목표로 갈근탕을 본방으로 5일분 10첩을 지어주었다.

6일 뒤인 10월 중순에 다시 내방했다. 그간 날씨가 추워져서 그런지 증세가 오히려 더 심해졌다고 한다.

평소 열이 많고 소화력이 좋은 점으로 보아 양인 기질이 많은 점을 감안하여 이번에는 인삼패독산 본방에서 인삼을 빼고 형개 1.5돈, 방풍 1.5돈을 더한 형방패독산으로 5일분 10첩을 지어주었다.

열흘 뒤인 10월 하순에 어머니가 전화를 했다. 그 약이 효과가 좋은데 약을 복용하니 두드러기가 격감했다는 것이다.

다시 약을 지어달라고 하여 지난번과 같은 형방패독산 5일분 10첩을 지어주었다.

다음은 연교패독산의 활용사례이다.

1-1. 감기, 고열(高熱), 오한(惡寒), 인통(咽痛)

● 서 ○ ○ 남 16세 태음인 경기도 안양시 부흥동 관악성원아파트

키와 체격이 보통이라고 하며 태음인으로 추측되는 중학생인데, 어머니가 대신 약을 지으러 와서 증세를 확인해 보니 다음과 같았다.

① 4~5일전에 감기에 걸렸는데 고열(高熱)이 나며 ② 오한(惡寒)이 있다. ③ 가래가 있다. ④ 몸이 아프면서 특히 목의 양쪽 임파선(淋巴腺) 부위의 통증이 심하다.

중학생의 발열(發熱), 오한(惡寒), 인통(咽痛)을 목표로 인삼패독산에서 인삼을 빼고 금은화 1돈, 연교 1돈을 더한 연교패독산으로 2일분 4첩을 지어주었다. 약 1년 후에 어머니와 학생이 보약을 지으러 왔을 때 확인해 보니, 그때 2일분 약을 복용한 이후 감기로 인한 고열(高熱), 오한(惡寒), 가래 등 증상이 소실되었다고 한다.

1-2. 소아감기(小兒感氣), 이하선염(耳下腺炎), 볼부음, 발열(發熱), 두통(頭痛)

● 김 ○ ○ 여 6세 태음인 경기도 의왕시 포일동 장미연립

얼굴이 둥글고 살이 쪘으며 갈색 피부를 가진 태음인으로 보이는 여자아이이다.

① 2달 전 오른쪽 눈 수술 이후 오른쪽 볼에서 귀 쪽으로 눈에 띄게 부었으며, 7일 전 감기증상과 함께 더 심하게 붓고 아프고 열이 나며 귀 뒷부분에 멍울이 있다. ② 7일 전부터 기침이 나오는데 특히 밤에 심하다. ③ 콧물이 콧속에 차 있다. ④ 발열(發熱), 두통(頭痛), 구역질 증상이 있다. ⑤ 평소 건강하며 별다른 증상은 없으나 암이 있다고 하여 눈을 수술한 후 오른쪽 눈에 의안을 끼웠는데 사시처럼 보인다. ⑥ 눈 수술 뒤 방사선 치료 후부터 아이가 멍청해진 것 같다. ⑦ 한 달 전에도 오른쪽 볼이 부어서 병원에서 10일간 치료하여 나았으나 이번에는 다른 병원에서 치료한 탓인지 4일간 치료했으나 오히려 더 붓고 심해져 소문을 듣고 한약을 지으러 왔다는 것이다.

이하선 부위가 부어 있는 소아의 기침, 콧물감기를 목표로 인삼패독산 1.5배량에서 인삼을 빼고 금은화 1.5돈, 연교 1.5돈을 더한 연교패독산으로 3일분 6첩을 지어주었다.

4일 뒤에 어머니가 대신 내방했을 때 확인해 보니, 우측 볼에 열이 나고 아픈 것은 모두 없어졌으나 부어 있는 것은 남아 있으며, 기침이 줄어들고 발열과 두통은 없어졌다고 한다. 증상이 호전되고 있으므로 지난번과 같은 연교패독산으로 3일분 6첩을 더 지어주었다.

6일 뒤에 다시 왔을 때 확인해 보니, 오른쪽 볼이 부은 것은 완전히 없어졌고 기침과 콧물도 모두 없어졌다고 한다. 그리고 부은 볼 속에 있는 밤톨만한 멍울은 절반으로 줄어들었으며 목 뒤의 멍우리는 완전히 소실되었다. 다만 볼의 멍울을 누르면 아프다고 한다. 남아 있는 멍울을 완전히 소실시키기 위해 같은 처방으로 5일분 10첩을 지어주었다.

1-5. 맑은 콧물, 기침, 두통(頭痛)

다음은 안언주 선생의 경험이다.

● 안 ○ ○ 여 21세 소양인 울산광역시 남구 옥동

전체적으로 체격이 좋다. 상체(上體)가 실(實)하며 두상부(頭上部)가 굵고 큰 편이다. 하체는 전체에 비해 약한 편이다. 성격은 느긋한 듯하나 불같은 면이 있다.

아침에 머리를 감고 말리지 못한 채로 외출한 적이 있었는데 그로부터 3~4일 정도 지나자 맑은 콧물이 나기 시작했다. 사정이 여의치 않아 계속 고된 일과 장거리 여행을 했더니 콧물이 많아져 코가 막히기 시작했고, 그로 인해 머리가 답답한 느낌과 무거운 것으로 때리는 듯한 두통이 함께 왔다.

① 콧물은 맑고 양이 많으며, 콧물로 인해 코가 막히며 코가 막혀 쉽게 잠들지 못하고 자면서 끙끙 앓는다.
② 기침과 가래가 많다. ③ 피곤할 때는 오한(惡寒)과 함께 두상부에 열감(熱感)이 함께 있다. ④ 또한 두통도 심해진다. ⑤ 감기를 앓을 때면 거의 대부분 코감기로 시작한다. ⑥ 연변(軟便) 경향이 있다.

머리가 젖은 채로 외출을 하여 찬바람을 쏘인 후에 발생한 감기를 목표로 인삼패독산에 형개, 방풍, 금은화, 연교를 더한 연교패독산 과립제를 2일간 복용했다.

1봉을 복용하니, 오한(惡寒)과 두상부(頭上部) 열감(熱感)이 없어졌다.

2봉째 복용하니, 맑은 콧물이 점차 양이 적은 점조한 콧물로 변했고 기침이 적어졌다.

4봉째 복용하니, 코막힘으로 인해 머리가 무겁던 증상도 호전되었다. 둔기로 때리는 듯한 통증도 완화되었다.

5봉째 복용하니, 기침이 없어지면서 감기가 거의 다 나았다는 생각이 들었다.

그러나 아직 몸의 기운이 온전하지 못할 것 같아 남은 한 포를 마저 복용했다.

다음은 소서패독산의 활용사례이다.

1-1. 여름감기, 몸살, 발열(發熱), 인통(咽痛)

● 김 ○ ○ 남 48세 태음인 170cm 67kg 경기도 안양시 귀인동 꿈마을 라이프아파트

보통 체격의 태음인으로 추정되는 남자로, 부인이 대신 내방했다. 4일 전에 출장을 다녀온 이후 3일 전에 감기에 걸렸는데

① 2일 전부터 열이 심했으며 어제 저녁부터 열은 약간 떨어진 상태이다. ② 몸살로 인한 근육통이 있어 계속 안마를 해달라고 한다. ③ 어제 저녁부터 목이 계속 아프며 목소리는 변하지 않았다. ④ 어제는 몸살로 인해 결근했다. ⑤ 더위를 심하게 타서 평상시 여름을 타는 편이다. ⑥ 수족(手足) 및 몸이 따뜻한 편이다. ⑦ 대장이 약하여 설사를 자주 하며 장약(腸藥)을 상복(常服)한다. ⑧ 잠귀가 밝다. ⑨ 식욕과 소화력은 보통이다.

몸이 따뜻하고 더위를 많이 타는 태음인 남자의 심한 고열을 수반한 감기몸살을 목표로 소서패독산으로 1일분 2첩을 지어주었다.

다음날 부인이 전화를 했는데, 약 2첩을 복용한 뒤에 발열이 소실되고 몸살감기와 인통이 호전되었다며 같은 약으로 4첩만 더 지어달라고 한다. 약을 하루만 복용하고도 감기 증세가 현저히 좋아졌으므로 효과가 있다고 보고 소서패독산으로 2일분 4첩을 지어주었다.

다음은 쌍패탕의 활용사례이다.

1-1. 손발 저림, 쥐남

● 백 ○ ○ 여 39세 소양인 서울특별시 송파구 잠실동 주공아파트

보통 키에 보통 체격이며 소양인으로 보이는 여자이다.

① 감기에 자주 걸린다. ② 간혹 다리에 쥐가 나며 손발이 저리다. ③ 방광염으로 고생을 한 적이 있다.
④ 손발은 따뜻하다. ⑤ 식욕과 소화력은 좋다. ⑥ 잠은 잘 자며 자주 꿈을 꾼다. ⑦ 잘 놀라며 짜증이 잘 난다.
⑧ 월경은 정상이며 월경량이 다소 많다.

몸이 허약한 소양인 여자의 손발저림과 다리에 간혹 쥐가 나는 증상을 목표로 인삼패독산에서 인삼을 빼고 쌍화탕을 더하여 10일분 20첩을 지어주었다.

4개월 후에 다리에 힘이 없다며 다시 왔을 때 확인해 보니, 약을 복용한 후에 손발이 저린 것과 다리에 쥐가 나는 것이 소실되었으며 그간 자주 걸리던 감기도 안 걸렸다고 한다.

中統20 寶 향갈탕 香葛湯

蒼朮 蘇葉 白芍藥 香附子 升麻 乾葛 陳皮 各一錢 **川芎 白芷 甘草** 各五分 **薑三片 葱二本 豉七粒**

不問陰陽兩感 頭痛 寒熱
[活　　套] 兼滯 加神麯 檳榔 枳實 木瓜之類
[活套鍼線] 表症(寒)
[適 應 症] 감기두통, 사지통, 인통, 오한, 발열, 비색, 콧물, 재채기, 알레르기성 비염, 가래, 기침, 소화불량, 식욕부진, 오심, 복명, 연변, 흉비, 불안, 상기, 피로, 기핍

처방설명 향갈탕은 감기에 걸려 오한(惡寒), 발열(發熱), 근육통(筋肉痛), 지절통(肢節痛) 등이 나타나는 몸살감기에 사용하는 처방이다. 물론 기침, 콧물, 인통(咽痛) 등 호흡기증상이 동반되기는 하지만 주증상이 몸살일 때 보다 적합하다.

감기에 걸린 환자가 왔을 때 적합한 처방을 사용하기 위해서는 현재 호소하는 증상의 형태와 정도를 파악하는 것 못지않게 그 사람의 신체조건과 신체상태를 파악하는 것이 매우 중요하다. 이는 비슷한 증상이라고 해도 신체조건과 신체상태에 따라 처방이 크게 달라질 수 있기 때문이다. 예를 들어 찬 기운에 노출되었을 때 인체는 체온을 보존하기 위해 피부를 수축시켜 피부를 통한 열발산을 억제하고, 동시에 체열을 높이기 위해 근육을 긴장시키거나 심장기능을 항진시켜 에너지 생산을 증가시키는 반응을 한다. 그러나 이는 체온을 보존하기 위한 반응이므로 누구에게나 나타날 수 있다.

따라서 나타나는 증상이 비슷하다면 신체조건과 신체상태를 참고해야 하는 것이다. 즉, 찬 기운에 노출되었을 때 체온을 보존하기 위해 피부를 수축시키는 것은 동일하지만, 평소 기육이 두텁고 건실한 체격을 갖은 사람이 추위에 노출되면 기육이 두터운 만큼 위축되는 정도가 심할 수 있고, 또한 피부 위축이 심한 만큼 신체통의 정도도 강해질 수 있다. 반대로 평소 피부가 엷고 연약한 사람이 찬 기온에 노출되었을 때 기육이 수축되기는 하지만, 그 정도는 상대적으로 심하지 않다. 기육이 수축되는 정도뿐 아니라 발열(發熱) 정도, 호흡기점막이 충혈(充血)되는 정도도 다를 수 있기 때문에 신체조건과 신체상태를 파악해야 적합한 처방을 사용할 수 있다.

향갈탕은 몸살감기 증상에 주로 사용하는데, 몸살감기에 사용하는 처방이 많기 때문에 앞서 언급한 대로 신체조건을 파악해야 한다. 향갈탕에는 궁지향소산과 승마갈근탕이 포함되어 있고, 여기에 마황만 더하면 십신탕과 유사해지므로 이들 처방은 향갈탕의 신체조건을 파악하는 데 좋은 근거가 될 수 있다. 먼저 승마갈근탕은 피부병에 주로 사용하는 처방인데, 표피(表皮)에 열이 울체(鬱滯)되어 원활하게 발산(發散)되지 못할 때 사용하며, 기육(肌肉)이 두터운 태음인에게 사용하는 경향이 강하다. 궁지향소산은 향소산에 천궁과 백지를 더한 처방으로, 표피(表皮)의 수축과 소통장애로 인해 두통과 신체통이 나타났을 때 사용한다. 향갈탕은 두 처방을 합방한 것이므로 표피의 수축으로 열이 울체되어 있으면서 잘 발산되지 못하여 몸살감기 증상이 나타났을 때 적합하며, 승마갈근탕이 들어 있으므로 기육이 두터운 사람에게 보다 적합함을 알 수 있다. 또한 향갈탕은 십신탕의 처방구성과 매우 유사하다. 차이가 있다면 십신탕에는 마황이 들어 있다는 것이다. 따라서 향갈탕은 표울(表鬱)의 정도가 십신탕을 쓸 사람보다 더 약할 때 사용할 수 있고, 신체조건으로 볼 때 거의 비슷하지만 십신탕을 쓸 사람보다 기육이 덜 견실하고 소화기능이 약간 더 약할 수 있는 사람에게 적합하다.

종합해 보면 향갈탕은 체력이 중(中) 이상이며 기육(肌肉)이 두텁거나 습담(濕痰)이 많은 태음인에게 주로 사용하는데, 오한(惡寒), 발열(發熱), 근육통(筋肉痛), 지절통(肢節痛) 등 몸살증상이 주증이고, 기침, 코막힘, 콧물 등은 부수증상일 때 적합하다. 그래서 기육(肌肉)이 연약하고 피부가 엷은 사람에게 쓰면 부작용으로 기운이 빠지기도 한다.

필자의 향갈탕 처방기준은
① 태음인의 몸살감기나 혼합감기
② 몸이 따뜻하거나 열이 있는 태음인의 몸살감기나 혼합감기
③ 체력은 중 또는 중이상이며 체격은 보통이거나 건실한 태음인의 감기
④ 십신탕의 증상과 거의 같으나 표증이 가볍고 다소 소화력이 약할 때
⑤ 신경증세를 겸한 감기몸살 증세

처방구성 처방구성을 보면 궁지향소산에 승마갈근탕을 합했다. 창출은 소화기의 운동성을 증가시키는 작용이 있는데, 실험을 통해 창출이 포함된 처방을 토끼에게 주입했을 때 장(腸)을 흥분시켜 연동운동(蠕動運動)을 일으키는 것으로 밝혀졌다. 창출은 이외에도 이뇨작용과 항염증작용이 있고, 중추신경계에 대한 억제작용이 있어 진정, 항경련작용을 한다. 소엽은 소화액 분비와 위장연동을 촉진하여 구토를 멎게 하고, 피부혈관을 확장하여 발한(發汗)을 촉진, 해열시킨다. 백작약은 소화기의 운동성을 증가시키고 중추신경 흥분을 억제하여 진통, 진경, 진정작용을 한다.

향부자는 장관 평활근의 경련을 억제하여 가스배출을 촉진하며, 중추신경 억제작용으로 정신을 안정시킨다. 승마는 해열작용, 진통작용, 소염작용이 있고, 갈근은 말초의 혈액순환을 촉진하고, 관상동맥을 확장하여 혈류량을 증가시키면서 혈소판응집을 억제한다. 진피는 이기제(理氣劑)로서 소화관 운동능력을 강화하여 가스배출을 촉진한다. 천궁은 관상동맥과 말초혈관을 확장하여 하지(下肢)와 심근(心筋)의 혈류량을 증가시키고, 백지는 해열, 진통작용이 있다. 감초는 스테로이드 호르몬과 유사한 작용이 있어 항염증작용, 해독작용, 해열작용을 한다.

처방비교 **갈근해기탕**과 비교하면 두 처방 모두 몸살감기에 사용한다는 공통점이 있다. 갈근해기탕은 감기 초기 상태가 지난 후에 표증(表症)은 소실되고 이열증(裏熱症)이 있을 때 사용한다. 반면 향갈탕은 갈근해기탕을 써야 하는 경우처럼 열이 심하지 않지만 약간 열성을 띠고 있을 때 사용하며, 비교적 건실한 사람의 전신근육형 감기 및 혼합형 감기에 사용한다.

구미강활탕과 비교하면 구미강활탕은 기육(肌肉)이 두텁고 조밀한 사람의 몸살감기에 사용하며 주증상은 발열(發熱)과 오한(惡寒)을 동반한 신체통이다. 따라서 통증을 동반한 몸살증상은 향갈탕에 비해 매우 심하다고 할 수 있다. 반면 향갈탕은 몸살감기에도 쓰지만 구미강활탕증처럼 열실하거나 표실증이 심하지 않고, 주로 식욕부진(食慾不振) 같은 소화기증상이 동반되거나 발열, 오한, 콧물, 기침 등 감기증상이 복합적으로 나타나는 경우에 사용한다.

향소산과 비교하면 두 처방 모두 외감(外感)으로 인한 전신통, 오한, 발열, 식욕부진 등에 사용한다. 향소산은 기육이 두텁고 엷은 것과 관계없이 외감으로 인한 몸살, 두통 등 감기증상이 나타났을 때 사용하며, 신경을 과도하게 쓴 뒤에 발생하는 흉비, 소화불량 등에도 사용한다. 반면 향갈탕은 신경성 기울증상에 사용하는 경우는 드물며, 기육이 두텁고 체열이 중(中) 이상인 태음인의 몸살감기나 혼합감기에 사용하는 경우가 많다.

활용사례

1-1. 몸살감기 남 35세 열성태음인
1-2. 감기(感氣), 오한(惡寒), 식욕부진(食慾不振), 소화불량(消化不良), 기핍(氣乏), 현훈(眩暈), 두통(頭痛), 상기(上氣), 불안(不安), 흉비(胸痞), 기울(氣鬱) 여 70세 태음인
1-3. 감기(感氣), 두통(頭痛), 안통(眼痛), 가래, 기침, 기핍(氣乏), 식욕부진(食慾不振) 남 52세 태음인
1-4. 몸살감기, 소화불량(消化不良), 피로(疲勞) 남 39세 태음인
1-5. 기침, 가래, 식욕부진(食慾不振) 남 70세 태음인
1-6. 감기(感氣), 오한(惡寒), 기울(氣鬱), 오심(惡心), 연변(軟便), 복명(腹鳴), 인건(咽乾), 정충(怔忡), 두통(頭痛) 여 55세 태양성태음인
1-7. 감기, 두통(頭痛), 지절통(肢節痛) 남 43세 소양인
1-8. 몸살감기, 비색(鼻塞), 기침, 가래, 오한(惡寒) 남 52세 태음인
1-9. 감기, 두통(頭痛), 발열(發熱) 남 35세 태음인
1-10. 몸살감기 여 34세 태음인
1-11. 목감기 여 37세 태음인
1-12. 감기, 비색(鼻塞), 인통(咽痛), 가래, 흉비(胸痞) 남 36세 열성태음인
2-1. 알레르기성 비염(鼻炎), 재채기, 콧물 여 50세 태음인
3-1. 신체통(身體痛), 견통(肩痛), 미열(微熱), 소화불량(消化不良) 남 30세 열성태음인 178cm 75~80kg
3-2. 현훈(眩暈), 두통(頭痛) 남 29세 태음인
4-1. 향갈탕의 부작용과 삼소음 여 11세 소음인
5-1. 향갈탕의 실패와 시호계지건강탕 남 26세
6-1. 실패례 여 34세 소양인 교사

1-1. 몸살감기

● 유 ○ ○ 남 35세 열성태음인 경기도 안양시 비산3동

평소 대장이 약해 설사와 대변이 빈번(頻繁)하여 작년 말에 황련탕을 복용하고 나은 경험이 있는 사람으로 부인이 대신 와서 몸살감기 증상을 이야기하면서 약을 지어달라고 한다. 7일 전 몸살감기 증세가 발생했는데

① 피로가 심하다. ② 다리가 후들거린다. ③ 어지럽고 ④ 기운이 없다. ⑤ 몸에 열이 많으며 더위를 잘 탄다. ⑥ 말이 없는 편이며 신경이 무척 예민하다. ⑦ 술을 먹으면 얼굴이 금방 빨개져서 술을 먹지 못한다.

더위를 타는 열성태음인의 신경성을 겸한 몸살감기를 목표로 향갈탕 2배량으로 5일분 10첩을 지어주었다.

8개월 뒤에 부인이 근래 대장이 안 좋은 것 같다며 보약을 지으러 왔을 때 확인해 보니, 그때 감기약을 복용하고 몸살감기가 다 나았다고 한다. 물론 본인이 아닌 부인에게 확인했으므로 다른 증상의 경과를 자세하게 확인할 수가 없었던 점이 아쉬웠다.

1-2. 감기, 오한(惡寒), 식욕부진(食慾不振), 소화불량(消化不良), 기핍(氣乏), 현훈(眩暈), 두통(頭痛), 상기(上氣), 불안(不安), 흉비(胸痞), 기울(氣鬱)

● 조 ○ ○ 여 70세 태음인 경기도 안양시 관양동 현대아파트

보통 키에 보통 체구로 물러 보이고 안면과 윗입술이 약간 늘어진 듯하며 태음인으로 보이는 할머니이다.

① 20일 전부터 감기로 인해 추위를 느낀다. ② 감기 뒤부터 식욕이 전혀 없고 소화도 안 된다. ③ 어지럽다. ④ 가끔씩 기침을 하고 약간 가래가 있다. ⑤ 입이 마르며 명치가 답답하고 머리가 아프다. ⑥ 짜증이 많이 나고 특히 아침에 짜증이 심하다. ⑦ 하루에 1~2번 정도 얼굴로 열이 달아오른다. ⑧ 괜히 불안하고 초조하며 가슴이 답답하다. ⑨ 피로하고 몸이 무겁고 나른하며 기운이 없다. ⑩ 젊어서 선천성 심장병을 치료한 적이 있으며 가끔 가슴이 잘 뛴다. ⑪ 평소에 신경을 쓰는 일이 많다. ⑫ 음식은 차거나 뜨거운 것을 싫어하고 미지근한 것과 단 것, 신 것을 좋아한다. ⑬ 추위와 더위를 타지 않고 몸이 차거나 따뜻하지도 않고 대소변, 수면 상태도 보통이다. ⑭ 평소 식사량이 매우 적다고 한다.

신경을 많이 쓰는 태음인 여성의 신경 증상을 겸한 오한(惡寒), 식욕부진(食慾不振), 감기(感氣)를 목표로 향갈탕 2배량으로 3일분 6첩을 지어주었다.

4일 뒤에 환자가 다시 왔을 때 확인해 보니, 그 약을 복용하고 난 뒤 오한이 거의 줄어들었고 식욕부진과 소화불량도 호전되어 식사를 조금씩 하며, 기운 없던 것이 나아졌고 어지러움, 구건(口乾), 흉비(胸痞), 두통(頭痛)이 호전되었다고 한다. 또 상기(上氣), 불안(不安), 초조(焦燥) 증상이 없어지고 피로(疲勞)와 곤권(困倦)도 호전되었다고 한다. 그러나

아직 기침과 짜증이 나는 것은 잘 모르겠으며 감기에 걸리기 전에 신경을 많이 쓴 일이 있다고 한다. 향갈탕에 기울에 쓰는 향소산이 포함되어 기울증세를 치유하는 약효를 발휘한 것으로 짐작되었다. 본인의 요청대로 다시 지난번과 같은 향갈탕 2배량으로 3일분 6첩을 지어주었다.

1-3. 감기, 두통(頭痛), 안통(眼痛), 가래, 기침, 기핍(氣乏), 식욕부진(食慾不振)

● 김 ○ ○ 남 52세 태음인 경기도 안양시 관양2동

몸통이 굵고 키가 큰 원만하고 건실한 태음인으로 보이는 남자이다.

① 2주 전부터 감기에 걸렸다. ② 두통이 심해서 1일 3~4회씩 1시간 정도 이마와 눈 부위가 쏟아지는 듯한 안통이 있으며 그동안 병원에서 치료를 받을 때는 두통이 사라졌다가 재발했다고 한다. ③ 목이 간질거리면서 기침과 가래가 가끔씩 나온다. ④ 기운이 없다. ⑤ 식욕이 없다. ⑥ 소변이 빨리 나오지 않는다.

건실한 태음인의 감기로 인한 두통, 안통과 식욕부진을 목표로 향갈탕 2배량으로 5일분 10첩을 지어주었다.

7개월 뒤에 다시 감기로 왔을 때 확인해 보니, 작년에 향갈탕을 복용한 뒤 두통(頭痛), 안통(眼痛), 가래, 기침이 소실되었으며 기핍과 식욕부진도 점차로 회복되었다고 한다.

1-4. 몸살감기, 소화불량(消化不良), 피로(疲勞)

● 정 ○ ○ 남 39세 태음인 경기도 안양시 석수2동 경일아파트

약간 큰 키에 몸통이 약간 굵은 태음인 남자로 보약을 지으러 내방했는데 특별한 증상이 있는지 확인해 보았다.

① 2달 전 리비아에서 돌아온 후 이유도 없이 계속 몸살기운이 있어 고생하고 있다. ② 헛배가 부르고 가스가 차며 트림이 나오고 소화가 잘 안 되는 편이다. ③ 오후만 되면 피로하다. ④ 기운이 없어 잠을 자고 일어나도 몸이 가라앉는 듯하다. ⑤ 머리가 자주 아프다. ⑥ 선풍기 바람과 에어컨 바람을 싫어한다. ⑦ 식욕은 보통이다.
⑧ 1일 3~4회 정도 이유도 없이 얼굴에 열이 오른다. ⑨ 전에 높은 곳에서 추락한 적이 있어 허리가 자주 아프다.
⑩ 잘 때 늘 식은땀이 난다. ⑪ 어릴 때 인삼을 먹고 전신에 발진(發疹)이 난 적이 있다.

이 남성은 보약을 지어달라고 하나, 현재 신체상태와 증상을 감안할 때 보약을 처방하기보다는 2달 동안 지속된 감기 증상을 먼저 치유해야 할 것으로 보았다. 따라서 현재의 불편과 증상을 감안하여 향갈탕 2배량에 향부자 4돈을 더하여 10일분 20첩을 지어주었다.

22일 후에 어머니가 대신 왔을 때 확인해 보니, 계속되던 몸살기운도 없어지고 약을 복용한 이후 소화도 잘되는 편이며 피로하고 기운 없던 것도 좀 덜하다고 한다.

1-5. 기침, 가래, 식욕부진(食慾不振)

● 이 ○ ○ 남 70세 태음인 경기도 안양시 관양동 현대아파트

체격과 키가 약간 큰 편으로 성격이 차분하며 태음인으로 추측되는 할아버지이다.

1달 전에 무거운 것을 들다가 허리를 삐어 오약순기산 3일분을 복용하고 나은 적이 있는 할아버지로, 이번에는 감기에 걸렸다며 며느리가 대신 약을 지으러 왔다. 1주일 전부터 감기증상이 있는데

① 가끔씩 기침을 한다. ② 가래가 약간 있다. ③ 식욕이 없다. ④ 기운이 없다. ⑤ 간혹 열이 난다. ⑥ 평소에도 잠이 없는 편인데 감기에 걸린 후로 더욱 심해져서 뜬눈으로 밤을 새운다. ⑦ 평상시 감기에 걸리면 시름시름 오래간다. ⑧ 평소에 식욕이 좋은 편이며 소화도 잘된다. ⑨ 대변은 1일 1회 정도 보며 된 편이나 가늘고 대변을 보기가 힘들다. ⑩ 전에 연탄가스로 쓰러진 적이 있다. ⑪ 구안와사(口眼喎斜)로 입이 돌아간 적이 있다.

1주일 된 태음인 할아버지의 감기로 인한 기침, 가래를 목표로 향갈탕 2배량에 불면(不眠)을 감안하여 산조인 4돈을 더하여 3일분 6첩을 투약했다.

7개월 뒤에 어지럼증으로 약을 지으러 왔을 때 확인해 보니, 그 약을 복용하고 난 뒤에 기침이 줄었고 가래도 경감되었으며, 소화도 잘되어 식욕부진도 나아졌고 기운 없는 것도 나아졌으며 불면도 소실되었다고 한다.

다시 2달 뒤에 몸살감기로 약을 지으러 왔는데, 이번에도 전과 같은 처방으로 3일분 6첩을 투약했다.

3개월 뒤인 12월 중순에 다시 왔을 때 확인해 보았다.

지난번 약을 복용한 이후 몸살감기가 다 나았다고 한다. 이번에는 2일전 밖에서 몹시 떨고 난 후 몸살감기에 걸렸다고 하여 이번에는 십신탕 2배량으로 2일분 4첩을 지어주었다.

7일 뒤에 다시 왔을 때 확인해 보니, 약을 복용한 이후 감기몸살 증상이 완전히 소실되었는데 소주를 마신 뒤에 다시 감기에 걸려 기침이 나고 목소리가 쉰 증세가 있다고 한다.

이번에도 역시 전과 같은 십신탕 2배량으로 지어주었으며, 이후에도 여러 차례 약을 지어주었는데 몸살감기가 있으면 향갈탕을 지어주거나 표증(表證)이 심하면 십신탕을 지어주었고, 그때마다 감기 증상이 소실되었다.

1-6. 감기, 오한(惡寒), 기울(氣鬱), 오심(惡心), 연변(軟便), 복명(腹鳴), 인건(咽乾), 정충(怔忡), 두통(頭痛)

● 윤 ○ ○ 여 55세 태양성태음인 경기도 안양시 관양동

키와 체격이 큰 편으로 기세가 급하고 강해 보이며 태양성태음인으로 보이는 여성이다.

① 6개월 전에 가슴이 뻐근한 뒤부터 주야로 오한(惡寒)이 나며 한 번 발생하면 1시간 정도 지속된다. ② 감기 뒤부터는 오한이 지속적이며 한기(寒氣)가 올 때는 가슴과 허리 둘레가 결린다. ③ 자한(自汗), 인건(咽乾)과 함께 전신이 지근거리는 증세가 있다. ④ 정충(怔忡) 증세가 있는데 오한 뒤에 온다. ⑤ 두통(頭痛)이 있다. ⑥ 연변(軟便)이거나 설사(泄瀉) 또는 복명(腹鳴)이 있다. 특히 봄에 설사를 한다. ⑦ 근래 소화가 잘 안 되고 거북하다. ⑧ 추위를 많이 탄다. ⑨ 여름에 땀을 많이 흘린다. ⑩ 병원에서는 혈압이 높고 심장이 부었다고 한다. ⑪ 모습과 언행도 강하고 굳센 느낌이 들며 목소리는 쇳소리가 난다.

체격과 키가 큰 편인 태양성태음인의 감기로 인한 오한(惡寒)과 정충(怔忡), 두통(頭痛)을 목표로 향갈탕 2배량으로 5일분 10첩을 지어주었다.

약 40일 후 다시 왔을 때 확인해 보니, 오한 증세가 격감되었으며 오한시 가슴과 허리 둘레 결림, 자한(自汗), 인건(咽乾), 전신이 지근거리는 증세가 경감되었고 정충(怔忡), 두통(頭痛)도 격감하였으며 연변(軟便), 설사(泄瀉), 복명(腹鳴)도 소실되었고 소화도 잘된다고 한다.

이번에는 오심 증세가 있으며 가끔 종아리가 뭉치는 증상이 있다고 한다. 지난번 증상이 아직도 약간 남아 있으며 이 부인의 신체 조건이나 전체적 증상으로 보면 오심도 같은 처방으로 치료될 수 있다고 보고 지난번과 같은 향갈탕 2배량으로 5일분 10첩을 지어주었다. 5일 뒤에 가슴이 결린다며 약을 지으러 왔을 때 확인해 보니, 그 약을 먹은 뒤 오심 증세도 모두 나았다고 한다.

1-7. 감기, 두통(頭痛), 지절통(肢節痛)

● 박 ○ ○ 남 43세 소양인 경기도 안양시 동안구 관양동 대아빌라

몸통이 약간 굵고 키도 약간 크며 소양인으로 추측되는 남자로 부인이 대신 내방했다.

① 어제부터 감기에 걸렸다. ② 목이 따갑고 아프다.(咽痛) ③ 머리가 아프다.(頭痛) ④ 팔다리가 쑤시고 아프다.(四肢痛) ⑤ 더위를 심하게 탄다. ⑥ 몸 전체가 뜨겁다. ⑦ 양약을 복용하면 두드러기가 발생한다.

더위를 심하게 타는 소양인 남자의 감기로 인한 인통(咽痛), 두통(頭痛), 지절통(肢節痛)을 목표로 향갈탕 1.5배량에 길경 1.5돈, 현삼 1.5돈을 더하여 1.5일분 3첩을 지어주었다.

다음날 부인이 다시 왔을 때 확인해 보니, 약을 복용한 이후 두통(頭痛)이 소실되고 지절통(肢節痛)은 현저히 줄었으나 기침이 나와서 목 아픈 것은 여전하고 오늘부터는 콧물이 나온다고 한다.

향갈탕을 복용한 이후 지절통은 경감되었으나 완치된 것은 아니고 인통과 기침, 콧물이 있다고 하여 이번에는 인삼패독산에서 인삼을 빼고 형개 1돈, 방풍 1돈을 더한 형방패독산으로 1.5일분 3첩을 지어주었다.

약 2달 후에 다시 감기약을 지으러 왔을 때 확인해 보니, 두 번째 약을 복용한 후 인통, 기침, 콧물 등의 증세가 모두 소실되었다고 한다.

그런데 어제부터 목이 아프고 기침과 가래가 있다고 하여 전과 같은 형방패독산으로 2.5일분 5첩을 지어주었다. 8개월 뒤인 7월 하순에 복통과 설사로 약을 지으러 왔을 때 확인해 보니, 당시 약을 복용한 이후 인통, 기침, 가래가 소실되었다고 한다. 이번에는 제삿밥을 먹은 탓인지 오늘 오후 1시부터 복통(腹痛)과 설사, 구토가 있으며 동시에 어지럽다고 한다. 식상(食傷)으로 인한 복통, 설사, 구토지만 시기가 한여름인 점을 감안하여 여름철 내상이나 내상외감에 가장 많이 사용하고 있는 이향산으로 1일분 2첩을 지어주었다.

12월 말에 감기약을 지으러 왔을 때 확인해 보니, 그때도 약을 먹자마자 곧바로 모두 나았다고 한다.

이번에는 오늘 아침부터

① 몸살기운이 있다. ② 콧물을 훌쩍거린다. ③ 기침을 한다. ④ 목이 아프다.

증상이 처음 내방할 때와 비슷하여 향갈탕 1.5배량에 길경 1.5돈, 현삼 1.5돈을 더하여 1.5일분 3첩을 지어주었다. 그 약을 복용한 이후 곧바로 나았으며 2년 뒤에도 감기에 걸려 2차례 모두 향갈탕 3첩씩 복용한 뒤 쾌차했다.

1-8. 몸살감기, 비색(鼻塞), 기침, 가래, 오한(惡寒)

● 우 ○ ○ 남 52세 태음인 경기도 안양시 만안구 안양1동 진흥아파트

약간 키가 크며 체격이 굵은 태음인 남자이다.

① 며칠 전부터 과로한 탓인지 몸살감기에 걸렸다. ② 전신이 아프고 몸이 떨린다. ③ 열이 약간 있다.

④ 위염으로 소화가 잘 안 되어 소화제를 복용한다. ⑤ 식욕은 좋다. ⑥ 소변이 시원하지 않다. ⑦ 기운이 없다.

체격이 좋은 태음인 남자의 과로로 인한 몸살감기를 목표로 쌍패탕에서 인삼을 빼고 3일분 6첩을 지어주었다.

24일 뒤에 전화가 왔는데, 전에 약을 복용하고 감기몸살 증상이 좀 덜하다며 약을 더 지어달라고 한다. 이번에도 지난번과 같은 처방으로 3일분 6첩을 지어주었다.
32일 뒤에 다시 전화가 왔는데, 최근에 특별히 과로를 하지 않았는데도 몸살증세가 오래간다며 보약을 지어달라고 한다. 그러나 증상이 심하지는 않다고 한다. 자세히 확인해 보니, 열도 별로 없고 하루 1차례씩 몸이 떨리는 증상이 있다고 한다. 이번에는 계속되는 몸살기와 오한을 허증(虛症)으로 보고 또한 위염으로 소화가 잘 안 되어 항상 소화제를 복용한다는 점을 감안하여 소화장애와 경미한 외감(外感)이 있을 때 사용할 수 있는 불환금정기산을 사용하기로 하고, 불환금정기산 2배량에 황기 3돈, 당귀 1.5돈을 더하여 10일분 20첩을 지어주었다. 15일 뒤에 다시 전화가 왔을 때 확인해 보니, 불환금정기산을 복용하는 동안에는 괜찮다가 약을 중지한 후 다시 오한과 몸살이 계속된다며 약을 지어달라고 한다. 이번에는
① 몸살기가 있다. ② 하루 2~3시간씩 몸이 떨린다.
식욕은 좋으나 소화력이 약한 태음인 남자의 오래된 몸살, 오한을 목표로 이번에는 향갈탕 2배량으로 3일분 6첩을 지어주었다. 1달 뒤에 약을 지으러 왔을 때 확인해 보니, 이번 약을 복용한 이후 몸살기와 2~3시간씩 몸이 떨리던 오한 증세가 서서히 경감되었다가 지금은 완전히 소실되었다고 한다.
이번에는 2일 전부터 감기 증상이 있는데 코가 막히고 기침, 가래가 약간 있다고 하여 역시 향갈탕 2배량으로 3일분 6첩을 지어주었다.
2개월 뒤에 전화가 와서 이번에도 몸살감기에 걸렸다며 약을 지어달라고 할 때 확인해 보니, 지난번 약을 복용한 후로 감기 증상이 괜찮아졌다고 한다. 이번에도 역시 같은 처방인 향갈탕 2배량으로 3일분 6첩을 지어 주었으며 3개월 후에도 감기약을 요구하여 같은 약으로 3일분 6첩을 지어주었다.

1-9. 감기, 두통(頭痛), 발열(發熱)

● 박 ○ ○ 남 35세 태음인 경기도 안양시 비산동 대원하이츠빌라
키가 약간 크고 체격이 좋고 건장한 태음인이다.
① 2일 전에 감기에 걸렸는데 머리가 아프다. ② 열이 나면서 식은땀이 흐른다. ③ 목이 답답하다. ④ 콧물이 약간 난다. ⑤ 식욕과 소화력이 좋다. ⑥ 평소에 땀을 많이 흘린다. ⑦ 대변과 소변은 정상이다.
신체가 건강한 태음인 남자의 두통과 발열성 감기를 목표로 향갈탕 2배량으로 2일분 4첩을 지어주었다.
2년 뒤에 부인이 대신 감기약을 지으러 왔을 때 확인해 보니, 이전에 그 약을 복용한 즉시 금방 감기가 나았다고 한다. 이번에도
① 4일 전부터 감기에 걸렸는데 머리가 아프다. ② 기침이 약간 나온다. ③ 온몸이 아프다.
④ 어제부터는 설사를 약간씩 한다.
이번 증상이 2년 전과 같이 감기와 같은 증세이며, 또한 지난번 약이 효과가 있었으므로 이번에도 향갈탕 2배량으로 2일분 4첩을 지어주었다.
13개월 뒤 이번에도 역시 부인이 남편의 감기약을 지으러 왔다. 지난번의 경과를 확인해 보니, 두 번째도 약을 복용한 이후 감기가 금방 나아서 이번에도 또 약을 지으러 왔다고 했다. 이번에는 3일 전 감기에 걸렸는데
① 으슬으슬 춥다. ② 콧물이 나온다. ③ 몸살기가 있으며 식은땀이 난다. ④ 어제부터는 기침이 난다.
전과 감기 증상이 비슷하여 이번에도 향갈탕 2배량으로 2일분 4첩을 지어주었다.

1-10. 몸살감기

다음은 박세웅 선생의 경험이다.
● ○ ○ ○ 여 34세 태음인
키나 체구가 보통이며 평상시 행동과 성격으로 미루어 보아 태음인으로 짐작되는 아주머니이다.
① 몸살감기에 걸렸는데 살갗이 따끔거린다. ② 발열(發熱)이 있으나 오풍(惡風)이 더 심하다. 본인 스스로는 오한(惡寒)이 심하다고 표현했다. ③ 머리가 빙빙 도는 것 같다. ④ 식욕이 없다. 아침을 적게 먹었고 점심과 저녁을 먹지 않았다. ⑤ 말하는 데도 힘이 들 정도로 기핍(氣乏)이 있다. ⑥ 최근 집을 샀는데, 집을 보수하는 일을 도와주다 보니 신경 쓸 일도 많고 할일도 많다. ⑦ 어제 저녁에 전화 통화에서 좋지 않은 말을 많이 들어서 기분이 몹시 상했다. ⑧ 맥진할 때 보니, 손등과 손목 부위에 약한 아토피증상처럼 보이는 것이 있었는데 화장품을 잘못 쓰면 종종 생기는 증상이라고 한다. ⑨ 남편과 둘이서 살고 아이가 없으며, 아파트 안에서 강아지 네 마리를 딸처럼 키우고 있다. ⑩ 평소에도 몸살감기를 앓는 경우가 종종 있는 편이다. ⑪ 평소 월경통(月經痛)이 심한 편인데 일주일 정도 앓는다. 이는 본인이 직접 한 이야기가 아니라 어머니가 말한 것으로 본인에게 직접 확인해 보니 월경통은 아니라고 한다. ⑫ 목소리가 항상 약간 쉰 듯하다.

몸살감기와 두통을 목표로 향갈탕 2배량으로 5일분 10첩을 달여 주었다. 과로라는 생각이 계속 걸리고, 식욕이 없다는 것이 끝내 걸려서 생강 대신 건강을 사용했으며 두시는 넣지 않았다. 투약하고 이틀 후 만날 일이 있어서 경과를 확인해 보았는데, 약을 복용하기 전에도 증상이 호전되고 있었으나 약을 복용하고 나서는 몸이 더 가벼워진 느낌이라고 했다. 역시 5일분이나 지은 것은 약이 너무 많았다는 생각이 들었으나, 평소 그런 증상이 자주 있는 편이라고 하여 약을 잘 보관했다가 추후에 이러한 증상이 있을 때 복용하도록 권유했다.

1-11. 목감기

다음은 이진상 선생의 경험이다.

● 차 ○ ○ 여 37세 태음인 치위생사 경기도 수원시 장안구 조원동

비습(肥濕)해 보이는 태음인이다. 2003년 4월 30일에 ○○한의원 옆에 붙은 치과에 근무하는 치위생사로 6시 정도에 내원했다. 3일 전에 감기에 걸렸는데 병원약을 먹어도 차도가 없다고 한다. 본인이 늘 감기는 한약으로 치료하는 것이 최고라는 말을 치과원장에게 했는데 이 말을 기억하고 한번 가보라고 하여 내원했다고 한다.

① 목감기에 걸렸는데 갈증이 심하고 침을 삼키기가 어렵다. ② 온몸이 쑤시고 열이 난다. ③ 눈이 빠질 듯이 아프다. ④ 두통이 심하다.

몸살감기 증상을 보여 태음인 몸살 감기약으로 치료가 될 것으로 보았다. 외모로 보아 태음인이 틀림없어 태음인 몸살 감기약인 십신탕이나 향갈탕을 사용해야 하나 시간이 늦어 달여 줄 수가 없었다. 그래서 궁여지책으로 마침 가지고 있던 구미강활탕 과립제 1일분을 주면서, 이 약을 먹고 낫지 않으면 탕약을 먹어야 하니 내일 아침 일찍 알려주어야 한다고 했다.

다음날 오전에 내원했는데 밤새 몸이 붓는 것 같아 한잠도 못 잤다고 한다. 이 환자가 비습한 태음인이기는 하지만 추위도 많이 타고(평소 치과 원장을 통해 들었음), 몸도 약한 편임을 볼 때 튼튼한 근육형 태음인 감기 몸살에 쓰이는 구미강활탕이 적합지 않았다고 생각되었다. 그래서 처방을 바꾸기로 했는데 마황이 들어간 십신탕보다 향갈탕이 적합하다고 보고 향갈탕 2배량으로 1일분 2첩을 지어주었다.

다음날 내원했는데 몸이 아주 좋아졌다며 하루분만 더 지어달라고 했다. 다시 향갈탕 2배량으로 1일분 2첩을 지어주었다. 다음날 몸살감기가 말끔히 나았다고 알려주었다.

2-1. 알레르기성 비염(鼻炎), 재채기, 콧물

● 임 ○ ○ 여 50세 태음인 회사원 서울특별시 서초구 양재동 영동아파트

① 알레르기성 비염으로 재채기, 콧물이 나온다. ② 코가 막힌다. ③ 이 증세는 가을 환절기 때 심하다.
④ 봄이면 피곤하다. ⑤ 몸은 따뜻한 편이다. ⑥ 평소에 소화가 잘되지 않는다. ⑦ 잘 체하고 막힌 듯하고 더부룩하고 가스가 찬다. ⑧ 아침에 잘 못 일어난다.

순환기와 호흡기가 약하기 쉬운 태음인의 알레르기성 비염과 소화불량을 목표로 향갈탕 2배량으로 10일분 20첩을 지어주었다.

1개월 후인 10월 중순에 다시 약을 지으러 왔을 때 확인해 보니, 지난번 약을 복용한 이후 코막힘 증상이 경감되었다며 약을 더 지어달라고 한다. 다시 지난번과 같은 향갈탕 2배량으로 10일분 20첩을 지어주었다.

1년 6개월 후인 다음해 3월에 혀의 감각이 둔해져서 약을 지으러 왔을 때 확인해 보니, 약을 복용한 후 증상이 모두 소실되었으며 그 후로는 전혀 재발하지 않았다고 한다.

3-1. 신체통(身體痛), 견통(肩痛), 미열(微熱), 소화불량(消化不良)

다음은 박용배 선생의 경험이다.

● 김 ○ ○ 남 30세 열성태음인 178cm 75~80kg 서울특별시 동대문구 휘경동

약간 비습(肥濕)한 태음인으로, 과음한 다음날 무리하게 등산을 하여 땀을 많이 흘린 상태에서 찬바람을 많이 맞았다.

① 첫째 날 고열(高熱)과 신체통(身體痛)이 있었다. ② 둘째 날 고열(高熱)은 미열(微熱)로 바뀌었으나, 어깨를 비롯한 신체통(身體痛)을 계속 호소한다. ③ 속이 좋지 않아 밥 대신 죽을 먹고 있다. ④ 예전에 손에 땀이 엄청나게 많이 나서 늘 손수건을 여러 장 가지고 다녔으나, 신경수술을 한 이후로는 손 대신 등이나 얼굴에 땀이 많이 난다.
⑤ 2년 전에 과음을 하여 온몸에 발진(發疹)이 생겨 고생한 적이 있다. ⑥ 그간 백호탕, 방풍통성산 등을 복용하고 효험을 봤다고 한다.

처음에는 열성태음인의 고열(高熱), 몸살감기에 사용하는 구미강활탕을 생각해보았으나 고열이 미열로 바뀐 점과 소화장애가 있다는 점, 평소 건실한 편이었으나 계속되는 과로로 몸 상태가 그다지 좋지 않은 점, 평소에 신경을 많이 써서 신경 증세가 보였다는 점 등을 감안하여 향소산이 포함된 향갈탕을 사용하기로 했다.

열성태음인의 몸살감기에 사용하는 향갈탕 1.5배량으로 3첩을 지어주었다.
첩약으로 주었는데, 처음에는 급한 마음에 제대로 달이지 않은 상태에서 1번을 먹었는데, 나아진 듯하다가 그대로라고 한다. 자기 전에 다시 한 번 진하게 달여 먹었는데 다음날 아침에 많이 호전되었다고 했다. 오전에 다시 한 번 같은 방법으로 복용했으며 오후에는 다 나아 돌아다닐 수 있었다.

3-2. 현훈(眩暈), 두통(頭痛)

● 이 ○ ○ 남 29세 태음인 경기도 안양시 동안구 관양2동

키가 보통이며 체격이 크고 약간 뚱뚱하고 성격이 유순한 태음인 남자로 건강원 직원이다.
① 최근에 감기를 앓고 난 이후부터 어지럽다. ② 머리도 아프다. ③ 전보다 시력이 떨어졌다. ④ 더위를 심하게 탄다. ⑤ 땀을 많이 흘린다. ⑥ 6개월 전 간헐적인 위통으로 평위산을 복용한 후 치료된 적이 있다.
더위를 심하게 타며 땀을 많이 흘리는 태음인 남성의 감기 뒤 발생한 두통(頭痛)과 현훈(眩暈)을 목표로 향갈탕 2배량으로 5일분 10첩을 투약했다.
2달 뒤 오한(惡寒)과 두중(頭重)으로 약을 지으러 왔을 때 확인해 보니, 약을 복용한 이후 모든 증세가 소실되었다고 한다.
이번에는 어제 저녁부터 추위를 타고 머리가 아프며 다리가 쑤시면서 힘이 없다고 하여 향갈탕과 처방 구성이 거의 비슷하며 향갈탕보다 표증(表症)이 심할 경우에 사용할 수 있는 십신탕으로 지어주었다.

4-1. 향갈탕의 부작용과 삼소음

다음은 백영현 선생의 경험이다.

● 전 ○ ○ 여 11세 소음인 초등학교 5년

작고 가는 몸집에 피부가 얇고 연약한 초등학생으로, 본인의 둘째딸이다. 운동신경이 발달되어서 무슨 운동을 해도 자세가 예쁜 아이다. 보기엔 날렵하고 빠를 것 같은데 실제로 행동이 느리고, 자기가 하고 싶은 일 이외엔 몸을 잘 안 움직이는 소음인 체질의 기질과 용모를 갖추고 있다.
언니와 마찬가지로 영국에서 자라 한글과 한국문화를 익히기 위해 부천의 초등학교 5학년에 편입했으며 부천 이모 집에서 지내고 있다. 주말에만 엄마와 언니를 만나는데, 부천에서 서울 중계동으로 전철을 타고 오는 도중 피곤해하며 잠을 자는데 옆에서 보니 감기기운이 있는 듯하고 미열도 느껴졌다. 다음날이 일요일이라 공원에 가서 놀고 다시 이모 집으로 데려 왔는데, 하루 종일 식욕이 없고 열이 조금 있었다.
① 그날 밤은 밤새 고열이 지속되더니 새벽 3시에는 40℃까지 열이 올랐다. ② 코가 막히고 코를 조금 풀었다.
③ 목이 조금 아프다고 한다. ④ 식욕이 없어 거의 음식을 먹지 못했다. 3~4일간 죽만 조금씩 겨우 먹었다.
⑤ 감기로 인해 전신에 기운이 없다.
다음날인 일요일은 열이 조금 있으면서 기운이 없다고 하여 감기에 걸렸다고 생각을 하면서 이모 집으로 데리고 왔다.
우선 집에 있는 약이 태음인 언니의 감기약인 향갈탕 밖에 없어서 저녁에 반봉을 먹이고 그래도 열이 있어 해열제를 복용시켰다.
약을 먹은 뒤 곧 열이 떨어지면서 잠이 들었다. 다음날인 월요일 아침에 일어나니 다시 열이 오르기 시작했다. 또 향갈탕 2/3봉을 먹이고 해열제를 같이 복용시켰다.
약을 복용한 뒤 갑자기 손이 몹시 차가워져 이마에 손을 얹어 보니 이마도 차면서 열이 떨어졌다. 갑자기 이마가 차가워진 것이 느낌이 좋지 않았다. 향갈탕이 소음인 체질인 아이에게 오히려 무리된 것이 아닌가 하는 생각이 들었다.
학교를 보내지 않고 집에서 쉬라고 하고 할아버지한약방으로 출근했다. 오후에 이모한테 전화를 해보니 아이의 감기가 낮 동안은 괜찮았다고 한다.
그 다음날인 화요일에 전화를 했더니 '새벽 3시경엔 40℃까지 고열이 있었다'고 한다. 그날 아침에 걱정도 되고 겁도 나서 할아버지한약방에 출근하지 않고 부천에 있는 딸아이에게 달려갔다.
낮 동안은 열이 38℃이하로 머물러 있어서 별 걱정이 안 되었으나, 저녁때가 되니 또 열이 오르기 시작했다.
이번엔 양약 해열제를 먹이지 않고 언니가 먹던 감기약인 향갈탕만 2/3봉을 먹이고 재웠다.
향갈탕을 먹인 탓인지 1시간 정도 지나자
1. 또다시 열이 급격히 떨어지면서 얼굴과 손이 차가워졌다.
2. 잠을 1시간 정도 자고 나더니 덥다고 이불을 차 내며 몸을 가만두지 못한다.
3. 그 뒤부터는 기지개 펴듯 팔다리를 쭉쭉 펴기도 하고 뒤틀면서 돌리기도 하고 방바닥에 꽝꽝 부딪치기도 한다.
4. 어쩔 줄을 모르고 중얼대면서 잠결인 듯한 가수(假睡)상태에서 신경질을 내었다.
겉으로 보기에 열이 급속도로 떨어지면서 마치 순환이 잘 안 되는 듯 보였다. 그래서 달래면서 잠이 반쯤 깬 아이에

게 '어디가 힘드니? 어떻게 힘드니?' 확인해 보니 몸이 찌릿찌릿하고 간질간질하고 표현하기 힘든데 여기저기 근육들이 이상하고 불편해서 죽겠다고 한다.
역시 증상은 같아도 체질에 맞지 않는 향갈탕을 잘못 먹였구나 싶었다. 향갈탕의 약성을 약하게 하기 위하여 물을 한 컵 먹이고 몸을 주무르고 비벼주기 시작했다. 등과 팔 다리를 주무르니까 이런 느낌은 살이 제일 많은 엉덩이에 가장 심하다고 한다. 주물러 주는 동안에는 몸을 계속 틀다가 한참 후에 잠이 들었다.
지난번과 같은 증상이 자는 동안 3번이나 반복되었다. 그런 상태로 밤을 새운 후 아침에는 약을 먹이지 않고 죽만 먹였다. 낮엔 열이 심하지 않아서 학교에 보내고 할아버지한약방에 출근했다.
이종대 선생님과 의논했더니 둘째딸은 소음인이므로 신체조건을 감안하면 삼소음이 적합하다고 하셨다. 수요일부터는 열이 38℃ 이상 오르기는 했어도 39℃는 넘어가지 않아 이모가 해열제만 계속 먹였다고 한다. 일주일째인 토요일에는 부천으로 퇴근해서 딸아이를 내가 묵고 있던 서울 중계동으로 데리고 왔다. 아이는 아직도 코가 막히고, 기침과 미열 등의 감기증상이 남아있었다.
다음날, 일요일에 에버랜드로 놀러 가는 것이 걱정되었다. 중계동에는 마침 조카들이 먹다 남은 삼소음 2봉이 남아 있었다. 피부가 얇고 약한 소음인인 딸의 신체조건을 감안하여 볼 때 삼소음이 잘 맞는다는 이종대 선생님의 설명을 상기하면서 저녁에 삼소음 반봉을 먹였다.
당일 낮에도 기침을 했었는데 삼소음을 먹은 이날 밤엔 전날과 달리 기침을 한 번도 하지 않고 아주 잘 잤다.
아침에 남은 반봉을 먹이고 에버랜드에 데리고 갔다. 점심과 저녁에 날씨가 춥고 바람이 많이 불었는데도 의외로 기침을 별로 하지 않고, 식욕도 전처럼 좋아지고 남은 감기 증상들이 모두 사라졌다.
이로써 8일 동안 고생하던 둘째딸의 감기는 삼소음 1봉을 2회로 나누어 복용하고 모두 나았다.
이번에 감기약인 향갈탕을 복용시키면서 무엇보다도 놀라웠던 것은 향갈탕의 부작용도 만만치 않다는 점이다.

5-1. 향갈탕의 실패와 시호계지건강탕

다음은 성범준 선생의 경험이다.

● 박 ○ ○ 남 26세

헬스로 다져진 근육질 몸매이다. 친구가 감기에 걸렸다고 하여 전화로 증상을 물어보았다. 운동을 좋아하는 친구로 감기에 걸리기 전에도 운동을 심하게 하고 찬바람을 쏘였다고 한다.
① 머리가 깨질듯이 아프다. ② 온몸이 쑤신다. ③ 목이 약간 붓고 아프다. ④ 평소 뒷목이나 어깨 쪽 근육이 많이 뭉쳐 있다. ⑤ 땀은 거의 나지 않는다.
근육이 발달한 체형이고 어깨가 뭉쳐있다는 점에서 갈근이 들어 있는 향갈탕으로 2첩을 투약했다.
다음날 확인해 보니 증상이 그대로라고 했다. 그래서 고민하다가 목이 붓는 증세가 있다고 하여 다시 전화를 걸어 혹시 입이 쓰거나 텁텁하지 않느냐고 물어 보니, 그렇다고 했다. 또한 평소에 흉협고만(胸脇苦滿)이나 심하비(心下痞) 증상이 있었다고 한다.
흉협고만(胸脇苦滿)과 심하비(心下痞)가 있다는 점에서 시호가 포함된 처방을 사용하기로 하고 시호제 중에서 신체통(身體痛), 두통(頭痛)에 사용할 수 있는 시호계지탕을 2첩 투약했다.
한 첩을 복용한 지 두 시간 만에 신체통(身體痛)이 사라지고 두통(頭痛)도 크게 경감되었다. 두첩째 복용한 후 두통 또한 거의 사라졌다.

6-1. 실패례

● 박 ○ ○ 여 34세 소양인 교사 서울특별시 강동구 암사1동

산후 발생한 무릎통증으로 녹용대보탕을 복용하고 다발성관절통으로 계지귀비탕을 복용한 적이 있는 여교사이다. 2일 전부터 감기몸살에 걸렸는데
① 전신(全身)이 쑤시고 아프다. ② 발열(發熱), 오한(惡寒), 두통(頭痛)이 있다. ③ 이 증세는 월경이 끝나면서 월경통처럼 시작했다. ④ 식욕은 좋은 편이고 소화는 잘된다. ⑤ 변비 증상이 있어서 3~4일에 1회 대변을 본다.
감기 몸살을 감안하여 향갈탕 2배량으로 5일분 10첩을 지어주었다.
3일 후에 확인해 보니, 약을 복용하는 중에 오한(惡寒)과 발열(發熱)이 더 심하고 손이 떨리는 증상도 나타나 병원에서 치료를 받았다고 한다. 증세는 비록 적합했으나 신체조건이 적합하지 않아서 발생한 증이라고 보고 다른 약으로 지어주기로 했다.

中統21 寶 궁소산 芎蘇散

黃芩 前胡 麥門冬 各一錢 **川芎 陳皮 白芍藥 白朮** 各八分 **蘇葉** 六分 **乾葛** 五分 **甘草** 三分

[出　典] 醫學入門·方藥合編 : 治 孕婦傷寒 頭痛 寒熱 咳嗽　① 濟生方 無黃芩·前胡
[用　法] 上剉 作一貼 入薑葱 煎服
[活套鍼線] 孕婦傷寒(寒) 傷寒(婦人姙娠)
[適 應 症] 임신감기, 콧물, 비색, 재채기, 기침, 가래, 고열, 발열, 한열왕래, 오한, 전신통, 두통, 인후통, 현훈, 자한, 구고, 구건, 협통, 요통, 소아감기, 고열성감기

처방설명

궁소산은 임신부가 감기에 걸렸을 때 사용하는 대표적인 처방으로 기침감기, 코감기, 발열감기, 몸살감기를 불문하고 사용한다. 그 이유는 임신상태라는 고정된 신체상태에 기준을 두고 처방을 활용하기 때문이다. 이는 외부 기온과 습도가 높은 여름철에 감기에 걸리거나 소화불량 증상이 있을 때 사용하는 처방이 어느 정도 유사한 것과 같은 이치이다. 임신하면 기초대사가 활발해지기 때문에 체온이 높아지고 체열이 많아지는 신체상태로 변화하는데, 이러한 신체상태에 기준을 두고 처방을 활용하기 때문에 궁소산은 어떤 유형의 감기에도 사용할 수 있는 것이다. 이러한 관점에서 본다면 궁소산은 임신상태와 유사한 신체상태를 갖는 사람에게도 사용할 수 있음을 짐작할 수 있는데, 성장열(成長熱)이 내재되어 있어 상대적으로 체열이 많은 소아의 신체상태가 임신상태와 유사하기 때문에 소아의 열성감기에도 궁소산을 사용할 수 있다.

임신하면 생명을 양육하기 위해 인체의 기능이 활성화된다. 이것은 체질에 관계없는 인체의 생리변화이다. 따라서 평소 몸이 허랭(虛冷)했던 사람도 임신하면 기능이 항진되어 체열이 많아지고 그 결과 체온이 상승한다. 그 결과 소화기능도 좋아져 평소 소화불량이 있었더라도 임신 중에는 소화기능이 좋아지는 경우가 많다. 이것을 한방식으로 표현하면, 임신 중에는 실증(實證)을 이룰 수 있는 생리적 바탕을 가지게 된다고 말한다. 궁소산증은 이렇게 항진된 생리의 바탕에서 나타나기 때문에 임신이라는 조건만 충족되면 기침감기, 혼합감기, 몸살감기 등 증상에 구애받지 않고, 높은 체온과 항진되어 있는 생리적 특성에 근거를 두고 사용할 수 있다. 궁소산의 황금은 체열의 불균형을 조절해 주고, 갈근과 소엽은 발표(發表)시키며, 전호는 호흡기조직의 충혈(充血)을 제거하고, 맥문동은 자윤(滋潤)시켜 조직의 회복을 돕는다. 전체적으로 보면 약하게 발표시키면서 열성상태를 조절하여 감기를 치료한다.

일반적으로 감기에 걸리면 체온을 유지하기 위해 체표가 수축되고 근육이 긴장하기 때문에 마황이나 갈근처럼 발표력이 강한 약재를 사용하게 된다. 그러나 궁소산에는 마황처럼 강력한 발표제가 없고, 갈근을 포함하고 있으나 약량이 많지 않다. 이것은 임신부의 특성상 체온이 높고 기능이 항진되어 있기 때문에 체표의 위축 정도가 상대적으로 심하지 않다는 것을 의미한다. 감기에 걸린 임신부 10명 중 7~8명은 궁소산으로 치료되는데, 그 이유는 임신상태에서는 인체기능이 항진되어 있어서 약을 조금만 복용해도 회복이 빠르기 때문이다. 그래서 궁소산을 10첩 이상 쓰는 일은 매우 드물고, 대부분 6첩 이내에 효과를 볼 수 있다.

궁소산은 임신부의 신체상태처럼 체온이 높은 신체상태를 갖는 사람의 감기에도 사용할 수 있으며 소아감기에도 응용한다. 소아는 성장기라서 열에너지가 많고 인체의 기능이 항진되어 있다. 따라서 감기에 걸리면 열증(熱症)을 나타내는 경우가 많기 때문에 청열작용이 있는 궁소산을 소아감기에 사용할 수 있는 것이

다. 치험례를 보면 상상임신을 한 사람의 감기에 사용하여 치료한 예가 있다. 그러나 상상임신을 한다고 하여 임신부와 같은 신체상태가 된다고 보기 어렵고, 상상임신을 한 사람에게 모두 궁소산을 사용한다고 해서 치료된다고 보기도 어렵다. 이는 상상임신을 한 사람의 체질이 습열성 태음인이었기 때문에 가능했다고 볼 수 있다.

필자의 궁소산 처방기준은
① 실증의 임신감기
② 임신 전기간(全期間)에 발생하는 감기
③ 임신부의 기침형, 몸살형, 콧물형, 발열형, 두통형, 인후형 감기을 막론하고 쓸 수 있으며, 체질이나 체격, 체력을 막론하고 두루 쓸 수 있다.
④ 임신부가 아닌 사람의 실증 감기에도 쓸 수 있다. 단 환자의 신체상태가 임신부의 신체상태와 거의 유사해야 한다. 즉 발열성을 띤 신체상태가 전제조건이 되어야 한다.
⑤ 임신부가 아니지만 궁소산을 쓸 수 있는 체질자로는 소양인, 또는 내열성(內熱性) 태음인으로 추정할 수 있다.
⑥ 임신부가 아닌 자로서 몸이 뜨거운 사람의 인후통(咽喉痛)을 겸한 감기에도 쓸 수 있다.

처방구성 처방구성을 보면 황금은 혈관투과성 항진을 억제하고 소염작용이 강하여 혈관의 염증성 충혈(充血)과 울혈(鬱血)을 완화한다. 전호는 거담작용(袪痰作用)이 강하며 경도의 진해작용(鎭咳作用)이 있고, 맥문동은 다량의 포도당과 점액질을 함유하고 있어 진액을 보충한다.

천궁은 평활근 이완작용이 있어서 장관의 경련이나 임신자궁의 수축, 경련을 억제하며, 관상동맥 혈류량을 증가시켜 심근에 산소공급량을 높이며, 혈관을 이완시키고 혈전형성을 억제함으로써 활혈작용(活血作用)을 한다. 진피는 이기제(理氣劑)로서 소화관 운동능력을 강화하고, 정유성분은 발한을 촉진하여 폐점막의 부종을 개선한다. 백작약은 평활근의 경련을 억제하고, 중추신경 흥분을 억제하여 진통, 진경, 진정작용을 한다. 백출은 뚜렷하고 지속적인 이뇨작용이 있으며, 장관활동에 대한 조절작용이 있어서 장관의 자발성 수축활동의 긴장성을 높이고 강직성 수축을 방지한다.

소엽은 중추신경의 흥분을 억제하여 정신을 안정시키며, 한선(汗腺) 분비를 자극하여 발한(發汗)을 촉진하고 해열작용이 있으며, 소화액 분비를 촉진시키고 위장운동을 증강시킨다. 갈근은 뇌혈관을 확장하여 두통, 견통을 완화시키고, 말초혈관을 확장시킨다. 감초는 인후점막의 자극을 완화하고 기관지평활근의 경련을 억제하여 진해, 진정작용을 한다.

처방비교 **자소음**과 비교하면 두 처방 모두 임신감기에 사용한다는 공통점이 있다. 그러나 자소음은 임신을 했음에도 불구하고 몸이 허랭한 상태에 있는 임신부의 감기 또는 입덧을 겸한 감기에 사용하는 반면, 궁소산은 허랭한 상태에서 발생하는 감기를 제외한 임신감기에 전반적으로 사용하며, 임신상태라는 특성을 근거로 사용한다.

자원탕과 비교하면 자원탕은 임신감기 증상 중에 기침이나 숨참 위주의 호흡기증상이 강하게 나타났을 때만 사용한다. 반면 궁소산은 기침 증상에 국한되지 않고 발열, 신체통 등 다른 증상이 겸해 있을 때도 사용한다.

방풍통성산과 비교하면 두 처방 모두 체열이 높은 상태에서 나타나는 감기에 사용하며, 발열이 주증상이라는 공통점이 있다. 그러나 방풍통성산은 체열이 높으면서도 기표(肌表)의 위축이 심한 경우에 사용하는 반면, 궁소산은 임신으로 인해 체온이 상승된 상태에서 발생하는 열성감기에 사용하며, 기표의 위축 정도는 심하지 않다.

활용사례

1-1. 임신감기(姙娠感氣), 오한(惡寒), 자한(自汗), 전신통(全身痛), 기침, 콧물, 두통(頭痛) 여 33세 소음인
1-2. 임신감기(姙娠感氣), 재채기, 콧물, 발열(發熱) 여 28세 소음인
1-3. 임신감기(姙娠感氣), 콧물, 인후통(咽喉痛), 기침, 오한(惡寒), 가래 여 30세 소양인
1-4. 임신감기(姙娠感氣), 성중(聲重), 인통(咽痛), 비색(鼻塞), 발열(發熱), 두통(頭痛), 전신통(全身痛), 현훈(眩暈), 식욕부진(食慾不振) 여 27세 소음성태음인
1-5. 임신감기(姙娠感氣), 기침 여 29세 소양성소음인
1-6. 임신감기(姙娠感氣), 비색(鼻塞), 비열(鼻熱), 두통(頭痛) 여 26세 소양성소음인
1-7. 임신감기(姙娠感氣), 발열(發熱), 전신통(全身痛), 기침, 콧물, 얼굴부종 여 35세 소양인 157cm 70kg
1-8. 상상임신 중 감기, 고열(高熱), 한열왕래(寒熱往來) 여 35세 태음인
2-1. 소아감기(小兒感氣), 기침 남 2세 소양인
2-2. 소아감기(小兒感氣) 남 10세 태음인
3-1. 몸살감기, 고열(高熱), 두통(頭痛), 인통(咽痛), 엉치통 여 31세 소양인
3-2. 노인감기(老人感氣), 오한(惡寒), 발열(發熱), 구건(口乾), 구고(口苦) 여 77세 소양성소음인
3-3. 기침, 협통(脇痛), 요통(腰痛) 여 30세 소양인

1-1. 임신감기(姙娠感氣), 오한(惡寒), 자한(自汗), 전신통(全身痛), 기침, 콧물, 두통(頭痛)

● 박 ○ ○ 여 33세 소음인 주부 경기도 안양시 안양동

보통 키에 약간 여위고 약해 보이며 전형적인 소음인으로 보이는 부인이다.
예전에 한약을 지어간 적이 있다는 부인에게서 전화가 왔다. 현재 임신 4개월인데 감기에 걸려서 온몸이 춥고 쑤시고 아픈데 태아에게 나쁜 영향을 주지 않고 몸살감기를 낫게 하는 방법이 있느냐고 문의해왔다.
한약은 임신 때 먹을 수 있는 약이 따로 있으며 수백 년 이상 우리 조상들이 써온 경험 기록을 이용하는 것인 만큼 걱정하지 말라고 했더니 찾아왔다. 자세히 보니 허약(虛弱)과 어지러움, 식욕부진(食慾不振) 등 증세로 보중익기탕에 계지부자탕을 지어간 부인으로 약을 복용하고 효과가 있었다고 한다.
① 현재 임신 4개월로, 어제 아침에 감기에 걸렸는데 온몸이 몹시 춥다. ② 동시에 자한(自汗)이 있다.
③ 전신(全身)이 쑤시고 아프다. ④ 기침과 콧물이 나온다. ⑤ 동시에 이와 잇몸이 아프다. ⑥ 머리가 아프다.
참고적으로 1년 6개월 전 당시의 평소 증상을 보면
⑦ 추위를 많이 타고 손발이 차다. ⑧ 식욕이 없고 식사량이 매우 적다. ⑨ 소화력이 약하여 소화가 안 될 때가 많다. ⑩ 꿈을 많이 꾸며 자주 놀라고 가슴이 자주 뛴다. ⑪ 쉽게 피로하고 곤권(困倦)하며 잦은 어지럼증이 있다.
⑫ 당시의 주증세는 출산 뒤부터 허리를 굴신(屈伸)할 때 엉치통이 심해 일어나는 데 어려움을 느끼는 것이었다.
임신감기를 목표로 궁소산 2배량으로 2일분 4첩을 지어주었다.
5일 뒤에 다시 와서 감기약을 지어달라고 하여 증상을 확인해 보니, 그 약을 복용하고 오한(惡寒)과 자한(自汗), 전신통(全身痛), 기침, 콧물, 두통(頭痛)은 약간 줄어들었지만 증상이 남아있다고 한다. 본인의 요청대로 전과 같은 궁소산 2배량으로 2일분 4첩을 지어주었다.
5개월 뒤인 6월에 내방했는데 두 번째 약을 복용한 이후 감기 증상이 모두 나았으며, 지금은 임신 9개월인데 5일 전 감기에 걸려 두통이 심하고 38도의 열과 함께 오한(惡寒)과 자한(自汗)이 있으며 아침에 구토 증세가 있다고 한다. 이번에도 궁소산 배량으로 2일분 4첩을 지어주었다.

1-2. 임신감기(姙娠感氣), 재채기, 콧물, 발열(發熱)

● 우 ○ ○ 여 28세 소음인 주부 경기도 안양시 관양동

보통 키에 약간 여위었으며 눈이 크고 약하며 소음인으로 보이는 주부이다. 현재 임신 5개월로
① 4개월 전 임신 초기부터 감기기운이 계속되었다. ② 어제 날씨가 추웠는데 그 후로 감기 증세가 심해졌으며 재채기가 심하다. ③ 콧물이 흐른다. ④ 열이 난다. ⑤ 평소에 손발이 찬 편이다.
임신감기를 목표로 궁소산 2배량으로 2일분 4첩을 지어주었다.
그 뒤 2달이 지나서 임신보약으로 잉어를 복용하려는데 함께 넣을 한약을 지어달라며 내방했을 때 확인해 보니, 그때 감기약 2첩을 복용하고 감기가 모두 다 나았으며, 2첩은 남겨 두었다가 그 뒤 감기에 다시 걸렸을 때 복용했는데 그때에도 감기가 나았다고 한다.
소음인으로서 몸이 너무 약해 보이고 평소에 손발이 찬 편이라 황금, 맥문동 등 찬 성분이 군약인 궁소산을 쓰기에는 꺼림칙한 구석이 있었다. 그러나 임신 5개월째이며 비록 소음인이라도 임신하면 체열이 높아지고 체내기능이 왕성할

때라는 판단으로 궁소산을 쓴 것이다.
태아의 형성 정도에 따라 임산부의 체열 정도도 달라질 것이다. 만약 임신 2개월 정도였을 때 이와 같은 감기 증상이 있었다면 임신 5개월째보다도 체열이 상대적으로 낮을 것이므로 궁소산을 쓰더라도 황금이나 맥문동의 양을 절반으로 줄여서 투약했을 것이다.

1-3. 임신감기(姙娠感氣), 콧물, 인후통(咽喉痛), 기침, 오한(惡寒), 가래

● 김 ○ ○ 여 30세 소양인 경기도 안양시 관양동 현대파크빌라

① 1달 전부터 감기에 걸렸는데 증상이 계속된다. ② 코가 막히며 아침에 더 심하다 ③ 맑은 콧물과 누런 콧물이 흐른다. ④ 상담 중에도 코를 훌쩍거린다. ⑤ 간혹 목이 아프다. ⑥ 기침이 약간 난다. ⑦ 자꾸만 춥다. ⑧ 첫아이 임신 때도 감기에 자주 걸렸다. ⑨ 원래 기관지가 약하다.
임신 4개월 된 소양인 부인의 1달 이상 된 감기를 목표로 궁소산으로 3일분 6첩을 지어주었다.
19일 뒤에 다시 감기로 약을 지으러 왔을 때 확인해 보니 콧물, 인후통(咽喉痛), 기침, 오한(惡寒) 등이 모두 소실되었다가 4일 전부터 나시 감기에 걸려 코가 막히고 콧물이 나오며 목이 아프고 가래가 있다고 한다. 재발하긴 했으나 약을 복용한 뒤로 모든 증세가 소실되었고 이번 증세도 지난번과 거의 같으므로 같은 처방으로 2일분 4첩을 지어주었다.
3개월 뒤인 임신 7개월에 감기에 걸렸다며 내방했을 때 확인해 보니, 두 번째 약을 2일간 복용한 뒤 모든 증세가 소실되었는데 이번에는 어제 저녁부터
① 목이 따갑고 침을 삼키기가 힘들다. ② 밤에 가끔 몇 번씩 기침이 나서 어제 잠을 못 잤다고 한다.
③ 기상시에 가래가 있다. ④ 콧물이 나고 코가 막히며 맵다. ⑤ 아울러 목소리도 변했다고 한다.
역시 임신 중에 발생한 감기로 지난번 약이 잘 들었으므로 같은 처방인 궁소산으로 2일분 4첩을 지어주었다.

1-4. 임신감기(姙娠感氣), 성중(聲重), 인통(咽痛), 비색(鼻塞), 발열(發熱), 두통(頭痛), 전신통(全身痛), 현훈(眩暈), 식욕부진(食慾不振)

● 이 ○ ○ 여 27세 소음성태음인 주부 경기도 안양시 관양동 원주아파트

흰 피부에 키가 작고 조용한 성품의 소음성태음인으로 보이는 주부이다. 현재 임신 4개월로
① 5일 전 저녁에 목이 따끔거린 뒤부터 감기가 시작되었다. ② 목이 무겁고 갑갑하다. ③ 가래가 있다.
④ 코가 막히는데 가끔 코피가 나온다. ⑤ 열이 난다. ⑥ 머리가 아프다. ⑦ 전신이 쑤시고 아프다.
⑧ 어지럽다. ⑨ 식욕이 없어 식사를 잘하지 못한다.
임신 4개월의 소음성태음인 여성의 감기를 목표로 궁소산 2배량에서 찬 성질의 약인 황금, 전호는 1돈씩으로 하여 3일분 6첩을 지어주었다.
복용 후 40일이 지난 뒤 다시 전과 비슷한 감기 증세가 있어 약을 지으러 왔을 때 확인해 보니, 4첩을 복용하고 목이 아프고 갑갑한 것, 가래, 비색(鼻塞), 발열(發熱), 두통(頭痛), 전신통(全身痛), 현훈(眩暈) 등 모든 증세가 사라졌으며, 그 약을 복용한 뒤부터는 식욕이 좋아져 식사도 아주 잘한다고 한다.
이번에도 3일 전부터 감기 증상이 있는데 콧물이 나고 코가 막히고, 목이 아프고 막히며, 약간의 발열과 두통이 있다. 이번에 나타나는 증상도 전과 같아 지난번과 같은 궁소산으로 3일분 6첩을 지어주었다.

1-5. 임신감기(姙娠感氣), 기침

● 유 ○ ○ 여 29세 소양성소음인 주부 경기도 안양시 관양동

보통 키의 피부가 희고 섬세한 부인이다.
① 현재 임신 중인데 3일 전부터 감기에 걸렸는데 밤낮으로 기침이 심하다. ② 마른기침의 형태이다. ③ 목이 간질거린다. ④ 해마다 이맘때가 되면 감기에 걸린다고 한다.
임신 감기를 목표로 궁소산을 사용하기로 하고 궁소산 2배량에서 피부가 희고 섬세한 부인이라 찬 성분의 약이 체력에 다소 무리가 된다고 보고 전호와 황금을 1돈씩으로 하여 1일분 2첩을 지어주었다.
다음날 내방했는데 약을 복용하고 마른기침이 나는 것은 많이 나아졌으나 아직 완치되지는 않았다며 2첩만 더 지어달라고 한다. 본인의 요청대로 다시 지난번과 같이 궁소산 2배량으로 1일분 2첩을 지어주었다.

1-8. 상상임신 중 감기, 고열(高熱), 한열왕래(寒熱往來)

● 김 ○ ○ 여 35세 열성형 태음인 주부 경기도 안양시 관양1동 만안빌라

보통 키에 물살이고 체열이 높아 보이며 뚱뚱한 태음인으로 보이는 주부이다. 전에 유산한 뒤 보허탕을 복용하여 회복된 적이 있다. 평소 심장과 대장이 약하다는 부인이 방문하여 임신 중인데 임신 감기약을 지어달라고 한다. 현재 임

신 초기이며 7일전 감기에 걸렸다.
① 열이 심하다. ② 열이 났다 추웠다 하는 한열왕래(寒熱往來)가 있다. ③ 열이 오를 때에는 전신에 땀이 난다. ④ 전에 수술한 편도선 부위가 아프다. ⑤ 2일 전부터는 소화장애가 있다. ⑥ 두통(頭痛)이 있다. ⑦ 혀 둘레에 굴곡이 있다. ⑧ 손이 매우 크고 손가락 2마디에 정맥이 노출되었다. ⑨ 추위를 타지 않지만 더위를 타며 몸은 따뜻하고 땀이 많다. ⑩ 아랫배가 약간 차고 신 음식을 좋아한다. ⑪ 식욕은 좋고 소화력은 보통이다.
임신감기이며 고열이 있다는 것을 감안하여 궁소산 2배량으로 3일분 6첩을 지어주었다.
8일 뒤에 확인해 보니, 약을 복용하고 고열(高熱)과 한열왕래(寒熱往來)는 다 나았으나 이번에는 감기의 증상이 바뀌어 ① 목이 아프다. ② 콧물이 나온다. ③ 재채기를 한다.
고열과 인통(咽痛), 코감기가 주증상이지만 임신감기라는 점에서 궁소산을 사용하기로 했다. 또한 재채기나 콧물이 나오는 증상이 있고, 임신으로 체열이 높아졌지만 아랫배가 차다는 점을 감안하여 궁소산 2배량에서 찬 성분의 황금을 뺀 뒤 3일분 6첩을 지어주었다.
11개월 뒤에 이 분이 다른 증상으로 상담전화를 했을 때 확인해 보니, 그때 그 감기약을 먹고 다 나았으나 나중에 보니 그때 임신이 아니었으며, 상상임신이었다는 것이다. 그러니까 실제 임신이 아닌데도 궁소산으로 감기가 치유된 점이 특이하다고 할 수 있다.

2-1. 소아감기(小兒感氣), 기침

● 이 ○ ○ 남 2세 소양인 경기도 안양시 비산동 삼익아파트

1년 전 코감기와 기침, 발열(發熱), 변비(便秘)로 소청룡탕에 석고와 행인, 전호를 더하여 2첩을 복용하고 나은 적이 있는 소아이다. 보통 체구에 단단해 보이는 2살 된 남자아이로,
① 1개월 전부터 기침과 콧물이 심하며 목이 약간 아프다.
소양인 아이의 기침 감기라는 점에서 소청룡탕을 사용하기로 하고 소청룡탕 1.5배량에 숙지황, 행인, 전호 각 2돈씩을 더하여 2일분 4첩을 지어주었다.
약을 지어간 다음날 연락이 왔는데 지어간 4첩 중에 2첩을 복용한 후에 오히려 기침이 더 심해져 어젯밤에 아이가 한잠도 못 잤다고 한다. 그래서 나머지 약을 마저 먹여야 될 것인지 아니면 병원으로 데리고 가야 될 것인지를 몰라 문의차 전화를 했다고 한다. 일단 소청룡탕의 부작용으로 보고 할머니에게 복용을 일단 중지하고 바쁘시겠지만 잠깐 들르면 기침이 호전될 수 있는 약을 다시 지어주겠다고 했다.
이번에는 궁소산 2배량으로 1회분 1첩을 지어주었다. 이틀 뒤에 할머니로부터 두 번째 약(궁소산)을 먹고 격심하던 기침이 현저히 줄어들었으며, 어제와 그제는 잠도 잘 잤다는 연락이 왔다. 아울러 백태(白苔)와 약간의 인통(咽痛)이 있다고 하며 그 두 번째 약이 효험이 있는 듯하니, 두 번째 약으로 4첩만 더 지어달라고 한다. 할머니의 요청대로 지난번과 같이 궁소산 2배량으로 2일분 4첩을 지어주었다.

2-2. 소아감기(小兒感氣)

● 김 ○ ○ 남 10세 태음인 초등학교 3년 경기도 안양시 부림동 부영공작아파트

3일 전 감기에 걸렸다.
① 감기에 걸린 후로 가래가 끓는다. ② 기침도 약간 한다. ③ 코가 막혀서 답답하고 콧물이 나오면서 콧속이 따끔거린다. ④ 목도 아프다. ⑤ 고열(高熱)이 있으며 현재는 미열(微熱)이 있다. ⑥ 1달 전에도 감기를 앓았다. ⑦ 식욕이 왕성하다. ⑧ 체격은 좋은 편이다. ⑨ 땀은 보통이고 대변은 하루에 1번 정도 보며 잘 나온다.
열이 있는 실증감기로 보고 비록 어린이지만 체열이 약간 과다한 상태라는 점에서 임산부의 실증감기에 쓰는 궁소산 2배량으로 3일분 6첩을 지어주었다.
18개월 후인 다음해 10월에 보약을 겸한 감기약을 지으러 왔다. 지난번의 경과를 확인해 보니, 그때 그 약을 복용하고 가래, 발열을 비롯한 모든 증상이 소실되었다고 한다.

3-1. 몸살감기, 고열(高熱), 두통(頭痛), 인통(咽痛), 엉치통

● 강 ○ ○ 여 31세 소양인 주부 경기도 안양시 관양동

보통 키에 약간 여위고 소양인으로 보이는 주부로 자연유산을 많이 한 탓인지 심한 피로와 견비통(肩臂痛), 미열(微熱)을 호소하여 작년 가을에 녹용대보탕을 복용하고 쾌차한 적이 있는 주부이다.
이번에는 몸살감기 증세가 있는데 며칠 뒤가 월경일이므로 혹 임신이 될 지도 모르니 태아에 영향이 없게 감기약을 지어달라고 한다.
① 아침부터 갑자기 고열이 생기며 머리가 아프다. ② 목이 아프며 침을 삼킬 때마다 목이 따끔거린다. ③ 전신의

근육과 뼈마디가 쑤시고 아프다. ④ 얼굴에 여드름이 난다. ⑤ 특히 엉치가 빠지는 듯 통증이 심한데 누워있지도 못하고 앉아있지도 못할 정도이다. ⑥ 6개월 전에 꿈을 많이 꾸고 심한 피로감과 함께 어깨와 등이 아프며, 추위를 많이 타고 소화력이 약하여 녹용대보탕을 복용한 적이 있다. ⑦ 1달 전 유사장티푸스를 앓았으며, 고열(高熱)이 반복되고 구토(嘔吐)하는 증세가 있었다고 한다. ⑧ 목 임파선염인 연주창(連珠瘡) 수술을 한 경력이 있다.
소양인 부인의 고열, 전신통(全身痛), 몸살형 감기를 목표로 궁소산 2배량으로 3일분 6첩을 지어주었다.
이틀 뒤 남편의 보약을 지으러 같이 방문했을 때 확인해 보니, 궁소산을 하루 복용하고 고열(高熱), 두통(頭痛), 인통(咽痛)이 사라졌고 전신통(全身痛)과 엉치통은 경미하게 남아 있더니, 다음날 1첩을 더 복용한 뒤 전신통과 엉치통이 없어졌다고 한다. 궁소산을 임신이 아닌 일반 몸살형 감기에 투약하기는 처음이었으나, 빨리 치유된 점으로 보아 발열이 있는 몸살감기에 활용해 보는 것도 좋을 것으로 생각된다.

3-2. 노인감기(老人感氣), 오한(惡寒), 발열(發熱), 구건(口乾), 구고(口苦)

● 이 ○ ○ 여 77세 소양성소음인 경기도 안양시 관양동

작은 키에 보통 체구로 차분하면서도 난난해 보이며 소양성소음인으로 보이는 할머니이다.
① 8개월 전부터 늘 콧속이 건조하다. ② 아울러 입이 쓰고 건조하다. ③ 다른 특별한 특징은 없고 젊어서 아들 여럿이 죽어서 화병(火病)이 생겼다고 한다.
구건과 함께 콧속이 마른 증세를 목표로 황금탕을 사용하기로 하고 황금탕 2배량에 77세 노인에게 황금탕의 찬 약성이 무리가 될 수 있다고 보아 계지 3돈을 더하여 2.5일분 5첩을 지어주었다.
4개월 뒤에 속이 쓰리고 식도가 따끔거린다면서 약을 지으러 왔을 때 확인해 보니, 지난번 그 약을 복용한 뒤 콧속이 건조한 것이 좋아졌으며 1달 정도 지나자 완전히 나았으며, 입이 마르고 쓴 것도 함께 나았다고 한다.
7개월 뒤인 초가을에 다시 와서 감기가 들었다며 약을 지어달라고 하여 증상을 확인해 보니
① 등에 오한(惡寒)과 발열(發熱)이 동시에 난다. ② 정신이 희미하다. ③ 대장이 무지근하고 대변을 1일 2회 정도 본다. ④ 입이 쓰고 마르다. ⑤ 속도 쓰리다.
혈색(血色)이 보통이고 성격도 차분한 분이지만 평소 황금탕 증세가 있을 정도로 내열(內熱)이 있는 편이다. 또 약성이 찬 황금탕을 복용하고 효과가 있었으며, 이번에는 오한(惡寒)과 발열(發熱)이 있다는 점에서 임신 감기에 사용하는 궁소산을 사용하기로 했다. 황금탕을 쓰고 효력을 보아온 할머니의 오한(惡寒), 발열(發熱)이 있는 감기를 목표로 궁소산 2배량으로 3일분 6첩을 지어주었다.
15일 뒤에 내방했을 때 확인해 보니, 궁소산을 복용하고 오한, 발열과 정신 희미한 것이 덜하게 되고, 대장이 무지근한 것도 조금 호전되었다고 한다. 또한 구고(口苦), 구건(口乾)은 약을 복용한 후 경감했다가 재발했으며 속쓰림도 덜하다고 한다.

3-3. 기침, 협통(脇痛), 요통(腰痛)

● 강 ○ ○ 여 30세 소양인 주부 경기도 안양시 관양동

보통 키에 피부가 약간 희고 얼굴이 타원형이며 앞뒤가 튀어나온 소양인으로 보이는 30세의 주부로, 현재 임신 8개월째이며 옆구리가 결리고 허리가 아프다며 내방했다.
① 3일 전 수면 중에 허리를 틀면서 삐끗한 뒤 다음날 아침부터 기침을 하면 허리와 왼쪽 옆구리가 결리고 아프다.
② 20일 전부터 기침을 계속했으나 지금은 좋아져 기침을 약간씩 하고 있다. ③ 임신 8개월이라는 것 외에 다른 특별한 증상은 없으며 본인은 담(痰)이 결린 것 같다고 한다.
임신한 부인의 기침을 겸한 협통(脇痛), 요통(腰痛)을 목표로 궁소산 2배량으로 2일분 4첩을 지어주었다.
출산한 지 5개월 뒤, 즉 궁소산을 지어간 8개월 뒤에 허리가 아파서 다시 왔을 때 확인해 보니, 약을 1첩 달여서 복용하고 아침에 일어나니 심했던 요통이 거의 사라졌으며, 약을 모두 복용한 후에는 옆구리와 허리가 아픈 것을 못 느꼈으며 기침도 모두 소실되었다고 한다.

中統22 寶 승마갈근탕 升麻葛根湯

葛根 二錢 白芍藥 升麻 甘草 各一錢 薑三片 葱二本

[出　　典]
和劑局方 卷二 : 治大人小兒時氣瘟疫 頭痛發熱 肢體疼 及瘡疹已發 及未發 疑貳之間 並皆宜腹
方藥合編 : 治 溫病及時令感冒
[活　　套] 胃風面腫 合[消風散]
① 癮疹風毒 加山査肉·樺皮·金銀花·玄參·牛蒡子·犀角·荊防之類 或合[四物湯]
② 傷寒痘疹 疑似間 先以此 加減 而挾滯 加山査·陳皮·神麯之類 挾感 加蘇葉·忍冬之類
③ 寒熱 加柴胡 熱甚 加黃芩　④ 痲疹初起 加葱白·蘇葉之類
[活套鍼線] 瘢疹(皮) 癮疹(皮) 痲疹初熱(小兒痲疹) 初熱(小兒痘瘡) 丹毒(小兒) 感冒(寒) 暑泄(大便)
※ 승마갈근탕(升麻葛根湯) 合 인삼패독산(人蔘敗毒散) : 諸瘡(諸瘡)
[適 應 症] 두드러기, 피부소양, 건성피부염, 태열, 발열, 부종, 두통, 복통, 수족통, 홍역, 감모, 유행성감기, 비출혈, 안충혈, 편도선염, 담마진

처방설명 승마갈근탕은 표피에 열이 울체(鬱滯)되어 발생하는 피부질환에 사용하는 처방이다. 한문(寒門)에 속한 처방이라서 감기에 빈용한다고 생각할 수 있으나 실제로는 피부질환에 더 많이 활용하고 있다.

승마갈근탕의 증상이 발생하는 기전을 이해하기 위해서는 신체조건과 신체상태를 알아야만 한다. 한약은 양약처럼 염증이 있을 때 소염제를 쓰고, 열이 있을 때 해열제를 쓰는 방식이 아니기 때문에 동일한 증상이라도 다양한 처방을 사용할 수 있다. 이는 증상이 동일하더라도 원인은 다를 수 있다는 것을 의미하며, 혹 원인이 동일하더라도 신체조건과 신체상태에 따라 치법(治法)과 처방이 달라질 수 있음을 의미한다. 여기서는 원인보다 신체조건과 신체상태를 중요하게 생각해야 하는데, 승마갈근탕을 쓰기에 적합한 신체조건은 외부 자극이 가해졌을 때 열(熱)을 발생시킬 수 있는 여력(餘力)이 있는 것이고, 신체상태는 평소 체열(體熱)이 보통 이상이면서 현재 피부에 습담(濕痰)이 울체되어 있는 것이다.

따라서 승마갈근탕을 쓸 수 있는 사람은 찬 기온이 되었든 바이러스나 알레르기 물질이 되었든 간에 외부 자극이 가해졌을 때 근육을 긴장시키는 등 체열(體熱)을 증가시키는 반응을 하게 된다. 그러나 표피에 습담(濕痰)이 울체되어 있어 발생한 체열을 쉽게 배출시키지 못하는 상태이므로 표피에 열이 울체되어 발진(發疹)과 발열(發熱)이 나타나게 된다. 승마갈근탕의 군약인 갈근은 긴장된 근육을 이완시키는 작용이 있어 해기(解肌)를 통해 해열(解熱)시키는 역할을 하며, 작약과 감초 또한 긴장된 근육의 이완을 도와주고, 승마는 표피에 울체된 습담(濕痰)을 제거하여 열발산을 촉진하는 작용을 하므로 위 증상을 치료할 수 있다.

활투침선을 보면 반진(瘢疹), 은진(癮疹), 마진초열(痲疹初熱), 두진초열(痘疹初熱), 단독(丹毒)에 사용하는 처방으로 분류되어 있다. 반진과 은진의 원인은 다양하지만 승마갈근탕을 쓸 수 있는 반진과 은진은 몸에 열이 울체되어 있으면서 피부를 통해 열발산이 원활하게 이루어지지 못하기 때문에 나타난다. 즉 열발산을 촉진하기 위해 피부를 엶게 하면서 체표면적을 늘리는 것인데, 이것이 반진과 은진의 형태로 나타나는 것이다. 이럴 때 승마갈근탕을 사용하면 해기(解肌)를 통해 해열(解熱)시키고 표피의 습담(濕痰)을 제거하여 열발산을 촉진하므로 반진과 은진을 없애준다.

은진과 반진은 장점막이 손상되었을 때도 발생하는데, 장점막이 손상되어 있으면 음식물을 소화하는 과

정에서 발생하는 여러 이물질이 여과 없이 흡수되어 최종적으로 피부에 염증을 일으키기기 때문이다. 이럴 때도 승마갈근탕을 사용할 수 있는데, 갈근과 작약이 정장작용(整腸作用)을 하기 때문이다. 승마갈근탕에 정장작용이 있다는 것은 서설(暑泄)에 사용하는 처방으로 분류하고 있다는 것을 보면 알 수 있다.

승마갈근탕은 마진초열(痲疹初熱)과 두진초열(痘疹初熱)에 사용하기도 한다. 홍역 바이러스나 천연두 바이러스에 감염되면 일정한 잠복기를 거친 후에 발열과 발진이 일어난다. 이럴 때 신속하게 열을 풀어주면서 발진을 빨리 돋게 할 목적으로 승마갈근탕을 사용한다. 그래서 홍역초기와 두진초기에 승마갈근탕을 사용하면 해열되면서 발진이 촉진되어 홍역과 두진이 빨리 치료된다.

승마갈근탕은 단독(丹毒)에도 사용한다. 단독은 피부에 심한 발적이 나타나면서 급속히 퍼지는 질환으로 청열성(淸熱性)이 강한 서각소독음이나 서각승마탕 등을 사용하는데, 단독 초기에 열이 심하면서 상대적으로 발적이 심하지 않을 때 승마갈근탕을 사용할 수 있다.

활투침선을 보면 감모(感冒)에 사용하는 처방으로도 분류하고 있다. 찬 기온에 노출되었을 때 체온을 유지하기 위해 표피를 수축시키는 동시에 근육을 긴장시켜 열을 발생시키는 반응을 하는데, 표피의 수축은 상대적으로 심하지 않으면서 근육이 긴장되고 표피에 습담이 울체되어 열발산이 원활하지 못할 때, 그 결과 두통, 신체통, 발열 등이 나타날 때 승마갈근탕을 사용할 수 있다. 그러나 실제로 감기보다는 피부질환에 사용하는 경우가 더 많다.

승마갈근탕에 인삼패독산을 합하여 제창(諸瘡)에 사용하는 것으로 되어 있다. 승마갈근탕은 긴장된 근육과 표피에 울체되어 있는 열을 풀어주는 작용이 있고, 인삼패독산은 표피의 위축을 풀어주는 작용이 있기 때문에 표피의 위축(萎縮)과 열울(熱鬱)로 인해 발진이 생기고, 이 증상이 더 심해져서 창(瘡)이 생겼을 때 이렇게 사용한다는 의미이다. 물론 이런 증상이 나타난다고 하여 모든 사람에게 사용할 수 있는 것은 아니며, 평소 체열이 높은 사람에게 적합하다.

처방구성

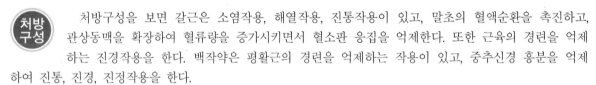

처방구성을 보면 갈근은 소염작용, 해열작용, 진통작용이 있고, 말초의 혈액순환을 촉진하고, 관상동맥을 확장하여 혈류량을 증가시키면서 혈소판 응집을 억제한다. 또한 근육의 경련을 억제하는 진경작용을 한다. 백작약은 평활근의 경련을 억제하는 작용이 있고, 중추신경 흥분을 억제하여 진통, 진경, 진정작용을 한다.

승마는 해열작용, 진통작용, 진정작용, 항경련작용 등의 약성이 있다. 그러나 승마가 들어 있는 승마갈근탕이나 면질환(面疾患)에 사용하는 승마황련탕, 승마부자탕, 승마위풍탕이나 보중익기탕, 익위승양탕에서의 승마의 역할을 생각해 보면 승마는 위의 약성 외에 습담(濕痰)을 제거하는 기능이 있는 것으로 보인다. 그래서 승마가 피부병에 사용되는 것은 피부에 불필요하게 울체되어 있는 체액을 조절하면서 청열(淸熱)시키기 때문이라고 생각한다. 면부(面部)에 사용할 수 있는 것도 면부(面部)는 다른 부위보다 작은 근육이 많이 몰려 있을 뿐 아니라 다른 부위보다 피부가 두터워서 순환장애가 생기기 쉽다는 특성이 있기 때문이다. 이러한 순환장애로 습담(濕痰)이 울체될 경우 승마가 습담을 제거한다고 생각하는 것이다. 또한 보중익기탕에서 승거작용(升擧作用)을 하는 것은 이완된 상태에서 조직에 불필요한 체액이 모여 있을 경우 이것을 제거하여 긴장도를 회복시키기 때문이라고 생각한다. 결과적으로 승마의 약성에 대하여 연구가 지속되어야 하겠지만 필자는 거습담(祛濕痰)하는 약성도 있다고 생각한다. 감초는 스테로이드호르몬과 유사한 작용이 있어 항염증과 항알레르기 효과를 나타낸다.

처방비교

소풍산과 비교하면 두 처방 모두 피부질환에 사용한다는 공통점이 있다. 소풍산은 말초혈관의 위축이나 소통장애로 인해 발생하는 피부질환이나 비색(鼻塞), 이명(耳鳴), 피부소양증(皮膚瘙痒症)을 치료하는 반면, 승마갈근탕은 기육의 긴장으로 인한 표울(表鬱) 때문에 발생하는 피부질환에 광범위하게 사용된다.

형방패독산과 비교하면 형방패독산은 표피가 긴장되고, 소통이 원활하지 못한 상태에서 나타나는 각종 피부질환에 사용하며, 비교적 피부가 엷은 사람에게 사용하는 경향이 있다. 반면 승마갈근탕은 피부의 긴장과 습담 울체로 인해 발생하는 각종 피부질환에 사용하며, 형방패독산을 사용해야 하는 사람보다 피부가 두텁고 표울(表鬱)의 경향이 높을 때 사용한다.

정전가미이진탕과 비교하면 두 처방 모두 두드러기에 사용한다는 공통점이 있다. 그러나 정전가미이진탕은 소화기점막의 미세한 손상으로 인해 소장(小腸)과 대장(大腸)에서 흡수되지 말아야 할 물질이 흡수되어 두드러기를 일으킬 때 사용하며, 소화불량 증상이 동반된다는 특징이 있다. 반면 승마갈근탕은 소화장애와 상관없이 피부의 열발산 장애로 인해 발생하는 두드러기에 사용하며, 평소 체열이 높은 사람에게 사용하는 경우가 많다.

활용사례

1-1. 소아(小兒) 두드러기 남 7세 태음인
1-2. 두드러기, 부종(浮腫) 여 43세 소양인
1-3. 두드러기, 발진(發疹), 가려움 남 29세 태음인
1-4. 피부소양(皮膚搔痒), 두드러기 남 31세 태음인
1-5. 소양감(搔痒感), 발진(發疹) 남 26세 소양인 181cm 73kg
1-6. 건성피부염(乾性皮膚炎) 여 53세 태음인
1-7. 성인아토피 남 30세 태음인
2-1. 코피, 복통(腹痛) 남 17세 소양인
2-2. 코피, 두통(頭痛), 수족통증(手足痛症) 남 9세 태음인
2-3. 코피 남 19세 태음인
3-1. 유아감기(乳兒感氣), 태열(胎熱) 여 10개월 소양인
4-1. 홍역(紅疫), 발열(發熱) 여 8세 소음인
4-2. 홍역(紅疫) 남 5세 태양성소양인

승마갈근탕 합방 활용사례

1-1. +정전가미이진탕合 인진호탕 - 알레르기성 피부염, 항강(項强), 견중(肩重) 남 34세 182cm 76kg
2-1. +금작탕 - 홍역(마진)

1-1. 소아(小兒) 두드러기

● 정 ○ ○ 남 7세 태음인 경기도 안양시 관양동 황실빌라

약간 여윈 편이며 피부가 갈색이고 입술이 매우 붉은 쌍둥이 어린이이다.

① 1년 전 여름부터 전신에 두드러기가 났으며, 1달 전부터는 두드러기가 매우 심하다. ② 두드러기가 나는 부위는 주로 복부(腹部)의 앞 부위이며 목, 배, 옆구리 등에 많이 난다. ③ 두드러기는 저녁 7~8시경에 발생하여 잠이 들면 점차 줄어들고 적어지며 아침에 일어날 때는 거의 없다. ④ 가려워서 긁으면 긁는 부위마다 번진다. ⑤ 평소에 겁이 많고 무서움이 많아서 TV를 볼 때 무서운 화면이 나오면 숨는다. ⑥ 입술이 매우 붉다. ⑦ 식욕은 없다.

무서움을 많이 타며 입술이 붉은 태음인 어린이의 두드러기를 목표로 승마갈근탕 2배량에 부평초 5돈, 산사육 2.5돈을 더하여 3.5일분 7첩을 지어주었다. 20개월 뒤인 1달 전에 오징어를 먹고 다시 두드러기가 났다면서 약을 지으러 왔을 때 확인해 보니, 그때 그 약을 먹고 두드러기가 곧바로 없어져 지금까지도 괜찮았다고 한다. 이번에는 오징어를 먹고 발생한 두드러기를 목표로 지난번과 같은 처방으로 5일분 10첩을 지어주었다.

1-2. 두드러기, 부종(浮腫)

● 설 ○ ○ 여 43세 소양인 경기도 안양시 달안동 한양 샛별아파트

키가 크며 보통 체격인 소양인으로 보이는 아주머니이다.

① 1달 전 회식 때 술을 먹고 난 후부터 온 몸에 두드러기가 심하게 난다. ② 특히 저녁때와 아침에 아주 심하다. ③ 입 주위도 부어있다. ④ 가려움이 아주 심하며 붓는다. ⑤ 2~3개월 전부터 아침에 얼굴과 손이 심하게 붓는다. ⑥ 추위를 약간 타며 식사시에 땀이 많이 난다. ⑦ 식욕과 소화력은 보통이다. ⑧ 손발이 약간 차다. ⑨ 대변은

1일 1회로 규칙적이나 시원하지 않다. ⑩ 소변을 매우 자주 보며, 자다가도 3회 정도 화장실에 간다. ⑪ 신경질과 짜증이 자주 나며 피로하고 뒷목이 뻐근하다.
술을 먹은 이후 발생한 두드러기와 부종을 목표로 정전가미이진탕 1.5배량으로 10일분 20첩을 지어주었다.
1개월 뒤에 다시 약을 지으러 왔을 때 확인해 보니, 입 주위가 붓는 것은 소실되었으나 두드러기는 여전하고 약을 복용한 후에 체중이 많이 늘었다고 한다.
살이 찌지 않게 약을 지어달라고 하여 이번에는 승마갈근탕 1.5배량으로 10일분 20첩을 지어주었다. 1개월 후에 살 빼는 약을 지으러 왔을 때 확인해 보니, 약을 복용한 후 두드러기는 격감하였다고 한다.

1-4. 피부소양(皮膚搔痒), 두드러기

● 최 ○ ○ 남 31세 태음인 경기도 안양시 동안구 관양동

보통 체격의 원만한 31세의 태음인 남자이다.
① 2~3일 전부터 양쪽 귀 뒷부분이 붉게 부풀어 가렵다. ② 우측이 더 심하다. ③ 이마 부위에도 약간의 지도상(地圖狀) 팽진(膨疹)이 발생해 가렵고, 전신이 조금씩 가렵다. ④ 전에도 귀 뒤에서 시작하여 머리 전체로 번지고 머릿속이 부은 적이 있는데 한약을 복용하고 나았었다. ⑤ 이러한 상태가 조금 더 지속되면 전신으로 번진다.
⑥ 1달 전부터 가래, 기침이 심한데 자다가도 기침과 가래가 나온다. ⑦ 식욕과 소화력은 좋다. ⑧ 잠자기 전에 손에 쥐가 난다. ⑨ 피로하며 땀이 많다.
1년 전에도 비슷한 증세가 있었던 태음인 남자의 2~3일 전부터 발생하는 두드러기를 목표로 승마갈근탕에 활투대로 산사, 화피, 금은화, 현삼, 우방자, 형개, 방풍 각 1.5돈씩을 더하여 10일분 20첩을 투약했다.
1년 뒤에 다시 같은 증세로 내방했을 때 확인해 보니, 약을 복용하고 1년 동안 괜찮았는데 최근 다시 두드러기가 발생했다고 한다.
치료 후 1년 동안 괜찮았던 점으로 보아, 승마갈근탕이 효과가 있는 것으로 판단되어 이번에도 지난번과 같은 처방으로 10일분 20첩을 투약했다.
1년 뒤인 다음에 2월에 다시 내방했을 때 확인해 보니, 그동안 괜찮다가 어제 시골에 다녀오면서 무리했더니 머릿속과 이마에 두드러기가 발생했는데 불룩 튀어 나오고 단단하며 가렵다고 한다. 아울러 어제부터 인후통(咽喉痛)도 있다고 한다. 우연인지는 모르나 매년 2월이면 발생하는 지도상 팽진(膨疹)의 두드러기를 목표로 지난번과 같은 처방으로 10일분 20첩을 투약했다.

1-5. 소양감(搔痒感), 발진(發疹)

다음은 육동현 선생의 경험이다.

● 육 ○ ○ 남 26세 소양인 대학생 181cm 73kg 충청북도 제천시

체격에 비해 몸이 빈약한 편이다. 키와 체격은 보통이나 상체와 사지(四肢)가 마른 편이다. 얼굴은 둥글거나 약간 계란형이다. 지인들과 교외로 나가 송어회를 먹고 난 뒤부터 얼굴 및 목 부위에 심한 가려움증과 더불어 특히 관골부(顴骨部)에 발적(發赤)과 인설(鱗屑)이 발생했다.
① 얼굴 및 목 부위에 심한 가려움이 있다. ② 관골부(顴骨部)에 발적(發赤)이 나타나 있다. ③ 발적과 더불어 피부가 하얗게 일어나 있다. ④ 심한 설사나 구토 등은 동반되지 않았다. ⑤ 식이성(食餌性) 마진(痲疹)으로 생각하고 인진호탕을 복용했으나 증상의 변화가 없었다.
송어회를 먹고 난 뒤 발생한 발진과 가려움이 식상(食傷)으로 인해 발생한 것으로 보고 승마갈근탕 3일분을 달여서 1일 3회 복용했다. 3일간 약을 복용하자 가려움이 거의 없어졌고 얼굴에 생긴 발진과 인설(鱗屑) 등이 점차 감소했다.

1-6. 건성피부염(乾性皮膚炎)

● 김 ○ ○ 여 53세 태음인 서울특별시 금천구 시흥4동

보통 체격에 얼굴이 약간 큰 편인 태음인으로 보이는 주부이다.
① 20년 전 셋째아이를 출산한 후부터 몸 전체의 피부에 딱지가 생겼으며 작년부터는 더욱 심해졌다. ② 좌측 발뒤꿈치, 양쪽 무릎, 양쪽 팔꿈치 등에 여러 군데 붉게 얼룩얼룩 발진(發疹)이 있으며 약간 튀어 나왔다. ③ 증상이 있는 부분이 쑤시고 아프다. ④ 피로하거나 힘들 때 더욱 심하다. ⑤ 가렵지는 않다. ⑥ 병원에서는 건성 피부염이라고 한다. ⑦ 3년 전부터 잘 때나 평상시 아랫배가 약간 차다. ⑧ 자고 나면 눈이 약간 붓는다. ⑨ 더위를 타지 않으며 손발과 윗배가 따뜻하다. ⑩ 따뜻하고 시고 단 음식을 좋아한다. ⑪ 물을 거의 안 마신다. ⑫ 식욕과 식사량, 소화력은 보통이다. ⑬ 속쓰림이 있다. ⑭ 대변은 매일 아침에 보지만 변비(便秘)이다.
약 20년 전 셋째아이를 출산한 후부터 생긴 건성피부염을 목표로 승마갈근탕에 활투대로 산사, 화피, 금은화, 현삼, 우

방자, 서각, 형개, 방풍 각 1돈씩을 더하여 10일분 20첩을 지어주었다.
15일 후에 전화하여 확인해 보았다. 약을 지어간 후에 약을 1봉씩 복용했는데, 설사가 나서 절반으로 줄여 먹었더니 괜찮았으며, 약을 복용한 후 20년이나 된 피부염이 거의 소실되었다고 한다. 다시 5일 후에 약을 더 지어달라는 전화가 왔다. 약을 복용하고 효과가 있고 설사했다는 점에서 이번에는 전과 같은 처방으로 1제를 13일분으로 하여 지어주었다. 18일 뒤에 전화를 했을 때 본인과 직접 통화를 하지는 못하고 딸에게 확인해 보니, 건성 피부염이 소실되었다며 고맙다는 말을 들었다.

2-1. 코피, 복통(腹痛)

● 김 ○ ○ 남 17세 소양인 고등학교 1년 서울특별시 서초구 방배동
키가 작고 몸통은 약간 굵으며 소양인으로 보이는 남학생이다.
① 1달에 20여 일 정도 아침과 저녁으로 코피를 흘린다. ② 어제는 많은 양의 코피를 흘렸으며 근래에 들어서 더 심하다. 코피가 나서 병원에 가는 도중 멈추곤 한다. ③ 설사를 할 때 가끔 배가 아프기도 한다.
몸이 굵고 열이 많으며 소화력이 왕성한 소년의 코피를 목표로 승마갈근탕 2배량에 길경 4돈, 목단피 2돈, 산수유 2돈을 더하여 10일분 20첩을 지어주었다.
약 2달 후인 5월 하순에 어머니로부터 전화가 왔다. 그간의 경과를 확인해 보니, 약을 복용한 뒤 코피를 많이 흘리던 증상이 호전되어 2달 동안 코피가 2번 정도 났었으며 그 이후로는 코피가 나오지 않았다고 한다. 또한 복통도 완전 소실되었다고 한다.

2-2. 코피, 두통(頭痛), 수족통증(手足痛症)

● 김 ○ ○ 남 9세 태음인 경기도 안양시 관양동
보통의 키와 체격을 가지고 있으며 태음인으로 보이는 남아이다.
① 어려서부터 코피를 자주 흘렸는데, 1달 전부터 몸이 피로하면 코피가 난다. ② 근래에 항상 머리가 아프다.
③ 팔다리가 나른하며 통증이 있다.
몸이 허약한 태음인 남아의 육혈(衄血), 두통(頭痛), 수족통증(手足痛症)을 목표로 승마갈근탕에 목단피 2돈을 더하여 10일분 20첩을 지어주었다. 6년 뒤에 다시 보약을 지으러 왔을 때 당시 약을 복용한 후 상태를 확인해 보니, 약을 모두 복용한 후에 코피가 소실되었는데, 요즘 들어 다시 코피가 나온다고 한다.

3-1. 유아감기(乳兒感氣), 태열(胎熱)

● 권 ○ ○ 여 10개월 소양인 경기도 남양주시 별내면 청학리
① 1달 전부터 감기가 와서 콧물과 미열이 있다. ② 2개월 전인 4월 초부터 이마, 다리, 오금, 종아리에 걸쳐서 태열(胎熱)이 심하게 나타났다. 발진(發疹)이 있고 피부가 하얗게 일어나고 가렵다. 피부가 건조한 편이다. ③ 자다가 울거나 일어나 돌아다닌다. ④ 평소 감기에 자주 걸린다. ⑤ 엄마에게서 떨어지지 않으려고 한다.
2개월 전부터 시작된 태열(胎熱)과 1달 전부터 있어온 감기를 목표로 승마갈근탕 본방에 피부발진(皮膚發疹)과 소양(搔痒)을 감안하여 산사육, 화피, 금은화, 우방자, 진피 각 0.75돈씩을 더하여 3첩을 지어주었다.
4일 후에 내방했을 때 확인해 보니, 감기증상은 격감하여 이제는 많이 좋아졌고 태열도 좋아졌으나 아직도 이마에 땀이 심하고 가려워서 긁는다고 한다. 증상이 호전된 것으로 보아서 효과가 있다고 판단되어 지난번과 같은 처방으로 3첩을 지어주었다.
그 이후 1달 뒤인 6월 하순을 비롯하여 다음해 8월, 그 다음해 2월과 2년이 지난 뒤에도 내방하여 그때마다 약을 지어갔다.

4-1. 홍역(紅疫), 발열(發熱)

● 이 ○ ○ 여 8세 소음인 초등학교 1년 경기도 안양시 비산2동
약간 마른편이고 피부가 희고 섬세하며 연약한 편인 소음인 여아로 필자의 딸이다.
첫날은
① 고열이 있으며 머리를 만지니 몸이 뜨겁고 손발이나 몸도 역시 뜨겁다. ② 맥은 1분에 108 번이나 뛰는 삭맥(數脈)이다. ③ 저녁에 자면서 헛소리를 여러 번 했다.
둘째 날은
④ 낮에는 어제와 달리 열은 없었으나 저녁부터 어제와 같은 고열(高熱)이 다시 발생했다.
3일째에도

⑤ 낮에는 열이 없고 밤에는 열이 있으며 첫날, 둘째 날과 같은 삭맥(數脈)이다.
4일째부터는
⑥ 양 볼에 발진(發疹)이 몇 개 발생했다. ⑦ 혀를 보니 백태(白苔)가 끼어 있다. ⑧ 간혹 목이 아프다고 하여 단순한 감기가 아니라고 생각하여 홍역에 의심을 두고 관계 문헌을 읽어보았다. ⑨ 저녁에 학교 다녀온 아이의 입속 볼 쪽을 보니 땀띠 같은 수포가 5~6개 있는 것을 보고 홍역으로 판단했으며 학교에서도 양호실에 가니 홍역이라며 집에 가서 쉬라고 하여 일찍 돌아왔다고 한다.
4일째의 주요증상은 여전히
⑩ 고열(高熱)·볼의 발진(發疹)·눈 충혈·백태(白苔)·기침·콧물·후두통(後頭痛)·복통(腹痛)·칭얼거림·맥 108회/1분·잠잘 때 잘 깨고 보채는 것이다.
발열 5일째 저녁에는
⑪ 발진이 얼굴의 전체와 가슴으로 퍼져 있었고 발진의 정도가 심했다. ⑫ 윗배가 아프다고 계속적으로 호소하며 배가 뛴다며 복통을 호소한다. ⑬ 누런 콧물과 기침이 나온다. ⑭ 생기가 없고 몸이 가라앉는다. ⑮ 짜증과 칭얼거림이 심하다.
발열 5일째 저녁 6시에 위 증세를 감안하여 한약을 투약했다. 발진을 촉진시키고 홍역의 상태를 개선하고자 홍역 초기 발진에 쓸 수 있는 승마갈근탕 2배량으로 4첩을 지은 뒤 2첩을 달여서 6시와 10시에 한 번씩 나누어 먹였다.
1. 10시경 방귀를 여러 번 뀌고 난 후 배가 아프지 않다고 한다.
2. 머리의 열이 많이 내렸다.
3. 밤에 자는데 깊고 편안한 잠을 자고, 보채거나 칭얼거리지 않는다.
4. 자다가 일어나 명랑하고 생기 있는 목소리로 말을 한다.
5. 지쳐 있는 정도가 훨씬 덜하며 학교는 5일째부터 계속 결석했다.
6. 6일째인 다음날 새벽과 아침에 코피가 났다.
7. 얼굴 귀밑과 몸 전체, 팔다리에도 발진이 생기고 증상이 더욱 심하다.
8. 그러나 몸의 전체적인 상태(생기)는 더 나아졌다.
아침과 점심에 남은 승마갈근탕 2첩을 마저 먹였더니
9. 몸 상태가 어제보다 좋아졌다.
10. 누런 콧물이 없어졌다.
11. 기침도 훨씬 줄어들었다.
12. 아침에 죽을 조금 먹었으며 학교는 결석했다.
6일째 오후에
① 다시 코피가 약간 나왔다. ② 입에서 화장실 비린내가 심하게 난다. ③ 아랫배가 아프다고 하며 설사를 한다. ④ 종일 집에 있으면서 낮에도 자거나 누워 있다.
7일째는 다시 증상이 악화되어 위의 증상과 함께
⑤ 혀가 붉게 부어 있으며 혓바늘이 돋았다. ⑥ 혀가 부분적으로 헐어 있어 밥을 먹지 못한다. ⑦ 하복통(下腹痛)과 설사가 있고 종일 보채고 칭얼거린다.
7일째 오후에 식욕이 없고 몸이 연약하며 홍역으로 지쳐 있는 점을 감안하여 사군자탕 2배량에 목 아픈 것과 코피가 나는 것, 혀가 붓고 해어진 것을 감안하여 길경 2돈을 더하여 5일간 10첩을 복용시켰다.
7일째 밤에 확인해 보니, 사군자탕을 먹은 뒤로 보채지 않고 깊은 잠으로 잠도 잘 자고 숨소리도 편안해 보인다.
8일째 아침에 보니
1. 혀가 부은 것과 해어진 것이 없어졌다.
2. 하복통(下腹痛)과 설사(泄瀉)도 소실되었다.
3. 전날보다 몸 전체 상태가 좋아졌다.
4. 비린내 같은 입 냄새도 적어졌다.
5. 목이 아픈 것이 없어지고 생기가 돈다.
6. 발진(發疹)은 전신으로 퍼져 있었다.
9일째는 8일째와 증세는 여전하나 발진이 줄어들고 있어 계속 사군자탕을 복용시켰다.
10일째는 발진이 거의 없어졌고 모든 통증이 없어진 상태로 지속되었으며 평소보다는 덜 활발하나 아프기 전처럼 놀고 활동했다. 발진 자국은 거의 검은 반점으로 나타나 있다.
11일째는 발진이 10일째보다도 수그러들어 있으며 모든 발진 자국이 검은 반점으로 변해 있었다.
12일째부터는 홍역이 완전히 지나가 다 나았다고 판단되어 학교에 갔으며 홍역 후의 허약을 위하여 십전대보탕 2배량으로 5일분 10첩을 복용시켰다.

홍역을 앓은 뒤 그간 사군자탕이나 십전대보탕을 복용한 탓인지, 아니면 홍역의 고열로 몸기능이 조절된 것인지 전과 달리 깊은 잠을 자고 숨소리도 크고 전보다 훨씬 건강해지고 단단해졌다.

4-2. 홍역(紅疫)

● 이 ○ ○ 남 5세 태양성소양인 경기도 안양시 비산2동

평소 체격이 좋고 튼튼하며 식욕도 좋은 필자의 아들이다.

① 이 아이의 누나가 홍역에 감염된 탓인지 누나가 홍역으로 인해 고열이 발생한 3일 후부터 이 아이도 고열이 발생하여 홍역이 시작되었다. ② 평소 건강하고 활달하며 장난이 몹시 심한 편인데, 홍역 탓인지 평소와 달리 다니는 유치원에서도 조용하고 얌전히 앉아 있다. ③ 집에 와서도 그저 조용히 놀고 전과 달리 밖에 나가 놀지도 않으며 말도 별로 없다. ④ 몸과 머리에는 고열(高熱)이 있다. ⑤ 고열이 있은 지 4일째부터 얼굴에 발진(發疹)이 발생했다.
⑥ 홍역 예방주사를 전혀 안 맞힌 탓인지, 아니면 살집이 많은 편이라 그런지 8살 누나보다 홍역 증상이 더욱 심하다.
⑦ 우선 얼굴과 몸에 많은 수의 발진과 그 정도가 심하며 6일째부터는 입술과 혀, 입속이 모두 부르트고 해어졌다.
⑧ 입에서는 비린내가 심하게 나고 기침을 한다. ⑨ 활기가 없으나 별다른 통증은 호소하지 않는다.

입속, 볼 쪽으로 수포가 3~4개 발생한 것으로 보아 홍역으로 판단했다. 그래서 누나와 같이 홍역 초기의 발진을 촉진시키기 위해 승마갈근탕 2배량에 소엽 2돈을 더하여 4첩을 복용시켰다.

약을 복용시킨 후 ① 전신의 발진이 급격히 늘어났다. ② 고열은 내렸다. ③ 홍역 상태가 심한 탓인지 생기가 도는 것은 모르겠으며 전처럼 여전히 말없이 누워서 자다가 일어났다가를 반복한다. ④ 발진이 가장 왕성할 시기인 3일째에는 누나가 식욕부진으로 밥을 안 먹은 것과는 달리 밥도 잘 먹었다.

홍역을 치료하기 위해 평소 밥도 잘 먹고 체구도 좋고 몸도 튼튼한 점을 감안하여 이번에는 사물탕 2배량으로 5일간 10첩을 복용시켰다.

1. 사물탕을 먹은 뒤 점차 생기가 나고 지친 상태가 약 먹기 전보다 덜했다.
2. 전신이 들뜨고 붓고 심하던 발진은 점차 갈색 반점으로 옅어지고 소진되어 줄어들었다.
3. 홍역이 고열로부터 발생한 지 11일 만에 거의 소진되어 모두 치유되었다.
4. 처음 5일간은 유치원에도 다니고 정상적으로 활동했다.
5. 얼굴 발진이 시작된 2일째부터는 누워 있거나 자거나 간혹 앉아서 TV를 보곤 했다.
6. 발생 10일째부터는 찬바람을 쏘이면 안 된다는데도 밖으로 나가 자전거를 타고 다니곤 했다.

中統23 象 화해음 和解飮

秋麥留皮 五錢 **忍冬**炒去節 三錢 **生栗**留皮 十枚 **生薑** 一塊

無論傷寒及毒感 并治之 ① 或加蕎麥留皮 二錢 葱白 四本 ② 傷食 加山査 神麯
[活套鍼線] 感冒(寒)
[適 應 症] 감기, 오한, 발열, 콧물, 기침, 신체통

처방설명 화해음은 평소 약간 허랭(虛冷)했던 사람의 가벼운 감기에 사용한다. 따라서 감기에 걸려 오한(惡寒), 발열(發熱), 콧물, 기침, 신체통(身體痛) 등이 나타나기는 하는데, 증상이 아주 심하지 않을 때 적합하다.

감기에 걸리면 어떤 사람은 심한 몸살증상이 나타나고, 어떤 사람은 콧물과 코막힘이 주증상으로 나타나기도 하며, 어떤 사람은 심한 발열이 주증으로 나타나기도 한다. 이렇게 서로 다른 증상이 나타나는 것은 찬 기운에 노출된 정도의 차이도 있겠지만 대부분 개인의 신체조건과 신체상태가 다르기 때문이다. 만약 평소 기육이 두텁고 체열이 높은 사람이 찬 기운에 노출되면 체온을 보존하기 위해 표피(表皮)를 수축시키면서 근육을 긴장시키므로 오한(惡寒), 발열(發熱)과 함께 심한 신체통(身體痛)이 나타난다. 또한 소아처럼 기육이 연약하면서 체열이 높은 사람이 찬 기운에 노출되면 피부가 수축되기는 하지만 정도가 강하지 않기 때문에 신체통보다는 발열 위주의 증상이 나타난다.

만약 평소 허랭하면서 소화기가 약한 사람이라면 심한 발열보다는 오한이 두드러지게 나타나면서 소화장애가 동반될 수도 있을 것이다. 이처럼 신체조건이나 신체상태에 따라 다양한 증상이 나타날 수 있음을 유념해야 한다. 문제는 실제 임상에서는 이분법적으로 이런 유형의 사람에게는 이런 증상이, 저런 유형의 사람에게는 저런 증상이 나타나는 것은 아니라는 것이다. 따라서 신체조건과 신체상태, 증상의 형태와 정도를 종합해서 판단해야 적합한 처방을 선정할 수 있다.

화해음의 증상은 평소 약간 허랭했던 사람에게 나타나는 경향이 있다. 따라서 극심한 오한(惡寒), 발열(發熱), 신체통(身體痛) 같은 실증이 나타나지는 않지만, 찬 기온에 노출되어 감기에 걸린 것이므로 피부수축과 근육의 긴장으로 인한 약간의 발열(發熱)과 신체통(身體痛)이 나타날 수 있고, 찬 기온을 가온(加溫)하기 위해 호흡기점막이 충혈(充血)될 수 있기 때문에 기침, 코막힘, 콧물 등이 나타날 수 있다. 즉 표증(表症)이 심하게 나타나는 것도 아니고, 소화장애가 나타나는 것도 아닐 때 사용한다. 따라서 화해음을 사용할 때는 평소 약간 허랭한 사람이라는 신체조건과 현재 체열이 높은 편이 아니라는 신체상태, 감기증상이 심하게 나타나지 않는다는 증상조건에 기준을 두어야 한다. 일반적으로 이러한 증상을 보이는 사람은 소아나 젊은 청년보다는 나이가 든 사람일 가능성이 높고, 나이가 든 사람 중에서도 허약하거나 허랭한 사람일 가능성이 높다.

이런 사람에게 가벼운 감기증상이 나타났을 때 화해음에 포함된 인동등은 충혈(充血)되어 있는 점막의 염증을 해소하는 작용을 하고, 생률은 충혈되어 있는 조직을 수렴시키는 작용을 한다. 밤은 호흡기질환에 효과가 크기 때문에 예부터 민간요법으로 널리 응용되어 왔는데, 충혈되어 있는 호흡기점막을 수렴시키는 작용 때문이라고 볼 수 있다. 생강은 온열(溫熱)시켜 허랭상태를 개선하는 작용을 하며, 추맥은 약간 청열성이 있어 생강의 자극성을 완화시키면서 각종 영양분이 풍부하므로 자양작용을 한다.

조문을 보면 교맥(蕎麥)과 총백(蔥白)을 더하여 사용하기도 한다고 했다. 교맥(蕎麥)은 메밀이며 여기서는 껍질과 함께 사용하는데, 약성이 차기 때문에 생강의 자극성을 완화시키는 역할을 하는 것으로 보이며, 총백은 온열(溫熱), 발표(發表)시켜 감기를 치료하는 보조 작용을 한다고 볼 수 있다. 화해음의 구성약재는 민간에서 쉽게 구할 수 있기 때문에 대중방으로 제격이다. ≪방약합편≫에 포함된 감기처방 중에는 일반인들이 가정에서 달여 복용할 수 있는 몇 가지 처방이 있는데, 화해음도 여기에 속한다.

처방구성

처방구성을 보면 추맥, 인동, 생율, 생강 4가지 약재로 구성되어 있다. 추맥은 가을보리이며 단백질과 지방질이 풍부하여 세포에 영양을 공급하고, 피부의 모공(毛孔)을 수렴(收斂)시켜 피부로 과잉 배설되는 체액을 잘 보존한다. 또한 칼슘, 인, 비타민B를 풍부하게 함유하고 있어 자율신경계의 기능을 조절하고 정신을 안정시킨다. 인동은 평활근에 대한 진경작용, 이뇨작용, 항균작용 등이 있어 발열(發熱)과 열독(熱毒)에 의한 설사(泄瀉), 적리(赤痢), 부스럼 등에 사용한다. 생강은 혈관운동 중추를 강화하여 혈액순환을 촉진하고 소화액 분비를 항진시켜 소화를 촉진한다. 생율은 생밤을 껍질째 사용하는 것으로 전분성 수렴제(收斂劑)이며, 만성 구토(嘔吐)와 설사(泄瀉), 육혈(衄血), 변혈(便血) 등에 응용한다.

처방비교

마계음과 비교하면 두 처방 모두 열성(熱性)을 띤 초기감기에 사용한다는 공통점이 있다. 그러나 마계음은 표피(表皮)가 위축되거나 호흡기점막이 충혈·과민해진 상태에서 발생하는 콧물, 기침, 지절통 등의 증상에 사용하는 반면, 화해음은 표피(表皮)의 위축이 심하지 않고 전신에 약간 열성을 띠고 있지만 증상은 마계음을 사용해야 하는 경우보다 경한 일반감기에 사용한다.

정시호음과 비교하면 두 처방 모두 발열감기에 사용한다는 공통점이 있다. 그러나 정시호음은 주로 이열(裏熱)이 심한 경우에 사용하며, 주로 발열감기와 몸살감기에 사용한다. 반면 화해음은 발열증상이 동반되지만 심한 발열은 아니며, 미열(微熱) 정도일 때 사용한다.

승마갈근탕과 비교하면 승마갈근탕은 조직의 긴장(緊張)과 표울(表鬱)을 겸한 감기에 사용하며 표울상태에서 나타나는 피부질환에도 사용하는 반면, 화해음은 추위로 인해 발생한 일반적인 감기에 사용한다.

風 寒 暑 濕 燥 火 內傷 虛勞 霍亂 嘔吐 咳嗽 積聚 浮腫 脹滿 消渴 黃疸 瘧疾 邪祟 身形 精 氣 神 血 夢 聲音 津液 痰飮 蟲 小便 大便 頭 面 眼 耳 鼻 口舌 牙齒 咽喉 頸項 背 胸 乳 腹 腰 脇 皮 手 足 前陰 後陰 癰疽 諸瘡 婦人 小兒

中統24 益 정시호음 正柴胡飮

柴胡 三錢 **白芍藥** 二錢 **陳皮** 一錢半 **防風 甘草** 各一錢 **薑三片**

治 感風寒 發熱 惡寒 頭痛 痎瘧 ① 口渴 加乾葛
[活套鍼線] 感冒(寒) 通治(瘧疾)
[適 應 症] 고열, 번갈, 한열왕래

처방설명

정시호음은 한열왕래(寒熱往來)와 발열(發熱)을 주증상으로 하는 감기(感氣)와 학질(瘧疾)에 사용하는 처방이다.

조문을 보면 '治感風寒치감풍한 發熱발열 惡寒오한 頭痛두통 痎瘧해학'으로 되어 있다. '風寒'은 원인이며 당시로서는 정체를 알 수 없었던 바이러스나 세균으로 볼 수도 있고, 단순히 찬 기운이라고도 할 수 있다. '發熱 惡寒 頭痛'은 나타나는 증상이며, 여기서 발열(發熱) 증상이 가장 먼저 나오는 것은 의미가 있다. 즉 감기에 걸렸을 때 대부분 발열(發熱)이 나타나지만 오한(惡寒)이나 전율(戰慄)이 주증상인 경우도 있고, 미열(微熱)이 나는 경우도 있는데, 정시호음은 발열(發熱) 중에서도 비교적 고열(高熱)이 나타나거나 한열왕래(寒熱往來) 증상이 두드러질 때 사용한다는 의미이다. 오한(惡寒)이 나타나는 것은 여전히 열을 발생시킬 필요가 있다는 의미이다. 이는 바이러스나 세균으로 인해서든지 아니면 염증반응으로 인해서든지 현재 열을 발생시켜야 하는 상태라는 것은 반증하는 것이다. 두통(頭痛)은 발열상태에서 나타날 수 있는 증상에 불과하다. '痎瘧'에 사용하는 것으로 되어 있는데, 학질(瘧疾)에 사용한다는 것은 정시호음의 약성을 파악하는데 매우 중요하다.

먼저, 감기에 걸렸을 때 열이 발생하는 과정을 생각해 보아야 한다. 찬 기운에 지속적으로 노출되었거나 세균이나 바이러스가 침입했을 때, 더 이상 체열을 빼앗기지 않기 위한 반응으로 열을 발생시킨다. 물론 일방적으로 열만 발생시키는 것이 아니라, 더 이상 체열(體熱)을 빼앗기지 않기 위해 피부를 수축시키는 반응도 함께 나타난다. 결과적으로 피부가 수축되고 동시에 열이 발생하므로 찬 기운이나 세균, 바이러스에 의한 인체의 부조화를 조절할 만큼의 열이 확보된 셈이지만, 이 과정에서 두통(頭痛)과 신체통(身體痛), 기침 등 감기의 부수적인 증상이 동반되는 고통이 뒤따른다. 이러한 반응으로 오한, 발열, 두통, 신체통 등이 발생했을 때는 수축되어 있는 피부를 풀어주면서 해열시켜야 하므로 주로 발표제(發表劑)를 사용하거나 발표제(發表劑)와 청열제(淸熱劑)를 병용하는 경우가 많다. 구미강활탕, 갈근해기탕, 인삼패독산, 향갈탕, 십신탕 등이 여기에 해당하는 처방이다.

그러나 정시호음에는 발표작용(發表作用)을 갖는 약재가 방풍 하나밖에 없고, 그나마 발표작용이 강하지 않기 때문에 피부의 수축이 심하게 나타난다고 볼 수 없고, 따라서 감기초기에 사용하는 처방으로 보기는 어렵다. 즉 정시호음은 소시호탕을 사용할 수 있는 것처럼 세균이나 바이러스, 또는 찬 기운에 대응하는 과정에서 조직에 염증이 발생하고, 이러한 염증이 치료되는 과정에서 열이 급속하게 발생한 결과 고열(高熱)이나 한열왕래(寒熱往來) 증상이 나타났을 때 사용하는 처방으로 보는 것이 타당하다. 따라서 조문에 있는 오한(惡寒)은 피부를 수축시킨 결과 발생하는 증상이 아니라 열을 발생시키기 위해 뇌하수체에 있는 온도조절 중추의 기준점이 상승했기 때문에 나타나는 증상이며, 두통(頭痛)은 체내에 열이 급속히 울체(鬱滯)되기 때문에 나타나는 부수적인 증상이다.

≪의종손익≫을 보면 정시호음을 음서증(陰暑症)에 사용하는 처방으로 분류하고 있다. 음서증은 더운 여

름철에 시원한 곳에 거하다가 감기에 걸린 것이다. 여름철에는 피부가 엷어지고 모공이 넓어지기 때문에 발표작용(發表作用)이 강하지 않은 처방을 사용해야 한다. 또는 체내에 열이 울체되어 있는 열을 직접 청열(淸熱)시키는 처방을 사용하게 되는데, 정시호음은 약하게 발표(發表)시키면서 청열작용(淸熱作用)을 위주로 하는 처방이라고 할 수 있다.

활투침선을 보면 학질(瘧疾)에 사용하는 처방으로 되어 있다. 학질에 걸리면 학질원충이 간세포와 적혈구를 파괴하기 때문에 발열과 한열왕래 증상이 나타난다. 물론 학질의 진행정도와 개인의 신체조건에 따라 소화불량(消化不良), 경기(驚氣), 전율(戰慄) 등이 더 강하게 나타날 수도 있으나 학질의 가장 대표적인 증상은 규칙적으로 반복되는 발열과 오한이기 때문에 정시호음을 학질의 통치방(通治方)으로 하고 있는 것이다.

처방구성 처방구성을 보면 시호는 중추신경을 억제하여 정신을 안정시키며, 부신피질호르몬 분비를 촉진함으로써 항염증작용을 하고, 해열작용, 진통작용, 진정작용을 한다. 백작약은 평활근의 경련을 억제하고, 중추신경 흥분을 억제하여 진통, 진경, 진정작용을 한다. 진피는 이기제(理氣劑)로서 소화관 운동능력을 강화하여 가스배출을 촉진하고, 방풍은 말초의 투과성을 조절하며 표재(表在) 혈관을 확장시킨다. 감초는 스테로이드 호르몬과 유사한 작용이 있어 항염증작용, 해독작용, 해열작용을 한다.

처방비교 **소시호탕**과 비교하면 소시호탕은 한열왕래(寒熱往來), 구고(口苦), 인건(咽乾) 등 증상을 기준으로 사용하며, 감기에 사용하기도 하지만 간장을 포함한 조직의 염증으로 인해 한열왕래 증상이 나타났을 때도 사용한다. 반면 정시호음은 소시호탕을 써야 하는 사람에 비하여 연약한 경향이 있으나, 대신 전체적인 열성상태가 더 심한 경우에 사용한다.

구미강활탕과 비교하면 구미강활탕은 주로 몸살감기에 사용하는 처방으로 갑작스런 기온변화에 의한 표피의 위축으로 몸살감기가 발생했을 때 사용한다. 반면 정시호음은 기육(肌肉)의 위축으로 인한 장애가 아니라 인체내부의 열울(熱鬱)로 인한 발열과 신체통에 사용한다. 즉 표증(表證)에서 반표반리(半表半裏)로 병세가 많이 들어 왔을 때 사용한다. 따라서 몸살감기에 사용할 경우 내열(內熱)이 있을 때 더 적합하다.

삼호작약탕과 비교하면 두 처방 모두 고열성(高熱性) 감기에 사용한다. 그러나 삼호작약탕은 자윤(滋潤)과 청열작용(淸熱作用)이 있어 전체적으로 열성(熱性)이 더 심하게 나타날 때 사용하는 반면, 정시호음은 주로 발열과 오한 등 한열왕래 증세가 나타나거나 발열이 있더라도 오한이 겸해 있을 때 사용한다.

➜ 활용사례

1-1. 번갈(煩渴), 고열(高熱), 한열왕래(寒熱往來) 여 50세

1-1. 번갈(煩渴), 고열(高熱), 한열왕래(寒熱往來)

다음은 원각사 선생의 경험을 채록한 것이다.

● ○ ○ ○ 여 50세 주부 경기도 부천시 소사구 괴안동

수원에 사는 사람의 소개로 내방했다는 보통 키에 뚱뚱한 편인 부인으로 원인불명의 고열로 찾아왔다.

① 고열이 계속되어 20여 일간 병원에서 치료를 받았는데, 해열제를 투여해도 열이 내려가지 않아 초상을 치러야 한다는 말이 나올 정도이다. ② 번갈(煩渴)이 있다. ③ 한열왕래(寒熱往來)가 있다. ④ 머리가 무겁다.

원인불명의 열이 20여 일간 지속되었으나 증세 중 한열왕래가 있어서 시호증으로 판단되었다. 또한 구갈이 심하다는 점에서 시호가 들어 있는 처방 중에서 정시호음을 사용하기로 하고 활투대로 구갈(口渴) 때에 쓸 수 있는 갈근 2돈, 황금 1돈을 더하여 3일분 6첩을 지어주었다.

몇 달 뒤에 요추 추간판탈출증(椎間板脫出症)으로 약을 지으러 왔을 때 확인해 보니, 지난번에 지어준 약 1첩을 달여 먹으니 열이 내려가고 갈증이 없어지더니 6첩 모두 복용한 뒤로는 모든 증상이 없어졌다고 한다. 이번에는 요추 추간판탈출증(椎間板脫出症)이 있다며 약을 지어달라고 하여 독활기생탕 3배량으로 10일분 20첩을 지어주었다.

中統25 寶 소시호탕 小柴胡湯

柴胡 三錢 黃芩 二錢 人蔘 半夏 各一錢 甘草 五分 薑三片 棗二枚

[出　典]
傷 寒 論 : (太陽病中編) [傷寒中風五六日 往來寒熱 胸脇苦滿 默默不欲飮食 心煩喜嘔 或胸中煩而不嘔 或渴 或腹中痛 或脇下痞硬 或心下悸 小便不利 或不渴 身有微熱 或咳者 小柴胡湯主之]
方藥合編 : 治 少陽半表裏 往來寒熱 ① 一名[三禁湯]
[活　套] 食瘧 合[平胃散] 或合[養胃湯] 暑 加香薷·白扁豆 兼痢 又加檳榔·黃芩 兼泄 又加澤瀉·猪苓
[活套鍼線] 半表裏(寒) 少陽(寒) 傷寒(婦人姙娠) 熱瘧(瘧疾) 風瘧(瘧疾) 少陰(瘧疾) 熱入血室(婦人産後) 盜汗(津液) 熱痛(胸) 實痛(脇) 左痛(脇) 氣痛(脇) 肝熱口苦(口舌) 肝癰(癰疽) 吐蛔(寒)
[適 應 症] 감모, 폐결핵, 담낭염, 간염, 말라리아, 편도선염, 중이염, 유방염, 기관지천식, 폐렴, 늑막염, 임파선염, 이하선염, 나력, 경선염, 황달, 담석, 위염, 위통, 신경증, 노이로제, 간질, 산욕열, 백일해, 안과질환, 한열왕래, 흉협고만, 흉비, 기침, 구건, 구고, 구미, 설창, 두통, 목현, 고열, 비염, 비색, 콧물, 재채기, 인후통, 이롱, 호흡곤란, 요통, 흉복통, 신위축, 고혈압, 췌장암

처방설명 소시호탕은 한열왕래(寒熱往來), 발열(發熱), 구고(口苦), 인건(咽乾), 흉협고만(胸脇苦滿), 식욕부진(食慾不振) 등이 주요증상으로 나타나는 각종 염증성 질환에 사용하는 처방이다. 이러한 증상이 나타나는 기전을 이해하기 위해서는 몇 가지 알아야 할 부분이 있다. 먼저 상한병(傷寒病)에 걸렸을 때 인체의 병리(病理)가 변화하는 과정을 이해해야 한다. 둘째 소시호탕은 학질(瘧疾)에 사용하는 기본처방이므로 학질에 대한 이해가 필요하다. 셋째 소시호탕의 약리(藥理)를 이해해야 한다. 넷째 소시호탕을 사용할 수 있는 신체조건을 알아야 한다.

첫째, 상한병(傷寒病)에 걸렸을 때 인체의 병리가 어떻게 변화하는가에 대한 이해이다. 조문을 보면 '傷寒中風五六日상한중풍오륙일 往來寒熱왕래한열 胸脇苦滿흉협고만 默默不欲飮食묵묵불욕음식 心煩喜嘔심번희구 或胸中煩而不嘔혹흉중번이불구 或渴혹갈 或腹中痛혹복중통 或脇下痞硬혹협하비경 或心下悸혹심하계 小便不利소변불리 或不渴혹불갈 身有微熱신유미열 或咳者혹해자 小柴胡湯主之소시호탕주지'로 되어 있다. 여기서 중요시해야 하는 부분은 '傷寒中風五六日'이다. 즉 상한병에 걸렸을 때 바로 소시호탕의 증상이 나타나는 것이 아니라 일정 기간이 지난 후에 나타난다는 점이다. 신체조건과 신체상태에 따라 다르지만 평소 체열(體熱)이 높고 건실한 사람이라고 가정했을 때, 상한병에 걸리면 초기에는 보통 강한 발열(發熱)과 오한(惡寒), 두통(頭痛), 신체통(身體痛) 등을 주증상으로 하는 표증(表症)이 나타난다. 그러나 이 단계에서 치료되지 않으면 전신발열을 주증상으로 하는 양명병(陽明病)으로 이행되고, 이 단계에서도 적절히 치료되지 않으면 조문에 나와 있는 대로 한열왕래(寒熱往來)를 주증상으로 하는 소시호탕의 증상이 발현된다. 물론 모든 사람이 이와 같은 일련의 과정을 거치지는 않지만 처방을 이해하기 위해서는 이러한 설정이 필요하다.

초기의 표증(表症)과 이후에 나타나는 양명병(陽明病)의 단계에 있을 때, 인체는 보유하고 있는 에너지를 집중시켜 병사(病邪: 바이러스, 세균, 찬 기운 등)를 물리치기 위해 강하게 반응한다. 그래서 이 단계에서는 발표제(發表劑)나 청열제(淸熱劑)를 사용하게 되는 것이다. 문제는 이러한 단계에서 치료되지 않고 시간이 지나면 인체의 기능이 저하되어 병사(病邪)에 대하여 강하게 반응할 수 없을 뿐 아니라 병사(病邪)에 의해, 또는 병사(病邪)에 대응하는 과정에서 조직에 염증이 발생한다는 데 있다.

조직에 염증이 발생하면 인체에서는 염증을 없애기 위해 각종 호르몬을 분비하여 염증반응을 차단시키려 하지만, 상한병(傷寒病)으로 인해 인체의 기능이 저하된 상태이므로 염증을 억제하는 반응도 원활하게 이루

어지지 않는다. 조문에 나와 있는 '往來寒熱'은 염증이 있을 때 나타나는 증상이다. 인체에서 염증반응을 억제하기 위해 노력하고 있으나 원활하게 이루어지지 않기 때문에 열이 났다가 없어졌다가를 반복하게 되는 것이다. 예로 부신피질호르몬이 적절하게 분비되면 염증을 억제할 수 있는데, 이 호르몬이 부족해지면 염증을 억제할 수 없기 때문에 열이 오를 수 있다. 현재 '往來寒熱'이 나타나고 있는 것도 인체의 기능이 저하되면서 부신피질호르몬의 분비 또한 저하되어 있는 것으로도 이해할 수 있을 것이다.

'胸脇苦滿'은 간장장애와 연관 지어 생각할 수 있는데, 상한병(傷寒病)으로 인해 인체의 기능이 저하되고 각종 물질이 소모된 상태이므로 간장대사에도 장애가 발생하였을 가능성을 배제할 수 없다. 간장(肝臟)은 소위 인체의 '화학공장'으로 불릴 만큼 신진대사에 중요한 역할을 하고 있는데, 상한(傷寒)에 대응하는 과정에서 많은 에너지와 물질이 소모되어 기능이 저하되었을 때에는 '胸脇苦滿'의 증상으로 표출될 수 있는 것이다. 또한 간장대사가 원활하지 않다는 것은 각종 호르몬을 형성시키는 물질의 생산이 충분하지 않다고도 볼 수 있어 앞서 언급한 부신피질호르몬의 기능이 저하되는 결과를 낳기도 하므로 서로 연관이 있을 수 있다.

'默默不欲飮食'은 인체의 기능이 저하되었을 뿐 아니라, 특히 간장기능이 저하되었기 때문에 식욕이 없어지는 것으로 볼 수 있다. '心煩喜嘔 或胸中煩而不嘔'에서 심번(心煩)과 흉번(胸煩)의 증상은 기능이 저하되어 있는 상태에서도 인체가 염증반응을 억제해야 하므로 심장기능이 항진되어 나타나는 것으로 볼 수 있고, 구역(嘔逆)은 식욕부진이 나타나는 것처럼 인체의 기능이 저하되면서 소화기능이 저하되고, 간장에서 영양분을 처리하는 기능이 저하되었기 때문에 나타나는 반응으로 생각할 수 있다. 이상을 종합해 보면 상한병(傷寒病)에 대응하는 과정에서 인체의 기능이 저하되고 조직에 염증이 생겼을 때 위의 증상이 나타나는 것으로 이해할 수 있다.

둘째, 학질(瘧疾)에 대한 이해가 필요하다. 학질은 민간에서는 하루걸이, 복학, 자라배, 자래 등으로 부르고 있으며, 학질원충이 적혈구와 간세포 내에 존재함으로써 일어나는 급성 열성 감염증이다. 학질에 걸리면 원충이 간세포와 적혈구를 파괴시키기 때문에 오한(惡寒), 발열(發熱), 한열왕래(寒熱往來) 증상이 나타난다. 그래서 학질에 사용하는 시진탕, 시평탕, 청비음, 가감청비음 등 소시호탕을 포함하는 처방이 많은 것이다. 또한 학질원충으로 인해 계속 적혈구가 파괴되면 혈액과 영양공급이 불량해지기 때문에 각종 장기(臟器)의 기능이 저하될 수밖에 없고, 간장이나 소화기 기능이 저하되기 때문에 소화불량이나 오심, 구토 등 소화기 증상이 동반되는 경우가 많다. 따라서 조문에 있는 구역(嘔逆) 증상도 마찬가지이지만, 상한(傷寒)이든 학질(瘧疾)이든 간에 소시호탕을 사용할 수 있는 상태에서는 어느 정도 소화기능이 저하되어 있다는 것을 알 수 있다. 활투를 보면 '食瘧'이 있을 때 평위산이나 인삼양위탕을 합방하라고 한 것은 학질로 인해 소화장애가 동반될 수 있음을 시사하는 것이다. 종합해 보면 학질(瘧疾)에 걸렸을 때 학질원충이 적혈구와 간세포를 파괴하는 것 자체가 인체에서는 염증반응으로 인식될 것이고, 나타나는 증상도 소시호탕을 사용할 수 있는 증상이기 때문에 소시호탕이 학질처방의 기본방이 되는 것이다.

셋째, 소시호탕의 약리(藥理)에 관한 이해이다. 이렇게 염증반응이 나타났을 때, 특히 인체의 기능이 저하된 상태에서 염증반응이 일어났을 때 소시호탕이 어떻게 염증반응을 억제하는가에 대한 해답이다. 시호는 다양한 약성이 있으나 가장 뚜렷하게 나타나는 것은 해열작용(解熱作用)과 항염증작용(抗炎症作用)이라고 할 수 있다. 군약인 시호는 뇌하수체와 부신피질을 자극함으로써 부신피질호르몬의 분비를 증가시켜 염증반응을 억제하는 작용을 한다. 황금은 충혈(充血)되어 있는 조직의 혈관투과성을 억제하여 소염시키는 작용이 있다. 인삼과 감초는 모두 보기제(補氣劑)로서 인체의 면역력을 증강시키는 작용을 하고, 또한 부신피질호르몬과 유사한 작용을 하여 염증을 억제하는 역할을 보조한다고 할 수 있다. 반하는 염증의 부산물이라고 할 수 있는 담음(痰飮)을 제거하는 역할을 한다고도 볼 수 있고, 소화기능 저하에 따른 담음(痰飮)을 제거한다고도 볼 수 있다. 이러한 약성이 어우러져서 염증반응을 억제하여 한열왕래(寒熱往來), 흉협고만(胸脇

風 寒 暑 濕 燥 火 內傷 虛勞 霍亂 嘔吐 咳嗽 積聚 浮腫 脹滿 消渴 黃疸 瘧疾 邪祟 身形 精 氣 神 血 夢 聲音 津液 痰飮 蟲 小便 大便 頭 面 眼 耳 鼻 口舌 牙齒 咽喉 頸項 背 胸 乳 腹 腰 脇 皮 手 足 前陰 後陰 癰疽 諸瘡 婦人 小兒

苦滿), 구토(嘔吐), 식욕부진(食慾不振) 등 증상을 치료하는 것이다.

넷째, 소시호탕을 사용할 수 있는 신체조건이다. 소시호탕은 각종 염증질환에 사용하는 처방이지만 염증이라는 것은 모든 사람에게 나타날 수 있는 반응이다. 따라서 염증이 있다고 하여 모두 소시호탕을 사용할 수 있는 것은 아니다. 평소 체열(體熱)이 높은 사람, 체질적으로 소양인(少陽人)에게 보다 적합하다. 즉 평소 체열이 낮은 사람이거나 현재 허랭상태(虛冷狀態)나 기허상태(氣虛狀態)에 있는 사람에게 염증반응이 나타났을 때는 다른 처방을 고려해야 하며, 한열왕래(寒熱往來)가 주증상인 경우에 소시호탕이나 시호제가 포함된 처방을 사용할 수 있다. 따라서 앞서 상한병(傷寒病)과 학질(瘧疾)에 대한 인체의 반응을 언급한 내용은 평소, 또는 현재 허랭(虛冷)하거나 기약(氣弱)한 사람을 기준으로 한 것은 아니다.

소시호탕은 염증반응을 억제하는 작용이 있기 때문에 신체조건과 신체상태에 적합하다면 간염(肝炎), 담낭염(膽囊炎), 신장염(腎臟炎), 편도염(扁桃炎), 임파선염, 이하선염(耳下腺炎), 중이염(中耳炎), 비염(鼻炎), 인후염(咽喉炎) 같은 각종 염증질환에 광범위하게 응용할 수 있다. 따라서 소시호탕을 사용할 때 해부학적인 간장(肝臟)에 기준을 둘 필요도 없고, 경락(經絡)으로 볼 때 간경(肝經)이 지나는 부위에 기준을 둘 필요도 없다.

활투침선을 보면 산후의 '熱入血室열입혈실'과 '盜汗도한'에 사용하는 처방으로 되어 있다. '熱入血室'은 자궁내막염이라고 할 수 있으므로 소시호탕을 사용할 수 있는 것이며, 발열이 심화되었을 때는 우황고를 사용하기도 한다. 도한(盜汗)은 체온을 일정하게 유지하기 위해 땀을 통해 체열을 배출하는 과정에도 나타나는 증상인데, 소모시키는 것보다 생산되는 체열의 양이 많을 경우에 도한이 나타나기 쉽다. 체열이 과다하게 생산되는 요인은 다양하겠지만, 염증이나 열성상태로 인해 체열이 높아져 도한이 나타날 때 소시호탕을 사용할 수 있다.

소시호탕은 독자적으로도 사용하지만 다른 처방을 합방하여 활용도를 높이는 경우가 많다. 예를 들어 계지탕이나 소승기탕을 합방하기도 하고, 소화장애가 겸해 있을 때는 평위산을 합하여 시평탕으로 사용하며, 소화기허약이 더 심하다면 인삼양위탕을 합방한 청비음을 사용하기도 한다. 이외에도 열성을 띤 담음성 질환에 사용하는 시진탕, 열성을 띤 부종에 쓰는 시령탕 등에도 소시호탕이 포함되어 있다.

처방구성 처방구성을 살펴보면 시호는 중추신경을 억제하여 정신을 안정시키며, 실험을 통해 해열작용, 진통작용, 진해작용(鎭咳作用), 간기능보호작용, 이담작용 등이 밝혀졌다. 이외에도 혈소판응고를 억제하고 고지혈증(Cholesterol, Triglyceride)을 개선하며, 단백질합성을 촉진하고 포도당 이용률을 높이고, 부신피질호르몬 분비를 촉진함으로써 항염증작용을 나타내며, 세포성 면역능력과 체액성 면역능력을 증강시키는 작용이 있는 것으로 알려져 있다.

황금은 혈관투과성 항진을 억제하고 소염작용이 강하여 혈관의 염증성 충혈(充血)과 울혈(鬱血)을 완화하고, 전신 및 간의 열성상태를 감소시켜 주고, 담즙분비를 촉진하여 간기능을 강화한다. 반하는 중추성 구토나 점막자극으로 인한 구토를 억제하고 인후점막자극으로 인한 해수(咳嗽)를 억제한다. 인삼은 중추신경계에 대한 흥분작용과 억제작용이 있는데, 흥분작용이 보다 강하다. 또한 뇌의 혈액공급과 산소공급 능력을 높이는 작용이 있으며, 강심작용이 있어 심장의 수축력을 강화한다. 이외에도 부신피질호르몬 합성과 분비를 자극하여 항스트레스작용을 나타낸다. 감초는 소화관 평활근에 작용하여 경련을 억제하며 위산분비를 억제하고, 스테로이드 호르몬과 유사한 작용이 있어 항염증작용, 해독작용, 해열작용을 한다.

처방비교 **대시호탕**과 비교하면 대시호탕은 소시호탕에 승기탕을 합방한 처방으로 소화기의 적체로 인한 복만(腹滿), 변폐(便閉), 흉협고만(胸脇苦滿) 등의 증상에 사용한다. 반면 소시호탕은 각종 염증질환의 기초처방이며, 부수증상으로 변비가 수반되었을 때 사용하는 경우는 거의 없다.

구내염에 사용하는 **구미황련탕**과 비교하면 감기에 걸려 구내염이 발생했거나 가벼운 열성상태에서 구내염이 발생했을 때, 또는 소아의 구내염에는 소시호탕으로 구내염을 치료할 수 있지만, 증상이 심하고 완고하며 열성상태가 더 심할 때는 구미황련탕을 사용하는 것이 좋다.

구고(口苦)에 사용하는 다른 처방과 비교하면 구고(口苦) 증상은 흉곽의 열로 발생하는 경우가 많지만 간열(肝熱)로 인한 경우에는 소시호탕을 사용할 수 있고, 심열(心熱)로 인한 경우에는 **황련해독탕**이나 **삼황사심탕** 등을 사용할 수 있다.

활용사례

1-1. 만성감기(慢性感氣), 한열왕래(寒熱往來) 여 35세 소양인
1-2. 감기(感氣), 기침, 한열왕래(寒熱往來), 흉비(胸痞) 여 24세 열성소양인
1-3. 감기(感氣), 두통(頭痛), 인후통(咽喉痛), 미열(微熱), 구건(口乾), 재채기 여 18세 소음인
1-4. 감기(感氣), 목현(目眩) 남 30세 소양인
1-5. 감기(感氣), 두통(頭痛), 한열왕래(寒熱往來) 여 45세 태음성소양인
1-6. 노인감기(老人感氣), 한열왕래(寒熱往來) 여 65세
1-7. 감기(感氣) 후 한열왕래(寒熱往來), 식욕부진(食慾不振), 구고(口苦), 건구(乾嘔) 여 65세 태음인 158cm
1-8. 비염(鼻炎), 콧물, 재채기, 오한(惡寒), 구고(口苦), 인건(咽乾) 여 36세 소양인
1-9. 비염(鼻炎) 남 12세
1-10. 맑은 콧물, 재채기, 코와 눈의 소양감(搔痒感) 여 41세
2-1. 한열왕래(寒熱往來), 오한(惡寒), 요통(腰痛), 구고(口苦) 여 56세 태음인
2-2. 한열왕래(寒熱往來), 흉협고만(胸脇苦滿), 인건(咽乾), 구역(嘔逆), 이명(耳鳴), 목현(目眩), 심번(心煩), 항강(項强), 기와(嗜臥), 사지고번열(四肢高煩熱) 남 22세 소양인 178cm 75kg
2-3. 한열왕래(寒熱往來), 구고(口苦), 구건(口乾), 식욕부진(食慾不振) 여 57세 소음인
2-4. 한열왕래(寒熱往來), 식욕부진(食慾不振), 어지럼증 남 45세
3-1. 오한(惡寒), 한축(寒縮) 남 75세 소양인 160cm 55kg
3-2. 오한(惡寒), 발열(發熱), 인통(咽痛) 남 23세 태음인 173cm 80kg
3-3. 고열(高熱), 기침, 호흡곤란(呼吸困難), 흉복통(胸腹痛) 여 4세
3-4. 고열(高熱), 정신혼미(精神昏迷), 비색(鼻塞), 인후통(咽喉痛), 이롱(耳聾) 남 29세 태음인
3-5. 발열(發熱), 신체통(身體痛) 23세 172cm 64kg
3-6. 뇌수막염으로 의심되는 고열(高熱), 오한(惡寒), 두통(頭痛) 여 30대 초반
4-1. 늑막염(肋膜炎), 구토(嘔吐), 설백태(舌白苔), 식욕부진(食慾不振), 한열왕래(寒熱往來), 흉협고만 여 22세
4-2. 흉협통(胸脇痛) 여 26세 태음인
4-3. 좌협통(左脇痛), 심하부(心下部) 통증(痛症) 여 29세 태음인
5-1. 설염(舌炎), 구내염(口內炎) 남 5세 소양인
5-2. 유아구미(乳兒口糜), 설창(舌瘡) 여 5개월
5-3. 안구알레르기, 안구가려움, 안구충혈, 안구통증, 안구건조 남 46세 소양성태음인 175cm 75kg
6-1. 소아두통(小兒頭痛) 남 12세
6-2. 두통(頭痛), 흉협고만(胸脇苦滿) 여 45세
7-1. 고혈압(高血壓), 흉협긴장(胸脇緊張), 구고(口苦) 남 45세
7-2. 고혈압(高血壓), 흉협고만(胸脇苦滿) 여 40세
8-1. 두한(頭汗), 두통(頭痛) 여 58세 소음인
8-2. 식한(食汗), 도한(盜汗) 남 37세
9-1. 구토(嘔吐), 식음곤란(食飮困難), 자궁암(子宮癌) 여 30여세
9-2. 구토(嘔吐) 여 20세
9-3. 위암(胃癌), 구토(嘔吐) 남 77세
9-4. 위암(胃癌), 구토(嘔吐), 식욕부진(食慾不振), 삭맥(數脈) 여
9-5. 췌장암(膵臟癌) 남 57~58세
10-1. 만성복통(慢性腹痛), 구토(嘔吐), 두통(頭痛) 여 11세 소양인 경향 153cm 38kg
10-2. 신경예민(神經銳敏), 복통(腹痛), 피로(疲勞) 여 13세 소양인
10-3. 월경통(月經痛), 구고(口苦), 흉비(胸痞) 여 22세 소양인
11-1. 전신위축(全身萎縮) 여 13세
12-1. 구갈(口渴), 당뇨(糖尿) 여 47세

風 寒 暑 濕 燥 火 內傷 虛勞 霍亂 嘔吐 咳嗽 積聚 浮腫 脹滿 消渴 黃疸 瘧疾 邪祟 身形 精 氣 神 血 夢 聲音 津液 痰飮 蟲 小便 大便 頭 面 眼 耳 鼻 口舌 牙齒 咽喉 頸項 背 胸 乳 腹 腰 脇 皮 手 足 前陰 後陰 癰疽 諸瘡 婦人 小兒

13-1. 간질(癎疾) 여 12세
14-1. 실패례 남 35세 78kg
15-1. 실패례 여 60대 소양인

소시호탕 합방 활용사례
1-1. +향소산 - 편도부종(扁桃浮腫), 소화불량(消化不良) 여 32세 163cm 56kg
2-1. +저령탕+당귀육황탕 - 두한(頭汗), 다한(多汗), 방광염(膀胱炎) 남 9세 태음성소양인
3-1. +팔미원 과립제 - 생리통(生理痛) 여 17세 소양성태음인 165kg 55kg
4-1. +적복령탕 - 식욕부진(食慾不振), 구고(口苦) 여 67세 소음인 164cm 48kg
5-1. +이모영수탕 - 소아기침 남 6세

1-1. 만성감기(慢性感氣), 한열왕래(寒熱往來)

● 김 ○ ○ 여 35세 소양인 주부 서울특별시 서대문구 북가좌1동

보통 키에 피부가 약간 검은 부인이다. 한 부인이 아기를 업고 내방했는데 감기가 오래되고 잘 낫지 않는다며 한약을 지어달라고 한다. 자세하게 확인해 보니, 감기에 걸린 지 6개월 정도 되었는데 그간 병원과 약국에서 치료를 했으나 낫지 않는다고 한다.

① 열이 확 났다가 조금 뒤에는 으슬으슬 춥다. ② 가슴이 답답하다. ③ 입이 몹시 쓰며 목이 마른다. ④ 머리가 아프다.

한열왕래(寒熱往來), 구고(口苦), 인건(咽乾)이 있는 부인의 오랜 감기를 목표로 소시호탕 2배량으로 5일분 10첩을 지어주었다.

6일 뒤에 다시 왔을 때 확인해 보니, 매일 여러 차례 발생하던 한열왕래의 횟수가 줄어들었으나 아직 완치된 것은 아니라고 한다. 증상이 호전된 것으로 보아 효과가 있다고 판단되어 지난번과 같은 처방으로 5일분 10첩을 지어주었다. 얼마 뒤 다른 약을 지으러 왔을 때 확인해 보니, 약을 복용한 이후 감기가 모두 나았다고 한다.

1-2. 감기(感氣), 기침, 한열왕래(寒熱往來), 흉비(胸痞)

● 윤 ○ ○ 여 24세 열성소양인 회사원 서울특별시 중구 신당동

보통 키에 항상 양 볼에 혈색이 있고 성격이 급하여 자리에 오래 앉아 있는 경우가 적으며, 기지와 애교는 있으나 성격이 까다로운 열성소양인 아가씨이다.

① 2~3일 전부터 편두통이 있어 양약을 복용했는데 편두통은 치유되었으나 감기기운이 있다. ② 회사에서는 계속 추위를 타고 저녁에 퇴근 시간인 9시경과 새벽에는 몸에서 열이 난다. ③ 기침이 나오며 가끔 누런 가래가 나온다. ④ 입맛이 쓰다. ⑤ 가슴이 답답하다. ⑥ 밤에 잠을 잘 못 잔다. ⑦ 무서움을 타며 동계(動悸)가 있다. ⑧ 앞머리에 두통이 있다.

구고, 인건, 침세맥(沈細脈)의 소양인 여성의 감기를 목표로 소시호탕에 석고 1.5돈을 더하여 3첩을 지어주었다.

새벽 2시와 새벽 6시경에 소시호탕을 복용했는데, 복용 당일 밤과 새벽에는 잠을 잘 잤다고 한다. 다음날 오후 1시경에 확인해 보니, 기침은 여전하나 몸 상태가 매우 좋아졌다고 한다. 소시호탕을 복용하고 감기 증상이 소실되어 소시호탕을 계속 복용할 것을 권유했으나 본인은 감기가 다 나았다며 약 복용을 중단했다.

1-3. 감기(感氣), 두통(頭痛), 인후통(咽喉痛), 미열(微熱), 구건(口乾), 재채기

다음은 조영재 선생의 경험이다.

● 송 ○ ○ 여 18세 소음인 고등학교 3년 서울특별시 관악구 사당동

연약해 보이는 고등학교 3학년 여학생으로 4개월 전에 감기에 걸렸는데 2개월 전부터는 양방병원에서 치료를 했으나 효과가 없어 내원했다고 한다.

① 머리가 아프고 무거우며 어지러움이 심하다. 머리 좌우로 무거움이 심하다. ② 열이 약간 나는데, 37.2℃이다. ③ 목이 붓고 아프다. ④ 눈이 아프다. ⑤ 입이 자꾸 마른다. ⑥ 콧물이 나온다. ⑦ 가슴이 답답하고 꽉 찬 느낌이다. ⑧ 2~3일에 1회 정도 대변을 보며 변비기가 있다. ⑨ 식욕이 없다. ⑩ 재채기를 잘한다. ⑪ 불안하고 초조하며 가슴이 두근거린다. ⑫ 허리가 아프다. ⑬ 몸이 무겁고 나른하다. ⑭ 하루 7~8시간 자는 편이나 잠이 부족하다. ⑮ 밤에 잘 때 약간 땀이 나고 손발이 찬 편이다.

가슴이 답답하고 꽉 찬 것을 흉협고만(胸脇苦滿)의 증상으로 보고 미열과 구건이 있다는 점에서 소시호탕 본방에 석고 1돈, 길경 0.5돈을 더하여 5일분 10첩을 투약했다. 동시에 삼음교, 곤륜, 복삼, 수천, 조해, 천돌, 대영에 20분간 유침

(留鍼)했다.
이틀 후 본원에 다시 내방했을 때 확인해 보니, 약을 2일간 복용하고 두통(頭痛), 인후통(咽喉痛), 미열(微熱), 구건(九乾), 재채기, 불안(不安), 정충(怔忡)이 모두 소실되었으나 어지러운 것은 더 심해졌다고 한다.
약을 복용한 후 전체적인 증상은 소실되었으나 어지러움이 더 심하다고 하여 이번에는 소시호탕에 길경 1돈, 천궁 0.7돈, 작약 0.7돈, 백출 1.5돈, 복령 1.5돈, 석고 0.5돈을 더하여 5일분 10첩을 지어주었다. 또한 처음과 같은 혈자리로 40분간 유침(留鍼)했다.

1-4. 감기(感氣), 목현(目眩)

● 김 ○ ○ 남 30세 소양인 회사원 서울특별시 용산구 보광동

보통 키에 몸통이 굵고 성격이 원만하며 활달한 소양인으로 보이는 회사원이다.
① 며칠 전에 감기에 걸린 뒤부터 버스를 타면 사람이 둘로 보인다. ② 미열(微熱)이 있고 코가 막히며 가끔 기침을 한다. ③ 평소에 건강한 편이며 특별히 다른 증상은 없다.
소양인의 감기로 인한 목현(目眩)증상을 목표로 소시호탕 2배량으로 1일분 2첩을 지어주었다.
다음날 경과를 확인해 보니, 어제 저녁에 약 1첩을 달여서 복용하고 아침에 1첩을 달여서 복용하고 출근을 했는데, 버스 안에 있는 사람들을 보거나 회사에 있는 사람들을 볼 때에 어른거리거나 둘로 보이지 않고 또렷하게 보였다고 한다. 또한 미열과 두중(頭重)도 소실되었다고 한다.
소시호탕 2첩에 감기로 인한 목현(目眩)이 치유된 예라 그 뒤로도 두고두고 기억에 남는다.

2-1. 한열왕래(寒熱往來), 오한(惡寒), 요통(腰痛), 구고(口苦)

● 김 ○ ○ 여 56세 태음인 경기도 안양시 관양2동 강림그린빌라

보통 키에 몸통이 약간 굵은 태음인으로 보이는 아주머니로 3일 전 감기에 걸렸다.
① 열이 났다가 다시 추웠다 한다. ② 한기(寒氣)가 들어 옷을 입으면 땀이 난다. ③ 전신이 욱신거리고 아프며 특히 허리가 아프다. ④ 입이 마르고 쓰며 입에서 열이 난다. ⑤ 목도 아프다. ⑥ 콧물이 많이 난다. ⑦ 추위를 많이 탄다. ⑧ 식욕은 좋지만 소화가 안 된다. ⑨ 몸 전체가 차다. ⑩ 혈압이 높다. ⑪ 오래전부터 류머티스성 관절염이 있다.
추위를 탄다는 태음인 아주머니의 감기로 인한 한열왕래(寒熱往來), 오한(惡寒), 전신통(全身痛), 요통(腰痛), 구고(口苦), 콧물을 목표로 소시호탕 2배량으로 3일분 6첩을 지어주었다.
약 8개월 뒤인 12월에 다시 감기약을 지으러 왔을 때 확인해 보니, 약을 복용하자마자 한열왕래, 요통, 입이 마르고 열이 나는 증상이 점차 줄어들더니 약을 3일간 복용한 후에는 완전히 소실되었다고 한다.

2-2. 한열왕래(寒熱往來), 흉협고만(胸脇苦滿), 인건(咽乾), 구역(嘔逆), 이명(耳鳴), 목현(目眩), 심번(心煩), 항강(項强), 기와(嗜臥), 사지고번열(四肢高煩熱)

다음은 이석희 선생의 경험이다.

● 박 ○ ○ 남 22세 소양인 178cm 75kg 대구광역시 수성구 상동

의료봉사를 갔는데 4~5시쯤에 심한 두통(頭痛)과 함께 열이 올랐다가 잠시 뒤에 다시 열이 오르는 등 한열왕래 증상을 호소했다.
① 한열왕래가 있는데 고열(高熱)과 오한(惡寒)이 있다. ② 심한 두통이 있다. ③ 흉협고만(胸脇苦滿)이 있다. 옛날에 간이 안 좋았던 적이 있는데 전에 그 위치 즉 보통 말하는 흉협고만의 위치보다 약간 더 옆구리 쪽으로 치우친 부분이 아프다고 한다. ④ 아무것도 먹을 수가 없고 먹기가 싫어져서 환자 본인은 처음에 체한 것으로 생각했다.
⑤ 인건(咽乾), 구역(嘔逆), 이명(耳鳴)이 있다. ⑥ 목현(目眩), 심번(心煩), 항강(項强), 기와(嗜臥), 사지고번열(四肢高煩熱)이 있다. ⑦ 가슴 위의 상체 쪽으로 열이 심하게 달아오른다. ⑧ 밤에는 한열왕래(寒熱往來)라기보다는 지속적인 발열(發熱)이 있다. ⑨ 신체는 건장한데 비염(鼻炎)이 있다.
앞의 증상을 검토해 보니 소시호탕의 증상들이어서 소시호탕으로 1첩을 투약했다.
밤 10~11시경에 약을 복용시켰는데, 곧바로 차도가 없자 환자 본인이 불안해하며 응급실로 가자고 했다. 그러나 응급실 가는 도중에 증상이 호전되어 그냥 돌아왔다. 다른 증상은 모두 소실되었으나 두통은 미약하게 남아 있다고 한다.

2-3. 한열왕래(寒熱往來), 구고(口苦), 구건(口乾), 식욕부진(食慾不振)

다음은 임준홍 선생의 경험이다.

● 서 ○ ○ 여 57세 소음인 추정 주부 경기도 과천시 별양동

키가 크고 마른 체격에 피부가 희고 약해 보이는 주부로, 보름 정도 해외여행을 다녀온 후 감기몸살을 호소했다.
① 식욕이 없고 몸에 힘이 하나도 없다. ② 입이 쓰고 바짝바짝 마른다. ③ 며칠 후에는 한열왕래(寒熱往來) 증상이 나타났다. ④ 평소에 소화력이 좋은 편이다. ⑤ 변비(便秘)는 없고 대변은 매일 잘 본다. ⑥ 추위와 더위를 잘 탄다. ⑦ 등산을 하는 등 무리한 활동을 하면 쉽게 몸살이 난다.
평소 체력이 좋지 않은 편인데 장기간의 여행으로 체력이 저하되어 감기가 발생한 것으로 보았다. 우선 집에 있는 쌍화탕을 드시라고 권했다.
입이 쓰고 마른다는 점이나 한열왕래가 있다는 점에서 소시호탕을 사용하기로 하고 소시호탕 과립제로 2일분을 지어 드렸다. 체열이 높은 편이 아니고 체력이 약한 편이어서 우선 2일치만 투약하고 경과를 지켜보기로 했다. 2일 뒤에 확인해 보니, 한열왕래(寒熱往來), 구고(口苦), 구건(口乾) 증상이 없어지고 이제는 음식도 드실 수 있다고 한다.

3-1. 오한(惡寒), 한축(寒縮)

다음은 노의준 선생의 경험이다.

● 명 ○ ○ 남 75세 소양인 160cm 55kg 충청남도 청양군 정산면 마치리

작은 키에 마른편이며 뼈대가 굵고 단단해 보이는 체구의 할아버지로 머리가 벗겨지고 허리가 앞으로 굽어있다. 평소 과묵하며 말이 없는 편이다.
① 2002년 7월부터 온몸에 오한(惡寒)이 있다. ㉠ 가끔씩 10~20분 정도 열이 났다가 오한이 난다. ㉡ 어제 낮에도 여러 번 한축(寒縮)이 들었다. ㉢ 오한이 나면 한축(寒縮)이 들어 이불을 뒤집어쓰고 지낸다. ㉣ ○○종합병원에서도 정확한 병명을 못 찾고 간디스토마로 의심했다고 한다. 여러 번 검사를 하고 약물치료를 했으나 전혀 차도가 없다.
㉤ 오한과 한축이 있으면서도 갑자기 더워지는 듯한 열 달아오르는 것이 1일에 3회 정도 있다.
계지탕증을 확인하기 위해
② 기상충이 있나 확인하기 위해 여러 번 문진했으나 없는 듯하다. ③ 두통을 확인했으나 없다고 한다. ④ 복진상 복직근연급(腹直筋攣急)은 있으나 심하지결(心下之結)은 없었다. ⑤ 복통(腹痛)이 있다. ㉠ 속이 꽉 찬 듯이 숨이 가쁘다. ㉡ 속이 더부룩하고 헛배가 부르며 가스가 찬다. ⑥ 오래전 허리를 다쳐서 요통이 있다. 지금도 허리가 앞으로 굽었으며 복대를 하고 다닌다. ⑦ 2000년 9월에 담석으로 담낭을 제거하는 수술을 하고 나서 신경을 많이 쓰고 구고(口苦)가 있어 양치질을 할 때 입안을 닦아낸다. ⑧ 구건(口乾)이 있다. ⑨ 기립시 어지럽다. ⑩ 헛구역은 없다. ⑪ 추위와 더위를 타는 편이다. ⑫ 땀이 얼굴과 몸 전체에 아주 많다. ⑬ 손발이 따뜻하다. ⑭ 식욕이 없고 식사량이 적다. ⑮ 대변은 1일 1회 정도 보나 불규칙하다. ⑯ 소변은 조금씩 매우 자주 보며 자다가 6회 정도 소변을 본다. 소변이 잘 안 나오며 시원치 않고 소변을 못 참는다. ⑰ 늑골이 들려있고 흉곽도 매우 두텁고 흉협고만(胸脇苦滿)이 심하고 심하비경(心下痞硬)이 있다. ⑱ 배의 근육이 탄탄하여 손이 안 들어갈 정도이다. ⑲ 제하허(臍下虛)가 비교적 현저한 편이고 정중예(正中蕊)가 있다.
체질이 소양인이고 오한(惡寒), 한축(寒縮)을 한열왕래(寒熱往來)로 보고 구고(口苦), 인건(咽乾), 목현(目眩), 묵묵불욕음식(默默不欲飮食)이 있고 복진상 흉협고만(胸脇苦滿)이 있으므로 소시호탕을 투약하기로 하고 소시호탕(시호 반하 12g 황금 인삼 대조 감초 생강 6g)으로 5일분 10첩을 투약했다. 8일 후에 확인해 보았다.
1. 오한(惡寒)과 한축(寒縮)이 소실되었다.
2. 구건(口乾)과 구고(口苦)가 소실되었다.
3. 복통(腹痛)이 소실되었다.
4. 흉협고만(胸脇苦滿)이 호전되어 복진상 흉협하(胸脇下) 압통이 현저히 줄어들었다.
5. 약을 복용 후 설사를 약간 했고 저녁에 잠을 자려고 하면 땀이 난다고 한다.
이번에는 야간 빈뇨(頻尿)와 소변불리(小便不利) 및 복진상 제하허(臍下虛), 정중예(正中蕊)를 목표로 팔미지황원에서 산수유를 16g으로 늘이고 오자연종환(연자육, 복분자, 구기자 6g, 오미자, 토사자 4g)을 합하고 검인 4g를 더하여 20일분 40첩을 투약했다. 이듬해 봄에 딸이 아기의 한약을 지으러 왔을 때 확인해 보니, 그 이후에도 한축(寒縮)이 없었다고 한다.

3-2. 오한(惡寒), 발열(發熱), 인통(咽痛)

다음은 노동진 선생의 경험이다.

● 노 ○ ○ 남 23세 태음인 173cm 80kg 충청남도 천안시 백석동 현대아파트

피부가 검고 비교적 건장한 태음인 남성이다.

① 아침부터 오한(惡寒)과 발열(發熱)이 심했다. ② 목이 아프고 마른기침을 한다. ③ 흉협고만(胸脇苦滿)으로 생각되는 압통점이 있었다. ④ 열이 나고 목이 아파 평소보다 물을 많이 먹게 되었다. ⑤ 콧물이나 코막힘 증세는 약하게 있다. ⑥ 평소 잔병치레가 적은 편이다. ⑦ 학교생활 때문에 술을 자주 먹는다. ⑧ 소화나 대변에는 이상이 없다. ⑨ 생각에 자주 잠기고 신경을 많이 쓴다. ⑩ 더위를 타고 물을 많이 마시는 편이다.

평소에 잘 아프지 않는 편이라 대수롭지 않게 여기다 오후가 되면서 점점 발열이 심해지고 기침이 많아졌다. 흉협고만(胸脇苦滿)과 발열(發熱), 오한(惡寒), 인건(咽乾) 등을 고려하여 시호제의 대표방인 소시호탕을 쓰기로 결정하고 소시호탕 엑기스제를 한 번에 2첩씩을 복용했다. 그 후 12시간 동안 잠을 잤다.

다음날 아침에 일어나니 대부분의 증상이 소실되고 인통(咽痛)만 조금 남아있었다. 식사 후에 2첩을 복용하고 다시 잠자고 일어나보니 인통(咽痛)도 소실되었다.

3-3. 고열(高熱), 기침, 호흡곤란(呼吸困難), 흉복통(胸腹痛)

● 강 ○ ○ 여 4세 서울특별시 은평구 응암동

2년 전 홍역을 앓은 뒤부터 약간의 기침증세가 있었고 2개월 전에 감기에 걸린 후 기침이 심해졌다며 내방했다.

① 기침을 하는데 특히 잠을 잘 때 심하다. ② 잠을 잘 때 호흡이 곤란하여 흉곽이 헐떡거리면서 땀을 흘린다. ③ 가슴과 복부가 아프다. ④ 잠을 잘 때나 평소에 호흡을 할 때 쌕쌕 소리가 난다. ⑤ 손바닥에 땀이 난다. ⑥ 38.8도로 고열이다. ⑦ 콧물이 나온다. ⑧ 식욕이 왕성하고 소화력이 좋다. ⑨ 자한(自汗)과 도한(盜汗)이 모두 있다. ⑩ 홍역을 앓은 후에 반점이 생겼다.

홍역을 앓은 이후 기침증세가 생겼다는 4세 여아의 고열, 기침, 호흡곤란, 흉복통, 호흡시 쌕쌕거리는 소리를 목표로 소시호탕 본방에서 인삼을 빼고 관동화 1돈을 더하여 1.5일분 3첩을 투약했다.

약을 1첩 복용한 후에도 차도가 없어 적십자병원에 입원시키려고 했다. 그러나 마침 병상이 없어 인근 병원에서 종전대로 주사를 맞힌 후 남은 한약을 계속 복용했더니 모든 증상이 소실되었다고 한다.

3-4. 고열(高熱), 정신혼미(精神昏迷), 비색(鼻塞), 인후통(咽喉痛), 이롱(耳聾)

다음은 임진성 선생의 경험이다.

● 임 ○ ○ 남 29세 태음인 대학생 서울특별시 동대문구 이문동

감기기운이 있는 상태에서 지리산에 갔다 온 적이 있었다. 무거운 짐을 멘 채 장시간 산행한 후 감기가 악화되어 급성폐렴처럼 보이는 증상이 발생했다.

① 감기증상으로 고열이 있고 정신이 혼미해진다. ② 코가 막히고 인후통(咽喉痛)이 있다. ③ 때로는 좌측 귀가 때로는 우측 귀가 멍하고 오한(惡寒)이 있다. ④ 가끔씩 기침을 하면 짙은 농(膿)이 뱉어진다. ⑤ 몸살기운이 있다. ⑥ 맥이 현삭(眩數) 또는 긴삭(緊數)하다. ⑦ 소화력은 좋다. ⑧ 체열(體熱)상태는 보통이다.

코와 인후, 귀 부위의 열로 인하여 염증이 발생하고, 이로 인해 코 안쪽에서 농(膿)이 차서 고개가 좌측으로 기울어질 때 좌측 귀가 멍하고 우측으로 기울어질 때 우측 귀가 멍한 것으로 판단되었다. 따라서 이 부위의 열을 내려주면 염증이 소실되고 염증으로 인한 고열, 코막힘, 인후통 등 증상이 소실될 것으로 보였다.

따라서 반표반리(反表反裏)의 열을 꺼줄 수 있는 소시호탕을 사용하기로 하고 인후통과 짙은 농(膿)을 감안하여 길경 1.5돈을 더하여 1일분 2첩을 복용했다.

약을 복용한 후에 인후부(咽喉部)가 따끔거렸다. 2첩을 저녁부터 밤사이에 복용하고 새벽에 일어나니, 열감이 줄어들고 정신혼미 증상이 사라지고, 코막힘과 인후통(咽喉痛)이 소실되었으며, 좌우측 귀가 멍한 것이 소실되었다. 개인적인 느낌으로 모든 증세 중 약 40% 정도는 소실된 것으로 보였다. 남아 있는 증상을 목표로 소시호탕에 길경 1.5돈, 석고 5돈을 더해서 1일분 2첩을 투약했으나 별로 좋아진 것을 느끼지 못했다.

아침에 폭발하듯 기침과 담(痰)이 배출되고 발열이 있고 저녁에는 증상이 안정된다. 그냥 나을 것 같기도 하고 처방을 선정하기도 귀찮아 푹 쉬기로 하고 투약하지 않고 2주를 보냈다. 1주일 후에 담에 실핏줄이 섞여 나온 적이 한 번 있었다. 점차 나아지는 듯하다가 2주쯤에 양약 하벤플러스2(갈근탕에 양약이 가미된 것)를 먹고 급속히 호전되어 다 나은 줄 알고 운동을 했더니 다시 감기기운이 발생했다. 그래서 이번에는 미열과 오랜 감기기운을 목표로 보중익기탕 1제를 투여했는데 모든 증상이 소실되었다.

3-5. 발열(發熱), 신체통(身體痛)

다음은 이재문 선생의 경험이다.

● 이 ○ ○ 23세 172cm 64kg 대구광역시

거의 혼수상태라 문진은 좀 어려웠다. 나중에 확인해 보니, 구고(口苦)와 인건(咽乾)은 없었다고 한다. 필자가 보기에는 소양인 같으나 본인 스스로는 소음인으로 생각하고 있다. 그 전날 경산캠퍼스에 놀러갔다가 찬바람을 맞고 몸살이 시작되었다.

① 한열왕래(寒熱往來)가 있는데 고열(高熱)과 오한(惡寒)이 있다. ② 정신착란이 있으며 헛소리를 하고, 잠꼬대를 하는데 "살려줘!"라는 말을 한다. ③ 신체통이 있으며 복부에 근육통이 있다. ④ 눈을 뒤집어 보니 많이 빨갛다. ⑤ 흉협고만(胸脇苦滿)이 있다. ⑥ 인통(咽痛)이 있다. ⑦ 몸을 보니 전체적으로 붉고 열이 심하다. ⑧ 운동을 좋아하고 약간 근육질이고 체열(體熱)이 높다.

몸이 너무 아파서 자리에서 일어나지 못하고 학교도 못 오는 상황이었다. 그 전날 밤부터 증상이 심해서 밤새도록 끙끙 앓았다. 위의 증상을 검토해 보니 소시호탕증 같았다. 감기에 소시호탕 처음 사용하는 것이라 겁이 좀 났지만 발열(發熱)이 심하고 평소에 체열이 높아서 소시호탕을 사용하기로 했다. 한열왕래가 있는 감기를 목표로 소시호탕으로 5일분 10첩을 투약했다. 오후 5시 경에 1봉을 복용하자 열이 내렸으며 저녁에는 정신이 돌아왔다. 다음날 학교에 정상적으로 등교했으며, 5봉을 먹고 모든 증상이 소실되었다.

5-1. 설염(舌炎), 구내염(口內炎)

다음은 이진상 선생의 경험이다.

● 신 ○ ○ 남 5세 소양인 경기도 용인시 상현동 동일아파트

2003년 11월 3일에 30대 후반인 어머니가 아이를 데리고 내원했다. 아이가 심한 설염(舌炎)으로 전혀 밥을 먹지 못한다고 한다. 내과에서 10일 정도 치료받았으나 전혀 차도가 없다고 한다.

① 입을 벌려 육안으로 보니 혀가 빨갛고 군데군데 터져 있다. ② 1달에 1번 정도 설염(舌炎)과 구내염(口內炎)으로 고생을 한다. ③ 더위를 많이 탄다. ④ 면으로 된 음식은 잘 먹는다. 그러나 냉면을 먹으면 체한다. ⑤ 물을 많이 마신다. ⑥ 대변은 1일 1회 정도 보며 보통 변을 본다. ⑦ 비위(脾胃)가 허약하여 구토(嘔吐)를 잘한다.

소양인 어린이의 설염과 구내염이 흉곽의 열울(熱鬱)로 인해 발생한 것으로 보고 소시호탕을 2배량으로 3첩을 달여서 10봉으로 지어주었다.

10일 후에 비위(脾胃)가 허약한 것 같다며 보약을 지으러 왔을 때 확인해 보니, 약을 복용하고 2일이 지나자 모든 증상이 소실되어 정상적으로 식사를 했다고 한다.

최초 내원 후 3주 후인 2003년 11월 27일에 다시 설염과 구내염으로 내원했다. 처음과 같은 소시호탕으로 3첩을 달여서 10봉으로 지어주었다.

그로부터 약 3개월 후인 2004년 3월 19일에 같은 증상으로 내원했다. 그동안은 설염과 구내염이 없었는데 재발했다고 한다. 그러면서 근원적인 치료법이 없냐고 물었다. 그래서 아이가 열이 많아서 이러한 증상이 생긴 것이고, 재발 간격이 점차 길어지는 것 같으니 증상이 생길 때마다 내원하는 게 좋겠다고 하면서, 그래도 병원보다는 편하고 치료도 빠르지 않느냐고 말해주었다. 다시 처음과 같은 처방으로 3첩을 달여서 10봉으로 지어주었다.

그 후 한의원을 이전하여 더 이상 경과를 알 수는 없지만 구내염에 소시호탕이 효과가 있는 것을 확인했다. 그 후로는 소아와 성인을 막론하고 설염과 구내염에 소시호탕을 사용하면 치유가 되는 것을 누차 경험했다. 그런데 한두 달 정도 지나면 다시 재발하곤 하는데, 완치할 수 있는 방법이 없는지 고민하는 중이다.

5-2. 유아구미(乳兒口糜), 설창(舌瘡)

다음은 김형산 선생의 경험이다.

● 김 ○ ○ 여 5개월 충청북도 제천시

① 5개월 된 둘째 딸 아이다. 1달 전부터 입이 해어져서 우유를 먹을 때 운다. ② 평소에도 울고 보챈다.
③ 병원에서 1달 간 통원 치료를 했으나 차도가 없다.

전에도 같은 증세로 1달 동안 고생한 적이 있었고 이번에도 병원에서 치료했으나 차도가 없어 고민하다가 박태기 선생님께 아이의 증상을 말씀드렸다. 그러자 박태기 선생님께서 소시호탕을 복용시켜 보라고 권유해주셨다.

구미설창(口糜舌瘡)에 황련탕이나 사백산, 박하전원, 필용방감길탕 같은 처방을 사용하지만 소시호탕을 먹여보라고 말씀하셔서 당황스러웠다. 또한 일본에서는 소시호탕의 부작용으로 1년에 몇 건씩 사망을 한다는 통계도 있어서 내심 당황했으나 박태기 선생님의 말씀대로 소시호탕을 먹이기로 했다.

1개월 된 구미설창(口糜舌瘡)을 목표로 소시호탕 본방으로 2첩을 달여서 2일간 복용시키기로 했다.

소시호탕 2첩을 먹이자 1달 동안 병원에서도 치유되지 않았던 아기의 구미설창(口糜舌瘡)이 깨끗하게 나았다. 한약의 신묘함에 놀라움이 커졌고 박태기 선생님의 탁견(卓見)과 뛰어난 의술에 감탄과 존경의 마음을 금할 수 없었다.

6-2. 두통(頭痛), 흉협고만(胸脇苦滿)

다음은 이명한 선생의 경험을 인용한 것이다.

● ○○○ 여 45세

① 십 년 동안 두통으로 고생해온 분이다. ② 신경이 날카로워 가사나 노동을 감당할 수 없다고 한다. ③ 복부를 만져보니 우측 협하(脇下)의 간 부위가 다소 부어 있고 누르면 압통을 호소한다. ④ 식욕도 부진하다. ⑤ 설(舌)에 백태(白苔)가 있다.

흉협고만(胸脇苦滿)이 있어 육경(六經) 중 소양증(少陽症)에 해당하는 소양두통(少陽頭痛)이라고 보고 소시호탕에 세신과 만형자 각 0.5돈씩을 더하여 10일분 20첩을 투약했다. 약을 복용한 후에 놀라울 만큼 경과가 좋아져 십 년 동안 앓던 완고한 두통이 치료되었다고 한다. 부인은 물론 남편도 좋아한다. 자녀가 많은 주부로서 가정을 돌볼 수 없었는데 가정을 돌볼 수 있게 되니 외계에 상무로 근무하는 남편이 더욱 좋아하고 있다.

7-1. 고혈압(高血壓), 흉협긴장(胸脇緊張), 구고(口苦)

다음은 이계연 선생의 경험을 인용한 것이다.

● 최○○ 남 45세

머리가 아프고 어지럽고 신경통 증상이 있어서 검사를 받으니 고혈압이라고 하여 여러 가지 약을 써 보았으나 차도가 없다며 찾아왔다.

① 몇 달 전부터 머리가 아프고 어지럽고 신경통 증상이 있다. ② 검사를 받아보니 혈압이 200으로 고혈압이다.

③ 흉협(胸脇)에 긴장감(緊張感)이 있다. ④ 구고(口苦)가 있다. 고혈압이 있으나 흉협긴장, 구고 증상이 있어 소시호탕증임을 확인하고 소시호탕을 투약했다.

소시호탕을 복용한 뒤 혈압이 150으로 떨어졌고 이후 2개월 간 더 복약하고 치료를 마쳤다.

8-1. 두한(頭汗), 두통(頭痛)

다음은 허훈 선생의 경험이다.

● 한○○ 여 58세 소음인 서울특별시 강서구 화곡동

지난주 주일예배 후에 평소 아내와 가깝게 지내고 계신 권사님께서 오셨다. 어제부터 계속 머리가 아프고 가슴이 답답하다고 하신다. 우황청심원을 복용하고 어제는 간신히 잠이 들었으나 잠을 거의 못 잤다며 도움을 요청하셨다. 맥(脈)이라도 한 번 잡아달라고 부탁하여 증상을 들어 보았다.

① 어제부터 머리가 마치 고춧가루를 뿌려놓은 듯 아프다. ② 계속 머리에 열이 나서 가만히 앉아있을 수 없다.

③ 동시에 머리에 땀을 많이 흘린다. ④ 평소 자식과 남편 등 가정 문제로 신경을 무척 많이 쓰는 편이다.

⑤ 교회 일에 열성적이며 중요한 모임을 이끌고 있어 신경을 많이 쓴다. ⑥ 근래에는 운전면허 시험 때문에 신경을 더욱 많이 썼다. ⑦ 늘 가슴이 답답하고 뭔가 얹힌 듯한 느낌이다. ⑧ 전중(膻中)에 압통(壓痛)이 있다. ⑨ 좌측에 흉협고만(胸脇苦滿)이 느껴진다. ⑩ 심하비(心下痞)가 있다. ⑪ 맥이 매우 침지(沈遲)하므로 혈압은 어떤지 확인해 보니 100/60으로 저혈압이다. ⑫ 평소에 소화가 안 되고 위가 더부룩한 느낌이다.

급한 대로 기의 소통을 원활히 하기 위해 사관(四關)에 자침(刺鍼)하고 소시호탕을 2배량을 급히 달여 2회에 나누어 30분 간격으로 투약했다. 침을 빼고 약을 한 차례 드신 후 기분이 좀 나아졌다며 잠시 잠을 잤다. 30분쯤 후에 다시 약을 한 차례 복용하고 집으로 돌아갔는데, 갈 때에 같은 처방으로 1첩을 더 지어주었다.

다음날 오후에 전화가 왔는데 집에서 자기 전에 약을 달여서 먹었는데 밤에 편히 잠을 잤다고 한다. 또한 지금은 두통이 없어 너무 몸이 가볍다며 고맙다는 인사를 했다.

8-2. 식한(食汗), 도한(盜汗)

다음은 최진희 선생의 경험이다.

● ○○ 가쯔라 남 37세 한국주재 일본인 서울특별시 용산구 한남동

얼굴색이 검고 키가 작고 몸도 왜소한 일본인이다. 이 일본인의 여자 친구는 한국인이며 무용을 하는데 삼합탕을 복용하고 견통(肩痛)이 좋아졌다며 남자친구와 함께 찾아왔다.

① 땀이 많이 난다. ㉠ 특히 밥을 먹을 때와 잠을 잘 때에 땀을 많이 흘려 주위 사람이 걱정할 정도이다. ㉡ 3년 전에 한국에 온 후로 이 증상이 더 심해졌다. ② 많이 피곤하다. ③ 간이 안 좋다. 그렇게 본 이유는 매일 폭음하고, 여

러 가지 술을 섞어 마시기 때문이다. ④ 소화력이 안 좋다.
땀을 많이 흘린다는 것은 체열이 높다는 의미이다. 이 환자의 주호소가 도한(盜汗)이나, 도한에 흔히 쓰이는 당귀육황탕을 쓰기에는 체열이 높지 않았고 소화력이 좋지도 않았다. 그래서 매일 폭음한다는 점에서 간이 좋지 않다고 판단하여 시호가 들어 있는 소시호탕을 사용하기로 했다.
3년 전부터 심해진 도한을 목표로 소시호탕 1.5배량으로 10일분 20첩을 투약했다. 여자 친구가 삼합탕을 지어달라고 찾아왔을 때 확인해 보았다.
1. 피로가 소실되었다.
2. 밥을 먹을 때 땀이 안 난다.
3. 밤에 잘 때 땀나는 것은 잘 모르겠다고 한다.

9-1. 구토(嘔吐), 식음곤란(食飮困難), 자궁암(子宮癌)

다음은 심선택 선생의 경험을 발췌한 것이다.

● ○ ○ ○ 여 30여 세 어느 내과의사의 부인

지난해 여름이었다. 이 부인이 자궁외임신으로 유산을 했는데
① 검사결과 자궁암(子宮癌)이 발생하였다고 한다. 4일간 암 치료를 받고 3일간 쉬는 것을 4회 반복했다. ② 그런데 돌연히 심한 구토(嘔吐)로 물도 음식도 먹을 수 없었다. 남편인 내과의사가 온갖 노력을 다했지만 구토(嘔吐)가 그치지 않았다. ③ 시간이 경과하자 환자는 극도로 쇠약해지고 혼자 걸을 수도 없게 되었다 . ④ 얼굴이 창백하여 핏기라고는 없고 말도 겨우 하고 있다. ⑤ 흉협고만(胸脇苦滿)이 있다. ⑥ 한 달째 변비(便秘)이다. ⑦ 맥(脈)은 세(細)하다. ⑧ 수족(手足)이 냉(冷)하다. ⑨ 설태(舌苔)가 없다.
맥(脈)은 220지, 양 합곡혈(合谷穴)에까지 강한 맥(脈)이 뛴다. 이것은 사맥(死脈)이라고 했다. 내가 어느 환자 임종시에 맥(脈)을 보니 합곡혈(合谷穴)에 강한 맥(脈)이 뛰고 십선혈(十宣穴)에 모두 맥(脈)이 뛰는 것을 보았다. 나는 치료를 거절했다. 환자와 그의 오라버니는 애걸하면서 좀 고쳐달라고 한다. 나는 과거를 돌아봤다. 이보다 더한 허증 환자도 치료한 경험이 있기 때문이다. 이것 역시 ≪상한론≫ 113장(240조) '흉협만(胸脇滿) 불대변이구(不大便而嘔), 설상백태자(舌上白苔者)는 기여소시호탕(可與小柴胡湯)'에 해당한다.
그런데 전자는 급성(急性)이었으며 이 환자는 만성(慢性)이다. 그래서 설에 백태가 없는 것이다. 이 환자는 수족이 궐랭(厥冷)하고 심한 허증으로 구토(嘔吐)를 한다. 흉협고만(胸脇苦滿)과 왕래한열(往來寒熱)이 없다면 부자이중탕(附子理中湯)을 써야 할 경우이다. ≪상한론≫ 80장(156조)에 '두한출(頭汗出) 미오한(微惡寒) 수족랭(手足冷) 심하만(心下滿) 구불능식(口不能食) 대변경(大便硬) 맥세자(脈細者), 가여소시호탕(可與小柴胡湯) 설불료료(設不了了) 득시이해(得屎而解)'에 해당한다. 그래서 소시호탕(小柴胡湯)에서 인삼과 생강, 반하를 각 3돈으로 하고 녹용 3돈을 더하여 4첩을 지어 주었다.
이튿날 전화를 해보니 구토(嘔吐)가 그치고 식사를 했다고 한다. 다음날 내과의사가 그의 처남(환자의 오빠)을 만난 자리에서 '야 그 한약도 신기하더라'하며 말했다고 한다.

9-2. 구토(嘔吐)

다음은 심선택 선생의 경험을 발췌한 것이다.

● ○ ○ ○ 여 20세 서울특별시 송파구 풍납동

① 늑막염으로 입원 치료를 받다가 심한 구토가 발생했다. 백방으로 약을 써도 효과가 없었다. 누가 녹용을 먹였더니 이런 구토가 그쳤다는 것이다. 환자의 부친이 '녹용을 몇 첩 지어 주십시오'하며 말을 한다. ② 환자는 2개월이 넘도록 먹지 못했으니 늘어져 누워있다. ③ 두 눈이 감겨 있다. ④ 확인해보면 대답을 하는데 귀를 기울여야 겨우 알아들을 수 있다. ⑤ 대소변도 누워서 보고 남이 받아낸다. 풍전등화와 같은 상태이다.
환자의 아버지는 "이만큼 키워놨는데 죽다니 너무 억울하다. 어떻게 살릴 수 있는 방법이 있는가"하고 묻는다. "죽을지 살지는 나도 알 수 없으나 약이나 써 보십시오"하고 말을 해 주었다. 다른 증상을 확인해 보니, 한열왕래, 흉협고만, 설백태(舌白苔), 구갈, 식욕부진, 변비 등이 있었다.
소시호탕에서 인삼 4돈, 생강 3돈, 반하 3돈으로 하고 녹용 3돈, 대자석 2돈을 더하여 6첩을 지어주면서 소량씩 계속 먹이라고 했다. 약을 복용한 후에 구토가 멈추고 증상이 점차 회복되었다.

9-3. 위암(胃癌), 구토(嘔吐)

다음은 심선택 선생을 발췌한 것이다.

● ○○○ 남 77세 한의사

1980년 2월 24일 오후 4시경의 일이다.

① 이분은 노란 수액의 물줄기를 꽉꽉 토(吐)하고 있다. ② 토하는 물줄기에 음식이 다소 섞여 나오는 것이 보인다. ③ 3일 뒤인 월요일(27일)에 위암수술을 하기로 되어있다. ④ 환자는 현재 발병한 지 5일이 되었으며, 강건하고 날카로운 성격이다. ⑤ 혀에는 두터운 백태(白苔)가 매끄럽게 느껴진다. ⑤ 우측(左側)에 흉협고만(胸脇苦滿)이 분명하다. ⑥ 맥은 긴(緊)하고 72지(至)이다. ⑦ 변비가 있다.

구토(嘔吐)의 증상이 있는 것을 보고 오령산증(五苓散症)이 아닐까 생각했지만, 오령산증은 물만 토하고 음식은 토하지 않는 경우가 많다는 것을 상기했다. 또한 노란 수액은 담즙이라고 생각되었다.

이것은 ≪상한론≫ 〈양명병(陽明病)〉 편 113장(240조)의 '양명병(陽明病) 협하경만(脇下硬滿) 불대변이구(不大便而嘔), 설상백태자(舌上白苔者)는 가여소시호탕(可與小柴胡湯), 상초득통(上焦得痛), 진액득하(津液得下) 위기인화(胃氣因和) 신즙연한출이해(身濈然汗出而解)'에 해당한다. 그래서 소시호탕에서 반하와 생강의 양을 늘리고 대자석을 가하여 4첩을 지어주었다 이 약 1첩을 복용하고 맹렬한 구토가 딱 그치고 4첩을 복용하자 구토가 완전히 그쳤다.

환자의 아들이 "선생님 이것은 기적입니다."하고 말했다.

다음날 환자는 "그 약이 참 먹을 만합니다. 백두구(白豆蔻) 넣었지요?"

"예 넣었습니다."

"용안육(龍眼肉)도 넣었지요?"

"예 넣었습니다."

"그 약이 비화음(比和飮)이지요?"

"예 그렇습니다."

환자의 비위를 맞추기 위해서 "예, 예"하고 대답했다. 이 환자는 소시호탕의 맛이 그렇게 좋았던 것이다. 아직도 오심(惡心-속이 울렁거림)이 남아있어 지난번과 같은 처방으로 다시 4첩을 지어주었다.

다음날 갔을 때 환자는 잠을 자고 있다. 편안한 모습이다.

1. 맥(脈)은 긴(緊)에서 부약(浮弱)으로 변하여 있다.
2. 설(舌)의 백태(白苔)도 깨끗이 없어졌다.
3. 오심(惡心)도 없어졌다.
4. 대변을 많이 보았다고 한다.

대변이 나오지 않아 온몸에 땀이 흐르도록 힘을 줄 때 며느님이 손으로 땅겨 꺼내니 흰 횟가루 뭉치가 막혀있는 것을 꺼냈다. 나는 '신즙연한출이해(身濈然汗出而解)'가 이것이로구나 하고 생각했다. 이것은 위(胃)내시경 때 투입한 것이라고 했다.

27일에 수술을 할 예정이어서 26일에 병원에 가서 검사결과 '암'은 나타나지 않고 없어졌다. 병원에서는 오진이 아닌데 이상하다고 했으며, 폐가 부어있다고 말을 했다는 것이다.

맥(脈)이 부약(浮弱)이니 시호계지탕(柴胡桂枝湯)을 지어주었다. 금요일에 가보니 이번 약은 시어서 못 먹겠다고 한다. 다시 보니 설황태(舌黃苔) 맥침대유력(脈沈大有力) 변비(便秘)에 대시호탕(大柴胡湯)증이 나타나 있었다. 환자는 한의사로 2대째 한의사를 하는 집이었다. 그 후 10일이 지났다. 환자는 완전히 나았고, 바둑을 두고 있다고 한다.

9-5. 췌장암(膵臟癌)

다음은 심선택 선생의 경험을 발췌한 것이다.

● ○○○ 남 57~58세 약국 종업원의 외삼촌

① 1985년 4월경 전에 췌장암으로 수술 받았는데 그 자리가 또 아프다.

○○대학병원에 입원하고 있었다. 환자는 다시 수술을 한다는 것이 무척이나 겁이 났다. 그래서 퇴원하여 본인에게 찾아 왔다.

② 주소(主訴)는 심한 복통과 구토이다. ③ 흉협고만이 강하다. ④ 맥은 침긴(沈緊)하다. ⑤ 복피(腹皮)는 얇지 않고 복직근(腹直筋)이 좀 긴장되어 있다. ⑥ 제(臍)의 상하에 수술 자국이 길게 있다.

≪상한≫ 58장(108조) '시호증(柴胡證) 잉재자(仍在者) 선여소시호탕(先與小柴胡湯)하고 토부지(吐不止) 심하급(心下急) 울울미번자(鬱鬱微煩者)는 여대시호탕(與大柴胡湯) 하지즉유(下止則愈)니라' 하였다.

이것은 흉협고만 구토에 소시호탕을 먼저 주고 낫지 않을 때는 대시호탕으로 하면 낫는다는 의미이다.

이것은 구토에 대한 것이고, 56장(104조)에는 '상한(傷寒) 양맥(陽脈)이 색(濇)하고 음맥(陰脈)이 현(弦)하면 법당복중

(法當腹中)이 급통(急痛)이니 선여소건중탕(先與小建中湯)하고 불차자(不差者)는 소시호탕주지(小柴胡湯主之)'라 했는데, 이것은 복통에 소건중탕을 먼저 주고 낫지 않으면 소시호탕을 사용하라는 의미이다. 그래서 소시호탕에 작약 3돈을 더하여 4첩을 지어주었다.
이 환자는 이것으로 나았다고 오지 않았는데 그 후 며느님의 권유로 다시 왔다. 아직도 오심이 남아 있고, 간혹 복통이 있다. 환자는 이만하면 참을 만하다며 괜히 아들이 돈을 쓴다며 오지 않았다는 것이다. 다시 지난번과 같은 처방으로 1제를 지어주었는데 그 후로 오지 않았으며, 4년이 지났지만 아프다는 말을 하지 않는다고 한다.

10-1. 만성복통(慢性腹痛), 구토(嘔吐), 두통(頭痛)

다음은 노의준 선생의 경험이다.

● 강 ○ ○ 여 11세 소양인 경향 153cm 38kg 경기도 안산시 단원구 와동

마른 편이고 얼굴은 검붉으며 신경이 예민하고 날카롭고 기세가 있다. 부모가 한약을 지으러 왔는데 아이가 복통과 구토, 두통이 오래되었다며 같이 약을 지어달라고 한다.
① 약 3~4년 전부터 아침에 일어나면 거의 매일 배가 아프다. ㉠ 아침밥을 먹으면 배가 아파서 아침을 안 먹고 다닌다. ㉡ 식욕도 없어서 밥도 잘 안 먹는다. ㉢ 잘 체하는 편이며 체하면 항상 복통이 동반된다. ㉣ 식후에는 속이 느글거리면서 메슥거릴 때가 자주 있는데 그럴 때마다 자주 토한다. ㉤ 두통은 심하지는 않지만 자주 아픈 편이다.
② 복진을 해보았다. ㉠ 복형(腹形)은 흉곽이 발달되어 있고 들려있으며 복부는 전체적으로 마른편이다. ㉡ 복색(腹色)은 검붉은 편이다. ㉢ 복근(腹筋)은 유력하고 탄탄한 편이다. ㉣ 흉협고만(胸脇苦滿)이 있는데 비교적 현저하게 확인되었다. ㉤ 복직근(腹直筋)을 따라 연급(攣急)과 압통점이 군데군데 확인되었다. ③ 혀는 미백태(微白苔)가 보인다.
④ 맥은 긴삭(緊數)한 편이다.
이에 소시호탕증을 직감하고 문진을 해보았다.
⑤ 감기에 걸리면 목이 붓고 열이 나며 현재도 감기기가 조금 있어서 열이 좀 있고 목이 부었다고 한다. ⑥ 평소에 신경이 예민한 편이다. ⑦ 차멀미를 자주 한다. ⑧ 간혹 가슴이 답답한 경우도 있다. ⑨ 추위를 타고 손발이 좀 찬 편이다. ⑩ 단 음식, 찬 음식을 좋아한다.
몸이 마르고 얼굴이 검붉은 편이며 신경이 예민하고 기세가 있게 생긴 소양인 경향이 있는 여아의 흉협고만(胸脇苦滿)과 복통(腹痛), 구토(嘔吐), 두통(頭痛)을 목표로 소시호탕 20첩을 20일분으로 투약했으며 소시호탕 증류액을 1일 1통씩 10통 투약했다. 2달 후에 다시 어머니와 내원했는데 약을 복용한 후에
1. 아침마다 배가 아픈 것이 씻은 듯이 없어져 이제는 아침밥을 먹고 등교하고 있다.
2. 구토(嘔吐)의 횟수가 많이 줄어들었다.
3. 소화가 잘되고 체하는 것도 줄어들고 메슥메슥 토할 것 같은 것도 없어졌다.
4. 두통이 호전되어 이제는 심하지 않다.
다시 복진을 해보니 흉협고만이 현저하게 줄어들어 흉협하(胸脇下)에 약간의 저항감만을 호소할 정도이고 심하비경(心下痞硬)은 거의 없어진 듯이 보였다. 이번에도 소시호탕 20첩을 20일분으로 투약했다.
이듬해 봄에 전화를 하여 확인해 보니
1. 복통(腹痛), 오심(惡心), 구토(嘔吐)는 완전히 소실되었다.
2. 식욕도 많이 증가하였다.
3. 두통도 소실되었다.

10-2. 신경예민(神經銳敏), 복통(腹痛), 피로(疲勞)

다음은 노의준 선생의 경험이다.

● 김 ○ ○ 여 13세 소양인 중학교 1년 경기도 의왕시 내손2동

중학교 2학년 여학생이 약하고 자주 아프다며 보약을 지어달라고 한다.
① 신경이 너무 예민하다. ② 배가 자주 아프다. ③ 소변을 거의 보지 않는다. ④ 아침에 몸이 무거워 일어나기 힘들다. ⑤ 월경주기가 부정확하다. ⑥ 감기에 걸리면 반드시 한열왕래(寒熱往來)가 있고 입이 쓰고 고열이 난다. ⑦ 식욕이 좋고 저녁을 많이 먹는다. ⑧ 신경질이 많고 매사가 귀찮다. ⑨ 우측에 흉협고만(胸脇苦滿)이 있다.
감기에 걸리면 반드시 한열왕래가 있고 입이 쓰고 고열이 난다는 점과 흉협고만이 있는 것을 고려하여 소시호탕 본방으로 8일분 15첩을 지어주었다.
14일 뒤인 3월 중순에 다시 내원했을 때 확인해 보니, 지난번 약을 복용한 뒤로 복통이 소실되었고 신경이 예민한 것이 경감되었다고 한다.
이번에도 지난번과 같은 소시호탕으로 8일분 15첩을 지어주었고, 약을 복용한 후에 아침에 깨우지 않아도 잘 일어나

고 피로도 많이 없어졌다고 한다. 이번에도 지난번과 같은 처방으로 8일분 15첩을 지어주었다.

11-1. 전신위축(全身萎縮)

다음은 박태기 선생의 경험을 채록한 것이다.

● 최 ○ ○ 여 13세 초등학교 6년 충청북도 제천시 봉양읍 연곡리

20여 년 전의 일이다.

① 전신이 마치 숯검정처럼 까맣게 탄 어린이가 왔다. ② 몸은 바싹 말라 있다. ③ 음식도 제대로 먹지 못한다. ④ 기운이 없어 누워만 있다. ⑤ 병원에서 3년간 치료를 받았으나 효력이 없었고 병명은 신장이 말라 들어가는 병이며 신장이 기능을 못하는 병이라고 한다. ⑥ 흉협고만(胸脇苦滿)이 있다.

마른 편이고 신경이 날카로운 사람에게 소시호탕증이 많은 것처럼 이 어린이도 흉협고만이 있어 소시호탕 본방으로 3일분 6첩을 지어주었다.

소시호탕 6첩을 복용한 뒤로 아이가 밥을 잘 먹기 시작했고 일어나서 다른 아이처럼 뛰어 다녔다. 그러자 점차 숯처럼 검은색의 피부도 서서히 제 혈색을 찾기 시작했고, 전신위축(全身萎縮)은 언제 없어졌는지 저절로 나았다.

12-1. 구갈(口渴), 당뇨(糖尿)

다음은 심선택 선생의 경험을 발췌한 것이다.

● ○ ○ ○ 여 47세 사장

① 얼굴이 붉다. ② 몸이 많이 말랐다. ③ 파마한 머리가 부서질 것 같이 고조(枯燥)하다. ④ 입술과 혀가 많이 빨갛다. ⑤ 복진을 해보니 흉협고만(胸脇苦滿)이 예민하게 나타나고, 심하비(心下痞)도 민감하다. ⑥ 맥은 삭(數)하고 미긴(微緊)하다.

이 부인은 매일 생수를 됫병(1.8ℓ)으로 10병씩 마신다고 한다. 즉 물을 1말 마신다는 것이다.

흉협고만이 예민하게 나타나고, 심하비(心下痞)도 민감하여 소시호탕을 쓰기로 하고, 입술과 혀가 빨갛다는 점과 맥이 삭(數)하고 미긴(微緊)하다는 점, 매일 생수를 됫병으로 10병씩 마신다는 점은 모두 열이 있어 나타나는 증상인 만큼 석고 4돈을 더하여 2일분을 지어주었다. 소시호탕에 석고 4돈을 더하여 2일분을 복용하니

1. 1일 마시는 물의 양이 6병으로 줄어들었다.

지난번과 같은 처방으로 4일분을 더 복용한 후에는

2. 1일 마시는 물의 양이 3병으로 줄었다.

다시 지난번과 같은 처방으로 약을 4일분을 복용한 후에는

3. 1일 마시는 물의 양이 1.5병으로 줄어들었다.

이번에는 지난번의 처방에서 석고를 빼고 숙지황 4돈을 더하여 10일분을 지어주었다.

약을 복용하고 구갈이 소실되었으며 그 후에 10일분의 약을 30여 일간 복용하고 건강을 회복했다. 모두 30일분 3제를 복용한 뒤 쾌유한 것이다.

13-1. 간질(癎疾)

다음은 심선택 선생의 경험을 발췌한 것이다.

● ○ ○ ○ 여 12세

시내 모 약국 손님의 딸이다. 간질(癎疾)이 있는데 부모가 이 병을 고쳐주기 위하여 온갖 치료를 다하고, 한 해 여름 동안 명산을 찾아가 산치성도 올렸다고 한다. 이 아이의 부친이 "우리 집에서는 이 애가 왕이래요. 얼마나 신경질을 부리는지 집안 식구들 중엔 그 애를 볼 사람이 없습니다"라고 말했다. 어려서부터 이 병이 있었던 것으로 기억된다.

① 보통 키에 눈초리가 예민하고 입술이 빨갛다.

② 두 복직근(腹直筋)이 서 있고, 복피(腹皮)는 그리 얇지 않으나 소건중탕증이다.

③ 양쪽에 흉협고만(胸脇苦滿)이 있고, 신경이 날카롭다. ④ 맥은 부약(浮弱)이며, 좀 빠르다.

⑤ 환아(患兒)는 매우 허약한 편이다. 이렇게 되면 타각적으로 시건탕(柴建湯)이다. 흉협고만도 양측에 강하다.

소건중탕에 소시호탕 반량을 합방하고 도한, 자한 등의 증상이 있으므로 황기 1.5돈을 더하고 변비가 있어 당귀 2돈을 더하고 간질을 치료할 목적으로 용골과 모려를 각 1.5돈씩 더하여 약을 지어주었다.

1. 이것을 20일쯤 복용하니 식욕이 생겨나 살집이 단단해지고 성격이 상당히 온순해졌다.

2. 3개월 후에 키가 7cm나 더 크고 엉덩이가 넓어져서 건강해졌다. 이때는 발작이 경미하지만 계속되었다. 6개월 후에도 1개월 1~2회 정도 가벼운 발작이 있었다. 그때부터 약을 1~3일에 1복(服)씩 복용시켰는데, 8개월 후에는 발작이 없어졌다. 그런데 중간에 복통과 하리(下痢)가 있었다. 그래서 작약을 증량하고 당귀를 빼고 약을 지어주었다. 이러한

처방으로 3~4일간 약을 복용하니 복통(腹痛)과 하리(下痢)가 멈추었다.
간질환자를 치료해 보면 맹렬한 대발작은 대개 20~30일분으로 그치는데, 소발에 경미한 발작이 없어지기까지는 8개월 내지 1년 이상이 걸리는 수도 있다. 아무튼 이 병은 체질이 완전히 변하고 성격이 달라져야 치료가 되는 것으로 생각된다.

14-1. 실패례 - 만성B형 간염환자 소시호탕 복용 후 GPT, GOT수치 증가

다음은 박승용 선생의 경험이다.

● ○ ○ ○ 남 35세 78kg

보통 키에 중간 몸집을 가진 남자로 30세부터 B형간염으로 피로감과 권태감을 갖고 생활하고 있다.
① 양방병원에서 정기적인 혈액검사를 받고 있으며 간염약을 복용하고 있다. ② 안구충혈(眼球充血)과 옆구리에 팽만(膨滿)감과 복부의 불쾌감이 있다. ③ 변비는 없고 일을 많이 하면 혓바늘이 생기고, 양치질을 하면 구역질을 하게 된다.
만성 간염과 옆구리의 팽만감을 목표로 소시호탕 본방으로 투약했다. 소시호탕을 달여서 아침과 저녁 하루에 2번씩 복용시켰다. 약을 복용하고 일주일 후에 피로감이 다소 감소하고 가슴의 불쾌감도 다소 완화되었으나 뚜렷한 호전 증상은 못 느끼겠다고 한다. 그래서 일주일을 더 복용하도록 권유했다. 그런데 다음날 더 이상 한약을 복용하지 않겠다고 한다. 이유는 양방병원에서의 GPT와 GOT검사결과 소시호탕을 복용하기 전보다 수치가 2배로 올라가 위험하다는 경고를 들었다는 것이다.
계속 복용하면 일시적인 GPT수치증가가 사라지고 정상수치로 돌아갈 것이라고 설득했으나, 양방의사가 한약은 간에 안 좋다고 먹지 말라고 했다며 더 이상 복용하지 않고 있다.

14-2. 실패례

다음은 추정호 선생의 경험이다.

● 김 ○ ○ 여 60대 소양인

키는 보통이고 체격은 있는, 부지런하고 성질이 있는 소양인이며 몸은 부종으로 뚱뚱한 편이다.
① 한열왕래(寒熱往來), 구고(口苦)가 있다. ② 간에 약 10cm 정도의 물혹이 있고 간복수(肝腹水)가 있다. ③ 담석(膽石)이 있다. ④ 오랫동안 당뇨로 고생을 했고 홍삼을 꾸준히 복용하고 있다. ⑤ 식욕은 있다. ⑥ 현훈(眩暈)이 있으며 정신이 없을 때도 있다. ⑦ 십여 년 전에 막내아들을 교통사고로 잃었다. ⑧ 자궁 절제 수술을 했다. ⑨ 양방 병원에서는 휴양하시라며 우루사와 약 한 알만 준다. ⑩ 농촌에서 지금도 남편과 함께 비닐하우스에서 배, 포도 농사를 짓는다.
한열왕래, 구고, 담석, 간복수가 있다는 점에서 소시호탕에 인진오령산을 합하여 10일분 20첩을 투약했다.
약을 복용한 후에 확인해 보니, 속이 많이 편하다고 한다. 그래서 구체적으로 여쭈어 보니
1. 한열왕래(寒熱往來)와 구고(口苦)는 많이 좋아졌다.
2. 그러나 간복수는 여전하며 소변이 특별하게 많이 나오지는 않는다고 한다.
증상이 호전된 것으로 판단하고 지난번과 같은 처방으로 10일분 20첩을 투약했다.
한참이 지난 후에 전화를 하여 확인하여 보니
1. 우측 하복부 및 대퇴부에 부종이 심하며 우측 간 부위가 얼얼하게 아파서 약을 그만 복용했다고 한다. 약은 약 2/3가량 복용했으며, 병원에서 검사를 받았는데 간의 물혹 크기가 변함이 없고 간 상태가 나빠졌다고 한다.
소화부진, 구토 증상이 없고 담석이 있으므로 소시호탕보다 대시호탕이 더 적합했다고 생각된다. 약을 복용한 후 한열왕래, 구고 증상이 많이 좋아졌다고 했는데 간 검사 결과, 물혹의 크기가 작아지지 않았고 오히려 상태가 나빠졌다고 하는데 이것을 어떻게 해석을 해야 할지 난감하다.

中統26 寶 삼소음 蔘蘇飮

人蔘 蘇葉 前胡 半夏 乾葛 赤茯苓 各一錢 **陳皮 桔梗 枳殼 甘草** 各五分半 **薑三片 棗二枚**

[出　　典]
和劑局方 : 治感冒發熱頭疼 或因痰飮凝結 兼以爲熱竝宜服之 若因感冒發熱 亦如服養胃湯法 以被蓋臥 連進數服 微汗卽愈 尙有餘熱 更宜徐徐服之 自然平治 因痰飮發熱 但連日頻進此藥 以熱退爲期 不可預止 雖有前胡乾葛 但能解肌耳 旣有枳殼橘紅輩 自能寬中快膈 不致傷脾 兼大治中脘痞滿 嘔逆惡心 開胃進食 無以喩此 毌以性凉爲疑 一切發熱 皆能取效 不必拘其所因也 小兒室女 亦宜服之
方藥合編 : 治 感傷風寒 頭痛 發熱 咳嗽 及內因七情 痰盛 潮熱
[活　　套] 痰盛 加三子　① 肺熱 換沙參 加桑白皮·麥門冬　② 虛冷 倍蔘 加桂枝
[活套鍼線] 感冒(小兒) 表症(寒) 風嗽(咳嗽) 寒嗽(咳嗽) 喘嗽(小兒痲疹) 肺癰(癰疽) 風寒失音(聲音) 鼻塞鼻痛(鼻) 初熱(小兒痘瘡) 潮熱(火) 少陽(瘧疾)
[適 應 症] 감모, 소아감기, 기침, 가래, 콧물, 호흡곤란, 숨참, 인통, 발열, 전신통, 오한, 흉비, 식욕부진, 구토, 기관지염, 오조, 기울, 폐렴, 주독

처방설명 삼소음은 혼합감기와 기침감기에 사용한다. 혼합감기란 기침, 콧물, 코막힘 등 호흡기 증상과 발열(發熱), 오한(惡寒), 몸살 등 증상이 혼재되어 있는 감기이며, 기침감기는 기침을 위주로 하는 감기이다.

감기의 주요 원인은 찬 기온과 급격한 기온차이다. 그래서 여름철보다는 겨울철이나 기온차가 심한 환절기에 걸리는 경우가 많고, 증상 또한 낮 동안에는 완화되다가도 저녁이나 새벽에 심해지는 경우가 많다. 이는 찬 기온에 대응하기 위한 에너지가 부족하기 때문이다. 따라서 평소 허약하거나 과로로 인해 과도한 체력소모가 발생했을 때 쉽게 감기에 걸릴 수밖에 없다. 문제는 이와 같은 동일한 조건과 원인이 작용하더라도 개인의 신체조건에 따라 찬 기온에 대응하는 형태가 다를 수 있다는 점이다. 따라서 적합한 처방을 사용하기 위해서는 무엇보다도 신체조건과 신체상태를 파악하는 것이 중요하다. 특히 감기의 경우 원인이 다양하지 않기 때문에 신체조건과 상태를 이해하는 것은 필수적이라고 할 수 있다.

삼소음의 증상이 발현되는 기전을 이해하기 위해서도 신체조건을 알아야 하는데, 신체조건은 영양상태에 따라 달라질 수 있기 때문에 시대상을 참고하는 것이 좋다. 요즘에는 태중(胎中)에 있을 때부터 충분한 영양공급이 이루어지고, 태어난 후에도 영양분이 적절하게 공급되기 때문에 성장속도가 빠를 뿐 아니라 조직이 견실하다. 따라서 대체로 건강한 상태로 성장하게 되며, 결과적으로 감기에 걸리는 횟수도 많지 않다. 그러나 먹을 것이 부족했던 시절에는 태중에서, 또는 출산 후에도 충분한 영양분이 공급되지 못하는 경우가 흔했기 때문에 조직이 견실하지 못했을 뿐 아니라 상대적으로 체열(體熱)이 낮을 수밖에 없어 찬 기온의 영향을 쉽게 받았다. 따라서 약간의 기온차에 의해서도 감기에 걸려 발열, 오한, 기침, 가래, 몸살 등 여러 증상이 혼재되어 있는 혼합감기에 걸리는 경우가 흔했다.

삼소음은 이러한 신체조건, 즉 조직이 연약하고 체열이 높지 않은 상태에서 감기에 걸렸을 때 사용하는데, 앞서 언급한 대로 예전에는 영양분이 충분하지 못하여 조직이 연약했고 체열이 높지 않아서 이런 증상이 많았지만 요즘에는 영양분이 충분하게 공급되기 때문에 삼소음을 사용할 수 있는 혼합감기는 흔하지 않다. 그래서 요즘에는 혼합감기보다는 기침감기에 사용하는 경우가 더 많다. 물론 기침감기에 사용할 경우에도 피부가 엷고 조직이 연약하며 체열이 높지 않을 때 적합하며, 어른에게도 사용할 수 있지만 성장기라서

조직이 연약할 수밖에 없는 소아에게 보다 잘 맞는 처방이라고 할 수 있다. 활투침선을 보면 삼소음이 소아문(小兒門)에 많이 포함되어 있는 것을 볼 수 있는데, 소아는 피부가 엷고 호흡기가 미숙하기 때문에 감기에 걸렸을 때 삼소음증이 비교적 많이 나타난다는 것을 반증하는 것이다.

소아의 기침감기에는 소청룡탕을 많이 사용하는데, 소청룡탕은 찬 기온으로 인한 호흡기점막의 충혈과 부종이 심할 때, 즉 삼소음을 써야 할 경우보다 증상이 심하게 나타날 때 적합하다. 또한 신체조건으로 볼 때 보다 체열이 높고 견실한 소아에게 사용할 수 있다. 반면 삼소음은 체열이 보통이며 피부가 엷고 조직이 연약한 소아에게 적합하다.

활투침선을 보면 한문(寒門)의 표증(表症)에 사용하는 처방으로 되어 있다. 표증(表症)에서는 두통(頭痛)과 신체통(身體痛), 발열(發熱), 오한(惡寒), 항강(項强), 기침이 나타나고, 땀이 나지 않으며 맥이 부(浮)한 등의 증세가 나타나는데, 신체조건과 증상의 형태에 따라 향소산, 십신탕, 인삼패독산, 향갈탕, 소청룡탕, 삼소음 등을 사용한다. 이 중에서 삼소음은 앞서 언급한 신체조건과 신체상태가 바탕이 되어 발생하는 혼합감기와 기침감기에 사용하는 처방으로 인식하면 된다.

삼소음은 풍수(風嗽)와 한수(寒嗽), 소아마진(小兒痲疹)의 천수(喘嗽)에 사용하는 처방으로 되어 있다. 이러한 증상 모두 피부가 엷고 연약한 사람, 즉 외부에서 유입되는 찬 공기를 가온(加溫)하는 능력이 떨어지는 사람에게 나타나는 증상이다. 외부에서 찬 공기가 계속 유입되면 비강(鼻腔)을 충혈(充血)시켜 공기를 가온하는데, 가온력이 떨어지면 기관지도 충혈되기 때문에 기침이 발생하게 된다. 특히 홍역에 걸리면 홍역 바이러스에 의해서도 호흡기점막이 충혈될 수 있기 때문에 기침발생의 가능성은 높아진다.

삼소음은 풍한실음(風寒失音)에 사용하는 처방으로 분류되어 있다. 목소리가 잠기거나 나오지 않는 것은 후두(喉頭)나 성대(聲帶)가 부어 있기 때문이다. 이러한 현상은 담배를 많이 피우거나 과로했을 때, 목을 많이 사용했을 때 발생할 수 있지만, 감기에 걸려 이차적으로 후두와 성대가 충혈되고 염증이 생겼을 때도 발생한다. 삼소음은 감기에 걸려 후두와 성대가 붓고, 그 결과 목소리가 잘 나오지 않는 경우에 사용할 수 있는데, 실제로 요즘에는 사용하는 경우가 많지 않다.

삼소음은 비색비통(鼻塞鼻痛)에 사용하는 처방으로도 분류되어 있다. 코가 막히는 것은 외부에서 유입되는 찬 공기를 가온시키는 과정에서 비강(鼻腔)이 붓기 때문이며, 이러한 상태가 심해지면 비강에 열(熱)과 혈액(血液)이 몰려 통증이 나타나는 경우도 있다. 그러나 실제로 삼소음을 써야 하는 비통(鼻痛)은 많지 않고, 비색(鼻塞)의 정도도 심하지 않다.

삼소음은 두창초열(痘瘡初熱)에 사용하는 처방으로 되어 있다. 천연두(天然痘)의 잠복기는 보통 10~13일 정도이며, 잠복기가 지나면 초기에 갑자기 한기(寒氣)가 들면서 열(熱)이 높아지고 강한 두통(頭痛), 요통(腰痛) 등이 나타나는데, 이것을 초열(初熱)이라고 한다. 초열이 심해지면 이차적인 장애가 나타날 수 있기 때문에 발산제(發散劑)나 청열제(淸熱劑)를 사용하여 급히 열을 조절해 주어야 하는데, 삼소음도 열을 발산시키는 작용이 있어 두창초열(痘瘡初熱)에 사용할 수 있다.

필자의 삼소음 처방기준은

① 열성(熱性)이나 한성(寒性)을 띠지 않은 기침, 가래 위주의 감기
② 해수, 담성, 콧물, 비색(鼻塞), 발열, 오한, 두통, 신체통, 인통 등의 표증과 식욕부진, 원기부족
③ 외감(外感)과 더불어 식욕부진, 소화장애가 있을 때
④ 외감(外感)과 함께 피로 등 기허증이 있을 때
⑤ 피부가 엷은 사람 또는 어린이의 감기
⑥ 평소 약간 약해 보이고 보통 체열을 가진 사람의 기침감기

처방구성 처방구성을 보면 습담(濕痰)을 제거하는 이진탕에 울체(鬱滯)를 풀어주는 길경지각탕이 들어있고, 소엽, 전호, 갈근 등이 외감(外感)으로 인한 표울(表鬱)을 풀어줌과 동시에 인삼, 감초로 보기(補氣)하여 저하된 신체기능을 높여준다.

인삼은 소화액의 분비를 증진시켜 식욕을 강화하고 위장의 연동운동(蠕動運動)을 항진시켜 소화흡수를 촉진하며, 세포의 기능을 활성화시켜 에너지 생산을 촉진한다. 또한 부교감신경을 강화하고, 강장작용을 하며, 부신피질기능을 강화하고 면역기억세포의 생성을 촉진하여 면역기능을 증강시킨다. 소엽은 중추신경의 흥분을 억제하여 정신을 안정시키며, 한선(汗腺) 분비를 자극하여 발한(發汗)을 촉진하고, 소화액 분비와 위장운동을 증강한다.

전호는 거담작용(祛痰作用)이 강하며 경도의 진해작용(鎭咳作用)이 있다. 반하는 중추성 구토나 점막자극에 의한 구토를 억제하고 인후점막자극으로 인한 해수(咳嗽)를 억제한다. 갈근은 소염, 수렴, 해열작용이 있다. 적복령은 세뇨관의 재흡수를 억제하여 이뇨를 증진하므로 부종을 경감시킨다. 진피는 이기제(理氣劑)로써 소화관 운동을 강화하여 가스배출을 촉진한다. 길경은 거담작용(祛痰作用)과 진해작용(鎭咳作用)이 있으며, 염증을 억제하는 소염작용(消炎作用)도 있다. 지각은 위장 연동운동을 항진시켜 내용물의 배출을 촉진함으로써 복부 팽만감을 개선하고 변비를 완화하며, 장관 평활근의 경련을 억제하여 진경작용을 한다. 감초는 인후점막의 자극을 완화하고 기관지평활근의 경련을 억제하여 진해(鎭咳), 진정작용(鎭靜作用)을 한다.

처방비교 기침감기에 사용하는 **행소탕**과 비교하면 두 처방 모두 가래가 수반된 기침감기에 사용한다. 그러나 행소탕은 기관지조직에 음(飮)이 과도하게 울체되어 있고 기관지조직이 충혈·예민해져 있어 기침이 나올 때 사용한다. 또한 몸에 약간 열감이 있는 사람에게 이런 증상이 많으며, 주로 기상시에 기침을 한다는 특징이 있다. 반면 삼소음은 호흡기조직에 담음이 울체되어 있으면서 기표(肌表)가 부분적으로 수축되어 있을 때 사용하며, 행소탕을 사용해야 하는 경우보다 열성은 떨어지지만 그렇다고 허랭하지는 않다.

소아감기에 사용하는 **곽향정기산**과 비교하면 곽향정기산은 외감(外感)으로 인한 가벼운 감기증상에 사용하며, 식상(食傷)으로 인한 소화장애에도 사용한다. 특히 가벼운 감기증상과 함께 소화장애가 있을 때 사용하는 경우가 많다. 반면 삼소음은 소화장애에도 일부 사용하지만 대부분 외감으로 인한 기침감기에 사용한다.

혼합감기에 사용하는 **마계음**과 비교하면 마계음은 주로 감기초기에 사용하며, 삼소음을 쓸 사람보다 건실하고 증상의 정도가 더 심한 경우에 사용한다. 반면 삼소음은 마계음을 쓸 사람보다 건실하지 않는 사람이고 발열의 정도나 신체통의 정도도 더 심하지 않고, 주로 기침이 주증상으로 나타났을 때 사용한다.

→ 활용사례

1-1. 소아감기(小兒感氣), 발열(發熱), 기침, 가래, 호흡곤란(呼吸困難), 비색(鼻塞) 남 2세 소음성태음인
1-2. 소아만성감기(小兒慢性感氣), 비색(鼻塞), 기침, 가래, 식욕부진(食慾不振) 여 3세 소음인
1-3. 소아감기(小兒感氣), 기침, 가래 남 7세
1-4. 소아감기(小兒感氣), 콧물, 기침 남 8세 소음인
1-5. 소아감기(小兒感氣), 기침, 식욕부진(食慾不振), 전신통(全身痛), 오한(惡寒), 인통(咽痛) 남 7세 태음인
1-6. 유아감기(乳兒感氣), 기침, 콧물, 가래, 구토(嘔吐) 여 4개월 소음인
1-7. 유아감기(幼兒感氣), 기침, 콧물 남 2세 태음인
1-8. 만성 소아기침, 식욕부진(食慾不振) 남 8세 태음인
1-9. 어린이 만성 기침감기, 가래, 변비(便秘) 남 5세 소양성태음인 100cm 18kg
1-10. 유아감기(乳兒感氣), 기침, 콧물, 발열(發熱) 여 14개월 소음성태음인
1-11. 만성(慢性) 기침 7세
2-1. 감기(感氣), 숨참, 흉비(胸痞), 발열(發熱) 여 81세 태음인
2-2. 감기, 기침, 가래, 발열(發熱) 여 56세 태음인
2-3. 기침, 가래, 식욕부진(食慾不振) 남 52세 소음성태음인 172cm

2-4. 감기(感氣), 인통(咽痛), 비색(鼻塞), 기침 여 27세 160cm
2-5. 감기(感氣), 인통(咽痛) 여 21세 소음성소양인
2-6. 기침, 가래 남 52세 소양성소음인 167cm 62kg
2-7. 초기감기, 식욕부진(食慾不振) 남 20세 소음인 177cm 60kg
2-8. 감기(콧물/가래) 남 27세 소음인 170cm 56kg
2-9. 감기(感氣), 인통(咽痛), 기침 여 20세 태음인 158cm 50kg
2-10. 감기(感氣), 콧물, 코막힘 여 24세 168cm 55kg
2-11. 기침, 미열(微熱), 가래, 맑은콧물 남 31세 소음성태음인 181cm 72kg
2-12. 허증성 기침, 가래, 자한(自汗), 기핍(氣乏) 여 73세 소음인

삼소음 합방 활용사례
1-1. +은교산 - 몸살감기 초기 여 29세 태음인
2-1. +보중익기탕 - 잦은기침, 맑은콧물, 발열(發熱), 오한(惡寒), 두통(頭痛), 피로감(疲勞感) 여 30세 소양인
3-1. +사백산 - 소아경풍 남 5세
4-1. +인삼패독산/실패례 - 종합감기 여 30세 소음인

1-1. 소아감기(小兒感氣), 발열(發熱), 기침, 가래, 호흡곤란(呼吸困難), 비색(鼻塞)

- 김 ○ ○ 남 2세 소음성태음인 경기도 안양시 관양동

동그란 얼굴에 조용한 편으로 혈색이 없고 소음성태음인으로 보이며, 보약을 복용한 적이 있던 어린이다. 40일 전부터 감기에 걸렸는데

① 발열이 있는데 열이 오르락내리락하며 이번에 4번째 열이 났고, 저녁에는 특히 심하다. ② 기침, 가래가 낮에 약간씩 있다. ③ 숨소리가 거칠면서 호흡이 곤란하다. ④ 비색(鼻塞)이 있다. ⑤ 대변은 1일 2회 정도 본다.

혈색이 없고 조용한 편이며 몸이 약간 여윈 소음성태음인으로 감기로 인한 발열, 기침, 호흡곤란, 비색(鼻塞)을 목표로 삼소음에서 인삼을 빼고 2일분 4첩을 지어주었다.

약 4개월 후에 다시 감기로 내방했을 때 확인해 보니, 전에 약을 복용하고 감기로 인한 발열, 기침, 가래, 호흡곤란, 코막힘이 모두 소실되었다고 한다. 이전에도 감기에 걸렸는데 전과 증상이 같다고 하여 삼소음에서 인삼을 빼고 2일분 4첩을 지어주었다.

1-2. 소아만성감기(小兒慢性感氣), 비색(鼻塞), 기침, 가래, 식욕부진(食慾不振)

다음은 영국 동양의학연구소 백영현 선생의 경험이다.

- 백 ○ ○ 여 3세 연약형 소음인 서울특별시 노원구 중계4동 건영아파트

작은 조카아이가 감기에 걸린 지 3달이 넘었다.

① 계속 코가 막힌다. ② 기침을 조금 한다. ③ 기관지에서 가래가 나온다. ④ 식욕이 없어서 계속 엄마가 붙잡아 놓고 억지로 밥을 조금씩 먹이고 있다. ⑤ 오늘은 초저녁에 중이염이 재발해서인지 몹시 울고 있었다.

한약을 달이고 있는 중이라 우선 영국에서 가져온 소아용 진통·해열제를 복용시켰다. 약 1시간 후에 삼소음이 다 달여져 1/4컵 정도 복용시키고 재웠다.

그날 저녁에는 전날처럼 뒤척이거나 칭얼거리지도 않고 잠을 잘 잤다. 아침에 일어난 것을 보고 감기가 나았나 하고 확인해 보니, 코도 양쪽 모두 뚫려 있었고 기침도 하지 않았으며 맑은 가래도 별로 나타나지 않았다.

다음날 아침밥을 조금 먹이고 다시 삼소음을 1/4컵 정도 복용시키고 실습 근무지인 할아버지한약방으로 출근했다. 퇴근하고 오후 7시에 집에 도착하니 조카 딸아이가 문 앞에까지 와서 "고모 다녀오셨어요?" 하며 까불기 시작하는데 목소리가 감기에 걸렸을 때보다 10배는 커진 것 같았다. 감기가 나은 탓인지 조용하게 징징거리던 아이가 갑자기 시끄럽고 부산한 말괄량이 아가씨로 변해 있었다.

자세히 증세를 지난번과 비교해서 살펴보았다.

콧물이나 가래는 완전히 소실되었다. 예전에는 밥을 잘 안 먹었으나 저녁에는 밥을 잘 먹었다. 그 다음날 아침에도 명랑하게 일어났다. 우선 밤새도록 한 번도 깨지 않고 잠을 잘 잤고, 코도 여전히 말라있고 아침마다 가래를 뱉어야 겨우 아침밥 한 순갈을 먹던 아이가 지금은 가래도 전혀 없고 아침에 일어나 아침을 먹기 전에 바나나 2개를 먹는 것이었다.

1-3. 소아감기(小兒感氣), 기침, 가래

● 송 ○ ○ 남 7세 경기도 안양시 비산동 주공아파트

성격이 조용한 남자아이이다.

① 얼마 전부터 감기에 걸린 후부터 아침에 일어나면 기침을 약간씩 한다. ② 기침은 약하지만 밤낮을 가리지 않고 한다. ③ 감기 때만 가래가 있다. ④ 열은 없다.

조용한 성격을 가진 어린이의 기침형 감기를 목표로 삼소음 2배량에 진해(鎭咳)의 효력을 증대시키고자 오미자 1.5돈, 마황 1.5돈을 더하여 3첩을 지어주었다.

2달 뒤에 아기의 어머니가 내방했을 때 확인해 보니, 약을 먹이자 곧 기침과 가래가 없어져 감기가 바로 나았다고 한다.

1-4. 소아감기(小兒感氣), 콧물, 기침

● 최 ○ ○ 남 8세 소음인 경기도 과천시 원문동 주공아파트

나이에 비해 키와 체격이 조금 작고 성장이 부진하며 소음인으로 보이는 남자아이로 보약을 지으러 왔는데 증상을 들어 보니 감기에 걸려 있다고 하여 먼저 감기약부터 지어주기로 했다.

① 12일 전부터 감기 증상이 있다. ② 기침은 낮에 약간씩 하며 ③ 콧물이 쉴 사이 없이 나온다. ④ 가래가 약간 있다. ⑤ 평소에 식욕이 없어 식사량이 적다. ⑥ 감기에 잘 걸리는 편이다.

허약해 보이는 소음인 남아의 감기와 기침, 콧물을 목표로 삼소음에 형개 1.5돈, 방풍 1.5돈을 더하여 3일분 6첩을 지어주었다. 21일 후에 다시 방문했을 때 확인해 보니, 기침과 콧물은 모두 소실되고 가래만 약간 남아 있다고 한다. 삼소음이 효과가 있다고 보고 이번에도 지난번과 같은 처방으로 2일분 4첩을 지어주었다.

1-5. 소아감기(小兒感氣), 기침, 식욕부진(食慾不振), 전신통(全身痛), 오한(惡寒), 인통(咽痛)

● 조 ○ ○ 남 7세 태음인 경기도 안양시 비산동 충의아파트

체격과 키가 보통인 태음인으로 보이는 남아이다.

① 며칠 전 학교에서 운동회를 한 후에 감기에 걸렸는데 낮에 간혹 콜록콜록 기침을 한다. ② 가래 탓인지 습관적으로 음~음~ 한다. ③ 식욕부진이 있다. ④ 평소 손발에서 땀이 많다. ⑤ 목소리는 약간 가늘고 작다.

평소 허약체질로서 비위(脾胃)가 약하고 기(氣)가 약한 태음인 유아의 감기로 인한 기침, 가래를 목표로 삼소음 1.5배량에서 인삼을 빼고 3일분 6첩을 지어주었다.

24일 후 다시 내방했을 때 확인해 보니, 약을 복용한 후에 기침과 가래가 소실되었으며 식욕이 증가하였다고 한다. 25일 후에 다시 내방했는데 이번에는 가래와 비색(鼻塞)이 있다고 하여 오적산 1.5배량으로 지어주었다. 약 5개월 뒤에 감기로 다시 내방했을 때 확인해 보니, 오적산을 복용하고 가래와 비색(鼻塞)이 모두 소실되었다고 한다. 이번에는 감기로 인해 인통(咽痛), 기침, 가래, 오한(惡寒), 전신통(全身痛)이 있다고 하여 삼소음 1.5배량에서 인삼을 빼고 3일분 6첩을 지어주었다. 약 2개월 후에 감기에 걸렸다며 내방했을 때 확인해 보니, 약을 달이다 태워서 4첩만 복용했는데 전신통(全身痛), 오한(惡寒), 인통(咽痛)이 소실되고 기침은 오히려 심했으며 가래는 여전하다고 한다. 이번에도 감기의 증상이 전과 같아 삼소음 1.5배량에서 인삼을 빼고 2일분 4첩을 지어주었다.

1-6. 유아감기(乳兒感氣), 기침, 콧물, 가래, 구토(嘔吐)

● 조 ○ ○ 여 4개월 소음인 경기도 안양시 비산3동

3살, 2살, 4개월 된 딸 셋을 둔 부인이 세 딸 모두가 감기 증세를 보인다며 데리고 왔다.

3살 된 큰딸은 몸이 약간 튼튼해 보이고 앞이마가 나오고 손바닥도 두터운 편이어서 태음성소양인으로 보였고, 2살 된 둘째딸은 약간 여위고 약해 보이며 하관(下觀)이 빠르며 기민하고 번잡한 소양인으로 보였다. 그리고 4개월 된 셋째 딸은 너무 어려 체질 파악이 어려우나 깨끗하고 영리해 보이며 어머니의 말을 들어 보니, 성격이 조용한 편이고 순하다 하여 소음인으로 추측했다.

3살, 2살 된 딸은 22일 전부터 감기에 걸려 콧물과 함께 기침을 심하게 하는데, 특히 둘 다 밤에 더 심하다고 하여 소청룡탕을 투약했는데, 3일 후에 확인해 보니 모두 나았다고 한다.

4개월 된 셋째 딸은 첫째나 둘째 딸과는 달리 성품이 순하여 약해 보이고

① 16일 전부터 밤낮으로 기침을 한다. ② 아울러 콧물을 흘린다고 한다.

4개월 밖에 안 된 유아의 기침감기라 굳이 한약을 먹일 필요가 없을 것 같아 바람만 쏘이지 말고 그냥 있으면 저절로 나을 수도 있을 것 같았다. 또한 젖먹이에게 한약을 먹이는 불편도 고려해서 한약을 지어 주지 않겠다고 했더니, 기침이 계속된 지 보름이 넘었고 병원에 다녀도 잘 낫지 않으니 한약을 지어달라고 애원을 하는 것이었다. 그래서 조용하고 순한 소음인의 유아 기침감기를 목표로 삼소음 본방에서 인삼 대신 오미자 1돈과 육계 2돈을 더하여 2일분 2첩을

지어주었다.
3일 뒤에 어머니가 아기를 안고 내방했는데, 그 약 두 첩을 먹고 기침이 현저히 줄어들었으나 아직도 간간히 기침을 하고 콧물과 가래가 약간 남아 있으며 가끔 구토도 하며 열이 따끈할 정도로 있다는 것이다.
어머니 요청에 따라 다시 지난번과 같이 삼소음으로 2일분 2첩을 지어주었다.
20일 뒤에 세 딸과 가족 모두의 보약을 지으러 왔을 때 확인해 보니, 두 번째 약을 먹고 기침, 콧물, 가래, 구토 등이 모두 나았다고 한다.

1-7. 유아감기(幼兒感氣), 기침, 콧물

● 이 ○ ○ 남 2세 태음인 경기도 안양시 부림동 공작부영아파트
평범한 태음인으로 보이는 남자 아이이다.
① 1주일 전 감기에 걸려서 나았으나 재발했다. ② 기침이 약간 나고 목에서 그렁그렁 가래소리가 난다. ③ 콧물이 나온다. ④ 병원에서는 후두염(喉頭炎)으로 진단했다. ⑤ 식욕이 없다.
태음인 유아(幼兒)의 재발 감기로 인한 기침, 콧물을 목표로 삼소음 1.5배량으로 1첩을 1일분으로 하여 4첩을 지어주었다.
23일 후에 다시 감기에 걸렸다며 약을 지으러 왔을 때 확인해 보니, 지난번 약을 복용한 이후 기침과 콧물이 모두 소실되었으나 식욕증진은 아직 잘 모르겠다고 한다. 이번 감기증상도 전과 동일하여 삼소음 1.5배량으로 4첩을 4일분으로 지어주었다.

1-8. 만성 소아기침, 식욕부진(食慾不振)

● 노 ○ ○ 남 8세 태음인 초등학생 경기도 안양시 비산3동 원주빌라
약간 몸통이 굵은 태음인으로 보이는 남자 어린이다.
① 8개월 전인 작년 11월부터 기침을 계속하는데 저녁 7시 이후에서 자기 전인 10시경까지 심하고, 낮에는 기침이 없다고 한다. ② 아울러 가래는 나오지 않으면서도 목에 가래가 있는지 가래 뱉는 소리를 자주 한다. ③ 평소부터 식욕이 저조하고 편식이 심하다. ④ 평소에 두드러기가 자주 난다.
평성태음인 어린이의 식욕부진과 가래 소리가 있는 오랜 감기기침을 목표로 삼소음 1.5배량에 오미자 1돈을 더하여 5일분 10첩을 지어주었다.
16일 뒤에 다시 왔을 때 확인해 보니, 8개월 동안 지속된 기침은 다 나았고 가래 뱉는 소리도 많이 줄어들었으며, 식욕이 많이 좋아졌다고 한다. 아직 증상이 남아 있으므로 이번에도 지난번과 같은 처방으로 5일분 10첩을 지어주었다.

1-11. 만성(慢性) 기침

다음은 김국진 선생의 경험이다.
● 강 ○ ○ 7세
약간 조용한 성격을 가진 미취학아동으로 어머니는 소음인 정도의 체격이며 아버지는 태음인의 체격이다. 겨울이 되면서 계속 기침을 달고 있다. 별다른 감기 증상은 보이지 않는다. 잔기침을 치료하고 싶다며 약을 지어달라고 한다.
① 계속 잔기침한다. ② 목에 가래가 있는 것처럼 답답해한다. ③ 열은 나지 않고 콧물도 없다. ④ 저녁에 좀더 심해진다. ⑤ 체질적으로 약간 열은 있는 것 같다. 그러나 겨울에 반팔 옷을 입을 정도로 열이 있는 것은 아니다. ⑥ 아토피가 약간 있다. 자다가 긁어서 깬 적이 많다. ⑦ 식성은 보통이다. ⑧ 대소변은 정상적으로 본다.
열성이 심하지 않은 아이의 잔기침을 치유할 수 있는 처방을 검토해 보았다. 소아의 기침에는 삼소음, 소청룡탕, 행소탕, 청상보하환 등이 있는데 상대적으로 발열(發熱)이 적어서 삼소음을 사용해 보기로 했다. 삼소음은 체열(體熱)이 보통이고 기질이 원만하여 유연한 사람의 기침에 사용하는 처방이며 기표가 엷은 사람이나 어린이에게 사용하는 경우가 많다. 계속적인 잔기침을 하는 어린이에게 삼소음 본방으로 5일분 10첩을 투약했다.
10첩을 모두 복용한 후에 확인해 보니, 기침이 완전하게 소실되지 않은 것 같다. 아이의 기침이 겨울이 시작되면서부터 발생하여 완치가 되기에는 약량이 부족할 수도 있었겠지만 기침이 상당히 경감되었다는 점에서 위안이 되었다.

2-1. 감기(感氣), 숨참, 흉비(胸痞), 발열(發熱)

● 박 ○ ○ 여 81세 태음인 경기도 안양시 부흥동 부영아파트
키와 체격이 보통이며 태음인으로 보이고 이마가 나온 할머니로 3~4일전부터 감기 증세가 있는데
① 오래 전부터 숨찬 증세가 있었으나 감기 후부터 더 심해져서 가슴이 답답하면서 숨이 차며 움직이면 더욱 심하다. ② 코가 마르고 싸하며 입이 말라서 고통스럽다. ③ 두통이 심하고 어지럽고 정신이 희미하다. ④ 열이 올랐다 내

렸다가 한다. ⑤ 평소 하복부(下腹部)가 차다. ⑥ 식욕이 별로 없고 소화가 안 되어 속이 답답하다. ⑦ 대변은 된 편이고 2~3일에 1번 정도 본다. ⑧ 피로하고 몸이 무겁다. ⑨ 기운이 없고 저혈압이 있다. ⑩ 정충(怔忡), 경계(驚悸), 불안, 한숨 등의 증상으로 미루어 보면 심화(心火)가 많았던 것으로 짐작된다.
허약한 노인의 감기, 발열을 목표로 삼소음 1.5배량에 숨찬 증세와 비건(鼻乾), 구건(口乾)을 감안하여 행인 1.5돈, 맥문동 1.5돈을 더하여 3일분 6첩을 지어주었다. 1달쯤 후 다시 왔을 때 확인해 보니, 약을 복용한 후 숨이 차고 가슴이 답답한 것과 발열 증세가 모두 소실되었다고 한다.

2-2. 감기, 기침, 가래, 발열(發熱)

● 허 ○ ○ 여 56세 태음인 경기도 안양시 달안동 샛별한양아파트

며느리가 대신 와서 시어머니의 감기약을 지어달라고 말한다. 며느님께 확인해 보니 보통 키에 몸통이 약간 굵다고 한 것으로 보아 태음인으로 추측되었다.
① 10일 전부터 감기 증세가 있었다. ② 어제 낮부터는 머리가 울릴 정도로 기침을 하기 시작하여 밤새도록 심하게 기침을 했다. ③ 어제는 흰색 가래가 있었는데 지금은 더하다. ④ 감기로 인해 발열(發熱)이 심해서 땀으로 목욕을 하는 것 같다. ⑤ 병원에서는 알레르기 기관지천식이라 했으며 병원치료 후 호흡에는 별 지장이 없다고 한다.
⑥ 평소 식욕이나 소화력은 좋다.
체격이 약간 큰 편인 태음인의 감기, 기침, 발열, 다한(多汗)을 목표로 삼소음 1.5배량에 심한 기침을 감안하여 행인 1.5돈, 관동화 1.5돈을 더하여 1.5일분으로 3첩을 지어주었다.
다음날 본인이 전화를 했을 때 확인해 보니, 약을 1일분 복용한 후로 심한 기침, 흰색 가래가 경감되고 발열은 경감한 후에 재발하였다고 한다.

2-3. 기침, 가래, 식욕부진(食慾不振)

다음은 이효상 선생의 경험이다.

● 이 ○ ○ 남 52세 소음성태음인 교수 172cm 대전광역시 중구 태평동 삼부아파트

키와 체격은 보통이며 소음인 기질이 있는 태음인으로, 필자의 아버지이다. 감기에 걸려 약을 지어드리게 되었다.
① 몇 달 전부터 준비해오던 논문을 마무리하느라 최근 며칠 동안 무리를 했더니 감기에 걸려서 기침을 많이 한다.
② 기침은 아침과 저녁에 더 심한 경향이 있다. ③ 기침과 함께 가래가 많이 나오며, 가래를 계속 뱉어야 할 정도는 아니지만 가래로 인해 자꾸 기침을 하게 되는 것 같다고 한다. ④ 평소에도 기관지가 약해서 감기에 걸리면 기침이 나온다고 한다. ⑤ 약국에서 파는 '도라지환'으로 효과를 본 적이 있어 이번에도 복용을 했으나 별 효과가 없었다.
⑥ 몸에서 열은 나지 않으며, 으슬으슬한 몸살 증세도 없다. ⑦ 평소보다 식욕이 많이 저하되었다. ⑧ 평소에도 속이 많이 냉(冷)한 체질인 것 같다고 한다. ⑨ 산악자전거를 탄 지 오래되었고, 아침저녁 출퇴근시에도 자전거를 이용한다.
주증상이 기침과 감기이면서, 발열증상은 거의 없고 식욕이 저하된 것을 목표로 삼소음 2배량으로 2일분 4첩을 지어드렸다. 약을 복용한 후에 먼저 식욕이 회복되었다고 하셨다. 약이 몸에 맞는 것 같은 느낌이었고 나아가는 느낌이었지만 기침과 가래가 많이 줄어들면서 이번에는 기관지에 열감이 느껴진다고 하셨다.
기관지에 나타나는 열감은 일시적인 것이거나 약 자체의 온조(溫燥)한 성질 때문인 것으로 판단되어 이번에는 삼소음에 상백피 1돈, 맥문동 1돈을 더하여 1일분 2첩을 지어드렸다.
약을 바꾸어서인지 기관지에 있던 열감이 많이 줄었다고 하셨다. 또한 기침과 가래가 거의 없어졌으며, 약을 복용한 후 며칠 사이에 증상이 모두 소실되었다.

2-4. 감기(感氣), 인통(咽痛), 비색(鼻塞), 기침

다음은 김수진 선생의 경험이다.

● 김 ○ ○ 여 27세 160cm 서울특별시 도봉구 창동

보통 체형에 피부가 하얀 편이다.
① 목이 매우 아프다. ② 콧물이 나면서 코가 막힌다. ③ 기침이 난다 ④ 몸에 기운이 없다. ⑤ 식욕이 없다.
⑥ 열이 심하지는 않다. ⑦ 평소에 소화가 잘되지 않는다. 과식하면 배가 아프고 설사를 한다. ⑧ 구역감(嘔逆感)을 자주 느낀다. ⑨ 평소 앉았다 일어날 때 가끔씩 어지럽다.
종합감기약을 1주일 정도 복용했으나 차도가 없는 상태였다. 기침, 콧물, 코막힘 등이 있는 혼합감기 증상을 보이고 평소 몸이 약한 편이어서 삼소음을 쓰기로 하고 5일분 10첩을 투약했다. 약을 복용한 후에 증상이 급격히 좋아지지는 않았으나 서서히 증상이 완화되었고 10첩 모두 복용한 후에는 약을 더 이상 복용하지 않아도 되었다.

中統27 寶 소청룡탕 小靑龍湯

麻黃 白芍藥 五味子 半夏製 各一錢半 **細辛 乾薑 桂枝 甘草**炙 各一錢

[出 典]
傷寒論 太陽病中編 : 傷寒 表不解 心下有水氣 乾嘔 發熱而咳 或渴 或利 或噎 或小便不利 少腹滿 或喘者 小靑龍湯主之

方藥合編 : 治 傷寒表不解 心下有水氣 乾嘔 氣逆 發熱 咳喘　① 服此渴者 裏氣溫 水欲散

[活套鍼線] 肺脹肺痿(咳嗽)　風寒喘(咳嗽)　水咳(咳嗽)　肺癰(癰疽)　表症(寒)　風寒失音(聲音)　風痰(痰飮)　痰飮通治(痰飮)　衝上(足)

[適 應 症] 감모, 코막힘, 콧물, 재채기, 후비루, 비치, 비수종, 비창, 축농증, 비후성 비염, 알레르기성비염, 알레르기성 결막염, 기관지염, 천식, 폐렴, 백일해, 불문향취, 중이염, 최루가스 후유증, 페인트 흡취 후유증, 기침, 가래, 숨참, 천명, 기관지천식, 알레르기성천식, 폐기종, 호흡곤란, 신염, 신증후군, 방광염, 위산과다증, 관절염, 결막염, 부종, 습성늑막염, 습진, 마진, 배뇨이상, 트라코마

처방설명

소청룡탕은 감기에 걸려 기침과 코막힘이 발생했을 때 빈용하는 처방이며, 이러한 증상이 심화되어 비후성 비염, 알레르기성 비염, 축농증, 기관지천식 등이 발생했을 때도 사용한다.

양방에서는 바이러스의 침입으로 인해 감기에 걸리는 것으로 간주하여 항생제를 투여하기도 하고, 오한(惡寒)과 발열(發熱) 증상을 경감시키기 위해 해열·진통제를 투여하기도 한다. 그러나 환절기나 겨울철이 되면 감기를 유발하는 바이러스가 어디에나 존재하기 때문에 이들이 감기증상을 야기하는 촉발원인은 될 수 있겠지만, 근본적인 원인이라고는 할 수 없다. 근본적인 원인은 과로나 신경과다, 영양결핍 등으로 인해 체력이 떨어진 상태, 특히 항상성 유지에 필수적인 체온을 일정하게 유지할 수 없는 상태라고 할 수 있다.

체온을 일정하게 유지할 수 없는 상태에서 외부의 찬 기운과 접촉하면 체온을 더 이상 빼앗기지 않기 위해 피부를 수축시키는 반응을 하고, 근육을 긴장시키거나 간의 기능을 항진시켜 체열생산을 증가시키는 반응을 하게 된다. 결과적으로 피부를 수축시키기 때문에 오한(惡寒) 증상이 나타나는 것이고, 근육과 간에서 많은 양의 에너지를 발생시키기 때문에 발열(發熱) 증상이 발생하는 것이다. 중요한 것은 이러한 반응은 체온의 항상성을 유지하기 위해 피부와 근육에서 일어나는 반응이며, 호흡기에서도 찬 기온에 대응하는 반응이 일어나고 있다는 점이다.

호흡기는 외부에서 흡입되는 찬 공기를 체온과 비슷한 온도로 가온(加溫)하여 폐포(肺胞)에 전달하는 기능을 한다. 그러나 체력이 떨어지고 체온의 항상성을 유지하기 힘든 상태가 되면 찬 공기를 가온시키는 기능이 저하되기 때문에 인체는 가능한 찬 공기의 흡입을 억제하기 위해 공기의 흡입구인 비강점막을 충혈(充血)시키고 붓게 하여 비강을 좁게 만드는 반응을 하게 된다. 결과적으로 찬 공기의 흡입이 줄게 되며 동시에 비강(鼻腔)에 몰려 충혈되어 있는 혈액을 통해 흡입되는 공기를 데워주는 가온기능이 높아진다.

그러나 이러한 인체의 대응 결과 비강점막이 부어 비록 공기의 흡입은 줄었으나 비강이 좁아졌기 때문에 코막힘이 발생하며, 점막이 부어 혈관의 투과성이 높아졌기 때문에 삼출물이 과다하게 분비되어 콧물이 많이 나오고, 부어 있는 조직은 민감해져 작은 자극에도 과민반응을 일으키므로 재채기나 가려움증이 생기게 된다. 물론 이런 반응은 비강점막에만 국한된 것이 아니라 기관지에서도 일어날 수 있기 때문에 기관지염, 천식, 폐렴 등이 발생하는 경우도 있다.

이와 같이 감기에 걸렸을 때 체온의 항상성을 유지하기 위해 피부를 수축시키고, 근육을 긴장시키고, 호

흡기점막을 붓게 하는 등 다양한 대응을 하게 되는데, 개인의 신체조건과 신체상태에 따라 오한, 발열이 주증으로 나타나는 경우도 있고, 기침, 콧물, 재채기 등이 주증으로 나타나는 경우도 있다. 소청룡탕은 기침, 콧물, 재채기 등 호흡기증상이 주증으로 나타나는 경우에 사용한다. 소청룡탕은 온열작용을 통해 체열생산을 증가시키므로 충혈·과민해진 점막을 원래대로 회복시키는 작용을 하고, 발표작용을 통해 위축·경색되어 있는 조직을 풀어준다. 동시에 오미자는 충혈되어 있는 조직을 수렴시키고, 반하는 거담(祛痰)시켜 불필요한 분비물을 제거한다.

이러한 작용을 통해 호흡기조직의 충혈·과민해진 상태를 해소시키는데, 비강점막만 충혈되었을 때도 사용할 수 있고, 기관지만 충혈되었을 때도 사용할 수 있다. 또한 이러한 증상이 각각 나타날 때도 사용할 수 있으며, 동시에 나타날 때도 사용할 수 있다. 그래서 비염과 천식이 동반된 경우, 비염만 있는 경우, 천식만 있는 경우, 기침감기만 있는 경우에 모두 사용한다. 또한 임상에서는 비후성 비염이나 알레르기성 비염, 축농증 등에도 많이 사용하는데, 경우에 따라 장기간 복용해야 치료되는 경우도 있다.

조문을 보면 '傷寒表不解상한표불해 心下有水氣심하유수기 乾嘔건구 氣逆기역 發熱발열 咳喘해천'을 치료한다고 했다. 여기서 '傷寒表不解'는 상한(傷寒)으로 인해 표(表)가 아직 풀어지지 않았다는 뜻인데, 열발산을 통해서도 체액이 배출되기 때문에 피부가 수축되어 있으면 수분이 울체되어 '心下有水氣 乾嘔'가 발생할 수 있다. 그러나 이러한 증상은 반드시 나타나는 것은 아니며, 표(表)가 의미하는 바가 피부이기도 하지만 찬 공기에 직접 접촉되는 호흡기점막도 표(表)의 범주에 속하기 때문에 피부가 수축되어 오한, 발열이 나타나기도 하겠으나 실제로는 호흡기점막이 충혈되어 발생하는 기침, 코막힘 등을 치료하는 것으로 이해하는 것이 보다 적합하다. 따라서 '心下有水氣'나 '乾嘔'의 조문에 기준을 둘 필요는 없다.

필자의 소청룡탕 처방기준은
① 몸이 차지 않은 소양인의 기침감기
② 밤에 심한 기침을 하거나 자다가 기침을 하는 경우
③ 기침을 겸하여 재채기가 나오는 경우
④ 그르렁거리는 가래소리가 나는 경우
⑤ 기침을 겸하여 자면서 코를 고는 경우
⑥ 기침을 겸하여 도한(盜汗)이 있는 경우
⑦ 기침을 겸한 만성 비색, 천식이 있는 경우
⑧ 코골음을 수반한 인통(咽痛), 편도염(扁桃炎)
⑨ 비후성 비염, 알레르기성 비염, 비치(鼻痔), 비창(鼻瘡), 축농증 경력자 및 기왕력자의 기침
⑩ 기관지천식이 있는 경우
⑪ 항상 코가 막혀 입을 벌리고 자는 경우
⑫ 콧물이 목으로 넘어가는 후비루가 있는 경우
⑬ 몸은 열성을 띠고 있는데도 추위를 타는 경우

처방구성 처방구성을 보면 마황은 연수(延髓)의 호흡중추와 혈관운동중추를 자극하여 혈관운동능력을 강화하고 발한작용을 하며, 기관지 평활근을 이완하여 진해작용(鎭咳作用)을 한다. 백작약은 평활근의 경련을 억제하고, 면역능력 조절작용과 항염작용, 해열작용을 한다. 오미자의 각종 유기산은 강장작용을 하며 피로회복을 촉진하고 뇌의 활동을 활발하게 하여 신경쇠약을 개선한다. 반하는 중추성 구토나 점막자극에 의한 구토를 억제하고, 인후점막자극으로 인한 해수(咳嗽)를 억제하며 피부나 인후점막의 발적(發赤)과 동통(疼痛)을 완화한다. 세신은 신체말단 모세혈관벽의 치밀성을 강화하여 혈행을 촉진하고, 건강은 혈관확장 작용이 있어 혈액순환을 촉진하고, 혈관운동중추를 흥분시켜 직접 강심작용을 나타낸다.

또한 위액과 위산분비를 촉진하여 소화를 돕고, 소화기의 운동을 자극하는 작용도 있다. 계지는 혈관을 확장하고 신장사구체의 혈류량을 증진하여 이뇨를 촉진한다. 감초는 인후점막의 자극을 완화하고 기관지평활근의 경련을 억제하여 진해, 진정작용을 한다.

처방비교 기침, 천식에 사용하는 **정천탕**과 비교하면 정천탕은 마황이 3돈이나 들어 있어서 발표력이 매우 강하며, 기침의 정도가 매우 심하고 격렬할 때 사용한다. 반면 소청룡탕은 정천탕의 기침보다는 덜 심한 일반적인 기침에 사용하며, 밤에 자다가 하는 기침이나 비염(鼻炎), 축농증(蓄膿症), 비색(鼻塞), 비창(鼻瘡) 등에도 사용한다.

기침감기에 사용하는 **청상보하환**과 비교하면 두 처방 모두 비교적 만성화되어 있는 기침과 천식에 사용한다. 그러나 청상보하환은 자윤결핍으로 인해 기관지가 충혈되어 있는 만성기침과 천식에 사용하며, 몸에 열이 있고 소화력이 왕성한 사람에게 적합한 반면, 소청룡탕은 외감으로 인해 호흡기조직이 직접 손상되어 나타나는 기침에 사용하며 내인(자윤결핍)보다 외인(찬공기)의 영향이 강하다.

녹용대보탕과 비교하면 두 처방 모두 비염이 만성화, 고질화되어 나타나는 알레르기성 비염에 사용한다. 그러나 녹용대보탕은 몸 전체의 허랭으로 인해 호흡기의 가온력이 떨어져 비강의 충혈이 지속되는 허랭성 알레르기성 비염에 사용한다. 반면 소청룡탕을 써야 하는 알레르기성 비염은 코감기가 만성화되어 발생하는 경우가 많다.

활용사례

1-1. 감기 후 기침 여 42세 소양인
1-2. 소아감기, 고열(高熱), 기침, 천명(喘鳴) 남 3세 태양성소양인
1-3. 유아(乳兒) 기침, 가래, 발열(發熱), 콧물 여 8개월
1-4. 노인 마른기침 남 74세 소음성소양인
1-5. 밤기침 여 68세 소양인 154cm 54kg
1-6. 새벽기침 여 40세 소음성태음인 161cm 51kg
1-7. 소아(小兒) 기침 - 청금강화탕 오치(誤治) 남 9세 소양인
1-8. 감기, 신체통(身體痛) 남 7세 소음인 109cm
1-9. 소아(小兒) 기침 남 8세 소양인
1-10. 기침, 가래 남 52세 태음인
1-11. 소아 가래, 기침, 도한(盜汗) 여 3세 소양성태음인
1-12. 기침, 가래 남 6세 태음인
1-13. 유아감기(乳兒感氣), 기침, 비색(鼻塞) 남 8개월 태음인
1-14. 기침, 가래, 흉통(胸痛), 항강(項强) 남 35세 태음성소양인
1-15. 기침, 콧물, 가래 23세 열성태음인
1-16. 감기(感氣), 콧물, 기침 여 20세 태음인
1-17. 오랜 감기, 콧물, 기침 여 57세 160cm 60kg
1-18. 콧물, 기침감기 남 26세 173cm 70kg
2-1. 코감기, 비색(鼻塞), 콧물 남 29세 소양인 174cm 71kg
2-2. 콧물 여 6세 소양인
2-3. 콧물 남 24세 소양성소음인 177cm 74kg
2-4. 콧물 남 60세 열성태음인 174cm 91kg
2-5. 콧물감기, 재채기, 기침 남 64세 소음인
2-6. 콧물감기 여 28세 소음성소양인 157cm 48kg
2-7. 비연(鼻淵), 기침, 감기 남 26세 소양인 181cm 74kg
2-8. 만성천식환자의 겨울 콧물감기 남 33세 183cm 92kg
2-9. 콧물이 나는 몸살감기 남 35세 태음인 178cm 83kg
2-10. 양약(엑티피드)과 비교 - 맑은콧물, 코막힘, 기침, 졸음, 나른함, 부작용 해소 남 23세
3-1. 소아감기(小兒感氣), 도한(盜汗), 식욕부진(食慾不振) 남 4세 소음성소양인

3-2. 초기감기, 두통(頭痛), 오한(惡寒) 남
3-3. 임신한 암소의 감기에 한약 사용례
4-1. 비색(鼻塞), 콧물, 재채기 남 35세 열성태음인
4-2. 비색(鼻塞), 콧물, 기침, 오한(惡寒), 발열(發熱) 남 28세 소양성태음인 180cm 80kg
4-3. 비색(鼻塞), 콧물, 발열(發熱), 오한(惡寒), 두통(頭痛) 여 27세 168cm 50kg
4-4. 냉방병으로 인한 코막힘, 불문향취(不聞香臭) 여 30세 소음인
5-1. 비염(鼻炎), 가래 남 14세 소양인 176cm 59kg
5-2. 비염(鼻炎), 재채기 남 26세 태음인 165cm 62kg
5-3. 비염(鼻炎), 콧물, 재채기 여 17세
5-4. 만성비염(慢性鼻炎) 남 21세 열성태음인
6-1. 알레르기성 비염(鼻炎), 감기, 기침, 두통(頭痛) 남 10세 태음인
6-2. 알레르기성 비염(鼻炎) 남 29세 소음인
6-3. 알레르기성 비염(鼻炎) 남 47세 태음인 172cm 70kg
6-4. 만성(慢性) 알레르기성 비염(鼻炎) 남 64세 태음인
6-5. 알레르기성 비염(鼻炎) 여 48세 태음인
6-6. 알레르기성 비염 남 24세 태음인 168cm
6-7. 만성화 된 알레르기성 비염(鼻炎) 여 31세 소음인
6-8. 알레르기성 비염(鼻炎), 콧물, 재채기, 육혈(衄血) 여 10세 소양성태음인 134cm 35kg
6-9. 알레르기성 비염, 콧물, 재채기 남 37세
6-10. 알레르기성 비염(鼻炎), 축농증(蓄膿症) 7세 소음인
7-1. 알레르기성 결막염(結膜炎) 남 11세 소음인 초등학교 4년 138.7cm 28kg
8-1. 햇빛 알레르기, 알레르기성 비염(鼻炎) 여 32세 태음인 165cm
8-2. 알레르기피부염, 연변(軟便), 복통(腹痛), 알레르기성 비염(鼻炎) 남 30세 소양인 171cm 72kg
9-1. 소아비창(小兒鼻瘡), 축농증(蓄膿症) 남 9세 소양인
9-2. 소아축농증(小兒蓄膿症), 중이염(中耳炎) 여 6세 소양인
9-3. 최루가스 후유증, 재채기, 콧물, 기침 남 56세 소양인
10-1. 만성기관지천식(慢性氣管支喘息), 가래, 기침, 숨참 남 57세
10-2. 기관지천식(氣管支喘息), 숨참, 보행곤란(步行困難), 기침, 가래, 콧물 남 25세
10-3. 기관지천식(氣管支喘息), 기침, 호흡곤란(呼吸困難), 숨참 여 9세 소양인
10-4. 5년 된 천식(喘息), 기침 여 36세 소양성태음인
10-5. 천식(喘息), 기침, 가래 여 40세 소양인 교사
10-6. 알레르기 천식(喘息) 여 32세 소음인
10-7. 알레르기 천식(喘息), 알레르기성 비염(鼻炎) 여 8세 소음인 26kg
10-8. 유아기관지염(幼兒氣管支炎), 부정맥(不整脈), 놀람 남 16개월 태음인
11-1. 중이염(中耳炎) 여 5세
12-1. 편도염(扁桃炎) 남 17세
13-1. 여드름 남 16세 태음인
14-1. 부종(浮腫), 흉비(胸痞), 건구(乾嘔), 해수(咳嗽), 많은 콧물 여 23세 소양인
15-1. 실패례-과립제 2봉 먹고 밤새 뜬 눈으로 지샘 남 37세 소음성소양인

소청룡탕 合 갈근탕
1-1. 알레르기성 비염(鼻炎), 만곡증(彎曲症) 남 27세 태음인 175cm 80kg
1-2. 알레르기성 비염(鼻炎), 콧물, 비색(鼻塞), 두통(頭痛), 재채기, 순건(脣乾) 남 12세 소양인
1-3. 알레르기성 비염, 재채기, 콧물, 불문향취(不聞香臭), 기침 여 48세 태음인 168cm 65kg
2-1. 만성비염(慢性鼻炎) 남 32세 열성태음인 173cm 80kg
2-2. 비염(鼻炎) 남 27세
2-3. 비색(鼻塞), 콧물, 기침 남 11세 태음인
2-4. 콧물, 코막힘, 오한(惡寒), 미열(微熱), 편도염(扁桃炎), 인후통(咽喉痛) 여 23세 소양인
3-1. 소아축농증(小兒蓄膿症), 중이염(中耳炎) 남 9세 태음인
3-2. 축농증(蓄膿症), 비염(鼻炎), 누런 콧물, 비색(鼻塞), 콧소리 남 9세 소양인
4-1. 기관지천식(氣管支喘息) 남 13세 태음인
5-1. 소청룡탕과 은교산 비교례 여 23세 열성태음인 155cm 56kg

6-1. 실패례 - 오적산으로 치료 남 5세

소청룡탕 합방 활용사례

1-1. +팔미지황원 - 만성 알레르기 비염(鼻炎), 코막힘, 맑은콧물, 재채기 남 37세
2-1. +은교산+필용방감길탕 - 감기(感氣), 인후종통(咽喉腫痛), 오한(惡寒), 발열, 몸살, 두통(頭痛) 여 28세
3-1. +정천탕+청상보하환 - 천식(喘息), 마른기침 여 소음성소양인 152cm 47kg

1-1. 감기 후 기침

● 이 ○ ○ 여 42세 소양인 기숙사 사감 경기도 광명시 소하2동

보통 키에 마른 형이며 강단이 있어 보이는 부인이다.
① 20일 전에 감기에 걸렸고, 지금도 기침을 몹시 하는데 종일 수시로 한다. ② 기침은 가래가 없는 마른기침이다.
③ 기침을 하는 것이 몹시 힘들다고 전화로 증상을 알려왔다.
소양인 부인의 감기 뒤에 발생한 마른기침을 목표로 소청룡탕 2배량에 마른기침이라는 점에서 행인 1.5돈을 더하고 소양인의 감기 기침에 널리 쓰이는 전호를 1.5돈을 더하여 4일분 8첩을 지어주었다.
하루가 지난 다음날 전화가 왔는데, 저녁에 약 1첩을 달여서 빈속에 먹은 탓인지 물건을 집을 때 손이 떨리고 안정이 안 되고 흥분상태가 계속된다고 한다. 저녁식사 후 먹다 남은 1첩을 복용하고 다음날 아침에 일어나니, 흥분상태는 계속되었으나 기침의 횟수와 기침의 상태가 현저히 줄었다고 한다. 또한 기침을 할 때 몹시 힘들던 것이 좋아졌으며 아침식사 후 약을 복용했는데 흥분상태가 여전히 지속된다는 것이다.
그 약에는 에페드린이 함유된 마황이 들어 있어 흥분현상이 일어날 수 있다고 설명해 주었더니 2첩만 더 먹으면 다 나을 것 같은 기분이 든다면서 8첩을 다 먹기 전에 기침이 나으면 나머지 약은 두었다가 다시 기침이 날 때 먹어도 되느냐고 묻기에 그렇게 하라고 했다.
그 뒤 잊고 있었는데 다른 환자분을 소개시켜 주는 전화가 왔을 때 확인해 보니, 그 약을 먹고 기침은 다 나았다고 한다. 어제는 찬 곳에서 좀 무리하게 근무했더니 다시 기침이 난다고 하여 위의 소청룡탕 2배량에 전호, 행인 각 1.5돈씩을 더하여 4첩을 지어주었으며 며칠 뒤에 기침이 소실되었다는 전화가 왔다.

1-2. 소아감기, 고열(高熱), 기침, 천명(喘鳴)

● 이 ○ ○ 남 3세 태양성소양인 서울특별시 서대문구 북가좌2동

3살 된 필자의 아들이다. 골격과 체구가 크고 튼튼하며 특히 상체가 크다.
① 3일 전부터 감기기운이 있어 콧물을 조금씩 흘렸다. ② 2일 전 목욕을 한 뒤 그날 저녁부터 기침이 심해졌다.
③ 기침을 하면서도 열이 40도 가까이 오른다. ④ 머리와 배 등 온몸이 불덩어리 같아 놀라서 손발을 연신 주무른 탓인지 땀을 흘리더니 오후와 밤에 두 번 정도 열이 내렸다. ⑤ 다음날 아침부터는 기침도 심해져서 연신 기침을 한다. ⑥ 저녁에는 열이 더 심하면서 기침을 한다.
신체가 튼튼하고 소화력이 왕성한 아이의 고열을 띠고 있는 기침감기를 목표로 청금강화탕 본방으로 2첩을 지었는데 아직 아기라 약을 잘 먹지 않을 것 같아서 설탕물에 타서 1.5첩을 한꺼번에 먹였다.
청금강화탕을 먹이니 열은 내렸으나 호흡이 가빠지고 숨을 내쉴 때마다 쇳소리와 그르렁하는 소리가 나온다. 밤에 몇 번 보채기는 했으나 열은 다시 더 오르지 않았고 잠은 잘 잤으며 아침에 소변색을 보니 노랗다.
아침에도 여전히 호흡이 가쁜 것과 쇳소리는 여전하며, 전보다는 덜하지만 다시 열이 발생했다.
3살 된 아기에게 청금강화탕을 어른 양의 1.5배를 한 번에 먹여도 증상이 여전하므로 청금강화탕이 적합하지 않다고 보았다. 이번에는 상한표증(傷寒表證)에 따른 기침에 쓸 수 있는 소청룡탕 2첩을 달여서 설탕을 타서 아침에 1첩을 먹이고 남은 1첩을 점심때 먹였다. 저녁 때 자세히 관찰해 보니, 기침은 절반 정도로 줄었으며 숨을 내쉴 때 쇳소리도 없어졌으며 숨을 가쁘게 쉬는 것도 없어졌고 맥은 삭(數)하긴 해도 홍대(洪大)하지 않았다.

1-3. 유아(乳兒) 기침, 가래, 발열(發熱), 콧물

● 이 ○ ○ 여 8개월 경기도 안양시 비산동

① 1달 전에 감기에 걸린 후로 계속 기침을 한다. ② 기침은 밤에 더욱 심하다 ③ 가래가 나온다. ④ 동시에 발열(發熱)이 있다. ⑤ 콧물도 계속 나온다.
그간 병원에서 치료를 했으나 별다른 차도가 없어 한약으로 치료를 하려고 내방했다고 한다.
발열과 콧물을 겸한 유아의 밤기침을 목표로 소청룡탕 1.5배량에 행인 1.5돈, 전호 1.5돈을 더하여 1첩을 지은 뒤 하루에 3번으로 나누어 먹이라고 했다.

2개월 후에 어머니가 아기를 업고 다시 왔을 때 확인해 보니, 그때 약을 먹이니 기침과 다른 증세가 모두 나았다고 한다.

1-4. 노인 마른기침

● 장 ○ ○ 남 74세 소음성소양인 서울특별시 은평구 응암2동

깡마른 보통 키에 소음성소양인으로 보이는 할아버지이다.

① 3개월 전에 감기에 걸린 후부터 기침이 시작되었는데 현재까지 기침을 한다. ② 그간 병원에서 치료를 받으면서 양약을 복용했으나 좀처럼 낫지 않았다. ③ 기침은 가래가 없는 마른기침이다. ④ 종일 수시로 한두 번씩 반복해서 심하게 기침을 한다.

흔히 소양인의 감기로 오래된 기침에 속효가 있는 소청룡탕 2배량에 감기 후 발생한 기침인 점을 감안하여 행인 2돈을 더하여 5일분 10첩을 지어주었다.

2일 후에 전화가 왔는데 하루에 2첩씩 2일간 복용하니 심하던 기침이 많이 줄어들었으며 지금도 간간이 가볍게 기침을 하지만 이젠 살 만하다고 한다.

3일간 복용한 후에는 기침이 완전히 소실되었으며 남은 약을 모두 복용한 후로는 더 이상 기침이 나오지 않았다고 한다.

1-5. 밤기침

다음은 송종세 선생의 경험이다.

● 배 ○ ○ 여 68세 소양인 가정주부 154cm 54kg 부산광역시 동래구 명장2동

몸에 열이 많으며 자그마한 체격이며 활동적인 여성으로 필자의 어머니이다. 감기에 걸리면 대부분 기침감기의 형태로 나타나고 평소에도 가끔씩 기침을 한다.

① 밤에 기침이 심하다. 자다가도 기침을 하여 잠에서 깬다. ② 병원에서 기관지염으로 진단을 받았다. ③ 감기에 걸리면 '반드시'라고 할 정도로 기침을 한다. ④ 기침의 형태는 연속적으로 3~9회 정도 하고 쉬었다가 다시 기침이 나온다. ⑤ 가래가 조금 있다. ⑥ 목소리가 탁해지는 경향이 있다. ⑦ 손발은 따뜻하다. 겨울에도 손이 시리지 않아서 장갑을 낀 적이 없다. ⑧ 소화력이 좋은 편이다. ⑨ 잠도 잘 자고 대체로 건강하다.

몸이 따뜻하고 소화력도 좋은 어머니의 감기로 인한 밤기침을 목표로 소청룡탕을 투여하기로 하고 증상이 심한 만큼 2배량으로 투약했다. 약을 하루 복용하자 기침이 많이 줄었다고 했다.

3일을 복용하자 기침의 횟수가 많이 줄어들어 생활하는 데 편하다고 했다.

4달 후에 다시 기침이 시작되어 전에 남아 있던 약을 1일 동안 복용했는데 이번에도 기침이 많이 줄어들었다고 했다.

1-6. 새벽기침

다음은 장혜식 선생의 경험이다.

● 김 ○ ○ 여 40세 소음성태음인 161cm 51kg 주부 서울특별시 강동구 성내2동

전체적으로 호리호리하고 얼굴색은 황색인 부인으로 감기약을 지으러 왔다. 이 사람은 체질이 태음인데도 소화기관이 약해서인지 소음인의 경향을 가지고 있었다.

① 오늘 새벽부터 기침이 시작되었다. ② 춥고 몸살기가 있다. ③ 식사는 잘 못한다. ④ 소화는 잘 안 된다. ⑤ 변비가 약간 있다. ⑥ 잠은 잘 못 잔다. ⑦ 아랫배가 냉(冷)하다.

새벽부터 시작된 기침을 목표로 소청룡탕 과립제 3g에 자윤 공급을 위하여 오미자 단미과립제 3g을 더하여 1일분 3회를 투약했다.

며칠 후 다른 사람의 감기약을 지으러 왔을 때 확인해 보니, 1회를 복용하고 기침이 소실되었으며 남은 약은 나중에 증상이 나타날 때 복용하려고 보관중이라고 한다.

1-7. 소아(小兒) 기침 - 청금강화탕 오치(誤治)

● 이 ○ ○ 남 9세 소양인 초등학교 2년 경기도 안양시 관양동 현대아파트

피부가 희고 준수하며 보통 체격의 건강한 모습인 소양인 어린이이다.

① 4일 전 감기가 시작되면서 새벽 3시에 일어나 기침을 한다. ② 기침은 가래 없는 마른기침이다. ③ 평소 감기에 걸리면 기침을 많이 하는 편이다. ④ 감기에 걸리면 편도가 붓고 아프다. ⑤ 그룹성 폐렴을 앓은 적이 있다. ⑥ 한약방에 와서도 잠시도 가만히 앉아 있지 않고 돌아다니는 소양인 체질이다.

체열이 높고 식욕이 왕성하고 튼튼한 아이의 편도염을 겸한 기침감기를 치료목표로 청금강화탕 1.5배량으로 3일분 6첩을 지어 주었는데, 3일 후 아이의 어머니가 다시 방문하여 그 약을 복용하고 기침의 횟수는 줄었으나 강도가 더욱

심해졌다고 한다.
기침의 강도가 더 심해진 것으로 보아 청금강화탕이 적합하지 않는 것으로 보았다. 비록 새벽이라고는 하나 3시에 일어나 기침을 하는 것으로 보아 새벽보다는 밤에 하는 기침으로 판단되어 이번에는 소청룡탕 2배량에 행인 2돈, 전호 2돈을 더하여 3일분 6첩을 지어주었다.
3일 후에 확인해 보니, 소청룡탕을 복용하고 기침이 거의 감소했으나 약간 누런 가래가 간혹 나온다고 한다.
어머니의 요청대로 이번에는 소청룡탕 2배량에 가래를 감안하여 진피 2돈을 더하여 3일분 6첩을 지어주었다.
일주일 후에 확인해 보니, 기침은 다 나았으며 간혹 기침을 가볍게 한 번씩 한다고 한다. 이번에는 아이의 보약을 지어달라고 하여 황기건중탕으로 2일분 4첩을 지어주었다.

1-8. 감기, 신체통(身體痛)

다음은 김정환 선생의 경험이다.

● 김 ○ ○ 남 7세 소음인 109cm 서울특별시 강남구 대치동

키와 몸무게는 보통이고 둥근 얼굴과 흰 피부를 가졌고 소음인으로 추측되는 7세 어린이다.
아침에 일어나면서부터 몸이 아프다고 하여 증상을 확인해 보았다.
① 머리가 아프다. 머리를 흔들면 많이 아프다고 한다. ② 목이 아프다. 가만히 있으면 모르겠으나 손으로 만지면 아프다고 한다. ③ 무릎과 발가락도 아프다. ④ 기침을 하지만 심한 편은 아니다. ⑤ 열이 조금 있다. ⑥ 대변을 하루에 2~3번 보며 식후즉변(食後卽便)의 경향이 있다. ⑦ 가끔 밥을 먹으면 배가 아프다고 한다. ⑧ 아토피 증상이 있다. 날이 더워지면서 무릎 뒤쪽에 증세가 좀 심하다. ⑨ 땀이 많다. 조금만 움직여도 얼굴이나 머리 쪽에 땀이 많이 난다.
7세 된 소음인 남아의 초기 감기를 목표로 소청룡탕 본방으로 2첩을 달여서 3시간 간격으로 4번을 복용시켰다.
다음날 아침에 모든 증상이 거의 소실되었으나 아직 증상이 남아 있어 어제 달인 약을 다시 달여 복용시켰다. 나중에 전화를 하여 확인하니 유치원에 다녀와서는 잘 논다고 한다. 저녁에 약간의 증세가 있었으나 달리 약을 먹이지는 않고 찜질팩을 이용하여 땀을 내도록 했더니 완치되었다.

2-2. 콧물

다음은 김현수 선생의 경험이다.

● 박 ○ ○ 여 6세 소양인 서울특별시

필자의 사촌동생으로, 감기에 걸렸는데 누런색과 흰색의 콧물이 나온다며 연락을 해왔다. 병원에 가서 치료를 받는다고 했으나 한약으로 치료할 것을 권유했다. 얼굴은 희고 볼이 붉으며 활동적이며 감기에 잘 걸리지 않는 튼튼한 아이이다.
① 흰 콧물이 줄줄 흐르며, 누런 콧물도 나온다. ② 몸에 조금 열이 난다. ③ 그 외 별 증상 없다.
소아의 콧물을 목표로 소청룡탕 과립제(한 봉 3g)를 절반씩 나누어 하루에 3번씩 복용시켰다. 약을 점심과 저녁에 복용하자 콧물이 줄어들었다. 증상이 호전된 후에도 2번 정도 약을 더 복용시켰는데 콧속이 말라서 코 안이 누렇고 딱딱한 코딱지로 가득 차서 결국 병원에 갔다고 한다.

2-7. 비연(鼻淵), 기침, 감기

다음은 육동헌 선생의 경험이다.

● 육 ○ ○ 남 26세 소양인 대학생 181cm 74kg

체격에 비해 몸이 빈약한 편이다. 신장에 따른 몸무게는 정상이지만 상체(上體)와 사지(四肢)가 마른 편이고 얼굴은 다소 둥근 편이고 눈과 입이 작다. 본인의 경험으로 시험기간에 밤을 새우면서 공부를 했는데 감기에 걸려 소청룡탕을 복용하게 되었다. 감기의 증상으로는
① 콧물이 나온다. ② 심한 기침이 있다. ③ 약간 가래가 있다. ④ 이외에 특별하게 다른 감기 증상은 없다.
⑤ 평소에 몸에 열이 있는 편이다. ⑥ 대변은 설사를 할 때도 있고 변비가 있을 때도 있으며, 잘 나올 때도 있고 보통인 경우도 있다. ⑦ 맥은 부(浮)하고 약(弱)한 편이다.
밤을 새운 후에 콧물과 기침이 심한 감기를 목표로 소청룡탕으로 3일분 6첩을 복용했다.
약을 3일간 복용한 후에 심한 기침은 어느 정도 호전되었으며, 콧물도 많이 호전되었다. 약을 며칠간 더 복용했으나 바라는 정도로 호전되지는 않았다.

2-10. 양약(엑티피드)과 비교 - 맑은콧물, 코막힘, 기침, 졸음, 나른함, 부작용 해소

다음은 김상백 선생의 경험이다.

● 김 ○ ○ 남 23세 대학생 전라북도 완주군 삼례읍

보통 체격에 비교적 건강하다. 하체가 상체에 비해 발달되어 있는 본인이다. 평소 환절기, 겨울에 콧물감기에 자주 걸리는 편이다. 그동안은 콧물감기에 걸리면 알레르기성 비염약으로 엑티피드를 약국에서 구입하여 자주 복용했다.

① 찬바람을 맞으면 콧물이 바로 나기 시작한다. ㉠ 묽고 투명한 콧물이 매우 많이 난다. ㉡ 콧물이 멈추면 코에서 통증이 난다. ㉢ 코막힘 증상도 매우 심하다. ㉣ 만성비염이 있지는 않다. ㉤ 한약처방을 알기 전에는 초기 콧물감기, 감기로 인한 콧물, 알레르기성 비염 증상에는 주로 약국에서 구입한 양약인 엑티피드를 주로 사용해왔다. ② 기침도 난다. ③ 평소 겨울에도 옷을 두껍게 입지는 않는다. ④ 평소 빙과류 등 찬 음식을 즐긴다. ⑤ 식사량이 일정치 않다. ⑥ 컴퓨터를 사용하여 수면 시간이 평소 3~10시간 정도로 일정치 않다.

평소 찬바람을 맞으면 콧물이 시작되는데, 비점막에서 찬 공기를 데워주는 과정에서, 코 점막이 충혈되거나 바이러스 감염으로 충혈되거나 예민해져서 염증반응을 일으키게 되고, 이로 인해 콧속이 붓고 통증 및 콧물 증상이 더욱 심해진 것으로 보인다.

평소대로 묽은 콧물감기에 엑티피드를 복용했다가 양약을 너무 자주 먹는 것 같아 다른 약을 찾아보던 중 한약인 소청룡탕도 코감기나 콧물감기, 알레르기 비염 증상에 매우 효력이 좋은 것을 알게 되었다.

1. 콧물이 나기 시작할 때 식후 하루에 3번 엑티피드를 먹었다.
2. 양약을 끊고 1달 정도 후, 콧물이 다시 시작됐을 때 이번에는 소청룡탕 과립제를 복용했다.

처음 엑티피드를 복용했을 때는 콧물도 바로 멈추고, 기침, 코막힘 증세도 바로 호전되었다. 그러나 항히스타민제제의 부작용인 졸음 증세가 극심했다. 또한 온몸이 나른한 증세도 생겼다. 특히 수업 중에나 운동 중 이 약을 복용하면 졸음을 억지로 참다 보니 두통까지 생겼다.

소청룡탕 과립제를 먹었을 때에도 엑티피드를 먹었을 때처럼 콧물이 바로 멈추고, 코막힘 증세가 호전되었다. 하지만 엑티피드와 달리 졸음 증세가 없었고, 나른한 증상도 없었다. 본인의 경우엔 마황의 부작용인 실면증세 같은 것은 나타나지 않았다.

두 약을 먹어본 결과 코막힘 증세, 콧물 증상이 둘 다 호전되었지만,

1. 양약의 경우 졸음 증세가 너무 극심하여 아침이나 점심에는 약을 먹기가 부담스러웠지만
2. 소청룡탕의 경우 그런 증세가 없었다.
3. 이후부터는 초기 콧물감기에는 엑티피드를 복용하지 않고 소청룡탕 과립제를 챙겨두게 되었다.

3-3. 임신한 암소의 감기에 한약을 사용

다음은 유호종 선생의 경험이다.

● 임신 중인 암소 경기도 양평군 양수리

약 20년 전 필자의 아버지가 소를 키우던 시절의 경험이다.

산달이 임박한 암소가 감기에 걸려 미열이 지속되면서 여물을 못 먹고 있는 상황이다. 수의사가 7차례에 걸쳐 왕진하여 해열진통제를 투여했으나 차도가 없다. 현대 수의학의 한계라 판단하여 한약방을 했던 필자의 할아버지와 아버지가 상의 끝에 암소의 감기치료에 한약을 투여하기로 결정했다. 처방명은 워낙 오래되어 좀 모호한 편이다.

할아버지는 소청룡탕이라 하시고, 아버지는 소엽이 들어간 처방이라 하신다(지금도 할아버지는 양수리에서 한약방을 개업하고 계신다).

해열진통제를 투여해도 낫지 않는 임신한 암소에게 미상의 한약 10첩을 달여 맥주병 1병으로 만들어 한 번에 먹였다. 신기하게도 암소가 한약을 마시자마자 여물을 먹기 시작했고 감기 역시 완치되어 얼마 후 건강한 송아지를 순산했다.

4-1. 비색(鼻塞), 콧물, 재채기

다음은 엄주현 선생의 경험이다.

● 엄 ○ ○ 남 35세 열성태음인 전라북도 익산시 신동

약간 비만한 경향이 있으며 얼굴이 둥근 편이고 흉곽과 체격과 뼈가 굵고 피부가 두터운 열성 태음인이다. 발병하기 며칠 전부터 방 안이 차가운 편이었다. 그리고 2월 하순에는 아침에 일어나 보니 코가 막히고 하얀 콧물이 흘러나오기 시작했다. 3월초 개강하고 나서는 코감기를 지나 초기 몸살감기 증상까지 나타나기 시작했다.

① 코막힘이 있다. ② 콧물이 주르륵 흘러내린다. ③ 아침에 일어나면 코를 3~4차례 풀 정도로 콧물이 코에 고여 있다. ④ 감기에 걸린 후 재채기를 하루에 2~3번 정도 하는데 한 번 하면 계속해서 몇 번이고 한다. ⑤ 발병 후 3일째 되던 날부터는 입천장 쪽에 약간의 가려움증이 생겼다. ⑥ 발병 후 4일째부터 약간의 신체통(身體痛)이 느껴

風 寒 暑 濕 燥 火 內傷 虛勞 霍亂 嘔吐 咳嗽 積聚 浮腫 脹滿 消渴 黃疸 瘧疾 邪祟 身形 精 氣 神 血 夢 聲音 津液 痰飮 蟲 小便 大便 頭 面 眼 耳 鼻 口舌 牙齒 咽喉 頸項 背 胸 乳 腹 腰 脇 皮 手 足 前陰 後陰 癰疽 諸瘡 婦人 小兒

졌다. ⑦ 5일째에는 전체적으로 힘이 없고 머리가 멍해지는 느낌이 들었다. ⑧ 얼굴과 몸 전체에 땀이 많이 나는데 식사를 하거나 긴장을 할 때 많이 난다. 긴장하면 손에 땀이 난다. ⑨ 겨울철에 발이 시린 편이다. ⑩ 소화는 잘되는 편이다.

몸살감기의 증상이 있는 코감기를 목표로 소청룡탕 본방으로 3첩을 복용하기로 했다. 소청룡탕 1첩을 달여서 복용하자 콧물이 마르는 느낌이 있었고 코막힘이 사라졌다. 가슴이 약간 두근거렸으며, 아직까지 신체통은 남아 있었다. 2첩째와 3첩째를 복용한 후에는 별 다른 변화를 느끼지 못했으며 약한 신체통이 남아 있어 몸살감기에 사용하는 처방을 복용하려고 생각하고 있었다. 그러나 소청룡탕을 모두 복용한 다음날에 감기 증상이 호전되었다.

6-1. 알레르기성 비염(鼻炎), 감기, 기침, 두통(頭痛)

다음은 노의준 선생의 경험이다.

● **한 ○ ○ 남 10세 태음인 경기도 수원시 장안구**

키와 체중이 보통인 태음인 남자아이이다.

① 알레르기성 비염이 있으며, 최근 병원에서 기관지약을 복용했다. 병원약을 복용하면 두통이 있다. ② 추위를 약간 타고 더위를 타는 편이다. ③ 대변이 불규칙하다. ④ 식사량이 일정하지 않다. ⑤ 심하(心下) 진수음(振水音)이 약간 있다. ⑥ 좌측에 복직근연급(腹直筋攣急)이 심하고 우측에도 복직근연급(腹直筋攣急)이 있다. ⑦ 정중예(正中蕊)가 있다.

알레르기성 비염을 목표로 소청룡탕 1.5배량으로 5일분 10첩을 투약했다.

10여 일이 지난 1월 초순에 확인해 본 결과 병원약을 복용하면 생기던 두통이 소실되었다고 한다.

이번에는 현재 감기에 걸렸는데

① 어제부터 기침을 한다. ② 코를 훌쩍거린다. ③ 코가 답답하여 코를 후빈다. ④ 약을 복용하고는 속이 메슥거린다고 한다. ⑤ '흠흠'거린다. ⑥ 두통이 있다.

이번에는 감기를 목표로 하여 소청룡탕 1.5배량으로 5일분 10첩을 투약했다.

10여 일이 지난 1월 중순에 확인해 보니, 약을 복용하고 기침과 코 훌쩍거림이 소실되었으며 코를 후비는 것이 호전되었다. 또 목을 '흠흠'거리던 것도 소실되었고 두통도 호전되었다고 한다.

6-2. 알레르기성 비염(鼻炎)

다음은 최진석 선생의 경험이다.

● **최 ○ ○ 남 29세 소음인 서울특별시 동대문구 휘경동**

체격은 보통이고 하체에 비해 상체가 좁은 편이다. 피부가 흰 편이다.

20년 넘게 알레르기성 비염이 있다. 비염증세가 나타났을 때는 항히스타민제인 세티리진이 함유된 일반의약품을 복용해왔다. 한방 비염약의 효과는 어떤지 비교해보고 싶어서 소청룡탕 과립제와 양방 비염약을 준비하여 비염 증세가 나타났을 때 각각 복용했다.

① 평상시에는 약간 코막힘만 있다. ② 아침에 기상했을 때 한기(寒氣)를 느끼면, 맑은 콧물이 계속 나오고 재채기를 연달아 한다. 콧물이 많으면 코막힘이 더욱 심해지고 현기증이 있다. ③ 겨울과 환절기에 비염 증세가 자주 나타난다. ④ 밤에 잠을 잘 못 이룬다. ⑤ 추위와 더위를 잘 탄다. ⑥ 땀이 많은 편인데 대부분 얼굴 쪽으로만 난다. ⑦ 쉽게 피로해진다. ⑧ 두통과 현기증이 잦은 편이다. ⑨ 손, 발, 하복부(下腹部)가 찬 편이다. ⑩ 소화력은 보통이나 밀가루 음식을 먹고 체하는 경우가 있다. ⑪ 커피를 많이 마시고, 담배는 안 피운다.

아침에 기상후 수액성 콧물이 계속 흘러나오고 재채기가 심해서 알레르기비염으로 보고 소청룡탕 과립제를 아침과 점심에 1회씩 2번 복용했으며, 시일을 두고 두 차례 복용했다.

아침에 기상후 수액성 콧물이 계속 흘러나오고 재채기가 심하던 것이 소청룡탕 과립제를 복용한 후 30분쯤 지나니 재채기와 코막힘 증세가 완화되었으나 콧물은 계속 나왔다. 1시간 후에 콧물도 덜 나왔지만 완전히 증세가 사라지지는 않았다. 오후에 다시 소청룡탕을 복용했는데 복용 이후 증세가 완전히 소실되었다. 양약인 항히스타민제 복용시 나타났던 졸음이나 무력감은 없었고 반대로 가슴이 두근거리고 정신이 산만한 느낌이 들었다. 밤에 보통 때보다 잠이 오지 않아 새벽에 겨우 잠이 들었으나 숙면을 취하지 못했다. 이후로 증세가 나타나지 않아 복용을 중지했다.

2주 후에 다시 비염증세가 나타나서 같은 방식으로 복용해보았다. 여전히 가슴 두근거림과 불면증이 있었다. 하지만 처음 복용했을 때처럼 정신이 산만한 느낌은 없었다.

그 후 다시 비염 증상이 있어 세티리진과 슈도에페드린이 함유된 항히스타민제를 복용했다. 이번에 복용한 항히스타민제는 졸음, 진정작용(鎭靜作用) 등의 기존의 항히스타민제가 갖는 부작용을 없앤 의약품이다. 아침에 약을 복용한 후 1시간쯤 지나서 증세가 호전되었다. 그러나 약간의 졸음과 멍한 증상이 나타났다. 오후가 되어서 비염 증세가 사라져서 더 이상 복용하지는 않았으나 여전히 졸리고 무력한 느낌이 들었다. 평소보다 일찍 잠자리에 들었다.
기존에 복용해오던 항히스타민제는 졸음 유발 때문에 중요한 일이나 바쁜 일이 있을 때는 문제가 되었다. 요즘에는 졸음 없는 비염약이라고 하여 비진정형 항히스타민제가 시판되고 있지만 여전히 졸음과 무력감이 나타나, 늘 졸음 없는 비염약이 있었으면 하는 바람이 있었다. 이런 면에서 보면 소청룡탕이 적합한 처방인 듯이 보이나 불면(不眠)이 문제가 되었다. 불면은 마황의 에페드린과 슈도에페드린에 의한 자율신경 흥분 작용 때문인 것으로 보이는데, 이는 비염 증상 중 코막힘을 해소하는 약리를 갖고 있기 때문에 필수적인 성분이기도 하다.

7-1. 알레르기성 결막염(結膜炎)

다음은 노의준 선생의 경험이다.

● 방 ○ ○ 남 11세 소음인 초등학교 4년 138.7cm 28kg 경기도 안양시 동안구

뼈는 가늘고 여윈 편에 얼굴형은 타원형에 검은 색이다.

① 알레르기성 결막염이 있는 어린이로 주요증상은 ㉠ 7살 때부터 밖에 나갔는데 갑자기 안구(眼球)에 통증이 있고 눈이 가렵다. ㉡ 눈이 맵고 따갑다. ㉢ 눈 안쪽에서 눈 바깥쪽으로 가렵기 시작한다. ㉣ 흰자위가 충혈(充血)되어 있다. ㉤ 눈이 심하게 가려워 아이가 미칠 지경이라고 한다. ㉥ 병원에서 검사를 해보니 아토피성 알레르기성 결막염으로 인한 안구건조증(眼球乾燥症)이라고 하여 치료를 받았으나 잘 낫지 않는다. ② 이 증세는 봄여름으로 시작되어 찬바람이 불면 호전되고 겨울에는 없어진다. ③ 눈 주위도 빨갛게 붓고 가렵다고 하며 쌍꺼풀이 없어질 정도이다. ④ 병원에서는 중학교 때가 되면 괜찮아질 수 있다고도 한다. ⑤ 7살 때부터 알레르기성 비염으로 밤에 잘 때 코를 훌쩍거리고 코가 막히기도 하고, 봄에 더 심해졌다 여름이 되면 나아진다. ⑥ 콧물이 목 뒤로 넘어간다. ⑦ 학교에서 기침을 많이 하고 밤에 자기 전에도 기침을 한다. ⑧ 추위와 더위를 심하게 타고 땀이 몸 전체에 많이 난다. ⑨ 윗배는 따뜻한 편이다. 찬 것, 단 것, 매운 것, 된장, 육류, 해물을 좋아한다. ⑩ 식성은 좋고 하루 2끼를 먹으며 아침을 먹지 않는다. ⑪ 잘 체하고 명치에 걸린 듯한 느낌이 있으며 복통(腹痛), 느글거림, 구토(嘔吐) 등 증상이 있다. ⑫ 대변은 1일 1회 정도 보며, 소변은 자다가 1회 정도 보고 낮에는 1~2시간마다 1회씩 보는데 잘 나오지만 소변색이 노랗다. ⑬ 눈 피로감이 있고 아침에 일어나기 힘들다. ⑭ 하루 8시간 자지만 잠이 부족하며, 잠들기 어렵고, 꿈은 거의 꾸지 않는다. ⑮ 복진상 복직근연급(腹直筋攣急)이 심하고 제중동계(臍中動悸)가 있다.

알레르기성 결막염을 목표로 소청룡탕으로 5일분 10첩을 투약했다.

경과를 확인해 보니, 약을 복용하고도 증상이 여전하다고 한다. 아직 약량이 충분치 않아서 증세 변화가 없다고 보고 지난번과 같은 처방으로 5일분 10첩을 투약했다.

이번 약을 복용한 후에도 증상이 여전했다. 투약에 확신이 잘 안 서서 이종대 선생님과 상의했다. 선생님께서는 신체 상태와 증상으로 볼 때 처방은 정확하나 아직 약량이 부족한 점도 있으며, 전신을 보강하여 신체의 기능도 증진시킬 필요가 있다며 소청룡탕에 소건중탕을 합방하여 1제 단위로 투약하되 오랫동안 복용시켜야 한다고 하셨다. 이종대 선생님의 말씀대로 소청룡탕에 소건중탕을 합하여 10일분 20첩을 투약했다.

16일 뒤에 다시 내원했을 때 확인해 보니, 눈 주위가 붓는 것이 소실되었고 흰자위의 충혈이 호전되었다. 또한 밤에 잘 때나 아침에 코를 훌쩍거리는 것이 거의 없어졌으며 비색(鼻塞)도 소실되었다. 눈이 아침에만 약간 가렵고 콧물이 뒤로 넘어가는 것이 아직 있으나 현저히 감소하였고 가끔 가다가 연속으로 기침을 할 때가 있다. 그러나 약을 복용하는 중에 가슴이 두근거리고 잠이 안 오는 것이 약간 있었다고 한다. 이 아이는 연속으로 2제를 더 복용한 뒤 쾌유되었으며, 얼마 뒤 어머니가 가족들 보약을 지으러 와서는 매일 밤마다 손등으로 눈을 긁는 게 안타까웠는데 이제는 다 나아 얼마나 고마운지 모르겠다며 가족 모두는 물론 많은 손님들을 소개해 주었다.

8-1. 햇빛 알레르기, 알레르기성 비염(鼻炎)

다음은 노의준 선생의 경험이다.

● 안 ○ ○ 여 32세 태음인 165cm 경기도 안양시 동안구 비산동

약간 비만형인 태음인 여성이다.

① 3~4년 전부터 햇빛 알레르기가 있다. ㉠ 얼굴에는 덜한 편인데 햇볕 접촉부위인 손발을 긁으면 자국을 따라서 오돌도돌 일어난다. ㉡ 피부과에 장기간 다녔으며 약을 먹으면 붓는다. ② 가래가 있다. 기침을 하면 가래가 나온다. ③ 천식(喘息)이 있다. 겨울에 찬바람을 쐬면 숨쉴 때 쇳소리가 난다. ④ 현재 체기(滯氣)가 있다. ⑤ 알레르기성 비염이 있다. ㉠ 먼지가 많은 곳에 가면 재채기가 나온다. ㉡ 눈 안쪽이 무척 가렵다. ㉢ 남의 집에서 자면 먼지가 나서 그런지 알레르기성 비염이 심해진다. ⑥ 땀이 잘 안 난다. 손발에는 땀이 나오나 실외에서는 안 난다. ⑦ 추위와 더위를 타는 편이다. ⑧ 손과 윗배는 따뜻하고, 발과 아랫배는 약간 차다. 몸은 전체적으로 따뜻하다. ⑨ 식사량과 소화력은 보통이나 방귀가 나온다. ⑩ 대변은 1일 1회 정도 보나 불규칙하다. ⑪ 가슴이 답답하고 짜증이 나

風 寒 暑 濕 燥 火 內傷 虛勞 霍亂 嘔吐 咳嗽 積聚 浮腫 脹滿 消渴 黃疸 瘧疾 邪祟 身形 精 氣 神 血 夢 聲音 津液 痰飮 蟲 小便 大便 頭 面 眼 耳 鼻 口舌 牙齒 咽喉 頸項 背 胸 乳 腹 腰 脇 皮 手 足 前陰 後陰 癰疽 諸瘡 婦人 小兒

며 기억력이 격감하였고 건망증이 있다. 전신이 무겁다. ⑫ 잠을 잘 때 잘 깨며 꿈을 꾸면 기억이 나지 않는다. ⑬ 월경은 부정확하며 6일 정도 하는데 일부 덩어리가 있다. ⑭ 아랫배가 약간 아픈 정도의 월경통이 있고, 냉대하(冷帶下)가 약간 있다. ⑮ 혀에 굴곡이 약간 있고 전중압통(膻中壓痛)과 심하비경(心下痞硬), 중완비경(中脘痞硬)이 있다.

햇빛 알레르기와 알레르기성 비염을 목표로 소청룡탕 1.5배량에 형개, 방풍 1.5돈을 더하여 10일분 20첩을 투약했다.

약 20여 일이 지난 8월 하순에 확인해 보니

① 햇빛 알레르기는 조금 덜하다. 긁으면 올라왔었는데 요즘은 올라오지 않으나 가려운 것은 여전하다. ② 가래, 천식, 재채기, 알레르기성 비염은 조금 호전되었다. 가래는 줄었고 알레르기성 비염 증세도 지금은 없다. ③ 땀이 나지 않는 것은 긴장하면 심해진다.

이번에는

④ 주부습진이 생겼다. ⑤ 변비가 생겨 2~3일에 한 번 정도씩 변을 본다.

약을 복용하고 효과가 있는 것으로 보아 처방이 적합하다고 보고 지난번과 같은 처방으로 10일분 20첩을 투약했다.

약 보름이 지난 9월 중순에 확인해 보니

1. 가려운 것은 없어졌으나 가려운 부위는 계속 가렵다.
2. 눈 안쪽이 가려운 것은 약간 줄어들었다.
3. 가래가 많이 줄었다.
4. 기침은 약간 있다. 기침을 하면 가슴이 약간 아프다.
5. 변비는 여전하여 화장실을 여전히 못가고 후중감(後重感)이 있다.
6. 누르면 심하비경(心下痞硬)이 있다.

햇빛 알레르기를 목표로 하여 지난번의 처방에 승마 1.5돈, 지실 3돈, 대황 1.5돈을 더하여 10일분 20첩을 투약했다.

9-1. 소아비창(小兒鼻瘡), 축농증(蓄膿症)

● 도 ○ ○ 남 9세 소양인 초등학교 2년 경기도 안양시 관양동

알레르기성 비염이 있었던 어머니가 한약을 먹고 쾌유된 뒤 아들을 데리고 왔는데, 체격은 보통이나 단단하고 기민(機敏)하며 건강한 남자아이이다.

① 2년 전부터 콧속이 헐어 있어 환절기가 되거나 가을, 겨울철이 되면 더 심해져 콧속이 벌겋게 잘 헐고 많이 헐면 따갑고 누런 코가 나온다. ② 코가 막히어 코를 풀면 뚫리고 심할 때는 콧물이 목으로 넘어간다. ③ 목에 무엇이 걸려 있으며 목이 답답하여 '흠흠' 소리를 자주 낸다. ④ 이번에는 코를 심하게 곪아 병원에서 3일간 치료받은 뒤 많이 호전되었으나 아직도 잠자는 자세가 틀어지면 약간씩 곤다. ⑤ 어려서부터 변비가 약간씩 있다. ⑥ 1년 전 편도와 축농증 수술을 동시에 받았으며 어릴 때 백일해(百日咳)를 앓은 경력이 있다. ⑦ 2년 전부터 지금까지 코가 허는 증상이 나타나 병원에 가서 3일 정도 치료하면 낫곤 했는데, 이번에는 X-ray 결과 특히 왼쪽에 축농증이 심하다고 하여 7일간이나 치료를 했으나 여전하다. ⑧ 갓난아이 때부터 뛰거나 운동을 한 뒤에도 전혀 땀을 흘린 적이 없다. ⑨ 손바닥을 보니 습기가 하나도 없고 말라서 까슬까슬하다. ⑩ 몸에 열은 많은 편이다. ⑪ 평소 방이 조금만 더워도 번조(煩燥)하고 갈증이 나서 잠을 못 잔다. ⑫ 전부터 뛰어다니면 다른 애들보다 숨이 몹시 차다고 한다. ⑬ 식욕과 소화력이 왕성하다.

몸에 열이 많은데도 땀이 전혀 없는 소양인 어린이의 비색(鼻塞)을 겸한 비창(鼻瘡)을 목표로 소청룡탕 1.5배량에 박하 2돈을 더하여 5일분 10첩을 지어주었다.

2일 후에 아이의 어머니가 이웃사람을 소개하여 같이 내방했을 때 확인해 보니, 약을 지어간 날 저녁에 약 1첩을 달여서 먹이니 코가 막히고 헐고 아픈 증세가 절반으로 줄어들었으며, 2첩을 먹은 뒤로는 코가 헐고 누런 코가 나오는 증세, 목으로 넘어가는 증세, 목에 무엇이 걸려 있는 증세, 코고는 증세, 변비 증세 등이 모두 없어졌다고 한다.

3첩 째 먹인 후에는 자다가도 땀을 흘리며, 위의 모든 증세가 다 나아 보였으나 약량이 너무 많아서인지 약을 먹고 30여분 동안 배가 몹시 아프다고 했는데 시간이 지나자 괜찮아졌다고 한다.

몸 상태는 매우 좋아졌으나 약량이 과량이어서 배가 아픈 것으로 보고 1첩을 1일 3번으로 나누어 복용시키라고 했다.

1. 약을 모두 복용한 뒤로는 코의 증상이 모두 소실되었고
2. 이제는 더운 방에서도 잠을 잘 자며 전처럼 잠을 못 자고 번조(煩燥)한 증세도 사라졌다고 한다.

10-1. 만성기관지천식(慢性氣管支喘息), 가래, 기침, 숨참

다음은 정상수 선생의 경험이다.

● 김 ○ ○ 남 57세 서울특별시 성북구 정릉3동

약 15년 전 감기로 인하여 해수(咳嗽)가 발생하여 초기 2년간은 병원에서 양약을 복용했으며 복용하는 중에는 효력이 있었다고 한다. 그러나 2년 이후부터는 약이 효과가 없어지면서 5년 후부터는 목에 뿌리는 치료제로 급한 증상만 면하는 정도라고 한다.

① 가래가 많으며 기침이 심하고 숨이 막힐 정도로 가쁘다. ② 숨참으로 인해 보행에도 심한 불편을 느껴 거동이 곤란할 정도이다. ③ 인후부(咽喉部)에 통감(痛感)이 있으며 식욕이 전혀 없고 기운이 없다. ④ 얼굴이 약간씩 부으며 가슴이 답답하다. ⑤ 병원에서는 기관지천식이 심하다고 한다.

오랜 기침과 가래, 천식을 목표로 발표성(發表性)이 강한 소청룡탕으로 10일분 20첩을 지어주었다.

약을 복용한 후에 기침과 가래가 약간 줄어들고 숨이 가쁜 것도 많이 줄어들었다고 한다.

증세가 경감되는 것으로 보아서 소청룡탕이 효력이 있다고 보고 다시 지난번과 같은 소청룡탕에서 약량을 1/3 증량하여 10일분 20첩을 지어주었다.

약량을 늘여서 투약한 결과 하루가 다르게 증상이 좋아진다고 한다. 그 후 3제를 연속으로 복용한 결과 증상이 60% 정도 좋아졌으며 6제를 복용한 이후 기관지천식이 완치되었다.

10-2. 기관지천식(氣管支喘息), 숨참, 보행곤란(步行困難), 기침, 가래, 콧물

● 채 ○ ○ 남 25세 서울특별시 서대문구 봉원동

① 3개월 전 7월초에 감기에 걸린 후로 천식(喘息)이 생겼다. ② 과로를 한 후에 증세가 더욱 심해졌다. ③ 오전에는 마른기침을 하고 밤에는 기침이 더욱 심해지면서 가슴도 아프다. ④ 숨이 차서 걷기가 곤란하고 가슴이 답답하다. ⑤ 가만히 누워 있어도 숨이 차서 앉거나 엎드려서 잠을 잔다. ⑥ 마른기침 후 목에서 녹 냄새가 나고 상체 전체에 통증이 있으며 호흡시 몸이 딸려 올라가는 듯하다. ⑦ 병원에서는 기관지천식이라고 한다. ⑧ 이마 쪽으로 두통이 있다. ⑨ 입이 마르고 코가 막히고 거품 가래가 나온다. ⑩ 맑은 콧물이 흐르면서 땀은 나지 않는다.

기관지천식을 목표로 소청룡탕 본방으로 10일분 20첩을 지어주었다.

1달 뒤인 10월 하순에 확인해 보니, 약을 복용한 후 천식이 거의 나았다고 하여 자세하게 확인해 보았다. 가만히 있어도 숨이 찬 것과 숨이 차서 보행이 곤란한 것, 누워 있지도 못하던 증상이 모두 좋아져 이제는 정상인처럼 행동을 한다는 것이다. 그뿐 아니라 기침과 가래, 가슴이 답답한 것, 콧물도 모두 나았다고 한다.

10-3. 기관지천식(氣管支喘息), 기침, 호흡곤란(呼吸困難), 숨참

● 신 ○ ○ 여 9세 소양인 경기도 안양시 안양1동

영리하고 활발하며 소양인으로 보이는 여자아이이다.

① 일주일 전 감기에 걸린 후로 기침을 심하게 한다. 기침할 때는 5~15회 정도를 연속으로 한다. ② 특히 밤에 기침이 심하다. ③ 기침이 심할 때는 가래가 있다. ④ 평소에도 기침을 하지만 감기에 걸리면 아주 심하다.

⑤ 기침할 때 동시에 숨이 차는데 밤에 특히 심하다. ㉠ 이틀 전 밤에는 일시적으로 호흡곤란이 와서 숨을 제대로 쉬지 못한 적이 있다. ㉡ 늘 함께 자던 할머니 내외가 너무 안타까워 울었을 정도로 호흡곤란이 심했다고 한다. ㉢ 물론 이 때는 숨을 잘 쉬지 못하니 기침은 하지 않았다. ㉣ 감기가 없으면 기침은 줄거나 없다. ⑥ 숨이 늘 차며 학교에서 줄넘기나 달리기를 한 날이면 당시에는 물론이고, 저녁에 집에 와서 잘 때도 쌕쌕하면서 숨을 잘 못 내쉬고 일시적인 호흡중단이나 호흡곤란이 온다. ⑦ 목에서는 그르렁거리는 소리와 쌕쌕하는 수계성(水鷄聲) 소리가 있다.

⑧ 감기에 걸렸을 때에는 땀을 흘린 적이 없고 늘 기침을 하고 숨이 찬다. ⑨ 감기에 걸리면 편도염이 잘 발생한다. ⑩ 잠을 자다가 코피를 잘 흘린다. ⑪ 앞의 증상들은 태어나서부터 감기에 걸리면 지금까지 늘 있어 왔다고 한다. 또한 감기에 자주 걸려서 늘 반복하여 이러한 증상이 있었으며 그때마다 병원에서 치료하여 위험한 순간을 넘겼다고 한다. ⑫ 병원에서는 기관지천식으로 진단을 했으며 특별한 치료방법은 없고 자라면서 저절로 좋아지는 수밖에 없다고 하여 지금까지 발병할 당시에만 병원에서 치료해 왔다고 한다.

평소 밤기침이 심하며 기관지가 나쁜 소양인 어린이의 기관지천식을 목표로 소청룡탕 1.5배량에 기침이 심하다는 점에서 행인 2.5돈을 더하고 자다가 코피를 흘린다는 점에서 숙지황 3돈을 더하여 5일분 10첩을 지어주었다.

4첩을 복용하고 난 후 심하던 기침이 줄어들어 보통 때처럼 기침을 가볍게 하며 숨이 찬 증상도 호전되었다고 한다. 3일분인 6첩을 복용하고는 기침을 전혀 하지 않고, 뛰어 놀아도 숨찬 것을 모르며 수면 중 호흡곤란도 괜찮다고 한다.

기침, 가래, 천식 등 모든 증상이 다 나은 듯이 보였으나, 약을 모두 복용한 지 4일 후부터 전보다는 아주 미미하지만 다시 기침이 나왔으며 목에서 미약하게 쇳소리가 난다며 기관지천식을 완치하고 싶다며 내방했다.

다시 같은 소청룡탕 1.5배량으로 10일분 20첩을 지어주었다. 열흘쯤 지나 할머니와 함께 왔을 때 확인해 보니, 약을 복용하고 기침이 소실되었으며 숨도 차지 않고 코피도 흘리지 않는다고 했으며 현재 약을 10첩은 먹고 10첩이 남았다고 한다.
두 번째 약 20첩을 지어간 지 15일 뒤에 이 어린이의 할머니가 내방했다. 그 약을 먹는 동안 천식으로 인한 호흡곤란이나 기침, 숨찬 것이 전혀 없었다고 하며, 출생시부터 계속 반복되어온 기관지확장증과 천식이 완화되었으나 이번 기회에 완치하고 싶다며 약을 더 지어달라고 한다.
할머니의 요청대로 전과 같은 소청룡탕 1.5배량으로 10일분 20첩을 지어주었다.
2개월이 지난 다음해 2월말에 아이의 보약을 지으러 왔을 때 확인해 보니, 그 약을 먹은 뒤로는 기침, 호흡곤란, 숨찬 증상이 완전히 없어졌다고 한다. 보약 또한 할머니의 요청에 따라 소청룡탕을 기본으로 하여 자윤보정보혈제(滋潤補精補血劑)를 더하여 5일분 10첩을 지어주었다.
4년이 지난 후 이 어린이의 어머니가 왔을 때 확인해 보니, 그 뒤로는 기침, 호흡곤란, 숨찬 기관지천식 증세가 전혀 없었다고 한다.

10-6. 알레르기 천식(喘息)

● 양 ○ ○ 여 32세 소음인 주부 서울특별시 구로구 오류동

작은 키에 보통 체구이며 약간 무른 듯하며 성격이 양순한 주부이다.
① 6개월 전 호흡이 곤란하고 숨이 차서 병원에서 검사를 해보니 알레르기 기관지천식이라 했다. ㉠ 증상은 심했다가 괜찮았다가를 반복한다. ㉡ 5일 전 밤에 갑자기 숨을 못 쉬어 병원에 입원하여 위기를 넘긴 뒤 어제 퇴원했다고 한다. ② 6개월 전부터 호흡이 불편하거나 일시적으로 중단되는 경우가 가끔씩 있으며, 불안하고 피로할 때 그리고 신경을 쓴 뒤에는 증상이 심하고 특히 밤에 더 심하다. 호흡중단은 밤에 잘 일어난다. ③ 6개월 전부터 그냥 앉아만 있어도 늘 숨이 차고 병원약을 먹지 않으면 숨쉬기가 곤란하다. ④ 동시에 속에서 가래가 많이 끓으며 호흡시 늘 쌕쌕하는 수계성(水鷄聲) 소리가 난다. ⑤ 늘 기침을 하며 밤에 특히 더 심하다. ⑥ 5년 전 임신 중에 기관지천식이 발생한 적이 있는데 그 뒤로 저절로 나았다가 6개월 전부터 다시 발생했다. ⑦ 16세와 20세 때 비후성비염(肥厚性鼻炎)과 비치(鼻痔)로 각각 수술을 받은 적이 있다. ⑧ 몸에 열이 많으며 더위를 타지만 선풍기 바람을 싫어한다. ⑨ 저혈압이며 약간 피로하다. ⑩ 식욕은 보통이고 소화는 잘된다. ⑪ 잠귀가 밝으며 얕은 잠을 잔다. ⑫ 말할 때 윗잇몸이 드러나며 평소 윗입술이 넓고 탄력이 없어 보인다.
비록 소음인이지만 더위를 타고 몸에 열이 많으면서 선풍기 바람을 싫어하는 주부의 밤기침과 기관지천식을 목표로 소청룡탕 1.5배량에 온열(溫熱)성을 증대시키고자 계지를 육계로 바꿔 2.5돈으로 증량하고 박하 2.5돈과 백출 2.5돈을 더하여 10일분 20첩을 지어주면서 공복에 복용하라고 했다.
4일 뒤에 전화하여 확인해 보니, 약을 공복에 2일간 복용하니, 복용 뒤 혀끝이 짜릿해지면서 혀가 굳어지는 느낌이 들며 속이 느글거리면서 약간 구토가 나오려 하고 전신에 힘이 없고 몸이 곤권(困倦)하다고 한다.
약량이 많아서 그렇다고 설명을 해주고 약을 식후에 복용하라고 권하면서 호흡곤란과 숨이 찬 것은 어떠냐고 확인해 보니, 아직 약을 더 먹어 봐야 알겠지만 많이 좋아졌다고 한다.
11일 뒤에 다시 약을 지으러 내방했을 때 확인해 보니, 약을 복용한 3~4일 뒤부터 숨이 찬 것이 없어지고 호흡곤란도 발생하지 않았다고 한다. 또한 혀가 굳어지는 느낌이나 속이 느글거리거나 구토가 나오려고 하는 것도 없었다고 한다. 또한 한약을 복용한 뒤부터는 늘 먹던 병원약을 전혀 먹지 않아도 숨찬 것을 느끼지 못했다고 한다. 가래는 아직 남아 있는 듯하나 호흡시 '쌕쌕' 하는 소리는 없어졌으며 기침은 격감하여 거의 줄어들었다고 한다. 그러나 아직도 찬바람을 쏘이면 약간씩 기침을 한다고 한다.
본인의 요청대로 다시 지난번과 같은 처방으로 10일분 20첩을 지어주었다.
12일 뒤에 다시 왔을 때 확인해 보니, 전번의 나은 상태가 그대로 유지되며 지난번보다 특별히 더 나은 것은 없으며 그 약을 복용한 후부터는 잠을 제대로 못 자는 경우가 있다고 한다.
서울서 안양까지 오는 데 시간이 오래 걸리니 이번에는 아예 20일분을 한꺼번에 지어달라고 한다.
잠을 제대로 자지 못하는 원인이 마황 때문으로 생각되어 지난번의 처방에서 마황을 1돈으로 줄여서 20일분 40첩을 지어주었다.
3번째 지어간 약을 복용한 후에
1. 천식(喘息), 기침, 가래증상이 모두 소실되었으며
2. 오래 고생하던 알레르기 기관지천식이 모두 나았다고 한다.
6개월 뒤에 다시 약하게 천식과 기침 증상이 발생하여 소청룡탕 3제를 더 지어갔고 약을 복용한 뒤 12년이 지난 뒤에도 천식이 재발하지 않았다고 한다.

10-8. 유아기관지염(幼兒氣管支炎), 부정맥(不整脈), 놀람

● 송 ○ ○ 남 16개월 태음인 경기도 안양시 관양동

어머니 등에 업혀 온 태음인으로 보이는 아기로 한약방에 와서도 계속 기침을 한다.

① 2달 전부터 기관지염으로 기침을 심하게 한다. ② 종일 콜록거리고 아침에 특히 심하다. ③ 병원에서는 기관지 천식이라고 하여 1달간 병원 치료를 했으나 여전하다. ④ 식욕이 부진하다. ⑤ 아무것도 아닌 것에도 잘 놀란다. ⑥ 맥은 뛰었다가 건너뛰는 부정맥(不整脈)이다. ⑦ 평소 허약하다.

부정맥(不整脈)이 있는 소아의 기관지염과 기침을 목표로 소청룡탕 1.5배량으로 2일분 4첩을 지어주었다.

약 한 달이 지난 뒤에 보약을 지으러 왔을 때 확인해 보니, 약을 복용하고 오래된 기침이 나았으며 잘 놀라는 것과 부정맥도 함께 없어졌다고 한다.

11-1. 중이염(中耳炎)

다음은 안성주 선생의 경험이다.

● 안 ○ ○ 여 5세 경기도 안양시 안양1동

또래 아이보다 키가 작으며 마르고 피부가 검다. 전체적으로 왜소해 보인다.

① 콧물이 코에 계속 고이고 기침도 가끔 한다. ② 갑자기 귀가 아프다고 하여 병원에 가니 중이염이라고 한다. 또한 밤에 열이 심할 것이라고 했다. ③ 의사가 중이염은 쉽게 낫지 않으니 2~3주 정도 치료해야 한다고 했다.

콧물과 기침, 중이염을 목표로 소청룡탕에 은교산을 합하여 투약하기로 하고 저녁부터 잠들기 전까지 2시간 간격으로 3회 복용시켰다. 의사는 밤에 열이 심할 것이라고 했는데 밤에 열이 나지 않았으며 귀가 아픈 것은 조금은 호전되었으나 아직 통증이 완전히 사라지지는 않았다. 콧물도 호전되었으나 완전하게 소실되지는 않았다.

약을 복용하고 증상이 호전되어 이번에도 같은 처방으로 3회 더 복용시켰다.

3일째 되는 날에는 귀가 아프다는 말을 하지 않았으며, 콧물은 아직 남아 있었다.

몸에 불필요한 수분이 울체(鬱滯)되어 콧물이 계속되는 것으로 보아 오령산 과립제에 시함탕 과립제를 합하여 2일분을 투약했다. 약을 복용한 후에 콧물도 완전하게 소실되었다.

12-1. 편도염(扁桃炎)

● 황 ○ ○ 남 17세 고등학교 1년 경기도 안양시 관양동

키가 큰 고등학생이다.

① 10일 전부터 편도염이 심해 병원에서 치료받아서 좋아졌으나, 오늘부터 다시 편도가 붓고 심하게 아파 병원에서 치료받았으나 여전하다. ② 고열과 함께 통증이 심해 침을 삼키지 못하는 상태이다. ③ 평소에도 편도가 잘 붓는데 중학교 2학년 때부터 편도가 수시로 잘 부었다. ④ 초등학교 6학년 때부터는 축농증(蓄膿症)이 있었으며(대전의 ○○병원에서 진단), 매일 코가 막혀 있고 코를 자주 푼다. ⑤ 어려서부터 추위를 몹시 타는데 6월인 지금도 춥다고 한다. ⑥ 어려서부터 추우면 기침을 많이 하고, 목에서 그르렁거리는 가래 끓는 소리가 난다. ⑦ 편도염은 병원에서 치료할 때만 괜찮다가 치료가 끝나면 다시 발생한다고 한다.

추위를 몹시 타고 추우면 기침과 가래 끓는 소리를 내는 고등학생의 편도염을 목표로 소청룡탕 1.5배에 편도염을 감안하여 박하 2.5돈, 길경 1.5돈을 더하여 10일분 20첩을 지어주었다.

12일이 지난 다음 학생의 아버지가 내방했을 때 확인해 보니, 약을 4일간 복용하니 만성 편도염이 나았다고 한다. 또한 추위도 덜 타는 것 같고 전과 달리 밥을 아주 잘 먹는다며 이번에는 보약을 지어달라고 한다.

13-1. 여드름

● 박 ○ ○ 남 16세 태음인 경기도 광명시 소하동 대봉빌라

몸통이 굵고 키가 크며 태음인으로 생각되는 중학교 3학년 남학생으로 아버지가 대신 내방했다.

① 몇 년 전부터 알레르기성 비염이 있었는데 올해 특히 심하다. ② 코가 답답하다. ③ 머리가 무겁고 어지럽다. ④ 콧소리가 난다. ⑤ 2달 전 레이저 시술 후 증상이 경감되었다가 재발하였다. ⑥ 병원에서는 수술을 권유했으나 한 달 뒤에 고입시험이 있어 보류 중이다. ⑦ 땀을 많이 흘리며 식욕은 좋은 편이다.

수년간 계속된 알레르기성 비염을 목표로 소청룡탕에 창이자산을 합방하여 10일분 20첩을 지어주었다.

50일 뒤에 이 학생의 어머니가 아버지 약을 지으러 왔을 때 확인해 보니, 약을 복용한 후에 이상하게도 여드름이 깨끗이 없어졌다고 한다. 약을 지어준 본인도 의아하게 생각되며 앞으로 고민해야 할 것으로 생각된다. 축농증은 20일 전 고입시험이 끝난 후에 수술했다고 한다.

다음은 소청룡탕과 갈근탕을 합한 처방의 활용사례이다.

1-1. 알레르기성 비염(鼻炎), 만곡증(彎曲症)

다음은 윤여빈 선생의 경험이다.

● 윤 ○ ○ 남 27세 태음인 175cm 80kg 경기도 안양시 동안구 관양동

알레르기성 비염을 치료한 본인의 경험이다. 키는 보통이며 체격이 크고 비만 경향이 있는 태음인 남성이다.

① 10여 년 전부터 알레르기성 비염이 있다. ㉠ 찬 공기에 접촉하거나 자극성 물질에 자극을 받으면 콧물과 재채기가 나온다. ㉡ 콧물은 줄줄 흐르듯이 나오며 재채기는 한 번 하면 1~2분가량 쉴 사이 없이 한다. ㉢ 피로하면 증상이 심해진다. ㉣ 눈 안쪽이 가려운 증상이 있다. ㉤ 주로 기상시에 증상이 나타난다. ㉥ 콧물 등으로 인하여 비색(鼻塞)이 있기도 하다. ② 항강(項强)이 있다. ③ 추위와 더위를 타는 편이다. ④ 평소에 몸에 땀이 많다. ⑤ 윗배와 아랫배가 차다. ⑥ 식성은 좋으며 소화는 잘된다. ⑦ 가스가 차고 트림이 나온다. ⑧ 대변은 1일 1~2회 정도 보며 평소에 연변을 본다. ⑨ 잠들기 어렵고 꿈을 자주 꾼다. ⑩ 전신이 피로하다. ⑪ 좌우에 대횡에 압통이 있다. ⑫ 군대에 있을 때 축구를 하다가 다쳐서 코뼈가 휘었는데 다른 사람들이 보면 만곡증(彎曲症)으로 의심을 하기도 한다.

알레르기성 비염과 항강을 목표로 소청룡탕 1.5배량에서 육계를 2.5돈으로 증량하고 박하 2.5돈, 갈근 2.5돈, 백출 2.5돈을 더하여 10일분 20첩을 복용했다.

20여 일이 지난 후에 확인해 보니, 약을 복용하면 비염 증세가 거의 소실되지만 복용하지 않으면 증세가 다시 나타난다. 기상시에 발생하던 콧물과 재채기의 횟수와 정도가 호전되었다. 눈 안쪽이 가려운 증상이 소실되었고 항강(項强)이 호전되었다. 약을 복용하면 잠이 잘 오지 않았으나 피로한 것은 그다지 느끼지 못했다.

복용한 약이 효과가 있다고 보고 이번에도 전과 같은 처방으로 10일분 20첩을 복용했다.

20여 일이 지난 후에 확인해 본 결과 알레르기성 비염 증상이 소실되었고 항강도 소실되었다.

2제를 복용하고 나서 증상이 소실되었으며 아직 증상이 남아 있기는 하지만 좀 더 상황을 두고 복용하기로 결정했다.

약을 복용하면서 느낀 점인데, 약을 복용하려 할 때 약 냄새를 맡는 순간 막힌 코가 뚫리는 느낌이 있었으며 냄새만 맡아도 증세가 없어질 것 같은 느낌이 있었다.

약 1년여가 지난 뒤에 다른 사람들이 말하기를 전에는 코뼈가 많이 휘었었는데 지금은 자세히 보지 않으면 잘 모를 정도라고 했다.

1-2. 알레르기성 비염(鼻炎), 콧물, 비색(鼻塞), 두통(頭痛), 재채기, 순건(脣乾)

● 김 ○ ○ 남 12세 소양인 초등학생 경상북도 안동시 문안동

보통 체격에 보통 키인 소양인 남자 어린이다.

① 어려서부터 알레르기성 비염이 있었고 겨울에는 심해진다. ② 잠들 무렵과 해질 때쯤에는 재채기를 하고 동시에 콧물이 난다. ③ 건조하면 코가 막힌다. 그리고 입술도 마른다. ④ 머리가 핑하고 자주 아프다. ⑤ 어려서 백일해(百日咳)와 뇌막염(腦膜炎), 폐렴(肺炎)을 앓았다.

어려서부터 지속되어온 어린이의 알레르기성 비염을 목표로 소청룡탕 1.5배량에서 육계를 2.5돈으로 증량하고 박하, 백출, 갈근 각 2.5돈씩을 더하여 10일분 20첩을 지어주었다.

15일 후에 증세가 격감하였다며 약을 다시 지으러 왔을 때 확인해 보았다. 알레르기성 비염 증세가 많이 경감되어 콧물과 두통은 소실되었으며 코막힘은 거의 없어졌다고 하며 재채기는 가끔씩 한다고 한다. 또 입술이 늘 마르던 것도 없어졌다고 한다. 효과가 좋은 것 같다며 약을 더 지어달라고 하여 전과 같은 처방으로 10일분 20첩을 지어주었다.

1-3. 알레르기성 비염, 재채기, 콧물, 불문향취(不聞香臭), 기침

다음은 이선주 선생의 경험이다

● 장 ○ ○ 여 48세 태음인 168cm 65kg 강원도 원주시

키는 보통이며 몸집이 있는 편으로 피부가 두터운 경향이 있다.

① 젊었을 때부터 알레르기성 비염이 있다. ② 밤에 기침과 재채기가 심하다. ③ 음주 후 바로 재채기가 심하게 나오고 몇 시간동안 계속된다. ④ 몸이 피로하거나 찬바람을 쐬면 증상이 심해진다. ⑤ 코가 간질거리고 묽은 콧물이 많이 흐른다. ⑥ 재채기를 많이 하면 눈이 빠질 듯 아프고 자주 가렵다. ⑦ 양약을 여러 차례 먹어보았지만 증상은 그대로이거나 효과가 일시적이었다. ⑧ 잠을 잘 때 코골이가 심하다. ⑨ 콧물로 인한 코막힘이 간혹 있다. ⑩ 냄새를 잘 못 맡고 음식의 맛도 잘 느끼지 못한다. ⑪ 최근에 자주 추위를 탄다. ⑫ 몇 개월 전에 콧속의 물혹 제거 수술을 받았다. 그 후 숨쉬기가 좀 더 편해졌으며 냄새와 맛을 느끼는 것도 더 나아졌으나 콧물과 재채기는 여전하다. ⑬ 알레르기성 비염에 가족력이 있다.

알레르기성 비염을 목표로 소청룡탕 본방으로 10일분 20첩을 투약했다.
약을 복용하고 약간 나아진 듯하다. 그러나 아직도 증세가 약간은 남아있고 밤이 되면 재채기와 콧물이 여전히 나온다. 약을 복용한 후는 증상이 많이 없어지지만 다음날이면 또 증상이 나타난다.
소청룡탕이 효과가 있는 것으로 보고 소청룡탕 1.5배량에 갈근탕을 합하여 10일분 20첩을 투약했다.
처음 소청룡탕보다 훨씬 효과가 있었다. 스스로가 놀라울 정도로 많이 나아졌다고 했다. 재채기 증상이 거의 없어졌고 예전에 줄줄 흐르던 콧물도 이젠 하나도 나오지 않는다. 음식 냄새와 맛을 확실히 잘 구분하게 되었고 잘 때도 코를 거의 골지 않는다.

2-1. 만성비염(慢性鼻炎)

다음은 남재호 선생의 경험이다.

● 남 ○ ○ 남 32세 열성태음인 173cm 80kg

전에 소청룡탕을 복용한 것을 기록한 것이다.
① 예전부터 알레르기성 비염이 있었다. ㉠ 너무 오래되어서 언제부터 시작되었는지 정확하게 알 수는 없지만 약 10년 이상 된 것으로 보인다. ② 매일 자주 코를 풀며 콧물이 나지 않아도 막혀서 답답한 느낌이 있다. ③ 코를 자주 풀지만 그렇다고 누런 콧물이 나지는 않는다. ④ 가래를 약간씩 뱉는다. ⑤ 코 안이 건조하다고 느낄 때가 많다. 코 안에 딱지 같은 것도 자주 생긴다. ⑥ 코가 답답한 탓인지 잘 때 입을 벌리고 잘 때가 있고 이 때문에 자면서 침을 흘리는 경우도 있다. ⑦ 공기가 안 좋은 곳, 예를 들어 지하나 도심에 가면 증상이 더 심해진다. ⑧ 손발이 따뜻하다. ⑨ 소화력은 좋은 편이다. ⑩ 3년 전 겨울에 약 한 달 정도 이비인후과를 다닌 적이 있다. 그 무렵 상태가 어느 정도 호전됐으나 이후 예전과 같은 비염 증상이 다시 나타났다. ⑪ 학기 중에 거주하는 곳이 원룸이었는데 북향이어서 햇빛이 들지 않고 습기가 높고 목욕탕에 환기 시설이 고장이 나서 곰팡이 냄새가 자주 났다. 이것도 비염 증상이 계속된 하나의 원인으로 생각되었다.
만성비염을 목표로 소청룡탕 1.5배량에서 육계를 2.5돈으로 하고 백출, 갈근, 박하 각 2.5돈씩을 더하여 10일분 20첩을 복용했다.
약을 복용한 후 입안이 약간 건조해지는 느낌을 받았는데 마황의 강력한 발표작용(發表作用) 때문으로 생각된다. 전반적으로 코가 막히는 증상이 감소했고, 코를 푸는 횟수도 줄어들었다.
소청룡탕을 복용하고 효과가 있어 이번에도 전과 같은 처방으로 10일분 20첩을 복용했다.
두 번째 약을 복용한 후에도 코막힘이 호전되었으며 코 안이 답답한 느낌도 많이 개선되었다. 그러나 완치되었다고 말할 수 있을 정도는 아니었다. 이후 여러 가지 사정으로 약을 복용하지 못했다. 어느 정도 시간이 지난 후에 비염이 재발했으나 전보다는 증상이 덜했다. 소청룡탕 가감방을 계속 복용하거나 처방의 구성을 바꾸어 약을 복용하면 증상이 개선될 것으로 생각된다.

2-3. 비색(鼻塞), 콧물, 기침

● 이 ○ ○ 남 11세 태음인 초등학교 4년 경기도 안양시 부흥동 관악부영아파트

키와 체형이 보통이며 초등학교 4학년 남자 어린이로 올해부터 감기에 자주 걸리는데 주로 코감기의 형태를 띤다.
① 지금도 콧물을 흘리며 누런 코가 차 있다. ② 늘 코가 막혀 있다. ③ 기침이 난다. ④ 스트레스를 받으면 배가 아프다고 하고 집에서 쉬면 괜찮다.
늘 코가 막혀 있는 증세를 목표로 소청룡탕 1.5배량에서 육계를 2.5돈으로 증량하고 박하, 백출, 갈근 각 2.5돈씩을 더하여 10일분 20첩을 지어주었다.
13일 뒤에 증세가 좋아졌다며 다시 약을 지으러 왔다. 경과를 확인해 보니, 늘 차 있던 콧물이 1일 1번 정도로 줄어들었으며 비색(鼻塞)이 격감되어서 이제는 막혔다 뚫렸다 한다는 것이다. 또한 기침도 소실되었다고 한다.

3-1. 소아축농증(小兒蓄膿症), 중이염(中耳炎)

● 김 ○ ○ 남 9세 태음인 경기도 안양시 비산3동 시티하우스

보통 키와 체격의 태음인 아이이다.
① 콧물이 많이 흐르고 목으로 넘어가기도 한다. ② 현재 왼쪽 귀에 중이염이 있어 물이 차고 심하게 아프며 잘 들리지 않는다. ③ 한 달 전에 병원에서 축농증으로 진단받았는데 양쪽 귀에 물이 차고 아파서 3주간 치료를 받았다.
④ 식욕은 정상이다.
식욕이 좋은 태음인 남아의 축농증(蓄膿症)과 중이염(中耳炎)을 목표로 소청룡탕 1.5배량에 박하 2.5돈, 갈근 2.5돈, 백출 2.5돈을 더하여 10일분 20첩을 지어주었다. 1달 뒤인 10월 초순에 엄마가 다시 약을 지으러 왔을 때 확인해 보니,

약을 복용하고 콧물이 소실되고 축농증과 중이염이 경감되었으나 현재는 코가 막힌다고 한다.
축농증과 중이염 증세가 경감되었으나 완치되었다고 보기는 어려워 전과 같은 처방으로 10일분 20첩을 지어주었다.
5년 뒤에 약을 지으러 왔을 때 확인해 보니, 당시 그 약을 복용한 뒤로 축농증과 중이염이 나았다고 한다.

4-1. 기관지천식(氣管支喘息)

● 강 ○ ○ 남 13세 태음인 초등학교 6년 경기도 군포시 산본동 주공아파트

약간 뚱뚱한 태음인으로 보이는 초등학생이다.
① 항상 '흠흠'거린다. ② 간혹 기침을 하며 목이 아프다고 한다. ③ 병원에서 알레르기 기관지천식이라고 한다.
태음인 어린이의 기관지천식을 목표로 소청룡탕 1.5배량에 백출, 박하, 육계, 갈근 각 2.5돈씩을 더하여 10일분 20첩을 지어주었다.
12일 후에 다시 왔을 때 확인해 보니, 약을 복용한 후 '흠흠'거리던 것이 경감되었으며 목이 아픈 것이 소실되고 기침도 경감되었다고 한다. 증세가 많이 경감된 것으로 보아 효과가 있다고 판단되어 전과 같은 처방으로 10일분 20첩을 지어주었다.

5-1. 소청룡탕과 은교산 비교례

다음은 이민호 선생의 경험이다.

● 曾 ○ ○ 여 23세 열성태음인 155cm 56kg 인도네시아 수라바야

눈망울이 크고 활달하고 쾌활한 인도네시아 화교 아가씨로 현재 북경 중의대에 재학 중이다.
우선 체형을 보면 155cm에 56kg로 좀 뚱뚱한 체격이다. 눈망울이 둥글둥글하여 선하게 보이는 얼굴이고 체형도 둥글둥글하여 의심할 여지없는 태음인이지만 몸은 상당히 뜨거운 편이어서 한겨울인 12월에도 아이스크림을 즐겨 먹는다. 또한 자라난 곳이 열대지방이어서 겨울을 지내본 경험이 없고 젊은 나이임을 감안한다면 체열(體熱)이 상당히 내재(內在)되어 있음을 알 수 있다. 뚱뚱한 체격이지만 날렵하여 100m를 17초에 주파하는 것으로 보면 지방보다는 근육으로 단단히 뭉쳐진 체격이다. 계절이 바뀌는 11월 하순이어서 어제 바람이 무척 심했는데 찬바람을 쐰 탓인지
① 오늘 아침부터 목이 아프다. ② 목이 쉬었다. ③ 기침도 약간 한다. ④ 월경주기가 부정확하고 양이 적은 편이다. ⑤ 단 것을 좋아하며 매운 것은 전혀 못 먹는다. ⑥ 얼굴에 열이 잘 달아오르는 편이다. ⑦ 손발이 차다.
평소 건강한 체질의 아가씨여서 한 번도 감기에 걸린 적이 없었는데 오늘 아침부터 콜록콜록 기침을 하고 목쉰 소리를 낸다. 어제 저녁에 찬바람을 쐰 탓인지 아니면 저녁에 아이스크림을 먹어서 그런지 아침부터 목이 아프고 기침을 하게 되었다며 별것 아니라고 한다.
다음날 아침에 기침소리가 없어 나았는지 확인해 보니 코맹맹이 소리를 내고 있는 것이 아닌가! 확인해 보니, 어제 점심과 저녁에 은교산을 본방으로 달여서 복용했다고 한다. 은교산을 복용한 이후 목이 아픈 것이 바로 사라지고 기침도 바로 없어졌으나 저녁에 은교산을 달여서 복용한 후에는 코가 막혀 답답하다고 한다.
그냥 일시적인 현상이겠지 하고 대수롭지 않게 생각하고 잠에 들었으나 잠을 잘 때에 코도 막히고 가래도 생겨 잠을 제대로 못 잤다고 한다.
평소 건강한 체질이어서 감기 한 번 안 걸리다가 감기에 걸려 코가 막힌 것이 무척 억울하다는 표정으로 어떠한 처방을 복용해야 할지 확인해보았을 때 코가 막혀 나오는 목소리가 섹시하니 먹을 필요가 없다고 농담을 했다. 은교산은 온병 초기의 폐열(肺熱)로 인한 복합감기증상에 빈용하는 방제이다. 처방 구성을 보면 금은화, 연교로 청열해독(淸熱解毒), 소산풍열(疏散風熱)해 주며 형개, 박하, 담두시로 금은화, 연교의 낮은 발표력(發表力)을 돕고 행인으로 강기(降氣)시키며 우방자, 길경, 감초로 청열이인(淸熱利咽)하고 노근, 죽엽으로 목에 자윤(滋潤)을 공급하는 처방으로 온병학(溫病學)의 대표적인 방제이다.
중국에서는 양의진단의 영향(폐렴 혹은 기관지염 등)으로 인해 감기에 청열해독(淸熱解毒)이 주목표인 은교산을 쓰는 경우가 많다. 그래서인지 은교산은 산제 말고도 탕제, 환제, 아니면 비타민C 등을 가미한 양한방 혼합제, 과립제 등등 여러 제형으로 중국 약방의 감기약 코너를 장악하고 있다. 하지만 찬 약 위주의 구성이라 풍한성(風寒性) 감기에 응용하면 열은 낮추지만 다른 증상에는 부작용이 나타나거나 소화기에 부담을 주는 경우가 있다.
이번 경우에도 역시 은교산 투약이 틀린 것은 아니지만 증상에 따른 정확한 변증 없이 약을 복용하여 부작용이 발생한 것으로 볼 수 있다. 은교산은 형개를 제외한 모든 약이 신량해표(辛凉解表) 위주로 되어 있어 열은 낮추지만 찬 성질의 약을 복용하여 코막힘 등 증상이 발생한 것으로 보고 발표(發表)와 거담(祛痰)의 치법을 사용하여 비색(鼻塞)을 치료하기로 했다. 은교산을 복용한 후에 발생한 코막힘, 가래를 목표로 소청룡탕 본방에서 마황을 빼고 백개자 2돈을 더하여 3일분으로 3첩을 투약했다.
약을 복용한 후 하루 뒤에 확인해 보았다. 어제 저녁과 오늘 아침에 한 봉씩 복용했는데

1. 코막힘이 완전히 뚫렸다고 한다.
2. 약간 남은 표증의 증상인 실음(失音)과 기침도 모두 소실되었다고 한다.
3. 그러나 가래는 아직 잘 모르겠다고 한다.

약을 모두 복용 한 후인 3일 뒤에 다시 확인해 보았다.
가래 또한 거의 소실되었고 코막힘이 없는 밝은 소리로 말했다.

6-1. 실패례 - 오적산으로 치료

● 오 ○ ○ 남 5세 태음인 경기도 안양시 관양동 현대아파트

성격이 차분하고 조용하며 태음인으로 보이는 남자아이이다.
① 2달 전부터 감기 후 기침이 심해 병원에서 치료를 받고 증상이 호전되어 기침이 조금 남아 있으나 3일 전 병원치료를 중단하니 다시 기침이 심해졌다. ② 병원에서는 유사 백일해(百日咳)라고 한다. ③ 지금은 머리에 열이 많다. ④ 목이 간지럽다. ⑤ 기침을 한 후 토한 적도 있다. ⑥ 병원에서 치료를 할 때에 증상이 심한 경우에는 목에서 그르렁거리는 소리가 났다.
감기 뒤에 지속된 기침과 가래소리, 기침 때의 구토를 목표로 소청룡탕 2배량에 전호 2돈, 행인 2돈을 더하여 3일분 6첩을 지어주었다.
하루 뒤에 아이의 어머니가 내방했는데 지어간 약 3첩을 어제 낮과 저녁, 오늘 아침에 걸쳐 3번으로 나누어 먹였으나 기침이 어제보다 더욱 심하다고 한다. 또한 어젯밤에는 자다가 일어나서 토했으며 아침에 일어나서도 토하고 낮에는 위액만 토했다고 한다.
기침이 심해지고 구토(嘔吐)가 있었다는 점에서 소청룡탕이 적합하지 않다고 판단되었다. 이번에는 오적산 2배량에 소엽 1.5돈, 소자 1돈, 백개자 1돈, 나복자 1돈을 더하여 1.5일분으로 3첩을 지어주었다.
오적산 3첩을 복용한 뒤 기침의 횟수가 현저히 줄어들고 기침의 강도도 약해졌으며 콧물이 나던 것도 줄어들고 토하던 것도 없어졌다고 한다. 다시 전과 같은 오적산으로 3일분 6첩을 지어주었으며, 약을 복용한 후에 아침에만 기침을 약간씩 하고 콧물이 줄어들었다고 한다.
다시 전과 같은 오적산으로 3일분 6첩을 지어주었으며 약을 복용한 후에 가벼운 기침을 한 번 정도 하며 다 나은 것 같다는 전화가 왔다.

中統28 寶 도씨승양산화탕 陶氏升陽散火湯

人蔘 當歸 白芍藥 柴胡 黃芩 白朮 麥門冬 陳皮 白茯神 甘草 各一錢 **薑三片 棗二枚 熟金同煎**

治 撮空 肝熱乘肺 元氣虛弱 譫語 神昏
[活　　套] 虛熱脈微 倍蔘 三~五錢 加熟地 五~七錢
[活套鍼線] 動悸(寒)
[適 應 症] 발열, 콧물, 기침, 상기, 번조, 항강, 충혈, 원기부족, 구건, 가래, 안구충혈, 소아경기, 두통, 좌불안석, 전신곤권, 흉비, 전중혈통, 인두결핵, 폐결핵, 기관지염, 폐렴의 해열후의 해천, 백일해, 임신해수, 감모, 당뇨병, 뇌출혈, 인두염, 객혈

처방 설명 도씨승양산화탕은 평소에 체열(體熱)이 낮지 않은 사람(소양인 경향)의 심허증상(心虛症狀)을 겸한 감기, 감기나 신경과다 등으로 인한 번조(煩燥), 자한(自汗), 섬어(譫語), 반복적인 발열(發熱) 등에 사용하는 처방이다.

여기서 심허(心虛)가 의미하는 바는 허약해진 상태에서 심장기능이 이상항진되어 있다는 것으로, 이러한 상태에서는 동계(動悸), 번조(煩燥), 불안(不安), 초조(焦燥) 등 증상이 나타난다. 열성질환을 앓게 되면 대사가 항진되어 에너지가 과도하게 소모되므로 허약해지게 되는데, 허약을 극복하고 부조화된 상태를 조절하기 위해 심장기능이 이상항진될 경우 위와 같은 증상이 발생한다. 물론 평소 허랭한 사람보다는 체열이 높은 소양인에게 이런 반응이 나타나기 쉽다. 이렇게 과도하게 에너지를 소모시켜 허약하게 만드는 원인은 열성질환일 수도 있고, 감기일 수도 있지만 과도하게 신경을 쓰는 것도 원인일 수 있다.

조문을 보면 '撮空활공 肝熱乘肺간열승폐 元氣虛弱원기허약 譫語섬어 神昏신혼'을 치료한다고 했는데, 이러한 증상은 상한(傷寒)으로 인해 에너지를 과다하게 소모한 결과 나타나는 후유증이다. 요즘에는 에너지를 과다하게 소모시키는 원인으로 과로(過勞), 과색(過色), 신경과다 등 육체적, 정신적인 측면만 생각하기 쉽지만, 추위에 대응하는 과정에서도 많은 에너지가 소모된다는 것을 이해할 필요가 있다. 특히 예전에는 추위를 방어하기 위한 주거환경이 열악했으며, 의복도 충분하지 못했다는 점을 고려한다면 추위가 에너지소모를 야기하는 주범일 수 있다는 것을 짐작할 수 있다. 특히 허약해진 상태에서 추위에 손상되면 발열(發熱), 오한(惡寒), 신체통(身體痛) 같은 일반적인 감기 증상에 그치지 않고 후유증이 동반될 수 있는데, 도씨승양산화탕은 이처럼 감기에 걸린 후에 후유증이 나타났을 때 사용한다.

감기에 걸린 후에 발생할 수 있는 후유증과 이와 관련된 처방을 생각해 보면 위의 설명을 쉽게 이해할 수 있다. 활투침선의 한문(寒門)을 보면 상한 육경(六經)에 따른 증상과 음증(陰症), 표증(表症), 이증(裏症), 반표리증(半表裏症)이 나온 다음에 번조(煩燥), 번열(煩熱), 동계(動悸), 발광(發狂), 섬어(譫語), 자리(自利), 허리(虛利) 등 다양한 증상이 나열되어 있는데, 이것들 모두 상한(傷寒)으로 인한 후유증이다. 예를 들어 감기에 걸려 심한 열성상태에 빠졌을 때 대변이 비결(秘結)되어 광증(狂症)이 나타나기도 하는데, 이럴 때는 당귀승기탕을 써서 대변적체를 풀어주어야 한다. 또한 감기에 걸린 후에 습체(濕滯)가 내재되어 있는 상태에서 고열(高熱)이 발생했다면 진사오령산이 적합한 처방이 될 것이며, 발한과다로 진액이 많이 소모되어 가슴이 벌렁거리는 증상이 나타난다면 치시탕이 적합한 처방이 된다. 도씨승양산화탕을 써야 할 경우는 허약한 상태에서 상한(傷寒)으로 인해 에너지를 너무 많이 소모하여 기능부조화가 나타나고, 감기로 인한 여열(餘熱) 때문에 번조(煩燥), 섬어(譫語), 불안(不安) 등의 증상이 나타날 때이다.

도씨승양산화탕은 소양인에게 쓸 기회가 많지만 기본적으로 허약한 사람에게 이런 증상이 잘 나타난다.

즉 에너지를 발생시키는 인체 구조는 좋은 편이지만 여러 원인으로 허약해진 상태에서 감기에 걸려 에너지와 진액소모가 많아져서 발생하는 증상에 사용하는 것이다. 그러나 요즘에는 감기에 걸려도 이런 증상을 호소하는 사람이 많지 않기 때문에 감기의 후유증에 사용하기보다는 신경과다로 인해 열울(熱鬱)이 내재된 상태에서 나타나는 번조(煩燥), 불안(不安), 초조(焦憔) 같은 신경증세에 사용하는 경우가 점차 많아지고 있다.

도씨승양산화탕에는 숙금(熟金)이 들어가는데 금을 넣어 함께 끓이는 것이다. 처방에 금(金)을 사용하는 방법에는 첫째, 금을 인체 내에 직접 투입하는 방법으로 금을 침으로 쓰는 방법, 둘째 직접 먹는 방법으로는 우황청심원처럼 환을 금박으로 포장해서 먹는 방법, 셋째 본 처방처럼 금을 끓여서 물을 먹는 방법이 있는데, 숙금(熟金)은 이것을 말하는 것이다.

처방구성

처방구성을 보면 인삼은 말초혈류를 증진시키고 세포의 기능을 활성화시켜 에너지생산을 촉진한다. 또한 소화액 분비를 증진시켜 식욕을 강화하고 위장의 연동운동(蠕動運動)을 항진시켜 소화·흡수를 촉진하며, 부신피질기능을 강화하고 면역기억세포의 생성을 촉진하고 임파구의 활성을 왕성하게 하여 면역기능을 증강시킨다. 당귀는 항혈전작용(抗血栓作用)을 하여 혈액순환을 원활하게 하고 철분결핍으로 인한 빈혈에 좋은 효과를 나타낸다. 백작약은 평활근의 경련을 억제하고, 중추신경 흥분을 억제하여 진통, 진경, 진정작용을 한다.

시호는 중추신경을 억제하여 정신을 안정시키고 부신피질호르몬 분비를 촉진함으로써 항염증작용을 하며, 해열작용, 진통작용, 진정작용이 있다. 황금은 혈관투과성 항진을 억제하고 소염작용이 강하여 혈관의 염증성 충혈(充血)과 울혈(鬱血)을 완화한다. 백출은 장관활동에 대한 조절작용이 있어서 장관의 자발성 수축활동의 긴장성을 높이고 강직성 수축을 방지한다. 맥문동은 포도당과 점액질을 다량 함유하고 있어 진액(津液)을 보충한다. 진피는 이기제(理氣劑)로서 소화관 운동능력을 강화하여 가스배출을 촉진하고, 백복신은 이수작용(利水作用)과 신경안정작용이 있고, 감초는 스테로이드 호르몬과 유사한 작용이 있어 항염증작용, 해독작용, 해열작용을 한다.

처방비교

사물안신탕과 비교하면 두 처방 모두 정충(怔忡)과 번조(煩燥)에 사용한다는 공통점이 있다. 사물안신탕은 혈허(血虛)와 심허(心虛)로 인하여 발생하는 동계, 정충, 불안, 초조에 사용하는 반면, 도씨승양산화탕은 허약하면서도 흉격(胸膈)에 열이 몰려 발생하는 불안, 초조, 촬공 등에 사용한다.

소시호탕과 비교하면 두 처방 모두 상한(傷寒)으로 인해 흉곽에 열울(熱鬱)이 발생했을 때 사용할 수 있다. 그러나 소시호탕이 단순히 흉곽의 열울로 인한 한열왕래, 구고, 인건 등의 증상을 치료하는 반면, 도씨승양산화탕은 보기(補氣)와 자윤작용(滋潤作用)을 통하여 허약한 증세를 보강하여 경계, 정충, 불안, 촬공(撮空) 등 열성상태로 인한 부조화를 개선한다.

인삼소요산과 비교하면 인삼소요산은 여로복(女勞復)에 사용하는 처방으로 도씨승양산화탕을 써야 하는 경우보다 약간 더 허약한 사람이 감기에 걸려 후유증으로 발열이 생겼을 때 사용하며, 시호제를 쓰기는 해야 하는데 허약하여 보강을 함께 해야 하는 경우에 적합하다. 반면 도씨승양산화탕은 감기 후유증으로 인한 번조, 불안 등에 사용한다.

활용사례

1-1. 번조(煩燥), 좌불안석(坐不安席), 전중통(膻中痛), 전신곤권(全身困倦), 흉비(胸痞) 여 35세 소양인
1-2. 원기부족(元氣不足), 항강(項强), 충혈(充血) 여 57세 소음인
1-3. 원기부족(元氣不足), 상열하강(上熱下降), 구건(口乾), 가래 여 62세 소양인
1-4. 피로(疲勞), 견비통(肩臂痛), 항강(項强), 흉비(胸痞), 소화불량(消化不良), 현훈(眩暈), 시력저하 여 37세 소양인
2-1. 상열감(上熱感), 눈피로 여 33세 소양인

2-2. 눈 충혈(充血) 여 37세 소양성소음인
3-1. 두통(頭痛) 남 3세 소양성태음인
4-1. 오랜 감기, 발열(發熱), 상기(上氣), 콧물, 기침 여 31세 소양인

1-1. 번조(煩燥), 좌불안석(坐不安席), 전중통(膻中痛), 전신곤권(全身困倦), 흉비(胸痞)

● 조 ○ ○ 여 35세 소양인 주부 서울특별시 서대문구 북가좌2동

보통 키에 약간 여윈 편이며, 피부가 연약하고 예리하며 약한 소양인으로 필자의 아내이다.

아내가 근래 감기에 걸린 뒤부터 번조(煩燥)증상이 심하여 좌불안석이며 종일 서성이며 어쩔 줄을 모르는데 마치 미친 사람과 같다. 증상을 살펴보니

① 누우나 앉으나 아프고 불편하며 못 견디게 괴로워 안절부절하며 아내의 말로는 곧 미칠 것 같다고 한다.

② 마음이 안정되지 않고 돌아다니고 싶고, 돌아다니면 괜찮아진다. ③ 오전에 증상이 심하고 오후에는 덜하며 해뜨기 전인 7시 이전과 밤 10시 이후에는 괜찮다. ④ 밤에 자다가도 가슴이 답답하여 창문을 열고 잔다. ⑤ 상체(上體)가 아프다가도 무릎과 종아리가 지근지근하게 아프다. ⑥ 가슴[膻中]부위가 빠근하게 아프다. ⑦ 뒷머리를 당겨 잡는 것 같고 머리 쪽으로 치솟으며 심할 때는 좌측 머리가 아프다. ⑧ 어깨의 견정 부위가 누르는 듯이 아프다.

⑨ 아침에 일어나면 힘이 없고 몸이 가라앉으며 종일 불편하다. ⑩ 어깨에서 팔꿈치까지 맞은 것처럼 얼얼하다.

⑪ 손바닥이 화끈한 것 같다. 손끝이나 발끝에 물건이나 물체가 닿으면 맥박이 뚝뚝 뛰는 걸 느낀다. ⑫ 전체적으로 좌측이 더 심하다. ⑬ 손바닥을 얼굴에 대면 따뜻하게 느껴지고 찬 곳에 닿으면 시원하게 느껴진다. ⑭ 전에도 오전에는 늘 힘이 없고 깔아질 때가 많았다. ⑮ 전에도 한기(寒氣)가 있었던 적이 있다. ⑯ 1개월 전 목욕탕에서 목욕을 마친 후 가슴이 뛴 뒤 졸도한 적이 있고, 시부모를 모시느라 늘 조심하며 놀란 경우가 많았다. ⑰ 평소부터 심장이 약하여 잘 놀라는 경향이 있었고 식욕과 소화력은 보통이며 피부가 희고 연약하다.

번조(煩燥)로 인한 전신 괴로움과 좌불안석하고 미칠 것 같은 증상을 목표로 도씨승양산화탕 2배량으로 6첩을 지은 뒤 1일 만에 모두 복용시켰다.

약을 복용하고 잠을 푹 잤다. 다음날 아침부터 놀랍게도 미칠 것 같은 증상이 없어졌으며 번조(煩燥)와 견정통(肩貞痛), 견비통(肩臂痛)이 격감하였다고 한다. 무엇보다도 종일 서성이며 괴로워하는 증세가 없어지니 본인은 물론 늘 지켜봐야 하는 필자도 살 것 같았으며 도씨승양산화탕의 위력에 감탄했다.

도씨승양산화탕을 계속 사용하려고 했으나, 다음날 아침부터

① 갑자기 전신에 비가 오듯이 2~3분간 땀이 지속되다가 저절로 멈추고 다시 30여 분 뒤 땀이 비 오듯이 3차례 났다.

② 이불 바깥에 내놓으면 피부가 아리면서 아프다. ③ 뜨거운 방바닥에 살을 대면 시원하다. ④ 명치 부위가 계속 번조하다. ⑤ 이 증세를 계지탕의 자한(自汗)증세로 판단하고 맥을 보니 부약(浮弱)한 것이 계지탕의 맥이었다.

그래서 이번에는 계지탕 2배량으로 4첩을 지어 1일간 복용시켰다.

계지탕 4첩을 모두 복용한 뒤에도 자한(自汗)증상이 여전하여 다시 4첩을 1일 동안 복용시켰다.

계지탕 8첩을 복용한 뒤 자한(自汗)이 소실되고 살이 시린 것도 없어졌으나, 이번에는 기운이 없고 몸이 가라앉으면서 가슴이 몹시 번거롭다고 한다.

이것은 땀을 흘린 뒤에 발생하는 허번심중오농(虛煩心中懊憹)으로 판단되어 치자두시탕을 쓰기로 했으나 마침 두시가 없어 대신 죽여를 넣어 4첩을 한 번에 달여 복용시켰다.

약을 복용하고 곧 바로 허번(虛煩) 증상이 없어졌다. 이번 아내의 감기로 인한 정신병 같은 증상이 평소 좀처럼 사용할 기회가 없었던 도씨승양산화탕과 치자두시탕을 사용하게 된 계기였다.

1-2. 원기부족(元氣不足), 항강(項强), 충혈(充血)

● 이 ○ ○ 여 57세 소음인 전라북도 고창군 성송면 한고리

보통 키에 보통 체격이며 말이 빠른 소음인 아주머니로 임파선 결핵 수술을 받은 후에 약을 복용하고 몸이 호전되고 있다.

① 평소 기운이 없으며 기운이 없으면 전신에 땀이 난다. ② 피로하면 우측 목 부위가 땅기고 아프다. ③ 날이 덥거나 일을 하면 눈이 잘 충혈된다. ④ 평소 머리가 어지럽다. ⑤ 하루 3끼를 먹지만 식욕이 별로 없으며 소화력도 약하다. ⑥ 더위를 약간 타며 선풍기 바람을 좋아한다. ⑦ 손발이 찬 편이다. ⑧ 무릎이 시리다. ⑨ 잠은 잘 잔다.

기운이 없고 피로하다는 소음인 아주머니의 임파선 결핵수술 후유증인 우측 뒷목 땅김 및 통증을 목표로 도씨승양산화탕 2배량에 모려 2돈, 하고초 2돈을 더하여 10일분 20첩을 지어주었다.

4개월 후에 딸에게서 전화가 왔을 때 경과를 확인해 보니, 약을 복용하고 항강(項强)과 통증(痛症)이 호전되었고 눈의 충혈이 덜하며 기운 없을 때 땀이 나던 증상이 경감되었다고 한다.

모든 증상이 경감되었으나 완치된 것이 아니므로 전과 같은 처방으로 10일분 20첩을 지어주었다.
9개월 후에 다시 내방했다. 보름 전 빈혈(貧血)로 갑자기 쓰러져 입원했다며 우담(牛膽)을 넣어서 약을 지어달라고 하여 이번에도 전과 같은 처방에 우담을 넣어서 10일분 20첩을 지어주었다.
2년 뒤에 딸이 전화를 하여 "어머니께서 정신을 잃으셨는데 약을 좀 지어주세요."하고 말했다. 전에도 도씨승양산화탕을 복용하고 효과가 있었고 보약을 지어달라고 하여 이번에는 전과 같은 처방에 인삼 0.75돈, 구기자 2돈, 녹용 1돈을 더하여 10일분 20첩을 지어주었다.
5개월 후인 여름에 어머니의 보약을 지으러 딸이 대신 내방했을 때 확인해 보니, 어머니께서 약을 복용한 후에 식욕이 좋아지고 건강을 되찾았다고 한다. 이번 여름에 햇빛이 내리쬐이는 곳에서 일을 무리하게 한 후 건구역(乾嘔逆)을 했으며 이런 증상이 있기 전에도 한 번 쓰러진 적이 있다고 한다.
도씨승양산화탕을 복용한 후에 많은 증상이 호전되었으므로 이번에도 도씨승양산화탕 2배량에 모려 2돈, 하고초 2돈을 더하여 10일분 20첩을 지어주었다.

2-1. 상열감(上熱感), 눈피로

다음은 이진상 선생의 경험이다.

- 조 ○ ○ 여 33세 소양인 경상북도 포항시 남구 대잠동

작년에 한의과대학에 편입하기 위해 본인에게 강의를 받았던 학생으로, 체력이 저하되어 시호제가 포함된 약을 복용한 경력이 있다. 올해(2005년) 2월 중순에 뜻을 이루지 못하고 고향으로 내려갔는데 피로감이 심해 종합검사를 받았다. 간 검사를 해보니 수치가 비정상적으로 높게 나와 걱정을 많이 했다. 2주 후에도 계속 높은 수치가 나오면 생명에 위험이 있을 수도 있다고 하여 많이 놀랐다고 한다. 내과의사인 아버지가 이렇게 갑자기 간수치가 높게 나온 것은 한약을 복용했기 때문일 것이라며 한약을 복용한 적이 있는지 확인해 보았다고 한다. 본인은 시호제가 포함된 약을 복용하고 간수치가 높게 나올 수는 없다고 말을 했지만 한편으로는 걱정이 되었다. 다행히 2주 후부터 간수치가 정상이 되었다는 연락을 받았다. 얼마 전에 친구들과 술을 마신 다음부터 몸 상태가 지극히 나쁘다며 거의 죽어가는 목소리로 한약을 지어달라고 연락을 했다.
① 한 달 동안 일상생활이 안 될 정도로 피곤하다. ② 눈이 피로하다. ㉠ 예전에는 잠을 자고 나면 눈 피로가 없어졌는데 지금은 잠을 자고나도 여전하다. ㉡ 오랫동안 책을 보고 난 것처럼 눈이 침침하다. ③ 기침이 심하다. ㉠ 낮에 기온이 올라가면 나아지나 아침과 저녁으로 심해진다. ㉡ 양약을 복용하면 약간 나아진다. ④ 한열왕래(寒熱往來)가 있다. ㉠ 비가 오거나 바람이 불면 상열감(上熱感)이 있다. ㉡ 심열(心熱)도 있다. 이때마다 백호탕 과립제를 먹는데 그러면 시원한 기분이 든다. ⑤ 변비가 있는데, 대시호탕 과립제를 복용하면 좋아진다. ⑥ 발바닥이 화끈거리는 울열(鬱熱)현상이 있다. ⑦ 옆으로 누우면 옆구리가 결린다. ⑧ 가슴이 뛰고 답답할 때가 있다. ⑨ 물은 많이 마시는데, 반드시 따뜻하게 먹는다. ⑩ 식사는 죽으로 반 공기 정도 먹는다. ⑪ 소화가 잘 안 되고 속이 쓰리다.
이 사람은 시험을 준비하느라 정신적·육체적으로 과로하여 처음에 간수치가 높은 증상이 나타났으며 몸이 회복되지 않은 상태에서 친구들과 술을 마셔 몸의 기능이 저하된 것으로 보였다. 또한 인체가 허약해진 상태를 회복하려는 과정에서 허열(虛熱)이 발생하여 상열감(上熱感)을 느끼는 것으로 판단되었다.
소양인이라는 체질 요인과 극심한 허로 상태를 감안하여 약을 사용해야 할 것으로 생각되었다. 그러나 마땅한 처방이 떠오르지 않아 이종대 선생님께 자문을 구했는데 청비음이나 도씨승양산화탕을 추천해 주셨다. 이 두 처방을 검토해 보았는데 청비음은 소시호탕에 평위산, 이진탕이 합방된 것으로 태음성소양인에게 적합한 것으로 생각되었는데 이 사람이 평소에 식사량이 적은 것을 감안하면 적합한 처방이 아니라는 생각이 들었다. 그에 비해 도씨승양산화탕은 소시호탕에 인삼소요산이 합해져 있고 진피와 맥문동이 더해져 있어 이 사람에게 적합한 처방으로 생각되어 도씨승양산화탕을 투약하기로 했다. 또한 기본적으로 소화력이 약하다는 점을 감안하여 대화중음을 합방하기로 했다.
소양인의 전신(全身) 허로(虛勞)를 목표로 도씨승양산화탕 1.5배량에 대화중음(산사, 맥아, 후박, 택사, 지실, 사인 각 1돈)을 합하여 1제를 15일분으로 지어주었다. 약을 복용한 지 3일 후에 전화가 왔다. 전과는 다르게 쾌활한 목소리였다.
1. 약을 복용한 후 피로가 많이 없어졌다.
2. 기침도 좋아져서 살 것 같다고 한다. '무슨 몸이 그렇게 약에 잘 반응하냐'고 하니 내가 놀랄 지경이었다.
15일 후 다시 약을 지어달라는 전화가 왔다. 경과를 확인해 보니 다른 것은 많이 좋아졌으나 발바닥이 화끈거리는 것과 옆구리가 결리는 것은 그대로라고 한다. 다른 증상은 없는지 확인해 보니, 자신은 가슴이 답답할 때 백호탕을 복용하면 좋아지고, 변비가 있을 때 대시호탕을 복용하면 좋아지는데, 이것을 합하여 약을 지어달라고 한다.
전에 투약한 처방에 지모와 석고를 더하면 백호탕이 더해진 것이 되고, 대황과 반하를 넣으면 대시호탕이 더해진 것이 되므로 지모 1돈, 석고 1돈, 대황 1돈, 반하 1돈을 더하여 1제를 15일분으로 지어주었다.
15일 후 약을 거의 다 복용했다며 연락이 왔다. 약을 복용하면
1. 몸이 시원해진다.

2. 머리가 뜨겁고 뒷골이 땅기거나 분노가 치미는 것이 없어졌다고 한다.
3. 그런데 피부에 발진이 나는 증상이 새로 생겼다고 한다.
이번에도 두 번째와 같은 처방으로 1제를 15일 분으로 지어주었다. 약을 복용한 후에
1. 옆으로 누우면 결리는 증상이 없어졌다고 한다. 그러나 술을 마시면 다시 나타난다고 한다.
2. 또한 피부가 안 좋아지는 것은 여전하다고 한다.

3-1. 두통(頭痛)

● 윤 ○ ○ 남 3세 소양성태음인 경기도 안산시 사동 본오아파트

경기(驚氣)를 자주하며 두통(頭痛)이 있다면서 보약을 지으러 온 아이이다.
① 현재 생후 30개월 되었는데 생후 15개월부터 열경기(熱驚氣)를 시작하여 1년 사이에 5번이나 했다. ② 10일 전인 4월 말 처음으로 두통이 있었는데 가벼운 감기 증상이 함께 있었으나 열은 없었으며 밤에 심하게 울면서 머리가 아프다며 소리를 질렀다. 그 다음날에도 두 차례에 걸쳐 두통이 있었으며 짜증을 내면서 정신을 못 차렸다. 모 대학병원에서 MRI 촬영을 했는데 이상이 없다고 한다. ③ 밥을 잘 먹으면 대변이 잘 나오는데, 음식을 잘 먹지 않으면 대변을 2일에 1회 정도 보며 대변이 단단하고 힘들게 나온다. ④ 밥을 잘 먹지 않고 식사량이 적다. ⑤ 자다가 잘 깬다. ⑥ 형과 16개월 차이가 나는데 스트레스를 많이 받는다. ⑦ 인형과 이불에 강한 집착을 보이며 헛소리를 자주 한다.
30개월 된 남아의 열경기(熱驚氣)와 두통을 목표로 도씨승양산화탕에 녹용이 들어 있는 보약을 원하여 녹용 1돈을 더해 3첩을 지어주었다. 2주일 후에 다른 사람을 소개하면서 내방했을 때 확인해 보니, 아이가 감기에 걸려서 약을 제대로 먹이지 못했으나 두통이 전보다 격감하였다고 한다.

4-1. 오랜 감기, 발열(發熱), 상기(上氣), 콧물, 기침

● 한 ○ ○ 여 31세 연약형 소양인 교사 경기도 과천시 부림동 주공아파트

보통 키에 체격이 여위었으며, 피부가 희고 약해 보이면서도 성격이 예리해 보이는 아가씨이다. 이곳에서 한약을 복용한 후에 동생의 알레르기성 비염이 나았다며 내방했다. 1년 전부터 발열(發熱)이 있고 감기기운이 지속되어 이비인후과에 가서 검사하니 알레르기성 비염이라고 했다.
① 1년 전인 작년 3월부터 아침과 오후에 불규칙하게 열이 나며, 한 번 열이 나면 3~4일씩 지속된다. ② 발열이 되면 두통이 있고 얼굴로 열이 달아오르며, 발열과 함께 콧물이 나고 그와 동시에 기침이 나온다. ③ 늘 꿈을 꾸며 자기 전에 뒤척이는 편이다. ④ 선풍기 바람을 싫어하고 단 것과 매운 것을 좋아한다. ⑤ 식욕과 소화력은 보통이고 편도염 수술을 한 적이 있다.
연약하면서 예리한 소양인 아가씨의 신경성을 겸한 발열형 감기에 소시호탕과 인삼소요산이 포함된 도씨승양산화탕을 사용하기로 했다. 따라서 도씨승양산화탕 1.5배량에 선풍기 바람은 싫어한다는 점에서 육계 3돈을 더하여 10일분 20첩을 지어주었다.
5개월 정도 지나 이번에는 알레르기성 비염 증상이 있다며 내방했을 때 확인해 보니, 약을 복용하고 발열이 줄어들었으며 두통은 여전하나 상기(上氣)는 소실되었다고 한다. 또한 발열시 있던 콧물은 소실되었으며 기침은 가끔씩 한다고 한다. 그 약을 복용하고는 1년간 지속된 감기가 거의 나았는데, 몇 달 전부터 재채기와 목이 아파서 다시 약을 지으러 왔다는 것이다. 이번에는
① 4개월 전부터 가끔씩 재채기를 하는데 하루 3~4번 단발성 재채기를 한다. ② 4개월 전부터 침을 삼키면 목이 아프다. ③ 전보다는 덜하나 수시로 발열이 난다.
이번에는 재채기, 인통(咽痛) 등의 증상이 있어 소청룡탕을 사용할까 하다가 전에 도씨승양산화탕을 사용하고 효과가 있었으므로 이번에도 도씨승양산화탕 1.5배량에 육계 4돈을 더하여 10일분 20첩을 지어주었다.

中統29 寶 맥문동탕 麥門冬湯

甘草炙 三錢 麥門冬 二錢 粳米 一合

治 勞復 氣欲絶 能起死回生 ① 水入二盞先煎 粳米令熟 去米入二藥 及棗二枚 竹葉十五片 加人蔘 尤妙
[活　套] 虛甚 加 人蔘 五~七錢 或一~二兩 以此回陽生津
[活套鍼線] 勞復(寒)
[適 應 症] 천식, 기침, 실음, 비색, 인후건조, 인후염, 인후통

처방설명 맥문동탕은 노복(勞復)에 사용하는 처방으로 기침감기나 번열(煩熱)에 쓰는 경우가 많다. 노복(勞復)이란 감기가 나은 뒤에 과로, 과식했거나 신경을 과도하게 써서 감기가 재발한 것으로 발열(發熱), 기침, 천급(喘急), 기핍(氣乏) 등의 증상이 나타날 수 있다.

조문을 보면 '勞復노복 氣欲絶기욕절 能起死回生능기사회생'이라고 하여 노복(勞復)으로 기(氣)가 끊어지려는 것을 다스려 회생시키는 처방이라고 했다. 이러한 증상만 본다면 보중익기탕을 써야지 왜 맥문동탕을 쓰냐는 의문이 남는다. 이는 나타나는 증상을 표현한 것일 뿐 개인의 신체조건과 신체상태를 고려하지 않았기 때문이다.

즉 맥문동탕은 보기제(補氣劑)를 사용하면 안 되는 상태에 적합한 것이다. 보기제를 써야 할 사람은 평소 기허상태에 있었거나 선천적으로 허약한 사람이지만, 맥문동탕을 써야 할 사람은 본래 허약한 사람은 아니었으나 고열성 질환이나 과로로 진액이 심하게 고갈된 사람으로, 기허증상이 나타날 뿐이지 기허증상이 유발되는 신체조건과 신체상태에는 차이가 있다.

이해를 돕기 위해 기단사천(氣短似喘)에 사용하는 정원음을 예로 들면, 기단사천(氣短似喘)은 기단(氣短)해서 마치 천식(喘息) 같은 증상이 나타나는 것으로 호흡기장애가 있거나 허약(虛弱)해졌을 때 볼 수 있기 때문에 사용할 수 있는 처방은 무수히 많다. 이 중에서 정원음의 기단사천(氣短似喘)은 폐포나 기관지에 점액성 물질이 부족해져 조직의 수축력이 떨어지고 호흡기능이 저하되어 나타나는 증상이므로 자윤을 공급해주는 치법을 사용하게 된다. 또한 정원음은 허로(虛勞)의 통치약으로도 분류되어 있는데, 정원음으로 모든 허로 증상을 치료할 수 있다는 뜻이 아니며, 정혈(精血)이 부족해져 허로 증상이 나타났을 때 사용할 수 있다고 이해해야 하며, 허로 증상이 나타나더라도 정원음을 쓰기 위해서는 소화력이 좋아야 한다.

이와 마찬가지로 감기가 어느 정도 회복되었다가 다시 과로하거나 신경을 많이 써서 감기가 재발하였을 때 사용할 수 있는 처방이 무수히 많은데, 맥문동탕도 여기에 속하는 처방 중 하나일 뿐이다. 따라서 노복(勞復)으로 인해 감기가 재발하였을 때 심한 열성(熱性)이 동반된 것도 아니고, 그렇다고 보중익기탕을 써야 할 경우처럼 평소 기허상태에 있었던 것도 아니고, 현재 보중익기탕을 써야 할 기허증상이나 소화기증상이 뚜렷하게 나타나지 않을 때 맥문동탕을 사용할 수 있다. 특히 과로나 신경과다로 인해 자윤물질(滋潤物質)이 부족해졌다고 판단될 때 보다 적합하다.

맥문동탕의 증상을 보다 쉽게 이해하기 위해서는 군약(君藥)인 감초의 약리작용(藥理作用)을 참고하는 것이 좋을 듯하다. 감초에는 여러 약리작용이 있지만 가장 주목해야 할 부분은 부신피질에서 분비되는 호르몬과 유사한 작용이 있다는 점이다. 부신피질호르몬 중 미네랄코르티코이드 호르몬은 항이뇨작용을 통해 체액을 조절하며, 당질코르티코이드 호르몬은 단백질을 분해하여 당(糖)을 만드는 작용을 하는데, 감초에 이와 유사한 작용을 하는 성분이 있어 혈당과 혈압을 조절하여 스트레스 상황에 대응할 수 있게 한다. 따

라서 감기가 나은 뒤에 과로나 신경과다로 인해 감기가 재발하였을 때 혈당과 혈압을 조절하여 전체적으로 저하되어 있는 기능을 개선하므로 노복(勞復)을 치료할 수 있는 것이다. 즉 감기 증상이 나았다고는 하지만 전체적인 기능이 완전히 회복되지 않은 상태인데다가 과로나 신경과다가 스트레스의 원인이 되어 증상이 재발하였을 경우 감초의 항스트레스작용이 주가 되고 맥문동과 갱미의 자양작용이 부가 되어 전신기능을 회복시킨다.

맥문동탕은 본래 감기가 재발하였을 때 사용하는 처방이지만 실제로는 감기로 인한 증상 외에 신체상태에 적합하다면 다양한 증상에 사용할 수 있다. 그래서 자윤(滋潤)이 결핍되어 발생하는 기침, 인후건조(咽喉乾燥), 번열(煩熱), 실음(失音), 호흡곤란(呼吸困難) 등에 사용하는 경우가 많고, 특히 가래가 없는 기침에 주효하며 마른기침을 하면서 목이 말라 있을 때 쓰면 효력이 좋다.

처방구성 처방구성을 보면 감초는 부신피질호르몬(미네랄코르티코이드, 글루코코르티코이드)과 유사한 작용을 하는데, 미네랄코르티코이드(Mineralocorticoid)는 Na^+, H_2O저류, K^+배출 촉진작용이 있어 수분배설을 억제하여 체액을 늘려주며, 글루코코르티코이드(Glucocorticoid)는 스테로이드와 유사한 소염, 항알레르기, 진통작용을 한다. 맥문동은 포도당과 점액질을 다량 함유하고 있어 진액(津液)을 보충하는 역할을 하는데, 특히 비타민A를 다량 함유하고 있어 피부각질을 연화하고 피부와 점막의 저항력을 강화하며 항염증작용(抗炎症作用), 진해작용(鎭咳作用)이 강하다. 갱미는 포도당을 공급하는 에너지원으로 원기(元氣)를 북돋우며 위(胃)를 조화시킨다. 또한 소변을 잘나오게 하고 번갈을 없애고 전분성이므로 지사작용(止瀉作用)도 있다.

처방비교 **보중익기탕**과 비교하면 보중익기탕은 기허(氣虛)나 기핍(氣乏)으로 인한 전반적인 증상에 사용하는 처방으로, 감기에 사용할 경우에는 콧물형 감기와 만성비염에 주로 사용한다. 반면 맥문동탕은 감기 후에 재발한 노복(勞復)에 주로 사용하며 주로 호흡기형 감기인 기침이나 실음(失音), 천식(喘息) 등에 사용한다.

감기에 사용하는 **쌍화탕**과 비교하면 쌍화탕은 체력이 중(中)이상인 사람에게 적합하며 허로(虛勞)나 과로(過勞)로 인해 정혈(精血)의 소모가 많아져서 나타나는 몸살형 감기에 주로 사용한다. 반면 맥문동탕은 본래 과로로 인해 감기가 재발하였을 때 사용하는 처방으로, 호흡기형 감기에 주로 사용한다.

실음(失音)에 사용하는 **형소탕**과 비교하면 형소탕은 감기로 인해 후두(喉頭)와 성대(聲帶)가 부어 목소리가 잘 나오지 않을 때 사용한다. 반면 맥문동탕은 후두가 부은 것이 아니고 자윤(滋潤)의 결핍으로 기능이 저하되어 발생하는 실음(失音)에 사용한다.

활용사례

1-1. 기침 여 67세 150cm 56kg
1-2. 기침, 목 건조감, 미열(微熱) 남 31세 태음인
1-3. 인후통(咽喉痛), 마른기침, 가래 남 30세
1-4. 감기 후 마른기침 남 29세 소음인
1-5. 흡연 후 나타난 가래 남 50대
1-6. 기침감기 여 24세 162cm 45kg
1-7. 잦은기침 남 60세 165cm 70kg
2-1. 변성 남 23세 태음인
3-1. 맥문동탕(금궤요략) - 목건조, 변성 여 22세 155cm 55kg
4-1. 사삼맥문동탕(온병조변) - 만성 마른기침 남 27세 한성태음인 174cm 71kg

1-1. 기침

다음은 조현환 선생의 경험이다.

● 이 ○ ○ 여 67세 주부 150cm 56kg

감기를 1개월 정도 심하게 앓은 후에 다른 증상은 거의 소실되었으나 기침이 4개월 이상 계속되었다.

① 2~3시간에 한 번씩 기침을 하는데 한 번하면 얼굴이 붉어질 정도로 심하게 한다. ② 가래는 많지 않고 목이 간질간질하며 가슴에 가래가 낀 것처럼 답답하다. ③ 주위가 건조하면 기침이 자주 발생한다. 감기에 걸리셨을 때는 밤에 잠에 들지 못할 정도로 기침이 심했다. ④ 입안이 자주 마르나 물은 자주 먹지 않는다. ⑤ 감기 이후에 더위를 많이 타고 특히 밤에 덥다고 한다. ⑥ 성격이 예민하여 조금만 신경을 쓸 일이 있으면 가슴이 답답하고 불면증상이 있으며 밤에 소변도 자주 본다. ⑦ 콜레스테롤 수치가 약간 높은 편이다.

감기 후의 기침을 목표로 맥문동탕 본방으로 5일분 10첩을 투약했다.

2일 후에 확인해 보니, 코가 진득하던 느낌이 사라지고 기침은 줄었다고 한다. 약이 너무 진하지 않아 먹기도 편하다고 한다. 5일 후에 확인해 보니, 발목이 아파서 양약을 복용했는데 2일간 약을 복용하지 않았다고 한다.

그 후 다시 약을 복용했으며 기침의 횟수가 줄었으나 여전히 기침을 한다. 특히 매일 밤에 목이 칼칼한 느낌이 있고 몸이 피곤하면 기침이 심해진다고 한다.

1-2. 기침, 목 건조감, 미열(微熱)

다음은 윤여빈 선생의 경험이다.

● 윤 ○ ○ 남 31세 태음인 경기도 안양시 동안구

작년 9월부터 한 학기 동안 학생들의 부탁으로 ≪새로보는 빈용101처방≫ 수업을 할 때의 경험이다. 그 당시 일주일에 한 번씩 수업을 했는데, 한 번에 2~3시간 정도 수업을 했다.

① 2~3시간 동안 수업을 하고 난 후에 목이 건조해지면서 마른 잔기침이 나왔으며 목에 열감(熱感)이 느껴졌다.

② 평소에도 감기에 걸리기 전에는 먼저 목에서 열이 나고 증세가 심해지면 몸살감기로 진행되었다. ③ 매주 수업을 마친 후에 심하지는 않았지만 감기에 걸리기 전처럼 목에 약간의 열감이 느껴졌다. ④ 수업이 끝난 후에 기차를 타고 집으로 올 때는 기차 안이 건조한 이유도 있겠지만 몸 전체에 열이 나면서 목이 많이 건조해지고 열감도 심해졌다. 그래서 기차를 타고 오는 동안 계속 사탕(목캔디)을 먹고 음료수나 물을 마셔야 했으며, 기차 안에서 잠을 잘 때에도 목이 건조하여 잠을 깨기도 했다. ⑤ 그 후 올해 7월 중순에 여름학교 수업 때에 수업을 하기 전에 맥문동탕을 한 봉 복용하고, 쉬는 시간에 다시 1봉을 복용했고, 수업이 끝난 후에도 1봉을 복용했다. 이렇게 복용한 맥문동탕이 하루에 4~5봉 정도이다.

맥문동탕을 복용하고 수업을 했을 때는 예전에 느껴졌던 목의 건조감이나 열감이 느껴지지 않았으며, 수업 후에 있었던 기침도 없었다. 수업은 수요일에는 오전에 3시간 오후에 3시간을 했으며, 목요일에는 오전에 3시간을 했고 금요일도 오전에 3시간을 했다. 맥문동탕의 효과인지 수업을 한 뒤에도 기침이나 열감이 없었으며, 발열감 같은 감기전조증도 없었다.

1-3. 인후통(咽喉痛), 마른기침, 가래

다음은 조용희 선생의 경험이다.

● 김 ○ ○ 남 32세 학원강사 서울특별시

키는 크고, 마른편이다. 학원강사로 일하고 있는데, 매일 매일 수업을 많이 하고, 말을 많이 하는 직업인지라 목이 자주 쉬고 요즘 들어 인후통에 마른기침이 심해졌다고 한다.

①. 수업 중, 또는 수업 후 마른기침을 자주 한다. ② 목이 자주 간질간질한 느낌이 있다. ③ 요즘 자주 피로를 느낀다고 한다. ④ 술을 자주 마신다.

맥문동탕이 마른기침에 좋다고 들어서 찾아본 후 이 증상에 적당하다고 생각했다. 맥문동탕에 대해 찾아보니 기관지염과 폐렴으로 해열한 다음 발작성으로 기침을 자주 하고 안면이 붉어지며 객담이 지나치게 끈적거릴 경우에 처방한다고 되어 있었다. 또한, 이 처방이 강사나 교사에게 적절한 처방이라 생각했다.

말을 많이 하여 발생한 인후통과 기침에 자윤공급으로 성대를 완화시키는 맥문동탕으로 5일분 투여했다.

약은 5일분을 복용시켰다.

약을 먹고 나서 마른기침이 줄어드는 것을 확실히 느낄 수 있었다고 한다. 수업 후에 마른기침이 멈추지는 않았으나, 예전보다는 줄었다는 것이다. 가끔 나오던 가래도 줄어들었다고 한다.

맥문동탕이 강사나 교사에게 좋은 약이라고 들었었는데, 사용해보니 정말 좋았다. 또 효과가 바로 나타나는 것을 보니 신기했다. 인후통, 마른기침 등을 보면 맥문동탕이 바로 생각날 것 같다.

中統30 寶 인삼소요산 人蔘逍遙散

人蔘 當歸 各二錢 **柴胡** 一錢五分 **白朮 白茯苓 白芍藥** 各一錢

治 女勞復虛弱者
[活套鍼線] 女勞復(寒)
[適 應 症] 허약, 피로, 식욕부진, 미열, 항강, 전신랭

처방설명

인삼소요산은 여로복(女勞復)에 사용하는 처방이다. 여로복(女勞復)이란 감기가 나은 후에 과다한 방사(房事)로 인해 그 병이 재발했거나, 중병(重病)을 앓은 뒤에 아직 병이 완전히 회복되지 않았는데 몸조리를 잘 하지 못했거나 성생활을 지나치게 하여 신정(腎精)을 상하여 병이 재발하는 것을 말한다. 증상으로는 오한(惡寒), 발열(發熱)이 있고, 머리가 무겁고 눈앞에 무엇이 아른거리는 것 같고, 허리와 등이 아프며, 때로 아랫배가 갑자기 꼬이는 것처럼 아프거나 허화(虛火)가 치밀어 올라 얼굴이 벌겋게 되고 가슴이 답답해지기도 한다. 이처럼 병이 재발하였을 때 인삼소요산을 사용했으며, 예전에는 정(精)을 과다하게 소모한 것을 주요 원인으로 보았던 것이다.

유념해야 할 것은 첫째, 여로복의 원인을 과다한 방사와 중병에 걸린 후에 몸조리를 적절하게 하지 못한 것이라고 한 점이다. 이는 병이 완전히 회복되기 전에 과도한 체력소모를 유발하는 것은 모두 원인이 될 수 있음을 의미하는 것이므로 여로복의 원인을 하나로 고정시킬 필요가 없다. 둘째, 과다한 방사를 포함한 다양한 원인으로 체력이 약해져 감기가 재발하였을 때는 인삼소요산을 쓸 수 있는 증상만 나타나는 것이 아니라는 점이다. 따라서 활투침선에는 여로복에 사용하는 처방을 인삼소요산으로 국한하고 있으나, 신체조건과 신체상태에 따라 다른 증상도 나타날 수 있기 때문에 여로복에는 인삼소요산을 사용한다는 식의 개념은 바람직하지 못하다.

처방을 정확하게 이해하려면 처방이 만들어진 당시의 시대 상황을 고려해야만 한다. 지금은 영양이 풍부한 시대이기 때문에 모태에서 형성될 때부터 충분한 영양분을 섭취할 수 있다. 따라서 형체가 견실하게 형성될 뿐 아니라, 자라면서도 형체를 안정적으로 유지할 수 있을 만큼 충분한 영양분이 공급된다. 그러므로 만약 에너지소모를 많이 했더라도 쉽게 회복될 수 있으며, 병이 재발하더라도 영양공급이 부족하여 잘 낫지 않는 경우는 드물다. 그러나 인삼소요산이 상용되었던 당시의 상황은 지금과 많은 차이가 있다. 대부분의 서민들은 먹을 것이 부족했기 때문에 충분한 영양을 섭취할 수 없었으며, 임신부조차 영양이 결핍되어 있어 태아의 형성에 악영향을 주는 경우가 적지 않았고, 태어나서도 젖이 충분하지 못하여 형체를 유지하는데 필요한 에너지가 부족할 수밖에 없었다.

이렇게 형체의 미숙과 불충분한 영양공급이 바탕이 된 상태에서 성장하기 때문에 감기에 걸리면 잘 낫지 않을 뿐 아니라, 감기에 걸려도 서민의 입장에서는 약을 사먹는 것이 쉬운 일이 아니었을 것이다. 따라서 약을 복용하지 않고 쉬면서 지낸 후에 어느 정도 기력이 회복되었지만 완전하지 않은 상태에서 부부관계를 하여 다시 에너지소모가 많아져 감기가 재발하였던 것이다. 이럴 때 사용할 수 있는 처방 중에 하나가 인삼소요산인데, 감기가 재발하였기 때문에 현재 발열, 오한이 나타나지만 그 바탕은 허약한 상태이므로 강력한 청열·발표제보다는 인삼과 당귀가 군약인 인삼소요산을 사용하는 것이다.

인삼소요산의 증상은 허약이 바탕이 되어 있기는 하지만, 신체조건을 기준으로 한다면 질병에 대응하기

위한 열을 발생시킬 수 있는 사람에게 적합하다고 할 수 있다. 즉 허약한 상태에서 질병에 걸렸을 때 본래부터 허약한 사람은 열에너지를 발생시킬 수 있는 여력(餘力)이 충분하지 못하기 때문에 열증(熱症)이 심하게 나타나지 않는다. 그러나 허약하더라도 에너지 발생구조가 좋은 사람은 열증(熱症)이 동반된다. 따라서 인삼소요산은 감기가 재발하였을 때 열증(熱症)이 동반될 소지가 있는 사람에게 적합하다.

현재는 여로복(女勞復)이라는 증상을 자주 접할 수 없을 뿐 아니라 접하더라도 구분이 쉽지 않기 때문에 실제로 여로복에 쓰는 경우는 드물다. 따라서 일반적으로 양인(陽人) 성향이 있는 사람의 허약을 보강하는 보약으로 사용할 수 있다. 또한 기혈(氣血)을 보(補)하는 처방을 사용했을 경우에 열성상태가 유발될 가능성이 있는 사람에게 사용할 수 있다.

처방구성

처방구성을 보면 인삼은 중추신경계에 대한 흥분작용과 억제작용이 있는데, 흥분작용이 보다 강하다. 또한 뇌의 혈액공급과 산소공급 능력을 높이는 작용이 있으며, 강심작용이 있어 심장의 수축력을 강화한다. 이외에도 부신피질호르몬의 합성과 분비를 자극하여 항스트레스작용을 나타낸다. 당귀는 항혈전작용(抗血栓作用)을 하여 혈액순환을 원활하게 하고 철분결핍에 의한 빈혈에 좋은 효과를 나타낸다. 시호는 중추신경을 억제하여 정신을 안정시키며, 부신피질호르몬 분비를 촉진함으로써 항염증작용을 한다. 이외에도 해열작용, 진통작용, 진정작용이 있고, 세포성 면역능력과 체액성 면역능력을 증강하는 작용을 한다.

백출은 장관활동이 흥분된 경우에는 억제작용을 하고, 반대로 장관활동이 억제된 경우에는 흥분작용을 한다. 즉 장관활동에 대한 조절작용이 있어서 장관의 자발성 수축활동의 긴장성을 높이고 강직성 수축을 방지한다. 백복령은 세포에 영양을 공급하고, 세뇨관의 재흡수를 억제하여 정체된 수분을 처리한다. 백작약은 평활근의 경련을 억제하고, 중추신경 흥분을 억제하여 진통, 진경, 진정작용을 한다.

처방비교

소요산과 비교하면 소요산은 부인의 갱년기장애, 또는 감정이나 생리의 억제로 인하여 간울(肝鬱)이 발생하여 불안(不安), 초조(焦燥), 상기(上氣) 등 증상이 나타났을 때 사용한다. 반면 인삼소요산은 소요산에서 맥문동, 감초, 박하가 빠져 있어 소요산보다 더 허약한 상태에서 발생한 허열(虛熱)과 번열(煩熱)에 사용한다.

가미소요산과 비교하면 두 처방 모두 열성(熱性)을 띨 수 있는 사람에게 사용하며, 소요산이라는 공통점이 있다. 가미소요산은 담중견혈(痰中見血)에 사용하는 처방이지만 약성을 응용하여 상열(上熱), 정충(怔忡), 불안(不安), 초조(焦燥) 증상에도 사용한다. 반면 인삼소요산은 본래 여로복에 사용하는 처방이지만, 허약(虛弱)한 상태에서 열성을 띠고 있는 경우나, 열성을 띨 수 있는 사람의 허약을 개선하는 보약(補藥)으로 사용한다.

복령보심탕과 비교하면 두 처방 모두 허약하면서도 약간 열성을 띠고 있을 때 사용한다는 공통점이 있다. 복령보심탕은 주로 혈허(血虛)와 담음(痰飮)의 울체 등을 겸한 발열(發熱)이나 토혈(吐血), 정충(怔忡), 불안(不安)에 사용하며 비교적 소화력이 좋고 건장한 사람에게 빈용한다. 반면 인삼소요산은 조열(燥熱)한 소양인에게 사용하는 경향이 있고 피로(疲勞), 미열(微熱), 번열(煩熱) 등 허약증상에 주로 사용한다.

→ 활용사례

1-1. 항강(項强), 전신랭(全身冷) 여 24세 소음인 160cm 50kg
2-1. 시험복용

1-1. 항강(項强), 전신랭(全身冷)

다음은 양정화 선생의 경험이다.

● 양 ○ ○ 여 24세 소음인 160cm 50kg 서울특별시 강서구 화곡동

약간 통통한 체격으로 본인의 경험이다.

① 손발이 차고 다리가 자주 저리다. ② 어깨와 뒷목의 근육이 항상 경직되어서 고통스럽다. ③ 약간 변비가 있다. ④ 손발이 차다.

인삼소요산 과립제를 하루 2봉씩 3일간 시험복용을 했다.

평소에 손발이 차가운 편인데 인삼소요산을 먹으면서 몸이 따뜻해지는 것을 느낄 수 있었다. 어깨 쪽 근육이 이전보다는 덜 뭉치는 것을 느낄 수 있었다. 그리고 일이 있어 잠을 자는 시간이 부족한데 잠을 잘 때마다 푹 잘 수 있었다.

2-1. 시험복용

● 홍 ○ ○ 남 34세 소양인 173cm 62kg

평소 증상이 없고 인삼소요산을 2회 복용했으나 아무런 변화가 없다. 다음날 다시 복용주기를 줄여서 3회 복용했다. 이번에 복용한 후에는 목에 매핵기 같이 좀 답답한 기분이 들고 아랫목 주위가 뻐근한 느낌이 든다. 인삼으로 인한 부작용인지, 아니면 요즘 피곤하여 나타난 증상인지 정확하지 않다.

● 김 ○ ○ 남 28세 열성태음인 170cm 67kg

아침저녁으로 1봉씩 복용했다. 땀이 눈에 많이 흘렀다. 얼굴과 몸에서 땀이 바닥으로 떨어지는 것이 느껴졌다. 땀이 많이 나서 샤워한 것 같았다. 그리고 뭔가에 취한 듯한 느낌이 들었다.

그 외 자각증상은 없었다.

● 홍 ○ ○ 남 29세 소양인 183cm 67kg

점심 때 1회 복용했다. 처음엔 약간 뜨거운 기운을 느꼈으나 이내 사지가 무력해짐을 느꼈다. 펜을 꽉 잡을 수도 없을 정도로 무력감이 느껴졌으며 잠이 쏟아졌다.

● 안 ○ ○ 남 26세 소양인 168cm 60kg

인삼소요산을 복용한 후 다리에 힘이 생기는 기분이 들었다. 하지만 3회 복용하자 잠이 와서 참을 수가 없었다.

● 송 ○ ○ 남 25세 소음인 176cm 68kg

아침 점심 저녁으로 2회 복용했다. 아무런 기운을 못 느꼈다. 오히려 잠이 많이 왔다. 그 외엔 별다른 자각을 할 수 없었다. 복용 마지막 날 과로로 인해서 그런지 눈에 다래끼(내맥립종)가 발생했다.

中統31 益 마계음 麻桂飮

當歸 三~四錢 **麻黃** 二~三錢 **官桂** 一~二錢 **甘草**炙 一錢 **陳皮**隨宜 **薑七片**

治 傷寒 瘟疫 陰暑 瘧疾 凡陰寒邪不能散者 非此不可 勿謂夏月不可也 此卽[麻黃桂枝二湯]之變方 而其神效太有超出

[活套鍼線] 感冒(寒) 瘟疫(寒) 寒瘧(瘧疾)

[適 應 症] 감기, 기침, 재채기, 콧물, 가래, 오한, 두통, 몸살

처방설명 마계음은 기침, 콧물, 가래, 오한(惡寒), 신체통(身體痛) 같은 표증감기(表症感氣)의 초기증상에 대중적으로 사용하는 처방이다. 감기에 걸리는 이유는 찬 기운과 급격한 기온 차이에 대응할 수 없을 정도로 일시적으로 몸이 약해져 체온의 항상성을 유지할 수 없기 때문이다. 그래서 여름철보다는 겨울철이나 기온차가 심한 환절기에 걸리는 경우가 많고, 증상 또한 낮 동안에는 완화되다가도 저녁이나 새벽에 심해지는 경우가 많다. 이는 찬 기운에 대응하기 위한 에너지가 부족하기 때문이다. 따라서 평소 허약하거나 과로로 인해 과도한 체력소모가 발생했을 때 쉽게 감기에 걸린다.

중요한 것은 원인이 크게 다르지 않기 때문에 감기에 걸렸을 경우 증상의 형태나 개인의 신체조건, 신체상태를 참고해야 적합한 처방을 사용할 수 있다는 것이다. 예를 들어 사람에 따라 몸살이 주증으로 나타나는 경우도 있고, 몸살은 전혀 나타나지 않지만 기침, 콧물, 재채기 등 호흡기증상이 주증으로 나타나는 경우도 있으며, 복통, 설사와 같은 소화장애가 동반되는 경우도 있다. 이러한 증상은 단독으로 발생하는 경우도 있고, 두세 가지 증상이 혼합된 경우도 있으며, 경우에 따라서는 모든 증상이 복합되어 있는 경우도 있다. 따라서 증상과 신체조건, 신체상태를 종합해야 적합한 처방을 선택할 수 있기 때문에 신체조건과 상태를 파악하는 것은 매우 중요하다.

그러나 사실 마계음은 신체상태와 신체조건에 크게 구애받지도 않고, 증상의 형태를 크게 구분할 필요없이 감기초기에 두루 사용하는 처방이다. 물론 너무 피부가 엷거나 몸 전체적으로 허랭하여 발표제(發表劑)를 사용하면 부작용이 나타날 가능성이 있거나 발열이 심하여 마계음의 약성이 약하다고 판단될 경우는 제외해야 하며, 가장 흔히 사용할 수 있는 증상은 기침, 콧물, 코막힘 같은 호흡기형 감기 증상이다.

마계음은 ≪경악전서≫에 나와 있으며, 마황탕과 계지탕이 가지고 있는 장점을 활용하면서도 약점을 보완한 명방이다. 마황탕과 계지탕의 장점을 모두 취하고 있으며 당귀가 군약이므로 마황의 약성을 완화시켜주기 때문에 마황탕보다는 증세가 가볍고 계지탕보다는 실한 증세, 계마탕보다는 약한 증세에 사용할 수 있다. 즉 계지탕을 기준으로 삼는다면 강한 발표(發表)와 자윤이 동시에 필요한 경우에 사용한다.

마계음은 온역(瘟疫)에도 사용했었다. 온역이란 봄철에 유행하는 열성 전염병으로 초기에 고열이 나타나면서 피부에 발진이 생긴다. 이 경우 신속하게 열을 풀어주어야 하기 때문에 형방패독산이나 십신탕, 마계음 등을 사용하는 것이다. 그러나 신체조건에 따라, 혹은 병인에 따라 사용하는 처방이 다를 수 있음을 유념해야 한다.

마계음은 음서(陰暑)에도 사용할 수 있다. 음서는 서병(暑病)의 하나로 여름감기의 한 형태인데, 여름철에 서늘한 바람을 맞거나 찬 음식을 지나치게 먹어서 생긴다. 증상으로는 열이 나고 머리가 아프며 땀이 나지 않고 오한이 나며 몸이 무겁다. 때로 배가 아프면서 토하거나 설사를 하고, 설태(舌苔)는 희며 맥은 긴맥(緊

脈)이거나 현세(弦細)하다. 보통 음서에는 이향산이나 곽향정기산을 사용하지만 소화기증상이 없이 단지 표증만 나타난다면 마계음을 사용할 수 있는 것이다. 여름에는 기온과 습도가 높기 때문에 인체의 모든 조직이 이완되기 쉽고, 체열발산을 용이하게 하기 위해 모공(毛孔)과 한선(汗腺)이 넓어지는 등 여름철 환경에 알맞게 적응을 한다. 그래서 감기에 걸리더라도 소화장애를 동반하는 내상감기(內傷感氣)에 걸리는 경우가 많다. 그러나 여름철이라도 갑자기 기온이 떨어지는 새벽에 옷을 입지 않고 잤다거나 장마철에 찬 기운의 영향을 받아 감기에 걸렸을 때는 표증(表症)이 나타날 수 있다. 이 경우에 마계음을 사용하는데, 실제로 이런 증상을 보이는 경우는 많지 않다.

활투침선을 보면 한학(寒瘧)에 사용하는 처방으로 분류되어 있다. 한학은 평소 몸이 허랭(虛冷)했거나, 학질이 치료되지 않고 반복되어 몸이 허랭해져 오한(惡寒)이 주증으로 나타나는 학질의 한 형태이다. 한학에는 과부탕, 보음익기전, 인삼양위탕 등을 사용하기도 하는데, 마계음은 평소 몸이 허랭(虛冷)하지 않았으나 학질에 걸려 오한 증상이 강하게 나타날 때 사용할 수 있다.

처방구성 처방구성을 보면 당귀는 항혈전작용(抗血栓作用)을 하여 혈액순환을 원활하게 한다. 마황은 혈관운동중추를 자극하여 혈관운동능력을 강화하고 발한작용이 있으며, 기관지 평활근을 이완하여 진해작용(鎭咳作用)을 한다. 관계는 혈관을 확장하여 혈압을 저하시키고, 말초혈관의 혈류를 원활하게 함으로써 말초순환장애를 개선한다.

감초는 스테로이드 호르몬과 유사한 작용이 있어 항염증작용, 해독작용, 해열작용을 한다. 진피는 소화기조직에 스며 있는 담음(痰飮)을 제거하는 동시에 소화기의 운동성을 조절하고, 위액분비를 촉진시키고 궤양의 발생을 억제한다.

처방비교 **향갈탕**과 비교하면 두 처방 모두 혼합감기와 몸살감기에 사용한다는 공통점이 있다. 향갈탕은 궁지향소산과 승마갈근탕을 합한 처방이며, 체열이 보통이고 비교적 기육이 두터운 사람의 몸살, 오한, 기침 등 다양한 감기증상이 혼재되어 있을 때 사용한다. 반면 마계음은 감기초기에 사용하며, 발표력이 강한 만큼 대부분 표증(表症)이 있을 때 사용하고 체력은 향갈탕을 사용해야 하는 경우와 비슷하거나 약간 약한 편이다.

구미강활탕과 비교하면 두 처방 모두 표실증의 몸살감기에 사용한다는 공통점이 있다. 구미강활탕은 외감 증세와 더불어 지절통, 근육통을 동반하는 실증의 몸살감기에 쓰는 반면, 마계음은 외감에도 사용하지만 지절통과 발열은 구미강활탕증보다 약하며 기침, 코막힘 등 호흡기증상이 겸해 있을 때 쓸 수 있다.

소청룡탕과 비교하면 두 처방 모두 기침, 콧물, 코막힘, 가래 등 호흡기형 감기증상에 사용한다. 소청룡탕은 호흡기형 감기에 빈용하는 처방이며, 감기가 진행되어 나타나는 알레르기성 비염, 비후성 비염, 축농증, 기관지천식 등에도 사용한다. 반면 마계음은 호흡기형 감기인 기침, 콧물, 비색 등에도 사용하지만 동시에 전신통, 발열, 오한 등 몸살감기에도 사용할 수 있으며, 호흡기형 감기에 사용할 경우 감기초기에 사용하는 경향이 있으며, 감기가 진행되어 나타나는 증상에 사용하는 경우는 상대적으로 적다.

→ 활용사례

1-1. 소아감기(小兒感氣), 기침, 재채기, 콧물, 가래 남 5세 태음인
1-2. 콧물감기 여 4세 소음인
1-3. 어린이 감기, 콧물 여 8세
1-4. 초기감기, 오한(惡寒) 여 50대 태음인
1-5. 초기감기, 콧물, 가래, 목 잠김 여 28세 소음인 174cm 51kg
1-6. 감기(感氣), 오한(惡寒) 남 51세 태양인

1-7. 오한(惡寒), 두통(頭痛), 안저동통(眼底疼痛) 남 35세 태음인 170cm 80kg
1-8. 몸살감기, 기침, 콧물 남 50대중반 소양인
1-9. 몸살감기, 발열(發熱), 사지통(四肢痛), 인통(咽痛), 기침, 누런콧물, 이롱(耳聾) 여 26세 소음인 160cm 46kg
1-10. 기침, 비염(鼻炎), 소화장애(消化障礙) 여 30세 태음인

1-1. 소아감기(小兒感氣), 기침, 재채기, 콧물, 가래

- 전 ○ ○ 남 5세 태음인 경기도 안양시 만안구 비산동

얼굴이 넓고 겁이 많아 보이는 남아이다.
① 10일 전 목욕을 하고 옷을 입지 않은 채 놀고 난 후에 감기에 걸렸다. ㉠ 감기로 기침을 하는데, 밤낮을 가리지 않는다. ㉡ 기침이 격심하다. ㉢ 감기에 걸리면서 재채기도 한다. ㉣ 누런 콧물이 대단히 많이 나오고 콧속이 헐었다. ㉤ 감기에 걸리면서 가래도 함께 나온다. ② 겁이 많다. ③ 감기에 자주 걸린다. ④ 손바닥은 노랗다.
⑤ 작년에 경기(驚氣)를 한 적이 있다.
목욕을 한 후 오랜 시간 옷을 입지 않아 발생한 감기이며 아직 5살밖에 되지 않은 어린이라는 것을 고려하여 초기 감기에 사용하는 마계음을 사용하기로 했다. 또한 하루 종일 기침한다는 점을 감안하여 마계음에 행인 2돈을 더하여 3일분 6첩을 지어주었다.
1년 뒤인 4월 중순에 감기에 걸렸다며 약을 지으러 왔을 때 확인해 보니, 지난번 약을 복용한 뒤에 모든 증상이 격감하였다고 한다. 이번에도 전과 감기의 증상이 비슷한데 10일 전부터
① 콧물과 기침이 나온다. ② 재채기가 나오고 가래가 있다.
이번에도 전과 같은 마계음으로 3일분 6첩을 지어주었다.

1-2. 콧물감기

다음은 최진희 선생의 경험이다.

- 나 ○ ○ 여 4세 소음인 서울특별시 성북구 미아동

아주 마르고 혈색(血色)이 없으며 수줍음이 많은 소음인 아이이다. 비염(鼻炎)이 있는 태음인 체질의 아버지가 감기에 걸려서 코막힘이 심했는데 마계음을 복용하고 증상이 호전되자 아이에게도 먹이고 감기약으로 보관한다며 약을 지어달라고 했다.
① 감기 초기로 콧물을 흘린다. ② 소화력이 약하며 평소 밥을 잘 안 먹는다. ③ 밥도 잘 안 먹고 연약하여 비화음 4첩을 복용한 적이 있다.
콧물형 감기는 몸이 약한 사람이나 어린이에게 많은 경향이 있다. 아이들에게 흔히 있는 콧물형 감기이고 감기 초기여서 체질이나 연령 등과는 비교적 무관하게 사용할 수 있는 마계음을 사용하기로 했다.
4살 된 어린이의 콧물감기를 목표로 마계음 본방으로 1첩을 지어주면서 1첩을 달여서 어른의 절반 양으로 2일간 복용하도록 했다.
2개월 뒤인 2월 중순에 아이의 어머니가 약을 지으러 왔을 때 확인해 보니, 항상 겨울이면 콧물을 달고 살았는데, 이번 겨울에는 마계음을 복용해서인지 콧물이 나오지 않고 잘 지냈다고 했다.

1-3. 어린이 감기, 콧물

다음은 최진희 선생의 경험이다.

- 이 ○ ○ 여 8세 서울특별시 서대문구 홍은동

보통 체형이고 피부가 검은 편으로 활동이 많고 건강해 보이는 여아이다. 지금까지 살이 찔까봐 보약을 먹이지 않을 정도로 건강했는데, 콧물이 나서 잘 낫지 않는다고 한다.
① 콧물을 많이 흘려 친구들의 놀림을 받는다. ② 그간 이비인후과에서 치료했으나 효과가 없었다. ③ 식욕이 좋고 밥도 잘 먹는다.
이 아이의 주증상은 콧물이며, 콧물은 비강(鼻腔) 점막이 붓고 충혈되어 분비물이 증가하여 나타나는 증상이다. 따라서 붓고 충혈된 비강점막을 정상화시키면 콧물이 소실될 것으로 보았다.
콧물형 감기에 쓸 수 있는 처방으로는 삼소음이나 곽향정기산, 향소산, 화해음, 마계음 등이 있으며 이 외에도 보중익기탕이나 계지탕 등의 처방도 사용할 수 있다. 아직 어린 나이라는 점을 감안하고 식욕이 좋다는 점과 평소 건강하다는 점에서 마황이 들어 있는 마계음을 사용해도 될 것으로 보였다.
8살 된 어린이의 콧물감기를 목표로 마계음 2첩을 지어주면서 어른의 절반양으로 복용하되 1첩으로 2회씩 복용하도록

권유했다.
얼마 후 다시 약을 지으러 왔을 때 확인해 보니, 콧물 나던 것이 거의 소실되었다고 한다. 약을 복용하기 전에 콧물이 많이 나와 학교에 입학했을 때 학교에서 놀림을 당하지 않을까 염려된다며 약을 더 지어달라고 한다.

1-4. 초기감기, 오한(惡寒)

다음은 최진희 선생의 경험이다.

● ○ ○ ○ 여 50대 태음인 주부 서울특별시 성북구 길음동

보통 키에 혀가 짧은 듯하며 통통하고 잘 웃고 피부는 약간 흰 전형적인 태음인 여성이다.
① 초기감기로 몸이 으슬으슬 춥다. ② 기침과 콧물은 없다.
감기 초기의 오한에는 여러 처방을 사용할 수 있으나 마황이 들어 있어 발표(發表)하는 효능이 있고 당귀가 포함되어 있어 자윤(滋潤)의 효능도 있는 마계음을 사용하기로 하고 마계음 1첩을 달여 주면서 약을 복용하고 사우나에서 땀을 뺀 후에 다시 1봉을 복용하도록 권유했다.
1. 사우나를 마친 후 다시 와서 한 봉을 복용했는데 오한이 없어지고 몸이 훨씬 가벼워지고 편했다고 한다.
2. 감기약이 정말 효과가 좋다며 3첩을 더 지어갔다.
이 부인은 마계음을 지어가 가족이 감기에 걸리면 복용시켰는데, 그때마다 효과가 있었다고 한다.

1-5. 초기감기, 콧물, 가래, 목 잠김

다음은 최진희 선생의 경험이다.

● 최 ○ ○ 여 28세 소음인 174cm 51kg 서울특별시 성북구 정릉1동

키가 크고 세장형(細長型)이며 피부가 흰 소음인으로 본인의 경험이다.
① 콧물이 난다. ② 가래가 약간 있다. ③ 목이 잠기는 느낌이 있었다.
감기기운이 있으면서 나타난 증상이어서 초기감기로 볼 수 있고 증상도 심하지는 않았다. 초기 감기여도 피부가 엷고 연약한 형태인 본인에게는 약간의 발표(發表)만으로도 감기가 치유될 수 있을 것으로 보였다. 본인에게 적합한 처방을 찾던 중에 초기 감기에 사용하는 마계음이 생각나 복용해 보기로 했다.
소음인 체질이어서 마계음에 포함되어 있는 마황이 다소 걱정되었으나 마황의 약성을 완화시킬 수 있는 당귀가 포함되어 있어 괜찮을 것으로 생각되어 1일분 2첩을 복용했다. 약을 복용한 후에
1. 콧물이 소실되었는데 콧속이 건조해져 아플 정도였다.
2. 밤새 잠을 안 잔 느낌이 들었다.

1-6. 감기(感氣), 오한(惡寒)

다음은 명성환 선생의 경험이다.

● 명 ○ ○ 남 51세 태양인 한의사 서울특별시 강남구 압구정동

현재 10월 중순이며, 어제 저녁에 반신욕을 하고 더운 상태로 창문을 열어놓고 잠이 들었다. 새벽에 몸이 으슬으슬한 것이 몸이 좋지 않았다. 이불을 덮었지만 식은 몸이 따뜻해지지는 않았다.
감기에 걸린 것 같아 잠을 자다가 일어나서 마계음을 1봉 복용했다. 그 후 다시 잠을 자려고 누웠는데
① 몸이 더워지는 것 같으면서 몸에서 땀이 나기 시작했다. ② 평소에는 숨이 깊지 않은 편인데 마계음을 복용하자 마치 산행을 할 때처럼 숨이 깊게 쉬어졌다. 또한 운동량이 상당히 늘어나는 느낌이었는데 마황의 영향으로 생각된다. ③ 그러나 심장이 불편하지는 않았다. 이는 당귀가 마황의 약성을 완화시켜 주는 것으로 생각되었다. ④ 이렇게 아침까지 땀을 흘렸는데 그 후로 몸에 기운이 하나도 없다. ⑤ 교회도 못 나가고 누워서 잠을 자고 쉬었으며 오후에 잠시 아내와 외출했다. ⑥ 지금은 한의원에 와서 작업하고 있다. 아직 기운은 없으나 몸 안에 있는 수독(水毒)은 모두 배출된 느낌이다. ⑦ 아직도 몸이 나른하고 마치 무엇으로 몸을 맞은 듯한 느낌이다.

1-7. 오한(惡寒), 두통(頭痛), 안저동통(眼底疼痛)

다음은 전병제 선생의 경험이다.

● 전 ○ ○ 남 35세 태음인 170cm 80kg 서울특별시 광진구 광장동

기육(肌肉)이 두텁고 비만한 체격에 얼굴은 검은 편인 필자이다. 시험 준비를 하면서 감기에 걸렸는데 잠을 제대로 못 자고, 하루 종일 오한과 두통이 지속되어 마계음을 복용해 보았다.
① 약한 오한 증세가 있다. ② 두통이 있다. 머리가 개운하지도 않으며 여러 군데에서 간헐적으로 찌르듯이 아프다.
③ 안저동통(眼底疼通)이 있다. 아이스크림과 같은 차가운 음식을 급하게 먹으면 안구(眼球) 후면부(後面部)에 격렬한

통증이 생긴다. 이러한 증세는 찬 기운이 없어지면 사라지곤 한다.
기육(肌肉)이 두터운 태음인의 오한, 두통을 초기감기의 한 형태로 보고 마계음 2첩을 달인 뒤 전날 밤 12시와 그 다음날 아침 6시에 복용했다.
1. 복용을 한 지 30분이 지나자 두통과 안저동통(眼底疼痛)이 경감되기 시작했다.
2. 시험 준비로 전날에도 잠을 몇 시간 자지 못했지만 새벽 2시 30분이 되어도 전혀 졸리지 않고 오히려 머리가 맑아지고 개운해졌다. 몸은 피곤한데 눈만 말똥말똥하여 잠을 못자는 불면 상태가 아니라 몸도 가뿐하고 머리도 개운한 상태였다.
3. 다음날 아침 일찍 일어나야 해서 잠을 잤는데 새벽 5시 30분에 저절로 눈이 떠졌으며, 3시간 밖에 자지 못했지만 가뿐하게 자리에서 일어났다.
4. 아침 6시에 약을 한 번 더 복용했는데 이러한 몸 상태가 저녁 7~8시경까지 계속되었다. 그 이후로도 갑자기 몸이 가라앉거나 하는 증상은 없었다.
마계음 복용의 경험이 너무나 드라마틱했기에 상한(傷寒)이나 다른 증상이 없을 때 복용하면 어떻게 되는지 궁금하여 마계음을 복용하기로 했다. 전에 감기에 걸려 나은 지 약 10여 일이 지났으며 현재에는 다른 증상이 없는 상태였다. 전과 같이 2첩 분량을 밤 12시와 아침 8시에 복용했다. 약을 복용한 후에
1. 심장에 부담감이 느껴졌다. 전에는 느낄 수 없었던 증상이었다. 심장이 어떻게 뛰는지 느껴질 정도이다. 마황의 강심작용(强心作用)을 이해할 수 있었다.
2. 맥(脈)이 매우 급하고 빠르게 뛰었는데 전에 복용할 때에는 없었던 증상이었다.
3. 몸 상태는 전과 같이 매우 좋았다. 새벽 4시까지 잠이 오지 않았지만 불면증과 같이 몸이 불편한 게 아니라 개운했다. 아침 8시에 일어날 때에도 전혀 부담감이 없이 몸이 매우 좋았다.
4. 전에 복용할 때와 다르게 마계음을 복용한 지 2~3일이 지난 후에도 심장의 부담감이 계속 남아 있었다.

1-8. 몸살감기, 기침, 콧물

다음은 최진희 선생의 경험이다.

● ○ ○ ○ 남 50대 중반 소양인 기계설비 서울특별시 성북구 길음동

키가 작고 얼굴은 까맣고 말이 빠르고 쾌활한 성격이다. 감정을 잘 표출하고 목소리가 걸걸한 소양인으로 사우나에서 기계 설비를 하는 사람이다.
① 어제부터 몸살감기에 걸렸는데 온몸이 아프다. ② 기침이 심하다. ③ 콧물이 약간 나온다. ④ 평소 감기에 걸리면 몸살감기의 형태를 띤다. ⑤ 올 겨울에 감기가 잦았다. ⑥ 피곤하고 신경을 쓰는 일이 많다. ⑦ 기침이 심하고 가슴이 아프다고 할 때에 시함탕 과립제와 마계음을 함께 복용하여 호전된 적이 있다. ⑧ 일반적인 몸살감기에는 인삼패독산 과립제와 마계음을 함께 복용하여 호전된 적이 있다.
주증세가 몸살감기이나 감기 초기이며 그간 몇 차례 감기에 걸렸을 때 마계음을 복용하고 효과가 있었으므로 이번에도 마계음을 사용하기로 했다. 50대 중반의 소양인의 몸살감기를 목표로 마계음 본방으로 1일분 2첩을 지어주었다. 약을 복용한 후에 확인해 보니, 몸살이 모두 나았다고 한다.

1-9. 몸살감기, 발열(發熱), 사지통(四肢痛), 인통(咽痛), 기침, 누런콧물, 이롱(耳聾), 두통(頭痛)

다음은 문주희 선생의 경험이다.

● 문 ○ ○ 여 26세 소음인 160cm 46kg 서울특별시 성북구 휘경동

① 몸살감기가 와서 평소 감기와 달리 심한 열이 나고, 팔다리가 쑤시며 ㉠ 황색콧물, 목이 붓고 아프며, 기침이 난다. ㉡ 감기 발생 3일후부터는 약간의 두통과 귀가 멍멍한 증상도 생겼다. ㉢ 예전 감기는 자고 일어나면 한결 개운했었는데, 이번엔 더 열이 나고 몸이 가라앉는 듯 무겁다. ㉣ 잘 때 이불을 꼭 덮고 자서 덥긴 했지만 평소보다 땀을 많이 흘렸다. ㉤ 평소에도 감기가 시작될 때 목이 붓는 증상이 먼저 나타나서 환절기 목감기 증상이라 보인다. ㉥ 평소처럼 시간이 지나면 낫겠거니 하고 하루를 보냈는데 양약 해열제는 먹기 싫었다. ㉦ 열이 점점 더 나서 급한 대로 한약국에서 곽향정기산 이틀 분을 사다 먹었으나 ㉧ 오히려 3일째 되는 날에는 열이 더 심해지고 귀까지 멍멍해지며 잘 들리지 않고, 약간의 두통이 있고 목소리까지 변했다.
② 소화가 잘 안되고 식욕이 별로 없다. ③ 피부가 건조한 편이다. ④ 땀은 거의 나지 않는다. ⑤ 약간 변비가 있다. ⑥ 성격은 활달한 편이다. ⑦ 커피를 마셔도 잠을 잘 잔다.
감기가 발생한 지 3일이 지났고, 황색콧물이 나는 것으로 보아 사기가 이(裏)로 침입한 것으로 보이며 그냥 놔두면 3일은 더 고생할 것 같아 마황이 들어간 처방을 복용하기로 했다.
실은 이상해진 목소리를 듣고 홍 선배가 증상을 보고 변증과 처방을 추천하여 준 것이다. 열이 나거나 쑤시고 아픈

증상이 다소 실증이고 피부가 건조하고 땀이 거의 나지 않는 점으로 보아서 피부가 옹색되어 있으니 마황과 같은 약을 사용해야 한다고 했다.
약간 변비가 있다는 것 등을 검토하여 당귀가 군약이며 진피가 포함되어있고 마황과 계지가 들어있는 마계음을 추천해 주었다. 마계음은 초기 감기에 주로 사용하며 약간 실증을 띠고 있는 경우에 사용하고, 주로 기침이나 콧물 등에 사용하나, 이처럼 몸살을 겸할 때에도 사용하는 처방이라 권유해 주었다.
피부가 건조한 편이며 땀은 거의 나지 않는 26세 여성의 발열과 사지통, 인통, 기침이 약간 실증형인 감기라 보고 표울을 함께 풀어줄 수 있는 마계음을 사용하기로 하고, ≪방약합편≫의 마계음 1첩을 지어서 집에서 직접 1시간 30분 동안 달여서 4회에 나누어 복용했다.
감기 걸리고 난 후 잘 잤다는 느낌을 받은 적이 없었는데, 조언에 따라
1. 저녁에 약을 달여 먹고 이불을 푹 뒤집어쓰고 잤더니 땀을 많이 흘려서인지 약간 개운한 느낌이었다.
2. 기침 횟수가 많이 줄었다.
3. 하루 더 약을 먹고 푹 쉬었더니 쉽게 떨어질 것 같지 않던 독한 감기가 다 나았다.
어릴 때 이후로 이렇게 심한 감기를 처음 앓아봤다. 약 복용하기 전, 3일 동안 열이 나고 귀도 안 들리고 해서 정신이 하나도 없었다. 며칠은 더 고생할 것 같던 감기가 마계음을 먹고 확 좋아져서 신기하기도 하고 한약에 대한 믿음도 생겼다.

中統32 寶 갈근십신탕 葛根十神湯

葛根 二錢 赤芍藥 升麻 白芷 川芎 陳皮 麻黃 蘇葉 香附子 甘草 各一錢 薑五片 葱三本

治 時令不正 瘟疫妄行 ① 此卽[升麻葛根湯]合[芎芷香蘇散] 加麻黃者也
[活套鍼線] 瘟疫(寒)
[適 應 症] 감기몸살, 오한, 기침, 가래, 피부질환

처방설명 갈근십신탕은 온역(瘟疫)에 사용했던 처방이지만 실제로는 혼합형 감기나 몸살형 감기, 또는 피부질환에 사용하는 경우가 많다. ≪방약합편≫에는 중통 18번 십신탕과 중통 32번 십신탕이 있다. 처방명이 동일한 것처럼 구성약재도 동일한데, 차이가 있다면 32번 십신탕에 갈근의 양이 더 많다는 것뿐이다. 따라서 두 처방을 구분하기 위해 32번 십신탕을 갈근십신탕으로 칭하기로 한다.

두 처방은 같은 증상, 같은 신체조건을 가진 사람에게 사용할 수 있으나 갈근의 양 차이를 기준으로 구분하자면 32번 십신탕은 기육(肌肉)이 더 두터운 사람에게 적합하며 보다 실증(實證)일 때 사용한다. 갈근은 기육(肌肉)의 긴장을 풀어주는 작용을 한다. 기육의 긴장은 인체가 외감(外感)에 의해 체온을 빼앗기는 것을 최소화하고, 더 많은 열을 발생시키기 위해 근육을 긴장시키는 과정에서 나타나는 현상이다. 이때 갈근은 기육의 긴장을 풀어주는 동시에 긴장으로 인해 발생한 열도 풀어주는 작용을 한다. 그래서 갈근을 해기(解肌)와 해열(解熱)의 약성을 동시에 가지고 있다고 하는 것이다.

≪화제국방≫에 기록되어 있는 십신탕을 보면 갈근의 양이 다른 약재보다 3.5배나 더 많은데, 후세에 경험이 쌓이면서 갈근의 양을 조절한 것으로 보인다. 물론 온역에 사용할 때는 신속하게 열을 풀어주어야 했기 때문에 갈근의 양을 증량하여 사용하는 것이 효과적이겠지만 단순히 감기에 걸려 오한(惡寒), 발열(發熱), 신체통(身體痛)이 있을 때는 다량의 갈근을 사용하지 않고도 치료할 수 있다. 따라서 32번 십신탕에 갈근이 더 많은 것은 본래 온역(瘟疫)을 치료하기 위한 목적 때문이다. 그러나 실제로는 큰 차이를 두지 않고 서로 혼용하여 사용할 수 있다.

갈근십신탕은 기침, 콧물, 인통, 몸살 등 여러 증상이 복합적으로 나타나는 혼합형 감기에 사용할 수 있고, 발열과 근육통을 주증상으로 하는 몸살형 감기에도 많이 사용한다. 적합한 신체조건으로는 기육(肌肉)이 두터운 사람, 체력과 체열은 중 또는 중 이상이며, 평소 소화력은 좋아야 한다. 이런 증상은 태음인 또는 비슷한 소양인에게서 주로 볼 수 있으며, 기육(肌肉)이 엷고 허약한 사람에게는 잘 나타나지 않는다.

피부질환에 사용할 수 있는 것은 승마갈근탕과 궁지향소산이 포함되어 있기 때문이다. 승마갈근탕은 피부질환에 빈용하는 처방으로 피부에 열이 울체(鬱滯)되어 있을 때 기육(肌肉)의 긴장을 풀어주면서 표피(表皮)에 울체되어 있는 열성상태를 개선시켜 피부질환을 치료한다. 또한 궁지향소산도 기육(肌肉)을 이완시키고 약하게 발산시키는 작용이 있어 피부질환을 치료하는 데 도움을 준다. 이처럼 갈근십신탕에는 두 처방 모두 포함되어 있으므로 피부질환에 응용할 수 있는 것이다.

필자의 갈근십신탕 처방기준은
① 몸이 따뜻하고 성격이 원만하고 온순한 사람의 표증(表證) 감기

② 향갈탕의 증상과 거의 흡사하지만 보다 실증(實證)이고 표증(表證)을 띤 감기
③ 체열이 중(中) 이상이며 태음인 성향을 갖는 사람의 일반감기
④ 18번 십신탕에 비하여 기육(肌肉)이 더 두텁고, 나타나는 증상이 더 실증일 때
⑤ 대체로 피부가 엷지 않고 두터운 사람의 감기나 피부질환에 사용한다.

처방구성 처방구성을 보면 갈근은 해열작용이 있고, 뇌혈관을 확장하여 뇌혈류량을 증가시키고, 관상동맥을 확장시킨다. 적작약은 인플루엔자 바이러스, 폐렴쌍구균 등에 대한 항균작용이 있고 해열작용과 진경작용이 있다. 승마는 심박동수를 감소시켜 혈압강하작용을 하며, 해열, 소염, 진정, 항경련작용이 있고, 백지는 항염증작용, 해열작용, 진통작용이 있다.

천궁은 관상동맥과 말초혈관을 확장하여 하지(下肢)와 심근(心筋)의 혈류량을 증가시키고, 항혈전작용(抗血栓作用)으로 혈액순환을 촉진한다. 진피는 소화기조직에 스며 있는 담음(痰飮)을 제거하는 동시에 소화기의 운동성을 조절하고, 위액분비를 촉진시키고 궤양의 발생을 억제한다.

마황은 혈관운동 중추를 자극하여 혈관운동능력을 강화하고 기관지 평활근을 이완하여 진해작용(鎭咳作用)을 하고, 발한작용이 있다. 소엽은 중추신경의 흥분을 억제하여 정신을 안정시키며, 한선(汗腺) 분비를 자극하여 발한(發汗)을 촉진하고 해열작용이 있다. 또한 소화액 분비를 촉진시키고 위장운동을 증강시킨다. 향부자는 중추신경 억제작용으로 정신을 안정시키고, 장관 평활근의 경련을 억제하여 소화관의 가스배출을 촉진한다. 또한 신경성 식욕부진이나 신경성 위무력증을 해소하며, 해열작용, 진통작용, 항염작용, 혈압강하작용, 강심작용, 항균작용을 한다. 감초는 인후점막의 자극을 완화하고 기관지평활근 경련을 억제하여 진해, 진정작용을 한다.

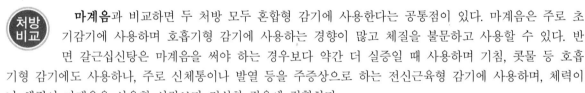

처방비교 **마계음**과 비교하면 두 처방 모두 혼합형 감기에 사용한다는 공통점이 있다. 마계음은 주로 초기감기에 사용하며 호흡기형 감기에 사용하는 경향이 많고 체질을 불문하고 사용할 수 있다. 반면 갈근십신탕은 마계음을 써야 하는 경우보다 약간 더 실증일 때 사용하며 기침, 콧물 등 호흡기형 감기에도 사용하나, 주로 신체통이나 발열 등을 주증상으로 하는 전신근육형 감기에 사용하며, 체력이나 체격이 마계음을 사용할 사람보다 건실한 경우에 적합하다.

구미강활탕과 비교하면 두 처방 모두 기육(肌肉)이 두텁거나 건실한 사람의 몸살감기에 사용한다. 구미강활탕은 기육(肌肉)이 두텁거나 열실(熱實)한 사람의 전신통과 오한을 겸한 몸살감기에 주로 사용하는 반면, 갈근십신탕은 열실의 정도는 덜하며, 구미강활탕을 써야 하는 경우보다 체열이 약간 더 낮은 사람의 혼합형 감기에 사용한다.

형방패독산과 비교하면 두 처방 모두 위축된 기표(肌表)를 발표(發表)시켜 치료한다는 공통점이 있다. 형방패독산은 표피(表皮)가 엷으면서 단단하고 체열이 높은 사람의 발열성(發熱性) 감기나 피부질환에 사용하며 체질을 기준으로 한다면 소양인에게 주로 사용한다. 반면 갈근십신탕은 형방패독산을 쓸 사람보다 기육(肌肉)이 두텁고 건실한 사람에게 사용하며, 체질적으로 본다면 기육(肌肉)이 두터운 태음인에게 사용하는 경우가 많다.

➔ 활용사례

1-1. 감기몸살, 오한(惡寒), 기침, 가래 여 71세 태음인 150cm 54kg

1-1. 감기몸살, 오한(惡寒), 기침, 가래

다음은 노의준 선생의 경험이다.

● 한 ○ ○ 여 71세 태음인 150cm 54kg 경기도 안양시 관양동

키가 작고 약간 비만형이고 몸통과 골격이 굵고 예민하며 단단해 보이는 태음인 할머니이다. 감기몸살에 걸렸다며 보약을 지어달라고 하여 증상을 확인해 보았다.

① 현재 감기 몸살에 걸려 있다. ㉠ 저녁때 한축(寒縮)으로 추워서 잠을 못 잔다. 땀도 난다. ㉡ 기침과 가래는 약간 있었다. ㉢ 몸살처럼 쑤시는 것은 없다. ㉣ 처음에는 두통이 있었으나 지금은 괜찮다. ② 슬통(膝痛)이 있다.
③ 무기력(無氣力)하다. ④ 신경을 쓰면 식욕부진(食慾不振)이 있다. ⑤ 추위는 약간 타며 더위는 심하게 탄다. 몸에 열이 많고, 겨울에도 손이 따뜻하다. ⑥ 식사하거나 긴장할 때 얼굴과 몸 전체에 땀이 많이 난다. ⑦ 소화는 잘된다. ⑧ 물을 많이 마시고 하루에 담배를 반 갑 정도 피운다. ⑨ 변비가 있고 소변을 보고 나서도 시원하지 않다. ⑩ 가슴이 답답하고 한숨을 쉬며, 숨이 찬다. ⑪ 잘 놀라며 기울(氣鬱) 증상이 있고 피로하다. ⑫ 며칠 동안 과로하고 신경을 쓴 후에 감기에 걸렸다. 병원약을 복용해도 낫지 않는다.

감기몸살로 인한 한축(寒縮)과 두통이 있었다는 것을 감안하여 갈근십신탕 1.5배량으로 3일분 6첩을 지어주었다. 7개월 뒤인 다음해 6월 초순에 다시 내원했을 때 확인해 보니, 약을 복용하고 나서 곧바로 오한(惡寒)과 기침, 가래 등의 증상이 없어졌다고 한다.

中統33 益 신계향소산 神契香蘇散

香附子 三錢 **蘇葉** 二錢 **蒼朮** 一錢半 **甘草** 五分 **葱五本**

壬申春 運氣盛行 未痛服此預防 痛甚服此解表 ① (甲己生) 加芍藥 (乙庚生) 加麥門 (丙辛生) 加羌活 (丁壬生) 加木通 (戊癸生) 加黃芩

[活套鍼線] 瘟疫(寒)

[適 應 症] 흉비, 흉통, 호흡곤란, 숨참, 소화불량, 감기

처방설명 신계향소산은 온역(瘟疫)에 사용하는 처방이었으나 실제로는 조직의 긴장으로 인한 흉비(胸痞), 흉통(胸痛), 호흡곤란(呼吸困難), 소화불량(消化不良), 감기(感氣) 등에 응용하고 있다.

조문에는 임신년(壬申年) 봄에 운기(運氣)가 성행할 때, 이 약을 미리 먹어두면 병을 예방할 수 있고, 아플 때 먹으면 낫는다는 표현이 있어 ≪방약합편≫ 처방 중에서 운기방에 가까운 처방이라고 할 수 있다. 임신년은 1872년이며, 이 해에 온역이 유행했던 것으로 보인다. 온역은 많은 사람의 생명을 앗아간 위험한 질병이었다. 따라서 온역을 치료할 뿐 아니라 예방할 수 있는 처방을 생각했을 것이고, 경험을 통해 신계향소산을 사용해 보니 온역을 예방하는 효능과 치료하는 효능이 있어 이렇게 기록한 것으로 보인다. 추측하건대 신계향소산에는 긴장된 조직을 풀어주고 울체되어 있는 것을 소통시키는 작용이 있기 때문에 온역을 예방하고 치료하는 작용을 하지 않았나 생각한다. 그러나 현재 온역이 없기 때문에 실제로는 감기에 사용하거나 약성을 응용하여 신경을 많이 쓴 뒤에 발생하는 기울(氣鬱) 증상에 빈용하고 있다. 향소산에서 진피가 빠져 있어 거담작용(祛痰作用)은 떨어지지만 향부자가 증량되어 있어 기울(氣鬱)의 정도가 향소산을 써야 할 경우보다 더 심할 때 적합하다고 볼 수 있다.

외부에서 스트레스가 가해지면 인체는 스트레스 상황에 대응하기 위해 에너지를 발생시키는데, 에너지발생은 대략 세 가지 방법을 통해 이루어진다. 첫째 조직을 긴장시키는 방법이다. 특히 근육조직을 긴장시켜 에너지를 발생시키는데, 날씨가 추울 때 몸을 떨어서 열을 발생시키는 것과 같은 기전이라고 생각하면 된다. 둘째 심장기능을 항진시켜 에너지 생산을 촉진하는 방법이다. 심장의 박출량을 늘이면 혈액순환이 촉진되어 일시적으로 많은 에너지를 생산할 수 있게 된다. 셋째 간장(肝臟)의 기능을 항진시켜 에너지생산을 증가시키는 방법이다. 에너지생산을 촉진시키기 위한 위 세 가지 방법은 거의 동시에 이루어지지만 스트레스의 정도와 기간, 개인의 신체조건에 따라 차이가 있을 수 있다. 신계향소산은 조직이 긴장되는 반응이 주도적일 때 보다 적합하다.

스트레스로 인해 조직의 긴장과 이완이 반복되면 조직은 결국 탄력성이 떨어진 채로 긴장상태에 놓이게 되어 각 조직의 고유기능에 장애가 발생한다. 이런 현상이 근육조직에서 일어나면 근육 속에 포함된 혈관을 압박하게 되므로 혈액순환을 방해하는 원인이 되어 손발저림이나 마비감 등이 나타나고, 소화기조직에서 일어나면 소화기능이 떨어져 소화불량이 발생한다. 그러나 무엇보다도 조직이 긴장되어 혈관이 압박을 받고 있는 상태는 심장에 많은 부담을 줄 수 있다. 즉 조직이 긴장되어 있으면 조직 속에 포함된 혈관도 긴장상태에 있는 것이므로 일정한 압력이 형성되어 있다고 볼 수 있는데, 이러한 상태에서는 심장에서 혈액을 말초까지 보내는 데 많은 부하가 발생하기 때문에 심장에 무리를 줄 수 있다. 그 결과 심장이 위치하고 있는 전중혈 부위가 답답하고, 조이고, 뻐근하게 느껴지거나 심하면 통증이 나타날 수 있다. 이럴 때 신계향소산을 사용하면 긴장된 조직이 풀어지면서 혈관의 압력이 떨어지므로 흉비(胸痞), 흉통(胸痛), 호흡곤

란(呼吸困難) 등이 해소되는 것이다.

신계향소산은 감기(感氣)에도 사용할 수 있다. 감기 증상은 찬 기운과 급격한 기온 차에 대응하는 과정에서 발생하는데, 찬 기운에 노출되었을 때 일정한 체온을 유지하기 위한 방편으로 체열발산을 막아야 하기 때문에 피부를 수축시키게 되고, 체열생산을 증가시켜야 하므로 근육을 긴장(緊張)시켜 열생산을 촉진하게 된다. 결과적으로 오한(惡寒)과 발열(發熱), 신체통(身體痛) 등이 발생하는데, 신계향소산을 사용하여 수축된 피부와 긴장되어 있는 근육(筋肉)을 풀어주면 앞과 같은 증상을 치료할 수 있어 감기에도 사용할 수 있는 것이다.

처방구성 처방구성을 보면 향소산에서 진피가 빠져 있지만 향부자가 증량되었다는 특징이 있다. 향부자는 장관 평활근의 경련을 억제하여 소화관의 가스배출을 촉진하며, 신경성 식욕부진, 신경성 위무력증을 개선하며, 소화·흡수를 촉진하므로 복부팽만감을 개선한다. 또한 정유 성분은 중추신경억제작용으로 정신을 안정시킨다. 소엽은 해열작용이 있고 소화액 분비를 촉진시키고 위장운동을 증강한다.

창출은 소화기의 운동성을 증가시키는 작용이 있는데, 실험을 통해 창출이 포함된 처방을 토끼에게 주입했을 때 장을 흥분시켜 연동운동(蠕動運動)을 일으키는 것으로 밝혀졌다. 창출은 이외에도 이뇨작용과 항염증작용이 있고, 중추신경계에 대한 억제작용이 있어 진정, 항경련작용을 한다. 감초는 소화관 평활근에 작용하여 경련을 억제하며, 위산분비를 억제하고, 인후점막의 자극을 완화하고 기관지평활근의 경련을 억제하여 진해, 진정작용을 한다.

처방비교 **향소산**과 비교하면 두 처방 모두 기울(氣鬱)로 인한 흉비(胸痞)와 소화불량(消化不良)에 사용한다. 그러나 향소산은 주로 감기(感氣)나 기울(氣鬱)로 인한 소화장애에 사용하는 반면, 신계향소산은 외감(外感)이나 소화기장애에도 사용하지만 신경을 과도하게 사용하여 발생한 흉비(胸痞)나 전중혈 부위의 통증에 사용하는 경향이 강하다.

정기천향탕과 비교하면 두 처방 모두 기울(氣鬱)로 인한 흉비(胸痞)나 흉통(胸痛), 외감(外感)에 사용한다. 그러나 정기천향탕은 주로 신경과다로 인한 흉통(胸痛)에 사용하는 반면, 신계향소산은 흉통에도 사용하지만 그 전단계인 흉비(胸痞)에 사용하는 경향이 강하다. 그래서 정기천향탕은 흉통(胸痛)이 주증상이고 신계향소산의 주증상은 흉비(胸痞)이다.

향소산류의 기울 정도를 보면 향소산 < 신계향소산 < 정기천향탕 순으로 갈수록 정도가 심하다. 그래서 가슴이 답답한 정도가 심하면 신계향소산이나 정기천향탕을 쓰고, 약하면 향소산을, 더 약해지면 삼소음을 쓴다.

참고로 스트레스나 울화병(鬱火病)으로 인한 증상의 정도는 관점에 따라 다르나 필자의 경우는 교감단 < 향소산 < 행기향소산 < 육울탕 < 개결서경탕 < 정기천향탕으로 갈수록 기울의 정도가 심할 때 사용한다. 또는 치자청간탕 > 청간해울탕 > 단치소요산 > 소요산 > 개결서경탕 > 향소산 > 귀비탕 > 가미귀비탕 > 계평귀비탕 순으로 사용한다. 참고로 계평귀비탕은 계지탕, 평위산, 가미귀비탕을 더한 처방으로 기울로 인해 에너지 대사가 급격히 떨어졌을 때 사용한다.

➔ 활용사례

1-1. 호흡곤란(呼吸困難), 숨참, 소화불량(消化不良) 남 55세 태음인

1-1. 호흡곤란(呼吸困難), 숨참, 소화불량(消化不良)

다음은 노의준 선생의 경험이다.

● 정 ○ ○ 남 55세 태음인 군인출신 운동선수 경기도 오산시 은계동

뼈가 굵고 피부가 두텁고 소리가 크며 성격이 불같은 태음인 남성이다.

① 호흡곤란이 있어서 숨이 막혀 잠을 이루지 못한다. ㉠ 숨이 차서 반듯이 누워 있지도 못한다. ㉡ 움직이면 숨이 차고 운동을 못할 정도이다. ㉢ 신경을 많이 쓰면 숨이 차는 것이 더욱 심해진다. ② 신경을 많이 쓴다. 노모가 치매여서 그로 인한 스트레스가 심하다. ㉠ 일주일 전에도 신경을 많이 썼다. ③ 불면(不眠)이 있다. 1시간 30분 정도 자고 나면 꼭 깬다. ④ 소화불량이 있다. 숨 차는 것이 있으면 소화가 되지 않는다. ⑤ 두통(頭痛)이 있다. ⑥ 천식(喘息)이 있다. ⑦ 손발이 매우 차다. ⑧ 가슴이 답답하다. ⑨ 전중압통(膻中壓痛)이 있다. ⑩ 저혈압이 있다.

호흡곤란과 숨이 차는 증상이 신경을 많이 써서 발생한 것으로 보고 신계향소산 2배량으로 10일분 20첩을 투약했다.

10여 일 뒤에 다시 내원했을 때 확인해 보니, 전에는 움직이면 숨이 차고 운동을 하지 못했는데, 지금은 많이 좋아졌다고 한다. 또한 숨이 차서 반듯이 눕지 못했는데, 지금은 누울 수 있게 되었다고 한다. 약을 복용하는 동안에는 소화불량도 호전되었다고 한다. 이번에도 같은 처방으로 10일분 20첩을 지어주었다.

中統34 寶 이향산 二香散

香附子 香薷 各二錢 **蘇葉 陳皮 蒼朮** 各一錢 **厚朴 白扁豆 甘草** 各五分 **薑三片 葱二本 瓜二片**

[出　典] 東醫寶鑑·方藥合編 : 治 感冒 暑風 身熱 頭痛 或泄瀉 嘔吐
[活　套] 挾滯 加山査肉·神麯·檳榔·枳實·草果之類
[活套鍼線] 中暑(暑)　暑風(暑)
[適 應 症] 여름감기, 기침, 가래, 성중, 콧물, 코막힘, 오한, 발열, 두통, 현훈, 발진, 도한, 야제, 식욕부진, 식체, 오심, 구토, 설사

처방설명 이향산은 여름감기에 사용하는 대표적인 처방이며, 향유산과 향소산이 합방되어 있어 감기에 걸렸거나 감기와 함께 소화장애가 수반되었을 때 사용한다.

여름감기는 여름철 높은 기온과 습도의 영향으로 인체의 생리가 변화된 상태에서 발생하는 것이므로 여름철에 인체의 생리가 어떻게 변화하는지 이해해야 한다. 인체는 생명을 유지하기 위해 끊임없이 에너지를 생산하고 소모시키는데, 대부분의 에너지는 열에너지로 전환되어 체온을 유지하는 데 사용되면서 체외로 발산(發散)된다. 문제는 여름철에 외부 기온이 높아지면 열발산이 방해된다는 것이다.

열발산이 원활하게 이루어지지 못하면 인체는 가능한 많은 양의 열에너지를 배출시키기 위해 피부를 엷게 하고 모공(毛孔)을 넓히는 동시에 에너지생산은 가급적 줄이는 방향으로 생리가 변화하게 된다. 그러나 에너지생산을 줄이기 위해서는 조직을 이완시켜야 하기 때문에 몸이 처지고 곤권해지는 증상이 나타날 수 있고, 조직의 이완은 소화기에도 나타나기 때문에 소화기능이 떨어져 식욕부진(食慾不振), 복통(腹痛), 구토(嘔吐), 설사(泄瀉) 등이 나타나게 된다.

여름감기는 이렇게 변화된 신체상태에서 약간의 기온차가 발생했을 때 나타나는 것이므로 감기 증상에만 기준을 두어서는 안 되며, 변화된 신체상태를 조절하면서 감기를 치료하는 치법을 사용해야 한다. 즉 찬 기온에 접촉했더라도 겨울철에 비하여 한랭(寒冷)의 정도가 약하고 기육(肌肉)의 수축 정도도 덜하므로 추위에 의한 기육(肌肉)의 수축이 심할 때 사용하는 마황탕이나 구미강활탕보다 상대적으로 발표력이 약한 향소산만 사용하더라도 치료되는 것이다.

이렇게 외부환경의 영향으로 인체의 생리가 변화된 상태에서 감기에 걸렸을 때 사용하는 처방이 이향산이다. 즉 이향산에 포함된 향소산은 가벼운 기온차로 인한 기육의 수축을 풀어주고, 향유산은 이완되어 있는 소화기조직을 정상화시킨다. 또한 이향산에는 평위산의 개념이 포함되어 있기 때문에 소화장애를 조절하면서 전신기능을 회복시키는 작용을 한다. 이향산의 전체적 약성은 평(平)하며 해표순기작용(解表順氣作用)과 소도작용(消導作用)이 있다.

조문을 보면 '感冒감모 暑風서풍 身熱신열 頭痛두통 或泄瀉혹설사 嘔吐구토'를 치료한다고 했고, 활투침선에는 중서(中暑)와 서풍(暑風)에 사용하는 처방으로 분류되어 있다. ≪의종손익≫에 나와 있는 중서(中暑)의 개념을 살펴보면 '여름철에 으슥한 방이나 물가의 정자에 조용히 있다가 생기는데, 머리가 아프고 오한이 나며, 몸이 오그라들고 팔다리의 뼈마디가 아프며, 가슴이 답답하고 열이 몹시 나지만 땀은 나지 않는다. 이것은 방안에서 음한(陰寒)에 상하여 온몸에 양기가 막혀서 퍼지지 못해서 생기는 음증(陰症)이며, 이향산(理香散), 여곽탕(茹藿湯), 육화탕(六和湯) 등을 사용한다.'고 했다. 따라서 중서(中暑)는 조문에 있는 감모(感冒)와 같은 개념이라고 할 수 있다. 서풍(暑風)은 '더위를 먹은데다 풍(風)에 상하여 경련을 일으키거나 인사불성이 되는 것'으로 여름철 높은 기온과 습도의 영향으로 열발산이 원활하게 되지 못하여 체내에 열이 울체(鬱滯)되어 뇌에 장애가 발생한 것으

로 볼 수 있다. 이럴 때 이향산은 열을 배출시켜 서풍(暑風)을 치료하는 작용을 한다.

필자의 이향산 처방기준은
① 여름철 감기에 걸려 발열, 두통, 무한(無汗) 등 표증이 나타나는 경우
② 복통, 설사, 구토 등 소화장애가 나타날 때
③ 체질에 관계없으나 소화기가 약한 체질에 적합하다.

처방구성 처방구성을 보면 향부자는 장관 평활근의 경련을 억제하여 소화관의 가스배출을 촉진하며, 신경성 식욕부진, 신경성 위무력증을 개선하며, 소화·흡수를 촉진하므로 복부팽만감을 개선한다. 또한 정유 성분은 중추신경 억제작용으로 정신을 안정시킨다. 향유는 발한작용, 해열작용, 위액분비 촉진작용, 지혈작용, 이담작용 등이 있음이 실험적으로 밝혀졌다. 소엽은 해열작용이 있고 소화액 분비를 촉진시키고 위장운동을 증강시킨다.

진피는 이기제(理氣劑)로서 소화관 운동능력을 강화하여 가스배출을 촉진하고, 창출은 소화기의 운동성을 증가시키는 작용이 있는데, 실험적으로 창출이 포함된 처방을 토끼에게 주입했을 때 장을 흥분시켜 연동운동(蠕動運動)을 일으키는 것으로 밝혀졌다. 후박은 기관지평활근의 경련을 억제하여 진해작용(鎭咳作用)을 한다. 백편두는 자양(滋養)의 효과가 있으며 소화와 이뇨를 증진하여 만성 설사에 유효하다. 감초는 소화관 평활근에 작용하여 경련을 억제하며 인후점막의 자극을 완화하고 해독작용, 해열작용을 한다.

처방비교 여름철 감기에 사용하는 **곽향정기산**과 비교하면 이향산을 사용해야 하는 사람보다 체력이 좀 약하거나 내상(內傷)의 증상이 현저한 경우에는 곽향정기산이나 여곽탕을 사용한다. 반면 이향산은 곽향정기산증보다 몸살기가 더 심하고 실증(實證)일 때 사용한다. 물론 이향산증보다 증세가 더 극심한 경우에는 소서패독산을 사용하는 것이 좋다.

청서육화탕과 비교하면 청서육화탕은 여름철 감기에도 사용하지만 감기보다는 더위 먹은 증상에 더 많이 사용한다. 감기에 사용할 경우 이향산에 비해 외감(外感)의 경향은 매우 약하며 내상(內傷) 증상이나 더위 먹은 증상이 심할 경우에 사용한다. 반면 이향산은 더위병에 사용하는 처방이라기보다는 여름철 감기에 사용하는 처방이며 청서육화탕에 비하여 소화기증상은 상대적으로 적게 나타날 때 사용한다.

축비음과 비교하면 축비음은 평소에 배가 차거나 몸이 찬 사람이 여름철에 생랭물(生冷物)을 섭취하여 복통(腹痛)이 나타나거나 설사(泄瀉)를 할 때 사용한다. 반면 이향산은 여름감기에 사용하는 대표적인 처방이며, 향유산과 향소산이 합방되어 있어 감기에 걸렸거나, 감기와 함께 소화장애가 수반되었을 때 사용한다.

→ **활용사례**

1-1. 여름감기, 기침, 가래, 성중(聲重) 여 48세 소음성소양인
1-2. 여름감기, 오한발열(惡寒發熱), 두통(頭痛), 소화불량(消化不良), 현훈(眩暈), 식욕부진(食慾不振) 남 13세 태음인
1-3. 여름감기, 기침, 가래, 콧물 여 62세 태음성소양인
1-4. 유아(乳兒) 여름감기, 야제(夜啼), 발진(發疹), 도한(盜汗) 남 7개월 태양성태음인
1-5. 유아(乳兒) 여름감기, 기침, 야제(夜啼) 남 1세 태음인
1-6. 유아(乳兒) 여름감기, 콧물, 비색(鼻塞), 미열(微熱), 야제(夜啼) 여 7개월 소음인
1-7. 유아(乳兒) 여름감기 여 10개월 소양인
1-8. 소아(小兒) 여름감기, 기침, 가래 여 3세 태음성소양인
1-9. 소아(小兒) 여름감기, 콧물, 기침 여 2세 태음인
2-1. 여름 식체(食滯), 오한(惡寒) 여 44세 태음인
2-2. 여름 식체(食滯), 구토(嘔吐), 설사(泄瀉), 오심(惡心) 남 14세 소양인
3-1. 여름감기 무효례 여 36세 태음인

1-1. 여름감기, 기침, 가래, 성중(聲重)

● 신 ○ ○ 여 48세 소음성소양인 경기도 안양시 관양동 현대아파트

보통 키에 목소리가 차분한 편이며 얼굴색이 흰 소음성소양인으로 교회 교사이다.

① 5일 전 에어컨 바람을 쏘인 후 감기 증세가 시작되었는데 ② 기침이 나고 ③ 가래가 있다. ④ 2개월 전부터 목이 잠기고 쉰 목소리가 난다. ⑤ 1개월 전에 신경을 많이 쓰고 과로를 하여 기핍(氣乏) 증상이 나타나 가미귀비탕을 복용하고 호전된 경력이 있다.

평소에 신경을 많이 쓰고 소화력이 약한 소음성소양인의 여름감기를 목표로 이향산 2배량으로 2일분 4첩을 지어주었다. 6일 후에 확인해 보니, 약을 복용하고 기침이 소실되고 가래가 줄어들었으며 목감기 증상이 경감되었다고 한다.

1-2. 여름감기, 오한발열(惡寒發熱), 두통(頭痛), 소화불량(消化不良), 현훈(眩暈), 식욕부진(食慾不振)

● 전 ○ ○ 남 13세 태음인 경기도 과천시 주공아파트

약간 통통하고 성격이 원만하고 유순해 보이며 피부가 갈색인 중학교 1학년 학생이다. 하루 종일 해수욕장의 바닷물 속에서 놀고 찬 것을 많이 먹은 후 더위를 먹었는데 감기까지 걸렸다고 한다.

① 으슬으슬 춥고 열이 난다. ② 두통(頭痛)이 있다. ③ 소화가 안 된다. ④ 현기증이 난다.

⑤ 식욕이 부진하다.

여름철 더위를 먹고 감기와 소화장애가 겹친 증상을 목표로 이향산 1.5배량으로 3일분 6첩을 지어주었다.

다음날 저녁에 전화하여 확인해 보니, 약 4첩을 복용한 후에 오한(惡寒)과 두통, 현기증이 소실되었다고 한다. 또한 소화불량도 호전되고 식욕도 증진되었다고 한다.

1-3. 여름감기, 기침, 가래, 콧물

● 김 ○ ○ 여 62세 태음성소양인 경기도 안양시 관양동 현대아파트

키와 체격이 크고 손도 두텁고 단단하며 태음성소양인으로 보이는 부인이다.

보름 전인 7월 중순 일본에서 에어컨 바람을 쏘인 뒤 감기에 걸렸는데 기침과 목이 아팠다. 그 뒤부터 계속 감기증세가 반복된다.

① 4일 전부터 밤에 잠을 자기 전에 기침을 한다. ② 기침을 할 때에 가래가 있다. ③ 약간 맑은 콧물이 나온다.

④ 3~4일 전부터 좌측 귀가 멍멍하다. ⑤ 우측 어깨가 아프다.

여름철 에어컨 바람을 쐰 후 발생한 감기로 인한 기침, 가래를 목표로 이향산 본방으로 5일분 10첩을 지어주었다.

7일 후 다시 왔을 때 확인해 보니, 기침과 가래, 콧물이 소실되었으며, 좌측 귀가 멍멍한 것과 우측 견통(肩痛)은 여전하다고 한다. 이번에는 견통(肩痛)과 귀가 멍멍한 것으로 목표로 하고 찬 것을 먹으면 배가 아프다는 점을 감안하여서 오적산으로 5일분 10첩을 지어주었다.

1-4. 유아(乳兒) 여름감기, 야제(夜啼), 발진(發疹), 도한(盜汗)

● 허 ○ ○ 남 7개월 태양성태음인 경기도 안산시 선부동 승진빌라

얼굴이 희고 이마가 튀어나왔으며 태양인 기질을 가진 태음인 남아이다.

① 출생시부터 자다가 깜짝깜짝 놀라서 운다. ② 원래 잘 놀라는데 6일 전 장염으로 많이 놀라 어젯밤을 꼬박 새웠다. ③ 평소에도 깊은 잠을 못 잔다. ④ 3일 전부터 발열(發熱)이 있는데, 해열제를 복용하여 열은 내렸다.

⑤ 열이 소실된 어제부터는 온몸에 발진(發疹)이 있다. ⑥ 배는 고파하는데 우유를 먹지 않는다. ⑦ 백일이 되기 전부터 기침, 콧물, 발열 등의 감기에 자주 걸렸다. ⑧ 6일 전 장염으로 4일간 입원했다가 2일 전 퇴원했다.

⑨ 대변을 하루 2~3회 보는데 대변이 되기도 하고 묽기도 하다.

야제(夜啼), 경계(驚悸) 증상이 있는 유아의 감기와 발진(發疹)을 목표로 약을 지어주기로 하고 현재가 여름철이라는 점을 감안하여 이향산으로 2일분 2첩을 지어주었다.

10일 뒤에 다시 내방했을 때 확인해 보니, 약을 복용하고 야제(夜啼), 감기, 발진(發疹)이 모두 소실되고 예상하지 못했던 도한(盜汗)도 소실되었다고 한다.

그런데 어젯밤에 잠을 자다가 깨서 몹시 울고 보챘는데 열이 약간 있으며 손발이 차다고 한다.

이번 증세는 경기(驚氣)가 아닌 야제(夜啼)지만 이향산을 복용하고 야제가 치유된 적이 있고 전체적으로 볼 때 전과 발생 원인이 같다고 판단되어 전과 같은 이향산으로 2일분 2첩을 지어주었다.

2일 후에 다시 내방했을 때 확인해 보니, 이향산을 복용한 이후 열이 내리고 손발 찬 것이 없어졌다고 한다. 그런데 밤에는 잘 자는데 새벽에 깨서 자지러지게 울며 먹으려고 하지만 먹지 못하고, 명치 부위를 만지면 숨이 고르지 않고 마디숨을 쉰다고 한다. 또한 물 같은 설사를 1일 6~7회씩 한다.

이향산이 효과가 있지만 심한 설사와 소화불량이 있다는 점에서 이번에는 곽향정기산으로 2일분 2첩을 지어주었다.
2달 뒤에 내방했을 때 확인해 보니, 그 약을 복용하고 곧바로 설사가 멈추었다고 한다. 또한 새벽에 우는 것과 명치 부위가 아픈 것, 숨이 고르지 않는 것도 모두 나았다고 한다.

1-5. 유아(乳兒) 여름감기, 기침, 야제(夜啼)

● 구 ○ ○ 남 1세 태음인 경기도 군포시 금정동 율곡아파트

약간 여윈 편이며 태음인으로 보이는 아이이다.
① 걸려서 1주일 전부터 계속 병원을 다니면서 치료를 하여 지금은 거의 다 나은 상태이다. ② 기침을 한다.
③ 연변(軟便)을 본다. ④ 자면서 몹시 흐느껴 우는데 오늘 새벽에도 1시간 정도 울었다.
지금이 가장 무더운 여름철이다. 여름철에는 감기에 잘 걸리지 않지만 이 아이는 감기에 걸려서 기침을 하고 감기 후 유증으로 보이는 야제(夜啼)가 있다. 또한 연변(軟便)은 여름감기에 보편적으로 나타나는 내상외감(內傷外感)의 한 증상으로 보았다. 따라서 감기를 치료하면서 소화기를 정상화시키면 기침과 연변(軟便), 야제(夜啼)가 치유될 것으로 판단되었다.
여름철 감기에 사용할 수 있는 처방에는 여러 가지가 있으나 감기와 소화기 증상이 나타난다는 점에서 향소산에 향유산이 더해진 이향산을 사용하기로 하고 이향산 본방으로 1일분 2첩을 지어주었다.
17일 후 아이의 어머니가 전화를 했을 때 확인해 보니, 약을 복용한 후에 기침이 거의 소실되었으며 야제(夜啼)가 소실되었다고 한다.

1-6. 유아(乳兒) 여름감기, 콧물, 비색(鼻塞), 미열(微熱), 야제(夜啼)

● 김 ○ ○ 여 7개월 소음인 경기도 안양시 비산1동 주공아파트

여위고 약해 보이는 유아(乳兒)이다. 감기에 걸려 2개월 동안 병원에서 치료했으나 증상이 여전하여 한약으로 치료하고자 찾아왔다고 한다.
① 누런 콧물이 나오고 ② 코가 막힌다. ③ 미열(微熱)이 있다. ④ 땀이 많다. ⑤ 자다가 자주 운다.
⑥ 식욕이 없다.
소음인 유아의 여름철 감기를 목표로 이향산 본방으로 2일분 2첩을 지어주었다.
3일 후 어머니가 업고 왔을 때 확인해 보니, 2일분 약을 복용한 이후 누런 콧물이 절반 정도로 줄었고 비색(鼻塞)이 소실되었다고 한다. 미열도 줄어들었으며 새벽에 깨서 울지 않고 잘 잔다고 한다.
감기의 잔여 증세가 남아 있다고 보고 전과 같은 처방으로 2일분 2첩을 지어주었다.

1-7. 유아(乳兒) 여름감기

● 황 ○ ○ 여 10개월 소양인 경기도 안양시 관양동 로얄타운

한창 무더운 8월 하순에 아이가 감기에 걸렸다며 어머니가 안고 왔다.
① 4일 전에 감기에 걸려 약국에서 약을 복용했으나 차도가 없다. ② 아침, 저녁으로 기침과 가래가 있다.
③ 콧물이 난다.
10개월 된 여자 아이의 기침, 가래 등을 목표로 이향산으로 4일분 4첩을 지어주었다.
4개월 후인 12월 9일에 땀이 많이 난다며 약을 지으러 왔을 때 확인해 보니, 약을 복용한 뒤에 감기 증세가 모두 소실되었다고 한다.
이번에는 땀이 많이 나는 것을 목표로 소건중탕 1첩을 지어주었다.

1-8. 소아(小兒) 여름감기, 기침, 가래

● 양 ○ ○ 여 3세 태음성소양인 경기도 안양시 관양동 아담맨션

1주일 전에 코감기에 걸려 병원에서 4일간 치료를 하여 코감기는 호전되었으나, 기침과 가래는 여전하여 한약으로 치료하기 위해 엄마와 함께 내원한 아이이다. 현재가 무더운 8월 하순인데 감기에 걸렸으며
① 병원치료 후에 코감기는 나았으나 감기에 걸린 지 1주일이 지나도록 기침은 여전하다. 저녁에 잠을 잘 때 기침이 심하고 기침을 할 때는 가래소리가 난다. ② 이마가 돌출되어 있다. ③ 땀을 많이 흘린다. ④ 더위를 타고 이불을 안 덮고 잔다.
3세 여자 아이의 여름 감기를 목표로 이향산 본방으로 3일분 6첩을 지어주었다.
4개월 후인 12월에 감기에 걸렸다며 약을 지으러 왔을 때 확인해 보니, 지난번 약을 복용한 뒤에 감기가 소실되어 기침을 하지 않았고 가래도 없어졌다고 한다.

風 寒 暑 濕 燥 火 內傷 虛勞 霍亂 嘔吐 咳嗽 積聚 浮腫 脹滿 消渴 黃疸 瘧疾 邪祟 身形 精 氣 神 血 夢 聲音 津液 痰飮 蟲 小便 大便 頭 面 眼 耳 鼻 口舌 牙齒 咽喉 頸項 背 胸 乳 腹 腰 脇 皮 手 足 前陰 後陰 癰疽 諸瘡 婦人 小兒

1-9. 소아(小兒) 여름감기, 콧물, 기침

● 이 ○ ○ 여 2세 태음인 경기도 안양시 관양동

어머니에 업혀서 온 아이로 평소에 기관지가 약하다고 한다. 현재 여름철인데 1달 전부터 감기에 걸렸다.
① 누런색 콧물이 나온다. ② 기침을 하는데 아침에 자고 나서 하고 특히 밤에 심하다.
2살 된 유아의 여름철 콧물감기를 목표로 이향산 본방으로 2일분 4첩을 지어주었다.
13일 후 전화를 하여 확인해 보니, 그때 약을 복용하고 1달간 계속되었던 감기가 나았으며 콧물과 기침도 모두 소실되었다고 한다.

2-1. 여름 식체(食滯), 오한(惡寒)

다음은 조연상 선생의 경험이다.

● 조 ○ ○ 여 44세 태음인 서울특별시 서초구 반포동

하체(下體)가 조금 통통한 편인 필자의 아내이다.
① 이틀 전부터 속이 조금 답답하다. ② 음식 먹기를 부담스러워한다. ③ 평소 변비가 있는데 이틀 연속 화장실에 가며 설사기가 있다. ④ 같이 차를 타고 가는데 이 더운 날씨에도 에어컨을 끄려 한다. ⑤ 편두통이 있다.
⑥ 평소 냉커피를 많이 마신다. ⑦ 담요는 덮지 않고 선풍기를 켜고 자는 경우가 많다. ⑧ 더운 날에 운전하며 다니기 때문에 찬 음료수를 많이 마시고 또한 집안이 워낙 더워 집에 와서도 찬 것만 찾게 된다.
아내의 여름 식체(食滯) 및 감기를 목표로 이향산 2배량으로 1일분 2첩을 지어 복용시켰다. 약을 절반 정도 복용하자 속이 편해지고 으슬으슬하는 감기기운도 없어졌다고 한다.

2-2. 여름 식체(食滯), 구토(嘔吐), 설사(泄瀉), 오심(惡心)

다음은 조연상 선생의 경험이다.

● 이 ○ ○ 남 14세 소양인 서울특별시 서초구 반포동

아내가 이향산을 먹고 몸 상태가 좋아졌을 때 위층 아줌마가 아이를 데리고 방문했다.
① 아이가 구토와 설사를 한다. ② 다른 불편한 점은 없었다. 아이는 키가 작고 얼굴이 깨끗한 중1로 돌아다니기를 좋아한다. ③ 설사, 오심, 구토 때문에 얼굴을 찡그리며 힘없이 축 처져 있었다.
찬 음식을 많이 먹었냐는 물음에 그렇다고 답하면서 어제 친구 생일 파티에서 얼음이 들어 있는 주스를 많이 먹었다는 점에서 냉(冷)으로 인한 식체(食滯)로 보았다.
우선 사관(四關)에 침을 놓으려 했으나 아이가 너무 긴장을 하여 손발에 땀이 흥건하고 근육이 경직되어 어렵다고 보고 지압을 해 주었다. 그러다 마침 아내가 먹는 이향산이 생각나서 이향산을 반 컵 마시도록 했다.
이향산을 마시자마자 바로 화장실로 뛰어가 다 토했다. 다 토하자 속이 시원해졌다며 조금 얼굴이 펴지기 시작했다.
아이의 어머니한테 이 약을 먹이면 치유될 것이니 걱정하지 말라고 안심을 시킨 뒤 이향산 1봉을 주었다.
그날 저녁에 확인해 보니, 집에 가서 1봉을 복용시켰는데 지금까지 아무 이상이 없다고 한다. 다음날 집에 오니 팥죽 한 그릇이 있었다. 어제 이향산을 준 아이의 엄마가 고맙다며 답례로 주었다고 한다.

3-1. 여름감기 무효례

● 이 ○ ○ 여 36세 태음인 경기도 안양시 부흥동 은하수단지 청구아파트

2살 된 세쌍둥이의 감기약을 지으러 온 전직 교사였다는 부인이다. 세쌍둥이가 감기에 걸려서 신경을 쓰고 피로했는지 어제부터 감기기운이 시작되었다.
① 목이 아프다. 교직생활을 오래 하면서 목감기를 자주 앓았다. ② 전신이 쑤신다. ③ 평소에 한약을 복용하면 설사를 잘한다. ④ 평소 추위를 많이 탄다. ⑤ 소화기가 약하다.
현재 날씨가 무더운 7월 하순이라는 점과 평소 소화기가 약하다는 점을 감안하여 여름 감기에 사용하는 이향산 2배량으로 2일분 4첩을 지어주었다.
12일 뒤에 전화를 하여 확인해 보니, 약을 복용한 후에 설사(泄瀉)를 하고 위가 쓰리고 아팠으며 감기도 여전하다고 한다.
2살인 세쌍둥이와 어머니에게 이향산을 사용했는데 세쌍둥이는 모두 낫는 듯하다가 날씨가 몹시 더워서 찬물로 목욕을 하고 찬 음식을 많이 먹은 탓인지 모두 감기가 재발했다고 한다.
단순히 여름철 몸살감기를 목표로 이향산을 투약했는데, 이 부인은 발열(發熱)이나 두통(頭痛), 무한(無汗), 복통(腹痛), 설사(泄瀉), 구토(嘔吐) 등 증상이 뚜렷하지 않은 점으로 보아 소화장애가 함께 있는 여름감기가 아니라 단순한 몸살감기인 것으로 판단되었다.
여름철에 발생한 감기여도 모두 이향산이 효력이 있는 것이 아님을 확인할 수 있었다.

中統35 寶 향유산 香薷散

香薷 三錢 **厚朴 白扁豆** 各一錢半

治 一切暑病 霍亂 吐瀉 ① 暑泄 脈虛 合[異功散] 加白芍藥 車前子 入陳米炒百粒 烏梅 燈心 入酒少許 冷服
[活　　套] 暑霍 合[回生散] 加神麯 檳榔 枳實 蘇葉 吳茱萸 木瓜之類 氣虛 加人蔘 暑熱甚 加黃連 嘔 加白豆蔻 丁香 瀉 加猪澤 口渴 加乾葛
[活套鍼線] 暑霍(霍亂) 暑泄(大便) 暑風(暑) 通治(暑)
[適 應 症] 더위먹음, 구토, 복통, 설사, 구갈

처방설명 향유산은 일체의 서병(暑病)에 사용하는 처방이며, 서병(暑病) 중에서도 소화기증상인 곽란(霍亂), 토사(吐瀉)에 많이 사용한다.

여름철에는 기온(氣溫)과 습도(濕度)가 높기 때문에 다른 계절에 비하여 체열(體熱)의 발산(發散)이 원활하게 이루어지지 않는다. 결과적으로 열에너지 방출을 통한 인체의 에너지소모는 줄어드는 셈이다. 그래서 인체는 이러한 변화된 외부환경에 대응하기 위해 가능한 에너지를 많이 소모시키면서 에너지생산은 줄이려는 방향으로 인체의 생리를 변화시킨다.

먼저, 에너지소모를 증가시키기 위해 피부를 엷게 하고 모공(毛孔)과 한선(汗腺)을 넓혀 체열을 최대한 방출하려는 방향으로 생리가 변하게 된다. 그러나 외부 기온과 습도가 높기 때문에 열을 배출시키는 데는 한계가 있을 수밖에 없고, 결과적으로 체내에 열이 울체(鬱滯)될 가능성이 높아진다. 더구나 평소에 에너지 발생 구조가 좋은 사람이었다면 이런 현상은 더욱 뚜렷하게 나타날 것이다.

활투침선의 서병(暑病) 통치(通治)와 서풍(暑風)은 이러한 생리변화와 연관되어 있는 것인데, 앞서 설명한 대로 열발산이 원활하지 못하여 미열(微熱)이나 번열(煩熱)이 나타나는 등 체내에 열이 울체되어 있을 때 향유산은 울체된 열을 해소시키는 기능이 있으므로 서병(暑病)의 통치약으로 분류하고 있는 것이다. 물론 여름철에는 소화장애가 동반될 수 있기 때문에 소화기가 매우 약한 경우에는 사군자탕을 사용하고, 식체(食滯)나 소화불량(消化不良) 증상이 강하게 나타났을 때는 향유산에 평위산을 더한 향평산을 사용하기도 하지만, 가장 일반적이고 기본이 되는 처방은 향유산이라고 할 수 있다.

서풍(暑風)은 체내에 울체되어 있는 열의 정도가 심화되어 정신이 혼미해지고 의식이 없어지는 등 뇌장애가 발생하는 것으로 여름철이 아니라면 우황청심원 같은 각성제(覺醒劑)를 사용할 수 있겠지만, 여름철 인체의 변화된 생리에 기준을 두기 때문에 향유산을 사용하는 것이다. 향유산은 울체되어 있는 열을 풀어주는 작용을 하여 서풍을 치료하는데, 상태가 심하면 소서패독산이나 인삼강활산을 사용할 수도 있다. 이처럼 외부환경 변화로 인해 체내에 울체되어 있는 열을 조절하는 것이 향유산의 일차적인 약성이다.

둘째, 여름철에 나타나는 인체의 생리변화는 에너지생산을 억제하는 측면에서도 볼 수 있다. 즉 열발산이 억제되어 있는 상태이기 때문에 가능한 에너지생산을 억제하는 방향으로 인체의 생리가 변하게 된다. 문제는 에너지생산을 감소시키기 위해 인체의 모든 조직을 이완시키는 과정에서 소화기조직도 이완되므로 소화기능이 저하된다는 것이다. 그래서 여름에는 식욕이 없어지고 소화불량이나 설사가 나타나며, 자꾸 눕고 싶어 하며, 체열을 낮추기 위해 찬물이나 시원한 것을 찾게 되는 것이다. 이렇게 소화기조직이 이완되어 제 기능을 하지 못하는 상태에서 상한 음식을 먹었거나 찬 음식을 과도하게 먹었을 때는 소화장애가 발생할 가능성이 높아져 구토, 설사, 복통 등이 자주 나타난다. 물론 소화기조직이 이완되어 있기 때문에 상한 음식이나 찬 음식을 먹지 않았더라도 소화장애가 발생할 소지가 높다. 이렇게 여름철에 소화장애가 나타났을 때도 향유산을 사용하는데, 활투침선을 보면 서곽(暑霍)과 서설(暑泄)에 사용하는 처방으로 분류하고 있어 이를 뒷받침해 준다.

종합해 보면 향유산은 소화장애가 동반되었거나, 혹은 동반되지 않았더라도 여름철에 발생한 체열의 부조화를 개선하기 위해 사용하는 처방으로 볼 수 있다. 그러나 향유산을 단독으로 사용하는 경우는 드물고 다른 처방과 합방하는 경우가 많다. 청서육화탕, 이향산, 축비음 등 여름철에 사용하는 처방에 대부분 향유산이 포함되어 있는 것을 보면 여름철에 기본으로 사용하는 처방임을 알 수 있다.

활투를 보면 서설(暑泄)에 맥(脈)이 허(虛)할 때는 이공산을 합하라고 했다. 이공산은 사군자탕에 진피를 더한 처방이므로 이공산을 더하라는 것은 보기·건비제인 사군자탕을 더하라는 의미라고 볼 수 있다. 활투침선 서문(暑門)을 보면 사군자탕을 서병(暑病)의 통치약으로 분류해 놓고 있다. 이것은 여름철 높은 기온과 습도로 인해 전신조직이 이완되어 기허상태에 빠지기 쉽고, 더불어 소화기도 이완되어 소화장애가 생기기 쉽기 때문이다. 그래서 몸이 연약한 사람의 여름철 소화장애에는 사군자탕을 사용할 수 있다. 그래서 맥이 허할 때 이공산을 합하라는 것은 서병(暑病)의 통치약인 사군자탕을 더하라는 의미이다.

곽란(霍亂)이 있을 때는 회생산을 합하고 신곡, 빈랑, 지실, 소엽, 오수유, 모과 등을 더하라고 했다. 이것은 곽란(霍亂)이 있을 때 향유산 단독으로는 치료하는 데 한계가 있기 때문에 회생산을 더하라는 것이며, 오수유와 모과를 더하면 전근(轉筋)에 사용하는 목유산의 의미가 되기 때문에 토사(吐瀉)로 인해 체액손실이 심하여 전근(轉筋)이 나타났을 경우에 이와 같은 약재를 더하라는 의미이다.

열(熱)이 심하면 황련을 더하라고 했는데, 육화탕을 사용할 때 열이 많을 경우 황련을 더한 청서육화탕을 사용하는 것처럼 여열(餘熱)을 조절한다는 의미에서 황련을 더하는 것으로 이해하면 된다. 구토가 있을 때 백두구와 정향을 더하라는 것은 신향산을 더하는 의미이며, 설사가 있을 때 저령과 택사를 더한다는 것은 소화기조직에 스며 있는 수분을 소변으로 배출시켜 설사를 치료하자는 의미이다.

처방구성 처방구성을 보면 향유는 발한작용, 해열작용, 위액분비 촉진작용, 지혈작용, 이담작용 등이 있다. 백편두는 비타민A, B, C 등이 풍부하여 자양(滋養)의 효과가 있으며 소화와 이뇨를 증진시키므로 만성설사에 유효하다. 후박은 식도, 분문, 유문 등의 경련을 완화하여 연동운동을 조정하고, 가스를 배출시킨다. 또한 소화관내의 수분을 요(尿)로 내보내고 교감신경을 흥분시켜 기관지평활근의 경련을 억제하므로 진해작용(鎭咳作用)을 하며, 항히스타민 작용을 하여 알레르기천식을 완화시키고, 위액분비를 억제하므로 항궤양작용을 한다.

처방비교 **청서육화탕**과 비교하면 두 처방 모두 여름철 더위병에 사용하며 여름철 소화장애에도 사용하는 처방이다. 그러나 청서육화탕은 더위병으로 인해 전신통, 발열, 오한 등이 나타날 때 사용하며, 더위로 인해 소화장애가 발생했을 때도 사용한다. 반면 향유산은 발열, 오한 등에도 사용하지만 주로 소화장애로 인한 복통, 구토, 설사에 사용한다. 소화기에 사용하는 빈도는 향유산이 높고, 더위병에 사용하는 빈도는 청서육화탕이 더 높다.

이향산과 비교하면 두 처방 모두 여름철에 기온상승으로 인하여 기육(肌肉)이 이완되어 있는 상태에서 발생하는 증상에 사용하는 공통점이 있다. 이향산은 이러한 상태에서 찬 기온에 감촉되어 발생하는 여름철 감기에 주로 사용하는 반면, 향유산은 매우 가벼운 감기에도 사용하지만 주로 여름철 소화장애에 사용한다.

여름철에 사용하는 감기약으로 내상(內傷)의 정도가 심한 것부터 나열하면 축비음 > 향유산 > 육화탕 > 곽향정기산 > 이향산 > 인삼강활산 > 소서패독산 순이다.

활용사례

1-1. 임상복용례 - 소화불량(消化不良)

다음은 박창규 선생의 복용례이다.

● 박 ○ ○ 남 40세 태음인 165cm 69kg 경기도 화성시 송산동

향유산을 직접 복용해 보았다. 다음과 같이 복용하고 그 결과를 확인했다.

여름철의 한방소화제라 불리는 향유산의 효능을 체험하고자 복용하게 되었다. 소화기 증상 관련하여 효과가 어떻게 발현되는지 알아보기 위해 다양한 상황에서 복용하기 위해 2~3주에 걸쳐 증상이 나타날 때마다 복용하고 그 결과를 확인했다. 우선 3가지 정도로 나누어 복용했다.

[1] 첫 번째 경우, 소화불량이 없는 아주 평온할 때 복용한 경우이다.

향유산을 아침식사 후 복용했다. 점심시간이 다가오기도 전에 쉽게 허기가 지는 것을 느꼈다. 나는 항상 하루 세 끼를 기숙사에서 정량만큼 식사하고, 향유산을 복용한 당일에도 별도의 에너지 소모를 할 만한 일이나 사건이 없었는데도, 평소보다 심하게 배가 고팠다. -> 향유산 복용으로 소화가 촉진되지 않았나 생각했다.

[2] 두 번째 경우, 식후 소화불량시 복용한 경우이다.

식후 소화불량으로 더부룩하고, 약간 배가 쌀쌀한 느낌이 들어서 향유산을 복용했다. 복용한 지 30분 내에 복부팽만감이 사라진 것을 느꼈다. -> 향유산 복용으로 소화기 운동성이 증진되자 복부팽만감이 사라진 것으로 생각했다.

[3] 세 번째 경우, 이번에는 식전에 복용한 경우이다.

아침 식전에 향유산을 복용한 후 아침 식사를 했는데 별 반응이 없었다. 내심 기대하기로는 식사량이 많아지지 않을까 생각했었는데 별 반응은 없었다.

향유산은 서병(暑病)에 사용하는 처방으로 이 중에서도 소화기 증상인 곽란, 토사에 많이 사용한다고 배웠다. 그러나 복용해 본 결과 소화불량이나 소화촉진에도 상당한 효력이 있다고 생각을 하게 되었다. 본초학적으로 접근해 본다면 향유산에 포함된 후박이 장의 운동을 활발하게 하는 작용의 영향인지, 아니면 향유가 소화기 이완과 약간의 습체를 겸한 상태에서 쓸 수 있다는 점에서 효력을 나타내는 것인지, 아니면 두 가지 본초가 동시에 작용하여 이완되면서 습체가 나타난 소화기 증상을 항진시키는 것이 아닌가 생각해 본다.

≪방약합편≫ 中統35 향유산 본방 매회 1첩 향유 3 후박 백편두 1.5돈 치 일체서병 곽란토사.

1-2. 임상복용례 - 신경성 소화불량(消化不良), 복부팽만감

다음은 오종우 선생의 복용례이다.

● 오 ○ ○ 남 전라북도 완주군 삼례읍

신경성 소화불량 증상에 관하여 어떤 효과가 나타나는지 알아보기 위해 향유산 본방을 아침 점심 저녁에 직접 복용해 보고 결과를 확인해 보았다.

① 평소 신경을 집중하면 소화가 잘 안 되고 ② 체한 것처럼 복부 팽만감이 심하여 불편했다.

여름철 곽란과 토사 등 소화기 질환에 사용하는 향유산이 5월인 지금의 신경성 소화장애에도 어느 정도 효험이 있는지 확인하고자 향유산 본방을 복용해 보았다. 복용은 아침과 점심 저녁의 식후 약 10분 후에 복용했다.

1. 아침 식사는 주로 선식을 하는데 아무래도 점심, 저녁의 식사량보다 적어서인지 ㉠ 향유산 복용 후 30분 정도 경과하면 평소보다 빨리 허기를 느꼈고, ㉡ 심지어 속이 쓰리기까지 했다.

2. 점심과 저녁식사는 주로 매식을 하기 때문에 그 양이 일정하지 않지만 과식은 하지 않고 평소에 먹던 식사량대로 먹었다. ㉠ 신경성 복부 팽만감은 복용 후 30분 정도 경과하면 사라지고 속이 편안했다. ㉡ 향유산 복용 후 허기를 평소보다 2시간 정도 빨리 느끼게 되는 편이었고, 동시에 약간의 울렁거림도 느꼈다.

향유산은 더위를 타서 생기는 일체의 서병(暑病)과 곽란토사를 다스린다고 ≪방약합편≫의 서문(暑門) 편에도 있다. 확실히 신경성 복부팽만감은 사라지고 소화력이 개선되어서인지 허기도 평소보다 빨리 왔다. 하지만 소식을 하고 난 뒤 향유산을 복용한 경우에는 오히려 속이 쓰릴 정도였고, 그런 경우는 보통 아침 선식 후 복용할 때였다.

中統36 寶 육화탕 六和湯

香薷 厚朴 各一錢半 **赤茯苓 藿香 白扁豆 木瓜** 各一錢 **縮砂 半夏 杏仁 人蔘 甘草** 各五分 **薑三片 棗二枚**

治 傷暑 心脾 嘔瀉 或霍亂 轉筋 或腫瘧 ① 加黃連 一錢 名[清暑六和湯]

[活　套] 吐瀉 合[縮脾飮](中三十七) ② 暑瘧 加柴胡 一～二~三錢 黃芩 檳榔 草果 各一錢 ③ 暑痢 去蔘縮 加檳榔 枳殼 木香之類 ④ 泄瀉 加猪 澤 燈心之類 ⑤ 暑霍 加神麯 檳榔 枳實 ⑥ 浮腫 合[四苓散](下統十) ⑦ 黃疸 加茵陳 猪 澤

[活套鍼線] 暑風(暑) 暑霍(霍亂) 吐瀉(暑) 中暑(暑) 通治(瘧疾)

※청서육화탕(清暑六和湯) : 暑泄(大便) 暑腫(浮腫) 暑瘧(瘧疾) 吐瀉(暑)

[適 應 症] 여름감기, 더위먹음, 주하병, 발열, 미열, 한열왕래, 오한, 두통, 콧물, 기침, 가래, 인통, 오심, 구토, 설사, 구역, 식욕부진, 기핍

처방설명 육화탕은 더위를 먹었을 때 사용하는 처방으로 더위에 상해서 기핍(氣乏), 발열(發熱), 오한(惡寒)이 나타나거나 구토(嘔吐), 설사(泄瀉)를 할 때 사용한다. 더위를 먹었다는 것은 기온의 상승으로 인해 인체의 체온조절 기능이 교란되었음을 의미하는데, 이로 인해 신체전반에 이상이 발생하여 상기(上記) 증상이 나타난다.

육화탕은 여름철에 인체의 생리가 어떻게 변화하며 어떤 장애가 발생하는지 알 수 있게 하므로 인체의 생리를 이해하는 데 매우 중요한 의미를 갖는 처방이다. 여름에는 기온이 상승하므로 기온과 체온 간의 차이가 좁아져 피부에서 발산되는 열에너지가 겨울보다 줄어들기 때문에 결과적으로 인체의 에너지 보유량은 증가할 수 있다. 그러나 인체는 항상성을 유지해야 하므로 에너지 보유량이 증가할 경우 에너지소모를 늘리거나 에너지생산을 줄이는 방향으로 생리를 변화시키게 된다.

에너지생산을 줄이기 위해서 근육이나 조직의 긴장도를 떨어뜨리므로 조직이 이완되고 늘어지고 처지는 증상이 나타난다. 또한 에너지 생산을 감소시키기 위해 에너지원을 받아들이는 것을 억제하기 때문에 식욕도 떨어지고 피로를 느끼며 나른한 증상이 나타난다. 이러한 상태가 지속되어 소화불량이나 기핍증이 심화되면 복통(腹痛)이나 구토(嘔吐) 등 소화장애까지 겹쳐서 소위 '더위 먹은 증상'이 발생한다. 또 이렇게 부조화된 상태에서 인체가 이를 조절하고 극복하려 하기 때문에 발열(發熱), 구갈(口渴), 번조(煩燥) 등 증상이 나타날 수 있다. 이렇게 더위를 먹었을 때 사용하는 대표적인 처방이 육화탕이다. 육화탕에는 더위로 인한 조직의 이완을 개선시키는 항서제(抗暑劑)인 향유와 백편두가 포함되어 있고, 소화기능을 조절해 주는 후박, 복령, 사인, 반하, 인삼, 감초 등이 들어 있어 더위 먹은 증상을 적절하게 치료해 준다.

우리나라는 인류역사상 유례가 없을 만큼 단기간에 극빈국에서 중진국으로 발전한 유일한 나라이다. 1960년대만 해도 우리나라는 세계적인 극빈국(極貧國) 가운데 하나였으며, 1975년까지 보릿고개가 일상적이었을 만큼 영양이 결핍되고 허약해진 사람이 많았고, 허약한 만큼 체온조절능력이 떨어질 수밖에 없으므로 더위 먹은 증상이 많았다. 그래서 설날이 지난 정월 보름밤에는 부럼으로 콩강정을 먹거나 이름을 불러 대답을 하면 '내 더위 사가라'고 말하는 풍속까지 있을 정도였다. 요즘에는 드물지만 예전에는 여름에 맥을 못 추고 시름시름 아픈 사람을 흔히 볼 수 있었으니 이것이 바로 더위 먹은 병이었고, 이럴 때 사용하는 처방 중에 하나가 육화탕이다.

활투침선을 보면 서풍(暑風), 서곽(暑霍), 토사(吐瀉), 중서(中暑) 등에 사용하는 처방으로 분류하고 있다. 서풍(暑風)은 더위로 인해 체내에 열이 울체되어 정신이 혼미해지거나 의식불명이 발생하는 것으로, 신속하

게 열을 배출시키는 처방을 사용한다. 육화탕을 서풍(暑風)에 사용할 수 있는 것은 서풍도 더위 먹은 증상 중 하나이기 때문이다. 서곽과 토사는 앞서 언급한 대로 더위로 인해 소화기능이 저하되었기 때문에 나타나는 증상이고, 중서(中暑)는 여름철 감기라고 할 수 있는데, 실제로 육화탕은 여름감기에 많이 사용하는 것은 아니다. 만약 감기 증상이 뚜렷하게 나타난다면 이향산이나 여곽탕을 사용해야 할 것이다.

육화탕은 여름철 더위병이 아니더라도 여름철 환경과 비슷한 두부공장, 떡방앗간, 버섯재배장, 비닐하우스, 약탕실 등에서 일하는 사람에게 더위병과 유사한 증상이 나타났을 때도 사용할 수 있다. 이러한 환경에서 일하는 사람들은 지속적으로 고온다습한 조건에 노출되어 있기 때문에 환경에 적응을 하여 병적인 증상이 나타나지 않을 수도 있지만, 개인의 건강 정도에 따라서는 내분비계와 신경계에 교란이 발생하여 더위 먹은 증상과 비슷한 증상이 나타나는 경우도 있다. 이럴 때 육화탕을 복용하면 좋은 효과를 얻을 수 있다.

필자의 육화탕 처방기준은
① 여름철 더위병에 사용하는 대표적인 처방이다.
② 여름철 내상외감(內傷外感) 또는 내상(內傷)에 사용한다.
③ 체질에 관계없이 더위병으로 인해 발생한 오한, 발열, 구토, 복통, 설사, 오심이나 콧물, 기침에 두루 쓸 수 있다.

처방구성 처방구성을 보면 향유는 발한작용, 해열작용, 위액분비 촉진작용, 지혈작용, 이담작용이 있고, 후박은 교감신경을 흥분시키므로 기관지평활근의 경련을 억제하여 진해작용(鎭咳作用)을 하고, 위액분비를 억제하여 항궤양작용을 한다. 적복령은 세뇨관의 재흡수를 억제하여 이뇨를 증진시켜 정체된 수분을 해소하고 면역능력을 증강시켜 준다.

곽향은 위장기능을 항진시키고 위액분비를 촉진하며 구토를 억제한다. 또한 장흡수율을 정상으로 회복시켜 설사를 멎게 해준다. 백편두는 만성질환으로 인한 소화·흡수력 저하를 개선하고, 모과는 염증반응을 현저하게 억제하며, 항균작용이 있다. 사인은 장관(腸管) 평활근을 이완시키며, 소화기의 운동을 촉진하여 음식물의 운송과 소화·흡수에 도움을 준다.

반하는 중추성 구토나 점막자극에 의한 구토를 억제하고, 행인은 진해작용(鎭咳作用)과 평천작용(平喘作用)을 한다. 인삼은 중추신경계에 대한 흥분작용과 억제작용이 있는데, 흥분작용이 보다 강하다. 또한 뇌의 혈액공급과 산소공급 능력을 높이는 작용이 있으며, 강심작용이 있어 심장의 수축력을 강화한다. 이외에도 부신피질호르몬의 합성과 분비를 자극하여 항스트레스작용을 나타낸다. 감초는 스테로이드 호르몬과 유사한 작용이 있어 항염증작용, 해독작용, 해열작용을 한다.

처방비교 **이향산**과 비교하면 이향산은 더위병보다는 여름철 감기에 주로 사용하며 외감(外感)의 증상과 내상(內傷)의 증상이 겸해 있을 때도 사용한다. 반면 육화탕은 더위를 먹은 더위병에 주로 사용하는 처방으로, 내상(內傷)이 주증상이지만 내상이 원인이 되어 발열(發熱), 두통(頭痛), 전신통(全身痛) 등이 나타나는 경우에도 사용한다.

여곽탕과 비교하면 두 처방 모두 여름철 고온다습한 환경에 대한 부적응이나 식상(食傷)으로 인해 복통, 구토, 설사, 발열 등의 증상이 나타났을 때 사용할 수 있다. 여곽탕은 주로 여름철에 식상(食傷), 감기(感氣), 식상과 감기가 겸해 있는 상태에서 나타나는 소화장애에 사용한다. 반면 육화탕은 더위가 인체에 손상을 주어 전신발열, 오한, 신체통, 이를 겸한 복통, 설사, 구토 등이 나타났을 때 사용한다.

향평산과 비교하면 두 처방 모두 여름철 소화불량, 복통, 구토, 설사 등에 사용하는 공통점이 있다. 향평산은 평위산과 향유산이 합방되어 있어 여름철 식상(食傷)으로 인한 소화장애에 사용하는 반면, 육화탕은 기온상승으로 인해 인체의 기능이 부조화되어 나타나는 소화불량, 발열, 오한, 두통 등이 나타날 때 사용한다.

활용사례

1-1. 여름철 내상외감(內傷外感), 발열(發熱), 오한(惡寒), 두통(頭痛), 설사(泄瀉), 오심(惡心), 구토(嘔吐) 남 12세 소양인
1-2. 소아(小兒) 여름철 내상외감(內傷外感), 식욕부진(食慾不振), 가래, 미열(微熱) 남 5세 소음인 17kg
1-3. 유아(乳兒) 여름철 내상외감(內傷外感), 설사(泄瀉), 거품변, 식욕부진(食慾不振), 발열(發熱) 여 13개월 태음인
2-1. 유아(乳兒) 여름철 감기(感氣), 콧물, 기침, 설사(泄瀉), 구토(嘔吐), 인통(咽痛), 미열(微熱) 남 7개월 소음인
2-2. 감기, 기침, 가래, 설사(泄瀉) 남 27세 소음인

청서육화탕
1-1. 여름철 내상외감(內傷外感), 한열왕래(寒熱往來), 두통(頭痛), 설사(泄瀉), 기핍(氣乏)
남 21세 소양성소음인 170cm
2-1. 여름철 복통(腹痛), 설사(泄瀉), 미열(微熱) 남 44세 소양인 178cm
3-1. 몸살감기 같은 미열(微熱), 설사(泄瀉), 두통(頭痛), 구역(嘔逆) 여 41세 태음인
4-1. 가을에도 발견되는 중서(中暑) 여 61세 태음인
5-1. 여름철에 발생한 속쓰림 여 45세

1-1. 여름철 내상외감(內傷外感), 발열(發熱), 오한(惡寒), 두통(頭痛), 설사(泄瀉), 오심(惡心), 구토(嘔吐)

● 조 ○ ○ 남 12세 소양인 경기도 안양시 관양동 효성빌라

약간 여위고 키는 보통인 초등학교 6년생이다. 구토(嘔吐)가 있어 육미지황원을 복용하고, 축농증(蓄膿症)이 있어 소청룡탕을 복용하고 나은 경력이 있다. 학교에서 캠프훈련을 다녀온 후인 3일 전부터
① 발열(發熱)과 오한(惡寒)이 있다. ② 발열(發熱)시 두통(頭痛)이 있다. ③ 오늘부터 설사(泄瀉)를 한다.
④ 오심(惡心)과 구토가 있다. ⑤ 식욕이 거의 없다.
무더운 날씨에 야외훈련을 하고 찬 음식을 많이 먹어서 발생한 여름철 내상외감(內傷外感)으로 외감(外感)의 증상인 발열과 오한이 있고 내상의 증상인 설사, 오심, 구토가 발생한 것으로 보았다.
여름철 내상외감을 목표로 육화탕 본방으로 3일분 6첩을 지어 주기로 했다. 토요일 오후에 약이 전달되지 못하여 월요일 아침에 아이의 어머니가 왔는데 화가 많이 나 있었다. 전날 저녁에 아이가 고열(高熱)과 설사로 한잠도 못 잤다며 화를 내면서 달여 둔 약을 가져갔다.
다음날 아침에 어머니가 왔을 때 확인해 보았다.
어제 약 1일분 2첩을 복용한 후 발열(發熱), 오한(惡寒), 두통(頭痛), 오심(惡心), 구토(嘔吐)가 소실되었다고 한다. 또한 설사(泄瀉)도 호전되어 대변이 굳게 나왔으며 어제는 잠을 잘 잤는데 복통(腹痛)이 있었다고 한다. 현재 나아 가는 중이니 남은 약을 계속 복용시키도록 했다.

1-2. 소아(小兒) 여름철 내상외감(內傷外感), 식욕부진(食慾不振), 가래, 미열(微熱)

● 백 ○ ○ 남 5세 소음인 17kg 경기도 안양시 동안구 비산3동 성원아파트

한여름인 7월 중순에 밥을 잘 먹지 않는다며 보약을 지으러 왔다. 어머니의 설명을 들어 보니
① 유치원에 다닌 뒤로 감기에 자주 걸리는데 평소에도 미열(微熱)이 있고 아침저녁으로 기침을 하고 노란색 가래가 나온다. ② 올여름부터 식사량이 줄어들고 군것질도 하지 않는다. ③ 어릴 적부터 운동을 하거나 울 때에 구토를 한다. ④ 1주일 전부터 찬 음식을 먹으면 가끔 설사를 하고 가스가 차며 아프다고 한다. ⑤ 잠은 잘 자는데 잠들기 힘들고 꿈도 자주 꾼다. ⑥ 흉격각(胸膈角)이 좁다. ⑦ 약을 지으러 온 계절이 여름인 7월 중순이다.
여름철의 감기를 겸한 소화장애를 목표로 육화탕 2배량에 요청대로 녹용 1돈을 더하여 5일분으로 5첩을 지어주었다.
3개월 뒤인 10월에 아이의 보약을 지어달라는 전화가 왔을 때 확인해 보니, 지난번 약을 복용한 뒤로 식욕이 좋아졌고 미열과 노란색 가래가 나오는 증상은 격감하였다고 한다.
지난번과 같은 약으로 지어달라고 했으나 이번에는 소건중탕으로 5첩을 지어서 보내주었다. 1달 뒤인 11월에 전화가 왔는데 처음 복용시킨 약(육화탕)은 감기도 덜하고 매우 좋았으나 이번 약은 잘 모르겠다고 한다.

1-3. 유아(乳兒) 여름철 내상외감(內傷外感), 설사(泄瀉), 거품변, 식욕부진(食慾不振), 발열(發熱)

● 이 ○ ○ 여 13개월 태음인 경기도 안양시 비산2동 주공아파트

생후 5개월부터 감기와 소화불량으로 불환금정기산과 곽향정기산, 우황청심원 등을 여러 차례 지어갔으며 그때마다 효과가 있었다. 그간 감기에 걸릴 때마다 기침, 가래, 구토, 설사 등의 증상이 있었다.
① 5일 전부터 설사를 한다. ② 검고 점액성이 있는 거품 변을 본다. ③ 대변에 피가 섞여서 나온다.

④ 식욕이 없다. ⑤ 간혹 발열(發熱)이 있다.
평소 내상외감이 잦았던 13개월 된 태음인 유아의 여름철 내상을 목표로 육화탕 본방으로 2일분 4첩을 지어주었다.
3일 후 어머니와 다시 왔을 때 확인해 보니, 약을 복용한 후 설사가 격감하고 대변의 이상과 발열이 소실되었으며 식욕도 증가하였다고 한다.

2-1. 유아(乳兒) 여름철 감기(感氣), 콧물, 기침, 설사(泄瀉), 구토(嘔吐), 인통(咽痛), 미열(微熱)

● 최 ○ ○ 남 7개월 소음인 경기도 의왕시 삼동 우성아파트

한여름인 8월 중순 보통 체격에 소음인으로 보이는 남아가 감기에 걸려 어머니 등에 업혀 왔다.
① 15일 전부터 콧물이 나온다. ② 특히 밤에 기침이 심한데 지금은 많이 좋아진 것이다. ③ 기침을 할 때 가래소리가 난다. ④ 10일 전부터 식욕이 없다. ⑤ 오늘부터 설사를 한다. ⑥ 약 1달 전부터 구토를 한다. ⑦ 병원에서 목안이 부었다고 한다. ⑧ 저녁에는 미열(微熱)이 오르락내리락 한다. ⑨ 평소에 땀이 많다.
7개월 된 남아의 구토와 설사를 겸한 콧물, 기침, 가래를 목표로 육화탕 본방으로 1일분 2첩을 지어주었다.
3개월 10일 뒤에 아이 보약을 지으러 왔을 때 확인해 보았다.
육화탕을 복용한 후 바로 기침, 가래, 콧물, 설사(泄瀉), 구토(嘔吐), 인통(咽痛), 미열(微熱)이 모두 소실되었다고 한다.

다음은 청서육화탕의 활용사례이다.

1-1. 여름철 내상외감(內傷外感), 한열왕래(寒熱往來), 두통(頭痛), 설사(泄瀉), 기핍(氣乏)

다음은 문갑승 선생의 경험이다.

● 박 ○ ○ 남 21세 소양성소음인 군인 170cm 전라북도 김제시 서암동 동신아파트

체격이 마른 편이며 성격은 소심한 편이다.
현재 군복무 중이며 금년 8월말부터 11월초까지 계속해서 몸이 아파 병원에 가서 진찰을 받았는데 별다른 이상이 없다고 한다. 몸이 아픈 탓에 며칠 병가를 받아 집에서 요양(療養)하고 있던 중에 내방했다. 그간의 지속되어 온 증상을 들어 보니 다음과 같았다.
① 한열왕래(寒熱往來)가 있다. ② 한 번씩 머리가 아프다. ③ 설사(泄瀉)를 한다. ④ 밥을 잘 못 먹는다.
⑤ 기운이 없다.
여름철인 8월부터 가을인 11월까지 지속되어 온 군인의 한열왕래(寒熱往來)와 소화기장애를 중서(中暑)로 인한 증상으로 보고 청서육화탕을 지어주기로 했다. 곧 휴가기간이 끝나고, 젊은이인데도 불구하고 전신쇠약이 매우 심하고 약을 빨리 지어달라고 하여 아내를 위해 항상 준비해 두었던 청서육화탕 2일분 4첩을 투약했다.
2일 후 다시 내방했는데, 약을 복용하고 3달간이나 지속된 한열왕래(寒熱往來)와 두통(頭痛)이 모두 소실되고 설사도 멈추었으며 기운이 생겼다고 한다.
단지 2일 복용으로 3개월간 고생해왔던 모든 증세가 일시에 없어지긴 했으나 아직은 완치되었다고 볼 수는 없었다.
또한 곧 휴가가 끝나 귀대해야 하므로 다음에 다시 증상이 나타나면 복용하라고 청서육화탕으로 5첩을 지어주었다.

2-1. 여름철 복통(腹痛), 설사(泄瀉), 미열(微熱)

다음은 문갑승 선생의 경험을 채록한 것이다.

● 김 ○ ○ 남 44세 소양인 농민회장 178cm 전라북도 김제시 진봉면 해망리

몸은 마른 편이며 골격이 깐깐하고 하관(下觀)이 빠르며 말이 많은 편이고 성격은 매우 급하다.
올여름에 부인의 협심증(狹心症) 약을 지으러 왔을 때, 평소처럼 농사일을 할 수 없다며 자신의 증상을 호소했다. 1주일 전부터 이런 증상이 발생했으며 그간 병원에서 치료를 받았으나 낫지 않는다며 혹시 한약으로 치료할 수 있는지 문의해 왔다.
① 1주일 전부터 원인도 모르게 수시로 배가 아프고 ② 설사를 한다. ③ 동시에 열이 있다. ④ 이로 인해 기운이 빠져 있어서 농사일을 못하고 있다. ⑤ 이 증상의 발생 전후에 특별히 음식을 잘못 먹었거나 근래에 과로를 한 적도 없다.
본인은 원인을 모르겠다고 했으나 필자가 보기에는 여름철에 더위를 먹어서 복통과 설사가 발생한 것으로 판단되었다.
따라서 1주일간 지속된 농민회장의 소화기장애를 목표로 심비상서(心脾傷署)로 인한 토사(吐瀉)나 곽란전근(霍亂轉筋) 등에 사용되는 육화탕에 황련이 더해진 청서육화탕을 쓰기로 하고 2일분 4첩을 지어주었다.
2일 후 다시 찾아왔는데, 4첩을 복용한 뒤로 복통(腹痛)과 설사(泄瀉), 미열(微熱)이 모두 소실되었다고 한다. 또한 혈색(血色)을 보니 건강을 되찾은 듯 매우 좋아보였다. 그런데 이러한 증상으로 고생을 많이 해서인지 재발이 염려된다

며 약을 더 지어달라고 하여 청서육화탕으로 2일분 4첩을 지어주었다.

3-1. 몸살감기 같은 미열(微熱), 설사(泄瀉), 두통(頭痛), 구역(嘔逆)

다음은 문갑승 선생의 경험을 채록한 것이다.

● 안 ○ ○ 여 41세 태음인 떡방앗간 근무 전라북도 김제시 요촌동

키가 작고 보통 체격이며 성격이 매우 쾌활한 아주머니이다. 9월 말경에 이틀 전부터 아파서 도무지 떡방앗간 일을 할 수 없는데 좋은 약이 없냐며 찾아왔다.

① 이틀 전부터 이유도 없이 몸살감기가 난 것처럼 미열이 있고 ② 머리가 지끈지끈 아프다. ③ 구역질이 나온다. ④ 소화가 안 되고 속이 더부룩하다. ⑤ 설사를 한다. ⑥ 기운이 없다. ⑦ 특별한 음식을 먹거나 식체(食滯)를 한 적도 없다고 한다.

떡방앗간의 더운 열기로 인해 더위를 먹은 것으로 보고 아내를 위해 상비용(常備用)으로 준비해둔 청서육화탕으로 2일분 4첩(6봉)을 투약했다.

약을 하루 복용하자 소화가 안 되고 속이 더부룩하며 설사(泄瀉), 미열(微熱)이 호전되었으며, 2일간 복용한 후에는 증상이 소실되었다고 한다.

9월말이면 여름이 다 끝나고 가을이 시작되는 시기임에도 떡방앗간의 훈증(熏蒸)이 더위와 같은 효력을 나타내어 더위를 먹게 되었고 이로 인해 장애가 나타난 것으로 볼 수 있다. 병인의 조건이 같은 상태라면 한 가지 처방으로도 그와 같은 증상들에 대한 치료가 가능하다는 것을 알려준 좋은 예가 되었다고 본다.

4-1. 가을에도 발견되는 중서(中暑)

다음은 문갑승 선생의 경험을 채록한 것이다.

● 정 ○ ○ 여 61세 태음인 버섯공장 근무 전라북도 김제시 요촌동

키는 150cm 정도이고 몸엔 살집이 있으며 얼굴은 넓고 성격은 쾌활하다. 평소 약을 지으러 자주 오는 분으로 늦가을에 내방했다. 한여름부터 아프기 시작했는데 늦가을인 지금까지 아파서 회사에 출근을 하지 못하고 쉬는 날도 있다고 한다.

① 3개월 전부터 배가 수시로 아프고 ② 설사를 한다. ③ 기운 빠진 것처럼 나른하다. ④ 감기에 걸린 것처럼 머리가 지끈지끈거린다. ⑤ 배가 아프기 시작할 때 혹시 음식을 잘못 먹었거나 체하거나 배탈이 난 적은 없느냐고 확인해 보니, 그런 적은 없다고 한다. ⑥ 고혈압(高血壓)과 당뇨병(糖尿病)이 있다.

무더운 여름에 고온다습한 버섯공장에서 일을 한 것이 더위를 먹게 하여 복통(腹痛), 설사(泄瀉), 기핍(氣乏)증세가 발생한 것으로 보고 청서육화탕으로 5일분 10첩을 지어주었다.

4일 뒤 회사에 출근을 했다며 전화가 왔는데, 3일간 약을 복용한 후에 완치되어 정상적으로 일을 할 수 있게 되었다고 한다.

5-1. 여름철에 발생한 속쓰림

다음은 우천 박인상 교수의 자료를 인용·정리한 것이다.

● ○ ○ ○ 여 45세

45세의 중년으로 그리 야위지도 비대(肥大)하지도 않은 미인형인 여자였다.

① 주소(主訴)는 속이 쓰리고 아픈 것이다. ② 경향각지(京鄕各地)를 다니며 종합 진찰도 하고 한방과 양방으로 치료했으나 효과가 없었다. ③ 진단 결과 통일된 병명은 '신경성 위장병'이라고 한다. ④ 천하의 명의는 다 거쳐보고 이제는 단념하고서 수양이나 하겠다고 한다. ⑤ 이 부인은 병(病)의 시초가 여름철(夏節)이라고 한다.

내가 이 부인을 진찰하고서 사상의학(四象醫學)의 관점으로 할까? 후세방(後世方)으로 할까? 오운육기(五運六氣)로 할까? 망설일 때 동반(同伴)하여 온 촌로(村老)의 말이 명의(名醫)들이 못 고친 병이니 내가 처방(處方)하겠다고 한다.

무슨 약(藥)을 쓰겠느냐고 (촌로에게) 반문(反問)하니 병(病)의 시초(始初)가 여름철(夏節)이고 하니 청서육화탕(淸暑六和湯)을 3첩(三貼)만 지어 달라고 한다.

1. 3첩(三貼)을 복용한 결과, 속쓰림이 반 이상은 나았다고 했다.
2. 계속해서 5첩을 복용시켰다. 의외로 완치되었다. 참으로 신기(神奇)하게 완치되었다.

본인의 기쁨은 이루 말할 수도 없다. 촌로(村老)한테 이유를 여쭈어본즉, 기십년(幾十年)이 되었어도 기(氣)에 감(感)한 병(病)은 그대로 남아있다고 한다. 우리 의자(醫者)는 계절도 생각하고 주위 환경도 고려하여 치료에 만전을 기해야 할 것이다.

中統37 寶 축비음 縮脾飮

縮砂 一錢半 **草果 烏梅肉 香薷 甘草** 各一錢 **白扁豆 乾葛** 各七分 **薑五片**

治 暑月內傷 生冷 腹痛 吐瀉
[活　　套] 氣虛 加人蔘 三~五錢 白檀香 七分 ① 挾滯 加陳皮 檳榔 神麯 ② 尿不利 加猪澤
[活套鍼線] 吐瀉(暑)
[適 應 症] 여름철 내상, 식체, 명치비, 속쓰림, 하복팽만, 구토, 두통

처방설명 축비음은 평소에 배가 차거나 몸이 찬 사람이 여름철에 생랭물(生冷物)을 섭취하여 복통(腹痛)이 나타나거나 설사(泄瀉)를 할 때 사용하는 처방이다. 그러나 생랭물을 섭취한 경우가 아니더라도 축비음을 쓸 수 있는 신체상태에 있는 사람이라면 일반적인 식상(食傷)에도 사용할 수 있다.

축비음의 증상을 이해하기 위해서는 여름철에 인체의 생리가 변화하는 과정을 알아야 한다. 인체는 생명현상을 유지하기 위해 끊임없이 에너지를 생산하고 소모시키는 것을 반복하는데, 생산된 에너지는 대부분 열에너지로 변환되어 체온을 유지하는 데 사용되면서 몸 밖으로 배출된다. 그러나 여름철이 되면 외부 기온과 습도가 높아지기 때문에 밖으로 배출되어야 하는 열에너지가 원활하게 배출되지 못하는 상황이 된다. 인체는 이러한 환경변화에 대응하기 위해 호흡량과 발한작용(發汗作用)을 증가시켜 가능한 많은 양의 열에너지를 배출시키려 하지만, 한계가 있기 때문에 에너지생산을 감소시키는 방향으로 생리를 변화시키게 된다.

문제는 에너지생산을 감소시키는 방향으로 생리가 변화했을 경우 여러 장애가 생길 수 있다는 것이다. 즉 에너지생산을 감소시키기 위해 세포의 기능이 저하되고, 조직의 신축력이 떨어지면 기운이 없고 몸이 축 늘어지고, 말을 하기 싫어하는 증상이 나타나게 되고, 동시에 소화기능도 떨어지기 때문에 식욕부진(食慾不振), 소화불량(消化不良), 설사(泄瀉) 등이 발생할 가능성이 높아진다. 이러한 생리변화는 모든 사람에게 공통적으로 나타날 수 있는 반응이지만, 여름철이라고 해서 누구에게나 상기(上記) 증상이 나타나는 것은 아니다. 즉 여름철에 생리가 변화된 상태에서 외부의 자극요인이 강하게 작용했을 때 비로소 증상으로 나타나는 것으로 보아야 한다. 예를 들어 더위를 무릅쓰고 밖에서 일을 했을 때 더위 먹은 증상이 나타나는 것이고, 덥다고 하여 배를 내놓고 잠을 잤거나 정자에서 찬바람을 쏘이면서 잠을 잤을 때 감기에 걸리는 것이다. 축비음의 증상 또한 여름철 생리변화가 바탕이 되어 있는 상태에서 찬 음식을 과도하게 먹었을 때 발생한다. 물론 신체조건을 기준으로 할 때 평소 배가 차거나 몸이 허랭한 사람에게 축비음의 증상이 쉽게 발생한다.

축비음의 증상을 유발하는 외부 자극요인은 조문에 나와 있는 생랭물(生冷物)일 수도 있고, 수영을 너무 오래 하여 체온을 빼앗긴 것도 원인일 수 있으며, 덥다고 하여 배를 내놓고 잠을 잔 것도 원인일 수 있다. 첫째, 소화기능이 저하된 상태에서 생랭물을 과도하게 복용하면 음식물을 온열(溫熱)시켜 흡수할 수 있는 능력이 떨어지기 때문에 복통과 설사가 동반될 수 있다. 특히 소아에게 이런 증상이 발생하기 쉬운데, 소아는 아직 완전하게 조직이 형성된 상태가 아니기 때문에 소화기가 미숙(未熟)하여 아이스크림이나 빙과류를 과다하게 먹었을 경우 성인에 비하여 복통, 설사가 발생할 가능성이 높아진다.

둘째, 수영을 너무 많이 한 경우인데, 찬물에 체온을 과다하게 빼앗긴 결과 전체적인 열에너지량이 감소되면서 소화기능이 저하되어 복통, 설사 등이 발생할 수 있다. 물론 이런 증상은 평소 배가 차거나 몸이 찬 사람에게 쉽게 발생할 것이다.

셋째, 서늘한 곳에서 배를 내놓고 잠을 잔 경우 찬 기운으로 인해 소화기능이 저하되어 위와 동일한 증

상이 발생할 수 있다. 이 밖에도 몸을 차게 만들거나 소화기를 허랭하게 만드는 원인은 모두 축비음의 증상을 야기할 수 있는데, 축비음의 군약인 사인은 소도작용(消導作用)을 하고, 초과는 허랭으로 인한 소화장애를 치료하며, 오매는 더위로 인해 이완되어 있는 조직을 수렴시켜 준다. 동시에 향유와 백편두는 이완되고 탄력성이 떨어져서 발생하는 소화기장애를 조절해 준다.

축비음을 응용하면 아열대나 열대지방 사람들에게 보편적으로 쓸 수 있는 처방이 될 것이다. 열대지방은 마치 여름철과 비슷한 환경조건이 형성되어 있기 때문에 열대지방 사람들에게 소화장애가 발생하면 여름철에 소화장애가 발생하는 것과 같은 형태를 보이게 된다. 이럴 때 축비음을 사용하면 좋은 효과를 얻을 수 있을 것이다.

처방구성

처방구성을 보면 여름철에 사용하는 향유산이 포함되어 있으며 다른 처방과 달리 초과, 오매육 등 온열(溫熱)·수렴성(收斂性) 약재가 들어 있다. 그 이유는 여름철에 에너지생산이 감소되어 있는 상태에서 생랭물이나 찬물에 섭취하여 몸이 허랭해졌을 때 육계나 건강 등 몸 전체를 온열(溫熱)시키는 약재를 사용하면 체열이 더 높아질 수 있기 때문에 여름이라는 특수성을 고려하여 소화기를 온열(溫熱)시키는 초과로 약간만 온열(溫熱)시켜 치료하려는 것이다. 또한 소화기조직이 이완되어 있을 것이므로 수렴제(收斂劑)인 오매가 들어간다.

사인은 장관(腸管) 평활근을 이완시키며, 소화기의 운동을 촉진하여 음식물의 운송과 소화·흡수에 도움을 준다. 초과는 소화관에 분포된 혈관의 운동능력을 강화하여 소화관내의 혈류를 촉진함으로써 구토를 억제하고, 소화기에 정체된 내용물의 배출을 촉진한다. 오매는 지사작용(止瀉作用)이 있으므로 급성설사로 인한 탈수를 방지하고, 향유는 항염증과 진통효과가 있고 발한작용, 해열작용, 위액분비 촉진작용, 지혈작용, 이담작용 등이 실험을 통해 밝혀졌다.

감초는 스테로이드호르몬과 유사한 작용이 있어 항염증과 항알레르기 효과를 나타낸다. 또한 평활근을 이완시키는 작용과 간기능을 보호하는 작용이 있다. 백편두는 만성질환으로 인한 소화·흡수력 저하를 개선한다. 갈근은 소염작용, 해열작용, 진통작용이 있고, 말초의 혈액순환을 촉진하고, 관상동맥을 확장하여 혈류량을 증가시키면서 혈소판응집을 억제한다. 또한 근육의 경련을 억제하는 진경작용을 하며, 탐식작용을 강화함으로 면역능력을 증진시킨다.

처방비교

여름철 내상(內傷) 감기에 사용하는 **육화탕**과 비교하면 육화탕은 더위병에 사용하는 처방으로, 더위 때문에 또는 더위를 이기지 못하여 발생하는 내상 또는 내상형 감기에 사용한다. 반면 축비음은 허랭의 정도가 육화탕을 사용해야 하는 경우보다 심한 경우에 사용하며, 주로 생랭한 음식을 먹었을 경우에 발생하는 복통과 설사 등에 사용한다.

곽향정기산과 비교하면 두 처방 모두 여름철 내상(內傷)에 사용하는 처방이다. 곽향정기산은 여름철에 발생하는 식상(食傷)뿐 아니라 감기에도 많이 사용하는 반면, 축비음은 감기에 사용하는 경우는 거의 없으며 과다한 생랭물 섭취로 인한 복통, 설사에 사용하는 경우가 많고, 허랭의 정도는 곽향정기산을 사용해야 하는 경우보다 더 심하다.

향사평위산과 비교하면 향사평위산은 계절과 관계없이 일반적인 소화불량에 사용하는 반면, 축비음은 일반적인 소화불량보다는 여름철에 생랭물을 과도하게 섭취하여 발생하는 소화불량, 복통, 설사, 구토 등에 사용한다.

→ 활용사례

1-1. 여름철 식체(食滯), 명치비, 속쓰림 남 38세 태음인
2-1. 여름철 하복부팽만(下腹部膨滿), 구토(嘔吐), 두통(頭痛) 남 24세 태음인
3-1. 구토(嘔吐) 여 51세 소음인 165cm
4-1. 여름철 내상, 소화불량(消化不良), 복통(腹痛) 여 54세 소양인으로 추정

1-1. 여름철 식체(食滯), 명치비, 속쓰림

● 조 ○ ○ 남 38세 태음인 경기도 안양시 비산3동 삼호아파트

요즘이 무더운 여름철이라 남편이 평소에도 찬 것을 많이 먹는 편인데, 8일 전 찬 냉면을 먹고 체한 것 같다며 부인이 대신 내방했다.

① 명치가 더부룩하고 답답하다. ② 아침 빈속에 속이 쓰리다. ③ 평소 찬 것을 좋아하는데, 찬 것을 먹으면 대변을 자주 보고 자주 설사를 한다. ④ 몸은 더운 편이며 더위를 타는 편이다. ⑤ 여름에는 땀을 많이 흘린다.

무더운 여름철에 찬 음식을 많이 먹어 소화기에 장애가 생겨 위 증상이 발생한 것으로 보인다. 또한 특히 평소에도 찬 것을 먹으면 설사를 잘 하는 것으로 보아 소화기가 허랭(虛冷)하고 소화기의 기능이 저하되어 있는 것으로 판단되었다.

찬 냉면을 먹고 소화장애가 발생했으므로 소화기를 따뜻하게 해줄 수 있는 처방을 사용하기로 했다.

여름철 찬 음식을 먹고 소화장애가 발생할 때 쓸 수 있는 처방으로는 육화탕, 이향산, 향유산, 축비음, 천금광제환, 곽향정기산, 후박온중탕, 인삼양위탕 등이 있다. 이들 처방 중에서 평소에도 장이 약하여 대변과 설사가 잦다는 점과 비위(脾胃)가 허랭(虛冷)하다는 점에서 여름철에 상용할 수 있는 축비음을 쓰기로 했다.

평소 장이 안 좋은 태음인의 찬 음식으로 인한 내상(內傷)을 목표로 축비음 2배량으로 5일분 10첩을 투약했다. 3일 후에 경과를 확인하기 위하여 전화를 했는데 부인이 대신 전화를 받았다. 지어간 약 3일분을 복용한 후에 식체(食滯)가 나았으며, 명치가 더부룩하고 답답한 증상, 아침 빈속에 속이 쓰린 증상도 소실되었다고 한다. 또한 오후 5시 정도가 되면 배가 고프다고 한다.

2-1. 여름철 하복부팽만(下腹部膨滿), 구토(嘔吐), 두통(頭痛)

● 성 ○ ○ 남 24세 태음인 경기도 안양시 관양동 은성빌라

체격이 굵고 키가 약간 큰 편이고 목소리가 굵은 태음인 남성이다.

① 아랫배가 더부룩하고 팽팽한 것 같은 느낌이다. ② 교회에서 하계수련회를 갔다 온 뒤부터 음식을 먹을 때 구토감이 있다. ③ 두통이 있다. ④ 추위나 더위를 타는 것은 보통이다. ⑤ 식욕이 별로 없고 소화가 잘 안 된다. ⑥ 소변이 남아 있는 듯하다. ⑦ 잠은 자주 자는 편이며 쫓기는 꿈을 꾼다. ⑧ 가슴이 뛰고 답답하며 잘 놀라고 짜증이 난다. ⑨ 1일 2~3회 열이 달아오른다. ⑩ 피로하고 허리와 무릎에 통증이 있다.

지금이 가장 무더운 8월 초순인 점을 감안해 복부팽만이 서체(暑滯)와 관련이 있다고 보고 축비음 2배량으로 5일분 10첩을 투약했다.

6개월 뒤에 무릎이 저린 증세로 왔을 때 확인해 보니, 약을 복용한 후에 하복부가 팽만하던 것과 구토와 두통 등이 모두 소실되었다고 한다.

3-1. 구토(嘔吐)

다음은 임상묵 선생의 경험이다.

● 김 ○ ○ 여 51세 소음인 165cm 대전광역시 서구 관저동 느리울아파트

지금까지 독신으로 살고 있는 미인형 여성으로 5년 전 중풍(中風)이 있어 왼손과 왼발이 불편하다.

① 2004년 8월에 더위를 너무 타 찬 음식과 찬 음료만 먹었는데 탈이 났다. ② 어떤 음식이든 먹으면 모두 토한다. ③ 음식 냄새만 맡아도 토한다. ④ 나중에는 음식 생각만 해도 토한다. ⑤ 추위를 심하게 탄다. ⑥ 모 대학병원에서 1달가량 입원하여 위내시경, 장내시경 등 소화기의 검사를 했으나 이상이 없다고 한다. ⑦ 모 대학 한방병원에 1달 정도 입원을 하면서 침을 맞고 한약을 복용했으나 효과가 없었다고 한다.

소화기능이 저하되어 이러한 증상이 발생한 것으로 보고 비화음에 인삼 3돈을 더하여 10일분 20첩을 투약했다. 약을 복용하고 확인해 보니, 아무런 효과가 없었다고 한다.

다시 한 번 이 여성의 증상을 검토해 보았다. 증상 중 여름철에 찬 음식과 찬 음료를 먹은 후에 소화기에 장애가 나타났다는 점을 감안하여 이번에는 축비음에 인삼 3돈, 백출 3돈을 더하여 5첩을 투약했다.

약을 복용하고 일주일 만에 된장찌개와 미음을 복용하게 되었고 10일 만에 밥을 먹게 되었다.

4-1. 구토(嘔吐)

다음은 최선경 선생의 경험이다.

● 노 ○ ○ 여 54세 소양인 서울특별시 송파구 가락동

보통 키와 체격의 소양인으로 보이는 여성으로 차분하고 우아해 보이는 외모를 지녔다.

매년 여름만 되면 찬 음식을 먹고 탈이 난다면서, 힘없이 들어왔다.

① 소화불량 ㉠ 며칠 전에 급체했다. ② 복통 ㉠ 배가 살살 아프고 부글부글하며 더부룩하다. ㉡ 해마다 여름에 찬

음식을 먹으면 복통을 일으킨다. ③ 예전엔 변비였지만 현재는 물변 상태이다. ④ 피로하고 기운 없고 아침에 잘 못 일어난다. ⑤ 더위를 타는 편이다. ⑥ 잠은 잘 자며 꿈은 거의 없는 편이다.
찬 음식을 먹고 소화불량과 복통을 일으켰다는 점으로 볼 때 소화기능이 저하되어 있으며 원래 변비가 있었지만 현재는 물변 상태라는 것으로 볼 때 장의 기능이 저하되어 있다고 보았다.
이 환자의 소화불량과 복통을 소화기 허랭(虛冷)으로 보고 비위(脾胃)를 따뜻하게 해주고 저하된 소화기능을 회복시켜 줄 수 있는 보기건비, 온비위의 치법을 사용하기로 했다.
여름철에 찬 음식을 먹고 소화장애가 발생할 때 쓸 수 있는 처방으로는 육화탕, 이향산, 향유산, 축비음, 천금광제환, 곽향정기산, 후박온중탕, 인삼양위탕 등이 있다. 앞의 처방 중에서 여름철에 찬 음식으로 비위가 허랭해져 앞의 증세가 발생했다는 점을 감안하여 여름철에 상용할 수 있으며 비위를 온보(溫補)시킬 수 있는 축비음을 선정하게 되었다.
여름철에 생랭물을 섭취하여 소화불량, 복통을 일으킨 데에 축비음 본방으로 2첩을 달여 3봉지를 투약했다.
다음번 감기약을 지으러 왔을 때 확인해 보았다.
1. 한약 한 봉지를 먹고는 소화불량과 복용이 모두 나아서 이후로는 괜찮아졌다고 한다.
2. 해마다 여름철에는 찬 음식을 먹고 복통을 일으켰는데, 한약을 먹고 금방 나으니 참 신기하다고 했다.
축비음은 여름철 상비약으로 톡톡히 효과를 보았던 처방으로, 특히 덥다고 찬 음식을 마구 먹고 배탈이 나서 온 어린이들이 효과를 많이 보았다. 계절별로 많이 쓰이는 처방을 연구해보는 것도 재미있을 것 같다.

中統38 寶 신출산 神朮散

蒼朮 三錢 **川芎 白芷 細辛 羌活 藁本 甘草** 各一錢 **薑二片 葱二本**

治 霧露山嵐 頭疼 項强
[活套鍼線] 霧露(濕)
[適 應 症] 전신통, 견비통, 슬관절통, 야영 후 요랭통, 굴신곤란

처방설명 신출산은 노숙(露宿)한 후에 발생한 두통(頭痛), 항강(項强), 신중(身重), 전신통(全身痛), 지절통(肢節痛), 곤권(困倦) 등에 사용한다. 노숙하면 바닥과 외기(外氣)의 찬 기운과 습기에 체열을 빼앗기므로 피부나 근육이 긴장·위축되는 상태가 된다. 신출산은 이런 긴장·위축된 상태에서 발생한 신체통(身體痛), 두통(頭痛), 신중(身重) 등을 치료한다.

여름에 늘어났다가 겨울에 수축되는 철로(鐵路)처럼 인체의 조직도 외부 기온에 따라 이완(弛緩)되기도 하고 긴장(緊張)·위축(萎縮)되기도 한다. 노숙(露宿)하여 찬 곳에서 잤다는 것은 찬 것에 접촉했다는 것과 누웠다는 것으로 나누어 생각할 수 있다. 먼저 찬 것에 접촉했다는 것은 체열(體熱)을 빼앗길 수 있는 상태에 놓였다는 것을 의미하며, 누웠다는 것은 혈액순환이 수직에서 수평으로 바뀌었음을 의미한다. 수평 혈액순환은 에너지의 생산과 소모가 많지 않은 상태인데, 이런 상태에서 찬 기운에 노출되면 체열을 빼앗기기 쉽다. 이때 인체는 가능한 체열을 빼앗기지 않기 위해 피부를 수축시키고 열생산을 증가시키기 위해 근육을 긴장시킨다. 이것은 맨몸으로 찬 바닥에 누웠을 때 소름이 돋는 것과 같은 이치이다. 이런 상태에서 오랜 시간 누워 있다가 아침에 일어나면 몸이 쑤시고 여기 저기 아픈 곳이 나타나는데, 특히 찬 부분에 직접 접촉한 부분의 조직은 더욱 위축되어 통증이 나타날 가능성이 높아진다. 그러나 인체의 조직이 긴장되다 보면 경우에 따라 머리가 아플 수도 있고, 뒷목이 뻐근할 수도 있으며, 허리가 아플 수도 있고, 몸 전체적으로 무겁고 뻐근하게 느껴질 수도 있다.

이럴 때 신출산을 사용하면 습체(濕滯)를 제거하면서 허랭(虛冷)으로 인한 조직의 긴장상태를 풀어주므로 위 증상을 치료할 수 있다. 군약인 창출은 이기건비(理氣健脾)하는 작용도 있지만 거습지통(祛濕止痛)하는 작용이 있어 습체(濕滯)로 인한 통증에 활용하는 약재이다. 세신과 생강은 온열작용(溫熱作用)이 있어 천궁과 더불어 혈액순환을 촉진하는 역할을 하며, 강활과 백지, 고본은 위축된 기육(肌肉)을 발표(發表)시키면서 지통(止痛)하는 작용을 한다. 또한 세신, 천궁, 강활, 백지, 고본 등 두통에 사용하는 약재가 대부분이므로 조문의 두통(頭痛)과 항강(項强)에 사용한다는 구절과 조화를 이루고 있다.

신출산을 항강(項强)에 사용한다고 했는데, 뒷목이 뻣뻣한 증상은 신경을 많이 쓰거나 변비가 있을 때도 발생하기 때문에 구분이 필요하다. 항강(項强)은 승모근을 비롯하여 후두부(後頭部)와 견갑부(肩胛部)를 연결하고 있는 근육이 긴장했을 때 발생한다. 이러한 근육의 긴장은 신경을 많이 썼을 때 인체의 조직이 긴장되는 과정에서 나타나기도 하는데, 이럴 때는 향소산이나 귀비탕이 포함된 처방을 사용한다. 또한 변비가 있을 때도 항강(項强)이 발생할 수 있는데, 인체는 변비를 해결하기 위해 혈액을 소화기로 집중하게 되고, 그 결과 항부(項部)에 정상적으로 공급되어야 할 혈액이 부족해지면 근육이 긴장되어 항강(項强)이 발생한다. 이럴 때는 신체상태에 따라 삼출건비탕이나 우황청심원, 소승기탕 등을 사용할 수 있다. 그러나 신출산의 항강 증상은 찬 기온에 체열을 빼앗겼을 때 나타나는 것이므로 허랭과 습체를 제거하면서 긴장되어 있는 근육을 풀어주는 치법을 사용하게 된다.

조문에는 노숙(露宿)한 후에 발생한 두통(頭痛)과 항강(項强)에 사용하는 처방으로 되어 있지만 신체상태가 적합하다면 다양하게 응용할 수 있으므로 조문에만 의지하여 처방을 운용할 필요는 없다. 예를 들어 승습탕을 써야 할 통증(痛症), 신중(身重), 곤권(困倦) 등이 나타났을 때 보다 건실한 사람이라면 신출산을 사용할 수 있다. 그래서 건실한 사람이 야영을 한 뒤에 몸이 쑤시거나 무겁다고 할 때, 비가 올 때, 몸이 찌뿌드드하다고 할 때, 냉방(冷房)에서 잤거나 추위에 오랫동안 노출되었거나 고기나 생선을 저장하는 냉장고처럼 추운 환경에서 근무했을 때 나타나는 통증(痛症), 신중(身重), 곤권(困倦) 등에 활용할 수 있다. 또는 물에 빠져 체온을 많이 빼앗겼을 때 나타나는 전신통(全身痛)과 지절통(肢節痛)을 목표로 사용할 수 있으며, 기침 증상을 동반하지 않는 몸살감기에도 사용할 수 있다.

처방구성 처방구성을 보면 창출은 세뇨관의 재흡수를 억제하여 이뇨작용을 함으로써 부종을 경감시키고, 소화기의 수분을 혈액으로 흡수한 다음 요(尿)로 배설한다. 천궁은 관상동맥과 말초혈관을 확장하여 하지(下肢)와 심근(心筋)의 혈류량을 증가시킨다.

백지는 항염증작용과 해열작용, 진통작용이 있다. 세신은 신체말단 모세혈관벽의 치밀성을 강화하여 혈행을 촉진하고, 강활은 발한, 해열작용을 하고, 진정, 진통작용이 있어 신경통과 관절통 등의 통증을 완화한다. 고본은 소염작용이 있으며, 고본의 에탄올추출물과 정유는 소장 및 자궁의 평활근에 대해 이완작용이 있다. 감초는 스테로이드호르몬과 유사한 작용이 있어 항염증과 항알레르기 효과를 나타낸다. 또한 평활근을 이완시키는 작용과 간기능을 보호하는 작용이 있다.

처방비교 **승습탕**과 비교하면 두 처방 모두 비슷한 증상에 사용할 수 있으나, 승습탕은 조직의 위축 정도가 덜한 경우에 사용하며, 제습(除濕)과 온열작용(溫熱作用)으로 습체와 허랭상태를 개선한다. 또한 신출산을 쓸 사람보다 더 허약하고 소화력이 약한 사람에게 적합하다. 반면 신출산은 허랭(虛冷)과 습체(濕滯)로 인해 조직이 긴장·위축되어 있는 상태를 거습(祛濕), 발표(發表)시켜 풀어주는 처방이며, 체력이 건실한 사람에게 적합하다.

대강활탕과 비교하면 두 처방 모두 근육의 위축으로 인한 근육통, 지절통, 슬통, 요통에 사용한다. 그러나 대강활탕은 외감(外感), 영양결핍, 노력과다 등으로 인해 관절 주위 조직이 긴장·위축되어 슬통이 발생했을 때 주로 사용한다. 반면 신출산은 찬기온의 영향을 받아 일시적으로 근육이 긴장·위축되어 나타나는 근육통과 지절통에 주로 사용한다.

오적산과 비교하면 두 처방 모두 허랭(虛冷)과 습체(濕滯)로 인한 신체통에 사용한다. 그러나 오적산은 허랭과 조직의 이완, 담음의 울체 등 여러 요인이 복합적으로 작용하여 나타나는 요통, 지절통, 감기, 소화불량, 불임, 생리통, 냉대하 등 다양한 증상에 사용한다. 반면 신출산은 오적산보다 허랭의 정도는 덜한 편이지만 기육(肌肉)의 긴장 정도가 심한 경우에 사용하며, 주로 근육통이나 지절통에 사용한다.

→ 활용사례

1-1. 요부랭통(腰部冷通), 굴신곤란(屈伸困難) 여 28세 소음인
2-1. 전신통(全身痛), 견비통(肩臂痛), 슬관절통(膝關節痛) 남 43세 태음인
3-1. 우측 하지(下肢) 저림, 부종(浮腫) 남 64세 태음인

1-1. 요부랭통(腰部冷通), 굴신곤란(屈伸困難)

● 정 ○ ○ 여 28세 소음인 회사원 서울특별시 관악구 신림1동

약간 작은 키에 여윈 편인 소음인 여성이다. 2주 전인 7월초에 산에서 야영했는데 돌밭 위에 텐트를 치고 잠을 자고 난 뒤 오랫동안 차를 타고 귀가했다. 그 뒤부터

① 요추 1~5번 주위가 시리면서 아프다. ② 아침에 잠을 깨서도 허리가 아파 곧바로 앉지 못한다. ③ 평소에도

허리가 아파서 앉았다 일어나기가 힘들었다. ④ 그간 가까운 한의원에서 3차례 침을 맞았으나 효과가 없다.
야영하면서 텐트에서 잠을 잤다는 점에서 찬 기운으로 인해 허리의 근육이 위축(萎縮)되고 경직(硬直)되어 증상이 발생했으며 오랫동안 차를 타고 귀가를 했다는 점에서 증상이 더욱 심해진 것으로 볼 수 있다.
야영을 한 후에 발생한 요부랭통(腰部冷痛)을 목표로 신출산 본방으로 10일분 20첩을 지어주었다.
6개월 뒤인 다음해 1월에 월경불순(月經不順)으로 약을 지으러 왔을 때 확인해 보았다. 약을 4일 정도 복용한 후에 허리가 시리고 아픈 것이 소실되었으며, 허리를 굽혔다 펴거나 일어나고 앉을 때 통증이 있는 것은 약을 먹는 도중에 모두 나았다고 한다.
신출산은 안개나 이슬, 산바람 등을 맞아서 신체가 무겁거나 아프고 또는 두통이 나거나 목이 뻣뻣한 증세에 쓸 수 있는 처방이다. 근래에는 예전에 비해 바깥에서 숙식을 하는 기회가 적기 때문에 이와 같은 증상이 발생하는 경우가 매우 적다. 그러나 야영할 때는 이 같은 증세가 발생할 수도 있을 것이다. 이 아가씨는 이 뒤에도 월경불순이 있어 조경종옥탕과 오적산을 복용하여 치유가 되었으며 난간전을 복용하고 월경통이 치유되었다.

2-1. 전신통(全身痛), 견비통(肩臂痛), 슬관절통(膝關節痛)

● 채 ○ ○ 남 43세 태음인 상업 경기도 안양시 동안구 비산동

① 3~4일 전부터 전신이 아프지 않은 곳이 없다. 특히 양쪽 어깨 관절과 근육이 하루 종일 뻑적지근하게 아프다. 동시에 슬관절에도 심한 통증이 하루 종일 계속된다. 이러한 통증은 목욕탕에 가면 경감된다. ② 식욕이 없지만 소화는 잘 되고 헛배가 부른 증상이 조금 있다. ③ 아침에 일어나기 힘들 정도로 피로가 심하다. ④ 가슴이 답답하고 신경질이 나는 등의 기울(氣鬱)증상이 있다. ⑤ 전에 급성폐렴을 앓았었다. ⑥ 전신통과 견비통, 슬관절통이 목욕탕에 가면 통증이 경감된다.
3~4일 전에 발생한 전신통을 목표로 신출산 2배량으로 10일분 20첩을 지어주었다.
8개월 뒤인 9월 말에 약을 지으러 왔을 때 확인해 보니, 지난번 약을 복용한 후에 양쪽 견비통과 슬관절통이 없어졌다고 한다.
이번에도 양쪽 견비통(肩臂痛)이 있으며 무릎에 통증이 심하고 피로감과 가래가 있다고 한다. 지난번 약을 복용한 뒤에 효과가 있었으므로 이번에도 전과 같은 처방으로 10일분 20첩을 지어주었다.

3-1. 우측 하지(下肢) 저림, 부종(浮腫)

다음은 이윤호 선생의 경험이다.

● 황 ○ ○ 남 64세 태음인 경기도 고양시 행신동

고향이 북쪽이고 강직한 성품에 무뚝뚝한 성격이다. 손바닥이 두텁고 머리는 듬성듬성하다. 전체적으로 신체가 굵고 충치 하나 없는 건실한 체격을 지닌 사람이다. 근래 들어 소변빈삭(小便頻數), 잔뇨감(殘尿感), 연변(軟便), 피로감(疲勞感)으로 증익귀용환에 백출 3돈을 더한 처방을 복용한 후에 장시간 운전을 해도 피곤한지 모르고 잔뇨감도 좋아진 남성으로, 친구의 아버님이다.
친구에게 전화가 왔는데 아버지 다리가 이상하다고 한다. 자세하게 확인해 보니, 평소에 운동을 좋아하시고 등산과 바다낚시를 즐기는 분으로 갯바위낚시를 가셨다가 바위 위에서 텐트를 치고 주무셨는데 날씨가 추워서 바닥에 등이 닿지 않도록 구부리고 옆으로 누워 잤다. 그런데 텐트 바닥이 젖어 있었다. 집에 와서 보니
① 오른쪽 하지(下肢)가 저리고 부종이 있다. ㉠ 몸이 좀 피곤하다고만 느꼈는데 다음날부터 다리가 우측 다리가 저리고 손으로 눌러보니 부어있는 것 같다. ㉡ 괜찮을 것 같아 이틀을 그냥 지내셨는데 전혀 호전되는 느낌이 없다.
② 몸이 무겁고 뻐근한데 물에 젖은 느낌이다. ③ 요즘 신경을 쓰는 일이 많다. ④ 전에 약을 복용하고 몸이 괜찮았는데 다시 피로를 느끼고 잠이 많아지셨다고 한다. ⑤ 대변이 묽은 편이다. ⑥ 체열(體熱)상태는 보통이다.
전처럼 증익귀용환으로 지어주고 싶었으나 오른쪽 하지저림과 부종을 우선 치료해 달라고 했다. 친구 아버님의 부종은 차고 습기가 많은 곳에서 지낸 후에 인체의 대사가 저하되어 증상이 발생하는 것으로 보았다.
습기와 찬 기운으로 인한 저림과 부종에 쓸 수 있는 처방으로는 이중탕, 부자이중탕, 승습탕, 신출산, 건리탕 등이 있다. 이들 처방 중에서 창출이 3돈이나 들어 있고 천궁, 백지, 세신, 강활이 들어 있어 거습(祛濕)하고 온열(溫熱)하는 약성이 있는 신출산을 사용하기로 했다.
찬 곳에서 잠을 잔 후에 발생한 증상을 목표로 신출산 2배량에 허랭을 감안하여 건강 1돈을 더하여 5일분으로 5첩을 투약했다. 이틀 후에 확인해 보니, 하지저림과 부종, 뻣뻣함, 통증이 소실되었다. 또한 몸이 가벼워진 느낌이 들며 피로도 호전되었다. 생각지도 않았던 대변이 좋아졌다고 했다.

中統39 寶 생혈윤부음 生血潤膚飮

天門冬 一錢半 **生地黃 熟地黃 麥門冬 當歸 黃芪** 各一錢 **片芩**酒炒 **瓜蔞仁 桃仁** 各五分 **升麻** 二分
酒紅花 一分　五味子九粒

治 燥症 皮膚屑起 血出
[活　　套] 消渴 加天花粉
[活套鍼線] 通治(燥)　通治(消渴)
[適 應 症] 당뇨병, 다발성 관절염, 좌골신경통, 전신 지절통, 담핵

처방 설명 생혈윤부음은 자윤결핍(滋潤缺乏)으로 피부가 건조해지거나 거칠어지고, 이러한 상태가 심화되어 피부에서 출혈이 발생했을 때 사용하는 처방이며, 활투침선에 나와 있는 것처럼 조증(燥症)이나 소갈(消渴)의 통치방(通治方)으로도 사용한다.

한의학은 증상을 기준으로 질병을 분류했기 때문에, 사실 조증(燥症)이라는 증상을 일으키는 질병은 매우 다양하다는 것을 인식해야만 한다. 조증(燥症)에 대한 활투침선의 설명을 보면 '피가 부족해서 전신에 고루 영양을 공급하지 못하거나 열(熱)이 진액(津液)을 소모시켜 일어나는, 살갗이 트고 코가 마르고 변폐(便閉) 등을 호소하는 병을 조병(燥病)'으로 정의하고 있다. 그러나 이러한 정의에 부합되는 원인과 질병이 다양하기 때문에 생혈윤부음을 조증(燥症)에 사용한다고 했을 때, 기준을 증상에 두기보다는 증상을 일으키는 상태(狀態)나 질병(疾病)에 초점을 맞추어야 한다.

조증(燥症)은 과로(過勞)나 질병(疾病)으로 과도한 체력소모로 진액이 고갈되었을 때 발생할 수 있고, 당뇨병이나 폐결핵 같은 소모성질환에 걸렸을 때도 발생할 수 있다. 생혈윤부음을 많이 사용했던 당시의 상황을 생각해 보자. 일반 서민들은 고된 노동과 만성적인 영양부족 때문에 조직에 충분한 자양을 섭취할 수 없었을 것이다. 즉 육체적인 노동으로 인해 체액(體液)의 고갈이 심했을 것이고, 반면 영양공급을 통해 체액을 구성할 수 있는 자양물질이 부족하여 피부가 거칠어지고, 이러한 증상이 심해져 피부에서 출혈이 일어나는 경우도 있었을 것이다. 따라서 이러한 증상을 치료하기 위해 자양분(滋養分)을 공급하면서 조열(燥熱)해진 상태를 개선하는 처방들이 필요했을 것이고, 생혈윤부음도 여기에 속하는 처방이라고 할 수 있다. 그러나 지금은 옛날처럼 무리하게 노동을 하는 사람이 많지 않고 영양공급도 충분하기 때문에 과로나 영양부족 때문에 조증(燥症)이 발생하는 경우는 매우 드물다. 따라서 당뇨병처럼 체액소모를 유발하여 조열(燥熱)한 상태를 야기하는 소모성질환이나 조열(燥熱)하기 쉬운 사람의 보약으로 응용하는 경우가 많다.

당뇨병에 걸리면 흡수된 영양분이 세포에 들어가지 못하고 소변을 통해 배설되므로 조직을 구성하는 물질이 부족해질 수밖에 없다. 결과적으로 조직이 연약해지고 말초까지 충분한 영양공급이 이루어지지 못하므로 피부가 거칠어지고 가려움증이 생길 수 있다. 이럴 때 생혈윤부음을 사용하면 자윤물질(滋潤物質)을 적절히 공급하면서 조열해진 상태를 개선하므로 당뇨병으로 인한 피부건조와 소양증을 치료할 수 있다. 그러나 생혈윤부음은 조열한 상태를 개선하기 때문에 피부건조 증상만 개선되는 것이 아니라 당뇨병의 여타 증상도 호전되며, 당뇨병의 진행을 억제하는 효능도 있다. 활투를 보면 소갈(消渴)에는 천화분을 더하라고 했는데, 당뇨병에 걸리면 대체로 열성상태가 되기 때문에 천화분을 더하여 지나친 대사항진을 억제하는 동시에 진액을 공급하는 기능을 높이라는 것으로 이해할 수 있다.

생혈윤부음은 당뇨병 외에도 폐결핵이나 갑상선기능항진증으로 인해 몸이 건조해졌을 때, 또는 자윤이 부족해져서 관절에 통증이 나타났을 때도 사용할 수 있다. 물론 체열(體熱)이 높고 소화력이 좋은 사람에게 적합하며, 소화력이 약한 사람이 복용하면 설사 같은 부작용이 나타날 수 있으므로 주의해야 한다.

처방구성 처방구성을 보면 천문동은 항염증작용이 있고 세포독성을 억제하여 세포가 죽는 것을 방지한다. 전통적으로 천문동은 자윤(滋潤)을 공급하는 작용이 있는 것으로 보는데, 세포와 조직의 손상을 치료하기 위한 물질을 공급하는 것을 자윤공급으로 볼 수 있다. 생지황과 숙지황은 조혈작용을 하여 혈허(血虛)를 개선하고, 혈당강하작용을 나타내며, 비타민A가 함유되어 있어 피부각화를 예방하고, 각질세포를 연화한다. 또한 강심작용이 있어 대량(大量)에서는 혈관을 확장시킨다. 맥문동은 포도당과 점액질을 다량 함유하고 있어 진액을 보충하는 동시에 강장작용을 한다.

당귀는 항혈전작용(抗血栓作用)을 하여 혈액순환을 원활하게 하고, 비타민 B_{12}와 엽산이 풍부하게 함유되어 있어 적혈구의 상태를 개선하고 철분결핍으로 인한 빈혈에 좋은 효과를 나타낸다. 황기는 세포의 기능과 산소전달력을 증가시켜 에너지생산을 돕는 보기작용(補氣作用)을 한다. 즉 신경계의 기능을 활성화하고 에너지대사를 원활하게 한다. 또한 영양분을 풍부하게 함유하고 있어서 강장작용을 한다.

황금은 혈관의 염증성 충혈(充血)과 울혈(鬱血)을 완화하여 열성상태를 개선시키며, 대뇌피질에 대한 억제작용을 통해 진정작용을 나타낸다. 과루인은 관상동맥을 확장하는 작용과 거담작용이 있고, 설사를 일으키는 물질을 함유하고 있어 사하작용(瀉下作用)을 나타낸다. 도인은 혈관저항력을 감소시키고 혈류량을 증가시키는 작용이 있고 사하작용이 있으며, 승마는 진통, 소염작용 및 세포성면역능력을 항진시키는 작용이 있다. 홍화는 혈관확장작용, 진통작용, 항염증작용, 면역증강작용이 있다. 오미자의 각종 유기산은 강장작용을 하며 피로회복을 촉진하고 뇌의 활동을 활발하게 하여 신경쇠약을 개선한다.

처방비교 조증(燥症)에 사용하는 **청리자감탕**과 비교하면 청리자감탕은 육미지황원에 지백사물탕과 천문동, 맥문동을 더한 처방으로 자윤(滋潤)과 청열성(淸熱性)이 더 강하여 기침, 허약 등 음허(陰虛)로 인한 증상에 광범위하게 사용한다. 반면 생혈윤부음은 자윤·청열성은 약하지만 자윤(滋潤)을 피부까지 전달할 수 있는 도인, 승마, 홍화가 더해져 있어 당뇨병이나 조증(燥症)으로 피부가 건조해지고 거칠어지는 증상이 나타났을 때 사용한다.

활혈윤조생진음과 비교하면 두 처방 모두 당뇨병에 사용하며 당뇨병으로 인한 피부건조에 사용하고 점액성 약재로 이루어져 있다는 공통점이 있다. 그러나 활혈윤조생진음은 당뇨병에 가장 보편적으로 사용하는 처방이며, 당뇨병으로 인한 다양한 증상에 사용하는 반면, 생혈윤부음은 당뇨병의 다양한 증상에도 사용하지만 당뇨병으로 인한 피부건조에 많이 사용한다.

조증(燥症)에 사용하는 **당귀승기탕**과 비교하면 당귀승기탕은 직접 조증(燥證)을 치료하는 것이 아니라 조증으로 인해 대변이 적체되었을 때, 대변적체를 해소하여 조증을 완화시키는 작용을 한다. 반면 생혈윤부음은 점액성 물질이 부족하여 발생하는 조증(燥症)에 사용한다.

→ **활용사례**

1-1. 당뇨환자의 보약 여 53세 소양인 160cm 70kg
2-1. 다발성관절염(多發性關節炎), 좌골신경통(坐骨神經痛), 전신지절통(全身肢節痛), 담핵(痰核) 여 54세 소양성태양인
3-1. 조증(燥症)-머리, 가슴, 등, 발바닥, 발뒤꿈치 건조, 발적(發赤) 남 26세 소음인 177cm 64kg

1-1. 당뇨환자의 보약

다음은 이재문 선생의 경험이다.

● 최 ○ ○ 여 53세 소양인 주부 160cm 70kg 경상북도 구미시

평소 친하게 지내는 후배의 여자 친구 어머니이다.

① 4~5년 전부터 당뇨가 있어 양약을 복용하고 있다. ㉠ 식후 2시간 뒤 혈당이 190~200 정도, 그리고 급격히 혈당이 떨어진다. ② 식후도포(食後倒飽)가 있는데 식후에 눕고 싶다. ③ 기립성현훈(起立性眩暈)이 있다. ④ 자각증상으로 미열(微熱)이 있다. ⑤ 땀은 주로 얼굴에, 식사할 때 난다. ⑥ 식욕이 왕성하고 자주 배가 고프다. 소화가 잘되고 육류를 좋아한다. ⑦ 잠은 충분히 잘 자며 꿈은 안 꾼다. ⑧ 손발과 전신이 따뜻한 편이다. ⑨ 대변은 매일 아침 1회 정도 보고, 되고 굵은 편이다. ⑩ 피부가 약간 검고 두터운 편이며 건조하다. ⑪ 음식을 빨리 먹고 물은 보통으로 마신다. ⑫ 설태(舌苔)가 황박(黃薄)하고 설질(舌質)이 선홍(鮮紅)하다. ⑬ 맥(脈)은 부활(浮滑)하다. ⑭ 정확한 진단명은 알 수 없지만 췌장이 안 좋다고 한다.

당뇨가 있는 여성의 보약으로 생혈윤부음 본방에 천화분 0.5돈을 더하여 10일분 20첩을 투약했다.

후배를 통해 확인해 보니, 약을 복용하고 처음에는 몸은 가벼워졌는데 머리는 여전히 무겁다고 한다. 하지만 약을 모두 복용한 후에는 머리가 무거운 것도 사라졌으며 몸이 전반적으로 좋아진 것 같다고 한다.

식후 혈당이 높은 것은 여전하다고 한다. 그러나 약을 복용하기 전에는 식후에 혈당이 급격하게 떨어졌는데, 약을 복용한 후에는 서서히 떨어진다고 한다.

2-1. 다발성관절염(多發性關節炎), 좌골신경통(坐骨神經痛), 전신지절통(全身肢節痛), 담핵(痰核)

● 김 ○ ○ 여 54세 소양성태양인 주부 서울특별시 용산구 한강로2가

보통 키에 보통 체격으로 건강하고 강단이 있으며 애교도 있으나 변덕이 많고 자녀가 없는 여성이다.

① 오른쪽 환도(還跳), 명문(命門), 위중(委中), 곤륜(崑崙) 부위가 쑤시고 아프다. ② 팔과 팔꿈치, 팔목, 손가락마디, 척추(脊椎), 견갑(肩胛) 등이 쑤시고 아파서 잠을 못 잔다. ③ 어깨와 손가락마디가 쑤신다. ④ 손을 오므리면 손가락이 땅기고 아프다. ⑤ 전신에 살구씨 크기의 멍울이 있는데 간지럽다. ⑥ 며칠 후에 보면 멍울은 없어지나 그 자리가 멍이 든 것처럼 시퍼렇다고 한다. ⑦ 피부는 윤기가 있으면서도 땀이 전혀 없다. ⑧ 발바닥이 여름엔 뜨겁고 겨울에 몹시 시리다. ⑨ 식욕은 아주 좋고 소화도 아주 좋고 간혹 변비가 있다. ⑩ 입이 자주 마른다. ⑪ 팔다리가 자주 저리다. ⑫ 쥐가 아주 잘 난다. ⑬ 신 음식과 밀가루 음식을 싫어하고 차거나 뜨거운 것을 좋아한다. ⑭ 간혹 후두통(後頭痛)과 항강(項强), 견비통(肩臂痛)이 있다. ⑮ 감기에 걸리면 몸살, 지절통(肢節痛), 한열왕래(寒熱往來)의 형태를 띤다.

체력이 강하고 피부에 윤기가 있으면서도 땀이 없는 점과 식욕과 소화력이 모두 왕성하며 입이 자주 마른다는 점, 겨울엔 발바닥이 시리고 여름엔 화끈거린다는 점, 입술이 선홍색으로 붉고 맥이 좌우 모두 질맥(疾脈)이라는 점에서 자윤(滋潤)이 부족한 조(燥)의 상태라고 보았다. 좌골신경통과 전신의 지절통도 조(燥)한 상태에서 발생한 것으로 보고 자윤(滋潤)을 공급하는 처방 중에서 생혈윤부음을 사용하기로 하고 지절통이 심하다는 점을 감안하여 계작지모탕을 합하여 10일분 20첩을 투약했다.

10일 후 다시 내방했을 때 확인해 보니, 약을 복용하고 살 것 같다고 한다. 좌골신경통과 전신의 지절통이 거의 없어지고 살구씨 크기의 멍울도 없어졌다고 한다. 아직 뼈마디가 약간씩 쑤시는 것이 남아 있으나 전에 비하면 아무것도 아니라고 한다. 아직 완치된 것이 아닌 것 같다며 약을 더 지어달라고 하여 전과 같은 처방으로 10일분 20첩을 지어 주었다.

3-1. 조증(燥症)-머리, 가슴, 등, 발바닥, 발뒤꿈치 건조, 발적(發赤)

다음은 장자한 선생의 경험이다.

● 김 ○ ○ 남 26세 소음인 설계사 177cm 64kg 서울특별시 강남구 역삼동

누런 바탕에 약간 붉은 기운이 도는 얼굴색에 조용한 성격인 설계사이다.

앞집 만두가게를 하는 아주머니가 이런 것도 고칠 수 있느냐고 문의를 해왔다. 가능하다고 했더니 그러면 고쳐달라고 하면서 아들을 데리고 방문했다. 회사에서 설계를 하는 사람으로 컴퓨터 작업을 많이 하는 청년이었다.

① 머리, 가슴, 등, 발바닥, 발뒤꿈치가 건조하고 발적이 된다. 단 가렵지는 않다. ② 기침을 자주 한다. 담배는 3일에 1갑 정도를 태우는데 피운 지 4년 정도 됐다. 중간에 1~2년 정도 금연했으나 회사생활을 하면서 다시 피우게 됐다. ③ 기침을 하면 가래가 조금 있다. ④ 눈의 흰자위 부위인 백정(白睛)부분이 항상 충혈이 되어 있다. ⑤ 더위를 타는 편이다. ⑥ 여름에는 이불을 차고 자나 다른 계절에는 이불을 덮고 잔다. ⑦ 갈증이 좀 있고 찬물을 자주 마시는 편이다. ⑧ 우측 눈꺼풀이 떨린다. ⑨ 겨울에 입술이 갈라진다. ⑩ 매운 것을 좋아하고 단 것은 싫어한다.

⑪ 설진상 담홍설(淡紅舌) 박백태(薄白苔)로 정상설이다. ⑫ 식욕과 소화는 정상이다. ⑬ 대소변은 정상이다.
⑭ 수면은 정상이다. ⑮ 어렸을 때 태열이 있었고 고등학교 시절에 폐결핵에 걸린 병력이 있다.

식욕과 소화력이 정상이고 대소변에 이상이 없는 걸로 보아서는 소화기에 별 문제는 없는 것 같았다. 대소변이나 허리나 관절에 이상이 없는 걸로 보아서는 신장에도 이상이 없고 잠을 잘 자고 경계, 불안, 천면, 다몽 등 증상이 없는 걸로 보아서는 심장의 이상도 보이지 않았다. 오랫동안 담배를 태움으로써 몸의 체액을 말리고 회사 생활을 하며 받는 스트레스로 인해 몸의 체액이 과다 소모됨으로써 전체적인 체액 부족 상태에 빠진 듯 보였다. 가래가 생기고 그로 인해 기침을 자주 하고, 대기가 건조하고 수분이 부족한 겨울에 입술이 갈라지고, 머리와 가슴과 등 부위가 건조해지고 부족해진 체액을 더 공급받고자 충혈되기까지 한 것이 그 증거이다. 한방으로 이야기하자면 조증(燥症)을 나타내고 있었다.

조증(燥症)은 컴퓨터 작업을 하면서 영양을 과도하게 소모하고 담배연기로 인해 혈관 안의 수분이 지나치게 마름으로써 혈관 안에 혈액이 부족해져 경락과 피부 쪽으로의 자양이 부족해져 피부가 건조해지고 충혈되어 발생한 것으로 보였다. 더 심해지거나 스트레스를 과도하게 받는다면 피부가 갈라지고 가려움증이나 화농도 생길 것이다. 부족해진 혈액을 보충해주면서 건조한 상태를 자윤(滋潤)시켜 주고 열을 꺼주면 될 것으로 보였다.

≪동의보감≫에서는 조(燥)의 원인을 혈(血)의 부족으로 보고 있는데, 혈관 속의 수분이 부족해진 상태를 개선시키고자 심장이 열을 채우고, 이 열기가 심장 위에 위치한 폐를 건조하게 함으로써 나타난다고 했다. 하여 치법도 양혈의 치법을 제시하고 있다. 정리하자면 심장의 과도한 열이 폐를 건조시킴으로써 기관지, 폐포의 체액이 부족해지고 폐가 주관하는 피부의 자윤이 부족해진 상태로 볼 수 있다.

단순히 양혈만을 한다면 사물탕류인 사물탕, 지백사물탕, 생료사물탕, 당귀육황탕 등을 쓸 수도 있겠고, 폐조까지 고려한다면 생맥산이나 경옥고 등을 합방해도 무방할 것이다. 몸 전체의 체액이 부족해 점을 고려한다면 신수를 채워주는 육미원이나, 지백팔미원 등도 쓸 수 있을 것이다. 그리고 조증에 많이 사용하는 생혈윤부음, 생혈윤조탕, 윤조탕을 쓸 수도 있고, 변비가 있다면 당귀승기탕을 쓸 수도 있고, 체격과 체력이 충분히 좋으면서 체열이 높다면 방풍통성산도 고려해 볼 수 있을 것이다. 그 중에서 조증의 대표방으로 쓰이는 생혈윤부음이 이 환자의 상태가 적합한 것 같아 써 보기로 했다.

생혈윤부음은 폐열을 꺼주는 천문동이 군약으로 들어가고 심장의 열을 직접적으로 꺼주는 생지황, 심폐열을 꺼주면서 천문동과 생지황을 보조하는 맥문동, 보음 보혈하여 심장의 화를 간접적으로 끄고 부족한 혈액을 보충해주는 숙지황과 당귀, 당귀와 짝을 이뤄 당귀보혈탕의 의미로 양혈하는 황기가 들어가 있고, 청열과 거어의 의미로 황금, 과루인, 도인, 승마, 홍화가 들어가 있고 폐음을 보충하고자 오미자가 들어가 있는 방제이다. 방의도 그렇지만 본초의 효능이 이 환자의 상태에 적합하다 판단되었다.

혈조로 인해 머리, 가슴, 등, 발바닥, 발뒤꿈치 건조와 발적이 생긴 환자에게 생혈윤부음 1.5배량으로 15일분 20첩(120cc, 45포)을 투약했다(황금과 홍화는 청주에 담가서 말린 후에 사용했다).

약을 지어간 지 15일 정도 지나서 1~2일분 정도의 약이 남았다고 아들을 데리고 왔다. 확인해 보았다.

1. 피부 건조와 앞머리 부분 염증이 사라지고 뒷부분에만 아직 남아 있고
2. 기침하는 것이나 가래는 사라졌다고 좋아했다.

약을 더 요청하여 앞의 처방과 같은 생혈윤부음으로 15일분 20첩을 투약했다.

한 제를 다 복용할 때쯤 와서는 머리를 보여주었다.

1. 예전에는 머릿속 표피가 붉은 바탕이었는데 지금은 바탕이 하얗게 변했다고 좋아했다.
2. 뒷부분 염증이 거의 사라지고 조금 남아 있다. 효과가 눈으로 보이니 너무 좋다고 했다. 그러면서 시장 사람들한테 보여주면서 자랑하고 다녔다. 다시 같은 처방으로 15일분 20첩을 투약했다.

이 환자는 조증(燥症)의 증상을 거의 다 갖추고 있었다. 그래서 선방하기가 쉬웠는데, 다른 체질이나 술이나 과로로 증상이 달라져 있다면 어떻게 썼을까 고민해본다. 한약을 쓰는 것은 쉬운 것 같으면서도 어려운 것 같다.

中統40 寶 성심산 醒心散

人蔘 麥門冬 五味子 遠志 白茯神 生地黄 石菖蒲 各等分

治 心虛熱
[活　套] 怔忡不眠 加龍眼肉 酸棗仁 當歸
[活套鍼線] 心熱(火)
[適 應 症] 정충, 번열, 불안, 불면, 무기력, 식욕부진, 피로, 구내염, 허약

처방설명 성심산은 심장기능이 약해져서 번열(煩熱), 정충(怔忡), 불안(不安), 불면(不眠) 등의 증상이 발생했을 때 사용하는 처방이다. 엔진이 과열되면 엔진오일이 필요하듯이 성심산은 강심(强心)시켜 주면서 엔진오일에 해당하는 자윤물질(滋潤物質)을 공급해 주는 처방이라고 할 수 있다.

생명을 유지시키는 기본적인 요소인 혈액순환기능이 약해지면 심장이 많이 뛰어야 하고, 이 경우 평소보다 많은 열이 발생할 수 있다. 이것을 심허열(心虛熱)이라고 하는데, 성심산은 심허열로 인해 발생하는 증상을 치료한다. 즉 심장기능이 약해진 상태에서 허열(虛熱)이 발생했을 때 자윤(滋潤)만 공급해 주면 부담이 되어 기능이 더욱 저하될 수 있으므로 약간의 자윤제(滋潤劑)와 더불어 보기제(補氣劑), 강심제(强心劑)를 병용하여 증상을 치료하는 것이다. 따라서 자윤(滋潤)이 결핍되어 있고 기허(氣虛)와 심허(心虛)가 겸해 있다고 판단될 때, 증상으로는 정충(怔忡), 불면(不眠), 번열(煩熱), 무기력(無氣力), 식욕부진(食慾不振), 피로(疲勞), 구내염(口內炎) 등이 나타났을 때 사용할 수 있다.

인간의 삶과 죽음은 심장기능 여부에 따라 좌우된다. 심장이 멈추면 죽는 것이고 심장이 그 기능을 멈추지 않으면 살아 있는 생명체가 된다. 물론 다른 많은 요인들이 생명현상을 유지하는 데 직·간접적으로 작용하겠지만, 무엇보다도 심장기능의 여하(如何)에 따라 많은 부분이 결정된다. 따라서 심장기능이 활성화되어 있을수록 몸은 건강해지고, 저하될수록 몸은 허약해진다. 성심산은 심장의 기능이 약해진 상태에서 허열(虛熱)이 발생했을 때 사용하는 처방이지만, 심장기능이 약해진 만큼 다른 부분도 영향을 받을 수밖에 없어 피로, 무기력 같은 전신 증상이 발생할 수 있고, 소화기능에도 영향을 주어 식욕부진(食慾不振)이 나타날 수도 있으며, 심장자체의 기능에도 장애를 주므로 정충(怔忡)이 발생할 수 있다.

심장기능을 저하시키는 원인으로는 심장 자체의 장애도 있겠지만, 심장은 신체의 일부이기 때문에 신체 전반적인 건강상태도 원인으로 작용할 수 있다. 먼저, 심장 자체의 장애로 심장기능이 약해지는 예로 심장 주위에 울체되어 있는 습담(濕痰)을 들 수 있다. 물론 습담은 인체의 어느 조직에나 울체될 수 있지만 특정 부위에 영향을 주어 장애를 일으키기도 한다. 습담이 심장이나 심장 주위에 울체되면 심장의 수축력이 약화되므로 다몽(多夢), 불면(不眠), 허겁(虛怯), 정충(怔忡), 경계(驚悸) 등 증상이 나타나는데, 이럴 때는 온담탕이나 가미온담탕을 사용하면 된다.

둘째, 심장 자체의 장애가 아니라 신체 전반적인 건강상태가 심장에 영향을 주는 경우이다. 예를 들어 과로나 질병, 스트레스, 노화 등으로 몸이 허약해지면 인체의 모든 기능이 약해지면서 더불어 심장기능도 약해질 수 있다. 특히 이러한 원인으로 자윤물질이 결핍되고 조직이 연약해지면 이차적으로 심장기능이 약화되어 다몽, 불면, 허겁, 정충, 불안 등 증상이 나타날 수 있다.

성심산은 심장 자체의 장애로 발생하는 증상보다 전신 허약으로 인해 이차적으로 심장기능이 약해졌을

때 발생하는 여러 증상에 사용하는 처방으로 보아야 한다. 특히 약해진 심장기능과 전반적인 허약상태를 개선하기 위해 인체의 기능을 과도하게 항진시켜 열증(熱症)이 나타났을 때 보다 적합하다. 따라서 성심산의 증상으로는 정충(怔忡), 불안(不安), 불면(不眠)과 더불어 번열(煩熱) 증상이 동반될 수 있다.

성심산의 증상은 전신적인 허약의 영향을 많이 받았다고 할 수 있지만, 동일한 원인이 작용하더라도 본래 심장기능이 약한 사람에게 나타날 가능성이 높기 때문에 평소 심허(心虛)한 사람에게 적합하며, 특히 체질적으로 심장기능이 약하기 쉬운 태음인이나 허약해진 소양인에게는 대단히 좋은 보약이 된다.

처방구성

처방구성을 보면 인삼은 중추신경계에 대한 흥분작용과 억제작용이 있는데, 흥분작용이 보다 강하다. 또한 뇌의 혈액공급과 산소공급 능력을 높이는 작용이 있으며, 강심작용이 있어 심장의 수축력을 강화한다. 이외에도 부신피질호르몬의 합성과 분비를 자극하여 항스트레스작용을 나타낸다. 맥문동은 부정맥과 심허혈을 개선하고 심장수축력을 향상시키며 심박동을 완만하게 조절하는 작용이 있다.

오미자의 각종 유기산은 강장작용을 하며 피로회복을 촉진하고 뇌의 활동을 활발하게 하여 신경쇠약을 개선한다. 원지는 대뇌피질의 흥분을 억제하여 진정작용(鎭靜作用)을 나타내며, 진해작용(鎭咳作用), 거담작용(祛痰作用), 진경작용(鎭痙作用)을 한다. 백복신은 이뇨작용과 신경안정작용이 있고, 생지황은 충분한 전해질을 인체에 공급함으로써 묽은 혈액을 진하게 만들어 주어 혈허(血虛)를 개선한다. 석창포는 중추신경을 억제하여 항경련작용을 나타내고 기억력 장애를 개선한다.

처방비교

귀비탕과 비교하면 두 처방 모두 심허(心虛)로 인한 정충(怔忡), 불면(不眠)에 사용하는 공통점이 있다. 그러나 귀비탕은 보기(補氣), 강심(强心), 안신작용(安神作用)에 중점을 둔 처방으로 소화력이 약한 사람에게 적합하다. 반면 성심산은 청열(淸熱), 자윤(滋潤), 안심작용(安心作用)에 중점을 둔 처방이며, 소화력은 비교적 중(中) 이상이고 열성(熱性)을 띤 사람에게 적합하다.

온담탕과 비교하면 두 처방 모두 심허(心虛)로 인한 정충, 불안, 무기력 등에 사용한다. 그러나 온담탕은 담음(痰飮)의 울체와 심열(心熱)로 인한 허번(虛煩)이나 불안(不安), 겁심(怯心), 불면(不眠) 등에 사용하는 반면, 성심산은 주로 자윤부족과 약간의 기허(氣虛), 심허(心虛)한 상태에서 나타나는 상기(上記) 증상에 사용하며, 온담탕과 달리 전신허약의 영향으로 심장이 약해졌을 때 사용한다.

황련청심음과 비교하면 두 처방 모두 귀비탕류에 속하는 처방이라는 공통점이 있다. 황련청심음은 본래 심허열(心虛熱)로 인한 유정(遺精)에 사용하는 처방이며, 찬 성질의 황련과 생지황, 산조인 등 자윤성이 보강되어 있어 성심산보다 실증에 사용하며, 얼굴이 붉거나 열성을 띠는 사람에게 사용하는 경우가 많다. 반면 성심산은 황련청심음보다 열성상태가 심하지 않을 때 사용한다. 따라서 번열(煩熱)이나 수장열(手掌熱)이 나타나기는 하지만 황련청심음을 써야 할 경우처럼 면열(面熱)이나 전신발열의 증상은 상대적으로 적다.

→ 활용사례

1-1. 정충(怔忡), 식욕부진(食慾不振), 무기력(無氣力) 53세 태음인 66kg
2-1. 구내염(口內炎), 피로(疲勞) 남 13세 태음인

1-1. 정충(怔忡), 식욕부진(食慾不振), 무기력(無氣力)

● 박 ○ ○ 53세 태음인 사업 66kg 경기도 군포시 산본동 백두아파트

약간 큰 키에 몸통이 약간 굵은 체형으로 사업을 하는 사람이다. 1년 전 견비통(肩臂痛)과 식욕부진(食慾不振), 정충(怔忡) 등 증세로 가미귀비탕에 계지탕과 평위산을 합하여 복용한 적이 있다. 당시 식욕은 좋아졌으나 다른 증상들은 큰 효력은 보지 못했다고 한다. 이번에도 작년과 비슷한 증상으로 보약을 지으러 왔다.

2년 전 사업체의 종업원 문제로 속을 대단히 많이 끓인 뒤부터

① 밤낮으로 가슴이 뛰며 잠을 잘 때도 가슴이 뛰는데 옆에 있는 사람이 느낄 정도다. ② 2년 전부터 식욕이 없어 식사를 억지로 한다. ③ 3년 전 체중이 10kg 빠진 뒤부터 체중이 늘지 않는다. ④ 예전과 다르게 기력이 없다. ⑤ 피로하여 눕거나 잠만 자려고 한다. ⑥ 소화는 잘된다. ⑦ 몸은 따뜻하고 더위를 탄다. ⑧ 입이 마르고 쓰다. ⑨ 모 대학병원에서 종합검사를 받았는데 이상이 없다고 한다.

신경과다로 인해 발생한 정충(怔忡)과 식욕부진(食慾不振)을 목표로 성심산의 처방구성을 각 2돈씩으로 하고, 신경과다를 감안하여 향부자 4돈, 모려 4돈, 연육 2.5돈을 더하고 식욕부진을 감안하여 백출 4돈을 더했다. 또한 인건(咽乾)·구고(口苦)를 감안하여 시호 1.5돈을 더하고 강심(强心)을 위하여 육계 3돈을 더한 뒤, 자윤(滋潤)을 공급하기 위하여 구기자 2.5돈을 더했다. 또한 녹용이 들어 있는 보약을 원하여 녹용 1돈을 더하여 10일분 20첩을 지어주었다.

1년 뒤인 다음해 1월 하순에 다시 약을 지으러 왔다. 지난번 약을 복용한 뒤로 가슴 뛰는 것이 없어졌고 식욕이 증가하였으며 기운이 나고 체중도 약간 증가하였다고 한다. 이번 증상은

① 감기에 자주 걸린다. ② 잘 때 땀이 많이 나는데, 요즘에는 낮에도 땀이 많다.

비록 증상은 다르지만 신체조건이 동일하고 이 또한 허약으로 인해 발생했다고 보았으므로 지난번과 같은 성심산에 도한(盜汗)과 자한(自汗)을 감안하여 황기 4돈을 더하여 10일분 20첩을 지어주었다.

2-1. 구내염(口內炎), 피로(疲勞)

● 김 ○ ○ 남 13세 태음인 중학교 2년 경기도 안양시 석수2동 한일연립

부모와 함께 내방했는데 피로하다며 보약을 지어달라고 한다. 증상을 자세하게 확인해 보니

① 3~4년 전부터 환절기만 되면 입에서 열이 나면서 구내염(口內炎)에 자주 걸린다. ② 감기에 자주 걸린다. ③ 쉽게 피로하다. ④ 손에 땀이 많이 난다. ⑤ 일어날 때 어지럽다. ⑥ 식욕은 좋고 물을 많이 마신다.

이 학생은 보약을 짓고 싶다며 내방했으며, 주요 증상은 피로와 구내염이다.

감기에 자주 걸린다는 것을 보면 기온의 변화에 신체가 제대로 적응하지 못하는 것으로 볼 수 있다. 이 학생이 평소에 물을 많이 마신다는 점에서 인체 내부에 열이 있고 이로 인해서 구내염(口內炎)이 발생하는 것으로 보인다. 일어날 때 어지러운 것은 인체가 수평이나 반수직 순환 상태에서 수직순환으로 변할 때 심장의 박출력이 약한 경우에 순간적으로 뇌에 혈액이 부족해져 나타나는 현상이다. 이러한 기립성 현훈(眩暈)을 보면 이 학생이 심장이 약하다는 것을 알 수 있고, 이렇게 심장이 약한 상태에서 물도 많이 마시면서 구내염이 발생한 것으로 볼 때 이것은 심장의 허열(虛熱)과 연관이 있는 것으로 보았다.

이 학생의 피로(疲勞)와 구내염(口內炎), 기립성현훈(起立性眩暈)이 모두 심허열(心虛熱) 상태에서 발생한 것이므로 우선 심허열(心虛熱)을 치료해야 할 것으로 판단되었다. 심허열(心虛熱)을 치유하는 방법으로 강심(强心)과 자윤(滋潤)의 치법을 사용하기로 했다.

구내염에 쓸 수 있는 일반적인 처방은 황련탕, 양격산, 회춘양격산, 박하전원, 사백산, 이열탕, 가미귀비탕, 필용방감길탕 등이 있다. 그러나 구내염(口內炎)과 현훈(眩暈)의 원인을 심허열로 보았기 때문에 위의 처방들은 제외하고 구내염의 원인이 되는 심허열(心虛熱)을 다스릴 수 있는 처방을 검토해보았다. 일반적으로 강심(强心)의 효능이 있는 대표적인 처방으로는 귀비탕이 있으며 귀비탕류의 처방 중에서 자윤제가 포함된 처방을 검토해 보니 사물안신탕, 성심산, 황련청심음 등이 있었다.

앞의 처방을 검토해 보니, 사물안신탕은 심허혈(心虛血)로 인한 정충(怔忡)에 사용하고, 황련청심음은 상화(上火)로 인한 유정(遺精)에 사용하며, 성심산은 심허열(心虛熱)로 인한 정충(怔忡)·불면(不眠) 등에 사용하는 처방이어서 성심산을 쓰기로 했다.

태음인 남학생의 구내염과 피로의 원인인 심허열을 목표로 성심산의 처방구성을 각 2돈씩으로 하고 산조인 2돈, 용안육 2돈, 당귀 2돈, 황기 3돈을 더하여 10일분 20첩을 지어주었다.

1년 뒤인 3월 초에 다시 보약을 지으러 왔을 때 확인해 보니, 환절기에 입에서 열이 나는 것은 여전하지만 구내염이 없어졌고 피로감도 덜 하다고 한다.

지난번 약이 효력이 있다고 보고 이번에도 전과 같은 성심산으로 10일분 20첩을 지어주었다.

1년 뒤인 3월 중순에 다시 보약을 지으러 왔을 때 확인해 보니, 구내염이 모두 나았으며 재발하지도 않았다고 한다. 이번에는

① 한 달 전부터 기상시에 두통이 심하고 ② 신경을 써도 두통이 발생한다. ③ 어지럽다. ④ 긴장을 하면 손에서 땀이 많이 난다. ⑤ 뒷목도 뻐근하다.

이번에 호소하는 증상은 두통이지만 두통이 발생한 신체상태는 전과 같은 심허열(心虛熱)이므로 처음과 같은 성심산으로 10일분 20첩을 지어주었다.

中統41 寶 인삼청기산 人蔘淸肌散

人蔘 白朮 白茯苓 赤芍藥 當歸 柴胡 乾葛 半夏麯 各一錢 **甘草** 五分 **薑三片 棗二枚**

治 虛勞 骨蒸 潮熱 無汗 ① 一方 有黃芩
[活　　套] 夜熱 加地骨皮 鱉甲
[活套鍼線] 骨蒸(火) 潮熱(火)
[適 應 症] 허약, 피로, 기핍, 식욕부진, 발열, 미열, 조열, 골증열, 한열왕래

처방설명 인삼청기산은 과로나 질병으로 인해 몸이 허약해져서 골증열(骨蒸熱)이나 조열(潮熱)이 나타났을 때 사용하는 처방이다.

골증열(骨蒸熱)의 정의는 '허로병(虛勞病)으로 뼈 속이 후끈후끈 달아오르는 증상이며, 과도한 성생활을 하거나 힘든 일을 지나치게 하여 진음(眞陰)이 부족하고 혈(血)이 소모되어 골수(骨髓)가 고갈되기 때문에 생긴다. 증상으로는 기침이 나고 미열(微熱)이 나며 식은땀이 나고 뼈 속이 달아오르며 때로 피가 섞인 가래를 뱉거나 객혈을 하며 유정(遺精)이 있으면서 몸이 점차 여윈다. 그래서 어떤 원인으로 인하여 허약의 정도가 심해지면 뼈 속이 아프고 화끈거리고 열이 나는 듯한 골증열(骨蒸熱)이 생긴다.'라고 되어 있다. 인삼청기산은 이러한 증상이 있을 때 보기(補氣)·청열작용(淸熱作用)을 통해 허열(虛熱)을 풀어주는 처방이다.

과로(過勞)나 질병(疾病)으로 인해 체액소모가 너무 많아지면 근육뿐 아니라 뼈에도 자각증상이 발생한다. 뼈가 타는 듯 화끈거린다는 것을 경험해 보지 않은 사람은 이러한 증상이 실제로 있는지조차도 이해하기 어려울 수 있는데, 생활환경과 영양상태가 좋아지고 과도한 육체적 노동이 줄어든 탓에 이러한 증상이 없어지고 있기 때문이다. 그러나 조열(燥熱)한 사람이 음허(陰虛)해지면 이런 증상이 생길 수 있어 여전히 활용가치가 있는 처방이다. 즉 체열발생 구조가 좋은 사람이 허약해지면 식욕도 없어지고 시름시름 앓는 등 증상이 발생하는데 이럴 때 인삼청기산을 사용할 수 있다.

조문을 보면 조열(潮熱)이 나타나면서도 땀이 나지 않을 때 사용하다고 했다. 조열(潮熱)은 조수(潮水)처럼 열이 났다가 해열되는 것이 반복되는 증상으로, 음허(陰虛)나 양허(陽虛), 기허(氣虛) 등 허약한 상태에서 발생한다. 즉 허약한 상태를 극복하기 위해 몸에서 에너지를 발생시키는 과정에서 열이 나는 것인데, 허약한 상태에 있기 때문에 지속하여 열을 발생시킬 에너지가 부족하여 발열이 지속되는 것이 아니라 반복되는 것이다. 땀이 나지 않는다는 것은 피부를 통한 열발산이 원활하지 않다는 것을 의미한다. 즉 기육(肌肉)이 긴장되어 있으면서 열이 차있다는 뜻인데, 인삼청기산에는 갈근이 들어 있어 기육의 긴장을 해소하는 역할을 하고, 시호는 해열(解熱)시키는 역할을 하므로 이러한 상태에 적합하다. 따라서 전체적으로 보면 인삼청기산은 진피가 빠진 육군자탕에 보혈(補血)·활혈제(活血劑)인 당귀 백작약, 청열(淸熱)·해기제(解肌劑)인 시호, 갈근이 더해진 처방으로 일단 허약한 상태를 개선하면서 열성상태를 조절한다. 즉 인삼, 백출, 복령, 감초는 허약으로 인해 저하되어 있는 기능을 개선시켜 주고, 당귀와 적작약은 혈액순환을 촉진하여 조직의 기능을 향상시키며, 시호와 갈근은 허약을 극복하는 과정에서 발생한 열을 조절해 준다.

인삼청기산은 본래 약하지는 않았지만 과로나 질병으로 인해 몸이 허약해진 사람의 음허발열(陰虛發熱)에 적합하다. 체질로 본다면 소양인, 또는 소양인과 소음인의 중간 정도 되는 사람에게 사용할 수 있을 것

이며, 십전대보탕을 사용하면 발열(發熱)과 두통(頭痛), 피부발진(皮膚發疹), 항강(項强), 충혈(充血) 등 부작용이 우려되는 사람에게도 쓸 수 있다. 또한 약간 열성을 띤 사람의 보약으로 쓸 수 있다. 청기(淸肌)라는 말은 기육에 열이 나는 것을 식혀준다는 뜻이므로 몸이 열성상태에 있다는 것을 의미한다. 따라서 몸에 열이 많은 사람의 보약으로 사용할 수 있는 것이다.

처방구성

처방구성을 보면 인삼은 중추신경계에 대한 흥분작용과 억제작용이 있는데, 흥분작용이 보다 강하다. 또한 뇌의 혈액공급과 산소공급 능력을 높이는 작용이 있으며, 강심작용이 있어 심장의 수축력을 강화한다. 이외에도 부신피질호르몬의 합성과 분비를 자극하여 항스트레스작용을 나타내며, 소화액 분비를 증진시켜 식욕을 강화하고 위장의 연동운동(蠕動運動)을 항진시켜 소화·흡수를 촉진한다.

백출은 소화액 분비를 항진시켜 소화·흡수를 촉진하고 소화기에 정체된 수분을 배출시키며, 소화기의 운동성을 증가시켜 혈행상태를 개선하는 작용을 한다. 복령은 자체적으로 에너지를 생산하는 기능은 적지만, 이뇨작용(利尿作用)을 통해 조직 내의 불필요한 수분을 배출시켜 에너지를 생산할 수 있는 좋은 조건을 만들어 주므로 간접적인 보기작용(補氣作用)을 한다고 할 수 있다.

적작약은 평활근의 경련을 억제하고, 중추신경 흥분을 억제하여 진통, 진경, 진정작용을 한다. 당귀는 항혈전작용(抗血栓作用)을 하여 혈액순환을 원활하게 하고 철분결핍에 의한 빈혈에 좋은 효과를 나타낸다. 시호는 중추신경을 억제하여 정신을 안정시키며, 부신피질호르몬 분비를 촉진함으로써 항염증작용을 한다. 갈근은 소염작용, 해열작용, 진통작용이 있고, 말초의 혈액순환을 촉진하고, 관상동맥을 확장하여 혈류량을 증가시키면서 혈소판응집을 억제한다. 반하는 소화관에 정체된 음식물과 수분의 배출을 촉진하고, 감초는 위점막을 보호하는 항궤양작용을 하며, 부신피질호르몬과 유사한 작용이 있어 염증을 없애고 면역능력을 증강한다.

처방비교

인삼소요산과 비교하면 두 처방 모두 열성(熱性)을 띠고 있는 증상에 사용하며, 사군자탕과 당귀, 작약, 시호를 포함하고 있다는 공통점이 있다. 인삼소요산은 인삼과 당귀가 군약이므로 보기(補氣)와 보혈작용(補血作用)이 중점이고, 거습(祛濕)과 청열작용(淸熱作用)은 부수적인 처방이며, 주로 과로로 인해 감기가 재발하였을 때 사용한다. 반면 인삼청기산은 인삼소요산의 증상을 가지고 있으면서 열성(熱性)이 더 심한 경우에 적합하며, 허약으로 인한 골증열(骨蒸熱)이나 조열(潮熱)에 사용한다.

조열(潮熱)에 사용하는 **복령보심탕**과 비교하면 두 처방 모두 열성(熱性)을 띠고 있으면서 열이 반복하여 나타날 때 사용한다는 공통점이 있다. 그러나 복령보심탕은 사물탕과 삼소음의 약성을 포함하고 있어 혈허(血虛)와 조직의 긴장(緊張)으로 인해 토혈(吐血)이 발생했을 때 사용하며, 신경과다로 인한 정충(怔忡), 불안(不安), 불면(不眠) 등에도 사용한다. 반면 인삼청기산은 전신허약으로 인해 발생하는 골증열(骨蒸熱)에 사용한다.

골증열(骨蒸熱)에 사용하는 **사물탕**과 비교하면 두 처방 모두 허약으로 인한 골증에 사용한다는 공통점이 있다. 그러나 사물탕은 자윤(滋潤)과 혈액부족으로 인한 골증에 사용하는 반면, 인삼청기산은 내열(內熱)과 허약(虛弱)으로 인한 기허성 골증에 사용한다.

→ **활용사례**

1-1. 피로(疲勞), 보약(補藥) 남 36세 태음성소양인
2-1. 시험복용 남 30세 태음인 180cm 72kg
3-1. 식욕부진(食慾不振), 발열(發熱), 한열왕래(寒熱往來) 13세

1-1. 피로(疲勞), 보약(補藥)

● 이 ○ ○ 남 36세 태음성소양인 경기도 의왕시 오전동 목련아파트

약간 큰 키에 몸통도 약간 굵고 손은 약간 두텁고 목소리가 크다. 5년 전과 4년 전에 두통으로 청상견통탕을 복용하고 쾌유한 적이 있으며, 2년 전에는 피로와 식욕부진 등의 증상이 있어 복령보심탕을 지어간 적이 있는 사람으로 이번에도 보약을 지으러 왔다.

① 근래 들어 다시 피로하다. ② 그간 신경을 과도하게 쓰고 음주를 과도하게 해왔다. ③ 몸은 따뜻하나 겨울에도 내의를 잘 입는다. ④ 잠을 잘 자고, 잘 때는 이불을 안 덮고 잔다. ⑤ 추위는 안 타나 더위를 타고, 더우면 땀이 난다. ⑥ 식욕과 소화력, 대변과 소변은 모두 정상이다. ⑦ 화가 날 때는 얼굴에 열이 달아올라 벌겋게 된다.

⑧ 열성 태음인처럼 보이기도 한다. ⑨ 4년 전인 봄에 나타난 두통은 신경을 과도하게 쓰고 과로(過勞)한 뒤에 발생했다. ⑩ 2년 전 연말에 보약으로 복령보심탕 2배량을 복용했는데 약을 복용하는 도중에 속이 쓰리다고 하여 약량을 1/3로 줄여서 복용했다.

이 사람의 외관을 볼 때 몸이 건실해 보여 보약을 짓기가 난감했다. 또한 추위를 타지 않고 더위를 탄다는 점에서 허약한 구조는 아니라고 판단되었다. 그럼에도 이 사람이 피로를 호소하면서 보약을 지어달라는 것을 보면 일상생활에서 과도하게 음주하거나 신경을 과도하게 써서 피로가 발생한 것으로 판단되었다.

음주하게 되면 인체의 체열이 증가하고 인체의 순환량도 증가하게 된다. 흡수된 알코올이 모두 분해되면 증가한 체열이 감소되면서 인체의 순환량도 감소한다. 이러한 순환량의 증가와 감소가 반복되면 인체의 구조와 기능을 약화시키는 요인이 된다. 피로는 이 과정에서 나타나는 현상의 하나로 볼 수 있다.

또한 신경을 과도하게 쓰는 것도 피로의 한 요인이 될 수 있다. 인체가 신경을 과도하게 쓰면 많은 양의 에너지가 필요하다. 인체의 에너지는 대부분 근육이나 간에서 발생하므로 인체는 에너지를 발생시키기 위해서는 근육이나 간에 많은 양의 혈액이 공급되어야 한다. 이렇게 많은 양의 혈액을 공급하기 위해서는 인체의 순환량을 증가시켜야 한다. 이러한 과정에서 정충(怔忡)이나 상열(上熱) 등 증상이 나타나기도 한다. 또한 많은 양의 에너지를 발생시키기 위하여 인체의 근육을 긴장시키는데, 근육의 긴장이 지속되면 항강(項强)이나 견중(肩重)같은 증상이 나타나기도 한다. 또한 근육의 긴장 뒤에는 이완이 발생하는데 이러한 긴장과 이완이 반복되면 근육이 연약해지고 무력해져 기능 저하가 나타나며 이로 인해 피로나 기핍(氣乏)이 발생하기도 한다.

이 사람이 경우 과다한 음주나 신경과도로 피로가 나타난 것으로 보이고 열실한 신체상태라는 점을 감안하여 치법과 처방을 선정하기로 했다. 음주나 신경과도로 인체의 에너지를 과도하게 소모하여 피로를 느끼는 만큼 인체의 기능을 증가시켜 줄 수 있는 보기(補氣)의 치법을 사용하기로 했으며, 열실한 신체상태라는 점을 감안하여 기육(肌肉)의 긴장을 완화시켜 줄 수 있는 해기(解肌)의 치법을 더하고, 간장(肝臟)의 긴장이나 열울(熱鬱)을 풀어줄 수 있는 소간(疏肝)의 치법을 병행하기로 했다.

건실한 신체구조에 열성이 내재된 태음성소양인의 피로에 쓸 수 있는 처방은 결국 청열성(淸熱性)이나 자윤성(滋潤性)을 가진 처방이 적합할 것이나, 이 사람이 2년 전 이와 같은 처방인 복령보심탕을 복용하던 중 속이 쓰렸다는 점에서 사물탕이 포함된 처방은 제외하기로 했다. 열실한 체력에 적합한 고암심신환이나 청리자감탕 또는 청심연자음 등을 검토해보지 않은 것은 아니나, 무엇보다도 음주나 신경과도로 인해 피로가 발생한 만큼 시호제나 갈근제가 포함된 처방을 검토해 보았다. 시호제로는 시귀음이나 인삼소요산, 인삼청기산을 검토해 보았고, 갈근제로는 시갈해기탕이나 향갈탕, 전씨백출산 등을 검토해 보았다. 이들 처방 중에서 시호와 갈근이 모두 포함되어 있는 인삼청기산이 눈에 들어왔다. 처방구성을 검토해보니 보기제(補氣劑)인 사군자탕에 보혈제(補血劑)인 당귀, 작약과 소간해울제(疏肝解鬱劑)인 시호, 해기해열제(解肌解熱劑)인 갈근이 들어있어서 음주과다로 인한 열울(熱鬱)도 해소할 수 있다고 보았다.

신체상태가 열실한 사람에게 사군자탕이 포함된 인삼청기산을 쓰자니 약간은 망설여졌으나 처방 중 시호와 갈근, 당귀, 작약 등이 사군자탕의 조열한 약성을 완화시켜 줄 것으로 보고 사용하기로 했다.

신경과다와 음주과다로 인한 피로를 목표로 인삼청기산에서 열실한 신체상태라는 점에서 인삼과 반하곡을 빼고 요청대로 녹용 1돈을 더하여 10일분 20첩을 지어주었다.

6개월 뒤인 다음해 2월 초순에 편도통과 눈 충혈이 있다며 약을 지으러 왔을 때 확인해 보니, 약을 복용하고 피로가 없어지고 몸 전체가 많이 좋아졌다고 한다.

이번에는 주호소가 편두통과 눈 충혈이어서 5년 전처럼 청상견통탕을 지어주었다.

20일 뒤에 편두통과 눈 충혈이 다 나았다며 전과 같은 보약을 지어달라고 내방했으며 이번에도 전과 같은 인삼청기산으로 10일분 20첩을 지어주었다.

2-1. 시험복용

다음은 임준홍 선생의 경험이다.

- 임 ○ ○ 남 30세 태음인 180cm 72kg

다른 사람의 경우 인삼청기산이 상했다고 버렸으나 본인은 냉장고에 보관하여 상하지는 않았다. 그래도 변질이 된 것이 아닌가 하여 조심스럽게 먹어보았는데 맛이 시큼한 것이 상한 것인지 원래 약 맛이 시큼한 것인지 알 수 없었다. 이러한 상태로 인삼청기산 2일분을 복용했다.

약을 복용해도 별다른 변화가 없었다. 오히려 약을 복용하고 배가 아프고 설사하는 것이 좀 잦아졌다. 원래 생각을 많이 하거나 신경을 쓰면 배가 아프고 설사를 하지만 약을 복용하고 설사와 배가 아픈 것이 잦아졌다. 아무래도 약이 상한 것이 아닌가 생각된다.

3-1. 식욕부진(食慾不振), 발열(發熱), 한열왕래(寒熱往來)

다음은 ≪급유방≫에서 발췌한 내용이다.

- 박 ○ ○ 13세

박씨(朴氏)의 아이가 13세에 여름부터 가을까지 음식을 싫어하고 몸에 열이 멎지 않으며 혹 잠시 추웠다 더웠다 했다. 의사들은 더위에 상한 것이라고 하여 찬 약을 사용했는데 몸에 열이 나고 번갈(煩渴)하며 기침이 나는 증상이 심해졌다. 내가 말하기를 위(胃)가 허약하고 진액(津液)이 말라서 기혈(氣血)이 다 허약해졌으므로 비장(脾臟)을 보하여 진액(津液)을 보충하여야 한다고 했다.

이 병은 비록 밖이 열한 것 같으나 허열(虛熱)이므로 피부가 몹시 열한 것은 양(陽)이 밖에 있어 원기(元氣)가 제자리에 돌아가지 못한 까닭이며, 입과 혀가 마르고 번갈(煩渴)이 나서 물을 당기는 것은 위장(胃腸) 속에 진액(津液)이 마른 것이고, 추웠다 더웠다 하는 것은 음양(陰陽)이 다 허(虛)하여 서로 화(和)하지 못하는 것인데 지금 만일 다시 찬 약을 사용하면 후회가 될 것으로 보여 인삼청기산(人蔘淸肌散)에 지골피, 별갑을 더하여 10여 첩을 쓰니 모든 증상들이 60~70% 정도 호전되었다. 위기(衛氣)가 아직 회복되지 못하여 허한(虛汗)이 멎지 않으므로 계속하여 보중익기탕에 백작약(炒), 계지를 가미하여 쓰고 또 육미환(六味丸)에 당귀, 천문동을 가미하여 쓰고 나았다.

中統42 寶 자음강화탕 滋陰降火湯

白芍藥 一錢三分 **當歸** 一錢二分 **熟地黃 麥門冬 白朮** 各一錢 **生地黃**酒炒 八分 **陳皮** 七分 **{知母 黃柏}**並鹽水炒 **甘草**炙 各五分 **薑三片 棗二枚**

治 陰虛火動 盜汗 午熱 咳嗽 痰盛 咯血 肉瘦

[活　　套] 咳甚 加貝母 桑白皮

[活套鍼線] 陰虛(火) 陰虛(虛勞) 血虛熱(火) 上氣逆氣(氣) 鬱嗽(咳嗽) 火喘(咳嗽) 咳唾喀血(血) 不通(小便)

[適 應 症] 폐결핵, 건성늑막염, 급성기관지염, 당뇨병, 도한, 사성, 실음, 변성, 해천, 기침, 미열, 오한, 도한, 피골상접, 상열, 흉비, 두통, 피로, 성적신경쇠약, 방광요도염, 신우염, 신결핵, 임질

처방설명 자음강화탕은 음허(陰虛)한 상태에서 발생하는 발열(發熱), 상열(上熱), 도한(盜汗), 기침, 객혈(喀血) 등에 사용한다.

자음강화탕의 증상은 어떤 원인으로 인체의 기능이 이상항진되었음에도 이를 안정시킬 수 있는 점액성 물질이 부족하기 때문에 나타난다. 생명체는 끊임없이 에너지를 생산하고 소모하면서 생명현상을 이어가는데, 생명현상을 안정적으로 유지하기 위해서는 점액성 물질이 필수적이다. 점액성 물질은 혈액(血液)이나 간질액(間質液)처럼 체액(體液)을 이루는 근간이기도 하고, 조직을 구성하는 기본적인 물질이기도 하며, 인체의 기능을 원활하게 유지할 수 있게 하는 물질로도 볼 수 있다. 따라서 점액성 물질이 부족해지면 조직의 탄력성이 떨어질 뿐 아니라 인체의 기능을 안정적으로 유지하는 데 큰 장애가 될 수밖에 없다. 또한 점액성 물질이 부족해지면 발열(發熱)이 나타날 수 있는데, 이것을 음허화동(陰虛火動)이라고 한다.

조문을 보면 '陰虛火動음허화동 盜汗도한 午熱오열 咳嗽해수 痰盛담성 咯血각혈 肉瘦육수'을 치료한다고 했다. 도한(盜汗)은 실(實)한 상태에서 발생하는 것과 허(虛)한 상태에서 발생하는 것이 있는데, 실한 상태에서 나타나는 도한은 체열을 배출하기 위해 땀을 흘리는 것으로 본래 체열이 높은 사람이거나 성장기 어린이에게서 많이 볼 수 있다. 이러한 도한에 가장 많이 사용하는 처방은 당귀육황탕인데, 자음강화탕도 자윤과 청열성이 있기 때문에 도한(盜汗)에 활용할 수 있다. 오열(午熱)은 낮 12시 이후에 나는 열인데, 오후는 아침이나 오전보다 인체의 기능이 활성화되어 있는 시기여서 점액성 물질이 더 많이 필요할 것이므로 오전보다 오후에 발열이 더 뚜렷하게 나타날 수 있다.

해수(咳嗽)는 점액성 물질의 부족으로 기관지가 건조해지고 충혈(充血)되어 있기 때문에 나타나는 증상이며, 활투침선의 상기역기(上氣逆氣), 울수(鬱嗽), 화천(火喘)도 정도의 차이가 있을 뿐 이러한 상태에서 나타나는 증상이다. 담성(痰盛)은 기관지가 충혈되어 있기 때문에 나타날 수 있겠지만 주요증상이라고는 볼 수 없다. 객혈(喀血)은 기관지의 충혈이 더 심화되었기 때문에 나타나는 증상이며, 활투침선의 해타객혈(咳唾喀血)도 같은 증상이다.

육수(肉瘦)는 몸이 수척해졌다는 것으로, 자윤물질(滋潤物質)이 부족한 상태에서 기능이 항진되어 있으면 조직을 구성하고 있는 물질을 이용하여 보충하기 때문에 몸이 마르고 수척해지는 증상이 나타난다. 따라서 음허화동(陰虛火動)에 사용하는 다른 처방과 자음강화탕의 차이점이 있다면 몸이 수척한 경향이 강하다는 것이다. 몸이 수척해지는 것은 음허(陰虛)한 상태가 지속되었기 때문에 나타나는 것으로도 볼 수 있지만, 본래 수척한 사람에게 자음강화탕의 증상이 빈발하는 것으로도 볼 수 있다. 처방구성으로 볼 때 백작약이 군약이라는 것도 자음강화탕의 증상이 수척한 사람에게 흔히 나타남을 알게 한다. 수척하다는 것은 조직이

긴장될 소지가 높다는 것을 의미하며, 이러한 긴장을 백작약이 풀어주기 때문이다.

음허화동을 일으키는 원인으로 폐결핵 같은 소모성 질환을 예로 들 수 있다. 실제로 일제시대와 6·25동란 전후에는 영양결핍이 심했고, 이로 인해 폐결핵에 걸린 사람이 많았었는데, 이럴 때 대표적으로 사용했던 처방 중에 하나가 자음강화탕이었다. 지금은 폐결핵에 걸리는 사람이 많지 않고, 혹 걸리더라도 대부분 양약으로 치료하기 때문에 자음강화탕을 폐결핵에 사용하는 경우는 많지 않다. 그러나 자음강화탕은 음허(陰虛)한 상태에서 나타나는 발열과, 이와 연관된 증상을 치료하는 처방이므로 특정질환에 기준을 두는 것은 바람직하지 않다.

처방구성 처방구성을 보면 천궁이 빠진 지백사물탕에 맥문동, 생지황, 백출, 진피, 감초가 더해져 있어 자윤(滋潤)과 청열(淸熱)에 목표를 두었다고 할 수 있다.

백작약은 여러 종류의 당(糖), 점액질(粘液質), 유기산(有機酸)과 미량 미네랄이 많이 함유되어 있다. 또한 평활근의 경련을 억제하며, 중추신경의 흥분을 억제하여 진통(鎭痛), 진경(鎭痙), 진정작용(鎭靜作用)을 한다. 당귀는 항혈전작용(抗血栓作用)을 하여 혈액순환을 원활하게 하고 철분결핍에 의한 빈혈에 좋은 효과를 나타낸다. 숙지황은 여러 종류의 당류와 아미노산, 기타 미량원소를 함유하고 있으며, 철분이 포함되어 있어 조혈작용(造血作用)을 한다. 생지황은 충분한 전해질을 인체에 공급함으로써 묽은 혈액을 진하게 만들어 주는 역할을 하여 혈허(血虛)를 개선하며, 중추신경계통에 대한 억제작용으로 이상항진된 기능을 조절한다.

맥문동은 다량의 포도당과 점액질, 비타민A를 함유하고 있어 진액(津液)을 보충하여 피부와 점막의 저항력을 강화하며 항염증작용(抗炎症作用)과 진해작용(鎭咳作用)이 강하다. 백출은 장관활동에 대한 조절작용이 있어서 장관의 자발성 수축활동의 긴장성을 높이고 강직성 수축을 방지한다. 진피는 소화기조직에 스며있는 담음(痰飮)을 제거하는 동시에 소화기의 운동성을 조절하고, 위액분비를 촉진시키고 궤양의 발생을 억제한다.

감초는 스테로이드 호르몬과 유사한 작용이 있어 항염증작용, 해독작용, 해열작용을 한다. 지모는 소염작용과 해열작용이 있어 관절의 염증반응을 개선하고 신장기능을 강화하여 이뇨를 촉진하고, 전립선비대로 인한 요폐(尿閉)에 효과가 있다. 또한 혈당강하작용과 항혈전, 항균작용이 있다. 황백은 소염작용과 수렴작용이 강하며, 혈소판응고를 억제하여 혈관의 충혈(充血)과 울혈(鬱血)을 경감시킨다. 지모와 황백은 함께 사용했을 때 허열(虛熱)을 내리고 도한(盜汗)을 멈추게 하며, 소염(消炎)시키는 작용이 증강되는 것으로 알려져 있다.

처방비교 울수(鬱嗽)에 사용하는 **신기환**과 비교하면 두 처방 모두 음허(陰虛)한 상태에서 발생하는 기침에 사용한다는 공통점이 있다. 그러나 신기환은 청열작용보다는 자윤작용이 강하므로 자윤부족으로 인한 기침에 보다 유효하다. 반면 자음강화탕은 자윤제와 청열제가 다량 포함되어 있어 열수(熱嗽)에 가까운 기침, 즉 열이 많은 상태에서 일어나는 기침에 사용한다.

고암심신환과 비교하면 두 처방 모두 음허증상에 사용한다는 공통점이 있다. 고암심신환은 과로나 신경과다로 인해 발열(發熱), 도한(盜汗), 정충(怔忡) 등의 증상이 나타났을 때 자윤물질을 보충하여 치료하는데 초점이 맞춰져 있고, 신체가 건실하고 소화력이 좋은 사람에게 적합하다. 반면 자음강화탕은 자윤결핍과 열성상태를 조절하기는 하지만 고암심신환에 비하면 자윤물질을 공급하는 작용은 떨어지며, 청열(淸熱)시키는 작용이 더 강하다.

당귀육황탕과 비교하면 두 처방 모두 음허성(陰虛性) 도한에 사용한다는 공통점이 있다. 당귀육황탕은 평소 열이 많은 사람의 도한(盜汗)에 사용하는 반면, 자음강화탕은 음허상태(陰虛狀態)에서 발생하는 기침, 가래 등 호흡기증상에 주로 사용하며, 도한(盜汗)은 부수적인 증상이다.

활용사례

1-1. 도한(盜汗), 상열감(上熱感), 피로감(疲勞感) 남 29세 태음인 176cm 65kg
1-2. 밤기침, 미열(微熱), 오한(惡寒), 도한(盜汗) 남 69세 소양인 165cm 59kg
1-3. 상열감(上熱感), 비듬 남 27세 태음인 177cm 85kg
1-4. 상열감(上熱感), 흉비(胸痞), 두통(頭痛) 여 26세
1-5. 상열감(上熱感), 두중감(頭重感), 항강(項强) 남 30세 소양인 177cm 68kg
2-1. 폐결핵말기(肺結核末期), 피골상접(皮骨相接), 거동불능(擧動不能) 남 48세
3-1. 목쉼[聲嘶] 여 43세
4-1. 음주과다, 수족저림, 피로(疲勞) 남 52세 소양인 161cm 57kg
5-1. 소갈증(消渴症), 피로(疲勞), 갈증 남 43세
6-1. 아토피 치료 실패례 남 23세 열성태음인 177cm 70kg

1-1. 도한(盜汗), 상열감(上熱感), 피로감(疲勞感)

다음은 이창희 선생의 경험이다.

● 이 ○ ○ 남 29세 태음인 176cm 65kg 전라북도 익산시 신동

외모상으로는 강건해 보이나 피부가 약하고, 4년 전에 폐결핵 치료를 했다.

① 도한(盜汗)이 있다. 피곤할 때는 가슴에 땀이 고일 정도로 도한증상이 심하다. ② 오후 5~6시 정도가 되면 얼굴에 상열감(上熱感)을 느낀다. ③ 남들보다 빨리 피로감을 느끼며, 눈이 자주 충혈된다. ④ 겨울에는 추위를 많이 타고, 손발이 차갑다. ⑤ 여름에도 약간의 오한(惡寒)을 느낀다. ⑥ 발에 땀이 많이 나서 양말을 2번 정도 갈아 신어야 한다. ⑦ 매일 밤마다 맥주를 1~2병 정도 마신다. 맥주는 잠이 오지 않아서 마신다고 한다. ⑧ 4년 전 폐결핵으로 보건소에서 6개월간 치료를 받았으며, 1달 전에 보건소에서 폐결핵 검사를 받았는데 이상이 없었다.

외모상으로 강건해 보이는 태음인 남성의 도한(盜汗), 상열감(上熱感), 피로(疲勞)를 목표로 자음강화탕을 본방으로 15일분 30첩을 투약했다. 약 2주 후에 확인해 보니, 도한과 상열감은 호전되었으나 피로감은 여전하다고 한다.

자음강화탕을 복용하고 남아 있는 약간의 오한과 피로를 목표로 이번에는 보중익기탕으로 10일분 30첩을 투약했다. 약을 복용한 후에 확인해 보니, 피로감이 많이 좋아졌다. 기상시 힘들었는데, 지금은 눈도 잘 떠지고 바로 일어날 수 있다고 한다. 하지만 오후의 피로감은 여전하다고 한다.

1-2. 밤기침, 미열(微熱), 오한(惡寒), 도한(盜汗)

다음은 한장훈 선생의 경험을 채록한 것이다.

● 박 ○ ○ 남 69세 소양인 한의원 약제사 165cm 59kg 충청북도 청주시 우암동

최근에 있었던 일로 한의원의 약제사인 박 씨가 기침을 한 지 3일이 지나도 낫지 않아 약을 지어주었다.

① 3일 전부터 기침을 하는데 밤에 심하고 아침에도 기침이 나오고 낮에는 덜하다. ② 가래가 나오기도 하지만 목이 간지럽지는 않고 밤에는 오한이 들고 식은땀이 난다. ③ 미열이 계속된다. ④ 몸에 힘이 없다. ⑤ 소화력이 좋다. ⑥ 추위와 더위를 많이 타는데 더위를 심하게 타서 뜨거운 음식이나 물은 전혀 먹지 못하고 커피도 식혀서 마시며 여름에는 밥을 찬물에 말아서 먹는다. ⑦ 40년 전에 결핵으로 보건소에서 주는 약을 복용한 적이 있다.
⑧ 성격은 일을 뒤로 미루는 법이 없이 괄괄한 편이다.

밤에 오한(惡寒)과 한출(汗出)이 있으며 미열(微熱)이 계속되면서 발생하는 기침을 목표로 자음강화탕으로 3첩을 지어주었다. 자음강화탕 3첩을 3일간 복용한 뒤로 기침이 멎었고 미열이 없어졌으며, 밤에 춥고 식은땀이 나는 것도 없어졌다고 한다.

1-3. 상열감(上熱感), 비듬

다음은 김동민 선생의 경험이다.

● 김 ○ ○ 남 27세 태음인 177cm 85kg

뚱뚱한 편이며 성격은 온순하며 내성적이다.

① 저녁만 되면 얼굴에 열이 나고 머리가 무겁다. ② 비듬증상이 심해졌다. ③ 몸이 찬 편이며 특히 손이 차다.
④ 식욕은 왕성하나 소화가 더딘 편이며 종종 소화불량 증상이 있다. ⑤ 소변은 자주 보고 대변은 불규칙적이다.
⑥ 평상시에도 저녁만 되면 상열감(上熱感)과 두중감(頭重感)은 있었으나 불편함을 느끼지 못했다. ⑦ 비듬이 심해져 약국에서 비듬을 치료하는 약을 구입하여 사용했으나 효과가 없었다. ⑧ 밤늦게까지 아르바이트를 하고 수면을

충분히 취하지 못하자 심한 상열감과 두중감으로 저녁이 되면 아무것도 할 수 없을 정도로 무기력해졌다.
과로로 인해 인체의 자윤이 부족해져 음허(陰虛)가 발생하여 얼굴에 심한 열이 생기고 두중감이 생긴 것으로 판단했다. 음허화동(陰虛火動)의 처방으로 청리자감탕과 자음강화탕을 고려했으나 평소 소화력이 좋지 않고 몸이 허랭(虛冷)한 것을 고려해 자음강화탕을 쓰기로 했다. 따라서 자음강화탕 과립제 5g씩으로 6봉을 지어주면서 매일 저녁마다 복용하도록 했다.
약을 복용한 후에 상열감(上熱感)과 두중(頭重)이 호전되었으며 약간의 미열만 남아 있었다. 약을 복용할 때에는 비듬에 대한 것은 생각하지 못했으나 비듬이 거짓말처럼 없어졌다. 전에는 머리에 살짝 흔들어도 비듬이 떨어질 정도였다. 비듬이 발생한 원인도 음허(陰虛) 즉 몸에 자윤이 부족하여 두피(頭皮)에 자윤(滋潤)이 공급되지 못하여 발생한 것이 아닌가 생각해 본다.

1-4. 상열감(上熱感), 흉비(胸痞), 두통(頭痛)

다음은 배원식 선생의 경험을 인용한 것이다.

● 배 ○ ○ 여 26세 서울특별시 종로구 체부동

젊은 주부가 내원했는데 맥상(脈狀)을 보니 자궁맥(子宮脈)이 빈약했다. 이러한 맥이면 임신이 되어도 유산될 가능성이 있다고 했더니, 환자가 하는 말이 결혼 후 임신을 3번 했는데 임신 3~4개월이 되면 아무런 이유 없이 유산이 되었다고 한다. 양방병원에서도 자궁이 약하다는 말을 했다는 것이다.
① 맥상으로 보아 자궁맥(子宮脈)이 약하다. ② 횡격막 이상으로 열이 충만하고 그 열이 두면부로 상기된다.
③ 흉비(胸痞)가 있고, 얼굴에 상열감(上熱感)이 있다. ④ 손발이 차가운 편이다.
이 환자의 경우 자궁이 약하여 유산할 가능성이 다분하지만 현재 몸에 열이 많아 자궁을 발육을 시키는 약을 적극 사용할 수 없다. 왜냐하면 자궁발육을 시키는 약물이 대부분 온성(溫性)이어서 열을 더욱 조장할 가능성이 있기 때문이다. 따라서 이 여성에게는 상기(上氣)된 열(熱)을 일단 내려주는 처방을 사용하기로 했다. 그래서 자음강화탕을 사용하기로 하고 10첩을 먼저 지어주었다. 두 번째 약을 지으러 왔을 때 확인해 보니, 평소에 가슴에 열기가 넘쳐 답답하던 것이 없어지고 항상 머리가 맑지 못했던 것이 없어져 지금은 마치 맑은 가을 하늘을 날아가는 기분이라고 한다. 증상이 호전되고 있으므로 다시 자음강화탕 10첩을 지어주었다.
이후 부산으로 이사를 갔는지 부산에서 편지를 통하여 경과를 알려왔는데, 현재는 가슴이 답답하고 머리가 아픈 것이 없어졌고 얼굴이 화끈거리며 상기되는 증상도 완전히 없어졌다고 한다.
호소하는 증상이 모두 소실되어 이번에는 자궁발육을 위해 조경종옥탕 10일분 20첩을 지어 부산으로 보내면서 하루에 1첩을 복용하고 한 첩 달인 것을 오전 오후로 나누어 복용하라고 했다. 그 이유는 조경종옥탕을 복용하면서 다시 열이 발생하여 사라졌던 증상이 다시 재발할 위험이 있기 때문이었다.
조경종옥탕을 한 제 복용한 뒤에 다시 편지를 통하여 경과를 알려왔는데, 차갑던 손발이 확실히 따뜻해졌다고 하여 다시 조경종옥탕 1제를 지어서 보내주었다.

1-5. 상열감(上熱感), 두중감(頭重感), 항강(項强)

다음은 이재완 선생의 경험이다.

● 이 ○ ○ 남 30세 소양인 177cm 68kg 서울특별시 금천구

마르지도 살찌지도 않은 체격으로 피부가 검고 급한 성격이다.
① 손발이 찬 편이다. ② 긴장하거나 장시간 의자에 앉아 있을 경우 얼굴에 상열감을 느낀다. ③ 여름에 약간만 운동해도 특히 머리에서 땀이 흘러내린다. ④ 깊은 잠을 못 잔다. ⑤ 매일 헬스장에서 1시간 이상 운동을 하며, 쉽게 피로감을 느낀다. ⑥ 땀을 흘리고 나면 개운한 감이 없이 피로하다. ⑦ 대변은 하루에 한 번씩 규칙적으로 보는 반면, 소변은 좀 잦은 감이 있다. ⑧ 보통사람보다도 얼굴 붉어졌을 때의 색이 더 진하다(안면 홍조). ⑨ 가끔씩 가슴이 답답함 호소한다.
겉으로 보아서는 건강한 체력의 소유자이지만 거의 2년에 가까운 자취생활로 인해 영양섭취가 부족하고 매일 근력운동을 계속해오고 있었다(근력운동으로 인한 목의 뻐근함과 결림 증상도 동반). 얼굴이 약간 붉어지는 증상은 혈허(血虛)증상으로 인한 것이라 생각된다. 또한 스트레스가 쌓이면 쉽게 풀지 못하고, 스트레스가 스트레스를 낳는 성격의 소유자여서 약간의 신경과다로 인해 뇌 쪽의 에너지 이용이 많아 잦은 상열감 증상이 있는 것으로 보인다. 쉽게 잠을 이루지 못하고 깊은 잠을 못 자는 것 또한 앞에서 설명한 원인과 어느 정도 상통하는 듯, 체내의 전반적인 진액 생산의 원초적인 역할을 하는 비위의 기능저하와 습열이 쌓인 것이 몸 안에 필요 없는 열로 쌓여 있다가 화(火)로 화(化)하여 머리 위로 치솟아 올라 땀과 상열감으로 나타난 것으로 생각하게 되었다.
음허를 치료하고, 자윤물질을 보충해주며 상열감과 그로 인한 두한증을 치료하기 위해 자음강화탕을 투여하기로 결정

했다. 한 번에 모든 주증상을 치료할 수는 없겠지만 우선 모든 증상의 원초적인 원인을 제거해야 되겠다고 생각했기에 영양부족으로 인한 음허에 중점을 두어 자음강화탕을 처방했다.
자음강화탕에는 백작약이 들어있으며 백작약이 기름땀(개기름)에 효능이 있다 하여 백작약만 본방에서 2배량을 넣은 뒤 10일분 20첩을 지어 아침저녁으로 복용했다.
처음 한 첩을 복용한 때의 느낌은
1. 150cc 복용했는데 속이 불편한 감은 없다.
2. 뭔가 피부가 조여드는 느낌을 받았다.
20첩 모두 복용 후
1. 아침에 일어났을 때 몸이 무거운 감이 많이 감소했다.
2. 잦은 상열감은 어느 정도 줄어들었다.
3. 머리에서 나는 땀은 아직 효과를 못 본 것 같다.
4. 밥맛도 좋아지고 소화가 잘된다.
5. 목의 뻐근함도 감소한 느낌이다.
아직 한 제밖에 투약하지 못했으나 어느 정도 효과가 있었기에 추후에 더 투약할 예정이다.
이번에 처방을 검토하면서 모든 병증이 한 부위에서만 발생하는 것이 아닌 내부 장기들의 총체적인 유기적 관계에서 발생한다는 정말 기본적인 원리를 다시 한 번 상기하게 되었다. 반대로 또한 병의 발병의 원인을 잡아내어 그 원인만을 집중적으로 공략한다면 그 병에 따른 부수적인 증상들은 도미노처럼 술술 해결된다는 것을 어느 정도 이해하게 되었다. 또한 그 원인을 잡기 위해서는 부단한 노력이 필요하다는 것도 느꼈던 좋은 경험이었다.

2-1. 폐결핵말기(肺結核末期), 피골상접(皮骨相接), 거동불능(擧動不能)

다음은 김종명 선생의 경험을 채록한 것이다.

● ○ ○ ○ 남 48세 은행원 서울특별시 서대문구 불광동

33년 전의 일이다. 환자는 폐결핵 말기 판정을 받고 중증환자에게 투여하는 2차, 3차 결핵약을 투약했지만 호전되지 않아 죽음만 기다리고 있던 동네 사람으로, 전직 은행원이다. 도저히 가망이 없다고 자포자기 상태에서 마지막으로 한약으로 치료하고 싶다며 부인이 대신 찾아왔다. 환자가 전혀 거동을 못하니 좀 봐달라고 간청을 하여 집에 가서 보니 그야말로 숨만 붙어 있지 죽은 목숨이나 마찬가지인 피골상접의 형국을 하고 있었다.
① 피골이 상접한 남자가 눈만 퀭~하니 뜨고 누워 있었다. ② 피부는 말라 건조하며 백지장처럼 희고 혈색이 전혀 없었다. ③ 피부만 창백한 것이 아니라 손톱까지 하얗게 변색되어 되었다. ④ 거동을 할 수 없어 혼자서는 움직일 수 없고 겨우 대소변만 본다고 한다. ⑤ 음식을 먹지 못해 미음만 조금씩 먹는다.
이 사람을 어떻게 낫게 한단 말인가? 가망이 없어 주저하자 이미 죽은 목숨이니 약이라도 한 번 원 없이 써 보자고 부인이 애원하는지라 이 사람에게 쓸 수 있는 처방을 생각해 보니, 그야말로 결핵의 대표방처럼 알려진 자음강화탕이 있었다. 현재 미음도 겨우 먹는 상황이라 약을 먹이되 흡수할 수 있을 정도로 극히 미량만 먹이게 하고 자음강화탕으로 30첩을 지어주면서 장기간 복용하라고 권유했다.
이 사람의 상태가 워낙 좋지 않아 한약도 제대로 넘길 수 없는 상황이어서 약 1첩을 달여 4회로 나누어 겨우 한 숟가락씩만 목으로 넘겼다고 한다. 이렇게 간신히 약을 모두 복용시켰는데, 약을 복용한 뒤에는 일어나 거동도 하며 식욕도 많이 좋아져 자장면까지 먹을 정도라고 한다. 그 후 부인이 필자가 지어준 약을 펴보고 다른 한의원에서 약을 그대로 지어다 복용시켰는데 계속 호전이 되지 않자 다시 찾아왔다.
이번에도 지난번과 같은 자음강화탕으로 지어주었고 자음강화탕 몇 제를 먹었는지 정확히 기억나지 않으나 장기간 복용했으며 6개월 후에는 완전히 건강을 회복했고, 일정 기간 요양한 뒤에 은행에 복직했다는 소식을 들었다.

3-1. 목쉼[聲嘶]

다음은 배원식 선생의 경험을 인용한 것이다.

● 한 ○ ○ 여 43세 주부 서울특별시 중구 명동2가

① 심화(心火)를 몹시 끓인 다음날부터 아무 이유 없이 목이 쉬어 좀처럼 회복되지 않는다. ② 우측 촌맥이 장유력삭(長有力數)하다.
임상에서 오랫동안 체험한 통계로 보아 우촌맥이 장(長)하고 삭유력부(數有力浮)한 맥상은 심화증(心火症)을 표시하는 경우가 많다. 이 사람이 목이 쉰 것도 환자의 맥상을 보건대 좌천맥(左天脈)이 침세약(沈微弱)의 맥상이 나타나 음허화동(陰虛火動)의 병리현상으로 보고 자음강화탕을 지어주기로 하고 자음강화탕으로 10첩을 지어주었다.
자음강화탕 10첩을 복용하니 목소리 쉰 것이 조금 호전되었으므로 계속하여 복용하기로 하여 다시 10첩을 복용한 뒤

로 완전히 호전되어 정상 목소리를 되찾았다.

4-1. 음주과다, 수족저림, 피로(疲勞)

다음은 유달산 선생의 경험이다.

● 박 ○ ○ 남 52세 소양인 161cm 57kg 경기도 광명시 철산동

이웃에 사는 아저씨로 평소에 밥을 먹지 않고 하루에 안주 없이 소주 3~4병을 마시며 살아가고 있다. 보다 못해 부인이 아저씨를 한약으로 치료해 보겠다고 하여 찾아오게 되었다.

① 손발이 너무 저리다. 찌르듯이 아프며, 손과 머리가 떨린다. ② 간이 피로하여 자주 졸리다. ③ 하루에 7~8회 정도 설사를 한다. ④ 알콜성 지방간, 만성위염 병원 진단을 받았다. 현재는 가래가 많다(위염약, 장약, 혈액순환제를 하루에 3번 6알씩 복용하고 있다). ⑤ 술을 먹지 않으면 불안하다. 17살 때부터 음주를 시작하여, 지금까지 음주가 이어지고 있다. ⑥ 2년 전 교통사고 후유증으로 왼쪽 허리가 무지하게 아프다. ⑦ 추위는 안 타며 더위는 심하게 탄다. ⑧ 땀은 아주 많다. 특히 잘 때 땀이 많다. ⑨ 손발은 뜨거우며, 쥐가 잘난다. ⑩ 식성은 찬 것을 좋아하나, 설사를 자주해 보통으로 먹는다. ⑪ 담배도 하루에 1갑 정도 피운다. ⑫ 평소 물을 많이 마신다. ⑬ 술을 많이 먹어 식욕이 없고 하품을 자주 한다. ⑭ 음주한 다음날은 설사를 심하게 많이 한다. ⑮ 소변색은 노랗다. ⑯ 잠은 거의 못 자며 옅은 잠을 자고 밤새 꿈을 꾼다.

이 환자의 경우, 평소에 술을 많이 먹어서 수족저림이나 간피로 설사 등의 증상이 발생하고 있으므로, 주상(酒傷)에 관한 처방을 검토해 보았다.

주상의 통치방으로 쓰는 대금음자를 고려해 보았는데, 이 환자의 신체조건을 파악해 보았을 때, 음허의 경향이 상당히 진행되어 술로써 음을 보충하여 하루하루를 살아가고 있다고 판단되어 진피, 후박, 창출, 감초, 생강으로 구성된 조열한 대금음자가 열성한 이 환자에게는 음허의 경향을 더욱 부추기는 처방이 될 수 있을 것 같아 제외했다.

이 환자의 음허를 치료하기 위해서는 자윤물질을 보충해 주어야 하고, 수족의 번열 및 상열감을 치료하기 위해 청열제를 보충해 주어야 할 것으로 사료되어 자음강화탕을 투여하기로 결정했다.

음주과다로 인한 음허화동과 유사하다고 보고 자음강화탕에 조열상태인데도 가래가 많다 하여 과루인 1돈을 가하여, 1.5배량으로 하여 1제를 투약했다.

자음강화탕 복용 후, 손발저림과 아픈 것이 호전되었고, 밥맛도 좋아졌으며 피곤한 감이 많이 좋아졌다.

3달 후에 다시 먼저와 같은 한약을 지어 달라고 부탁을 해서 먼저의 자음강화탕에 황련해독탕을 더해 본방으로 1제 투약했다.

병인이 주상(酒傷)이지만 일반적으로 통용하는 통치방이 아닌 환자의 신체조건이나 신체상태에 따라 정확한 선방을 해야 함을 깨달은 소중한 경험이었다.

6-1. 아토피 치료 실패례

다음은 김진호 선생의 경험이다.

● 김 OO 남 23세 열성태음인 학생 177cm 70kg 대전광역시 동구 용운동

보통 키와 보통 몸무게를 가진 젊은 남자로 하체가 발달하고 상체는 상대적으로 빈약한 편이며 열이 많은 열성태음인인 본인의 경험이다. 어려서부터 앓아온 아토피 치료를 위해 스스로 적합한 처방을 찾아보고자 약을 달여서 복용해 보았다.

① 몸이 가려운 것이 평상시와 다르게 얼굴 쪽까지 올라와서 턱과 이마, 광대뼈 부위가 가렵고 붉게 변한다.

② 어깨, 목, 팔의 오금, 다리의 오금부위는 평소와 같이 가렵다. ③ 밤에 가려움이 더욱 심해서 잠을 잘 못 자고 온몸에 상처가 난다. ④ 피부가 건조하고 땅겨서 비누 등으로 씻기 힘들다. ⑤ 상처로 인해서 몸에서 열이 난다. 구고(口苦) 증상까지 있고 뒷목도 뻣뻣해졌다. ⑥ 더위를 견디기가 힘들다. ⑦ 찬물에 씻는 것을 좋아하고, 찬물을 마시는 것을 좋아하며, 변비가 있고 소변색이 황색이고 소변량이 적다. ⑧ 어렸을 때 태열(胎熱)을 앓았고, 오랫동안 아토피를 앓았다. ⑨ 2년 전에 한의원에서 지어먹은 약으로 효과를 보았으나(1년 동안) 음주 등으로 인해 다시 증상이 악화되었다. 다시 그 한의원에서 약을 지어서 복용했으나 효과가 거의 없었다.

아토피 치료를 위해서 자음강화탕으로 15일분 30첩을 달여서 복용했다.

처음에는 그리 큰 효과가 나는 것은 아니었으나 5첩 정도 먹고 나니 온몸이 슬슬 차가워지고 특히 손발이 차가워지는 것을 느꼈다. 전에 그런 적이 없을 정도로 소화가 잘 안 되고 평소와 같은 양의 음식도 먹지 못했다. 주증상인 가려움은 해소되지 않고 예전과 비슷했다. 약이 적합하지 않은 것 같다는 생각이 들었으나 달인 약을 모두 복용하기로 하고 약을 계속 복용했다. 약을 계속 복용하자 몸이 더 싸늘해지고 차가워졌으며 소화가 더욱 안 되고 구역감까지 생겼다. 그러나 몸이 가려운 것은 치유가 되지 않고 여전했다.

中統43 寶 향사양위탕 香砂養胃湯

白朮 一錢 **砂仁 蒼朮 厚朴 陳皮 白茯苓** 各八分 **白豆蔻** 七分 **人蔘 木香 甘草** 各三分　**薑**三片 **棗**二枚

[出　　典]
增補萬病回春 卷二方 : 治傷食
方藥合編 : 治不思食 痞悶 此胃寒
[活　　套] 與[蔘朮健脾湯](上統二十一)叅看用
[活套鍼線] 脾虛(內傷)　食痛(胸)
[適 應 症] 소화불량, 변비, 가스참, 트림, 오심, 명치통, 위통, 속쓰림, 명치비, 설사, 복통, 만성위장염, 위허약증, 식욕부진, 기체, 위아토니, 위확장증, 위하수, 요통, 현훈, 부종

처방설명 향사양위탕은 소화불량(消化不良), 식체빈발(食滯頻發), 식욕부진(食慾不振), 위(胃) 부위 정체감, 명치통, 위통(胃痛), 하복통(下腹痛), 가스참, 트림, 두통(頭痛) 등에 사용하는 처방이다. 보기(補氣)·건비제(健脾劑)에 소도제(消導劑)가 많이 들어 있는 편이라서 당장의 소화불량을 치료하는 것 못지않게 연약한 소화기를 보강하는 기능을 갖는다. 특히 습담(濕痰)을 빼주면서 소화기의 운동성을 증가시키는 기능이 강하므로 만성적으로 소화기가 이완되어 습담이 울체(鬱滯)된 사람의 소화불량에 사용하면 좋다.

소화장애에 사용하는 처방 중에는 평위산처럼 소도작용(消導作用)이 강한 처방이 있는가 하면, 사군자탕, 전씨이공산, 비화음처럼 선천적으로 소화력이 약할 때 사용하는 처방이 있다. 향사양위탕은 두 종류의 중간쯤 되는 처방으로서 당장의 소화장애를 개선해 주면서 소화기능도 보강해야 할 경우에 사용한다.

조문을 보면 '不思食불사식 痞悶비민 此胃寒차위한'을 치료한다고 되어 있다. 음식생각이 없는 것은 소화기가 약하여 음식을 받아들일 수 있는 상태가 아니기 때문이다. 즉, 소화기가 연약하여 음식을 적절하게 소화시킬 수 없는 경우이다. 이럴 때는 사군자탕, 이공산, 전씨이공산, 비화음 같은 보기·건비제를 사용하는 것이 좋다. 그러나 소화기연약과 함께 소화장애가 동반된 경우에는 식욕부진이 더 뚜렷하게 나타나며, 이런 경우에 향사양위탕을 사용할 수 있다. 비민(痞悶)은 속이 더부룩하고 답답한 증상, 특히 위장부위인 명치가 답답한 증상이다. 비민의 원인은 여러 형태가 있는데, 소화기연약이 원인일 때는 사군자탕, 전씨이공산, 향사양위탕 등을 사용할 수 있으며, 담음울체(痰飮鬱滯)가 원인일 때는 이진탕, 반하사심탕, 불환금정기산 등을 사용하고, 담음울체와 열울(熱鬱)이 원인일 때는 반하사심탕, 소함흉탕을 사용한다. 소화기 허랭(虛冷)이 원인이라면 이중탕, 건리탕, 화위이진전 등을 사용하고, 소화불량이 원인이면 평위산이나 향사평위산 등을 사용하면 된다. 따라서 비민(痞悶)이 나타난다고 하여 무조건 향사양위탕을 사용할 수 있는 것은 아니며, 원인과 현재의 상태를 참고하여 적합한 처방을 선정해야 한다.

조문에서는 '不思食 痞悶'의 원인을 위한(胃寒)이라고 했는데, 여기서 말하는 위한(胃寒)이란 극히 미약한 허랭을 의미한다고 볼 수 있으며, 온리제(溫裏劑)를 써야 할 정도의 위한(胃寒)이라고 할 수는 없다. 따라서 위한(胃寒)이 원인이라는 말은 부적합한 표현이다.

활투침선을 보면 내상문(內傷門)의 비허(脾虛)와 흉문(胸門)의 식통(食痛)에 쓰는 것으로 되어 있다. 비허는 소화기 전체가 연약하다는 것으로 단순한 비허(脾虛)의 경우 사군자탕을 사용할 수 있지만, 비허(脾虛)하면서 담음(痰飮)이 울체되어 있으면 육군자탕을, 기울(氣鬱)이 있으면 향소산을 사용하게 된다. 따라서 비

허(脾虛)하더라도 정도와 동반된 증상, 개인의 신체조건에 따라 다른 처방을 써야 한다. 향사양위탕의 비허(脾虛)는 사군자탕이나 전씨이공산처럼 소화기가 연약하면서 당장 소화불량 증상이 있는 상태의 비허(脾虛)이다.

여기서 흉(胸)은 위장(胃腸) 부위를 의미한다. 따라서 식통(食痛)은 위통(胃痛)이라고 할 수 있다. 예전에는 위장을 포함한 상복부(上腹部)를 흉(胸)으로 보았기 때문에 식통을 흉문에 포함시켰던 것뿐이다.

필자의 향사양위탕 처방기준은

① 소화기에 습(濕)의 정체가 내재되어 있을 때
② 식상(食傷)으로 인한 음식물의 정체가 있을 때
③ 원기가 없고 쉽게 피로하는 등 기허(氣虛) 증상이 있을 때
④ 복부팽만, 복통, 트림, 가스참 등 비위 기체(氣滯)가 있을 때
⑤ 비습한 태음인, 몸이 차고 기허하기 쉽고 소화기가 약한 소음인에게 적합하다.
⑥ 식체나 복통, 소화불량 증상이 급성일 때는 10첩 이내로 효력이 있으며, 체질적으로 소화기가 약한 경우나 만성적인 소화기 손상이 있을 경우에는 1제 이상 투약이 필요하다고 본다.

향사양위탕이 부적합한 사람은

① 위열자(胃熱者), 몸이 뜨거운 사람
② 조열(燥熱)하기 쉽고 성격이 급한 소양인이나 태양인이다.

처방구성 처방구성을 보면 평위산에 백출, 백복령, 사인, 백두구, 인삼, 목향을 더한 것이므로 평위산과 사군자탕을 합하고, 방향성 소화·건위제인 사인, 백두구, 목향을 더했다고 할 수 있다.

백출은 장관활동이 흥분된 경우에는 억제작용을 하고, 반대로 장관활동이 억제된 경우에는 흥분작용을 한다. 즉 장관활동에 대한 조절작용이 있어서 장관의 자발성 수축활동의 긴장성을 높이고 강직성 수축을 방지한다. 사인은 장(腸)의 연동운동(蠕動運動)을 촉진하여 다른 약의 흡수를 쉽게 하며, 오심(惡心)과 구토(嘔吐)를 억제한다. 창출은 소화기의 운동성을 증가시키는 작용이 있는데, 실험을 통해 창출이 포함된 처방을 토끼에게 주입했을 때 장을 흥분시켜 연동운동을 일으키는 것으로 밝혀졌다.

후박은 위액분비를 억제하여 항궤양작용을 하고, 장경련 억제작용이 있다. 진피는 담즙분비를 촉진하고 소화기의 운동을 강화하여 가스배출을 촉진한다. 백복령은 세뇨관의 재흡수를 억제하여 이뇨(利尿)를 증진시키고, 백두구는 위액분비를 촉진시키며 장(腸)의 연동운동을 활발하게 하여 장내(腸內)의 적취물을 제거해서 이상발효를 억제한다. 인삼은 소화액의 분비를 증진시켜 식욕을 강화하고 위장의 연동운동을 항진시켜 소화·흡수를 촉진한다. 목향은 미주신경(迷走神經)을 자극하여 장(腸)의 수축력과 연동을 증강시키고 소화·흡수를 촉진하여 가스 정체로 인한 복통을 멎게 한다. 감초는 소화관 평활근에 작용하여 경련을 억제하며 위산분비를 억제하고, 위점막을 보호하는 항궤양작용을 한다.

처방비교 **향사평위산**과 비교하면 향사평위산은 본래 소화력이 좋았던 사람이 식체(食滯) 등으로 소화기의 운동성이 저하되어 소화불량이 발생하였을 때 사용한다. 반면 향사양위탕은 보기작용과 소화작용이 겸해 있어 본래부터 소화기능이 약한 사람의 소화불량이나 만성 소화불량이 있는 사람의 보약으로 쓰기에 적합하다.

향사육군자탕과 비교하면 두 처방 모두 비허(脾虛)와 더불어 소화기에 습담(濕痰)이 정체되어 있을 때 사용한다. 그러나 향사육군자탕은 육군자탕이 포함되어 있는 만큼 소화기에 정체되어 있는 습담(濕痰)의 정도가 현저하고 기울(氣鬱)의 증상이 현저할 때 사용한다. 반면 향사양위탕은 습담의 정도가 덜하면서 소화기가 연약한 사람의 일반적인 소화불량에 사용한다.

삼출건비탕과 비교하면 두 처방 모두 비위허약으로 인한 소화불량에 사용한다는 공통점이 있다. 삼출건비탕은 보기·건비의 약성이 더 뚜렷하며 소화기의 운동성을 증가시키는 작용과 소도작용(消導作用)이 겸해 있어 소화기연약을 겸한 소화불량과 소화불량성 변비를 치료한다. 반면 향사양위탕은 소화불량을 치료하는 것 못지않게 연약한 소화기를 보강하는 작용이 있으며, 특히 습담(濕痰)을 빼주면서 소화기의 운동성을 증가시키는 기능이 강하므로 만성적으로 소화기가 이완되어 습담(濕痰)이 울체된 사람의 소화불량에 사용할 수 있고, 변비에는 사용하지 않는다.

활용사례

1-1. 소화불량(消化不良), 변비(便秘), 식욕부진(食慾不振) 여 26세 소음인
1-2. 소화불량(消化不良), 가스참, 트림, 오심(惡心), 부종(浮腫) 여 22세 소음인
1-3. 소화불량(消化不良), 현훈(眩暈), 요통(腰痛), 식욕부진(食慾不振) 여 37세 소양성소음인
1-4. 위염(胃炎), 소화불량(消化不良), 위통(胃痛), 속쓰림 여 32세 소양인
1-5. 소화불량(消化不良), 명치통 여 37세 소음인
1-6. 식체빈발(食滯頻發), 소화불량(消化不良) 여 52세 태음인/소음인 157cm 60kg
2-1. 명치비(痞) 여 31세 소음인
2-2. 명치비, 가스참 여 36세 소양인
2-3. 더부룩함, 가스참 남 34세 태음인
2-4. 속쓰림, 더부룩함, 현훈(眩暈), 두통(頭痛), 알레르기성 피부염 남 37세 소음인
3-1. 상복통(上腹痛), 설사(泄瀉) 여 34세 태음인
3-2. 위통(胃痛) 여 33세 태음인
3-3. 위통(胃痛) 여 32세 태음성소음인
3-4. 복통(腹痛) 여 30세 157cm 48kg
4-1. 설사(泄瀉), 속쓰림, 소화불량(消化不良), 복통(腹痛) 남 25세 소양성소음인
4-2. 설사(泄瀉), 두통(頭痛), 속쓰림 남 37세 소양성소음인
5-1. 실패례 남 83세 태음인
5-2. 실패례 여 41세 소음성소양인
5-3. 실패례 여 63세 소음인

1-1. 소화불량(消化不良), 변비(便秘), 식욕부진(食慾不振)

● 소 ○ ○ 여 26세 소음인 교사 경기도 의왕시 포일동 청화아파트

키가 크고 몸이 마른 소음인으로 얼굴이 창백한 여성이다.
① 식욕이 없을 때 식사를 하면 소화가 안 되며 속이 답답하다. ② 소화불량이 있으면 머리도 아프다.
③ 신경을 많이 쓸 때와 긴장할 때, 월경기간 중에는 식욕이 없다. ④ 1~2달 간격으로 상기(上氣) 증상이 있다.
⑤ 과식을 하면 배탈이 나며 증상이 2~3일간 정도 지속된다. ⑥ 추위를 심하게 타고 손이 매우 차다.
⑦ 식욕이 없고 잘 체한다. ⑧ 가스가 차고 트림이 나며 명치통이 있다. ⑨ 간혹 속이 쓰리고 하품이 난다.
⑩ 깊은 잠을 못 자고 밤새 꿈을 꾼다.
식체빈발(食滯頻發)이 있는 소음인 여성의 소화불량을 목표로 향사양위탕 2배량에 건강 1돈, 육계 2돈을 더하여 10일분 20첩을 투약했다.
11일 뒤에 전화로 약을 더 지어달라고 할 때 확인해 보니, 체(滯)하는 것이 덜하며 속이 답답한 것이 없어졌다고 한다. 2일에 1회 보던 변비가 소실되었고, 2일간은 식욕이 증진되었다가 그 뒤는 다시 여전하다고 한다. 식체빈발이 격감되어 속이 편안하며 변비 또한 소실된 것으로 보아 이 처방이 적합한 것으로 판단되어 전과 같은 처방으로 10일분 20첩을 더 투약했다.

1-2. 소화불량(消化不良), 가스참, 트림, 오심(惡心), 부종(浮腫)

● 김 ○ ○ 여 22세 소음인 경기도 안양시 달안동

작은 키에 약간 마른 소음인 여성으로 현재 직장을 다니고 있다.
① 20일 전 회를 먹고 테라마이신을 복용했는데 그 이후부터 소화가 잘 안 된다. ② 가스가 차고 속이 느글거린다.
③ 몸이 자주 붓는다. ④ 머리가 맑지 못하다. ⑤ 원래부터 위가 좋지 않다. ⑥ 추위를 심하게 타며 선풍기, 에

어컨 바람을 싫어한다. 손발이 차다. ⑦ 음식은 모두 좋아하지만 따뜻한 음식을 특히 좋아한다. ⑧ 식욕은 보통이었으나 요즘에는 별로 없다. ⑨ 신경을 쓰면 소변을 자주 본다. ⑩ 머리가 무겁다. ⑪ 피로하고 기운이 없다.

손발이 찬 소음인 아가씨의 식체(食滯) 뒤 발생한 소화불량(消化不良), 가스참, 오심(惡心), 부종(浮腫), 머리가 맑지 못한 것을 목표로 향사양위탕 2배량에 산사 1.5돈, 신곡 1.5돈, 곽향 1.5돈을 더하여 5일분 10첩을 지어주었다.

일주일 뒤에 다시 왔을 때 확인해 보니, 지난번 약을 복용한 이후 소화불량, 가스 참, 오심(惡心), 부종(浮腫) 등의 증세가 호전되었다고 한다. 그런데 며칠 전에 죽을 먹었는데 다시 가스가 차고 헛구역질을 한다며 약을 더 지어달라고 한다. 이번에도 전과 같은 처방으로 5일분 10첩을 지어주었다.

22일 뒤 감기에 걸렸다며 내방했을 때 확인해 보니, 약을 복용한 뒤 소화불량증세가 많이 좋아졌으나 양약을 복용한 뒤에 다시 안 좋아졌다고 한다. 이번에는 감기에 걸려 인통(咽痛), 발열(發熱), 기침, 가래, 부종(浮腫) 등의 증세가 있다고 하여 오적산으로 지어주었다.

3일 뒤 빵을 먹고 체했다며 다시 약을 지으러 내방했다.

① 구토(嘔吐)를 한다. ② 몸이 떨리고 열이 난다. ③ 명치가 꽉 막힌 듯 답답하다. ④ 가래가 있다. ⑤ 머리가 아프다. ⑥ 몸이 붓고 푸석푸석하다.

식체(食滯) 뒤 발생한 구토(嘔吐), 오한(惡寒), 발열(發熱), 명치비, 가래, 두통, 부종을 목표로 곽향정기산 1.5배량에 산사 1.5돈, 신곡 1.5돈, 빈랑 0.8돈, 지실 0.8돈, 사인 0.8돈을 더하여 5일분 10첩을 지어주었다.

5일 뒤에 다시 왔을 때 확인해 보니, 지난번 약을 복용한 후에 증세가 아직도 여전하다고 한다. 처음과 두 번째 약을 복용한 후에는 효과가 좋았으나 이번에 먹은 약은 효과가 없다고 한다. 이번에는 처음에 지어준 향사양위탕으로 5일분 10첩을 지어주었다.

1-3. 소화불량(消化不良), 현훈(眩暈), 요통(腰痛), 식욕부진(食慾不振)

● 김 ○ ○ 여 37세 소양성소음인 경기도 안양시 관양1동

보통 키에 약간 마른 소양성소음인으로 보이는 가정주부로 2주 전에 식체(食滯)가 있은 뒤부터

① 음식을 복용하면 속이 답답하고 개운치 못하다. ② 머리가 어지럽다. ③ 손발과 윗배, 아랫배가 차다.
④ 허리가 아프다. ⑤ 소화력이 약하고 잘 체한다. ⑥ 추위를 약간 타며 선풍기, 에어컨 바람을 싫어한다.
⑦ 따뜻하고 매운 음식을 좋아한다. ⑧ 식욕이 별로 없다. ⑨ 음식을 먹을 때는 마치 소나기가 내리는 것처럼 많이 먹고, 한동안 먹지 않는다.

손발과 윗배, 아랫배가 찬 소양성소음인 주부의 식체(食滯) 뒤 발생한 소화불량(消化不良)과 현훈(眩暈), 요통(腰痛)을 목표로 향사양위탕 2배량으로 10일분 20첩을 지어주었다.

보름 뒤 다시 왔을 때 확인해 보니, 약을 복용한 이후 음식을 복용할 때 속이 답답하고 개운치 못하던 증세가 소실되었고, 현훈(眩暈)과 요통(腰痛)도 소실되었다고 한다. 또한 약을 복용하기 전에는 식사를 전혀 하지 못했는데, 지금은 3끼 식사를 모두 할 수 있게 되었다며 약을 더 지어달라고 한다.

이번에도 같은 처방으로 10일분 20첩을 지어주었으며, 이후 같은 처방으로 2제를 더 지어갔다.

1-4. 위염(胃炎), 소화불량(消化不良), 위통(胃痛), 속쓰림

● 배 ○ ○ 여 32세 소양인 경기도 안양시 관양동

보통 체격에 목소리가 약간 빠르고 큰 소양인으로 보이는 주부이다.

① 처녀 때부터 주기적으로 밤에 잠들기 전까지 윗배와 아랫배가 살살 아프다. ② 손과 발, 배꼽 주위가 차다.
③ 따뜻한 음식을 좋아하며 신 것을 싫어한다. ④ 식욕이 좋고 식사량은 보통이다. ⑤ 신경을 쓰면 소화가 잘 안된다. ⑥ 속이 답답하고 꾸르륵 소리가 나며 트림을 자주한다. ⑦ 빈속이면 속이 쓰리다. ⑧ 대변은 1일 1회 정도 보나 묽은 편이다. ⑨ 방광염이 있어 소변을 자주 보며 남아 있는 듯하다. ⑩ 체하면 머리가 아프고 어지럽다.
⑪ 잠을 뒤척이고 자며 꿈이 거의 없다. ⑫ 가슴이 답답하고 불안하다. ⑬ 땀이 없다. ⑭ 손끝이 간질간질하다.
⑮ 월경 주기는 40일 정도이며 월경시 아랫배가 약간 아프다.

손발과 배꼽주위가 차다는 소양인 주부의 위염을 목표로 향사양위탕 2배량에 반하 2돈을 더하여 5일분 10첩을 지어주었다.

5일 뒤에 다시 왔을 때 확인해 보니, 약을 양약과 같이 복용했는데 낮에는 위통(胃痛)이 소실되었고 밤에는 통증이 격감하였으나 밤에 배꼽 주위의 통증은 여전하다고 한다. 또한 소화불량과 속이 쓰리고 답답하던 증상도 많이 경감되었다고 한다.

약을 복용한 후 위통증이 경감되고 소화불량과 속이 쓰리고 답답하던 증세가 소실된 것으로 보아 효과가 있는 것으로 판단되어 이번에도 같은 처방으로 5일분 10첩을 지어주었다.

1-5. 소화불량(消化不良), 명치통

● 김 ○ ○ 여 37세 소음인 경기도 과천시 별양동

보통 체격에 목소리가 가는 소음인 주부이다. 소파수술 후 보약을 원하여 자세하게 확인해 보았다.

① 처녀 때부터 명치 부위가 아프다. ② 추위를 심하게 탄다. ③ 물을 거의 안 마신다. ④ 식욕이 좋고 식사량은 보통이다. ⑤ 소화력이 약하고 속이 더부룩하고 쓰리며 그득하다. ⑥ 얕은 잠을 자며 밤새 무서운 꿈을 꾸고 꿈이 기억이 날 때도 있고 그렇지 않을 때도 있다. ⑦ 가슴이 답답하고 매사에 신경질이 나고 짜증이 난다. ⑧ 월경량이 적고 월경주기가 늦어지며 월경색이 검붉고 묽은 편이다. 허리와 하복(下腹)에 월경통이 있다.

소파수술 후 보약을 원하는 소음인 주부의 명치통을 목표로 향사양위탕 2배량에 황기 4돈, 인삼 4돈, 산조인 3돈을 더하여 10일분 20첩을 지어주었다.

약 3개월 뒤에 다시 왔을 때 확인해 보니, 약을 복용한 이후 여러 가지로 좋아진 느낌이라며 약을 더 지어달라고 한다. 이번에는 소파수술 후의 보약으로 산후 보약으로 많이 사용하는 보허탕을 지어주었다.

2-1. 명치비(痞)

● 박 ○ ○ 여 31세 소음인 경기도 안양시 부흥동

보통 체격에 목소리가 가는 소음인 주부이다.

① 1주일 전에 식체(食滯)가 있은 후부터 명치가 답답하여 죽도 제대로 먹지 못하고 있다. ② 평소에도 자주 체한다. ③ 1년에 몇 차례 정도 속이 꽉 막힌 듯한 증상이 있다. ④ 병원에서는 아무 이상이 없다고 한다. ⑤ 추위와 더위를 모두 심하게 탄다. ⑥ 손발은 따뜻하나 윗배가 차다. ⑦ 차고 맵고 짠 것을 좋아한다. ⑧ 식욕이 거의 없다. ⑨ 처녀 때부터 위장이 좋지 않아 소화가 잘 안 되었고 신경을 쓰면 잘 체한다. ⑩ 가슴이 두근거리고 잘 놀란다. ⑪ 불안하며 매사에 짜증이 나고 의욕이 없다. ⑫ 신경을 쓰면 머리가 약간 아프다. ⑬ 피로하고 기운이 없다.

추위와 더위를 모두 심하게 타는 소음인 주부의 식체(食滯) 뒤 발생한 명치비를 목표로 향사양위탕 2배량으로 10일분 20첩을 지어주었다.

약 4개월 뒤에 다시 왔을 때 확인해 보니, 약을 복용한 이후 명치가 답답하던 것이 한동안 괜찮았다가 재발했다고 한다. 명치 부위가 답답하고 모든 것이 귀찮고 잠도 안 오고 신경을 많이 쓴다며 약을 더 지어달라고 하여 전과 같은 처방으로 10일분 20첩을 지어주었다.

2-2. 명치비, 가스참

● 조 ○ ○ 여 36세 소양인 경기도 안양시 부흥동

약간 큰 키에 보통 체격인 소양인 주부이다.

① 처녀 때부터 명치가 답답했다. ② 아랫배에 가스가 찬다. ③ 처녀 때부터 얼굴전체에 여드름이 많다. ④ 발과 아랫배가 차고 시리다. ⑤ 식욕은 좋으나 식사량은 적은 편이다. ⑥ 밀가루나 매운 음식을 먹거나 신경을 쓰면 소화가 잘 안 되고 잘 체한다. ⑦ 대변이 굵고 변비가 있다. ⑧ 소변을 자주 보며 소변을 볼 때 하복부(下腹部)가 묵직하다. ⑨ 자주 꿈을 꾸는데 기억이 안 난다. ⑩ 어쩌다가 가슴이 두근거리고 답답하며 얼굴에 열이 달아오를 때가 있다. ⑪ 뒷목이 뻐뻐하고 어깨가 짓눌린 듯하다. ⑫ 땀이 없고 우측 반신이 저리다.

발과 아랫배가 차고 시리다는 소양인 주부의 명치비와 가스참을 목표로 향사양위탕 2배량으로 10일분 20첩을 지어주었다.

약 7개월 뒤 다시 왔을 때 확인해 보니, 약을 복용한 이후 명치가 답답하던 것과 아랫배에 가스가 차는 증상이 많이 좋아졌다고 한다. 그런데 감기를 앓은 후에 기운이 전혀 없다며 보약을 지어달라고 하여 가미귀비탕을 지어주었다.

2-3. 더부룩함, 가스참

● 강 ○ ○ 남 34세 태음인 경기도 안양시 비산3동

키가 크고 약간 뚱뚱한 태음인으로 보이는 남자이다.

① 4년 전부터 속이 더부룩하고 가스가 차며 늘 불편하다. ② 30분 이상 책을 보면 눈이 아프다. ③ 추위를 약간 탄다. ④ 손발과 아랫배가 차다. ⑤ 찬 것을 좋아하고 뜨거운 음식을 싫어한다. ⑥ 식욕이 별로 없고 식사량이 적은 편이다. ⑦ 빈속이면 속이 쓰리다. ⑧ 대변은 1일 1회 정도 보며 대변이 묽은 편이다. ⑨ 잠잘 때 자주 깨고 뒤척이며 잠귀가 밝다. ⑩ 피로하고 기운이 없다. ⑪ 잘 놀라고 불안, 초조, 한숨 쉼 등 증상이 있으며 매사가 짜증스럽다.

손발과 아랫배가 찬 태음인 남자의 속 더부룩함과 가스참을 목표로 향사양위탕에 산사 2돈, 반하 2돈, 소엽 1.5돈, 향부자 1.5돈을 더하여 10일분 20첩을 지어주었다.

약 8개월 뒤 보약을 지으러 다시 왔을 때 확인해 보니, 약을 복용하면서 속이 더부룩하고 가스가 차는 증상이 소실되었다고 한다. 지금은 몸이 피로하다며 보약을 지어달라고 한다.
향사양위탕을 복용하고 속이 더부룩한 것과 가스가 차는 것이 호전된 것으로 보아 이 사람에게는 향사양위탕이 적합한 처방으로 생각되었고, 위장장애로 인해 피로가 발생할 수도 있다고 판단되어 전과 같은 처방으로 10일분 20첩을 지어주었다.

2-4. 속쓰림, 더부룩함, 현훈(眩暈), 두통(頭痛), 알레르기성 피부염

● 이 ○ ○ 남 37세 소음인 경기도 안양시 부림동 공작아파트

보통 키에 약간 마른 소음인 남자로 1년 전에도 비슷한 증세로 향사양위탕을 2회 복용한 후 괜찮았다고는 하지만 뚜렷한 결과를 확인하지 못했다.
① 속이 쓰리다. ② 속이 더부룩하다. ③ 식후(食後)에 변의(便意)가 있다. ④ 빈혈이 심하여 어지럽고 머리가 아프다. ⑤ 손발이 차고 추위를 탄다. ⑥ 오래 전부터 목욕을 한 후 살이 연한 부위에 발진이 생기고 가렵다. ⑦ 찬 것을 먹으면 배가 약간 아프고 화장실에 가고 싶다. ⑧ 소화력은 약하나 식욕은 좋다. ⑨ 피로하면 간혹 소변이 뿌옇다. ⑩ 아침 기상시 어지러워 앞이 캄캄하다. ⑪ 늘 피로하다.
찬 것을 먹으면 복통이 있는 소음인 남자의 속쓰림, 소화불량을 목표로 향사양위탕 3배량에 건강 2돈, 초두구 2돈을 더하여 10일분 20첩을 투약했다.
17일 뒤에 부인이 대신 내방했을 때 확인해 보니, 약을 복용하는 동안에는 아주 좋았으나 약을 중지한 후에 다시 배가 차고 속이 허전한 느낌이 든다며 약을 더 지어달라고 한다. 자세하게 확인해 보니, 속이 쓰린 것과 속이 더부룩한 것이 없어졌다가 약을 중지한 후 미약하게 재발했으며 현훈과 두통이 소실되었다고 한다. 또한 피부가 가려운 것이 거의 소실되어 이제는 긁지 않는다고 한다.
복용을 중지한 후 다시 재발하긴 했으나 효과가 있다고 판단되어 같은 처방으로 10일분 20첩을 지어주었다.
12일 뒤에 부인이 웃는 얼굴로 내방했는데 약이 효과가 매우 좋다며 약을 더 지어달라고 한다. 역시 같은 처방으로 10일분 20첩을 투약했다.
6개월 뒤에 온 가족이 함께 약을 지으러 내방했다. 6개월 전에 약을 복용한 뒤 한동안 괜찮다가 최근에 목욕을 한 후 발갛게 발진이 일어나고 몹시 가렵고, 술을 마시면 특히 심하여 밤에 자다가도 몹시 긁는다고 한다. 또한 밀가루 음식을 먹으면 속이 약간 더부룩하다고 하여 전과 같은 처방으로 10일분 20첩을 투약했다.

3-1. 상복통(上腹痛), 설사(泄瀉)

● 손 ○ ○ 여 34세 태음인 경기도 안양시 관양동

① 3일 전 밤부터 가슴 아래에서 배꼽까지 일직선으로 사르르 아픈데 통증이 10분 간격으로 발생한다. ② 오늘 아침에는 설사를 했다. ③ 평소 추위를 탄다.
상복통과 설사가 있는 점으로 볼 때 소화기에 장애가 있는 것으로 판단되어 향사양위탕 2배량으로 3일분 6첩을 지어주었다. 3일 뒤에 전화가 왔을 때 확인해 보니, 복통의 증세가 격감하고 설사가 소실되었다고 한다. 약을 복용하고 효과가 있다며 약을 더 지어달라고 하여 전과 같은 처방으로 3일분 6첩을 지어주었다.

3-2. 위통(胃痛)

● 박 ○ ○ 여 33세 태음인 경기도 안양시 평촌동

보통 체격으로 키가 약간 큰 태음인으로 보이는 주부이다.
① 3일전부터 식후에 배꼽 약간 위쪽의 복부가 쑤시듯이 아프다. ② 공복이면 쑤시던 부분이 편안해진다. ③ 오후에 특히 피로하다. ④ 추위를 아주 심하게 탄다. ⑤ 손발 및 윗배, 아랫배가 차다. ⑥ 따뜻한 음식을 좋아하며 식욕은 좋으나 소화가 잘 안 되고 잘 체한다. ⑦ 신경을 쓰면 속이 답답하고 헛배가 부르고 더부룩하며 소화가 잘 안 된다. ⑧ 속이 쓰리다. ⑨ 2~3일에 1번 대변을 보며 된 편이다. ⑩ 가슴이 두근거리고 잘 놀라며 불안, 초조, 우울하고 한숨을 잘 쉰다. ⑪ 아침에 일어날 때 어지러움이 있다. ⑫ 피로하고 나른하며 기운이 없다. ⑬ 과로하면 얼굴과 손발이 붓는다.
신경을 쓰면 속이 더부룩하고 소화가 잘 안 된다는 태음인 주부의 식후위통(食後胃痛)을 목표로 향사양위탕 1.5배량에 공사인 1돈, 산사육 1돈, 건강 1돈을 더하여 3일분 6첩을 지어주었다.
약 2달 후에 다시 왔을 때 확인해 보니, 약을 복용한 이후 식후 위통이 좀 덜하여 괜찮았는데 여전히 소화는 잘 안 되는 편이라고 한다. 3일분 복용으로 위통이 소실되었지만 약량이 부족한 것으로 보고 이번에는 전과 같은 처방으로 10일분 20첩을 지어주었다.

3-3. 위통(胃痛)

● 이 ○ ○ 여 32세 태음성소음인 경기도 의왕시 포일동

보통 체격에 목소리가 가늘고 태음성소음인으로 판단되는 주부이다.

① 1주일 전에 설사를 한 이후로 속이 비거나 배가 고플 때, 혹은 식사 후나 과식 후에 윗배가 아프다. ② 밀가루 음식을 먹으면 속이 쓰리다. ③ 원래 위가 좋지 않다. ④ 식욕이 별로 없다. ⑤ 첫 출산 이후 양쪽 광대뼈 부위 전체에 기미가 생겼는데 더 심해지지는 않고 지금까지 그대로이다. ⑥ 기름기가 있는 음식을 먹거나 과식하면 설사를 한다. ⑦ 빈혈이 심하다. ⑧ 대변은 2일 1회 불규칙적으로 보며 설사를 하거나 대변이 가늘다. ⑨ 잠귀가 밝고 잠을 뒤척이며 꿈을 자주 꾼다. 가슴이 두근거리고 매사에 짜증이 난다. ⑩ 더위를 매우 많이 탄다. 손발이 매우 차며 윗배와 아랫배, 몸 전체가 약간 차다. ⑪ 매운 음식을 좋아하고 물은 거의 마시지 않는다. ⑫ 월경시 통증이 약간 있고, 투명한 냉대하(冷帶下)가 많다.

손발이 매우 차고 윗배와 아랫배, 몸 전체가 약간 찬 태음성소음인 주부의 위통(胃痛), 기미, 설사(泄瀉), 빈혈(貧血)을 목표로 향사양위탕 2배량으로 10일분 20첩을 지어주었다.

약 4일 뒤에 본인이 직접 전화했다. 약을 복용하면 명치와 위(胃) 사이가 아프다고 하여 약량이 많아서 그러한 것이니 1/3로 줄여서 복용하도록 권유했다.

13일 후에 약을 지으러 내방했을 때 확인해 보니, 약을 복용한 이후 위통은 경감되었으나 기미는 여전하다며 약을 더 지어달라고 한다.

위통이 경감된 것으로 보아 처방이 효과가 있는 것으로 판단되었고 약량이 과하여 통증이 있었다는 점을 감안하여 이번에는 향사양위탕 본방으로 10일분 20첩을 지어주었다.

4-1. 설사(泄瀉), 속쓰림, 소화불량(消化不良), 복통(腹痛)

● 윤 ○ ○ 남 25세 소양성소음인 경기도 안산시 본오동

① 2개월 전부터 택시운전을 했는데 그때부터 새벽에 설사를 한다. ② 음주 다음날에도 설사를 한다. ③ 속이 쓰리며 소화가 잘 안 된다. ④ 6년 전부터 흡연을 하면 배가 사르르 아프면서 변의(便意)를 느낀다. ⑤ 발이 차다. ⑥ 무릎이 쑤신다. ⑦ 몸이 무겁다.

소화불량과 설사를 목표로 향사양위탕 2배량에 스트레스를 많이 받는다는 점에서 향부자 3돈을 더하여 10일분 20첩을 지어주었다. 3개월 후인 9월 중순에 다시 내방했다. 약을 복용한 이후 속쓰림과 복통, 소화불량 증세가 소실되고 설사가 현저히 줄어들었으나 여전히 식욕은 없다고 한다.

본인의 요청대로 다시 같은 처방으로 1제를 더 지어주었고, 다시 2개월 후인 11월에도 같은 처방으로 1제를 지어주었다.

4-2. 설사(泄瀉), 두통(頭痛), 속쓰림

다음은 이선아 선생의 경험이다.

● 최 ○ ○ 남 37세 소양성소음인 자영업 광주광역시 북구

키가 작고 몸이 마르고 얼굴빛이 까만 남성이다.

① 매일 설사를 한다. 대변 횟수는 1~2번 정도이며 설사 후에 후중감(後重感)은 없다. ② 신경을 쓰면 잘 체한다. 두통이 동반되는 경우가 많다. ③ 속쓰림이 있고 이로 인해 새벽에 가끔 잠을 깬다. 양방에서는 식도역류증으로 진단했다. ④ 식후에 속이 더부룩하다. ⑤ 식욕이 적고 하품을 많이 한다. ⑥ 명치 부위가 답답하다.

이 사람은 체열 상태가 비교적 좋은 소양성소음인으로 판단된다. 또한 소음인이지만 비교적 소화기도 나쁘지 않은 편이다. 그러나 몇 번의 사업실패로 인해 스트레스를 많이 받게 되었고 이로 인해 소화불량과 두통, 설사 등의 증상이 발생했다. 따라서 신경 증상을 없애고 소화불량을 치료하면 두통과 설사, 가스참, 속쓰림 등의 증상도 함께 치유될 것으로 보았다.

신경을 쓰면 잘 체하고 매일 설사하는 소양성소음인 남성에게 향사양위탕 본방에 인삼 0.75돈, 향부자 1돈을 더하여 5일분 10첩을 투약했다. 약을 복용한 후에 확인해 보니

설사와 식체후 두통, 속 더부룩함, 식욕부진 등의 증상이 소실되었고 속쓰림과 명치부위가 답답한 증상이 호전되었다. 설사가 없어져서 좋아했으며 속쓰림은 나아졌으나 완전히 없어지지는 않았다고 한다.

5-1. 실패례

● 윤 ○ ○ 남 83세 태음인 경기도 안양시 관양동

보통 체격의 태음인 할아버지이다.

① 2달 전부터 입과 코가 마른다. ② 2~3년 전 병원에서 전립선비대증 진단을 받았다. ③ 1년 전부터 걸어 다니

면 다리가 아프다. ④ 발과 윗배가 차다. ⑤ 신 것을 싫어한다. ⑥ 식욕은 좋으나 입이 쓰다. ⑦ 소화력이 좋았으나 1달 전부터 소화가 안 되고 명치에 무엇인가 매달린 듯하다. ⑧ 속이 답답하고 헛배가 부른 듯 그득하고 더부룩하다. ⑨ 소변을 자주 보며 시원치 않고 남아 있는 듯하다. ⑩ 간혹 개꿈을 꾸고 꿈은 기억이 나다가 안 난다고 한다. ⑪ 허리와 무릎이 시리고 뻐근하며 쑤신다. ⑫ 피로하고 졸리며 기운이 없다.

1달 전부터 소화가 잘 안 되고 명치에 뭔가 걸린 듯하다는 태음인 할아버지의 구건(口乾), 구고(口苦)를 목표로 향사양위탕 3배량으로 10일분 10첩을 지어주었다.

9일 뒤 다시 왔을 때 확인해 보니, 약을 복용한 이후 얼굴과 몸 전체가 붓고 명치가 더 답답하다고 한다.

5-2. 실패례

● 이 ○ ○ 여 41세 소음성소양인 경기도 안양시 부흥동

키가 크고 약간 뚱뚱한 체격이며 소음성소양인으로 판단되는 주부이다.

① 보름 전에 순대국을 먹고 체했는데 속이 무기력하고 무언가 정체되어 있는 느낌이다. ② 먹은 음식이 그대로 올라오고 ③ 위(胃)를 무엇이 짓누르는 듯하고 무엇인가 뭉쳐 있는 기분이다. ④ 보름 전부터 속이 안 좋거나 체하면 등이 결린다. ⑤ 정수리가 아프다. ⑥ 추위를 심하게 타고 선풍기 바람과 에어컨 바람을 싫어한다. ⑦ 손과 발이 아주 차고 아랫배가 차다. ⑧ 따뜻한 음식을 좋아하고 신 것을 싫어한다. ⑨ 식욕과 식사량은 보통이다.
⑩ 소화가 잘 안 되는데 신경을 쓰면 더욱 심해진다. 속이 답답하고 가스가 차며 더부룩하고 트림을 한다.
⑪ 대변은 1일 1회 보며 대변이 묽다. ⑫ 꿈을 자주 꾸나 아침에 일어나면 가물가물하다. ⑬ 가슴이 두근거린다.
⑭ 피로하고 기운이 없다.

손과 발이 아주 차고 아랫배가 찬 소음성소양인 주부의 식체(食滯) 뒤 발생한 명치비와 배통(背痛)을 목표로 향사양위탕 2배량에 산사 2돈, 맥아 2돈을 더하여 10일분 20첩을 지어주었다.

10일 뒤 전화가 왔는데, 약을 복용한 이후 속이 쓰리고 위(胃)에서 열이 나며 입이 바짝바짝 마르고 대변이 굳어져서 대변을 보기도 힘들다고 한다. 또한 약량을 절반으로 줄여서 복용했으나 여전했다고 한다. 그런데 약 복용을 중단하니 괜찮아졌다고 하여 약값을 환불해 주었다.

5-3. 실패례

● 김 ○ ○ 여 63세 소음인 경기도 성남시 분당구 분당동

2주일 전 현훈(眩暈)이 있어 반하백출천마탕을 지어간 할머니가 약을 절반으로 줄여서 복용을 해도 속이 끓고 설사를 한다고 했다. 그래서 약을 바꾸어 주기로 하고 이번엔 향사양위탕 2배량으로 지어주었다.

10개월 뒤인 다음해 3월 하순에 다시 약을 지으러 내방했다. 두 번째 지어간 향사양위탕이 괜찮았다면서 그 약으로 지어달라고 한다. 그래서 어디가 불편하냐고 확인해 보니 특별히 불편한 곳은 없으나

① 식욕이 부진하다. ② 장이 안 좋아 기름기가 있는 음식이나 밀가루 음식을 먹으면 설사를 하여 늘 조심한다.
③ 잠이 잘 안 온다. ④ 추위를 탄다. ⑤ 손발이 시리다. ⑥ 소화력이 약하며 위(胃) 무력(無力) 증세가 있다.
⑦ 2~3일에 1회 대변을 보는데 변이 묽은 편이다. ⑧ 자주 방광염에 걸린다. ⑨ 가슴이 뛰고 상열감(上熱感)을 느낀다. ⑩ 피로하다.

현재 증상과 요청한 향사양위탕의 효능을 비교해 보았다. 현재 증상인 식욕부진과 대장기능 저하에 따른 설사도 향사양위탕으로 치유될 수 있다고 보고, 또 이 할머니가 두 번째 약을 찾는 것을 보면 향사양위탕이 효과가 있는 것으로 판단되어 향사양위탕 2배량에 피로하다는 점에서 보기(補氣)를 위하여 황기 3돈, 인삼 3돈을 더하여 10일분 20첩을 지어주었다. 얼마 후에 다시 내방했을 때 확인해 보니, 지어간 약 1봉을 복용하니 몸이 붕붕 뜨는 것 같다고 한다. 또한 기운이 없고 소변량은 평소보다 많아졌으며, 약을 복용한 후에 체중이 3~4kg이나 빠졌다고 한다.

中統44 寶 회생산 回生散

藿香 陳皮 各五錢

治 霍亂 吐瀉 但一點胃氣存者 服之回生 ① 合[木萸散](中統四十五) 名[木萸回生散]
[活　套] 食滯 加山査 神麯 檳榔 枳實 ② 氣滯 加蘇葉 或[蘇合元]調服 ③ 暑 加香薷 白扁豆 ④ 口渴 加乾葛 ⑤ 素虛 加人蔘 ⑥ 嘔 加丁香 白豆蔲 ⑦ 動蛔 加花椒 烏梅 木瓜
[活套鍼線] 吐瀉(霍亂)
[適 應 症] 식중독, 복통, 설사, 장염, 고열, 지절통, 근육통, 장막염

처방설명 회생산은 상한 음식을 먹은 후에 곽란(霍亂), 토사(吐瀉), 복통(腹痛) 등이 나타나고, 이로 인해 소화기능이 저하되어 음식을 먹지 못할 때 조리하는 처방이다.

곽란(霍亂)은 소화기근육의 경련이며, 증상으로는 위장이 끊어지는 듯한 통증이 나타나고, 증한(憎寒), 두통(頭痛), 현훈(眩暈) 등이 일어나며, 손발이 차지고, 토하거나 설사를 하고, 얼굴과 입술이 파래지고 더운 물을 찾게 되며, 심하면 눈이 쑥 들어가고 근육경련이 일어나는데, 특히 비복근에서 주로 볼 수 있다. 심해지면 때로 실신할 때도 있고 말을 못하게 되는 경우도 있다.

곽란은 대부분 식상(食傷)으로 인한 소화기장애와 허약(虛弱)이 바탕을 이루고 있다. 옛날에는 위생상태가 불량하여 상한 음식을 먹는 경우가 많았으므로 토사곽란을 하는 사람 또한 많았다. 더구나 음식이 조악(粗惡)했을 뿐 아니라 보온기(保溫器)가 없어 음식을 차가운 상태로 먹었으므로 소화기에 부담을 줄 수밖에 없었다. 이처럼 만성적으로 영양이 부족하여 조직이 구조적으로 약해져 있는 상태에서 상한 음식이나 찬 음식을 복용하여 복통(腹痛), 구토(嘔吐), 설사(泄瀉)를 하는 경우가 많았기 때문에 회생산을 사용하는 일이 많았다.

곽란(霍亂)은 습곽란(濕霍亂)과 건곽란(乾霍亂)으로 구분된다. 습곽란은 복통과 함께 설사, 구토가 발생하는 것이고, 건곽란은 구토와 설사가 없으면서 격심한 복통만 있는 것을 말한다. 회생산은 주로 습곽란에 사용하는 처방이다. 구토와 설사를 하면 점액성 성분을 포함하는 체액(體液)이 빠져나가므로 탈수(脫水)가 되고 영양분이 많이 소실되어 위장관 근육의 경련(痙攣)이 악화되고, 심해지면 체액의 결핍으로 골격근까지 경련이 일어나 기운이 빠지게 된다. 이럴 때는 소화기장애를 먼저 치료해 주어야 하며, 회생산이 이런 역할을 한다. 만약 체액손실이 많아져 전근(轉筋)이 발생하면 목유산을 사용해야 하는데, 실제로 곽란이 발생하면 소화기경련과 근육경련이 동반되는 경우가 많기 때문에 회생산과 목유산을 함께 사용하게 된다.

회생산은 토사(吐瀉)하여 음식을 소화시킬 힘이 없는 상태가 되었을 때도 사용하는데, 곽향과 진피가 소화기를 움직여 주기 때문이다. 조문의 '一點胃氣存者일점위기존자 服之回生복지회생'이 바로 이런 상태를 반영하고 있는 말이다. 즉 토사(吐瀉)로 인해 기운이 빠져 소화기의 운동성이 저하되어 있을 때 소화기를 움직여주면 회생한다는 뜻이다. 요즘은 영양이 충분한 시대이기 때문에 이런 상태에서 발생하는 증상은 찾아보기 힘들다. 그래서 주로 식상(食傷)으로 인한 복통(腹痛)이나 소화불량(消化不良), 음주 이후 발생하는 오심(惡心), 구토(嘔吐), 식욕부진(食慾不振)에 사용한다.

회생산은 여러 처방에 포함되어 그 약성을 나타내기 때문에 매우 중요한 의미를 갖는 기초처방이라고 할 수 있다. 예를 들어 회생산은 소아감기에 많이 사용하는 곽향정기산에 포함되어 구토, 설사 등을 치료하는

작용을 보조하며, 불환금정기산, 인삼양위탕에도 포함되어 이와 비슷한 작용을 한다. 회생산의 작용이 가장 확실하게 나타나는 처방으로 비화음이 있다. 비화음은 위허(胃虛)로 인한 구토에 사용하는 처방으로, 사군자탕에 소도제(消導劑)인 신곡과 사인을 더하고, 여기에 회생산을 합한 것이다. 따라서 비화음은 기본적으로 위장의 연약을 치료하는 처방이지만 회생산이 들어감으로 인해 현재 나타나고 있는 구토 증상을 치료하는 개념이 강화된 것이라고 할 수 있다.

처방구성 처방구성을 보면 곽향은 온열성(溫熱性) 소도(消導), 발표제(發表劑)이며 방향성이 있다. 약리적으로는 위장(胃腸)의 모세혈관을 확장하여 소화기능을 높여주는 동시에 위장의 운동성을 증가시켜 위기능을 항진시키고, 위액분비를 촉진하며 구토를 억제하는 작용이 있다. 또한 장(腸)의 흡수율을 정상으로 회복시켜 설사를 멎게 해준다. 진피는 이기제(理氣劑)로서 소화관의 운동을 강화하여 가스 배출을 촉진한다. 또한 진경작용을 하여 소화관 평활근의 경련을 억제하며, 항혈전, 항바이러스, 항산화, 해열작용이 있고, 위액분비 촉진작용, 소화작용 등이 실험적으로 밝혀졌다.

처방비교 **평위산**과 비교하면 평위산은 식상(食傷)으로 인한 급성 위통에 사용하며, 구토의 증상은 없거나 약하게 나타나는 경우에 적합하다. 반면 회생산은 상한 음식을 복용하여 발생하는 곽란에 사용하며, 증상이 급박하고 설사와 구토가 겸해 있을 때 사용한다.

작약감초탕과 비교하며 작약감초탕은 내장근(內臟筋)에 자윤(滋潤)이 부족하여 근육이 긴장되고 과도하게 수축되어 발생하는 복통에 사용한다. 반면 회생산은 식상(食傷)으로 인한 소화장애에 사용하며, 주증상은 극심한 복통이고, 구토와 설사가 동반된다.

이중탕과 비교하면 이중탕은 배가 차면서 사르르 아플 때 사용하며, 평소 몸이 차고 배가 찬 사람에게 적합하다. 반면 회생산은 식상(食傷)으로 발생한 위통(胃痛), 복통(腹痛), 설사(泄瀉), 구토(嘔吐) 등에 사용하며 복통의 정도는 이중탕을 쓸 경우보다 격렬하다.

활용사례

1-1. 급성토사(急性吐瀉) 소아
2-1. 구토감(嘔吐感), 지절통(肢節痛), 근육통(筋肉痛) 남 30세 태음인
3-1. 장막염(腸膜炎), 고열(高熱) 여 6세
4-1. 설사(泄瀉), 구토(嘔吐), 전근(轉筋), 서습곽란(暑濕霍亂)

1-1. 급성토사(急性吐瀉)

다음은 김홍률 선생의 경험을 인용한 것이다.

● ○ ○ ○ 소아

하절기에 소아가 급성토사로 거의 빈사(瀕死)상태에 이르러 병원을 찾았으나 거절당하고 본인을 찾아 왔다. 회생산에 생강, 복룡간을 더하고 다시 전충 0.1돈을 더하여 복용시켰는데 기사회생했다.

위와 같은 처방으로 하절기 유아(幼兒), 소아(小兒)의 급성토사에 투약하면 효과가 좋은데, 다만 결점이라면 구토가 발생하는 원인을 치료하는 처방이 아니라는 것이다.

2-1. 구토감(嘔吐感), 지절통(肢節痛), 근육통(筋肉痛)

다음은 윤여빈 선생의 경험이다.

● 윤 ○ ○ 남 30세 태음인 연구원 경기도 안양시 동안구 관양1동

비습한 태음인으로 평소에 몸에 열이 많다.

① 식후에 바로 설사를 한다. ㉠ 2일전 점심에 선지해장국을 먹고 약 3시간 후에 설사를 했고, 퇴근 무렵에는 몸이 으슬으슬 추운 한기(寒氣)를 느꼈다. ㉡ 집에서 따뜻한 물로 샤워를 하고 나서부터 몸에 열이 많이 났으며 어지러워서 누워있었다. ㉢ 저녁을 먹은 후에 설사를 하더니 그 후에 30분에서 1시간 간격으로 설사를 하기 시작했다. ㉣ 음식을

風 寒 暑 濕 燥 火 內傷 虛勞 霍亂 嘔吐 咳嗽 積聚 浮腫 脹滿 消渴 黃疸 瘧疾 邪祟 身形 精 氣 神 血 夢 聲音 津液 痰飮 蟲 小便 大便 頭 面 眼 耳 鼻 口舌 牙齒 咽喉 頸項 背 胸 乳 腹 腰 脇 皮 手 足 前陰 後陰 癰疽 諸瘡 婦人 小兒

먹은 후에는 바로 설사를 했으며, 물이나 음료수를 마셔도 바로 설사를 했다. ② 근육통(筋肉痛)과 지절통(肢節痛)이 있다. ㉠ 그제 밤부터 근육이 아프고 콕콕 쑤시는 듯한 느낌이 있다. ㉡ 지금도 다리가 아프고 허리와 어깨에도 통증이 있다. ㉢ 허리는 뻐근한 통증이 있고, 어깨의 통증은 콕콕 찌르는 통증이다. ③ 발열(發熱)이 있다. ㉠ 현재 몸에 열이 많으나 이불을 덮고 있어야 한다. ④ 발열로 인한 현훈(眩暈)이 있다. ㉠ 몸이 공중에 붕 떠있는 느낌이고 머리가 멍하다. ㉡ 몸에 균형감각이 없다. ⑤ 기침이 있다. ㉠ 간혹 기침을 하며, 기침을 하면 머리가 울려서 아프다. ㉡ 목이 간질간질한 느낌이 있다. ⑥ 구건(口乾)이 있다. ㉠ 계속되는 설사로 인해서인지 갈증이 심하고 입술이 마른다. ⑦ 구토감이 있다. ⑧ 현재 추위를 심하게 타는데 평소에는 추위를 타지 않고 더위를 탄다. ⑨ 윗배와 아랫배가 약간 차다. ⑩ 음식은 따뜻한 것을 좋아한다. ⑪ 잠을 거의 못 잔다. ⑫ 1999년에 상한 우유를 먹고 식중독에 걸린 경험이 있는데 지금의 증상이 그때와 같다.

식상(食傷)으로 인한 토사곽란(吐瀉霍亂)을 목표로 진피와 곽향으로 이루어진 회생산을 복용하기로 하고, 2배량을 달여서 한 번에 복용했다. 약을 복용한 후에는 바로 설사를 하지 않고 약 20여분이 지나서 설사를 했다. 또한 구토감은 사라졌으며 그 후에 별다른 변화는 없었다.

다시 회생산 2배량을 달여서 한 번에 복용했다.

약을 복용하고 어제는 그나마 잠을 조금 잘 수 있었다. 구토감은 없어졌으나, 설사는 여전하다. 근육통과 지절통은 소실되었다.

3-1. 장막염(腸膜炎), 고열(高熱)

다음은 기우형 선생의 경험이다.

● ○○○ 여 6세

겨울철 어느 날 12시경에 허름한 차림의 부부 내외가 혈색이 없는 6살짜리 여아를 업고 정신없이 내방했다.

① 병원에서는 장막염이라고 했다. ② 장막염으로 진단을 받았으니 금산이나 도시 병원에 입원하여 치료를 하는 것이 좋을 것 같다고 했다. ③ 경주 쪽에 한방의 대가가 많아서 경주로 가려고 했는데, 한 노인이 환자의 상태를 보며 경주에 갈 것 없이 필자를 찾아가라고 강력하게 권하여 왔다고 한다. ④ 장막염에 대하여 잘 모르는 필자에게 사정하기에 "금일 간 투약해 봅시다." 말을 하고 치료를 시작했다. ⑤ 열이 40도가 매일 오르락내리락하며 혼수상태에 빠져 있었다.

회생산을 매일 1첩씩 투약했다. 3일째부터 울고 눈을 뜨고 보채기 시작했고, 5일 만에 밥을 먹고 웃고 다녔다. 그 후 1개월 후에 20세 전후의 처녀가 삼촌 등에 업혀 찾아왔다. 증세가 지난번의 아이와 너무 같아서 회생산을 투약했다. 호전상태는 그전 아이보다는 좀 더디지만 증상이 모두 소실되었다.

4-1. 설사(泄瀉), 구토(嘔吐), 전근(轉筋), 서습곽란(暑濕霍亂)

다음은 ≪의종손익≫에서 발췌한 내용이다.

도광 신사년(1821)에 한 번 4달 동안 장마가 졌는데, 입추(立秋) 후부터 갑자기 병이 몹시 돌면서 설사를 1~2번 하고는 죽었다. 이런 병이 계속되다가 한로(寒露)에 이르러서야 멎었다. 사람들이 이 병의 이름을 알지 못하고 어떤 사람은 괴질(怪疾)이라 하고 어떤 사람은 돌림하는 증[輪症]이라고 했다. 그 후 몹시 더운 때 오랜 장마 끝에 이런 증상이 많이 생겼다. 그런데 단지 설사(泄瀉)만 하기도 하고 혹 겸하여 토(吐)하기도 하고 힘줄이 뒤틀리기도 했다. 이것은 다 습열(濕熱)로 원기(元氣)를 손상해서 생기는 것이다. 허손증(虛損症)으로 고생하는 사람이 먼저 이 병에 걸리되 흔히 구원하지 못했고, 주로 세밀하게 잘 보양하는 사람은 비록 병에 걸려도 쉽게 나았다. 거의 모두가 이 병을 서습곽란(暑濕霍亂)이라고 했다. 대체 이 증은 한 번 설사한 다음 팔다리가 싸늘하고 맥이 끊어질 것 같고 지문에 구김살이 생기며 손발톱이 퍼렇게 되는 탈양증(脫陽症)인데, 곧바로 죽게 된다. 비록 게우고 설사하며 팔다리가 싸늘하지만 맥이 끊어지지 않고 손발톱이 푸르지 않는 자 등은 살릴 수 있다. 식체(食滯)를 겸했을 때에는 회생산에 모과, 오수유, 노야기, 까치콩, 약누룩, 빈랑, 선탱자, 인삼, 차조기 잎 같은 것을 더 넣어 쓴다. 번갈(煩渴)이 있으면 맥문동, 황련, 매화나무열매 같은 것을 더 넣어 쓰거나 부자이중탕 같은 것을 증상에 따라 가감하여 써서 체한 것을 삭이고 습(濕)을 사(瀉)해 버리며 더위를 없애야 하고, 모두 조금이라도 늦지 말아야 한다. 겸하여 온보제(溫補劑)를 써서 위기를 보하고 원기(元氣)를 잃지 않게 하면 모두 나을 수 있다.

中統45 寶 목유산 木萸散

木瓜 吳茱萸 食鹽 各五錢

治 霍亂 吐瀉 轉筋 逆冷
[用 法] 左同炒 令焦 甁盛百沸水三升 入藥同煎 至二升 冷煖任意服
[活套鍼線] 轉筋(霍亂)
[適 應 症] 급성위장염, 소아수양성하리로 인한 체액결핍, 구토, 설사, 복통, 전근, 식중독

처방설명

목유산은 곽란(霍亂), 토사(吐瀉), 전근(轉筋), 역랭(逆冷)을 다스리는 처방이다. 전근은 쥐가 나는 것이며 달리 추근(抽筋)이라고도 하는데, 팔다리의 근맥 특히 비복근에 경련이 일어나 뒤틀리는 것처럼 아픈 것을 예로 들 수 있다. 전근은 보통 기혈부족(氣血不足)으로 근육을 자양하지 못하는 경우, 한습(寒濕)이 침입한 경우, 구토와 설사로 진액(津液)이 몹시 소모되어 근맥(筋脈)을 자양(滋養)하지 못하는 경우에 발생한다. 이 중에서 목유산을 사용해야 하는 전근은 토사, 곽란으로 체액(體液) 배출이 과다해져 발생하는 전근이다.

구토와 설사를 일으키고 복통(腹痛)과 번민(煩悶) 등을 수반하는 병을 통틀어 곽란(霍亂)이라고 한다. 곽란의 발생원인은 다양하겠지만 일반적으로 콜레라나 세균성 식중독, 급성 위장염 등이 주요 원인이라고 할 수 있다. 곽란을 이해하기 위해 콜레라의 증상을 살펴보면, 콜레라의 주된 증상은 콜레라균이 생성하는 콜레라독소에 의해 일어나는 설사이다. 입을 통하여 들어간 콜레라균은 산(酸)에 약하므로 건강한 사람인 경우 위액(胃液)에 의해 사멸되나, 일단 위를 통과하여 소장에 도달하면 왕성하게 증식, 독소를 생산하여 장점막 상피세포막의 투과성을 항진(亢進)시킨다. 그 결과 세포 속의 수분 및 전해질이 장관강(腸管腔)으로 다량 방출되어 설사를 하게 된다. 중증인 경우 복부의 불쾌감과 불안감이 계속되다가 갑자기 설사와 구토가 시작되어 쇼크 상태에 빠질 수 있고, 심한 탈수증상으로 피부에 탄력이 없어지고 혈압하강, 맥박미약, 청색증(靑色症)이 나타나며 팔다리가 차가워지고, 팔다리의 근육에 통증과 함께 경련이 일어나기도 한다.

이처럼 콜레라나 식중독, 급성 위장염 등으로 인해 설사를 심하게 하면 체액과 전해질이 부족해져 근육에 경련이 일어나는데, 목유산은 이러한 근육경련을 치료하는 처방이다. 조문을 보면 역랭(逆冷)이라는 표현이 있는데, 토사(吐瀉)를 심하게 하여 체액이 과도하게 배출되면 전근(轉筋)도 발생하지만 사지 말단의 혈액순환도 불량해져 손발이 차지는 증상이 발생할 수 있다. 역랭(逆冷)의 증상은 콜레라에 걸려 탈수가 심해져 나타나는 혈압하강, 맥박미약, 청색증(靑色症), 팔다리가 차가워지는 증상과 일치한다고 할 수 있다.

목유산에 식염(食鹽)이 포함된 것은 곽란을 치료하려는 목적도 있겠지만 토사(吐瀉)로 인한 과다한 체액배출로 발생한 전근(轉筋)을 치료하려는 목적도 있다. 땀을 많이 흘리는 노동자 또는 군대에서 행군을 시작할 때 병사들에게 식염(食鹽)을 나눠준다. 계속하여 걷다 보면 땀을 통하여 체액의 배출이 많아져 종국에는 다리에 쥐가 나고 탈진하기 때문에 체액의 배출을 통한 전해질(電解質)의 부족을 막기 위해 식염을 주는 것이다. 따라서 목유산에 포함된 식염도 심한 토사(吐瀉)로 인한 전해질의 부족을 보충하기 위함이라는 것을 알 수 있다.

용법을 보면 백비수(百沸水)에 달여 복용한다고 했는데, 이렇게 복용하면 산제(散劑)인 목유산을 가루약

으로 복용하는 것이 아니라 탕으로 복용하는 격이다. 이것은 체액이 과도하게 소모된 상태이기 때문에 수분을 공급하려는 의미도 담겨 있다고 할 수 있다.

처방구성 처방구성을 보면 모과, 오수유, 식염 각 5돈으로 구성되어 있다. 모과는 관절염에 대한 효과가 보고되어 있고, 염증반응을 현저하게 억제시킨다. 따라서 각기(脚氣)에 사용하며, 곽란(霍亂)으로 배가 아프며 토하고 설사하고 비복근에 경련이 일어나는 증상, 다리에 힘이 없는 증상에 사용한다. 오수유는 온열성(溫熱性)이 있어 소화관의 순환을 촉진하여 혈행(血行)을 개선시키고 진통작용(鎭痛作用)을 하며, 장(腸)의 연동운동(蠕動運動)을 조절하고 장내(腸內)의 이상발효를 억제하여 소화기 내의 가스를 제거한다. 식염은 과다한 체액 배출로 인한 전해질 부족을 개선시킨다.

처방비교 처방구성이 비슷한 **목유탕**과 비교하면 두 처방 모두 모과와 오수유를 포함하고 있다는 공통점이 있다. 그러나 목유탕에는 빈랑이 들어 있어 울체(鬱滯)되어 있는 수분을 배출시켜 천(喘)을 멈추게 하는 작용이 있다. 반면 목유산에는 식염이 들어 있어 과다한 수분배출 후에 발생하는 전해질 부족을 막아주는 역할을 한다. 공통으로 들어 있는 모과와 오수유는 온열(溫熱)시키고 근육의 긴장을 풀어주어 혈행소통을 도와주는 작용을 한다.

근육이 뒤틀리는 증상에 **작약감초탕**을 쓰기도 하는데, 작약감초탕은 근육의 과도한 수축으로 혈액의 전달이 되지 않아서 발생하는 근육경련에 사용하는 반면, 목유산은 토사, 곽란으로 체액의 배출이 과다해져 발생하는 전근(轉筋)에 사용하며 다소 지속성을 띠는 경향이 있다.

회생산과 비교하면 두 처방 모두 곽란에 사용한다. 그러나 회생산은 식상(食傷)으로 인한 복통이나 토사에 사용하는 반면, 목유산은 식상으로 인한 토사에도 사용하지만, 그보다는 토사 이후에 체액의 부족으로 발생한 전근에 많이 사용한다.

평위산과 비교하면 평위산은 식상(食傷)으로 인해 소화기조직이 손상되어 위통이나 복통이 나타났을 때 사용하며, 소화기의 운동성을 증가시켜 복통을 치료한다. 반면 목유산은 식상으로 인해 발생한 복통이나 설사에도 사용하지만 주로 설사로 인해 체액의 균형이 깨져서 나타나는 전근(轉筋)에 사용한다.

활용사례

1-1. 쥐남 남 67세 태음인 170cm 76.5kg
2-1. 토사(吐瀉), 곽란(霍亂), 전근(轉筋) 여 70세
3-1. 식중독(食中毒), 복통(腹痛), 설사(泄瀉) 여 35세

1-1. 쥐남

다음은 노의준 선생의 경험이다.

● 김 ○ ○ 남 67세 태음인 170cm 76.5kg 경기도 안양시 만안구 안양1동 진흥아파트

안색은 갈색으로 짙은 편이며 성격이 원만해 보인다.

① 다리에 쥐가 난다. ㉠ 특히 자다가 다리에 쥐가 잘 난다. 일주일에 3~4번은 쥐가 난다. ㉡ 한 번 쥐가 나면 며칠 동안은 다리가 뻣뻣하게 굳어서 통증이 지속된다. ㉢ 한 번씩 다리로 힘을 주게 되면 종아리가 뻣뻣하게 경직되면서 쥐가 난다. ② 피로시 다리에 힘이 빠지면서 어지럽고 진땀이 난다. ③ 대변은 1일 1회 매일 아침에 보고 처음에는 된 편이다가 나중에는 설사가 되고 대변이 퍼진다. 가끔 설사를 하지만 잔변감(殘便感)은 없다. ④ 가끔 가슴이 두근거린다. ⑤ 가끔 안면경련(顔面痙攣)이 있다. ⑥ 추위를 조금 탄다. ⑦ 발이 차다. ⑧ 물은 보통 이상으로 마신다. ⑨ 식욕은 좋으나 공복시에 맥이 풀리면서 진땀이 난다. ⑩ 소변을 자주 보지 않고 자다가 1회 정도 보는 정도이다. ⑪ 잠은 잘 자는 편이다. ⑫ 좌협에 타박상이 있는데 이것은 자전거를 타다가 발생한 것이며 뼈에 이상은 없다. ⑬ 통풍진단을 받았는데 약을 복용하고 걸으면 모래를 밟는 듯한 느낌이 있다. ⑭ 복진을 하다 보니 손댄 자국마다 벌겋게 부풀어 오르는 접촉성 피부염이 있다는 것을 알았다. ⑮ 복진과 맥진으로 진단을 해보았다.

㉠ 맥을 보니 맥폭은 크고 중간 정도의 세기. 속도도 중간 정도. 다소 침(沈)하다. ㉡ 손은 굵고 단단하며 큰 편이다.

㉢ 설색(舌色)은 적색(赤色)이며 설열(舌裂)이 보이고 약간 습윤하며 백태(白苔)가 있다. ㉣ 복진상 복형은 풍만한 편이고 흉격이 들려 있고 복부가 발달되어 있다. ㉤ 복색은 갈황색으로 짙은 편이다. ㉥ 복근은 무력 물렁한 편인데 안으로 깊이 누르면 저항이 있다. 상복부(上腹部)는 탄력이 있는 편인데 제하복(臍下腹)은 무력하여 약간의 제허(臍虛) 관원허(關元虛)가 보인다. ㉦ 상복쪽의 탄력이 살아 있어 복직근연급(腹直筋攣急)이 있는 듯했다.
복진상 복직근연급(腹直筋攣急)이 보이고 쥐가 난다는 점에서 작약감초탕으로 10일분 20첩을 투약했다.
복약 초기 며칠은 쥐가 안 나고 좋더니 한약을 복약하면서 점점 쥐나는 것이 악화되어 복약이 끝날 즈음에는 처음 상태로 되돌아갔다고 했으나 그날 환자가 많아 깊이 고려하지 못하고 작약감초탕 2배량으로 15일분을 투약했다.
전화가 왔는데 복약 후 오히려 쥐가 더 심하게 난다고 하여 다시 내원하게 하여 자세히 살펴보았다.
① 먼저 복진 상에서 복직근연급(腹直筋攣急) 전혀 나타나지 않았고 상복(上腹部)부에 약간의 저항 정도만 확인되었다.
② 뿐만 아니라 종아리 근육을 만져보니 스펀지처럼 흐물흐물하게 잡혔다. ③ 또한 쥐가 나는 양상을 좀 더 세심하게 탐문하니 다리를 움직이지 않고 누웠거나 하면 다리가 뻣뻣해지고 쥐나는 것이 더 심해지고, 앉거나 섰거나 걸으면 쥐나는 것이 덜하며, 특히 등산을 하여 다리를 많이 움직여주면 훨씬 쥐나는 것이 덜하고 다리가 편하여 매일같이 몇 시간씩 등산을 한다는 점에서 작약감초탕 증상이 아닌 것으로 판단되었다.
이번에는 목유산(모과 오수유 소금20g)으로 5일분 10첩을 투약했다.
일주일 후 다시 내원했을 때 확인해 보니, 쥐가 나는 것이 많이 줄어들었다. 자다가 쥐가 나는 것도 없고 발이 저리는 것도 없다고 한다.
목유산이 효과가 있는 것으로 보고 전과 같은 처방으로 9일치 18첩을 투약했다.
약 2개월 후에 전화를 하여 확인해 보니, 복약 후 다리에 쥐가 나는 것이 없어졌다고 한다. 그동안 한 번도 쥐가 나지 않았다며 고맙다는 말을 들었다. 다만 한약 맛이 너무 짜서 먹기가 고약했고 짠맛이 심해서 그런지 소화가 안 되고 속이 더부룩했다고 한다.

2-1. 토사(吐瀉), 곽란(霍亂), 전근(轉筋)

다음은 곽명근 선생의 경험을 채록한 것이다.

● ○ ○ ○ 여 70세 경기도 화성시 봉담면 샘골

68년도에 경험한 일이다. 그 해에 가뭄이 들어 모내기가 늦어졌었는데, 어느 날 영감님이 찾아와서 부인이 다 죽게 되었으니 같이 가자는 것이다. 그래서 먼 길이지만 급하게 영감님을 따라 집으로 갔다. 그날 모내기를 하던 중 논에서 갑자기 할머니가 곽란(霍亂)을 일으키며 쓰러졌는데
① 복통(腹痛)이 있다. ② 전신이 떨리고 팔다리가 뒤틀렸다. ③ 토하고 설사를 하면서 쓰러졌다는 것이다.
④ 집으로 급히 업고 가게 한 다음 할아버지는 약을 지으려고 필자에게 찾아온 것이다.
증상을 가만히 들어 보니 토사곽란(吐瀉霍亂)과 전근(轉筋)이었으며, 이는 식상(食傷)으로 인해 발생한 것으로 보였다. 복통(腹痛)과 함께 구토(嘔吐)와 설사(泄瀉)를 했다는 것을 보면 식상 중에서도 식중독(食中毒)에 가까운 것으로 판단되었다. 전신과 손발이 뒤틀리는 전근은 갑작스러운 설사로 인해 체액이 과도하게 배출되어 체액과 전해질이 부족하여 나타나는 증상으로 보인다.
토사곽란(吐瀉霍亂)의 증상이 있어 회생산을 사용하려고 하다가 약량이 매우 적고 전근(轉筋) 증상이 함께 있어 목유산을 사용하기로 했다. 따라서 목유산에 토사곽란이 있다는 점에서 회생산을 합하여 3첩을 지었다.
집에 도착했는데 그때까지도 복통(腹痛)과 전근(轉筋)이 있으면서 누워 있는 할머니의 백회(百會)를 비롯한 급소를 자극하자 증세가 완화되면서 얼마 후 할머니가 잠이 들었다. 아직 약을 복용하지 않았으나 증상이 완화되어 있던 중에 할아버지가 화장실에 다녀오더니 자신도 복통이 있고 설사를 하면서 몸이 뒤틀리고 팔 다리에 쥐가 나는 것이 할머니와 비슷하다고 말했다.
너무도 난감한 상황이었다. 할머니와 할아버지 모두 같은 증상을 나타내는 것을 보면 점심에 먹은 음식이 원인이라고 생각하여 뭘 먹었냐고 확인해 보니, 고등어자반에 밥을 먹었다는 것이다. 분명히 고등어가 변질되어 식중독을 일으킨 것으로 판단되었다.
할머니와 할아버지가 같은 증상이므로 할머니에게 투약하려고 가지고 온 약을 함께 복용시키라고 자녀에게 당부하고 집으로 돌아왔다. 얼마 후에 우연히 만나게 되어 경과를 확인해 보니, 지난번에 지어준 약을 복용한 뒤에 완전히 나았다며 고맙다는 말을 했다.
요즘에는 토사곽란(吐瀉霍亂) 증상이 적어 목유산을 사용할 일이 거의 없지만 예전에는 이런 경험이 아주 많았다. 토사곽란(吐瀉霍亂)이 있으면 체내의 수분이 빠져나가면서 전해질의 균형이 깨져 전근(轉筋) 현상이 나타난다. 이런 경우에는 소금을 복용하면 좋아지는 경우가 있는데, 소금이 전해질의 균형을 맞추어 준다고 볼 수 있다. 목유산에도 식염이 들어 있어 토사곽란(吐瀉霍亂)으로 인한 전근에 사용할 수 있다. 또한 반드시 토사곽란이 아니더라도 설사를 심하게 했거나 탈수로 인하여 쥐가 나는 증상에는 지금도 목유산을 활용할 수 있다고 생각된다. 실제로 설사를 하고 난

뒤에 탈수증이 보이면 요즘은 링거를 맞게 하지만 필자는 목유산을 이용한다.

3-1. 식중독(食中毒), 복통(腹痛), 설사(泄瀉)

다음은 곽명근 선생의 경험을 채록한 것이다.

● ○ ○ ○ 여 35세 주부 경기도 화성시 봉담면 샘골

목유산으로 할머니와 할아버지의 식중독으로 인한 토사곽란을 치료했던 집의 며느리이다. 그날 시부모와 함께 모내기를 하며 점심으로 고등어 반찬을 먹었는데, 할머니와 할아버지는 연세가 많으셔서 그런지 증상이 빨리 나타났지만 며느리는 한참 시간이 지난 후에 증상이 나타났다.

할머니와 할아버지가 토사곽란(吐瀉霍亂)으로 쓰러져 직접 집으로 찾아가 목유산에 회생산을 합하여 약을 지어주고 돌아와 잠을 자고 있는데 새벽에 누가 문을 두드린다. 나가 보니 낮에 새참으로 고등어를 먹고 식중독으로 토사곽란을 했던 할아버지 집에서 온 것이다. 새벽에 온 것으로 보아 분명히 상태가 호전되지 않고 악화된 것으로 짐작하고 있었는데, 다행히도 두 분은 증세가 격감하여 지금 잘 자고 있다고 한다. 이번에는 며느리도 비슷한 증상이 나타난다고 하여 확인해 보았다.

① 저녁이 되어 복통(腹痛)이 있고 설사(泄瀉)를 했다. ② 몸에 힘이 빠지고 정신이 없다. ③ 시부모님처럼 몸이 뒤틀리는 것은 없다고 한다.

함께 고등어를 먹은 뒤에 식중독에 걸렸으므로 이 며느리에게도 회생산에 목유산을 합하여 3첩을 지어주었다.

지어준 약 3첩을 모두 복용한 뒤로 설사가 멈추고 기운이 돌아와 완전히 회복되었다는 말을 들었다.

동일한 음식을 같은 시간에 먹고 증상은 비슷하지만 할머니가 처음, 할아버지가 다음, 다음날 새벽에 되어서야 며느리에게 증세가 나타나는 이유는 병인이 동일하더라도 이를 대응하는 인체의 능력에 따라 반응시간이 다르기 때문이다. 또한 며느리는 전근(轉筋)의 증상이 나타나지 않았다는 점을 보면 체력에 따른 인체의 대응 능력에 차이가 있다는 것을 알 수 있다.

中統46 寶 생강귤피탕 生薑橘皮湯

橘皮 四兩 **生薑** 八兩

治 乾嘔 手足厤冷
[用　法] 水七盞煎 至三盞 微溫呷服
[活　套] 氣虛 加人蔘 一~二兩
[活套鍼線] 乾嘔(嘔吐)
[適 應 症] 건구, 오심, 구토, 복랭, 수족랭

처방 설명

생강귤피탕은 허랭성 건구(乾嘔), 오심(惡心), 복랭(腹冷), 수족랭(手足冷) 등에 사용하는 처방으로 귤피와 생강 두 가지 약재로 구성되어 있다.

구토(嘔吐)는 위장에서 음식물을 받아들일 수 없는 상태라는 신호이거나 부적합한 음식물을 먹었을 때 빠르게 배출시키려는 인체의 적극적인 반응이다. 건구(乾嘔)는 위장의 내용물이 나오지 않으면서 토기(吐氣)가 있는 것이며, 위장에 음식물이 들어오지 않은 상태에서 나타나는 증상이므로 위장에서 음식을 소화시키기에 부적합한 상태라는 것을 미리 알리는 신호라고 볼 수 있다. 사전적인 정의를 보면 '건구(乾嘔)란 다른 말로 완(啘)이라고 부르며, 헛구역질을 하는 것으로, 위 내용물은 나오지 않고 거품이 섞인 침(길게 질질 흐르는 끈적끈적한 침)을 토하는 때도 있는데, 위(胃)가 허(虛)하고 위기(胃氣)가 거슬러 올라서 생기는 것'으로 되어 있다. 또 ≪제중신편≫에서는 '오심(惡心)은 소리도 토물도 없고 단지 메슥메슥한 것을 말하고, 건구역은 소리만 있고 혹은 손발이 싸늘하며 침을 토하는 것으로 생강, 귤피 즉, 생강귤피탕을 달여 먹어야 한다.'고 했다.

건구(乾嘔)의 일반적인 원인으로 첫째, 소화기조직에 스며 있는 습담(濕痰)을 들 수 있다. 소화기조직에 습담이 울체(鬱滯)되어 있으면 소화기의 운동성이 떨어지고 소화액 분비에 장애가 생겨 음식물의 소화·흡수기능이 저하된다. 따라서 음식을 정상적으로 소화시킬 수 없다는 반응으로 구역이나 트림이 발생하는 것이다. 이럴 때는 거담제(祛痰劑)를 사용하여 습담(濕痰)을 없애주면 건구를 치료할 수 있다. 둘째 선천적, 후천적으로 소화기가 연약해졌을 때도 건구(乾嘔)가 발생한다. 소화기연약은 소화기관의 형성이 미약한 소아에게서 볼 수 있고, 질병으로 인해 체력소모가 많아져 소화기에 배분되는 에너지가 줄어들었을 때도 볼 수 있다. 이럴 때는 보기(補氣)·건비제(健脾劑)를 사용하여 소화기연약을 개선해 주어야 한다. 셋째, 소화기가 허랭(虛冷)해졌을 때도 건구가 발생할 수 있다. 허랭(虛冷)하다는 것은 소화기에 배분되는 에너지가 줄어들어 소화기능이 극도로 저하되어 있다는 것을 의미한다. 이럴 때는 온리제(溫裏劑)를 사용하여 소화기 허랭(虛冷)을 개선해 주면 건구(乾嘔)를 없앨 수 있다. 마지막으로 입덧에서 볼 수 있듯이 양수(羊水)의 형성 때문에 건구가 발생하기도 한다. 이것은 크게 본다면 습담(濕痰)의 범주에 넣을 수도 있지만 임신이라는 특수한 상태에서 발생하는 것이므로 따로 분류할 수 있는 것이다.

생강귤피탕을 사용할 수 있는 건구(乾嘔)의 원인은 소화기의 허랭(虛冷)과 소화기조직에 스며 있는 습담(濕痰)이다. 따라서 구토를 할 때 배가 차면서 습담(濕痰)이 있다고 판단될 경우에 사용할 수 있다. 이런 상태에서 나타나는 구역(嘔逆)은 위내시경을 통해 검사한다고 해도 원인을 찾을 수 없다.

조문을 보면 건구(乾嘔)뿐 아니라 수족마랭(手足痲冷)도 치료한다고 했다. 손발이 차다는 것은 혈액순환이 저하되었다는 것이며, 이런 상태가 심해지면 피부감각이 둔해질 수 있다. 이것을 마랭(痲冷)으로 표현한 것이며, 이럴 때 온열제(溫熱劑)를 사용하면 치료할 수 있다. 생강귤피탕에는 온열제인 생강의 양이 많기 때문에 건구(乾嘔)가 있으면서 손발이 차고 감각이 둔해졌을 때 사용할 수 있다.

참고로 담음(痰飮)의 점도를 기준으로 사용할 수 있는 약재를 살펴보면 택사, 백출, 복령은 음수(飮水)에 가까운 담음(痰飮), 반하와 남성은 점액성이 높은 담음(痰飮), 귤피는 담(痰)과 음(飮)의 중간 정도의 담음(痰飮)에 사용한다. 그러므로 귤피가 포함된 생강귤피탕은 배가 차면서 소화기에 음수(飮水)가 있어서 건구 역질을 할 때 적합하다.

처방구성 귤피는 진피와는 다른 것이지만 없을 때는 진피로 대용하기도 한다. 귤피는 교감신경을 흥분시켜 기관지를 확장하며, 위장 평활근의 경련을 억제하고 심장의 운동능력을 강화한다. 여기서 귤피는 거담제(祛痰劑) 역할도 하지만, 생강의 강한 자극성을 완화시켜 주는 기능도 한다. 생강은 혈관운동 중추를 강화하여 혈액순환을 촉진하고, 심장의 수축력을 강화하고 호흡량을 늘려 혈액순환을 빠르게 증가시키는 기능이 있고, 소화액 분비를 촉진하여 소화를 돕는다.

처방비교 **이진탕**과 비교하면 두 처방 모두 건구(乾嘔)에 사용하는 처방으로, 이진탕은 소화기조직에 스며 있는 습담(濕痰)으로 인해 소화기조직이 이완되어 발생하는 건구에 사용하며 트림, 오심이 동반되는 경우도 있다. 반면 생강귤피탕은 허랭(虛冷)한 상태에 사용하며 약간의 습담(濕痰)이 소화기조직에 울체되어 발생하는 건구에 사용한다.

이중탕과 비교하면 두 처방 모두 복부의 허랭(虛冷)으로 인한 건구(乾嘔)에 사용하는데, 이중탕은 소화기 연약과 복랭(腹冷)으로 인한 건구에 사용한다. 반면 생강귤피탕은 소화기가 연약하다기보다는 단순히 복부가 허랭하면서 소화기에 약간의 습담(濕痰)이 울체(鬱滯)되어 있는 상태에서 발생하는 복랭이나 건구에 사용한다.

노강음과 비교하면 두 처방 모두 복부허랭이나 전신허랭에 사용한다. 그러나 노강음은 허랭(虛冷)한 상태에서 학질증상이 나타났을 때 사용하는 처방으로 온열(溫熱)의 약성을 응용하여 복랭(腹冷)과 전신허랭(全身虛冷)에도 사용한다. 반면 생강귤피탕은 온열성과 소화기의 습담을 없애는 작용이 있어 복랭(腹冷)과 건구(乾嘔)에 사용한다.

➔ 활용사례

1-1. 시험복용, 수족랭(手足冷) 여 32세 소음인 160cm 46kg
2-1. 시험복용 여 34세 소양인
3-1. 시험복용 여 28세 171cm
4-1. 생강귤피탕 복용후기

1-1. 시험복용, 수족랭(手足冷)

다음은 강한은 선생의 경험이다.

● 강 ○ ○ 여 32세 소음인 160cm 46kg 경기도 과천시 중앙동

① 평소에 몸이 찬 편이다. ② 소화는 잘되나 식사량은 적은 편이다. ③ 추위를 많이 탄다. ④ 전신과 특히 손발이 차다.

생강귤피탕의 약성이 궁금하기도 하여 1첩씩 달여서 시험복용했다.

1. 복용시 위장 부위가 화끈거렸고, 15분 이후 차가웠던 손에 약간의 열감이 도는 것을 느꼈다.
2. 6봉째 복용하는 도중 손발이 따끈했고, 평소와 다르게 식후 2시간이 되기도 전에 배가 고팠다. 그 외에 별다른 증상은 없었다.
3. 복용 이후 3일 정도 지나니 날씨가 쌀늘해서 그런지 다시 차가워졌다.

風
寒
暑
濕
燥
火
內傷
虛勞
霍亂
嘔吐
咳嗽
積聚
浮腫
脹滿
消渴
黃疸
瘧疾
邪祟
身形
精
氣
神
血
夢
聲音
津液
痰飮
蟲
小便
大便
頭
面
眼
耳
鼻
口舌
牙齒
咽喉
頸項
背
胸
乳
腹
腰
脇
皮
手
足
前陰
後陰
癰疽
諸瘡
婦人
小兒

2-1. 시험복용

다음은 한정림 선생의 경험이다.

● 한 ○ ○ 여 34세 소양인 서울특별시 동대문구 휘경동

맛은 약간 시고 매웠으나 괜찮았다. 처음 복용했을 때에는 기분이 가라앉았는데, 약 때문인지는 부정확하다. 목이 마를 때 복용했는데 약간 호전되는 느낌이 있었다. 손발이 따뜻해질 것으로 생각했으나 이러한 느낌은 없었다.

3-1. 시험복용

다음은 홍지연 선생의 경험이다.

● 홍 ○ ○ 여 28세 171cm 서울특별시 동대문구 휘경동

복용시 매운 맛으로 입안이 약간 화끈거리는 느낌이었다. 날씨가 더워져서 손발은 따뜻했기 때문에 수족에 나타나는 변화는 확실치 않다. 그런데 위(胃)에서 열이 나는 듯한 느낌이 들었다. 약을 복용한 후 수영을 했는데 위에서 뜨거운 느낌이 나서 약간 부담스러웠다. 약을 복용한 후에 소화가 잘됐다.

4-1. 생강귤피탕 복용후기

[1] 체기(滯氣)

● 송 ○ ○ 남 28세 소양인 전라남도 나주시

복용하기 전에 붕어빵을 먹었는데 약간 체기가 있으면서 더부룩했다. 생강귤피탕을 복용한 후에 트림이 두어 번 났다. 처음에는 쓰고 매운맛이 있었는데 약을 복용하자마자 체기(滯氣)가 사라지는 느낌이 들었다. 1~2분 후에 바로 트림이 나고 체기가 모두 사라진 느낌이 들었다. 또한 지금 속이 뜨겁거나 매운 상태는 아니다.

[2] 열감(熱感)

● 남 ○ ○ 만32세 열성 태음인 경기도 안양시

체기(滯氣)가 없는 상태에서 약을 복용했는데 뚜렷한 변화를 느끼지는 못했다. 몸에 열이 있어서인지 약을 복용한 후에 10분~15분 정도 전중(膻中) 부분이 뜨거웠다. 맛은 좀 쓰고 약간 매운 느낌이었다. 한동안 속[膻中]이 뜨겁다는 느낌이 특징이다.

[3] 두중(頭重), 구토감(嘔吐感)

● 임 ○ ○ 남 24세 서울특별시 서초구 서초동

수업 중에 한 번에 약을 복용했는데 기분이 찜찜했다. 생강의 매운맛이 느껴지면서 가슴 부위에 불쾌감이 생기고 구토감(嘔吐感)이 느껴졌다. 매운맛 때문에 위로 열이 올라온 다음에 구토감이 사라지고, 그 후에 몸이 나른하면서 머리가 띵했다.

[4] 나른해짐

● 최 ○ ○ 24세

귤피일물탕처럼 약간 숙성된 맛이었으며, 생강의 매운맛으로 혓바닥이 자극되었고 식도까지 화끈한 기분이었다. 약을 복용하고 몇 분 정도 지나자 몸이 나른해지는 느낌이 들었다. 20분 정도 지나서도 몸이 나른했고 몸이 처지는 느낌이 들었는데 지금은 좋아졌다.

[5] 트림

● 전 ○ ○ 남 36세 170cm 85kg

생강귤피탕을 달이는 냄새를 맡는 게 굉장히 역겨웠으며 눈이 아렸다. 약을 식혀서 한 번에 복용했는데 먹자마자 눈 밑에 땀이 났다. 먹을 때 너무 화한 느낌이었으며, 못 먹을 것을 먹었다는 생각이 들었다. 얼굴에 상기감(上氣感)은 귤피일물탕보다 강했다. 그런데 1분 정도 지나자 상기감이 없어졌다. 1~2분 정도 지나자 트림이 계속 나왔고, 속이 더부룩한 상태였다. 마치 음식물이 섞여서 속이 더부룩하다는 느낌이었다.

[6] 트림

● 윤 ○ ○ 남 30세 경기도 안양시 관양1동

정확히 6시 9분에 복용했다. 복용을 하니 다소 목이 아린 느낌이 들었다. 생강 대신 건강을 넣어서 그런지 약성이 강

했던 것 같다. 3분 후에 트림을 했으며, 7분 뒤에도 트림을 했다. 30분 지난 후까지 상복이 따뜻한 느낌이 있었다. 오후 2~3시 경에 오한(惡寒)이 있었는데, 몸이 따뜻해져서인지 지금은 오한이 없어졌다. 상복은 지금도 따뜻한 느낌이 든다.

[7] 열감(熱感)

- 김 ○ ○ 만 34세 서울특별시 마포구

생강귤피탕을 복용하고 난 후에 인후부에 자극감을 느꼈다. 조금씩 나누어 복용했는데 한 모금 마셨을 때 열감(熱感)이 있었다. 약을 식혀서 복용한 후에도 열감이 느껴졌다. 약을 복용한 후에 배꼽 부위에 따뜻한 느낌이 있었다. 평소 소화기가 좋지 않아 설사를 자주하는데, 배가 따뜻한 것 같은데 싸~하게 아픈 느낌이 있었다. 마치 찬 기운이 배의 가죽으로 밀려난 느낌이었다.

[8] 위자극

- 김 ○ ○ 30대 중반

약냄새를 맡았는데 무척 역겨웠다. 귤피일물탕과 비교해서 냄새가 안 좋았고 맛도 안 좋았다. 3~4번으로 나누어서 복용했는데 생강 때문인지 톡 쏘는 맛이 강했다. 약을 복용하고 5~10분 정도 식도에서 위까지 쏘는 느낌이 있었다. 30~40분이 지난 지금도 강한 느낌은 아니지만 무지근하게 남아 있는 것 같다.

[9] 얼얼한 느낌

- 이 ○ ○ 남 59세 175cm 73kg

6시 반경에 생강귤피탕 한 컵을 마셨는데, 식혀서 복용했다. 약을 복용하기 전에 붕어빵 하나를 먹었다. 먹고 나서 식도에서 얼얼하고 아리한 느낌이 위장까지 있었고 지금도 약간 화~한 느낌도 계속되었다. 식도도 아리고 위장도 약간은 얼얼한 느낌이 들었는데 시원한 느낌도 있었으며 기분이 괜찮았다.

[10] 트림

- 이 ○ ○ 170cm 66kg 음성체질 감별 결과 소양인 경향 많고 그 다음으로 태음인 경향 많다.

약을 복용하니 아린 맛과 목에 싸한 느낌 있었고 맛은 별로 없었다. 한 5분 정도 지나자 눈 쪽으로 상기감(上氣感)이 있고 20분 정도 지나서 2~3번 트림이 나왔다. 한 번에 쭉 마신 게 아니라 나눠서 마셔서 특별하지 않은 것 같다. 두 번째 복용하니 바로 트림이 나왔다. 원래 추위를 타는 편인데 속이 따뜻했다. 요즘에 식체(食滯) 경향이 있었는데 오히려 느낌은 좋았다.

中統47 益 신향산 神香散

丁香 白豆蔻 各一錢

治 嘔噦 脹滿 痰飮 膈噎
[用　法] 上末 白湯調下 ① 有寒 薑湯下
[活套鍼線] 噎膈(嘔吐)
[適應症] 딸꾹질, 소화불량, 구토, 복통, 식욕부진

처방설명

신향산은 소화불량(消化不良), 하복포만(下腹飽滿), 복통(腹痛), 구토(嘔吐), 딸꾹질 등에 사용하는 처방이다. 조문에는 구얼(嘔噦: 딸꾹질), 창만(脹滿), 담음(痰飮), 열격(噎膈) 등을 다스리는 처방으로 되어 있는데, 이런 증상은 모두 소화장애에 기인한 것들이다.

딸꾹질은 소화기조직에 습담(濕痰)이 정체되어 조직이 이완되었을 때, 허랭(虛冷)으로 인해 소화기능이 저하되었을 때 쉽게 발생한다. 이외에도 소화불량 같은 소화장애가 있거나 긴장했을 때도 딸꾹질이 발생할 수 있는데, 신향산은 소화장애가 원인이 되어 딸꾹질이 발생했을 때 사용할 수 있는 처방이다.

창만(脹滿)은 소화기의 운동성이 저하되어 섭취한 음식물을 적절하게 소화시키지 못하는 경우에 발생한다. 담음(痰飮)은 증상이라기보다는 원인에 가까운 것인데, 여기서는 소화기조직에 스며 있는 담음을 직접 제거하는 약성은 없으나, 담음(痰飮)으로 인한 소화기의 이완과 기능저하를 개선할 수 있음을 암시한다. 열격(噎膈)은 음식이 목구멍으로 잘 넘어가지 못하거나, 넘어갔다 해도 위까지 내려가지 못하고 이내 토하는 병증으로, 술이나 자극성 음식을 많이 먹거나 우울하거나 불쾌한 감정으로 인해 발생한다. 이러한 상태가 심해지면 횡격막 부위의 통증과 함께 몸이 여위고 대변이 굳기도 한다.

위 증상 모두를 통틀어서 소화장애라고 할 수 있다. 즉 소화장애로 인해 딸꾹질을 하거나, 소화불량으로 인해 가스가 차고 소화가 안 되고, 이로 인해 토하거나 체하거나 복통이 발생하는 것이다. 따라서 신향산은 소화장애와 이로 인해 발생하는 증상을 개선하는 처방이라고 할 수 있다.

옛날 처방집을 보면서 유념해야 할 것은 조문에 있는 증상에만 처방을 대입시키지 말고, 그러한 증상이 나타나는 생리적, 병리적 상태를 보아야 한다는 것이다. 그런 병리상태를 파악할 수만 있다면 조문에 있는 증상뿐 아니라 그 상태에서 발생할 수 있는 다양한 증상을 이해할 수 있으며, 양방의학에서 통용되고 있는 증상들까지 아우를 수 있기 때문이다. 신향산 또한 조문에 나와 있는 '嘔噦구얼 脹滿창만 痰飮담음 膈噎격열'에만 국한하지 말고, 소화불량(消化不良), 하복포만(下腹飽滿), 복통(腹痛), 구토(嘔吐) 등 다양하게 응용할 수 있어야 한다.

신향산의 특징은 방향성 약재로 구성되어 있다는 것이다. 방향성 약재는 휘발(揮發)이 잘된다. 휘발이 잘 된다는 것은 흡수가 신속하다는 것이고, 신속하게 흡수되는 만큼 약효가 빠르게 나타남을 의미한다. 따라서 방향성 약재로 구성된 처방을 복용하면 장관(腸管)의 운동이 신속하게 일어난다. 그래서 이런 약재로 구성된 처방은 급체(急滯)나 급성 소화불량(消化不良)에 많이 사용된다. 또한 이러한 처방은 소화기에 적체된 것을 급히 이동시켜야 하는 경우에 많이 사용한다. 이 밖에도 방향성 약재는 장내(腸內)의 가스를 조절해 주는 특성이 있는데, 신향산도 이런 작용이 있다. 특히 소장(小腸)은 내경(內徑)이 좁고 길이가 6~7m나 되기 때문에 기능이 저하되었을 경우 음식물의 이동이 느려져 가스가 발생하기 쉬운 곳인데, 신향산처럼 방향성이 강한 처방을 복용하면 이러한 증상을 신속하게 치료할 수 있다.

단, 주의해야 할 점이 있다. 처방집에 나와 있는 산제(散劑)나 환제(丸劑)를 탕제(湯劑)로 만들어 복용하는 예가 많은데, 신향산을 탕제로 복용하면 약맛이 매우 좋지 않기 때문에 산제나 환제로 복용하는 것이 좋을 듯하다. 조문에 나와 있는 증상이 만성이라고 볼 수 없기 때문에 흡수가 빠른 탕제로 복용하는 것이 좋겠지만, 예전 사람들도 약맛을 고려하여 산제로 만든 것이 아닌가 생각해 본다.

처방구성 처방구성을 보면 정향은 위액분비를 촉진하고 장관운동을 조절하며, 설사를 억제하는 작용이 있다. 또한 담즙분비를 촉진하는 작용과 진통작용이 있다. 백두구 또한 위액분비를 촉진시키며 장(腸)의 연동운동(蠕動運動)을 활발하게 하여 장내(腸內)의 적취물을 제거해서 이상발효를 억제한다. 이처럼 정향과 백두구 모두 소화기능 저하로 인해 여러 증상이 나타나는 경우에 사용하는 약재이다.

처방비교 **평위산**과 비교하면 평위산은 과식이나 부적합한 음식물을 섭취하여 복통, 설사, 소화불량 등이 발생했을 때 사용한다. 반면 신향산은 방향성 약재로 정장(整腸)시키면서 소화기조직을 자극하는 작용이 있어 전반적인 소화불량에 속효가 있다. 또한 신향산은 위장과 소·대장에 작용하여 음식물의 발효과정에서 발생하는 가스를 완화시키지만, 평위산처럼 과식으로 인한 경련성 위통에는 사용하지 않는다.

소합향원과 비교하면 소합향원은 정향, 안식향, 백단향, 용뇌 등 많은 양의 방향성 약재를 포함하고 있어 소화불량뿐 아니라 설사, 복통 등 다양한 소화장애에 사용할 수 있다. 반면 신향산은 주로 위장과 소장에 영향을 주어 소화불량과 소화불량으로 인한 창만(脹滿), 구얼(嘔噦) 등은 치료할 수 있으나 설사까지 치료하는 것은 아니므로 상대적으로 치료범위가 좁다고 할 수 있다.

정향시체산과 비교하면 정향시체산은 소화기가 연약(軟弱)하고 허랭(虛冷)한 상태에서 발생하는 딸꾹질에 사용하는 반면, 신향산은 소화불량으로 인한 딸꾹질에 사용한다.

→ 활용사례

1-1. 딸꾹질 남 61세 소양성소음인
1-2. 딸꾹질 남 50세 태음성소음인
1-3. 딸꾹질 남 35세 태음인
2-1. 복용후기

1-1. 딸꾹질

다음은 고령자 채록집에 있는 문갑승 선생의 공두산 경험을 인용한 것이다.
공두산은 백두구, 사인으로 구성되어 신향산(백두구, 정향)의 정향 대신 사인이 들어가지만 둘 다 방향성 약재로 약효가 유사하며 딸꾹질에 사용할 수 있어서 신향산의 이름으로 인용한 것이다.

● ○ ○ ○ 남 61세 소양성소음인 경기도 동두천시

키가 크고 성격이 고약하며 매우 급한 사람이다.
76년도 이른 가을, 이곳과 거리가 먼 동두천에서 딸꾹질을 치료하기 위해 본 한약방을 내방하겠다고 전화를 걸어온 분으로 가장 기억이 남는다. 나이가 환갑이며 부인은 없고, 재산은 많아 풍류를 즐기며 아들 내외와 함께 사는데, 이로 인해 갈등을 많이 겪으면서 생활한다고 한다. 이상하게도 평소에 딸꾹질이 잦은 특성이 있다. 오래 전부터 수시로 딸꾹질을 해왔는데, 그해에는 딸꾹질이 너무 심해 여러 병원에서 치료를 받았지만, 효과가 없어 고생하고 있던 중 전주 전매청에 다니는 여동생의 소개로 그 먼 동두천에서 이곳까지 딸꾹질 치료를 받기 위해 찾아왔다.
① 1주일 전부터 딸꾹질이 나기 시작하여 멈추지 않고 밤낮으로 계속 한다. ② 평소에도 다른 사람들에 비해 딸꾹질이 자주 발생한다. ③ 딸꾹질을 할 때는 가슴과 배가 아프고 호흡에 지장이 있다. ④ 딸꾹질 때문에 대화는 물론 음식물을 삼킬 때 어려움이 있다. ⑤ 병원에 가서 검사를 하면 특별한 원인이 없이 단순하게 발생하는 딸꾹질이라고 한다.
이 할아버지의 경우 일시적으로 발생한 것이 아니라 오랜 기간 동안 자주 발생한 것으로 보아, 노령으로 인해 신체가

약해지고 허랭해져 딸꾹질이 발생하는 것으로 보았다. 노화에 따른 허랭(虛冷)으로 신체 기능이 저하되자 음식을 소화시키는 위(胃)도 허랭해지고, 이것이 횡경막에 영향을 주어 딸꾹질이 발생한 것이다. 따라서 위(胃)를 따뜻하게 해주고 위(胃)의 기능을 증가시켜 주면 딸꾹질이 멈출 것으로 판단했다. 위(胃)를 따뜻하게 해주고 위의 기능을 증가시켜 주는 여러 처방 중에서 방향성 약재인 백두구와 사인으로 구성되어 있는 공두산을 사용하기로 했다.

공두산을 사용할 때는 탕제로 하여 사용했었으나, 위장(胃腸)기능이 약하고 허랭(虛冷)하여 발생하는 딸꾹질을 빨리 멈추게 해야겠다는 생각에서 산제로 복용하게 했다. 또한 이 남자의 경우는 성격이 워낙 급하여 약을 재촉하여 그 자리에서 백두구와 사인을 같은 비율로 갈아서 찻숟갈로 1순갈을 주었다. 뜨거운 물에 공두산 1순갈을 먹었는데 딸꾹질이 즉시 멈추지 않자 연거푸 뜨거운 물로 공두산 3순갈을 선 채로 복용하는 것이었다.

공두산을 3순갈을 복용하자마자 지속적으로 나왔던 딸꾹질이 곧바로 멈추었고, '후유~' 한숨을 내쉬며 고맙다고 말하며 집으로 되돌아갔다.

이런 환자의 상태를 지켜본 뒤 백두구와 공사인으로 구성된 공두산은 탕제뿐 아니라 산제로 복용해도 약효가 충분히 발휘되는 것을 확인했다. 또한 복용량에서도 이전에는 보통 찻숟갈로 1순갈 정도의 양을 복용시켰으나, 약량에 관계없이 딸꾹질이 멈출 때까지 복용시켜도 괜찮다는 것을 알게 되었으며, 이 처방의 효능에 대하여 뚜렷한 확신을 얻게 되었다.

이 할아버지는 80년대부터 지금까지 6회 정도 딸꾹질로 본인을 찾아 왔다. 거리가 멀기 때문에 딸꾹질 발생시 처음에는 보통 4~5일 정도 고생하다가 인근병원에서 치료가 안 되면 한약방으로 찾아 왔었으나, 나중에는 딸꾹질이 발생하기만 하면 곧바로 먼 이 곳 김제까지 와서 공두산을 복용했고, 그때마다 딸꾹질이 멈추었다.

3~4년 뒤 겨울에 찾아 왔을 때에는 몸이 많이 쇠약해졌다며 보약을 지어달라고 했다. 매년 딸꾹질로 고생하는 것을 감안하여 근본적으로 딸꾹질을 치료할 수 있는 치법을 찾아보았다. 딸꾹질이 빈번한 점으로 보아서 평소 비위(脾胃)가 허약하다고 보고, 기력이 쇠하기 쉬운 노년인 점을 감안하여 비위(脾胃)의 기능을 향상시키면서 보기(補氣)·보비(補脾)의 약성이 있는 보중익기탕을 사용하기로 했다. 보중익기탕에 소도(消導)·하기제(下氣劑)인 맥아, 곽향, 목향과 보음제(補陰劑)인 구기자와 용안육을 더하여 2제를 지어주었다.

그간 할아버지의 성격으로 볼 때 약을 복용하고 딸꾹질이 나타났다면 이곳까지 찾아 왔을 것이나 오지 않는 것으로 보아 더 이상 딸꾹질이 발생하지 않은 것으로 추측된다.

1-2. 딸꾹질

다음은 문갑승 선생의 공두산 경험을 인용한 것이다.

● 김 ○ ○ 남 50세 태음성소음인 목사 전라북도 김제시 백산면 상리부락

키가 크고 성격은 과묵하고 원만한 편이며, 신경이 예민한 남성으로 목사님이다. 4~5년 전부터 매년 환절기인 봄과 가을에 딸꾹질을 한다며 4~5회 정도 찾아오는 목사님인데, 작년 가을에도 딸꾹질로 찾아왔었다. 5년 전 가을에 이 목사님을 알게 되었는데, 일로 인해 함께한 자리에서 수시로 딸꾹질을 하고 있었다. 그래서 확인해 보니, 주위 사람들이 권유하여 병원에 가면 주로 수면주사를 놓거나 약을 복용시킨다고 한다. 그러나 치료를 하면 그때뿐이고 딸꾹질이 멈추지 않는다고 한다. 이러한 상황을 보고 본인에게 한번 내방하도록 권유했다.

① 1주일 전부터 딸꾹질이 발생했는데 계속된다. ② 오래 전부터 찬바람만 불면 딸꾹질이 발생한다. ③ 딸꾹질이 심할 경우에는 1주일 이상 지속된다. ④ 딸꾹질이 한 번 시작되면 호흡에 지장이 있을 정도이며 가슴 및 복부에 고통을 느낀다. ⑤ 무엇보다도 곤혹스런 것은 설교 때도 딸꾹질이 계속되어 설교가 제대로 되지 못한다는 것이다.

매년 환절기인 봄과 가을 때마다 발생하는 딸꾹질을 목표로 백두구와 공사인을 같은 비율로 갈아서 만든 공두산 3순갈을 1첩으로 지어주었다.

다음해 봄의 환절기에 딸꾹질이 나온다며 약을 지으러 왔을 때 확인해 보니, "그 약을 먹고 신통하게 바로 딸꾹질이 멈추었다."며 고맙다는 인사를 했다. 매번 내방할 때마다 고생을 많이 한 딸꾹질을 치료해 주어 너무나 감사하다는 말을 하면서 무언가를 사가지고 왔다. 이 분은 4~5년 전부터 매년 환절기 때마다 딸꾹질 약을 지어갔으며 그때마다 효과가 있었다.

1-3. 딸꾹질

다음은 문갑승 선생의 공두산 경험을 인용한 것이다.

● 임 ○ ○ 남 35세 태음인 전자서비스센터 전라북도 김제시 진봉면 고사리

보통 키에 얼굴은 둥근 편이고, 몸엔 살집이 있어 두텁고 무디며, 성격이 차분하고 조용한 35세 태음인 남자이다. 본 한약방의 단골손님인 아주머니가 작년 가을에 아들이 딸꾹질을 심하게 한다며 내방했다.

① 사흘 동안 딸꾹질이 계속되었다. ② 딸꾹질을 할 때마다 가슴 및 복부에 통증이 있다. ③ 딸꾹질이 계속되어

숨쉬기가 곤란하다. ④ 이로 인해 기진맥진해 있다. ⑤ B형간염 보균자이다. ⑥ 평소 소화기능이 약하다. ⑦ 딸꾹질 발생 전 병인이 될 만한 별다른 일은 없었다고 한다.

이 사람의 주증상은 사흘 동안 계속되는 딸꾹질이며, 가슴통 및 복부통증, 호흡곤란은 딸꾹질로 인해 발생한 것으로 짐작되며 딸꾹질만 치유되면 다른 증상은 저절로 소실될 것으로 보았다.

경험적으로 보면 딸꾹질은 흔히 시골에서 찐 고구마를 먹다가 자주 발생하는데 이는 찐 고구마에 수분이 부족한데다가 오래 씹지 않아 침과 충분히 섞이지 않은 상태 그대로 식도에 넘어가 목을 메이게 하는 경우가 많기 때문이다. "혹 딸꾹질이 발생하기 전에 고구마를 먹은 적이 있느냐?"고 확인해 보았으나 그런 적이 없다고 한다. 그렇다면 딸꾹질이 발생한 원인은 무엇일까? 이 남자가 평소 소화기능이 약하며 딸꾹질의 발생시기가 환절기인 점으로 보아 환절기의 차가운 날씨로 인해 인체가 영향을 받게 되고, 이로 인해 내장의 일부인 소화기의 기능이 저하되고 허랭(虛冷)해지자 횡격막에도 영향을 주어 딸꾹질이 발생한 것으로 생각되었다.

소화기능이 저하되고 허랭(虛冷)해져 발생한 딸꾹질을 목표로 공사인과 백두구로 구성된 공두산 2순갈을 지어주었다.

보름쯤 뒤 평소 자주 내방하는 그분의 어머니가 찾아와 고맙다는 인사를 했다. 자세하게 확인해 보니, 딸꾹질로 곤욕을 치르던 아들이 공두산 2회분을 복용하고 딸꾹질이 바로 소실되었으며, 그 뒤로는 괜찮아 요즘은 밥도 잘 먹는다고 한다. 이 사람은 올해 여름에도 찬 수박을 먹고 난 뒤 딸꾹질이 다시 발생하여 본원을 찾아왔고, 지난번과 같이 공두산을 복용한 후 치료되었다.

2-1. 복용후기

● 임 ○ ○

일단 향은 어디서 많이 맡아 본 것 같아서 괜찮다고 생각했는데, 먹는 데 어려움이 있었다. 특별한 느낌은 없지만 졸리면서 옆구리가 결리고 트림이 좀 나오는 것 같다. 다시 약을 복용하기에는 힘들 것 같다.

● 최 ○ ○

상상을 초월하는 떫은맛이었다. 약을 복용하자 좌측 늑골궁(肋骨宮) 정중앙 부분이 콕콕 찌르듯이 아팠다. 복용하고 10분 정도는 찌르는 듯이 아팠다. 속이 꿈틀거리는 느낌이 있으면서 방귀가 나올 것 같았으나 나오지 않았다.

● 박 ○ ○ 여 30세

신향산을 복용하니 혀 전체가 마비되는 것 같고, 머리가 어지럽고, 혀에서 쓴맛이 없어진 후에 단침이 나왔다. 심장도 벌렁거리는 것 같고 좀 어지럽다.

● 강 ○ ○ 여 32세

절반 정도 마셨는데 혀에 쓴맛이 강하고 15분 정도 지난 후에도 혀가 까끌까끌하다. 감각이 무디다. 5~10분 정도 후에 편두통이 있고, 중완(中脘)부위가 답답하다. 결린 듯이 꽉 누르고 있는 듯한 느낌이다.

● 권 ○ ○

처음 복용할 때 혀가 좀 따가웠다. 복용한 후에는 위가 팽팽해진 느낌이 들었다. 머리가 어지러웠는데 지금은 사지(四肢)말단에 힘이 잘 들어가지 않는 느낌이 든다.

● 이 ○ ○ 남 59세 소음인 175cm 67kg

약 2/5정도를 마시다가 맛이 매우 써서 흑설탕을 타서 한 번에 마셨다. 별다른 느낌은 없고 설탕을 넣으니 맛이 부드럽고 좋았다. 혀가 약간 가볍게 알알한 느낌이 남아있고, 신향산을 복용하고 장의 운동이 활성화되어 집에 가면 속이 편해질 것 같은 느낌이 들었다.

● 송 ○ ○ 남 28세 소양인 174cm 70kg

두 번으로 나누어서 마셨는데, 향은 좋았지만 맛은 뇌리에서 쉽게 지워지지 않을 만큼 좋지 않았다. 혀 말고도 입천장에도 약간의 마비감 같은 자극이 남아있고, 속에 들어가 별다른 이상을 느끼지 못했다. 이 때문인지 좋은 쪽으로 진행되고 있지 않을까 하는 생각이 든다. 복용했을 때에 졸리고 힘이 빠진다는 생각이 들었으나 지금은 괜찮다.

中統48 寶 삼요탕 三拗湯

麻黃不去根節 **杏仁**不去皮尖 **甘草**不炙 各一錢半 **薑五片**

治 感風寒 咳嗽 鼻塞 失音 ① 加荊芥 桔梗 各一錢 名[五拗湯]
[活　套] 有熱 加黃芩 ② 表鬱 加蘇葉
[活套鍼線] 風寒嗽(咳嗽) 寒嗽(咳嗽) 風寒喘(咳嗽) 痰喘氣喘(咳嗽) 風寒失音(聲音)
[適 應 症] 기침감기, 비색, 콧물, 가래, 재채기, 실음

처방설명

삼요탕은 외감(外感)으로 인한 기침과 비색(鼻塞), 숨참을 치료하는 처방이며, 대체로 감기 초기에 사용한다.

호흡기의 기능을 살펴보면 흡입되는 공기 중에 포함된 미세한 먼지를 제거하는 청정기능(淸淨機能), 흡입되는 공기를 체온과 비슷한 온도로 데워 주는 가온기능(加溫機能), 흡입된 공기를 적합한 습도로 유지시키는 가습기능(加濕機能), 냄새를 맡는 후각기능(嗅覺機能) 등이 있다. 첫째 청정기능을 살펴보면 코털은 비강 입구에서 공기 중의 티끌이나 먼지가 기도(氣道)로 들어오지 못하게 하는 중요한 필터 역할을 한다. 또한 점액 섬모계는 먼지나 세균의 침입을 방지하는 역할을 하는데, 기도 점막은 섬모를 가진 세포로 덮여 있어 비강(鼻腔)에서 걸러내지 못한 미세한 먼지나 세균으로부터 기도를 보호하는 역할을 한다. 둘째 가온기능은 비강에서부터 이루어지는데, 비강벽에는 혈관이나 분비선이 풍부하게 분포되었고 3단의 비갑개가 돌출하여 공기와의 접촉면을 넓히고 있다. 그래서 흡입된 공기는 곧바로 인두로 들어가지 않고 구불구불 흘러 들어가므로 온도가 35~37℃로 조절된다. 셋째 가습기능은 비강에서 분비되는 분비물의 도움으로 습도를 80~95%로 조절해 주는 기능이다.

이처럼 호흡기는 여러 방법을 통해 인체 내부에서 사용할 수 있는 가장 적합한 상태의 공기를 공급하는 역할을 한다. 그러나 외부의 기온이 갑자기 떨어지거나 몸이 약해져 호흡기능이 저하되면 이와 같은 기능에 부조화가 발생하여 장애가 나타난다. 예를 들어 비강(鼻腔)과 기도(氣道)에서 충분히 가온·가습할 수 없을 정도로 찬 공기나 건조한 공기가 유입되었을 경우, 인체는 가능한 방법을 사용하여 반응하게 된다. 이러한 방법 중에는 비강점막을 충혈(充血)시켜 비강의 내경(內徑)을 좁힘으로써 유입되는 공기의 양을 줄이려고 하는 반응도 포함된다. 그러나 이러한 반응은 일종의 부작용을 낳을 수 있는데, 비강의 충혈(充血)이 심해지면 코막힘이 발생하고, 혈관의 투과성이 높아져 콧물이 과다하게 발생할 수 있고, 비강점막이 충혈된 상태이기 때문에 유입되는 찬 공기에 의해 자극을 받아 재채기가 유발된다. 또한 기관지가 충혈될 경우 흡입되는 공기에 의해 기침이 유발될 수 있고, 비강이 충혈되어 콧물이 많아지는 것처럼 기관지가 충혈되어 있으면 가래가 많아질 수 있고, 기관지 충혈로 인해 내경(內徑)이 좁아지면 천식이 유발되기도 한다.

이때의 치법은 신체조건이나 신체상태에 따라 다를 수 있지만 대부분 찬 공기로 인해 호흡기조직이 충혈되어 있으면서 부분적으로 미세하게 위축되어 있는 상태이므로 이것을 풀어 주는 발표제(發表劑)를 쓰게 된다. 그 대표적인 처방이 삼요탕과 소청룡탕이다. 이외에도 이런 상태에서 발생하는 기침, 코막힘에 사용하는 처방은 많지만 증상의 경중(輕重)과 신체조건, 신체상태를 고려하여 처방을 선택해야 한다. 삼요탕은 감기초기에 사용한다는 특징이 있고, 기침과 코막힘이 주증상일 때 적합하다.

삼요탕에 형개와 길경을 더하면 오요탕이 되는데, 오요탕은 삼요탕을 써야 할 경우보다 증상이 더 진행

되었을 때 사용한다. 증상이 더 진행되어 기관지가 충혈(充血)되고 부분적으로 손상되어 농성(膿性) 물질이 발생하며, 기침이 더 심해지거나 천식(喘息)의 형태를 보일 때 오요탕을 사용한다.

처방구성 처방구성을 보면 마황은 연수(延髓)의 호흡중추와 혈관운동중추를 자극하여 혈관운동능력을 강화하고 발한작용(發汗作用)을 하며, 기관지 평활근을 이완시켜 진해작용(鎭咳作用)을 한다. 행인은 진해작용(鎭咳作用)과 평천작용(平喘作用)을 하며, 이러한 효능은 마황과 함께 사용했을 때 더욱 좋아진다. 감초는 스테로이드호르몬과 유사한 작용이 있어 항염증작용, 해열작용, 진통작용을 하며, 기관지평활근의 경련을 억제하여 진해작용(鎭咳作用)을 한다.

처방비교 **소청룡탕**과 비교하면 두 처방 모두 감기에 걸려 기침을 할 때 사용하며, 발표제인 마황을 포함하고 있다는 공통점이 있다. 소청룡탕은 거담제(袪痰劑)인 반하와 온열제(溫熱劑)인 계지, 수렴제(收斂劑)인 오미자와 작약이 포함되어 있어 기침감기에 가장 많이 사용하는 처방이다. 반면 삼요탕은 소청룡탕을 써야 하는 경우보다 증상이 오래되지 않았거나 이완의 정도와 가래의 정도가 덜할 때 사용한다.

마계음과 비교하면 두 처방 모두 기표(肌表)가 수축되거나 호흡기조직이 충혈되어 발생하는 감기증상에 사용한다. 그러나 마계음은 초기감기 중에서 기침과 코막힘을 주증상으로 하는 호흡기형 감기, 기침이나 코막힘뿐 아니라 발열과 전신통이 동반되는 혼합형 감기에도 사용한다. 반면 삼요탕은 혼합형 감기나 몸살감기에 사용하는 경우는 드물고, 주로 호흡기형 감기에 사용한다.

화해음과 비교하면 화해음은 약간 허랭한 상태에서 발생하는 몸살감기나 혼합형 감기에 주로 사용하는 반면, 삼요탕은 주로 호흡기형 감기에 사용한다.

→ 활용사례

1-1. 기침감기, 가래, 재채기 남 30세 소양성소음인 183cm 67kg

1-1. 기침감기, 가래, 재채기

다음은 홍시갑 선생의 경험이다.

● **홍 ○ ○ 남 30세 소양성소음인 183cm 67kg 서울특별시 동대문구 휘경동**

처음 감기에 걸렸을 때부터 오한(惡寒), 발열(發熱) 등의 증상이 없는 상태에서 바로 비색(鼻塞), 콧물, 재채기, 가래 등이 생기는 호흡기형 감기부터 시작되었다. 그동안 먹은 약은 갈근탕가천궁신이, 소청룡탕, 은교산, 필용방감길탕 등이었고 완치되지 않았다.

① 콧물이 처음에는 하얀 색이었으나 점차 점도를 가지면서 누런 형태도 차츰 띠게 되었다. ② 비색(鼻塞)이 왼쪽에서 오른쪽 번갈아가면서 발생했다. ③ 가래가 생긴다. ④ 콧속이 간지러워 재채기가 생긴다. ⑤ 추위를 타는 편이다. ⑥ 대변은 1일 2회 보는데 설사(泄瀉) 경향이 있고, 식후즉변(食後卽便)이 오래 되었다. ⑦ 소변시 잔뇨감(殘尿感)이 있다. ⑧ 피부가 건조해서 겨울이나 건조한 계절에 하얗게 핀다. ⑨ 물을 많이 마시고 진수음(振水音)이 있다.

오한(惡寒), 발열(發熱) 등의 표증(表症)이 없고 비색(鼻塞), 콧물, 가래, 재채기 등을 목표로 오요탕 2배량으로 2첩을 복용했다.

1일간 2첩을 복용했는데, 기침이 격감하여 거의 나오지 않았고 가래도 많이 소실되었다. 하지만 약량이 많았던지 오요탕을 복용한 뒤 인후부(咽喉部)가 건조해져서 기침이 나오기까지 했다.

風 寒 暑 濕 燥 火 內傷 虛勞 霍亂 嘔吐 咳嗽 積聚 浮腫 脹滿 消渴 黃疸 瘧疾 邪祟 身形 精 氣 神 血 夢 聲音 津液 痰飮 蟲 小便 大便 頭 面 眼 耳 鼻 口舌 牙齒 咽喉 頸項 背 胸 乳 腹 腰 脇 皮 手 足 前陰 後陰 癰疽 諸瘡 婦人 小兒

中統49 益 육안전 六安煎

半夏 白茯苓 各二錢 **陳皮 杏仁 甘草** 各一錢 **白芥子** 七分 **薑五片**

治 風寒 咳嗽 痰滯 氣逆
[活　　套] 冬月 加麻桂 ① 頭痛 加芎芷 葛荊 ② 寒熱 加柴蘇
[活套鍼線] 風寒嗽(咳嗽) 痰厥痛(頭)
[適 應 症] 감기, 인통, 가래, 기침, 매핵기, 두통

처방설명 육안전은 감기에 걸려 기침과 가래가 발생했을 때 사용하는 처방이며, 약성을 응용하여 매핵기(梅核氣)와 두통(頭痛)에도 사용한다. 이진탕이 기본방이며 거담제(祛痰劑)인 백개자가 들어 있어 주작용은 거담작용(祛痰作用)이며, 행인과 감초가 들어 있어 기관지조직의 충혈을 개선하는 작용을 한다.

호흡기는 외부자극에 대하여 끊임없이 반응하고 있다. 즉 자극물질이 호흡기로 들어오면 대부분은 코털에 걸려 호흡기로 들어오지 못하고, 이를 통과한 미세한 자극물질은 점액으로 둘러싸이고, 기도벽에 위치한 미세한 섬모의 운동에 의해 위로 그리고 밖으로 내보내지는데, 바로 이것이 기침이다. 그러나 자극물질에 의해 발생하는 기침은 정상적인 반응이며, 자극요인이 사라지면 자연히 없어지지만, 찬 공기로 인해 호흡기 점막이 손상되고, 조직이 충혈(充血)되어 발생하는 기침은 조직의 충혈이 개선되기 전에는 없어지지 않는다. 이것을 기침감기라고 하는데, 육안전은 감기에 걸려 기침과 가래가 동반되었을 때 사용한다.

문제는 감기에 걸려 기침과 가래가 나올 때 사용하는 처방이 많기 때문에 서로 구분이 필요하다는 것이다. 예를 들어 감기에 걸리면 발열(發熱), 오한(惡寒), 기침, 코막힘 등이 나타나는 경우가 있고, 발열, 오한과 함께 두통(頭痛), 전신통(全身痛) 등 몸살증상이 주증상으로 나타나는 경우도 있다. 육안전은 발열, 오한, 두통, 전신통 등은 나타나지 않고, 단지 기침과 가래가 주증상으로 나타났을 때 사용한다. 이는 본래 습담(濕痰)이 있기 쉬운 사람이 찬 공기에 접촉하여 기침이 발생했거나, 찬 공기로 인한 호흡기조직의 손상으로 담음(痰飮)이 형성되어 기침이 발생했을 때 사용한다는 의미이다. 따라서 본래 호흡기능이 약하거나 담음이 형성될 수 있는 조건 하에서 찬 공기의 영향을 받아 기침과 가래가 발생했을 때 육안전을 사용한다. 이와 같이 기침과 가래가 주증상일 때는 금수육군전도 사용할 수 있다. 그러나 금수육군전에는 다량의 숙지황이 포함되어 있어 소화력이 좋은 사람에게 적합하며, 같은 증상이지만 소화에 부담이 될 경우에는 육안전을 고려해 볼 수 있다.

육안전에는 거담력(祛痰力)이 강한 백개자가 포함되어 있어 이진탕의 거담작용(祛痰作用)을 보강하므로 가래를 동반한 기침감기에 적합하다. 백개자는 근육조직에 담(痰)이 울체되었을 때 주로 사용하는 약재이다. 갑작스럽게 운동을 하거나 지나친 근육 팽창으로 근육이 손상되었을 때 손상된 근육을 원상태로 복구하는 과정에서 근육으로 이동하였던 체액(體液)이 바로 처리되지 않고 일부가 남아서 담음(痰飮)으로 작용할 수 있고, 이러한 담음으로 인해 근육이 결리게 된다. 백개자는 바로 이러한 담음(痰飮)을 치료하여 근육이 결리는 것을 치료하는데, 외용(外用)으로도 활용할 수 있어 허리나 어깨가 결린다고 할 때는 백개자만 써도 낫는다. 그러나 백개자는 근육조직의 담음(痰飮)뿐 아니라 호흡기, 소화기조직의 담음(痰飮)도 제거하기 때문에 육안전에 포함되어 있는 것이다.

육안전은 매핵기(梅核氣)에도 사용할 수 있다. 매핵기는 소화장애로 인해 발생하는 경우도 있고, 호흡기

장애로 인해 발생하는 경우도 있다. 소화장애와 더불어 매핵기가 발생했을 때는 상태에 따라 사칠탕이나 가미사칠탕, 삼출건비탕, 비화음 등을 사용하게 되며, 호흡기 장애로 인한 매핵기에는 겸증(兼症)에 따라 다양한 처방을 사용할 수 있는데, 육안전도 여기에 속하는 처방 중 하나이다. 그러나 반드시 호흡기 장애로 인해 발생한 매핵기에만 사용한다고 단정할 수 있는 없다. 왜냐하면 육안전의 구성으로 볼 때 이진탕에 거담력이 강한 백개자가 더해진 격이므로 소화장애로 인한 매핵기에도 충분히 사용할 수 있기 때문이다.

활투침선을 보면 담궐두통(痰厥頭痛)에 사용하는 처방으로도 분류되어 있다. 담궐두통에는 주로 궁신도담탕을 사용하는데, 도담탕으로 거담(祛痰)시키고 천궁과 세신으로 두면부의 혈액순환을 촉진시켜 두통을 치료한다. 육안전도 거담작용이 있고, 두통이 있을 때는 천궁, 백지, 갈근, 형개 등을 더하라고 했기 때문에 담음으로 인한 두통에 충분히 사용할 수 있는 처방이다. 그러나 궁신도담탕을 사용해야 할 정도로 심한 두통에 사용하는 것은 아니다.

처방구성 처방구성을 보면 반하는 실험을 통해 진해작용(鎭咳作用)이 있다는 것이 밝혀졌는데, 반하를 투약하면 30분에서 5시간 동안 효능이 지속되며, 이러한 작용은 코데인과 유사하지만 약한 것으로 알려졌다. 물론 반하에는 진해작용만 있는 것은 아니며, 중추성 구토나 점막자극에 의한 구토를 억제하고, 소화관에 정체된 음식물과 수분의 배출을 촉진하는 작용도 있다. 백복령은 세뇨관의 재흡수를 억제하여 이뇨(利尿)를 증진시키며, 면역력을 증강시킨다.

진피의 정유에는 limonene라는 성분이 있어 거담작용(祛痰作用)을 나타낸다. 또한 소화기의 운동성을 조절하고, 위액분비를 촉진시키고 궤양의 발생을 억제하는 작용도 있다. 행인은 진해작용(鎭咳作用)과 평천작용(平喘作用)을 하고, 감초는 인후점막의 자극을 완화하고 기관지 평활근의 경련을 억제하여 진해, 진정작용을 한다. 백개자는 기도점막을 강하게 자극하는 약성이 있어 점액분비를 촉진하여 담(痰)의 배출을 용이하게 한다.

처방비교 **도담탕**과 비교하면 도담탕은 이진탕에 남성과 지각을 더한 것이고, 육안전은 이진탕에 백개자와 행인을 더한 것이다. 도담탕은 중풍으로 인한 담성(痰盛)에 사용하는 처방이며, 약성을 응용하여 천식에도 사용하지만, 외감(外感)에 사용하는 경우는 드물다. 반면 육안전은 습담(濕痰)이 있기 쉬운 사람이 외감(外感)에 감촉되어 발생하는 기침과 가래에 사용한다.

해표이진탕과 비교하면 두 처방 모두 이진탕이 포함되어 있어 호흡기에 담음이 울체되어 나타나는 증상에 사용한다. 그러나 해표이진탕은 외감으로 인해 호흡기조직이 충혈되고 미세하게 경색되어 기침이나 천식이 나타났을 때 사용하며, 습담(濕痰)의 정도는 육안전을 사용해야 하는 경우보다 현저하게 많고 기침의 정도도 더 심할 때 사용한다. 반면 육안전은 기표(肌表)의 위축으로 호흡기조직이 미세하게 경색되어 발생하는 기침에 사용하는 것은 아니며, 해표이진탕에 비해 기침이 가벼울 때 사용하며, 천식에 사용하는 경우는 드물다.

금수육군전과 비교하면 두 처방 모두 이진탕이 포함되어 있어 호흡기에 담음이 울체되어 있을 때 사용한다는 공통점이 있다. 그러나 금수육군전은 자윤결핍을 겸한 가래형 기침에 사용하며 소화력이 좋은 사람에게 적합한 반면, 육안전은 기침 위주의 감기에 사용하며 담궐두통에도 사용한다.

→ 활용사례

1-1. 감기, 인통(咽痛), 가래 여 36세 소음성태음인
2-1. 매핵기(梅核氣), 기침 여 61세 소양인

1-1. 감기, 인통(咽痛), 가래

● 박 ○ ○ 여 36세 소음성태음인 주부 경기도 의왕시 내손2동

작은 키에 보통 체구이고 얼굴이 납작하며 피부는 보통인 소음성태음인 여성이다.

① 3일 전부터 감기에 걸렸는데 간질간질하며 아프다. ② 아울러 목이 갑갑하며 막혀 있는 듯하다. ③ 기침이 날 때는 목이 따갑다. ④ 가래가 많이 나오는데 특히 자다가 많이 나온다. ⑤ 처음 나오는 가래는 끈적끈적하다. ⑥ 첫날에는 감기 몸살 같은 증세가 있었으며 당시에 두통(頭痛)과 인통(咽痛)이 있었다. ⑦ 평소 코가 막혀 입으로 숨을 쉬는 편이 많다고 한다. ⑧ 평소 추위를 몹시 탄다.

이 부인의 주호소는 감기 뒤에 발생한 인통(咽痛), 인후소양감(咽喉搔痒感), 인후 갑갑함, 가래, 기침, 기침시 목 따가움 등이다. 기침을 할 때 목이 따갑다는 점에서 인후의 점막이 부어 있고 예민해진 상태로 보인다. 또한 이러한 상태에서 인후부에 삼출물이 많아져 가래가 나오는 것으로 판단된다.

따라서 가래를 치유하면서 인후부의 부종을 치료할 수 있는 거담(祛痰)의 치법을 사용하기로 했다. 이러한 상태에 사용할 수 있는 처방을 검토해 보니 거담(祛痰) 효능이 있는 이진탕에 기침과 가래에 사용하는 행인과 백개자가 더해진 육안전이 적합할 것으로 생각되었다.

가래가 많은 태음인의 목감기를 목표로 육안전 2배량에 평소 추위를 몹시 타고 늘 코가 막혀 있다는 점을 감안하여 육계 4돈을 더하여 2일분 4첩을 지어주었다.

15개월 뒤에 감기에 걸렸다며 내방했을 때 확인해 보니, 전에 지어간 감기약을 복용하고 바로 감기가 나았다고 한다.
이번에도

① 4일 전부터 감기에 걸렸는데 목이 아프다. ② 가래가 있으며 가래는 파란색이다. ③ 마른 잔기침이 있으며
④ 코가 막히고 콧속이 마른다.

평소 추위를 많이 탄다는 점에서 오적산을 사용하려고 하다가 전에 육안전을 사용하여 감기가 치유되었다는 점에서 다시 육안전을 사용하기로 했다. 이번에는 육안전 2배량에 육계 4돈, 길경 2.5돈을 더하여 2일분 4첩을 지어주었다.

2-1. 매핵기(梅核氣), 기침

● 고 ○ ○ 여 61세 소양인 경기도 안양시 관양동 럭키빌라

키가 작고 체격은 보통이며, 피부가 약간 흰 여성이다.

① 목에 무엇이 걸려 있는 것 같다. ② 기침을 한다. ③ 식욕은 보통이다. ④ 자다가 소변을 3~4회 정도 본다. ⑤ 작년 11월에 시골에 사는 아들이 죽어서 속이 많이 상한 뒤 코피를 쏟았다. ⑥ 당시 입이 쓰고 말이 어둔하고 다리에 힘이 없어서 황련해독탕을 2첩 지어간 적이 있다. ⑦ 20일 전에는 감기몸살 뒤 전신에 힘이 없고 입이 쓰며, 식사를 못하고 코피가 나와서 온청음으로 3첩을 복용한 뒤 쾌유된 경력이 있다.

이 부인의 주증상이 매핵기와 기침이지만 몸이 단단한 소양인이라는 점에서 매핵기가 소화기의 장애로 인해 발생한 것은 아니라고 판단되어 사칠탕이나 가미사칠탕은 적합하지 않다고 판단되었다.

20여 일 전에 구고(口苦)로 황련해독탕과 사물탕이 더해진 온청음을 3첩 복용하고 식욕이 증진된 것을 보면 열이 내재해 있기 쉬운 상태라는 것을 알 수 있다. 이번에 발생하는 기침과 매핵기의 원인을 인후부(咽喉部)의 자윤(滋潤) 부족과 담음(痰飮)의 울체(鬱滯)로 보고 육안전 2배량으로 1일분 2첩을 지어주었다.

5개월 뒤인 9월 하순에 감기몸살로 약을 지으러 왔을 때 확인해 보니, 지난번 약 2첩을 먹고 곧바로 기침과 매핵기가 소실되었다고 한다. 이번에는 4일 전부터 격심한 오한(惡寒), 두통(頭痛), 요통(腰痛), 족통(足痛)을 호소하여 구미강활탕 2배량으로 2첩을 지어주었다.

中統50 寶 행소탕 杏蘇湯

杏仁 蘇葉 桑白皮 陳皮 半夏 貝母 白朮 五味子 各一錢 **甘草** 五分 **薑五片**

[出　典] 東醫寶鑑・方藥合編 : 治傷風寒 咳嗽 痰盛
[活套鍼線] 風寒嗽(咳嗽)
[適 應 症] 기침, 아침기침, 가래, 인통, 성중, 콧물, 코막힘, 오한, 발열, 두통, 현훈, 도한, 구역질, 인후 이물감, 매핵기, 이명

처방설명 행소탕은 주로 기침감기에 사용하는 처방으로 호흡기조직에 습담(濕痰)이 울체되어 있고 호흡기점막이 충혈되고 예민해져 있는 상태에서 기침이 발생할 때, 또는 가래를 동반한 기침을 할 때 사용한다. 표증(表症), 즉 발열(發熱), 오한(惡寒), 비색(鼻塞), 신체통(身體痛) 등이 심하게 나타나지 않아서 마황이 포함된 처방이 적합하지 않다고 생각될 때 사용하며, 체열(體熱)이 낮은 사람보다는 보통 이상 되는 사람에게 보다 적합하다.

호흡기조직의 점막하층에는 점액(粘液)을 분비하는 분비선과 혈관이 존재하고 있어 전체적으로 볼 때 체액의 이동이 많은 곳이라고 할 수 있다. 이곳에서 분비되는 점액은 기도(氣道)의 습도를 유지하고 비강(鼻腔)에서 걸러내지 못한 미세한 먼지를 흡착시켜 배출하는 역할을 하는데, 만약 외감(外感)으로 인해 조직이 손상되면 혈액이 많이 몰리기 때문에 조직이 충혈되고 예민해져 기침이 발생할 수 있으며, 분비선에서의 점액분비도 증가하기 때문에 가래의 양도 늘어난다.

이 경우 발표(發表)·수렴작용(收斂作用)을 통해 충혈된 조직을 회복시켜 주어야 기침을 치료할 수 있고, 점액분비가 늘어났다는 것은 체액(體液)의 울체가 심하다는 것을 의미하므로 울체된 체액을 조절해 주어야 가래를 해소시킬 수 있다. 행소탕에는 거담제(祛痰劑)와 이뇨제(利尿劑)가 포함되어 있고, 지골피가 빠진 사백산의 의미가 들어 있으므로 약간 열성(熱性)을 띠고 있는 사람에게 상기(上記) 증상이 나타났을 때 사용할 수 있다. 만약 몸이 연약하고 체열이 높지 않은 사람에게 같은 원인이 작용한다면 삼소음을 사용해야 할 증상으로 나타날 것이다.

행소탕은 아침에 나타나는 기침, 또는 새벽이나 아침에만 기침을 하는 경우, 아침에 기침이 가장 심하면서 종일 간간히 기침을 하는 경우에 사용한다. 행소탕을 기상시에 심해지는 기침에 많이 쓰는 이유는 기관지조직이 충혈되고 예민해진 상태에서 아침에 일어나면 혈액순환이 수평에서 수직으로 바뀌게 되므로 혈액순환에 따른 압력이 높아지고, 열에너지인 체열도 증가하여 예민해져 있는 기관지의 충혈을 가중시키기 때문이라고 볼 수 있다. 또 잠자리에서 일어나면 에너지 소모가 증가함에 따라 기관지로 흡입되는 공기가 증가하므로 예민해진 조직을 자극할 수 있는 원인을 제공한다. 이러한 자세 변동에 따른 기관지조직의 혈류 증가와 호흡량 증가로 인해 예민해져 있는 조직이 더욱 예민해지기 때문에 기상할 때 기침이 많아지는 것으로 사료된다. 그간의 경험으로 볼 때 비교적 건실한 태음인에게 행소탕증이 많은 것 같다.

필자의 행소탕 처방기준은

① 기침, 또는 기침을 겸한 가래가 주증상일 때
② 기침이 주로 아침에 발생하고 잠잘 때는 거의 없는 경우
③ 다른 감기 증상은 소실되었으나 기침 또는 기침과 가래가 남아 있는 경우
④ 비교적 몸이 따뜻한 태음인의 기침

⑤ 비교적 체력이 중(中) 이상인 사람
⑥ 대체적으로 소화력이 좋은 사람
⑦ 열이 많은 태음인의 심한 기침을 겸한 열감기, 온성 태음인의 기침형 감기

처방구성

처방구성을 보면 행인은 호흡중추를 약하게 억제하여 호흡운동을 억제시킴으로 지해(止咳)·평천작용(平喘作用)을 한다. 소엽은 중추신경의 흥분을 억제하여 정신을 안정시키며, 한선(汗腺) 분비를 자극하여 발한(發汗)을 촉진하고 해열작용이 있다. 또한 소화액 분비를 촉진시키고 위장운동을 증강시킨다.

상백피는 이뇨작용(利尿作用)과 소염작용(消炎作用), 약한 진해작용(鎭咳作用)이 있다. 진피의 정유에는 limonene라는 성분이 있어 거담작용(祛痰作用)을 나타낸다. 또한 소화기의 운동성을 조절하고, 위액분비를 촉진시키고 궤양의 발생을 억제한다. 반하는 실험적으로 진해작용(鎭咳作用)이 있다는 것이 밝혀졌는데, 반하를 투약하면 30분에서 5시간 동안 효능이 지속되며, 이러한 작용은 코데인과 유사하지만 약한 것으로 알려졌다.

백출은 뚜렷하고 지속적인 이뇨작용이 있으며, 장관활동에 대한 조절작용이 있어서 장관의 자발성 수축활동의 긴장성을 높이고 강직성 수축을 방지한다. 패모의 알칼로이드 성분은 기관지평활근을 이완시키고 기관지의 분비를 억제하며, 오미자는 각종 유기산과 영양물질을 함유하고 있어 강장작용을 하고, 피로회복을 촉진하며, 진통, 진경작용을 한다. 감초는 인후점막의 자극을 완화하고 기관지평활근의 경련을 억제하여 진해, 진정작용을 한다.

처방비교

금수육군전과 비교하면 두 처방 모두 기침과 가래가 주증상일 때 사용한다는 공통점이 있다. 금수육군전은 가래나 가래 위주의 기침에 사용하며, 소화력이 좋은 사람에게 적합한 반면, 행소탕은 가래가 동반되기도 하지만 기침이 주증상일 때 사용하며, 아침이나 새벽에 기침이 심해지는 경우에 사용한다는 특징이 있다.

정천화담탕과 비교하면 두 처방 모두 호흡기에 습담(濕痰)이 울체되어 발생하는 기침, 가래를 겸한 기침에 사용한다. 정천화담탕은 기관지에 담음이 울체되어 발생하는 기침과 천식에 사용하는 경향이 강한 반면, 행소탕은 외감(外感)으로 인해 기침 증상이 나타날 때 주로 사용한다.

마계음과 비교하면 두 처방 모두 기침감기에 사용한다. 그러나 마계음은 초기의 기침감기에 사용하며, 몸살감기와 혼합감기에도 사용한다. 반면 행소탕은 외감으로 인한 피부위축 정도는 덜하지만 호흡기점막의 담음울체가 심한 경우에 사용하며, 주로 가래를 겸한 기침감기에 적합하다.

활용사례

1-1. 만성 기침, 도한(盜汗), 성중(聲重) 남 33세 소양성태음인
1-2. 감기, 기침, 두통(頭痛), 발열(發熱) 남 34세 열성태음인
1-3. 감기, 기침, 두통(頭痛) 여 35세 태음인
1-4. 감기, 마른기침, 두통(頭痛), 현훈(眩暈) 여 66세 태음인
1-5. 감기, 기침, 가래, 인통(咽痛) 여 24세 소양인
1-6. 감기, 기침, 가래, 인통(咽痛) 남 44세 소양성태음인
1-7. 만성 기침, 구토(嘔吐) 여 51세 한성태음인 162cm 58kg
1-8. 흉통(胸痛)을 동반한 기침 여 55세 소양성소음인 160cm 50kg
2-1. 소아(小兒) 기침, 가래, 비색(鼻塞) 남 5세 태음인
2-2. 소아(小兒) 감기, 기침, 가래 남 7세 태음인
2-3. 소아(小兒) 기침, 오한(惡寒), 구역감(嘔逆感), 인후이물감(咽喉異物感) 남 12세 태음인
2-4. 소아감기(小兒感氣), 기침, 인통(咽痛), 가래, 콧물 남 4세 태음인

2-5. 소아감기(小兒感氣), 기침, 가래, 콧물, 설사(泄瀉) 남 11세 태음인
2-6. 소아감기(小兒感氣), 기침, 가래, 콧물, 비색(鼻塞), 인통(咽痛) 남 5세 소양성태음인
2-7. 소아감기(小兒感氣), 기침, 가래 남 4세 태음인
2-8. 소아(小兒) 기침, 가래 남 5세 태음인
3-1. 가래 남 28세 173cm 70kg
4-1. 매핵기(梅核氣), 현훈(眩暈), 이명(耳鳴) 남 36세 태음인

1-1. 만성 기침, 도한(盜汗), 성중(聲重)

● 김 ○ ○ 남 33세 소양성태음인 경기도 안양시 비산동 주공아파트

보통 키에 얼굴이 둥글고 약간 붉으며 단단한 체구를 가진 소양성태음인으로 보이는 남자이다.
① 5개월 전부터 기침이 심하여 3개월간 병원에서 치료를 했으나 치료할 때만 괜찮다가 재발한다. ㉠ 기침은 가래가 없는 마른기침이다. ㉡ 낮에도 기침을 하지만 특히 아침과 저녁에 심하다. ㉢ 찬 공기를 쏘이면 더욱 심해진다. ㉣ 기침소리는 목에서 나는 것 같다고 한다. ㉤ 기침이 폭발적으로 나온다. ② 목이 간질거린다. ③ 근래에 들어 도한(盜汗)이 난다. ④ 수삼(水蔘)을 복용하면 가슴이 답답하다.
얼굴이 붉고 단단한 태음인의 심한 기침을 목표로 행소탕 2배량에, 처음 기침이 발생할 때가 겨울철인 1월이므로 온열(溫熱)·발표(發表)의 목적으로 마황 1.5돈과 계지 1.5돈을 더하여 10일분 20첩을 지어주었다.
10일 뒤에 많이 나아졌다면서 다시 약을 지으러 왔을 때 확인해 보았다.
기침이 현저하게 호전되었으나 아직 남아 있다고 한다. 우선 기침의 횟수가 절반 이하로 격감하고 폭발적이던 기침의 정도가 1/3로 줄어들었다고 한다. 또한 도한(盜汗)도 많이 줄었으나, 약을 복용할 때 소변에서 약 냄새가 심하게 났으며, 약 맛이 매우 시다고 했다.
이번에는 기침이 아직 남아 있고 목이 답답하다고 하여 전과 같은 행소탕으로 10일분 20첩을 지어주었다.
26일 뒤에 교통사고로 입원 중에 식욕이 없다며 보약을 지어달라고 내방했을 때 확인해 보았다.
1. 두 번째 약을 복용한 뒤 오래 고생하던 기침이 완전히 나았으며
2. 목이 갑갑한 것과 도한(盜汗)도 치유되었다고 한다.

1-2. 감기, 기침, 두통(頭痛), 발열(發熱)

● 이 ○ ○ 남 34세 열성태음인 보일러 설비업 경기도 안양시 비산3동

부인이 대신 내방했는데 남편이 감기로 인해 기침이 매우 심하다며 감기약을 지어달라고 한다.
① 3일 전부터 감기에 걸린 뒤 기침이 심한데 기침을 밤낮으로 한다. ② 밤에는 두통(頭痛)이 발생하면서 열이 난다고 한다. ③ 평소 몸이 항상 뜨겁다. ④ 평소 땀을 많이 흘린다. ⑤ 보통 체구이고 성격은 차분하고 말이 없는 편이다. ⑥ 평소 감기에 한 번 걸리면 오랫동안 잘 낫지 않는다고 한다.
열이 많은 태음인의 발열성을 띤 심한 기침감기를 목표로 행소탕 2배량으로 2일분 4첩을 지어주었다.
4개월이 지난 여름철에 부인이 다시 감기약을 지으러 왔을 때 확인해 보니, 지난번 그 약을 복용하고 심한 기침감기와 두통(頭痛), 발열(發熱)이 모두 나았다고 한다.
이번에는 어제 비를 맞은 뒤부터 전신통이 있으며 가끔씩 기침과 오한(惡寒), 그리고 약간 발열(發熱)이 있다고 한다.
이번 주증세는 전신통인 몸살 증세이고 평소 열이 많은 태음인의 몸살이라면 구미강활탕을 써야겠지만, 전에도 기침과 함께 발열(發熱), 두통(頭痛)의 증상이 행소탕으로 모두 치유된 것을 감안하여 행소탕 2배량으로 2일분 4첩을 지어주었다.

1-3. 감기, 기침, 두통(頭痛)

● 유 ○ ○ 여 35세 태음인 주부 경기도 안양시 관양동

체격이 크고 약간 뚱뚱하며 성격이 원만해 보인다. 태음인으로 보이는 주부이며 2달 전부터 감기에 걸려서 그동안 병원과 약국에서 치료를 했으나 잘 낫지 않아서 한약을 지으러 왔다고 한다.
① 2달 전 감기 때부터 기침이 심하여 속까지 울리는 것 같다. ② 인통(咽痛)도 있다. ③ 두통(頭痛)이 있다. ④ 추위를 탄다.
체격이 좋은 태음인의 감기로 인한 심한 기침을 목표로 행소탕 2배량으로 2일분 4첩을 지어주었다.
2년 뒤 소화불량으로 내방했을 때 확인해 보니, 그 약을 복용한 후에는 기침과 인통(咽痛), 두통(頭痛)이 소실되었다고 한다.

1-4. 감기, 마른기침, 두통(頭痛), 현훈(眩暈)

● 정 ○ ○ 여 66세 건실한 태음인 경기도 안양시 관양2동

보통 키에 몸통이 굵고 튼튼해 보이며 건실한 태음인으로 보이는 부인이다.
겨울만 되면 감기가 빈발(頻發)한다. 근래에도 감기에 걸려 나았다가 다시 걸렸는데
① 2~4일 전부터 마른기침이 있는데 한 번 시작하면 폭발하듯 격심하게 나온다. ② 두통과 현훈(眩暈)이 있다. ③ 기침을 많이 해서 그런지 기운이 없다. ④ 선풍기 바람을 싫어하지만 더위를 타고 따뜻한 음식을 좋아한다. ⑤ 식욕과 소화력, 대변은 모두 정상이다. ⑥ 날씨가 궂으면 다리가 쑤신다.
건실한 태음인의 감기로 인한 심한 기침을 목표로 행소탕 2배량으로 3일분 6첩을 지어주었다.
4일 뒤에 보약을 지으러 왔을 때 확인해 보니, 약을 복용하고 심하던 기침이 완전히 없어졌다고 한다. 또한 두통(頭痛)과 현훈(眩暈)도 격감되었으나 기운 없는 것은 여전하다고 한다.

1-5. 감기, 기침, 가래, 인통(咽痛)

● 노 ○ ○ 여 24세 소양인 공무원 경기도 안양시 관양동

키가 자그마한 소양인 미혼여성으로 직장에 다니면서 대학에 다닌다고 한다. 직장생활과 학업을 동시에 하여 과로한 탓인지 1주일 전에 감기에 걸렸다.
① 기침이 나오는데 찬바람을 쐰 후 아침에 심하다. ② 가래가 나온다. ③ 목이 붓고 아프다. ④ 1주일간 병원에 다녔는데 여전하다.
아침에 찬바람을 쐰 후 심해지는 기침을 목표로 행소탕 2배량으로 2일분 4첩을 지어주었다.
약 1개월 후에 다시 감기에 걸렸다며 내방했을 때 확인해 보니, 1일분 2첩을 복용하니 기침이 절반으로 경감되었고, 1일분을 더 복용한 후에는 기침, 가래, 인통(咽痛)이 소실되었다고 한다.
이번에도 증세가 지난번과 같은 기침감기이므로 전과 같은 처방으로 3일분 6첩을 지어주었다.

1-6. 감기, 기침, 가래, 인통(咽痛)

● 김 ○ ○ 남 44세 소양성태음인 경기도 안양시 부흥동 은하수단지

보통 키와 체격을 가진 소양성태음인 남성이다. 최근 몇 년간 감기에 걸리지 않았으나 20일 전에 감기에 걸렸는데 감기 끝에
① 기침을 하는데 밤 2시경에 많이 한다. ② 아침에 일어나면 탁한 가래가 나오고 간혹 피도 섞여 나오는데 기침을 할 때는 가래가 안 나온다. ③ 기침을 심하게 하여 목이 아프다. ④ 현재까지 양약을 5일간 복용했으나 차도가 없고, 발열(發熱)증상은 없다. ⑤ 겨울만 되면 건선습진이 약간 있다. ⑥ 감기에 걸린 뒤로 식욕이 별로 없다.
감기 끝에 발생한 기침, 가래, 인통(咽痛)을 목표로 행소탕으로 5일분 10첩을 지어주었다.
11일 후에 다시 왔을 때 확인해 보니, 약을 복용한 이후 감기로 인한 기침이 격감되어 가끔씩 기침이 나온다고 한다. 또한 가래도 격감하고 인통(咽痛)이 소실되었다고 한다.
행소탕을 복용하고 효과가 있는 것으로 판단되어 이번에도 전과 같은 처방으로 5일분 10첩을 지어주었다.

2-1. 소아(小兒) 기침, 가래, 비색(鼻塞)

● 함 ○ ○ 남 5세 태음인 경기도 안양시 비산3동

얼굴이 둥글고 피부는 보통이며 건강하고 약간 단단해 보이며 태음인으로 보이는 남자아이다.
① 3~4일 전부터 감기로 인해 기침을 자주 하는데 특히 아침에 많이 하고 오늘은 낮에도 기침을 했다. ② 아울러 기침을 할 때 가래가 나온다. ③ 코가 막힌다.
단단하고 건강한 태음인 소아의 아침기침을 목표로 행소탕 2배량에 마황 1돈을 더하여 3일분 6첩을 지어주었다.
5개월 뒤인 11월에 아이의 보약을 지으러 왔을 때 확인해 보니, 약을 복용하자 기침과 가래, 코막힘 등의 증상이 모두 나았다고 한다. 그 뒤 아이의 보약을 3번 지어갔다.

2-2. 소아감기(小兒感氣), 기침, 가래

● 이 ○ ○ 남 7세 태음인 초등1년 경기도 안양시 평안동

넓은 얼굴에 이마가 나오고 단단한 태음인으로 보이는 소년이다.
① 3개월 전부터 새벽에 기침이 매우 심하며 특히 새벽 6시부터 30분간은 매우 심하고 아침 6시~9시까지 기침이 지속된다. ② 기침을 오래 한 탓인지 우측 옆구리가 아프다. ③ 가래도 많으며 그렁그렁 소리가 나는데 병원에서는 목이 부었다고 한다. ④ 평소 감기에 자주 걸리는 편이며 이번에도 3개월 동안 병원치료를 계속했으나 차도가 없어

한약으로 치료하고자 내방했다고 한다. ⑤ 평소에 식욕이 부진한 편이다.
단단한 태음인 어린이의 3개월 된 새벽기침과 가래를 목표로 행소탕으로 5일분 10첩을 지어주었다.
10개월 뒤인 다음해 초에 보약을 겸한 기침 감기약을 지으러 왔을 때 확인해 보니, 약을 복용하고 3개월 동안 고생했었던 기침과 가래가 바로 소실되었다고 한다. 그런데 감기에 걸린 탓인지 어제 낮부터 기침을 시작한다고 한다.

2-3. 소아(小兒) 기침, 오한(惡寒), 구역감(嘔逆感), 인후이물감(咽喉異物感)

● 고 ○ ○ 남 12세 태음인 초등학교 6년 경기도 군포시 산본동

체격이나 키가 약간 큰 편이며 태음인으로 보이는 초등학교 6학년인 어린이다. 40일 전 감기에 걸린 후에 찬바람을 쐰 후
① 기침을 연속적으로 심하게 하는데 특히 낮에 심하고 밤에는 하지 않으며 가래는 없다. ② 감기에 걸린 이후로 등이 서늘하고 으슬으슬 춥고 식은땀이 난다. ③ 기침이 심하면 구역질이 난다. ④ 목이 간질간질하고 답답하다. ⑤ 2일 전부터 속이 거북하고, 위(胃) 부위가 답답하면서 소화가 안 된다며 음식을 먹지 않는다. ⑥ 죽도 못 먹어 기운이 없어서 학교를 쉬고 있는 중이다. ⑦ 심한 기침으로 약 40일간 병원에서 치료를 했으나 차도가 없고 X-ray 검사상 이상이 없다고 한다. ⑧ 평소에 식욕은 좋은 편이었다. ⑨ 병원에서 더 이상 치료가 되지 않고 기침이 계속되어 탈기(脫氣)가 되면서 계속 누워있자 이러다가 죽겠다는 절망상태에 빠진 듯이 보였다.
낮에만 나오는 태음인 소아의 기침을 목표로 행소탕 2배량으로 10첩을 지어주었다.
4일 후 다시 왔을 때 확인해 보니, 기침이 절반으로 줄어 오후에만 나온다고 한다. 또한 오한(惡寒)과 기침시 나오는 구역질도 경감되었다고 한다. 아직 완전하게 치유된 상태가 아니므로 전과 같은 처방으로 10첩을 지어주었다. 4일 후 다시 왔을 때 확인해 보니, 기침과 오한(惡寒), 구역질, 인후이물감(咽喉異物感) 등이 완전히 소실되었다고 한다.

2-4. 소아감기(小兒感氣), 기침, 인통(咽痛), 가래, 콧물

● 박 ○ ○ 남 4세 태음인 경기도 안양시 비산동

키와 체격이 보통인 태음인 남아이다.
① 13일 전에 감기에 걸렸는데 10일 정도 병원에 다녔으나 증상이 여전하다. ② 목이 아프다. ③ 아침에 기침을 하며 누런 가래가 있다. ④ 콧물이 나온다. ⑤ 얼굴이 붓는다. ⑥ 평소 열이 많은 체질이다.
평소에 열이 많은 태음인 소아의 감기 후의 기침과 가래를 목표로 행소탕으로 3일분 6첩을 지어주었다.
4개월 후에 다시 감기에 걸렸다며 내방했을 때 확인해 보니, 지난번 약을 복용한 후에 감기로 인한 인통(咽痛), 기침, 가래, 콧물 등이 모두 소실되었다고 한다.

2-5. 소아감기(小兒感氣), 기침, 가래, 콧물, 설사(泄瀉)

● 김 ○ ○ 남 11세 태음인 경기도 안양시 부흥동

보통 체격에 원만해 보이는 11세의 태음인 남자 어린이다.
① 3일 전부터 감기에 걸려 목이 간질거리며 가래가 끓는 기침을 한다. ② 오래 전부터 비염이 있어서 그런지 감기 후에는 누런 코가 많이 나온다. ③ 역시 3일 전부터 하루에 1회 정도 설사를 한다. ④ 추위와 더위를 타는 편이다. ⑤ 시원하고 담백한 음식을 좋아한다. ⑥ 물을 많이 마시는 편이다. ⑦ 식욕은 별로이며 식사량이 적다.
원만해 보이는 태음인 남자 어린이의 아침 기상시 심한 가래, 기침, 설사, 누런 콧물을 목표로 행소탕 2배량으로 3일분 6첩을 지어주었다.
약 2주일 후에 전화를 하여 확인해 보니, 약을 복용한 후 감기가 완전히 나았으며 기침, 가래, 누런 콧물, 설사 등도 모두 소실되었다고 한다.

3-1. 가래

다음은 이준학 선생의 경험이다.

● 이 ○ ○ 남 28세 173cm 70kg

평소에 건강해 보이며 소양인으로 추정되는 본인의 경험이다.
① 날씨가 갑자기 추워지던 때이고, 춥고 건조한 곳에서 자고 난 뒤에 목이 무척 따갑다가 감기에 걸렸다. ② 목감기로 가래가 많이 끓어 밤에 깊은 잠을 못 잘 정도이며, 자다가 가래가 차면 조금 뱉어 버려야만 1시간 정도 잠을 잘 수 있었다. 이틀간 계속되어 약을 복용하게 되었다. ③ 기침을 자주 하지는 않으나 한 번씩 하는 기침이 무척 고통스럽다. 기침은 아침에 심하다. ④ 코가 자주 막히지는 않으나 가끔씩 막히고 콧물의 양이 많다. ⑤ 두통(頭痛)과 몸살기운은 없고 미열(微熱)정도의 열감(熱感)이 있다.

방이 건조하여 숨을 쉴 때 무척 따갑고 칼칼하여 행소탕 2일분을 지어서 복용했으며, 잠을 잘 때는 가습기를 틀어 놓고 잤다. 2일분의 약을 아침과 저녁에 복용했다.
처음 약을 복용하고는 차도가 없었으나 하루 지나자 가래의 양이 많이 줄어든 느낌이 있었다.
시험이 계속되어 더 이상 약을 복용하지는 못했지만 약을 계속 복용했다면 치료가 될 것 같은 느낌이 들었다.

4-1. 매핵기(梅核氣), 현훈(眩暈), 이명(耳鳴)

● 김 ○ ○ 남 36세 태음인 경상북도 경주시 황남면

보통 체격에 운전을 한다는 태음인 남성이다.
① 10년 전부터 자고 일어나면 바로 2~3분간 기침을 한다. ② 기침을 하면 가래가 나오는데 약간 파란색이며 피로하면 더욱 심해지고 특히 겨울철이나 피곤하면 피가 섞여 나온다. ③ 얼굴이 자주 붓는다. ④ 기침을 할 때는 면열(面熱)이 있다. ⑤ 늘 목에 가래가 붙어 있는 것 같다. ⑥ 현훈(眩暈)과 이명(耳鳴)이 있다. ⑦ 소화력은 보통이며 대변이 묽다. ⑧ 등산을 할 때나 움직일 때, 일을 할 때 숨이 찬다. ⑨ 가슴이 답답하고 뻐근하다. ⑩ 뒷목이 뻐근하다. ⑪ 최근 기침이나 가래가 있을 때 식은땀이 난다. ⑫ 모 대학병원에서 검사를 해보니 폐가 굳어 있다고 한다. ⑬ 군 입대를 위한 신체검사에서 X-ray 검사상 결핵으로 판정되어 결핵약을 10일 동안 복용했다.
10년 된 기침, 가래를 목표로 행소탕 2배량으로 10일분 20첩을 지어주었다.
25일 후 전화로 약을 더 지어달라고 할 때 확인해 보니, 매핵기(梅核氣)와 현훈(眩暈), 이명(耳鳴) 등이 거의 소실되었으며 소화가 잘 되고 대변이 군게 나온다고 한다.

中統51 衆 이붕고 梨硼膏

生梨 一箇

治 天行 咳嗽 失音 咽痛 小兒咳喘
[用　法] 蒂邊作小孔 去穰 入硼砂 五分 清蜜滿入封孔 以濕紙包裹 次黃土 煨熟食
[活套鍼線] 咽痛(咽喉)
[適 應 症] 소아감기, 기침, 가래, 재채기, 비색, 실음, 인통

처방설명 이붕고는 유행성감기, 해수(咳嗽), 실음(失音), 인통(咽痛), 소아해천(小兒咳喘)을 다스리는 처방으로 주로 소아의 기침이나 인후통(咽喉痛)에 사용한다.

기침은 찬 공기나 바이러스 등으로 인해 기관지점막이 충혈(充血)되어 있는 상태에서 흡입되는 공기에 의해 자극을 받아서 발생한다. 따라서 기침을 치료하기 위해서는 기관지조직의 충혈을 완화시켜야 하는데, 신체조건에 따라 충혈의 정도나 양상이 다를 수 있으므로 신체조건을 고려하여 처방을 선택해야 한다.

어린이는 성장기이기 때문에 성장열(成長熱)을 내재하고 있다. 즉 성인에 비하여 열에너지가 많기 때문에 질병에 이환(罹患)되었을 때 쉽게 열성(熱性)이 동반된다는 특징이 있다. 이런 이유 때문에 애들에게는 열병(熱病)이 많다. 또한 어린이는 형체가 미성숙하다 보니 모든 조직이 연약하고 엷다. 따라서 경우에 따라 다르겠지만 강한 발표제를 사용하지 못하는 경우가 있다. 또한 어린이는 성인에 비하여 체내 수분함량이 높다. 건강한 소아의 경우 하루에 필요한 수분량이 체중의 10~15%에 해당할 정도이다. 따라서 여러 외부자극이 가해지거나 내부의 기능장애가 발생하면 습체(濕滯)가 생길 가능성이 높다.

이러한 신체조건 하에서 호흡기소식이 충혈(充血)되어 기침이나 인통(咽痛)이 발생했을 때 이붕고를 사용한다. 즉 소아의 특성상 수분함량이 많기 때문에 외감(外感)에 의해 호흡기조직이 충혈되면 조직에 수분이 울체될 것이므로 배의 이뇨작용을 통해 수분대사를 원활하게 하고, 꿀은 자윤(滋潤)을 공급하여 손상된 조직의 회복을 촉진하며, 붕사는 직접적으로 충혈된 조직을 수렴(收斂)시켜 기침과 인통을 치료한다.

이런 신체조건을 가진 아이들에게 마황 같은 강력한 발표제(發表劑)를 사용하는 경우도 있지만, 외감(外感)으로 인한 기표(肌表)의 위축이 심하지 않을 경우 증상과 상태가 적합하지 않다면 부작용을 일으킬 수 있기 때문에 주의해야 한다. 약이라는 것은 대부분 생리상태를 급격히 변화시키는 작용을 하는데, 이붕고는 비교적 생리상태를 완만하게 변화시켜 증상을 없애는 처방이다. 즉 약간 열성(熱性)을 띠면서 호흡기점막이 충혈·예민해져 있을 때 수렴시켜 증상을 치료하는 것이다.

용법은 배 꼭지 주변에 작은 구멍을 내고 붕사 0.5돈과 꿀을 채워 넣고, 구멍을 봉하고 습지(濕紙)로 싼 다음 황토를 발라 외숙(煨熟)하여 먹는다. 집에서 사용할 때는 대부분 붕사를 넣지 않고, 배에 꿀을 넣어 사용하고 있으며 근래에는 배를 썰어서 꿀을 넣고 그릇에 담근 뒤 전자레인지 또는 가스오븐에 익혀 먹는 방법도 사용하고 있다. 민간에서는 붕사를 사용하지 않기 때문에 소아기침과 인통을 치료하는 약성은 다소 약하다고 할 수 있다.

제조방법(민간)
① 배를 깨끗이 씻어 윗부분을 잘라 뚜껑을 만들고 씨를 파내고 그 속을 꿀로 채운다.
② 1~2시간 정도 중탕(中湯)하여 배가 물러지면 꼭 짜서 물로 만든다.
③ 이붕고에는 붕사를 함께 넣도록 되어있으나 민간에서는 배와 꿀만 이용하여 만든다.

처방구성 처방구성을 보면 배에는 이뇨작용(利尿作用)이 있어 충혈(充血)된 부위의 수분을 빼주는 역할을 한다. 또한 성질이 약간 차기 때문에 충혈을 경감시키는 데 도움을 준다. 붕사는 소염작용, 항균작용, 방부작용이 있어 주로 인후(咽喉)의 염증에 사용하며, 이외에도 눈이 충혈되고 아플 때, 예막(瞖膜)이 생겼을 때, 입안이 헐었을 때, 잇몸이 붓고 아플 때에도 사용한다. 꿀은 기관지에 자윤(滋潤)을 공급하여 충혈·과민해진 기관지조직을 완화시킨다.

처방비교 **곽향정기산**과 비교하면 두 처방 모두 피부가 엷고 연약하기 쉬운 소아의 감기에 사용한다. 그러나 곽향정기산은 찬 기온으로 인해 피부가 약간 수축되고, 이로 인하여 호흡기가 충혈되거나 소화기에 습체(濕滯)가 생긴 상태에서 발생하는 감기에 사용하며, 기침감기보다는 혼합감기나 내상감기(內傷感氣)에 사용한다. 반면 이붕고는 주로 소아의 기침감기에만 사용하며, 곽향정기산을 써야 할 경우보다 감기증상이 약할 때 사용하며, 가정에서 쉽게 사용할 수 있다는 특징이 있다.

삼소음과 비교하면 두 처방 모두 기침감기에 주로 사용한다. 그러나 삼소음은 연약한 소아나 허약한 사람의 기침감기에 사용하며, 체열이 중간 정도 되는 사람에게 적합하다. 반면 이붕고는 약간 열성을 띤 소아의 기침감기나, 약간 열성을 띤 사람의 가벼운 기침감기에 사용한다.

활용사례

1-1. 소아감기(小兒感氣), 기침, 재채기, 비색(鼻塞), 가래 남 5세 소음인
1-2. 유아감기(乳兒感氣), 가래 2개월
2-1. 실패례 남 2세 태음인
2-2. 실패례 여 32세 소양성소음인

1-1. 소아감기(小兒感氣), 기침, 재채기, 비색(鼻塞), 가래

다음은 감기빈발에 이붕고를 사용하여 기침이 나은 어린이를 둔 어머니의 경험을 기록한 것이다.
전부터 기침형 감기에 자주 걸려 소청룡탕을 5차례 지어갔는데 그때마다 치유가 된 소음인 어린이이다. 이번에는 감기예방을 위해 보약을 지으러 왔는데 3일 전에 이붕고를 사용하여 기침감기가 나았다는 말을 듣고 기록해 두었다.

● 엄 ○ ○ 남 5세 소음인 경기도 안양시 관양동 궁전빌라

혈색이 없고 좁은 얼굴에 여위었고 연약하고 소음인으로 보이는 어린이이다.
① 15일 전에 감기에 걸려서 기침이 심했는데 ㉠ 기침은 한 번 하면 발작적으로 연속으로 한다. ㉡ 밤에 심하고 특히 자다가도 일어나 심하게 한다. ② 재채기와 코막힘이 있다. ③ 가래가 있고 목이 간질거린다. ④ 약국에서 약을 지어 먹이면 덜하다가 약을 중단하면 다시 발생했으며 병원에서 치료를 받아도 약국에서 약을 지어 먹을 때와 같다.
⑤ 평소 감기에 걸리면 편도가 잘 붓는다. ⑥ 평소에도 감기가 빈발하며 알레르기성 비염을 앓은 경력이 있다.
⑦ 식욕은 보통이나 추위를 탄다. ⑧ 조산(早産)으로 태어날 때 체중이 2kg이어서 인큐베이터에서 1달간 있었다.
예로부터 어린이 기침에는 배에 꿀을 넣고 익혀서 먹는 것이 좋다는 얘기를 들은 적이 있어 이붕고를 사용했다고 한다. 이붕고를 만드는 방법은 다음과 같다. 배 윗부분을 수평으로 자른 뒤, 씨가 들어 있는 부분을 파내고, 그 곳에 붕사 0.5돈과 꿀을 넣은 뒤 배를 황토로 두텁게 바르고 화로나 아궁이에 있는 재에 묻어 둔다. 이때 화로나 아궁이의 여열(餘熱)로 배가 익으면 황토를 제거하고 꿀에 섞여 익은 배를 먹는다. 맛은 매우 달고 시원하다.
그러나 이 부인은 화로나 아궁이가 없고 황토를 이용할 경우 불편하다고 생각되어 배를 깎아 잘게 썰고 꿀을 섞어 오븐에 넣은 뒤 하룻밤을 익혀서 사용했다.
이런 방법으로 배 1개를 먹였는데 어젯밤은 기침이 여전히 심했다고 한다. 다시 배 2개를 먹였는데 오늘 오후부터는 기침이 없고 재채기와 코막힘도 많이 줄어들었다고 한다. 또한 가래가 소실되었으며 목이 간질거리는 것도 소실되었

다고 한다.
모두 배 3개를 먹은 뒤 심한 기침이 없어지고 다른 감기 증세도 격감하여 이붕고 몇 개를 더 먹이도록 권유했다. 이런 방법으로 어린이의 기침이 나은 예를 여러 차례 보았으나 그때마다 미처 기록하지 못하여 아쉬웠는데 이번에 기록할 수 있게 되었다.

1-2. 유아감기(乳兒感氣), 가래

이 글은 본 한약방에서 민간요법을 모으던 중 고객이었던 김○○씨의 경험을 기록한 것으로 이붕고의 약효를 이해하는 데 큰 도움이 될 것으로 생각되어 삽입했다.

● 김 ○ ○ 2개월 유아 경기도 안양시 안양6동

출생한 지 두 달밖에 안 된 아기가
① 감기가 심해 가래가 계속 끓는다. ② 병원약을 3일 먹었으나 차도 전혀 없다.
병원 치료를 3일간 했으나 호전되지 않자 시어머님이 아기의 기침, 가래는 배와 꿀을 익혀 먹는 것이 좋으니 배꿀을 먹여 보자고 권유했다.
이제 2개월 밖에 안 되는 아기라 양약을 계속 먹이는 것보다는 차라리 그 방법이 더 나을 것 같아서 이붕고를 먹이기로 했다. 배 윗부분을 수평으로 잘라내고 배 속을 파낸 후 그 안에 꿀을 두 순갈 정도 넣었다. 꿀을 넣은 배를 찜통에서 2시간 정도 찐 뒤 꿀이 스며들어 푹 익은 배를 가제를 이용하여 꼭 짰다.
반 컵이 조금 덜 되는 것을 아기가 깨어 있는 동안 수시로 먹였다. 맛이 약간 시큼하긴 해도 꿀 때문에 달콤해서 인지 아기가 잘 먹었다.
그 뒤 놀랍게도 심했던 가래가 나았으며 가래소리도 없어지고 그 후로는 괜찮았다고 한다. 그간 병원약으로 치료를 하면 기침은 잘 낫지만 가래는 잘 낫지 않았다. 이럴 때 이 방법을 사용하면 좋은 효과를 볼 수 있었다고 한다. 다만 아기에게 먹일 때에는 즙을 물에 희석해서 먹이는 게 좋다고 했다.

2-1. 실패례

● 정 ○ ○ 남 2세 태음인 경기도 안양시 비산동 삼호아파트

보통 체격에 태음인 남자 어린이이다. 어머니가 아이의 천식(喘息)으로 약을 지으러 왔다. 아기의 기침과 가래가 심하여 배꿀(이붕고)을 먹여 보았지만 여전하다고 했다. 약을 지어주면서 이붕고에 대하여 자세하게 물어 그 과정을 기록한 것이다.
① 10일 전부터 하루 종일 기침을 계속한다. ② 기침을 하면 그렁그렁 소리가 난다. ③ 어려서도 기침을 하면 쇳소리가 났다. ④ 병원에서는 천식기가 있다고 한다. ⑤ 병원에서 폐렴기(肺炎氣)가 있다고 해서 약을 복용시켰는데 괜찮아졌다가 목욕을 하고 나서 재발했다. ⑥ 땀은 보통이다. ⑦ 식욕은 별로이며 식사량이 적다. ⑧ 손발은 차지도 뜨겁지도 않다. ⑨ 대변은 1일 1회 보며 보통이다.
배 속에 꿀을 넣고 압력솥에 넣어 푹 쪄서 거즈에 짜서 물을 만들었다. 하루 동안 배 1개로 만든 배꿀을 수시로 복용시켰으며 3일간 모두 배 3개를 복용시켰다. 배 3개를 모두 먹였지만 전혀 차도가 없었다고 한다.
기관지(氣管支) 천식(喘息)에 배꿀을 먹여도 여전한 기침과 가래를 목표로 소청룡탕(小靑龍湯)을 가감(加減) 하여 10일분으로 10첩을 지어주었다.

2-2. 실패례

● 진 ○ ○ 여 32세 소양성소음인 경기도 안양시 비산2동

약간 작은 키에 부지런하고 가정적이라는 소양성소음인 주부로 현재 임신 3개월이다. 마른기침과 가래가 있는 감기를 치료하기 위하여 이붕고를 만들어 복용했으나 차도가 없었다고 한다. 약을 지어주기 위하여 증상을 확인하면서 이붕고에 대한 내용을 확인하여 기록했다.
① 2~3일 전부터 하루 종일 수시로 마른기침을 하고 기침을 하면 2~3번 정도 연속적으로 한다. ② 밤이 되면 가끔씩 5분 정도 오한(惡寒)이 발생하기도 한다. ③ 감기가 발생한 3일 후부터는 피가 섞인 하얀 가래도 있다. ④ 맑은 콧물과 코막힘이 약간 있었으나 현재는 호전되었다. ⑤ 2~3주 전부터 가끔 구토(嘔吐)가 발생한다. ⑥ 요즘 거의 매일 오심(惡心)이 있다. ⑦ 2~3일 전부터는 잠들기 전이나 설거지를 할 때, 물을 만질 때 약간의 두통(頭痛)이 있다. ⑧ 밥은 하루에 반공기만 먹으며 과일과 채소로 식사를 대신한다. ⑨ 식초와 매운 것을 먹으면 속이 개운하다.
이 부인은 현재 임신 3개월로 2~3일전부터 수시로 기침을 했는데 임신 중이라 양약을 먹을 수 없어 그냥 참고 지냈다고 한다. 마침 이웃의 아주머니가 배꿀(이붕고)을 권유하여 한번 복용해 보기로 했다.

배 1개로 만든 배꿀을 달여 1일간 1시간 간격으로 복용했으나 마른기침, 가래, 오한(惡寒), 코막힘, 콧물 등의 감기증세가 여전했다고 한다. 그래서 소화기가 약한 소양성소음인 부인의 입덧을 겸한 임신 중 감기를 목표로 자소음 2배량으로 3일분 6첩을 지어주었다.

배가 기침, 가래에 효력이 있는 것은 사람들이 일반적으로 알고 있는 사실이다. 그러나 이 부인이 평소에 추위를 심하게 타고 체열(體熱)이 높아질 수 있는 임신 초기임에도 감기에 걸렸다는 것을 보면 현재 부인의 체열이 저하되어 있는 상태임을 알 수 있다. 입덧증세인 구토(嘔吐)와 오심(惡心)이 있어 식사를 제대로 하지 못하여 체력이 저하되고 체열이 낮아진 상태에서 성질이 찬 배를 복용하고 더욱 체열이 저하되어 마른기침과 가래 등의 감기증상이 치유되지 않은 것으로 판단된다.

中統52 象 오과다 五果茶

胡桃 十枚 **銀杏** 十五枚 **大棗** 七枚 **生栗**留外皮 七枚 **生薑** 一塊

治 老人氣虛 外感咳嗽 ① 和蜜或砂糖 尤好 無外氣 去生栗 加黃栗
[活套鍼線] 風寒嗽(咳嗽)
[適 應 症] 노인기침, 목가려움, 소변난

처방설명

오과다는 몸이 허약해져서 발생하는 만성기침이나 노인성 기침에 사용하는 처방이다. 처방을 구성하고 있는 약재를 보면 자윤제(滋潤劑)와 온열제(溫熱劑)로 구성되어 있어 약간 허랭(虛冷)한 상태에서 자윤(滋潤)이 결핍되어 발생한 만성기침, 허약으로 인한 기침, 기관지가 건조하여 발생한 기침에 사용함을 알 수 있다. 주로 가래는 없고 기침만 한다거나 연속적으로 하기보다는 간간히 가벼운 기침을 할 때 사용할 수 있다.

오과다는 대개 꿀이나 설탕에 타서 복용하는데, 치료 측면보다는 예방 효과가 크며, 맛이 달고 좋기 때문에 겨울에 손님 접대용 차로 이용할 수도 있는 아주 좋은 처방이다. 예전에는 의학에 식견(識見)이 있는 유의(儒醫)들이 손님 접대용 차로 사용하기도 했다. 그래서 기침이 없더라도 허랭(虛冷)하기 쉽고 자윤(滋潤)이 부족해지기 쉬운 노인들에게 매우 적합한 차라고 할 수 있다.

사람은 태어나면서부터 성장해야 하기 때문에 성장에 필요한 충분한 영양공급이 필요하다. 이 단계에서는 성장에 따른 급속한 세포분열이 이루어지고 신진대사가 활발하기 때문에 많은 열에너지가 생성된다. 그래서 아이들은 체열(體熱)이 높아 이불을 덮지 않고 자는 것을 좋아하며 겨울에 눈밭에서 뛰어놀면서도 즐거워한다. 또한 체열이 높기 때문에 질병에 걸리면 열적 증상이 나타나는 경우가 대부분이다. 20대가 지나면서 성장기가 끝나면 성장에 필요한 에너지가 줄어드는 대신 인체를 유지해 나가기 위한 에너지와 생식(生殖)에 필요한 에너지가 요구되므로 일정 수준의 체열(體熱)이 유지된다.

그러나 노인이 되어 생식기(生殖期)가 끝나면 인체를 유지하는 유지에너지만 필요하게 된다. 즉 나이가 들면서 모든 조직이 점차 쇠퇴하고 기능이 저하되기 때문에 몸이 왜소해지고 생식기능은 물론 소화기능, 호흡기능 등 인체를 안정적으로 유지해 나가기 위한 기본적인 기능조차 떨어져 생명을 유지해 나가는 데 필요한 기능 위주로 에너지를 사용하게 된다. 이에 따라 혈액순환이 활발하지 못하며, 자윤공급이 감소하여 체중이 줄어들고, 피부가 건조해지는 증상이 나타나기도 하며, 기관지 점막에도 자윤(滋潤)이 결핍되어 건조해지기 쉽다. 따라서 감기 바이러스에 감염되지 않았더라도 기관지점막이 건조해져 있기 때문에 기침유발의 요인이 될 뿐 아니라, 외감(外感)의 영향을 더 쉽게 받을 수 있는 조건이 형성된다. 이럴 때 기관지에 자윤(滋潤)을 공급하여 감기를 예방하거나 기침을 멎게 하는 처방이 오과다이다.

오과다와 처방구성이 유사하다고 할 수 있는 처방으로 감기에 사용하는 화해음이 있다. 화해음의 구성을 보면 秋麥留皮 五錢 忍冬炒去節 三錢 生栗留皮 十枚 生薑 一塊로 되어 있다. 반면 오과다는 추맥, 인동등 대신 胡桃 十枚 銀杏 十五枚 大棗 七枚가 들어간 격이다. 따라서 외감(外感)으로 인해 호흡기가 충혈(充血)되었을 때는 추맥이나 인동등으로 청열(淸熱)시켜 주는 화해음을 사용하고, 기관지에 자윤(滋潤)이 결핍되어 기침이 발생했을 때는 호도, 은행, 대조로 자윤을 공급해 주는 오과다를 사용한다.

필자의 오과다 처방기준은

① 기도점막(氣道粘膜)이 건조해진 상태에서 발생하는 기침

② 노인의 기허성(氣虛性) 해수(咳嗽)
③ 허약해져 발생하는 만성기침

처방 구성 처방구성을 보면 호도, 은행, 대추, 생율, 생강으로 구성되어 있다. 호도의 성분은 지방 59.4%, 단백질 18.6%, 당질 14.5%, 수분 4.5%, 회분 1.8%, 섬유 1.2%, 기타 칼슘, 인, 철분, 비타민 등이다. 양질의 단백질과 소화흡수가 잘되는 지방성분을 다량 함유하고 있으므로, 영양학적으로 대단히 중요한 알칼리성 식품이라고 할 수 있다. 호도를 복용하면 몸이 건강해지고, 피부에 광택이 나며, 두발이 검어지고, 해수(咳嗽)와 천식(喘息) 등이 치료된다. 은행은 신경조직성분인 레시틴과 아스파라긴산, 비타민D의 모체가 되는 에르고스테린이 함유되어 있어 성욕감퇴(性慾減退)나 신경쇠약(神經衰弱), 전신피로(全身疲勞) 등을 개선해주는 효과가 있으며, 글로불린을 비롯하여 단백질, 지방, 칼슘, 단백질, 인, 철분, 펙틴, 비타민A, B_1, B_2등이 들어 있어서 영양학적으로도 가치가 높다.

대조는 당류, 칼슘, 비타민C, 단백질, 지방 등이 풍부하게 함유되어 있어 세포에 자양분을 공급하고 대사를 활성화시킨다. 밤은 인체 내에서 흡수가 가장 빠른 단백질로 되어 있고, 칼슘, 철, 나트륨 등 이른바 뼈가 되고 피가 되는 무기질이 골고루 들어 있다. 또한 비타민 B_1이 쌀보다 거의 4배나 더 들어 있어 밤에 포함된 당질의 체내 이용을 높이고, 과일을 제외한 나무열매 중에서 가장 많은 비타민C를 함유하고 있다. 생강은 심장의 수축력을 높이고 호흡량을 늘려 혈액순환을 빠르게 하며, 소화액 분비를 항진시켜 소화를 촉진한다.

처방 비교 노인성 기침에 사용하는 **삼자양친탕**과 비교하면 삼자양친탕은 호흡기조직의 노화와 이완으로 인해 습담(濕痰)이 울체되어 발생하는 기침에 사용하며 식욕을 증진하는 기능이 있어 식욕부진에도 사용한다. 반면 오과다는 노약(老弱)한 사람의 자윤부족으로 인한 기침감기에 주로 사용하며 기침을 예방하는 효과도 있다.

맥문동탕과 비교하면 두 처방 모두 기침감기에 주로 사용하며 자윤(滋潤)이 결핍되어 발생하는 기침에 사용한다는 공통점이 있다. 그러나 맥문동탕은 과로(過勞)나 성대(聲帶)의 과다한 사용으로 인해 기관지가 건조해져서 발생하는 건성기침에 사용하는 반면, 오과다는 노화나 허약으로 인해 발생한 가벼운 기침에 사용한다.

신기환과 비교하면 두 처방 모두 점액성 물질의 부족으로 인한 기침에 사용한다. 신기환은 자윤결핍과 기관지조직의 이완으로 인해 기침이 발생했을 때 사용하며, 나이를 불문하고 사용할 수 있으나 소화력이 좋고 몸에 열감이 있는 사람에게 적합하다. 반면 오과다는 주로 노인의 가벼운 기침에 사용하며 기침의 예방약으로도 많이 활용한다.

활용사례

1-1. 노인기침, 목가려움, 소변난 여 75세 155cm 40kg
2-1. 감기 後 잔기침에 진피와 곶감 여 34세 태음인

1-1. 노인기침, 목가려움, 소변난

다음은 김현철 선생의 경험이다.

● ○ ○ ○ 여 75세 155cm 40kg

6년 전부터 노환(老患)으로 인한 천식(喘息) 등으로 심한 기침과 약간 호흡곤란을 겪어 오신 분이다. 양방병원에서 초기에 치료를 시도했지만 효과가 없어 별다른 치료를 하지 않고 있던 상태였다. 그 외 다른 질환이 없고 신체 상태가 연세에 비해서 크게 나쁜 편은 아니었다. 골격은 건실한 편이고 소화력은 좋은 편이나 시골에서 혼자 채식을 위주로 하시는 편이라 영양상태는 좋은 편이 아니었다.

① 천식(喘息)이 있다. ② 가슴이 막힌 듯한 느낌이 든다고 한다. ③ 땀이 적은편이다. ④ 혈압이 낮고, 맥(脈)이 가늘고 약하다. ⑤ 식사를 규칙적으로 하시지 않고 하루 2끼 드실 때가 많다.

전형적인 천식(喘息), 기허(氣虛)로 인한 노인성 기침 증세를 나타내는 것 같아 오과다 본방으로 10일분 20첩을 투약했다.

약을 복용한지 3일째 확인을 했더니, 약을 하루 2번씩 복용하고 있다고 한다. 그런데 아무런 변화가 없다고 하기에 식사를 하지 않더라도 약을 하루에 3번씩 복용하시도록 권유했다.

7일째 다시 확인을 했더니 목이 간질간질했던 것은 조금 덜하기는 하지만 여전히 기침의 횟수나 정도가 호전된 것 같지는 않다고 했다. 그런데 소변을 전보다 시원하게 잘 본다고 했고, 전화하는 동안에도 기침은 여전했다.

약을 모두 복용하신 지 3일이 지난 후에 확인을 했더니, 기침이 약간 호전된 듯하다고 했다. 전화하는 동안 기침 횟수는 전보다 확연히 줄었지만 전화통화 시간이 5~6분간이라 이것으로 호전되었는지 정확하게 판단할 수 없었다.

2-1. 감기 후 잔기침에 진피와 곶감

다음은 오과다처럼 과일을 이용하여 기침이 나은 경험을 기록한 것이다.

● 서 ○ ○ 여 34세 태음인 경기도 안양시 동안구 평촌동

키와 체격이 보통이며 태음인으로 보이는 한약방 직원이다.

① 4월 14일 오후 근무 때부터 목이 조금 아팠다. 다음날 아침에 목이 잠겼다고 생각하고 소금물로 가글을 하고 출근했다. ② 그날 밤부터 기침이 나오기 시작했는데 밤새 잠을 못 잘 정도였다. ③ 동시에 말을 못할 정도로 목이 잠겨 병원에 갔더니 목이 많이 부었다고 한다. 주사를 맞고 한약도 4일간 복용했다. ④ 계속 한약을 복용하니 기침과 목잠긴 것이 점차 나아졌는데 잔기침은 15일이 지난 후에도 남아 있었다. 기침이 좀처럼 낫지 않아 한약방 강원장에게 말했더니 진피와 곶감을 이용해보라고 했다.

퇴근 후에 1일분 진피 한 줌과 곶감 2개를 넣어 달여서 복용하고, 다음날에도 같은 방법으로 달여서 복용했는데, 2일 후에 잔기침 증세가 많이 없어졌고 그 이후로 저절로 기침이 없어졌다고 한다.

中統53 寶 삼자양친탕 三子養親湯

蘇子 蘿菔子 白芥子紙上微炒 各一錢

治 咳嗽 氣急 養脾 進食
[活　套] 肺虛 合[生脈散](上統十二) 有表氣 合[蔘蘇飮](中統二十六)
[活套鍼線] 氣嗽(咳嗽)
[適 應 症] 기침, 식욕부진, 결림, 숨참

처방설명

삼자양친탕은 노인(老人)이나 허약(虛弱)한 사람의 기침, 숨참, 식욕부진(食慾不振) 등에 사용하는 처방이다. 나이가 들어 노쇠(老衰)해지면 조직의 탄력성은 떨어지고 부분적으로 이완되기도 하고 위축되기도 하며, 그 결과 에너지를 생산하는 능력이 떨어지게 된다. 따라서 경미한 외부자극이 가해지거나 조금만 허약해지더라도 장애가 발생할 수 있다. 예를 들어 소화기능이 저하되어 조직이 이완되면 체액이 정체되어 소화가 잘 되지 않는다거나 식욕이 부진해지는 증상이 생긴다. 또한 호흡기능이 저하되어 조직이 이완되었을 때도 체액이 정체되므로 기관지의 신축력이 떨어져 호흡이 촉급해지는 증상이 생길 수 있다. 이처럼 노화로 인해 조직이 이완되고, 이완된 부위에 체액이 정체되어 있는 상태에서 외감(外感)의 영향을 받아 기관지점막이 충혈되고 예민해져 기침이 발생했을 때 삼자양친탕을 사용한다. 물론 이런 상태에서는 기관지의 탄력성이 떨어져 있기 때문에 숨참이 발생할 수도 있고, 소화기능이 저하되어 있기 때문에 식욕부진이 나타날 수도 있다.

삼자양친탕은 정체되어 있는 체액(體液)을 제거해 주는 동시에 기관지에 자윤(滋潤)을 전달하는 효능이 있어 나이가 들어 체액이 정체되고 조직에 자윤(滋潤)이 부족해져서 발생하는 가벼운 기침, 가래를 동반한 기침, 허약한 사람의 기침, 기관지조직이 이완되어 있을 때 발생하는 기침에 쓸 수 있다. 그러나 독자적으로 사용하기보다는 다른 처방과 합방하여 사용하는 경우가 많다.

삼자양친탕은 기침 외에도 담결림이나 식욕부진에도 응용한다. 백개자는 근육조직에 담음(痰飮)이 울체되어 결릴 때 사용하는 약재이며, 소자와 나복자는 소화기조직에 담음(痰飮)이 울체(鬱滯)되었을 때 담음을 제거하는 작용이 있고, 백개자도 위를 자극하여 소화를 촉진하는 작용이 있으므로 약재의 양을 각각 증상에 따라 증량하여 사용한다면 기침이 없더라도 식욕부진과 담결림을 목표로 사용할 수 있다.

활투를 보면 폐허(肺虛)할 경우 생맥산을 합하라고 했다. 여기서 폐(肺)는 호흡기로서의 폐가 아니라 에너지생산 주체로서의 폐를 의미한다. 체내에 유입된 물질은 산소가 있어야 에너지로 변환될 수 있다. 따라서 호흡기능과 호흡의 정도는 건강을 유지하는 데 매우 중요하다. 산소가 극히 부족한 높은 산에 오르면 고산병이라고 하여 구토가 유발되는 등 인체의 기능에 장애가 나타난다. 또 사람이 밀집한 곳에 장시간 있으면 머리가 아프고 소화가 안 되는 경우를 볼 수 있는데, 이것도 산소부족에 의한 증상의 하나이다. 이처럼 호흡을 통한 적절한 산소공급은 에너지를 생산하여 인체의 기능을 조화롭게 하는 데 중요한 역할을 한다. 자동차의 엔진에 공기가 공급되지 않으면 엔진효율이 떨어져 매연이 나는 것처럼 여기서 폐허(肺虛)는 에너지를 생산하는 기능이 약하다는 것을 의미한다. 따라서 폐허(肺虛)에 생맥산을 합하라는 것은 허약과 체력저하로 인해 이완되어 있는 기관지조직의 회복을 촉진하기 위함이다.

표기(表氣)가 있으면 삼소음을 합하라고 했다. 삼소음은 혼합감기에 사용하는 처방으로 주로 기침을 목표로 사용하는데, 약한 발표력(發表力)이 있으므로 외감(外感)의 표증(表症)이 있을 때 삼소음을 합해서 사용한다는 뜻으로 이해하면 된다. 표기(表氣)가 있을 때 삼소음을 합하라는 것에서 유추해 낼 수 있는 것은 본래 삼자양친탕의 기침이 외감(外感)으로 인한 기침이 아니라 인체 내부의 담음(痰飮)으로 인해 발생한 기침이라는 것이다.

처방구성 처방구성을 보면 소자는 진해작용(鎭咳作用)을 하며, 지방유는 장점막(腸粘膜)에 자윤을 공급하여 배변을 원활하게 한다. 나복자에는 다량의 지방산과 소량의 정유가 함유되어 있고, 혈압강하작용 및 항염증작용이 있다. 백개자는 소화기를 자극하여 소화기능을 증진시키는 효능이 있을 뿐 아니라 강력한 온열(溫熱)·거담제(祛痰劑)이므로 점액분비를 촉진하여 담(痰)의 배출을 용이하게 하고 정체된 체액을 제거하는 효능이 있다. 백개자에 포함된 이소치오시아네이트(Isothiocyanate)라는 성분은 기도점막을 강력하게 자극하여 점액분비를 촉진하고 담(痰)의 배출을 용이하게 한다.

처방비교 **소자도담강기탕**과 비교하면 두 처방 모두 기관지조직에 습담(濕痰)이 울체되어 발생하는 가래나 기침에 사용한다. 그러나 소자도담강기탕은 담음이 형성될 수 있는 상태에서 외감(外感)이나 신경과다(神經過多) 같은 요인이 작용하여 기침과 가래, 숨참 등이 나타났을 때 사용한다. 반면 삼자양친탕은 노인처럼 조직이 약하기 쉬운 사람의 가래나 기침에 주로 사용한다.

생맥산과 비교하면 두 처방 모두 허약(虛弱)한 사람의 가벼운 기침에 사용한다. 생맥산은 주로 주하병에 사용하는 처방이며, 허약한 사람의 가벼운 기침에도 사용한다. 반면 삼자양친탕은 생맥산처럼 보기(補氣)와 수렴작용(收斂作用)은 없지만 자윤(滋潤)과 거담작용(祛痰作用)을 통해 가벼운 노인성 기침과 가래를 치료한다.

신기환과 비교하면 두 처방 모두 허증 기침에 사용하는데, 신기환은 자윤결핍으로 인한 만성기침에 사용한다. 반면 삼자양친탕은 노인이나 허약한 사람의 가벼운 기침에 사용하며, 대부분 본 처방만 사용하기보다는 다른 처방에 합방하여 사용하는 경우가 많다.

→ 활용사례

1-1. 감기몸살, 고열(高熱), 전신통(全身痛) 여 30세 태음인
2-1. 소아감기(小兒感氣), 기침 여 6세 소음인

1-1. 감기몸살, 고열(高熱), 전신통(全身痛)

다음은 유해성 선생의 경험을 인용한 것이다.

● 이 ○ ○ 여 30세 태음인 주부 경기도 안산시 매화동

최근에 출퇴근 관계로 상계동에서 안산시로 이사를 했는데, 이사하는 과정에서 집사람이 과로한 모양이다. 좀처럼 감기에 걸리지 않았었는데 이사한 후에 두통(頭痛)이 있고 몸이 아프다고 했으나 3~4일이 경과할 때까지 신경을 쓰지 못했었다. 집에 있는 양약(아스피린)을 몇 차례 복용하다가 퇴근할 무렵에 전화를 했다.

① 고열(高熱)이 있다. ② 몸 전체가 쑤신다. ③ 기침을 한다. ④ 목이 몹시 아파서 꼼짝할 수가 없다.

평소 열이 많은 체질이라 적극적인 발열(發熱)상태인 양증(陽症)으로 보고, 과로한 후에 이러한 증상이 발생한 것이므로 쌍화탕에 패독산을 합방해 2첩을 지어가서 잠자기 전에 1첩을 복용시켰다.

아침에 확인해 보았다.

고열(高熱)과 쑤시는 증상은 없어졌으나 후유증인지 기침이 나오고 객담(喀痰)이 대량으로 배출된다고 한다. 이번에는 상한(傷寒) 해수(咳嗽), 담성(痰盛)에 쓰는 행소탕에 삼자양친탕을 합방해서 2첩을 복용시켰다. 약을 복용하니 해수(咳嗽)가 줄어들고 객담(喀痰)이 소실되었다. 그러나 찬바람만 쏘이면 마른기침이 폭발하듯이 나온다고 한다. 객담(喀痰)은 거의 없고 인후(咽喉)가 건조하면서 연속적으로 해수(咳嗽)가 발할 경우 고방의 맥문동탕(맥문동15 반하10 인삼 감초4 대추6 경미9g)이 유효할 것으로 생각되었으나 일이 바쁘다는 이유로 약을 지어주지는 못했다.

2-1. 소아감기(小兒感氣), 기침

● 이 ○ ○ 여 6세 소음인 경기도 안양시 호계2동

키와 체격이 보통 정도인 소음인으로 보이는 여자아이이다. 5일 전부터 감기에 걸렸는데
① 밤낮으로 기침을 하는데, 가래는 없다. ② 평소 식욕이 없다.
소음인 소아(小兒)의 가래가 없는 감기 기침을 목표로 삼소음 1.5배량에서 인삼 대신 사삼을 넣고 삼자양친탕의 소자 1.5돈, 백개자 1.5돈, 나복자 1.5돈을 더하여 2일분 4첩을 지어주었다.
22일 후에 다시 감기에 걸렸다며 약을 지으러 왔을 때 확인해 보니, 약을 복용하고 기침이 소실되었다고 한다.
이번에는 어제부터 감기에 걸렸는데 전과 같이 가래가 없는 기침이 나오고, 콧물이 약간 나오면서 약간 발열(發熱)이 있다고 한다. 이번에는 기침과 약간의 콧물 등을 목표로 삼소음에 삼자양친탕을 더하여 2일분 4첩을 지어주었다.
40일 뒤 전화를 하여 확인해 보니, 약을 복용하고 바로 감기가 나았는데, 다시 어제부터 전과 같은 증상의 감기에 걸렸다고 하여 삼소음에 삼자양친탕을 더하여 1일분 2첩을 지어주었다.
10개월이 지난 다음해 3월에 이 어린이의 어머니가 전화를 했다. 그간의 경과를 물어보니, 전에 감기약을 복용하고 감기가 나았다고 한다. 그런데 며칠 전에 감기에 걸렸는데 가래가 없는 기침이 나오고 콧물과 발열(發熱)이 있다고 하여 전과 같은 삼소음에 삼자양친탕을 더한 처방으로 2일분 4첩을 지어주었다.

中統54 寶 인삼백합탕 人蔘百合湯

白朮 白茯苓 百合 阿膠珠 天門冬 各一錢 **白芍藥 人蔘 五味子 黃芪 半夏 杏仁** 各七分 **細辛 紅花 桂枝 甘草** 各三分

治 勞嗽吐紅
[活套鍼線] 血嗽(咳嗽)
[適 應 症] 기침, 객혈, 폐결핵

처방설명 인삼백합탕은 허로성(虛勞性) 기침이나 기침을 계속하여 객혈(喀血)이 발생했을 때 사용하는 처방이다. 즉 감기로 인한 기침에 사용하는 것이 아니라 허약(虛弱)하거나 노쇠(老衰)하여 원기가 없으면서 기도(氣道)에 자윤(滋潤)이 부족하여 기침하고 객혈할 때 사용한다.

객혈이 나타나는 질환의 예로 폐결핵을 들 수 있다. 폐결핵은 소모성 질환이므로 발병하면 과다한 체액 소모를 유발하여 조직에 자윤이 부족해지고, 더불어 기관지점막도 건조해져 기침이 발생하고, 이것이 오랫동안 치료되지 않으면 조직이 연약해져 피를 토하게 된다. 이럴 때 인삼백합탕은 자윤을 공급해 주면서 허약(虛弱)을 개선시켜 폐결핵 증상을 완화시킨다.

폐결핵은 인삼백합탕이 창방되었을 때는 물론이고 일제시대나 해방기에도 매우 성행하였고, 거의 불치의 병으로 알려졌을 정도로 무서운 질환이었다. 이처럼 예전에 폐결핵 환자가 많았기 때문에 인삼백합탕을 폐결핵에 많이 응용했을 뿐 폐결핵에 사용하는 처방으로 못을 박을 필요는 없다. 또한 한방에서는 진단기기가 부족하여 증상 위주로 질병과 처방을 분류했기 때문에 인삼백합탕은 폐결핵이라는 질병을 치료할 목적으로 사용했다기보다는 객혈(喀血) 증상을 개선하기 위해 사용했다고 보는 것이 옳다. 따라서 인삼백합탕은 허약한 사람의 기관지가 충혈(充血)되어 가래에 피가 섞여 나올 때 사용하는 처방으로 보면 된다.

옛날에는 무리한 노동, 영양결핍, 전염성 질병 등 허약(虛弱)을 유발할 수 있는 원인이 많았기 때문에 인삼백합탕에 적합한 증상 또한 많았다. 요즘에는 영양상태가 좋아지고 육체노동이 많지 않으며 위생상태가 좋아져 감염으로 인한 질환이 감소했으므로 이런 증상을 쉽게 접할 수 없다. 그래서 요즘에는 호흡기가 약하여 자주 감기에 걸리는 사람에게는 감기를 예방하는 약으로 사용할 수 있을 것이며, 폐결핵 치료를 받고 있는 사람에게는 신체조건을 고려하여 치료제로 사용할 수 있고, 결핵을 앓고 난 사람에게는 좋은 보약이 될 것이다.

인삼백합탕을 폐결핵에 사용하는 경우 신체조건을 참고해야 한다. 만약 음허(陰虛)가 발생하기 쉬운 사람이 폐결핵에 걸렸다면 자음강화탕 같은 처방을 사용해야 할 것이지만, 허약한 사람에게 자음강화탕처럼 찬 약성으로 구성된 처방을 사용하면 기능을 더욱 저하시킬 우려가 있기 때문이다. 따라서 인삼백합탕을 사용할 때는 증상뿐 아니라 신체조건도 고려하는 것이 좋다.

인삼백합탕에는 육군자탕, 생맥산, 황기건중탕의 의미가 포함되어 있다. 본초서에 나와 있는 백합의 약성을 보면 '음(陰)을 보하고 열(熱)을 내리며 정신을 안정시키고 폐(肺)를 촉촉하게 하여 기침을 멎게 하는 기능이 있다. 또한 부기(浮氣)를 가라앉히고 대소변을 잘 나오게 하는 것'으로 되어 있다. 즉, 자윤을 공급하는 약성이 있다고 보아야 하는데, 전체적으로 보면 백합, 아교, 천문동이 자윤(滋潤)을 공급하고, 반하는 거담(祛痰)시키며, 행인은 자윤을 공급하는 동시에 소염하고, 세신, 홍화, 계지는 기관지에 혈액을 증가시켜 자윤공급에 도움을 주며, 오미자는 이완된 기관지조직을 수렴시켜 준다. 종합적인 약성을 보면 육군자탕으로 기허상태(氣虛狀態)를 개선하고 생맥산을 비롯한 자윤제를 통하여 자윤을 공급하면서 황기건중탕으로 기혈(氣血)을 보강한다.

처방구성 처방구성을 보면 진피가 빠진 육군자탕에 황기건중탕, 생맥산이 합해져 있고 백합, 아교주, 행인이 더해져 있다. 백출은 장관활동에 대한 조절작용이 있어서 장관의 자발성 수축활동의 긴장성을 높이고 강직성 수축을 방지한다. 백복령은 세포에 영양을 공급하고, 세뇨관의 재흡수를 억제하여 이뇨(利尿)를 증진시키며 면역증강작용이 있다. 백합은 진해작용, 진정작용, 항피로작용 등이 있다. 아교는 각종 아미노산이 함유되어 있어 피부에 자윤작용(滋潤作用)을 하며, 적혈구와 헤모글로빈 생성을 증진하여 혈허(血虛)를 개선한다. 또한 칼슘평형을 조절하며 지혈작용이 있어서 각혈, 기능성 자궁출혈, 혈뇨증의 증상을 완화시킨다. 천문동은 세포에 자윤(滋潤)을 공급하며, 백작약은 평활근의 경련을 억제하고, 중추신경 흥분을 억제하여 진통, 진경, 진정작용을 한다.

인삼은 중추신경계에 대한 흥분작용과 억제작용이 있는데, 흥분작용이 보다 강하다. 또한 뇌의 혈액공급과 산소공급 능력을 높이는 작용이 있으며, 강심작용이 있어 심장의 수축력을 강화한다. 오미자의 각종 유기산은 강장작용을 하며 피로회복을 촉진하고 뇌의 활동을 활발하게 하여 신경쇠약을 개선한다. 황기는 세포의 기능과 산소전달력을 증가시켜 에너지 생산을 돕는 보기작용(補氣作用)을 한다. 또한 영양분을 풍부하게 함유하고 있어서 강장작용을 한다. 반하는 중추성 구토나 점막자극으로 인한 구토를 억제하고, 인후점막자극으로 인한 해수(咳嗽)를 억제하여 객담(喀痰)을 용해한다. 행인은 호흡중추를 약하게 억제하여 호흡운동을 억제시킴으로 지해(止咳)·평천작용(平喘作用)을 한다. 세신은 신체말단 모세혈관벽의 치밀성을 강화하여 혈행을 촉진하고, 홍화는 혈관확장작용을 한다. 계지는 말초혈관을 확장시킴으로써 혈액순환을 조절하여 체표의 순환을 촉진하고, 진통작용과 진정작용을 한다. 감초는 인후점막의 자극을 완화하고 기관지 평활근의 경련을 억제하여 진해, 진정작용을 한다.

처방비교 **가미소요산**과 비교하면 두 처방 모두 호흡기조직의 충혈로 인한 출혈에 사용하는 공통점이 있다. 그러나 가미소요산은 객혈에 사용하는 것이 아니라 가래에 피가 섞여 나오는 담혈(痰血)에 사용하며 부인의 심화(心火)로 인한 상열(上熱), 정충(怔忡) 등 갱년기장애에도 사용한다. 반면 인삼백합탕은 전신허약이 바탕이 된 상태에서 발생하는 기침이나 객혈에 사용한다.

자음강화탕과 비교하면 두 처방 모두 폐결핵에 응용할 수 있는 처방이다. 그러나 자음강화탕은 약간 열성을 띠고 자윤(滋潤)이 결핍된 상태에서 발생하는 폐결핵 증상에 사용하며, 비교적 소화력이 좋고 체열이 높은 사람의 기침감기에도 사용한다. 반면 인삼백합탕은 자음강화탕을 써야 하는 경우보다 허약한 사람에게 사용하며, 음허(陰虛)로 인한 발열은 없거나, 있더라도 상당히 약한 경우에 사용한다.

→ 활용사례

1-1. 심한 기침과 객혈(喀血) 여 31세 소음인 168cm 50kg
2-1. 시험복용

1-1. 심한 기침과 객혈(喀血)

다음은 김경철 선생의 경험이다.

● 박 ○ ○ 여 31세 소음인 168cm 50kg 인천광역시 계양구 청천동

① 반 년 전에 미국으로 유학 가서 체류 3개월 이후부터 심하게 기침을 한다. ㉠ 한 번 기침을 시작하면 5분에서 10분가량 멈추지 않는다. ㉡ 2개월 전부터는 하루에 한두 번씩 기침과 함께 객혈을 한다. ㉢ 특히 건조한 곳에 가면 기

침이 심하고 나오고 가래는 거의 나오지 않는다. ㉣ 결핵 검사를 했으나 정상이라 한다. ㉤ 기침이 너무 심해서 기침 중에 허리와 아랫배가 아프다고 한다. ② 활동시에 쉬 지친다. ③ 유학을 간 후 식생활이 불규칙적이고 체중이 3kg가량 빠졌다. ④ 거주지역이 대단히 건조하고 덥다. ⑤ 추위를 심하고 타고 손발이 차갑다. ⑥ 소화력이 약하고 위장장애가 있다. ⑦ 대소변은 문제가 없다.

평소 소화력이 약하고, 추위를 심하고 타고 손발이 차가운 허랭소인이 내재되어 있는 소음인이며, 젊은 나이인데도 식생활이 불규칙하여 체중이 3kg이나 빠졌다거나 쉽게 피로하다는 것을 보면 허약의 정도가 상당하다고 보았다.

허약한 신체 상태에서 발생한 기침이며 거주지가 건조한 지역이라는 점을 고려하여 전신을 보강, 자윤하면서 기침을 멎게 할 처방을 검토해 보다가 인삼백합탕이 적합하다고 보았다.

활동시에 쉽게 지친다는 것이나 소화력이 약하다는 것을 보면 허약을 겸한 기침이라고 보고, 허약자의 기침에 사용하는 인삼백합탕 20첩을 본방대로 15일간 투여했다.

1. 인삼백합탕을 5일 정도 복용한 후 기침하는 횟수가 줄어들었다.
2. 약을 모두 복용 후 심한 기침은 거의 사라졌으며 객혈은 더 이상하지 않는다.
3. 기침 때 있던 허리와 아랫배 통증도 사라졌다.
4. 그러나 아직 하루에 3~4회 마른기침을 하고 있다.

유학 중인 친구라 다음 처방을 보내지 못했으나 가습기를 사용하고 있어 더 이상 기침이 심해지거나 생활을 못할 정도는 아니라고 한다.

2-1. 시험복용

● 조 ○ ○ 남 29세 태음인 178cm 69kg 부산광역시

인삼백합탕을 복용한 첫날에는 별다른 느낌이 없었다. 둘째 날 오후에 약을 복용했는데 목에 이물질이 걸린 듯이 까끌까끌하고 간지러운 느낌과 함께 헛기침이 여러 차례 나왔다. 의식적으로 기침을 했는데 10~20여 분 뒤 그런 느낌 없어졌다. 평소 식후 명치 부위에 뭔가 답답하게 막힌 듯한 느낌이 빈번(頻繁)했는데, 그런 느낌이 많이 사라졌다. 또 속이 많이 편안해진 것 같다.

● 홍 ○ ○ 여 29세 171cm

아침을 먹고 20분쯤 후에 약을 먹었는데 곧 뒷머리가 땅기면서 띵한 혹은 멍한 느낌이 한동안 계속됐다. 평소에도 신경을 쓰면 약간 뒷머리가 무겁고 땅기는 듯한 느낌이 있는데, 그 정도가 심하게 느껴졌다. 점심 후 심한 공복감에 시달릴 때 약을 먹었는데 그때는 아침만큼 심한 변화나 느낌은 없었다. 그런데 그 후에도 배가 부르거나 아주 배가 고프지 않은 상황에서 약을 먹으니 같은 증상을 보였다

● 홍 ○ ○ 남 29세 소양인 183cm 67kg

인삼백합탕을 먹으니 뭔가 뜨거운 기운이 코 뒤를 통해서 머리 전면부를 거쳐 후면 부위로까지 미치는 느낌이 있었다. 머리가 갑자기 띵해지면서 멍해지고 짜증이 났다. 2번을 복용했는데, 2번 모두 이러한 증상이 나타났고 다른 증상은 없었다.

● 허 ○ ○ 남 26세 소음인 169cm 56kg

시험기간에 공부를 하면서 배가 고플 때마다 1봉씩 마셨다. 피로가 경감될 것으로 기대했으나 피로회복에 도움이 되지는 않았고, 특별히 기억하는 부작용도 없었다.

中統55 寶 정천탕 定喘湯

麻黃 三錢 **杏仁** 一錢半 **片芩 半夏 桑白皮 蘇子 款冬花 甘草** 各一錢 銀杏炒黃二十一枚

治 哮喘神方
[活　套] 審其表實 然後可用
[活套鍼線] 哮吼(咳嗽)
[適 應 症] 감기기침, 극심한 기침, 천식형 기침, 가래, 천식, 천명, 눈 가려움, 숨참, 구토

처방설명 정천탕은 격심한 기침이나 천식(喘息)에 사용하는 처방이다. 아울러 천식을 겸한 비색(鼻塞)이나 알레르기성 비염(鼻炎)에도 사용한다.

조문을 보면 '哮喘神方효천신방'이라고 했는데, 효(哮)는 그르렁거리는 가래 끓는 소리가 나는 것이고, 천(喘)은 숨참을 의미한다. 효(哮)의 원인과 천(喘)의 발생원인은 각각 다양하지만 여기서는 서로 연관성이 있다. 즉 기관지의 충혈이 심화되고 가래가 많아져 효증(哮症)이 발생하는 것이고, 이로 인해 부분적으로 기관지가 폐색되기 때문에 천증(喘症)이 발생하는 것이다. 기관지를 충혈(充血)시키는 직접적인 원인은 외감(外感)이라고 할 수 있다.

정천탕의 효천은 만성화된 것이며 증상의 정도가 완고하고 심하다는 특징이 있다. 그만큼 약성이 강하기 때문에 신체조건에 맞지 않으면 부작용이 나타날 수 있으므로 주의해야 한다. ≪의종손익≫을 보면 정천탕의 탕약가(湯藥哥)가 다음과 같이 씌어 있다. '온갖 병에 원인 있고 약처방이 있다 해도 哮喘효천이라 하는 병을 낫게 하기 어렵다네' '마황 행인 상백피와 자소자 흔히 쓰고 백과와 관동화도 없어서는 안 된다오' '감초 황금 같은 양에 반하도 함께 넣되 생강만은 두지 말고 벌렁벌렁 물에 달여' '숨이 차서 앓는 사람 아무 때나 먹고 나면 정천탕이 선약인 줄 그때 가서 알게 되리' 이 탕약가를 보면 효천의 증상이 만성적이라는 것과 치료가 쉽지 않다는 것을 알 수 있는데, 여러 처방으로 치료가 되지 않는 극심한 효천(哮喘)에 정천탕을 사용했다.

이처럼 정천탕은 본래 효천에 사용하는 처방이지만 감기에 걸려 기침을 심하게 할 때도 사용할 수 있다. 마황이 3돈이나 들어가고 행인, 상백피, 소자, 관동화 등 지해약(止咳藥)이 포함되어 있어 기침의 정도가 격심할 때, 동시에 기관지의 충혈이 심하여 호흡이 곤란한 경우, 태음인 혹은 기육(肌肉)이 두터운 사람으로 기관지(氣管支)의 충혈·팽창으로 인해 내경(內徑)이 많이 좁아져 있어 강력하게 발표(發表)시켜야 할 때에 사용한다.

발표(發表)라고 하면 피부만 생각하는 경향이 있는데, 공기를 직접 접하는 호흡기점막도 외기(外氣)에 의해 수축될 수 있으므로 발표(發表)가 필요하다. 그래서 기관지점막이 부어서 두터워지고 기도(氣道)가 좁아져 있을 때 기관지를 본래대로 회복시키거나 확장시키기 위해 발표력(發表力)이 강한 마황을 쓰는 것이다. 마황을 쓰는 목표는 크게 두 가지이다. 하나는 본래 피부가 두터운 사람에게 발표제를 써야 할 경우, 또 하나는 피부의 위축 정도가 심해서 가벼운 발표제로는 풀리지 않을 경우이다. 호흡기질환 중에는 비후성비염, 후비루, 코골이, 기관지천식 등이 여기에 속한다.

정천탕은 증상이 만성화되고 완고한 경우에 사용하는 경우가 많지만, 기침이 격심할 때는 급성에도 사용할 수 있다. 그러나 조문에 '審其表實심기표실 然後可用연후가용'이라고 하여 기육이 두텁고 건실한 사람에게 사

용해야 한다고 한 것처럼 반드시 신체조건을 파악한 후에 사용해야 한다. 만약 표(表)가 실하지 않은 사람에게 사용하면 일시적으로 탈기(脫氣)되어 기진맥진하거나 경련(痙攣)이 일어나고 심하면 혼수상태에 빠질 수도 있다.

필자의 정천탕 처방기준은
① 표실증(表實症)인 천식 증세
② 표실(表實)한 자의 기침과 가래
③ 비교적 피부가 두텁거나 체력이 실한 자의 심한 기침이다.

부적합한 사람은
① 허약자 및 노약자
② 표실증이 아닌 표허증인 사람
③ 피부가 연약한 사람이다.
부적절한 사람에게 쓸 경우 과다한 발표나 발한 등으로 인해 에너지가 과소모되어 구건(口乾), 탈기(脫氣), 전율(戰慄), 허한(虛汗), 구토(嘔吐) 등이 발생할 우려가 있다.

처방구성 처방구성을 보면 마황은 교감신경 흥분작용에 의한 강심작용이 있으며, 휘발성 정유는 혈관운동중추를 자극하여 혈관운동을 강화하고, 혈액순환을 촉진하여 발한(發汗)을 통한 해열작용을 한다. 또한 기관지평활근을 이완시켜 진해작용(鎭咳作用)을 한다. 행인은 호흡중추를 약하게 억제하여 호흡운동을 억제시킴으로써 지해(止咳)·평천작용(平喘作用)을 한다. 편금은 혈관투과성 항진을 억제하고 소염작용이 강하여 혈관의 염증성 충혈(充血)과 울혈(鬱血)을 완화한다.

반하는 실험적으로 진해작용(鎭咳作用)이 있다는 것이 밝혀졌는데, 반하를 투약하면 30분에서 5시간 동안 효능이 지속되며, 이러한 작용은 코데인과 유사하지만 약한 것으로 알려졌다. 상백피는 이뇨작용(利尿作用)과 소염작용(消炎作用), 약한 진해작용(鎭咳作用)이 있고, 소자는 호흡기조직에 자윤(滋潤)을 공급하여 진해작용(鎭咳作用)을 한다. 관동화는 인후(咽喉)의 소염(消炎), 소종작용(消腫作用)이 강하고 인후점막에 진액생성을 촉진하여 목이 쉬거나 아플 때 유효하다.

은행은 신경조직성분인 레시틴과 아스파라긴산, 비타민D의 모체가 되는 에르고스테린을 함유하고 있어 성욕감퇴(性慾減退)나 신경쇠약(神經衰弱), 전신피로(全身疲勞) 등을 개선해주는 효과가 있으며, 글로불린을 비롯하여 단백질, 지방, 칼슘, 단백질, 인, 철분, 펙틴, 비타민A, B1, B2 등이 들어 있어서 영양학적으로도 가치가 높다. 감초는 인후점막의 자극을 완화하고 기관지평활근의 경련을 억제하여 진해, 진정작용을 한다.

처방비교 **해표이진탕**과 비교하면 두 처방 모두 효천(哮喘)에 사용한다는 공통점이 있다. 해표이진탕은 정천탕의 구성약재를 거의 포함하고 있으나 발표력이 강한 마황의 약량이 1/6 밖에 되지 않기 때문에 기침이나 천식의 정도는 정천탕을 써야 하는 경우보다 심하지 않다. 반면 정천탕은 외감으로 인한 호흡기의 충혈이나 피부의 수축 정도가 심한 경우에 사용한다.

효천에 사용하는 **청상보하환**과 비교하면 청상보하환에는 자윤을 공급하는 육미지황원과 거담(祛痰)·지해제(止咳劑)가 포함되어 있어 약간 열성을 띠거나 소화력이 좋은 사람의 자윤부족으로 인한 해수에 사용한다. 반면 정천탕은 거담제(祛痰劑)가 포함되어 있지만 강력한 발표제인 마황이 3돈이나 들어 있어 주로 외감에 의한 심한 기침이나 천식에 사용한다.

오적산과 비교하면 두 처방 모두 마황이 포함되어 있어 외감(外感)으로 인한 기침에 사용한다. 오적산은 기침감기나 몸살감기, 혼합감기를 막론하고 사용하는데, 몸이 허랭하고 배가 찬 사람의 기침, 몸살감기에 사용하는 경우가 많다. 반면 정천탕은 주로 기침감기에 사용하며, 기침의 정도가 매우 심한 경우에 적합하고, 허약하거나 허랭한 사람에게는 사용하지 않는다.

활용사례

1-1. 극심한 기침 남 4세 소양성태음인
1-2. 소아감기(小兒感氣), 기침, 천식(喘息) 남 2세 태음인
1-3. 소아(小兒) 기침, 가래, 구토(嘔吐) 남 5세 소양인
1-4. 심한 기침, 가래 여 52세 소음인 155cm 46kg
1-5. 심한 기침 여 38세 소양성태음인
1-6. 해수(咳嗽), 기침, 눈 가려움 여 47세 태음인 163cm 65kg
1-7. 감기 후 심한 기침 남 27세 태음인 170cm 85kg
2-1. 소아천식(小兒喘息), 기침, 숨참 남 3세 소양인
2-2. 천식(喘息) 여 32세 열성태음인 163cm
2-3. 만성천식(慢性喘息), 기침, 숨참 여 63세 소음성 태음인
2-4. 숨참, 천명(喘鳴), 기침 여 73세 태음인
2-4. 숨참, 기침 여 84세 태음인
3-1. 정천탕-청상보하환-소청룡탕의 천식과 기침 비교 여 30대 소음성소양인 152cm 47kg

1-1. 극심한 기침

● 김 ○ ○ 남 4세 소양성태음인 경기도 안양시 비산3동

어머니 손을 잡고 온 소양성태음인으로 보이는 남자아이이다.

① 3주 전 감기에 걸린 뒤부터 극심한 기침을 한다. ㉠ 기침은 종일하는데 특히 아침과 밤에 심하다. ㉡ 상담을 하는 동안에도 계속 기침을 한다. ㉢ 컹컹 울릴 정도의 심한 기침을 연속적으로 한다. ② 평소에 잘 토한다. ③ 식욕이 부진하다. ④ 성격은 활발할 때도 있고 차분하기도 하다.

컹컹 울릴 정도의 심한 기침을 목표로 정천탕 1.5배량으로 3일분 6첩을 지어주었다.

2달 뒤에 아이의 보약을 지으러 왔을 때 확인해 보니, 그 약을 먹고 극심하던 기침이 곧바로 사라졌다고 한다.

1-2. 소아감기(小兒感氣), 기침, 천식(喘息)

● 고 ○ ○ 남 2세 태음인 경기도 안양시 관양동

키와 체격은 보통이며 태음인으로 보이는 어린이다.

① 평소에도 감기에 잘 걸리는데 2달 전에도 다시 감기에 걸렸다. ② 감기에 걸려 기침을 하는데 낮에도 하지만 밤에 더 심하고 병원에서는 천식이라고 한다. ③ 목에 그렁그렁하는 가래가 있다. ④ 평소 땀을 많이 흘린다. ⑤ 편식하며 야채는 싫어한다. ⑥ 앞이마가 나왔다.

평소 천식이 있는 태음인 유아(幼兒)의 감기로 인한 기침, 가래를 목표로 정천탕 본방으로 3일분 3첩을 지어주었다.

23일 후에 다시 왔을 때 어머니에게 확인해 보니, 정천탕을 복용하고 기침과 가래가 경감되어 점차 나았다고 한다. 그런데 어제 다시 감기에 걸렸는데 기침과 가래, 콧물이 있다고 하여 전과 같은 정천탕으로 5일분 5첩을 지어주었다.

1-3. 소아(小兒) 기침, 가래, 구토(嘔吐)

● 이 ○ ○ 남 5세 소양인 경기도 안양시 관양동 뉴골든타운

몸통이 약간 굵고 피부가 흰 편이며 소양인으로 보이는 한약방 여직원의 아들이다.

생후 10개월 때 고열(高熱)을 겸한 감기로 방풍통성산 1첩을 복용하고 나은 적이 있으며, 얼마 전인 5월에도 고열(高熱)로 병원에 입원했는데 방풍통성산을 복용하고 쾌유했다. 평소 감기에 자주 걸려 지금까지 행소탕, 연교패독산, 형방패독산, 소청룡탕 등을 사용했으며 그때마다 효력이 있었다.

① 1주일 전부터 기침을 조금씩 하다가 3일 전부터는 기침을 아주 심하게 한다. ② 기침을 할 때는 천식(喘息)이 있는 것처럼 폭발적으로 하는데 너무 힘들어 보인다. ③ 특히 뛰거나 찬바람을 쐬면 기침이 더욱 심하다. ④ 기침과 동시에 구토(嘔吐)를 한다. ⑤ 기침을 할 때 가래가 나온다. ⑥ 2년 전부터 봄과 여름에 아토피성 피부염이 있다. ⑦ 2년 전부터 봄과 여름이면 손발이 갈라지며 벗겨진다. ⑧ 평소에 코피를 자주 흘리는데 특히 여름에 심하다. ⑨ 평소 차멀미를 자주 한다. ⑩ 몸 전체가 따뜻하고, 땀을 많이 흘린다. ⑪ 대변과 소변은 정상이다. ⑫ 식욕은 보통이며 소화는 잘된다.

2년 전부터 아토피성 피부염이 있는 소양인 남자 어린이의 폭발적인 기침을 목표로 정천탕에서 마황의 양을 2.25돈으로 줄여 5일분 10첩을 지어주었다.
며칠 뒤 여직원에게 확인해 보니, 약을 1일분 복용한 후에 기침의 횟수가 경감되었으며 2일째부터는 기침의 횟수가 격감하였다고 한다. 기침을 하지만 폭발적인 기침이 많이 좋아져 아이도 훨씬 덜 힘들어 보인다고 한다. 약을 3일간 복용한 후로는 기침이 거의 호전되었는데 심하게 뛰거나 갑자기 찬바람을 쐴 때만 약간씩 기침을 한다고 한다. 5일분 10첩을 복용한 후에는 폭발적으로 하던 기침과 구토(嘔吐), 가래는 모두 소실되었다고 한다.

1-4. 심한 기침, 가래

다음은 조경남 선생의 경험이다.

● 나 ○ ○ 여 52세 소음인 155cm 46kg 경기도 의왕시 내손동

같은 교회에 다니는 집사님이다. 감기에 걸렸다고 하여 전화해서 증상을 물었더니 기침과 가래가 주증상이라고 한다. 다른 부수적인 것은 확인해보지 못했고 단순한 감기로 생각했다.
단순한 감기로 생각했고 체질이 소음인인 점과 주증상이 기침과 가래이므로 풍한(風寒)으로 인한 해수(咳嗽)·담체(痰滯)·기역(氣逆)을 다스리는 육안전 2배량으로 3일분 6첩을 지어주었다.
다음날 경과를 살펴보기 위해 직접 방문하게 되었다. 환자를 대면한 순간 어떠냐고 물을 필요도 없었다. 왜냐하면 육안전으로 치료될 수 있는 증상이 아니었기 때문이다.
① 가래를 동반한 심한 기침을 하는데 그야말로 폭발적인 기침이다. ㉠ 처음에는 일주일에 3~4차례 옅은 기침을 할 정도였다고 한다. ② 7년 전에 기관지확장증으로 수술했는데 의사는 감기를 조심하라고 했다. ③ 그래서 감기에 걸리지 않게 항상 신경을 쓰고 있는 편이다. ④ 옅은 기침이지만 걱정되어 병원약을 복용하니 기침이 금방 멈췄다. ⑤ 좋아졌거니 생각하고 약을 끊었더니 그날 저녁부터 폭발적인 기침이 시작되었다. ⑥ 기침은 5~10초 간격으로 '컹컹' 소리를 내며 한다. ⑦ 기침을 하면 기관지확장 수술을 한 부분이 아프다. ⑧ 수술 후부터 기침을 많이 하면 객혈(喀血)이 나오곤 했는데 이번에도 조금 나왔다. ⑨ 객혈(喀血)이 나올 때 병원에서 준 약을 복용하면 바로 치료되었는데 이번에도 역시 병원약을 먹으니 치료가 되었다. ⑩ 감기에 걸리면 항상 가래와 기침이 주증상이다. ⑪ 추위를 많이 타고 더위는 잘 타지 않는다. ⑫ 항상 식욕이 없다. 12년 전, 위(胃)유착으로 수술을 한 적이 있다. ⑬ 위(胃)수술을 한 이후로 양약을 먹으면 속이 메슥거리고 소화가 안 된다. ⑭ 소변을 자주 본다. 밤에도 5~6번 정도 본다.
심한 기침에 사용할 수 있는 처방으로 정천탕이 떠올랐다. 이 사람의 신체조건을 참고하면 마황이 3돈이나 들어 있는 정천탕을 복용하면 부작용이 발생할 수도 있다는 생각이 들었으나 증상이 너무 심하기 때문에 정천탕을 투약하기로 했다.
심한 기침과 가래를 주증상으로 하는 52세 소음인 여성에게 정천탕 본방으로 3일분 6첩을 투약했다.
일주일 뒤에 교회에 갔는데 몸이 아파서인지 교회에 나오지 않았다. 그래서 정천탕도 효과가 없다고 생각했지만 경과라도 확인해봐야겠다는 생각으로 전화했다. 그런데 전화상으로는 전혀 기침을 하지 않는 것이었다. 그간의 경과를 확인해 보니

1. 정천탕을 복용하기 시작한 날부터 땀이 너무 많이 나서 내복이 젖을 정도였다.
2. 2일분을 복용한 날부터 기침이 현저히 줄기 시작했다.
3. 3일분을 모두 복용한 다음에는 거의 기침을 하지 않았다.
4. 그런데 이틀 후에 다시 찬바람을 쏘여서 그런지 기침이 재발했다.
5. 그래도 처음보다는 심하지 않은 상태이다.
6. 3일분 약을 계속 재탕하여 복용하고 있는 중이다.

1-5. 심한 기침

다음은 조경남 선생의 경험이다.

● 김 ○ ○ 여 38세 소양성태음인 경기도 양주시 회천읍 덕계리

말과 행동이 빠르고 급한 성격의 소양인 기질이 있으며 살이 찐 소양성 태음인 여성으로 필자의 형수님이다. 보름 전에 감기에 걸려 심한 기침을 반복하는데 병원에서 주사를 맞고 약을 복용하여도 별 차도가 없다며 약을 지어달라고 한다.
① 보름 전부터 심한 기침이 계속되었다. ㉠ 기침은 쉴 새 없이 나온다. ㉡ 목이 간질거리고 따갑고 갈증(渴症)이 심하다. ㉢ 기침은 낮보다 밤에 심하다. ㉣ 잠을 못 잘 정도로 기침이 심하다. ② 가래도 약간 나온다. ③ 추위와 더위는 많이 타지 않는다. ④ 소화는 잘되며 대변과 소변도 정상적이다. ⑤ 물은 하루에 3~5잔 정도 마신다.

⑥ 평소 잠에서 한 번 깨면 다시 잠을 이루지 못한다. ⑦ 월경은 2~3개월 주기로 하며 월경통(月經痛)이 심하다. ⑧ 기침 때문에 병원에서 주사를 맞고 약을 일주일 정도 복용했는데 증상의 변화는 없었으나 몸은 좀 편해진 것 같다.
전화상으로 상담을 했는데 줄곧 기침을 했다. 기침의 양상은 폭발적이라는 표현은 적절하지 않더라도 기침이 심하다는 것을 알 수 있었다. 사실 상담을 하면서 바로 정천탕을 써야겠다는 생각이 났다. 왜냐하면 기침한 지 보름이나 되었으나 그치지 않는다는 점과 기침이 심하다는 점, 살이 찐 사람이기 때문에 강력하게 발표(發表)시켜도 큰 문제가 없을 것이라는 생각 때문이었다. 물론 목이 따갑고 간질거리며 갈증이 심하다는 점, 또 약간 만성화되었다는 점에서 자윤제(滋潤劑)가 필요할 수 있다는 생각이 들었지만 체질이나 나이를 보더라도 자윤(滋潤)이 필요한 기침의 양상 같지는 않았다. 그래서 일단 심한 기침을 목표로 정천탕을 쓰기로 하고, 잠을 못 이룰 정도로 심한 기침을 하는 38세 소양성태음인 여성에게 정천탕 본방으로 10일분 20첩을 지어주었다. 다음날 확인해 보았다.
1. 점심에 약을 받자마자 바로 1봉을 복용했는데 심한 기침이 줄어들었다.
2. 예를 들어 기침을 10번 했다고 한다면 1~2번으로 줄었다.
3. 약간씩 기침을 해도 힘든 기침이 아니라고 한다.
4. 점심을 먹고 나가면서(2~3시간 이후)에 다시 1봉을 복용했는데 기침이 많이 줄었다.
5. 그래서 그날 밤에는 잠을 잘 잤다.
다음날 아침 전화해 보니
6. 잠을 아주 잘 잤고 아직도 잔기침이 남아 있지만 전에 비하면 아무것도 아니라고 한다.
점심에 먹은 기침약이 어떤 약인지 알지 못한 상태에서 같은 동네 아줌마 7명에게 십전대보탕이라고 하면서 1봉씩 먹게 했는데, 몸이 약해 보이는 3명은 수전증이 나타났다고 한다. 그래서 시동생이 기침약으로 마약을 넣은 것이 아니냐는 의심을 했다고 한다. 필시 수전증은 마황 때문이라고 생각된다.

2-1. 소아천식(小兒喘息), 기침, 숨참

● 전 ○ ○ 남 3세 소양인 경기도 안양시 평안동 초원세경아파트

보통 키에 약간 말라 보이는 소양인 남자 어린이이다. 돌을 지나면서 장염을 앓은 뒤 보약으로 전씨백출산을 복용하고, 감기로 소청룡탕을 복용한 적이 있다. 11월 초순경 병원에 들렀다 오는 길이라며 내방했다.
① 천식(喘息)이 있어 목에서 쌕쌕 소리가 난다. ② 감기로 기침이 심한데 조금만 뛰어도 기침이 난다. ③ 콧물과 구토(嘔吐)가 있으나 열은 없다. ④ 왼쪽 볼이 부어있다. ⑤ 병원에서는 천식과 함께 볼거리에 걸렸다고 한다.
이 아이의 천식(喘息)은 환절기인 11월 초순에 감기와 함께 발생한 것이며, 천식과 감기는 찬 기온으로 인해 기관지가 위축(萎縮)되거나 기관지 점막이 충혈되고 예민해져 발생한 것으로 생각된다. 따라서 치법은 찬 공기로 인해 위축(萎縮)되거나 충혈되고 예민해진 조직을 정상화시킬 수 있는 발표(發表)와 청열(淸熱)의 방법을 사용하고 자윤(滋潤)과 거담(祛痰)의 치법을 병행하기로 했다.
이러한 약성이 있는 처방을 검토해 보니 정천탕이 있었다. 그러나 아직 3살 밖에 안 된 어린이라는 점에서 정천탕 본방에서 마황을 절반으로 줄여서 2일분 4첩을 지어주었다.
다음날 다시 내방했는데 약을 1일치 복용한 후 조금만 뛰어도 기침이 나오던 것과 숨이 찬 것이 경감되었다며 약을 2일치만 더 지어달라고 한다.
약을 복용한 후에 숨이 찬 것과 기침이 줄어든 것으로 보아 효과가 있다고 판단되어 같은 처방으로 2일분 4첩을 더 지어주었다. 2년 뒤에 감기에 걸려 구토(嘔吐)와 설사(泄瀉), 기침과 콧물 증상이 있다며 내방했을 때 확인해 보니, 그때 약을 복용하고 숨참과 기침이 소실되었다고 한다.

2-2. 천식(喘息)

다음은 허훈 선생의 경험이다.

● 진 ○ ○ 여 32세 열성태음인 163cm 서울특별시 강서구 화곡동

보통 체격에 피부가 희고 다소 얇은 편인 열성 태음인이다.
① 2주 전부터 수시로 목이 간질거리며 기침이 심하다. ② 가래가 약간씩 나오는데 완전히 뱉어지는 것이 아니라 가슴에 걸려 있어 안 나오는 느낌이다. ③ 소화력은 정상이다. ④ 대변은 1일 1회 정도 보며, 상태도 정상이다. ⑤ 혈압은 정상이다. ⑥ 설진상(舌診狀) 부자설은 아니지만 습윤(濕潤)하며 몸이 찬 것으로 보인다. ⑦ 결혼 전엔 몸에 열이 많은 편이었다. 결혼 후의 직장생활로 피로감이 심했으며, 이 때문인지는 몰라도 자연유산을 2회 정도 했고 그 이후 몸이 전보다 많이 찬 것 같다고 한다. ⑧ 유산을 한 이후 몸이 허약해지면서 천식(喘息) 기운이 약간씩 있었으며 그때마다 단순히 감기라고 생각하여 약국에서 종합감기약을 구입하여 복용했다. ⑨ 약 2년 전부터 봄과 가을이면 기침이 점점 심해졌다.

결혼 전에는 체열이 높은 편이었으나 결혼 후 직장생활에서 오는 스트레스와 과로로 인해 유산이 있었고, 그 이후 급격히 체열이 감소했다는 것으로 보아 정혈(精血)의 손모(損耗)로 인해 몸의 균형이 깨어지고, 이로 인해 체열(體熱)이 결핍되어 추위를 타는 것으로 보인다. 또한 폐를 보(補)해 주지 않고 기침을 할 때마다 단순한 감기로 인식하여 종합감기약을 복용한 것도 천식(喘息)이 심해진 원인으로 생각되었다.
우선 부족해진 체열을 높이고 폐의 기능을 높여주는 것이 근본적인 치료법으로 생각되었으나, 심한 기침을 호소하므로 기침을 목표로 정천탕 1.5배량으로 3일분 6첩을 투약했다.
3일 후에 확인해 보니, 약을 복용하고 2일 동안은 기침이 절반 이하로 줄어들었으나, 3일째 되는 날 아침부터 기침이 원래대로 심해졌다고 한다.
원래 정천탕은 약재 구성상 표실증(表實症)의 천식(喘息), 기침, 가래에 적합한 처방이다. 그러나 이 사람의 경우 기침을 2주나 하여 정기(精氣)가 많이 손상되었고, 그 이전에 이미 두 번의 유산으로 체력이 저하된 상태였음에도 기침만을 치료하기 위하여 신체상태에 맞지 않는 정천탕을 사용한 것이 아닌가 생각되었다. 따라서 이번에는 심한 기침과 가래를 목표로 진액(津液)을 보강하면서 폐의 기능을 보강하는 쪽으로 치법을 정했다.
따라서 육미지황원이 포함되어 있어 자윤(滋潤)을 공급해주고 반하, 백개자 등 거담제(祛痰劑)와 당귀, 숙지황 등 보혈제(補血劑)가 포함되어 있는 금수육군전 1.5배량으로 7일분 14첩을 투약했다.
일주일 후에 확인해 보니, 기침이 약간 나아졌다고 한다. 그러나 이야기를 나누면서 살펴보니 얼굴색은 조금 나아보이나 기침은 별 차도가 없는 것 같았다. 마침 스승의 날이라 이종대 선생님께 안부전화를 하면서 이 여성에 대하여 여쭈어 보니, 마황제가 초기에는 효력이 있으나 계속 사용할 때에는 발표(發表)로 인해 기도에 자윤(滋潤)이 부족해져 효과가 없는 것이니 정천탕 1/2량에 금수육군전 본방을 합하여 사용해 보라고 하셨다. 이번에는 이종대 선생님의 말씀대로 정천탕 1/2량에 금수육군전 본방을 합하여 10일분 20첩을 투약했다.
10일 후에 확인해 보니, 복용한 이후 약 5일 정도 지나서 기침이 멎었으며 그 후로는 약을 복용하지 않았다고 한다. 그러면서 남은 약은 기침이 재발하면 복용하려고 냉장고에 보관중이라고 한다.

2-4. 숨참, 천명(喘鳴), 기침

● 이 ○ ○ 여 73세 태음인 경기도 안양시 달안동 샛별한양아파트

보통 키에 약간 뚱뚱하고 목소리가 약간 굵고 크며 쉰 소리가 나는 73세 태음인 할머니이다.
① 오랜 전부터 숨찬 증세가 있다. ② 3일 전 감기에 걸린 후 더 심해져 숨소리가 쌕쌕하고 날 정도이다. ③ 기침을 하는데 특히 밤에 심하다. ④ 가래가 약간 있다. ⑤ 식은땀이 난다. ⑥ 몸 전체가 따뜻하다. ⑦ 평소에 식욕이 좋으나 감기에 걸린 후로는 식욕이 없다. ⑧ 대변은 1일 2회 정도 보며 묽은 편이다. ⑨ 가끔 얼굴이 붓고 손이 저리다.
몸 전체가 따뜻하다는 태음인 할머니의 감기 후에 더 심해진 숨찬 증세와 기침을 목표로 정천탕 1.5배량에서 마황을 2.25돈으로 줄여서 1일분 2첩을 지어주었다.
다음날 다시 내방했을 때 확인해 보니, 약을 복용한 이후 숨참과 천명(喘鳴) 등의 증상이 격감하였다고 한다. 그러면서 약을 1일분만 더 지어달라고 하여 같은 처방으로 1일분 2첩을 지어주었다.

3-1. 정천탕-청상보하환-소청룡탕의 천식(喘息), 기침 비교

다음은 박연우 선생의 경험이다.

● 장 ○ ○ 여 30대 소음성소양인 152cm 47kg

겉으로 보기에는 소음인처럼 연약한 체구이지만 강단 있는 소양인체질이다.
사촌누나가 영국에서 약 3년 동안 살았는데 천식을 얻어 귀국했다. 귀국해 병원을 다녔지만 치료하지 못하자 한약을 원하여 증상을 들어보았다.
① 천식기가 있다. ② 하루 종일 끊임없이 마른기침이 나온다. 특히 아침과 저녁으로 기침이 심하다. ③ 가래가 약간 낀다. ④ 약간 저혈압이다. ⑤ 추위를 약간 타지만 더위는 타지 않는다. ⑥ 체열은 중 이상이다. ⑦ 식욕은 좋으며, 소화력은 중 이상이다.
환자가 주로 호소하는 것은 천식기가 있으며 기침을 끊임없이 하며 아침과 저녁에 더하다는 것이다. 영국에서 3년간 살았으며 영국의 환경은 날씨가 습하고 차갑기 때문인지 천식이 왔고 이로 인해 끊임없는 기침이 발생하지 않았나 생각이 들었다.
폐로 들어오는 공기는 어느 정도 온도에 도달해야만 우리 몸에서 사용될 수가 있는데 그 첫 관문은 호흡기이다. 정상적인 상태라면 호흡기에서 찬 공기를 가열하여 주는데 만약 몸에 어떠한 상태에서 균형이 깨져버리면 이러한 작용이 제한되거나 장애를 받게 된다. 결국 균형이 무너진 호흡기에서 찬 공기를 가열하기 위해 평소보다 더 많은 혈액이 상

부호흡기 쪽으로 모이게 되나, 이마저 충분치 못하거나 감염이 되면 기관지나 모세기관지가 충혈, 팽창, 과민하게 되고 이로 인해 기침이 나오게 된다. 또는 호흡기관의 충혈, 부종으로 공기가 통하는 기관지의 직경이 줄어들고 공기가 효과적으로 흡입되지 않아 천식이 생기게 된다.

천식을 치료하는 처방들은 크게 4가지 종류로 나누어 볼 수 있다. 첫째는 발표(發表), 둘째는 온열(溫熱), 셋째는 자윤(滋潤). 넷째는 거담의 방법이 있다.

첫째 발표(發表)는 피부만 생각하는 경향이 있는데, 공기를 직접 접하는 호흡기 점막도 외기에 의해 수축될 수 있으므로 이로 인해 두터워진 표를 풀어주는 것이며, 이러한 치법들은 대부분 건실한 사람에게 사용한다. 대표적 처방으로는 정천탕, 소청룡탕, 해표이진탕 등이 있다. 둘째 온열(溫熱)의 치법은, 온몸이 허랭한 사람의 호흡기가 이로 인해 제대로 활동하지 못하여 생기는 천식을 치료하는 방법이다. 대표적인 처방은 오적산으로 허랭을 개선시킴으로써 천식을 치료할 수 있다. 셋째는 자윤(滋潤)을 공급시킴으로써 한마디로 영양물질을 공급시켜주는 것이다. 영양물질 결핍으로 인한 활동부족으로 인해 운동성 부족으로 발생한 천식을 치료할 수 있다. 대표적인 처방으로는 청상보하환이 있는데, 자윤(滋潤)을 공급함으로써 천식을 개선할 수 있다.

이 환자와 같은 경우는 천식으로 인한 감기 이외에 특별한 증상이 없었고, 전체적으로 건실하다고 판단하여 정천탕 1제(30첩)에 맥문동탕 1제(과립제)를 합방해서 지어 주었다.

1주일 후에 전화 통화하여 경과를 알아보았다.

1. 약을 복용 후부터 끊임없는 기침의 횟수가 줄어들었고
2. 아침 기침은 없어졌지만, 밤 기침은 계속한다고 한다.
3. 그러나 아침에 기침이 없어진 것에 대해 굉장히 좋아했다.

약을 계속 지어주겠다 하자 계속 먹겠다고 했다.

변증이 잘못돼서 아침 기침만 없어졌다는 생각이 들었다. 이번에는 키도 작고 몸무게도 적고 평소의 건강을 생각하여 소식을 하는 편이어서 전체적으로 자윤(滋潤)이 부족하지 않았을까 하는 생각에 발표의 개념보다는 상대적으로 자윤을 공급해주고 야수(夜嗽)에 사용하는 청상보하환을 1제(30첩) 지어서 보내 주었다.

1주일 후에 확인해 보았다.

1. 이번에는 저녁 기침이 줄었다는 것이다.
2. 그러나 이제는 새벽에 기침을 한다는 것이었다.
3. 원래 소양인 체질이라 체열은 어느 정도 있기 때문에 발표나 자윤의 치법을 사용했는데, 분명 기침은 전체적으로 줄어들었지만 왜 새벽에 기침이 계속됐는지 도저히 알 수가 없었다. 그러나 누나도 약을 한 번 더 먹어 보겠다고 하여 다시 한 번 약을 지어 주었다.

천식은 좁아진 기도 때문에 숨을 잘 못 쉴 경우 우리 몸에서 일어나는 반응이다. 그러므로 일반적으로 좁아지거나 충혈되어 과민해진 기도만 개선시켜도 기침은 줄어든다. 처음에 정천탕을 사용했을 경우에 물론 저녁 기침은 계속되었지만 전체적인 기침의 양은 줄어들었고 아침 기침은 없어졌다. 청상보하환을 사용했을 경우에는 기침의 양보다는 시간이 더 새벽으로 이동한 것 이외에는 눈에 띄는 효과는 없었다.

결국 발표(發表)의 치법이 어느 정도 효과가 있었다고 생각이 들어서 발표의 치법은 정천탕보다 강하지 않지만 야수(夜嗽)에 사용하는 소청룡탕을 사용해 보기로 했다.

이번에는 약을 다 복용한 10일 후에야 전화 통화를 했다.

1. 사촌누나는 새벽에 하는 기침마저도 다 떨어졌다고 했다.
2. 약 3년 동안 기침 때문에 하루 종일 고생을 했는데 요즘엔 아주 살맛이 난다고 했다.

똑같은 발표(發表)의 치법을 사용했는데, 왜 정천탕을 사용했을 때는 기침이 없어지지 않고 오히려 더 발표력(發表力)이 약한 소청룡탕을 사용했을 때 기침이 없어졌을까. 수렴시키는 오미자나 건강, 계지, 세신과 같은 온열제의 역할이 있지 않나 싶다. 정천탕과 소청룡탕의 차이는 크게 마황의 양의 차이에 있으며, '정천탕은 지해제(止咳劑)가 들어가 있고, 소청룡탕은 인후부를 데워주는 온열제(溫熱劑)가 있다'고 알고 있는데, 만약 좀 더 자세히 알았더라면 약을 이렇게 많이 쓸 필요가 없었을 텐데 하는 생각이 들었다. 아직도 공부가 많이 부족하다는 생각이 들고, 더 열심히 해야겠다는 생각도 든다. 더불어 한약의 묘한 매력에 다시 한 번 빠져 들게 되었다.

中統56 寶 해표이진탕 解表二陳湯

二陳湯(中統九十九) 加 蘇葉 麻黃 杏仁 桑白皮 紫菀 貝母 桔梗 各五分 薑三片

治 吼喘
[活套鍼線] 哮吼(咳嗽)
[適 應 症] 감기기침, 가래, 숨참, 천명, 천식, 호흡곤란, 알레르기성 기관지천식, 야뇨

처방설명 해표이진탕은 감기에 걸려 기침과 가래가 나올 때, 호흡기조직이 손상되고 민감해져 천식(喘息)이 발생했을 때, 천식이 있으면서 비염증상이 동반되었을 때 사용하는 처방이다.

효천(哮喘), 즉 그르렁거리는 가래 소리가 나는 천식에 사용하는 처방으로 분류되어 있는데, 천식이 아니더라도 발표제(發表劑)와 거담제(祛痰劑)를 동시에 사용해야 할 감기(感氣)나 비염(鼻炎)에도 사용할 수 있다. 구성을 보더라도 이진탕이 기본이 되어 있는 만큼 가래가 있는 기침이나 비염, 천식에 사용할 수 있음을 알 수 있다.

해표이진탕의 증상을 촉발하는 원인은 찬 기온이라고 할 수 있다. 찬 공기가 호흡기조직을 충혈(充血)시키면 조직이 민감해지기 때문에 기침이 발생하고, 기관지의 분비물이 증가하기 때문에 가래가 발생한다. 또한 증상이 심해져 조직의 충혈이 심해지고 가래가 많아지면 그르렁거리는 가래 소리가 나타날 수 있고, 부분적으로 기관지가 폐색(閉塞)되어 숨참 증상이 나타날 수 있다. 따라서 해표이진탕의 치료목표는 충혈(充血)되어 있는 조직을 수렴시켜 주면서 현재 발생하여 있는 가래를 없애주는 것에 있다.

찬 공기를 접하게 되었을 때 개인의 신체조건에 따라 다르게 반응하게 되는데, 평소 기운이 없고 소화기가 약한 사람은 코감기나 소화기형 감기에 걸리기 쉽고, 평소 체열(體熱)이 높은 사람은 발열감기, 몸살감기에 걸리기 쉽다. 또한 평소 습담(濕痰)이 많은 사람의 경우에는 일반적인 감기증상과 함께 담음 증상이 동반되는 경우가 많은데, 해표이진탕은 이 경우에 적합한 처방이다. 그러나 치험례를 보면 평소 습담(濕痰)이 많지 않은 사람에게도 해표이진탕을 사용한 경우가 있는데, 이것은 지금 현재 담음 증상이 뚜렷하게 나타나지는 않더라도 담음이 내재되어 있다고 생각되었기 때문에 사용했던 것이다. 따라서 해표이진탕은 담음 증상이 뚜렷하게 나타난 경우에는 확신을 가지고 사용할 수 있으며, 담음(痰飮)이 내재되어 있다고 판단되는 경우에도 사용할 수 있다.

양방의학에서는 기관지점막에 분포된 미주신경(迷走神經)을 통해 호흡중추가 자극을 받기 때문에 기침이 발생한다고 설명한다. 이러한 관점에서 보면 기관지나 기관지점막이 충혈(充血)되면서 담음(痰飮)이 울체되거나 점막 분비물의 증가로 인해 미주신경(迷走神經)이 자극되어 기침이 발생하였을 때 해표이진탕을 사용하는 것으로 이해할 수 있다.

필자의 해표이진탕 처방기준은
증상조건으로는
① 가래가 많아져 그르렁거리는 소리가 날 때
② 가래나 가래를 동반한 기침

신체조건으로는
① 몸이 따뜻한 사람이거나 평소 습담(濕痰)이 있는 사람
② 체력이 중(中) 이상인 사람, 일반적으로 건실한 태음인에게 많은 편이다.

부적합한 사람은
① 조(燥)하면서 가래가 없는 사람
② 입이 건조하거나 마르는 사람
③ 기(氣)가 약한 사람이다.

처방구성 처방구성을 보면 거담제(祛痰劑)인 이진탕에 삼요탕(마황, 행인, 감초)과 자원탕의 자완, 길경, 행인, 상백피, 감초가 더해져 있는데, 자원탕의 천문동 대신 패모, 길경이 들어 있는 격이다. 반하는 실험을 통해 진해작용(鎭咳作用)이 있다는 것이 밝혀졌는데, 반하를 투약하면 30분에서 5시간 동안 효능이 지속되며, 이러한 작용은 코데인과 유사하지만 약한 것으로 알려졌다. 진피의 정유에는 limonene라는 성분이 있어 거담작용(祛痰作用)을 나타낸다. 또한 소화기의 운동성을 조절하고, 위액분비를 촉진시키고 궤양의 발생을 억제한다. 복령은 세뇨관의 재흡수를 억제하여 이뇨를 증진하며, 소엽은 중추신경의 흥분을 억제하여 정신을 안정시키며, 한선(汗腺) 분비를 자극하여 발한(發汗)을 촉진하고 소화액 분비를 촉진시키고 위장운동을 증강시킨다.

마황은 혈관운동중추를 자극하여 혈관운동을 강화하고 발한작용이 있으며, 행인은 호흡중추를 약하게 억제하여 호흡운동을 억제시킴으로써 지해(止咳)·평천작용(平喘作用)을 한다. 상백피는 이뇨작용(利尿作用)과 소염작용(消炎作用), 약한 진해작용(鎭咳作用)이 있고, 자완은 기관지를 확장하여 진해작용과 거담작용을 하는데, 진해작용이 거담작용보다 강하다. 패모는 기관지평활근을 이완시키고 기관지분비를 억제하여 진해, 거담작용을 한다. 길경은 거담작용(祛痰作用)과 진해작용(鎭咳作用)이 있으며, 염증을 억제하는 소염작용(消炎作用)도 있다.

처방비교 **천민도담탕**과 비교하면 두 처방 모두 담음(痰飮)이 호흡기조직에 울체되어 나타나는 숨참, 천식, 기관지염에 사용한다. 천민도담탕은 담음이 호흡기조직에 울체되어 나타나는 숨참, 가래, 천식에 사용할 뿐 아니라 뇌조직에 울체되어 나타나는 기억력감퇴, 언어건삽, 파킨슨질환 등에도 사용한다. 해표이진탕에 비하면 외감(外感)의 영향은 크지 않고 노화와 허약으로 인한 담음의 영향이 크다. 반면 해표이진탕은 외감과 담음증상이 겸하여 나타나는 가래형 기침이나 기관지천식에 사용한다.

청상보하환과 비교하면 두 처방 모두 기침감기와 천식에 사용한다. 청상보하환은 열실한 사람의 자윤결핍과 담음울체로 인한 증상에 사용하는 반면, 해표이진탕은 평소 습담이 많은 사람의 가래형 기침감기와 천식에 사용한다.

마황이 들어 있는 기침감기 처방을 살펴보면 **소청룡탕**, **정천탕**, 해표이진탕 등이 있다. 이 세 처방의 뚜렷한 차이점 중 하나가 마황의 양이 다르다는 것이다. 마황의 양이 많은 순서대로 보면 정천탕이 3돈으로 가장 많아 호흡기점막을 확장시키는 정도가 가장 강하고, 소청룡탕이 중간, 해표이진탕이 가장 약하다. 그래서 정천탕은 효천에, 소청룡탕은 알레르기성 비염이나 천식에 활용하고, 마황의 양이 가장 적게 들어 있는 해표이진탕은 주로 가래형 기침감기나 천식 등에 쓴다.

활용사례

1-1. 기침, 가래, 숨참 남 43세 태음인
1-2. 기침, 가래, 천명(喘鳴) 남 38세 태음인
1-3. 감기, 기침, 천식(喘息) 여 58세 태음인
1-4. 소아(小兒) 기침, 호흡곤란(呼吸困難), 야뇨(夜尿), 알레르기 천식(喘息) 남 5세 소양인
1-5. 유아(乳兒) 기침, 가래, 숨참 남 16개월 태음인
1-6. 가래, 기침 여 52세 소음인 155cm 46kg
1-7. 기침, 목감기, 콧물, 몸살 남 46세
1-8. 기침, 가래 여 39세 태음인
1-9. 가래, 상열(上熱), 신중(身重) 여 53세 태음인
2-1. 기관지천식(氣管支喘息), 숨참, 천명(喘鳴) 남 42세 태음인
2-2. 알레르기 천식(喘息), 비염(鼻炎) 여 51세 소음인
2-3. 소아천식(小兒喘息), 가래 남 5세 태음인
2-4. 천식(喘息) 여 19세 태음인 157cm 60kg
2-5. 기관지천식(氣管支喘息) 여 30세 태음인 160cm 61kg

1-1. 기침, 가래, 숨참

● 김 ○ ○ 남 43세 태음인 경기도 안양시 관양동 아리랑아파트

체격과 키가 상당히 큰 남성으로 태음인으로 추측된다. 친척이 대신하여 감기약을 지으러 왔는데 증상을 들어 보니 다음과 같았다. 감기에 걸린 지 3개월이 되었는데
① 가래가 덩어리로 나온다. ② 기침을 할 때 가래가 나오면서 숨이 가쁘다. ③ 어지러운 증상이 있다. ④ 체질적으로 몸이 더운 편이며 땀이 많은 편이다. ⑤ 식욕은 왕성하나, 간혹 신경을 쓰면 소화가 안 된다.
감기로 인한 태음인의 가래와 기침, 천식(喘息)을 목표로 해표이진탕 2배량으로 5일분 10첩을 투약했다.
4개월 후에 감기에 걸렸다며 아들이 대신 내방했을 때 확인해 보니, 해표이진탕을 복용한 뒤로 감기로 인한 기침과 가래, 숨찬 것 등이 모두 소실되었다고 한다.
이번에도 전과 같은 감기 증상을 호소하여 해표이진탕으로 5일분 10첩을 투약했다.

1-2. 기침, 가래, 천명(喘鳴)

● 이 ○ ○ 남 38세 태음인 전라남도 순천시 연향동

키가 크고 몸통이 약간 굵은 태음인 남성으로 건장한 남자이다.
① 1달 전부터 감기에 걸려 기침을 하는데, 감기에만 걸리면 기침증세가 오래간다. ② 묽은 가래가 많이 나온다.
③ 평소에도 아침에 끈끈한 가래가 잘 나오며, 담배를 피우면 검은색 가래가 나오고 습관적으로 침을 많이 뱉는다.
④ 평소에도 누우면 쇳소리가 나는데 감기에 걸리면서 심해졌다. ⑤ 본인의 말에 의하면 어려서 홍역을 앓을 때 잘못 앓아서 기관지가 약하다고 한다. ⑥ 평소 몸 전체가 따뜻해서 더위를 많이 타고, 땀이 많고 선풍기를 좋아하며 음식도 서늘한 것을 좋아한다. ⑦ 식욕과 소화력이 좋다. ⑧ 대변은 1일 3~4회 보며, 변비이고 대변이 시원하지 않다.
건장한 체격의 호흡기가 약한 태음인의 가래가 많은 기침을 목표로 해표이진탕 2배량으로 5일분 10첩을 지어주었다.
7일 후 부인이 대신 왔을 때 확인해 보니, 기침이 격감되고 가래가 완전히 소실되어 쇳소리도 없어졌다고 한다. 기침이 완전히 다 나은 것이 아니므로 같은 처방으로 5일분 10첩을 지어주었다.
14개월이 지난 다음해 3월에 확인해 보니, 해표이진탕을 마저 복용한 뒤 기침도 소실되었다고 한다.
이번에는 순천으로 이사를 갔는데 감기로 인해 다시 기침, 가래, 쇳소리가 나온다고 한다. 근처에 있는 병원에 다녀도 낫지 않고 한약도 2제나 복용했으나 효과가 없다며 약을 지어달라고 한다. 이번의 증상도 전과 같으므로 해표이진탕 2배량으로 10일분 20첩을 지어주었다.

1-3. 감기, 기침, 천식(喘息)

● 김 ○ ○ 여 58세 태음인 경기도 안양시 관양동 덕원아파트

몸통이 약간 굵고 키는 보통인 태음인 주부이다.
① 작년에 독감에 걸린 이후로 감기에 걸리면 숨을 쉴 때 목에서 휘파람 소리가 난다. ② 이번에도 5일 전부터 감기에 걸렸는데 목에서 쌕쌕거리는 소리가 나며 숨이 찬다. ③ 기침을 하는데 특히 밤에 더욱 심하다. ④ 목에 가

래가 걸려 있어 갑갑하다. ⑤ 목이 쉬었다. ⑥ 7년 전부터 머리가 많이 아픈데, 일을 할 때 하루에 5~6회 정도 열이 오르면서 머리가 묵직하며 심하게 아프다. ⑦ 평상시 오래 누워 있으면 허리가 아프고 우측 늑골이 간혹 쑤신다. ⑧ 식욕과 소화력은 좋다. ⑨ 평소 소변을 자주 본다. ⑩ 손발이 자주 저리다. ⑪ 1일 5~6회 정도 얼굴로 열이 달아오른다. ⑫ 잘 놀라며 한숨을 자주 쉬고 호흡이 곤란하다. ⑬ 늘 피로하다.
식욕과 소화력이 좋은 태음인 부인의 감기로 인한 기침, 가래, 두통(頭痛)을 목표로 해표이진탕 1.5배량으로 3일분 6첩을 지어주었다.
15일 후 보약을 지으러 왔을 때 확인해 보니, 지난번 약을 복용한 이후 감기로 인해 나타났던 휘파람 소리가 없어졌으며 쌕쌕 소리가 나는 것과 숨이 차는 것도 모두 소실되었다고 한다. 또한 기침과 가래도 격감했으나 두통은 여전하다고 한다.

1-4. 소아(小兒) 기침, 호흡곤란(呼吸困難), 야뇨(夜尿), 알레르기 천식(喘息)

● 이 ○ ○ 남 5세 소양인 경기도 군포시 산본2동 우륵주공아파트

보통 체격으로 앞이마가 튀어나왔으며 얼굴색이 하얗고 기운이 없고 순하게 보이지만 잠시도 가만히 있지 않고 돌아다니는 소양인 남아이다.
① 3년 전부터 알레르기 천식(喘息)이 있는데 감기에 걸리거나 환절기에는 더욱 심하여 숨쉬기가 어렵다. ② 어릴 때부터 기침을 자주 하는데 새벽 5시경에 특히 심하다. ③ 가래는 없다. ④ 기침을 심하게 하여 목이 아프다. ⑤ 병원에서 알레르기 천식(喘息)이라고 한다. ⑥ 밤에 오줌을 자주 싼다. ⑦ 태어날 때부터 몸이 허약(虛弱)했다. ⑧ 환절기 감기에 자주 걸린다. ⑨ 밥을 잘 안 먹고 입에 한참 동안 물고 있다. ⑩ 대변은 불규칙하며 된 편이다. ⑪ 몸은 따뜻하고 피부는 건조한 편이지만 잠잘 때 목에 땀이 많이 난다.
몸이 따뜻한 소양인 어린이의 알레르기 천식으로 인한 기침과 호흡곤란을 목표로 해표이진탕으로 3일분 6첩을 지어주었다.
7개월 후에 보약을 지으러 내방했을 때 확인해 보니, 지난번 약을 복용하고 호흡곤란과 기침이 격감하였고 야뇨(夜尿)가 소실되었다고 한다.

1-5. 유아(乳兒) 기침, 가래, 숨참

● 구 ○ ○ 남 16개월 태음인 경기도 안양시 관양동 덕원아파트

천식기가 있는 16개월 된 태음인 남아이다.
① 3~4일전부터 그렁그렁 가래 끓는 소리가 나온다. ② 밤낮으로 가래, 기침이 있다. ③ 식욕은 좋은 편이다. ④ 수시로 감기에 걸린다.
16개월 된 태음인 남아의 가래와 기침을 목표로 해표이진탕으로 2일분 4첩을 지어주었다.
23일 뒤에 다시 왔을 때 확인하니, 약을 복용한 이후 기침과 가래가 많이 좋아졌는데 5일 전부터 다시 기침과 가래가 심해졌다고 한다. 특히 밤에 증상이 심하고 낮에도 쿨럭쿨럭거리고 숨이 가쁘고 우측 눈에 눈물이 고인다고 한다. 약을 복용한 이후 기침이 경감되었으나 다시 감기에 걸려 증상이 재발한 것으로 보고 해표이진탕으로 2일분 4첩을 지어주었다.
2달 반 후에 다시 감기에 걸렸다며 내방했을 때 확인해 보니, 지난번 약 2일분을 복용한 후에 감기 증상이 모두 나았다고 한다. 이번에도 3~4일 전에 감기에 걸렸는데 밤낮으로 기침을 하며 가래소리가 나고 숨이 차다고 한다.
지난번의 기침, 가래증상 외에 숨이 찬 증상이 더 있기는 하지만 그간 해표이진탕이 효과가 있었으므로 이번에도 해표이진탕으로 2일분 4첩을 지어주었다.
6일 뒤에 다시 왔을 때 확인해 보니, 숨이 찬 것과 가래는 좀 덜하나 기침은 여전하다고 한다.
이번에는 숨참이 심하므로 해표이진탕에 관동화 0.5돈을 더하여 2일분 4첩을 지어주었다. 그 후 연락이 없어 확인하지는 못했으나 그동안 증상이 있으면 내방한 것으로 볼 때 치유된 것으로 생각하고 있다.

1-6. 가래, 기침

다음은 조경남 선생의 경험이다.

● 나 ○ ○ 여 52세 소음인 155cm 46kg 경기도 의왕시 내손동

일주일 전에 심한 기침과 가래가 있어 정천탕 2배량으로 6첩을 복용하여 완치된 경력이 있는 여성이다. 기침과 가래가 모두 멎은 지 2일이 지나서 찬바람을 쏘였는데 기침과 가래가 나오지만 전처럼 심하지는 않다. 참고로 정천탕을 복용했을 당시의 증상은 다음과 같다.
① 가래를 동반한 심한 기침을 하는데, 폭발적인 기침이다. 처음에는 일주일에 3~4차례 얕은 기침을 하는 정도였다.

② 7년 전에 기관지확장증(氣管支擴張症)으로 수술을 했는데 의사가 감기를 조심하여야 한다고 했다. ③ 그래서 감기에 걸리지 않게 항상 신경을 쓰고 있는 편이다. ④ 얕은 기침이지만 걱정되어 병원약을 복용하니 기침이 금방 멈췄다. ⑤ 좋아졌다고 생각하여 약을 달였는데 그날 저녁부터 폭발적인 기침이 시작되었다. ⑥ 기침은 5~10초 간격으로 '컹컹' 소리를 내며 한다. ⑦ 기침을 하면 기관지확장 수술을 한 부분이 아프다. ⑧ 수술 후부터 기침을 많이 하면 객혈(喀血)이 나오곤 했는데 이번에도 조금 나왔다. ⑨ 객혈(喀血)이 나올 때 병원에서 준 약을 먹으면 바로 치료된다. 이번에도 병원에서 준 약을 복용하고 바로 치료가 되었다. ⑩ 감기에 걸리면 항상 가래와 기침이 주증상이다.

앞의 증상을 목표로 정천탕 2배량으로 3일분 6첩을 지어 주었는데, 모두 복용한 다음에는 거의 기침을 하지 않았다. 그런데 이틀 후에 다시 찬바람을 쏘여서 그런지 기침이 재발하였다. 그래도 처음보다는 심하지 않은 상태이다. 정확한 증상을 물어보았다.

① 현재 기침이 다시 시작되었지만 처음보다는 덜한 상태이다. ② 가래가 매우 심하게 나온다. ③ 추위를 심하게 타고 더위는 타지 않는다. ④ 밖에 나가면 손이 얼음처럼 차가워진다. ⑤ 땀은 없는 편이며 피부가 건조하다. ⑥ 육식을 싫어하고 채식을 즐기며 물 마시는 것이 좋다고 하여 하루에 1ℓ 정도 마신다. ⑦ 항상 식욕이 없다. ㉠ 밥을 어른 수저로 가득하게 3수저 정도 먹는다. ㉡ 소화가 잘 안 되고 잘 체한다. ㉢ 하복(下腹)에 가스가 차고 트림이 나온다. ㉣ 이런 증상은 일주일에 3~4번 정도 발생한다. ㉤ 집에서 식사를 하면 괜찮은데 외식을 하면 이 증상이 꼭 발생한다. ⑧ 대변은 하루에 2~3번 본다. 변은 가늘고 묽은 편이다. ⑨ 밤낮을 불문하고 소변을 자주 보는데 1시간 간격으로 보는 듯하다. ㉠ 이 증상은 기관지확장증 수술을 한 이후에 시작된 것으로 기억하고 있다. ㉡ 소변은 맑은 때도 있지만 뿌옇게 나올 때도 있다. ㉢ 당뇨 검사를 했으나 정상이었다. ⑩ 잠을 잘 자지 못한다. ㉠ 소변을 자주 보는 것 때문이 아니라 예전부터 잠을 잘 못 잤다고 한다. ㉡ 옅은 잠을 자고 자주 깬다. ㉢ 가끔 무서운 꿈을 꾼다. ⑪ 항상 피로하다.

지난번 심한 기침과 함께 가래를 호소하여 정천탕을 투약했는데 효과가 있었다. 이번에는 증상이 전처럼 심하지는 않지만 찬바람을 쏘인 후에 시작되었다는 점에서 기관지 점막이 충혈된 것으로 보인다. 또한 가래가 심하다는 것은 기관지점막에서 분비되는 점액의 양이 늘었다는 것으로 볼 수 있다.

정천탕을 복용한 이후 좋아졌다가 찬바람을 쏘인 후에 재발한 기침과 가래를 목표로 이번에는 해표이진탕으로 5일분 10첩을 지어주었다. 2주일 후에 확인해 보니, 현재 기침과 가래는 모두 멎은 상태이다.

1. 약을 2첩씩 1봉지에 싸서 5일분을 주었는데 그날 저녁에 2봉지, 즉 4첩을 달였다고 한다. 급한 마음에 달이면서 약을 복용하고 잠자리에 들기 전에 복용했다.
2. 잠자리에 들기 전에 마실 때부터 가슴이 편안해지고 숨쉬기가 편해지는 것을 느꼈다고 한다. 그래서 잠이 들었는데 다음날 8시까지 숙면(熟眠)을 취했다고 한다.
3. 다른 때는 기침 때문에 잠을 거의 자지 못했었고 기침을 하지 않더라도 8시까지 자는 날은 없었다고 한다.
4. 그 후로 기침과 가래가 계속 좋아졌다.
5. 다시 4첩을 한 번에 달여서 복용한 뒤에는 기침과 가래가 완전히 소실되었다.
6. 현재 2첩은 남겨 두었다.

다시 문진한 결과

① 기침과 가래는 모두 멎었는데 다음날 객혈을 했다. ② 급히 삼성의료원에서 진찰을 했는데 왼쪽 기관지확장증이라고 한다. ③ 의사는 이 병은 잘 치료되지 않으니 거기서 주는 약(지혈제)을 복용하도록 권유했다. ④ 그러나 약의 효과가 없으면 완치될 수 없으니 수술을 해야 한다고 했다. ⑤ 현재 지혈제(止血劑)를 먹으면 객혈(喀血)을 하지 않고 약을 먹지 않으면 가래가 나고 약간의 기침이 나온다고 한다. ⑥ 현재 주증상은 숨참이다. 가만히 앉아 있으면 괜찮은데 옆방에 있다가 전화를 받기 위해 걸어와도 숨이 찬다.

현재 증상은 많이 호전된 상태이지만 기관지확장증을 목표로 약을 지어주려고 하는데 소화기가 좋지 않고 몸이 약한 상태라서 어떤 처방을 써야할지 고민 중이다.

2-1. 기관지천식(氣管支喘息), 숨참, 천명(喘鳴)

● 문 ○ ○ 남 42세 태음인 서울특별시 서대문구 남가좌동

① 4개월 전 수영을 다녀온 후에 기침이 시작되었는데, 기침을 반복하여 하며 좋아지지 않고 천식으로 진행되었다. ㉠ 병원에서 치료를 받고 있지만 별 차도가 없다. ㉡ 계단을 오르면 숨이 차서 말을 못할 정도이고 숨을 쉴 때는 쌕쌕거리는 소리가 난다. ㉢ 이런 증상은 밤에 심하며, 잠을 잘 못 잘 정도이다. ② 더위를 심하게 타고 땀이 매우 많다. 자각증상으로 몸에 열이 많은 것을 느낀다. 그래서 찬물로 샤워를 한다. ③ 식욕이 좋고 식사량도 많고 물도 많이 마신다.

더위를 많이 타는 태음인의 기관지천식(氣管支喘息)을 목표로 해표이진탕으로 10일분 20첩을 지어주었다.

10일 뒤인 7월 중순에 다시 왔을 때 확인해 보니, 이렇게 좋은 약이 있었는데 그동안 병원에만 다녔다며 한탄을 했다. 자세히 확인해 보니, 숨을 쉴 때 쌕쌕거리는 증상이 많이 좋아졌다고 한다. 또한 3층 계단을 오르면 중간에 반드시 쉬어야 했는데 지금은 숨이 차지 않아 쉬지 않고 3층까지 올라간다고 한다.
증상이 많이 좋아진 상태에서 약을 한 번 더 복용했다. 8월 중순에 다시 내방했는데 목이 좁아진 느낌이 있고 아침에 가래가 약간 나오고 숨쉬기가 편하지 않다고 하여 전과 같은 해표이진탕으로 10일분 20첩을 지어주었다.

2-2. 알레르기 천식(喘息), 비염(鼻炎)

● 정 ○ ○ 여 51세 소음인 경기도 안양시 귀인동 꿈마을아파트

키와 체격이 보통이며 소양성소음인으로 보이는 부인이다.
① 3년 전부터 숨이 가쁜 증상이 있었는데 환절기에는 악화된다. ② 현재가 8월초 여름인데도 어제부터 천식증세가 심해졌다. 이러한 증세는 환절기에 심하고 감기에 걸리거나 잠을 잘 때 특히 심하다. ③ 간혹 헛기침을 한다. ④ 평소에 더위를 타는 편이며 더울 때는 선풍기를 좋아하고 여름에는 땀이 많이 난다. ⑤ 평소에 피로하고 기운이 없다. ⑥ 식욕과 소화력은 좋은 편이다. ⑦ 어머니도 천식이 있었다고 한다. ⑧ 병원에서는 알레르기 천식이라고 했다.
더위를 타며 체열(體熱)이 높은 소음인의 천식을 목표로 해표이진탕 2배량에 소자 1돈, 관동화 1돈을 넣어서 10일분 20첩을 지어주었다.
약 2달 후에 감기에 걸려 콧물이 나온다며 내방했을 때 확인해 보니, 약을 복용한 후에 천식 증세가 전반적으로 경감되었다고 한다.
이번에는 감기에 걸려서 콧물이 나오고 천식 증상도 남아 있다고 하여 전과 같은 처방으로 10일분 20첩을 지어주었다.
약 1년 후에 다시 내방했을 때 확인해 보니, 약을 복용하고 콧물과 감기가 나았으며 천식증세도 호전되었는데 최근에 환절기여서인지 재발하였다고 한다.
다시 증상에 대하여 자세하게 확인해 보니, 천식과 함께 재채기, 콧물, 코막힘, 코 가려움 등의 알레르기성 비염의 증상이 나타나고 있었다. 알레르기성 비염 역시 천식과 마찬가지로 호흡기질환의 하나이며 천식과 연관성이 있다는 판단으로 전과 같은 처방으로 10일분 20첩을 지어주었다.
13일 뒤에 내방했을 때 확인해 보니, 약을 복용한 뒤 재채기, 콧물, 코 가려움, 코막힘 증세가 격감되어 가끔씩만 증상이 나타난다고 한다. 또한 천식증세는 격감했다고 한다.

2-3. 소아천식(小兒喘息), 가래

● 조 ○ ○ 남 5세 태음인 경기도 안양시 동안구 관양동 삼화빌라

보통 체격에 약간 통통하며 얼굴이 희고 겁이 많아 보이는 태음인 남자 어린이이다.
① 백일이 지난 이후부터 항상 목에서 그르렁거리는 소리가 난다. ② 찬바람을 쐬면 기침을 많이 하며 봄과 가을에 특히 심하다. ③ 병원에서 천식이라고 한다. ④ 간혹 배가 아프다고 한다. ⑤ 식욕은 별로이나 평소 음식을 급하게 먹는다. ⑥ 땀이 많은 편인데 특히 얼굴에 많다. ⑦ 대변은 1일 1회 보는데 팬티에 변을 지릴 때가 많다. ⑧ 밤에 오줌을 싼다.
통통하며 땀이 많은 태음인 어린이의 기침과 가래 소리, 천식(喘息)을 목표로 해표이진탕으로 5일분 10첩을 지어주었다.
2개월 반 후에 다시 약을 지으러 왔을 때 확인해 보니, 지난번 약을 먹은 후에 기침이 현저히 줄어들어 괜찮았다고 한다. 그런데 2주 전부터 다시 기침을 심하게 하고 토하기도 했다.
이번에도 심한 기침과 기침 시 구토를 목표로 해표이진탕으로 5일분 10첩을 지어주었다.

中統57 寶 귤피죽여탕 橘皮竹茹湯

竹茹 四錢 **橘皮** 三錢 **人蔘** 二錢 **甘草** 一錢 薑五片 棗二枚

治 胃虛 膈熱 而咳逆
[活套鍼線] 咳逆(咳嗽)
[適 應 症] 딸꾹질, 흉번, 번조, 오심, 구토

처방 설명

귤피죽여탕은 딸꾹질이나 심번(心煩)에 사용하는 처방이다. 조문에는 '胃虛위허 膈熱격열 而咳逆이해역'이라고 하여 해역(咳逆)에 사용하는 처방으로 되어 있는데, 해역은 기침을 하면서 기운(氣運)이 위로 치밀어 오르는 것을 의미하기도 하고, 딸꾹질을 의미하기도 하는데 여기서는 딸꾹질을 뜻한다.

딸꾹질은 횡격막이 갑자기 경련성 수축을 일으켜서 급히 공기가 흡입되고, 이어 후두(喉頭)가 급히 닫혀서 좁아진 성문(聲門)을 호기(呼氣)가 통과할 때 특유의 소리가 발생하는 증상이다. 보통 이러한 횡격막 경련은 몇 번의 정상적인 호흡을 중간에 끼고 일어나지만 심한 경우에는 연속하여 일어나며, 횡격막 경련 외에 보조호흡근의 경련이 일어나는 경우가 있다. 한방에서는 경험을 통하여 횡경막 경련의 원인을 허랭(虛冷), 습담(濕痰), 소화기 주위 조직의 담음울체(痰飮鬱滯)로 인식하여 왔다. 이외에도 음식으로 인해 발생하기도 하는데, 음식을 먹고 난 후 갑자기 딸꾹질이 발생하는 것은 횡경막이 자극되었기 때문이다. 즉 음식이 식도를 지나 위로 들어가면서 소화기능이 저하되거나, 이로 인해 소화상태가 나빠져 습담(濕痰)이 유발되면 횡격막 경련이 일어난다고 보는 것이다. 흡연 때문에 딸꾹질이 발생하는 경우가 있는데, 흡연은 혈관을 수축시켜 혈액순환을 감소시키기 때문이며, 특히 저에너지형인 소음인에게는 위해(危害)가 가중된다.

이와 같이 횡격막 경련의 원인을 구분하여 그에 알맞은 처방을 사용하는 것이 좋지만, 원인이 명확하지 않을 때는 신체상태(身體狀態)나 겸증(兼症)을 근거로 처방을 사용할 수도 있다. 귤피죽여탕은 가슴 속에 열감(熱感)이 있고 답답하면서 딸꾹질을 하는 경우에 사용한다. 또한 이러한 상태에서 발생할 수 있는 가슴 번조(煩燥), 오심(惡心), 구토(嘔吐) 등에도 응용한다.

귤피죽여탕은 건구(乾嘔)에 사용하는 생강귤피탕과 반대라고 생각하면 이해하기 쉽다. 생강귤피탕은 생강이 군약이고 귤피가 포함되어 있어 복부가 허랭(虛冷)하면서 오심(惡心), 구토(嘔吐)를 할 때 사용하는 처방이라면, 귤피죽여탕은 죽여가 군약이고 귤피, 인삼, 감초가 포함되어 있어 흉복(胸腹)에 열(熱)이 있으면서 오심, 구토가 나타나거나 딸꾹질을 할 때 사용하는 처방이다. 그러나 이런 상태에서는 딸꾹질이 잘 나타나지 않기 때문에 실제로 딸꾹질에 사용하는 경우는 드물지만, 굳이 사용한다면 열이 많은 어린이나 열성(熱性) 체질자의 딸꾹질에 사용할 수 있을 것이다.

귤피죽여탕의 군약(君藥)인 죽여는 대나무의 서늘한 성질이 있어 흉곽(胸廓)의 열을 떨어뜨리고, 특히 피부가 엷은 소아에게 빈용한다. 그래서 흉곽에 여열(餘熱)이 있을 경우에 죽여나 죽력을 이용해 청열(淸熱)시킨다. 죽여의 약성을 이해하기 위해 황련, 치자의 약성과 비교를 하면, 황련은 신체 전반에 걸쳐 열성(熱性)을 띠면서 혈관이 충혈(充血)되고 이완되어 있을 때 사용하는 약재로서 열을 떨어뜨리는 동시에 조직을 수축시키는 작용이 있다. 치자는 황련처럼 열을 떨어뜨리지만 수렴작용(收斂作用)은 없고 주로 상부(上部)의 열을 내려야 할 때 사용한다. 죽여는 흉곽의 열을 다스리는데, 주로 심장기능이 항진되어 열이 발생했을 때 사용하며, 또한 성장열(成長熱) 때문에 체열(體熱)이 높은 어린이에게 비교적 많이 사용한다.

신약(臣藥)인 귤피는 소화기조직에 스며 있는 습담(濕痰)을 제거하는 작용이 있고, 동시에 방향성이 있어 소화기의 운동을 촉진한다. 소화기조직에 울체된 습담을 제거해 주므로 오심, 트림, 구토에 사용하고, 소화기조직 주변의 습담을 제거하여 딸꾹질을 치료하는 것으로 볼 수 있다. 마지막으로 인삼과 감초는 보기(補氣)시키는 작용을 한다. 결과적으로 귤피죽여탕은 소화기와 주변 조직에 습담이 울체되어 있는 상태에서 흉곽의 여열(餘熱)로 인해 발생한 딸꾹질을 비롯하여 여러 증상을 치료하는 처방으로 볼 수 있다.

처방구성 처방구성을 보면 죽여는 중추신경 억제작용, 즉 뇌의 흥분성이나 자율신경계의 흥분을 가라앉히는 작용이 있으며, 거담(祛痰), 진해작용(鎭咳作用)을 한다. 귤피는 진피와 다른 것이지만 없을 때는 진피로 대용하기도 한다. 귤피는 교감신경을 흥분시켜 기관지를 확장하며, 위장 평활근의 경련을 억제하고 심장의 운동능력을 강화한다.

인삼은 말초혈류를 증진시키고 세포의 기능을 활성화시켜 에너지생산을 촉진한다. 또한 소화액 분비를 증진시켜 식욕을 강화하고 위장의 연동운동(蠕動運動)을 항진시켜 소화·흡수를 촉진하며, 부신피질기능을 강화하고 면역기억세포의 생성을 촉진하고 임파구의 활성을 왕성하게 하여 면역기능을 증강시킨다. 감초는 소화관 평활근에 작용하여 경련을 억제하며 위산분비를 억제하고, 위점막을 보호하는 항궤양작용을 한다. 또한 스테로이드 호르몬과 유사한 작용이 있어 항염증작용, 해독작용, 해열작용을 한다.

처방비교 **인삼복맥탕**과 비교하면 두 처방 모두 약간 열성(熱性)을 띠고 있는 상태에서 발생한 딸꾹질에 사용하는데, 인삼복맥탕은 귤피죽여탕보다 딸꾹질에 더 빈용하는 처방이며 동시에 허약으로 인한 식욕부진이나 허번(虛煩)에도 사용한다. 반면 귤피죽여탕은 인삼복맥탕보다 흉격(胸膈)에 열이 더 있는 사람의 딸꾹질이나 오심(惡心), 구토(嘔吐), 허번(虛煩)에 사용한다.

정향시체산과 비교하면 두 처방 모두 딸꾹질에 사용하는데, 정향시체산은 딸꾹질에 가장 빈용하는 처방으로, 약간의 허랭(虛冷)이 내재되어 있는 상태에서 소화기 내에 습담(濕痰)이 정체되어 딸꾹질이 발생했을 때 사용한다. 반면 귤피죽여탕은 흉번(胸煩)이나 흉열(胸熱)을 겸한 딸꾹질에 사용한다.

→ 활용사례

1-1. 딸꾹질 남 70여세
1-2. 딸꾹질 남 70대 중반 상업

1-1. 딸꾹질

다음은 김희경 선생의 경험을 채록한 것이다.

● ○ ○ ○ 남 70여 세 제주도 남제주군 남원읍 의귀리

1965년 5월경 지인의 부탁을 받고 60km 거리에 있는 남원읍에 왕진을 가게 되었다. 환자는 70여 세 남자로 아주 수척한 상태였다. 그간의 경과를 들어보니, 평소 위가 좋지 않아서 소다를 자주 먹어야 청화작용(淸化作用)이 되며, 그 외는 별다른 병이 없었다.

① 1개월 전부터 가끔씩 딸꾹질을 했는데, 보름 전부터는 하루 종일 한다. ② 딸꾹질을 계속하다 보니 음식을 먹지 못하고, 대소변도 누워서 본다. ③ 혀가 한 뼘가량 입 밖으로 나와 있는데, 그 모양이 마치 소가 도살장에서 죽어갈 때와 흡사했다. ④ 눈은 감고 있었으나, 힐끔 쳐다볼 때는 흰 눈자위가 보여 무서운 생각이 들었다. ⑤ 집안에서는 회복되지 못할 것으로 생각하고 있다.

여러 가지 정황을 살피고 돌아와서, 귤피죽여탕 본방으로 2첩을 달여서 1일 동안 냉복시키라고 했다. 현재 약을 삼키지 못하니 한두 방울씩 복용시키도록 했다.

2일 후에 장남이 찾아왔는데, 딸꾹질은 90% 정도 없어지고 이제 일어나 앉기도 한다는 것이다. 아버님께서 병원이나 다른 한약방의 약을 복용해도 효과가 없었는데, 이번 약은 달이는 냄새만 맡아도 나을 것 같은 기분이 들었다고 한다.

그러면서 다시 1첩만 지어달라고 하여, 약을 지어주면서 경과를 알려달라고 했으나 소식이 없었다. 그런데 5~6년 후에 건강한 모습으로 다시 만날 수 있었다.

1-2. 딸꾹질

다음은 김희경 선생의 경험을 채록한 것이다.

● ○ ○ ○ 남 70대 중반 상업 제주도 남제주군 대정읍 하모리

1981년도의 일이다. 대정읍 중앙시장에서 장사를 하고 있으며, 현재 위암 말기이다.

① 갑자기 딸꾹질을 했는데, 수일이 지나도록 낫지 않는다. ② 딸꾹질 때문에 말도 못하고 글로 겨우 의사를 전달하는데 참으로 안타깝다.

귤피죽여탕을 사용하여 많은 효과를 본 경험이 있어 이번에도 귤피죽여탕 2첩을 지어주었다. ≪방약합편≫의 귤피죽여탕은 죽여16 귤피12 인삼 감초4g 대추2개 생강5편이지만, ≪금궤요략≫의 귤피죽여탕은 죽여8 귤피24 인삼4 감초8 생강16 대추 10g이다. 이 남성은 위암 말기라 위가 허한(虛寒)하다고 보아 생강이 많이 들어 있는 ≪금궤요략≫의 귤피죽여탕을 사용했었다.

귤피죽여탕 2첩을 복용한 후에 딸꾹질은 멈추었다. 그러나 위암은 여전했다.

中統58 寶 실비산 實脾散

厚朴 白朮 木瓜 草果 大腹子 附子炮 **白茯苓** 各一錢 **木香 乾薑 甘草**炙 各五分 **薑三片 棗二枚**

陰水浮腫 先實脾土
[活　套] 加人蔘 尤好
[活套鍼線] 陰水(浮腫)
[適 應 症] 허랭성 부종, 소변불리, 잔뇨감, 방광염, 숨참, 하복랭, 소화불량, 식체빈발, 트림, 두중, 견비통, 발진, 피부소양, 종아리통증

처방설명 실비산은 허랭(虛冷)과 습체(濕滯)가 겸해 있는 상태에서 발생하는 부종(浮腫)과 소변불리(小便不利)에 사용하는 처방이다. 한약으로 질병을 치료할 때는 병리상태에 기준을 두고 처방을 선정해야 한다. 예를 들어 나타나는 증상이 부종이라 해도 열성상태가 바탕이 될 수 있고, 기허상태가 바탕이 될 수도 있으며, 허랭상태가 바탕이 될 수도 있기 때문이다. 실비산은 허랭상태(虛冷狀態)에서 부종이 발생했을 때 사용한다.

몸이 차다는 것은 인체의 신진대사가 저하되었다는 것이므로, 대사량이 떨어진 상태에서 다양한 원인으로 인해 수분대사도 원활하게 이루어지지 못하여 수분이 정체되면 부종(浮腫)이 나타날 수 있다. 한의학에서는 이러한 부종을 음수부종(陰水浮腫)으로 표현한다. ≪의종손익≫을 보면 '양수부종은 강물을 건너거나 모진 비를 맞거나 혹 풍(風), 한(寒), 서(暑), 습(濕)에 감촉되어 생기는데, 먼저 상체가 붓고 열이 나며 갈증이 있고 대소변을 누지 못한다. 반면 음수부종은 차나 술을 지나치게 마시거나 배고팠다가 너무 지나치게 먹거나 힘든 일을 하거나 성생활을 지나치게 해서 생긴다.'고 되어 있다. 즉 양수부종은 대체로 외인(外因)으로 인해 발생하고, 음수부종은 주로 내인(內因)의 영향을 받는다는 것을 알 수 있다. 따라서 실비산의 부종 또한 외인(外因)으로 인해 급히 발생하는 것이 아니라, 각종 원인으로 인체가 허랭해졌을 때 발생하는 만성적인 증상이라고 할 수 있다.

신체가 허랭해졌다는 것은 체열(體熱), 즉 인체에서 생산되는 열에너지가 부족하다는 것이다. 열에너지 생산이 부족하면 신진대사가 원활하게 이루어지지 않기 때문에 기능저하가 발생하기 쉽다. 인체의 기능이 저하되면 소화기능을 비롯한 여러 장애가 나타나는데, 순환기능이 떨어지면서 수분대사가 저하되어 습체(濕滯)가 발생하는 것도 그 중에 하나이다. 이럴 때 실비산은 이뇨(利尿)시키면서 온열(溫熱)시켜 순환을 빠르게 하므로 부종을 개선시킨다.

허랭성 습체(濕滯)나 허약성 습체는 소화기에 가장 먼저 발생한다. 왜냐하면 소화기는 수분의 출입이 많은 곳이기 때문이다. 일단 음식물에서 섭취된 수분이 있고, 음식물을 소화시키기 위한 소화액이 다량 분비된다. 더불어 소화기는 복강내(腹腔內) 장기(臟器)에서 차지하는 부피가 매우 크므로 운동성이 떨어졌을 때는 혈액순환이 느려지기 쉬워 습체(濕滯)가 발생할 수 있는 좋은 조건을 갖추고 있다. 또 스트레스를 받았을 경우 많은 에너지를 스트레스에 대항하는 데 소비하기 때문에 소화기에 배분되는 에너지가 부족해져 소화기능이 저하되기 쉽다는 것도 습체(濕滯)를 일으키는 원인으로 작용할 수 있다.

실비산은 소화기의 운동성을 증가시키고 온열(溫熱)시키며 직접 수분의 적체를 빼주는 약재를 포함하고 있어 허랭으로 인한 부종에 적합한 처방이다. 그래서 몸이 찬 사람의 부종에 사용하며, 소화불량이 있으면서 몸이 찬 사람의 부종(浮腫), 또는 몸이 찬 사람에게 소화불량만 나타나더라도 사용할 수 있다. 신체조건으로 본다면 평소 소화기가 약하면서 추위를 타는 사람에게 적합하다.

실비산은 방광염에도 사용한다. 전신부종이 있으면서 방광·요도조직에 습체(濕滯)가 발생하고 조직이 이완·팽창되면서 그 기능이 저하되어 소변불리(小便不利)나 소변빈삭(小便頻數), 잔뇨감(殘尿感) 등이 있을 때 사용하는데, 허랭한 상태에서 이러한 증상이 나타났을 때 적합하다.

실비산증에는 숨참 증상이 있을 수 있다. 이는 혈액 내에 수분이 많아져 혈액의 산소운반 기능이 떨어질 뿐만 아니라 부종으로 인해 체적이 늘었으므로 순환량이 증가해야 하기 때문이다. 물론 이런 증상이 허랭 상태에서 나타났을 때 사용할 수 있다.

처방구성

처방구성을 살펴보면 인삼이 빠져 있는 부자이중탕에 복령, 모과, 빈랑, 또는 사역탕에 이뇨제(利尿劑)가 들어 있는 격이다.

후박은 위액분비를 억제하여 항궤양작용을 하고, 백출은 뚜렷하고 지속적인 이뇨작용이 있으며, 장관활동에 대한 조절작용이 있어서 장관의 자발성 수축활동의 긴장성을 높이고 강직성 수축을 방지한다. 모과는 관절염에 대한 효과가 보고되어 있고, 염증반응을 현저하게 억제시킨다. 따라서 각기(脚氣)에 사용하며, 곽란(霍亂)으로 배가 아프며 토하고 설사하고 비복근에 경련이 일어나는 증상, 다리에 힘이 없는 증상에 사용한다. 초과는 소화관에 분포된 혈관운동을 강화하여 소화관내의 혈류를 촉진한다. 빈랑은 부교감신경을 흥분시켜 위액분비를 촉진하고, 위장의 연동운동(蠕動運動)을 강화하며, 설사와 복통을 개선한다.

부자는 뇌하수체와 부신피질을 자극하여 대사를 촉진하고 교감신경을 흥분시키는 작용을 통해 심장기능을 강화한다. 또한 세포의 열에너지생성을 촉진하여 체온을 상승시키고 혈관의 운동중추를 흥분시켜 전신 또는 국소의 혈액순환을 촉진한다. 백복령은 세뇨관의 재흡수를 억제하여 이뇨를 증진시킨다. 목향은 미주신경(迷走神經)을 자극하여 장(腸)의 수축력과 연동을 증가시키고 소화·흡수를 촉진하여 가스 정체에 의한 복통을 멎게 한다. 건강은 혈관확장 작용이 있어 혈액순환을 촉진하고, 혈관운동중추를 흥분시켜 직접 강심작용을 나타낸다. 또한 위액과 위산분비를 촉진하여 소화를 돕고, 소화기의 운동을 자극하는 작용도 있다. 감초는 스테로이드호르몬과 유사한 작용이 있어 항염증과 항알레르기 효과를 나타낸다. 또한 평활근을 이완시키는 작용과 간기능을 보호하는 작용이 있다.

처방비교

승습탕과 비교하면 두 처방 모두 전신허랭과 소화기의 습체로 인한 부종이나 소화불량에 사용하는 공통점이 있다. 승습탕은 찬 곳에서 자고 난 다음 일시적으로 몸이 허랭해져서 나타나는 부종에 사용하며, 약성을 이용하여 허랭하면서 식욕이 부진한 사람의 보약으로도 사용한다. 반면 실비산은 허랭성 부종을 목표로 사용하며, 부종뿐 아니라 하복부의 습체로 인해 발생하는 소변빈삭(小便頻數)에도 사용한다.

팔미원과 비교하면 두 처방 모두 허랭성 부종에 사용하는데, 팔미원의 부종은 심하지 않고 무릎 이하에 나타나는 경향이 있다. 또 팔미원은 소화력이 왕성하고 건실한 사람에게 많이 사용한다. 반면 실비산은 부종이 현저한 경우에 사용하며, 몸이 허랭하고 소화력이 떨어져 있는 사람에게 적합하다.

허증(虛症)의 부종에 쓰는 처방으로는 실비산, 분심기음, 보중치습탕 등이 있는데, 기허(氣虛)하면서 부종이 있을 때는 **보중치습탕**을 쓰고, 기울(氣鬱)을 겸한 일반적인 부종에는 **분심기음**을, 허랭(虛冷)을 겸한 부종이라면 실비산을 쓴다.

활용사례

1-1. 부종(浮腫), 소변불리(小便不利), 견비통(肩臂痛), 수장무한(手掌無汗) 여 47세 소음성소양인
1-2. 부종(浮腫), 소화불량(消化不良) 여 58세 소양성태음인
1-3. 부종(浮腫), 식체빈발(食滯頻發), 트림, 하복랭(下腹冷) 여 30세 태음인
1-4. 부종(浮腫), 소변불리(小便不利), 잔뇨감(殘尿感) 여 41세 소양인
1-5. 다리부종, 종아리통, 변비(便秘) 여 22세 소음인

1-6. 하지부종(下肢浮腫), 수족참, 상열감(上熱感) 여 44세 소음인
1-7. 방광염(膀胱炎), 부종(浮腫), 우측요통(右側腰痛:腎臟部位) 여 40세 태음인
2-1. 알레르기성 피부염(皮膚炎), 부종(浮腫), 발진(發疹), 소양(搔痒) 여 36세 소음성태음인
3-1. 숨참, 흉비(胸痞), 흉통(胸痛), 두중(頭重), 장단지통증 여 49세 소양성소음인

1-1. 부종(浮腫), 소변불리(小便不利), 견비통(肩臂痛), 수장무한(手掌無汗)

● 김 ○ ○ 여 47세 소음성소양인 경기도 안양시 관양1동

보통 체격에 키가 작고 단단해 보이는 소음성소양인 여성이다.

① 10일 전부터 부종(浮腫)이 있는데, 자고 일어나면 전체적으로 붓고 심하면 발목의 복숭아 뼈가 묻힐 정도이다.
② 평소 물은 많이 마시지만 소변량이 적다. 소변을 보는 횟수가 적고 잘 안 나온다. ③ 얼마 전부터 우측 팔이 저리고 아픈데, 때로는 자다가도 아프다. ④ 전에는 월경이 규칙적이었는데, 3개월씩 없는 경우도 있으며 지난달부터 월경이 없다. ⑤ 평소 추위를 많이 타며 간혹 오한(惡寒)이 있다. 손발은 따뜻하지만 상복(上腹)이 시리고 하복(下腹)이 차다. ⑥ 꿈을 자주 꾼다. ⑦ 간혹 어지럽다. 평소 피로하고 기운이 없으며 나른하다. ⑧ 오른쪽 어깨와 팔이 저리다. ⑨ 더울 때는 땀이 많다.

상복(上腹)이 시리고 하복(下腹)이 찬 여성의 부종(浮腫)을 목표로 실비산 2배량에 다몽(多夢)을 감안하여 산조인 3돈을 더해서 10일분 20첩을 지어주었다.

약 8개월 후에 내방했을 때 확인해 보았다.

부종(浮腫)이 경감되어서 복숭아 뼈가 묻힐 정도로 붓는 증세가 호전되고 소변도 잘 본다고 한다. 특히 전에는 땀이 없었는데 약을 복용한 뒤 손발에 땀이 나서 좋다고 한다. 견비통은 소실되었으며, 지금은 1~2개월에 1번씩 월경이 있다고 한다.

이번에도 전과 증상이 비슷하여 실비산 2배량으로 10일분 20첩을 지어주었다.

1-2. 부종(浮腫), 소화불량(消化不良)

● 신 ○ ○ 여 58세 소양성태음인 서울특별시 중랑구 면목동

목사님의 부인으로 20대부터 잘 체하고 소화가 원활하지 않아 찬 음식을 잘못 먹고, 나이가 들면서 부종(浮腫)까지 발생한 소양성태음인 여성이다.

① 30년 전에 체한 이후부터 평소에 잘 체한다. ② 10년 전부터 부종(浮腫)이 있었으며 2주 전부터 심해졌다.
③ 눈을 뜰 수 없을 정도로 두통(頭痛)이 심하다. ④ 항강(項强)이 있다. ⑤ 소화가 잘 안 되어 신물이 넘어온다.
⑥ 속에 가스가 차서 답답하고 더부룩하며 트림이 나온다. ⑦ 배가 전체적으로 차지만 추위를 많이 타지는 않는다.
⑧ 소화가 잘 안 되어 과일은 한 쪽도 안 먹는다. ⑨ 식욕이 좋은 편으로 과식을 할 때가 있다. ⑩ 체하면 두통(頭痛)이 함께 발생한다. ⑪ 부종은 주로 얼굴과 손발에서 나타난다. ⑫ 부종이 있으면 소변이 잘 나오지 않는다.
⑬ 갱년기 증후로 얼굴에 열이 오를 때가 있고 잘 놀란다. ⑭ 평소 몸이 무겁고 나른하며 피곤함을 느낀다.

소화기 허랭(虛冷)으로 인하여 부종이 발생하였다고 생각하여 실비산 2배량에 항강(項强)과 상열(上熱)을 감안하여 향부자 3돈, 모려 3돈을 더하여 10일분 20첩을 지어주었다.

약 2달 뒤인 7월경에 내방했을 때 확인해 보니, 약을 복용한 후에 부종과 소화불량이 격감하였으나 근래 다시 증상이 나타나고 두통(頭痛)이 심하다고 한다. 이번에도 전과 동일한 처방으로 10일분 20첩을 지어주었다.

1-3. 부종(浮腫), 식체빈발(食滯頻發), 트림, 하복랭(下腹冷)

● 박 ○ ○ 여 30세 태음인 경기도 안양시 관양1동

① 몸살감기에 걸린 후에 몸이 붓기 시작했는데 얼굴, 손, 다리에 부종(浮腫)이 있다. ㉠ 특히 오른쪽 하지(下肢)가 심하며, 기상시에 심하게 붓고 낮에는 조금 호전되지만 하루 종일 부종이 남아 있다. ㉡ 최근 2~3일 전부터 심해졌다.
② 소화가 잘 안 되며, 잘 체하고 트림을 자주 한다. ③ 3일 전 몸살감기를 크게 앓았는데 현재는 모두 나았지만 목이 뻐근하고 가래가 나온다. ④ 손을 대면 냉기(冷氣)를 느낄 정도로 하복(下腹)이 차다. ⑤ 소변(小便)을 보면 시원하지 않다. ⑥ 식욕은 좋다. ⑦ 가슴이 답답하고 막힌 느낌이 있다. ⑧ 건망증이 늘었고 의욕과 기운이 없다.
⑨ 더위를 심하게 타고 땀이 많다. ⑩ 7년 동안 중풍(中風)에 걸린 시부모와 살았다. ⑪ 월경은 5일간 하는데 첫날은 양이 많고 4일간은 양이 적다. ⑫ 월경통(月經痛)과 대하(帶下)가 약간씩 있다.

식체빈발(食滯頻發)이 있는 태음인 여성의 부종(浮腫)을 목표로 실비산 1.5배량으로 10일분 20첩을 지어주었다.

1개월 후에 우연히 길에서 만났을 때 확인해 보니, 그 약을 복용한 뒤로 부종은 모두 소실되었고 자주 체하던 것이

風 寒 暑 濕 燥 火 內傷 虛勞 霍亂 嘔吐 咳嗽 積聚 浮腫 脹滿 消渴 黃疸 瘧疾 邪祟 身形 精 氣 神 血 夢 聲音 津液 痰飮 蟲 小便 大便 頭 面 眼 耳 鼻 口舌 牙齒 咽喉 頸項 背 胸 乳 腹 腰 脇 皮 手 足 前陰 後陰 癰疽 諸瘡 婦人 小兒

경감되었으며 트림도 덜 하고 아랫배가 찬 증상도 없어졌다고 한다.

1-4. 부종(浮腫), 소변불리(小便不利), 잔뇨감(殘尿感)

● 오 ○ ○ 여 41세 소양인 경기도 안양시 동안구 비산동 초원연립

6년 전에도 부종(浮腫)과 허벅지의 감각마비로 행습유기산을 복용한 적이 있는 부인으로 이번에는 부종(浮腫)과 소변불리(小便不利)가 있다며 약을 지어달라고 한다.

① 10여 년 전부터 자고 나면 전신이 붓는다. ㉠ 특히 얼굴이 붓고 아침에 증상이 심하며 오후에는 호전되었다가 잠들기 전에 심해진다. ② 10여 년 전부터 소변이 시원하지 않으며 잔뇨감(殘尿感)이 있다. ③ 10여 년 전부터 아랫배가 얼음같이 차다. ④ 손과 발이 저리다. ⑤ 허리와 무릎에 통증이 있다. ⑥ 더위와 추위를 심하게 탄다. ⑦ 식욕과 소화력이 좋다. ⑧ 대변은 2일에 1회 본다. ⑨ 잘 놀라고 짜증을 낸다. ⑩ 피로가 있고 몸이 무겁다. ⑪ 월경은 늦어지고 월경량이 적다.

잔뇨감(殘尿感)이 있는 여성의 아침과 잠들기 전에 심해지는 부종(浮腫)을 목표로 실비산 본방으로 10일분 20첩을 지어주었다.

14일 뒤인 12월 초순에 다시 왔을 때 확인해 보니, 저녁에 식사량을 줄여서인지 부종이 줄어들었고 소변은 잘 나오고 잔뇨감(殘尿感)이 소실되었다고 한다. 하지만 하복랭(下腹冷)은 아직 여전하다고 한다.

증상이 호전되었으나 아직 미진한 것으로 보고 전과 동일한 처방으로 10일분 20첩을 지어주었다.

1-5. 다리부종, 종아리통, 변비(便秘)

다음은 김명재 선생의 경험이다.

● 김 ○ ○ 여 22세 소음인 대학생 전라북도 익산시

체격이 작고 마른 편이며 소음인이다.

① 밤이 되면 항상 다리가 많이 부어 있다. ② 종아리에 통증이 심하다. ③ 추위를 많이 타고 손발이 차다. ④ 평소 하루에 물을 한 잔 정도 마신다. ⑤ 소변은 적게 보는 편이다. ⑥ 변비가 있다.

2010년 겨울 합숙 때 이종대 선생님의 임상시범이 있었는데 여러 학우들이 제출한 상담기록부와 함께 내가 제출한 의안도 채택되었다. 당시 선생님께서는 이 사람은 소음인이라서 저에너지 구조를 가지고 있어서 허약하게 되면 소화기가 약해지는 특징이 있다고 했다. 종아리의 통증은 다리부종으로 인해 압력이 증가하자 나타난 것으로 보이며, 허랭(虛冷)을 겸한 하지부종으로 다리의 정맥혈이 위로 원활하게 올라가지 못해 종아리에 울체되면서 조직액이 증가하여 압력이 생긴 탓으로 판단된다는 것이다.

소음인은 저에너지 구조이기 때문에 몸이 허약해지거나 무리하면 다른 체질에 비해서 에너지가 적어지기 쉽고 열에너지도 적어져 허랭하기도 쉽다. 그리고 에너지 부족으로 소화관의 운동성도 떨어져 소화기능이 떨어지기 쉽게 되는 경향이 있다고 하면서, 이 경우의 하지부종이나 종아리 통증은 모두 허약하면서 동시에 허랭하여 나타난 증상이므로 다리의 부종을 없애 주면 저절로 소실되는 것이니 온열 제습의 치법을 사용하는 것이 적합하다는 것이다.

하지부종과 함께 추위를 많이 타고 손발이 차므로 앞의 증상을 들은 후 실비산을 권해 주셨다. 임상에서 이와 같은 음수부종에 가장 많이 사용하는 처방은 실비산이나 복원단이며, 아직 나이가 22세이며 허랭 정도는 심하지 않은 만큼 부자가 포함된 복원단보다는 실비산이 더 적합할 수 있다고 했다. 하지만 변비증상이 함께 있어서 실비산이 온열조습하는 약이라 약간 걸리기는 한다고 했다. 실비산은 몸이 찬 상태 임에도 부종이 나타나는 증상인 음수부종에 사용하는 처방이다. 즉 허랭을 겸하여 붓기 시작한 것을 치료하는 것으로 먼저 비위를 실하게 해준다는 방의가 있다.

추위를 많이 타고 손발이 차다는 것을 허랭으로 보고 항상 다리가 많이 부어있는 것을 습체로 보아 음수부종에 사용하는 실비산을 1제 지은 뒤 하루 2첩씩 10일 투약했다.

복용한 후 경과를 알아봤다.

1. 복용한 지 하루 만에 다리의 부기가 빠지고 밤에도 붓지 않았다.
2. 동시에 심하던 종아리 통증도 나았다.
3. 그리고 이종대 선생님께서는 변비 때문에 걱정하셨는데, 오히려 변비증상이 나았다.
4. 하지만 약을 다 복용하고, 2주 정도가 지나니 다시 붓고 통증도 다시 생겼다.

이종대 : 이 경우 하지부종이나 종아리 통증은 모두 허약하면서 동시에 허랭하여 나타난 증상이므로 실비산을 계속 복용하거나 또는 오군자전(사군자탕+건강)이나 부자이중탕, 진무탕, 장원탕, 복원단, 관계부자이중탕(사상방) 등 온열제를 계속 복용하면 체력이 증가하면서 부종이 없어질 것이라고 생각합니다.

1-7. 방광염(膀胱炎), 부종(浮腫), 우측요통(右側腰痛:腎臟部位)

● 임 ○ ○ 여 40세 태음인 경기도 안양시 범계동 목련동아아파트

① 5년 전부터 임파선염(淋巴線炎)이 있는데, 양쪽 턱에 있는 임파선이 밤톨 만하게 부어 있고 피로가 심하다.
② 올해부터 방광에 염증이 자주 생겨 소변을 자주 보지만 막상 잘 나오지 않는다. ③ 몸 전체적으로 부종(浮腫)이 있고 여름 이후 체중이 4kg 늘었다. ④ 5년 전부터 우측 신장부위(腎臟部位)에 통증이 있고 통증이 우측 하복부(下腹部)에서 위로 올라갔다 내려갔다 한다. ⑤ 잔등이 긴장되어 있고 오른쪽 팔과 옆구리, 어깨에 통증이 있다.
⑥ 대변에서 냄새가 심하게 난다. ⑦ 가슴뜀, 얼굴로 열 달아오름, 불안, 건망증 등의 증상이 있고 신경질적이다.
⑧ 뒷목이 뻣뻣하다. ⑨ 피로하고 상열(上熱)시 땀이 난다. ⑩ 32세 때 우측 난소를 제거하고, 좌측 난소의 일부를 제거했고 34살 때 자궁적출 수술을 했다. ⑪ 소화력이 약하고 십이지장궤양 약을 복용하고 있다. ⑫ 추위를 심하게 탄다.

소화력이 약하고 전신부종과 오줌소태가 있는 40세 태음인 여성에게 실비산 본방에 난간전 본방을 합하고 녹각 2.5돈 더하여 10일분 20첩을 지어주었다.

25일 뒤인 12월 10일에 다시 왔을 때 확인해 보니, 약을 복용하는 동안 방광염과 오줌소태 증상이 덜했다고 한다. 또한 부종과 우측 신장 부위의 통증이 경감되었다고 한다.

증상이 호전되고 있으므로 전과 동일한 처방으로 10일분 20첩을 지어주었다.

2-1. 알레르기성 피부염(皮膚炎), 부종(浮腫), 발진(發疹), 소양(搔痒)

다음은 조영재 선생의 경험이다.

● 정 ○ ○ 여 36세 소음성태음인 경기도 안양시 관양1동

조용하면서 다소 통통한 부인이다.

① 피부 알레르기가 있는데 가렵고 붉게 발진(發疹)이 된다. ㉠ 특히 가슴 위나 팔꿈치에 발진(發疹)이 생기며, 배꼽 이하에는 생기지 않는다. ㉡ 가슴 위에는 항상 가렵고 발진되어 있으나 팔꿈치는 덜했다 더했다 한다. ㉢ 이 증세는 30년 정도 되었으며, 1달 전부터 증상이 심해졌다. ② 피곤하면 손발과 얼굴이 붓는다. ③ 추위를 심하게 탄다. 여름에 선풍기 바람도 쐬지 않는데, 이러한 증상은 임신 이후 심해졌다. ④ 물을 거의 마시지 않고 뜨거운 음식을 좋아한다. ⑤ 아랫배가 매우 차고 손발이 저리다. ⑥ 가슴이 답답하고 뒷목이 뻐근하다. ⑦ 얼굴에 열 달아오르는 것이 1일 1회 정도 있다. ⑧ 대변과 소변은 정상이다.

추위를 심하게 타고 피부 알레르기가 있는 여성에게 승습탕 1.5배량에 향소산 1.5배량을 합하고 형개와 방풍을 더하여 10일분 20첩을 투약했다.

경과를 확인해 보니, 부종은 여전하고 소양감(搔痒感)은 더욱 심하다고 한다. 그러나 추위는 전보다 덜 탄다고 한다.

부종이 여전하고 소양감(搔痒感)이 더욱 심하다는 점에서 처방이 효과가 없는 것으로 판단되어 이번에는 허랭(虛冷)한 신체상태를 감안하여 실비산 2배량으로 10일분 20첩을 투약했다.

경과를 확인해 보니, 부종이 호전되어 살이 빠진 것 같고 소양감(搔痒感)도 호전되었다고 한다. 팔꿈치에 생기는 발진은 없어지고 전체적으로 가려운 것도 덜해졌다고 한다. 약을 모두 복용한 지 2일 정도 되었고, 추석에 녹두 나물을 먹어서인지 더 가렵다고 한다.

증상이 호전된 것으로 보아 효과가 있다고 판단되어 실비산 2배량으로 10일분 20첩을 투약했다.

3-1. 숨참, 흉비(胸痞), 흉통(胸痛), 두중(頭重), 장단지통증

● 이 ○ ○ 여 49세 소양성소음인 경기도 군포시 산본동 롯데묘향아파트

① 7개월 전인 작년 10월부터 증상이 나타나기 시작했는데 자주 숨이 차고, 가슴이 답답한 것이 매우 심하며 가슴이 뛰고 아프다. ㉠ 가슴에서 등으로 뻐근한 통증이 있다. ㉡ 지난해 겨울에 기침감기를 심하게 앓았을 때 모 대학병원에서 X-ray검사를 했는데 심장이 부어 있는 심부전증으로 진단 받았다. ㉢ 위의 증상들은 소변을 잘 보면 조금 호전된다. ㉣ 병원에서는 심장이 부어 있고 심장에 물이 차서 소화불량이 있다며 이뇨제(利尿劑)를 투약했는데 그 후 가슴이 답답한 것이 없어지고 소화도 잘 되었다. ㉤ 심부전(心不全)과 부종(浮腫)이 심하여 올 3월에 병원에 10일간 입원하여 치료를 받았다. ② 소화기가 약하여 잘 체하고 더부룩하며 소변을 자주 보지 않으면 소화가 안 된다. ③ 등과 가슴이 맞닿는 것 같은 위통(胃痛)이 있고 숨이 찬다. ④ 위내시경 결과 이상이 없다고 한다. ⑤ 대변을 1일 3~4회로 자주 보며 가늘게 나오면서 퍼진다. ⑥ 소화불량과 함께 머리가 '띵'하고 멍하게 된다. ⑦ 간혹 종아리에 피가 통하지 않는 것처럼 통증이 온다. ⑧ 소변을 보고 나서도 시원하지 않다. ⑨ 잠들기 어렵고 잠을 잘 때 뒤척인다. ⑩ 입에서 거품이 난다. ⑪ 손발이 매우 차고 배와 몸 전체가 차다. ⑫ 추위와 더위를 심하게 탄다. ⑬ 기관지 확장증으로 2개월 동안 병원에서 치료중이다.

허랭(虛冷)을 겸하여 나타나는 심부전증으로 인한 숨참과 가슴답답, 소화불량을 목표로 실비산 본방에 안심(安心)과 보기(補氣)를 위하여 산조인 3돈, 황기 4돈을 더하여 10일분 20첩을 지어주었다.
9일 뒤에 다시 내방했을 때 확인해 보니, 약을 복용한 후로 숨이 차는 것과 가슴이 답답한 것, 가슴에서 등으로 뻐근하게 통증이 경감되었다고 한다. 또한 입에서 거품 나는 것이 소실되었으며, 소화불량이 호전되었고 머리가 '띵'한 것도 경감되었으며 종아리 통증이 없어졌다고 한다.
실비산을 복용한 뒤로 모든 증상이 경감되거나 소실된 것으로 보아 효과가 있다고 판단되어 전과 같은 처방으로 10일분 20첩을 지어주었다.
2개월 뒤에 다시 내방했을 때 확인해 보니, 한약을 복용할 때에는 매우 좋았으나 약을 모두 복용하고 시간이 지나자 다시 전처럼 심장과 배에 물이 차서 병원에 입원하여 물을 뺐다고 한다.
① 현재는 기운이 없다. ② 명치가 뻐근하다. ③ 현재 병원에서 준 이뇨제인 '라식스'를 복용하는 중이며 소변은 잘 본다고 했다.
증상이 크게 호전되지는 않았지만, 상태가 좋지 않음에도 약을 계속 복용하지 못한 것도 원인이라고 생각되어 이번에도 지난번과 같은 실비산으로 10일분 20첩을 지어주었다.
12일 뒤에 다시 내방했을 때 확인해 보니, 소화가 안 되고 대변이 잘 안 나온다고 하여 이번에는 가미귀비탕에 계지탕과 평위산이 더하여진 계평귀비탕으로 10일분 20첩을 지어주었다.

中統59 寶 분기음 分氣飮

桔梗 赤茯苓 陳皮 桑白皮 大腹皮 枳殼 半夏麴 蘇子 蘇葉 各一錢 **草果 甘草** 各五分 **薑三片 棗二枚**

治 腫脹 喘急
[活套鍼線] 腫喘(浮腫)
[適 應 症] 부종, 손저림, 숨참

처방설명 분기음은 부종(浮腫)이나 부종으로 인한 종창(腫脹)과 숨참 증상에 사용하는 처방이다. 부종의 원인은 기울(氣鬱), 영양부족(營養不足), 습담(濕痰) 등 다양할 수 있으나, 분기음은 이뇨제(利尿劑), 거담제(祛痰劑), 이기제(理氣劑) 등으로 구성되어 있다는 것을 참고한다면 분기음의 부종은 기울(氣鬱), 영양부족(營養不足) 등 다양한 원인이 복합되어 발생하는 부종(浮腫)이라고 할 수 있다. 특히 기울(氣鬱)의 영향이 크다고 할 수 있다.

기울(氣鬱)이라는 것은 급격한 기온차이나 감정의 변화로 인해 기능장애가 유발된 상태라고 할 수 있다. 즉 외감(外感)이나 감정의 변화에 대응하기 위한 조직의 긴장과 긴장 뒤에 따르는 조직의 이완이 반복되면서 인체의 기능이 저하되고, 이로 인해 각종 장애가 발생하는 상태를 기울이라고 할 수 있다. 이러한 기울은 어느 조직에나 영향을 줄 수 있지만, 가장 크게 영향을 주는 곳은 소화기이다.

기울로 인해 소화기능이 저하되면 음식물을 소화·흡수하는 작용이 떨어지기 때문에 소화기조직에 습체(濕滯)가 발생하기 쉽고, 이러한 상태가 조정되지 않고 장기간 지속되면 습체가 심해져 부종이 발생하며, 부종으로 인해 숨참 증상이 야기된다. 이것이 기울로 인해 부종과 숨참 증상이 발생하는 기전이며, 분기음의 증상 또한 이러한 과정을 거쳐 발생한다고 할 수 있다. 따라서 현재 발생하여 있는 부종을 개선하면서 기울상태를 해소시키는 처방을 사용해야 하는데, 분기음이 여기에 속하는 처방이다. 즉 다량의 이뇨제(利尿劑)가 포함되어 있어 당장 부종을 해소할 수 있고, 대복피, 지각, 소자, 소엽, 진피 등 기울상태를 해소시키는 약재가 포함되어 있어 부종의 원인을 제거한다.

숨참 증상은 부종이 있을 때만 발생하는 것이 아니므로 구분할 필요가 있다. 첫째, 일반적으로 호흡기질환에 이환(罹患)되었을 때 숨참이 동반되는 경우가 많다. 예를 들어 천식(喘息) 환자에게 나타나는 주증상은 숨참이다. 이것은 기관지가 충혈·부종되어 있거나 경련성으로 수축하여 기도(氣道)가 좁아져서 나타나는 증상이다. 이외에도 만성 기관지염, 기관지확장증(氣管支擴張症) 등 다양한 호흡기질환에 숨참 증상이 동반된다. 그러나 이러한 숨참은 해당하는 호흡기질환을 치료해 주면 자연히 없어지는 증상이며, 분기음의 숨참과는 거리가 멀다.

둘째, 심장질환이 있을 때도 숨참이 발생할 수 있다. 예를 들어 고혈압, 심장판막 협착 등으로 인한 심부전이 발생하면 폐울혈이나 조직울혈이 야기되어 숨참 증상이 나타날 수 있다. 이것을 보통 심장성천식이라고 한다.

셋째, 소화기에 적체(積滯)가 있을 때도 숨참 증상이 나타나는 경우가 있다. 과식을 했을 때 숨이 차는 것은 누구나 한 번쯤 경험하는 일이지만, 과식 외에도 소화기에 장애가 발생하면 복부가 창만되면서 숨참이 동반될 수 있다. 이럴 때는 소화장애와 창만을 치료해야 숨참 증상도 없어진다.

넷째, 노인성 숨참이라고 하여 호흡기질환이나 심장질환처럼 기질적인 변화가 없음에도 숨이 차는 경우가 있다. 이것은 나이가 들면서 인체의 기능이 저하되고 자윤이 부족해지면서 나타나는 증상이며, 이럴 때는 개인의 신체조건과 상태에 맞게 기혈(氣血)을 보강하는 치법을 사용할 수도 있고, 정혈(精血)을 보강하는 치법을 사용할 수도 있다.

다섯째, 부종으로 인해 숨참 증상이 나타날 수 있다. 예를 들어 각기(脚氣)가 심해져 숨참 증상이 발생했을 때 사용하는 목유탕은 각기로 인한 부종을 제거하여 숨참을 치료하는 처방이다. 또한 허랭성 소화불량을 동반한 습체에 사용하는 복원단의 조문에도 천급(喘急)이 있는데, 이것 또한 습체와 부종으로 인해 발생하는 증상이다. 이처럼 부종이 발생하면 조직에 산소를 공급하는 작용이 저해되므로 숨참 증상이 동반된다. 이럴 때는 개인의 신체조건과 상태를 참고하여 적절하게 수분적체를 제거하는 처방을 사용해야 숨참 증상을 치료할 수 있으며, 분기음도 여기에 속하는 처방이다.

처방구성

처방구성을 보면 거담제(祛痰劑)인 이진탕에 비기(痞氣)를 다스리는 길경지각탕이 포함되어 있고, 이뇨제인 대복피, 상백피와 행기제인 소자와 소엽, 온비제(溫脾劑)인 초과가 포함되어 있다.

길경은 거담작용(祛痰作用)과 진해작용(鎮咳作用)이 있으며, 염증을 억제하는 소염작용(消炎作用)도 있다. 적복령은 세뇨관의 재흡수를 억제하여 이뇨를 증진하므로 부종을 경감시키고, 진피는 이기제(理氣劑)로서 소화관의 운동을 강화하여 가스배출을 촉진한다.

상백피는 이뇨작용(利尿作用)과 소염작용(消炎作用), 약한 진해작용(鎮咳作用)이 있고, 대복피는 위(胃)의 운동 및 분비기능을 강화하고 이뇨작용과 혈압강하작용이 있다. 지각은 위장(胃腸)의 연동운동(蠕動運動)을 항진시켜 위내용물의 배출을 촉진함으로써 복부 팽만감을 개선하고, 장관 평활근의 경련을 억제하여 진경작용을 한다. 반하는 중추성 구토나 점막자극에 의한 구토를 억제하고 인후점막자극에 의한 해수(咳嗽)를 억제한다.

소자는 호흡기조직에 자윤(滋潤)을 공급하여 진해작용(鎮咳作用)을 하고, 지방유는 장점막(腸粘膜)에 자윤을 공급하여 배변을 원활하게 한다. 소엽은 중추신경의 흥분을 억제하여 정신을 안정시키며, 한선(汗腺) 분비를 자극하여 발한(發汗)을 촉진하고 소화액 분비를 촉진시키고 위장운동을 증강시킨다. 초과는 소화관에 분포된 혈관운동을 강화하여 소화관내의 혈류를 촉진한다. 감초는 소화관 평활근에 작용하여 경련을 억제하며 위산분비를 억제하고, 위점막을 보호하는 항궤양작용을 한다.

처방비교

분심기음과 비교하면 두 처방 모두 부종을 겸한 천급(喘急)에 사용한다는 공통점이 있다. 분심기음은 기체(氣滯)와 소화기 적체(積滯)의 경향이 있을 때 사용하기 때문에 부종뿐 아니라 소대변이 잘 나오지 않을 때도 사용하고, 손저림 같은 기울(氣鬱)의 후유증에도 사용한다. 반면 분기음은 주로 흉복부에 습담(濕痰)이 울체되어 발생하는 부종이나 천급(喘急)에 사용한다.

사령오피산과 비교하면 두 처방 모두 부종에 사용하는 처방으로, 사령오피산은 전신이 붓는 증상에 사용하며 강한 이뇨작용이 있어 부종을 급속하게 빼주는 작용을 한다. 반면 분기음은 전신이 붓는 경우에도 사용하지만 주로 복부나 흉부의 부종에 사용한다.

보중치습탕과 비교하면 보중치습탕은 기허부종에 사용하는 처방으로, 기운이 없으면서 전신이 부을 때 사용하는 반면, 분기음은 보중치습탕처럼 기허증을 겸한 부종이 아니라, 기체(氣滯)와 습담(濕痰)을 겸한 부종에 사용하며, 주로 흉복부의 부종을 겸한 전신부종에 사용한다.

→ 활용사례

1-1. 부종(浮腫), 손저림, 숨참 여 18세 태음인 164cm 54kg

1-1. 부종(浮腫), 손저림, 숨참

다음은 배승렬 선생의 경험이다.

● 김 ○ ○ 여 18세 태음인 164cm 54kg 경기도 수원시

얼굴이 둥그스름하며 살집이 있는 태음인형이다. 본인의 사촌 동생으로 올해 고3이 되면서 손발과 얼굴이 많이 붓는다면서 약 좀 지어달라고 했다.

① 몸이 붓는다. 특히 손발과 얼굴이 많이 붓는다. ② 손이 저리다. ③ 뒷목이 자주 뻐근하다. ④ 가슴이 답답하다는 것을 자주 느낀다. ⑤ 허리가 아프다. 평소에는 척추가 아프나 생리시에는 척추 주변이 아프다. ⑤ 눈꺼풀이 자주 떨린다. ⑥ 요즘 들어 계단을 오를 때 약간 숨이 차다. 예전에는 숨이 차다는 것을 모르고 살았다. ⑦ 식욕이 없지만 그냥 밥을 먹는다. ⑧ 차멀미가 심하고 느글거림 증상이 있다. ⑨ 잔뇨감(殘尿感)이 있다. ⑩ 생리통이 심하고 아랫배가 차다. ⑪ 추위는 타지 않고 더위는 타는 편이다. ⑫ 찬 것을 좋아하고 찬물을 많이 마신다. ⑬ 손발이 따뜻하다. ⑭ 대변은 정상적으로 하루에 1번 본다.

부종(浮腫)과 손저림, 숨참 증상을 목표로 분기음 본방으로 10일분 20첩 투약했다.

약을 복용하고 손발 붓는 것이 조금 호전되었고, 속이 느글거리지 않아 예전보다는 밥을 맛있게 먹을 수 있다고 한다. 숨참 증상과 요통 및 다른 증상들은 별로 개선된 것이 없다고 한다.

中統60 寶 보중치습탕 補中治濕湯

人蔘 白朮 各一錢 **蒼朮 陳皮 赤茯苓 麥門冬 木通 當歸** 各七分 **黃芩** 五分 **厚朴 升麻** 各三分

通治水病 補中 行濕 利水
[活 套] 氣虛倍蔘 無熱去芩
[活套鍼線] 通治(浮腫)
[適 應 症] 부종, 소변난, 소변감소, 숨참, 신중, 호흡곤란, 하지무력, 오한, 수족저림, 반신 묵직함, 우울감, 피로, 체감(滯感) 복수, 간경변증, 만성신염

처방설명 보중치습탕은 기허상태(氣虛狀態)에서 발생한 부종(浮腫)을 치료하는 처방이다. 처방구성을 보더라도 보기작용(補氣作用)과 소화작용(消化作用)에 처방목표가 맞춰져 있음을 알 수 있고, 이뇨(利尿)·보혈(補血)·청열(淸熱) 등의 부수적인 작용이 있어 기허(氣虛)로 인한 기능저하를 개선하고, 저하되어 있는 소화기의 운동성을 증가시켜 부종을 치료한다는 것을 알 수 있다.

기허증상은 첫째, 선천적으로 기약(氣弱)하기 쉬운 체질이거나, 둘째 후천적으로 질병에 걸린 상태 또는 노쇠(老衰), 과로(過勞)로 허약한 상태가 되었을 때 나타난다. 몸의 기능이 떨어져 허랭해지거나 기허상태에 빠지면 대사에 영향을 주어 수분이 정체될 수 있고, 이 상태가 지속되거나 심화되면 이처럼 기허부종(氣虛浮腫)이 발생한다. 처음에는 에너지가 부족하기 쉬운 소화기부터 습체가 발생하므로 눈에 보이는 증상이 나타나지 않지만, 점차 진행되면 소화기뿐만 아니라 전신에 습체(濕滯)가 생겨 부종이 발생한다. 이러한 기허부종에는 일반적인 부종을 치료하는 것처럼 이뇨제(利尿劑) 위주로 사용하는 것이 아니라 저하되어 있는 기능을 회복시켜 에너지생산을 도와주는 방법을 써야 한다. 따라서 보기(補氣)·건비제(健脾劑)와 함께 이뇨제를 사용해야 하는데, 여기에 속하는 처방이 보중치습탕이다.

기허(氣虛)로 인한 부종의 예로 산후부종(産後浮腫)을 들 수 있다. 엄밀한 의미에서 산후부종은 기허부종으로 볼 수 없으나, 산후에는 조직이 이완되어 습체(濕滯)가 발생하기 쉽기 때문에 넓은 의미의 기허부종으로 볼 수 있는 것이다. 산후부종은 출산으로 인한 기능저하 때문에 수분대사가 원활하게 이루어지지 못하여 습체(濕滯)가 생기기 때문에 나타난다. 따라서 산후부종에는 대부분 보허탕이나 이어탕처럼 보기제(補氣劑) 위주, 또는 보기제를 겸한 처방을 사용한다.

기허부종의 다른 예로 운동을 하지 않고 장시간 누워만 있을 때 얼굴이 푸석해지는 것을 들 수 있다. 누워만 있으면 순환력이 약해져 조직 사이로 체액이 빠져나가기 때문에 얼굴에 부종이 생기는 것인데, 이런 증상은 활동을 하면 즉시 해소된다. 활동을 하지 않을 때 부종이 생기고, 활동을 하면 부종이 없어진다는 것은 인체의 대사가 활발하지 못한 경우에 습체(濕滯)가 발생할 수 있다는 것을 의미한다. 물론 위의 예는 병적인 단계에 있는 사람이 아니더라도 발생할 수 있는 증상이기 때문에 활동을 통해 증상이 개선될 수 있다. 그러나 인체의 기능이 극도로 저하되어 있는 경우에는 기능을 활성화시킬 수 있는 약을 투약해야 하는데, 주로 보기제(補氣劑) 위주로 구성된 처방이 여기에 속한다. 보기제는 세포의 기능을 활성화시켜 에너지를 증가시키기 때문에 조습(燥濕)하게 하는 작용이 있어 부종을 치료하는 역할을 한다.

보중치습탕의 부종은 만성화 경향이 있다. 갑상선기능이 저하되면 대사기능이 감소하여 수분이 정체되고 부종이 나타나는 것처럼 보중치습탕증의 부종도 이와 같은 이치이다. 따라서 보중치습탕은 갑상선기능 저

하로 인한 부종에도 사용할 수 있고, 중병을 오래 앓고 난 이후 미약한 습체(濕滯)가 내재되어 있을 때 보약으로도 사용할 수 있다.

처방구성 처방구성을 보면 이공산(去감초)과 평위산이 포함되어 있다. 인삼은 중추신경계에 대한 흥분작용과 억제작용이 있는데, 흥분작용이 보다 강하다. 또한 뇌의 혈액공급과 산소공급 능력을 높이는 작용이 있으며, 강심작용이 있어 심장의 수축력을 강화한다. 백출은 뚜렷하고 지속적인 이뇨작용이 있으며, 장관활동이 흥분된 경우에는 억제작용을 하고, 반대로 장관활동이 억제된 경우에는 흥분작용을 한다. 즉 장관활동에 대한 조절작용이 있어서 장관의 자발성 수축활동의 긴장성을 높이고 강직성 수축을 방지한다.

창출은 소화기의 운동성을 증가시키는 작용이 있는데, 실험을 통해 창출이 포함된 처방을 토끼에게 주입했을 때 장을 흥분시켜 연동운동(蠕動運動)을 일으키는 것으로 밝혀졌다. 진피는 소화기조직에 스며 있는 담음(痰飮)을 제거하는 동시에 소화기의 운동성을 조절하고, 위액분비를 촉진시키고 궤양의 발생을 억제한다. 적복령은 세뇨관의 재흡수를 억제하여 이뇨를 증진하므로 부종을 경감시키고, 맥문동은 다량의 포도당과 점액질을 함유하고 있어 진액(津液)을 보충한다. 목통은 이뇨작용이 있어 관절의 부종을 억제하며, 소염작용이 강하고 종양세포의 성장을 억제한다.

당귀는 항혈전작용(抗血栓作用)을 하여 혈액순환을 원활하게 하고, 말초혈관의 혈류를 원활하게 함으로써 말초순환장애를 개선한다. 황금은 혈관투과성 항진을 억제하고 소염작용이 강하여 혈관의 염증성 충혈(充血)과 울혈(鬱血)을 완화한다. 후박은 중추흥분을 억제하여 진정작용을 하면서 장경련 억제작용이 있어 장운동을 정상화시킨다. 승마는 진통, 소염작용이 있으며, 평활근 운동을 항진시키고 하수(下垂)된 평활근을 제고(提高)시킨다.

처방비교 부종에 사용하는 **사령오피산**과 비교하면 사령오피산은 기허증상이 없으면서 부종이 심할 때 사용하며, 부종에 속효가 있으나 부종의 원인을 제거하지는 못한다. 반면 보중치습탕은 만성부종에 적합한 처방이며, 부종의 원인이 되는 기허상태를 개선하는 작용이 있어 보다 근원적인 치료라고 할 수 있다.

실비산과 비교하면 두 처방 모두 허약으로 인한 전신부종에 사용한다. 그러나 실비산은 습체(濕滯)와 허랭, 소화불량(消化不良)을 겸하고 있는 부종에 사용하며, 몸이 찬 사람에게 적합하다. 반면 보중치습탕은 기허증과 함께 부종이 나타날 때 사용하며, 만성질환이나 수술을 한 뒤에 부종이 나타났을 때도 사용한다.

군령탕과 비교하면 두 처방 모두 허약으로 인한 부종에 사용한다. 군령탕은 소화기에 습체가 발생하여 나타나는 각종 소화장애와 부종에 사용하는 반면, 보중치습탕은 소화기의 습체가 있기는 하지만 군령탕을 사용해야 하는 경우보다 상대적으로 약한 경우 사용하며, 허약으로 인한 전신부종이 주증상일 때 적합하다.

➔ 활용사례

1-1. 부종(浮腫), 소변감소(小便減少) 여 65세 태음인
1-2. 부종(浮腫), 오한(惡寒), 소변난(小便難), 수족(手足) 저림, 우측(右側) 반신(半身) 묵직함 여 43세 태음인
1-3. 안면부종(顔面浮腫) 여 38세
1-4. 하지무력증(下肢無力症), 부종(浮腫), 숨참, 신중(身重) 남 54세 태음인
1-5. 부종(浮腫), 비만(肥滿), 심계(心悸) 여 54세 태음인 162cm 69kg
1-6. 부종(浮腫), 비만(肥滿), 불면(不眠), 피로(疲勞) 여 35세 소양성태음인 160cm 59kg
1-7. 부종(浮腫) 여 49세 태음인 160cm 78kg
2-1. 호흡곤란(呼吸困難) 여 59세 태음인
3-1. 비만(肥滿) 여 32세 태음성소음인 148cm 72kg
4-1. 우울감(憂鬱感), 피로(疲勞), 체감(滯感) 여 45세 150cm 67kg

1-1. 부종(浮腫), 소변감소(小便減少)

● 이 ○ ○ 여 65세 태음인 경기도 안양시 석수2동

약간 비만(肥滿)인 태음인 여성이다.

① 작년 가을부터 자고 나면 손발이 붓는다. ② 별로 먹는 것도 없는데 배에 꽉 찬 느낌(물이 차있는 느낌)이 있다. ③ 두통(頭痛)이 있다. ④ 사지(四肢)가 무겁다. ⑤ 소변량이 감소했다.

먹는 것이 없으나 배에 꽉 찬 느낌이 있고, 자고 나면 손발이 붓는 여성에게 보중치습탕으로 10일분 20첩을 투약했다.

약을 모두 복용한 후에 확인해 보니, 소변량이 많아지고 손발의 부기가 많이 감소하였다고 한다.

아직 증상이 남아 있어 다시 보중치습탕으로 1제를 투약했으며, 약을 복용한 후에는 부종과 배에 물이 찬 느낌이 없어졌다고 한다.

1-2. 부종(浮腫), 오한(惡寒), 소변난(小便難), 수족(手足) 저림, 우측(右側) 반신(半身) 묵직함

● 장 ○ ○ 여 43세 태음인 주부 경기도 광명시 광명동

태음인 여성이 부종이 있다며 내방했다. 5년 전 신장 제거 수술을 했으며, 출산 후부터 부종이 있었으나 아래 증상들은 1달 전부터 심해졌다.

① 아침에 몸이 잘 붓는데 특히 양측 손발이 잘 붓는다. ㉠ 부종은 출산 후부터 시작되었으며 출산한 달인 여름에 특히 잘 붓는다. ㉡ 부기가 쉽게 빠지지 않으며 주의하지 않으면 한 달에 5kg 정도 붓기도 한다. ② 저녁이 되면 으슬으슬 춥다. ③ 출산 뒤부터 몸이 무겁고 특히 우측 반신이 묵직하며 우측 팔을 들 수 없다. 따뜻한 물로 목욕을 자주하면 무거운 것이 풀린다. ④ 1달 전부터는 양쪽 손발 끝이 붓고 저리다. ⑤ 오래전부터 소변을 1일 2~3회 보는데, 소변을 보기가 힘들다. ⑥ 머리가 멍하고 묵직하다. ⑦ 입안이 잘 헌다. ⑧ 몸 전체가 찬 편이며 특히 손, 발, 아랫배가 차다. ⑨ 월경주기가 부정확하고, 월경량은 많거나 적으며 불규칙하다. ⑩ 어지러움도 약간 있다. ⑪ 물을 거의 마시지 않으며, 소화는 잘되는 편이다. ⑫ 대변은 2~3일에 1회 정도 본다. ⑬ 혀에 굴곡이 심하다. ⑭ 출산을 2회 했으며, 유산을 2회 했다.

출산한 뒤부터 부종이 있었으며 1달 전부터 심해진 부종을 목표로 보중치습탕 2배량으로 10일분 20첩을 지어주었다

4일 후 전화가 왔는데 약을 복용하면 머리가 아프고 복용을 중지하면 괜찮다고 한다.

8일 후에 다시 전화가 왔는데, 부종은 많이 빠졌으며 우측 반신이 묵직한 것과 수족 저림이 경감되었다고 한다. 또한 소변을 잘 본다고 한다. 그런데 머리는 계속 아프고, 두중(頭重)이 심해졌다고 한다.

1-3. 안면부종(顔面浮腫)

● 변 ○ ○ 여 38세 경기도 안양시 부림동 한가람세경아파트

9년 전 산후보약으로 보허탕을 지어간 부인이다.

① 10여 년 전부터 피로하면 얼굴이 붓고 눈 밑이 검은색이 된다. ② 2일 전에는 부은 뒤 부기가 하루 종일 빠지지 않는다. ③ 대리점에 근무하는 관계로 6개월 전부터 피로가 심하고 얼굴이 붉어진다. ④ 8년 전부터 출산 후에 소변을 자주 보지만 양은 적다. ⑤ 당시 병원에서 방광염이라는 진단을 받았다. ⑥ 아침에 일어나기 힘들다.

6개월 전부터 피로가 심한 여성의 부종을 목표로 보중치습탕 2배량으로 10일분 20첩을 지어주었다.

10개월 뒤인 다음해 9월 초순에 소변빈삭(小便頻數)으로 내방했을 때 경과를 확인해 보니, 약을 복용한 후 증세가 호전되었고 경과가 좋았다고 한다.

이번에 호소하는 증상도 전과 비슷하고 땀이 많이 난다고 하여 전과 같은 처방으로 10일분 20첩을 지어주었다.

1-4. 하지무력증(下肢無力症), 부종(浮腫), 숨참, 신중(身重)

● 이 ○ ○ 남 54세 비습한 태음인 서울특별시 서대문구 남가좌동

보통 키에 피부가 희고 살집이 좋은 50대 태음인 남성으로 신부전(腎不全)과 고혈압(高血壓)이 있다. 1달 전쯤 뱃속이 부어 있는 느낌이 들고 숨이 차고 몸이 무거워 종로의 잘 아는 한의원에서 녹용이 든 한약 1제를 지어서 복용하고 부종은 좀 빠졌다고 한다.

① 동시에 기운이 빠져 전신에 힘이 빠진다. ② 어질어질하다. ③ 그때부터 다리에 힘이 없어졌다. ④ 오른쪽 다리가 더 심한데 천천히 걸어도 몸을 뒤뚱거린다. ⑤ 혈압(血壓)을 보니 200/110이다. ⑥ 맥은 침촉(沈促)하다. ⑦ 식욕과 소화력은 보통이다. ⑧ 대변과 소변에 이상은 없다. ⑨ 몸이 좋지 않아 집에서 쉬고 있다. ⑩ 아직도 부기가 약간 남아 있으며 본인은 중풍(中風)이 되는 줄 알고 겁이 나서 중풍약을 지어달라고 한다.

전에도 늘 혈압은 높았다고 하지만 이렇게 혈압이 높은 것은 신(腎)기능이 부진하여 체내 수분이 잘 배설되지 않기 때문으로 생각되어 보중치습탕 1.5배량으로 5일분 10첩을 지어주었다. 5일 후에 다시 10첩을 지어갔다.

10일 후에 경과를 확인해 보니, 부종과 숨찬 것, 신중(身重)이 많이 호전되었으며 걸음걸이가 전보다 훨씬 좋아졌고 소화가 잘 된다고 한다.

이번에는 갈증이 없으면서도 소변을 못 보거나 신부전증이 있을 때 사용하는 자신환을 보중치습탕에 합방하여 5일분 10첩을 지어주었다. 약을 복용한 후에 전보다 모든 증세가 좋아졌으며 다리에 힘이 조금씩 생긴다고 한다.

10첩을 더 복용한 뒤에 걸음도 잘 걸을 수 있게 되고 모든 증세가 소실되었으며 혈압은 여전히 높았으나 본인이 더 이상 약을 복용하지 않겠다고 하여 폐약(閉藥)했다.

2달 후인 10월 중순에 부종(浮腫)은 없으나 하지무력(下肢無力)이 있다며 내방했다. 이번에는 부종(浮腫)과 신중(身重)이 없다는 점에서 성향정기산 2배량으로 5일분 10첩을 지어주었는데 약을 복용한 후에 증상이 여전했다.

다시 보중치습탕 2배량으로 2제를 복용했는데 전과 같이 다리에 힘이 생기고 걸음을 걷는 것도 좋아져 폐약했다.

1-5. 부종(浮腫), 비만(肥滿), 심계(心悸)

다음은 황현익 선생의 경험이다.

● 고 ○ ○ 여 54세 태음인 162cm 69kg 제주도 제주시

보통 키에 피부가 흰 편이고 살집이 좋은 담음체질의 태음인이다. 잘 알고 지내는 친구가 자신의 어머니께서 비만(肥滿)인지 부종(浮腫)인지는 잘 모르겠지만 몸무게가 많이 늘어서 한약을 지어 보내드리려 한다며 약을 지어달라고 했다.

① 몸 전체적으로 부기가 있다. ㉠ 특히 얼굴과 손과 발이 잘 붓고 얼굴과 발이 화끈거리고 손이 저리다. ② 3년 전부터 계단을 오르내릴 때나 뛸 때 숨이 차고 가슴이 답답하다. ③ 가끔씩 심장이 두근거리고 불안하다. ④ 피로감이 있다. ⑤ 소화가 잘 안 된다. 음식을 먹으면 걸린 듯하고, 속이 쓰리고, 꾸르륵 소리도 나고 방귀도 나온다. ⑥ 잠을 자면 잘 깨고 꿈을 자주 꾸고, 코를 자주 곤다. ⑦ 뒷목이 뻐근하다. ⑧ 두통(頭痛)이 있다. ⑨ 약간의 변비가 있다. 대변을 불규칙적으로 보며 대변이 가늘다. ⑩ 혈압은 130/80이다. ⑪ 식성은 담백한 것을 좋아한다. ⑫ 소변 상태는 정상이다. ⑬ 체열은 보통이다. ⑭ 부지런하고 적극적인 성격이다. ⑮ 공기가 안 좋은 지하상가에서 자영업을 하고 있다. 서서 일하는 경우가 많으며, 사람을 대하는 일로 스트레스를 받는다. 자영업을 하는 관계로 식사가 불규칙하고 운동을 거의 하지 못한다.

54세 태음인 여성의 부종(浮腫)과 비만(肥滿)을 목표로 보중치습탕 2배량으로 10일분 20첩을 투약했다.

1일째 1봉을 복용하고 1시간 후 치아가 나쁜 쪽(왼쪽 어금니부분)에서 신경이 땅기면서 통증이 있고, 좌측 머리가 갑자기 통증이 있어 아팠다. 목운동을 하고 나니 증세가 사라졌다.

2일째에는 무릎관절 부위가 쑤시고 아프다. 부기가 빠지기는 했고, 불안증세도 약간 줄어들었다.

3일째에는 무릎 아프던 것이 호전되고 심장이 두근거리는 것과 불안은 아직 남아 있었다.

4일째에는 다리가 쑤시는 것은 소실되고 심장이 불안한 증세는 아직도 조금 있고 부기는 많이 빠진 기분이다.

5일째에는 무릎이 약간 쑤시는 증세는 있지만 부기가 많이 가라앉아 몸이 가뿐하다.

7일째에는 무릎이 약간 아프지만 몸이 아주 가벼운 것 같다. 얼굴의 부기는 잘 빠졌고 몸무게가 2kg 줄어들었다.

약을 전부 다 복용한 후에는 소화력이 좋아진 것 같다고 했다. 몸 전체적으로 부기가 빠지고 몸이 한결 가벼워졌고 몸무게가 3kg 줄었다. 심계가 확연히 좋아지고, 계단 오르내릴 때 가슴에 숨이 차던 것이 없어졌다. 무릎관절 위 허벅지 앞뒤로 통증이 있고, 뼈가 아닌 살 쪽에 통증이 있다. 변비가 없어졌다.

1-6. 부종(浮腫), 비만(肥滿), 불면(不眠), 피로(疲勞)

다음은 조지현 선생의 경험이다.

● 전 ○ ○ 여 35세 소양성태음인 160cm 59kg 부산광역시 수영구 광안4동

직접 보진 못했으나 피부가 두텁고 살집이 있으며 약간 검은 편이라고 한다. 지인의 소개로 체중감소를 원하여 다이어트 한약을 복용하길 원한다.

① 심한 불면증으로 새벽 3시경에 잠이 들며 오전 8시에 깬다고 한다. ② 전신부종으로 잘 붓는 편이라고 한다. ③ 비만하다. ④ 피로감이 있다. ⑤ 생리 중간에 생리통이 약간 있으며 냉도 약간 있다. ⑥ 추위는 타는 편이며 더위는 많이 타는 편(재확인 결과 실열이 아니라 허열 경향으로 판단됨)이다.-기허성 발열로 인한 두면부 열감과 다한이 있다. ⑦ 소화불량(헛배부름, 가스참, 트림, 꾸룩거림 등)이 있다. ⑧ 가슴뜀, 짜증, 매사가 귀찮음, 눈피로, 전신피로, 기상곤권, 무기력, 신중(身重)이 있다. ⑨ 30세 이후 매년 다이어트 한약을 복용했으나 먹을 때 잠시 효과가 있고 다시 요요현상이 생긴다. ⑩ 쉬 피로를 느끼고 눈 색깔이 누렇게 잘 변하고 충혈이 잘된다. ⑪ 초년에 잘 나지 않던 땀이 지금은 아주 많이 나는 편이다. ⑫ 성격상 밖에서 소변을 잘 못 본다. 많이 참는 편이라 한 번씩 참다 누면 약간 붉은 기운이 돌기도 한다.

요청은 다이어트 한약이었으나, 설명을 들어본 결과 피로감과 소화불량, 부종 등의 증상이 있었다. 증상에서 부종, 두

면부 다한, 전신피로감, 불면 등이 비위기허와 그로 인한 기허증상의 발현이라고 생각된다. 비기허로 인한 소화불량, 수습의 정체로 인한 부종, 기허로 순환이 저하되고 그에 대한 반작용으로 인체의 기능항진이 되어 열감이나 두면부, 발한이 생기고 야간에는 불면까지 초래한 게 아닌가 생각된다.
그리고 쉽게 피로해지고 눈 색깔이 누렇게 잘 변하는 등의 증상은 간기능의 문제로 인한 것으로 사료되나 그 정도가 다른 증상에 비해 미약하므로 일단 소화불량, 부종, 피로감을 우선적으로 잡고 경과를 지켜보기로 생각했다.
보기건비, 행습, 이뇨하여 비위기허로 인한 습체와 기허증상을 해소하고 소화기 운동성 저하를 개선시켜 습체를 제거할 수 있는 치법을 생각했다.
부종에 쓸 수 있는 처방으로는 사령오피산, 실비산, 오령산, 분심기음, 빈소산, 분기음, 진무탕, 승습탕, 보중치습탕 등 많은 처방이 있다. 허랭 혹은 습체 등 증상이 두드러지게 나타났다면 다른 처방을 고려하겠으나, 환자의 경우 그 정도 상태는 아니라고 판단하여 보중으로 허약상태를 개선하여 행습, 이뇨작용을 하고 겸하여 보혈, 청열작용이 있는 보중치습탕을 선방하게 되었다.
평소 잘 붓는 편이라는 것을 허약과 겸한 전신부종으로 보고 보중치습탕에 효력증대를 위해 1.5배량으로 1제를 지어 주었다.
1. 약 복용 후 불면이 소실되어 잠을 잘 잘 수 있어서 너무 좋다고 한다.
2. 부종 증상이 사라졌고, 몸이 가벼워진 느낌이 든다. 체중도 3kg 정도 감량되었다.
3. 피로감이 현저히 줄어들었다.
다이어트를 원하는 여성의 대부분이 순환장애나 허랭(虛冷), 기울(氣鬱)이 두드러지게 보였다. 다이어트 처방이란 대부분 마황제이거나 이뇨제 등인데, 선뜻 그런 처방들을 쓰기가 쉽지 않았다. 마황제나 기타 다이어트약들을 쓰면 어떨 땐 잘 듣고, 어떨 땐 체중감량에 아무런 효과가 없는 등 재현성이 떨어져 고민을 많이 했었다. 최근에는 다른 증상들을 개선하기 전에는 다이어트약을 드릴 수 없다고 솔직히 이야기한다. 이 경우도 솔직하게 얘기해줘서 더 믿음이 간다하여 보중치습탕을 선방한 것인데 결과적으로 부종(浮腫)이 소실되면서 몸이 가벼워진 느낌이 들고 또한 체중감량도 되었으며, 심했던 불면(不眠)이 사라져서 모두 흐뭇해했던 경우이다. 이후 오적산에 마황을 증량하여 2차 투약한 결과 체중이 더 감소했다.

2-1. 호흡곤란(呼吸困難)

● 강 ○ ○ 여 59세 태음인 경기도 평택군 평성읍 노양리

20년 전부터 우측 팔꿈치에 류머티스성 관절염을 앓고 있는 태음인 여성이다.
① 2달 전에 염색을 한 뒤 옻이 올랐는데, 처음에는 눈이 붉어졌고 이후 눈, 가슴, 얼굴이 붉어지면서 숨이 차기 시작했다. ② 1달 전부터는 전신이 부은 뒤 팔다리가 부었다. ③ 1달 전부터 천식(喘息)이 있어 병원에 입원했다.
㉠ 돌아눕거나 산소호흡기를 하지 않으면 숨이 차고 일어나 앉지도 못한다. ㉡ 병원에서는 류머티스성 폐경색(肺梗塞)이라고 했으며, 이로 인해 폐에 물이 차서 숨이 차다고 한다. ㉢ X-ray 검사를 해보니 폐가 검고 물소리가 난다고 했다. 현대의학으로 치료가 불가능하니 퇴원을 하라고 했다. ④ 불면(不眠)과 천면(淺眠)이 있고 종일 누워 있다.
⑤ 정충(怔忡)이 있다. ⑥ 평소 추위를 많이 타며, 손발과 배, 몸이 차다. ⑦ 구건(口乾)과 순건(脣乾)이 심하다.
⑧ 대변과 소변은 정상이지만, 어제부터 소변이 약간 붉다. ⑨ 윗입술이 검다. ⑩ 맥은 약하고 삭(數)하며 115회 뛴다. ⑪ 20년 전부터 류머티스성 관절염이 있어 우측 팔꿈치가 10도 정도 굽어 있다.
류머티스성 폐경색으로 폐에 물이 차서 숨이 찬 여성의 부종을 목표로 보중치습탕 2배량에서 황금을 빼고 소엽 2돈을 더한 것과 달생산 2배량에 소엽 2돈을 더하여 각각 따로 6첩씩 지어 주고 두 처방 모두 복용하여 보라고 했다.
5일 후인 6월 9일에 다시 왔을 때 확인해 보니, 보중치습탕은 효과가 있어 증세가 약간 호전되었으나 달생산은 효력이 없다고 한다. 증세가 경감되어 돌아누울 수 있고, 1일에 2~3번 일어나 앉을 수 있게 되었다고 한다. 약을 복용한 후에 목이 아팠으며 맥은 1분에 117회 뛴다. 불면(不眠)과 천면(淺眠)이 약간 경감되었고 구건(口乾), 순건(脣乾)이 약간 경감되었다고 한다. 숨찬 것이 약간 덜하지만 소변보기가 불편하고 전신이 아프다고 한다.
보중치습탕이 효과가 있는 것으로 판단되어 이번에는 보중치습탕 2배량에서 황금을 빼고 인삼을 3.75돈으로 하고 건강 2.5돈, 소엽 2돈, 강활 1.5돈을 더하여 5일분 10첩을 지어주었다.
다음날 다시 왔을 때 확인해 보니, 약을 복용한 뒤로 속이 불편하고 숨찬 것이 심해졌다고 하여 처음에 투약한 보중치습탕으로 약을 바꾸어서 3일분 6첩을 지어주었다.
5일 후인 6월 15일에 다시 왔을 때 확인해 보니, 약을 복용한 뒤에 속이 편하여 어제 밤에는 잠을 조금 잤는데 숨이 차서 옆으로 눕지는 못한다고 한다.
이번에도 처음과 같은 처방에서 소엽을 1.5돈으로 하고 산조인 1.5돈을 더하여 5일분 10첩을 지어주었다.
3일 후인 6월 18일에 확인해 보니, 숨차고 끙끙 앓고 있으며 아직 옆으로 돌아눕지 못하고, 어제는 잠을 전혀 못 잤다고 한다.

3-1. 비만(肥滿)

다음은 장자한 선생의 경험이다.

● 신 ○ ○ 여 32세 태음성소음인 148cm 72kg 서울특별시 강동구 천호동

백색 바탕에 약간 붉은 기가 도는 얼굴색을 가진 미혼 여성으로 전에 왼쪽 무릎통증으로 방풍통성산을 복용한 후에 호전된 경력이 있다. 하루 종일 앉아서 일을 하는 직업을 가진 분으로, 과다한 체중증가로 몸도 피곤하고 몸이 무거워서 생활하기 불편하다며 찾아 왔다.

① 비만이다. ② 불면(不眠)이 있다. ③ 천면(淺眠)과 다몽(多夢)이 있다. 새벽에 눈이 떠진다. ④ 흉만(胸滿)이 있다. ⑤ 한숨을 자주 쉰다. ⑥ 식욕은 별로 없고 소화력은 보통이다. ⑦ 손발과 배가 따뜻하고 더위를 탄다. ⑧ 자한(自汗)이 있다. ⑨ 피부가 많이 거칠다.

32세 태음성소음인 여성의 비만(肥滿)을 목표로 보중치습탕 2배량으로 15일분으로 20첩을 투약했다.

추석이 지나 9월 24일에 약을 지어달라고 왔을 때 확인해 보니

1. 체중이 3kg 정도 감량되었다.
2. 불면(不眠)이 줄어들었다.
3. 천면(淺眠)과 다몽(多夢)이 소실되었다.
4. 흉만(胸滿)이 소실되었다.
5. 한숨을 자주 쉬던 것이 소실되었다.

몸이 많이 가벼워졌는데 약을 모두 복용할 때쯤에 가슴이 체한 것처럼 약간 답답했다고 한다. 또한 전에는 말을 안했는데 황색대하(黃色帶下)가 있다며 이것을 고려하여 약을 1제만 더 지어달라고 한다.

4-1. 우울감(憂鬱感), 피로(疲勞), 체감(滯感)

다음은 임진성 선생의 경험이다.

● 박 ○ ○ 여 45세 미싱일 150cm 67kg 인천광역시 부평구 부평4동

단골손님의 사촌동생으로 얼굴에 기미가 많고 습체질(濕體質)인 뚱뚱한 여성이다.

① 피로하다. ② 이유 없이 불안하고 초조하며 우울한데, 상담을 하는 동안에도 눈물을 흘린다. ③ 추위와 더위를 타는 편이다. ④ 땀은 운동을 할 때 얼굴에서 많이 난다. ⑤ 손발은 따뜻하나, 윗배와 아랫배가 차다. ⑥ 식욕은 보통이다. ⑦ 신 것과 단 것을 싫어한다. ⑧ 술을 일주일에 4회 이상 마신다. ⑨ 물은 거의 마시지 않는다. ⑩ 소화가 잘 안 되며 자주 체하고, 소화가 되는 시간이 길다. ⑪ 속이 느글거리고 헛배가 부르며 가스가 찬다. ⑫ 대변은 잘 안 나오는데 술을 마시면 잘 나오며, 음주 다음날 설사를 1회 정도 한다. ⑬ 소변이 시원치 않고 남아 있는 듯하다. ⑭ 가슴 뜀, 가슴 답답함, 한숨 쉼 등의 증상이 있다. ⑮ 신경질과 짜증이 나고 매사 귀찮다. ⑯ 피로하고 기운이 없다. ⑰ 잠들기 어렵다.

이유 없이 불안하고 초조하며 기울(氣鬱) 증상이 있는 여성에게 보중치습탕을 사용하기로 하고 이수(利水)의 효능을 증가시키기 위하여 오령산을 합방하여 20일분 40첩을 투약했다.

아는 분을 통하여 경과를 확인할 수 있었는데 약을 복용하고 살이 빠지고 피로가 호전되어 매우 좋아졌다고 한다. 얼마 후에 직접 찾아오셨는데

1. 우울함이 소실되었으며, 기분이 명랑하다.
2. 뱃살이 빠져서 기분이 좋다.
3. 피로가 소실되었다.
4. 소화가 예전보다는 잘되지만 아주 잘되지는 않는다.

그러나 아직 증상이 남아 있는 것 같다며 약을 더 지어달라고 하여 보중치습탕에 오령산을 합방한 후 저령을 빼고 반하 3돈, 진피 3돈, 작약 3돈, 지실 3돈, 건강 1돈, 시호1돈을 1일분으로 하여 20일분을 투약했다.

中統61 寶 인삼궁귀탕 人蔘芎歸湯

川芎 二錢 **當歸 半夏** 各一錢半 **蓬朮 木香 砂仁 烏藥 甘草** 各一錢 **人蔘 桂皮 五靈脂** 各五分
薑五片 棗二枚 蘇四片

治 血脹 ① 是瘀血凝成脹 ② (入門) 去烏藥 加芍藥 名[散血消腫湯] 治 血脹 煩燥 漱口
[活套鍼線] 血脹(脹滿)
[適 應 症] 혈창, 호흡곤란, 복막염

처방설명 인삼궁귀탕은 혈창(血脹)에 사용하는 처방이다. 혈창(血脹)이란 창만(脹滿)의 일종으로 혈액이 응체되어 소통장애를 유발하기 때문에 발생한다. 증상으로는 배가 불러 오르고 가슴이 답답하며 옆구리가 심하게 아프고 얼굴색이 검어진다. 때로는 얼굴, 옆구리, 팔 안쪽에 출혈반(出血斑)이나 가는 낙맥(絡脉)이 보이고, 또한 정신이 흐려지며 잘 놀라고, 진땀이 나며 손발이 차고 구역질을 하며, 소변은 벌겋고 대변색이 검을 때도 있다. 이러한 증상은 어떤 원인으로 인해서든지 복부에 혈액이 정체되어 있기 때문에 나타나는 것이며, 위급한 상태에 이를 수 있기 때문에 강력하게 혈액순환을 촉진하는 치법을 사용해야 한다.

인삼궁귀탕은 산후(産後)에 사용하는 경우가 많다. 출산을 하면서 자궁과 자궁 주위 조직이 손상을 입을 경우 출혈과 함께 어혈(瘀血)이 생겨 혈액순환을 방해하고 조직의 기능을 저하시켜 통증과 창만을 일으킬 수 있다. 보통 산후에 혈창(血脹)이 발생하면 급성으로 고열이 발생하고 의식불명 상태에 빠져 생명이 위독해질 수 있는데, 이럴 때 인삼궁귀탕을 복용하면 혈액순환이 촉진되어 창만의 원인을 없애주므로 생명을 구할 수 있다. 신영경 선생으로부터 25년 전 산후 부인의 혈창(血脹)에 인삼궁귀탕을 써서 치료했다는 이야기를 듣고 당시에 간략하게 기록해두었는데, 근래에 다시 기억이 나서 자료를 확보해 둘 겸 연락하여 물었더니 전혀 기억이 없다고 했다. 이처럼 기록이 중요한 것은 처방을 아무리 자세하고 조리 있게 설명한다고 해도 직접 환자를 치료한 경험을 기록하여 남기는 것에 비할 것이 못되기 때문이다.

인삼궁귀탕은 추락하거나 타박상을 입어 내장(內臟)에 출혈이 있을 때 사용할 수 있고, 수술 이후에 고창증이 없더라도 후유증을 예방하는 약으로 사용할 수 있으며, 수술한 후에 몸이 약해져서 내출혈(內出血)이 나타날 때도 사용할 수 있다. 지금은 내장(內臟)에 출혈이 생겼을 경우, 또는 수술한 후에 내출혈이 생겼을 경우 병원에서 적절한 치료를 하기 때문에 크게 걱정할 일이 아니지만 의료시설이 부족했던 옛날에는 이런 증상이 생기면 배가 터질 듯이 아프며 배가 북처럼 부풀어 오르고 그러면서 열이 나고, 더 심해지면 의식이 없어지는 등 위험한 상태에 이르는 경우가 많았기 때문에 급히 인삼궁귀탕을 복용시켜 위급한 상태를 모면하곤 했다. 그래서 가난한 동네에 개업했던 한약업사나 한의사들은 이러한 혈창(血脹)을 비롯하여 여러 유형의 질환을 경험하는 경우가 많았다. 따라서 이런 경험을 가진 사람들이 사라지기 전에 그들의 경험을 기록으로 남겨 이어받아야 할 것이다.

요즘에는 혈창(血脹)을 호소하는 사람이 많지 않기 때문에 앞서 언급한 대로 산후 혈행장애(血行障礙)를 치료하는 처방으로 사용할 수 있고, 추락이나 타박으로 인한 내출혈(內出血), 외과수술을 한 이후에 발생하는 후유증을 예방하는 목적으로 응용할 수 있을 것이다. 수술을 하면 조직을 절개하기 때문에 혈행장애가 생기기 쉽다는 특징이 있으므로 고창증이 동반되지 않더라도 수술로 인한 후유증을 예방하고 빠른 회복을 도모하기 위해 응용할 수 있다.

처방 구성

처방구성을 보면 천궁은 혈관이완작용, 혈압강하작용, 혈전형성 억제작용, 자궁수축작용 등이 있다. 당귀는 항혈전작용(抗血栓作用)이 있어 혈액순환을 원활하게 하고 철분결핍에 의한 빈혈에 좋은 효과를 나타낸다. 반하는 중추성 구토나 점막자극에 의한 구토를 억제하고 인후점막자극으로 인한 해수(咳嗽)를 억제한다. 봉출은 혈액순환을 촉진하는 작용이 매우 강하고, 목향은 미주신경(迷走神經)을 자극하여 장(腸)의 수축력과 연동운동을 증가시키고 소화・흡수를 촉진하여 가스 정체에 의한 복통을 멎게 한다. 사인은 장관(腸管) 평활근을 이완시키며, 소화기의 운동을 촉진하여 음식물의 운송과 소화・흡수에 도움을 준다.

오약은 장(腸)의 연동운동(蠕動運動)을 강화하여 소화·흡수를 촉진하고 정장작용을 하며, 하복부에 정체된 가스 배출을 촉진하고 진통작용, 특히 하복부의 통증을 완화하는 작용이 있다. 감초는 스테로이드호르몬과 유사한 작용이 있어 항염증과 항알레르기 효과를 나타낸다. 또한 평활근을 이완시키는 작용이 있다. 인삼은 중추신경계에 대한 흥분작용과 억제작용이 있는데, 흥분작용이 보다 강하다. 또한 뇌의 혈액공급과 산소공급 능력을 높이는 작용이 있으며, 강심작용이 있어 심장의 수축력을 강화한다. 계피는 혈관을 확장하여 혈압을 저하시키고, 말초혈관의 혈류를 원활하게 함으로써 말초순환장애를 개선한다. 오령지는 날다람쥐의 똥을 말린 것으로, 혈액순환을 촉진하고 어혈(瘀血)을 없애며, 어혈로 인한 여러 가지 통증에 사용한다.

처방 비교

소창음자와 비교하면 두 처방 모두 열성(熱性)을 띤 고창(鼓脹)에 사용한다. 그러나 소창음자는 소화장애나 수분의 울체 등으로 인해 복부가 팽창하면서 고열이 수반되는 등 주로 단복고창(單腹蠱脹)이 나타났을 때 사용하는 반면, 인삼궁귀탕은 소화기장애나 수분적체가 병인이 아니라 복강 내의 혈액응체나 혈액소통장애로 인해 창만이 발생했을 때 사용한다.

삼화탕과 비교하면 두 처방 모두 고창증에 사용하는데, 삼화탕은 스트레스나 외감(外感)으로 인한 기울(氣鬱)로 인해 수분이 울체되어 소화기장애가 나타나면서 고창증이 동반될 때 사용하며, 주증상은 부종, 소변불리, 대변난 등이다. 반면 인삼궁귀탕은 혈창에 사용하며 삼화탕과 달리 고열이 수반되는 경우가 많고, 혈창으로 인한 고창 외에도 복강내 수술이나 추락, 타박으로 인한 내출혈, 자궁외 임신으로 인한 출혈에도 응용할 수 있다.

➔ 활용사례

1-1. 혈창(血脹), 호흡곤란(呼吸困難), 의식혼미(意識昏迷), 복막염(腹膜炎) 여 34세

1-1. 혈창(血脹), 호흡곤란(呼吸困難), 의식혼미(意識昏迷), 복막염(腹膜炎)

다음은 신영경 선생의 경험을 기록한 것이다.

● ○ ○ ○ 여 34세 주부 서울특별시 서대문구 대조동

① 출산 후 고열(高熱)과 함께 고창(鼓脹)증이 발생하여 배가 산처럼 부풀어 오르고 ② 숨이 차서 호흡이 곤란하다. ③ 의식이 혼미하여 정신이 있다가 없다가를 반복한다. ④ 병원에서는 복막염이 퍼져서 치료를 할 수 없고 가망도 없다고 한다. 그래서 퇴원을 하여 죽기만 기다리고 있다.

복막염은 대부분 맹장이 터져서 나타나는 경우가 많다. 그러나 이 여성은 복막염의 원인인 맹장염(盲腸炎)을 앓았거나 위궤양(胃潰瘍)을 앓았던 경력도 없고, 천공(穿孔)이 되어 복막염(腹膜炎)이 생길 원인도 없었다.

증상 중 배가 산처럼 부풀어 오르는 고창증(鼓脹症)은 산후(産後)에 오로(惡露)나 혈액(血液)이 충분하게 배출되지 못하여 발생하는 것으로 보았으며, 이러한 증상을 혈창(血脹)으로 판단하여 인삼궁귀탕으로 10첩을 지어주었다.

약을 1일 동안 3첩 정도 달여서 복용하자 숨이 가쁜 증세가 약간 완화되었다. 남은 약을 계속 복용하자 점차 회복되었으며, 10첩을 모두 복용한 후에는 의식도 깨어나고 일어나 앉을 수 있게 되었다.

다시 같은 약으로 1제를 지어주었으며 약을 모두 복용한 후에는 쾌차하여 건강하게 되었다고 한다.

中統62 寶 중만분소탕 中滿分消湯

益智仁 半夏 木香 赤茯苓 升麻 各七分半 **川芎 人蔘 靑皮 當歸 柴胡 生薑 乾薑 華澄茄 黃連 黃芪 吳茱萸 草豆蔻 厚朴** 各五分

治 中滿 寒脹 大小便不通
[活套鍼線] 寒脹(脹滿)
[適 應 症] 설사, 오심, 구토, 고창, 하복포만, 소화불량, 복랭, 대변빈번, 연변, 소변불리

처방설명 중만분소탕은 허랭성(虛冷性) 소화불량으로 인한 창만(脹滿)에 사용하는 처방이다. 한창(寒脹)에 사용하는 처방으로 되어 있는데, 한창은 허랭한 상태에서 고창증(鼓脹症)이 발생하는 것으로 이해할 수 있다.

한창(寒脹)의 사전적인 설명을 인용하면 '한창이란 비위(脾胃)가 허한(虛寒)하거나 한습(寒濕)이 몰려서 발생하며 증상으로는 배가 그득하고 그 정도는 심하지 않으며, 때로는 자연히 없어지기도 한다. 입맛이 없고 토하거나 설사를 하며 팔다리는 싸늘하고 더운 것을 좋아한다.'라고 되어 있다. 이처럼 한창(寒脹)은 다른 고창증과 구별하기 위한 방법에 불과하며 결국은 복부허랭으로 인해 소화기능이 저하되어 배에 가스가 차고, 이러한 것들이 만성화되어 고창증이 나타나는 것으로 이해하면 된다.

복부가 허랭해지면 소화기의 운동성이 떨어져서 음식물의 정체가 일어나기 쉽고, 소화액의 분비와 음식물 흡수기능이 떨어져 음식물이 발효되고 부패되면서 가스가 발생할 수 있다. 또한 허랭상태(虛冷狀態)가 지속되면 조직이 연약해져 발생한 가스를 흡수·조절하는 기능이 저하되기 때문에 창만(脹滿)이 나타날 가능성이 높아진다. 물론 복부가 허랭(虛冷)하다고 해서 반드시 고창증이 생기는 것은 아니지만 복부허랭은 고창증을 유발하는 원인으로 작용할 수 있다. 그러나 복부가 허랭(虛冷)하다는 것은 소화기능이 저하될 수 있는 요인이기 때문에 고창(臌脹)뿐 아니라 소화불량, 잦은방귀, 도포(倒飽), 대변불통(大便不通), 소변난(小便難), 대변빈번(大便頻繁), 연변(軟便) 등 증상도 나타날 수 있다. 따라서 중만분소탕을 창만(脹滿)뿐 아니라 상기(上記) 증상에도 사용한다.

하복이 허랭해져 조직이 이완되면 소화기뿐 아니라 하복부에 위치하고 있는 비뇨기조직의 이완을 초래하여 그 기능을 저하시킬 수 있다. 따라서 허랭상태에서는 소변불리(小便不利)나 소변난(小便難) 증상이 나타나기도 한다. 또한 소변배출이 원활하지 못한 경우 체내에 습체(濕滯)가 가중되고 이것이 다시 소화기조직과 비뇨기조직에 영향을 주어 창만 증상을 가중시키는 원인으로 작용할 수 있다. 조문을 보면 '中滿중만 寒脹한창 大小便不通대소변불통'을 치료하는 것으로 되어 있어 소변불리(小便不利) 증상이 나타날 수 있음을 확인할 수 있다.

예전에는 지금처럼 의복이 좋지 않았고 추위를 방어하기에 충분하지 못했으며, 옥외생활을 많이 했기 때문에 몸이 허랭(虛冷)해지기 쉬워 한창(寒脹)이 발생하는 경우가 많았다. 또 영양이 충분하지 못했기 때문에 전신이 허랭(虛冷)해지고 소화기도 연약해지는 등 여러 요인에 의해서 고창증이 발생할 가능성이 지금보다 매우 높았다고 할 수 있다. 요즘에는 영양상태가 개선되어 이런 증상이 흔하지는 않기 때문에 중만분소탕을 고창증에 사용하기보다는 배가 차면서 헛배 부르고 가스가 차는 증상, 허랭성 소화불량(消化不良),

대변빈번(大便頻繁), 연변(軟便), 소화가 더디게 되는 도포(倒飽) 증상에 사용할 기회가 많을 것이다.

처방구성 처방구성을 보면 보중익기탕(去백출)合 궁귀탕, 이진탕加 생강, 건강, 오수유, 필징가(이상 온열제)와 초두구, 후박, 황련이 더해졌다. 익지인은 평활근을 이완시켜 건위작용(健胃作用)을 나타내며, 반하는 위액분비를 억제하고 위액 산도(酸度)를 낮추는 작용을 하여 스트레스성 위궤양 발생을 억제한다. 또한 장관운동을 촉진하는 작용도 있다. 목향은 미주신경(迷走神經)을 자극하여 장(腸)의 수축력과 연동운동을 증가시키고 소화·흡수를 촉진하여 가스 정체로 인한 복통을 멎게 한다.

적복령은 세뇨관의 재흡수를 억제하여 이뇨(利尿)를 증진하므로 부종을 경감시키고, 승마는 평활근의 운동능력을 항진시키고 하수(下垂)된 평활근을 제고(提高)시킨다. 천궁은 관상동맥과 말초혈관을 확장하여 하지(下肢)와 심근(心筋)의 혈류량을 증가시키고, 인삼은 심장기능을 강화하며 소화액 분비와 위장의 연동운동(蠕動運動)을 항진시켜 소화·흡수를 촉진한다. 청피는 소화를 촉진하는 작용이 있어 식체(食滯)와 적취(積聚)를 개선하며, 평활근 경련을 억제하는 작용은 진피에 비해 강하다. 당귀는 항혈전작용(抗血栓作用)을 하여 혈액순환을 원활하게 하고, 시호는 항염증작용이 있으며 혈소판응고를 억제한다.

생강과 건강은 혈관운동 중추를 강화하여 혈액순환을 촉진하고, 소화액 분비를 항진시켜 소화를 촉진한다. 필징가는 소화를 촉진하는 작용이 있으며, 쿠베빈산이라는 성분은 점막에 대한 자극작용이 있어 식적(食積)으로 인한 헛배부름, 명치통, 구토, 설사를 치료한다. 황련은 소화성 궤양에 대한 억제작용이 있으며 타액, 위액, 췌액의 분비를 촉진하고 위장의 연동운동(蠕動運動)을 항진시킨다. 황기는 세포의 기능과 산소전달력을 증가시켜 에너지생산을 돕는 보기작용(補氣作用)을 한다. 오수유는 소화관의 순환을 촉진하여 평활근의 장력을 떨어뜨리고 연동운동을 억제하여 진경, 제토, 진통작용을 한다. 초두구는 위장 평활근의 수축작용을 하고, 후박은 식도, 분문, 유문 등의 경련을 완화시켜 연동운동을 조절하고 가스를 배출시킨다.

처방비교 **대이향산**과 비교하면 두 처방 모두 소화불량으로 인해 배에 가스가 차는 증상이 있을 때 사용한다는 공통점이 있다. 대이향산은 주로 만성 소화불량이나 곡창(穀脹)에 사용하는 반면, 중만분소탕은 만성 소화불량으로 인한 고창증이 허랭(虛冷) 증상을 겸하고 있을 때 사용한다.

오적산과 비교하면 두 처방 모두 하복이 허랭(虛冷)하거나 허랭으로 인해 소화불량이 나타날 때 사용한다는 공통점이 있다. 오적산은 소화불량 이외에도 습담(濕痰), 기울(氣鬱) 등 여러 요인이 복합되어 발생하는 요통, 생리통, 냉대하, 불임, 감기 등 다양한 증상에 사용하는 반면, 중만분소탕은 복부 허랭(虛冷)으로 인해 소화기의 운동성이 저하되어 발생하는 고창증에 사용하며, 고창증과 더불어 소·대변불리가 나타날 때 사용한다.

복원단과 비교하면 복원단은 하복이 허랭(虛冷)하면서 설사, 소변불리 등이 나타났을 때 사용하며, 허랭의 정도는 중만분소탕보다 현저하다. 반면 중만분소탕은 하복 허랭의 정도는 덜하지만 허랭으로 인해 조직이 이완되어 소대변이 잘 나오지 않으면서 고창증이 있을 때 사용한다.

→ 활용사례

1-1. 설사(泄瀉), 오심(惡心), 구토(嘔吐) 남 28세 소음인 168cm 56kg

1-1. 설사(泄瀉), 오심(惡心), 구토(嘔吐)

다음은 배승렬 선생의 경험이다.

● 배 ○ ○ 남 28세 소음인 168cm 56kg

① 저녁에 삽겹살을 먹었는데 다음날 내내 설사를 했다. ② 오심(惡心)과 구토(嘔吐) 증상이 있다. 찬물만 먹어도 속이 메스껍고 구토 증상 일어난다. ③ 거궐(巨闕) 부위가 묵직한 느낌이다. ④ 약간 두통(頭痛)이 있다. ⑤ 평소 소화기 계통이 좋지 않다. ⑥ 손발이 찬 편이다.

이러한 증상에 중만분소탕이 적합할 것으로 보여 복용해 보았다.
1. 한 첩을 복용하니 설사가 멎었다.
2. 3첩을 복용하니 오심(惡心)과 구토(嘔吐)가 멈추었다.
3. 거궐(巨闕) 부위의 묵직한 느낌은 조금 남아있었지만 더 이상 약을 복용하지는 않았다.

中統63 寶 목향순기탕 木香順氣湯

厚朴 白茯苓 澤瀉 半夏 各一錢 **蒼朮** 八分 **青皮 陳皮** 各六分 **草豆蔻 人蔘 當歸** 各五分 **木香 乾薑 升麻 柴胡 甘草** 各四分 **益智仁 吳茱萸** 各三分 **薑三片**

治 濁氣在上 生䐜脹 宜先灸中脘 後服此
[活套鍼線] 濁氣(脹滿)
[適 應 症] 상복부불쾌감, 포만감, 오심, 트림, 도포, 소화불량, 속쓰림, 더부룩함

처방설명 목향순기탕은 소화장애로 인해 상복부(上腹部)에 가스가 차는 경우에 사용하며, 일반적인 소화불량이나 속쓰림에도 사용한다. 창만(脹滿)의 원인은 크게 신장이나 간질환에 의하여 체내에 수분이 정체되는 경우와, 대장이나 소장의 기능저하로 인하여 소화기관에서 발생한 가스를 흡수·배출하지 못하는 경우로 나눌 수 있다. 목향순기탕은 후자(後者)에 사용하는 처방으로 상복부 창만(脹滿)에 사용하는 경우가 많지만 하복부 창만에도 사용할 수 있다. 주로 상복창만에 사용한다는 것은 평진탕이나 인삼양위탕을 포함하고 있어 약성이 위(胃)를 비롯한 상부 소화기관에 주로 영향을 주기 때문이라고 생각할 수 있다.

창만은 소화기의 운동성이 저하되었을 때 발생하는 경우가 많고, 소화기의 운동성을 저하시키는 원인으로는 습담(濕痰), 기울(氣鬱) 허랭(虛冷) 등 다양하다. 먼저, 과식, 식체 등으로 소화기가 손상된 이후 습담(濕痰)이 정체되었을 경우에 소화기의 운동성이 저하되고 소화액 분비와 음식물 흡수력이 떨어져 창만이 발생할 수 있다. 둘째, 기울(氣鬱)은 조직의 긴장과 경직을 유발하고, 이후 조직을 이완시키면서 무력하게 하여 소화기의 운동성을 저하시키므로 창만의 원인으로 작용할 수 있다. 셋째, 허랭(虛冷)하다는 것, 특히 복부가 허랭하다는 것은 내부 장기의 혈액순환이 원활하지 않다는 것이므로 소화기의 운동성을 저하시키는 원인이 되어 창만을 유발할 수 있다.

목향순기탕의 경우 인삼양위탕이 포함되어 있고 오수유, 건강 등 온리제(溫裏劑)와 소도제(消導劑)가 들어 있어 소화기조직에 스며 있는 습담(濕痰)과 복부 허랭(虛冷)이 소화기의 운동성을 저하시키는 원인으로 작용하여 창만을 유발했을 때 사용한다는 것을 알 수 있다. 따라서 목향순기탕은 습담(濕痰)과 복부 허랭(虛冷)으로 인해 창만이 발생했을 때 사용할 수 있으며, 이런 상태에서는 창만 증상뿐 아니라 소화불량이나 만성 소화기질환으로 인한 부종도 발생할 수 있으므로 창만에만 사용하는 처방이라는 인식에서 벗어나 공통된 상태에서 발생하는 다양한 증상에 응용할 수 있어야 한다.

창만(脹滿) 증상은 평위산을 써야 하는 경우처럼 급체(急滯)했을 때도 나타나지만, 만성적으로 소화기능이 저하되었을 때 나타나는 경우가 많다. 목향순기탕의 증상 또한 습담(濕痰)과 허랭(虛冷)의 영향으로 발생하는 것이기 때문에 급성이라고 할 수 없으며, 허약이나 노화로 인해 소화기조직이 이완되고, 이완된 부위에 습담(濕痰)이 정체되며, 이러한 상태가 지속되어 허랭해졌을 때 나타나는 만성적인 창만으로 이해해야 한다. 그러나 창만과 소화불량이 발생할 수 있는 상태가 만성적이라는 것이지, 나타나는 증상은 급성일 수 있기 때문에 창만이나 소화불량이 빈발되는 경우에도 물론 사용할 수 있고, 이러한 증상이 급성으로 나타나는 경우에도 사용할 수 있다.

목향순기탕은 증미이진탕을 사용하여 효과가 없는 속쓰림에도 사용한다. 황련처럼 위점막을 수렴(收斂)시

키는 약재는 없지만 소화기조직에 스며 있는 습담(濕痰)을 없애주고 소화기능을 증가시켜 손상된 위점막을 회복시키므로 속쓰림을 치료하는 것이다.

조문을 보면 중완에 뜸을 뜬 후에 사용하는 것이 좋다고 했는데, 이것은 중완에 뜸을 뜸으로 인해 장(腸)의 운동을 촉진시키는 작용을 배가하자는 의미로 해석할 수 있다. 그러나 일반적인 소화불량이나 속쓰림에 사용할 때는 뜸을 뜨는 것을 병행할 필요는 없다.

처방구성 처방구성을 보면 후박은 장(腸)의 운동을 조정하는 작용이 있다. 백복령은 세뇨관의 재흡수를 억제하여 이뇨(利尿)를 증진하며, 택사 또한 이뇨작용을 한다. 반하는 장관(腸管)의 운동을 촉진하여 소화관에 정체된 음식물과 수분의 배출을 촉진하고, 창출은 소화기의 운동성을 증가시키며 이뇨작용과 항염증작용이 있다. 청피는 평활근의 경련을 억제하는 작용이 있고 소화관의 운동을 강화한다. 진피는 이기제(理氣劑)로서 소화관의 운동을 강화하여 가스배출을 촉진하고, 초두구는 위장 평활근의 운동을 조절하는 작용이 있다.

인삼은 소화액 분비를 증진시켜 식욕을 강화하고 위장의 연동운동(蠕動運動)을 항진시켜 소화·흡수를 촉진한다. 당귀는 항혈전작용(抗血栓作用)을 하여 혈액순환을 원활하게 하고, 철분결핍에 의한 빈혈에 좋은 효과를 나타낸다. 목향은 미주신경(迷走神經)을 자극하여 장(腸)의 수축력과 연동을 증강하거나 경련을 억제하여 소화·흡수를 촉진하고 가스배출을 촉진함으로써 가스 정체로 인한 복통을 멎게 한다. 건강은 혈관확장 작용이 있어 혈액순환을 촉진하고, 혈관운동중추를 흥분시켜 직접적으로 강심작용을 나타낸다. 또한 위액과 위산분비를 촉진하여 소화를 돕고, 소화기의 운동을 자극하는 작용도 있다. 승마는 평활근의 운동을 항진시키고 하수된 평활근을 제고(提高)시킨다. 시호는 중추신경을 억제하여 정신을 안정시키며, 담즙의 합성과 분비를 촉진한다. 감초는 소화관 평활근에 작용하여 경련을 억제하며, 위산분비를 억제하고 위점막을 보호하는 항궤양작용을 한다. 익지인은 건위작용(健胃作用)을 하고, 오수유는 소화관의 순환을 촉진하여 평활근의 장력을 떨어뜨리고 연동운동을 억제하여 진경, 제토, 진통작용을 한다.

처방비교 **대이향산**과 비교하면 두 처방 모두 소화불량이나 고창증에 사용한다는 공통점이 있다. 대이향산은 곡창(穀脹)에 사용하는 처방으로 복부 전체나 하복에 가스가 차는 경우에 사용하며 소화불량, 도포(倒飽), 식욕부진(食慾不振)에도 활용한다. 반면 목향순기탕은 하복창만에도 사용하지만, 주로 상복창만에 사용하는 경우가 많고 속쓰림에도 응용한다.

온백원과 비교하면 두 처방 모두 고창증에 사용하는 처방인데, 온백원은 대변적체를 겸한 완고한 고창증에 사용하며, 고창뿐 아니라 부종과 소화불량(消化不良) 등에도 사용한다. 반면 목향순기탕은 소화기조직에 적체된 습담(濕痰)을 제거하고 온리작용(溫裏作用)을 통하여 소화기의 운동성을 증가시켜 소화불량과 고창증을 치료한다.

속쓰림에 사용하는 **증미이진탕**과 비교하면 증미이진탕은 속쓰림에 가장 많이 사용하는 처방으로, 이진탕의 거담작용(祛痰作用)과 황련, 치자의 찬 약성을 이용하여 위점막의 충혈을 개선하여 속쓰림을 치료한다. 반면 목향순기탕은 증미이진탕을 쓰기에 부적합한 사람에게 사용하며 가스가 차면서 속쓰림이 있을 때 적합하다.

→ 활용사례

1-1. 상복부불쾌감(上腹部不快感), 포만감(飽滿感), 오심(惡心), 트림 여 29세 160cm
2-1. 실패례-상복부팽만, 소화불량(消化不良), 전신피로 남 26세 태음인 187cm 80kg

1-1. 상복부불쾌감(上腹部不快感), 포만감(飽滿感), 오심(惡心), 트림

다음은 김영원 선생의 경험이다.

● 김 ○ ○ 여 29세 대학생 160cm 서울특별시 종로구

약간 마른 듯한 체형이며 체형은 소음인이지만 성격은 소양인 기질이 있다.

① 항상 상복부(上腹部) 명치 부근이 더부룩하고 답답한 편이다. ② 대변은 불규칙하지만 굳어지지 않고 질척한 편이다. ③ 위내정수(胃內停水)가 심하며 가끔 오심(惡心)증상이 있다. ④ 소화가 심하게 안 될 때에는 구토(嘔吐)가 나온다. ⑤ 소화가 잘 안 되는 편이어서 섭취하는 음식양이 적은 편이다. ⑥ 손발이 늘 차다. ⑦ 과로를 하면 기상충(氣上衝)이 나타난다. ⑧ 체열상태는 전반적으로 낮으나 얼굴에는 상열감(上熱感)을 느낀다.

상복부 명치 부근이 더부룩하고 답답한 편이라는 점을 고려하여 목향순기탕을 복용해 보기로 하고 3첩을 지어 복용했다. 3첩을 복용했으나 상복부 불쾌감이 확실히 줄었다. 식사 후 지나친 포만감, 불쾌감 등이 감소하였으며 오심, 트림 등도 줄어들었다. 그러나 손발 찬 것과 위내정수(胃內停水)는 그다지 줄어들지 않았으며 대변의 변화도 없었다.

2-1. 실패례-상복부팽만, 소화불량(消化不良), 전신비로

다음은 전지민 선생의 경험이다.

● 전 ○ ○ 남 26세 태음인 대학생 187cm 80kg 전라북도 익산시 신용동

키가 크고 체격이 좋은 태음인이다. 평소 불규칙한 식습관, 스트레스로 인한 소화불량과 피로를 많이 느끼는 상태였다.

① 항상 피곤하고 몸이 무거우며 눕는 것을 좋아한다. ② 소화불량으로 상복부팽만감이 있다. ③ 대변이 불규칙적이고 무르다. ④ 아침에 잘 일어나지 못한다. ⑤ 매일 이갈이를 한다. ⑥ 턱 양 옆에 여드름이 벌겋게 나 있다. ⑦ 얼굴에 열감이 있고 땀구멍이 크다. ⑧ 목 뒤쪽이나 등 쪽 근육의 통증을 자주 느낀다. ⑨ 손이 건조하다. ⑩ 술을 거의 마시지 못한다. ⑪ 흡연을 하지 않는다. ⑫ 활동량이 많고 꾸준히 운동을 하는 편이다.

대학생이 되고 나서 밤낮이 바뀌고 식사가 불규칙해지며, 스트레스가 많아졌다. 그로 인해 기(氣)순환이 원활하지 못하고, 사려과다(思慮過多)에 의해서 비(脾)가 손상되어, 비(脾)의 운화기능이 실조된 것으로 보인다. 목 뒤쪽, 등 쪽 근육의 통증을 봤을 때 습(濕)이나 담음의 울체도 같이 생각해볼 수 있었다. 이러한 증상 때문에 이전에 향사육군자탕, 황금가반하탕을 복용한 적이 있었으나 효과가 없었다. 황금가반하탕을 복용하면서 여드름 때문에 배농산급탕을 겸복했으나 역시 효과가 없었다.

2010년 동계캠프에서 임상특강시간에 이종대 선생님께서 본인이 제출한 상담기록서를 보시고는 먼저 태음조위탕이나 열다한소탕을 생각하셨다고 했다. 하지만 본인이 예전에 감기에 걸렸을 때 소청룡탕을 복용하고, 머리가 멍해지고 식은땀이 났었던 경험을 말씀드리자 마황(麻黃)이 안 맞는다고 보시고 다른 처방도 검토해야 한다고 말씀하셨다. 몸이 피곤한 증상, 소화불량, 여드름 모두 소화기장애로 인한 것으로 보시고 상초에 탁기(濁氣)가 적체되어 있는 데 사용하는 목향순기산을 추천하셨다.

선생님께서는 이 증상들이 생활습관에 기인되기는 하나 본인의 아직 젊고 체격이 상당히 좋음에도 소화불량과 피로, 권태감 등의 증상이 있는 것을 이례적으로 보시고는 처방에 신중을 기하셨고, 우선 목향순기탕을 1제 복용하고 차도가 없으면 다른 처방을 써 보는 게 좋겠다고 말씀을 덧붙이셨다.

※ 이갈이에 대해서는 따로 질문을 드렸는데, 선생님께서는 이갈이를 작약감초탕으로 치료한 치험례가 있다고 작약감초탕을 추천해주셨다.

목향순기탕은 탁(濁)한 기운이 상초에 있어 배가 그득한 증을 치료하며 흉민(胸悶), 복부창만(腹部脹滿), 입맛이 없고 소화불량, 손발이 차고 몸이 무거운 병증에 쓴다. 선생님께서 추천해 주셨고 증상을 대조하여 검토해 본즉 본방의 주치와 적용범위에 일치한다고 생각하여 이 약으로 결정하게 되었다.

주로 식후에 주증상(소화불량, 상복부팽만, 피로, 권태)이 많이 느껴지는 것을 감안하여 식전에 하루 2회(오전10시~12시 사이, 오후 3~5시 사이) 1제를 한 달간 복용했다.

1. 처음 일주일 정도 아침에 일어날 때 확실히 몸이 가볍다는 것을 느꼈다. 하지만 시간이 지나면서부터는 예전과 같은 피로가 조금씩 쌓이면서 수면시간이 늘어났다.
2. 식욕이 좋아서 잘 먹었으나, 예전 같은 상복부팽만감은 사라지지 않았다. 약을 복용하면서도 소화력이 좋아지지 않아, 식사를 할 때 의식적으로 식사량을 줄이면서 복부팽만감을 감소시키려고 했다.
3. 여드름이 나아지지 않았고 열감도 사라지지 않았다.

※목향순기탕을 1제 거의 다 복용했을 시기, 친형으로부터 이갈이가 요즘 너무 심하다는 말을 듣고 이전에 선생님께서 말씀해 주셨던 작약감초탕을 복용하기로 했다. 현재까지 5일정도 복용했는데, 이갈이가 조금은 덜한 것 같다는 말을 들었다. 문제는 작약감초탕을 복용하고부터(확실하진 않지만) 머리가 묵직하면서 두통이 생겼다는 것이다. 특히 앉았다 일어날 때, 누웠다 일어날 때, 기지개를 켤 때(갑자기 혈액순환을 시킬 때) 두통이 생겼다. 머리에 수기가 정체되

어있는 느낌이 들고, 통증은 피가 머리에 몰리면서 쿵쾅쿵쾅하며 때리는 듯한 느낌이다. -혹시 작약감초탕을 먹고 이 같은 부작용이 생길 수 있는지 가르침과 조언을 부탁드린다.
처음에 목향순기탕을 추천받고 ≪방약합편≫에서 처방을 찾아보니, 증상이 많이 들어맞아 효과가 정말 좋을 것 같다고 예상했었다. 그런데 1주일 정도만 약효를 보고 시간이 지나서는 또 처음과 같은 증상이 나타났던 것은 무슨 이유에서였을까. 고민을 많이 해보았다. 이전에 황금가반하생강탕을 복용했을 때도 처음 며칠 정도만 소화가 잘된다는 느낌을 받았으나 시간이 지나고는 다시 처음과 같은 증상이 나타났었다. 그때는 약을 복용하긴 했으나 중간에 불규칙적이기도 했었고 식사량도 조절하지 못해서 효과가 없었던 것인가 생각했었다. 그 때문에 이번에는 약을 규칙적으로 복용하고 식사량도 조절해 보았는데 이와 같은 결과를 얻어, 목향순기탕도 본인에게 적방이 아니었던 것 같다는 생각이 들었다. 이전의 처방(황금가반하생강탕)과 이번 목향순기탕을 처음 복용할 때 얻은 효과는 아마 플라시보 효과가 아니었나 하는 생각도 함께 해 보았다. 선생님께서도 처방을 하시면서 많이 고민하셨던 만큼 앞으로 더 많이 공부하여 적방을 찾아야겠다고 생각했다.

中統64 寶 청심연자음 淸心蓮子飮

蓮子 二錢 **人蔘 黃芪 赤茯苓** 各一錢 **黃芩 車前子 麥門冬 地骨皮 甘草** 各七分

治 心火上炎 口乾 煩渴 小便赤澀 ① 又治隨溲白物如精 宜降心火 ② 亦治赤白濁 ③ 此治不能食 而渴

[活　套] 能食 而渴 [人蔘白虎湯](下統七)

[活套鍼線] 熱淋(小便)　莖中痒痛(小便)　不利(小便)　赤白濁(小便)　火動(精)　白淫(精)　筋疝(前陰)　舌腫(口舌)　上消(消渴)

[適 應 症] 성적신경쇠약, 피로, 몽정, 무정, 신장염, 방광염, 당뇨병, 구갈, 구내염, 설염, 소변혼탁, 백탁, 요불리, 요의빈삭, 유뇨, 협통, 신결핵, 만성임질, 백대하, 음위증

처방설명 청심연자음은 심장기능이 이상항진되어 발생하는 정충(怔忡), 번갈(煩渴), 구건(口乾), 구내염(口內炎), 소변빈삭(小便頻數), 소변불리(小便不利), 소변백탁(小便白濁) 등에 사용하는 처방이다. 특히 평소 습담(濕痰)이 울체되기 쉬운 사람이 일시적으로 기능이 항진되었을 때 적합하다.

기능이 항진되면 열이 발생하므로 조직이 충혈(充血)될 수 있다. 이러한 조직의 충혈이 비뇨기조직에 발생하면 점막의 충혈로 인해 소변불리(小便不利)와 소변빈삭(小便頻數)이 생기고, 더 심해지면 소변을 볼 때 요도에 통증이 나타나는 경중양통(莖中痒痛)의 증상이 나타난다. 또한 조직의 충혈이 생식기조직에 발생하면 질염(膣炎)이 생길 수 있고, 구강점막에 발생하면 구내염이 된다. 또 열로 인해 체액이 소모되므로 구건(口乾)과 번갈(煩渴)이 발생할 수 있고, 심장기능이 항진되어 있기 때문에 정충(怔忡), 번조(煩燥) 같은 증상이 나타난다.

문제는 이러한 상태에서 위와 같은 증상이 나타났을 때 사용할 수 있는 처방은 무수히 많다는 것이다. 예를 들어 평소 체열(體熱)이 높고 건실한 사람이라면 용담사간탕처럼 청열성(淸熱性)이 강한 처방을 사용할 수 있을 것이다. 그러나 청심연자음의 증상은 평소 체열이 높고 건실한 사람에게 나타나는 것이 아니라, 평소 습담(濕痰)이 있기 쉬운 사람이 체력이 떨어져 있는 상태에서 일시적으로 인체의 기능을 항진시킨 결과 나타나는 증상이기 때문에 청열성이 강한 처방을 사용하면 부작용이 나타날 수 있다. 즉 청심연자음의 증상은 비록 열성(熱性)을 나타내고 있기는 하지만 본래 열실한 체질에 사용하는 것은 아니므로 사용할 때는 개인의 신체상태와 신체조건을 고려해야 한다.

일시적인 기능항진을 유발하는 원인으로는 과도하게 신경을 쓰는 것, 기온변화에 대한 대응, 소음(騷音)처럼 인체를 자극할 수 있는 요인, 갑상선질환이나 당뇨병 같은 소모성질환, 무리하게 노동을 하는 것 등이 있다. 체력이 떨어져 있는 상태에서 이와 같은 요인이 작용했을 때 인체는 항상성(恒常性)을 유지하기 위해 기능을 항진시켜 대응하게 되며, 이 과정에서 발열과 조직의 충혈 등이 나타난다. 이러한 기능항진은 인체에 필요로 하는 만큼의 에너지가 충족되지 못한 경우, 부족한 에너지를 보충시키기 위해 계속 에너지를 생산시키려는 인체의 반응이다. 이럴 때는 체력을 보강해 주면서 열성상태를 조절해 주는 처방을 사용해야 하며, 청심연자음이 여기에 해당되는 처방이다. 청심연자음의 군약인 연자는 항진되어 있는 심장기능을 안정시켜 주고, 인삼, 황기, 감초로 보기(補氣)시켜 불필요하게 항진되어 있는 상태를 개선해 주며, 황금, 맥문동, 지골피로 청열(淸熱)·자윤(滋潤)시켜 열성상태를 조절하여 위의 증상을 치료한다.

활투를 보면 '能食능식 而渴이갈 人蔘白虎湯인삼백호탕'이라고 했는데, 식욕이 좋으면서 갈증(渴症)이 나타났을

때 인삼백호탕을 사용하라는 것으로, 이것은 같은 증상이라 해도 체력이 좋은 사람에게는 다른 처방을 써야한다는 것을 의미한다. 반대로 청심연자음은 체력이 떨어진 상태에서 열을 발생시키는 것이므로 같은 증상이라고 해도 허약(虛弱)이 바탕을 이루고 있을 때 사용해야 한다.

활투침선을 보면 열림(熱淋), 경중양통(莖中痒痛), 소변불리(小便不利) 등 소변장애에 사용하는 것으로 되어 있는데, 비록 형태는 다르지만 앞서 언급한 대로 비뇨기조직이 충혈(充血)되었을 때 나타나는 증상일 뿐이다. 적백탁(赤白濁)이 나타나는 것은 열성상태로 인해 신장기능에 장애가 생겼기 때문이며, 상소(上消)에 사용하는 것도 열성상태를 해소하는 작용이 있기 때문이다. 경험에 의하면 당뇨병 환자에게 청심연자음을 단독으로 사용하는 것보다 육미지황원을 합방하여 투약했을 때 효과가 좋았다.

처방구성

처방구성을 보면 군약인 연자는 수렴작용(收斂作用)이 있어 심장기능이 항진되어 정신이 안정되지 못하여 가슴이 두근거리면서 잠을 이루지 못할 때 심장을 안정시키는 작용이 있고, 허약성 질병을 치료하는 데 뛰어난 효과가 있다. 이외에도 설사(泄瀉)와 유정(遺精), 대하(帶下)를 멎게 하는 작용이 있으며, 또한 소화기능을 증강시키고 식욕을 촉진한다. 인삼은 말초혈류를 증진시키고 세포의 기능을 활성화시켜 에너지생산을 촉진한다. 또한 소화액 분비를 증진시켜 식욕을 강화하고 위장의 연동운동(蠕動運動)을 항진시켜 소화·흡수를 촉진한다.

황기는 세포의 기능과 산소전달력을 증가시켜 에너지생산을 돕는 보기작용(補氣作用)을 한다. 복령과 차전자는 이뇨작용(利尿作用)을 하고, 황금은 혈관투과성 항진을 억제하며 소염작용이 강하여 혈관의 염증성 충혈(充血)과 울혈(鬱血)을 완화한다. 맥문동은 다량의 포도당과 점액질(粘液質)을 함유하고 있어 진액(津液)을 보충하며, 지골피는 혈압강하작용, 해열작용, 혈당강하작용이 있다. 감초는 스테로이드호르몬과 유사한 작용이 있어 항염증과 항알레르기 효과를 나타낸다. 또한 평활근을 이완시키는 작용과 간기능을 보호하는 작용이 있다.

처방비교

청심연자음은 사상방 청심연자탕(연자육, 산약 각2돈, 나복자, 석창포, 원지, 용안육, 산조인, 백자인, 맥문동, 천문동, 황금 각1돈, 감국 0.5돈)과는 다른 처방이다. 사상방 청심연자탕의 경우 태음인이 신경을 과도하게 썼거나 반복된 긴장으로 인해 조직이 이완되고 탄력이 떨어졌을 때 점액성 자윤제로 조직을 수렴시키면서 약간 항진되어 있는 기능을 안정시키는 작용을 한다. 반면 청심연자음은 보다 실증일 때 적합하며, 인체의 기능이 이상항진되어 발생하는 소변빈삭(小便頻數), 소변불리(小便不利), 구건(口乾), 번갈(煩渴) 등에 사용한다.

황련청심음과 비교하면 두 처방 모두 인체의 기능이 항진되어 열성상태가 되었을 때 사용하며, 상열(上熱), 구건(口乾), 정충(怔忡), 번조(煩燥), 몽설(夢泄) 등에 사용한다는 공통점이 있다. 황련청심음은 주로 심허(心虛)와 정허(精虛)한 상태에서 나타나는 순환기질환, 대사성질환, 또는 정신질환에 사용하는 반면, 청심연자음은 습체(濕滯)와 기허(氣虛)의 경향이 약간 내재되어 있는 사람의 비뇨기질환이나 구강질환에 주로 사용한다.

만전목통탕과 비교하면 두 처방 모두 약간 열실한 상태에서 나타나는 소변불리(小便不利)에 사용한다. 그러나 만전목통탕은 조직의 충혈이 비뇨기에 국한되어 있을 때 사용하며, 열성상태는 청심연자음을 써야 하는 경우보다 더 심하다고 할 수 있다. 반면 청심연자음은 허약한 상태에서 기능을 항진시킨 결과 발생하는 허열(虛熱)과 이로 인한 소변빈삭, 구내염, 구건, 번갈 등에 사용한다.

활용사례

1-1. 소변혼탁(小便混濁), 협통(脇痛) 남 25세 태음성소음인
1-2. 소변백탁(小便白濁), 흉비(胸痞), 수족마목감(手足痲木感), 수족저림 여 32세
1-3. 유정(遺精), 소변난(小便難), 낭습(囊濕) 남 41세 열성태음인 90kg
2-1. 당뇨(糖尿), 구건(口乾), 피로(疲勞), 상열(上熱) 여 42세 태음인
2-2. 구갈(口渴), 인음(引飮) 남 50세 태음인
3-1. 설염(舌炎) 남 12세 태음인
4-1. 실패례 남 19세 태음인

1-1. 소변혼탁(小便混濁), 협통(脇痛)

● 이 ○ ○ 남 25세 태음성소음인 경기도 안양시 동안구 관양1동

① 3개월 전에 탁한 소변이 나와 2개월 전에 안양의 종합병원에서 검사한 결과 신장염이라고 하여 2개월 동안 치료받았으나 완치되지 않고 현재도 피곤하면 소변이 시원하지 않으며 탁하고 거품 소변이 나온다. 이러한 증상은 1주일에 1회 정도이다. ② 3개월 전부터 소변 이상이 시작되면서 협통(脇痛)과 요통(腰痛)이 발생했다. ㉠ 병원에서는 신장염 때문이라고 하며 소변이 이상할 때부터 이 증상이 나타났다. ㉡ 통증은 오후 2시부터 시작하여 오후 내내 아프며 휴식을 취하면 증상이 경감되고 누르면 아프다. ㉢ 2개월 전부터 주로 저녁에 허리와 옆구리에 눌리는 듯한 심한 통증이 있다. ③ 소변은 낮에 2번, 자다가 1번 정도 본다. ④ 더위를 타고 손발이 약간 차다. ⑤ 대변을 3일에 1회 정도 보나 묽고 퍼진다. ⑥ 가슴이 답답하고 뒷목이 뻐근하다. ⑦ 아침에 일어나기가 힘들다.

신장염으로 인한 소변혼탁(小便混濁)과 협통(脇痛), 요통(腰痛)을 호소하는 25세 태음성소음인 남성에게 청심연자음으로 10일분 20첩을 지어주었다.

약 한 달 뒤인 12월 15일에 확인해 보았다.

1. 소변이 많이 맑아졌고
2. 옆구리의 통증이 경감되었다고 한다.

1-2. 소변백탁(小便白濁), 흉비(胸痞), 수족마목감(手足痲木感), 수족저림

● 연 ○ ○ 여 32세 주부 경기도 안양시 관양동

2년 전부터 수족에 마비감(痲痹感)이 있었으며, 1년 전부터는 소변이 붉게 나오더니 이후 소변이 탁해지면서 소변에 가라앉는 것이 생겼다고 한다. 가슴이 꽉 막힌 듯이 답답함과 안통, 두통 증세도 있다.

① 1년 전부터 소변이 탁하게 나오는데 소변을 본 뒤 1시간 정도 지나고 보면 가라앉는 것이 많고, 소변이 빽빽하고 누렇고 계란 흰자처럼 흐물거리기도 한다. 처음에는 소변색이 붉었고, 이 증상은 피로하거나 신경 쓴 뒤에는 더 심해진다. 전에 소변빈삭(小便頻數)이 있었으나 한약을 먹고 경감된 적이 있다. ② 가슴 속이 꽉 막힌 듯이 답답하며 신경을 쓰거나 차를 타면 더 답답하다. ③ 2년 전부터 수족에 마비감(痲痹感)이 있고 감각이 없으며 밤에 더 심하다. ④ 가끔 수족저림이 있고 낮보다 밤에 증세가 잘 나타난다. ⑤ 1년 전부터 피로가 심하며 기운이 없고 몸이 무겁다. ⑥ 피로하면 눈 속에서 통증이 있고 앞머리가 아프다. ⑦ B형 간염이 있다. ⑧ 심장이 약한 편이다. ⑨ 식욕은 좋고 소화는 잘되지만 근래에는 잘 체하는 편이며 헛구역 증세가 있다. ⑩ 아침에 얼굴이 붓는다. ⑪ 외출시 변비가 있다. ⑫ 가슴 뜀, 잘 놀람, 불안, 초조, 멍함, 가슴 답답함, 한숨 쉼 등 증상이 있다. ⑬ 추위를 심하게 타고 손이 차다. ⑭ 맵고 따뜻한 음식을 좋아한다.

소변혼탁과 흉비(胸痞), 수족마목이 있는 여성에게 청심연자음 2배량에 기울(氣鬱)과 번조(煩燥)를 감안하여 향부자, 지각, 산조인, 석창포를 더하고 백탁(白濁)을 감안하여 비해를, 추위 타는 것에 육계와 건강을 더하여 10일분 20첩을 지어주었다.

2달 뒤인 5월 중순에 다시 약을 지으러 왔을 때 살펴보았다.

소변에 가라앉는 것과 누런 것이 모두 없어졌다가 며칠 전부터 다시 약간씩 나타난다고 한다. 소변을 본 뒤 1시간이 지나면 흐물거리는 것도 소실되었으며 가슴에 꽉 막힌 듯이 답답한 것도 소실되었다고 한다. 살이 찐 편인데 약을 복용한 뒤 살이 약간 빠졌고 수족마목감(手足痲木感)이 경감되었다. 또 수족저림 증세가 경감되었으며 피로감이 소실되었으나 요즘 다시 느낀다고 한다. 잘 체하고 소화가 안 되는 것도 소실되었다고 한다.

이번 증상도 지난번과 비슷한 피로, 소변 백탁, 다리 감각이 약한 것과 수족랭이므로 전과 같은 처방으로 10일분 20첩을 지어주었다.

2-1. 당뇨(糖尿), 구건(口乾), 피로(疲勞), 상열(上熱)

다음은 송종석 선생의 경험을 채록한 것이다.

● ○ ○ ○ 여 42세 태음인 주부 서울특별시 강서구 공항동

얼굴이 붉고, 안경을 쓴 약간 뚱뚱한 부인으로 당뇨가 있어서 병원에서 치료를 받고 있으며 병원에서는 신경성 당뇨라고 한다.

① 몸이 나른하고 피로하여 맥을 못 춘다. ② 입이 마른다. ③ 얼굴에 열이 달아오른다. ④ 가슴이 답답하다.
⑤ 피부가 가렵다. ⑥ 식사도 잘 못한다.

태음인의 심화상염(心火上炎)으로 인한 구건(口乾)을 목표로 청심연자음 1.5배량에 갈근 2돈을 더하여 10일분 20첩을 지어주었다.

약을 다 먹고 가족들 약을 지으러 왔을 때 확인해 보니, 약을 복용한 후에 몸이 많이 가벼워졌으며 상열감(上熱感)이 격감되었고, 식사도 아주 잘하게 되었다고 한다. 그러나 당뇨수치는 약간만 내려갔을 뿐 큰 변화는 없다고 했다.

2-2. 구갈(口渴), 인음(引飮)

다음은 이진상 선생의 경험이다.

● 윤 ○ ○ 남 50세 태음인 사업 경기도 용인시 상현동 금호4차아파트

건장하게 생긴 태음인이다. 평소에는 병원 문턱에도 가보지 않았다는 중년 신사가 아내와 같이 내원했다. 한 달 전에 일주일 정도 밤을 새우면서 과로한 뒤부터 다음과 같은 증상이 생겼다. 그때는 3~4일 머리가 아프다가, 혈압약을 먹었더니 머리 아픈 것은 없어졌는데 몸이 이상해졌다고 한다. 병원 검사 상에는 이상이 없다고 한다.

① 입이 마른다. 상담 중에도 계속 물을 입에 댄다. ② 식욕이 없다. 입이 말라 누룽지와 과일 또는 찬물이나 누룽지 끓인 물로 식사를 대신한다. ③ 힘이 없고 몸살기가 있다. ④ 어지럽다. ⑤ 신경을 쓰면 식은땀이 난다.
⑥ 추위와 더위 모두 안 탔으나 요즘은 춥다. ⑦ 목이 타서 물을 많이 먹어서인지, 잠을 자다가 소변을 보기 위하여 4~6차례 깬다. ⑧ 설태(舌苔)는 백태(白苔)이다. ⑨ 평소 육식을 즐기며, 술은 매일 소주 1병 정도 마신다.
⑩ 밤에 소변을 자주 봐서 그런지 잠이 부족하다. ⑪ 평소에는 4~5시간 자면 충분했는데, 지금은 8시간 잔다.
⑫ 대변은 1일 1회 본다.

평소 건강하던 사람이 신경을 많이 쓰고 과로한 뒤, 갑자기 구갈(口渴), 인음(引飮), 식욕부진(食慾不振), 현훈(眩暈) 등의 증상이 생긴 것이어서, 신경 증상을 제거해주면서 소도건비제를 더하는 치법을 쓰기로 했다.

구갈인음에는 백호탕, 청심연자음 등이 먼저 떠올랐으나, 신경을 쓴 다음에 이러한 증상이 생겼으므로, 진정제와 소도건비제로 이루어진 향사육군자탕을 선방했다.

구갈도 있으나 신경을 쓴 뒤 나타나는 식욕부진이라 보고 향부자가 포함된 향사육군자탕 2배량으로 10일분 20첩을 지어주었다.

20일 후에 다시 내원했는데 구갈인음(口渴引飮) 증상이 전혀 호전되지 않았다고 한다. 그래도 2제 정도 더 복용할 예정이라고 했다. 그런데 오후에 이 남성의 부인에게서 전화가 왔다. 사실 지난번에 남편이 성화를 해서 말을 안 했는데, 사실 집안의 형제일로 복잡하며, 재산 손실도 상당하여 노심초사한 게 원인이라고 한다. 그래서 정신과에도 다녔다고 하며, 참고해서 약을 지어달라고 했다.

병의 원인이 단순 과로가 아니라, 재산 손실에 따른 극심한 신경증이고, 체질이 태음인이라 청심연자음이 적합할 것으로 생각하여 청심연자음 2배량에 갈근 2돈을 더하여 10일분 20첩을 지어주었다.

약 한 달 후에 다시 내원했을 때 확인해 보니, 구갈인음(口渴引飮)이 상당히 없어졌다며 약을 1제 더 지어달라고 한다. 그러면서 뼈마디가 아프고, 견비통도 있다고 하며, 뜨거운 것과 찬 것을 번갈아 가며 찾게 된다고 했다.

처방이 효과가 있다고 보고 청심연자음 2배량에 갈근 8g, 치자6g, 부자3g, 황금 2g을 더하여 10일분 20첩을 지어주었다.

20일 후에 이 사람의 부인이 무릎을 다쳐 침을 맞으러 왔는데, 그 약을 복용한 뒤 구갈인음(口渴引飮)이 없어져 정상적으로 생활을 한다고 전해주었다.

3-1. 설염(舌炎)

다음은 은성호 선생의 경험이다.

● 은 ○ ○ 남 12세 태음인 초등학교 5년 경기도 안양시 동안구 평촌동

아들이 초등학교 5학년이었을 때 일이다.

① 설염(舌炎)이 있어 혀의 가장자리 여러 곳에 염증이 생겼다. ② 혀의 끝이 빨갛게 해어져 피가 난다.

아내가 여러 곳을 다니고 심지어는 피부병 전문인 수지의 OO병원까지 가서 치료를 했으나 여전했다.

가만히 생각해보니 구갈(口渴), 구내염(口內炎) 등에 사용하는 청심연자음이 떠올랐다. 그래서 약국에서 파는 청심연자

음 엑기스산제를 4봉 사다가 1일 2회씩 2일간 복용시켰다.
청심연자음 엑기스 제제를 먹고 혀끝의 염증과 피가 나던 것이 모두 나았다.

4-1. 실패례

● 이 ○ ○ 남 19세 태음인 서울특별시 서대문구 북가좌동

보통 체격에 과묵해 보이는 태권도 3단인 태음인 청년이다.
① 예전부터 설창(舌瘡), 구창(口瘡)이 있었으며 1년 전부터 심해졌다. ② 윗입술이 부어 발음이 부정확하다.
③ 작년엔 등에 통증이 있었으나 지금은 없어졌다. ④ 소변이 노랗고 거품이 있다. 특히 피로하면 더 심하며 소변을 본 후 통증이 있다. ⑤ 몇 년간 피부에 발진(發疹)이 있다. ⑥ 근래에 체중이 많이 줄었다. ⑦ 재작년부터 독서량이 많아서인지 시력이 떨어졌다. ⑧ 일어설 때 잘 안 보일 정도로 어지러움이 심하다. ⑨ 식욕이 왕성하다. 소화가 잘 안 되는 편이고 트림을 한다. 구창(口瘡), 설창(舌瘡)으로 인해 마이신을 복용했는데 신트림이 난다.
⑩ 대변은 정상이지만 못 보면 배가 아프다. ⑪ 하루 6시간 정도 잠을 자며, 소음이 있으면 잠을 잘 못 이루고 피곤하면 꿈을 자주 꾸며 잠꼬대를 한다. ⑫ 손톱이 붉다. ⑬ 짜증이 많고 건망증이 약간 있다. ⑭ 맵고 신 음식을 좋아한다. ⑮ 여름이면 밤에 땀이 많고(盜汗) 선풍기 바람을 좋아한다. ⑯ 집중을 하면 머리 중앙 부위가 아프며 무겁다. 뒷목이 뻐근하다. ⑰ 늑골 부위가 뻐근하다. ⑱ 팔다리에 힘이 없다. 피곤하면 눈이 시큰거린다.
손톱이 붉고 과묵해 보이는 태음인 청년의 구창(口瘡), 설창(舌瘡), 소변색황(小便色黃), 발진(發疹), 현훈(眩暈) 등을 목표로 청심연자음 본방에 황련 1돈, 상백피 1돈, 인진, 당귀 2.5돈을 더하여 10일분 20첩을 지어주었다.
5일 후 다시 내방했을 때 확인해 보니, 약을 복용한 후 상태가 더 심해져서 지금은 양방병원에서 치료 중이라고 한다.

中統65 寶 생진양혈탕 生津養血湯

當歸 白芍藥 生地黃 麥門冬 各一錢 **川芎 黃連** 各八分 **天花粉** 七分 **{知母 黃柏}**並蜜炒 **蓮肉 烏梅 薄荷 甘草** 各五分

治 上消
[活套鍼線] 上消(消渴)
[適 應 症] 당뇨병, 족번열, 피로, 곤권, 허열

처방설명

생진양혈탕은 당뇨병에 사용하는 처방이며, 음허상태(陰虛狀態))에서 나타나는 피로(疲勞), 곤권(困倦), 허열(虛熱) 등에도 사용한다. 처방명에서 알 수 있듯이 사물탕으로 양혈(養血)시키면서 청열(淸熱)·자윤제(滋潤劑)를 통해 생진(生津)시키는 기능이 있다. 조문에는 상소(上消)에 사용하는 처방으로 되어 있어 당뇨병 초기에 사용하는 것으로 생각할 수 있다. 물론 상소(上消)는 당뇨병 초기에 주로 나타나지만, 당뇨병이 진행되었을 때도 나타나기 때문에 기간적으로 초기에만 사용한다고 생각할 필요는 없다.

당뇨병에 걸렸을 때 나타나는 증상은 사람에 따라서 상당한 차이가 있으며, 병의 정도가 가벼운 경우에는 증상이 나타나지 않을 수도 있다. 자각증상 중에서 가장 흔하게 볼 수 있는 것은 갈증(渴症)과 다뇨(多尿), 다식(多食)의 증상이다. 즉, 당뇨병에 걸리면 차나 물을 많이 마시게 되며 심한 경우에는 밤중에 목이 말라 잠을 깨게 되고, 물을 한 주전자나 마시기도 한다. 또한 수분을 많이 섭취함에 따라 소변을 보는 횟수가 늘고 1회 소변량도 많아진다. 건강한 사람의 1일 소변량은 1.5ℓ 정도인데, 당뇨병에 걸리면 3ℓ 이상이 된다. 다뇨(多尿)는 낮 동안에는 그다지 심하지 않지만 밤이면 몇 번이나 화장실에 가게 되는 이상이 생긴다. 또 당뇨병에 걸리면 다식(多食) 증상이 나타난다. 섭취한 음식물을 흡수하여 혈당(血糖)이 올라가지만 혈당을 세포에 전달시키는 인슐린이 부족하기 때문에 에너지로 전환할 수 없어 몸이 나른해지고, 부족한 에너지를 얻기 위해 많은 양의 음식을 먹게 되는 것이다. 그러나 먹는 양만큼 에너지로 전환시킬 수 없기 때문에 몸이 야위고 피로감이 누적된다. 따라서 아무리 먹어도 점점 여위어 가는 것은 당뇨병의 중증(重症)을 의미한다.

일반적으로 당뇨병에 걸리면 상소(초기 단계), 중소(진행 단계), 하소(만성화된 단계)의 단계를 거치지만 그렇지 않은 사람도 있다. 즉 상소(上消)에서 유지되는 경우도 있고, 중소(中消)에서 더 이상 하소(下消)로 진행되지 않는 사람도 있다. 이것은 각 사람의 신체상태와 환경에 따라 다르며, 당뇨병 관리를 어떻게 하느냐에 따라서 달라진다. 생진양혈탕은 주로 당뇨병 초기에 인체의 기능이 이상항진되어 있을 때 사용하는 처방이다. 지모, 황백, 천화분, 황련, 박하 등으로 이상항진되어 있는 상태를 적절히 청열(淸熱)시키면서 사물탕으로 보혈(補血)·활혈(活血)시키는 동시에 생지황, 맥문동으로 자윤(滋潤)을 공급해 주어 당뇨병의 진행을 막거나 치료하는 것이다. 그러나 당뇨병을 치료하기 위해 단독으로 사용하는 경우도 있지만 신체조건에 따라 가감팔미원이나 생혈윤부음을 합방하는 경우도 있다.

생진양혈탕을 당뇨병에 사용하면 혈당(血糖)은 그대로 유지되는 경우도 있고 내려가는 경우도 있는데, 혈당 수치와 관계없이 다음(多飮), 다뇨(多尿), 다식(多食) 등의 증상은 완화된다. 한약을 복용한 이후 혈당 수치가 올랐다는 사람을 볼 수 있는데, 결과적으로 당뇨병의 증상이 완화되는 것을 볼 수 있고, 장기간 복용할 경우에는 혈당 수치가 점차 낮아져 정상으로 회복되는 경우도 많다. 또한 한약을 복용하면 어느 정도 회복되었다가 재발하더라도 급격히 악화되지 않는 경향이 있다. 반면 양약을 복용하면 혈당이 급격히 내려가지만, 복용을 중단하면 한약을 복용한 사람에 비하여 증상이 곧바로 재현될 가능성이 높다.

생진양혈탕은 소화력이 좋고 체열(體熱)이 높은 사람에게 적합하며, 당뇨병(糖尿病)이 아니더라도 구조적으로 건강한 사람이지만 자윤(滋潤)이 부족하다고 느껴질 때 보약(補藥)으로도 활용할 수 있다. 또한 주하병(注夏病)에 사용하는 삼귀익원탕과 유사하므로 삼귀익원탕을 쓸 사람보다 약간 더 열성상태에서 있으면서 더위를 몹시 타는 경우에도 사용할 수 있다.

처방구성 처방구성을 보면 사물탕에 황련, 지모, 황백, 박하 등의 청열제(淸熱劑)와 자윤(滋潤)시키는 맥문동, 천화분, 수렴제(收斂劑)인 연육이 들어 있다.

당귀는 항혈전작용(抗血栓作用)을 하여 혈액순환을 원활하게 하고, 철분결핍에 의한 빈혈에 좋은 효과를 나타낸다. 백작약은 평활근의 경련을 억제하고 중추신경 흥분을 억제하여 진통, 진경, 진정작용을 한다. 생지황은 인체에 전해질을 공급함으로써 묽은 혈액을 진하게 만들어 주는 역할을 한다. 맥문동은 다량의 포도당과 점액질을 함유하고 있어 진액(津液)을 보충하는 작용이 있고, 혈당을 강하시키는 작용도 있다. 천화분과 지모에도 혈당강하작용이 있고, 황백은 소염, 수렴작용이 강하며, 혈소판응고를 억제하여 혈관의 충혈(充血)과 울혈(鬱血)을 경감시킨다. 천궁은 관상동맥과 말초혈관을 확장하여 하지(下肢)와 심근(心筋)의 혈류량을 증가시키고, 황련은 소염작용이 강하여 모든 염증의 소염제로 작용한다. 연육은 조직을 수렴(收斂)시켜 주는 동시에 청심(淸心), 즉 심장의 기능을 안정시키는 역할을 한다. 오매는 지사작용(止瀉作用)이 있고, 박하는 소염, 진통작용, 항혈전작용, 항염작용, 항산화작용이 있다.

처방비교 **생혈윤부음**과 비교하면 두 처방 모두 보정제(補精劑)와 청열제(淸熱劑)로 구성되어 있어 음허상태(陰虛狀態)에서 나타나는 당뇨병에 사용한다. 그러나 생혈윤부음은 당뇨병으로 인해 피부가 건조해지는 등 조증(燥症)이 나타나는 경우에 주로 사용하는 반면, 생진양혈탕은 조증(燥症)에 구애받지 않고 다갈(多渴), 다식(多食), 다뇨(多尿)의 증상을 목표로 사용한다.

청심연자음과 비교하면 두 처방 모두 초기 당뇨병에 사용하는데, 청심연자음은 생진양혈탕을 쓸 사람보다 약간 연약할 때 적합하며, 주로 태음성 경향이 강한 사람에게 사용하는 경우가 많고, 당뇨병에 사용할 때는 육미지황원과 합방하는 경우가 많다. 반면 생진양혈탕은 청심연자음을 쓸 사람보다 열실하며 소화력이 왕성한 사람의 당뇨병에 사용한다.

→ 활용사례

1-1. 당뇨(糖尿) 남 54세 태음인
1-2. 당뇨(糖尿) 여 57세 태음인 157cm 60kg
2-1. 족번열(足煩熱) 남 58세 열성태음인
3-1. 하지전근, 족번열(足煩熱), 당뇨(糖尿), 혈색불량 여 57세 태음인

1-1. 당뇨(糖尿)

다음은 장정근 선생의 경험이다.

● 이 ○ ○ 남 54세 태음인 서울특별시 성동구 마장동

보통 키에 약간 통통하며 건실한 태음인이다. 지난여름에 10년 만에 만난 본인의 지인으로, 매우 반가워 가족들과 함께 서해안으로 여행을 했다. 환자분이 운전을 했는데 이때까지 이분이 당뇨병이 있는지 모르고 하루 종일 함께 포식

하고 잘 놀다가 저녁이 되어 돌아오는데 이분께서 왠지 불안해했다. 얼굴도 매우 힘들어 보여 서울에 도착할 무렵에 몸에 무슨 이상이 있는지 물었다. 사모님이 대답하기를 당뇨가 7~8년 되어 매일 아침 인슐린을 투여하고 생활하는데 오늘은 급히 나오느라 투여를 못했다고 했다. 아니나 다를까 당일 피로가 쌓여 다리가 아프고 조금 붓는 느낌이 있고 갑자기 피로가 심해져 힘들다고 했다. 놀라서 아니 진작 저에게 말씀을 했으면 제가 운전했을 것이라고 했다. 이분은 오랜만에 만나 여러 사람을 위해 운전을 자청했던 것이다. 그분을 댁으로 모신 후 며칠 뒤 우리 집에 오시도록 하여 상담을 했다.

① 당뇨병으로 인한 전신 피로감이 있다. ② 활동을 많이 하고 신경을 쓰면 하지부종(下肢浮腫)과 통증(痛症)이 있다. ③ 성기능 저하되었다. ④ 비교적 혈당관리 잘 하고 있으나 피로하면 불안정하다. ⑤ 눈이 충혈된다. ⑥ 대변을 1일 2회 정도 보는데 변비가 있다. ⑦ 소변빈삭(小便頻數)은 크게 없으나 소변에 거품(색은 보통)이 많다. ⑧ 추위를 타고 따뜻한 음식을 좋아한다. ⑨ 식욕이 좋고 소화도 잘 된다. ⑩ 전체적으로 체열은 보통이다.

당뇨병(糖尿病)과 성기능 저하를 목표로 생진양혈음에서 지모, 황백, 오매를 빼고 사인 1돈, 음양곽 1돈을 더하여 10일분 20첩을 투약했다.

약을 복용한 후에 확인해 보았다.

1. 인슐린을 투여해서인지 당은 조절이 잘 되고 있다.
2. 피로감이 개선되었다.
3. 하지부종(下肢浮腫)이나 통증은 거의 발생하지 않았다.
4. 체력도 좋아졌으나 성기능은 확인해 보지 못했다.
5. 소변의 거품도 많이 줄어들었다.

1-2. 당뇨(糖尿)

● 유 ○ ○ 여 57세 태음인 주부 157cm 60kg 서울특별시 송파구 잠실본동

5년 전 우연히 당뇨를 발견하고 현재까지 당뇨약을 복용 중이며, 2달 전 1월부터 신경을 많이 쓴 뒤부터 갑자기 공복시 혈당이 급격하게 높아졌다. 그래서 다니던 동네 삼성 내과의원에서 당뇨약을 바꿔 복용했고, 그래도 혈당이 떨어지지 않아서 약량을 증량해 봐도 높아진 혈당은 조금도 내려가지 않았다.

① 2달 전 신경을 쓴 뒤부터 혈당이 높아져 공복시에 혈당이 267, 식후 혈당수치가 400이었다. ㉠ 평소의 공복시 혈당수치는 120~130 사이였다. ㉡ 당뇨 양약을 15일간 2회에 걸쳐 조절을 시도했으나 높아진 혈당이 떨어지지 않았다. ㉢ 홍삼과 당뇨약으로 사용하는 생맥팔미원을 1제 복용했으나 효과는 전혀 없었다. ② 평소 다리에 쥐가 잘 난다. ㉠ 특히 등산을 하고 돌아올 때, 종아리나 허벅지에 쥐가 자주 나서 주물러 준다. ㉡ 등산을 하지 않아도 자다가 종아리에 쥐가 자주 난다. ③ 평소에 땀이 많다. 특히 하지(下肢)에 도한(盜汗)이 있다. ④ 추위나 더위는 타지 않는다. ⑤ 손발은 따뜻하다. ⑥ 식욕도 좋고 소화력도 좋다. ⑦ 대소변 모두 정상이다. ⑧ 치흔(齒痕)이 있고 혀는 약간 큰 편이다. ⑨ 성품은 과묵한 편이다.

당뇨는 보통 상소 중소 하소로 나누나 이 환자처럼 당뇨병이 있든 중 갑자기 혈당이 높아진다면 어떻게 접근해야 할까 생각해 보았다. 상소는 당뇨초기에 주로 발생하기는 하나 이처럼 당뇨 중에도 발생하기도 하니 갑자기 높아진 혈당을 기준으로 접근해야 할 것으로 보인다.

상소의 당뇨는 신체조건이나 상태에 따라 다르긴 하나 대부분의 치법은 주로 과도 항진된 기능을 청열·자윤하는 약으로 안정시키는 방법을 사용하게 되므로 청열·자윤의 치법을 검토해 보기로 했다.

상소에는 식욕이 부진하면 전씨백출산을, 물을 많이 마시면 인삼백호탕을, 일반적인 경우에는 생진양혈탕이나 청심연자음에 육미지황원을 합방하여 사용하는 경우가 많다. 이 환자의 경우는 식욕이 부진하거나 물도 특별히 많이 마시는 경우가 아니어서 전씨백출산이나 인삼백호탕을 제외했다. 생진양혈탕과 청심연자음 합(合) 육미지황원 중에서 이 환자가 등산 뒤나 잠 잘 때 쥐가 자주 난다는 점에 착안하여 작약이나 사물탕이 포함된 생진양혈탕을 사용하기로 했다.

비록 당뇨가 발생한지 5년이 되었다 하나 급격하게 혈당이 높아진 것이 상소에 가깝다고 보고, 식욕과 소화력이 좋다는 점과 쥐가 난다는 점을 감안하여 소화력이 좋은 사람의 상소에 쓸 수 있는 생진양혈탕에, 약효의 증대를 위해 2배량으로 한 뒤 1일 2봉씩 15일분으로 1제를 지어 다려 주었다.

1. 처음에는 속효를 위하여 생진양혈탕을 1일 3회씩 2일간 복용했고, 약을 복용한 뒤 자다가 모두 토했다.
2. 다음날에도 생진양혈탕을 복용하자 명치 부위가 더부룩하면서 불편했다. 혈당은 230으로 떨어졌다.
3. 그래도 약을 계속 1일 2회씩 복용하자 명치가 더부룩한 것은 없어지고 혈당이 200으로 떨어졌고,
4. 그 다음날인 4일째는 혈당이 180. 5일째는 170. 6일째는 145로 점차 조금씩 떨어졌다.
5. 3일 전에는 혈당이 137까지 내려왔으나 오늘은 생진양혈탕을 복용중인데도 혈당이 160이었다.
6. 현재까지 생진양혈탕을 절반이 조금 넘는 9일간 복용했고 나머지 약도 모두 복용할 예정이라 한다.
7. 쥐가 나는 것도 생진양혈탕 복용 3일째부터 나타나지 않는다.

8. 하지(下肢)의 도한(盜汗)은 약간 줄어들었으나 아직은 여전히 남아있다.

2-1. 족번열(足煩熱)

● 김 ○ ○ 남 58세 열성태음인 어부 경상북도 울진군 죽변면 죽변2리

보통 키에 몸집이 굵은 태음인형인 울진에 사는 친구로부터 전화가 왔다. 요즘 발이 화끈거려서 잠을 잘 수가 없는데, 이것도 한약으로 치료할 수 있냐는 내용이다. 증상을 들어보니 다음과 같다.

① 1달 전부터 족번열이 심하다. ㉠ 족번열은 불덩어리를 댄 것처럼 발바닥이 화끈거리며 ㉡ 증상은 밤에 심하며 밤새도록 화끈거린다. ㉢ 발을 방바닥에 내려놓으면 더 심하고 발을 위로 올리면 덜하다. ㉣ 오늘은 낮에도 화끈거린다.
② 평소 손발에 땀이 많다. 그래서 양말을 신으면 냄새가 나서 양말을 신지 않는다. ③ 평소에 술을 좋아하여 과음을 많이 하는 편이다. ④ 식욕과 소화에는 이상이 없다. ⑤ 쥐가 나거나 수족(手足)이 저린 증상도 없다.
⑥ 당뇨가 있다. ⑦ 평소 몸은 따뜻하다.

몸이 따뜻하면서도 손발에 땀이 많은 친구의 당뇨를 겸한 족번열(足煩熱)을 목표로 생진양혈탕 1.5배량으로 10일분 20첩을 지어주었다.

약 1달 뒤인 6월 중순에 피부가 가렵다며 전화했을 때 확인해 보니, 약을 복용한 후에도 10일 동안은 계속 발이 화끈거리다가 모두 복용한 이후 10일이 경과하자 족번열(足煩熱) 증상이 없어졌고 그 이후로는 괜찮았다고 한다.

中統66 寶 활혈윤조생진음 活血潤燥生津飮

天門冬 麥門冬 五味子 瓜蔞仁 麻子仁 當歸 熟地黃 生地黃 天花粉 甘草 各一錢

通治消渴
[活套鍼線] 通治(消渴)
[適 應 症] 당뇨병, 피부건조, 피부소양

처방설명

활혈윤조생진음은 당뇨병에 사용하는 통치방(通治方)이다. 당뇨병이 지속되면 영양물질이 소변으로 배출되기 때문에 진액(津液)이 소모되고 조직에 자양공급이 부족해져 조직에 손상이 발생하기 쉽다. 이럴 때 인체의 각 조직에 자양(滋養)을 공급하여 증상을 개선해야 하는데, 당뇨병에 걸리면 약간 열성상태를 보이므로 서늘한 약성을 지닌 점액성 물질을 공급하는 것이 좋다. 활혈윤조생진음에는 서늘한 약성을 지닌 점액성 물질이 다량 포함되어 있어 이에 적합한 처방이라고 할 수 있다.

당뇨병이 만성화되면 말초까지 충분한 자양(滋養)이 전달되지 않아 상처가 아물지 않고 썩을 수도 있는데, 실제로 발가락이 썩어 절단하는 경우도 볼 수 있다. 또한 세균감염에 대한 저항력이 약해지기 때문에 폐결핵(肺結核), 폐렴(肺炎), 신우염(腎盂炎) 등에 걸리기 쉽고, 그 밖에도 목덜미에 종기(腫氣)가 생기기 쉽고, 피부가 가렵거나 치조농루(齒槽膿漏)가 심해지기도 한다. 여성의 경우에는 진균의 일종인 칸디다의 감염으로 인해서 음부(陰部)가 가려울 수도 있다.

당뇨병의 특유한 합병증으로는 당뇨병성 신경증(神經症), 망막증(網膜症), 신증(腎症) 등이 있다. 당뇨병성 신경증은 발병 초기부터 볼 수 있는 합병증으로 통증이나 기후변화를 느끼는 지각신경(知覺神經)이 침범되는 경우가 많아 손발 끝이 저리거나 신경통이 심하게 일어나고, 신경통 때문에 잠을 이루지 못하는 일도 있다. 당뇨병성 망막증은 당뇨병의 특징적인 혈관장애가 안저(眼底)의 망막(網膜)에 일어나는 것으로, 심하면 실명(失明)하기도 하는 심각한 합병증이다.

이러한 증상을 완화시키고 예방하기 위해서는 활혈윤조생진음 같은 처방을 복용하여 조직의 손상을 막아주어야 한다. 우리나라 성인의 10%는 당뇨환자일 정도로 당뇨병으로 고생하는 사람이 증가하고 있기 때문에 앞으로 활혈윤조생진음 같은 처방을 사용할 기회가 많아질 것이다. 이런 처방을 복용해야 당뇨증상을 완화시킬 수 있고, 당뇨의 합병증도 막아줄 수 있고, 형체의 손상(살이 빠지는 등) 또한 막을 수 있기 때문에 당뇨병 환자에게 적극적으로 투약해야 할 처방이다.

활혈윤조생진음은 맥문동, 천문동, 생지황, 숙지황 등 대부분 점액성(粘液性) 약재로 구성되어 있고, 열담(熱痰)을 치료하는 과루인과 천화분, 열성(熱性)으로 인해 이완되어 있는 조직을 수렴시켜 주는 오미자가 포함되어 있다. 따라서 당뇨병으로 인해 기능이 이상항진되어 인체에 점액성 물질이 고갈되었을 때 자윤(滋潤)을 공급해 주며, 열담(熱痰)을 치료하여 열성상태를 조절해 준다. 그러나 전체적으로 보면 자윤(滋潤)을 공급하는 기능이 주요하다.

이처럼 점액성 약재가 대부분이기 때문에 소화력이 좋아야 사용할 수 있지만, 당뇨병을 앓고 있는 사람이나 열성상태를 보이는 사람은 대부분 대사가 항진되어 있어 소화·흡수력이 좋기 때문에 크게 문제가 되지는 않는다.

활혈윤조생진음을 장기간 복용해야 할 때는 환(丸)으로 만들어서 복용하는 것이 좋고, 소화력이 약한 경우에는 소도제(消導劑)를 더하여 복용시키면 된다. 그러나 당뇨병에만 사용한다는 고정관점에서 벗어나 연령고본단처럼 나이가 들어 점액성 물질이 부족해져서 나타나는 허약 증상에 보약으로도 사용할 수 있는 처방으로 인식해야 한다.

처방구성 처방구성을 보면 천문동은 항염증작용이 있고 세포독성을 억제하여 세포가 죽는 것을 방지한다. 전통적으로 천문동은 자윤(滋潤)을 공급하는 작용이 있는 것으로 보는데, 세포와 조직의 손상을 치료하기 위한 물질을 공급하는 것을 자윤공급으로 볼 수 있다. 맥문동은 다량의 포도당과 점액질을 함유하고 있어 진액(津液)을 보충하며, 혈당강하작용이 있다. 오미자의 각종 유기산은 강장작용을 하며 피로회복을 촉진하고 뇌의 활동을 활발하게 하여 신경쇠약을 개선한다.

과루인의 지방유는 피부점막에 자윤을 공급하는 작용을 하고, 마자인은 세포에 영양을 공급하며 장관(腸管)을 자윤하여 통변(通便)시킨다. 당귀는 항혈전작용(抗血栓作用)을 하여 혈액순환을 원활하게 하고 철분결핍에 의한 빈혈에 좋은 효과를 나타낸다. 숙지황은 여러 종류의 당류와 아미노산, 기타 미량원소를 함유하고 있으며, 철분이 포함되어 있어 조혈작용(造血作用)을 한다. 생지황은 충분한 전해질을 인체에 공급함으로써 묽은 혈액을 진하게 만들어 주어 혈허(血虛)를 개선한다. 천화분은 체액(體液)의 소모가 많은 경우에 영양을 보충하고, 감초는 부신피질호르몬과 유사한 작용이 있고, 평활근을 이완시키는 작용과 간기능을 보호하는 작용이 있다.

처방비교 **생진양혈탕**과 비교하면 생진양혈탕에는 지모, 황백, 황련, 천화분 등 청열제(淸熱劑)가 많이 포함되어 있어 당뇨병 초기에 열성을 띠고 있을 때 비교적 많이 사용한다. 반면 활혈윤조생진음에는 천문동, 맥문동, 오미자, 과루인, 당귀, 숙지황, 생지황 등 보혈(補血)·보음(補陰)·수렴제(收斂劑)가 들어 있어 진액고갈이 심한 만성 당뇨병에 사용한다. 즉 활혈윤조생진음은 오로지 자윤(滋潤)을 통한 진액공급이 처방의 목표라고 할 수 있다.

청리자감탕과 비교하면 두 처방 모두 정허(精虛)와 열성상태(熱性狀態) 즉, 음허상태(陰虛狀態)에 사용하며, 자윤을 공급하여 인체의 기능을 유지·활성화시키는 작용을 한다. 그러나 청리자감탕은 음허(陰虛)로 인한 만성천식, 도한(盜汗), 조열(潮熱) 등에 사용하는 반면, 활혈윤조생진음은 음허(陰虛)에도 사용하지만 주로 당뇨병 통치약으로 사용한다는 특징이 있다.

→ 활용사례

1-1. 식욕증가(食慾增加) 남 13세 소음인
2-1. 애엽과 당뇨(糖尿) 남 57세 태음인

1-1. 식욕증가(食慾增加)

● 이 ○ ○ 남 13세 소음인 서울특별시 구로구 시흥동

항상 혈색이 좋지 않고 소음인으로 보이는 남학생으로 필자의 조카이다.

① 겨울이면 손끝과 발뒤꿈치가 잘 갈라진다. ② 입술이 잘 튼다. ③ 대변은 늘 토끼 똥처럼 단단하고 대변을 보려고 하지 않는다. ④ 변이 마려워도 항상 발뒤꿈치로 항문을 막으면서 화장실에 가려고 하지 않는다. 근래는 부모들의 성화로 제때마다 대변을 본다고 한다.

우선 손끝과 발뒤꿈치가 갈라지는 증상을 목표로 활혈윤조생진음으로 10일분 20첩을 지어주었다.

그러나 약을 모두 복용하여도 증상이 여전하고 단지 식욕이 좋아져서 밥을 잘 먹는다고 한다. 그래서 이번에는 손끝과 발뒤꿈치가 갈라지는 것과 변비를 목표로 약화된 혈행과 위축된 혈관을 원활하게 회복시키는 작용이 있는 귀비탕을 쓰기로 하고, 귀비탕을 본방대로 1제를 투약했다. 그 약을 먹고부터는 물론 밥을 잘 먹기도 하지만 여태껏 몰랐는데 얼굴에 혈색이 돌아온다는 것이다. 그리고 손가락 끝과 발뒤꿈치 갈라지는 것이 없어졌으며 입술이 트는 것은 여전하다는 것이다. 다시 귀비탕 본방으로 1제를 투약했다.

그 후 6개월 정도 관찰해보니, 전보다도 몸이 많이 튼튼해지고 얼굴에 혈색이 돌며, 염소 똥처럼 굳고 마디마디 떨어져 단단하게 나오던 변비도 없어졌으며 전체적인 건강상태도 많이 좋아져 있었다.

2-1. 애엽과 당뇨(糖尿)

이 글은 당뇨의 변화를 직접 체험한 홍양표 사장의 전화내용을 녹취한 것으로, 처방의 애엽이 당뇨에 효능이 있어서 참고가 될까 하여 당뇨에 활용하는 활혈윤조생진음에 기입한 것이다.

● **홍 ○ ○ 남 57세 내열형 태음인 건축업 강원도 원주시 부론면 정산리**

① 당뇨가 있은 지 12년 되었다. ② 점차 혈당이 증가하여 1달여 전에는 혈당수치가 300에 이르렀다. ③ 병원에서 여러 가지 당뇨약을 계속 복용하고 있으나 혈당이 전혀 내려가지 않는다. ④ 담당의사가 혈당이 내려가지 않고 여전히 높아지자 위험하다고 걱정한다. ⑤ 부친이 당뇨가 있었으며 집안이 당뇨 경력이 있는 집안이다. ⑥ 식사와 대소변, 잠은 정상이다. ⑦ 체질은 열이 많은 건실한 태음인이다. ⑧ 현재 전원주택 사업을 하고 있다.

후배가 위궤양을 앓았는데 쑥즙을 2개월가량 먹고 나서 위궤양이 완전히 나았다면서 쑥즙을 한번 복용해 보라고 했다. 그래서 여러 가지 혼합된 병원약을 먹어도 혈당이 전혀 내려가지 않으므로 후배의 권유대로 시험 삼아 쑥즙을 내어 마시기 시작했다. 본인이 주택사업을 하는 곳이 남한강이며 강가나 바닷가에서 나는 쑥이 더 좋다는 말도 있어 강둑에서 뜯어온 쑥을 즙을 내어 아침저녁 하루에 2~3회씩 1컵씩 마셨다. 혈당이 위험수위에 있으므로 전보다도 식사량을 좀 더 줄이고 대신 반찬을 많이 먹기 시작했다.

쑥즙을 1주일 정도 마시자 완고하던 혈당이 조금씩 내려가기 시작했고 또 머릿결이 린스를 하고 난 것처럼 부드러워졌다. 물론 병원 당뇨약도 함께 복용했다. 그래서 '아~하 효력이 있구나' 생각하고, 같이 복용한 아내와 어머니께 말씀드리니 아내와 어머니께서도 머릿결이 나처럼 부드러워졌다는 것이다.

1달 정도 복용한 오늘 혈당을 재어보자 깜짝 놀랐다. 오히려 저혈당이 되어 위험할 지경인 52인 것이다. 당분간 혈당이 오르기까지 쑥 복용을 중단하기로 하고 한약방을 하는 친구에게 전화를 했다. 그 후 쑥 복용을 중단하자 정상수치에 가까워졌으며 병원약을 지금도 계속 복용하는 중이다.

中統67 寶 인진사역탕 茵陳四逆湯

茵蔯 附子炮 乾薑炮 甘草炙 各一錢

治 陰黃 肢體逆冷 自汗
[活套鍼線] 陰黃(黃疸)
[適 應 症] 황달, 설사, 복랭, 전신랭

처방설명 인진사역탕은 황달(黃疸)에 사용하는 처방으로, 사역탕이 기본방이므로 허랭한 상태에서 발생한 음황(陰黃)에 사용한다. 또한 약성을 응용하여 허랭상태에서 나타나는 식욕부진(食慾不振), 복랭(腹冷), 복통(腹痛) 등에도 사용할 수 있다. 여기서 유념해야 할 것은 황달(黃疸)을 양황(陽黃)과 음황(陰黃)으로 분류하는 것이 아니라 허랭(虛冷)한 상태를 표현하기 위해 음황(陰黃)이라고 했다는 것이다. 보통 음허(陰虛)라고 하면 자윤(滋潤)이 결핍되어 열실(熱實)해진 것을 뜻하는데, 여기서 음(陰)은 허랭상태(虛冷狀態)를 뜻한다. 이것은 음수부종(陰水浮腫)에 사용하는 실비산의 음(陰)과 같은 개념이라고 생각하면 된다.

황달(黃疸)은 혈액 속에 빌리루빈(膽汁色素)이 과도하게 증가하여 피부나 점액에 침착되어 노랗게 염색되는 것을 특징으로 하는 질환이다. 빌리루빈은 헤모글로빈(血色素)의 대사산물(代謝産物)로서 간(肝)에서 만들어지며 담즙(膽汁) 속에 포함되어 배설되는데, 여러 원인으로 담즙 배설이 이루어지지 못하거나 혈액 속에 빌리루빈의 양이 많아졌을 때 황달이 나타난다. 황달은 크게 세 종류로 분류할 수 있다. 첫째, 폐색성(閉塞性) 황달이라고 하여 담석(膽石)이나 종양(腫瘍), 간(肝)의 부종(浮腫) 등으로 인해 담관(膽管)에서 장관(腸管)으로 배출되어야 할 담즙이 담관의 폐색으로 인하여 배출되지 못하는 경우이다. 둘째, 간세포성(肝細胞性) 황달이라고 하여 간세포의 기능장애로 인해 담즙분비 장애가 나타나는 경우이다. 셋째 용혈성(溶血性) 황달이라고 하여 적혈구가 과도하게 파괴되어 발생하는데, 용혈성 빈혈이 있을 때 발생하는 경우가 많다. 이 중에서 가장 흔한 원인은 간장(肝臟)의 부종(浮腫)으로 인해 담도(膽道)가 폐색되어 발생하는 황달이며, 보통 인진오령산을 사용한다. 그러나 이외에도 허랭한 상태에서도 황달이 나타나는 경우가 있는데, 인진사역탕은 허랭한 상태에서 발생하는 황달에 사용하는 처방이다.

몸이 극도로 허약해지면 에너지생산이 저하되어 몸이 허랭(虛冷)해지고, 허랭(虛冷)해지면 소화기능과 수분대사기능이 저하될 수 있으며, 이러한 상태에서 황달(黃疸)이 발생했을 경우에 인진사역탕을 사용한다. 그러나 요즘은 예전과 달리 영양상태가 개선되어 인진사역탕을 쓸 수 있는 황달을 좀처럼 보기 힘들다. 과거 빈한하던 시절에는 생존이 곧 생활이었기 때문에 노쇠(老衰)나 허약(虛弱)으로 인한 허랭 증상이 쉽게 발생하여 인진사역탕을 쓸 수 있는 황달을 드물지 않게 볼 수 있었다.

요즘에는 허랭상태에서 발생하는 황달이 많지 않기 때문에 허랭상태에서 나타나는 식욕부진(食慾不振), 복랭(腹冷), 복통(腹痛) 등에 사용할 수 있으며, 몸이 허랭(虛冷)해져서 소화력이 약할 때 부자이중탕을 쓸 것인지 인진사역탕을 쓸 것인지 고민이 될 때 허랭하고 소화가 안 되고 간기능이 좋지 않다면 인진사역탕을 사용할 수 있다. 또한 이 처방을 알아두면 수술이나 교통사고, 또는 노쇠(老衰)로 인하여 몸이 허랭해진 상태에서 황달이 발생했을 때 사용할 기회가 있을 것이다.

조문을 보면 '肢體逆冷지체역랭 自汗자한'을 치료한다고 했다. 허랭해지면 몸의 일부인 손발이 차지는 것은 당연한 결과이다. 특히 손발은 심장에서 멀리 떨어져 있어 혈액이 전달되는데 불리하고, 표면적이 넓어 열의 발산이 많은 곳이다. 따라서 '肢體逆冷'의 증상은 몸의 허랭상태를 표현한 것으로 볼 수 있다. 자한(自汗)은 허랭상태를 극복하기 위하여 인체의 기능을 항진시키는 과정에서 발생하는 증상이다. 즉 허랭을 극복하기 위한 과정에서 발생하는 것이므로 보중익기탕이나 옥병풍산, 당귀보혈탕의 자한(自汗)과는 다르다.

처방구성 처방구성을 보면 인진과 부자, 건강, 감초 4가지 약재로 구성되어 있다. 인진은 이담작용(利膽作用)이 있어 담즙을 많이 나오게 하는 동시에 간독소를 배출시키는 작용을 한다. 부자는 뇌하수체와 부신피질을 자극하여 대사를 촉진하고 교감신경을 흥분시키는 작용을 통해 심장기능을 강화한다. 또한 세포의 열에너지생성을 촉진하여 체온을 상승시키고 혈관의 운동중추를 흥분시켜 전신 또는 국소의 혈액순환을 촉진한다. 건강은 혈관확장 작용이 있어 혈액순환을 촉진하고, 혈관운동 중추를 흥분시켜 직접 강심작용을 나타낸다. 또한 위액과 위산분비를 촉진하여 소화를 돕고, 소화기의 운동을 자극하는 작용도 있다. 감초는 심근세포에 영양을 공급하고, 소화관 평활근에 작용하여 경련을 억제하며 위점막(胃粘膜)을 보호하는 항궤양작용을 한다.

처방비교 황달에 사용하는 **인진오령산**과 비교하면 인진오령산은 부종에도 사용하고, 황달에도 사용하는데, 간장의 부종으로 인해 담도가 폐쇄되어 황달이 발생했을 때 적합하다. 반면 인진사역탕은 전신 허랭(虛冷)으로 인한 기능저하 때문에 발생하는 황달에 사용한다. 요즘에는 인진사역탕보다 인진오령산을 활용할 기회가 더 많다.

가감위령탕과 비교하면 가감위령탕은 습체와 소화장애를 겸하고 있는 황달에 사용하며, 소화불량이나 설사에도 응용한다. 반면 인진사역탕은 허랭상태(虛冷狀態)에서 간기능이 원활하지 못하여 발생하는 황달에 사용하며, 환자는 몸이 차고 추위를 타는 특징이 있다.

대시호탕과 비교하면 대시호탕은 황달에도 사용하지만 주로 실증의 간염(肝炎)이나 간결석(肝結石) 및 담결석(膽結石)에 빈용한다. 반면 인진사역탕은 전신허랭으로 인해 간기능이 저하되어 발생하는 허랭성 황달이나 전신허랭에 사용한다.

→ 활용사례

1-1. 황달(黃疸), 설사(泄瀉) 남 48세

1-1. 황달(黃疸), 설사(泄瀉)

다음은 중국 중의사인 盛增秀 선생의 경험을 인용한 것이다.

● 노 ○ ○ 남 48세 중국 ○○성

더운 날에 냉수를 많이 마시고 바람을 맞으면서 잔 뒤로 황달 증상을 호소하며 내원한 사람이다.

① 얼굴과 몸의 피부가 검은색을 띠고 ② 설사를 한다. ③ 정신이 없어 보인다.

④ 맥은 침긴(沈緊)하고 완(緩)하다.

한습(寒濕)으로 인한 음황(陰黃)으로 판단하여 온열(溫熱)과 이수(利水)의 방법을 선택하기로 하고 인진사역탕에서 감초를 빼고 의이인, 복령을 더하여 2제를 지어주었다.

인진사역탕을 모두 복용한 뒤에 증상을 살펴보니 설사가 멈추었고 안면의 황색(黃色)도 없어졌다.

中統68 寶 과부탕 果附湯

草果 附子炮 各二錢半　薑三片 棗二枚

治 脾寒 瘧疾 面靑 振寒
[活套鍼線] 寒瘧(瘧疾)　太陽(瘧疾)
[適 應 症] 오한, 허랭, 면한, 학질

처방설명 과부탕은 학질(瘧疾)로 인해 허랭해졌을 때, 특히 소화기가 허랭해졌을 때 사용하는 처방이다. 조문에는 비한(脾寒)으로 인한 학질(瘧疾)로 얼굴이 푸르고 추워서 덜덜 떠는 증상을 치료하는 처방으로 되어 있지만, 학질은 허랭상태(虛冷狀態)를 야기하는 원인 중 일부이므로 학질이 아니더라도 허랭(虛冷)한 상태에서 발생하는 다양한 형태의 증상에 사용할 수 있다.

자료를 참고하면 학질을 일으키는 원충에는 네 종류가 있는데, 과거 국내에 흔했던 학질 원충은 심각한 증상을 유발하지 않는 삼일학(三日瘧)에 속하며, 이에 반하여 아프리카나 오세아니아에서 발생하는 원충은 심한 증상을 일으키는 열대형(熱帶形)이며 사망률이 비교적 높은 특징이 있다. 전 세계적으로 매년 학질에 걸리는 사람은 대략 3~5억 명 정도로 추산되고 있으며, 매년 100~280만 명 정도는 학질로 인해 사망하는 것으로 알려져 있다. 또한 치료약에 대한 내성이 생기고, 지구 온난화 현상으로 모기가 늘고, 해외여행이 늘 것을 생각하면 앞으로 학질에 걸리는 사람은 더 많아질 것으로 예상되고 있다. 따라서 학질문에 있는 처방을 활용할 기회가 있을 것이다.

학질은 오한(惡寒), 전율(戰慄)과 발열(發熱)이 반복적으로 나타나며, 발작하는 날짜에 따라 이틀에 한 번 나타나는 간일학(間日瘧), 삼일에 한 번 나타나는 삼일학(三日瘧), 종일 증상이 나타나는 종일학(終日瘧) 등이 있다. 학질에 걸렸을 때 몸을 떠는 정도는 날씨가 추웠을 때 떠는 정도가 아니라 턱이 덜덜거릴 정도로 떠는 것으로, 말할 수 없는 고통을 야기한다. 따라서 귀찮거나 어려운 일을 마쳤을 때 학(瘧)을 뗐다는 말을 하는 것처럼 학질은 무섭고 고통을 주는 질병이다.

과부탕은 학질의 증상 중에서도 발열(發熱)보다 오한(惡寒)과 전율(戰慄)이 주증상일 때 사용한다. 그래서 활투침선에도 한학(寒瘧)과 태양학(太陽瘧)에 사용하는 처방으로 분류되어 있다. 앞서 언급한 대로 학질의 특징적인 증상은 오한(惡寒), 전율(戰慄)과 발열(發熱)이 반복되는 것이다. 그러나 사람에 따라서 증상의 양태(樣態)는 다를 수 있고, 모기의 종류에 따라서도 다를 수 있고, 감염된 이후 얼마나 경과했는지에 따라 다를 수 있는데, 한학(寒瘧)의 경우에는 시기에 관계없이 오한(惡寒) 증상이 주증상으로 나타나는 학질이다. 따라서 한학의 증상은 학질 초기에도 나타날 수 있고, 어느 정도 진행된 경우에도 발생할 소지가 있다. 이는 몸이 허랭한 상태에 있기 때문에 발열보다는 오한 증상이 나타나는 것으로, 오히려 오한을 통해 열발생을 꾀하는 형태라고 볼 수 있다.

생각해야 할 문제는 허랭상태에 사용하는 처방이 많고, 학질 처방만 보더라도 냉부탕 또한 강한 온열성(溫熱性)을 지닌 처방인데, 과부탕을 사용하는 이유가 무엇인가이다. 과부탕의 특징은 소화기가 허랭하면서 전신이 허랭할 때 사용한다는 것이다. 처방구성에서 볼 수 있듯이 많은 양의 초과가 들어가는데, 초과는 소화기를 온열(溫熱)시키는 약성이 강한 약재이다. 조문에도 '脾寒'을 치료하는 것으로 되어 있어 소화기의 허랭상태를 개선하는 약성이 강하다는 것을 알 수 있다.

과부탕은 태양학(太陽瘧)에 사용하는 처방으로 되어 있다. ≪의종손익≫의 설명을 인용하면 '태양학으로

風 寒 暑 濕 燥 火 內傷 虛勞 霍亂 嘔吐 咳嗽 積聚 浮腫 脹滿 消渴 黃疸 瘧疾 邪祟 身形 精 氣 神 血 夢 聲音 津液 痰飮 蟲 小便 大便 頭 面 眼 耳 鼻 口舌 牙齒 咽喉 頸項 背 胸 乳 腹 腰 脇 皮 手 足 前陰 後陰 癰疽 諸瘡 婦人 小兒

오한(惡寒)이 심하고 열은 적게 나면서 땀나기 힘들어하는 데는 시호가계탕(柴胡加桂湯)을 쓰고, 오한(惡寒)만 나고 땀이 나지 않는 데는 오적산(五積散)이나 과부탕(果附湯)을 쓴다.'고 되어 있다. 여기서 땀이 나지 않는다는 것은 발열(發熱)이 심하지 않다는 뜻으로 해석할 수 있고, 오한(惡寒)이 심하다고 했으므로 허랭 상태가 바탕이 되어 있음을 알 수 있다. 결론적으로 과부탕은 소화기를 포함하여 몸 전체를 온열(溫熱)시켜 학질 증상을 치유하는 처방이다.

처방구성 처방구성을 보면 초과는 온열성 약재로 소화관에 분포된 혈관운동을 강화하여 소화관의 혈류를 촉진한다. 또한 정유성분은 방향성 건위작용(健胃作用)을 하기 때문에 소화기의 허한(虛寒)으로 인한 복통, 구토를 치료한다. 부자는 세포의 열에너지 생성을 촉진하여 체온을 상승시키고, 혈관운동 중추를 흥분시켜 전신 또는 국소의 혈액순환을 촉진한다. 전통적인 효능인 회양구역(回陽救逆)은 강심작용(强心作用)과 관련이 있다. 부자의 강심작용을 일으키는 주된 성분은 히게나민(higenamine)으로 심근세포의 박동수를 증가시키고 자발적인 박동실조를 개선한다. 강심작용을 갖는 이 성분은 끓이거나 포제를 할 경우에 파괴되지 않고 독성만 제거된다. 부자의 성분 중에 아코니틴(Aconitine)은 심근(心筋)에 대해 뚜렷한 독성작용을 나타내지만 오랜 시간을 끓이면 독성이 크게 감소한다.

처방비교 **부자이중탕**과 비교하면 추위를 타고 전신이 허랭(虛冷)하다는 측면에서 두 처방의 공통점이 있지만, 부자이중탕에는 보기제(補氣劑)인 인삼, 백출이 부자와 건강의 강력한 약성을 완화하므로 과부탕보다는 소화기를 온열(溫熱)시키는 약성은 약간 덜하다고 할 수 있다. 반면 과부탕은 보기작용(補氣作用)과 비위(脾胃)를 보하는 기능은 적고, 부자의 약량이 많아서 온열(溫熱)시키는 작용이 상대적으로 강하다.

진무탕과 비교하면 두 처방 모두 복랭(腹冷)으로 인한 소화장애나 전신이 허랭(虛冷)할 때 사용할 수 있다. 그러나 진무탕은 허랭과 습체로 인한 설사(泄瀉), 복통(腹痛), 연변(軟便)이 나타날 때 사용하거나, 허랭으로 인해 근육이 위축되어 요통을 비롯한 여러 형태의 통증이 나타날 때 사용한다. 반면 과부탕은 본래 학질에 사용하는 처방이지만 약성을 응용하여 복부가 허랭할 때도 사용한다.

면한(面寒)에 사용하는 **승마부자탕**과 비교하면 승마부자탕은 기허(氣虛)와 양허(陽虛)를 겸한 상태에서 나타나는 면한에 사용한다. 반면 과부탕은 허랭상태가 바탕이 되어 발생하는 학질에 사용하며, 복랭(腹冷)을 겸한 면청(面靑)에도 사용한다.

활용사례

1-1. 시험복용 남 32세 소양성소음인
2-1. 시험복용, 감기(感氣), 외한(畏寒) 여 35세 소양인
3-1. 부자와 녹두즙의 해독(解毒) 여 60세 태음인

1-1. 시험복용

다음은 조경남 선생의 경험이다.

● 조 ○ ○ 남 32세 소양성소음인 연구원 경기도 안양시 동안구 관양2동

키가 작고 체격이 호리호리한 소양성소음인이다.

과부탕은 본래 비한(脾寒)으로 인한 학질에 사용했었던 처방이다. 증상으로는 얼굴이 파랗고 추워서 떠는 것을 목적으로 사용했었다. 그러나 현재 학질은 거의 없어졌으므로 과부탕을 사용할 수 있는 기회가 없어진 것은 자명한 일이라 하겠다. 초과와 부자로만으로 구성된 과부탕은 학질과 비슷한 증상을 나타내는 질병이나 허랭한 상태에 사용할 수 있을 것으로 추측되지만 복용한 사람도 없고 기록도 미미하여 과부탕을 직접 복용하기로 했다.

① 별 다른 증상은 없고 30세를 넘어서면서 예전보다 추위를 타는 편이다. ② 식사량은 보통이며 많이 먹으려 하지 않는다. ③ 대소변에는 문제가 없으나 요즘 운동이 부족해서인지 대변이 불규칙한 경향이 있다.

과부탕의 약성을 파악하기 위해 시험복용하기로 하고 과부탕 5배량으로 1첩을 지어 주전자에 약 30분을 달인 뒤 복용했다.
끓여 놓은 것을 모두 마시기로 작정하고 처음 한 잔을 마시고 이불 속으로 들어갔다.
1. 약 10분이 경과한 뒤에 몸에서 약간의 미열(微熱)이 느껴졌다. 평상시에는 이불 속에 한참 동안 있어야 따뜻함을 느낀 것에 비하면 확실히 열감이 느껴졌다.
2. 두 번째 남은 과부탕을 마셨고, 약 10분이 지나자 대퇴 전면부로 묵직한 느낌이 발생했다. 과부탕의 부자와 초과가 모두 온열성(溫熱性) 약재로서 강심작용을 통하여 혈관을 확장시키고 심장의 박출력을 증가시키기 때문이라는 생각이 들었다.
3. 마지막으로 남아 있는 과부탕을 모두 마셨다. 그러니까 모두 3잔을 30분 전후로 마셨다. 마지막 잔을 마시고 난 다음에 느낌을 기다리고 있었는데, 허벅지의 묵직한 느낌은 그대로 유지되면서 무릎을 지나 발끝까지 열이 전해지는 것을 느낄 수 있었다. 즉, 약량이 많아질수록 강심을 통한 온열효과가 말초까지 이르는 것을 느낄 수 있었다.
4. 이러한 느낌은 그리 오래 가지는 않았으나(약 1시간 정도) 과부탕의 약성을 느끼기에는 충분하다고 판단된다.
5. 지난번에 냉부탕(생강, 부자)을 먹었을 때는 한낮이었고, 과부탕을 먹었을 때는 저녁 9시쯤이었다. 냉부탕을 먹었을 때는 5분도 안 되어 등줄기로 열감이 느껴지면서 마치 두터운 옷을 입고 있는 듯한 또는 사우나를 하는 듯 약간의 한출(汗出)이 있었으나, 과부탕은 한출은 없었으며 단지 대퇴부 이하로 혈액량이 증가되는 느낌을 받았을 뿐이다.
이러한 차이는 과부탕과 냉부탕의 약성에서도 기인한다고 볼 수 있으나, 냉부탕을 먹었을 때는 한낮이므로 기본적인 체열이 존재할 시간이었고 과부탕을 먹었을 때는 기초체온이 저하될 수 있는 저녁이었기 때문이라고 판단된다.

2-1. 시험복용, 감기(感氣), 외한(畏寒)

다음은 최미선 선생의 경험이다.

● 최 ○ ○ 여 35세 소양인 전라북도 익산시 모현동

연구소에서 과부탕의 약성을 직접 체험하기 위하여 과부탕을 달여 여러 연구원들이 모두 복용했다. 과부탕 10배량에 해당하는 약량을 주전자에 끓인 후 연구소에 있던 다섯 사람이 한 잔씩 마셨으니 1인 1회 복용량의 2배량인 셈이다. 종이컵 한 잔 정도의 과부탕을 선생님을 포함한 네 사람은 용감하게도 단숨에 들이켰다. 본인은 예전에 부자가 들어간 자신보원탕 3봉을 먹고 혀 전체에 혓바늘이 돋은 경험이 있어서 그것보다 부자가 훨씬 많이 들어간 과부탕을 마시지 않으려고 했으나 분위기상 뻔히 예상되는 부자 후유증을 감수하기로 하고 끝내 1/3컵을 마셨다.
본인은 단단한 체격에 전형적인 소양인 체형을 가진 여성으로
① 감기에 걸려 있었다. 한 달 정도의 객지 생활로 쉽게 감기가 낫지 않고 있었다. 증상은 주로 콧물 감기였다.
② 감기 걸린 후로 추위를 탄다. ③ 소화력과 식욕이 좋은 편이다. ④ 변비 경향이 있다. 특히 거주지를 바꾸면 심해지는데 3~4일에 한 번씩 화장실에 간다.
과부탕 10배량으로 1첩을 지어 주전자에 약 30분을 달인 뒤 5잔으로 나누어 그중 1/3잔을 복용했다. 그러니까 과부탕 1첩 분량의 60% 정도를 마신 셈이다.
1. 30분 정도 후부터 혓바닥이 뭐에 긁힌 것 같은 느낌이 들었다. 혓바늘이 돋기 전에 드는 느낌이었다. 곧이어 혓바늘이 하나 돋았다.
2. 왼팔이 저린 느낌이 왔다.
3. 곧이어 왼 팔뚝 근육이 이상하게 움직이는 느낌이 들었다. 실제로 움직이는 것 같지는 않았으나 근육이 꿈틀거리는 느낌이 들었다. 그래서 선생님께 부자의 부작용이 무엇인지 여쭈어 보았다. 선생님과 연구원이 말씀하시길 온몸이 뒤틀리는 것이라고 했다. 겁이 났다. 그러나 곧 그런 증상은 소실되었다.
4. 1시간 쯤 후에 술을 마시러 갔다. 술을 마셔서인지 아니면 과부탕 때문인지 얼굴에서 열이 많이 났다.
5. 밤에 잠을 자는데 속에서 뜨거운 것이 올라오는 것 같은 열감을 느꼈다.
6. 그 이후로 겨울 합숙에 참가했는데 추운 날씨에도 불구하고 감기가 나았고 체열상태가 전보다 매우 양호해져서 평소와 다르게 추위를 별로 타지 않았다.
7. 합숙 첫날 보일러가 고장 나서 합숙방이 냉방이 되어 모두들 떨며 잠을 잤으나 본인은 추운 줄도 모르고 아주 잘 잤다.

3-1. 부자와 녹두즙의 해독(解毒)

다음은 과부탕에 포함된 부자의 해독에 관한 김희경 선생의 경험을 채록한 것이다.

● ○ ○ ○ 여 60세 태음인 제주시 남제주군 대정읍

15년 전쯤 대정읍에서 개업하고 있을 때의 일이다. 동네 사는 고물상집 할머니가 부자를 사러 왔다. 구입 가격보다 더

낮게 달라고 떼를 쓰다가 곤란하다고 말하자 그냥 갔다가, 5일장에서 부자를 샀다면서 눈을 흘기며 지나갔다.
다음날 오후 6시경에 옆 건물 의원에서 사람들이 몰려 있기에 가 보았더니, 의식불명인 사람을 리어카에 싣고 의원으로 옮기는 중이었다. 그러던 중 할머니의 딸이라는 사람이 나를 보고 같이 온 사람들과 같이 하는 말이, 이 한약방에서 부자를 사먹고 지금 사경을 헤매고 있으니 살려내라고 야단을 치면서 만약 회생되지 않으면 그냥 두지 않겠다는 말을 했다. 아마 할머니가 한약방에 부자를 사러 간다고만 하고 다른 곳에서 사왔다는 말을 미처 하지 못하고 부자를 먹었던 것 같았다.
우선 사람이 어떠한가를 살펴보았다.
① 의식은 전혀 없었다. ② 동공은 풀어져 있고 한눈에도 사경을 헤매고 있음을 알 수 있었다. ③ 혀는 목 안 쪽으로 말려들어가 조금 밖에 보이지 않는다. ④ 의사는 큰 병원으로 가서 산소호흡기로 응급조치를 하면 살아날지도 모르지만 이대로는 어렵다고 한다. ⑤ 할머니의 키는 크고 살집도 좋으며 태음인으로 판단된다.
딸을 통해 들은 이야기로는
⑥ 염(鹽)부자 1개를 사서 얇게 썬 뒤 뜨물에다 어제 하루 담가 두었다가 소금기를 뺀 뒤인 오늘 닭 1마리와 같이 넣고 끓였다는 것이다. ⑦ 시장하던 터인지 닭고기와 국물을 전체의 ⅓가량 먹었으며, 오후 5시경부터 의식이 없어져 동네 사람들과 급히 이곳 의원으로 데려 왔다는 것이다.
제주도에는 바람이 많고 바닷물에 들어가는 해녀들이 많아서 한습(寒濕)으로 인한 신경통 등이 많이 생긴다. 민간방으로 북어에 초오를 넣어 먹는 경우가 일반화되어 있고, 그러다 보니 초오 중독으로 희생되는 경우가 종종 있었다. 그래서 항시 일어날 수 있는 이러한 상황에 대비하기 위하여 그간의 경험대로 부자류의 해독에 가장 속효가 있는 녹두 분말을 늘 냉장고에 상비약으로 준비해 두고 있었다.
급히 한약방에서 가져온 세말한 녹두 분말 1.5 숟갈을 떠서 맥주컵 ⅔가량의 물에 탔다. 죽처럼 약간 걸쭉했다. 환자가 의식이 없어서 입을 벌린 뒤 의사가 입속에 넣어준 고무호스로 녹두 분말을 흘려 넣었다. 반쯤 들어가다가 반죽이 된 탓인지 멈추어서 다시 물을 더 타서 마저 목 안으로 넘겼다.
그 사이 산소호흡기가 있는 앰뷸런스가 도착했고 할머니는 가족들과 함께 구급차에 실려 큰 병원으로 떠났다.
다음날 이 할머니가 한약방에 찾아왔다. 몸보신하려다 자칫 황천길로 갈 뻔 했다며, 어제 딸아이와 동네 사람들이 잘못 알고 선생님께 행패를 부려 죄송하다고 했다. 또한 살려주셔서 고맙다는 인사를 했다.
구급차를 타고 가던 중 15분 정도 지나 의식이 깨어났는데 이때 옷에 똥을 싸 냄새 때문에 매우 창피했다는 것이다. 병원에 도착했을 때 의식이 완전히 돌아와 정상인처럼 되어서 굳이 돈이 드는 산소호흡기를 할 필요가 없을 것 같아서 그냥 왔다고 한다.
부자해독에는 주로 감두탕과 녹두 분말을 이용하는데, 나의 경우는 감두탕(해독문)보다 녹두 분말의 효력이 빠르고 치유도 잘 되어서 늘 녹두 분말을 써오고 있다. 이 할머니의 경우는 부자를 먹은 양이 그렇게 많지 않고, 닭고기와 같이 먹었으므로 희석되어 약성도 약해져 있었을 터인데도 사경을 헤맨 것은 아마 부자가 잘 맞지 않은 상태인데도 그냥 먹었기 때문이라고 생각된다.

中統69 寶 시진탕 柴陳湯

柴胡 半夏 各二錢 **人蔘 黃芩 陳皮 赤茯苓** 各一錢 **甘草** 五分 **薑三片 棗二枚**

治 痰瘧 ① 亦治 痰熱胸痞
[活　套] 挾食 加檳榔 草果 神麯之類 ② 暑 加香薷 白扁豆
[活套鍼線] 痰瘧(瘧疾) 痰結痞(胸) 鼻淵鼻衄(鼻)
[適 應 症] 협통, 흉통, 배통, 오한, 발열, 우측 복통, 학질

처방설명

시진탕은 담학(痰瘧)에 사용하는 처방이며, 약성을 응용하여 흉통(胸痛), 협통(脇痛), 배통(背痛) 등에도 사용한다. 시진탕을 학질에 사용했던 것은 학질원충이 간장(肝臟)에 침입하여 간장장애를 일으키고 오한(惡寒), 발열(發熱)을 나타내기 때문이라고 할 수 있다. 간장은 영양분을 저장하는 작용, 혈액을 조절하는 작용, 해독작용 등을 수행하지만 열생산의 주체가 되는 기관이기도 하다. 그래서 간장이 자극을 받거나 염증이 생기면 발열이나 한열왕래 증세가 나타나는데 말라리아 원충이 간에 침입했을 때도 같은 증상이 나타난다.

필자는 간장장애로 인해 발열이 나타난다는 것을 실제로 경험한 적이 있었다. 필자의 장형(長兄)에게 원인을 알 수 없는 고열(高熱)이 반복하여 발생했는데 나중에 검사해 보니 간조직에 결석(結石)이 박혀 있다는 것을 알았다. 이 결석이 움직일 경우 간조직을 자극하여 미세한 손상을 일으키기 때문에 발열이 나타나는 것이었다. 결국은 대시호탕을 써서 간결석을 제거했으며, 이 경험을 통하여 간에 문제가 생기면 발열이나 한열왕래가 나타난다는 것을 확인하게 되었다. 학질모기에 의해 학질에 감염된 경우에도 이처럼 간조직이 손상되어 발열(發熱)과 한열왕래(寒熱往來)가 나타나며, 담음(痰飮) 증상이 있는 사람이라면 시진탕을 사용할 수 있는 것이다.

시진탕은 담학(痰瘧)에 사용하는 처방으로 분류되어 있다. 담학은 학질원충에 의해 적혈구가 거듭 파괴되어 혈액이 묽어지고, 이로 인해 소화기를 포함한 여러 장기(臟器)에 영양공급이 충분하게 이루어지지 못한 결과 조직이 이완되고, 이완된 조직 사이에 담음(痰飮)이 울체되어 학질 증상과 함께 담음 증상이 나타나는 형태의 학질이다. 이러한 담음 증상은 오심(惡心), 구토(嘔吐), 소화불량(消化不良) 같은 소화장애로 시작되어 심해지면 두통, 현훈을 일으키고, 더욱 심해지면 의식을 잃는 경우도 있다. 시진탕은 소시호탕이 포함되어 있어 발열과 한열왕래 증상을 개선하면서 소화기 증상, 특히 담음 증상을 개선하므로 담학에 사용하는 것이다.

학질에 사용하는 처방 중에 소화기능을 조절하는 처방이 많은 이유는 첫째, 말라리아균이 간장조직에 침투하여 간에 손상을 주기 때문이다. 둘째, 학질에 걸리면 계속된 오한, 발열에 의해서 체력소모가 많아져 소화기에 배분되는 에너지가 부족해지기 쉽고, 그로 인해 소화장애가 발생하기 쉽기 때문이다. 셋째, 예전에는 영양이 충분하지 못했기 때문에 병에 걸리면 허약해지면서 허약한 만큼 소화계통도 약해질 수밖에 없었다. 이러한 이유 때문에 학질을 치료하는 처방에 소화기능을 조절하는 약재가 많은 것이다.

시진탕은 학질 외에도 소시호탕증(간기능항진, 염증 등)이 있으면서 흉협부에 습담(濕痰)이 정체되어 나타나는 흉통(胸痛), 협통(脇痛), 배통(背痛), 담결림 등에 사용할 수 있으며, 본래 습담(濕痰)이 많은 사람에게 소시호탕증이 나타났을 경우에도 활용할 수 있다. 활투침선을 보면 흉문(胸門)의 담결비(痰結痞)에 사용

하는 처방으로 분류되어 있고, 조문에도 학질뿐 아니라 담열흉비(痰熱胸痞)에 사용하는 처방이라고 한 것을 보면 흉협부에 습담이 울체되어 발생하는 흉비, 흉통, 협통 등에 사용할 수 있음을 알 수 있다. 따라서 임상에서 시진탕을 가장 많이 활용할 수 있는 증상은 늑간통(肋間痛)이나 흉배통(胸背痛)이며, 학질환자를 만나기 힘든 요즘 학질(瘧疾)에 사용하는 경우는 드물다.

처방구성

처방구성을 보면 소시호탕과 이진탕이 합해진 처방으로 소시호탕이 한열왕래(寒熱往來), 오한(惡寒), 발열(發熱) 등의 증상을 치료하고, 이진탕이 담음(痰飮)을 제거한다.

시호는 해열작용(解熱作用)과 진해작용(鎭咳作用), 간기능 보호작용, 담즙의 합성과 분비를 촉진하는 이담작용(利膽作用) 등이 있고, 이외에도 부신피질호르몬 분비를 촉진하여 항염증작용을 나타낸다. 반하는 위액분비를 억제하고 위액 산도를 낮추는 작용을 하여 스트레스성 위궤양 발생을 억제한다. 또한 장관운동을 촉진하는 작용도 있다. 인삼은 중추신경계에 대한 흥분작용과 억제작용이 있는데, 흥분작용이 보다 강하다. 또한 뇌의 혈액공급과 산소공급 능력을 높이는 작용이 있으며, 강심작용이 있어 심장의 수축력을 강화한다.

황금은 담즙분비를 촉진하여 간기능을 강화하며, 혈관투과성 증가를 억제하여 혈관의 염증성 충혈(充血)과 울혈(鬱血)을 완화한다. 진피는 이기제(理氣劑)로서 소화관의 운동을 강화하여 가스배출을 촉진하고, 적복령은 세뇨관의 재흡수를 억제하여 이뇨(利尿)를 증진하므로 부종을 경감시킨다. 감초는 스테로이드호르몬과 유사한 작용이 있어 항염증과 항알레르기 효과를 나타낸다. 또한 평활근을 이완시키는 작용과 간기능을 보호하는 작용이 있다.

처방비교

처방구성이 비슷한 **시평탕**과 비교하면 시평탕은 소시호탕에 평위산을 합한 처방으로 식욕부진, 소화불량과 더불어 오한(惡寒), 발열(發熱), 구고(口苦) 증상이 있을 때 사용한다. 반면 시진탕은 습담(濕痰)으로 인한 협통(脇痛), 배통(背痛) 같은 통증이나 습담 증상과 더불어 오한, 발열이 나타났을 때 사용한다.

소시호탕과 비교하면 두 처방 모두 간장장애가 있거나 열성(熱性)을 띠고 있는 증상에 사용한다. 소시호탕은 간의 충혈이나 염증 등으로 인해 한열왕래, 흉협고만 등의 증세가 나타날 때 사용하며, 감기와 간질환을 비롯한 다양한 염증성 질환에 활용한다. 반면 시진탕은 학질에 사용했던 처방으로 이진탕이 합해져 있어 소시호탕의 약성이 감약(減弱)되는 면이 있지만, 약성을 이용하여 열성을 띤 늑간통, 흉통, 흉배통, 담결림 등에 사용한다.

시경반하탕과 비교하면 두 처방 모두 협통(脇痛)이나 흉통(胸痛)에 사용하며 소시호탕을 근간으로 하고 있다. 그러나 시경반하탕은 발열이 심하고 통증의 정도가 심한 협통이나 흉통에 사용하는 반면, 시진탕은 시경반하탕을 사용해야 하는 경우보다 열성상태도 덜하고 통증도 심하지 않을 때 사용한다.

→ 활용사례

1-1. 협통(脇痛), 오한발열(惡寒發熱) 여 36세 소양인
2-1. 우복통(右腹痛) 여 41세 소양성태음인 160cm 57kg
2-2. 극심한 복통(腹痛), 식체(食滯), 운신곤란 남 46세

1-1. 협통(脇痛), 오한발열(惡寒發熱)

● 황 ○ ○ 여 36세 소양인 경기도 안양시 관양동

옆 건물에 사는 소양인 부인으로 옆구리가 아프다며 남편과 같이 내방했다.

① 우측 등 쪽의 옆구리 브래지어 끈 부위가 화끈거리고 쑤시고 빼근한 통증이 있다. ㉠ 이 통증은 1년 전에 시작되어 근래에는 아주 심하다. ㉡ 앉아있어도 화끈거려서 형언할 수 없을 정도이고 옆으로 몸을 돌리면 결린다. 증상이 심

하여 상담 중에도 소파에 누워 있었다. ② 오후 3~4시경이면 오한(惡寒)과 발열(發熱)이 시작된다. ③ 항시 추위를 많이 타서 으스스 춥다. ④ 추위를 많이 타는 편이고 찬 것을 못 먹는다. ⑤ 식욕은 왕성하다. ⑥ 맥은 활(滑)하다.
우측 옆구리에 화끈거리는 통증과 한열왕래(寒熱往來)를 목표로 시진탕 2배량에 추위를 많이 탄다는 점에서 건강 1돈을 더하여 2일분으로 4첩을 지어주었다.
8개월 뒤인 다음해 2월 중순에 다시 약을 지으러 왔다. 지난 번 약을 복용한 뒤로 옆구리에 화끈거리는 통증은 없어졌고 몸을 옆으로 돌릴 때 걸리는 통증도 없어졌다고 한다. 또한 오후가 되면 오한, 발열이 나타나는 것도 완전히 없어졌고 항시 으스스 추운 것도 없어졌다고 한다.
이번에는 소화불량이 있는데
① 3개월 전에 체한 뒤로 가스가 차고 변비가 생겼다. ② 체한 뒤로 새벽 공복에는 신물이 올라온다.
③ 소화가 안 되면 숨이 찬다.
이번에는 증미이진탕 1.5배량에 모려, 후박 2돈을 더하여 5일분 10첩을 지어주었다.
1개월 뒤에 다시 왔을 때 확인해 보니, 체한 뒤로 가스 차고 변비가 발생한 것은 완전히 없어지고 더불어 신물이 올라오는 것도 없어졌으며 소화가 안 될 때 숨이 차는 증상도 없어졌다고 한다.
이번에는 7개월 전인 작년 6월에 시진탕을 복용한 뒤 나았던 협통과 한열왕래가 다시 경미하게 나타났는데
① 전처럼 우측 옆구리 브래지어 끝 부위에 결리는 증상이 있고 움직이면 불편하다. ② 2~3일 전부터 팔다리에 가끔씩 찌릿한 통증이 있다. ③ 하루에 1~2번 정도 한열왕래(寒熱往來)가 있다. ④ 속이 불편하다.
7개월 전 시진탕을 복용하여 같은 증상이 나은 적이 있으므로 이번에도 지난번과 같은 시진탕으로 5일분 10첩을 지어주었다.

2-1. 우복통(右腹痛)

다음은 서종길 선생의 경험이다.

● 정 ○ ○ 여 41세 소양성태음인 160cm 57kg 경상남도 창원시 반림동

① 약 10년 전부터 오른쪽 옆구리 주변에서 오른쪽 골반까지 항상 얼얼하게 통증이 있다. ㉠ 오른쪽 복부 절반 정도가 손이 닿으면 아프다. ㉡ 양방검사 결과 대장증후군, 식도염증이라고 한다. ② 소화가 잘 안 되며 식사 후 가끔 호흡이 곤란하고 숨이 차며, 뒷목이 뻐근할 때가 있다. ③ 평소 변비가 잦고 설사는 거의 없다. ④ 전신이 피로하고 매사가 귀찮다. ⑤ 추위와 더위를 심하게 타고 손발, 배, 몸 전체가 차다. ⑥ 따뜻한 음식을 좋아하고 물은 거의 마시지 않는다. ⑦ 전중(膻中)을 누르면 압통이 있다.
우측 복통과 소화기관의 염증, 소화장애를 목표로 시진탕으로 10일분 20첩을 투약했다.
4일 후 전화를 하여 확인해 보니, 아직 복용 초기라 '병이 호전되는지 잘 모르겠다'고 하며 별다른 부작용은 없다고 한다. 10일 후 전화를 하여 "약을 한 제 더 지어달라."고 할 때 확인해 보니, 지난번보다도 대부분의 증상이 많이 호전된 것 같다고 한다.
다시 지난번과 같은 시진탕으로 1제를 더 지어주었고 그 후 연락이 없어 경과를 잘 모르고 있다.

2-2. 극심한 복통(腹痛), 식체(食滯), 운신곤란

다음은 조연상 선생의 경험이다.

● ○ ○ ○ 남 46세

어제 좀 늦게 퇴근하려는데 지나가던 아저씨가 급하다고 봐 달라고 하면서 친구가 체했는데 몸을 못 움직이니 침을 놓아 달라고 한다. 다시 한의원의 문을 열고 환자의 상태를 살펴보았다.
몸을 많이 쓰는 직업이다. 경과를 보호자로부터 들어보니, 오늘 아침에 삶은 계란을 먹고 나서 배가 아파서 바늘로 손가락을 따니 좀 나았다고 한다. 점심 때 배가 고파 콩국수를 먹다가 반 그릇만 먹고 그만 둘 수밖에 없었다. 일을 하는 중이라 배가 아픈 것을 억지로 참고 있었으나 이제는 도저히 참을 수가 없어서 늦었지만 급히 한의원으로 찾아왔다는 것이다. 환자를 보니 배가 너무 아파서 침대에 제대로 눕지도 못한다.
① 명치끝이 아프다. ② 복진을 하고자 오른쪽 갈비뼈 아래를 만져보니 마치 나무 판재처럼 굳어있고 ③ 살짝만 눌러도 바로 비명소리를 지른다. ④ 맥을 보니 급한 맥은 아니었고 열은 은은하지만 ⑤ 실열은 없었다. ⑥ 통증이 심하여 얼굴에는 끈적한 땀이 흐르고 ⑦ 얼굴색은 노랗게 변해 있다.
이 복통의 원인은 과로와 허랭에서 온 만성 염증이 급성으로 바뀌는 과정으로 판단되었다.
양의학적으로 진단이 나온다면 급성 위염과 급성 십이지장염 혹은 급성 담관염 간염 등의 범주에 들어있을 것이다.
한의학적으로는 허로로 인한 담음으로 아직은 기병에 속한다고 볼 수 있다. 소시호탕 합(合) 이진탕, 즉 시진탕으로(백

산제) 2시간마다 복용하도록 했다.
만약 밤에 열이 심하면 바로 종합병원 응급실로 가도록 미리 당부하여 두었다.
오늘 오후에 환자를 다시 보니
1. 어제의 꼼짝도 할 수 없는 극심한 복통이 나아서 아주 멀쩡해 있었다.
2. 어제 지어간 한약을 먹고 서서히 체한 것이 없어져 오늘은 죽도 먹고 지금은 일을 하다가 온 것이라고 한다.
3. 내가 이 증상은 식체로 인해서 나타난 것이 아니라고 해도 환자는 식체로 믿고 이렇게 말했다.
4. 비록 간단히 끝난 것 같아도 이 병증은 하루 이틀 된 것도 아니고 다시 발생할 수 있는 것이기 때문에 제대로 섭생하도록 신신당부를 했다.
5. 환자가 나가면서 하는 말이 전에도 어제처럼 똑같이 아파서 병원에 갔더니 큰 병원으로 바로 이송시켰다고 한다. 그런데 병원에서는 엉뚱하게 아픈 데가 아닌 맹장염이라 하면서 바로 수술을 했다고 한다.
6. 만일 맹장 꼭지가 붙어 있었다면 이번에도 그랬을 것이나, 없기 때문에 십이지장에서 대신 아파 준 것이라고 말해 주었다. 만약 이대로 그냥 내버려 두면 간과 담에 큰 병이 생길 수도 있다고 말하자. 하여간 활짝 웃으면 나갔다.
7. 맹장염(충수염)은 조금만 자신의 배에 관심을 가져보면 충분히 예방할 수 있고 또한 복막이 터지기 전에는 한약치료로 매우 잘 낫는데, 사람들이 무관심하기도 하고 한방치료에 대해 잘 모르니 아쉬운 마음이 들었다.

中統70 寶 노강음 露薑飮

生薑 四兩

治 痎瘧
[活　　套] 熱甚 煩燥 [淸心元] 一丸 調服
[用　　法] 取自然汁 以紗片蓋露 一宿 五更初飮之
[活套鍼線] 勞瘧(瘧疾) 痎瘧(瘧疾)
[適 應 症] 복랭, 하복랭, 수족랭, 복통, 설사, 식상, 남성 해독, 오심, 구역

처방설명 노강음은 허랭한 상태에서 나타나는 학질 증상을 치료하는 처방이다. 또한 약성을 응용하여 손발과 배가 차거나 배가 차서 복통이 나타나고 설사를 할 때 사용할 수 있다. 생강으로 학질을 치료하는 이치(理致)는 학질의 원인균을 죽이는 것이 아니라, 오래된 학질로 인해 체력이 과다하게 소모되고 전신허랭이 극심해져 오한(惡寒), 전율(戰慄)이 나타날 때 생강의 온열(溫熱)한 약성으로 허랭 상태를 개선하여 오한(惡寒)과 전율(戰慄)을 치료하는 것으로 이해하면 된다.

활투침선을 보면 담학(痎瘧)과 노학(勞瘧)에 사용하는 처방으로 분류되어 있다. 담학(痎瘧)은 담(痰)이 몰려서 생기는 학질 증세로 오한(惡寒)과 발열(發熱)이 번갈아 나면서 오한은 경(輕)하고 열은 더 심하며 구토(嘔吐), 두통(頭痛), 현훈(眩暈), 근육경련(筋肉痙攣) 등이 나타나고, 심하면 정신을 잃고 졸도하는 증상이 나타나는 학질의 한 형태이다. 학질모기에 감염되면 학질 원충은 간(肝)이나 적혈구(赤血球)에서 기생하게 되고, 어느 정도 시간이 지나면 간세포와 적혈구를 파괴하면서 또 다른 적혈구로 이동한다. 이렇게 적혈구가 파괴되면 혈액의 농도가 낮아지기 때문에 장기(臟器)와 조직(組織)에 충분한 영양분을 공급할 수 없게 되는데, 충분한 혈액공급이 이루어지지 않으면 기능이 저하될 수밖에 없고, 특히 소화기에 이러한 현상이 나타나면 소화기능이 떨어지고, 소화기조직이 이완되며, 이완된 조직 사이에 담음(痰飮)이 울체될 수 있다.

소화기에 담음(痰飮)이 울체되면 가장 먼저 나타나는 증상은 오심(惡心)과 구토(嘔吐) 증상이다. 그러나 학질이 치료되지 않고 지속하여 반복되는 경우에는 담음이 계속 증가하게 되므로 담음으로 인한 두통과 현훈이 나타날 수 있고, 더욱 심해지면 뇌에 영향을 주어 졸도하는 경우도 있다. 이처럼 오한(惡寒), 발열(發熱), 전율(戰慄) 등 학질 증상이 나타나면서 담음(痰飮) 증상이 수반되는 것을 담학(痎瘧)이라고 했고, 노강음 또한 담학에 사용하는 처방으로 되어 있는데, 허랭상태가 바탕이 되어 있으면서 담학 증상이 나타났을 때 사용한다. 그렇지 않고 소화기가 연약해진 상태에서 담학 증상이 나타났다면 사수음을, 발열(發熱)과 한열왕래(寒熱往來)가 강하게 나타나면서 담학 증상이 발생했다면 시진탕을 써야 할 것이다. 노강음은 학질을 오래 앓으면서 조직에 담음이 울체되었으나 허랭상태가 심하여 담음을 움직일 수 없을 때 생강의 강한 온열작용(溫熱作用)으로 담음이 제거할 수 있는 기반을 만들어준다고 할 수 있다. 특히 생강은 한담(寒痰)을 치료하는 약성이 있기 때문에 담학에 적합한 처방이라고 할 수 있다.

노학(勞瘧)에 사용하는 처방으로 되어 있다. 노학은 오한(惡寒)과 발열(發熱)이 심하지 않고 낮이나 밤에 발작하는데, 조금만 피곤해도 이내 발작하며 기허(氣虛)로 땀이 나고 식욕이 없는 특징이 있다. 노학(勞瘧)도 학질이 만성화되어 체력소모가 많아지고 결국은 허랭증상이 나타나는 것으로, 이 경우 몸을 보강하는 하인음이나 휴학음 등을 사용할 수도 있지만 허랭상태가 심한 경우에는 강하게 온열(溫熱)시켜 기능을 활

성화시키는 노강음을 써야 한다.

활투에 보면 열이 심하고 번조(煩燥)한 경우 청심원 1개와 함께 복용하라고 했는데, 이는 음극사양(陰極似陽)으로 볼 수 있다. 즉 몸이 허랭(虛冷)한데도 발열이 심한 것은 남아 있는 기력을 총동원하여 열을 생산해서 기능을 정상화시키고 질병을 물리치려는 인체의 대응현상인 것이다. 따라서 이때 나타나는 열은 허열(虛熱)이다.

이처럼 노강음은 생강의 뜨거운 약성을 이용하여 허랭한 상태에서 발생한 학질을 치료하는 데 쓰였으나, 지금은 학질을 거의 찾아볼 수 없으므로 복부허랭으로 인한 전신랭(全身冷), 수족랭(手足冷), 복랭(腹冷), 복통(腹痛), 설사(泄瀉) 등에 사용한다. 그러나 노강음을 복용한 후에 배가 찬 증상과 복통, 설사가 치료됐음에도 계속 복용하면 소화기점막을 자극하여 궤양이나 염증을 유발할 수 있어 주의해야 한다. 이것은 생강이 위액분비에 대해서 억제작용과 흥분작용을 동시에 가지고 있기 때문이다.

생강은 반하와 남성을 법제할 때도 사용하며 이들 약재를 생용(生用)하거나 과용(過用)했을 때 약독을 해독시키기 위해 복용하기도 한다. 반하를 날것으로 먹은 경우 반하의 독 때문에 반하가 식도를 지나갈 때 매우 고통스러울 정도의 쓰라림과 따가움을 느낀다. 이때 즉시 생강을 씹어 먹으면 통증이 바로 사라진다. 반하를 수치(修治)할 때 이러한 생강의 약리를 이용하여 반하의 약성을 감약(減弱)시키지 않으면서도 독성을 없애준다.

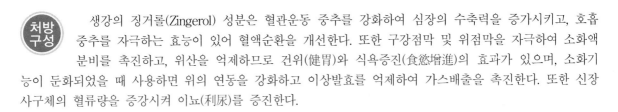

처방구성 생강의 징거롤(Zingerol) 성분은 혈관운동 중추를 강화하여 심장의 수축력을 증가시키고, 호흡중추를 자극하는 효능이 있어 혈액순환을 개선한다. 또한 구강점막 및 위점막을 자극하여 소화액분비를 촉진하고, 위산을 억제하므로 건위(健胃)와 식욕증진(食慾增進)의 효과가 있으며, 소화기능이 둔화되었을 때 사용하면 위의 연동을 강화하고 이상발효를 억제하여 가스배출을 촉진한다. 또한 신장사구체의 혈류량을 증강시켜 이뇨(利尿)를 증진한다.

처방비교 **냉부탕**과 비교하면 냉부탕은 대부자 반 개와 생강 10편으로 구성되어 있어 부자의 준열한 약성을 통해 몸 전체를 강하게 온열(溫熱)시켜 준다. 반면 노강음의 생강은 부자보다 인체를 온열시키는 작용이 약하지만 소화기를 온열시키는 작용이 강하다. 다만 생강 4냥(兩)을 한 번에 복용하므로 냉부탕 못지않게 온열성이 강하다고 볼 수 있다.

사역탕과 비교하면 사역탕은 감초, 건강, 생부자로 구성되어 있어서 체열이 극도로 결핍되어 있는 궐음증에 쓰거나, 허랭이 심화되어 근골조직에 병변을 일으켰을 때 사용하는 것으로 허랭 정도나 위급성이 더할 때 사용한다. 반면 노강음은 전신허랭, 복랭, 또는 허랭으로 인한 복통, 설사, 학질에 사용한다.

노강양위탕과 비교하면 두 처방 모두 허랭증상을 겸하고 있는 학질에 사용한다. 그러나 노강양위탕은 소화력이 약하고 허약하여 나타나는 구학(久瘧)에 사용하는 처방으로, 실제로는 연약한 사람의 허랭성 복통, 식욕부진과 소화기가 약한 사람의 보약으로 사용한다. 반면 노강음은 소화기연약과 상관없이 복부가 허랭한 상태에서 나타나는 복통(腹痛), 연변(軟便), 설사(泄瀉) 등에 사용한다.

→ 활용사례

1-1. 하복랭(下腹冷), 복통(腹痛), 설사(泄瀉) 남 38세 태음인
2-1. 수족랭(手足冷), 복랭(腹冷) 여 67세 태음인
3-1. 식상(食傷), 복통(腹痛) 여 53세 소양인 160cm 52kg
4-1. 식체(食滯) 후 구역(嘔逆), 오심(惡心), 식음곤란(食飮困難), 면부종(面浮腫), 두통(頭痛), 기핍(氣乏)

여 46세 태음인
5-1. 귓속 가려움, 인통(咽痛) 여 44세 소양인 158cm 51kg
6-1. 천남성의 독(毒) 남 45세
7-1. 생강의 이용

1-1. 하복랭(下腹冷), 복통(腹痛), 설사(泄瀉)

● 최 ○ ○ 남 38세 태음인 금은방 경기도 안양시 관양동

오래 전의 일이다. 보통 키에 몸통이 약간 굵으며 옆 가게에서 금은방을 하던 최 사장과 이런 저런 얘기를 하다가 생강을 먹고 나은 얘기를 듣고 기록한 것이다.

① 오래 전부터 배가 차다. ② 배가 찬 탓인지 수시로 배가 사르르 아프다. ③ 냉면이나 맥주 같은 찬 음식을 먹으면 배가 아프면서 설사를 한다. ④ 여름철 배를 안 덮고 자면 배가 아프고 설사를 한다. ⑤ 금은방을 하느라 활동을 못하고 항상 자리에 앉아 있다. ⑥ 몸 전체적으로는 차지 않다.

집안의 아주머니가 배가 찰 때는 생강을 달여 먹으면 낫는다는 말을 하여 생강을 달여 놓고 복용했다. 처음에 빈속에 마시니 속이 얼얼하고 따가운 느낌이 들어서 그 뒤부터는 식후에 즉시 복용하니 괜찮았다.

생강을 10여 일 복용하고 나니 어느덧 배가 찬 것이 없어졌고 손으로 배를 만져도 전혀 차지 않았다고 한다. 동시에 배가 아픈 것도 없어지고 얼마 전에는 찬 콩국수를 먹었는데 복통이나 설사가 없었다. 또한 요즘은 배를 안 덮고 자도 배가 아프거나 설사를 하는 일이 없다고 한다.

생강의 온열성이 하복의 허랭상태를 개선한 것으로 보인다. 생강단방이 생강즙을 내어 하룻밤을 지낸 뒤 복용하는 노강음과 다소 차이는 있겠으나 생강의 단방이고 기본적으로는 생강의 온열한 약성을 이용한다는 측면에서 생강단방 또한 노강음과 같은 약성을 이용한 치료방법이라 보고 노강음 치험례에 추가한 것이다. 노강음은 원래 학질 중 담학에 쓰는 처방이나 근래에는 학질이 거의 없어지고 생강의 온열한 약성을 이용하여 이처럼 복랭(腹冷)과 복랭으로 인한 여러 증상들을 치유할 수 있다.

2-1. 수족랭(手足冷), 복랭(腹冷)

● 권 ○ ○ 여 67세 태음인 경기도 안양시 관양1동

혼자 손자 셋을 돌보며 생계를 이어 간다는 할머니로, 사다리에서 떨어지면서 가슴을 다쳐 흉부타박상을 입어서 당귀수산을 복용하는 중에 생강을 복용한 그간의 경험을 알려 주었다.

① 손발이 차다. ② 날씨가 차지면 뱃속으로 찬바람이 들어온다.

수족랭(手足冷)과 복랭(腹冷)을 감안하여 매일 생강 1근인 400g씩 3개월간 달여 먹었는데, 생강을 3개월간 복용한 뒤부터 배에 찬바람 들어오는 것이 격감하였다.

3-1. 식상(食傷), 복통(腹痛)

● 조 ○ ○ 여 53세 소양인 주부 160cm 52kg 서울특별시 강남구 도곡2동

이 글은 시각에 따라서는 노강음의 취지와 복약의 양이나 가공여부 등에서도 차이가 있지만 노강음이 결국 생강즙이라는 데 근거를 두고 노강음의 이해를 돕고자 생강의 가공물인 생강차의 활용을 포함시킨 것이다.

보통 키에 약간 여윈 편이며 소양인 성품을 가진 필자의 아내이다. 어제 일이었는데 아침 7시경에 건넌방에서 원고작업을 하고 있는데 아내가 배가 아프다고 고함을 지르며 나를 찾는 것이다. 그래서 급히 가서 보니

① 침대에 누워 있는 채로 배를 움켜쥐고 배가 몹시 아프다며 얼굴을 찡그리고 있다. ② 20여 일 전에도 회를 먹고 자다가 여행지에서 새벽에 이런 통증이 있어 소합향원을 먹고 일시 통증이 중단되어 집으로 돌아온 뒤 인삼양위탕 10첩을 먹고 겨우 나은 적이 있다. ③ 그래서 지난번의 위경련과 같은 복통이 잔존해 있다가 재발한 것이 아닌가 싶어서 어제 밤에 무엇을 먹고 잤느냐고 물어 보았다. ④ 그랬더니 어제 밤늦게 참외를 하나 깎아 먹고 잤다는 것이다. 아내가 유난히 참외를 좋아해서 제철이 아닌데도 참외를 자주 사오곤 했다. ⑤ 평소 소화력은 좋은 편이며 늘 대변이 시원하게 잘 나오지 않으며 1일 1~2 차례씩 새벽이나 아침에 대변을 본다.

성질이 찬 참외를 먹고 복통이 발생했으나 당장 이러한 복통에 즉효가 있는 평위산이나 인삼양위탕, 더 적합하게 보자면 계강양위탕이 준비되어 있는 것도 아니어서 우선 급히 뜨거운 상태로 먹일 물부터 끓였다. 이럴 땐 뜨거운 꿀물이나 설탕물만 마셔도 우선은 통증이 가라앉는데, 마침 꿀도 없었다. 아내에게 생강이 있느냐고 묻자 생강은 없고 벽장에 생강차가 있다고 한다.

참외로 인한 냉상이니 성질이 뜨거운 생강만 먹어도 낫는 것을 많이 경험했기 때문에 대신 생강차라도 먹여야겠다고

생각하고 급히 끓인 물에 생강차로는 많은 양인 3봉을 타서 먹였다.
뜨거운 생강차를 마시자마자 복통은 조금 감소하기 시작했고 마신지 5분 정도가 지나서는 복통이 사라졌다. 아침에 인삼양위탕 2배량으로 6첩을 달여서 복용하니 그 후로는 복통이 나타나지는 않았다. 아직은 3일이 지난 상태이므로 좀 더 관찰해 보아야 하나 과식을 하거나 당분간 찬 성질이나 찬 음식을 먹지 않고 조심한다면 쾌유할 것으로 판단되었다.

4-1. 식체(食滯) 후 구역(嘔逆), 오심(惡心), 식음곤란(食飮困難), 면부종(面浮腫), 두통(頭痛), 기핍(氣乏)

다음은 조연상 선생의 경험이다.

● ○ ○ ○ 여 46세 태음인 서울특별시 서초구 잠원동 한양아파트

15일전 아내의 일이다.
① 어제부터 체했다고 한다. 약도 먹고 손을 따기도 했으나 도무지 차도가 없다. ② 지금은 죽도 못 먹고 있다. ③ 오심(惡心)과 구토(嘔吐)가 계속되고 있다. 물론 지금은 토해도 나올 것이 없고 토하고 싶기만 하다. ④ 오른쪽 머리가 아프다. ⑤ 안검(眼瞼)과 얼굴이 붓는다. ⑥ 입술은 조금 연한 자색을 띤다. ⑦ 그래서 눈이 조금 빨개지기도 한다. ⑧ 몸 기운은 구토로 힘든 탓인지 축 늘어진 모습이다. ⑨ 맥의 빠르기와 깊이가 평(平)한데 다만 세기가 조금은 현(弦)하다. ⑩ 혀에는 엷은 백태(白苔)가 있다.
급한 대로 위를 따뜻하게 할 수 있는 생강을 생각했고 생강을 많이 넣고 물을 적게 넣어 달이고(시간이 없었으므로) 설탕을 타서 주었다.
아내는 고통스러운 증상에 비해 너무 싱거운 조치가 아닌가하는 눈치도 있었지만 그래도 믿는 마음이 있는지라 별말 없이 받아 마셨다.
한 10분이 지나자 반가운 소리가 들렸다.
1. 이제는 넘어 올라오는 것이 없어졌다는 것이다.
2. 그리고 잠시 후에는 죽을 먹을 수가 있었다.
약 2시간 후에는 다시 구토가 시작될 것 같다고 하기에 좀 더 진하게 달여 주었다.
1. 생강탕을 마시고는 이후에는 더 이상의 증상이 없었다.
2. 얼굴의 부기가 바로 빠졌다.
3. 밤에는 완전히 정상으로 되어 그동안 못 먹었던 밥을 먹었다.
4. 두통과 기운이 없는 것이 모두 정상으로 돌아왔다.

5-1. 콧속 가려움, 인통(咽痛)

다음은 박영진 선생의 경험이다.

● 박 ○ ○ 여 44세 소양인 주부 158cm 51kg 경기도 안양시 만안구 안양9동

11월 27일 기온이 뚝 떨어져 날씨가 제법 차갑던 때였다. 저녁을 마친 후 서점에 요가 책을 사러 갔었고 돌아오는 길에 시장골목으로 걸어오면서(7시30분경) 포장마차에서 순대에 소주 3잔을 마시고 아이스크림을 먹었다. 날씨가 추운 때여서인지 아이스크림을 조금 먹자 갑자기 춥고 서늘한 기운이 느껴져 절반을 먹고 나머지는 남편에게 주었다. 이후 날씨가 추웠으나 산책도 할 겸으로 집까지 약 40분을 걸어왔다.
① 집에 들어와 잠시 시간이 지나자 침을 삼킬 때마다 코 안쪽에서부터 목젖 있는 데까지가 간질거리고 따끔거렸다.
② 평소 인후 쪽이 예민하여 이 같은 증상이 나타나면 어김없이 감기로 진행되어 왔었다.
그래서 또다시 감기가 시작되지 않을까 은근히 걱정이 되어 지난번 설탕에 재운 생강차를 구입한 것이 생각나 따뜻한 물에 타서 마셨다. 뜨거운 생강차를 큰 컵에 하나 가득 타서 후~후 불어가며 천천히 마셨더니
1. 마신 지 5분 후 간질거리고 따끔거리던 증상이 절반 정도 없어졌다.
2. 20분 경과 후 더욱 경미해져 그 증상이 느껴지지 않았다.
3. 다음날 아침에 일어나보니 인후통(咽喉痛)은 다시 나타나지 않았다.
그 이후 3일이 지난 지금까지 다시 나타나지 않았다.

6-1. 천남성의 독(毒)

다음은 서영학 선생의 경험을 채록한 것이다.

● ○ ○ ○ 남 45세 서울특별시

남한산성에 등산을 갔던 남자 4명이 길 옆에 있는 토란 같은 식물을 보고, 토란으로 착각하여 여러 명이 모여 불에 구워서 술안주로 먹었는데

① 그것을 먹고 난 뒤 목안이 따갑고 아리고 아프기 시작하여 결국은 모두 입안과 목이 다 헐고 피를 토(吐)하며 겨우 기진맥진하여 집에 들어왔다. ㉠ 병원에 가서 응급조치를 받았으나 입안과 목, 식도가 따갑고 쓰린 것은 여전하며 지금 집에 누워있는데 다 죽게 되었다고 한다. ② 그래서 그들 중 한 사람의 딸이 나을 수 있는 약이 없느냐고 문의해 왔다. ③ 약초의 생김새를 묻자 남성이 봄철에 한창 성장하는 형태였다. ④ 그래서 약초의 모양이나 그것을 먹고 난 지금의 증상으로 볼 때 남성을 생것으로 먹고 나타난 현상이라 짐작했다.

남성은 반하와 같은 거담제(祛痰劑)로서 매우 약성이 강하여 그냥 복용하면 자극이 강한 만큼 입안과 목이 따갑고 아프며 참기가 어렵다. 반하를 복용할 때도 같은 현상이 일어난다. 그래서 반하를 수치할 때 생강즙으로 수치하는 것인데 남성 독을 제거하는 치료 방법은 이 생강즙을 마시는 것이다.

찾아온 아가씨에게 낫게 해주면 어떻게 할 것이냐고 말하자 반색을 하면서 나을 수 있는 방법이 있느냐고 묻는다. 그래서 시장에 가서 생강을 사다가 즙을 내어 한 사발 정도 마시라고 했다. 생강도 자극성이 강하여 평소에 한 사발을 마시게 되면 속이 쓰리거나 아프게 되는 것은 자명하나 이렇게 반하나 남성의 복용으로 생긴 증상이 나타났을 때는 오히려 그러한 현상이 없이 남성의 독만 치료된다. 이 아가씨는 일러준 대로 생강즙을 내어 복용하게 했다.

그 생강즙을 한 그릇 복용한 뒤에 통증이 즉시 없어지고 피 토하고 입안이 헐었던 것이 모두 호전되고 쾌차하여 정상으로 회복되었다. 생강도 매우 독한 것으로 정상인이 그냥 복용하면 고통스러울 텐데, 이 사람의 경우 생강이 천남성 독을 제거하는 역할을 하기 때문에 큰 부작용 없이 치료되었다고 생각할 수 있다.

7-1. 생강의 이용

생강은 음식이자 약이다. 생강은 맛이 맵다. 따라서 음식의 맛을 내거나 조화시키는 데 한몫을 하는 향신료이자 조미료 역할을 하고 있다. 생강은 음식뿐만 아니라 약물로도 많이 사용되며 특히 가정에서 누구나 손쉽게 사용할 수 있는 점이 장점이다.

1. 생강의 성질

생강은 매운 맛의 특성상 그 성질이 뜨겁다. 즉 생강의 매운 맛은 뜨거운 성질을 가지고 있어서 우리 몸에 흡수되면 열을 발생하게 되며 몸을 덥게 하는 작용이 있다.

2. 생강의 사용 대상

생강은 열을 내거나 우리 몸을 덥게 하므로 우선 열이 필요한 사람이나 증상에 적합하다.

① 평소 배가 찬 사람 ② 평소 몸이 찬 사람 ③ 평소 손발이 찬 사람 ④ 평소 추위를 많이 타는 사람

⑤ 찬 것을 먹으면 배탈이 잘 나는 사람 ⑥ 평소 배가 차서 설사를 자주 하는 사람 ⑦ 평소 묽은 변을 보는 사람

3. 생강을 금해야 될 사람

① 평소 몸이 뜨거운 사람 ② 평소 몸에 열이 많은 사람 ③ 손발에 열이 많은 사람 ④ 찬물이나 찬 음식을 좋아하는 사람 ⑤ 변비가 심한 사람 ⑥ 속이 쓰린 사람 ⑦ 위궤양, 십이지장궤양이 있는 사람

4. 생강을 먹는 방법

일반적으로 생강을 먹는 방법은 끓여서 마시는 생강차가 있다. 이 때 생강이 매우므로 꿀이나 설탕 또는 대추나 인삼을 넣어 마신다. 그 외는 생강을 설탕에 절여 말린 편강과 생강가루 등이 있다. 영국 같은 곳에서는 생강잼, 생강쿠키, 생강비스킷, 생강빵, 생강캔디, 생강캡슐 등이 있으며 이것은 차고 흐린 기후에서 체온을 유지하기 위해 발달한 음식문화임을 알 수 있다.

5. 생강의 복용시간

가급적 생강의 자극성을 피하기 위해 식사와 함께 또는 식후 즉시 복용하는 것이 좋다. 횟수는 1일 1회 또는 2회이며 몸이 찬 사람은 저녁식사시에 먹는 것이 좋다.

中統71 寶 평진탕 平陳湯

蒼朮 半夏 各二錢 **厚朴 陳皮 赤茯苓** 各一錢二分半 **甘草** 七分 薑三片 棗二枚

[出　典]
東醫寶鑑 : 治食栖
方藥合編 : 治食瘧
[活　套] 挾滯 加山査·神麯·檳榔·草果·烏梅　① 有熱 加柴胡 二~三錢 黃芩 一~二錢
[活套鍼線] 食瘧(瘧疾)
[適 應 症] 식체빈발, 식체, 소화불량, 오심, 트림, 차멀미, 구토, 복통, 명치통, 위통, 복명, 연변, 설사, 대변빈번, 후중감, 매핵기, 식욕부진, 항강, 숨참, 두중, 두통, 현훈, 가위눌림

처방설명 평진탕은 식체(食滯), 식체빈발(食滯頻發), 식체로 인한 설사(泄瀉), 소화불량(消化不良), 오심(惡心), 구토(嘔吐), 차멀미, 비민(痞悶), 식욕부진(食慾不振), 설사(泄瀉), 연변(軟便), 대변빈번(大便頻繁) 등에 주로 사용한다. 또한 소화불량이나 소화기의 습담 울체로 인한 현훈(眩暈), 두통(頭痛), 두중(頭重), 다몽(多夢), 곤권(困倦), 신중(身重) 등에도 사용한다. 본래는 학질(瘧疾)에 사용하는 처방이지만, 소화기조직에 울체되어 있는 습담(濕痰)을 제거하고 소화기의 운동성을 증가시키는 약성을 이용하여 다양한 증상에 광범위하게 응용하는 명방(名方)이라고 할 수 있다.

소화기는 음식물을 소화·흡수할 뿐만 아니라 소화과정에 필요한 많은 양의 소화액을 분비하고 재흡수한다. 따라서 소화기조직이 손상되거나 연약해지면 소화액을 비롯한 많은 양의 점액질이 소화기조직 내에서 느리게 이동하므로 정체될 가능성이 높아진다. 이렇게 원활하게 소통되지 못하는 점액들은 담음(痰飮)으로 작용할 수 있어 소화기조직을 이완시키고 점차 무력하게 하여 본래의 기능을 제대로 수행할 수 없게 만든다. 이 경우 평진탕은 평위산의 소화기운동성 증가의 작용과 이진탕의 거담작용(祛痰作用)을 이용하여 소화장애를 치료한다. 특히 담음(痰飮) 체질로서 자주 체하는 사람의 식체(食滯)나 소화불량(消化不良)에는 대단히 효과가 좋다.

평진탕은 식체빈발(食滯頻發)에 자주 사용한다. 식체빈발은 소화기조직이 이완되어 소화작용이 원활하게 이루어지지 못하기 때문에 나타난다. 소화기조직이 이완되는 원인은 다양하지만 선천적으로 소화기능이 약한 경우가 아니라면 소화기의 운동성저하와 담음울체가 주요한 원인이다. 이 경우 평진탕을 복용하면 소화기의 운동성이 증가되면서 담음이 제거되기 때문에 당장 식체뿐 아니라 식체가 빈발되는 원인이 제거된다. 물론 식체빈발을 치료하기 위해서는 1제 이상 복용할 필요가 있으며, 복용량도 2~3배 증량하여 복용할 필요가 있다.

평진탕은 오심(惡心)에도 많이 활용한다. 오심은 소화기조직에 담음(痰飮)이 울체되었을 때 발생하는 경우가 많다. 세분하면 담음(痰飮) 중에서도 담(痰)의 성향이 강한 경우에는 이진탕이나 도담탕을 사용하고, 음(飮)의 성향이 강한 경우에는 오령산이나 영계출감탕을 사용한다. 그러나 소화기의 운동성이 저하되어 있으면서 담음이 있을 경우에는 소화기의 운동성을 증가시키면서 거담(祛痰)시켜야 하므로 평위산에 이진탕이 더해진 평진탕을 사용하는 것이 좋다.

평진탕은 설사(泄瀉)와 연변(軟便)이 있을 때도 사용한다. 담음이 위장(胃腸)부위에 울체되면 구토, 오심, 트림이 나타나지만, 대장부위에 울체되면 대장(大腸)의 수분흡수기능이 원활하지 않아 연변과 설사가 나타날 수 있다. 이 경우 평진탕을 복용하면 담음이 제거되고 소화기의 운동성이 증가하여 증상이 치료된다.

평진탕은 차멀미도 치료할 수 있다. 차멀미는 소화기에 울체된 담음이 전정기관에 영향을 주어 나타나는 현상이다. 이 경우 영계출감탕, 오령산 등 다양한 처방을 쓸 수 있지만 평진탕도 차멀미를 치료하는 빈용처방 중 하나이며, 식체빈발(食滯頻發)이 있는 사람이나 만성적으로 오심(惡心), 구토(嘔吐) 증상이 있는 사람에게 적합하다.

평진탕을 현훈(眩暈), 두중(頭重), 두통(頭痛)에 사용할 때는 이런 증상과 소화불량이 동반되었을 때이다. 소화기조직에 울체된 담음으로 인해 혈액이 소화기관에 몰려 뇌에 일시적 허혈상태가 되거나, 뇌조직에 담음이 과다하게 울체되어 혈행장애를 유발했을 때 현훈과 두중이 나타날 수 있고, 이러한 상태에서 뇌압이 증가하면 두통이 나타날 수 있다. 이 경우 소화기의 담음을 빼주면 소화불량도 치료되고, 뇌조직에 울체된 담음도 제거되므로 현훈, 두통, 두중이 치료된다.

다몽(多夢), 곤권(困倦), 신중(身重)이 나타났을 때, 습담(濕痰)으로 인한 소화불량이 동반된다면 평진탕을 사용할 수 있다. 다몽은 소화기에 울체된 습담이 심장을 포함한 순환기에 영향을 주어 심기능이 약해졌을 때 나타나므로 이때 평진탕을 복용하면 치료될 수 있다. 곤권과 신중도 담음이 과다하게 울체되어, 특히 소화기조직에 담음이 울체되어 소화기의 운동성이 저하되고 조직이 이완되었을 때 나타나므로 평진탕으로 치료할 수 있다.

동의보감의 조문에 식서(食栖)를 치료한다는 표현은 음식상이 소화기에 영향을 주어 소화기능이 상당히 저하되어 있다는 것을 의미한다. 이것은 단순한 소화불량뿐 아니라 소화기의 기질적인 변화로 인해 소화불량이 지속적으로 유발되고 있음을 의미한다. 여기서 식서(食栖)는 식담(食痰)과 유사한 것으로 이해해야 할 것이다. 즉 소화기조직에 담음이 울체되고 운동성이 저하된 것으로 생각할 수 있다. 따라서 식서는 식상이 빈발하여 소화기조직이 이완되거나, 식상이 오래 지속되어 이완된 조직에 울체된 담음이 소화기능을 저하시키고 있는 상태를 의미하는 것으로 볼 수 있다. 결과적으로 평진탕은 평위산처럼 식상(食傷)에도 사용하지만 담음으로 인해 소화기조직이 이미 이완되어 있는 상태에 사용하기 때문에 식상이 빈발되는 증상에 빈용하며, 소화기조직에 담음이 울체되어 있으므로 오심, 트림, 차멀미 같은 증상이 동반되는 경우가 많다.

평진탕은 본래 식학(食瘧)에 사용하는 처방이었다. 학질원충이 체내에 들어오면 적혈구가 파괴되기 때문에 각종 장기(臟器)에 혈액공급이 불량해지고, 그 결과 기능이 저하될 수밖에 없다. 특히 소화기능이 저하되었을 때는 학질 증상과 함께 소화불량, 식욕부진, 오심, 구토 등이 발생할 수 있는데 이를 식학(食瘧)이라고 했고, 이럴 때 사용하는 처방 중에 하나가 평진탕이었다. 그러나 학질 환자를 거의 만날 수 없기 때문에 약성을 응용하여 위의 다양한 증상에 사용하고 있는 것이다.

필자의 평진탕 처방기준은
① 담음성 소화장애에 두루 쓰며
② 평소 잘 체하는 사람
③ 차멀미를 자주 하는 사람
④ 오심과 함께 소화불량이 있는 사람
⑤ 살이 무른 담음체질로서 주로 태음인에 애용하고 있다.

처방구성 처방구성을 보면 평위산과 이진탕을 합했다. 창출은 소화기의 운동성을 증가시키는 작용이 있는데, 실험을 통해 창출이 포함된 처방을 토끼에게 주입했을 때 장을 흥분시켜 연동운동(蠕動運動)을 일으키는 것으로 밝혀졌다. 후박은 소화기의 운동을 촉진, 또는 경련을 억제하는 작용이 있어 소화・흡수에 도움을 주는 것으로 밝혀졌으며, 위액분비를 억제하여 항궤양작용을 한다. 진피는 소화관의 운동을 강화하여 가스배출을 촉진하고 모세혈관 탄력을 강화하여 미소출혈(微少出血)을 방지한다.

반하는 중추성 구토나 점막자극에 의한 구토를 억제하고 인후점막자극으로 인한 해수(咳嗽)를 억제한다. 적복령은 세뇨관의 재흡수를 억제하여 이뇨(利尿)를 증진하므로 부종을 경감시킨다. 자감초는 위산분비를 억제하고, 위점막을 보호하는 항궤양작용을 한다.

처방비교 **정전가미이진탕**과 비교하면 두 처방 모두 공통적으로 이진탕을 포함하고 있다. 그러나 정전가미이진탕은 주로 소장, 대장에 담음이 울체되어 소화불량, 가스 참, 식체빈발 등이 발생했을 때 사용하는 경우가 많다. 반면 평진탕은 담음성 설사(泄瀉)나 연변(軟便) 등에도 사용하지만, 위(胃) 부위의 담음으로 인한 식체빈발이나 오심, 차멀미 등에 사용하는 빈도가 높다.

반하백출천마탕과 비교하면 두 처방 모두 담음울체로 인한 소화불량(消化不良)과 소화불량을 겸한 두중(頭重), 두통(頭痛), 현훈(眩暈)에 사용한다. 그러나 반하백출천마탕에는 소도제와 보기제가 포함되어 있어 저하된 기능을 보강하면서 상기(上記) 증상을 치료한다. 반면 평진탕에는 보기제와 소도제(消導劑)는 없지만 소화기의 운동성을 증가시키는 작용과 거담작용을 통해 소화기능을 정상화시켜 상기(上記) 증상을 치료한다.

평위산과 비교하면 두 처방 모두 소화불량과 식체에 사용한다. 그러나 평위산은 과식, 생랭물 섭취 등으로 인해 소화기의 운동성이 저하되었을 때 사용하는 반면, 평진탕은 소화기에 담음이 울체되어 증상이 만성화되었을 때 사용하며, 식체보다는 식체빈발에 사용한다.

→ 활용사례

1-1. 식체빈번(食滯頻繁), 구토(嘔吐), 두통(頭痛) 남 42세 태음인
1-2. 식체(食滯), 복통(腹痛), 기핍(氣乏) 여 61세 태음인
1-3. 식체빈번(食滯頻繁), 소화불량(消化不良) 여 21세 태음인 165cm 50kg
1-4. 식체빈발(食滯頻發) 여 52세 150cm 60kg
2-1. 소화불량(消化不良), 두통(頭痛) 남 35세 소양성태음인
2-2. 소화불량(消化不良) 여 30세 태음성소양인
2-3. 복부창만(腹部脹滿), 현훈(眩暈), 매핵기(梅核氣) 남 26세 태음인 175cm 76kg
3-1. 오심(惡心), 식욕부진(食慾不振), 두통(頭痛) 남 18세 태음인
3-2. 오심(惡心), 후중감(後重感), 두중(頭重) 여 53세 태음인
3-3. 차멀미, 오심(惡心), 현훈(眩暈), 복통(腹痛), 식체빈번(食滯頻繁) 남 13세 태음인
3-4. 차멀미, 혈색불량(血色不良) 여 39세 태음인
4-1. 트림, 느글거림, 소화불량(消化不良) 남 26세 태음인
4-2. 트림, 속답답, 명치통, 복명(腹鳴), 연변(軟便) 여 34세 태음인
4-3. 트림, 오심(惡心) 여 29세 소양성소음인 160cm 45kg
5-1. 소아복통(小兒腹痛), 구토(嘔吐) 남 6세 태음인
5-2. 상복통(上腹痛), 매핵기(梅核氣), 구역(嘔逆), 식체빈발(食滯頻發), 항강(項强) 여 31세 태음성소양인
5-3. 명치통, 불면(不眠), 식욕부진(食慾不振) 남 27세 태음인
6-1. 속쓰림, 가스참, 식체빈번(食滯頻繁), 기허(氣虛), 소화불량(消化不良) 여 63세 태양성소양인
6-2. 속쓰림, 속느글거림, 헛구역, 구토(嘔吐) 남 31세
7-1. 설사(泄瀉) 남 44세 태음인
7-2. 만성변비(慢性便秘), 오심(惡心), 소화불량(消化不良), 현훈(眩暈) 남 34세 소음성태음인 165cm 60kg
8-1. 두통(頭痛), 복통(腹痛), 오심(惡心), 수족(手足) 저림, 종아리쥐남 여 27세 태음성소음인
8-2. 편두통(偏頭痛), 대변빈번(大便頻繁) 여 21세 태음인

8-3. 식체(食滯) 후 두중감(頭重感) 남 35세 태음인
8-4. 현훈(眩暈), 오심(惡心), 소화불량(消化不良), 식체빈번(食滯頻繁) 여 39세 소양인
9-1. 요통(腰痛), 하복통(下腹痛), 오심(惡心), 소화불량(消化不良), 다리저림, 숨참 여 43세 태음인
10-1. 습담(濕痰), 식은땀 여 60대 후반
11-1. 비색(鼻塞) 남 62세 태음인
12-1. 가위눌림 남 28세 태음인
13-1. 실패례 여 15세 태음인
13-2. 실패례 여 24세 소음성소양인 160cm 52kg
13-3. 실패례-소화불량(消化不良) 남 27세 태음인 170cm 61kg

1-1. 식체빈번(食滯頻繁), 구토(嘔吐), 두통(頭痛)

● 조 ○ ○ 남 42세 태음인 경기도 안양시 관양동

보통 체격에 태음인으로 보이는 남성이다.
① 4~5년 전부터 자주 체한다. ② 체하면 구역질을 한다. ③ 역시 체했을 때는 눈알이 빠지는 듯 머리가 아프다.
태음인 남자의 잦은 식체와 식체 뒤에 오는 구역질과 두통을 목표로 평진탕 3배량에 신속한 소도(消導)를 위하여 산사 3돈, 신곡 3돈을 더하여 10일분 20첩을 지어주었다.
약 14개월 뒤에 다시 왔을 때 확인해 보았다. 지난번 약을 복용한 후
1. 식체와 구역질이 사라졌다.
2. 두통이 소실되었다고 한다.
이번에는 뒷목이 뻐근하고 머리가 무겁고 신경을 많이 쓴다고 하여 행기향소산을 지어주었다.

1-2. 식체(食滯), 복통(腹痛), 기핍(氣乏)

● 성 ○ ○ 여 61세 태음인 경기도 안양시 관양동 우성빌라

보통 키에 약간 뚱뚱한 태음인 할머니이다.
① 어제 점심으로 먹은 것이 체한 듯 배가 뒤틀린다. ② 기운이 없다. ③ 전부터 체기가 있었으며 어려서부터 소화기가 약했다. ④ 오래전부터 간혹 잠을 못 이룬다. ⑤ 아랫배가 아주 차고 발이 시리다. ⑥ 신맛 음식을 싫어한다. ⑦ 식욕이 좋은 편이나 신경을 쓰면 잘 체하고 소화가 잘 안 된다. ⑧ 아주 불규칙적으로 대변을 보며 변비가 있다. ⑨ 소변을 자주 본다. ⑩ 피로하고 기운이 없으며 몸이 무겁다. ⑪ 아침에 얼굴이 붓고 손이 저리다. ⑫ 가슴이 두근거리고 답답하며 열이 자주 오른다. ⑬ 잘 놀라며 불안하고 짜증이 많다. ⑭ 허리와 무릎이 쑤신다. ⑮ 땀이 없다.
늘 체기가 있는 태음인 할머니의 식체(食滯)와 복통(腹痛)을 목표로 평진탕 2배량으로 3일분 6첩을 지어주었다.
약 7개월 뒤 몸살감기로 다시 내방했을 때 확인해 보니, 지난번 약을 복용한 이후 배가 뒤틀리고 아프던 것과 기운 없던 것이 모두 소실되었다고 한다.
지금은 몸살로 인해 전신이 아프다고 하여 오적산을 지어주었다.

2-1. 소화불량(消化不良), 두통(頭痛)

● 정 ○ ○ 남 35세 소양성태음인 경기도 안양시 달안동 샛별한양아파트

보통 체격에 소양성태음인 남자로 포클레인 운전기사이다. 예전에 삼출건비탕과 향사육군자탕을 복용한 적이 있다. 이번에는 1달 전 돼지고기를 먹고 체한 이후로
① 과식하면 전혀 소화가 되지 않는다. ② 원래부터 소화기가 약하다. ③ 쉽게 피로하고 기운이 없다.
④ 가끔 아침에 우측 머리가 띵할 때가 있다. ⑤ 신경을 많이 쓰는 편이다. ⑥ 모든 음식을 가리지 않고 먹고 술을 자주 마시는 편이다. ⑦ 식욕은 좋으나 입이 짧다. ⑧ 소화가 잘 안 되어 헛배가 부르고 가스가 차며 트림을 한다. ⑨ 빈속이거나 과식하면 속이 쓰리다. ⑩ 음주를 하면 설사를 한다. ⑪ 얕은 잠을 잔다. ⑫ 잘 때 다리가 떨린다.
신경을 많이 쓴다는 소양성태음인 남자의 식체 뒤에 발생한 소화불량, 피로, 두통을 목표로 평진탕 3배량에 녹용 1돈을 더하여 10일분 20첩을 지어주었다.
약 11개월 뒤 밤에 기침이 심하다며 다시 왔을 때 확인해 보니, 지난번 약을 복용한 이후 소화가 잘 안 되는 것과 머리 아프던 것이 많이 좋아졌다고 한다.

2-2. 소화불량(消化不良)

● 김 ○ ○ 여 30세 태음성소양인 경기도 안양시 관양1동

보통 체격에 태음성소양인으로 보이는 주부로 임신오조(妊娠惡阻)로 보생탕을 복용한 적이 있다.

① 뭔가 얹힌 듯 소화가 잘 안 된다. ② 추위를 탄다. ③ 감기에 자주 걸리며 감기에 걸리면 코가 막히고 머리가 아프다. ④ 따뜻한 것을 좋아하고 찬 음식을 싫어한다. ⑤ 신경을 쓰면 속이 거북하고 막힌 것 같으며 메슥거린다.

따뜻한 음식을 좋아하는 태음성소양인 주부의 소화불량을 목표로 평진탕 2배량에 황기 4돈, 인삼 4돈을 더하여 10일분 20첩을 지어주었다.

약 7개월 뒤에 내방했을 때 확인해 보니, 지난번 약을 복용한 후 소화불량이 거의 소실되었다고 한다. 그러나 근래에 재발하여 식후에 속이 거북하고 답답하며 뜨거운 것을 마시면 증세가 덜하다고 한다. 병원에서는 위궤양이라고 한다. 이 주부에게는 이 처방이 적합한 것으로 보고 전과 같은 처방에 소엽, 곽향 1.5돈을 더하여 10일분 20첩을 지어주었다.

3-1. 오심(惡心), 식욕부진(食慾不振), 두통(頭痛)

● 홍 ○ ○ 남 18세 태음인 경기도 안양시 관양동

보통 체격에 태음인으로 고등학생이다.

① 3~4년 전부터 평소에 항시 속이 약간씩 느글거린다. ② 식욕이 부진하다. ③ 상기(上氣)와 동시에 양 관자놀이 부분이 아프다. ④ 갑자기 추위를 타며 몸이 떨린다. ⑤ 허리가 아프다.

3~4년부터 지속되어온 오심(惡心)을 목표로 평진탕 3배량으로 5일분 10첩을 지어주었다.

16일 뒤에 내방했을 때 확인해 보니, 지난번 약을 복용한 후 속이 느글거리던 것과 머리가 아프던 것이 경감되고 식욕도 증진되었다며 약을 더 지어달라고 한다.

약이 효과가 있으므로 같은 처방으로 5일분 10첩을 지어주었다.

3-3. 차멀미, 오심(惡心), 현훈(眩暈), 복통(腹痛), 식체빈번(食滯頻繁)

● 정 ○ ○ 남 13세 태음인 중학생 경기도 안양시 박달동

보통 키에 깨끗하고 맑아 보이며 태음인으로 보이는 중학생이다.

① 3일 전부터 속이 느글거린다. ② 동시에 윗배가 사르르 아프다. ③ 현훈(眩暈)이 있는데 앉았다 일어설 때 더 심하고 어지러움이 심해 오늘은 학교를 못 갔다고 한다. ④ 어려서부터 늘 차멀미를 해왔다. ⑤ 평소부터 잘 체한다는 것이다.

태음인 중학생의 현훈(眩暈)을 겸한 오심(惡心), 상복통(上腹痛)과 식체빈발(食滯頻發)을 목표로 반하백출천마탕 2.5배량으로 10일분 20첩을 지어주었다.

4개월 뒤 할머니와 함께 와서 지난번 그 약을 먹고 별 차도가 없는 것 같다고 한다. 이번에는 증세가 거의 같지만 보약을 지어달라고 하여 오심증세가 어느 때 발생하는지 물어 보니, 신경을 쓰거나 시험 보기 전에는 더 심하다고 한다.

이번에는 태음인 중학생의 오심(惡心), 현훈(眩暈)과 식체빈발(食滯頻發), 차멀미를 목표로 평진탕 3배량에 태음인이며 신경을 쓰면 오심이 더한 점으로 보아 심장기능이 약하다고 보고 석창포 1.5돈, 산조인, 백자인 2.5돈을 더하고 원기(元氣)를 돋우고자 인삼 4돈, 녹용 1돈을 더하여 6일분 6첩을 지어주었다.

11개월 뒤인 다음해 4월에 보약을 지으러 다시 왔을 때 어머니에게 얘기를 들어 보니, 두 번째 지어간 그 약을 먹고 효과가 좋았다고 한다. 우선 밥을 아주 잘 먹으며 오심과 상복통, 현훈, 식체빈번, 차멀미가 소실되었다고 한다. 부모님의 요청대로 보약을 지어달라고 하여 건리탕 3배량에 황기, 진피, 녹용을 더하여 5일분으로 5첩을 지어주었다.

3-4. 차멀미, 혈색불량(血色不良)

● 권 ○ ○ 여 39세 태음인 경기도 안양시 비산3동 삼호아파트

보통 키에 약간 뚱뚱한 태음인 주부로 감기로 오적산을 복용한 후 나은 적이 있다.

① 약 20일 전 구정 때 차멀미를 한 이후 속이 계속 좋지 않다. ② 원래부터 차를 타면 멀미를 자주 한다.

③ 멀미를 한 이후 기운이 하나도 없다. ④ 혈색(血色)이 나쁘다. ⑤ 약간 추위를 타며 선풍기와 에어컨 바람을 싫어한다. ⑥ 손과 발, 배 전체가 차다. ⑦ 따뜻한 음식을 좋아한다. ⑧ 식욕은 좋고 식사량은 보통이다.

⑨ 소화력은 좋으나 찬 음식을 먹거나 배를 차게 하면 소화가 안 된다. ⑩ 대변이 묽고 가는 편이며 배를 따뜻하게 해주면 대변상태가 좋아진다. ⑪ 땀이 없다.

손과 발, 배 전체가 찬 태음인 주부의 차멀미 이후 발생한 속 불편함, 무기력, 혈색불량을 목표로 평진탕 3배량으로 10일분 20첩을 지어주었다.

약 3개월 뒤에 월경 이후 염증이 생겼다며 다시 한약방에 왔을 때 확인해 보니, 지난번 약을 복용한 이후 차멀미를

하지 않고 혈색도 많이 좋아졌다고 한다. 이번에는 월경 이후 발생한 염증을 목표로 난간전을 지어주었다.

4-1. 트림, 느글거림, 소화불량(消化不良)

● 정 ○ ○ 남 26세 태음인 서울특별시 구로구 가리봉2동

키가 작은 편이고 체격이 약간 좋고 온순해 보이며 태음인으로 보이는 청년이다.

① 2달 전부터 자극성 있는 음식을 먹으면 트림이 난다. ② 2달 전부터 명치 부위가 울렁거린다. ③ 2달 전부터 명치가 답답하면서 소화가 안 된다. ④ 작년 12월부터 1일 1~2 차례씩 식후에 하복(下腹)이 아프다. ⑤ 15일 전에는 찹쌀떡을 먹고 위경련이 났었다. ⑥ 병원에서는 위, 십이지장염이라고 했으며 치료 후 많이 나아진 편이다. ⑦ 헛배가 부르고 가스가 차는 증세가 있었으며 트림이 자주 나온다. ⑧ 변은 연변이나 2달 전부터 변비가 있다. ⑨ 식욕은 아주 좋은 편이고 식사량이 많다. ⑩ 혀에 황태(黃苔)가 있다. ⑪ 음식은 가리지 않고 모두 먹지만 단맛, 신맛은 싫어하고 매운 것과 짠 것을 좋아하는 편이다. ⑫ 평소 추위와 더위를 모두 탄다. ⑬ 중 3때부터 술을 많이 마셨다고 한다.

태음인 청년의 소화불량(消化不良), 오심(惡心), 트림을 목표로 평위산과 이진탕이 합방된 평진탕 3배량으로 10일분 20첩을 지어주었다.

17일 후에 다시 내방했을 때 확인해 보니, 트림 증세가 약 복용 3~4일 후부터 경감되고 약을 복용한 후에는 거의 소실되었으나 약을 중단하니 약간씩 나온다고 한다. 또한 오심(惡心)이 소실되고 소화도 잘 된다고 한다.

증세가 경감되는 만큼 본 처방이 효력이 있다고 보고 다시 평진탕 3배량으로 5일분 10첩을 지어주었다.

약 1달 후에 내방했을 때 확인해 보니, 헛배가 부른 것이 소실되고 오심증세가 약간 있고 소화가 좀 안 되며 트림이 약간 나고 약을 복용하는 중에 연변이 나온다고 한다.

아직 지난번의 증세가 남아 있다고 보고 전과 같은 평진탕 3배량으로 5일분 10첩을 지어주었다.

4-2. 트림, 속답답, 명치통, 복명(腹鳴), 연변(軟便)

● 이 ○ ○ 여 34세 태음인 경기도 과천시 별양동

보통 키에 약간 뚱뚱하고 목소리가 가는 태음인 여성이다.

① 약 8개월 전부터 트림이 자주 나온다. ② 기상시부터 하루 종일 3~4회 정도 발생하며 음식 먹은 것과 상관없이 트림이 난다. ③ 트림이 시작되기 1달 전에 식체가 있었으며 그 다음날 구토한 적이 있다. ④ 이전에는 트림이나 소화불량이 거의 없었다. ⑤ 잘 때 속이 답답하다가 새벽에 일어나면 옆구리부터 가스가 내려오는 것이 느껴지는데 방귀와 트림이 나오면 속이 편하다. ⑥ 배에서 꾸르륵 소리가 나며 가스가 이동하는 것이 느껴진다. ⑦ 역시 8개월 전부터 명치 부위가 가끔 체한 것처럼 아프다. ⑧ 대변은 1일 1회 매일 아침에 보지만 10여 일 전부터 변이 묽고 가늘다. ⑨ 몸 전체가 찬 편이며 추위와 더위를 탄다. ⑩ 식욕은 보통이지만 식사량이 일정하지 않고 아침은 조금 먹고 저녁은 많이 먹는다. ⑪ 짜증을 잘 낸다. ⑫ 간혹 손이 떨린다. ⑬ 월경은 정상이며 월경통과 냉대하(冷帶下)가 약간 있다.

식체 후 발생한 태음인 주부의 트림, 명치통, 복명을 목표로 평진탕 3배량으로 10일분 20첩을 투약했다.

16일 후에 다시 내방했을 때 확인해 보니, 약을 복용한 후 잦았던 기상시 트림이 약간 줄어들었으며 잘 때 속이 답답한 것도 격감하였다고 한다. 또 새벽 기상시 가스가 나오던 것도 덜하며 복명(腹鳴)도 소실되었다고 한다. 명치통도 거의 소실되었으며 묽고 가늘던 변도 약을 복용한 후 1주일 후부터 굳게 나오고 변은 2~3일에 1번 정도 정상 변을 본다고 한다.

평진탕을 복용하고 증상이 격감되었으나 트림이 여전하다고 하여 이번에는 소화장애로 인한 잦은 트림을 목표로 불환금정기산으로 10일분 20첩을 투약했다.

4-3. 트림, 오심(惡心)

다음은 김영운 선생의 경험이다.

● 김 ○ ○ 여 29세 소양성소음인 160cm 45kg 대구광역시

피부가 엷고 흰 소음인 체형을 가졌으나 말과 걸음걸이가 빠르며 급한 소양인의 기질을 가졌다.

평소에도 소화가 잘 안 되고 트림을 잘하는 편이며, 소화능력이 떨어져서 스스로 육식을 자제하고 있다.

① 가미귀비탕에 평위산과 계지탕을 합한 계평귀비탕을 복용하는 중에 심하게 오심을 느끼고 트림이 과도하게 나왔다. ② 계평귀비탕을 복용하면서 간간히 속쓰림을 느끼고 있다. ③ 변이 질척거리는 편이며, 횟수는 하루 2~3회볼 때도 있고 5일에 1회를 볼 때도 있을 정도로 불규칙하다. ④ 그러나 변이 되지 않고 진흙과 같은 점도를 가진다. ⑤ 매년 10월경이면 양말을 신고 잠을 자야할 정도로 손발이 차며, 추위를 못 견딘다. ⑥ 뱃속에서 꾸르륵하는 물소

리가 여기저기서 들린다. ⑦ 식사가 불규칙하고 먹는 양도 불규칙하다.
오심(惡心)과 트림이 소화기내의 담음울체(痰飮鬱滯)가 원인으로 생각되어 평진탕 3배량으로 2첩을 복용했다.
1첩을 복용하자 즉각적으로 오심이 사라졌으며 트림도 현저하게 사라졌다.
이미 1첩 복용으로 증상이 사라졌으므로 1첩을 한 번 더 복용한 후에 복약을 중지했다.
그러나 약 3일 후에 또다시 오심증상이 약하게 나타나기 시작했다.

5-1. 소아복통(小兒腹痛), 구토(嘔吐)

● 문 ○ ○ 남 6세 태음인 경기도 안양시 비산2동

기운이 없고 혈색이 없는 남자 어린이이다.
① 평소에는 늘 기운이 없고 ② 몸이 가라앉는 것 같고 맥이 없다. ③ 식욕이 없다. ④ 소화력도 약하여 죽만 먹으려고 한다. ⑤ 사흘 전에 아이스크림 3개를 먹은 탓인지 2일 전부터 배가 아프다고 한다. ⑥ 음식을 먹으면 구토를 한다고 한다.
음식을 먹은 뒤에 구토를 하고 최초 빙과류를 먹은 뒤에 복통이 발생한 태음인 어린이에게 평진탕 2배량에서 생강을 건강으로 바꾸어 2일분 4첩을 지어주었다.
15일이 지난 다음 소식을 들으니, 그때 그 약을 먹고 복통과 구토가 모두 나았으나 식욕이 부진한 것은 아직 잘 모르겠다고 한다.

5-2. 상복통(上腹痛), 매핵기(梅核氣), 구역(嘔逆), 식체빈발(食滯頻發), 항강(項强)

● 이 ○ ○ 여 31세 태음성소양인 경기도 안양시 동안구 관양1동

① 7일 전 감기약을 먹고 토한 이후 2일 전부터 상복부(上腹部)가 뒤틀리듯 아프다.
② 목에 가래가 걸려 있는 것 같다. ③ 상복부를 만져보면 차다. ④ 평상시 잘 체하는 편이다. ⑤ 종아리와 발뒤꿈치가 아프다. ⑥ 항시 뒷목이 뻣뻣하다. ⑦ 1년 전 양쪽 난소를 절개한 후부터 호르몬제를 계속 복용한다.
⑧ 약을 중지하면 정충(怔忡), 상기(上氣)가 있다. ⑨ 식욕은 아주 좋으나 헛구역질이 자주 난다. ⑩ 기운이 없고 피로를 자주 느낀다. ⑪ 피로하면 손발과 얼굴이 붓는다. ⑫ 약간 변비기가 있다. ⑬ 잠은 잘 잔다. ⑭ 가슴이 답답하고 한숨을 잘 쉰다.
평소 잘 체한다는 것과 매핵기(梅核氣)가 있다는 점을 감안하여 평진탕 2배량에 소엽 2돈, 건강 1돈을 더하여 10일분 20첩을 투약했다.
1달 뒤 약을 지으러 왔을 때 확인해 보니, 상복부 통증은 약을 복용하는 중에 소실되었고 매핵기(梅核氣) 증세가 소실되었다가 다시 약간 답답하며, 헛구역질은 없어졌다가 어제부터 다시 발생했다고 한다.
이번에도 매핵기(梅核氣), 트림, 항강(項强), 상복랭(上腹冷)을 목표로 역시 같은 처방으로 10일분 20첩을 투약했다.
21일 후에 내방했을 때는 매핵기는 거의 없어졌으며 그동안 한 번도 체한 적이 없었고, 어깨와 뒷목 땅김도 조금 덜하며 또한 피로와 기운 없는 것이 조금 나아진 것 같으며 가슴 답답하고 한숨을 쉬던 것이 좀 나아졌으나 뒤꿈치가 아픈 것은 여전하다고 한다.
모든 증상이 거의 소실되었으나 약을 좀 더 복용하기를 원하여 역시 같은 처방으로 10일분 20첩을 투약했다.

5-3. 명치통, 불면(不眠), 식욕부진(食慾不振)

● 이 ○ ○ 남 27세 태음인 대학교 2년 충청북도 청원군 오창면 화산리

약간 큰 키에 보통 체격을 가진 태음인 청년이다.
① 10년 전 초등학교 5년 때 체하고 난 뒤부터 손으로 누르지 못할 정도로 명치가 아프다. ② 허리도 가끔 아프다.
③ 88년도부터 왼쪽에 편두통이 있으며 머리가 흔들리면서 어지럽다. ④ 두통 때문에 가끔 펜잘을 복용한다.
⑤ 중학교 때부터 자주 배가 사르르 아프다. ⑥ 1일에 5번 정도 묽은 변을 본다. ⑦ 어릴 때부터 추위를 심하게 타며 손발이 매우 차다. ⑧ 대학에 들어간 후로는 잠을 못 자며, 자더라도 얕은 잠을 잔다. ⑨ 평소에 식욕이 없고 10년 전부터는 항시 매핵기(梅核氣) 증상이 있다. ⑩ 입대한 뒤로는 차를 오래 타면 차멀미를 한다. ⑪ 가끔 가슴이 답답하고 한숨을 자주 쉬는데 한숨을 쉬면 가슴이 편하다. ⑫ 땀을 많이 흘리는 편이고 간혹 수족이 저리다.
⑬ 피로를 자주 느끼고 늘 꿈을 꾼다. ⑭ 뒷목이 터질 것 같은 느낌이 들 때가 있다. ⑮ 귀에서 소리가 난다.
10년 전부터 명치가 아팠다는 태음인 청년의 명치통, 요통(腰痛), 두통(頭痛), 식욕부진(食慾不振), 불면(不眠)을 목표로 평진탕 4배량에 기울(氣鬱)을 감안하여 소엽 1돈과 보약을 원하므로 녹용 1돈을 더하여 10일분 20첩을 투약했다.
약 1달 뒤에 본인이 전화로 상담을 원했다. 그래서 지난번 약을 복용 후 경과가 어떠냐고 확인해 보니, 잠을 잘 자고 명치통이 없어졌으며 이제는 전과 달리 식욕이 아주 왕성해졌다고 한다.

7-1. 설사(泄瀉)

● 윤 ○ ○ 남 44세 태음인 경기도 안양시 관양동 덕원아파트

큰 키에 약간 뚱뚱한 태음인 남자로 운전기사이다. 병원에서 장 검사를 했으나 이상 없다고 한다.
① 어제 저녁에 물만두 3개를 먹은 뒤부터 지금까지 설사를 한다. ② 설사할 때 사르르 배가 아프고 대변을 본 후 속이 개운하지 않다. ③ 평소에도 잘 체하고 설사를 한다. ④ 가슴이 답답해서 신경이 쓰인다. ⑤ 추위를 심하게 타고 더위를 약간 탄다. 손발이 차다. ⑥ 따뜻한 음식을 좋아한다. 식욕이 좋으나 식사량은 보통이다. ⑦ 신경을 쓰면 소화가 잘 안 되고 속이 쓰리다. ⑧ 머리가 무겁고 어지럽다. ⑨ 어깨와 허리, 무릎이 쑤시고 빼근하다. ⑩ 피로하고 땀이 아주 많다. ⑪ 다리에 쥐가 자주 난다. ⑫ 마른기침을 한다.
땀이 아주 많다는 태음인 남자의 식체(食滯) 뒤에 발생한 설사(泄瀉)와 복통(腹痛)을 목표로 평진탕 3배량으로 10일분 20첩을 지어주었다.
2주일 뒤에 다시 왔을 때 확인해 보니, 지난번 약을 복용하는 중에는 설사가 경감되었으나 지금 다시 음식을 잘못 먹어서 설사가 재발했다며 약을 더 지어달라고 한다.
설사가 경감된 것으로 보아 이 처방이 적합한 것으로 보고 같은 처방으로 10일분 20첩을 지어주었다.

7-2. 만성변비(慢性便秘), 오심(惡心), 소화불량(消化不良), 현훈(眩暈)

다음은 김경남 선생의 경험이다.

● 김 ○ ○ 남 34세 소음성태음인 165cm 60kg 경기도 의정부시 호원동

① 15년 전부터 만성변비로 1주일에 1회 변을 보며 대변을 볼 때 큰 불편을 느끼지는 않지만 오랫동안 앉아있어야 된다. ② 5년 전부터 소화가 잘 안 되며 가스가 차고 더부룩하고 가끔씩 헛구역질을 한다. ③ 10년 전부터 기립성현훈(起立性眩暈)이 있다. ④ 5년 전부터 눈 밑이 검다. ⑤ 자주 눈이 피로하다. ⑥ 추위와 더위를 심하게 타는 편이다. ⑦ 손발이 찬 편이다. ⑧ 자주 트림과 방귀가 나온다. ⑨ 가끔씩 신경질과 짜증이 난다. ⑩ 건망증이 심하다. ⑪ 꿈을 자주 꾸나 기억나지는 않는다.
만성변비와 현훈을 목표로 평진탕 2배량으로 10일분 20첩을 투약했다.
1제를 복용한 후에,
1. 대변은 2일에 1번꼴로 보게 되었고
2. 속이 느글거리며 가스가 차는 문제가 많이 호전되었고
3. 기립성 현훈도 많이 호전되었다.
그러나 눈 밑이 검은 것은 아직도 여전하다.

8-1. 두통(頭痛), 복통(腹痛), 오심(惡心), 수족(手足) 저림, 종아리쥐남

● 이 ○ ○ 여 27세 태음성소음인 인천광역시 북구 부평1동 동아아파트

키와 체격이 큰 편인 태음성소음인으로 보이는 여성이다.
① 1년 전부터 두통이 자주 있는데 주로 배가 아플 때 발생한다. ② 신경을 쓰면 복통이 오면서 속이 더부룩하고 니글거린다. ③ 자주 메스껍다. ④ 저녁에 손과 발이 저린데 두통과 복통이 오면 발생한다. ⑤ 종아리에서 쥐가 난다 ⑥ 평소에 피로가 심하다. ⑦ 식욕은 아주 좋으나 간혹 속이 쓰리고 가스가 찬다. ⑧ 대변은 2~3일에 1번 본다. ⑨ 자주 가슴이 두근거리고 잘 놀라며 불안, 초조하고 신경질적이다.
소화기의 이상으로 발생한 두통 및 복통을 목표로 평진탕 1.5배량에 신경을 쓰면 복통이 자주 온다는 점에 착안하여 소엽 1.5돈을 넣어서 20일분 40첩을 지어주었다.
2년 8개월 뒤에 산후보약을 지으러 다시 내방했을 때 확인해보았다. 그때 그 약을 복용한 후 두통(頭痛), 복통(腹痛), 오심(惡心), 수족 저림, 쥐남 등 모든 증세가 소실되었다고 했다.

8-2. 편두통(偏頭痛), 대변빈번(大便頻繁)

● 유 ○ ○ 여 21세 태음인 경기도 안양시 관양동

보통 체격에 키가 작은 태음인 아가씨이다.
① 1년 전부터 구역질이 날 때면 항시 우측 머리가 아프다. ② 오늘은 특히 심하여 우측 머리뿐만 아니라 머리가 전체적으로 아프다. ③ 3~4일전부터 음식물이 들어가면 구역질이 심하다. ④ 1달 전부터 1일 3~4번 정도 대변을 보며 식후 바로 화장실에 가고 싶다. ⑤ 추위를 탄다. 손과 발이 찬 편이다. ⑥ 피로하고 아침에 얼굴이 붓는다. ⑦ 식욕이 없고 식사량이 적은 편이다. ⑧ 속이 거북하고 쓰리며 느글거리고 메슥거린다. 차멀미를 한다. ⑨ 잠이 많다. ⑩ 월경주기가 부정확하며 양이 적다. ⑪ 월경시 첫날에 아랫배가 심하게 아프다. ⑫ 오른쪽 머리가 빼근

하며 누르면 시원하다. ⑬ 땀이 없는 편이다.
태음인 아가씨의 우측 편두통(偏頭痛), 오심(惡心), 구역질, 대변빈번(大便頻繁)이 소화기의 습담으로 인해 발생한 것으로 보고 평진탕 3배량으로 5일분 10첩을 지어주었다.
10일 뒤에 다시 약을 지으러 한약방에 왔다. 경과를 확인해 보니, 지난번 약을 복용한 이후 우측 편두통이 경감되고 빈번하던 대변도 소실되었다며 약을 더 지어달라고 한다.
약이 효과가 있는 것으로 보고 같은 처방으로 5일분 10첩을 지어주었다.

8-3. 식체(食滯) 후 두중감(頭重感)

● 이 ○ ○ 남 35세 태음인 경기도 안양시 관양동

큰 키에 약간 뚱뚱하고 원만해 보이는 태음인 남자로 약 1달 전 식체(食滯) 이후로
① 식후 1~2시간에 좌우 교대로 머리가 멍하고 허전하다. ② 동시에 트림과 구역질이 난다. ③ 트림이 나면서 머리가 무겁다. ④ 긴장하면 등과 허리가 뻐근하게 아프다. ⑤ 혈압이 높다. ⑥ 병원에서 지방간 진단을 받고 2개월 전부터 지금까지 쭉 혈압약과 같이 약을 복용하고 있다. ⑦ 수시로 땀이 난다. ⑧ 매운 음식과 커피, 술을 좋아한다. ⑨ 물을 많이 마신다. ⑩ 식욕이 좋다. ⑪ 소화가 안 되고 간혹 무언가 걸린 듯하다. ⑫ 1일 1회 대변을 보나 불규칙적이며 시원하지 않다. ⑬ 소변색이 노랗고 거품이 난다. ⑭ 잠을 못 자며 잘 깨고 가끔 꿈을 꾼다. ⑮ 전신이 피로하다.
식체(食滯) 뒤 발생한 두중(頭重)은 식체(食滯)로 인한 증세로 보고 평진탕 3배량으로 10일분 20첩을 지어주었다.
보름 뒤에 다시 왔을 때 확인해 보니, 지난번 약을 복용한 이후 두중(頭重)이 경감되었으나 머리가 더 맑아지기를 원한다며 약을 더 지어달라고 한다.
아직 남아 있는 두중(頭重)을 목표로 전과 같은 처방으로 10일분 20첩을 지어주었다.
13일 뒤에 다시 한약방에 왔을 때 확인해 보니, 두 번째 약을 복용한 후에는 더 이상 머리가 맑아지지 않는 느낌이었다고 한다.
이번에는 왼쪽 팔과 양쪽 다리가 저리고 피로하여 잠을 깊이 못 잔다고 한다. 그래서 좌측 팔, 양쪽 다리 저림, 피로, 불면을 목표로 가미귀비탕을 지어주었다.

8-4. 현훈(眩暈), 오심(惡心), 소화불량(消化不良), 식체빈번(食滯頻繁)

● 백 ○ ○ 여 39세 소양인 주부 경기도 안양시 비산3동 한일주택

보통 키에 보통 살집이며 단단해 보이는 소양인이다.
① 15일 전부터 어지러움이 심하며 어질어질하고 앉아 있어도 하늘이 빙빙 도는 듯하다. ② 속이 느글거리고 메슥거린다. ③ 소화가 잘되지 않는다. ④ 예전부터 평소에 잘 체한다. ⑤ 2년 전부터 위(胃)십이지궤양을 앓은 경력이 있다. ⑥ 혀는 약간 회색빛을 띠고 있다.
현훈(眩暈), 오심(惡心), 소화불량(消化不良), 식체빈발(食滯頻發)을 목표로 평진탕 3배량에 택사탕을 더한다는 의미에서 택사 3돈을 더하여 10일분 20첩을 지어주었다.
6개월 뒤인 다음해 4월에 내방했는데 약을 복용한 후로 현훈과 오심증세는 물론 소화불량과 평소에 잘 체하는 증세도 모두 나아 4개월 정도 전혀 불편함이 없이 잘 지냈다고 한다. 평소에 고구마를 먹으면 신물이 넘어오고 소화가 안 되었는데 그 약을 복용한 이후에는 고구마를 먹어도 전혀 이상이 없었다고 한다. 이번에는
① 2달 전부터 다시 가끔 소화불량이 있으며 식사를 하면 가슴에 밥알이 가득 담겨 있는 듯하고 엎드리면 밥알이 쏟아져 나올 것 같은 기분이 든다. ② 배꼽 주위가 딴딴하게 경결(硬結)되어 있다. ③ 기미가 심하게 낀다.
이번 증상 역시 현훈만 없을 뿐 소화불량의 소화기장애로 인한 것이므로 지난번과 같은 평진탕 3배량에서 택사를 빼고 10일분 20첩을 지어주었다.

9-1. 요통(腰痛), 하복통(下腹痛), 오심(惡心), 소화불량(消化不良), 다리저림, 숨참

● 조 ○ ○ 여 43세 태음인 주부 서울특별시 마포구 상수동

보통 키에 마음씨가 좋아 보이는 부인이다. 중풍에 걸린 친정어머니를 봉양하느라 신체적으로 무리를 하는 약간 뚱뚱한 태음인 여성이다.
① 이틀 전부터 허리가 몹시 아프며 지금은 엎드리거나 반듯이 누워 있어도 통증이 심하다. ② 잘 일어서거나 앉지도 못하여 부축해야 간신히 앉거나 일어설 수 있다. ③ 허리의 요추 4, 5번 마디가 닿는 듯 심하게 아프다.
④ 평소에는 늘 소화가 잘 안 되고 체기가 있다. ⑤ 어제는 허리에 침을 맞았는데 그래도 어제보다 나은 것이 없고 상태가 더 심하다. ⑥ 하복부(下腹部)가 팽만(膨滿)하고 여기저기 쿡쿡 찌르는 듯 아프다. ⑦ 이제는 상복부(上腹

部)까지 쿡쿡 찌르는 듯 아프다. ⑧ 또한 위(胃)부위가 켕기는 듯 쑤시면서 아프다. ⑨ 배가 그득하고 숨이 몹시 차다. ⑩ 평소에는 방귀가 자주 나오고 또 방귀가 나오면 속이 시원했는데, 오늘은 힘을 주어 억지로 한번 뀌고 난 후 속이 약간 편해지더니 30분쯤 또 여전히 배가 팽만하고 불편하다. ⑪ 다리가 저리면서 다리에 땀(虛汗)이 난다. ⑫ 대변은 3일간 보지 못했으며 변의도 못 느끼고 오늘은 관장을 한 후 새끼손가락만한 한 덩이를 보았을 뿐이다. ⑬ 식욕은 전혀 없고 소화가 잘 안 되어 3일 동안 매일 죽 두 숟가락씩 먹었다. ⑭ 혹 음식을 잘못 먹은 것이 없냐고 물었더니 3일 전 잡채를 먹었는데, 다음날 소화가 안 되는지 쓴물이 올라오고 배가 계속 거북했다. ⑮ 어제는 뜨거운 쑥 찜질을 하복부에 해보니 증상이 좋아지는 듯하다가 여전하다고 한다.

식체가 빈발하는 태음인 부인의 요통은 소화장애로 인한 것으로 보고 평진탕을 쓰기로 했다. 증상이 심하여 몸을 못 움직이므로 2배량을 쓰기로 하고, 순기(順氣)와 소화촉진을 위해 목향 1.5돈, 천초 0.5돈을 더하여 하루에 6첩, 즉 4시간마다 한 첩씩 복용하라고 일러주었다. 복용 도중 증상이 급속히 좋아지면 하루에 3첩만 먹고 나머지는 다음날 복용하도록 했다.

하루가 지난 다음날 저녁 전화가 왔다. 약 3첩을 복용했는데 아랫배와 윗배가 쿡쿡 쑤시는 것이 없어졌고 속이 느글거리고 메슥거리는 것과 켕기는 듯 아픈 것도 없으며, 방귀가 시원하게 잘 나오고 죽을 한 공기씩 먹고 있다고 한다. 허리는 여전히 불편하지만 누워있을 때의 극심한 통증은 없어졌고 앉아서는 조심스럽게 혼자서 움직일 수 있다고 한다. 지금은 대변이 마려워 변기에 앉아 있다. 양쪽 다리 저린 것도 없어졌으며 배가 가득하고 숨이 찬 것과 허리가 아픈 것이 많이 경감되었다고 한다.

10-1. 습담(濕痰), 식은땀

다음은 명성환 선생의 경험이다.

● ○ ○ ○ 여 60대 후반 경기도 고양시 탄현동

필자의 어머니로 물살이 많으시고 통통한 체형이다.

① 습(濕)하면서 열은 없는 것 같고 좀 냉(冷)한 느낌이 든다. ② 식은땀을 가끔 흘리신다. 항상 땀을 흘리는 것이 아니라 어머니가 말하시는 '산후풍' 증상이 재발하면 그렇다. 평소에는 별로 땀을 많이 흘리시진 않는다.

필자는 아무래도 어머니에게는 습이 많으리라 보았고 또 위장에도 수음(水飮)이 많이 끼어 있을 거라 보고 소화제를 겸하여 평진탕 1.5배량으로 10일분 20첩을 지어드렸다.

그것을 하루 3번씩 다 복용하고 아주 좋아 소화도 잘 되고 속도 편하고 하여 이번에는 2배량으로 지어드렸다. 그 20첩을 다 드시고는 오늘 집을 찾은 나에게 "얘야, 침을 맞고 몸 상태가 어째 좀 안 좋은 것 같으니, 전에 먹던 그 보약(평진탕을 말함) 한 번 더 달여 주렴"하시는 것 아닌가. 그걸 먹으면 속도 좋고 전체적으로 훨씬 좋아지니 이번에도 그것으로 효험을 보시겠다는 생각 같았다.

당시 필자도 평진탕 2배량으로 지어 먹었다. 술을 워낙 좋아 편인데 최근까진 별다른 증상이 없었지만 얼마 전부터 자꾸 심하게 트림이 나는 것이 위장에 담음(痰飮)이 문제가 되고 있는 것이라 보고, 이것을 제거하기 위해 복용했다.

확실히 필자의 경우 트림을 제거하는 데는 효과가 있었다. 속도 편했다. 하지만 처음 먹을 때부터 2배량이 약량이 많아서인지 먹고 나면 뒷골 있는 데가 마치 벌침 맞았을 때처럼 독기(毒氣)가 상충(上衝)하는 듯한 느낌이 들곤 했다. 그러나 이러한 상충은 심할 정도는 아니었다. 그래서 20첩 중 10여 첩 정도 먹은 후 나머지는 가끔 가다 한 봉씩 먹곤 해서 지금은 서너 첩이 남게 되었다.

필자는 그 정도만 복용해도 부담이 되었는데, 어머니는 약을 더 드시겠다는 것을 보면 어머님의 체내에 담음이 많은 것이 아니었나 생각해 본다.

11-1. 비색(鼻塞)

● 이 ○ ○ 남 62세 태음인 경기도 안양시 비산3동 효성상아빌라

보통 키에 약간 뚱뚱하고 조열해 보이는 태음인 할아버지이다. 1년 전부터 고혈압(175/100)으로 현재까지 병원에서 치료 중인데 상당히 호전되어 지금은 정상이라 하고 한약으로 치료하기를 원한다.

① 혈압이 지금은 정상이지만 체하면 올라간다. ② 코가 잘 막힌다. ③ 꿀을 못 먹는다. ④ 당뇨가 있었으나 병원치료와 식이요법으로 지금은 거의 완치되었다. ⑤ 선풍기와 에어컨 바람을 싫어한다. ⑥ 식욕은 좋으나 소화력이 약하다. ⑦ 잘 체하며 속이 거북하다. ⑧ 대변이 묽은 변이다. ⑨ 소변을 자주 본다. ⑩ 허리가 뻐근하다.

고혈압과 당뇨가 있었다는 태음인 할아버지의 잦은 식체가 있는 점을 감안하여 비색(鼻塞)의 증상에 평진탕 2배량으로 10일분 20첩을 지어주었다.

3주일 뒤에 감기로 인해 약을 지으러 전화가 왔을 때 확인해 보니, 지난번 약을 복용한 이후 코 막히던 증세가 소실되었으나 입이 마르고 갈증이 난다고 한다.

12-1. 가위눌림

다음은 박석진 선생의 경험이다.

● 박 ○ ○ 남 28세 태음인 서울특별시 관악구 신림5동

체격이 크고 성격과 용모 또한 전형적인 태음인으로 본인의 경험이다.

연구소에서 공부를 하던 중 담음성 체형에 제일 적절한 이진탕 관련 처방들을 보고 있었는데, 아래의 나의 증상에 따라 평진탕을 가감하여 복용하게 되었다.

① 밤에 잠들기 전에 가위눌림이 심하다. ② 현훈성 두통이 약간씩 있으며, 정수리가 띵하다. ③ 차멀미를 최근에 심하게 한다. ④ 약 3개월 전부터 목덜미 및 어깨 부위에 심한 결림이 있다. ⑤ 체표(體表)에 열 발산(發散)이 잘 안 된다. ⑥ 평소에 후중(後重)이 약간 심하다. ⑦ 근래에 들어 부쩍 연변(軟便) 및 설사(泄瀉)가 심하다. ⑧ 대변을 보는 횟수도 부쩍 늘고 있다. ⑨ 더위를 많이 타며, 추위도 약간 탄다. ⑩ 얼굴이 가끔씩 화끈거린다. ⑪ 식욕 및 식성은 좋으며 뭐든 잘 먹는다. ⑫ 소화가 잘 안 되어서 느글거리거나 더부룩하다. ⑬ 가끔씩 더부룩한 증상이 매우 심하며, 가끔 변비가 되곤 했다. ⑭ 가래가 자주 낀다. ⑮ 속쓰림이 심하다. 특히 식후에 조금 심하다. ⑯ 평상시는 머리만 닿기만 하면 잠이 들 정도로 잠이 많다. 심지어 여자 친구와 데이트 도중에도 쏟아지는 잠을 참지 못해 매우 힘들어했으며, 쇼핑 중이나 길을 걷던 중에도 잠이 쏟아져 참지 못한 때가 있곤 했다. ⑰ 이전에 음주과다 후 심하게 구토를 하여 응급실 진료를 2회 받은 경험이 있다.

가위눌림이 매우 심하여 약을 복용하게 되었다. 3년 전에 심한 가위눌림으로 인해 매우 고통스러웠다. 잠들기 전 거의 꼭 1시간 이상씩 가위에 눌려 고생이 심했다. 물론 이로 인해 아침에 잠이 부족한 것 같은 느낌도 들고, 그보다 더 가위눌림으로 인해 공포감이 생기곤 했다. 혼자 생활을 하다 보니 심적인 문제가 있는 것 같아 민간에서 흔히 하듯이 머리 위에 칼을 두고 잔 적도 있고 창가나 문틀에 소금을 뿌려두고 잔 적도 있었는데, 약간 효험은 있던 것 같더니만 결국 치유가 되지는 못했다.

군복무시절에는 증상이 소실되었다. 그래서 이것이 단체 생활로 인한 심적 안정인줄 알았다. 이전에는 심할 경우 일주일에 약 3~4번 가위눌림을 경험하다가 군 시절은 2년여 넘는 시간동안 제대 무렵에 딱 한 번 경험했다. 제대 후 다시 서울에 와서 재발했다. 너무 심해 고민을 하고 있었다.

담음으로 인한 가위눌림과 차멀미, 소화장애, 담 결림 등을 감안하여 평진탕 2배량에 지실 2돈 목향 1돈을 사용했으며, 현훈이 심한 걸로 보아 천마 1돈을 추가하여 복용했다.

속쓰림 증상이 커피를 하루 2잔 이상 마심에도 불구하고 많이 나아졌으며, 아침이면 자주 찾아오던 두통도 사라졌다. 또한 식후에 느글거림, 차멀미 등도 많이 좋아졌으며, 담 결림으로 인한 견통(肩痛) 및 항강(項强)도 거의 소실되었다. 또한 가래도 약간 소실되었다. 그러나 불규칙한 대변 빈도와 설사, 연변은 계속되고 있으며 섭생을 잘못하고 있는 탓인지 더욱 심해지는 것 같다.

가위눌림이 치료되었는데, 평상시 일주일에 3~4번 정도 심하게 1~2시간 동안 지속되던 고통이 약 복용 이틀째 되는 날 잠시 약 10분 정도 있었으나 바로 잠이 들 수 있었다. 또한 약 복용을 끝마칠 때까지 한 번도 재발하지 않았으며, 앞으로 경과를 지켜볼 예정이다.

13-1. 실패례

● 문 ○ ○ 여 15세 태음인 경기도 안양시 비산3동 비산빌라

보통 체격에 태음인으로 보이는 중학교 2학년 여학생이다.

① 평소에도 소화가 잘되지 않았으며 3개월 전부터 특히 소화가 잘 안 된다. ② 자주 속이 메슥거린다. ③ 꾹꾹 트림을 자주 한다. ④ 올해 들어서 잘 먹지 않는다. ⑤ 손발은 차나 얼굴은 뜨겁다. ⑥ 머리가 아프다. ⑦ 더위를 심하게 탄다. 여름이면 머리, 얼굴, 겨드랑이, 등에 땀이 많다. ⑧ 배 전체가 따뜻하다. ⑨ 차고 시원한 것과 따뜻하고 담백한 음식을 좋아하며 육식을 선호하는 편이다. ⑩ 물을 많이 마신다. ⑪ 딸꾹질을 자주 한다. ⑫ 1일 1회 매일 아침 규칙적으로 대변을 보나 변이 굵고 오래보는 편이다. ⑬ 소변을 자주 보는 편이며 남아 있는 듯하고 소변색이 노랗다. ⑭ 잠을 못 자고 가끔 꿈을 꾸나 기억은 하지 못한다. ⑮ 월경주기가 불규칙적으로 짧았다 길었다 한다. 월경시 아랫배가 약간 아프다. 냉대하(冷帶下)가 약간 있고 묽은 편이다.

오심과 트림을 겸한 소화불량을 담음으로 인한 소화장애로 보고 평진탕 2배량으로 10일분 20첩을 지어주었다. 5일 뒤 전화로 지난번 약을 복용한 이후 현재 증세가 더 악화된 느낌이며 약이 안 받는 것 같다고 한다. 약을 1/3로 줄여서 복용하도록 권유하여 이상이 없으면 하루에 2봉씩 복용할 것을 권유했다.

8일 뒤 다시 전화가 왔다. 약을 도저히 복용하지 못하겠다고 하여 전액 환불해 주었다.

평진탕 투약 실패원인은 참고증상을 소홀히 했기 때문이라고 생각한다. 무엇보다도 대변을 매일 아침 규칙적으로 보면서도 대변이 굵다는 것은 소화기 조직이 이완되어 있는 것은 아니라는 증거이다. 특히 습담으로 인해 이완, 무력한

상태라고 보기가 어렵다. 주증상인 오심과 트림의 증상에 급급하여 전체의 상태를 자세히 검토하는 것을 소홀히 한 탓이리라. 굵은 대변 이외에도 의심을 해보자면 배 전체가 따뜻하다는 것도 습담이 아닌 것이다. 배가 따뜻하면 이것은 배 속에 있는 소화기의 혈행상태가 매우 활발하다는 것이고, 혈행이 활발한데 어떻게 소화기 조직이 이완되고 습담이 끼어들 틈새가 있을 것인가.

13-2. 실패례

다음은 장정안 선생의 경험이다.

- 장 ○ ○ 여 24세 소음성소양인 160cm 52kg 서울특별시 구로구 개봉동

날카로운 소양인 인상과 체형을 가지고 있는 체열이 좀 낮은 여성으로

① 소화불량과 가스 참, 더부룩함이 있으나 만성적인 것은 아니다. ② 먹으면 잘 체하는데 신경성으로 보인다.
③ 피로감이 있고 밤이 되면 특히 더 피로하다. ④ 월경통이 월경을 시작하는 당일에 있고 피로하면 심해진다.
⑤ 식욕은 좋은 편이고 물을 많이 마신다. ⑥ 손발, 몸 전체가 따뜻한 편이며 아랫배가 약간 차다.

주호소가 소화불량과 가스가 차는 것이지만 식체빈발(食滯頻發)이 있다는 것을 보아서 소화불량의 근저에는 식체빈발이 있다고 보고 식체빈발을 위주로 하여 치료하기로 했다.

단지 조열하기 쉬운 특성이 있는 소양인이라 소화기의 담음 저체로 인해 유발되는 식체빈발에 쓰는 평진탕이 적합할까 의문이 있었으나 일단 증세로만 본다면 식체빈발과 이로 인해 발생하는 듯한 소화불량과 가스가 차는 증상이 있으므로 평진탕을 한번 써 보기로 했다.

그래서 평진탕 본방으로 1제를 투약했는데 평진탕을 복용하면서 소화장애가 호전되기는커녕 명치 아래부터 위(胃)까지의 부위가 꽉 막힌 듯 답답하여 침을 삼키거나 음식을 삼킬 때 답답함을 느끼며 불쾌감이 느껴졌다.

평진탕에 포함된 이진탕의 영향인지 입술이 건조해지고 마르며, 피부가 건조해지고 변비기가 생겼다. 위의 증상들은 처음엔 괜찮다가 점점 심해졌으며, 약을 3/5쯤 복용했을 때 복용을 멈추었더니 부작용들이 조금씩 나아졌으나 기력을 많이 소모한 듯 몸이 약해졌으며 더욱 조열해진 느낌이 들었다.

中統72 寶 청비음 淸脾飮

柴胡 半夏 黃芩 白朮 草果 赤茯苓 厚朴 靑皮 各一錢 甘草 五分 薑三片 棗二枚

治 食瘧 ① 此乃[小柴胡 平胃 二陳]合方也 加常山 二錢 露服截之尤妙 ② 一名[淸脾湯]
[活套鍼線] 食瘧(瘧疾)
[適 應 症] 고열, 한열왕래, 오심, 복통, 식사전폐, 전신통, 지방간, 피로, 소아복통, 미열(微熱), 소화불량, 학질

처방설명 청비음은 식학(食瘧)에 사용하는 처방이다. 그러나 요즘에는 학질에 걸린 사람을 쉽게 만날 수 없기 때문에 약성을 응용하여 소화불량이 있으면서 오한(惡寒), 발열(發熱)이 동반되거나, 소화불량(消化不良), 식욕부진(食慾不振), 고열(高熱)이 동반된 감기에 걸린 경우, 간장장애가 있으면서 소화불량, 발열 등이 동반된 경우에 사용한다.

옛날에는 정확한 병인(病因)과 전염경로(傳染經路)를 알지 못했기 때문에 학질(瘧疾)이나 이질(痢疾) 같은 전염성 질환이 성행했다. ≪동의보감≫이나 ≪방약합편≫에 학질문(瘧疾門)을 따로 분류해 놓을 정도로 흔한 질환이었고 그 당시에는 난치성(難治性) 질환 중 하나였다. 학질모기에 감염되면 학질원충이 혈액을 통해 간(肝)으로 이동하고, 간세포에 잠복해 있다가 일정기간이 지나면 간세포를 파괴하면서 혈액 속으로 방출되어 적혈구(赤血球)에서 자라게 되는데, 적혈구에서 어느 정도 자라면 다시 적혈구를 파괴하면서 다른 적혈구로 이동하게 된다. 이 과정에서 발열이 나타나며, 이러한 과정이 시간을 두고 반복되기 때문에 열(熱)이 났다가 오한(惡寒)이 드는 학질의 전형적인 증상이 나타나는 것이다.

문제는 학질에 걸렸을 때 적절히 치료하지 못한다면 학질원충에 의해 계속 적혈구가 파괴될 것이고, 적혈구가 부족하면 혈액을 통한 산소와 영양공급이 불량해지기 때문에 각종 장기(臟器)의 기능이 저하될 수밖에 없다는 것이다. 특히 소화기능이 저하되었을 때는 오한, 발열의 학질 증상과 더불어 소화불량, 복통, 식욕부진 등이 나타나게 된다. 이것을 식학(食瘧)이라고 했고, 이때 사용하는 처방 중 하나가 청비음이다. 식학(食瘧)의 정의를 보면 '식학은 음식에 체한데다 학질의 사기(邪氣)를 받아서 생기며, 오한(惡寒)과 발열(發熱)이 번갈아 나면서 가슴이 답답하고 명치끝이 트적지근하며 헛배가 부르고 트림이 나며 식욕이 부진하고 먹으면 토하는 증상'으로 되어 있다. 이는 옛날 사람들이 본 시각일 뿐, 음식에 체한 상태에서 학질에 걸린 것이 아니라 학질로 인해 소화장애가 생긴 것으로 보아야 한다.

학질에 사용하는 처방 중에 소화기능을 조절하는 처방이 많은 이유는 첫째, 말라리아원충이 간장조직에 침투하여 간에 손상을 주기 때문이다. 둘째, 학질에 걸리면 계속된 오한(惡寒), 발열(發熱)에 의해서 체력소모가 많아져 소화기에 배분되는 에너지가 부족해지기 쉽고, 그로 인해 소화기장애가 발생하기 쉽기 때문이다. 셋째, 예전에는 영양이 충분하지 못했기 때문에 병에 걸리면 허약해지면서 허약한 만큼 소화계통도 약해질 수밖에 없었다. 넷째, 앞서 언급한 대로 적혈구가 파괴되어 장기(臟器)에 충분한 영양을 공급할 수 없었다. 이러한 이유 때문에 학질을 치료하는 처방에 소화기능을 조절하는 약재가 많은 것이며, 청비음 또한 소화기능을 조절하면서 학질을 치료하는 처방이다.

김경수 선생은 간장장애(肝臟障礙)가 있으면서 소화불량(消化不良)이 있는 사람에게 청비음을 사용하여 좋은 결과를 얻었다고 한다. 이러한 치험례는 청비음의 활용범위를 넓혀 주는 좋은 자료가 된다. 결국 청비

음에는 소시호탕이 포함되어 있으므로 간장장애로 인한 발열, 오한, 한열왕래, 흉협고만 등 증상이 있을 때 사용할 수 있고, 평진탕이 포함되어 있으므로 식체(食滯)와 식체로 인한 소화불량을 치료할 수 있기 때문에 청비음은 간장장애를 겸한 소화불량에 활용할 수 있었던 것이다.

송종석 선생의 경우에는 15년 전만 하더라도 청비음을 많이 활용했다고 한다. 대체로 생후 2~6개월에서 1~2살의 소아에게 활용했는데, 주증상은 미열(微熱)을 겸한 소화불량(消化不良) 증세가 많았다고 한다. 이런 아이들이 찾아오면 대부분 1첩을 달여 1살 아래는 2일간 나누어 먹이고, 1살 이상은 1일 동안 나누어 먹이면 대부분의 증상들이 곧바로 낫는다고 한다. 근래에는 아이가 아프면 병원에 가기 때문에 한약을 먹는 경우가 거의 없지만, 이러한 경험을 바탕으로 처방을 활용하여 발전시킨다면 한약의 미래는 밝아질 것이다.

처방구성

처방구성을 보면 소시호탕과 평진탕을 합방한 것으로 볼 수 있다. 시호는 중추신경을 억제하여 정신을 안정시키며, 실험을 통해 해열작용, 진통작용, 진해작용, 간기능보호작용, 이담작용 등이 밝혀졌다. 이외에도 혈소판응고를 억제하고 고지혈증을 개선하며, 단백질합성을 촉진하고 포도당 이용률을 높이고, 부신피질호르몬 분비를 촉진함으로써 항염증작용을 나타낸다. 반하는 중추성 구토나 점막자극에 의한 구토를 억제하고, 소화관에 정체된 음식물과 수분의 배출을 촉진하는 작용도 있다.

황금은 담즙분비를 촉진하여 간기능을 강화하고, 혈관투과성 증가를 억제하여 혈관의 염증성 충혈(充血)과 울혈(鬱血)을 완화한다. 백출은 장관활동에 대한 조절작용이 있어서 장관의 자발성 수축활동의 긴장성을 높이고 강직성 수축을 방지한다. 초과는 소화관에 분포된 혈관운동을 강화하여 소화관 내의 혈류를 촉진하며, 비교적 강한 항균, 항진균작용이 있다. 적복령은 세뇨관의 재흡수를 억제하여 이뇨를 증진하므로 부종을 경감시킨다.

후박은 소화기의 운동을 촉진, 또는 경련을 억제하는 작용이 있어 소화·흡수에 도움을 주며, 위액분비를 억제하여 항궤양작용을 한다. 청피는 소화액 분비를 항진시켜 소화를 촉진하며, 세포질의 투과성을 조절하여 염증 증상을 개선한다.

처방비교

가감청비음과 비교하면 가감청비음은 소시호탕과 인삼양위탕이 합방된 것으로 청비음을 쓸 사람보다 소화력이 더 약하면서 해열(解熱)시키는 유지와 도지가 들어 있어 열성상태는 더 심한 경우에 사용한다. 반면 청비음은 가감청비음을 사용해야 하는 경우보다 발열과 신체통이 덜한 편이고, 소화력이 약간 더 좋은 경우에 사용한다.

시평탕과 비교하면 두 처방 모두 학질에 사용하며 간장애와 소화장애가 겸해 있을 때 사용할 수 있다. 그러나 시평탕은 소시호탕과 평위산을 합방한 처방으로 열성이 동반된 소화장애에 보편적으로 사용할 수 있는 처방이다. 반면 청비음은 같은 증상에 사용할 수 있으나 소화기증상 중에서도 오심(惡心), 구역(嘔逆) 같은 담음 증상이 더 심할 때 사용하며, 소화장애뿐 아니라 흉협부에 습담(濕痰)이 울체되어 흉협통이나 늑간통이 나타날 때도 사용한다.

평진탕과 비교하면 두 처방 모두 식학(食瘧)과 소화불량(消化不良)에 사용하는 공통점이 있다. 그러나 평진탕에는 소시호탕이 들어 있지 않으므로 열성상태에서 발생하는 증상이 심하지 않거나 없으며, 소화기조직에 담음(痰飮)이 울체되어 식체빈발(食滯頻發), 오심(惡心), 구토(嘔吐) 등이 나타났을 때 사용한다. 반면 청비음은 약간 열성을 띤 소화장애나 소화장애가 있으면서 간장장애가 있을 때 사용한다.

→ 활용사례

1-1. 고열(高熱), 한열왕래(寒熱往來), 감기(感氣), 오심(惡心), 식사전폐(食事全閉), 전신통(全身痛), 복통(腹痛) 여 52세
2-1. 지방간(脂肪肝), 피로(疲勞) 남 39세 소음성태음인 176cm 81kg

3-1. 소아복통(小兒腹痛), 미열(微熱), 소화불량(消化不良)
4-1. 불욕음식(不欲飮食) 여 80세 소양성태음인
5-1. 실패례 여 85세 소양인

1-1. 고열(高熱), 한열왕래(寒熱往來), 감기(感氣), 오심(惡心), 식사전폐(食事全閉), 전신통(全身痛), 복통(腹痛)

다음은 박을규 선생의 경험을 채록한 것이다.

● 김 ○ ○ 여 52세 농업 전라북도 익산시 남중동

감기로 인한 고열과 한열왕래로 병원을 전전하다가 차도가 없자 군포에 사는 큰 아들이 모셔 와서 가까운 의왕시 00병원에서 7일 전부터 입원치료를 하고 있다. 00병원의 진단결과 병명이 나오지 않고 고열과 한열왕래만 지속되니 본인의 고통이 심하던 중에 입원환자의 소개를 받고 큰 아들이 한약방에 찾아왔으며 증세를 들어 보니 다음과 같았다.

① 고열이 24시간 지속되나 오후 5시~8시에는 고열이 더 심해 40℃ 가까이 되고 낮에는 덜하다. ② 한열왕래(寒熱往來)도 심해서 저녁 무렵이면 오한(惡寒)이 심해서 이불을 덮으려고 한다. ③ 팔다리 통증 및 전신통이 24시간 지속된다. ④ 식욕이 없어 식사는 전혀 못한다. ⑤ 속이 메슥거린다. ⑥ 복통이 수시로 있다.

고열을 겸한 한열왕래와 식사전폐를 목표로 소시호탕에 평위산인 백출, 후박, 청피와 초과, 적복령이 더해진 청비음 본방으로 2일분 2첩을 지어주었다.

병원에 입원해 있으면서 몰래 1첩을 달여 여러 차례 나누어 복용했는데 1첩을 복용한 뒤 한열왕래 증세가 현저히 줄어들었고, 다음날 나머지 1첩을 복용하고는 고열, 한열왕래, 전신통, 복통, 오심 등 모든 증세가 절반 이하로 줄어들었다. 그리고 식욕이 당겨 미음을 먹게 되어서 저녁에 퇴원시켰다고 한다. 모든 증상이 현저히 줄어들었으므로 지난번과 같은 처방으로 6첩을 지어주었다.

6첩 지어간 약 중에 2일간 2첩을 더 복용한 뒤로 고열, 한열왕래, 전신통과 복통, 오심, 식사전폐의 모든 증세가 완전히 소실되어 식사도 잘하며, 그 뒤에 왔을 때 확인해 보니, 모두 다 나았으나 나머지 4첩도 마저 복용했다고 한다.

2-1. 지방간(脂肪肝), 피로(疲勞)

다음은 김경수 선생의 경험이다

● 김 ○ ○ 남 39세 소음성태음인 176cm 81kg 경기도 고양시 일산구 장항동

첫인상부터 병색이 완연해 보이는 사람이다. 눈빛이 흐리고, 눈 밑으로 다크서클이 있으며, 머리는 듬성듬성 숱이 적었다. 목소리에는 힘이 없었으며, 말하는 것 자체가 귀찮은 것으로 보였다. 본인 말에 의하면 직장일로 스트레스를 많이 받으며, 술자리를 자주 할 수밖에 없다고 했다.

① 지방간이 있다. ② 혈액 검사시 GOT, GPT가 높다. ③ 피로가 누적되어 있다. ④ 소화력이 저하되어 신물이 나고 위에 열감이 있다. ⑤ 탈모증세가 있다. ⑥ 식욕은 정상이다. ⑦ 대변과 소변은 정상이다. ⑧ 수면에도 이상은 없다. ⑨ 2년 전 머리 부분 MRI 촬영결과 동맥경화 초기라고 했으며, 그 결과 보름 정도 결근하면서 한약을 복용한 경력이 있다. ⑩ 다음은 일산에 있는 모 병원의 검사상 기록의 일부와 소견이다. ㉠ 간기능 검사: 간염, 간경화, 간암, 담도질환 등에 관련된 항목이다. GOT 40 (<40IU/L) GPT 69 (<40IU/L) r-GPT 145 (2~40 U/L)
㉡ 대사이상검사: 지질대사 이상유무를 확인하며, 고지혈증, 동맥경화를 의심해 볼 수 있다. Total cholesterol 214 (130~240mg/dL) Triglyceride(중성지방) 231 (30~2○○mg/dL) LDL(저밀도지단백콜레스테롤) 135 (120mg/dL이하)
㉢ GOT, GPT수치와 콜레스테롤의 수치가 높게 나와 있다. ㉣ 비만이다. ㉤ 간기능 이상이 있다. ㉥ 중성지방이 높으며, 혈액검사상 동맥경화증세에 나타날 수 있는 hs-CRP가 높은 것으로 나타나 있다. ㉦ B형 간염이 없으나, 항체가 없다. ㉧ 위내시경상 위염이 있으며, 십이지장 용종이 있다. ㉨ 복부 초음파 검사상 지방간이 있다.

청비음은 소시호탕, 평위산, 이진탕이 합방된 처방으로 간의 이상뿐만이 아니라 소화력에도 도움이 되는 처방이라 청비음을 지어주기로 했다.

청비음과 가감청비음을 참고하여, 청비음 1.5배량에 곽향, 인삼 진피를 더하여 10일분 20첩을 지어주었다.

1제를 복용한 후 병원에 가서, 재차 검사를 해본 결과가 GOT가 40에서 23으로, GPT는 69에서 29로 낮아져 정상치로 회복되었으며, r-GPT는 145에서 104로 낮아졌다. 또 콜레스테롤 수치는 전과 크게 차도가 없었다. 예전에 비해 피로감이 경감되었으나 직업상 크게 차도가 있지는 않다고 한다.

청비음이 효과가 있다고 보고 전과 같은 처방에 인진6g, 지구자12g를 더하여 1제를 더 지어주었다.

그 후 확인해 보니, GOT 35, GPT 52, rGPT 139로 다시 높아졌다. 중성지방수치는 257로 오히려 높아졌다. 업무상 술을 마신 경우가 많았다고 했다.

3-1. 소아복통(小兒腹痛), 미열(微熱), 소화불량(消化不良)

다음은 송종석 선생의 경험을 채록한 것이다.

근래는 청비음을 쓸 경우가 없으나 15년 전만 해도 한약방 인근인 강화 지역에서 청비음을 많이 사용했다. 이들이 이제는 청소년들이 다 되었을 것이고 근래에는 아이에게 병이 나면 병원에 가지 한약방으로 오는 경우가 없어서 써 본 지 오래되는 처방이다. 주로 쓰는 대상은 어린 아이들이며, 주증상은 미열(微熱)을 겸한 소화불량이다.

① 미열이 있으면서 복통, 설사를 한다. ② 또는 발열을 겸하여 구토, 설사를 하기도 한다. ③ 당시 주로 봤던 아이들은 생후 2~6달이나 1~2살인 어린이들이었다.

아이들에게 위의 증상이 있어 찾아오면 대부분 1첩을 달여 1살 아래는 2일간 나누어 먹이고, 1살 이상은 1일 동안 나누어 먹이면 대부분의 증상들이 1~2첩으로 곧바로 낫고는 했다. 이 처방은 경기도 파주군 금촌의 금촌한의원 원장께서 빈용하던 처방이었고, 이 처방 때문에 소아과 명의로 명성이 자자했다.

4-1. 불욕음식(不欲飮食)

다음은 이진상 선생의 경험이다.

● 김 ○ ○ 여 80세 소양성태음인 경기도 용인시 수지 금호아파트 2단지

2003년 5월 하순에 내원하여 '한전(寒戰)'을 호소했다. 한전(寒戰)이란 말은 일반인들이 잘 쓰지 않는 용어라 혹시 집안에 한약과 관련되는 사람이 있는지 확인해 보았더니, 예전에는 한전이란 말을 잘 썼다고 한다. 80세 노령에도 불구하고 자세가 똑바르고 말도 명료하며, 식사도 아주 잘 하시는데, 2~3일 전부터 갑자기 밤마다 오들오들 떨려 이불을 감고 있다고 한다. 다른 이상 증상이 없어 노령으로 인한 것으로 보고 소시호탕 2배량으로 2일분 4첩을 지어주었다. 보름쯤 후 다시 내원해서, 소시호탕 복용 후 한전은 나았는데, 식욕이 없어 식사를 못한다고 한다.

① 식욕이 전혀 없다. ㉠ 평생 식욕이 없었는데, 식욕이 떨어져 1수저 정도밖에 먹지 못한다. ㉡ 소화도 아주 잘 되었는데, 요즘 잘 안 된다. ② 입이 쓰다. ③ 흉협고만(胸脇苦滿)이 있다. ④ 추위를 타지 않고 더위를 심하게 탄다. ⑤ 헛땀이 있다. ⑥ 손발이 따뜻하다. ⑦ 하루 2끼와 간식을 먹는다. ⑧ 대변은 매일 아침 1회 보며, 된 편이다. ⑨ 소변은 자주 보며, 자다가 3~4회 본다.

이 할머니의 주증상 중 입이 쓴 것과 흉협고만은 전형적인 소시호탕증이다. 이전에 소시호탕으로 오한(惡寒)이 나은 것으로 볼 때 소시호탕이 포함되어야 할 것으로 보았다. 갑자기 식욕이 떨어진 이유는 명확히 알 수 없으나, 입이 쓴 것으로 보아 소화기에 담음이 축적되어 나타나는 증상이라고 판단되었다. 소시호탕증이 포함되어 있으면서 소화기 적체에 쓸 수 있는 처방을 찾아보니 시평탕이나 청비음이 있었다. 청비음은 원래 식학(食瘧)에 쓰는 처방이나 처방구성이 소시호탕, 평위산, 이진탕을 합방한 것이어서 이분의 증세에도 응용해볼 수 있다고 보고 청비음 2배량으로 5일분 10첩을 지어주었다. 5일분 10첩을 다 복용한 후 식사를 예전처럼 하게 되었다고 한다.

5-1. 실패례

다음은 이진상 선생의 경험이다.

● 박 ○ ○ 여 85세 소양인 경기도 용인시 수지 상현동 동일아파트

체구는 작지만 활동이 왕성한 할머니로 젊었을 때는 병을 모르고 사셨다고 한다. 필자가 개원 초기(2003년 5월)에 식욕부진을 치료한다고 비화음을 지어주었는데, 그 약이 맞지 않아 약을 교환해 주기로 했는데 하루 후에 인사불성이 되어 필자가 곤욕을 치렀던 분이다. 후에 들어보니 새벽에 잠이 오지 않아 수면제를 먹고 잠들었는데, 그것을 모르는 며느리가 '한약을 먹고 이상하다'고 난리를 피워 OO병원 응급실에 실려 갔던 분이다. 그 후 서울 큰아들 댁에 계시다가 12월에 다시 내원했다.

① 식사를 하면 체기가 생기고, 열이 오르락내리락한다. ② 식사 후 숨이 차고 가슴이 막히는 듯하다. ③ 그럴 때마다 찬물을 3컵 정도씩 먹어야 한다. ④ 입이 마른다. ⑤ 추위와 더위 모두 탄다. ⑥ 식사량은 1끼에 두어 숟갈 정도이다. ⑦ 밤잠이 없다. ⑧ 대변은 1일 1회보나 소변은 자주 본다. ⑨ 귀가 좀 어둡다.

이분은 식사 후 체기를 느끼면 본원에서 침을 맞고 그때마다 회복했다. 비화음을 사용하여 큰 곤욕을 치른 경험이 있으므로, 될 수 있으면 약을 권하지 않으려고 했으나 여러 곳에서 약을 먹어도 낫지 않고 가슴이 답답한 것이 여전하다고 한다. 식학(食瘧)이 틀림없다고 보아, 식학에 쓰는 처방을 쓰면 차도가 있을 것으로 생각했다. 이전의 실수도 만회해볼 겸하여 식학에 쓰이는 청비음을 선방했다. 혹시 실수를 할지 몰라 우선 반제만 투약하기로 하고, 약값도 차도가 있으면 받기로 했다.

아침에 1봉을 먹으니 괜찮아서 점심 후에 다시 1봉을 복용했다고 한다. 1봉을 복용하고 난 뒤, 숨이 차고 가슴이 막히며 입이 말라 고통스럽다는 전화가 왔다. 복용을 중지시키고 즉시 내원하도록 하여 약을 돌려받았다.

風 寒 暑 濕 燥 火 內傷 虛勞 霍亂 嘔吐 咳嗽 積聚 浮腫 脹滿 消渴 黃疸 瘧疾 邪祟 身形 精 氣 神 血 夢 聲音 津液 痰飮 蟲 小便 大便 頭 面 眼 耳 鼻 口舌 牙齒 咽喉 頸項 背 胸 乳 腹 腰 脇 皮 手 足 前陰 後陰 癰疽 諸瘡 婦人 小兒

中統73 寶 궁귀별갑산 芎歸鱉甲散

鱉甲 二錢 **川芎 當歸 赤茯苓 赤芍藥 半夏 陳皮 靑皮** 各一錢 **薑五片 棗二枚 梅一枚**

治 勞瘧
[活套鍼線] 勞瘧(瘧疾)
[適 應 症] 허약, 피로, 학질

처방설명

궁귀별갑산은 노학(勞瘧)에 사용하는 처방이다. 노학은 '오래된 학질을 의미하며 정기(精氣)가 쇠약하거나 오랫동안 앓아서 허(虛)한데다가 학질의 사기(邪氣)를 받아 발생한다. 그래서 오한(惡寒)과 발열(發熱)은 심하지 않고 낮이나 밤에 발작하는데 조금만 피곤해도 이내 발작하며 기허(氣虛)로 땀이 많이 나고 식욕이 없는 증상이 나타나는 형태의 학질'이다.

노학(勞瘧)은 큰 의미에서 노복(勞復)이라고 할 수 있다. 노복은 병이 나은 뒤 아직 기혈(氣血)이 회복되기 전에 과로하거나 음식조절을 잘못하거나 칠정(七情)이 지나치거나 성생활 등으로 정기(精氣)를 상하게 하여 병이 다시 도진 것이다. 노학(勞瘧)도 과로하여 몸이 곤권해졌을 때 학질(瘧疾) 증상이 발생하는 것이므로 노복(勞復)의 일종으로 볼 수 있으며, 결국 노학(勞瘧)을 치료하기 위해서는 몸을 보강해야 한다.

몸을 보강하기 위해서는 허약(虛弱)의 정도, 신체조건, 신체상태를 참고해야 한다. 활투침선을 보면 노학에 사용하는 처방으로 궁귀별갑산 외에도 노강음이 있고, 다른 처방집에는 보중익기탕, 육화탕, 노학음(勞瘧飮) 등도 노학에 사용하는 처방으로 분류되어 있다. 따라서 노학의 증상이 비슷하더라도 개인의 신체조건에 따라 사용할 수 있는 처방이 달라진다. 궁귀별갑산은 혈허(血虛)하면서 담음(痰飮)이 있을 때 사용할 수 있다. 또한 군약이 별갑이므로 약간 음허(陰虛)하다고 볼 수 있다. 즉 음허(陰虛)·혈허(血虛)하면서 담음(痰飮)이 있는 사람의 노학(勞瘧)에 사용한다.

학질(瘧疾)에 쓰는 처방을 보면 보편적으로 이진탕이 들어가는데, 이것은 학질모기의 감염으로 인해 소화기능이 저하되면서 소화기조직에 담음(痰飮)이 울체되기 때문이다. 즉 학질에 걸리면 학질원충에 의해 계속 적혈구가 파괴되므로 각 조직에 영양공급이 불량해지고, 특히 소화기에 영양공급이 불량해지는 경우 소화기조직이 이완되면서 조직 사이에 담음이 울체될 수 있다. 이러한 이유 때문에 학질을 치료하는 처방에 이진탕이 포함되는 것이며, 궁귀별갑산에 이진탕이 포함된 것도 마찬가지이다. 그러나 궁귀별갑산에는 이진탕이 들어 있으면서 동시에 보음(補陰)시키는 별갑이 들어 있다는 특징이 있다. 이는 금수육군전과 마찬가지로 불필요한 물질인 담음(痰飮)을 빼주는 동시에 조직에 필요한 물질을 공급하여 기능을 회복시키자는 의도이다.

궁귀별갑산을 이해하기 위해서는 사물탕과 이진탕을 합한 이사탕을 이해해야 한다. 사물탕과 사군자탕을 합하면 팔물탕이 되고, 사물탕과 육미지황원을 합하면 사육탕이 된다. 사물탕과 이진탕을 합하면 이사탕이 되는데, 그 작용은 보혈(寶血)과 거담(祛痰)이다. 여기에 별갑을 더한 것이 궁귀별갑산이다. 따라서 궁귀별갑산은 이러한 약성을 응용하여 일반적인 허약(虛弱)에도 사용할 수 있다. 예를 들어 소모성질환인 결핵(結核)이나 과로로 인한 후유증에 사용할 수 있고, 활혈제(活血劑)가 포함되어 있으므로 손발저림에도 사용할 수 있으며, 이진탕에 청피가 들어 있는 것을 보면 음허증세가 있으면서 식욕부진이 있을 때도 사용할 수 있다. 이외에도 약간 담음(痰飮)이 있는 사람의 발열(發熱), 항강(項强), 신체통(身體痛) 등에도 사용할 수 있을 것이다.

처방구성

처방구성을 보면 별갑이 군약이며, 숙지황이 빠진 사물탕과 이진탕이 포함되어 있다. 별갑은 진정작용이 있으며, 비타민D, 칼슘, 아교질, 단백질, 글루틴 등을 함유하고 있어 만성 소모성 염증으로 인해 체력이 떨어지거나 면역력이 떨어졌을 때 영양을 공급하고 면역력을 증진시키며 조혈작용(造血作用)을 한다. 천궁은 관상동맥과 말초혈관을 확장하여 하지(下肢)와 심근(心筋)의 혈류량을 증가시키고, 당귀는 항혈전작용(抗血栓作用)을 하여 혈액순환을 원활하게 하고 철분결핍에 의한 빈혈에 좋은 효과를 나타낸다. 적복령은 세뇨관의 재흡수를 억제하여 이뇨를 증진하므로 부종을 경감시킨다.

적작약은 평활근의 경련을 억제하고, 중추신경 흥분을 억제하여 진통, 진경, 진정작용을 한다. 반하는 중추성 구토나 점막자극으로 인한 구토를 억제하고, 소화관에 정체된 음식물과 수분의 배출을 촉진한다. 진피는 이기제(理氣劑)로서 소화관의 운동을 강화하여 가스배출을 촉진하고, 청피는 소화액 분비를 항진시켜 소화를 촉진하며, 세포질의 투과성을 조절하여 염증 증상을 개선한다.

처방비교

금수육군전과 비교하면 두 처방 모두 보정(補精)·보혈제(補血劑)와 거담제(祛痰劑)로 이루어져 있다. 그러나 금수육군전은 호흡기조직에 습담(濕痰)이 울체(鬱滯)되어 있으면서 자윤(滋潤)이 결핍되어 발생하는 가래를 겸한 기침에 사용하며, 체력이 중(中)이상인 사람에게 사용하는 반면, 궁귀별갑산은 음허(陰虛)와 혈허(血虛)를 겸한 허약(虛弱)이나 순환기질환에 사용하며, 과로한 후에 재발하는 학질에도 사용한다.

이사탕(이진탕+사물탕)과 비교하면 두 처방 모두 혈허(血虛)와 담음울체(痰飮鬱滯)에 사용한다는 공통점이 있다. 그러나 이사탕에는 숙지황이 포함되어 있어 보정(補精)의 효능이 더 강하며 소화력이 좋아야 사용할 수 있는 반면, 궁귀별갑산에는 숙지황 대신 보음(補陰)의 효력이 있는 별갑이 있고, 행기작용이 있는 청피가 더해져 있어 이사탕에 비하여 소화력이 약할 때 사용한다.

노강음과 비교하면 두 처방 모두 과로 등으로 학질이 재발했을 때 사용하는데, 노강음은 몸이 허랭(虛冷)한 상태에서 발생한 학질이나 허랭(虛冷)으로 인한 복랭, 복통에 사용한다. 반면 궁귀별갑산은 체력저하에 따른 음허(陰虛), 혈허(血虛), 또는 담음울체(痰飮鬱滯)가 겸해 있는 허약(虛弱)에 사용한다.

中統74 寶 노강양위탕 露薑養胃湯

生薑 四兩 合 人蔘養胃湯

治 久瘧三五日一發
[用　　法] 取汁 露一宿 次早和[人蔘養胃湯](中統十六)空心溫服
[活套鍼線] 久瘧(瘧疾)
[適 應 症] 복랭, 복통, 수족랭, 오한, 감기, 피로, 곤권, 설사

처방설명

노강양위탕은 구학(久瘧)에 사용하는 처방이며, 약성을 응용하여 몸이 허랭(虛冷)한 사람의 피로(疲勞), 곤권(困倦), 설사(泄瀉) 등에도 사용한다.

조선조 고종 때 미국의 의료선교사였던 알렌이 설립한 최초의 근대식 병원인 광혜원의 치료기록에 의하면 일반질환 중에 가장 흔했던 것이 학질(瘧疾)이었고, 학질 중에서도 4일마다 한 번씩 발병하는 4일학이 가장 많았다고 한다. 이처럼 예전에는 학질이 매우 흔한 질환이었고, 학질에 걸려 죽는 사람도 있었다. 그래서 ≪동의보감≫이나 ≪방약합편≫에 학질문(瘧疾門)을 따로 분류해 놓고 있는 것이다.

학질에 걸리면 학질원충이 간과 적혈구에 들어가 기생을 하면서 간세포와 적혈구를 파괴시키기 때문에 일정 간격으로 발열(發熱)과 오한(惡寒)이 반복된다. 그러나 적절한 치료를 하지 못하면 계속하여 적혈구가 감소하게 되고, 오한, 발열로 인해 체력소모가 많아져 몸이 매우 허약해지게 된다. 결국 허약으로 인한 여러 증상이 발생하게 되며, 학질이 낫지 않고 다음해에 다시 나타나기도 하는데, 이것을 구학(久瘧)이라고 한다.

따라서 구학(久瘧)의 근본적인 원인은 허약(虛弱)이다. 몸이 약해지면 인체의 기능이 정상적이지 못하기 때문에 기온의 변화, 감정의 변화, 과로 등에 의해 쉽게 영향을 받게 된다. 그래서 해마다 학질증상이 반복되는 것이며, 구학(久瘧)을 치료하기 위해서는 보음제(補陰劑), 보기제(補氣劑), 보혈제(補血劑) 등 개인의 신체조건과 상태에 따라 몸을 보하는 처방을 사용해야 한다.

노강양위탕은 허랭상태(虛冷狀態)가 바탕이 되어 있는 구학에 사용하며, 비교적 소화기가 약하면서 허랭한 사람에게 적합하다. 따라서 소화기가 대단히 허랭(虛冷)하고 소화기능이 저하되어 있으면서 학질이 잘 떨어지지 않을 때 사용하며, 구학(久瘧)을 앓는 사람 중에서도 상당히 연약하고 허랭한 사람에게 투약하는 처방이다. 활투침선에 보면 구학에 십장군환, 귤피전원, 우슬전, 휴학음, 추학음 등을 사용한다고 했는데, 이 처방 중에서 십장군환을 제외하면 모두 연약한 사람에게 사용하는 처방이며, 그 중에서도 노강양위탕은 가장 약한 사람에게 사용한다.

현재 2000년을 기점으로 학질에 걸린 사람은 약 1000명 정도에서 매년 줄어들고 있기는 하지만, 지금도 경기 북부지역에서는 6~7월만 되면 학질에 걸리는 사람이 있고, 훈련을 하는 군인의 경우 학질을 예방하는 약을 먹고 있다는 것을 감안한다면 학질에 대한 지속적인 관심을 가져야 할 것이다. 또한 치료약에 대한 내성이 생기고, 지구 온난화 현상으로 모기가 늘고, 해외여행이 늘어난 것을 생각하면 앞으로 학질에 걸리는 사람은 더 많아질 것으로 예상된다. 따라서 학질에 사용하는 처방을 활용할 기회가 있을 것이다.

노강양위탕은 허랭(虛冷)이 심하고, 특히 배가 차거나 전신에 전율(戰慄)이 나타나고 평소에 소화력이 약

한 사람에게 사용할 수 있어 학질뿐만 아니라 배가 차고 소화력이 약한 사람의 보약(補藥)으로도 이용된다. 소화기가 약한 사람의 보약으로 사용하는 인삼양위탕이 포함되어 있기 때문에 몸이 허랭(虛冷)한 사람의 피로(疲勞), 곤권(困倦), 찬음식 복용으로 인한 설사(泄瀉), 내상감기(內傷感氣)에도 사용할 수 있는 것이다. 그러나 생강의 양이 많아 위점막을 자극하므로 상복하는 것은 어렵고, 계속 복용해야 할 경우에는 식후에 즉시 복용하는 것이 좋을 것이다.

처방구성

처방구성을 보면 생강과 인삼양위탕을 합했다. 생강은 순환기에 영향을 주어 심장의 수축력을 증가시키고, 호흡중추를 자극하는 효능이 있어 혈액순환을 개선한다. 또한 구강점막 및 위점막을 자극하여 소화액 분비를 촉진하고 위산을 억제하므로 건위(健胃), 식욕증진(食慾增進)의 효과가 있고, 소화기능이 둔화되었을 때 사용하면 위의 연동을 강화하고 이상발효를 억제하여 가스배출을 촉진한다.

인삼양위탕을 구성하는 약재의 특성을 보면, 창출은 소화기의 운동성을 증가시키는 작용이 있는데, 실험을 통해 창출이 포함된 처방을 토끼에게 주입했을 때 장을 흥분시켜 연동운동(蠕動運動)을 일으키는 것으로 밝혀졌다. 진피는 이기제(理氣劑)로서 위장의 연동을 촉진하여 가스배출을 촉진하고, 향부자는 중추신경 억제작용으로 정신을 안정시키고, 식욕을 증진시키고 장관 평활근의 경련을 억제하여 소화관의 가스배출을 촉진한다.

후박은 위액분비를 억제하여 항궤양작용을 하며, 중추신경의 흥분을 억제하여 진정작용, 장경련 억제작용을 한다. 사인은 장관(腸管) 평활근을 이완시키며, 소화기의 운동을 촉진하여 음식물의 운송과 소화·흡수에 도움을 준다. 반하는 장관운동을 촉진하여 소화관에 정체된 음식물과 수분의 배출을 촉진하고, 중추성 구토나 점막자극으로 인한 구토를 억제한다. 적복령은 세뇨관의 재흡수를 억제하여 이뇨를 증진하므로 부종을 경감시키고, 곽향은 위장기능을 항진시킨다.

인삼은 말초혈류를 증진시키고 세포의 기능을 활성화시켜 에너지생산을 촉진한다. 또한 소화액 분비를 증진시켜 식욕을 강화하고 위장의 연동운동을 항진시켜 소화·흡수를 촉진한다. 초과는 소화관에 분포된 혈관운동을 강화하여 소화관내의 혈류를 촉진한다. 감초는 소화관 평활근에 작용하여 경련을 억제하며 위산분비를 억제하고, 위점막을 보호하는 항궤양작용을 한다.

처방비교

인삼양위탕과 비교하면 두 처방 모두 소화기가 연약할 때 사용한다는 공통점이 있다. 그러나 인삼양위탕은 평소 소화력이 약한 사람에게 발생하는 소화불량, 식욕부진, 과식후 복통 등에 사용하는 반면, 노강양위탕은 연약해진 소화력을 개선하는 것이 목표가 아니라 소화기 허랭(虛冷)을 개선하는 것이 주안점이며, 복랭(腹冷)이나 전신랭(全身冷)이 심한 상태나 이러한 상태에서 발생한 학질(瘧疾)에도 사용한다.

계강양위탕과 비교하면 두 처방 모두 배가 차고 소화기가 연약한 상태에서 나타나는 복랭, 복통, 설사, 감기 등에 사용한다. 그러나 계강양위탕은 주로 복부가 찰 때 사용하지만 소화기가 약하면서 몸 전체적인 허랭증상이 나타나는 경우에도 사용한다. 반면 노강양위탕은 생강의 양이 압도적으로 많아 복부의 한증(寒症)을 치료하는 것에 목표가 맞춰져 있다.

귤피전원과 비교하면 두 처방 모두 노학(勞瘧)에 사용한다. 그러나 귤피전원은 신허(腎虛)와 양허(陽虛)로 인해 추위를 많이 타는 사람의 허약(虛弱)이나 학질(瘧疾)에 사용하는 반면, 노강양위탕은 비허(脾虛)와 양허(陽虛)를 겸한 증상에 사용하며, 귤피전원을 쓸 사람보다 소화력이 약하거나 체력이 저하된 사람에게 쓸 수 있다.

風 寒 暑 濕 燥 火 內傷 虛勞 霍亂 嘔吐 咳嗽 積聚 浮腫 脹滿 消渴 黃疸 瘧疾 邪祟 身形 精 氣 神 血 夢 聲音 津液 痰飮 蟲 小便 大便 頭 面 眼 耳 鼻 口舌 牙齒 咽喉 頸項 背 胸 乳 腹 腰 脇 皮 手 足 前陰 後陰 癰疽 諸瘡 婦人 小兒

中統75 寶 쌍해음자 雙解飮子

肉豆蔻半生半煨 **草豆蔻**半生半煨 各一枚 **厚朴**半生半薑汁炙 一寸 **大甘草**半生半炙 一兩 **生薑**半生半煨 一塊 梅二枚 棗二枚

治 瘴瘧 及寒瘧 神效 ① 一名[交解飮] 一名[生熟飮]
[活套鍼線] 瘴瘧(瘧疾)
[適 應 症] 소화불량, 도포, 가스참, 학질, 설사, 연변, 식후즉변, 대변빈번

처방설명

쌍해음자는 한학(寒瘧)과 장학(瘴瘧)에 사용하는 처방이며, 약성을 응용하여 하복(下腹)이 찬 사람의 연변(軟便), 설사(泄瀉), 대변빈번(大便頻繁)에도 사용한다. 교해음(交解飮) 또는 생숙음(生熟飮)이라고도 하는데, 쌍해(雙解) 또는 교해(交解)라는 이름은 쌍해음자를 구성하는 약재 모두를 반은 익히고 반은 생것으로 사용하기 때문에 붙여졌다. 그러나 이렇게 만들지 않고 그냥 분말로 만들어 복용해도 된다.

장학(瘴瘧)은 발작할 때 가슴이 답답하고 정신이 혼미(昏迷)하여 발광(發狂)하면서 헛소리를 하거나 목이 쉬어 말을 하지 못하는 학질의 한 형태이며, 산람장기(山嵐瘴氣)에 의하여 발생한다고 했는데 장학(瘴瘧)의 정확한 원인을 알 수 없었기 때문에 산람장기(山嵐瘴氣)로 표현한 것이다. 실제로는 물이나 음식이 바뀌었을 때 나타나는 다양한 증상의 원인을 막연히 산람장기(山嵐瘴氣)로 본 것이며, 특히 학질 증상이 두드러지게 나타났을 때 이것을 장학(瘴瘧)으로 보았던 것이다. 결론적으로 학질모기에 감염되었던 사람이 물을 갈아먹었거나 음식이 바뀌었을 때 학질증상과 더불어 소화기증상이 나타나는 것, 또는 실제로 학질모기에 감염된 것은 아니지만 소화장애로 인해 학질과 유사한 증상이 나타나는 것을 장학(瘴瘧)으로 볼 수 있다.

장학(瘴瘧)의 이해를 돕기 위해 장습(瘴濕)의 개념을 생각할 필요가 있다. 장습은 다른 지역에 갔을 때 음식(飮食)이나 기후가 바뀐 것이 원인이 되어 구토(嘔吐), 설사(泄瀉), 복통(腹痛)이 발생하는 것이다. 장습에 사용하는 처방을 보면 곽향정기산, 불환금정기산, 평위산, 시령탕, 보중익기탕이 있는데, 모두 소화장애를 개선하는 작용을 갖는 처방이다. 장학의 원인도 장습의 원인과 유사하다고 할 수 있다. 단지 장습의 증상 중에도 오한(惡寒), 발열(發熱)이 나타나기도 하지만 주증상은 소화장애일 가능성이 높은 반면, 장학의 증상에는 발작할 때 가슴이 답답하고 정신이 혼미(昏迷)하여 발광(發狂)하면서 헛소리를 하거나 목이 쉬어 말을 하지 못하는 증상이 더 두드러질 뿐이다. 따라서 결론적으로 쌍해음자는 소화기장애를 개선하는 작용이 주요한 처방으로 보아야 한다.

쌍해음자는 한학(寒瘧)에 사용하는 처방으로도 되어 있다. 한학(寒瘧)은 책마다 정의하는 바가 약간씩 다르지만 '주로 속에 찬 기운이 잠복되어 있는데다가 가을에 다시 학질의 사기(邪氣)를 받아서 생기는 것으로, 먼저 오한(惡寒)이 있은 다음에 열이 나는데 오한은 심하고 열은 높지 않거나 오한만 나고 열은 나지 않으며 머리, 목, 등, 허리가 아프고 땀은 나지 않으며 맥은 현긴(弦緊)한 증상'이 나타난다. 사람에 따라 다르겠지만 한학(寒瘧)에 과부탕, 인삼양위탕, 보음익기전 등 허랭(虛冷)과 소화기장애를 치료하는 처방을 사용했던 것을 보면 한학(寒瘧)은 소화장애를 겸하고 있는 경우가 많았다는 것을 알 수 있다. 쌍해음자를 한학에 사용했던 것도 소화장애가 동반되기 때문이라고 볼 수 있다.

이처럼 쌍해음자는 장학(瘴瘧)과 한학(寒瘧)에 사용하는 처방으로 분류되어 있긴 하지만 근본적으로 소화장애를 겸하고 있을 때 사용하는 처방임을 알 수 있다. 그래서 학질 환자를 거의 만날 수 없는 요즘은 약

성을 응용하여 소화불량(消化不良), 설사(泄瀉), 연변(軟便), 식후즉변(食後卽便), 식욕부진(食慾不振), 도포(倒飽), 하복포만(下腹飽滿) 등에 응용할 수 있을 것이다.

처방구성

처방구성을 보면 육두구는 위액분비를 증가시키고 위장의 연동운동(蠕動運動)을 촉진하여 소화를 돕고, 초두구는 위장 평활근의 수축작용에 영향을 주어 소화를 돕는다. 후박은 장(腸)의 운동을 촉진하거나 장(腸)의 경련을 완화하는 등, 장의 운동을 조정하는 작용이 있다.

감초는 스테로이드 호르몬과 유사한 작용이 있어 항염증작용, 해독작용, 해열작용을 하며, 소화관 평활근에 작용하여 경련을 억제하고 위산분비를 억제하여 위점막을 보호하는 항궤양작용을 한다. 생강은 혈관운동 중추를 강화하여 혈액순환을 촉진시킴으로 온열작용(溫熱作用)을 하고, 위점막을 자극하여 소화액 분비를 항진시켜 소화를 돕는다. 오매는 항균작용과 항알레르기작용이 있으며, 장관 평활근의 이완작용이 있고, Citric acid 등이 많이 함유되어 장(腸)을 수렴시켜 설사를 멎게 한다.

처방비교

신향산과 비교하면 두 처방 모두 소화불량과 소화장애에 사용하며, 방향성 소도제(消導劑)인 백두구를 포함하고 있다. 그러나 신향산은 소화기 내의 음식물이 부숙(腐熟)되어 발생한 가스를 제거하며, 소화기의 운동성 저하로 인한 창만이나 딸꾹질에 사용한다. 반면 쌍해음자는 음식적체로 인한 소화불량을 치료하는 동시에 장(腸)의 운동을 증가시키는 작용이 있으므로 연변(軟便)이나 설사(泄瀉) 등에도 사용한다.

생숙음자와 비교하면 두 처방 모두 수치(修治)하는 방법이 같고 설사 같은 소화기질환에 사용한다는 공통점이 있다. 생숙음자는 소화기연약이나 감염으로 인한 이질(痢疾)과 설사(泄瀉)에 사용하는 반면, 쌍해음자는 연변(軟便)이나 설사(泄瀉)에도 사용하지만 주로 소화불량이나 포만(飽滿)에 사용하는 경향이 높고, 본래는 학질에 사용했던 처방이다.

불환금정기산과 비교하면 두 처방 모두 장학(瘴瘧)에 사용하는 처방으로 분류되어 있으나 실제로는 소화불량에 사용한다. 차이점이 있다면 불환금정기산은 주로 오심(惡心), 구토(嘔吐) 등 위장장애에 사용하는 반면, 쌍해음자는 다소 만성적인 소화불량뿐 아니라 연변(軟便)이나 설사(泄瀉)에도 사용한다.

中統76 寶 가감청비음 加減淸脾飮

小柴胡湯(中統二十五) **人蔘養胃湯**(中統十六) **合方 加 桃枝 柳枝** 各三寸 **薑五片 棗二枚**

治 諸瘧
[活套鍼線] 通治(瘧疾)
[適 應 症] 소화불량, 분돈, 소복통, 식욕부진, 음식무미, 오한, 발열, 학질

처방설명 가감청비음은 학질(瘧疾)에 사용하는 처방이며, 약성을 응용하여 오한(惡寒), 발열(發熱)을 겸한 신체통(身體痛), 미열(微熱)이 동반된 소화불량(消化不良), 설사(泄瀉), 복통(腹痛), 식욕부진(食慾不振) 등에도 사용한다. 소시호탕에 인삼양위탕을 합방하고 여기에 도지와 유지를 더한 처방으로 학질의 통치방(通治方)이며, 청비음(소시호탕合 평진탕)을 쓸 사람보다 소화력이 약하면서도 오한(惡寒), 발열(發熱) 증상은 더 현저한 경우에 적합하다.

학질을 민간에서는 하루걸이, 복학, 자라배, 자래 등으로 부르고 있으며, 학질원충이 적혈구와 간세포 내에 존재함으로써 일어나는 급성 열성 감염증이다. 현재 우리나라와 같은 온대지방에서 유행하는 학질을 일으키는 것은 삼일열원충으로, 아열대 및 열대에 많이 분포하는 종류이다.

학질에 걸리면 원충이 간세포와 적혈구를 파괴시키기 때문에 오한(惡寒), 발열(發熱), 한열왕래(寒熱往來) 증상이 나타난다. 그래서 학질에 사용하는 시진탕, 시평탕, 청비음, 가감청비음 등 소시호탕이 포함된 처방이 많은 것이다. 또한 학질원충에 의해 계속 적혈구가 파괴되면 혈액과 영양공급이 불량해지기 때문에 각종 장기(臟器)의 기능이 저하될 수밖에 없고, 특히 소화기에 혈액공급이 저하되면 소화기능이 급격히 저하되어 소화불량과 오심, 구토 등이 발생한다. 뿐만 아니라 학질이 치료되지 않고 오랫동안 반복되면 몸이 극도로 쇠약해지고, 전반적으로 허랭해질 수 있다. 종합해 보면 학질에 걸렸을 때 나타나는 일반적인 증상은 발열, 한열왕래, 소화장애, 오한 등이며, 이럴 때 사용하는 처방이 가감청비음이다. 그래서 조문에 제학(諸瘧)에 사용한다고 한 것이며, 활투침선에는 학질의 통치방(通治方)으로 되어 있는 것이다. 다만 통치(通治)의 개념은 모든 형태의 학질을 치료한다는 의미가 아니라, 본래는 각각의 증상에 적합한 처방을 사용해야 하지만 구분이 불분명하고 확실하지 않을 때 일반적으로 사용할 수 있다는 의미이다. 따라서 통치방이라고 하여 모든 학질을 치료하는 것은 아니다.

가감청비음에는 소시호탕이 포함되어 있어 오한(惡寒), 발열(發熱) 증상이 뚜렷하게 나타나며, 인삼양위탕이 포함되어 있으므로 소화장애가 나타났을 때 적합한 처방이 된다. 여기에 도지(桃枝)는 복통을 치료하는 작용이 있어 인삼양위탕의 기능을 보조하며, 유지(柳枝)는 해열작용(解熱作用)이 있어 소시호탕의 기능을 보조한다. 그래서 학질에 걸렸을 때 열적 증상이 너무 심하거나 허랭(虛冷)이 심할 때는 사용할 수 없겠지만, 일반적으로 소화력은 약하면서도 열성(熱性)을 띠고 있을 때 사용할 수 있는 학질의 통치방(通治方)이다.

가감청비음의 증상은 일견 식적류상한(食積類傷寒)과 비슷하다고 할 수 있다. 그러나 식적류상한은 인체가 소화장애를 치료하기 위한 에너지를 발생시키는 과정에서 전신을 긴장시킨 결과 열(熱)이 발생하고 신체통(身體痛)이 나타나는 것으로, 소화기장애를 치료해 주면 발열과 통증은 사라진다는 특징이 있다. 반면 가감청비음은 식적(食積)으로 인한 상한(傷寒)이 아니라 학질(瘧疾)이나 열병(熱病)으로 인해 소화기장애가 발생했을 때 사용한다. 따라서 증상이 비슷하지만 원인이 다르며 치료하는 방법 또한 다르다. 식적류상한

(食積類傷寒)의 경우 원인이 되는 식적(食積)을 치료하면 되는 것이고, 가감청비음의 증상은 학질이나 간장장애, 감기와 같은 열병(熱病)으로 인한 소화장애가 발생한 것이므로 해열(解熱)시키면서 소화기를 조정하는 치법을 사용해야 한다.

가감청비음은 학질 외에도 간장장애와 소화장애가 있으면서 발열이 동반되었을 때 사용할 수 있으며, 주로 소화불량을 겸한 발열성 신체통에 효과가 좋다. 또한 감기에 걸린 후에 발열과 신체통이 지속될 때도 사용할 수 있다.

처방구성

처방구성을 보면 소시호탕에 인삼양위탕을 합방하고 도지와 유지를 더한 것으로 소화기 증상이 있으면서 오한(惡寒), 발열(發熱)을 겸하고 있을 때 사용한다.

먼저 소시호탕을 구성하는 약재의 특징을 살펴보면, 시호는 중추신경을 억제하여 정신을 안정시키며, 실험적으로 해열작용, 진통작용, 진해작용(鎭咳作用), 간기능보호작용, 이담작용 등이 밝혀졌다. 황금은 혈관투과성 항진을 억제하고 소염작용이 강하여 혈관의 염증성 충혈(充血)과 울혈(鬱血)을 완화하고, 담즙분비를 촉진하여 간기능을 강화한다. 반하는 중추성 구토나 점막자극에 의한 구토를 억제한다. 인삼은 중추신경계에 대한 흥분작용과 억제작용이 있는데, 흥분작용이 보다 강하다. 또한 뇌의 혈액공급과 산소공급 능력을 높이는 작용이 있으며, 강심작용이 있어 심장의 수축력을 강화한다. 감초는 소화관 평활근에 작용하여 경련을 억제하며 위산분비를 억제하고, 스테로이드 호르몬과 유사한 작용이 있어 항염증작용, 해독작용, 해열작용을 한다.

인삼양위탕을 구성하는 약재의 특징을 살펴보면, 창출은 소화기의 운동성을 증가시키는 작용이 있고, 진피는 이기제(理氣劑)로서 위장의 연동을 촉진하여 가스배출을 촉진한다. 향부자는 중추신경 억제작용으로 정신을 안정시키고, 장관 평활근의 경련을 억제하여 소화관의 가스배출을 촉진한다. 후박은 위액분비를 억제하여 항궤양작용을 하며, 중추신경의 흥분을 억제하여 진정작용, 장경련 억제작용을 한다. 사인은 장관(腸管) 평활근을 이완시키며, 소화기의 운동을 촉진하여 음식물의 운송과 소화·흡수에 도움을 준다. 적복령은 세뇨관의 재흡수를 억제하여 이뇨를 증진하므로 부종을 경감시키고, 곽향은 위장기능을 항진시킨다. 초과는 소화관에 분포된 혈관운동을 강화하여 소화관내의 혈류를 촉진한다.

유지는 버드나무의 가지로 목질부에는 아스피린의 원료인 살리신이 함유되어 있다. 살리신은 위에서 흡수되어 일부는 해열, 진통작용이 있는 살리실산으로 바뀐다. 도지는 복숭아나무의 가지로 심복통(心腹痛)을 치료한다.

처방비교

도씨평위산과 비교하면 두 처방 모두 발열을 겸한 소화장애에 사용하는데, 도씨평위산은 식상(食傷)으로 인한 발열과 전신통에 사용하는 반면, 가감청비음은 학질로 인한 오한, 발열과 열병(熱病)의 잔여열로 인한 소화장애와 신체통을 치료한다.

인삼청기산과 비교하면 두 처방 모두 발열과 전신통, 식욕부진에 사용한다. 인삼청기산은 허약한 상태에서 열이 나거나 뼈가 쑤시고 아픈 골증열(骨蒸熱)이나, 허약(虛弱)을 겸한 식욕부진에 사용하는 반면, 가감청비음은 학질이나 열성질환으로 인해 발열이나 식욕부진이 발생했을 때 사용한다.

인삼양위탕과 비교하면 두 처방 모두 소화기연약으로 인한 소화불량에 사용하며 학질에도 사용한다. 그러나 인삼양위탕은 한학(寒瘧)에 사용하는 처방으로 분류되어 있으며, 평소 소화기가 연약한 사람의 소화불량, 위통 등에도 사용한다. 반면 가감청비음은 약간 열성(熱性)을 띠고 신체통을 겸하고 있는 학질에 사용하며, 학질 외에도 열병(熱病)이나 감기(感氣)로 인한 식욕부진, 신체통에도 사용한다.

→ **활용사례**

1-1. 소화불량(消化不良), 분돈(奔豚) 여 69세 소양인 163cm 39kg
2-1. 소복통(小腹痛), 소화불량(消化不良) 여 60대 태음인

1-1. 소화불량(消化不良), 분돈(奔豚)

● 박 ○ ○ 여 69세 소양인 농업 163cm 39kg 전라남도 해남군 화산면 시목리

본인은 모르나 수술이 불가한 담낭암(膽囊癌)으로 집안에서 가료(加療) 중 기운이 없다 하여 흑염소 1마리를 탕제로 하여 복용했다. 그런데 심한 복통이 나서 병원치료를 하다가 통증은 감소했으나 다른 증상이 여전하여 내방한 경우이다.

① 우측(右側) 늑하(肋下)에 흉협고만(胸脇苦滿)이 현저하며 배꼽 아래까지 손바닥 크기로 매우 단단하게 뭉쳐져 있다. 이것은 흑염소에 밤, 대추 등을 넣어서 먹은 뒤 복통이 발생하여 병원에 갔을 때 발견했다. ② 그 이후 우측하복(右側下腹)에 단단한 것이 분돈(奔豚)처럼 불룩거리면서 움직이고 뱃속을 돌아다니면서 아프다. ㉠ 옆으로 누우면 더 심하고 돌아누워도 더 심하다. ㉡ 이 증세는 2-3년 전 신경과다로 발생했으나 1달 전 흑염소탕을 먹고부터 심해졌다. ㉢ 해남군의 병원에서 양약을 먹고 복통이 덜해졌으나 다른 증상은 여전하다. ③ 전신에 기운이 없다. 특히 다리에 기운이 없다. ④ 말은 거의 잘 들리지 않는다. ⑤ 입이 쓰고 소화가 잘 안 되며 식사를 잘못한다. ⑥ 구토를 하기도 한다. ⑦ 흑염소를 먹고 난 뒤부터 저녁에 도한(盜汗)이 난다. ⑧ 흑염소를 먹고부터는 머리가 멍멍하고 무겁다. ⑨ 흑염소를 먹은 후부터 밤이면 팔이 저리다.

담낭암(膽囊癌)이 있는 소양인 할머니의 흉협고만(胸脇苦滿)과 식욕부진(食慾不振), 기핍(氣乏)을 목표로 가감청비음에 대화중음을 합방하여 10일분 20첩을 투약했다.

12일 뒤 아들로부터 전화가 왔는데 소화불량이 좀 나아지는 것 같다며 약을 더 지어달라고 했다.

전과 같은 처방으로 10일분 20첩을 더 투약하고, 경과를 확인해 보았다.

1. 우측하(右側下)의 흉협고만(胸脇苦滿)이 소실되었다.
2. 분돈(奔豚)과 기핍(氣乏)도 소실되었다.
3. 소화가 약간되면서 식사를 조금씩 한다.
4. 약 맛이 매우 쓰며 현재 죽 반 그릇을 복용하고 있다.
5. 어제 갈비탕을 먹고 난 뒤 나았던 도한(盜汗)이 다시 발생했다.
6. 몸이 무거울 때 땀을 내면 몸이 가벼워지나 땀을 흘린 뒤에는 후갈(後渴)이 생긴다.
7. 이번에는 귀가 잘 들리지 않는다고 하여 발바리탕(개를 통째로 탕제하여 복용) 복용을 권유했다.

개 한 마리를 30일분으로 복용했는데 귀가 잘 들린다고 했다. 그런데 서울에 올라오니 다시 안 들린다고 하여 다시 발바리탕을 복용했으며 두 마리를 복용한 후에는 귀가 잘 들린다고 했다.

2-1. 소복통(小腹痛), 소화불량(消化不良)

다음은 김학성 선생의 경험이다.

● ○ ○ ○ 여 60대 태음인

겉으로 보기에는 태음인처럼 보이나 피부가 희고 살집이 물렁물렁한 조금은 연약해 보이는 60대 여성이다. 필자의 어머니로 약 1달 전 소화가 잘 안 되고 복통이 있어 병원에 가서 초음파 검사를 받았다. 검사를 받은 후 병원에서 담석으로 진단받고 나에게 걱정스럽게 전화를 하셨다. 의사가 개복수술을 해야 한다고 말했기 때문에 많이 놀라셨는데 담석증은 한약으로 고칠 수 있다고 말씀을 드리고 안심시켜드렸다.

① 담석이 있다. 병원에서 직경 1cm 크기의 담석이라고 했다. ② 걸어 다니면 소복(小腹)에 통증이 있다. ③ 소화가 잘 안 되고 배가 뻐근하다. ④ 가슴이 답답하다. ⑤ 속이 냉하다. 손발은 따뜻한데 어머님이 느끼시기에 항상 속이 냉하다고 한다. ⑥ 얼마 전 대상포진에 걸려서 고생하신 후 양방 병원에서 치료하셨다. ⑦ 추위를 많이 타신다. 여름에도 보일러를 가동할 정도이다. ⑧ 대변은 매일 아침 1일 1회로 정상 변을 보신다. ⑨ 소변의 빈도와 상태는 정상이다. ⑩ 몸을 따뜻하게 할 수 있는 약을 넣어달라고 하셨다. 현재까지 차가운 약성의 한약을 먹었을 때는 설사를 했다고 하셨다.

소복통(小腹痛)과 담석(膽石), 소화불량을 목표로 가감청비음 중에서 인삼양위탕만 1.5배량으로 하여 10일분 20첩을 지어드렸다.

어머니께 아침과 저녁에 두 번씩 약을 드시라고 말씀드렸는데 다음날 아침에 전화가 왔다.

1. 식후(食後)에 한약을 먹으면 속이 편해지고 복통도 경감된다고 하셨다.
2. 그러나 점심때 약을 안 먹으면 다시 소화불량이 생긴다고 해서 점심때에도 약을 드시라고 했다.

하루에 한 번씩 경과를 여쭤보았는데 복통(腹痛)이 많이 경감되었고, 1제를 다 드실 무렵에는 모든 증상이 깨끗하게 나았다. 이후로는 한약을 안 드셔도 소화에 지장이 없다고 한다. 그래서 병원에 가서 초음파 검사를 해 보시라고 권유를 했다.

中統77 寶 시평탕 柴平湯

柴胡 蒼朮 各二錢 厚朴 陳皮 半夏 黃芩 各一錢 人蔘 甘草 各五分 薑三片 棗二枚 梅一枚

治 諸瘧
[活套鍼線] 痎瘧(瘧疾) 通治(瘧疾)
[適 應 症] 소화불량, 구토, 흉협고만, 협통, 백내장, 외한, 간염, 간경변, 피로

처방설명

시평탕은 소화불량 증상이 두드러지게 나타나는 형태의 학질(瘧疾)에 사용한다. 또한 약성을 응용하여 소화불량이 있으면서 약간 열성(熱性)을 띠고 있을 때도 사용한다.

학질은 전 세계적으로 한 해에 약 3~5억 명이 감염되며, 이 중에서 1~2백만 명은 목숨을 잃는 것으로 알려진 무서운 질병이다. 우리나라에 분포하는 학질모기는 온대성 학질모기로 사망에 이르게 할 정도로 심한 증상을 동반하지는 않지만, 열대지방을 여행하거나 거주하는 사람들이 늘어가는 추세이기 때문에 학질에 대한 관심을 가져야 한다. 학질모기에 물리면 말라리아 원충이 일단 혈액 속으로 들어와 간(肝)으로 이동되어 간에서 증식한 후 간세포를 파괴하면서 다시 혈액으로 나오게 된다. 이후 적혈구에 들어가 증식을 하고 수가 많아지면 적혈구를 파괴하면서 많은 말라리아 원충이 방출되는데, 이러한 일련의 과정에서 학질 특유의 발열(發熱)과 오한(惡寒), 식욕부진(食慾不振), 소화장애(消化障礙)가 동반된다.

학질원충이 간(肝)에 침입하여 손상을 주면 한열왕래와 발열, 오한의 증상이 발생하는데, 사람에 따라서는 발열이 심한 경우, 오한이 심한 경우, 한열왕래가 있으면서 소화불량이 동반된 경우 등 증상의 정도와 형태가 다를 수 있다. 시평탕은 한열왕래의 증상과 더불어 소화불량이 동반되었을 때 사용하는 처방이다. 대부분 학질에 걸리면 오한과 발열, 한열왕래의 증상은 필연적으로 나타나기 때문에 학질을 치료하는 처방에 시호제가 많다. 예를 들어 청비음, 가감청비음, 시진탕, 정시호음, 소시호탕 등은 모두 학질에 사용하는 처방이며 시호제이다. 또한 학질에 걸리면 소화불량이 동반되는 경우가 적지 않으므로 소화장애를 개선하는 처방과 약재가 많이 포함되는데, 시평탕에는 평위산이 포함되어 있어 위의 두 가지를 모두 만족시키는 처방이라고 할 수 있다. 따라서 학질의 통치약으로 활용되었던 것이다.

시평탕은 담학(痰瘧)에 사용하는 처방으로 분류되어 있다. 담학(痰瘧)은 학질증상과 함께 담음 증상이 동시에 나타나는 것으로 한열(寒熱)이 많고 흉비증(胸痞症)이 있으며 구토와 두통이 동반되기도 한다. 담학에 사용하는 처방을 보면 시평탕 외에도 이진탕, 시진탕, 냉부탕, 사수음, 노강음 등이 있는데, 냉부탕과 노강음을 제외하면 모두 이진탕이 포함되어 있어 오한(惡寒), 발열(發熱)과 함께 구토, 오심, 소화불량 같은 담음증상이 동시에 나타나는 것을 담학으로 표현했다는 것을 알 수 있다. 시평탕을 담학에 사용하는 처방으로 분류한 것은 소시호탕에 반하와 진피가 포함되어 있어 담음 증상을 개선할 수 있을 것이고, 담학 중에서도 특히 소화불량이 두드러지게 나타나는 경우도 있었기 때문이다.

시평탕은 학질 외에 발열(發熱)과 동시에 담음증상이 나타나는 경우에도 사용할 수 있다. 따라서 발열이나 미열(微熱)을 동반한 복통(腹痛), 소화불량(消化不良), 또는 한열왕래(寒熱往來)를 겸한 소화장애에 응용한다. 이른바 구고(口苦), 인건(咽乾), 흉협고만(胸脇苦滿), 한열왕래(寒熱往來), 우협통(右脇痛) 등 소시호탕증이 있으면서 소화장애가 겸해 있을 때 시평탕을 쓰는 것이다. 따라서 소화불량이 있으면서 약간 열성(熱性)을 띠고 있을 때 사용할 수 있고, 체열이 높은 사람의 소화불량에도 사용할 수 있다.

시평탕을 이해하기 위해 대시호탕과 비교할 수 있다. 대시호탕은 소시호탕에 승기탕이 합해진 처방으로 소화기에 적체(積滯)가 있어 복만(腹滿)과 대변비결(大便秘結)이 나타났을 때 사용하며, 간에 영양이 과잉 축적되거나 소·대장에 음식물이 적체되었을 때 이것을 해소시켜 준다. 시평탕은 소시호탕에 평위산이 합해진 처방으로 대시호탕의 증상에 비하면 약하지만 소화기에 적체된 것을 해소시키고 열성상태를 개선한다. 그러나 두 처방 모두 기본적으로 소화기의 운동을 증가시키고 간(肝)의 울체(鬱滯)를 풀어 주는 작용이 있어 간장장애와 소화불량이 겸해 있을 때 사용할 수 있다.

처방구성

처방구성을 보면 시호는 중추신경을 억제하여 정신을 안정시키며, 실험을 통해 해열작용, 진통작용, 진해작용(鎭咳作用), 간기능보호작용, 이담작용 등이 밝혀졌다. 창출은 소화기의 운동성을 증가시키는 작용이 있는데, 실험을 통해 창출이 포함된 처방을 토끼에게 주입했을 때 장을 흥분시켜 연동운동(蠕動運動)을 일으키는 것으로 밝혀졌다.

후박은 장(腸)의 운동을 촉진하거나 장(腸)의 경련을 완화하는 등, 장의 운동을 조정하는 작용이 있다. 진피는 이기제(理氣劑)로서 소화관의 운동을 강화하여 가스배출을 촉진한다. 반하는 중추성 구토나 점막자극에 의한 구토를 억제한다. 황금은 혈관투과성 항진을 억제하고 소염작용이 강하여 혈관의 염증성 충혈(充血)과 울혈(鬱血)을 완화하고, 담즙분비를 촉진하여 간기능을 강화한다. 인삼은 중추신경계에 대한 흥분작용과 억제작용이 있는데, 흥분작용이 보다 강하다. 또한 강심작용이 있어 심장의 수축력을 강화한다. 감초는 소화관 평활근에 작용하여 경련을 억제하며, 위산분비를 억제하고 이상의 약재를 조화롭게 한다.

처방비교

불환금정기산과 비교하면 두 처방 모두 소화불량, 오심 등에 사용한다는 공통점이 있다. 그러나 불환금정기산은 주로 소화기조직에 담음이 울체되어 구토, 오심, 트림, 소화불량 등이 나타났을 때 사용하는 반면, 시평탕은 약간 열성(熱性)을 띤 소화장애나, 간장장애가 있는 사람의 소화불량에 사용하며 한열왕래(寒熱往來)나 발열(發熱)이 수반된 학질에도 사용한다.

시령탕과 비교하면 두 처방 모두 소시호탕이 들어 있어 간기능항진으로 인한 열울(熱鬱)을 풀어주는 효력이 있다. 그러나 시령탕은 열성과 습체가 겸해 있는 상태에서 발생하는 설사, 부종, 발열, 번갈(煩渴) 등에 사용하는 반면, 시평탕은 주로 간열(肝熱)을 겸한 소화불량, 열성을 띤 소화불량이나 학질에 사용한다.

정시호음과 비교하면 두 처방 모두 시호제이며 학질의 통치방으로 사용한다. 그러나 정시호음은 감기나 학질로 인하여 발열, 오한, 두통 등이 나타날 때 사용하는 반면, 시평탕은 감기에 사용하는 경우는 거의 없으며 발열 증상도 있지만 소화장애가 겸해 있는 경우가 대부분이며, 발열이나 한열왕래의 정도는 정시호음보다 약하다.

→ 활용사례

1-1. 구토(嘔吐), 흉협고만(胸脇苦滿), 수불가근(手不可近), 간병변(肝病變) 여
1-2. 소아고열, 식체(食滯), 식욕저하 남 4세
2-1. 우측협통(右側脇痛), 소화불량(消化不良) 여 56세 태음인
3-1. 백내장(白內障), 시력저하(視力低下), 허랭(虛冷), 외한(畏寒) 여 52세 소음인
4-1. 피로(疲勞), 손목통 남 26세 태음인
5-1. B형 간염(肝炎), 피로(疲勞) 남 39세
6-1. 소아고열

1-1. 구토(嘔吐), 흉협고만(胸脇苦滿), 수불가근(手不可近), 간병변(肝病變)
다음은 류기원 선생의 경험을 인용한 것이다.

● 강 ○ ○ 여

산후(産後) 10일 만에 고열, 두통과 헛소리가 심하여 모 정신과 병원에 입원하여 치료를 받은 후 고열(高熱)과 헛소리

는 해소되었으나
① 구토는 상재하여 내원했다. 복진 상 우측(右側) 상복부(上腹部)에 심한 경결(硬結)이 있다. ② 뇌 X-ray와 뇌파검사에서 이상은 없고, 간 기능 검사에서 상당히 병변을 나타내었다.
입원을 시켜서 미음을 먹이면서 시평탕에 인진 3돈 치자, 일황련 0.75돈, 신곡 1돈, 산사 2돈을 더하여 투약했다. 약 1주일이 지난 후 자각증상이 소실되었고, 식사를 죽에서 보통 식사로 서서히 바꾸면서 1주일이 경과한 뒤에 간 기능 검사에서 정상으로 나타났다. 어지러운 증상은 귀비탕에서 인삼, 황기를 빼고 단삼 2돈, 산약 2돈, 산사육 1.5돈, 녹용 1돈을 더하여 10일분 20첩을 투약한 결과 호전되었다.

2-1. 우측협통(右側脇痛), 소화불량(消化不良)

다음은 조경남 선생의 경험이다.

● 장 ○ ○ 여 56세 태음인 농업 경기도 양주시 회천읍 회암리

① 우측 늑골연 간 부위에 간헐적인 통증이 있다. 심한 통증은 아니지만 기분이 나쁜 정도의 통증이다. ② 병원에서 방사선 검사를 했는데 담도가 약간 좁아져 있으나 심한 것은 아니라고 한다. 그간 병원에서 주는 약을 먹었으나 별다른 차도가 없자 한약을 부탁했다. ③ 소화불량이 있고 약간의 느글거림과 헛배부름이 있다. ④ 사과 같은 단 음식을 먹으면 트림을 한다. ⑤ 퇴행성관절염이 있으며 일을 많이 하면 심해지고 뿌득거리는 소리가 난다. ⑥ 평소 허랭의 증상은 없으나 날씨가 추워지면 손발, 배가 차가워지고 컨디션이 나빠진다. ⑦ 전신피로와 함께 항강 증상이 있다.
담도가 좁아져 나타난 우측협통과 소화불량을 목표로 소시호탕에 평위산이 더해진 시평탕을 쓰기로 하고 10일분 20첩을 투약했다.
1개월 후에 만나니 그 약을 먹어서 그런지 간헐적으로 발생하던 통증이 모두 없어지고 소화불량도 모두 없어졌다고 한다.
시평탕은 본래 학질에 사용하는 처방이다. ≪방약합편≫을 보면 여러 종류의 학질이나 식학에 사용하는 처방으로 기록되어 있으나 처방의 구성약재에 따라서 여러 각도로 활용할 수 있다고 생각된다.

3-1. 백내장(白內障), 시력저하(視力低下), 허랭(虛冷), 외한(畏寒)

다음은 이상점 선생의 경험을 인용한 것이다.

● 오 ○ ○ 여 52세 소음인 서울특별시 용산구 한남동

① 원래 처녀 때부터 시력이 나빠서 도수가 강한 안경을 쓰긴 했으나 더욱 시력이 급격히 떨어졌다. 지금부터 약 20년 전부터 더 약해져서 ○○안과, ○○대병원 안과 등 서울에 크다는 안과는 모두 다니면서 진찰을 받은 결과 약간 백내장이 있다고 한다. ② 이 부인이 보지 못하는 것을 잘 표현한다면, 좁은 아파트의 지절에 앉아서 남쪽을 보면 해가 떴는지 흐렸는지를 모를 정도이며, 창가에 기서 창문의 유리에 민지가 묻있는지 판단하시 못할 성노였다.
③ 체질은 전형적인 소음인 체질이고, 소화력이 좋지 않아서 식사는 한 공기면 하루 3끼를 먹을 수 있을 정도이며, 껌을 씹으면 입안에 침이 생기는데 그 침을 한두 번 삼키다보면 배가 불러서 살 수가 없고, 정량 정식하면서 커피나 우유를 마실 수가 없다. 배가 부르기 때문이다. ④ 그리고 겨울철에는 150m지점에 시장이 있는데 그 시장에 다녀오기가 걱정스럽다는 것이다. 힘이 들고 손발과 온몸이 모두 차갑고 시리기 때문이다. 그래서 2~3일에 한 번씩 시장에 가려면 겨울철에 군인들이 전쟁하러 나가는 것처럼 외투, 털구두, 털장갑을 끼고서도 현관에서 망설이다 앉았다 또 망설이고 하다 보면 현관에서 1시간 정도 시간을 보내는 것은 다반사라고 한다. 그리고 걸음을 걷는 것을 보면, 버스 정류장의 거리가 가까운 데도 있고 때로는 먼 곳도 있는데 가깝다는 버스 정류장에서 걸어서 다음 정류장까지 걸어갔다가 되돌아서 걸어올 수 없을 정도라는 것이다. 다시 말하면 원기가 없다는 의미이다.
그래서 내가 이 부인한테 '첩약을 5개월 정도 먹어야 효과를 알 수 있겠습니다'하고 말했더니 시력만 좋아진다면 오늘부터라도 복용하겠다는 것이다. 그래서 시평탕에 산사, 신곡, 맥아, 나복자, 사인 각 0.6돈, 죽여 1돈을 더하여 투약하기로 했다.
8월 29일부터 1제씩, 한 달에 3제씩 복용시켰다. 1979년 1월 8일 왔는데, 물체가 잘 보이며 창문 유리에 먼지가 묻었다든지, 날이 흐리거나 맑은 것이 완전히 구분된다고 한다. 또한 추위를 타지 않는다면서 즐거워했다. 이제는 적당한 옷에다 적당한 신발을 신고 시장에 가도 추위를 타지 않고 손발이 뜨끈뜨끈해졌다고 한다.
이 부인은 그렇게 즐거워할 수가 없다. 그러면서 '오늘은 10첩만 더 지어주세요' 말하면서, 오늘 10첩까지면 270첩이 된다면서 지금에 와서 약을 먹은 것을 돌이켜 볼 때 그것을 어떻게 먹었을까 싶긴 하지만, 1제 먹고 조금 좋아지고, 또 1제를 먹으면 또 조금 좋아지다 보니 필자가 시키는 대로 복용해서 효과를 보게 됐다는 것이다.

4-1. 피로(疲勞), 손목통

다음은 이유석 선생의 경험이다.

● 이 ○ ○ 남 26세 태음인 학생 서울특별시 강남구 일원동

① 눈이 피로하다. 그러나 발적(發赤)이나 황달증세는 없다. ② 왼쪽 손목에 통증이 있다. 제대 후 가끔씩 통증이 일어났으며, 현재는 일주일 정도 아픈 것이 지속되었다. ③ 요즘 하루에 1~2끼를 먹거나 새벽마다 자장면을 먹는 등 식사시간이 불규칙해서 소화기에 문제가 생긴 듯하다. 그래서인지 밥만 먹으면 소화가 안 되고 배가 그득하다.
④ 근래에 들어 설사를 자주하게 되고 진수음(振水音)은 확실히 들리지는 않으나 위내정수(胃內停水)가 느껴진다.
⑤ 약간의 오른쪽 흉협고만(胸脇苦滿)이 있으며 복부 전체에 팽배한 저항감이 느껴진다. ⑥ 가끔 입이 쓰며 입술이 마른다. ⑦ 물을 많이 마시는 편이다. ⑧ 소변을 자주 보는 편이다. ⑨ 올겨울은 유난히 추위를 많이 탄다.
소화불량과 소화불량으로 인해 발생한 듯한 손목의 통증을 목표로 시평탕에 택사, 복령, 구기자를 더하여 먼저 1첩을 달였다.
한 첩을 복용 후 자고 일어나니 1주일 동안 지속되어 왔던 왼쪽 손목 통증이 없어졌다. 요즘에는 가만히 있어도 통증이 있었는데 팔굽혀펴기를 해보아도 괜찮다. 그러나 아직은 90도로 꺾으면 통증은 약간 남아있다.

5-1. B형 간염(肝炎), 피로(疲勞)

다음은 김상일 선생의 경험이다.

● 이 ○ ○ 남 39세

체력이 약하고 피로와 대변불리(大便不利) 증상이 있는 남성이다.
① B형 간염을 앓고 있다. ② 구고(口苦)와 인건(咽乾), 목현(目眩) 증상이 동반되었다. ③ 장이 좋지 않다. 자취생활을 10년 가까이 해서 식사가 불규칙하여 장이 좋지 않다고 한다. ④ 설사가 잦고, 변비도 있다. ⑤ 아침에 소변을 보면 색이 진한 황색이다. ⑥ 아랫배가 차다. ⑦ 피곤함이 많아 2시간 이상 일을 하면 많이 피곤해 한다.
⑧ 소화는 괜찮은 편이다. ⑨ 수족에는 땀이 거의 없다. ⑩ 담이 잘 결리는데, 특히 흉협 좌측으로 잘 결린다.
⑪ 보약이나 홍삼 등을 먹어도 큰 효험이 없다. ⑫ 얼굴에 기름기가 많다.
소화장애와 흉협좌측의 담결림을 목표로 시평탕 본방에 건강 1돈, 초두구 1돈, 치자 1돈을 더하여 투약했다.
약을 복용한 후
1. 우선 피로감이 많이 소실되었다.
2. 장이 많이 편해졌다. 설사도 좋아졌다.
3. 장이 편하니까 소화에도 부담감을 많이 느끼지 못한다고 한다.

中統78 益 우슬전 牛膝煎

當歸 陳皮 各三錢 **牛膝** 二錢

截瘧大效 邪散而氣血微虛
[用　法] 酒一鍾 浸一宿 加水一鍾 煎服
[活套鍼線] 久瘧(瘧疾)
[適 應 症] 학질, 변비

처방설명

우슬전은 구학(久瘧)에 사용하는 처방이다. 학질에 걸리면 학질 원충이 간과 적혈구에 기생하면서 증식을 거듭하게 되고, 결국에는 간세포와 적혈구를 파괴하기 때문에 발열(發熱)과 오한(惡寒), 전율(戰慄)이 반복적으로 나타나면서 많은 체력소모를 야기한다. 따라서 학질을 적절한 시기에 치료하지 못하면 몸은 계속 허약해질 수밖에 없고, 몸이 허약해지면 학질원충에 대항할 수 있는 힘이 떨어지기 때문에 학질은 치료되지 않고 만성화된다. 이렇게 학질이 잘 치료되지 않고 반복되는 것을 구학(久瘧)이라고 한다.

한방에서 학질(瘧疾)을 치료하는 방법은 직접 병인을 구축(驅逐)하는 것도 있고, 허실(虛實)의 정도에 따라 전신의 기능을 조절하거나 보강하는 간접적인 치료방법도 있다. 우슬전은 학질로 인한 혈허(血虛)와 자윤부족(滋潤不足)을 보강하고 습담(濕痰)을 제거하여 학질(瘧疾)을 치료하므로 후자(後者)에 속한다고 할 수 있다. 학질에 걸리면 적혈구가 계속 파괴되기 때문에 혈액이 부실해져 혈허가 나타날 수 있고, 혈액 중에 적혈구의 비율이 낮아지면 그 자체가 습담으로 작용할 수 있을 뿐 아니라, 각 조직에 양질의 혈액이 전달되지 못하여 기능이 떨어지면 습담이 울체될 수 있다. 우슬전은 혈허(血虛)를 개선하고 습담(濕痰)을 제거하는 작용이 있어 학질을 치료한다.

≪동의보감≫을 보면 단방(單方)으로 학질을 치료하는 약재가 나오는데, 우슬(牛膝), 인진(茵蔯), 갈근(葛根), 마황(麻黃), 지모(知母), 반하(半夏), 송라(松蘿), 사태(蛇蛻), 별갑(鱉甲), 오공(蜈蚣), 서부(鼠婦), 백규화(白葵花), 오매(烏梅), 호두골(虎頭骨), 이분(貍糞), 호육(狐肉), 연시(燕屎), 야명사(夜明砂), 소산(小蒜) 등이 그것이다. 우슬을 단방(單方)으로 사용하는 경우에도 구학을 치료하기 위함이었고, 우슬전과 마찬가지로 술과 함께 복용한다. 결론적으로 우슬을 단방으로 사용하는 것도 자윤결핍을 개선하기 위함이라고 볼 수 있으며, 우슬전은 당귀가 더해져 있기 때문에 자윤을 공급하면서도 혈허를 개선하는 약성이 추가되었다고 할 수 있다.

조문을 보면 우슬전을 복용하면 학질(瘧疾)은 없어지지만 기혈(氣血)은 약간 허(虛)해진다는 말이 있다. 이것은 비록 경미하지만 처방 중에 들어 있는 진피 때문이라고 볼 수 있다. 평위산의 조문에도 증상이 없어지면 복용을 중지하라는 말이 있고, 학질에 사용하는 하인음의 조문에 기운이 없을 경우 진피를 빼고 사용하라는 언급이 있는 것을 보면 이기제(理氣劑)인 진피를 과용했을 때는 기(氣)를 소모시킨다는 것을 알 수 있다.

우슬전은 자윤(滋潤)을 공급하는 작용이 있어 윤혈음처럼 변비약으로도 사용할 수 있다. 변비는 상태에 따라 다르지만 궁귀탕, 불수산, 사물탕, 통유탕 등 보혈제(補血劑)로도 치료되는 경우가 많다. 궁귀탕은 임신변비나 산후변비에 사용할 수 있는데, 천궁의 활혈작용(活血作用)을 통해 소·대장의 연동을 촉진하고 당귀의 보혈(補血)·자윤작용(滋潤作用)을 통해 변비를 치료하는 것이다. 궁귀탕에 작약을 더하면 근육의 수축운동을 증가시켜 소·대장의 연동과 분절운동을 촉진하므로 적체된 것을 이동시키는 힘이 강해지고, 점액성이 높은 숙지황을 더하면 대변의 고형상태를 완화시켜 준다. 이것이 사물탕으로 변비를 치료하는 기전이다. 보혈(補血)·자윤제(滋潤劑)인 불수산, 궁귀탕, 사물탕 등을 변비에 사용하는 것처럼 우슬전도 다량의 당귀와 우슬이 포함되어 있으므로 장액결핍으로 인한 변비에 사용할 수 있는 것이다.

처방구성 처방구성을 보면 당귀, 진피, 우슬로 이루어져 있다. 당귀는 항혈전작용(抗血栓作用)을 하여 혈액순환을 원활하게 하고 비타민B_{12}와 엽산이 풍부하게 함유되어 있어 적혈구의 상태를 개선하고 철분결핍에 의한 빈혈에 좋은 효과를 나타낸다. 또한 윤장통변(潤腸通便)의 작용이 있어 변비를 치료한다. 진피는 이기제(理氣劑)로서 소화기의 연동운동을 증가시켜 소화기능을 회복시켜 준다. 또한 함유된 바이오 플라보노이드는 모세혈관의 탄력을 강화하여 미소출혈(微少出血)을 방지한다. 우슬은 각종 아미노산이 많이 함유되어 있으며, 단백질합성 촉진작용이 있어서 근육을 강화한다. 한방적으로 음(陰)을 견고(堅固)하게 하고 신경(腎經)에 입(入)하여 보신음(補腎陰)한다고 한 것처럼 조직에 자윤(滋潤)을 공급하는 작용이 있다.

처방비교 **하인음**과 비교하면 두 처방 모두 허약(虛弱)으로 인해 오랫동안 낫지 않는 구학(久瘧)에 사용한다. 그러나 하인음은 전체적으로 매우 허약해져 기핍(氣乏)이 심할 때 사용하는 반면, 우슬전은 하인음을 쓸 사람에 비하여 신체가 더 건실하고 허약이 덜 심한 경우에 사용한다.

제천전과 비교하면 두 처방 모두 당귀와 우슬을 포함하고 있어 자윤(滋潤)이 결핍되어 발생하는 변비에 사용한다는 공통점이 있다. 그러나 제천전은 주로 병후허손으로 자윤(滋潤)이 결핍되어 변비가 생겼을 때 윤장(潤腸)·거습(祛濕)하는 약리를 통해 변비를 치료하는 반면, 우슬전은 점액성 자윤제인 육종용이나 장의 운동을 촉진하는 지각은 없지만, 당귀와 우슬의 자윤성으로 윤장시켜 변비를 치료한다.

통유탕과 비교하면 두 처방 모두 자윤공급을 통해 변비를 치료하는데, 통유탕은 제천전이나 윤혈음을 써야 하는 경우보다 더 건강한 사람의 자윤결핍성 변비에 사용한다. 반면 우슬전은 본래는 학질에 사용하는 처방으로 변비에 사용할 때는 통유탕을 쓸 경우보다 가벼운 변비에 사용하며, 열성질환이나 소모성질환으로 혈허(血虛)해져 있으면서 변비가 생겼을 때 사용한다.

中統79 益 추학음 追瘧飮

何首烏 一兩 **青皮 陳皮 當歸 柴胡 半夏 甘草** 各三錢

截瘧甚效 氣血未衰 屢散之後而不止
[用　法] 井水 河水 各一鍾 煎半 露一宿 次早溫服 食遠再服
[活套鍼線] 久瘧(瘧疾)
[適 應 症] 오한, 발열, 기침, 인후통, 허약, 학질

처방설명

추학음은 몸이 허약(虛弱)하여 학질(瘧疾)이 잘 낫지 않고 반복적으로 재발하는 구학(久瘧)에 사용하는 처방이다.

학질(瘧疾)은 학질모기에 물려 학질원충이 적혈구와 간조직에 침투하여 증식하기 때문에 발생한다. 일반적인 증상으로 발열, 오한, 두통, 전신적인 통증, 어지럼증, 기침, 오심, 복통, 설사, 수면장애, 피로감, 식욕부진, 심계항진 등이 나타날 수 있으나, 간혹 요통 같은 국소 증상만 나타나는 경우도 있다. 학질은 병인이 동일하더라도 신체조건이나 당시의 건강상태에 따라 진행과정과 증상이 다르게 나타날 수 있다. 건강한 사람이라면 감염된 균에 적극적으로 대응하기 때문에 심한 발열(發熱)이 일어나며, 체력이 좋은 만큼 회복도 빠르다. 그러나 허약(虛弱)한 사람의 경우에는 적극적으로 반응하지 못하기 때문에 발열(發熱)보다는 오한(惡寒), 전율(戰慄)의 증상이 강하게 나타나며 빨리 낫지 않고 반복적으로 지속되는 경우가 많다. 조문을 보면 기혈(氣血)이 쇠하기 전에 여러 번 학질(瘧疾)을 퇴산시킨 후에도 멎지 않을 때 사용한다고 했듯이 추학음은 허약(虛弱)한 상태에서 나타나는 학질 증상에 사용하는 처방임을 알 수 있다. 활투침선에도 구학에 사용하는 처방으로 되어 있어 학질을 적절히 치료하지 못하여 오랫동안 학질 증상이 반복되었을 때 사용하는 처방이라는 것을 알 수 있다.

학질모기에 감염되면 학질원충이 혈액을 통해 간으로 이동하고, 간세포에 잠복해 있다가 일정기간이 지나면 간세포를 파괴하면서 혈액 속으로 방출되어 적혈구에서 자라게 되는데, 적혈구에서 어느 정도 자라면 다시 적혈구를 파괴하면서 다른 적혈구로 이동하게 된다. 문제는 학질에 걸렸을 때 적절한 치료를 하지 못한다면 학질원충에 의해 계속 적혈구가 파괴될 것이고, 적혈구가 부족하면 혈액과 영양공급이 불량해지기 때문에 각종 장기(臟器)의 기능이 저하될 수밖에 없다는 것이다. 따라서 학질을 제때 치료하지 못할 경우 몸은 계속 허약해질 수밖에 없고, 몸이 허약해지면 학질원충에 대항할 수 있는 힘이 떨어지기 때문에 학질이 치료되지 않고 만성화된다.

이렇게 학질(瘧疾)이 치료되지 않고 만성화되었을 때 사용하는 처방 중에 하나가 추학음이다. 그러나 구학(久瘧)에 사용하는 처방이 많기 때문에 적합한 처방을 선택하기 위해서는 증상의 형태나 신체조건, 신체상태 등을 종합적으로 고려해야 한다. 추학음은 보혈제(補血劑)와 거담제(祛痰劑)로 구성되어 있어 혈허(血虛)와 담음(痰飮) 증상이 나타나면서 발열(發熱)과 한열왕래(寒熱往來)가 수반될 때 사용한다. 즉 학질원충이 적혈구를 파괴시키기 때문에 학질이 만성화되면 혈허증상이 나타날 수 있고, 혈액이 부족하여 각 조직에 영양공급이 불량해지면 조직이 연약해지고 기능이 저하되어 습담(濕痰)이 울체되므로 담음 증상이 나타날 수 있다. 추학음에는 다량의 하수오와 당귀가 들어 있어 보혈작용(補血作用)을 하며, 반하와 진피는 습담을 제거하는 작용을 한다. 또한 시호는 학질 특유의 증상인 발열과 오한을 개선하는 작용을 한다. 따라서 구학(久瘧)이기는 하지만 현재 열증(熱症)이 동반되었을 때 적합한 처방이다.

처방구성 처방구성을 보면 하수오는 자양(滋養)·보혈제(補血劑)로 레시틴(Lecithin)이 다량 함유되어 있어서 혈중의 지질(脂質)을 저하시켜 동맥경화를 억제한다. 또한 뇌혈관과 심장혈관의 혈류를 증진하여 강심작용을 하고 신경계를 흥분시켜 신경쇠약을 완화한다. 청피는 소화액 분비를 항진시켜 소화를 촉진하며, 세포질의 투과성을 조절하여 염증 증상을 개선한다. 진피는 이기제(理氣劑)로서 소화관의 운동을 강화하여 가스배출을 촉진한다. 또한 함유된 바이오 플라보노이드는 모세혈관의 탄력을 강화하여 미소출혈(微少出血)을 방지한다.

당귀는 항혈전작용(抗血栓作用)을 하여 혈액순환을 원활하게 한다. 시호는 중추신경을 억제하여 정신을 안정시키며, 담즙의 합성과 분비를 촉진한다. 반하는 장관의 운동을 강화하여 소화관에 정체된 음식물과 수분의 배출을 촉진한다. 감초는 스테로이드 호르몬과 유사한 작용이 있어 항염증작용, 해독작용, 해열작용을 하고, 이상의 약재를 조화롭게 한다.

처방비교 **하인음**과 비교하면 두 처방 모두 구학(久瘧)에 사용한다는 공통점이 있다. 그러나 하인음은 추학음을 쓸 경우보다 더 허약한 상태에서 나타나는 학질이나 학질로 인해 기혈(氣血)이 부족해졌을 때 사용한다. 반면 추학음은 하인음에 시호, 반하, 청피를 더한 것으로 하인음의 학질 증상보다 더 실증일 때 사용한다.

시진탕과 비교하면 두 처방 모두 학질에 사용하며 발열(發熱)이 동반될 때 사용한다는 공통점이 있다. 그러나 시진탕은 담학(痰瘧)에 사용하며, 학질뿐 아니라 담음(痰飮)으로 인한 흉비(胸痞), 흉통(胸痛), 담결림 등에도 사용하는 반면, 추학음은 자윤결핍을 겸한 오한, 발열에 사용하며, 오래되어도 잘 낫지 않고 반복하여 재발하는 구학(久瘧)에 사용한다.

우슬전과 비교하면 우슬전은 허약(虛弱)으로 인한 자윤부족(滋潤不足)을 보강하고 습담(濕痰)을 제거하여 학질(瘧疾)을 치료하는 반면, 추학음은 자윤부족을 보강하고 습담(濕痰)을 제거하는 작용은 동일하지만 발열, 오한, 한열왕래 같은 동반되는 학질 증상을 함께 치료한다는 것에 차이가 있다. 즉 같은 구학(久瘧)에 사용하지만 우슬전을 사용할 경우보다 약간 더 실증을 보일 때 사용한다.

활용사례

1-1. 오한(惡寒), 발열(發熱), 기침, 인후통(咽喉痛) 남 38세 소양성태음인 172cm 85kg

1-1. 오한(惡寒), 발열(發熱), 기침, 인후통(咽喉痛)

다음은 허훈 선생의 경험이다.

● 허 ○ ○ 남 38세 소양성태음인 172cm 85kg 서울특별시 강서구 화곡동

기말시험 후 서울에 올라오자마자 4~5일간 심한 몸살감기를 앓았는데 심한 오한(惡寒)과 발열(發熱), 기침과 인후통(咽喉痛), 관절통(關節痛)이 있었다. 이러한 몸살감기가 거의 나아갈 무렵 추학음을 시험복용하게 되었다.

① 현재 약간의 기침과 인후통(咽喉痛)이 있으며, 기침은 잘 때 자주 나오는 편이다. ② 상당히 피로하며 입맛이 현저히 떨어진 상태이다. ③ 소변이 전보다 시원치 않다. ④ 체중이 2kg 정도 줄었다. ⑤ 눈이 충혈되어 있다. ⑥ 맥은 부긴(浮緊)하다. ⑦ 백태(白苔)가 많이 끼어있고, 가운데가 다소 갈라져있다. ⑧ 제상동계(臍上動悸)가 촉지된다.

아직 남아 있는 감기증상을 목표로 추학음 본방으로 3일분을 복용했다.

1. 약을 먹을 때마다 복용 직후에 약간 속이 거북한 느낌이 들었다. 정확히 말하면 약간의 구역감을 느꼈다.
2. 이틀간 복용할 때는 몰랐으나, 3일째 되면서부터 피로감을 훨씬 덜 느끼게 되었다.
3. 기침은 그대로지만, 인후의 통증은 복용전보다 절반 정도 줄어들었다.
4. 소변도 시원하게 나온다.
5. 눈의 충혈도 없어졌다.

中統80 寶 황련청심음 黃連淸心飮

黃連 生地黃 當歸 甘草 白茯神 酸棗仁炒 遠志 人蔘 蓮肉 各等分

治 君火動 相火隨之而精泄
[活套鍼線] 火動(精)
[適 應 症] 정충, 천면, 현훈, 무기력, 구미, 혓바늘, 잇몸출혈, 양도, 유정

처방설명

황련청심음은 인체의 기능이 이상항진되어 정액(精液)이 배출되는 정설(精泄)에 사용하는 처방이며, 기능이 이상항진된 상태에서 발생하는 정충(怔忡), 현훈(眩暈), 구미(口糜), 천면(淺眠), 잇몸출혈 등에도 응용한다.

인체의 기능이 항진되면 이전에 부조화(不調和)되어 있었거나 저하되어 있던 기능이 조정되어 장애가 없어질 수 있다는 장점이 있지만, 이상항진으로 인해 불필요하게 대사가 빨라져 자양분(滋養分)의 소모가 많아지고 열이 발생하여 다른 부분에 장애가 생길 수 있다는 단점도 있다. 더구나 이러한 상태가 지속되면 장기(臟器)에 부담이 될 수 있고, 이로 인한 후유증으로 기능저하나 불균형이 발생할 소지도 있다. 예를 들어 기능이 항진되었을 때는 심장이 빨리 뛰게 되므로 빈맥(頻脈), 정충(怔忡), 발열(發熱), 번열(煩熱), 수장열(手掌熱), 호흡촉박(呼吸促迫), 다한(多汗), 안면홍조(顏面紅潮), 두통(頭痛) 등의 증상이 생길 수 있다. 따라서 기능이 이상항진되었을 때는 안정시키는 것이 중요하다. 황련청심음은 인체의 기능이 이상항진되었을 때 나타나는 증상에 사용하는 처방 중에 하나이며, 특히 심장기능이 이상항진되어 나타나는 증상에 사용한다.

인체의 기능을 이상항진시키는 원인은 매우 다양하다. 첫째, 구조적으로 열이 많은 체질인 경우, 약간의 자극에 의해서도 기능이 항진되어 열(熱)이 발생할 수 있다. 따라서 성장열(成長熱)을 내재하고 있는 어린이나 열성 체질자가 질병에 걸리면 고열(高熱), 충혈(充血), 신체통(身體痛) 등 열증(熱症)이 많이 나타난다. 둘째, 세균이나 바이러스에 감염되었거나 외상(外傷)이 가해졌을 때 이에 대한 반응으로 열이 발생할 수 있다. 이러한 현상은 물론 평소 열이 많은 사람에게 더 뚜렷하게 나타나겠지만 평소 허랭한 사람에게도 공통적으로 나타나는 현상이다. 셋째, 기온변화, 운동량의 변화, 심리변화, 음식 등에 의해서도 기능이 항진되어 열이 발생한다. 이외에도 살아가면서 겪게 되는 다양한 자극에 대응하는 과정에서 인체의 기능이 이상항진될 수 있다. 이 중에서 황련청심음의 증상은 정서적인 요인(心因性)이 원인이 되어 발생하는 경향이 강하다.

조문이나 활투침선에는 정설(精泄)에 사용하는 처방으로 분류되어 있다. 유정(遺精)이 발생하는 원인으로는 척수(脊髓)에 감염이 발생했을 때, 후부요도(後部尿道)에 자극을 줄 수 있는 불쾌한 성적 자극, 승마나 자전거타기, 염증, 전립선마사지 등이 있을 수 있다. 과도한 자위로 인한 사정관(射精管)의 충혈(充血)이 유정의 원인이 되기도 하는데, 이 경우 자위를 계속하는 경우에는 유정을 하지 않지만 중단하면 유정이 나타나는 경우가 많다.

황련청심음을 사용할 수 있는 상태는 앞서 언급한 대로 심장기능이 이상항진되어 전체적으로 열성상태에 있을 때이다. 따라서 전체적으로 혈액순환이 증가하면서 음경(陰莖)에도 혈액이 몰려 충혈(充血)이 야기되고, 그 결과 후부요도(後部尿道)에 자극이 가해져 유정이 발생했을 때 사용하는 처방으로 이해할 수 있다. 만약 정상적인 사람이라면 음경(陰莖)에 혈액이 몰리더라도 정액이 배출되지 않게 조절할 수 있으나, 심장기능이 이상항진되어 인체의 기능이 부조화된 상태에서는 그냥 배출되는 것이라고 할 수 있다.

황련청심음은 정설(精泄)에만 사용하는 처방으로 생각해서는 안 된다. 왜냐하면 위와 같은 상태에서는 정

설뿐 아니라 정충(怔忡), 현훈(眩暈), 구미(口糜), 천면(淺眠), 잇몸출혈 같은 다양한 증상이 나타날 수 있기 때문이다. 물론 황련청심음을 사용할 때는 신체조건과 신체상태를 참고해야 하는데, 본래 심장이 약한 사람에게 적합하며 소화력은 매우 좋고 체열은 중(中)이상이어야 한다.

처방구성 처방구성을 보면 귀비탕에서 용안육, 백출, 목향, 황기가 빠지고 연육, 황련, 생지황이 더해져 있어 청열(淸熱)·자윤(滋潤)·보심작용(補心作用)을 통해 인체의 기능을 안정시키고 유정(遺精)과 현훈(眩暈), 구미(口糜) 같은 증상을 치료한다.

황련은 중추신경을 억제하는 진정작용이 있고 미주신경을 자극하여 혈압을 강하시키고, 뇌혈관의 긴장을 저하시켜 신경증상을 완화한다. 생지황은 인체에 전해질을 공급함으로써 묽은 혈액을 진하게 만들어 주어 혈허(血虛)를 개선하면서 청열작용(淸熱作用)을 한다. 당귀는 항혈전작용(抗血栓作用)을 하여 혈액순환을 원활하게 하므로 열울(熱鬱)을 해소하는 데 일조한다. 또한 비타민B_{12}와 엽산이 풍부하게 함유되어 있어 적혈구의 상태를 개선하고 철분결핍에 의한 빈혈에 좋은 효과를 나타낸다.

백복신은 이뇨작용(利尿作用)과 신경안정작용이 있고, 인삼은 심장기능을 강화하며 정신을 안정시키고, 산조인은 자양강장작용으로 몸을 영양하는 동시에 비교적 강한 진정, 최면효과가 있다. 원지는 위장점막을 자극하여 약한 구토감을 일으키면서 기관지 분비를 증가시켜 거담작용(祛痰作用)을 한다. 또한 대뇌피질의 흥분을 억제하여 진정작용을 한다. 연육은 조직을 수렴(收斂)시켜 주는 동시에 청심(淸心), 즉 심장의 기능을 안정시키는 역할을 한다.

처방비교 **귀비탕**과 비교하면 두 처방 모두 안심작용(安心作用)이 있다. 그러나 귀비탕은 보기작용(補氣作用)과 말초혈관의 이완이나 위축을 개선하는 작용이 강하여 불면(不眠), 정충(怔忡), 상기(上氣), 피부건조(皮膚乾燥), 주부습진(主婦濕疹) 등을 치료하며, 소화력이 약할 때 사용하는 경우가 많다. 반면 황련청심음은 말초혈관이 충혈(充血)되고 이완되는 등 열성상태에서 나타나는 증상을 치료하는 처방으로 소화력은 중(中) 이상이어야 한다.

치자청간탕과 비교하면 두 처방 모두 번열(煩熱), 번조(煩燥), 상기(上氣) 등의 증상에 사용한다. 그러나 치자청간탕은 신경과다(神經過多), 울화(鬱火) 등으로 인해 간열(肝熱)이 상승하여 이후(耳後)나 유방에 멍울이 생겼을 때 사용한다. 반면 황련청심음은 주로 심열(心熱)이 원인이 되어 나타나는 유정(遺精), 정충(怔忡) 증상에 사용한다.

→ 활용사례

1-1. 현훈(眩暈), 무기력(無氣力), 정충(怔忡) 여 40세 태음인
2-1. 만성 잇몸출혈 남 30세 소양성태음인 178cm 74kg
3-1. 구미(口糜), 천면(淺眠), 무력감(無力感), 혓바늘 여 56세 태음인
4-1. 양도(陽度) 남 41세 태음인

1-1. 현훈(眩暈), 무기력(無氣力), 정충(怔忡)

● 성 ○ ○ 여 40세 태음인 경기도 안양시 비산1동 주공아파트

키가 약간 크며 몸통이 굵은 태음인 주부이다.

① 1달 전부터 아침에 일어나면 심하게 어지럽고 저녁이면 좀 덜하다. ② 의욕과 기운이 없으며 말소리가 작다. ③ 특히 아침에 기운이 없다. ④ 기운이 없으면서 가슴도 두근거린다. ⑤ 평소에 혈압이 높다. ⑥ 더위를 많이 탄다. ⑦ 잠은 비교적 잘 자는 편이나 자주 깬다. ⑧ 육식은 거의 안 하며 채식 위주로 식사를 하고 소화력은 좋은 편이다. ⑨ 집안에 고혈압인 사람들이 많다.

식욕과 소화력이 좋으며 더위를 많이 타고 혈압이 높은 태음인 주부의 심한 현훈(眩暈)을 목표로 황련청심음을 각 1.5돈씩으로 한 뒤 인삼을 빼고 10일분 20첩을 지어주었다.

2년 8개월 뒤에 다시 약을 지으러 왔다. 지난번의 경과를 확인해 보니, 약을 복용한 후 현훈(眩暈)이 소실되었다고 한다. 그리고 기운이 없고 가라앉던 것이 소실되고 가슴이 두근거리던 것도 많이 경감되었다고 한다. 2년 이상 별다른 증상 없이 생활했으나 최근에 다시 어지러움이 발생했다.
전에 복용한 약으로 지어달라고 하여 전과 같은 처방으로 10일분 20첩을 지어주었다.

2-1. 만성 잇몸출혈

다음은 조영재 선생의 경험이다.

● 조 ○ ○ 남 30세 소양성태음인 178cm 74kg 경기도 성남시 상대원동

① 항상 전치와 송곳니 사이의 잇몸에서 피가 흐르며 점심 식사 후 오후에는 항상 피가 흘러서 뱉어낸다. ② 양이 적지 않아 뱉어낼 정도이고, 이런 증상이 시작된 것은 대학교 들어가면서인지 까마득하여 기억도 나지 않는데 적어도 5년 이상은 된 것 같다. ③ 잇몸이 항상 충혈되어 있고, 자고 나면 입에서 피 냄새가 나고 이 사이가 텁텁한 느낌이 난다. 가끔씩은 평소에도 피 냄새가 난다. ④ 평소 구취(口臭)가 심하다. ⑤ 추위와 더위는 약간씩 타는 편이다. ⑥ 시원한 것을 좋아하고 소화는 잘되는 편이다. ⑦ 컴퓨터를 많이 봐서 그런지 오후에 눈이 피로하고 아침에 잘못 일어난다. ⑧ 대변은 매일 보며 시원하고 하루에 한번이라도 안보면 답답하다. ⑨ 소변은 보통 때는 잘 보는데 자기 전에는 습관처럼 꼭 한 번씩 본다. ⑩ 소건중탕이나 보중익기탕이나 사군자탕을 먹으면 속이 쓰리다.

잇몸출혈에 사용하는 처방으로는 귀비탕을 생각할 수 있는데, 평소 보기제를 복용하면 속이 쓰리는 증세가 발생하므로 사군자탕이 포함된 귀비탕은 본인에게는 적합하지 않은 것으로 보고 황련이 들어 있는 황련청심음을 먹어 보기로 했다.
잇몸출혈을 목표로 시험 삼아 황련청심음 2배량에 형개, 지유 2돈을 더하여 5일분으로 10첩을 달였다. 형개를 더한 이유는 열성을 띤 상태에서 울체된 혈관을 소통시키기 위함이고, 지유는 지혈(止血)을 위해 더했던 것이다.
약을 1봉지를 먹었는데 너무 썼다. 약을 먹은 그날 오후는 잇몸출혈이 없었으며, 원래 약을 부지런히 먹는 성격이 아니라서 하루에 1봉씩 먹었는데 현재 3일째 잇몸출혈이 없다.
이후 10첩 달인 약을 반 정도 먹고 난 후 감기에 걸려 감기약을 먹느라고 그 약은 못 먹었는데, 황련청심음을 먹지 않고 4일 정도 지나니 원래 피가 나오는 곳에서는 피가 나지 않았다. 피 냄새가 다소 나는 것은 송곳니 출혈로 인한 것이 아니라 오른쪽 아래 어금니 뒤의 사랑니가 자라서 올라오면서 그 부위가 충혈되면서 나는 것 같았다. 현재는 약을 중단한 상태이며 최초 약을 복용한 뒤부터 14일이 지나도 아직 피가 난 적이 없다.
본인의 경우 잇몸출혈로 감로음도 먹어 봤지만 전혀 반응조차 없었다.

3-1. 구미(口糜), 천면(淺眠), 무력감(無力感), 혓바늘

● 김 ○ ○ 여 56세 태음인 서울특별시 동작구 사당동 영아아파트

① 8~9년 전부터 피곤하면 혀나 입안 점막이 심하게 헐고 혓바늘이 돋으며 한 번 생기면 1주일 이상 지속된다. ② 아이를 키우느라 신경을 많이 쓴 탓인지 신경이 예민해져서 잠을 깊이 못 잔다. ③ 가슴이 뛰고 답답하며 잘 놀라기도 하며 불안과 초조 등의 증상이 약간 있다. ④ 요즘은 갑자기 일시적으로 맥이 쑥 빠진다. ⑤ 소화불량이 있어서 헛배가 부르고 가스가 차며, 느글거리고 방귀가 잦다. ⑥ 음식은 찬 것과 매운 것을 좋아하고 물은 많이 마신다. ⑦ 더위는 심하게 타지만 추위는 안탄다.

구미(口糜)와 혓바늘이 신경과다로 인해 발생한 흉곽의 열울로 인해 발생한 것으로 보고 가미귀비탕에 황련 1돈, 산조인 3돈을 더하여 10일분 20첩을 지어주었다
2주일 후에 다시 왔는데 증세가 여전하다고 한다. 아직 약량이 부족하여 치유되지 않은 것으로 보고 지난번과 같은 가미귀비탕으로 1제를 더 지어주었다.
1개월 후에 다시 와서는 지난번 약을 먹어도 여전히 입이 헐어있다고 한다.
이분의 경우 스트레스로 인하여 입안이 헐었을 것이라고 생각하여 약을 지어주었으나 별 다른 차도가 없다. 추위를 타지 않고 열이 많은 사람으로 가미귀비탕이 맞지 않은 것 같았다. 찬 음식을 좋아하고 추위는 안 타나 더위를 심하게 타는 것과 평소 물을 많이 마시는 것을 감안하면 체열이 높은 상태라 보고 이러한 신체상태에서 나타나는 구미증에 쓸 수 있는 처방을 검토해 보았다.
구미에 쓰는 황련탕이나 양격산, 회춘양격산, 이열탕 등을 검토하다가 그간 신경을 써왔던 점을 감안하여 이번에는 귀비탕의 변방이며 찬 성질의 황련이 군약으로 구성된 황련청심음을 지어주기로 하고 황련청심음에 길경 4돈, 향부자 3돈을 더하여 10일분 20첩을 지어주었다.
5개월 후에 다시 왔을 때 확인해 보니, 구미(口糜)와 혓바늘이 없어지고 천면(淺眠)이 없어져 잠이 잘 오며 무력감도 없어졌으나 요즘에는 자한과 피로가 있고 다시 혓바늘이 돋아나며 상열감이 있어서 약을 지으러 왔다는 것이다.

이번에도 비슷한 증상이므로 지난번과 같은 처방으로 10일분 20첩을 지어주었다.
2개월 후에 보약을 지으러 왔을 때 확인해 보니, 지난번 약을 먹고 혓바늘이 모두 없어졌다고 한다.

4-1. 양도(陽度)

다음은 서종길 선생의 경험이다.

● 서 ○ ○ 남 41세 태음인 충청북도 제천시

보약으로 우귀음과 근래에는 팔미원을 1제 복용한 뒤부터
① 발기가 되어 잘 수그러지지 않는다. ② 도서관이나 직장에 가면 서류는 안 보이고 여직원만 눈에 들어온다.
③ 발기를 주체하지 못해 화장실에 자주 가게 되며 1일 3회 정도 갈 때가 있다. ④ 며칠 이런 식으로 지내다보니 자신도 모르게 눈이 엉뚱한 곳으로 향하고 죄의식도 일어나 잘못하면 죽을지도 모른다는 생각에 겁이 났다.
≪동의보감≫을 펼쳐놓고 과도한 발기를 정상으로 회복시킬 방도를 찾고자 밤새도록 책을 뒤척여 보다가 황련청심음을 발견했다. 다음날 곧바로 황련청심음을 달여서 복용했다.
황련청심음 1일분인 2첩을 복용한 뒤부터 약효가 있어서인지 발기가 수그러들기 시작했고 몇 첩을 지어먹고는 완전히 정상으로 회복했다. 황련청심음 덕분으로 새로운 체험도 하고 공부도 정상으로 하여 진급도 하게 되었다.

中統81 寶 칠기탕 七氣湯

半夏 三錢 **人蔘 官桂 甘草**炙 各七分 **薑三片**

治 七情鬱結 心腹絞痛
[活套鍼線] 七氣(氣) 悸痛(胸) 氣暈(頭)
[適 應 症] 경계, 정충, 흉통, 흉비, 트림, 복통, 현훈, 오심, 구토, 매핵기

처방설명 칠기탕은 심복부(心腹部)에 담음(痰飮)이 울체(鬱滯)되어 정충(怔忡), 경계(驚悸), 흉통(胸痛), 흉비(胸痞), 현훈(眩暈), 오심(惡心), 구토(嘔吐), 매핵기(梅核氣) 등이 발생했을 때 사용하는 처방이다.

담음(痰飮)은 인체의 기능이 저하되어 조직이 이완되었을 때 발생한다. 따라서 나이가 들거나 질병을 앓았을 때 담음이 많아지는 것은 당연한 결과이다. 체질로 본다면 상대적으로 인체의 대사가 느린 태음인에게 담음이 발생할 소지가 높은데, 대사가 느린 만큼 대사부산물을 적절하게 배출하지 못하기 때문이다. 또한 나이나 체질을 떠나 움직이기 싫어하고 편안하게 생활하는 사람의 경우에도 담음이 울체될 소지가 높다. 이러한 생활을 하는 사람은 정신적, 또는 육체적으로 긴장을 하지 않기 때문에 조직이 이완될 수 있고, 이완된 조직 사이에 담음이 울체되는 것이다. 그러나 담음울체를 유발하는 가장 중요한 원인 중에 하나는 각종 스트레스이다.

조문을 보면 '七情鬱結칠정울결 心腹絞痛심복교통'을 치료한다고 했는데, 이는 칠정(七情), 즉 정신적인 스트레스로 인해서도 담음(痰飮)이 울체될 수 있다는 것을 의미한다. ≪동의보감≫을 보면 '칠기(七氣)가 서로 부딪치면 담연(痰涎)이 뭉쳐서 솜 같기도 하고 심하면 매실씨 같은 것이 목구멍을 막은 것 같기도 하며, 또 기격(氣隔), 기체(氣滯), 기비(氣秘), 기중(氣中)이 되고 점차 오적육취(五積六聚)가 된다.'는 말이 있고, ≪의종손익≫에는 '기(氣)가 몰리면 담(痰)이 생기고 담(痰)이 성하면 기(氣)가 더욱 몰리기 때문에 기(氣)를 고르게 하려면 반드시 먼저 활담(豁痰 : 담을 삭게 하는 것)해야 한다.'는 말이 있다. 이는 각종 정신적인 스트레스가 담음을 울체시키는 주요 원인이라는 것을 시사한다.

신경을 많이 쓰면 소화기조직, 순환기조직, 근육조직 등 인체의 모든 조직이 긴장상태에 빠지고, 긴장된 이후에는 조직의 이완이 뒤따른다. 만약 이러한 현상이 일시적이라면 다른 장애를 낳지 않겠지만, 지속적으로 반복된다면 조직의 긴장과 이완이 반복되면서 조직이 무력해지고 이완된 부위에 담음(痰飮)이 울체될 수 있다. 이렇게 형성된 담음은 어느 조직에나 울체될 수 있고, 그 결과 다양한 증상을 유발한다. 예를 들어 담음이 소화기조직에 울체되면 소화불량(消化不良), 오심(惡心), 구토(嘔吐) 등을 유발하고, 호흡기조직에 울체되면 가래나 기침, 매핵기 등을 유발한다. 또한 비뇨기조직에 울체되면 소변불리, 소변빈삭을 유발하고, 생식기조직에 울체되면 생리불순이나 불임을 야기한다. 그러나 스트레스로 인해 담음이 울체되더라도 위의 증상이 모두 나타나는 것은 아니며, 경우에 따라 특정 증상만 나타나기도 한다.

칠기탕은 담음(痰飮)이 순환기조직에 울체되었을 때 사용하는 처방이다. 즉 담음(痰飮)이 심장이나 주위 조직에 울체되어 경계(驚悸), 정충(怔忡), 흉통(胸痛), 불안(不安), 우울(憂鬱), 현훈(眩暈) 등을 유발할 때 사용한다. 이러한 증상이 나타났을 때 온담탕이나 가미온담탕, 사칠탕 등을 사용할 수도 있지만, 허약(虛弱)이 심하면서 위와 같은 증상이 나타났을 때 칠기탕을 사용한다. 물론 체질적으로 습담(濕痰)이 많은 사람에게

사용할 기회가 많을 것이다. 단, 조문을 보면 '心腹絞痛심복교통'에 사용한다고 했기 때문에 소화기에 담음(痰飮)이 울체되었을 가능성도 배재할 수 없다. 따라서 조문에는 언급되지 않았지만 소화기에 담음이 울체되어 오심(惡心), 트림, 위통(胃痛) 등의 증상이 발생했을 때도 칠기탕을 사용할 수 있다. 그러나 가장 많은 영향을 받는 곳은 심장을 포함한 순환기이기 때문에 경계, 정충, 흉통, 흉비 등이 주요증상으로 나타나는 것이다.

활투침선을 보면 계통(悸痛)에 사용하는 처방으로 되어 있다. 계통(悸痛)은 '칠정(七情)의 손상으로 기울(氣鬱)하여 정충(怔忡), 경계(驚悸)가 나타나면서 심해지면 흉통(胸痛)까지 나타나는 것'으로 정의되어 있다. 이는 칠정으로 인한 담음이 심장의 박출력을 저하시킨 결과, 반사작용으로 심장이 더 많이 뛰는 것이며, 이런 상태가 해소되지 않으면 심장에 많은 부담이 되기 때문에 종국에는 흉통이 발생하는 것으로 이해할 수 있다. 이때 거담작용(祛痰作用)이 강한 칠기탕을 사용하여 심장과 순환기에 울체되어 있는 담음을 제거해 주면 이러한 증상은 소실된다.

처방구성 처방구성을 보면 반하가 군약이며 약량도 3돈으로 인삼, 관계, 감초를 합한 2.1돈보다 많다. 따라서 거담작용(祛痰作用)이 강한 처방이다. 반하는 중추성 구토나 점막자극에 의한 구토를 억제하고 인후점막자극에 의한 해수(咳嗽)를 억제한다. 또한 장관(腸管)의 운동을 강화하여 소화관에 정체된 음식물과 수분의 배출을 촉진한다. 인삼은 심장기능을 강화하며 소화액의 분비를 증진시켜 식욕을 강화하고, 위장의 연동운동(蠕動運動)을 항진시켜 소화·흡수를 촉진한다. 육계는 심장의 수축력과 심박동을 증가시키며 말초혈관의 혈류를 원활하게 한다. 감초는 부신피질호르몬과 유사한 작용이 있어 염증을 억제하며, 평활근을 이완시키는 작용과 간기능을 보호하는 작용이 있다.

처방비교 정충(怔忡), 경계(驚悸), 흉통(胸痛)에 사용하는 **가미온담탕**과 비교하면 가미온담탕은 신경을 과도하게 쓴 연유로 조직이 긴장되고 더불어 조직에 담음이 울체되어 불안, 우울, 경계, 정충 등이 발생했을 때 사용한다. 반면 칠기탕의 증상을 일으키는 원인은 가미온담탕의 원인과 동일할 수 있지만, 긴장보다 담음의 증상이 주요할 때 사용한다.

반하백출천마탕과 비교하면 두 처방 모두 담음(痰飮)이 울체된 상태에서 나타나는 현훈에 사용한다. 그러나 반하백출천마탕은 식체(食滯)를 겸하고 있는 담음성 두통과 현훈에 사용하는 반면, 칠기탕은 식체나 소화불량 성향은 적고, 칠정으로 인하여 순환기에 담음(痰飮)이 울체되어 나타나는 흉통이나 현훈, 정충 등에 사용한다.

활용사례

1-1. 흉비(胸痞), 트림 남 31세 태음인
1-2. 흉통(胸痛), 흉비(胸痞), 수장한 남 37세 태음인

1-1. 흉비(胸痞), 트림

다음은 윤여빈 선생의 경험이다.

● **윤 ○ ○ 남 31세 태음인 연구원 경기도 안양시 동안구 관양1동**

보통 키에 비습한 태음인으로 평소에 몸에 열이 많은 편이다. 그간 신경을 쓰는 일이 많아져 칠기탕을 시험복용해 보기로 했다.

① 흉비(胸痞)가 있다. ㉠ 요즘에 신경을 쓰는 일이 많아서인지 가슴이 답답한 느낌이 많다. ㉡ 한숨을 자주 쉰다. ② 피로감이 심하여 아침에 일어나기 힘들다. ③ 식후에 트림이 나온다. ④ 매일 아침 찬 우유를 먹어서인지 아침에 설사를 하며, 변이 무른 편이다. 평소에도 찬 우유 먹으면 설사를 하는 편이다. ⑤ 전에는 추위를 타지 않았으나 요즘에 추위를 많이 탄다. ⑥ 몸에 땀이 많은 편이다. ⑦ 손, 발, 몸은 전체적으로 따뜻한 편이나 아랫배가 차다. ⑧ 물을 자주 마신다. ⑨ 식성이 좋고, 식욕이 왕성하다. ⑩ 대변은 하루에 2~3회 본다. ⑪ 소변을 자주 보는

편이다. ⑫ 전에는 잠을 자려고 누우면 뒤척이다가 잠을 잤는데 요즘에는 피곤해서인지 누우면 바로 잠이 든다. ⑬ 잠을 자도 개운하지가 않고 꿈을 자주 꾼다.

평소 습담(濕痰)이 많은 태음인의 흉비(胸痞)를 목표로 칠기탕 본방으로 10일분 20첩을 지어서 복용했다.

약을 꾸준하게 복용해야 했으나 약효를 알아보기 위하여 띄엄띄엄 복용했다.

1. 약을 복용하면서 흉비가 감소하였다.

① 전에 ≪빈용 202처방≫ 작업을 할 때에는 흉비(胸痞)가 있었고 흉비가 심해져 자통(刺痛)까지 발생했었으며, 이번에도 전처럼 신경을 쓰고 일을 했는데에도 흉비가 덜했다. ② 또한 약을 복용할 때에는 흉비가 호전되어 지내기 편안해졌으며 약을 복용하지 않으면 다시 흉비(胸痞)가 발생했다. ③ 다만 피곤할 때 흉비가 있어 약을 복용하면 오후에 몸이 나른해지면서 집중력이 저하되는 경우도 있었다. 이는 몸이 약해지거나 에너지가 부족한 상태에서 일을 하게 되면 몸을 긴장시켜 에너지를 생성해야 하는데 긴장을 풀어주어 이러한 현상이 나타나는 것으로 생각된다.

2. 트림이 호전되었다.

예전에는 식사 후는 물론 평소에도 가끔 트림이 나왔었는데 약을 복용한 후로는 평소에 나오는 트림은 없어졌으며, 식후에 나오는 트림의 정도도 줄어들었다.

3. 반하의 양이 많아서인지 약을 복용하면 약간 갈증이 나타났다.

中統82 寶 사칠탕 四七湯

半夏 二錢 **赤茯苓** 一錢六分 **厚朴** 一錢二分 **蘇葉** 八分 **薑七片 棗二枚**

[出　典]
太平惠民和劑局方 卷四 : 治喜怒悲思憂恐驚之 氣結成痰涎 狀如破絮 或如梅核 在咽喉之間 咯不出 嚥不下
方藥合編 : 治 七氣凝結 狀如破絮 或如梅核 喀不出 嚥不下 胸痞
[活套鍼線] 梅核(咽喉) 鬱痰(痰飮) 七氣(氣) 痰喘氣喘(咳嗽) 悸痛(胸)
[適 應 症] 매핵기, 소화불량, 위통, 인후이물감, 인후불쾌감, 인후조임, 인후통, 흉통, 명치통, 배통, 속쓰림, 오심, 두중, 두통, 현훈, 기미, 소변빈삭, 잔뇨감, 담핵

처방설명

사칠탕은 담음(痰飮)이 울체되어 매핵기(梅核氣), 소화불량(消化不良), 오심(惡心), 흉비(胸痞), 흉통(胸痛), 배통(背痛), 협통(脇痛), 우울증(憂鬱症) 등이 발생했을 때 사용한다.

≪화제국방≫의 조문을 보면 '治喜怒悲思憂恐驚之치희노비사우공경지 氣結成痰涎기결성담연 狀如破絮상여파서 或如梅核혹여매핵 在咽喉之間재인후지간 咯不出각불출 嚥不下연불하'로 되어 있다. 이는 칠정(七情)이 원인이 되어 담음이 울체되고, 그 결과 매핵기 증상이 발생하였을 때 사용한다는 의미이다. 물론 사칠탕은 예전부터 매핵기에 많이 사용했기 때문에 위와 같은 조문이 나온 것이며, 사실 담음(痰飮)이 울체되면 매핵기 증상만 나타나는 것이 아니라 활투침선에 나와 있는 것처럼 담천기천(痰喘氣喘)이나 계통(悸痛)의 증상도 나타나고, 소화불량(消化不良)이나 오심(惡心), 흉비(胸痞), 배통(背痛) 등도 나타난다. 따라서 칠정(七情)으로 인해 담음이 발생하는 기전과, 그 결과 나타나는 증상에 대한 포괄적인 접근이 필요하다.

지속적으로 신경을 쓰면 인체의 조직은 긴장하게 되고, 긴장된 이후에는 조직의 이완이 뒤따른다. 물론 이러한 현상이 일시적이라면 다른 장애를 낳지 않겠지만, 지속적으로 반복된다면 조직의 긴장과 이완이 반복되면서 조직이 무력해지고 이완된 부위에 담음(痰飮)이 울체(鬱滯)될 수 있다. 담음이 울체되면 여러 가지 증상이 나타난다. 소화기조직에 담음(痰飮)이 울체되면 소화기의 운동성이 저하되고 소화액분비가 감소하여 소화불량(消化不良), 오심(惡心), 구토(嘔吐), 포만(飽滿) 등이 발생한다. 그래서 소화기질환에 사용하는 처방에 이진탕이나 습담(濕痰)을 제거하는 약재가 많이 포함되는 것이다.

담음(痰飮)이 호흡기조직에 발생하면 조직을 이완시켜 가래나 기침 등이 나타나는데, 호흡기질환에 사용하는 처방에 이진탕이 많이 포함되어 있다는 것을 보면 담음(痰飮)이 호흡기에 미치는 영향을 짐작할 수 있다. 그 밖에도 비뇨기조직에 담음이 울체되면 소변불리(小便不利)이나 소변빈삭(小便頻數)이 나타날 수 있고, 생식기조직에 담음이 울체되면 월경불순(月經不順)이나 불임(不姙)이 나타나며, 뇌조직에 담음이 울체되면 기억력이 떨어지고 두통(頭痛)이나 현훈(眩暈)이 발생할 수 있다. 또한 근육조직에 담음(痰飮)이 울체될 경우 순환장애를 일으켜 통증이나 저림 등을 야기한다.

신경을 과도하게 쓴 이후에 담음이 발생하고, 담음으로 인해 위의 증상들이 발생하는 것은 사실이지만, 모든 사람에게 같은 증상이 나타나는 것은 아니며, 또한 위 증상이 한꺼번에 나타나는 것도 아니다. 그러나 위의 기전이 중요한 것은 현재 월경불순이나 불임이 발생했을 때, 원인이 담음인지, 단순한 허약인지, 혈행장애인지를 판단하기 위해서는 소화기나 호흡기에 나타나는 증상을 참고해야 하기 때문이다. 즉 불임의 원인이 담음이라면 분명 담음으로 인한 증상이 소화기에도 나타날 수 있기 때문에 중요한 근거가 된다.

사칠탕은 칠정으로 인해 소화기에 담음이 울체되어 매핵기 증상이 발생했을 때 주로 사용한다. 매핵기는

목 안에 무엇이 붙어 있는 느낌은 있으나 뱉으려고 해도 뱉어지지 않고 삼키려고 해도 넘어가지 않는 증상이다. 이는 소화기조직에 담음이 울체되었을 때 그 반사현상으로 인후부에 매핵기 증상이 유발되는 것으로 이해할 수 있다. 따라서 소화기에 울체되어 있는 담음을 제거하면서 소화기의 운동성을 확보해 주면 매핵기는 저절로 치료된다. 사칠탕은 반하와 복령으로 거담(祛痰)시키고, 후박과 소엽은 소화기의 운동성을 증가시키므로 매핵기에 사용할 수 있는 기본처방이며, 가장 빈용하는 처방이기도 하다.

활투침선을 보면 울담(鬱痰)과 계통(悸痛), 담천기천(痰喘氣喘)에 사용하는 처방으로 되어 있다. 울담은 '칠정이 울결해서 목에 걸린 것'으로 정의되어 있어, 여기서는 매핵기(梅核氣)와 같은 의미로 사용되고 있음을 알 수 있다. 계통(悸痛)은 '칠정(七情)의 손상으로 기울(氣鬱)하여 정충(怔忡), 경계(驚悸)가 나타나면서 심해지면 흉통(胸痛)까지 나타나는 것'으로 정의되어 있는데, 이는 칠정으로 인한 담음이 심장의 박출력을 저하시킨 결과 나타나는 증상으로 볼 수 있다. 담천기천은 담음이 호흡기조직에 울체되었을 때 나타나는 증상이다.

중요하게 생각해야 할 것은 앞서 언급한 대로 칠정(七情)으로 인해 담음이 울체되었을 때 반드시 소화기에만, 또는 호흡기에만 영향을 주는 것이 아니라는 것이다. 매핵기는 분명 소화기와 연관된 증상이지만, 계통(悸痛)은 순환기와 연관된 증상이고, 담천기천은 호흡기와 연관된 증상이기 때문이다. 따라서 사칠탕은 분명 매핵기에 빈용하는 처방이지만, 담음울체로 인한 소화불량(消化不良), 오심(惡心), 속쓰림, 배통(背痛) 등에도 사용할 수 있다.

처방구성

처방구성을 보면 반하는 중추성 구토나 점막자극에 의한 구토를 억제하고 인후점막자극으로 인한 해수(咳嗽)를 억제한다. 또한 장관(腸管)의 운동을 강화하여 소화관에 정체된 음식물과 수분의 배출을 촉진한다. 거습작용(祛濕作用)이 있는 백복령은 복령 중에서도 색깔이 희며 조직이 치밀한 것으로, 담음(痰飮) 중에서 주로 담(痰)을 제거하는 반면, 적복령은 백복령에 비해 이뇨작용이 강하며 조직이 덜 치밀한 것으로 상대적으로 점도가 낮은 음(飮)을 빼낸다.

후박은 기관지 평활근의 경련을 억제하여 진해작용(鎭咳作用)을 나타내고, 항궤양작용과 장경련 억제작용이 있으며, 중추흥분을 억제하여 진정작용을 하므로 불안, 초조 등의 정신증상을 완화한다. 소엽은 중추신경의 흥분을 억제하여 정신을 안정시키며, 한선(汗腺) 분비를 자극하여 발한(發汗)을 촉진하고, 소화액 분비를 촉진시키고 위장운동을 증강시킨다.

처방비교

매핵기(梅核氣)에 사용하는 **가미사칠탕**과 비교하면 가미사칠탕의 매핵기는 소화장애를 겸하고 있는 경우가 많고 평소 소화기가 약한 사람에게 많이 나타난다. 그래서 소화기가 약한 경우에는 매핵기 증상이 없더라도 쓸 수 있다. 반면 사칠탕의 매핵기는 주로 신경을 많이 썼을 때 발생한다.

비화음, 삼출건비탕과 비교하면 비화음은 소화기가 연약·무력하여 소화기 운동성이 저하됨에 따라 음식물이 적체(積滯)되어 매핵기(梅核氣)가 유발되는 경우에 사용할 수 있다. 삼출건비탕은 담음 적체의 경향은 적지만 소화기의 운동성 저하로 인해 소화불량, 변비와 함께 매핵기가 동반된 경우에 사용한다. 반면 사칠탕은 신경성 매핵기에 사용한다.

향사평위산과 비교하면 향사평위산은 소화기의 운동성이 떨어져 각종 소화불량과 함께 매핵기 증상이 발생했을 때 사용한다. 반면 사칠탕은 칠정(七情)으로 인해 소화기에 담음이 울체되어 매핵기 증상이 발생했을 때 주로 사용한다.

활용사례

1-1. 매핵기(梅核氣) 여 18세
1-2. 매핵기(梅核氣), 인후통(咽喉痛), 두통(頭痛) 여 63세 소양성태음인
1-3. 매핵기(梅核氣) 남 24세
1-4. 매핵기(梅核氣), 소화불량(消化不良), 피로(疲勞) 여 30세 태음인 주부
2-1. 담핵(痰核) 남 40세
2-2. 가래, 매핵기(梅核氣) 남 32세 태음성소양인
2-3. 인후불쾌감(咽喉不快感), 인후조임, 두통(頭痛), 미릉골통(眉稜骨痛) 여 45세 태음인
2-4. 식도이물감(食道異物感), 편두통(偏頭痛), 위뻐근통, 소화불량(消化不良) 여 34세 소양인
3-1. 소화불량(消化不良), 매핵기(梅核氣), 식욕부진(食慾不振), 신장부위통(腎臟部位痛), 소변빈삭(小便頻數), 잔뇨감(殘尿感) 여 47세 태양인
3-2. 소화불량(消化不良), 명치통, 현훈(眩暈) 여 35세 태음성소음인
4-1. 흉통(胸痛), 배통(背痛), 오심(惡心), 두중(頭重) 남 29세 소양인
5-1. 속쓰림, 배통(背痛), 두통(頭痛), 오심(惡心), 매핵기(梅核氣) 여 43세 소음성소양인
6-1. 좌골신경통(坐骨神經痛), 현훈(眩暈), 매핵기(梅核氣), 소화불량(消化不良) 여 36세 소양인
7-1. 기미 여 30세 태음인
8-1. 신경성 질환, 헛기침 여 53세 태음성소양인
9-1. 부작용 여 45세

1-1. 매핵기(梅核氣)

● 설 ○ ○ 여 18세 고등학교 3년 인천광역시 북구 가좌동

퇴근길에 한약방 앞 버스 정류장에서 탄현초등학교 교장선생님을 만났다.
누우면 머리가 어지러운 증세에 선생님께서 일러주신 대로 우황청심원 5알과 소[牛]의 지라를 먹고 난 후부터 나아서 지금은 괜찮다고 했다. 그런데 자신의 막내 자식이 여자 고등학교 3학년생으로 인천에서 공부를 하고 있는데 고등학교 3학년이라서 학교수업 외에도 종일 도서관에서 지내고 여름방학인 지금도 도시락 두 개를 싸서 새벽에 나가면 밤에 들어오는데
① 간혹 식사 후에 목에 뭐가 걸린 것 같다며 상당히 불편해하는데 뭐 좋은 약이 없느냐고 한다. 내심 그거야 뭐 사칠탕증이라 생각하고 소화는 잘되느냐고 물었더니 소화는 별 이상이 없다고 한다. ② 속이 쓰려서 한약을 근래 복용한 적이 있다. ③ 성격은 원만하고 건실한 편이다.
매핵기를 목표로 사칠탕 3배량에 속쓰림을 감안하여 모황련 1돈, 모려 1돈, 향부자 1.5돈을 더하여 5일분 10첩을 투여하면서 이것만 먹으면 나을 것이라고 했다.
10여 일이 지나 퇴근길에 교장선생님을 만나 따님이 좀 어떠하냐고 확인해 보았다.
도서관 공부에 바빠서 하루에 1첩밖에 복용하지 않았는데도 2일간 즉, 2첩 복용한 뒤부터
1. 매핵기 증세가 완전히 없어졌다는 것이다.
증세는 없어졌지만 나머지 약도 모두 복용했다고 한다.

1-2. 매핵기(梅核氣), 인후통(咽喉痛), 두통(頭痛)

● 이 ○ ○ 여 63세 소양성태음인 경기도 안양시 관양동

보통 체격의 키가 약간 작고 말이 굉장히 빠른 소양성태음인으로 보이는 할머니이다.
① 10년 전부터 목이 아프다. ② 감기가 들거나 몸 상태가 안 좋을 때 목이 아프다. ③ 바람만 쐬어도 목에 뭔가 걸린 것 같고 따갑기도 하다. ④ 항시 목이 거북하고 가래가 있는 것 같아서 목을 손으로 싸고 다닌다. ⑤ 이비인후과에서 목이 부어 있다고 하는데, 치료를 해도 잘 낫지 않는다. ⑥ 며칠 전부터 정수리가 띵하고 정신도 흐리다. ⑦ 추위를 심하게 탄다. ⑧ 식욕은 좋고 소화는 보통이며 따뜻한 음식을 좋아한다. ⑨ 늘 피로하다.
10년 전부터 계속된 인통과 매핵기를 목표로 사칠탕 2배량으로 10일분 20첩을 투약했다.
3년 뒤에 왼쪽 무릎이 붓고 아파서 약을 지으러 왔을 때 오래된 일이라 혹시나 하고 확인해 보니,
1. 그 약을 먹고 바로 10년간이나 목 아프던 것과 목에 뭔가 걸린 것 같고 거북하던 것이 없어졌으며
2. 머리 아프던 것도 바로 소실되었다고 한다.
이번에는 대방풍탕을 지어주었다.

1-3. 매핵기(梅核氣)

● 한 ○ ○ 남 24세 서울특별시 중구 묵정동

퇴근 무렵 부인과 같이 온 보통 키에 여위고 성격이 차분한 남자이다.

① 8년 전부터 항시 목에 무엇이 걸린 것 같고 뱉어도 나오지 않는다. ② 혹시 이것이 몹쓸 병이 아닌가 하여 서울의 OO대학병원에서 6개월간 치료를 했으며, 그간 계속 약을 써도 도무지 호전되지 않는다고 한다. 이웃이 소개하여 혹 한약으로 치료될까 하여 들러보았다는 것이다.

소화장애를 겸한 매핵기(梅核氣) 증세라면 가미사칠탕을 사용하겠지만 소화장애가 크게 없는 점으로 보아서 사칠탕을 쓰기로 하고, 별다른 증세는 없는 매핵기를 목표로 사칠탕 2배량으로 5일분 10첩을 지어주었다.

10일 후쯤 친구이며 OO대학병원에서 같이 치료받은 분이 매핵기 증세로 내방했는데 그 친구는 이곳에서 지어준 한약을 먹고 씻은 듯이 다 나았다고 한다. 그 친구가 같은 증세가 있는 자신에게 한번 찾아가 보라며 이 한약방을 알려주더라는 것이다.

2-1. 담핵(痰核)

다음은 송재옥 선생의 경험을 인용한 것이다.

● 이 ○ ○ 남 40세 은행원 서울특별시 영등포구 문래동

어느 날 소복(小腹) 우측에 딴딴한 물체가 잡혀 일반병원에서 염증치료를 했으나 효과가 없자 OO의료원에 입원하여 수술을 받은 결과 정확한 병명은 나오지 않고 암의 일종으로만 진단하여 퇴원하게 되었다. 그런데 다시 자라기 시작하여 한약으로 치료될까 하여 찾아왔다.

① 수술하기 전에는 우측 소복에 딴딴한 물체가 잡히더니 폭이 약 1cm 길이는 10cm 정도로 배꼽을 향하여 일(一)자로 자라나고 있었다. ② 수술한 뒤로 요양 중에 다시 자라나기 시작하더니 이번에는 (+)자로 자라나는 것이다.

하복(下腹)에서 자라나는 것을 담핵으로 진단하여 3개월간 약을 복용하라고 권유하여 처음 1개월 동안에는 이진탕 본방으로 투약했고 다음 2개월 동안에는 사칠탕 본방으로 투약했다.

3개월 동안 이진탕과 사칠탕을 복용했으나 아무런 호전이 없고 더 이상 자라지 않는 정도여서 환자와 가족들이 복용을 중지하려고 하는 것을 약을 무료로 지어줄 터이니 조금만 더 복용하라고 하여 사칠탕 10일분 20첩을 지어주었다.

사칠탕을 계속 복용한 결과 어느 사이에 없어졌는지 오뉴월 눈 녹듯이 없어졌다면서 좋아한다.

필자가 고심하는 것은 암이나 담핵(痰核)이 치료될 때 말초 부위에서부터 삭아 없어지는 것이 아니라 그 뿌리에서부터 없어지는 것이 단점이라고 생각한다. 그래서 환자가 복약 중에 증상의 개선이 보이지 않기 때문에 믿지 않게 되는 것이다.

2-3. 인후불쾌감(咽喉不快感), 인후조임, 두통(頭痛), 미릉골통(眉稜骨痛)

● 김 ○ ○ 여 45세 태음인 주부 경기도 안양시 관양동

보통 키에 물살이며 뚱뚱한 주부이다.

① 8년 전부터 목안이 늘 불편하며 조이는 듯하다. 다른 일에 몰두하면 느끼지 못한다. ② 8년 전에 남편의 사업실패로 신경을 쓴 뒤 역시 목에 무엇이 걸려 있는 듯하며, 맥주를 먹으면 매핵기 증상이 일시적으로 없어진다.

③ 15일 전부터 목이 심하게 불편할 때는 머리가 아프며 특히 앞이마와 눈썹 언저리가 몹시 아프면서 머리 전체가 아프다. ④ 식욕과 소화력은 보통이다. ⑤ 가끔 열이 달아오르거나 가슴이 뛴다. ⑥ 피로와 부종이 있다.

⑦ 요즘 들어 꿈을 많이 꾸는 것 같다고 한다.

8년 동안이나 지속되어온 태음인 부인의 인후불쾌감과 인후조임을 목표로 사칠탕 3배량으로 5일분 10첩을 지어주었다.

5개월이 지난 뒤에 시어머니 약을 지으러 왔을 때 확인해 보니,

그때 그 약을 복용한 뒤부터 목 불편함과 조이는 것, 매핵기(梅核氣), 두통(頭痛) 및 미릉골통(眉稜骨痛)도 모두 없어졌다는 것이다.

2-4. 식도이물감(食道異物感), 편두통(偏頭痛), 위빼근통, 소화불량(消化不良)

● 조 ○ ○ 여 34세 소양인 서울특별시 서대문구 북가좌2동

보통 키에 약간 여윈 편이고 피부는 희고 섬세하며 몸이 연약해서 병이 잦은 34세의 연약한 소양인 주부로 필자의 아내이다. 하루 전부터 어지러워진 집안 정리에 신경을 쓴 후

① 가슴이 답답하다. ② 식도의 중간 부분이 간질거린다. ③ 가슴에 매핵기 형태는 아니고 뭔가 걸린 것 같다.

④ 편도선 부위에 통증이 경미하게 있다. ⑤ 위가 빼근하게 아프며 어찔어찔하다. ⑥ 이번 월경 때부터 위가 빼근해졌다. ⑦ 다음날부터 꺽꺽 하며 트림이 나오면 시원하다. ⑧ 소화가 잘 안 되고 속이 답답하다. ⑨ 소화제를

먹어도 여전히 소화불량이 있다. ⑩ 식욕은 왕성하나 평소 소화력은 보통이다. ⑪ 간혹 연변(軟便)을 본다.
가슴 답답함과 식도 부위가 간질거리는 증상이 헌솜이 걸린 것과 같은 증상이 겸해 있는 것을 기울(氣鬱)로 보고 사칠탕 4배량으로 1첩을 투약했다.
사칠탕 1첩을 복용한 30분 뒤에 가슴(목 밑)에 걸려 있던 것이 위장 부위인 아래로 내려왔으며, 걸린 것 같은 증세도 훨씬 경감되고 기분이 좋다고 한다. 잠을 잘 때 재탕을 해서 먹었는데 다음날 아침에 모든 증세가 괜찮다고 한다. 그래서 1첩을 먹은 뒤 더 이상 약을 투여하지 않았으나, 4일 후인 9월 6일에 다시 전처럼 증상이 나타났으며, 이번에는 편도선통과 위 뻐근통은 없고 단지 매핵기(梅核氣)만 있다고 한다.
이번에는 사칠탕 2배량으로 4첩을 투약했다.
저녁에 1첩을 복용한 이후 10분쯤 되었을 때 증세가 경감되며 걸린 것이 없어졌다고 하더니, 30분쯤 후에 아래로 내려와 위 부위에 뭐가 경미하게 걸린 것 같다고 한다. 그 뒤로 나머지 3첩을 계속 복용하고 완쾌되었다.
10일 후 다시 경미한 매핵기 증세가 나타났는데, 약을 충분히 복용했더라면 예방과 근절이 될 것으로 생각하고 사칠탕 2배량으로 8첩을 지어 1일 3~4회씩 2일간 연복시켰더니, 증세가 완전히 사라지고 지금까지 증상이 나타나지 않았으며, 그 뒤로는 전혀 이와 같은 매핵기와 이에 수반되는 증세는 발생하지 않았다.

3-1. 소화불량(消化不良), 매핵기(梅核氣), 식욕부진(食慾不振), 신장부위통(腎臟部位痛), 소변빈삭(小便頻數), 잔뇨감(殘尿感)

● 윤 ○ ○ 여 47세 태양인 주부 농업 경기도 파주시 탄현면 법흥리

완전히 대장부 스타일로 기질은 거침이 없고 대담하며 목에 힘을 주고 다니는 태양인으로 보이는 47세 부인이다.
3년 전부터 소화불량으로 고생을 하다가, 그간 한약을 70첩 정도 복용했고, 병원에 가보니 식도가 부었다며 신경성으로 인한 소화불량이라고 해서 치료를 했으나 차도가 없었다고 한다. 이웃 목장 할아버지가 이 한약방이 하도 용하다고 해서 무슨 수가 없을까 해서 왔다고 한다.
① 3년 전부터 소화가 잘 안 되며 ② 신경을 쓴 후에는 특히 소화가 안 된다. ③ 1달 전 따님의 음독 사건 이후 심해졌다. ④ 식욕이 없어 아침은 안 먹는 편이다. ⑤ 점심과 저녁은 배가 고파서 먹는데, 저녁을 먹으면 이튿날 새벽에 거의 체한다. ⑥ 체하면 목에 무엇이 걸린 것 같다. ⑦ 전신이 약간 붓는다. ⑧ 어깻죽지에서부터 어깨, 목, 턱, 얼굴이 머리끝으로 뻗치면서 열이 확 오르고 땀이 난다. ⑨ 이 때 뒷덜미가 뻣뻣하다고 한다. ⑩ 뜨거운 음식을 먹으면 더 증세가 심하다. ⑪ 담배를 피우면 소화가 더 안 되지만 커피를 마시면 소화가 된다고 한다.
⑫ 15년 전 병원에서 급성신장염으로 1년 정도 치료했으며 10년밖에 못산다고 했으나 지금껏 잘 살고 있다.
⑬ 추위를 심하게 타고 추우면 손발이 저리고 차며 더위를 못 참는다.
신경을 쓴 뒤 발생한 만성 소화불량은 체했을 때 매핵기가 발생한다는 점에 착안하여 사칠탕 3배량으로 5일분 10첩을 투약했다.
5일 후 다시 왔을 때 좀 어떠냐고 확인해 보니, 식욕부진, 소화불량, 매핵기와 좌측 신장통, 소변빈삭과 잔뇨감이 거의 없어졌으며, 모든 증상이 70%가 감소했다면서 약을 10첩만 더 지어달라고 한다.
본인의 요청대로 약을 지어주기로 하고 전체 증상이 격감하였으나 심화(心火)가 있는 점을 감안하여 사칠탕 3배량에 향소산을 더하고 요통을 감안하여 두충, 구기자 2돈을 더하여 5일분 10첩을 지어주었다. 그 뒤 이 분을 소개한 할아버지가 내방하여 그 아주머니는 요즘은 식사도 잘하고 아픈 것도 없다며 전과 달리 농사일도 잘 한다고 말했다.

3-2. 소화불량(消化不良), 명치통, 현훈(眩暈)

● 김 ○ ○ 여 35세 태음성소음인 경기도 의왕시 포일동

① 3주 전인 9월초쯤 체했는지 한 번 토한 후로 ② 명치가 꽉 막힌 듯하고 아프다. ③ 1주일 전부터 가슴 밑에 뭔가 걸린 것 같아 신경이 거슬린다. ④ 속이 울렁거린다. ⑤ 새벽 공복에 속이 쓰리다. ⑥ 소화가 되지 않을 때는 머리가 맑지 않고 무거우며 띵하다. ⑦ 3~4년 전부터 앉았다 일어날 때 어지럽다. ⑧ 심할 때는 누워 있어도 천장이 빙빙 돈다. ⑨ 항상 피로하다. ⑩ 식욕은 별로 없다. ⑪ 간혹 가슴이 두근거리고 답답하다. ⑫ 급성신우염, 폐렴, 방광염을 앓은 적이 있다.
소화력이 약한 태음성소음인 부인의 소화불량, 명치통을 목표로 사칠탕 2배량에 소화불량일 때 천장이 빙빙 돈다는 것을 감안하여 택사탕을 합하여 10일분 20첩을 투약했다.
16일 후 다시 와서, 지금은 명치가 꽉 막히고 아픈 것이 없어졌으며 가슴 밑에 걸린 것 같은 것도 없어졌고, 머리는 여전히 맑지 않으나 어지러움이 좀 덜하며, 지금은 소화는 잘되나 피로하고 머리가 무겁고 명치 반대편 등이 아프다고 했다.
지난번 약이 효과가 좋았으므로 같은 처방으로 10일분 20첩을 투약했다.

4-1. 흉통(胸痛), 배통(背痛), 오심(惡心), 두중(頭重)

● 양 ○ ○ 남 29세 소양인 회사원 경기도 안양시 관양동

마른 편이며 보통 키에 피부가 흰 회사원이다.

① 피곤할 때나 신경을 쓴 후에는 전중부위(膻中部位)가 뻐근하게 아프고, 동시에 가슴 전체와 등의 중간 윗부분 전체로 뻐근하게 아프다. ② 동시에 목에 무엇이 걸려 있는 듯하며 뱉어도 나오지 않는다. ③ 음식을 먹으면 목과 가슴에 모두 걸려 있는 것 같고 아래로 내려가는 것을 못 느낀다. ④ 뱃속이 떫은 증상이 있고 배에 가스가 찬다. ⑤ 가슴이 답답하다. ⑥ 속이 느글거리면서 트림이 나온다. ⑦ 이럴 때는 간혹 머리가 띵하다. ⑧ 신경을 쓰지 않을 때도 밀가루 음식이나 커피를 먹으면 매핵기 증상과 위의 모든 증상이 금방 나타난다. ⑨ 병원에서 사진을 찍어 봐도 아무 이상이 없다고 하며 치료를 하고 있으나 전혀 차도가 없다. ⑩ 혀 주위가 각이 지고 요철(凹凸)이 되어 있다. ⑪ 음식은 찬 것을 좋아하며 소화는 보통이고 증세가 있어도 소화상태는 여전하다.

매핵기가 겸해 있는 전중통(膻中痛)을 목표로 사칠탕 3배량으로 10일분 20첩을 지어주었다. 매핵기가 없어짐과 동시에 인후통(咽喉痛), 흉통(胸痛), 배통(背痛), 오심(惡心), 애기(噯氣), 두중(頭重) 등 모든 증상이 사라질 것이라고 판단하여 본방으로 지저준 것이다.

보름이 지난 뒤 동료 직원을 한 분 데리고 왔다. 그 약을 먹고 전중통과 흉통, 식후 불쾌감, 흉비, 오심, 두중 등 위의 모든 증세가 다 나았으며, 단지 목에 무엇이 걸려 있는 듯한 매핵기 증상만은 아직 남아 있다고 한다. 이럴 경우 기울(氣鬱)의 승강작용(乘降作用)이 있는 향부자를 더했다면 매핵기 증상도 없어졌을 것이 아닌가 생각하며, 원방의 구체적인 효력을 알려고 가감을 하지 않은 점이 좀 미안했다. 만약 약을 5일이나 10일 정도 더 복용하면 매핵기 증세도 없어질 것이라고 했더니, 그냥 지내보다가 그래도 없어지지 않으면 다시 약을 복용하겠다고 한다.

5-1. 속쓰림, 배통(背痛), 두통(頭痛), 오심(惡心), 매핵기(梅核氣)

● 김 ○ ○ 여 43세 소음성소양인 경기도 안양시 동안구 관양동

보통 체격으로 부지런하고 적극적이며 소음성소양인으로 보이는 본 한약방 단골식당 아주머니이다.

① 10년 전부터 위궤양이 있어 ② 식전, 식후 관계없이 속쓰림이 심하다. ③ 작년 교통사고가 난 이후로 더욱 심하다. ④ 1달 전부터 1주일에 3~4회 위장이 불편할 때 명치와 반대편 등 부위가 아프다. ⑤ 1달 전부터 위장이 불편할 때 뒷목이 뻐근하고 머리가 쑤신다. ⑥ 좌측 유방 부위가 아프다. ⑦ 3~4일 전부터 음식냄새를 맡으면 속이 울렁거린다. ⑧ 3년 전부터 목에 뭔가 걸린 것 같은데 1달 전부터 심하다. ⑨ 식욕이 없어 조금씩 먹으며 ⑩ 속이 더부룩하고 답답하다. ⑪ 2달 전부터 월경을 할 때 허리가 아프다. ⑫ 아랫배가 몹시 차다. ⑬ 변비가 아주 심하여 대변을 10일에 1번 정도밖에 못 본다.

매핵기 증세가 있는 소음성소양인 여성의 속쓰림을 목표로 사칠탕 3배량으로 10일분 20첩을 투약했다.

13일 뒤에 확인해 보니, 속쓰림이 많이 좋아져 요즘은 속이 비었을 때에만 쓰리며 아울러 배통(背痛), 두통(頭痛) 등도 경감되었으며 속이 울렁거리는 것도 좀 덜하다고 한다. 또한 매핵기 증세도 좀 덜하며 더부룩한 것은 여전하나 식욕은 좋아졌으며 10일에 1번씩 힘들게 변을 보던 변비가 호전되어 8일에 1회 정도이긴 하나 한결 부드러워졌다고 한다.

여러 가지 위장 증세들이 많이 좋아진 상태이긴 하나

① 어제 오늘 몹시 어지럽고 ② 식후에 하품이 심하다. ③ 가슴이 답답하고 뻐근하고 뭔가 꽉 차있는 것 같다.

현훈(眩暈), 하품, 흉민(胸悶) 등의 또 다른 증세들을 호소하긴 하나 위장장애로 인해 나타날 수 있는 증상들이며 지난번 약을 먹고 많이 좋아진 상태이므로 약이 효과가 있다고 보고 사칠탕 3배량으로 10일분 20첩을 지어주었다.

4일 뒤에 확인해 보니, 처음 약을 복용한 후에는 속도 편안하고 많이 좋았는데, 이번 약을 복용하는 중에는 머리가 아프고 어지럽고 띵하고 위가 뻐근하게 아프다고 하여 약량을 줄여 복용하도록 권유했다.

이 부인이 만약 태음인이었다면 습담이 있기 쉬우므로 계속해서 3배량의 사칠탕을 쓰더라도 무리가 없었을 것으로 보인다. 그러나 이 부인은 소양인으로 조열하기 쉬운 체질이며 초기에는 여러 가지 여건에 의해 습담(濕痰)이 있었으나 사칠탕 1제를 복용하여 이미 어느 정도 치유된 상태였으며 더 이상의 과다한 습담이 생성되지 않는 상태에서 사칠탕을 3배량으로 계속 투여하여 두통(頭痛), 현훈(眩暈), 흉민(胸悶) 등이 발생했다고 보았다.

이 부인에게 약을 1/3로 줄여서 복용할 것을 권유했으며 추측하건대 두통, 현훈, 흉민(胸悶) 등의 증세가 소실되었을 것으로 생각된다.

6-1. 좌골신경통(坐骨神經痛), 현훈(眩暈), 매핵기(梅核氣), 소화불량(消化不良)

● 전 ○ ○ 여 36세 소양인 주부 경기도 남양주시 진접읍 장현리

어지러움과 오른쪽 엉치와 장딴지 부위가 아파서 내원한 피부가 희고 보통 키의 아주머니이다.

① 2달 전부터 오른쪽 엉치가 아파왔는데 3일 전부터 심해졌다. ② 장딴지 부위가 쑤시면서 저리고 오금을 펼 때는

땅기면서 아프다. ③ 산후 조리를 잘못한 탓인지 작년 겨울부터 허리가 시리고 겨울에는 더욱 심하며 따뜻한 곳에 대면 시원하다. ④ 옆으로 자면 윗부분의 허리와 위쪽 다리가 시리고 저려서 늘 바로 잔다. ⑤ 늘 목에 무엇이 걸려 있는 것 같고 갑갑해서 물을 마셔도 트림을 꼭 해야 한다. ⑥ 3일 전 몸이 부은 후부터 어지럽다. ⑦ 어제부터 부기는 다 빠졌는데도 여전히 어지럽고 무겁다. ⑧ 머릿속이 복잡하고 빙글빙글 도는 듯한 기분이다. ⑨ 식욕은 보통이나 소화가 잘 안 된다. ⑩ 트림이 늘 있다. ⑪ 수면 중 소변을 2~3번 본다. ⑫ 맥동은 어떤가 하여 확인해 보니 좌우 침약(沈弱), 침약미(沈弱微), 침미(沈微)하다.

주증상은 좌골신경통이지만 증세 중에 매핵기가 있는 점을 감안하여 사칠탕 2배량에 택사탕을 합한 뒤 편부자 3돈, 건강 1돈을 더하여 3일분 6첩을 투약했다.

이튿날 아침 나머지 약값을 주러 왔을 때 좀 어떠냐고 확인해 보니, 저녁에 가서 그 약을 2첩 먹었더니 그렇게 심하게 빙빙 도는 듯하며 어지러운 것이 깨끗하게 없어졌다고 한다.

3일 후에는 일부러 찾아와서 약을 먹은 후에 어지러운 것과 매핵기와 소화불량, 엉치와 다리 아픈 것도 감쪽같이 나았다고 알려주었다. 어쩜 그렇게 신통하냐고 하면서 참으로 약을 잘 짓는다고 칭찬해 주었다. 엉치와 다리가 아팠던 것은 담음이 엉치와 장딴지 부위로 나가는 신경에 몰려 좌골신경을 압박하고 있었던 것이 아닌가 추측해 본다.

7-1. 기미

● 박 ○ ○ 여 30세 태음인 주부 서울특별시 서초구 잠원동

임신 6개월 때 임신보약으로 보허탕과 계지탕을 지어간 뒤 임신피로와 족통(足痛), 수족 저림 등이 소실되어 건강해진 것이 인연이 되어 단골이 된 부인이다. 그 뒤 둘째아이를 임신했을 때에도 몇 차례 임신보약으로 보허탕을 지어갔고 임신감기로 궁소산을 지어가기도 했다. 올봄에 둘째를 출산했는데 언제부터인가

① 기미가 양 볼에 끼어 있다. ② 소화가 잘 안 된다. ③ 헛구역이 자주 나온다. ④ 어지럽다.

소화기의 습담울체가 원인이라고 판단되는 부인의 기미를 목표로 향익사칠탕을 10일분 20첩을 지어주었다(향익사칠탕은 사칠탕 3배량에 향부자 4돈, 익모초 5돈을 더한 것이다).

6년 뒤 요통과 기미로 약을 지으러 왔을 때 이 부인이 말하기를 지난번 약을 먹고 그때는 다 나았었는데 요즘 들어 다시 기미가 생긴다며 그 약을 다시 지어달라는 것이다.

9-1. 부작용

다음은 곽명근 선생의 경험을 채록한 것이다.

● ○ ○ ○ 여 45세 인천광역시 남동구 간석동

필자가 한약방을 그만두고 제약회사에 근무할 때의 일이다. 퇴근을 하다가 회사 밑에 있는 대형약국에 한약제제를 영업하기 위해 들렀는데, 약사가 화를 버럭 내면서 이제 한약을 쓰지 않겠다고 한다. 연유를 확인해 보니, 며칠 전에 목에 뭔가 걸려 나오지 않는다며 약을 지으러 온 아줌마가 있었는데, 매핵기 같아서 당시 공부를 하고 있던 이승길 선생과 상의했더니, 뭐 이런 것을 가지고 여기까지 오셨느냐면서 판단한 대로 사칠탕이면 나을 것이라 했다. 그래서 걱정하지 말라 하고 장담한 뒤, 사칠탕 과립제로 1달분을 지어주었는데, 다음날 아침에 이 부인이 문을 열자마자 찾아와서 지어준 약을 약국내로 휙~하고 내동댕이치면서, 그 약을 복용하고 어제 밤 내내 가슴이 답답하여 잠을 한숨도 못 잤다며 난리를 치고 갔다는 것이다.

그래서 한약하면 머리가 내둘러진다는 것이다. 증상이 어땠냐고 확인해 보니, 목에 뭔가 걸려 있어 뱉으려 해도 나오지 않는다는 것이어서 사칠탕을 지어주었다고 한다.

필자가 정황을 살펴보니 이 환자의 증상이 매핵기와 비슷하여 자세히 확인해 보지 않고 사칠탕을 지어주었으나, 내가 보기에는 가래의 점성이 높아 나오지 못하는 것이 매핵기처럼 느껴지는 것 같았다. 이러한 증상은 조담이 기관지에 붙어 있는 것으로 과루지실탕을 사용하는 것이 적합할 것인데 자세히 살피지 않고 단지 매핵기 증상만을 보고 쓴 것이 이런 결과를 낳았던 것으로 짐작해 본다.

中統83 寶 분심기음 分心氣飮

蘇葉 一錢二分 **甘草**炙 七分 **半夏 枳殼** 各六分 **青皮 陳皮 木通 大腹皮 桑白皮 木香 赤茯苓 檳榔 蓬朮 麥門冬 桔梗 桂皮 香附子 藿香** 各五分 **薑三片 棗二枚 燈心十莖**

治 七情痞滯 通利大小便 淸而疎快
[活套鍼線] 兩脇痛(脇) 七氣(氣) 七情痛(胸) 風痛(胸)
[適 應 症] 흉비, 흉통, 전중통, 정충, 불안, 수족저림, 빈맥, 숨참, 천식, 소화불량, 탄산애기, 오심, 구토흘역, 심두혼현, 사지권태, 안색위황, 구고설건, 식욕부진, 신경쇠약, 부종, 복막염, 불식병, 유방통, 신장염, 현훈, 이급후중, 관절통, 요통, 손저림, 항강, 두드러기

처방설명

분심기음은 기울로 인해 습체(濕滯)가 가중되어 부종이 발생했을 때 사용하며, 기울(氣鬱)로 인한 흉비(胸痞), 정충(怔忡), 불안(不安), 항강(項强), 수족저림, 기창(氣脹) 등에도 사용한다. 물론 평소 습체의 경향이 있는 사람이 스트레스를 받았을 때 이러한 증상이 발생하며, 위의 증상들은 서로 혼재되어 나타날 수 있다.

조문을 보면 '治七情痞滯치칠정비체 通利大小便통리대소변 淸而疎快청이소쾌'로 되어 있어, 최초의 원인은 스트레스라는 것을 알 수 있다. 스트레스는 여기서 말하고 있는 칠정(七情)뿐만 아니라 인체의 변화를 초래하여 기능을 정상적으로 유지하지 못하게 하는 모든 것을 포함한다. 따라서 기후의 변화, 교통사고로 인한 충격(衝擊), 과도한 정신집중, 긴장(緊張), 소음(騷音) 등도 스트레스의 범주에 포함된다.

스트레스를 받으면 인체는 조직을 긴장시켜 스트레스에 대응할 수 있는 에너지를 얻게 된다. 물론 이러한 현상이 일시적이고 가볍다면 큰 장애를 남기지 않고 지나가겠지만, 반복적이거나 강한 경우에는 조직의 긴장이 만성화되어 처음에는 가슴이 답답하다거나 한숨을 자주 쉬는 증상이 나타나고, 더 진행되면 흉통(胸痛)이나 항강(項强), 수족저림 증상이 발생한다. 또한 부조화된 상태를 개선하기 위해 심장기능이 항진되기 때문에 정충(怔忡), 불안(不安) 등이 발생할 수 있다. 이외에도 스트레스 상황에서는 소화기능이 떨어지기 때문에 소화불량(消化不良), 대변불리(大便不利) 증상도 나타난다. 그러나 무엇보다 중요한 것은 이런 상태가 지속되면 수분대사 장애가 발생할 수 있다는 것이다. 즉 스트레스로 인해 조직의 긴장과 이완이 반복되면 인체의 기능은 전반적으로 감소할 수밖에 없고, 그 결과 수분대사에 문제가 발생하여 부분적으로 습체(濕滯)가 발생하기도 하고, 육안으로 볼 수 있을 정도의 부종(浮腫)이 발생하기도 한다.

향소산, 행기향소산, 정기천향탕처럼 기울 증상에 사용하는 처방과 분심기음의 차이점이 있다면 바로 습체(濕滯)이다. 스트레스를 받았을 때 어떤 사람은 조직이 긴장되고 위축되어 통증이 발생하기도 하고, 손발저림이 나타나기도 하는데, 분심기음은 조직의 긴장으로 인한 증상 외에도 긴장과 이완이 반복되는 가운데 발생한 습체 증상이 있을 때 사용한다. 따라서 임상에서는 기울 증상과 함께 부종이 있을 때 사용할 수 있고, 부종이 나타나지 않더라도 습체의 경향이 있다고 판단되었을 때 보다 적합한 처방이 된다. 분심기음의 부종(浮腫)은 삼화탕이나 사령오피산의 부종처럼 현저하게 나타나는 경우도 있지만, 보통 부종과 습체의 중간쯤인 경우가 많다.

옛날에는 지금처럼 업무에 대한 스트레스나 사회혼란에 대한 스트레스의 정도는 적었을지 모르지만 생존

을 위한 스트레스는 지금 못지않게 많았을 것이다. 일단 먹을 것이 부족하여 생존을 위한 부단한 갈등이 요구되었을 뿐 아니라, 만성적으로 영양이 결핍되었을 것이고 입는 것과 주거하는 곳은 추위를 막기에 부족했기 때문에 찬 기온에 대응하여 일정한 체온을 유지하는 것 자체가 큰 스트레스로 작용했을 것이므로 요즘과 달리 분심기음증이 많았던 것이다.

분심기음증은 원인이 기울(氣鬱)이기 때문에 흉비(胸痞), 정충(怔忡), 부종(浮腫)뿐 아니라 소화불량이나 대변불리(大便不利) 증상이 동반될 수 있다. ≪광제비급≫을 보면 분심기음은 '칠정으로 인해 갑갑하고 체한 것을 치료한다.'는 언급이 있고, ≪의종손익≫에는 기창(氣脹)에 사용하는 처방으로 되어 있어 분심기음의 증상에는 기울 증상, 부종, 소화불량이 모두 나타날 수 있다는 것을 알 수 있다.

처방 구성

처방구성을 보면 소엽은 소화액 분비와 위장의 연동운동(蠕動運動)을 촉진하고, 피부혈관을 확장하여 발한(發汗)을 촉진한다. 감초는 장관 평활근의 경련을 억제하며, 반하는 중추성 구토나 점막자극에 의한 구토를 억제하고 소화관에 정체된 음식물과 수분의 배출을 촉진한다. 지각은 위장의 연동운동을 항진시켜 위내용물의 배출을 촉진함으로써 복부 팽만감을 개선하고 변비를 완화시킨다. 청피는 소화를 촉진하며, 세포질의 투과성을 조절하여 염증 증상을 개선하고, 진피는 이기제(理氣劑)로서 소화관의 운동을 강화하여 가스배출을 촉진한다. 목통은 이뇨작용을 하여 정체된 부종을 억제하고, 대복피 또한 이뇨작용이 있으며 소화관 연동운동을 촉진하고 위내용물의 배출을 증강시켜서 소화불량, 복부팽만감을 완화한다.

상백피는 이뇨작용(利尿作用)과 소염작용(消炎作用), 약한 진해작용(鎭咳作用)이 있다. 목향은 미주신경(迷走神經)을 자극하여 장(腸)의 수축력과 연동을 증강시키고, 소화·흡수를 촉진하여 가스정체로 인한 복통을 멎게 한다. 적복령은 세뇨관의 재흡수를 억제하여 이뇨를 증진하므로 부종을 경감시키고, 빈랑은 소화액 분비와 연동운동(蠕動運動)을 촉진하며, 봉출은 혈액순환을 촉진하는 작용이 매우 강하다.

맥문동은 다량의 포도당과 점액질을 함유하고 있어 진액(津液)을 보충하고, 길경은 거담작용(祛痰作用)과 진해작용(鎭咳作用)이 있으며, 염증을 억제하는 소염작용(消炎作用)도 있다. 계피는 혈관을 확장하여 혈압을 저하시키고, 말초혈관의 혈류를 원활하게 함으로써 말초순환장애를 개선한다. 향부자는 장관 평활근의 경련을 억제하여 소화관의 가스배출을 촉진하며, 곽향은 위장기능을 항진시킨다.

처방 비교

빈소산과 비교하면 두 처방 모두 향소산이 포함되어 있고 기울(氣鬱)과 습체(濕滯)가 있을 때 사용한다는 공통점이 있다. 그러나 빈소산은 주로 하지부종, 각기, 슬관절염 등에 사용하는 반면, 분심기음은 복부나 전신이 붓는 증상에 사용한다.

보중치습탕과 비교하면 두 처방 모두 전신부종에 사용하는데, 보중치습탕은 허약으로 인한 수분대사장애에 사용하며 기허증이 내재되어 있을 때 적합하다. 반면 분심기음은 기울(氣鬱)로 인해 습체가 발생하였을 때, 기울과 습체의 증상이 겸해 있을 사용한다.

실비산과 비교하면 두 처방 모두 부종에 사용하는데, 실비산은 허랭상태에서 습체가 발생했을 때 사용하므로 증상은 비교적 만성적이라고 할 수 있고, 본래 몸이 찬 사람에게 적합하다. 반면 분심기음은 허랭한 상태에서 발생한 부종에 사용하는 것이 아니라, 기울(氣鬱)로 인해 발생한 부종에 사용한다.

활용사례

1-1. 부종(浮腫) 여 24세 160cm 60kg
1-2. 부종(浮腫), 정충(怔忡) 여 55세 소양인 154cm 70kg
1-3. 부종(浮腫), 한열왕래(寒熱往來), 손저림, 요통(腰痛) 여 50세 태음인
1-4. 기울성 전신부종(全身浮腫) 여 49세 소양인 156cm 61kg

1-5. 부종(浮腫), 소변불리(小便不利), 여 46세 열성태음인 160cm 80kg
2-1. 천식(喘息), 신장염(腎臟炎), 호흡촉박(呼吸促迫), 창만(脹滿), 불안(不安), 소화불량(消化不良) 여 58세
3-1. 흉비(胸痞), 흉통(胸痛) 여 40세
3-2. 흉비(胸痞), 숨참, 빈맥(頻脈) 여 65세
3-3. 정충(怔忡), 전중통(膻中痛) 남 60대
4-1. 손저림, 흉비(胸痞), 정충(怔忡), 항강(項强), 소화불량(消化不良) 여 50세 소양성태음인 165cm 54kg
4-2. 손저림, 요통(腰痛) 여 50세
4-3. 손저림, 월경불순(月經不順) 여 31세 태음성소양인
5-1. 현훈(眩暈) 여 40대
5-2. 현훈(眩暈), 부종(浮腫), 오심(惡心), 탄산(呑酸), 이급후중(裏急後重), 관절통(關節痛), 요통(腰痛) 여 55세 태음인 155cm 60kg
5-3. 충격후유증(衝擊後遺症) 여 68세
6-1. 항강(項强), 열달아오름, 부종(浮腫), 대소변불리(大小便不利), 전중압통(膻中壓痛), 정충(怔忡), 불안(不安) 여 47세 소양성소음인 163cm 60kg
7-1. 요통(腰痛), 두통(頭痛), 부종(浮腫), 한열왕래(寒熱往來) 여 54세
8-1. 피로(疲勞), 기상곤권(起床困倦) 남 34세 소양성태음인
9-1. 두드러기 여 26세
10-1. 부작용-두드러기, 기핍(氣乏) 여 60여세

1-1. 부종(浮腫)

다음은 장석오 선생의 경험이다.

● 임 ○ ○ 여 24세 비습한 체질 회사원 160cm 60kg 광주광역시

살이 무르고 비습한 편이며, 성격은 밝고 생기가 있고 여려 보이면서도 강단이 있어 보인다.
3주전 여자친구가 자기 동생이 직장생활을 시작한 지 얼마 안 되었는데, 신경을 많이 쓰는 사무직으로 하루 종일 책상에 앉아 있어서 그런지 피로를 호소한다며 보약을 지어줬으면 좋겠다고 부탁했었다. 그래서 그 당시 여자친구 동생과 통화했을 때는 괜찮다고 다음에 몸 안 좋으면 말하겠다 하고 넘어갔다.
그리고 이번에 몸이 안 좋다고 약을 먹고 싶다고 연락이 왔다.
① 아침에 일어나 손이 부어 반지가 안 들어간다. ② 발도 부어 신발을 신기 힘들다. ③ 얼굴도 많이 부어 직장에 출근하면 다들 어디 아프냐고 물어본다. ④ 차멀미를 하고, 앉았다 일어날 때 어지러움을 느낀다. 오전이 증상이 심하다. ⑤ 감기와 겹쳐서 원래 있던 비염이 더욱 심해져, 코가 막히고 후비루(後鼻漏)가 있다. ⑥ 눈가가 가끔씩 떨린다. ⑦ 혀가 뻑뻑하여 발음이 잘 안 된다. ⑧ 소변을 보는 횟수가 줄고 소변이 주황색처럼 진하다. 직장생활을 하며 화장실을 가지 못하여 그런 것도 있겠지만 좀 이상한 것 같다고 한다. ⑨ 전에는 대변을 하루 1번 보고 변이 되지 않았는데, 지금은 2~3일에 한 번 본다. 회사에서 부식으로 빵이 나올 때가 있는데 빵 2개를 먹으면 설사를 한다. ⑩ 집에 돌아와서 있으면 다리가 간지럽다. ⑪ 부종증상은 1~2주 정도 됐고, 손, 발, 얼굴의 부기는 점심시간 정도 되면 어느 정도 풀린다. ⑫ 원래 손, 발이 따뜻했는데 약간 찬 것 같기도 하다. ⑬ 배가 차지는 않고, 소화도 잘되고 월경도 이상이 없다. ⑭ 잠은 누우면 잘 자는데, 자면서 꿈을 많이 꾸고 자다가 1~2번 정도 깬다. ⑮ 감기가 며칠째 지속되고 아침에 일어나기가 힘들다. ⑯ 회사에서 일어나는 일 없이 거의 앉아서 사무를 보고, 신경을 많이 쓰는 일을 한다. 회사 갈 생각을 하면 신경이 쓰이기 시작한다.
전에 손, 발, 얼굴의 부종과 혀의 어눌함, 꿈을 많이 꾸는 증상을 가진 환자의 언니에게 분심기음 3첩을 써서 소변횟수가 2배로 증가하고 증상이 호전된 경험을 살려 분심기음을 사용하기로 했다. 그리고 환자의 언니에게 분심기음 3첩을 썼을 때 2틀 정도 효과가 지속되더니, 다시 예전의 상태가 재발하는 경향이 있었기에 이번에는 분심기음 본방으로 10일분 20첩을 투약했다.
약을 투여하고 2달이 지나 전화를 하여 확인해 보았다. 직장생활로 인해 약을 제때 챙겨먹지 못했다고 한다. 그래서 약을 복용하고 나타난 경과를 확인하기는 어려운 점이 있으나 현재 아침에 일어나서 발생하는 손과 발, 얼굴의 부기는 여전하다고 한다. 그러나 약을 복용할 때는 부기가 줄었다고 한다. 그리고 지금은 어지럼증이 없어졌다고 하고, 예전에는 약간 월경통이 있었는데 지금은 월경통이 확연히 없어졌다고 한다. 그리고 눈가가 떨린다든가, 혀가 뻣뻣이 발음이 잘 안 되던 것은 괜찮아졌다고 한다. 그리고 예전에 손발이 차갑던 것이 지금은 따뜻하다고 한다. 그런데 요즘 들어 가끔 가다 소변에 불투명한 백색으로 나온다고 한다.

2-1. 천식(喘息), 신장염(腎臟炎), 호흡촉박(呼吸促迫), 창만(脹滿), 불안(不安), 소화불량(消化不良)

다음은 김귀권 선생의 경험이다.

● 김 ○ ○ 여 58세 경기도 안양시 안양3동

작은 키에 뚱뚱한 체격으로 신경성 만성기관지천식과 신장염을 앓고 있는 58세 부인이다.

① 3개월 전부터 호흡이 곤란하고 ② 배가 부풀어 오는 복수(腹水)를 겸한 복창만(腹脹滿) 증상이 있다. ③ 불안하다. ④ 소화가 잘 안 된다. ⑤ 소변이 시원하지 않다. ⑥ 위의 증상과 기관지천식의 발병 시기가 약 30년 가까이 되었는데, 3개월 전부터 점차 더 심해졌다. ⑦ 두통(頭痛), 현훈(眩暈)이 있고 심장이 쇠약하다. ⑧ 안면이 창백하다. ⑨ 부종이 발생한 지 3개월 정도 경과하였다. ⑩ 병원에서는 신경성 만성기관지염과 신장염으로 진단받았으며, 그간 계속 치료해왔으나 차도가 없었다고 한다.

앞의 증상들을 검토해보니 칠정(七情)이 비체(痞滯)되어 상기천급, 심장쇠약, 복부창만, 전신부종, 호흡촉박 등 증상이 발생한 것으로 보인다. 이러한 것들이 분심기음의 치료목표와도 거의 부합되므로 분심기음을 통리(通利) 목적으로 쓰기로 했다. 만성기관지천식과 신장염을 목표로 분심기음 본방에 평소 소화가 늘 안 되었던 점을 감안하여 신곡, 맥아, 산사 각 1돈씩을 더하여 10일분 20첩을 지어주었다.

10일 후 다시 왔을 때 확인해 보니, 그 약을 먹고 나니 호흡이 많이 좋아지고 창만(脹滿)이 호전되었으며 불안감도 없어지고 우선 마음이 편안해지며 소화도 잘 되고 또한 대변도 정상이 되었다고 한다.

이번에도 전과 같은 약으로 지어달라 하여 지난번과 같은 분심기음으로 10일분 20첩을 지어주었다.

분심기음을 복용한 뒤 전보다 모든 증세가 현저하게 나아져 활동을 하는 데 큰 불편을 못 느꼈다고 한다. 이번에는 산사, 신곡, 맥아를 빼고 분심기음 본방으로만 10일분 20첩을 지어주었다.

그런데 3회째 투약한 약이 소화불량이 생겨 3일 만에 약을 다시 가져왔다. 그래서 다시 앞의 처방대로 산사, 신곡, 맥아를 추가하여 10일분 20첩을 지어주었다.

처음과 같은 약으로 2개월간 6제를 복용한 뒤에는 30년 가까이 된 천식과 부수된 모든 증상이 완전히 사라져 폐약(閉藥)했다.

3-1. 흉비(胸痞), 흉통(胸痛)

다음은 조세형 선생의 경험을 인용한 것이다.

● ○ ○ ○ 여 40세 주부

5년 전에 신경을 과도히 사용한 뒤로 흉통이 있었는데 그동안 괜찮은 듯하더니 2주 전에 신경을 쓴 뒤로 재발했다며 내원했다.

① 가슴이 답답하다. ② 전중 부위에 통증이 있어 고통스럽다. ③ 어지럽고 두통이 있다. ④ 맥이 빠르게 뛰고 저혈압이다. ⑤ 추위를 많이 타며 조금만 추워도 떨리고 속이 빈 듯하며 갱년기 장애가 차차 나타나기도 한다.

위 증상을 상초(上焦)에 기통(氣痛)이 온 것으로 보고 신경을 과도히 사용한 뒤로 흉통과 흉비감을 호소하는 40세 주부에게 분심기음에 녹용을 더하여 주었다.

지어준 분심기음을 모두 복용한 뒤에 내원했을 때 증상을 살펴보니, 가슴이 답답했던 것이 소실되었고 흉통도 없어졌다고 한다.

3-2. 흉비(胸痞), 숨참, 빈맥(頻脈)

다음은 조세형 선생의 경험을 인용한 것이다.

● ○ ○ ○ 여 65세

가족이 교통사고로 입원하여 놀람과 동시에 수병하느라 과로하여 제증상이 발생하여 내원했다.

① 心下가 답답하다. ② 숨찬 증상이 있다. ③ 전흉(前胸)과 후흉(後胸)이 결리고 가만히 누워 있으면 조금 덜하나 돌아눕기만 하여도 결린다고 한다. ④ 1분에 맥박이 105회이다.

앞의 증상을 상초기통(上焦氣痛)으로 판단하여 가족의 교통사고 충격과 수병하느라 과로한 뒤로 흉비(胸痞)와 숨찬 증상이 나타나고 가슴이 결리는 증상이 있는 65세 할머니에게 분심기음을 지어주었다.

지어준 분심기음을 모두 복용한 뒤에 증상을 살펴보니

1. 맥박이 1분에 85회로 진정되었고
2. 가슴이 답답한 것이 소실되었으며
3. 숨이 차는 것도 호전되었다.
4. 또한 가슴이 결리는 것도 없다고 한다.

3-3. 정충(怔忡), 전중통(膻中痛)

다음은 조세형 선생의 경험을 인용한 것이다.

● ○ ○ ○ 남 60대

① 2년 전부터 잠을 설칠 정도로 신경을 많이 썼다. ② 정충(怔忡)이 있다. ③ 전중통(膻中痛)이 아침이면 더 심하게 일어난다. ④ 여러 가지 약을 복용해도 호전되지 않는다.

앞의 증상을 흉격(胸膈)에 기가 울결(鬱結)되었다고 판단하여 신경을 과도히 사용한 뒤로 정충과 전중통을 호소하는 60대 남성에게 분심기음을 지어주었다.

분심기음을 모두 복용한 뒤에 다시 내원했을 때 증상을 살펴보니, 정충이 없어졌고 전중통도 호전되었다고 한다.

4-1. 손저림, 흉비(胸痞), 정충(怔忡), 항강(項强), 소화불량(消化不良)

다음은 강신열 선생의 경험이다.

● 김 ○ ○ 여 50세 소양성태음인 165cm 54kg 전라북도 순창군 순창읍 남계리

눈이 크고 콧날이 오똑하며 갸름한 계란형 얼굴로 50세 나이에도 불구하고 매우 현대적인 이미지를 가진 아주머니이다. 남편의 사업실패로 신경을 많이 쓴 듯하며 지금은 식당을 운영하면서 손님 수발에 매우 스트레스를 받고 있다고 호소한다.

① 오른손이 힘이 없고 너무 저려서 젓가락질조차 할 수 없다. 한의원에서 침도 맞아보고 병원에도 다녔는데 별 효력이 없다며 별로 기대하지 않는 눈치다. ② 가슴이 자주 뛰며 답답하고 뒷목이 뻐근하다. ③ 가슴에 열이 자주 달아오르는 듯하다. ④ 불안감을 자주 호소한다. ⑤ 전신이 매우 피로하고 아침에 일어나는 것이 너무 힘들다. ⑥ 피곤해서 자리에 들면 곧 잠이 들긴 하지만 뒤척임이 심하고 깊이 잠들지 못한다. ⑦ 추위를 심하게 탄다. ⑧ 손발이 매우 차다. ⑨ 몸 전체가 약간 차다. ⑩ 몸에 땀이 없으며 매우 건조하다. ⑪ 대변은 매일 한 번씩 보지만 불규칙하며 대변이 된 편이다. ⑫ 소변을 참기가 매우 힘들다. ⑬ 월경주기가 부정확하며 자꾸 늦어지는 듯하다. ⑭ 월경통이 매우 심하며 월경 전에 요통과 하복통을 동반한 몸살로 너무 힘들다.

손저림과 흉비(胸痞), 정충(怔忡), 항강(項强)을 목표로 분심기음에 추위를 심하게 탄다는 점에서 부자 0.5돈을 더하여 10일분 20첩을 투약했다.

경과를 확인해 보니, 약을 모두 복용한 뒤로 손이 저려서 젓가락질을 할 수 없어서 매우 힘들었는데, 오른손으로 밥을 먹을 수 있게 되었고 가슴이 답답하고 뒷목이 뻐근한 것이 자신도 모르게 사라졌다고 한다. 지금도 추위를 타긴 하지만 전처럼 힘들지는 않다고 한다. 소변을 보는 게 편해졌고 소화가 안 되어서 밥을 적게 먹고 체중이 줄어 고민이었는데 약을 먹은 이후로 약 2kg정도 살이 쪄서 매우 좋아한다. 남편을 보기만 해도 짜증나고 힘들어서 각방을 썼는데 약을 다 복용하고 나서는 한방에서 같이 잔다며 예전처럼은 아니어도 얼굴 보며 지낼 만하다고 한다.

4-2. 손저림, 요통(腰痛)

다음은 문성근 선생의 경험이다.

● 김 ○ ○ 여 50세 서울특별시 성북구 정릉1동

식당에서 일을 하는 체격이 좋은 소양성 태음인으로

① 오른손이 찌릿찌릿 저리고 힘이 없다. ② 아침에 일어날 때 허리가 아프고 활동을 하면 통증이 감소한다. ③ 하루에 2~3차례 열이 달아오른다. ④ 소화력은 좋다. ⑤ 몸은 따뜻한 편이다. ⑥ 대소변의 문제는 없다.

기울(氣鬱)로 인한 정충(怔忡)과 손저림을 목표로 분심기음 본방에 작약감초탕의 의미로 백작약 1.5돈을 더하여 10일분 20첩을 투약했다.

약을 복용하고 3일째 되는 날부터 손저림이 현저히 좋아지기 시작하여 1제를 다 복용한 후에는 손저림과 요통이 거의 소실되었다고 한다.

4-3. 손저림, 월경불순(月經不順)

다음은 고재경 선생의 경험이다.

● 고 ○ ○ 여 31세 태음성소양인 서울특별시 노원구 상계동

하루 종일 컴퓨터 작업을 하며 체격은 약간 마른 편인 태음성 소양인이다.

① 왼손바닥이 붓고 손가락 마디마디가 아프다. 이것은 피곤하면 증상이 심해진다. ② 양팔이 붓고 역시 관절이 아프다. ③ 손가락 관절에 종기 비슷한 게 생겼는데 양방병원에서 치료를 하던 중 포기했다. ④ 거의 5~6년간 월경을 몇 달에 한 번씩 하여 2년 전에 한약을 복용한 적이 있었다. ⑤ 열이 달아오르는 증상이 하루에 3번 정도 발생한다. ⑥ 잠은 하루 6시간 충분히 자는 편이지만 취침시간이 불규칙적이다. ⑦ 꿈이 많고 잠귀가 밝은 편이다.

⑧ 소화가 잘 안 되고 답답하다. ⑨ 식사량이 일정치 않고 채식 위주의 식사를 한다. ⑩ 체온은 보통이다. ⑪ 숨이 차다.

대학졸업 후 7~8년간 컴퓨터 광고 디자인을 하면서 하루 종일 컴퓨터 앞에서 일을 하고 시간에 쫓겨 하는 직업이어서 스트레스가 심하여 기울(氣鬱)이 생겼다.

손발이 붓고 손이 저리는 증상, 월경불순과 숨이 차다는 것으로 보아 보기(補氣), 보혈(補血)을 위한 처방을 고려할 수도 있지만 기혈의 소모보다는 울체로 인한 기혈의 순환이 부족하다고 생각되어 분신기음을 사용하기로 했다.

기울(氣鬱)로 인하여 형성된 손가락의 부종 및 종기 그리고 팔의 통증치료를 위해 분심기음 5일분 10첩을 투약했다.

1. 복용 후 손저림과 부종 증세가 호전되었다.
2. 마음이 편해졌다.
3. 팔의 통증이나 종기는 여전했다.

전과 같은 처방으로 10일분 20첩을 투약했다.

1. 손저림 증상이 호전되었다.
2. 월경불순(月經不順)이 치유되었다.
3. 팔의 통증이 사라졌다.
4. 종기도 사라졌다.

여전히 손저림 증상은 있다. 다른 증상들이 치유되었다는 것을 보면 약의 효과가 있지만 계속적인 업무와 스트레스 때문에 손가락 부종증상 치유는 상당한 시일이 걸릴 것으로 생각된다.

5-1. 현훈(眩暈)

다음은 조세형 선생의 경험을 인용한 것이다.

● ○ ○ ○ 여 40대 주부

어지러움을 호소하며 내원한 아주머니로 본인은 모든 증상이 고부간의 갈등에서 시작되었다고 생각하고 있다.

① 3년 전부터 고혈압을 앓고 있는데 ② 머리가 어지러워 구토할 것 같다. ③ 붕붕 떠다니는 듯하다. ④ 신경정신과약을 복용하는데 약을 먹으면 기운이 가라앉는다. ⑤ 쉽게 피로하다. ⑥ 조금만 신경을 쓰면 목을 조르는 것 같고 ⑦ 한숨이 나오며 한열왕래(寒熱往來)가 있다. ⑧ 불안하고 초조하다.

고혈압을 겸한 현훈을 호소하는 40대 주부에게 분심기음을 지어주었는데, 모두 복용한 뒤에 다시 내원했을 때 증상을 살펴보니 어지러운 것이 호전되었다고 한다.

5-2. 현훈(眩暈), 부종(浮腫), 오심(惡心), 탄산(呑酸), 이급후중(裏急後重), 관절통(關節痛), 요통(腰痛)

다음은 이유석 선생의 경험이다.

● 김 ○ ○ 여 55세 태음인 155cm 60kg 서울특별시 강남구

① 어지럽다. ② 몸이 붓는다. 특히 손등이 잘 붓는다. ③ 손이 저리다. ④ 속이 메스껍다. 신물이 넘어온다. 이때는 식도가 아프며 김치, 커피 등 자극성 음식을 먹으면 아프다. ⑤ 팔다리 관절통과 요통이 있다. ⑥ 무릎과 발뒤꿈치가 시리며 특히 발뒤꿈치가 더 시리다. ⑦ 하지(下肢)에 힘이 없다. ⑧ 입이 쓰다. ⑨ 심하비(心下痞), 심하압통(心下壓痛), 배꼽을 중심으로 압통이 있다. ⑩ 잘 체한다. ⑪ 잘 놀란다. ⑫ 소변불리(小便不利)가 있다. ⑬ 소화력은 좋고 밥 때가 지나면 온몸에 힘이 없는데, 다리가 후들거릴 정도이다. ⑭ 젊었을 때 마음고생을 많이 했다고 한다. ⑮ 추위를 타는 편이다.

젊어서 속을 많이 끓였다는 것으로 보아 기울(氣鬱)이 있다고 생각되고 부종과 하지무력, 소변불리 등을 감안하여 향소산과 빈소산 본방을 합하여 1제를 지어주었는데, 약을 먹으면 소화가 잘 되고 마음이 편안해진다고 한다. 그 외는 별다른 변화가 없다고 한다.

이번에는 역시 향소산이 포함되어 있으면서 기울을 겸해 있는 전신부종이나 부종으로 인한 천급(喘急)에 사용하고 있는 분심기음 본방으로 20일분 40첩을 지어주었다.

경과를 확인하니, 어지러움이 많이 해소되었고 몸의 부기가 상당히 호전되었으며 속이 메스껍다거나 신물이 넘어오는 것도 소실되었다고 한다. 그러나 고춧가루가 들어간 음식을 먹으면 속이 따가운 것은 남아 있다고 한다. 이급후중(裏急後重) 증상도 상당히 소실되었고 약을 2제 가까이 먹은 후부터는 관절과 허리의 통증이 상당히 경감되었다고 한다. 주변 사람들이 보고 건강해져서 얼굴이 번쩍번쩍해졌다고들 한다고 한다. 부기가 빠져서인지 얼굴과 신체가 날씬해진 것은 아니지만 전보다 호리호리해졌다.

연이어 발뒤꿈치가 시리다는 점을 감안하여 자신보원탕을 2배량으로 1제를 더 지어주었다.

그 결과 무릎과 발뒤꿈치가 시린 것이 거의 소실되었고 하지에 힘이 없는 증상이 많이 호전되었으며 손 저림이 없어

졌다고 한다. 시린 것이 없어졌을 뿐만 아니라 이제는 오히려 몸이 후끈후끈하다고 한다. 하지만 가끔 1봉을 다 먹으면 코에서 냄새가 난다고 한다. 이는 처방 중 부자의 양이 많아서 그렇다고 생각하며, 약을 지을 때도 부자를 5푼을 할까 1돈을 할까 하다가 이왕 2배량하기로 마음먹어서 부자까지도 2배량인 1돈으로 했기 때문이었을 것이다. 현재는 약량을 조절하기 위해 반 봉씩 복용하는 중이다.

5-3. 충격후유증(衝擊後遺症)

다음은 조세형 선생의 경험을 인용한 것이다.

● ○○○ 여 68세 주부

68세 할머니로, 수개월 전에 충격을 받았는데 최근 1개월 전에 충격을 받아 여러 후유증이 나타나서 내원했다.

① 가끔 정신이 없어져서 멍하니 있고 ② 일을 하다가도 계속 못하고 노여움을 잘 탄다. ③ 밤낮을 불문하고 잠을 자주 잔다. ④ 이 사람은 발병 전까지 일도 잘하고 노여움도 안 탔으며 낮잠도 안 자던 사람이었는데 전혀 딴 사람이 되었다고 한다.

슬픔과 놀라움에서 온 것으로 허증(虛症)으로 보고 충격을 받은 뒤에 나타나는 제증상을 개선하기 위해 분심기음에 사물탕을 합하여 10일분 20첩을 지어주었다.

분심기음 10일분을 모두 복용한 뒤로 정신이 차차 나아지고 잠도 알맞게 자게 되었고 일도 잘 하면서 회복되어 1제를 더 투여한 뒤로 완전히 치유되었다.

6-1. 항강(項强), 열달아오름, 부종(浮腫), 대소변불리(大小便不利), 전중압통(膻中壓痛), 정충(怔忡), 불안(不安)

다음은 이상철 선생의 경험이다.

● 조○○ 여 47세 소양성 소음인 경향 163cm 60kg 경기도 의정부시 신곡동

미인형 외모를 가진 분으로 안면이 약간 부어있다는 느낌과 번들거리는 느낌이다.

① 신경을 조금만 써도 뒤통수 쪽에 열이 나고 땅기고 아프다. ② 항상 왼쪽 팔과 어깨가 저리고 아프다. 신경을 쓰면 상지의 안쪽은 무지근하고 아프고 바깥 면은 쇄하게 화끈거린다. 4~5년 전에 교통사고가 났으며 작년에 MRI촬영시 경추 6, 7번이 좁아져 있다고 했다. ③ 가슴이 두근거리고 양방병원에서 협심증 경향이 있다고 양방병원에서 진단받았다. ④ 항문이 무직하다. ⑤ 몇 년 전 남편의 사업실패 이후 스트레스가 심해졌다. 스트레스를 받으면 몸이 붓는 느낌이 있다. ⑥ 손발이 뻣뻣하고 예전에 비해 피부가 거칠다. ⑦ 문진 도중에도 말할 때 말을 길게 하면 숨이 차는 목소리이다. 안면부종이 있다. ⑧ 변비(便秘)가 심해서 병원에서 약을 먹고 있다. ⑨ 소변이 시원치 않다. ⑩ 심장증상으로 가슴이 뛰고, 가슴이 답답하고, 가슴이 빼근하고, 한숨을 쉬고, 호흡이 곤란하기도 하고, 숨이 차고, 뒷목이 빼근하다. ⑪ 잘 놀라고 불안 초조하고 신경질이 나고, 짜증이 나며 매사가 귀찮다. ⑫ 심하비경(心下痞硬), 전중압통(膻中壓痛), 제우하압통(臍右下壓痛)이 있다. ⑬ 백태(白苔)가 있다. ⑭ 전에 한의원에서 식욕을 좋게 하는 한약을 지어달라고 해서 약을 먹고 피로감(疲勞感)이 덜하고 식욕은 좋아졌으나 단숨에 살이 10kg 쪘다. 살을 빼고 싶다. ⑮ 10년 전부터 자궁근종이 있다. ⑯ 추위를 심하게 타는 편이다. 손발이 약간 차다. ⑰ 소화가 잘 안되고 잘 체하는 편이고 느글거리고 트림을 한다. ⑱ 얕은 잠을 자고 잠이 부족하다. ⑲ 자연유산을 3번 했다.
⑳ 월경통이 심하다.

처음 뵈었을 때 일단 미인형 얼굴에 신경이 예민한 것 같고 안면에 부종경향이 있어 보였다. 살을 빼고 싶다고 말씀을 계속하시고 평시에 스트레스를 받으면 부종을 비롯한 여러 증상들이 심해지거나 나타난다고 하셔서 기울(氣鬱)로 인한 부종에 쓰는 처방을 떠올려 보았다. 스트레스로 인한 부종에 쓰는 분심기음이 떠올랐는데, 대소변불리와 숨찬 목소리, 전중압통, 정충 ,불안, 항강 등의 증상으로 분심기음증을 확인했다. 약을 1제 복용한 후

1. 뒤통수에 열이 나고 땅기고 아픈 증상이 많이 줄어들었다.
2. 왼쪽 팔과 어깨가 저리고 아픈 증상이 개선되었다.
3. 가슴이 두근거리고 답답하고 빼근하고 한숨을 쉬고 숨이 차는 증상이 개선되었다.
4. 항문이 무직한 느낌이 없어졌다.
5. 얼굴의 부기가 많이 빠졌다.
6. 말할 때 숨 차는 증상이 호전되었다.
7. 전체적으로 소화증상이 좋아지고 식욕이 좋아서 살이 찔까봐 걱정이다. 살 빼는 약을 주었으면 한다.
8. 윗배와 아랫배가 따뜻해졌다.
9. 대변과 소변불리의 증상이 없어졌다.

왼쪽 팔과 어깨가 저리고 아픈 증상은 기대를 안 했는데 호전되었다. 경추간 간격이 좁아지면서 경추신경을 누른데다가 기울증상으로 더욱 심해졌는데 기울증상으로 인한 부분이 개선된 것 같다.

본인이 살을 빼고 싶다고 해서 동일 처방에 저령과 택사를 가했다. 지속적으로 호전되어서 만족해하신다.
회복된 몸의 상태를 지속적으로 유지하기 위해서 가미귀비탕 1.5배량에 향소산의 의미로 향부자 소엽을 더하여 10일분 20첩을 투약했다. 이후 다시 1제를 더 투약했다.

9-1. 두드러기

다음은 진명섭 선생의 경험이다.

● 옥 ○ ○ 여 26세

① 알레르기성 두드러기가 있다. ㉠ 올해 1~2월 달에 스트레스를 받고 폭식 후에 두드러기가 심해졌다. ㉡ 사지(四肢)와 얼굴, 몸통에 발진이 나며 손과 발에 자주 난다. ② 아침에 일어나면 몸이 잘 붓는 편이다. ③ 폭식 후에 부으면서 체중이 7~8kg 증가했다. ④ 식후에 꺽 소리가 심해서 부끄러울 정도이다. ⑤ 식후에 소화가 안 되며 불편한 감이 있다. ⑥ 중완(中脘) 부위 압통이 심하고 전체적으로 상복부(上腹部)는 뜨겁고 아랫배는 차갑다. ⑦ 월경불순(月經不順)이 있다. ⑧ 기울(氣鬱) 증상이 보인다. ⑨ 눈매가 올라가고 평소에 신경을 많이 쓴다. ⑩ 하얗고 약간 통통한 편이다. ⑪ 눈 밑에 다크서클이 심하다.
폭식 후에 발생한 두드러기를 목표로 정전가미이진탕 1.5배량으로 10일분 20첩을 투약했다.
1. 약을 받은 후 연락을 취해서 알아보니 약맛은 좋고 먹으면 속이 편해진다고 한다.
2. 며칠 후 연락이 왔는데 약을 3~4봉 먹은 후였는데 피자를 먹었더니 평소보다 두드러기가 더 났다는 것이다.
3. 다시 며칠 후 연락을 해보니 이제는 식빵을 먹어도 왠지 두드러기가 나는 느낌이라고 한다.
4. 두드러기는 별 효과는 없는데 몸무게가 1~2kg 정도 빠져서 기분이 좋다고 한다.
이번에는 알레르기 두드러기를 목표로 정전가미이진탕 2배량으로 10일분 20첩을 투약했다.
1. 약을 복용한 후에 두드러기는 조금 덜한 것 같지만 여전하고 몸무게가 빠지고 부기가 빠져서 좋았다고 한다.
2. 식후에 트림과 더부룩함은 거의 없다고 한다.
이번에는 기울(氣鬱) 증상이 있다는 점에서 알레르기 두드러기를 목표로 분심기음(分心氣飮) 1.5배량으로 10일분 20첩을 투약했다.
분심기음을 복용한 후에 두드러기가 많이 가라앉았고 부기도 많이 빠지는 것 같다고 한다. 또한 한약을 복용한 후에 체중이 7~8kg 정도 줄었다고 한다.

10-1. 부작용-두드러기, 기핍(氣乏)

다음은 이창형 선생의 경험이다.

● ○ ○ ○ 여 60여 세 서울특별시 양천구 신정동

① 숨이 찬다. ② 마음이 불안하다. ③ 변비가 있다. ④ 가슴이 뛴다. ⑤ 잠을 가끔 못 잔다. ⑥ 발에 부종 및 통증이 있다. ⑦ 뒷목으로 뻣뻣한 감이 있다.
숨찬 것과 불안감이 기울(氣鬱)과 습담(濕痰)의 울체(鬱滯)로 인해 발생한 것으로 보고 가미귀비탕이나, 소요산 계통을 쓰려다가 분심기음 본방으로 35첩을 투약했다.
그랬더니 약을 먹고 두드러기가 발생했다. 그래서 약을 잠시 끊은 뒤 다시 복용하도록 했고, 역시 약을 먹자 바로 두드러기가 발생했다. 그리고 기운도 없어진다고 한다.
이 분은 원래 혈액의 독소가 많았는데 발산제인 소엽이 독소를 밖으로 내뿜는 과정에서 두드러기가 발생하는 것이 아닌가 생각이 되며, 기운이 없는 것은 기가 약한 사람에게 이기작용이 과해서 발생한 것으로 사료된다.

中統84 寶 정기천향탕 正氣天香湯

香附子 三錢 **烏藥 陳皮 蘇葉** 各一錢 **乾薑 甘草** 各五分

治 九氣作痛 亦治 婦人氣痛
[活套鍼線] 九氣(氣)
[適 應 症] 기울, 흉민, 흉통, 흉비, 전중통, 전중압박통, 정충, 불안, 견통, 어깨저림, 손저림, 요통, 슬통, 종아리통증, 신경성복통, 급성복통, 정력감퇴

처방설명

정기천향탕은 기울(氣鬱)로 인한 흉통(胸痛), 흉비(胸痞), 잦은 한숨쉼 등에 사용하며, 특히 흉통은 전중혈(膻中穴) 부위에 발생한다는 특징이 있다.

조문을 보면 '九氣作痛구기작통'을 치료한다고 했는데, 여기서 구기(九氣)는 외감(外感)이나 정신적인 긴장을 포함하여 인체를 자극하여 조직을 긴장시킬 수 있는 요인의 총체라고 할 수 있다. 활투침선에는 구기(九氣)를 격기(膈氣), 풍기(風氣), 한기(寒氣), 열기(熱氣), 우기(憂氣), 희기(喜氣), 경기(驚氣), 노기(怒氣), 산람장기(山嵐瘴氣)로 분류해 놓았다. 이러한 분류는 현대인에게 적합하지 않을 수 있으나, 기울(氣鬱)을 야기하는 기전은 소음(騷音)과 같은 환경적인 변화를 제외하면 과거와 현재를 막론하고 모두 동일하므로 이를 이해하고 참고해야 한다. 즉 원인이 무엇이든 인체의 조직을 만성적으로 긴장시킬 수 있는 것은 기울(氣鬱)의 원인이라고 할 수 있는 것이다.

현실적으로 기울(氣鬱)의 원인이라고 할 수 있는 것은 신경과다, 정신집중, 울화, 교통사고로 인한 충격, 인간관계에서의 갈등, 기온의 변화, 기압의 변화 등이다. 이러한 요인을 만났을 때 인체의 첫 번째 반응은 조직을 긴장시키는 것이다. 조직을 긴장시켜야 스트레스에 대응할 수 있는 에너지를 얻을 수 있기 때문인데, 이러한 반응이 일시적인 경우에는 큰 문제가 되지 않지만 지속되었을 때는 다양한 증상이 나타나게 된다.

다양한 증상이 나타나는 이유는 긴장유발의 요인이 영향을 미치는 기간과 강도의 차이 때문이기도 하지만, 개인의 신체조건도 상관이 있다. 예를 들어 평소 습담(濕痰)이 있는 사람이 긴장했을 때는 기울증상(氣鬱症狀)과 함께 습담증상(濕痰症狀)이 수반될 가능성이 높고, 평소 습체(濕滯)가 있는 사람이라면 부종이 동반될 가능성이 높아진다. 정기천향탕은 평소 습담이나 습체의 경향이 없는 사람이 지속적으로 긴장한 결과, 조직의 긴장은 유지된 채 수축력이 떨어지고 탄력성이 저하되어 흉통(胸痛), 흉비(胸痞), 한숨쉼 증상이 발생했을 때 사용한다.

실제 임상에서도 정기천향탕은 한숨쉼, 흉비, 흉통에 많이 사용한다. 환자들이 호소하는 증상으로는 '가슴이 조이는 느낌이 듭니다. 가슴이 뻐근합니다. 송곳으로 콕콕 찌르듯이 아플 때도 있습니다. 도끼로 찍어내듯이 아픕니다. 가슴이 무너져 내리는 느낌이 듭니다.' 등이 있다. 해부학적으로 볼 때 심장 부위에 해당하는 전중혈 부위의 통증에 주로 사용하는 것은, 기울(氣鬱)로 인해 전신이 긴장되는 경우 조직에 포함된 혈관의 신축력이 저하되므로 심장의 박출력에 부담이 올 수 있고, 이것이 지속되면 심장에 부하가 걸려 전중혈에 통증이 생기기 때문이다.

이러한 통증은 협심증(狹心症)에서 나타나는 흉통과 매우 유사하다. 양방에서는 동맥경화 등으로 인해 관상동맥이 일시적으로 좁아져서 허혈상태가 되었을 때 발생하는 통증을 협심증이라고 하는데, 사실 협심증이라는 용어는 증상을 표현한 것이기 때문에 반드시 동맥경화나 관상동맥과 연관 지을 필요는 없다. 따라서 정기천향탕을 사용할 수 있는 흉통(胸痛) 또한 협심증의 범주에 속한다고 해야 한다. 물론 이러한 통증

은 관상동맥이 막혀서 발생하는 것이 아니므로 진단기기를 사용해도 원인을 찾지 못한다.

조문을 보면 '婦人氣痛부인기통'을 치료한다고 했다. 여성은 감정의 변화가 많기 때문에 감정의 변화가 억제되었을 때 그만큼 긴장성 경색이 발생할 가능성이 높다. 특히 부인의 경우 가정생활과 가족관계 때문에 신경을 쓸 일이 많고 참아야 할 일이 많아서 이런 증상이 많다. 이런 이유 때문에 정기천향탕을 '婦人氣痛'에 사용한다고 한 것이지 특별히 여성에게 적합한 무엇이 있는 것은 아니다. 김희경 선생은 위의 증상 외에도 저기압이거나 날씨가 습해져 몸이 아프거나 찌뿌드드하면서 몸살기가 있을 때도 사용하고 있다.

필자의 정기천향탕 처방기준은
① 전중혈과 전중혈 주위의 통증, 흉비와 흉비를 겸한 소화불량
② 과도하게 신경을 쓴 이후에 감기에 걸렸을 때
③ 외감(外感)에 만성적으로 노출된 사람이나 근육의 긴장이 오래 지속된 사람
④ 소화력은 보통이고 신경을 많이 쓰는 사람에게 이런 증상이 많고
⑤ 주로 감정의 변화나 울화(鬱火)가 많은 부인에게 빈용한다.

처방구성 처방구성을 보면 군약인 향부자는 중추신경 억제작용이 있어 정신을 안정시키는 동시에 대뇌피질을 흥분시켜 우울증을 개선한다. 또한 장관 평활근의 경련을 억제하여 소화관의 가스배출을 촉진하고 소화·흡수를 촉진하므로 복부팽만감을 개선한다. 오약은 진통작용이 강하고, 장(腸)의 연동운동(蠕動運動)을 촉진하여 소화·흡수를 촉진한다.

진피는 이기제(理氣劑)로서 소화관의 운동을 강화하여 가스배출을 촉진하고, 진경작용을 하여 소화관 평활근의 경련을 억제한다. 소엽은 중추신경의 흥분을 억제하여 정신을 안정시키며, 소화액의 분비와 위장연동을 촉진한다. 건강은 혈관확장작용이 있어 혈액순환을 촉진하고, 혈관운동중추를 흥분시켜 직접 강심작용을 나타낸다. 또한 위액과 위산분비를 촉진하여 소화를 돕고, 소화기의 운동을 자극하는 작용도 있다. 감초는 스테로이드호르몬과 유사한 작용이 있어 항염증과 항알레르기 효과를 나타낸다. 또한 평활근을 이완시키는 작용과 간기능을 보호하는 작용이 있다.

처방비교 **행기향소산**과 비교하면 두 처방 모두 감정의 변화나 외감 등으로 인해 발생한 긴장성 통증에 사용한다. 그러나 행기향소산은 주로 근육통, 소화불량 등 기질적 변화가 더욱 뚜렷한 경우에 사용하며, 외감 증상도 현저한 경우에 사용한다. 반면 정기천향탕은 주로 신경과다로 인한 전중혈 부위의 통증에 사용한다.

교감단과 비교하면 두 처방 모두 향부자가 군약이고, 기울증상을 치료하는 공통점이 있다. 그러나 교감단은 신경을 많이 썼거나 기온변화로 인해 가슴이 답답하고, 뛰고, 불안한 증상이 나타났을 때 주로 사용하는 반면, 정기천향탕은 기울(氣鬱)이 심화되어 발생하는 흉통에 주로 사용한다.

소합향원과 비교하면 소합향원은 충격으로 인한 의식불명이나 소화불량 등에 주로 사용하며 흉통에 사용하는 경우는 매우 드물다. 반면 정기천향탕은 기울(氣鬱)로 인한 흉통, 수족저림 등에 사용하는 경우가 많다.

→ 활용사례

1-1. 전중통(膻中痛), 방귀 여 63세 태음인
1-2. 전중통(膻中痛) 남 31세 태음인
1-3. 전중통(膻中痛), 소화불량(消化不良), 속쓰림 여 51세 태음인 160cm 58kg
2-1. 흉통(胸痛) 남 45세
2-2. 흉민(胸悶), 견통(肩痛) 여 58세 소양인

2-3. 충격 후 흉통(胸痛) 여 40대 160cm 45kg
2-4. 흉복통(胸腹痛) 소음인
3-1. 정충(怔忡), 불안(不安), 흉비(胸痞), 짜증, 상기(上氣), 요통(腰痛), 현훈(眩暈), 수족저림, 기침 여 55세 소양성태음인
4-1. 담결림, 흉통(胸痛), 어깨저림, 손저림 남 35세 태음인
5-1. 요통(腰痛), 슬통(膝痛), 종아리 통, 소화불량(消化不良) 여 40대 소음인 155cm
5-2. 긴장형 악관절통 여 63세
6-1. 소변빈삭(小便頻數), 신경성(神經性) 견통(肩痛) 남 48세 소양성태음인 172cm 75kg
7-1. 신경과민(神經過敏), 여드름 여 29세 소음인 172cm55kg
8-1. 부작용 여 73세 태음인

1-1. 전중통(膻中痛), 방귀

● 이 ○ ○ 여 63세 태음인 경기도 안양시 동안구 관양동

보통 체격으로 단단해 보이는 근골성 태음인 아주머니이다.

① 1년 전부터 가슴의 가운데인 전중(膻中) 부위가 답답하고 불나는 것처럼 아프다. ② 갑자기 통증이 오면서 숨이 찬다. ③ 병원에서는 신경성 협심증이라 한다. ④ 한 번 통증이 발생하면 20~30분간 지속된다. ⑤ 최근 20일 사이에 2회 발생했다. ⑥ 전에 남편이 술을 마시고 들어와 소리를 치고 화를 냈을 때 처음 발생했다. ⑦ 근래 아들 때문에 속을 많이 끓였다. ⑧ 신경을 쓰면 상기가 되고 가슴이 두근거린다. ⑨ 뒷목이 뻐근하고 어깨가 아프다. 몸이 무겁고 매사가 귀찮다. ⑩ 방귀 냄새가 심하다. ⑪ 당뇨가 있다. ⑫ 식욕은 좋다. ⑬ 저녁 식사 후 포만감이 있으며 가끔 체한다.

남편과 아들로 인해 속을 끓이는 태음인 아주머니의 협심증으로 인한 전중통이 기울로 인해 발생했다고 보고 정기천향탕으로 10일분 20첩을 지어주었다.

12일 뒤에 다시 약을 지으러 왔을 때 확인해 보니, 약을 복용한 후 전중통이 격감하여 약을 복용하던 중에 한 번 통증이 아주 약하게 있었다고 한다. 방귀 냄새가 심한 것은 여전하다고 한다.

약을 복용한 후 전중통이 격감한 것으로 보아 효과가 있다고 보고 같은 약으로 10일분 20첩을 지어주었다.

4개월 후에 다시 왔을 때 확인해 보니, 약을 복용한 후 그동안 괜찮았는데 근래 신경을 많이 썼더니 5일 전 다시 가슴에 통증이 발생했다며 약을 지어달라고 한다. 이번에도 역시 같은 처방으로 10일분 20첩을 지어주었다.

12일 뒤에 다시 약을 지으러 왔을 때 확인해 보니, 약을 복용한 후 숨쉬기가 한결 수월하며 방귀냄새도 좀 덜하다고 한다.

2-1. 흉통(胸痛)

다음은 연만희 선생의 경험을 채록한 것이다.

● ○ ○ ○ 남 45세 농업 충청북도 괴산군 사리면

농부이며 인근에 사는 사람인데, 오래 전부터 가슴이 몹시 아프다며 찾아 왔다.

① 아픈 부위는 가슴 중에서도 한가운데인 전중(膻中) 부위이다. ② 아픈 형태는 뻐근하게 아프며 지속적이다. ③ 가슴이 아파 일상생활을 하기가 어려울 정도이다. ④ 그간 병원에서 여러 검사를 했으나 이상을 발견하지 못했다고 한다. ⑤ 그런데도 가슴이 아픈 것은 여전히 지속되었다. ⑥ 아픈 시기는 어느 순간 시작되었는데 아무리 생각해도 원인을 알 수 없다.

아픈 부위가 양 젖꼭지의 가운데 부분인 전중혈 부위라 이것은 필경 속을 끓였거나 놀라서 나타난 것으로 보고, 혹시 이렇게 아프기 전에 싸우거나 놀라거나 신경을 많이 쓴 적은 없느냐고 묻자 그런 일은 없다고 한다. 그래도 다시 한 번 잘 생각해 보라고 하자 그런 일은 없으나 몇 달 전에 축사를 지었는데, 거의 완성 단계에서 갑자기 무너져 속이 상한 적은 있다고 했다.

이 증상은 기울이 심해져서 나타나는 흉통인 만큼 기울을 풀어주면 나을 수도 있을 것이라 보고, 이러한 증세에 쓸 수 있는 교감단, 향소산, 행기향소산, 신계향소산, 정기천향탕 중에서 흉통이 온 지 시간이 꽤 지났고 정도도 심하여 정기천향탕을 쓰기로 하고 정기천향탕 본방으로 5첩을 지어주었다.

며칠 뒤에 갑자기 찾아와서 선생님께서 아무도 모르는 병을 고쳐주었다며 연신 고마움을 표한다. 그러면서 주머니에서 돈을 한 움큼 꺼내어 건네는 것이었다. 이게 뭐냐고 하자 선생님이 낫게 해주셔서 약값으로 가져온 것이고 또 저의 청이니 받아 달라는 것이었다. 겨우 만류하고 성의로 1만원만 받았으나 오랜 시간이 지난 지금도 생각이 나면 우습고 흐뭇하여 여간 기분이 좋은 것이 아니다.

2-2. 흉민(胸悶), 견통(肩痛)

● 조 ○ ○ 여 58세 소양인 경상북도 상주시 낙양동

체격과 키가 보통인 소양인으로 보이는 부인이다.

① 10년 전부터 종일 가슴이 답답하고 숨쉬기가 곤란한데 특히 과식을 하면 심해진다. 새벽 5시에는 좀 편하다. ② 특히 가슴 가운데인 전중(膻中) 부위가 아프다. ③ 기상시에는 어깨가 아프고 움직이면 괜찮아진다. ④ 피로하고 기운이 없으며 몸이 무겁다. ⑤ 식욕이 좋고 소화도 잘된다. ⑥ 팔이 붓고 저리다. ⑦ 월경통이 심하며 월경주기가 늦어진다.

58세인데도 월경통이 있는 소양인 부인의 가슴 답답함을 목표로 정기천향탕 2배량에 산조인 4돈, 치자 1돈을 더하여 10일분 20첩을 투약했다.

1개월 후에 다시 왔을 때 확인해 보니, 가슴 답답하고 기상시에 어깨가 아프던 것과 전중통이 모두 소실되었다고 한다. 이번에는 목에 대추씨 같은 것이 달려 있다고 하여 사칠탕을 지어주었다.

3-1. 정충(怔忡), 불안(不安), 흉비(胸痞), 짜증, 상기(上氣), 요통(腰痛), 현훈(眩暈), 수족저림, 기침

● 김 ○ ○ 여 55세 소양성태음인 경기도 군포시 당1동

목 앞에 혹이 있으며 양 볼이 붉은 보통 키에 보통 체구의 주부이다.

① 3년 전부터 당뇨가 있으며 당뇨의 특징인 다음(多飮), 다식(多食), 다뇨(多尿)의 증상이 있다. 병원에서 약을 복용하는 중이며 혈당이 300에서 150으로 감소한 상태이다. ② 4~5년 전부터 요통이 있으며 허리가 아프면 아무것도 할 수가 없다. ③ 4~5년 전부터 항상 기운이 없으며 최근에 심해져 눕고만 싶다. ④ 2년 전부터 피로하면서 어지러운 증상이 있으며 최근에 심하다. ⑤ 4~5년 전에 관절염 진단을 받았는데, 우측 무릎과 손이 저리고 양 견갑(肩胛) 부위가 시리다. ⑥ 2일 전 감기에 걸렸으며 목이 아프고 쉰 목소리가 나오고 약한 가래와 함께 기침이 나온다. ⑦ 기울(氣鬱) 증상이 있는데 정리하면 다음과 같다. ㉠ 가슴이 두근거리고 잘 놀란다. ㉡ 불안하고 초조하다. ㉢ 가슴이 답답하고 한숨을 잘 쉰다. ㉣ 기억력이 저하되어 건망증이 심하다. ㉤ 짜증이 많고 신경질이 자주 나며 ㉥ 하루에 한 번씩 얼굴에 열 달아오르는 증상이 있다. ⑧ 잠을 잘 못 자고 늘 무서운 꿈을 꾼다. ⑨ 눈이 피로하고 침침하며 텔레비전을 보면 아프다. ⑩ 음부(陰部) 소양감(搔痒感)이 있다. ⑪ 더위를 타고 찬물과 찬 음식을 좋아하고 식욕이 좋고 소화도 잘 된다. ⑫ 배가 사르르 아프거나 설사의 경향이 있다.

3년 동안 당뇨병을 앓고 있으며, 전신에 힘이 없고 어지러운 증상이 있으며 요통과 관절염으로 통증을 호소하는 55세 소양성태음인 여성에게 청리자감탕 2배량에 기울 증상이 현저하게 혼재되어 있으므로 정기천향탕 2배량을 합하고 치자 1돈을 더하여 10일분 20첩을 지어주었다.

10일 뒤인 3월말에 다시 약을 지으러 왔다. 지난번 약을 복용한 뒤로 다음(多飮), 다식(多食), 다뇨(多尿)의 증상이 줄어들었고 허리 아픈 것도 호전되었으며 몸에 기운이 없는 것도 많이 좋아졌으며 어지러운 것도 덜 하다고 한다.

관절염으로 무릎과 손이 저리던 것이 경감되었고 감기로 인한 기침은 없어졌다고 한다. 배가 아프거나 설사를 하는 것도 없어지고 정상 변을 보고, 기울 증상인 가슴이 두근거리고 잘 놀라며 불안하고 초조한 증상과 가슴이 답답하고 한숨을 잘 쉬고, 기억력이 저하되어 건망증이 심한 증상이 경감되었고, 짜증이 많고 신경질이 자주 나며 얼굴이 달아오르는 증상도 많이 줄어들었다고 한다.

약을 복용한 뒤로 당뇨병과 여러 증상들이 호전되었으므로 지난번과 같은 처방으로 10일분 20첩을 지어주었다.

증상이 복용할 때마다 호전되어 1년 뒤인 5월 하순, 다시 2년 뒤인 2월 초순, 다시 1년 뒤인 2월 초순에 각각 1차례씩 같은 처방으로 약을 지어갔다.

4-1. 담결림, 흉통(胸痛), 어깨저림, 손저림

● 함 ○ ○ 남 35세 태음인 경기도 의왕시 내손2동

건축현장에서 일을 하는 사람으로 의왕시로 이사간 사람이다.

① 4~5일 전부터 우측 옆구리에서 어깨와 손끝까지 저리고 감각이 없다. ② 2~3일 전부터 전중(膻中)에서 명치 부위에 간혹 빠근한 통증이 왔다 갔다 하고 가슴이 뛰고 답답한 증상이 있으며 잘 놀라기도 한다. ③ 4~5일 전부터 정신이 맑지 않고 어지러워 머리도 무겁다. ④ 1년 전에 백내장이었는데 왼쪽 눈은 실명하였다. ⑤ 몸이 전체적으로 무겁고 일어날 때 어찔하기도 한다. ⑥ 몸이 피로하고 땀이 많다. ⑦ 추위와 더위를 심하게 탄다. ⑧ 식욕이 좋고 소화도 잘 된다.

가슴이 뛰고 답답한 증상이 있으며 전중(膻中)에서 명치 부위에 간혹 빠근한 통증이 있는 것을 기울로 보고 정기천향탕 2배량에 담결림이 있다는 점에서 백개자를 더하여 5일분 10첩을 지어주었다.

7일 뒤에 다시 내원했을 때 확인해 보니, 옆구리에서 손끝까지 저리던 담이 없어졌고 흉통도 경감되었다고 한다.

이번에는 ① 뒷머리가 땅기며 어지럽고 ② 여전히 흉통이 있으며 ③ 팔다리가 저리다.
이번에는 가미귀비탕에 계지탕과 평위산을 더하여 10일분 20첩을 지어주었다.
1개월 뒤에 다시 내원했을 때 확인해 보니, 흉통이 완전히 없어졌다며 계속 복용하기를 원하여 이번에도 같은 약으로 10일분 20첩을 지어주었다.

5-1. 요통(腰痛), 슬통(膝痛), 종아리 통, 소화불량(消化不良)

다음은 류영진 선생의 경험이다.

● 엄 ○ ○ 여 40대 후반 소음인 155cm 정도 강원도 원주시

마른 체격에 피부는 약간 붉고 목소리가 약간 힘이 있다.
① 허리가 아프다. ② 흉협고만(胸脇苦滿)이 있다. ③ 어깨와 무릎, 종아리가 방광경을 따라서 아프다. ④ 스트레스를 많이 받는다. ⑤ 몇 개월째 소화가 안 된다. ⑥ 명치끝이 아프다. ⑦ 트림을 자주 한다. ⑧ 변비가 있고 심계가 있다. ⑨ 가정에 안 좋은 일이 많아서 스트레스가 굉장히 심하다. ⑩ 스트레스를 받으면 허리가 더 아프다.
스트레스가 심하고 스트레스를 받으면 허리가 더 아프고 흉협고만(胸脇苦滿)이 있는 여성에게 정기천향탕으로 10일분 20첩을 투약했다.
1. 약을 복용하고 통증이 전신적으로 크게 줄었다.
2. 소화가 아주 잘 된다.
3. 잠도 잘 온다.
4. 머리가 어지러운 것도 경감했다.

6-1. 소변빈삭(小便頻數), 신경성(神經性) 견통(肩痛)

다음은 서종길 선생의 경험이다.

● 박 ○ ○ 남 48세 소양성태음인 건축현장의 사무직 172cm 75kg

① 빈뇨(頻尿)가 있다. 어릴 때부터 증상이 있었으며, 밤에는 1회 소변을 보고, 낮에는 매 1시간마다 소변을 봐야 한다. 복진시 제하(臍下)를 누르니 바로 요의를 느껴서 화장실에 가려고 했다. ② 신경성 견통(肩痛)과 요통(腰痛)이 있다. ㉠ 오른쪽 어깨가 아프다가 왼쪽이 아프다가 한다. ㉡ 과거 군대에서 오래 서 있으면 다리가 땅겼다. ㉢ 허리도 가끔 아프다. 군대에서 목을 갑자기 돌려서 목과 허리가 삐끗한 것 같다. ③ 상기(上氣) 증상 때문에 '두충, 오가피, 대추, 갈근'을 상시 복용하는 중인데 조금 효과가 있는 것 같다. ④ 자주 뒷목이 뻐근하고, 가끔씩 가슴이 답답하고 뻐근하다. 본인은 담배 때문이라 생각하고 있다. ⑤ 기억력 격감이 있고 눈 피로감이 있다. ⑥ 피로하고 아침에 잘못 일어난다. ⑦ 곧 잠들지만 잠귀가 밝은 편이고 가끔씩 잠들기 힘들다. ⑧ 가끔 죽은 사람 꿈을 꾼다. ⑨ 소화력은 약한 편이고 잘 체하며 헛배가 부를 때도 있다. ⑩ 대변은 가늘며 설사 경향이다. ⑪ 식성은 시원한 것을 좋아한다. ⑫ 손발은 약간 찬 편이다. ⑬ 더위를 심하게 타고 추위를 약간 탄다. ⑭ 일할 때 머리와 이마에 땀을 아주 많이 흘린다. ⑮ 술은 주 2회 마시며, 담배는 1일 1갑 피운다. ⑯ 물은 자주 먹는 편이다. ⑰ 안색은 약간 검은 편이다. ⑱ 입이 쓰고(본인은 담배 때문이라고 함), 설태는 황백색(黃白色)인데 황색이 많다. ⑲ 흉협고만(胸脇苦滿)이 약간 있고, 복직근연급(腹直筋攣急)이 미약하게 있으며 심하비경(心下痞硬)이 약간 있다.
이 환자는 첫째 신경성 긴장이 심하므로 이것을 풀어주고, 둘째 소변빈삭이 심한 것은 미세한 습체로 인하여 방광이 충혈되고 예민해서 신경이 쉽게 자극되어 일어난 것이므로 습체를 제거해야 될 것으로 보았다. 그래서 향소산류 중에서 축천환의 오약이 포함된 처방인 정기천향탕으로 선택을 했다.
약을 5일간 복용하고 한의원에 침을 맞으려고 왔는데, 약을 먹은 후 경과를 확인해 보니, 소변빈삭(小便頻數)은 현저히 줄어서 이제 일을 하는 데 걱정이 없다고 한다. 그러나 신경성(?) 견통은 조금 남아 있는 것 같다고 하면서 침을 맞고 싶어 하여 담정격을 놓아 주었는데, 이후 경과는 잘 모르겠다.

7-1. 신경과민(神經過敏), 여드름

다음은 이지현 선생의 경험이다.

● 이 ○ ○ 여 29세 소음인 172cm 55kg 서울특별시 강남구 압구정동

피부가 희고 마른 편이다. 객지 생활로 항상 피로하며 스트레스를 많이 받는다.
① 신경이 예민하다. ② 피로하며, 아침에 일어나기가 힘들다. ③ 스트레스로 인한 여드름이 있다. ④ 지체로권(肢體勞倦) 하다. ⑤ 잠을 많이 자는 편이다. ⑥ 맥은 부삭(浮數)하다. ⑦ 평소 소화력은 보통, 소화문제는 큰 불편이 없다. ⑧ 스트레스를 많이 받는 편이다. ⑨ 평소 체력이 약하지는 않았으나, 최근 들어 급격한 체력이 저하되

風 寒 暑 濕 燥 火 內傷 虛勞 霍亂 嘔吐 咳嗽 積聚 浮腫 脹滿 消渴 黃疸 瘧疾 邪祟 身形 精 氣 神 血 夢 聲音 津液 痰飮 蟲 小便 大便 頭 面 眼 耳 鼻 口舌 牙齒 咽喉 頸項 背 胸 乳 腹 腰 脇 皮 手 足 前陰 後陰 癰疽 諸瘡 婦人 小兒

었다. ⑩ 흉통(胸痛)은 없다 ⑪ 위의 증상으로 귀비탕을 복용해봤으나 효과가 없고 오히려 부작용이 난 듯하다.
신경이 예민하고 스트레스로 인한 여드름을 목표로 정기천향탕으로 10일분 20첩을 복용했다.
일주일 복용 후 별 변화를 못 느꼈으나 10일 정도 복용하니
1. 세세한 일이 기억이 안 나서 신경이 덜 쓰이는 듯하다.
2. 맥이 삭(數)한 정도가 많이 줄어들었다.
3. 여드름이 줄지는 않았으나 더 이상 나지 않았다.
4. 스트레스에는 효과가 크고 여드름에는 부수적인 효과가 있는 것 같다.

8-1. 부작용

● 유 ○ ○ 여 73세 태음인 경기도 안양시 부림동 부영아파트

보통의 키와 체격을 가진 태음인 할머니이다.
원래 심장병이 있었던 환자로 잘 놀라고 음식을 잘 토하는 등의 증상이 있어 계평귀비탕(가미귀비탕+평위산+계지탕)을 복용한 뒤로 효과를 보았던 적이 있다. 이번 증상은
① 음식이 당기지 않아 잘 먹지 않는다. ② 변비(便秘)가 아주 심하다. ③ 현훈(眩暈)이 아주 심하다. ④ 불면 때문에 잠을 거의 자지 못한다. ⑤ 소화력이 약하다. ⑥ 마음이 불안하다. ⑦ 수족(手足)이 저리다. ⑧ 가미귀비탕을 반복하여 복용했으나 이번에는 효험이 없으며 증세가 여전하다고 한다.
가미귀비탕 처방이 효과가 나타나지 않아 이번에는 정기천향탕에 산조인 3돈을 더하여 10일분 20첩을 지어주었다.
2주 후 내방했을 때 확인해 보니, 정기천향탕 1첩을 복용한 후에 정신이 없어서 집에 자녀들이 모이는 등 큰 난리가 났다고 한다. 이는 정기천향탕의 군약인 향부자가 73세의 노인의 체력에 부담이 될 정도로 기의 손모(損耗)를 과도하게 하여 나타난 현상으로 보인다. 기약(氣弱)한 자는 다량의 향부자를 복용하면 이처럼 탈기(脫氣)가 되거나 심하면 졸도(卒倒)까지 하는 경우가 있다. 정기천향탕이 맞지 않는다며 전에 복용한 처방으로 교환을 요구하여 계평귀비탕으로 교환하여 주었다.

中統85 寶 팔미순기산 八味順氣散

人蔘 白朮 白茯苓 青皮 白芷 陳皮 烏藥 各七分 **甘草** 三分

治 中氣而虛
[活套鍼線] 中氣(氣)
[適 應 症] 식욕부진, 도포, 소화불량, 유중풍

처방설명 팔미순기산은 중기(中氣)나 소화불량(消化不良)에 사용하는 처방이다. 중기(中氣)란 유중풍(類中風)의 일종이며 소화기연약이나 식체(食滯)가 원인이 되어 발생하는데, 갑자기 손발이 싸늘해지면서 정신을 잃고 넘어지는 증상과 이를 악무는 증상이 동반되기 때문에 증상으로는 중풍과 구별하기 힘들 때도 있다.

일반적으로 중풍(中風)은 뇌혈관이 노화되거나 혈관에 혈전(血栓)이 발생하여 뇌경색이 된 경우와 고혈압으로 인해 뇌에 출혈이 발생하여 뇌조직이 손상을 받은 경우에 나타난다. 그러나 팔미순기산의 증상은 평소 소화기가 연약한 사람에게 식체(食滯)가 발생하였거나 충격을 받아 소화장애가 나타나면서 이로 인해 뇌허혈이 야기되었을 때 나타난다. 이것을 유중풍(類中風), 또는 중기(中氣)라고 하며 비교적 증상이 가볍게 나타나는데, 원인이 되는 소화장애를 해소시키면 좋아진다.

그러나 소화기가 연약한 상태에서 충격이 가해졌을 때 모두 중풍(中風) 증상이 나타나는 것은 아니므로 중기(中氣)의 원인을 소화기연약으로만 단정할 수 없다. 따라서 노화(老化)나 허약(虛弱)으로 인해 소화기가 연약하면서도 혈전(血栓)이 발생할 소지가 있는 상태에서 식체(食滯)나 충격(衝擊)이 가해져 중풍 증상이 나타나는 것을 중기(中氣)로 보아야 하며, 이럴 때 팔미순기산을 사용한다. 혈전(血栓)의 요인이 작용했다고 보는 것은 팔미순기산에 소화기연약을 개선하는 사군자탕도 포함되어 있긴 하지만 청피, 진피, 오약, 백지처럼 습담(濕痰)을 제거하는 약재가 포함되어 있기 때문이다. 이러한 약재가 혈전(血栓)을 완화시키는 것으로 보는 것이다.

따라서 팔미순기산은 허약(虛弱)하고 혈전(血栓)이 생길 가능성이 있는 상태에서 소화기로 혈액이 집중된 결과 뇌경색이 발생하여 중풍(中風) 증상이 나타났을 때 사용하는 처방으로 생각하면 된다. 이런 점에서 볼 때 중풍에 사용하는 성향정기산이나 우황청심원의 발병기전과 유사하다고 할 수 있다. 그러나 두 처방은 식체(食滯)나 긴장(緊張)으로 인한 소화기 장애가 원인이 되어 중풍(中風)이 발생했을 때 사용한다면, 팔미순기산은 전신허약으로 인해 소화기능이 저하되었을 때 인체에서 소화장애를 개선하기 위해 소화기로 혈액을 집중시킨 결과 발생하는 뇌허혈에 사용한다는 점이 다르다. 그래서 예전에는 중풍(中風)이 오기는 왔는데 원인을 알 수 없을 때 허약(虛弱)이 심하다면 팔미순기산을, 외감(外感)과 식체(食滯)의 증상이 많다면 성향정기산을, 심한 충격이나 긴장이 원인이라면 우황청심원을 썼던 것이다. 요즘은 이런 증상이 적지만 ≪동의보감≫이나 ≪방약합편≫이 편찬되었을 당시는 못 먹고 못 살던 시대였기 때문에 허약(虛弱)으로 인한 이런 증상들이 많았을 것이다.

팔미순기산은 쓰러졌을 때 바로 사용하는 것이 아니라, 쓰러졌을 때 일단 위급한 상황을 모면한 다음 중풍 증상이 계속되는 경우에 사용한다. ≪의종손익≫을 보면 '대개 중풍을 치료할 때는 사이사이 팔미순기산을 먹어야 한다.'는 말이 있어 소화기연약과 소화기능 저하를 조절해 주는 역할을 통해 중풍 증상을 치료한다고 생각하면 된다.

지금은 팔미순기산을 중풍 증상에 사용할 기회가 상대적으로 줄어들었으나 보기(補氣)·건비제(健脾劑)인 이공산이 포함되어 있어 평소 소화기가 연약한 사람에게 소화불량(消化不良), 식욕부진(食慾不振), 식체빈발(食滯頻發), 복명(腹鳴) 등이 있을 때 보약으로 사용할 수 있다.

처방구성

처방구성을 보면 사군자탕과 이공산이 포함되어 있고 청피, 오약 등의 이기제(理氣劑)가 들어있어 보기(補氣)시키면서 이기(理氣)시킨다고 볼 수 있다.

사군자탕의 처방구성을 보면, 인삼은 중추신경계에 대한 흥분작용이 보다 강하고, 뇌의 혈액공급과 산소공급 능력을 높이는 작용이 있으며, 강심작용이 있어 심장의 수축력을 강화한다. 백출은 소화액분비를 항진시켜 소화·흡수를 촉진하고 소화기에 정체된 수분을 배출시키며, 소화기의 운동성을 증가시켜 혈행상태를 개선하는 작용을 한다. 복령은 자체적으로 에너지를 생산하는 기능은 적지만, 이뇨작용(利尿作用)을 통해 조직 내의 불필요한 수분을 배출시켜 에너지를 생산할 수 있는 좋은 조건을 만들어 주므로 간접적인 보기작용(補氣作用)을 한다고 할 수 있다. 감초는 위의 약성들을 완화시키고 위점막을 보호하는 항궤양작용을 하며, 부신피질호르몬과 유사한 작용이 있어 염증을 없애고 면역능력을 증강시킨다.

청피는 소화액분비 항진작용, 위산분비 강화작용이 있어 소화를 촉진하며, 세포질의 투과성을 조절하여 염증증상을 개선한다. 오약은 장(腸)의 연동운동을 강화하여 소화·흡수를 촉진하고 정장작용을 한다. 백지는 뇌혈관의 소통을 원활하게 한다.

처방비교

우황청심원과 비교하면 두 처방 모두 뇌혈전이나 식체로 인한 가벼운 중풍에 사용한다는 공통점이 있다. 그러나 우황청심원은 긴장을 풀어주면서 과도하게 항진된 심장기능을 안정시키고 뇌혈관을 확장시키는 기능이 있어 충격, 놀람 등으로 인한 졸도나 의식불명뿐 아니라 뇌혈전으로 인한 가벼운 중풍 증상에도 사용한다. 반면 팔미순기산은 허약과 노화로 인해 뇌혈전이 발생할 소지가 있는 상태에서, 식체(食滯)나 충격이 가해져 중풍 증상이 발생했을 때 사용한다.

전씨이공산과 비교하면 두 처방 모두 소화기연약에 사용한다. 그러나 전씨이공산은 이공산에 목향이 더해진 처방으로 소화기가 연약하면서 소화기의 운동성이 떨어져 식욕부진(食慾不振), 연변(軟便), 설사(泄瀉) 등이 나타났을 때 사용하며, 소화기 보약으로 빈용한다. 반면 팔미순기산은 이공산에 청피, 백지, 오약을 더한 것으로, 소화기에 습체(濕滯)가 더 심할 때 적합하며, 소화기연약이 바탕이 되어 발생하는 중기(中氣)나 가벼운 중풍에도 사용한다.

유풍산과 비교하면 유풍산은 산후중풍과 산후풍치(産後風痓)에 사용하는 처방으로 출산으로 인한 체력소모와 부분적인 혈액소통장애가 원인이 되어 중풍 증상이 나타났을 때 사용한다. 반면 팔미순기산은 소화기연약이 바탕이 된 상태에서 일시적으로 식체(食滯)가 발생하여 중풍 증상이 나타났을 때 사용한다.

中統86 寶 귤피일물탕 橘皮一物湯

橘皮 一兩

治 氣結 新水煎服
[活套鍼線] 氣滯(氣)
[適 應 症] 오심, 흉비, 건구

처방설명 귤피일물탕은 기체(氣滯)를 다스리는 처방으로, 귤피로만 이루어져 있다. 조문에는 기결(氣結)을 치료한다고 했는데, 여기서 기결(氣結)과 기체(氣滯)는 같은 의미이다.

활투침선의 기체(氣滯)에 관한 설명에는 '생활이 편안한 경우 기(氣)가 체(滯)하는데, 가벼운 증상은 운동을 함으로써 고칠 수 있지만 증상이 중하면 귤피일물탕을 써야 한다'는 언급이 있다. 또한 ≪동의보감≫에서는 '대개 한가하고 편안한 사람은 흔히 운동을 하지 않고 배불리 먹고 앉아 있거나 잠이나 자기 때문에 경락이 잘 통하지 않고 혈맥이 응체되어 기체(氣滯)가 발생한다.'는 언급이 있다. 이처럼 기체(氣滯)가 생기는 원인은 편하게 먹고 움직이기 싫어하는 것이라고 할 수 있다. 체질적으로 본다면 태음인이 이러한 성향을 보이는데, 태음인은 자꾸 누워 있으려 하고 느긋하며 움직이기를 싫어한다. 즉 활동량이 부족하여 근육을 사용하는 일이 적고 이로 인해 담음(痰飮)이 울체되어 기체(氣滯)가 발생하는 것이다.

이렇게 움직이기 싫어하고 편안하게 생활하는 사람의 경우 담음울체가 만성화되어 조직의 탄력성이 떨어져 에너지생산이 원활하게 이루어지지 않고, 혈관의 신축력이 떨어지므로 혈액순환이 느려져 기체(氣滯)가 발생한다. 이럴 때 귤피나 진피로 이완된 조직 내의 습담(濕痰)을 제거해 주면 조직의 탄력성이 회복되어 혈액소통이 원활하게 되고 에너지생산이 활발해져 기체(氣滯)가 풀린다.

대금음자의 조문을 보면 기체(氣滯)를 보다 쉽게 이해할 수 있다. 대금음자의 조문에 '諸疾無不愈者제질무불유자 常服상복 固元陽益氣고원양익기'라는 말이 있는데, 병이 잘 낫지 않을 때 대금음자를 상복하면 에너지생산을 도모할 수 있다는 뜻이다. 즉 몸이 전체적으로 이완되고 담음이 울체되어 기능이 저하되면 일반약으로 치료가 잘 되지 않기 때문에 다량의 진피가 포함된 대금음자를 상복하여 이완된 조직에 울체된 담음을 제거해 주면 조직의 긴장성이 회복되어 병이 낫게 된다는 것이다. 이처럼 귤피도 진피와 약성이 유사하므로 조직의 이완과 담음울체로 인한 기체(氣滯)에 적합하다.

담음(痰飮)은 소화기조직에 쉽게 울체되는 경향이 있다. 담음(痰飮)이 소화기조직에 울체(鬱滯)되면 소화기의 운동성이 저하되고 소화액 분비가 원활하지 못하여 소화불량, 식욕부진, 오심, 트림, 건구역, 구토, 현훈 등의 증상이 유발되는데, 귤피는 방향성이 있어 소화기 내로 빠르게 흡수되어 소화기조직에 스며 있는 담음을 제거하고 소화기의 운동성을 촉진하는 작용이 있어 이와 같은 증상을 신속하게 개선시킨다. 따라서 귤피일물탕은 기체(氣滯)로 인한 소화기질환에 주로 사용할 수 있는 처방이며, 이러한 증상은 습담(濕痰)이 생기기 쉬운 사람, 평소 트림이 잦거나 오심이 있는 사람, 운동량이 적은 사람, 심장이 약한 사람에게서 볼 수 있다.

진피나 귤피는 담음(痰飮)이 있을 경우에만 사용해야 한다. 예를 들어 진피를 먹으면 기운이 빠진다고 하여 하인음을 사용할 때 기운이 없으면 진피를 사용하지 말라고 한 구절이 있다. 또한 남양주 수동에 사는 어떤 농부는 진피가 약이 된다고 하여 많이 달여 먹었는데 갑자기 심한 어지러움을 느꼈다고 한 것을 보면 진피와 귤피의 거담작용(祛痰作用)을 이해할 수 있다. 이처럼 진피나 귤피는 담음(痰飮)이 있는 사람에게 사용하면 불필요한 담음을 제거해 주기 때문에 순환을 촉진하는 긍정적인 작용을 하지만, 담음이 없고 허약한 사람이 복용하면 더 기운이 빠지는 부작용이 나타날 수 있다. 그래서 몸이 허약한 경우에는 거담제(祛痰劑)를 사용하기보다는 보기(補氣)·보혈제(補血劑)를 사용하여 부족한 것을 보충해 주어야 할 것이다.

처방구성 귤피는 연약해지고 이완되어 있는 소화기조직의 습담(濕痰)을 제거하여 소화기능을 회복시키는 것이 주기능이라 할 수 있다. 함유된 바이오 플라보노이드는 모세혈관의 탄력을 강화하여 미소출혈(微少出血)을 방지하고, 헤스페리딘(Hesperidin)은 진경작용을 하여 소화관 평활근의 경련을 억제하며, 시네프린(Synephrine)은 교감신경계를 흥분시켜 기관지를 확장하며, 위장 평활근의 경련을 억제하고 심장의 운동능력을 강화한다.

처방비교 **이진탕**과 비교하면 이진탕은 강력한 거담작용(祛痰作用)이 있는 반하, 이수작용(利水作用)이 있는 적복령이 들어 있어 소화기, 비뇨기, 호흡기, 근골격계 등에 담음이 울체되어 나타나는 다양한 담음 증상에 사용한다. 반면 귤피일물탕은 귤피로만 이루어져 있어 이진탕보다 점도가 낮은 담음에 사용하며, 주로 기체(氣滯)를 치료한다.

회생산과 비교하면 두 처방 모두 소화기질환에 사용하는데, 회생산은 식상(食傷)으로 인한 곽란이나 곽란을 겸한 구토, 설사 등에 사용한다. 반면 귤피일물탕은 조직의 이완과 담음울체로 인한 기결(氣結)이나 소화기조직에 습담(濕痰)이 울체되어 나타나는 오심, 트림, 건구 등에 사용한다.

교감단과 비교하면 두 처방 모두 기결(氣結)에 사용한다는 공통점이 있다. 그러나 교감단은 반복된 긴장과 이완으로 인해 조직에 습담(濕痰)이 울체되었거나 기울(氣鬱)로 인해 정충, 흉비가 나타났을 때 사용한다. 반면 귤피일물탕은 긴장이 아닌 조직의 이완과, 이로 인한 담음울체로 인해 에너지생산이 잘 되지 않아 나타나는 기결(氣結)에 사용한다.

활용사례

1-1. 부작용-현훈(眩暈) 여 31세 소음인
2-1. 시험복용
3-1. 진피에 대하여

1-1. 부작용-현훈(眩暈)

다음은 유해성 선생의 경험을 채록한 것이다.

● ○ ○ ○ 여 31세 소음인 주부 경기도 남양주시 수동면 운수리

오래전 개업 초기 때의 일이다. 길 건너 약방을 하는 부인이 하복(下腹)이 냉(冷)하고 설사를 하여 오적산을 지어주었는데, 약을 다 지어 첩약을 싸고 나서 생각하니 약 첩에 진피를 깜빡 잊고 빠뜨린 게 생각났다. 그래서 진피를 약 첩의 수대로 1.5돈씩 10첩 분량인 1.5량(60g)을 따로 1첩으로 지어서 약을 달일 때 10등분하여 나누어 넣어서 복용토록 권유했다.

그러나 이 부인이 설명을 잘못 들어서 오적산에 넣어 먹지 않고 진피 60g이 담긴 약 1첩을 먼저 1번에 달여 마셨다. 다음날 이 부인에게서 전화가 왔다. 왜 약을 먹으면 어지럽냐고 하면서 그 약을 마시고는 어지러워서 누워 있으며, 누워 있어도 천장이 빙빙 돌고 어지럽다는 것이다. 약을 잘못 먹어서 그렇다고 이야기해 준 뒤 시간이 지나면 점차 괜찮아질 것이라고 말했다. 연이어 진피가 빠진 오적산을 복용하고 설사를 몹시 했고 설사를 한 후로는 하복랭과 설사, 추위타는 것, 찬 음식 먹으면 복통이나 설사가 나는 증세들이 모두 사라졌다.

당시 진피는 귤껍질을 사용했다. 현재 시중에 있는 귤껍질이 진피는 아니고 진피의 대용품이며 더구나 귤피일물탕의 귤피는 더욱 아니지만 약리작용과 효능이 귤피와 유사하여 기록한 것이다. 이때의 어지러움은 진피 과량 복용과 거담약리작용에 따른 이기작용이 지나쳐서 나타난 것이 아닌가 생각해 본다.

2-1. 시험복용

● 김 ○ ○ 남 35세 171cm 72kg

약간 출출할 때 먹어서 그런지 일단 약간 따뜻한 기운이 퍼졌다. 그 당시는 별다른 느낌을 받지 못했는데 그 다음날 아침에 콘프레이크를 먹고 점심에 라면을 먹은 뒤 체하여 그 다음날 계속 아팠다. 월요일에 선생님께 혹시 귤피일물탕이 소화장애를 일으킬 수 있느냐고 여쭈어 보니 그런 일은 없다고 하셨다. 약간의 기운이 흩어지는 경우가 있다는 설명을 들은 기억이 있었는데 너무 생각이 지나쳤던 것 같다. 다음에 먹을 때 여전히 처음 먹을 때는 따스한 느낌이 좋고 향이 좋았다. 속이 풀리는 느낌이 든다. 배가 약간 고플 때 먹으니 충만감을 느낄 수 있었다.

● 임 ○ ○ 남 24세 176cm 63kg

귤의 단맛이 조금은 배어 나와서 그런지 생각보다는 먹기가 괜찮았다. 특별한 것은 느끼지 못했지만 기가 잘 통하게 되어서인지 복용한 뒤 갑자기 땀이 나고, 몸에서 약간의 열기를 느꼈으며 조금은 나른하여 힘이 빠지는 듯한 느낌이 들었다.

● 송 ○ ○ 남 28세 175cm 74kg

가장 주된 변화로는 복용한 후 수업을 들으면서 축 쳐지면서 나른하다는 느낌이 확연하게 들었다는 것이다. 실내가 더워서인지 모르겠지만 이마에서 약간의 땀이 배어 나왔으며 몸에서 열감을 느꼈다.

● 김 ○ ○ 남 37세 170cm 79kg

시큼하고 단 맛이 났는데 맛있다고 느꼈고 인체에 나타나는 반응은 별로 못 느꼈다. 더 진하게 달여서 장복을 해볼까 고민하는 중이다.

● 전 ○ ○ 남 36세 태음인 170cm 80kg

복용한 후 얼굴이 따뜻해지는 상기감(上氣感)을 느꼈다. 10~20여 분 후에 상기감은 없어졌다. 그 후에 특별한 증상은 없었으나 추운 날씨 탓인지 귤피일물탕 탓인지 빈뇨(頻尿)와 함께 맑은 소변을 대량으로 보았다. 평소보다 잦은 1시간에 한번씩 3시간 동안 3번이나 보았다

● 최 ○ ○ 남 24세 178cm 67kg

얼굴이 약간 붉은 편이며 여드름이 나있다. 뜨겁게 먹어서 그런지 마시고 나서 몸에 약간 열이 올랐고 좀 나른한 듯한 느낌도 들었다. 그리고 마시고 얼마 지나지 않아서 눈이 빡빡하면서 건조한 느낌이 있었다.

● 이 ○ ○ 남 36세 170cm 65kg

아무런 반응이 없었다. 차로 마시는 것은 어떨지 생각이 든다.

3-1. 진피에 대하여

이 글은 김희경 선생을 방문하여 약재의 감별과 사용에 대한 설명을 기록한 내용이다.

진피

진피는 우리가 먹는 밀감의 껍질이 아니고 제주도에서 자생하고 있는 진귤 또는 동넝귤이라고 하는 귤의 껍질이다. 나무는 수백 년까지 생장하는 고목도 있고 큰 나무는 5m나 된다. 원래부터 먹지는 못하고 껍질만 약용으로 쓰며 씨가 아주 많다. 껍질은 매우 얇다. 지금 시중에서 진피로 사용하고 있는 것은 원래의 진피가 아니라 진피의 대용품인 밀감 껍질이다. 지금은 대부분 가격문제로 귤껍질을 사용한다고 한다. 보생탕 등 입덧에 사용해 보면 현저한 약효 차이를 느낄 수 있다.

청피

청귤이라고도 한다. 익어도 껍질이 새파랗다. 그래서 청피라고 한다. 진피와는 품종부터 다르다. 제주도 고유 수종으로 어려서 보면 민간방으로 젖몸살이 나면 가지를 꺾어다 달여 먹으면 곧바로 낫곤 했다.

감귤 밭을 하느라고 자생종을 거의 다 베어버려 전에는 제주도 보호수로 한그루가 있었으나 지금은 불분명한 상태이다. 멸종되지 않았는지 모르겠다.

지각
당류자라고도 한다. 역시 식용은 못하고 약용으로 사용한다. 전에는 집집마다 관상수로 있었으나 요즘은 지각으로 사용하는 수요가 없어서 거의 다 베어 내고 있다. 음력 7월에 채취하는데 색깔은 파랗다. 지실과는 품종이 전혀 다르다. 절단하면 내부가 6각 형태로 방사형이 된다.

中統87 寶 소자강기탕 蘇子降氣湯

半夏麴 蘇子 各一錢 **官桂 陳皮**去白 各七分半 **當歸 前胡 厚朴 甘草**炙 各五分 **蘇五片 薑三片 棗二枚**

[出　　典]
和劑局方 : (治傷寒) 治中脘不快 心腹脹滿 陰陽壅滯 氣不升降 胸膈噎塞 喘促短氣 乾噦煩滿 咳嗽痰涎 口中無味 嗜臥減食 宿寒留飮 停積不消 脇下支結 常覺妨悶 專治脚氣 上衝 心腹堅滿 肢體浮腫 有妨飮食
方藥合編 : 治 上氣喘促
[活　　套] 氣虛 加人蔘 三~五錢 麥門冬 二錢 五味子 一錢　　① 陰虛 加熟地黃 五~七錢
[活套鍼線] 氣嗽(咳嗽)　上氣逆氣(氣)　痰喘氣喘(咳嗽)　痰厥(痰飮)　積熱嘔吐(血)　背寒(背)
[適 應 症] 기침, 가래, 천식, 숨참, 감기빈발, 매핵기, 속쓰림, 흉통, 흉민, 전중통, 정충, 경계, 불안, 초조, 상기, 불면, 피로, 자한, 포만, 목쉼, 안통, 두통, 전신지절통, 소화불량, 식욕부진, 한열왕래, 담결림, 손발부종, 피부발진

처방설명 소자강기탕은 담음(痰飮)이 울체되어 기침, 가래, 숨참, 소화불량(消化不良), 식욕부진(食慾不振), 포만(飽滿), 경계(驚悸), 정충(怔忡), 불안(不安), 근육결림, 배한(背寒) 등이 나타났을 때 사용한다.

기침, 가래, 숨참 증상은 호흡기조직에 담음(痰飮)이 울체되었을 때 발생하는 증상이고, 소화불량, 식욕부진, 포만(飽滿) 증상은 소화기조직에 담음이 울체되었을 때 발생하는 증상이며, 경계(驚悸), 정충(怔忡), 불안(不安) 증상은 심장을 포함한 순환기에 담음이 울체되었을 때 나타나는 증상이다. 마지막으로 근육결림과 배한(背寒)은 근육조직에 담음이 울체되었을 때 나타나는 증상이다. 이처럼 소자강기탕의 활용범위는 매우 넓은 편이다.

≪화제국방≫의 조문을 보면 소자강기탕을 사용할 수 있는 증상을 나열해 놓고 있는데, '喘促短氣천촉단기' '咳嗽痰涎해수담연'은 호흡기에 담음이 울체되었을 때 나타나는 증상이고, '心腹脹滿심복창만' '口中無味구중무미' '嗜臥減食기와감식' '有妨飮食유방음식'은 소화기에 담음이 울체되어 소화기능이 저하되었을 때 나타나는 증상이다. ≪방약합편≫ 조문에는 '上氣喘促'을 치료하는 것으로 되어 있고, 활투침선에도 적열구토(積熱嘔吐)나 배한(背寒)을 제외하면 모두 호흡기 증상에 사용하는 것으로 되어 있는데, 실제 임상에서 호흡기 증상에 가장 빈용하기 때문이다. 그러나 호흡기 증상이 나타나더라도 소화불량이나 식욕부진이 동반되거나, 그런 성향이 있을 때 보다 적합하다고 하겠다.

유념해야 할 점은 위의 증상들은 모두 담음(痰飮)이 울체(鬱滯)되었을 때 발생하는 것이므로 담음이 울체되기 쉬운 체질이거나 그러한 신체조건을 가진 사람에게 소자강기탕의 증상이 빈발한다는 점이다. 따라서 기침, 가래, 숨참 등 호흡기증상에 사용하는 경우, 호흡기조직에 담음이 울체되기 쉬운 사람이거나, 담음이 울체된 상태에서 찬 기운에 접촉하거나 신경을 많이 썼을 때 적합하다. 담음(痰飮)이 울체되기 쉽다는 것은 체질(體質)적인 요인을 제외한다면, 노화(老化)로 인해 조직이 이완(弛緩)되었다는 것을 의미한다. 조직이 이완되면 탄력성이 떨어지기 때문에 체액(體液)의 이동이 느려지고 체액이 정체될 소지가 높아진다. 이러한 이유 때문에 소자강기탕은 젊은 사람보다는 나이든 사람에게 사용하는 경우가 많다.

이렇게 담음(痰飮)이 울체되기 쉬운 상태에서 지속적으로 신경을 쓰거나 찬 기운에 접촉하면 조직이 긴장하게 되고, 결국 기능이 저하되기 때문에 담음울체가 가중된다. 호흡기조직에 담음울체가 심해지면 점막조직이 붓기 때문에 기침이 발생할 수 있고, 또한 과도하게 발생한 담음을 배출하기 위한 반응으로도 기침

이 발생할 수 있다. 이 경우에 담음(痰飮)을 없애주면서 조직의 긴장을 해소시키면 기침과 가래를 치료할 수 있다. 소자강기탕은 직접 거담(祛痰)시키면서 평활근의 운동을 증가시켜 담음을 제거하고 긴장된 조직을 풀어주는 작용이 있어 담음울체와 조직의 긴장으로 인한 기침을 치료한다.

소자강기탕은 배한(背寒)에도 사용한다. 배한이 생기는 것은 습담(濕痰)의 울체로 인해 자세유지근 위주로 구성되어 있는 척추 주위 근육의 혈액순환이 불량해지기 때문이다. 따라서 거담작용(祛痰作用)이 있는 소자강기탕을 배한(背寒) 증상에 사용할 수 있는 것이다.

소자강기탕은 매핵기(梅核氣)에도 사용할 수 있고, 경계(驚悸), 정충(怔忡), 불안(不安) 등 심허(心虛)로 인한 증상에도 사용할 수 있다. 이는 매핵기(梅核氣)에 사용하는 사칠탕의 약성이 모두 포함되어 있고, 사칠탕은 심장을 포함한 순환기에 담음이 울체되어 경계, 정충, 불안 등의 증상이 나타났을 때 사용하는 처방이기 때문이다.

필자의 소자강기탕 처방기준은

① 상기, 숨참, 담음성 기침이나 천식

② 신경성으로 상기되어 면열(面熱)과 함께 발생한 흉비(胸痞)나 기침

③ 기침이나 가래의 증세가 있으면서 매핵기가 있을 때

④ 신경성 소화장애를 겸한 기침에 사용한다.

처방구성 처방구성을 보면 군약인 소자는 호흡기조직에 자윤(滋潤)을 공급하여 진해작용(鎭咳作用)을 하고, 지방유는 장점막(腸粘膜)에 자윤을 공급하여 배변을 원활하게 한다. 반하곡은 반하를 분말로 한 뒤 생강즙과 백반탕을 등분한 곳에 넣어 반죽을 하며, 혹 조각즙을 넣어 고루 이겨서 누룩을 만든 다음 저엽(楮葉)에 싸서 바람으로 말려 사용한다. 이렇게 하면 반하의 자극적인 약독은 완화되면서 수렴(收斂)·거담성(去痰性)이 더해져 거담제(祛痰劑)로 사용한다. 육계는 심장의 수축력과 심박동을 증가시키며 말초혈관의 혈류를 원활하게 한다.

진피는 소화기조직에 스며 있는 담음(痰飮)을 제거하는 동시에 소화기의 운동성을 조절하고, 위액분비를 촉진하고 궤양의 발생을 억제하며, 이담작용이 있다. 당귀의 정유성분은 혈관을 확장하여 혈압을 저하시키고 뇌혈류를 증진하며, 말초혈관의 혈류를 원활히 함으로써 말초순환장애를 개선한다. 전호는 거담작용이 강하며 경도의 진해작용(鎭咳作用)도 있다. 후박은 기관지 평활근의 경련을 억제하여 진해작용(鎭咳作用)을 한다. 감초는 인후점막의 자극을 완화하고 기관지평활근의 경련을 억제하여 진해, 진정작용을 한다.

처방비교 담천기천(痰喘氣喘)에 사용하는 **삼요탕**과 비교하면, 삼요탕은 외감(外感)으로 인해 호흡기 조직이 충혈되고 과민해져 발생하는 기침에 사용한다. 반면 소자강기탕은 호흡기조직에 습담(濕痰)이 울체되어 발생하는 기침이나 담천(痰喘)에 사용한다.

매핵기에 사용하는 **가미사칠탕**과 비교하면 가미사칠탕은 소화기조직이 이완되고 습담(濕痰)이 울체되어 소화불량과 함께 매핵기가 나타났을 때 사용한다. 반면 소자강기탕은 소화불량에도 사용하지만 주로 기침과 함께 매핵기가 나타나는 경우에 사용한다.

가미온담탕과 비교하면 두 처방 모두 담음울체로 인한 정충, 불안, 경계에 사용한다. 그러나 가미온담탕은 신경과다, 충격, 놀람 등으로 인해 담음이 울체되어 상기(上記) 증상이 발생했을 때 사용하며, 기울증상이 현저하다는 특징이 있다. 반면 소자강기탕은 신경과다로 인해 담음이 울체되어 상기(上記) 증상이 나타났을 때 사용하지만, 기울증상이 현저한 것은 아니다.

활용사례

1-1. 기침, 가래, 속쓰림 여 44세 소양인
1-2. 기침 여 40세 소양성소음인
1-3. 마른기침, 소화불량(消化不良), 설사(泄瀉) 여 33세 소양인
1-4. 기침, 매핵기(梅核氣), 식욕부진(食慾不振), 위통(胃痛), 피로(疲勞), 전신(全身) 지절통(肢節痛), 한열왕래(寒熱往來) 여 33세 열성소양인
1-5. 야수(夜嗽), 숨참, 매핵기(梅核氣), 소화불량(消化不良), 자한(自汗), 흉통(胸痛), 전신통(全身痛) 남 58세 소음인
1-6. 여름 기침, 불안(不安), 초조(焦燥), 경계(驚悸), 건망(健忘), 상기(上氣), 정충(怔忡), 식욕부진(食慾不振) 여 32세 소양인
1-7. 감기 후에 생긴 만성 발작성 잔기침 여 50세 소음인 160cm 50kg
2-1. 감기, 기침, 불면(不眠), 두통(頭痛), 안통(眼痛), 두중(頭重) 여 65세 태음인
2-2. 감기, 기침, 현훈(眩暈), 흉통(胸痛), 포만(飽滿) 여 36세 태음성소음인
3-1. 천식(喘息) 여 60세 태음인
3-2. 잔기침, 천식(喘息) 여 22세 소양인
3-3. 기침, 숨참 남 67세 태음인
3-4. 기침, 숨참 여 77세 조강성소양인
3-5. 기침, 숨참 여 67세 소양인
4-1. 가래, 담다옹성, 심한 기침 여 56세 158cm 49kg
5-1. 매핵기(梅核氣), 지속적인 잔기침 여 30세 태음성소음인 156cm 44kg
5-2. 매핵기(梅核氣), 잔기침 여 30세 태음성소음인 156cm 44kg
5-3. 매핵기(梅核氣), 피부발진(皮膚發疹), 감기빈발(感氣頻發), 정충(怔忡), 불안(不安) 남 36세 소양인
5-4. 매핵기(梅核氣), 잔기침, 설사(泄瀉) 여 27세 소음인 164cm 50kg
5-5. 매핵기(梅核氣), 기침, 피로(疲勞) 남 35세 소양인 177cm 80kg
5-6. 매핵기(梅核氣), 가래 남 22세 태음인 172cm 68kg
6-1. 흉민(胸悶) 남 47세 소음성태음인
7-1. 전중통(膻中痛), 목쉼 남 69세 태음성소음인
8-1. 담 결림, 손발 부종(浮腫) 여 54세 소양인

소자강기탕 합방 활용사례

1-1. +생맥산 - 오랜 기침, 인후소양(咽喉瘙痒), 매핵기(梅核氣), 식욕부진(食慾不振) 여 32세 163cm 45kg

1-1. 기침, 가래, 속쓰림

● 이 ○ ○ 여 44세 소양인 경기도 안양시 비산1동 주공아파트

키는 보통이며 체격이 약간 크고 소양인으로 보이는 부인이다.
① 지난달부터 신경을 많이 쓴 뒤로 기침이 조금씩 나다가 점차로 기침이 심해졌다. ② 가슴에 뭔가 막혀 있는 듯하면서 한 번 나기 시작하면 연속적으로 기침이 나온다. ③ 새벽에는 전중(膻中) 부위가 답답하고 쓰리고 따갑다. ④ 초저녁 지나서 밤 10시경이나 새벽 4시경에 기침을 시작하며, 기침은 3~4시간씩 지속한다. ⑤ 기침이 나면서 가래도 심하며 가래가 시원하게 잘 나오지 않는다. ⑥ 목에 무엇이 걸린 것 같다. ⑦ 가슴이 자주 뛰고 답답하며 불안, 우울하고 한숨과 신경질이 잦다. ⑧ 식욕은 보통이나 소화가 잘 안 되고 가스가 차고 거북하며 답답하다. ⑨ 더위는 타지만 선풍기, 에어컨을 싫어하며 아랫배가 차다. ⑩ 당뇨로 양약을 복용하는 중이며 친정 모친도 당뇨가 있다.
신경을 쓴 뒤 발생했으며 매핵기 증세와 정충(怔忡), 흉비(胸痞) 증세를 겸한 기침, 가래를 목표로 소자강기탕 3배량에 오미자, 건강 1.5돈을 더해서 10일분 20첩을 지어주었다.
1년 후인 5월에 다시 내방했을 때 확인해 보았다.
그 당시 약을 복용한 이후 기침, 가래 증세가 모두 소실되어 1년간 괜찮았는데, 보름 전부터 감기도 아닌데 기침이 나면서 가슴이 답답하고 쓰리다고 한다.
증세가 전과 같은 원인으로 발생한 것으로 보고 지난번과 같은 소자강기탕으로 5일분 10첩을 지어주었다.
7개월 뒤에 소화불량과 부종, 정충 증세 등으로 내방했을 때 확인해 보니, 그때 약 5일분을 복용한 뒤 기침과 속쓰림 증세가 소실되었다고 한다.

風 寒 暑 濕 燥 火 內傷 虛勞 霍亂 嘔吐 咳嗽 積聚 浮腫 脹滿 消渴 黃疸 瘧疾 邪祟 身形 精 氣 神 血 夢 聲音 津液 痰飮 蟲 小便 大便 頭 面 眼 耳 鼻 口舌 牙齒 咽喉 頸項 背 胸 乳 腹 腰 脇 皮 手 足 前陰 後陰 癰疽 諸瘡 婦人 小兒

1-2. 기침

● 김 ○ ○ 여 40세 소양성소음인 서울특별시 노원구 월계동

약간 마르고 키가 크며 소양성소음인으로 보이는 주부이다. 약 2달 전 감기를 앓은 후부터
① 기침이 계속된다. ② 숨 쉴 때와 말할 때마다 기침이 심하게 난다. ③ 하루 종일 목이 간질간질하다.
④ 추위를 심하게 탄다. ⑤ 손발과 배, 몸 전체가 약간 차다. ⑥ 식욕이 없고 식사량이 적으며 소화가 잘 안 된다.
⑦ 1일 1회 매일 아침에 대변을 보지만 시원치 않다. ⑧ 잠귀가 밝다. ⑨ 잘 놀라며 기운이 없다. ⑩ 부군의 연속되는 사업실패로 신경을 많이 쓰는 편이다.

추위를 심하게 타며 몸 전체가 약간 찬 소양성소음인 주부의 감기 후에 계속되는 기침을 목표로 오적산 1.5배량에서 마황은 0.5돈으로 하고 기울(氣鬱)과 기침을 감안하여 소엽, 행인 1.5돈, 산조인 2돈을 더하여 5일분 10첩을 지어주었다.

1주일 후에 시아버지가 전화로 지난번 약을 복용한 후에도 기침이 여전하다고 한다.

약을 복용한 후에도 기침이 차도가 없고 하루 종일 목이 간질간질하다는 점을 보면 오적산이 적합하지 않다고 생각됐다. 그러면 어떤 처방이 기침을 낫게 할 것인가? 잠시 고민하다가 다시 한 번 처음의 증세를 면밀히 검토해 보았다. 우선 이 부인이 잠귀가 밝으며 잘 놀란다는 점에서 심장이 약하며, 따라서 신경이 예민할 것으로 추측하고 더구나 표현은 안 했으나 남편의 연속되는 사업실패로 신경을 많이 써 기울(氣鬱) 증세가 상당히 많이 내재되어 있으며 이것이 기침의 요인이 될 수 있다고 보았다. 기울의 증세가 내재되어 있고 더구나 동시에 소화기능(消化機能)이 겸하여 약해 있다면 울체된 기(氣)를 내리게 하는 치법을 쓰면서 소화기능을 증가시켜 줄 수 있는 약재로 구성된 처방을 찾기로 했다. 그래서 신경이 예민한 부인의 기침을 목표로 소자강기탕 2배량으로 5일분 10첩을 지어주었다.

약 6개월 후에 시아버지가 전화로 지난번 약을 복용한 이후 계속되는 기침이 없어졌었다고 한다. 그런데 며칠 전부터 다시 기침을 한다며 약을 다시 지어달라고 한다. 소자강기탕 복용 이후 계속되던 기침이 없어진 걸로 보아 효과가 있었다고 보고 이번에도 역시 전과 같은 소자강기탕으로 10일분 20첩을 지어주었다.

약 8개월 뒤에 시아버지가 기침이 재발했다며 약을 지으러 왔을 때 확인해 보니, 두 번째 지어간 약을 먹고 역시 기침이 소실되었다고 한다.

오적산으로 전혀 차도가 없던 기침이 소자강기탕 복용 이후 여러 차례 바로 소실되었던 것으로 보아 이번에도 같은 처방으로 10일분 20첩을 지어주었다.

1-3. 마른기침, 소화불량(消化不良), 설사(泄瀉)

다음은 이윤호 선생의 경험이다.

● 김 ○ ○ 여 33세 소양인 직장강사

얼굴은 약간 야윈 편이나 말이 빠르고 소양인 기질이 다분하며 회사에서 직원교육을 한다. 3년 전부터 가을철만 되면 조금씩 마른기침을 했는데 요즘에 기침이 심해졌다고 한다.
① 2개월 동안 마른기침이 나오는데, 주로 낮에 마른기침을 하고 움직이면 좀 더 심해지고 잘 때는 괜찮다. 기침 소리가 크고 5~6분 사이에도 몇 번씩 한다. ② 아침에 콧물도 같이 나온다. ③ 목안이 마른 듯한 느낌이다.
④ 식사시 더부룩함, 답답함, 느글거림, 설사 등의 증상이 있다. ⑤ 말을 많이 해서 피곤하다. ⑥ 가끔 손 저림이 있다. ⑦ 추위와 더위를 타지 않는다. ⑧ 물은 거의 안 마신다. ⑨ 냉은 약간 있다. ⑩ 강의준비와 회사 내 문제로 신경을 많이 쓴다.

외감이 거의 없는 기침에는 행소탕, 육안전, 금수육군전, 소자강기탕, 불환금정기산 등의 처방을 사용할 수 있으나, 설사기운이 있어서 금수육군전을 제외하니 소자강기탕이 가장 적합할 것으로 보인다. 그리고 활투대로 생맥산을 합방하기로 하고 소자강기탕 2배량에 생맥산을 더하여 10일분 20첩을 지어주었다. 일주일 정도가 지나서 전화를 하여 확인해 보니, 기침이 절반 정도로 줄었다고 하면서 약 먹고 처음으로 효과를 본다고 좋아한다.

다시 일주일이 더 지나서 내방했을 때 확인해 보니, 기침이 많이 없어졌으나 아직 개운하지 않다며 약을 더 지어달라고 한다. 약이 효과가 있는 것으로 보고 전과 같은 처방으로 1제를 더 지어주었다.

20일쯤 후 남편의 치질 약을 지으러 왔을 때 보니, 얼굴에 생기가 많이 생기고 기침 증세는 없어져서 하루 5시간씩 강의를 해도 힘든 줄도 모르겠다고 한다. 그리고 속이 불편한 것도 많이 좋아져서 이제는 아침에 설사하는 것도 없어졌다고 한다.

1-4. 기침, 매핵기(梅核氣), 식욕부진(食慾不振), 위통(胃痛), 피로(疲勞), 전신(全身) 지절통(肢節痛), 한열왕래(寒熱往來)

● 이 ○ ○ 여 33세 열성소양인 주부 경기도 안양시 관양동

보통 키에 야윈 체구로서 열이 많은 소양인으로 추측되는 주부이다.
① 예전에도 기침을 자주 했으나 이번에는 15일 전부터 기침이 심해졌다. ㉠ 잘 때는 없으나 기상시에 기침이 많이

난다. ㉡ 누우면 괜찮고 움직이거나 집밖에서 실내로 들어오면 기침을 한다. ㉢ 가래가 없는 마른기침이나 기침을 할 때마다 가래 끓는 소리는 난다. ② 1달 전 구정 때 마른 대추를 먹고 체한 뒤부터 하루에 3~4회씩 공복에는 속이 쓰리면서 쥐어뜯는 듯 아프다. 병원에서는 위염이라고 한다. ③ 3개월 전부터 종일 잠을 자도 피곤하고 아무것도 하기 싫다. ④ 아울러 전신의 뼈마디가 쑤시고 아프며 특히 다리 전체와 무릎, 손마디가 쑤신다. ⑤ 2달 전부터 1달에 1~2번씩 열이 났다 추웠다하는 한열왕래(寒熱往來)가 있고 이럴 경우에는 한축(寒縮)이 든다. ⑥ 3개월 전부터 음식을 먹으면 하복(下腹)이 뒤틀린다. ⑦ 3일 전부터는 항상 속에 무엇이 걸려 있는 것 같다. ⑧ 평소 잠을 잘 잤으나 근래엔 잠을 잘 못 자고 얕은 잠을 잔다. ⑨ 꿈을 많이 꾸고 가슴이 뛴다. ⑩ 식욕이 없고 소화가 잘 안 되고 가스가 차며 잘 체한다. ⑪ 원래는 몸이 뜨겁고 찬 음식을 좋아했으나, 3개월 전부터 추위를 심하게 타고 따뜻하거나 뜨거운 음식을 좋아한다. ⑫ 맥은 부세삭(浮細數)하며 120회이고 혀에는 황태(黃苔)가 끼어 있다.

매핵기와 천면(淺眠), 다몽(多夢), 정충(怔忡) 증세가 있으면서 움직이면 기침이 나는 부인의 기침을 상기천촉(上氣喘促)으로 보고 소자강기탕 2배량에 한열왕래(寒熱往來)와 전신지절통(全身肢節痛)을 감안하여 소엽 2돈을 더하여 10일분 20첩을 지어주었다.

2일 뒤에 남편 약을 지으러 왔을 때 확인해 보니, 기침은 약간 경감되었으나 외출을 하면 기침을 한다. 그러나 속이 쓰리고 아픈 것은 줄어들었다고 한다. 4일 뒤 남편 약을 찾으러 왔을 때 확인해 보니, 기침은 많이 줄어들었으며 매핵기도 줄어들었고 식욕부진도 나아졌다고 한다. 특이하게도 약을 복용하는 며칠 동안 상복(上腹)에서 열이 나 배를 내놓고 잠을 잤다고 한다.

10일 뒤에 약을 지으러 다시 왔을 때 확인해 보니, 심하던 기침은 거의 없어졌고 가끔 약간씩 나오기도 하며 속쓰림과 뒤틀리는 통증, 피로(疲勞), 곤권(困倦), 전신지절통(全身肢節痛), 한열왕래(寒熱往來)와 한축(寒縮) 등도 모두 없어졌다는 것이다. 다만 하복통은 병원에서 3~4일간 치료하여 나았다.

지난번 증세가 격감하다가 대부분 소실되어서 남은 증상을 살펴보니

1. 경미한 기침이 가끔 있다.
2. 경미한 속쓰림이 있는 듯하다.
3. 매핵기가 다시 약간 있으려는 느낌이 든다.
4. 맥은 먼저의 부세삭(浮細數)맥에서 침세(沈細)하며 약간 빠른 맥이 되어 있었다.

지난번의 소자강기탕이 효력이 있었던 만큼 지난번과 같은 소자강기탕 2배량으로 10일분 20첩을 지어주었다.

5일 뒤 전화를 했는데 이번 약을 복용한 이후 2시간이면 위가 쥐어뜯는 듯 아파온다고 한다. 약량을 절반으로 줄여서 식사와 동시에 복용하라고 일렀는데, 10일 뒤 다시 지금까지 10첩만 복용했는데 복용시마다 속이 쥐어뜯는 듯이 아파서 약을 도저히 못 먹겠다고 한다. 약을 바꾸어주겠다고 했으나 환불을 원하여 환불해 주었다.

1-5. 야수(夜嗽), 숨참, 매핵기(梅核氣), 소화불량(消化不良), 자한(自汗), 흉통(胸痛), 전신통(全身痛)

● 이 ○ ○ 남 58세 소음인 농업 경기도 포천시 내촌면 음현리

연약해 보이고 기력이 없으며 나이에 비해 나이가 들어 보이는 소음인이다.

58세인데도 몸이 허약하고 병약으로 인해 벌써 귀가 안 들려 보청기를 끼었는데, 7년 전부터 기침이 격심하여 여러 곳에서 치료를 받아왔으나 차도가 없었다고 한다.

① 7년 전 겨울 장작을 패다가 더워서 윗옷을 벗고 일을 한 저녁부터 기침이 시작되었으며 처음에는 견딜 만했으나 점차 심해졌다. ② 기침은 낮에도 간간히 하지만 밤 10시경부터 날이 샐 때까지 밤새도록 한다. ③ 가래는 거의 없으며 기침을 시작하면 30분 정도 연속으로 계속한다. ④ 기침을 하고 나면 까무러칠 정도로 정신이 없으며, 전신이 땀에 젖어 옷을 갈아입어야 할 정도이다. 온몸이 결리며 가슴이 부서지는 듯 아프다. ⑤ 숨이 차서 매일 밤 눕지를 못해 베개로 머리를 괴고 앉아서 밤 2시에서 3시까지 한 시간 정도만 잔다. ⑥ 평소에도 숨이 차서 꾸부리거나 엎드리지 못하며 따라서 일을 전혀 하지 못한다. ⑦ 목에 항시 가래가 걸려 있는 것 같다. ⑧ 윗배가 부르고 소화가 되지 않는다. ⑨ 속(위 부위)이 식사와 관계없이 늘 쓰리고 아프며 위 내시경검사를 5번이나 했으며 포천에 있는 OO병원에서는 위암이라는 진단도 나왔다. ⑩ 7년 전부터 밥은 못 먹고 죽만 계속 먹고 있다. ⑪ 식사 후에는 속이 가득 차서 기침이 더 나온다. ⑫ 찬 음식을 먹으면 뱃속에서부터 전신으로 떨리기 시작하며 여름에도 막걸리나 죽을 데워 마신다. ⑬ 추위를 몹시 타고 몸이 찬 편이다. ⑭ 5일 전부터 소변이 새빨갛다. ⑮ 10년 전 아우와 싸운 후 계속 사이가 좋지 않고 아직 갈등이 있다. ⑯ 맥(脈)은 완전히 불규칙하게 뛰는 대맥(帶脈)이며 1분에 50~58회 뛰는 지맥(遲脈)이고 약맥(弱脈)이다. ⑰ 혀는 작고 황습태(黃濕苔)가 끼어 있으며 혀 주위는 선명한 적색이다.

허랭(虛冷)한 소음인의 오랜 기침과 천식을 목표로 소자강기탕 2배량에 생맥산 2배량을 더하여 2일분으로 하루에 6첩씩 4시간마다 복용하라고 이르고 10첩을 지어주었다. 이때 반하곡은 반하로, 관계는 육계로 대용하고, 진피는 흰 부분을 제거하지 않았으며, 생강 대신 건강 0.25돈을 더했으며 소엽은 넣지 않았다.

4일 후에 출근을 하니 이른 아침부터 한약방에 와서 기다리고 있었다고 하다. 약을 복용하고는 신기하게 7년 동안 극심하고 고통스러웠던 병이 3일만에 다 나은 것 같다며 남은 약값도 지불할 겸해서 새벽 첫차로 왔다고 한다.
증세를 자세히 확인해 보니, 약을 가지고 간 다음날부터 하루에 약을 4첩씩 주전자에 달여 2번에 나누어 복용했는데 약 맛은 약간 시었으나 약을 복용하자 즉시

1. 속이 편한 것 같았으며 기분이 매우 좋았다.
2. 7년 동안 먹어왔던 죽을 끊고 당장 아침부터 밥을 먹었으며
3. 밥을 먹어도 기침이 나오지 않고 윗배가 아픈 것도 더부룩한 것도 없어졌다.
4. 몸이 더워졌다.
5. 다시 오후 공복 때 2첩을 복용하고 몸에 열이 나서 윗옷을 벗고 있었으며
6. 저녁에 반듯하게 눕고 또 엎드려도 숨찬 것을 못 느끼며 잘 잤다.
7. 밤 10시부터 아침 7시까지 간간히 두세 번 기침을 하고는 푹 잤다.
8. 다음날 4첩 또 다음날은 2첩과 재탕을 모두 복용했는데, 지금은 목에 항시 가래가 걸려있는 것 같은 것도 없어졌다.
9. 지금까지 평생 더워서 땀을 흘려본 적이 없는데, 이 약을 먹고 이틀간 전신에 땀이 흠뻑 젖도록 났으며
10. 발에 수분이 없어 늘 양말이 돌아가서 뒤꿈치가 발등으로 오곤 했는데 어제부터는 발에도 땀이 나서 양말이 겉돌지 않는다고 한다.
11. 숨이 찬 것은 조금 줄어든 것 같으며 빨갛게 나오던 오줌도 하얗고 약간 노란색을 띠었으며
12. 한 번 시작하면 3일 동안 하던 극심한 기침은 한 번도 없었으며 또한 기침 후유증으로 오는 자한, 흉통, 전신통 등은 저절로 없어졌다.

환자가 재산이 전혀 없고 남의 논 8마지기를 부쳐 농사를 짓는 탓에 돈이 없어 폐약하려는 것을, 나중에 다른 약초로라도 갚으면 될 것이 아니냐고 하면서 10첩을 그냥 더 지어주었다.

2-1. 감기, 기침, 불면(不眠), 두통(頭痛), 안통(眼痛), 두중(頭重)

● 김 ○ ○ 여 65세 태음인 경기도 안양시 관양동

몸통이 약간 굵은 편이며 키는 보통이고 태음인으로 보이는 할머니이다.
① 1개월 전 속을 끓인 후 감기몸살로 오한(惡寒)이 났다. ② 지금은 밤낮으로 기침을 하며 처음에는 가래가 심했다. ③ 숨이 차고 무거운 것을 올려놓은 듯 가슴이 답답하다. 이러한 증세는 약 3년 전부터 신경만 조금 쓰면 나타났다. ④ 머리가 무겁다. ⑤ 잠을 못 잔다. ⑥ 가슴의 전중(膻中) 부위가 따가워서 매운 것을 못 먹고 평소에도 신경만 쓰면 따가운 증상이 있다. ⑦ 대변은 묽은 편이다. ⑧ 소변은 노랗다. ⑨ 평소에도 신경을 쓰면 기침을 하여 잠을 자지 못한다. ⑩ 신경을 쓰면 간혹 가슴이 뛰고 답답하며 상열(上熱)증세가 있다. ⑪ 평소 피로하고 기운이 없으며 몸이 무겁다.
신경을 쓴 뒤 발생했으며 숨이 차고 가슴이 답답한 증세를 수반한 감기, 기침 및 천증을 목표로 소자강기탕 2배량으로 5일분 10첩을 지어주었다.
7일 후 다시 왔을 때 확인해 보니, 감기몸살로 인한 오한이 소실되었으며 기침이 발생하는 간격이 느려졌다고 한다. 또한 두중(頭重)과 불면(不眠)이 소실되고 전중(膻中) 부위의 따가운 증세가 약간 경감되었으며, 지난번에는 말하지 않은 증세인 두통, 안통도 경감되었다고 한다.
아직 증세가 완전하게 치유된 것이 아니므로 전과 같은 소자강기탕 2배량으로 5일분 10첩을 다시 지어주었다.
7일 후 다시 왔을 때는 기침이 거의 소실되었으며 숨차고 가슴 답답한 증세가 아직도 남아 있다고 한다.
이번에도 같은 처방으로 5일분 10첩을 지어주었다

2-2. 감기, 기침, 현훈(眩暈), 흉통(胸痛), 포만(飽滿)

● 서 ○ ○ 여 36세 태음성소음인 주부 경기도 안양시 관양동 현대아파트

눈이 작고 키가 좀 큰 태음성소음인으로 보이는 주부이다.
① 20일 전 감기 뒤부터 기립성현훈(起立性眩暈) 증세가 있다. ② 목이 간질간질하면서 가래가 있으며 병원을 다녀도 낫지 않는다. ③ 평소 추위를 많이 타고 선풍기를 아주 싫어한다. ④ 몸 전체가 차고 손발과 아랫배도 차다. ⑤ 여름에도 아이스크림을 잘 안 먹는다. ⑥ 피로를 잘 느낀다.
감기로 인한 현훈 증세를 동반한 기침, 가래를 목표로 소자강기탕으로 5일분 10첩을 지어주었다.
약 4년 후쯤 다시 감기약을 지으러 왔을 때 확인해 보니, 그때 약을 복용한 이후 현훈 증세와 기침, 가래도 모두 소실되었다고 한다. 이번에도 1주일 전에 감기에 걸렸는데
① 기침이 심하고 기침으로 가슴이 아프고 헛배가 불러 밤에는 잠을 못잘 정도이다. ② 가래가 많다. ③ 진땀이

난다.
기침이 심하고 기침으로 가슴이 아프고 헛배가 부른 것을 목표로 지난번과 같은 소자강기탕으로 5일분 10첩을 지어주었다. 6일 후에 다시 내방했을 때 확인해 보니, 격심하던 기침이 많이 줄어들었으며 가슴이 아프고 헛배가 부른 증상도 격감하였으나 가래는 여전하다고 한다.

3-1. 천식(喘息)

다음은 이태경 선생의 경험이다.

● ○ ○ ○ 여 60세 태음인 서울특별시 동대문구 회기동

보통 체격에 기력이 약해 보인다.
① 숨이 찬다. ② 잔기침이 심하다. ③ 가래가 있다. ④ 층계를 올라갈 때는 더욱 심하다. ⑤ 가끔 부종을 수반하기도 한다.
위로는 담(痰)이 막아서 폐기(肺氣)가 선발(宣發)치 못하여 흉민(胸悶), 천수(喘咳), 담다(痰多)의 증상을 보이고 아래로는 신양허(腎陽虛)로 다리에 힘이 없고 신(腎)이 납기(納氣)를 못하여 호다흡소(呼多吸少)하여 천역단기(喘逆短氣)가 되고 수불화기(水不化氣)하여 수범(水氾)이 담이 되어 외일(外溢)하여 부종(浮腫)이 생기는 것으로 보았다.
4년 전부터 발생한 기침을 목표로 소자강기탕에서 대조를 빼고 관동화, 육계를 가하여 10일분 20첩을 투약했다.
약을 복용한 후에 증상이 2/3 정도 호전되었다고 한다. 전과 동일하게 다시 1제를 투약했다.
오래되었던 것임에도 상당히 좋아졌다고 한다.

3-2. 잔기침, 천식(喘息)

● 이 ○ ○ 여 22세 소양인 서울특별시 용산구 동부이촌동 미주아파트

약간 큰 키에 보통 체격의 건강하고 활달한 소양인 여대생이다. 소련에 유학 중이며 잠시 귀국했다.
① 10년 전부터 종일 수시로 잔기침이 난다. ② 피로하거나 운동, 활동을 하면 기침이 심해지고 밤에는 기침이 더욱 심하다. ③ 목에서 가래 끓는 소리가 난다. ④ 병원에서는 천식(喘息)이라고 한다. ⑤ 가슴 가운데인 전중부위(膻中部位)가 답답하다. ⑥ 4~5년 전부터 환절기 때나 피로하면 목에 뭔가 걸린 것 같은 기분이다. ⑦ 목감기에 자주 걸린다. ⑧ 신경을 쓰면 열이 위로 오르면서 머리가 아프다. ⑨ 또한 신경을 쓰면 손발이 차가워지고 떨린다. ⑩ 초저녁이나 외출한 뒤에 매우 피로하다. ⑪ 운동을 하면 몸이 붓는다. ⑫ 식욕과 소화력이 좋다. ⑬ 어깨와 종아리가 아프다. ⑭ 긴장을 하면 손발이 화끈거린다. ⑮ 목소리가 허스키하다. ⑯ 어릴 때 소련에서 디프테리아에 걸린 적이 있다고 한다.
소양인 아가씨의 10년 된 잔기침, 흉비(胸痞), 매핵기(梅核氣), 두통(頭痛)을 목표로 소자강기탕 3배량에 신경을 쓰면 손발이 차가워지고 떨리며 상기(上氣)가 잘 된다는 점을 감안하여 향부자 3돈을 더하여 10일분 20첩을 지어주었다.
약 7개월 뒤에 소련에 있는 딸에게 약을 지어 보내려고 한다며 어머니가 대신 왔을 때 확인해 보니, 지난번 약을 복용한 이후 잔기침과 천식(喘息) 증상이 격감하였다고 한다.
이번에는 증세가 격감하긴 했으나 아직도 간간히 잔기침을 한다고 하여 같은 처방으로 1제를 지어주었다.
4개월 뒤 방학이라 귀국하여 기침을 약간 한다며 약을 지으러 왔을 때 확인해 보니, 지난번 약을 복용한 후 잔기침이 거의 소실되었다고 한다. 잔기침이 소실되었던 것으로 보아 소자강기탕이 이 여학생에게 적합하다고 보고 같은 처방으로 10일분 20첩을 지어주었다.

3-3. 기침, 숨참

● 허 ○ ○ 남 67세 태음인 서울특별시 노원구 중계4동 주공아파트

보통 체격에 태음인으로 보이는 할아버지이다. 6월말에 기침으로 내방했다.
① 30년 전부터 수시로 기침이 나온다. ② 기침을 할 때나 언덕을 오를 때면 가슴이 답답하고 숨이 찬다. ③ 가래가 약간 있다. ④ 병원에서는 기관지(氣管支)가 약하다고 한다. ⑤ 식욕이 없으며 식사량이 아주 적다. ⑥ 소화가 잘되지 않아 속이 답답하고 가스가 차며 더부룩하다.
기관지가 약하다는 태음인 할아버지의 30년 이상 된 기침과 숨참을 목표로 소자강기탕 2배량으로 10일분 20첩을 지어주었다.
보름 뒤에 그 분의 딸이 전화로 약을 더 지어달라고 할 때 확인해 보니, 약을 복용할 때 소화가 안 된다고 한다.
이번에는 지난번과 같은 처방에 소화가 안 된다는 것을 감안하여 산사, 맥아 2.5돈을 더하여 10일분 20첩을 지어주었다. 10일 뒤에 다시 딸이 전화로 약을 복용한 후 기침과 숨차던 것이 약간 줄었다며 더 복용하길 원했다.
약을 복용한 후 기침, 숨참 증세가 경감된 것으로 보아 효과가 있었다고 보고 같은 처방으로 10일분 20첩을 지어주었다.

14일 뒤에 전화를 했을 때 확인해 보니, 기침이 격감하고 숨이 차던 것도 거의 소실되어 전철을 타러 계단을 오르내려도 괜찮을 정도라고 한다. 기침과 숨참이 거의 소실되었으나, 30년 넘게 고생한 것을 생각하면 약을 더 먹어야겠다고 하므로 이번에도 같은 처방으로 10일분 20첩을 지어주었다.
20일 뒤 딸이 전화를 했을 때 확인해 보니, 약을 복용한 후 숨찬 것은 소실되었고 기침은 아직 좀 남았다고 하면서 약을 더 부탁했으며 그 후 5회 더 복용한 이후 폐약(閉藥)했다.

5-1. 매핵기(梅核氣), 지속적인 잔기침

다음은 노의준 선생의 경험이다.

● 방 ○ ○ 여 30세 태음성소음인 156cm 44kg 고등학교 교사 경기도 안양시 평촌동

기질이 예민하고 언행이 약간 빠르고 근육과 뼈대가 보통인 태음성 소음인 여성으로
2002년 5월 11일
① 1년 전부터 성대 결절이 있다. ㉠ 조그만 염증이 있다. ㉡ 목이 잠기고 목소리가 잘 변한다. ② 매핵기가 있다. ㉠ 목이 부어있는 듯한 느낌이 있다. ③ 말을 할 때마다 잔기침이 계속난다. ④ 아침을 먹지 않는다. ⑤ 피로하고 기운이 없다. ⑥ 가래가 약간 있다. ⑦ 추위와 더위를 약간 탄다. ⑧ 손과 발이 약간 차고, 몸 전체가 약간 차다. ⑨ 물을 많이 마신다. ⑩ 혀끝에 굴곡이 있다.
매핵기와 지속적인 잔기침을 목표로 소자강기탕 2배량으로 10일분 20첩을 투약했다.
1년이 지난 후에 확인해본 결과
① 작년에 약을 복용하고 매핵기와 잔기침이 소실되어 괜찮았다고 한다.
2002년 5월 13일에 내원했는데
① 무기력하고 축축 처진다. ② 3일 전부터 말을 하면 왼쪽 귀가 울린다. ③ 빈혈이 있어 누워 있으면 핑핑 돈다. ④ 알레르기성 비염이 있다. ㉠ 환절기 때만 비염 증상이 있고 계속 재채기와 흰 콧물이 나온다. ⑤ 예전만큼은 아니어도 매핵기(梅核氣)가 약간 있다. ⑥ 현기증이 있어 누우면 어지럽다.
이번에는 무기력함을 목표로 보중익기탕 3배량으로 20일분 40첩을 투약했다.
① 천식성 기관지염이 있다. ㉠ 양약을 오래 복용하니 메슥거린다. ㉡ 감기 끝에 왔다. ② 목이 간질간질하고 항상 가래가 있다. ㉠ 뱉으려 해도 안 뱉어진다. ③ 가슴이 답답하다. ㉠ 신경을 많이 쓰고 나서 감기가 왔고 그 후에 잔기침이 나오고 기침을 하면서 가슴 답답한 것이 심해졌다. ④ 복직근연급(腹直筋攣急), 동계(動悸), 진수음(振水飲)이 있다.
잔기침을 목표로 소자강기탕 2배량으로 5일분 10첩을 투약했다.
5일이 지난 후에 전화를 통하여 확인해본 결과
1. 약을 복용하고 있는데 소화가 안 되고 메슥거리고 구토할 것 같다.
2. 기침은 많이 좋아져 80%가량 호전되었다.
3. 감기가 온 것인지 하지에 힘이 없기도 한다.

6-1. 흉민(胸悶)

● 김 ○ ○ 남 47세 소음성태음인 경기도 안양시 귀인동 꿈마을 우성아파트

키와 체격이 보통이며 소음성태음인으로 보이는 회사원이다.
① 1달 전부터 앉았다 일어날 때나 굽힌 자세에서 물건을 들 때 순간적으로 명치 윗부분이 숨이 막히고 담이 결리듯이 답답하다. ② 가슴이 갑자기 답답하면서 식은땀이 쭉 흐른다. ③ 피로할 때에는 가슴 답답한 것이 더하다가 쉬면 낫는다. ④ 스트레스 받으면 가슴이 답답해진다. ⑤ 신경을 많이 쓴다. ⑥ 땀을 많이 흘린다. ⑦ 식욕과 소화력이 좋다. ⑧ 변은 1일 1회 보며 보통변이다. ⑨ 소변이 시원치 않다. ⑩ 불안, 초조, 신경질 증세가 있다. ⑪ 뒷목이 뻐근하다.
담 결리듯 막힌다는 흉민(胸悶)을 목표로 소자강기탕 2배량으로 5일분 10첩을 지어주었다.
1달 뒤에 약을 지으러 왔을 때 확인해 보니, 약을 복용한 후 흉민 증세가 경감되었다며 다시 약을 지어달라고 한다.

7-1. 전중통(膻中痛), 목쉼

● 박 ○ ○ 남 69세 태음성소음인 전라남도 고흥군 대서면 송갑리

보통 체격에 얼굴색이 붉은 태음성소음인으로 보이는 할아버지이다.
① 5개월 전부터 1달에 2~3번 정도 언덕을 오르면 가슴의 전중(膻中) 부위가 벌어질 것처럼 쓰리다. ② 밤에 잘 때도 간혹 가슴 부위가 쓰리다. ③ 병원에선 협심증이라고도 하며 기도가 좁아졌다고도 하는데 현재 양약을 복용하는

중이다. ④ 5개월 전부터 기운이 목으로 오르면서 목이 쉰다. ⑤ 15일 전쯤 트림을 많이 했는데 지금은 별로 하지 않는다. ⑥ 오래 전부터 기관지가 약해서 감기에 걸리면 기침을 자주 한다. ⑦ 추위를 약간 탄다. ⑧ 식욕이 좋고 소화력도 좋다. ⑨ 손에 쥐가 자주 난다.

기관지가 약하다는 태음성소음인 할아버지의 협심증(狹心症), 전중통(膻中痛), 목쉼을 목표로 소자강기탕 2배량으로 10일분 20첩을 지어주었다.

약 1년 8개월 뒤에 다시 왔을 때 확인해 보니, 약을 복용한 이후 가슴 부위 통증이 없어졌으며 힘이 들면 목이 쉬는 것도 소실되었다고 한다. 그런데 지금은 가슴이 답답하고 명치 밑에 뭔가 뭉친 듯이 걸린다고 한다.

지난번 약을 복용한 후 흉통, 목쉼이 소실된 것으로 보아 효과가 있다고 보고 같은 처방으로 10일분 20첩을 지어주었다.

8-1. 담 결림, 손발 부종(浮腫)

● 이 ○ ○ 여 54세 소양인 주부 경기도 안양시 호계2동 현대아파트

약간 작은 키에 보통 체구이며 피부가 희고 단아한 모습이고 소양인으로 보이는 주부이다.

1년 전 제주도에 다녀와서 발생한 잔기침으로 소청룡탕과 소자강기탕을 합방하여 복용한 뒤 종일 지속되던 잔기침이 좋아져 식구들이 단골이 된 분인데 이번에는 담이 결린다고 찾아왔다.

① 평소에도 신경만 쓰면 담이 잘 결리는 편인데 이번에도 신경을 쓴 뒤 며칠 전부터 어깨에 담이 결려 몹시 불편하고 아프며 ② 담 결림과 동시에 손발이 붓는다. ③ 몸은 뜨거운 편이고 성격도 급하고 분명하나 손발과 아랫배가 차다. ④ 이 부인이 일찍 남편과 사별하고 지금은 사위와 함께 생활하고 있으며 본인이 경제적 능력은 있지만 혼자 살아오면서 신경을 많이 써온 것 같아 보였다. ⑤ 그 외로 식욕, 소화, 대소변은 보통이고 특별한 다른 증상은 없다.

평소 신경을 많이 쓰는 편이며 신경만 쓰면 발생하는 소양인 주부의 담음통(痰飮痛)을 목표로 소자강기탕 2배량에 백개자 2.5돈을 더하여 5일분 10첩을 지어주었다.

16개월 뒤인 다음해 8월에 왔을 때 확인해 보니, 약을 복용하고 담이 결리던 것과 손발 부종도 모두 나았다고 한다.

中統88 寶 삼화산 三和散

川芎 一錢 **沈香 蘇葉 大腹皮 羌活 木瓜** 各五分 **木香 白朮 檳榔 陳皮 甘草**炙 各三分

治 諸氣鬱滯 或脹或痛
[活套鍼線] 衝上(足) 便閉(大便) 氣痛(氣)
[適 應 症] 소화불량, 변비, 가스참, 변비, 부종, 장산통, 근경련, 요통, 헤르니아, 음낭련통, 이변불통, 각기

처방설명 삼화산은 기울(氣鬱)로 인해 수분대사가 불량해져 습체(濕滯)가 발생하고, 소화기능이 저하되어 소화불량(消化不良)이나 변비(便秘)가 발생했을 때 사용하는 처방이다.

조문을 보면 '諸氣鬱滯제기울체 或脹或痛혹창혹통'을 치료하는 것으로 되어 있어 근본적인 원인은 외감(外感)이나 칠정(七情) 등 각종 스트레스라고 할 수 있다. 스트레스를 받으면 인체는 조직을 긴장시켜 스트레스에 대응할 수 있는 에너지를 생산하게 된다. 물론 이러한 현상이 일시적이거나 가볍다면 큰 장애를 남기지 않고 지나가겠지만, 반복적이거나 강한 경우에는 수분대사에 영향을 주어 습체(濕滯)를 야기하고, 소화기능을 저하시켜 소화불량을 일으킨다. 물론 지속적으로 스트레스를 받으면 이러한 증상 외에도 흉비(胸痞), 흉통(胸痛), 항강(項强), 경계(驚悸), 정충(怔忡), 불안(不安), 수족저림 등이 나타날 수 있다. 그러나 발병원인의 정도나 형태, 개인의 신체조건, 신체상태에 따라 위의 모든 증상이 나타나기도 하고, 특정 증상만 나타나기도 한다.

삼화산의 증상은 스트레스로 인한 기울(氣鬱)이 원인이지만, 현재 나타나는 증상은 수분대사장애로 인한 부종(浮腫)과 소화기능 저하로 인한 소화불량(消化不良) 위주이다. 즉 기울(氣鬱)이 원인이기는 하지만 기울의 일반적인 증상인 흉비(胸痞), 정충(怔忡), 경계(驚悸) 같은 증상보다는 주로 소화불량이나 부종이 나타난다. 이는 비슷한 증상에 사용하는 분심기음과의 차이점이다. ≪의종손익≫을 보면 기종(氣腫)으로 살갗이 두터워지고 눌러도 손가락 자리가 나오지 않는 데는 삼화산이나 분심기음을 사용한다는 언급이 있다. 물론 두 처방 모두 기울(氣鬱)로 인해 수분대사장애가 발생했을 때 사용하기 때문에 기종(氣腫)에 사용할 수 있지만, 분심기음의 증상에는 흉비나 정충 같은 증상이 더 뚜렷하게 나타나는 경우가 많다.

삼화산의 증상에는 소화불량과 변비도 수반된다. 지속적으로 신경을 쓰거나 스트레스를 받으면 소화기에 배분되는 에너지량이 줄어들기 때문에 소화기의 운동성이 떨어지고, 소화액의 분비가 저하된다. 따라서 각종 소화불량 증상이 나타나게 되는데, 조문에 '或脹或痛'이라고 한 것은 소화불량과 변비로 인해 창만(脹滿) 증상이 발생하고, 이로 인해 통증이 발생함을 표현한 것이다. 특히 대변(大便)이 원활하게 배출되지 않아서 창만 증상이 더 가중된다고 볼 수 있다. 활투침선을 보면 변폐(便閉)에 사용하는 처방으로 분류하고 있어 대변불통(大便不通)이 창만과 통증의 주요한 원인이라는 것을 알 수 있다.

≪의종손익≫을 보면 '상초(上焦)의 기능이 장애되면 숨이 차고 속이 그득하고, 중초(中焦)의 기능이 장애되면 담음(痰飮)이 생기고 이것이 오래 되면 뱃속이 그득하게 된다. 하초(下焦)의 기능이 장애되면 부종과 창만증이 생기는데, 이때는 대소변을 잘 통하게 하면 되므로 삼화산을 쓰는 것이 좋다.'는 말이 있다. 즉 수분대사장애로 부종이 발생하는 것이고, 대변불통으로 인해 창만증이 발생하는 것임을 확인할 수 있다.

활투침선을 보면 기통(氣痛), 변폐(便閉), 충상(衝上)에 사용하는 처방으로 분류되어 있다. 변폐(便閉)는 습체와 소화기능저하로 인해 소화기의 운동성이 저하되어 발생하는 증상이며, 충상(衝上)은 각기(脚氣)가

심해져 복부까지 수분이 울체되어 숨이 차는 증상으로, 울체되어 있는 수분을 빼주는 빈소산, 청열사습탕, 목유탕 등을 사용할 수 있으나, 삼화산도 습체를 제거하는 작용이 있어 충상(衝上)에 사용할 수 있다. 여기서 기통(氣痛)은 소화장애로 인해 발생하는 통증으로 보는 것이 타당하다. 즉 앞서 언급한 것처럼 변비로 인해 가스가 차고, 이것이 심화되어 통증이 발생하는 것이다.

처방구성 처방구성을 보면 천궁의 정유는 대뇌(大腦)의 활동을 억제하여 진정작용을 하며, 카페인의 흥분작용에 길항하고, 관상동맥과 말초혈관을 확장하여 하지(下肢)와 심근(心筋)의 혈류량을 증가시킨다. 침향은 진통, 진정작용을 한다. 침향을 끓이게 되면 약성이 있는 유질(油質)이 소실되므로 산제(散劑)로 사용하거나 충복(沖腹)해야 한다.

소엽은 중추신경의 흥분을 억제하여 정신을 안정시키며, 해열작용과 소화액 분비를 촉진시키는 작용이 있다. 대복피는 소화관의 연동운동(蠕動運動)을 촉진하고 위내용물의 배출을 증강시켜서 소화불량과 복부팽만감을 완화시킨다. 또한 약한 이뇨작용이 있으며, 담즙분비를 촉진하고 혈압을 강하시킨다. 강활은 발한(發汗), 해열작용(解熱作用)을 하며, 진정, 진통작용이 있어 신경통과 관절통 등을 완화한다. 모과는 염증 반응을 현저하게 억제한다.

목향은 미주신경(迷走神經)을 자극하여 장(腸)의 수축력과 연동운동을 증가시키고 소화·흡수를 촉진하여 가스 정체에 의한 복통을 멎게 한다. 백출은 장관활동에 대한 조절작용이 있어서 장관의 자발성 수축활동의 긴장성을 높이고 강직성 수축을 방지한다. 빈랑은 부교감신경을 흥분시켜 위액분비를 촉진하고, 위장의 연동운동을 강화하며, 설사와 복통을 개선한다. 진피는 이기제(理氣劑)로서 소화관의 운동을 강화하여 가스 배출을 촉진한다. 감초는 소화관 평활근에 작용하여 경련을 억제하며, 위점막을 보호하는 항궤양작용을 한다. 또한 스테로이드 호르몬과 유사한 작용이 있다.

처방비교 **삼화탕**과 비교하면 두 처방 모두 기울(氣鬱)로 인한 기창(氣脹)에 사용하며 부종(浮腫)과 대변불리(大便不利)가 수반된다는 공통점이 있다. 그러나 삼화탕은 소화기증상과 부종증상이 현저한 경우에 사용하는 반면, 삼화산은 부종이나 소변불리 증상이 덜하며, 외감(外感)으로 인한 기울(氣鬱)의 경향이 더 강하고, 신체조건으로 볼 때 조직이 더 견실한 경우에 사용할 수 있다. 또한 삼화탕은 심인성 기울(氣鬱)인 반면, 삼화산은 외감(外感)으로 인한 기울(氣鬱)의 경향이 강하다.

대이향산과 비교하면 두 처방 모두 고창증에 사용하며 소화불량과 대변불리 증상에 사용한다는 공통점이 있다. 그러나 대이향산은 주로 소화불량이나 소화기연약이 만성화되어 나타나는 소화불량형 고창(鼓脹)에 사용하는 반면, 삼화산은 소화불량에도 사용하지만 부종이 동반되는 경향이 강하며, 식상(食傷)보다는 외감(外感)으로 인한 기울(氣鬱)의 영향을 받아 고창증이 발생했을 때 사용하는 경향이 있다.

빈소산과 비교하면 두 처방 모두 하지부종과 기울로 인한 부종에 사용한다. 그러나 빈소산은 주로 각기(脚氣)나 슬관절통(膝關節痛), 하지부종(下肢浮腫)에 사용하는 반면, 삼화산은 기창(氣脹)에 사용하며, 빈소산과 달리 대변불리(大便不利) 증상이 있다는 특징이 있다.

활용사례

1-1. 변비(便秘), 가스참 여 27세 태음인
1-2. 기울성 변비(便秘) 여 30세

1-1. 변비(便秘), 가스참

다음은 윤여빈 선생의 경험이다.

● 차 ○ ○ 여 27세 태음인 주부 경기도 안양시 동안구 관양1동

필자의 부인으로 키가 크고 비습한 태음인이다. 살결이 무르고 움직이기를 싫어한다. 평소에 변비가 심하여 우유를 마

셔야 대변을 본다. 마침 삼화산이 있어 시험복용했다.
① 변비가 심하다. ㉠ 평소에 대변을 5~7일에 1번씩 본다. ㉡ 대변을 본 지 5~7일이 지나면 아랫배에 가스가 찬다. ㉢ 이 때 우유를 1~2일 정도 마시면 대변을 본다고 한다. ㉣ 평소에는 변비로 인한 불편함이 없으나 5일 이상 대변을 못 보면 배에 가스가 차서 약간 불편하다고 한다. ㉤ 변비 증상은 오래되었으며, 전에는 아락실을 복용해야 대변을 보았다고 한다. ② 추위를 타고 더위를 타지 않는다. ③ 몸에 땀이 거의 없는 편이다. ④ 몸이 약간 찬 편이지만 어느 특정한 부분이 심하게 차지는 않다. ⑤ 식욕과 소화력이 좋다. 평소에 물을 많이 마시지는 않는다. ⑥ 소변을 보는 횟수가 적다. ⑦ 잠을 잘 자며, 잠자는 시간이 많아도 피곤해 한다. ⑧ 월경은 28일 주기로 정상이며, 월경시 아랫배에 월경통이 있다.
평소에 심한 변비를 목표로 ≪방약합편≫ 중통 88의 삼화산 본방으로 10일분 20첩을 투약했다. 이때 침향이 없어서 목향으로 대신했는데, 처방구성 중에 목향이 0.3돈이 들어있어 목향을 0.5돈으로 증량하여 사용했다.
약을 지어서 집에 가져갔는데, 복용하지 않고 있다가 왜 약을 복용하지 않느냐며 핀잔을 주자 그제야 복용하기 시작했다.
1. 첫날 복용하고 그 다음날 아침에 대변을 보았다. 약을 복용할 때가 7일 동안 대변을 보지 못한 상태였으며, 배에 가스가 차서 아랫배가 불러 있었다. 이때는 고창이나 창만은 아니지만 이와 비슷한 상태였다.
2. 약을 복용하고 그 다음날 아침에 대변을 보았는데 대변량은 적었다. 그러나 배에 가스가 찬 것이 모두 없어졌다고 한다. 또한 가스가 차서 아랫배가 불쾌하던 것도 소실되었다.
3. 평소에 약을 잘 챙겨먹지 않는 성격이어서 약을 1일 1봉 또는 2봉씩 복용하여 복용기간이 길었다.
4. 약을 복용하는 동안에는 1~2일에 한 번씩 대변을 보았다.
5. 약을 복용하면서 우유를 마셨는데, 평소에도 우유를 지속적으로 마셨으나 대변을 5~7일마다 보았다는 것을 보면 우유로 인해서 대변을 본 것이 아니라 약효가 있다고 판단된다.
6. 약을 복용하는 동안 평소보다 수분을 많이 섭취할 경우 즉 물이나 음료수를 많이 마시거나 수박 등을 먹으면 그 다음날 설사를 한다고 한다.
7. 약을 모두 복용하고 현재 약 15일 정도 지났으나 대변을 1~2일에 한 번씩 보고 있으며 약을 복용하는 중이나 복용한 이후에 배에 가스가 차는 증상은 없었다.

中統89 寶 교감단 交感丹

香附子 一斤 **茯神** 四兩

治 諸氣鬱滯 能水火升降 ① 加香附子 茯神 甘草 各一錢 名[降氣湯]
[用 法] 上末 蜜丸 彈子大 每一丸 以降氣湯嚼下
[活套鍼線] 氣鬱(氣)
[適 應 症] 흉통, 흉비, 정충, 경계, 불안, 소화불량

처방설명 교감단은 기(氣)의 울체(鬱滯)를 다스리는 처방으로 흉비(胸痞), 정충(怔忡), 경계(驚悸), 불안(不安), 우울(憂鬱) 등에 사용한다.

조직을 긴장시켜 혈액순환을 방해하고 인체의 기능을 저하시키는 것은 모두 기울상태를 유발하는 원인이 된다. 예를 들어 극심한 추위, 갑작스런 기온차이, 심리변화, 스트레스, 충격, 지인(知人)의 사망, 교통사고 등은 우리가 일상적으로 접할 수 있는 기울의 원인이라고 할 수 있다. 그러나 교감단은 추위나 기온차이 때문에 발생한 기울(氣鬱) 증상보다는 심리변화나 스트레스에 의한 기울(氣鬱) 증상에 주로 사용하는 처방이다.

≪의종손익≫을 보면 '교감단은 일체 공적이거나 사적인 일들이 마음에 맞지 않고, 명예와 재산이 뜻대로 이루어지지 않아 억울하고, 칠정(七情)에 상하여 음식 먹을 생각이 없고 얼굴이 누러면서 몹시 여위며, 가슴이 더부룩하고 답답한 여러 가지 증상에 쓰면 효과가 좋다.'고 되어 있다. 이는 심리변화로 인해 기울(氣鬱)이 발생했을 때 교감단을 사용한다는 것을 확인시켜 주는 부분이다.

심리변화를 겪거나 스트레스, 충격을 받으면 조직이 긴장된다. 긴장된 이후에 시간이 지나면 다시 이완이 되지만, 이런 현상이 지속적으로 반복되면 조직의 탄력성이 떨어지면서 조직 사이에 습담(濕痰)이 울체될 수 있다. 또한 조직의 긴장이 유지된 상태에서 습담(濕痰)이 울체되어 있으면 몸이 이완되고 늘어지고 처지는 등 무력감을 느끼게 된다. 만약 이러한 현상이 심장이나 흉곽 주위 조직에 발생하면, 첫째 심장기능에 영향을 주어 가슴이 뛰고 불안하며 깜짝깜짝 놀라는 증상이 나타날 수 있다. 둘째, 조직이 긴장되면 조직 속에 포함된 혈관이 압박을 받아 말초저항이 높아지고, 이 경우 심장에서 혈액을 밀어내는 압력이 높아져야 하기 때문에 심장에 많은 부하가 발생한다. 그래서 가슴이 답답하고 뻐근해지는 증상이 나타나는 것이다. 셋째, 이러한 증상이 더 심해져서 혈관의 탄력성이 떨어지면 말초혈액순환이 불량해져 손발저림이 나타날 수 있다. 교감단은 이러한 증상이 나타났을 때 향부자로 긴장된 조직을 이완시키고 복령으로 조직 사이에 울체된 습담(濕痰)을 제거하여 기울상태를 해소시킨다.

교감단은 가슴 답답함을 호소하는 화병환자(火病患者)에게 응용할 수 있는 좋은 처방이다. 현대인들에게 화병이 많은 이유는 생활 중에 긴장을 유발하는 요소가 많기 때문이다. 일단 사회가 복잡해지면서 옛날보다 생각을 많이 하면서 살아가고, 집중을 필요로 하는 일이 많아졌으며, 사건과 사고가 많아져 심리의 변화를 겪는 일이 늘어났다. 또한 경쟁도 심해지고 충족해야 할 욕구도 늘어났다. 이처럼 긴장을 유발하는 수많은 요인들에 대응하면서 살아야 하기 때문에 화병이 많은 것이다. 이럴 때 교감단은 긴장을 풀어주는 작용을 하기 때문에 화병에 좋은 결과를 얻을 수 있다.

교감단에서 기울(氣鬱)을 풀어주는 주요한 역할을 하는 약재는 향부자이다. 향부자를 사용하는 경우는 보

통 네 가지로 분류할 수 있다. 먼저 긴장으로 인한 기울상태, 둘째 생리통, 생리불순 같은 부인질환, 셋째 소화불량, 복통 등 소화기장애, 넷째 감기에 사용한다. 이렇게 서로 다른 증상과 질환에 사용할 수 있는 것은 향부자가 조직의 긴장을 풀어주는 작용을 하기 때문이다. 생리통과 생리불순의 경우는 자궁조직이 긴장되어 발생하는 것이고, 소화장애 역시 소화기조직이 긴장되어 제 기능을 할 수 없을 때 발생한다. 감기에 걸려 표피가 수축되었을 때도 향부자가 긴장을 완화시키므로 증상을 없애준다. 따라서 향부자를 부인과의 요약(要藥)이라고 한 것은 부인질환에 많이 사용했기 때문이며, 조직의 긴장을 풀어주는 작용이 있기 때문에 실제로는 다양한 증상에 사용할 수 있다.

처방구성 처방구성을 보면 향부자, 복신 두 가지 약재로 구성되어 있다. 군약인 향부자는 장관 평활근의 경련을 억제하여 소화관의 가스배출을 촉진하며, 소화·흡수를 촉진하므로 복부팽만감을 개선한다. 또한 중추신경 억제작용이 있어 정신을 안정시키고, 대뇌피질을 흥분시켜 우울증을 개선한다. 한의학에서는 기(氣)의 순환을 촉진하고 통증을 완화시키며 월경(月經)을 순조롭게 하는 약재로 표현하고 있다.

복신은 소나무뿌리에 관통되어 있는 복령을 지칭하는 것으로, 복령보다 안신작용(安神作用)이 뛰어나다. 약리적으로는 세포에 영양을 공급하고, Acetylcholine의 원료가 되어 뇌세포를 활성화한다. 또한 세뇨관의 재흡수를 억제하여 이뇨를 증진하므로 부종을 경감시킨다.

처방비교 **신계향소산**과 비교하면 두 처방 모두 기울(氣鬱)로 인한 흉비(胸痞)에 사용한다는 공통점이 있다. 그러나 신계향소산은 흉비(胸痞), 흉통(胸痛)뿐 아니라 기울(氣鬱)로 인한 소화불량(消化不良)에도 사용하며, 기울의 요인으로는 신경과다 외에도 외감(外感)이 포함된다. 반면 교감단의 증상은 외감의 영향으로 발생하는 경우는 거의 없고, 단지 심리적인 변화, 정신적인 충격 등으로 흉비, 불안, 우울감이 생겼을 때 사용한다.

가미온담탕과 비교하면 두 처방 모두 기울(氣鬱)과 습담(濕痰)으로 인한 불안, 경계, 정충에 사용하는데, 가미온담탕은 평소 심장이 약하거나 담음(痰飮)의 경향이 있는 사람이 충격을 받거나 신경을 과다하게 써서 심번(心煩), 불안(不安), 초조 등이 나타났을 때 사용한다. 교감단도 동일한 증상에 사용하므로 가미온담탕의 축소판이라고 할 수 있지만, 가미온담탕은 거담작용(祛痰作用)이 강한 반면, 교감단은 조직의 긴장상태를 풀어주는 기울(氣鬱) 해소의 작용이 강하다.

길경지각탕과 비교하면 두 처방 모두 흉비(胸痞)에 사용한다. 그러나 길경지각탕은 흉부(胸部)의 열성상태와 소화기적체가 겸해 있는 상태에서 발생한 흉비(胸痞)에 사용하는 경우가 많다. 반면 교감단은 주로 신경과다, 충격, 우울 등으로 인해 발생한 흉비에 사용한다.

➔ 활용사례

1-1. 흉통(胸痛) 남 31세 소양성태음인 164cm 65kg
2-1. 소화불량(消化不良), 편두통(偏頭痛), 오로(惡露), 흉비(胸痞) 여 38세 소양인 158cm 47kg
3-1. 복용후기

1-1. 흉통(胸痛)

다음은 문성기 선생의 경험이다.

● 문 ○ ○ 남 31세 소양성태음인 164cm 65kg 전라북도 완주군 삼례읍 후정리

소양인 기질을 다소 가지고 있는 움직이지 않으면 살이 찌는 태음인이다.

① 스트레스를 심하게 받으면 우측 가슴에 찌릿찌릿한 통증을 3~5초 정도 느낀다. ㉠ 군복무 중 생겼던 흉통이 최근 다시 일이 많아지면서 시작되었다. ㉡ 군대 장교 시절 검열준비를 도맡아 하면서 대대장 보좌시 회의중 심한 스트레스

를 받을 때면 우측흉통이 생기게 되었다. ㉢ 제대 후인 약 4년 전에 저녁에 구보 후 갑작스런 호흡곤란으로 인해 x-ray검사, 심전도검사, 폐호흡검사, 각종혈액검사를 했으나 아무런 이상이 발견되지 않았다. ② 상열감(上熱感)이 가끔 있지만 이는 심하게 스트레스 받는 시기에만 있다. ③ 추위와 더위 모두를 약간씩 타는 편이다. ④ 여름에 얼굴과 목에 땀이 많은 편이다. ⑤ 식성은 찬 것을 좋아하는 편이다. ⑥ 식욕은 왕성한 편이며, 식사를 하는 속도가 빠른 편이다. ⑦ 잠은 잘 자는 편이다. ⑧ 연변(軟便)이 약간 있다. ⑨ 잘 놀라는 경향이 있다. ⑩ 일을 적극적으로 추진하며, 다소 일을 도맡아서 처리하는 경향이 있는 소양인 성격이다. ⑪ 당뇨는 없으며, 봄과 가을이 되면 심한 알레르기성 비염을 앓고 있어 작년 가을부터는 비염치료를 위해 소청룡탕을 복용하고 크게 효과를 보고 있는 중이다. ⑫ 가족력은 아버지, 어머니가 모두 당뇨를 앓고 있고, 어머니의 경우 관상동맥이 막혀 수술경력이 있다. 형제 중 누나는 35살이지만 이미 당뇨판정을 받아 몇 개월 전부터 당뇨약을 복용하는 중이다.
군대 시절에 발생한 흉통(胸痛)을 목표로 교감단을 오자대로 만들어 스트레스를 받을 때마다 30알씩 복용했다. 그러나 기탈(氣脫)을 우려해 하루 두 번 이상은 복용하지 않았다.
한 달 정도 복용하고 있는데 최근에 다시 시작된 흉통(胸痛)이 없어졌다.

2-1. 소화불량(消化不良), 편두통(偏頭痛), 오로(惡露), 흉비(胸痞)

다음은 이태경 선생의 경험이다.

● ○ ○ ○ 여 38세 소양인 158cm 47kg

마른 체격이고 스트레스 잘 받는 소양인이다.
① 스트레스를 받으면 소화가 잘 안 된다. ② 신경성 편두통이 있다. ③ 오로(惡露)가 멈추지 않는다. ④ 가슴이 답답하다. ⑤ 신경이 예민하고 신경질이 많다.
이 환자의 경우에는 스트레스 받으면 소화가 잘 안 된다는 점이나 평소에도 예민하고 신경질이 많다는 점 등을 보면 기울이 발생할 소지가 많은 사람임을 알 수 있다. 또 증세 중 가슴이 답답하다는 점이나 신경성 편두통이 있는 것 등을 볼 때 기울(氣鬱)이 현저하다고 볼 수 있으므로 이러한 기울을 풀어 줄 수 있는 처방은 교감단이나 교감단과 흡사한 처방이며 교감단에 감초만 더해진 강기탕을 사용해 보기로 했다.
스트레스를 받으면 소화가 안 되는 여성에게 교감단에 강기탕을 합하여 10일분 20첩을 투약했다.
약을 복용한 후에 소화도 잘 되고 편두통도 사라지고 오로(惡露)가 그치고 가슴이 답답한 것도 많이 소실되었다고 한다.

3-1. 복용후기

● ○ ○ ○ 남 25세 175cm 소양성태음인

평소에 아무런 증상이 없는데 교감단을 복용했다. 복용한 후 몸 전체적으로 가라앉는 느낌이 들었다.

● ○ ○ ○ 여 31세

평소에 가벼운 빈혈기가 있었다. 교감단을 복용한 후 속이 더부룩하고 답답해졌다. 몸 전체적으로 가라앉는 듯한 느낌이 들었다.

● ○ ○ ○ 여 22세

평소 잘 체하고 가끔 편두통이 있다. 교감단을 복용한 후 몸 전체적으로 가라앉는 듯한 느낌을 받았다. 편두통이 평소와 다른 부분에 발생했다.

● ○ ○ ○ 남 25세 172cm 67kg 소음성태음인

평소에 별다른 증상이 없다. 교감단을 복용한 10분 후에 머리와 몸이 가벼워지는 것을 느꼈다. 가벼운 상태가 약 20분 정도 지속되었다.

● ○ ○ ○ 남 34세

평소 별다른 증상이 없다. 교감단을 복용한 후 약간 머리가 멍한 기분이 들었다. 밤에 설사를 3회 했다.

● ○ ○ ○ 남 34세 소음인

평소 쉽게 피로감을 느끼는 편이다. 교감단을 복용한 후 밤에 잘 때 뱃속에서 꾸르륵거리는 소리가 들렸다.

中統90 內局 寶 소합향원 蘇合香元

白朮 木香 沈香 麝香 丁香 安息香 白檀香 朱砂半爲衣 **犀角 訶子皮 香附子 蓽撥** 各二兩
蘇合油入安息香膏內 **乳香 龍腦** 各一兩

[出　　典] 太平惠民和劑局方・方藥合編 : 治 一切氣疾
[用　　法] 上末 用安息香膏 並煉蜜和丸 每一兩作四十丸 每二~三丸 井水或溫水溫酒薑湯化服
① 有龍腦 名[龍腦蘇合元] 無龍腦 名[麝香蘇合元]　　② 安息香乾則不必作膏
[活套鍼線] 通治(氣) 氣痛(胸) 盤腸痛(小兒) 客忤中惡(小兒) 驚風(小兒) 通治(邪祟) 譫語(婦人産後)
[適 應 症] 식체, 식체빈발, 소화불량, 복통, 설사, 오심, 구토, 경기, 객오, 중악, 섬어

처방설명 소합향원은 경풍(驚風), 경기(驚氣), 객오(客忤), 중악(中惡), 사수(邪祟), 섬어(譫語) 등에 사용했던 처방이지만, 지금은 약성을 응용하여 소화불량(消化不良), 설사(泄瀉), 복통(腹痛) 등에 사용한다.

소합향원의 약성을 이해하기 위해서는 활투침선에 나와 있는 증상 간의 공통점을 알아야 하며, 소합향원을 이렇게 다양한 증상에 사용할 수 있는 이유를 알아야 한다. 먼저 객오(客忤)는 밤에 화장실에 가거나 외진 곳으로 다니거나 차가운 방에 있다가 낯선 사물을 보고 놀란 증세이고, 중악(中惡)은 책마다 정의가 다르기는 하지만 갑자기 놀라서 기절(氣絶)하는 증상이므로 객오(客忤)와 크게 다르지 않다. 경풍(驚風) 또한 이상한 소리를 듣거나 짐승의 울음소리를 들었을 때 깜짝 놀라면서 경련(痙攣)을 일으키는 증상이다.

이들의 공통점은 첫째, 갑자기 놀라서 졸도하거나 경련을 일으킨다는 것이며, 둘째 소화장애가 내재되어 있을 때 이러한 증상이 발생하기 쉽다는 것이다. 실제 객오(客忤)의 증상 중에는 팔다리가 싸늘해지고, 명치 밑이 비트는 듯이 아프고, 배가 창만해지는 증상이 있고, 중악(中惡)의 증상에도 갑자기 가슴과 배에 자통(刺痛)이 생겨 기절할 것 같다는 언급이 있다. 결과적으로 객오, 중악, 경풍은 모두 소화장애가 내재되어 있는 상태에서 낯선 사물을 보았거나 헛것을 보고 놀란 것이 촉발원인이 되어 경련을 일으키거나 기절하며, 복통(腹痛), 설사(泄瀉) 같은 소화장애가 나타나는 것으로 정의할 수 있다.

따라서 치법은 소화기를 자극하여 소화기를 움직여 주는 방법을 사용해야 한다. 이는 기절을 했을 때 뺨을 때린다거나 찬물을 끼얹는 등 강력한 외부자극을 통해 기절된 상태를 회복시키는 것과 같은 이치라고 생각하면 된다. 다만 외부자극이 아니라 소화기를 움직여줌으로써 뇌를 자극하여 기절 상태를 회복시키는 점이 다르다. 즉 소화기에는 뇌신경 중에 하나인 미주신경(迷走神經)이 분포되어 있어 소화기를 움직여주면 뇌에 자극이 되기 때문에 경련이나 기절 상태가 회복되는 것이다.

이처럼 소화기를 강력하게 움직여주는 처방 중에 하나가 소합향원이며, 이러한 약성 때문에 객오(客忤), 중악(中惡), 경풍(驚風) 등에 사용할 수 있는 것이다. 그러나 갑자기 졸도하거나 경련을 일으키는 증상은 반드시 낯선 사물을 보고 놀라는 등 외부자극이 가해졌을 때만 나타나는 것은 아니다. 소화가 안 되는 음식을 먹어 급체(急滯)했거나, 아니면 소화기의 적취(積聚)가 심화되었을 때도 이러한 증상이 야기될 수 있다. 따라서 소합향원은 소화장애가 내재되어 있는 상태에서 갑자기 놀라 기절을 했을 때, 급체나 적취로 기절을 했을 때 모두 사용한다. 이렇게 공통적으로 사용할 수 있는 것은 소화기를 움직여 소화장애를 해소할 뿐 아니라 미주신경(迷走神經)을 통해 뇌를 자극할 수 있기 때문이다.

활투침선을 보면 정신질환의 일종인 사수(邪祟)에 사용하는 처방으로 되어 있다. 소합향원을 사수에 사용

하는 것도 소화장애를 해소하는 작용 때문이다. 일단 사수문(邪祟門)에 포함된 처방을 보면 성향정기산, 자금정, 소합향원이 있고, 이들의 공통점은 저하되어 있는 소화기능을 조절하거나 소화기에 적체되어 있는 것을 배출시킨다는 것이다. 따라서 사수의 증상은 소화기장애와 밀접한 관련이 있음을 알 수 있다. 또한 사수의 증상 중에는 심복(心腹)이 허만(虛滿)하고 음식을 먹지 못하는 증상이 있어 소화기장애와 관련이 있음을 확인할 수 있다.

점심을 먹고 나면 졸리고 몸이 늘어지는 현상이 발생하는데, 이것은 섭취된 음식물을 소화시키기 위해 많은 양의 혈액이 소화기에 집중되므로 뇌를 포함한 다른 조직에 혈액이 부족해지기 때문이다. 정상인에게도 이런 증상이 생길 수 있는 것처럼 허약하여 소화기능이 떨어진 사람이거나 소화기에 장애가 있는 사람에게는 정신이상이 생길 수 있는 것이다. 이럴 때 소합향원을 사용하여 소화기를 움직여주면 소화장애가 해소되면서 정신이상이 치료된다.

활투침선을 보면 흉문(胸門)의 기통(氣痛)과 소아의 반장통(盤腸痛)에 사용하는 처방으로 분류해 놓고 있다. 예전에는 흉(胸)의 개념에 상부(上部) 소화기를 포함했기 때문에 여기서 기통은 소화장애로 인한 복통이라고 할 수 있다. 또한 반장통은 '배가 아프고 헛울음을 울고 얼굴이 창백해지고 사지가 차고, 입술이 검고 청변(青便)을 누는 증상'으로 소아의 소화장애로 인해 발생하는 증상이라고 할 수 있다. 따라서 기통(氣痛)과 반장통(盤腸痛)에 사용할 수 있는 것은 소합향원이 소화기의 운동성을 증가시켜 소화장애를 치료하기 때문이다.

소합향원은 졸도와 경기에 사용하는 처방이지만 약성을 응용하여 소화불량에 주로 사용하고 있다. 소합향원은 필자가 지금까지 사용해 본 소화기 처방 중에서 가장 효과가 좋은 처방이다. 소합향원을 소화제로 쓰는 사람은 많지 않겠지만, 소화제로 활용할 수 있었던 것은 경험을 통해 소화를 돕는 방향성 약재가 많이 포함되어 있는 것을 감안하여 사용범위를 넓혔기 때문이다. 소합향원에는 정향, 안식향, 백단향, 필발, 용뇌 등 방향성이 강한 약이 많이 들어 있어 소화기를 신속하게 움직여 줄 수 있다. 따라서 기체(氣滯)뿐만 아니라 급성소화불량에도 활용할 수 있는 것이다.

처방구성

처방구성을 보면 백출은 장관활동이 흥분된 경우에는 억제작용을 하고, 반대로 장관활동이 억제된 경우에는 흥분작용을 한다. 즉 장관활동에 대한 조절작용이 있어서 장관의 자발성 수축활동의 긴장성을 높이고 강직성 수축을 방지한다. 목향은 미주신경(迷走神經)을 자극하여 장(腸)의 수축력과 연동운동을 증가시키고, 소화·흡수를 촉진하여 가스정체로 인한 복통을 멎게 한다. 침향은 진통, 진정작용을 한다. 침향을 끓이게 되면 약성이 있는 유질(油質)이 소실되기 때문에 산제(散劑)로 사용하거나 충복(沖服)해야 한다. 사향은 중추신경계에 대해 흥분과 진정의 조절작용이 있다.

정향의 정유는 위산분비를 촉진하여 소화를 증진하고 진통작용을 한다. 안식향은 개규약(開竅藥)이며, 백단향은 이기제(理氣劑)로서 방향성이 강하여 소화기의 운동성을 촉진시킨다. 주사는 정신안정 기능이 있고, 고열(高熱), 혼미(昏迷), 경련(痙攣) 등의 증상에도 사용한다. 서각은 해열·진경작용이 있으며 매우 뛰어난 지혈효과가 있다. 가자는 탄닌을 함유한 수삽성(收澀性)의 지사약(止瀉藥)으로 궤양면에 대하여 보호작용이 있다.

향부자는 중추신경 억제작용이 있어 정신을 안정시키고, 장관 평활근의 경련을 억제하여 소화관의 가스배출을 촉진한다. 필발은 모세혈관을 확장시키는 작용이 있고 천식과 만성기관지염을 개선하며, 구충과 항균작용이 있다. 소합유는 성뇌제신(醒腦提神), 안심지통(安心止通)의 작용이 있어 중풍(中風), 간질(癎疾), 히스테리성 실신(失神), 혼수(昏睡)에 치료효과가 있다. 유향과 용뇌는 소염작용이 있다.

구급(救急)에 사용하는 **우황청심원**과 비교하면 우황청심원은 소화기 적체를 치료하는 기능도 있지만, 심장을 포함한 순환기를 안정시켜 정신을 안정시키거나 각성시키는 작용이 있어 의식불명이나 구급 증상에

처방 비교

주로 사용한다. 반면 소합향원은 소화기의 운동성저하로 인한 적체, 소화불량, 복통, 설사 등의 소화장애와 이로 인한 기결(氣結)에 주로 사용한다.

복통, 설사에 사용하는 **회생산**과 비교하면 회생산은 상한 음식을 섭취하여 복통, 설사가 발생했을 때 주로 사용하는 반면, 소합향원은 복통, 설사에도 효력이 뛰어나지만 소화불량에 빈용한다.

온백원과 비교하면 두 처방 모두 소화기에 음식물이 적체되어 발생하는 정신이상, 기절(氣絶), 섬어(譫語), 복통(腹痛) 등에 사용한다. 그러나 온백원은 소화기에 음식물 적체가 만성화되어 있고 완고할 때, 적체된 것을 급속히 제거하여 이러한 증상을 치료하며, 수분적체로 인한 부종에도 사용한다. 반면 소합향원은 적체된 음식물을 배설시켜 치료하는 것이 아니라 소화기의 운동성을 증가시키고 소화작용을 정상화시켜 상기(上記) 증상을 치료한다.

➜ 활용사례

1-1. 식체빈번(食滯頻繁) 남 34세 소음인
2-1. 소화불량(消化不良), 복통(腹痛), 설사(泄瀉) 남 4세 소양인
3-1. 식체(食滯), 복통(腹痛) 여 52세 소양인
4-1. 오심(惡心), 구토(嘔吐) 남 28세 열성태음인

1-1. 식체빈번(食滯頻繁)

● 김 ○ ○ 남 34세 소음인 경기도 안산시 월계동 주공아파트

보통 키에 약간 마른 소음인 남자이다.

① 2~3년 전부터 소화가 안 되고 잘 체한다. ② 체하면 명치가 막힌 듯이 답답하고 머리가 무겁고 아프다.
③ 체하면 답답하고 트림이 나온다. ④ 1년 사이에 5~6kg 정도 줄었다. ⑤ 선풍기 바람, 에어컨 바람을 싫어한다.
⑥ 모든 음식을 좋아한다. ⑦ 식사량이 적은 편이다. ⑧ 머리가 무겁고 아프며 땅긴다.
⑨ 피로하고 기운이 없다.

식사량이 적은 소음인 남자의 식체빈번(食滯頻繁)과 식체시에 발생하는 두통(頭痛), 명치비를 목표로 향사육군자탕 2배량으로 10일분 20첩을 지어주었다.

9일 후에 전화가 왔는데 약을 복용한 후 하루 걸러 소화가 안 되더니, 복용 2~3일 후에는 구토를 했다고 한다. 또한 약을 복용한 후 소화가 더 안 되는 듯하며 음식만 들어가면 꽉 막히는 듯하다고 한다.

향사육군자탕 복용 이후 소화불량이 심해졌고 구토를 했으므로 이번엔 소합향원 2일분으로 1회 1환씩 1일 3회 6환을 주었다.

약 3년 4개월 후에 다시 왔을 때 확인해 보니, 그때 소합향원을 복용한 이후 소화도 잘되고 그 이후로 빈번하던 식체가 소실되었다고 한다.

2-1. 소화불량(消化不良), 복통(腹痛), 설사(泄瀉)

● 최 ○ ○ 남 4세 소양인 경기도 안양시 평안동 향촌현대아파트

열이 나고 배가 아프다며 어머니 손에 잡혀온 어린이로

① 3일 전에 우유, 바나나, 칼국수 등을 먹었는데 그 뒤부터 열이 나면서 배가 아프다. ② 감기가 빈발한다.
③ 평소 식욕은 왕성하고 소화는 잘된다. ④ 알레르기성 비염과 피부 알레르기가 있다.

이 어린이의 경우는 평소 소화력이 왕성한 소양인으로 우유, 바나나, 칼국수를 과식하여 소화불량이 발생했다. 소화불량으로 배가 아프면서 열이 난다고 하는 것은 소화기 내에 음식물이 적체되어 있어 이를 해결하기 위한 반응이며, 평소 체열이 높은 소양인 어린이이므로 몸의 전체적인 체열을 상승시켜 인체기능을 항진시킴으로써 소화기의 적체상태를 해소하기 위한 상태로 판단했다. 그래서 소합향원(탄자대)을 1회 1알씩 5회분으로 5알을 주었다.

4일 후에 다시 왔을 때 확인해 보니, 약을 복용한 후 설사가 나왔고 복통이 없어졌다가 다시 나타난다고 한다.

이번에도 지난번과 같은 소합향원을 1일분으로 2알 주었다.

3-1. 식체(食滯), 복통(腹痛)

● 조 ○ ○ 여 52세 소양인 주부 서울특별시 강남구 도곡동

아들이 군에 입대한다고 하여 가족이 함께 하루간의 여행을 떠났다. 아내는 점심을 먹고 출발했으나 나머지는 중간 지점 식당에서 식사를 했다. 아내도 함께 식사를 했고 차를 타고 가면서도 군밤과 옥수수 구운 것을 먹었고 저녁은 생선회를 먹었다. 숙소에 가면서도 옥수수 남은 것을 먹었으며 노래방에 갔다가 1시 반경에 잠이 들었다. 종일 과식한 탓인지

① 새벽 5시경 아내가 속이 느글거린다고 한다. ② 속에서 위쪽으로 치받치면서 넘어올 것 같다. ③ 화장실에 가서 손가락을 입속에 넣고 아주 약간은 토했다. ④ 그 뒤부터 배가 끊어지는 듯한 격심한 통증이 시작되었다.
⑤ 평소에는 소화력이 좋은 편이며 소화장애는 거의 없다. ⑥ 트림할 때 저녁에 먹은 매운탕 냄새가 난다.

트림을 할 때 저녁에 먹은 매운탕 냄새가 난다는 것으로 보아 어제 저녁 음식이 새벽까지 소화가 되지 않았다는 것을 알 수 있었다.

이 통증은 평위산이나 인삼양위탕을 복용하면 빠르게 나아질 것으로 보았으나 지금은 먼 곳에 와있으며, 당장은 복용이 어려워 대신 비상용으로 가지고 다니는 소합향원을 복용하기로 하고, 딸아이가 뛰어가 차 속에 비상용으로 가지고 다니는 소합향원을 가지고 와서 급히 4알 정도를 뜨거운 물로 먹였다.

소합향원을 먹은 후 10여분이 지나자 격심하던 통증은 줄어들어 견딜 만해졌으며 10여분이 더 지나자 통증이 없어졌다. 식상으로 오는 통증의 정도가 격심하여 참기가 어렵다는 것을 오래 전 경험했던 터라 새벽녘에 급히 짐을 꾸려 집으로 향했고 다행스럽게도 집으로 오는 4시간 동안 한 번도 통증이 발생하지 않았다.

만약을 생각해서 집에 와서도 소합향원을 다시 1번 복용했으며 점심은 굶었다.

그동안은 통증이 없어 괜찮을 것으로 생각되어 저녁을 먹었는데, 다시 약간의 복통이 시작되어서 급히 소합향원을 먹었다. 내일은 평위산을 먹어야 할 것으로 보고 그냥 참고 잠을 잤는데 다음날 아침까지 전혀 통증은 없었다. 마침 집에 큰아이가 복용하려고 둔 인삼양위탕 2배량이 있어서 1첩을 데워 마셨다.

4-1. 오심(惡心), 구토(嘔吐)

다음은 김을주 선생의 경험이다.

● 김 ○ ○ 남 28세 열성태음인 서울특별시 도봉구 쌍문동

식욕이 좋고 음식을 버리기 아까워하는 성격이라 남는 음식이 있으면 대부분 먹는 필자의 경험이다.

① 많이 먹거나 비위에 맞지 않는 음식을 먹으면 속이 울렁거린다. ② 사람이 많은 백화점이나 지하철 같이 공기가 탁한 곳에 가면 속이 느글거린다. ③ 속이 울렁거리거나 느글거리는 증상은 식후에 있을 수도 있고, 평소에 갑자기 나타날 수도 있다. ④ 어릴 때부터 비린 생선을 잘 먹지 못한다. ⑤ 비위에 맞지 않는 상황이 되면 잘 토한다.
⑥ 속이 느글거리거나 울렁거릴 때 커피를 마시거나 담배를 피우면 조금 괜찮다. ⑦ 또는 양치질을 하기도 한다.

속이 울렁거리고 느글거리는 증상이 반드시 음식과 연관되어 있다면 소화기 처방을 생각해 볼 수 있으나, 특별한 증상이 없이 비위에 맞지 않는 음식을 먹거나 상황이 되면 속이 울렁거리고, 느글거리는 증상이 있는 것으로 보아 소화기 처방은 고려해 보지 않았다. 식욕도 좋고 소화력도 좋으며 대소변 모두 정상이기에 속 울렁거림과 느글거림은 너무 많은 음식을 먹은 후 소화기에 부담이 되거나 선천적으로 소화기가 특정 음식물에 대해서 거부 반응을 일으키는 것으로 생각된다. 또한 속 울렁거림과 느글거림이 항상 있는 것도 아니고 사람이 많아서 공기가 탁한 백화점이나 지하철에서도 발생하는 것으로 보아 이는 기체(氣滯)로 인한 증상이라고 보았다.

기체로 인한 증상을 치료하기 위해 소합향원을 복용하기로 했다. 미리 만들어 둔 오자대 크기의 소합향원을 증상이 있을 때마다 20~30알 정도 복용했다. 이것은 원래 크기인 탄자대로 보면 1~2환 정도가 된다.

소합향원을 복용한 30여 분 후에 나 자신이 느끼지 못할 정도로 증상이 소실되었다. 그 이후 같은 증상이 반복될 때마다 복용하고 있다.

風 寒 暑 濕 燥 火 內傷 虛勞 霍亂 嘔吐 咳嗽 積聚 浮腫 脹滿 消渴 黃疸 瘧疾 邪祟 身形 精 氣 神 血 夢 聲音 津液 痰飮 蟲 小便 大便 頭 面 眼 耳 鼻 口舌 牙齒 咽喉 頸項 背 胸 乳 腹 腰 脇 皮 手 足 前陰 後陰 癰疽 諸瘡 婦人 小兒

中統91 寶 가미온담탕 加味溫膽湯

香附子 二錢四分 **橘紅** 一錢二分 **半夏 枳實 竹茹** 各八分 **人蔘 白茯苓 柴胡 麥門冬 桔梗** 各六分 **甘草** 四分 **薑三片 棗二枚**

治 心膽虛怯 觸事易驚
[活　　套] 氣鬱 加蘇葉 ① 不眠 加當歸 酸棗仁
[活套鍼線] 驚悸(神)
[適 應 症] 흉비, 흉통, 호흡곤란, 부정맥, 빈맥, 정신이상, 정신분열증, 정충, 불안, 초조, 몽롱, 두중, 다몽, 심장비대 및 확대, 심방염, 심장판막증, 매핵기, 소화불량, 식욕부진, 대변불통, 연변, 전신곤권, 무기력, 부종, 요통

처방설명 가미온담탕은 경계(警悸), 정충(怔忡), 불안(不安), 우울(憂鬱), 불면(不眠), 다몽(多夢), 흉통(胸痛), 흉비(胸痞) 등에 사용하는 처방이다. 심담(心膽)이 허겁(虛怯)해서 무슨 일에나 잘 놀라는 것을 다스리는 처방으로, 이러한 증상이 심화되어 정신이상이 나타나거나 심장의 기질적 변화로 심장비대나 심장판막증이 나타났을 경우에도 사용한다.

가미온담탕의 증상을 일으키는 원인은 신경과다, 충격, 놀람 등이고, 바탕이 되는 상태는 심장을 포함한 순환기에 담음(痰飮)이 울체(鬱滯)되어 있는 상태이다. 따라서 가미온담탕의 증상은 본래 담음이 울체되어 있는 사람에게 흔히 나타나며, 그렇지 않더라도 위의 원인으로 인해 담음이 울체되었을 때 나타난다.

신경을 많이 쓰면 몸이 긴장을 하게 되고, 긴장된 이후에는 조직의 이완이 뒤따른다. 만약 이러한 현상이 지속적으로 반복되면 조직의 탄력성이 떨어지게 되고, 조직 사이에 담음이 울체될 수 있다. 이렇게 형성된 담음은 어느 조직에나 영향을 줄 수 있지만, 가미온담탕의 증상은 심장을 포함한 순환기에 담음이 울체되거나 영향을 주었을 때 나타난다. 심장과 순환기에 담음이 울체되면 심장기능이 약해지므로 정충(怔忡), 빈맥(頻脈)이 발생할 수 있고, 신경과다로 인해 근육조직이 긴장되어 말초혈관의 압력이 증가된 상태이므로 심장에 부하가 발생하여 흉비(胸痞)와 흉통(胸痛)이 나타날 수 있다. 또한 이러한 상태가 지속되면 체력이 저하되고 심장기능이 더욱 약화되어 우울(憂鬱), 불안(不安), 불면(不眠), 다몽(多夢), 겁심(怯心) 등의 증상이 나타나기도 한다. 조문을 보면 촉사이경(觸事易驚)을 치료한다고 했는데, 이는 심장기능이 약해졌기 때문에 나타나는 증상이다. 촉사이경은 평소 담음(痰飮)이 많아서 심장기능이 약한 사람에게 나타나는 증상이므로, 이는 담음(痰飮)이 심기능을 약화시켰다는 것을 나타내는 좋은 예이다.

이러한 상태가 치료되지 않고 지속되면 정신이상이 발생할 수도 있다. ≪의종손익≫을 보면 '가미온담탕은 담(痰)이 심규를 막아서 정신이 안정되지 않고 지나친 근심과 생각으로 기(氣)가 울결(鬱結)되어 놀라면서 겁을 먹는 것, 심(心)을 상(傷)하여 마음이 편안치 못하고 정신이 나가며 경계(驚悸), 정충증(怔忡症)이 생긴 것과 몹시 답답해하고 슬픈 노래를 부르며 욕설을 하면서 뛰어 다니고, 또 사람을 알아보지 못하는 것을 치료한다.'고 되어 있어, 이를 뒷받침해 준다.

가미온담탕은 심장비대(心臟肥大)와 심장판막증(心臟瓣膜症)에도 사용한다. 긴장(緊張)과 담음울체가 지속적으로 반복되면 심장기능에 무리를 주어 심장이 비대해지는 기질적인 변화까지 이르게 된다. 이것은 만성적인 증상이며 지속적으로 신경을 쓰는 사람에게 많이 볼 수 있다. 가미온담탕은 조직의 긴장(緊張)을 풀어주고 담음(痰飮)을 제거하는 작용이 있어 심장비대를 치료한다.

심장에서 혈액을 분출시키고 난 다음에 심장판막이 닫혀야 혈액이 역류되는 것을 막을 수 있다. 그러나

신경과다, 충격, 노화 등으로 인해 판막이 완전히 닫히지 못했을 때 혈액이 역류할 수 있는데, 이는 긴장이 지속된 결과 심장근육에 변형이 오고 심장에 부하가 생겨 판막 주위 조직의 신축력이 떨어진 것이 원인이다. 이 경우에도 역시 가미온담탕은 변형된 심장조직을 회복시켜 심장판막증을 치료한다.

필자의 가미온담탕 처방기준은
① 신경을 많이 쓴 이후에 가슴이 뛰면서 불안, 우울할 때
② 무엇에나 잘 놀라는 증세
③ 사려과다, 놀람, 충격으로 인해 습담(濕痰)이 울체되어 심허(心虛) 증상이 나타날 때
④ 사려과다로 인해 심장비대나 심장판막증이 생겼을 때
⑤ 평소 담음(痰飮)이 울체되어 있는 사람에게 적합하다.

처방 구성 가미온담탕은 처방명에서 알 수 있듯이 온담탕이 기본이며, 기울(氣鬱)에 사용하는 향부자가 군약이고 시호, 인삼, 맥문동, 길경이 더해져 있다. 향부자는 중추신경 억제작용이 있어 정신을 안정시키는 작용과 대뇌피질을 흥분시켜 우울증을 개선하는 작용을 모두 가지고 있다. 또한 장관 평활근의 경련을 억제하여 소화관의 가스배출을 촉진하며, 소화·흡수를 촉진하므로 복부팽만감을 개선하고 식욕을 증진시킨다. 귤홍은 소화관의 연동운동(蠕動運動)을 강화하고, 반하는 소화관에 정체된 음식물과 수분의 배출을 촉진하며, 지실은 위장의 연동을 강화하고 리듬을 조정하고 소화·흡수를 촉진한다.

죽여는 중추신경 억제작용이 있어 뇌의 흥분성이나 자율신경계의 흥분을 가라앉히는 데 사용하며, 해열작용, 항염증작용, 진해작용이 있다. 인삼은 중추신경계에 대한 흥분작용이 보다 강하며, 뇌의 혈액공급과 산소공급 능력을 높이는 작용이 있다. 백복령은 세뇨관의 재흡수를 억제하여 수분의 정체를 해소한다. 시호는 중추신경을 억제하여 정신을 안정시키며 담즙의 합성과 분비를 촉진하며 간기능을 개선한다. 맥문동은 다량의 포도당과 점액질을 함유하고 있어 진액(津液)을 보충하며, 길경은 점막의 점액분비량을 증강하고 배농(排膿)을 촉진한다. 감초는 스테로이드호르몬과 유사한 작용이 있어 항염증과 항알레르기 효과를 나타낸다. 또한 평활근을 이완시키는 작용과 간기능을 보호하는 작용이 있다.

처방 비교 **온담탕**과 비교하면 놀람의 정도를 기준으로 할 때 온담탕보다는 가미온담탕을 써야 하는 경우가 더 심한 경우이고, 온담탕은 습담으로 인한 심담허겁(心膽虛怯)에 사용한다면 가미온담탕은 기울과 습담(濕痰)으로 인한 심담허겁(心膽虛怯)에 사용한다. 그래서 가미온담탕은 담음이 내재된 상태에서 긴장을 유발하는 요인이 작용하여 다양한 증상이 나타났을 때 사용한다.

불면증에 사용하는 **귀비탕**과 비교하면 귀비탕은 신경성으로 인한 긴장이나, 긴장 이후 이완으로 인해 심장의 박출력이 저하되고 말초혈관이 연약해져 불면증이 발생했을 때 사용하며, 연약하고 피부가 건조한 사람과 평소에 생각을 많이 하는 사람에게 사용한다는 특징이 있다. 반면 가미온담탕은 평소에 습담(濕痰)이 있는 사람의 기울(氣鬱)로 인한 불면증에 사용한다.

정기천향탕과 비교하면 두 처방 모두 신경과다로 인해 가슴이 답답하고 조이고 흉통이 나타날 때 사용한다. 그러나 정기천향탕은 신경과다나 외감(外感)으로 인한 조직의 긴장으로 발생한 흉비(胸痞)나 전중혈 부위의 통증에 사용한다. 반면 가미온담탕은 긴장의 정도는 정기천향탕을 써야 하는 경우보다 덜하여 흉통보다는 긴장(緊張)과 습담(濕痰)으로 인한 흉비(胸痞), 정충(怔忡), 불안(不安), 우울(憂鬱) 등의 증상에 많이 사용한다.

활용사례

1-1. 불안(不安), 정충(怔忡), 두중(頭重), 몽롱, 다몽(多夢), 식욕부진(食慾不振) 여 41세 소음인
1-2. 불안(不安), 초조(焦燥), 두중(頭重) 여 63세
1-3. 졸도(卒倒), 불안(不安), 초조(焦燥), 불면(不眠), 항강(項强), 두현(頭眩) 여 54세 소양성소음인
1-4. 신경예민, 짜증, 신경질, 다몽(多夢), 불면(不眠), 불안, 허겁 여 61세 태양인 154cm 62kg
1-5. 가위눌림, 소화불량(消化不良), 불면(不眠), 변비(便秘), 수족저림 여 17세 태음인 159cm 54kg
2-1. 불면(不眠), 천면(淺眠), 피로(疲勞), 두드러기, 상열(上熱), 가슴답답, 어깨통증 여 54세 소양인
2-2. 불면(不眠), 신경증상 여 83세 소양인 150cm 48kg
2-3. 불면(不眠), 속쓰림, 두통(頭痛), 항강(項强), 변비(便秘), 정충(怔忡) 여 21세 태음인
2-4. 불면(不眠), 다몽(多夢), 귀신꿈 여 80세 소음인 148cm 48kg
2-5. 불면(不眠), 심번열(心煩熱) 여 70세 태음인 161cm 63kg
3-1. 흉비(胸痞), 전중통(膻中痛), 신경예민(神經銳敏), 짜증, 신경질, 한숨쉼 남 29세 태음인
3-2. 상열(上熱), 흉비(胸痞), 피로(疲勞) 여 36세 태음인 160cm 57kg
3-3. 흉통(胸痛), 손가락 저림, 항강(項强), 피로(疲勞) 남 61세 태음인 171cm 79kg
4-1. 정신이상 여 16세
4-2. 정신분열증 여 21세
4-3. 정신병(癲) 여 26세
5-1. 부정맥(不整脈), 심장병(心臟病), 흉비(胸痞) 여 48세
5-2. 심장판막증(心臟瓣膜症), 빈혈(貧血), 숨참, 동계(動悸), 현훈(眩暈), 고혈압(高血壓), 하혈(下血) 여 45세
5-3. 심장비대(心臟肥大), 구토(嘔吐) 여 81세 태음인 150cm 70kg
6-1. 소화불량(消化不良), 대변불통(大便不通), 식욕부진(食慾不振), 전신곤권(全身困倦), 무기력(無氣力), 매핵기(梅核氣) 여 33세 소양인
6-2. 소화불량(消化不良), 정충(怔忡), 얼굴 부종(浮腫) 남 24세 태음인 178cm 75kg
7-1. 연변(軟便), 세변(細便), 대변난(大便難) 남 31세 태음성소양인 174cm 75kg
8-1. 전율(戰慄) 여 56세 태음인
9-1. 요통(腰痛), 우측빰 경련 여 59세 태음성소양인 162cm 70kg
10-1. 숨가쁨, 가슴답답, 부정맥(不整脈) 여 47세
11-1. 호흡곤란(呼吸困難), 청색증(青色症), 부종(浮腫) 남 18세
12-1. 무효례 남 24세 태음인 179cm 78kg

가미온담탕 합방 활용사례

1-1. +칠제향부환 - 소화불량(消化不良), 두통(頭痛), 변비, 생리통(生理痛) 여 25세 태음인 159cm 54kg

1-1. 불안(不安), 정충(怔忡), 두중(頭重), 몽롱, 다몽(多夢), 식욕부진(食慾不振)

● 정 ○ ○ 여 41세 소음인 주부 서울특별시 양천구 신정3동 신트리아파트

보통 키에 보통 체격이며 혈색이 없는 주부로 얼마 전 신경을 많이 쓴 탓인지
① 1달 전부터는 종일 가슴이 몹시 뛴다. ② 종일 불안하며 누워 있어도 안절부절하며 그야말로 좌불안석하고 있다. ㉠ 엎드려 있어도 불안하고 앉아 있어도 불안하다. ㉡ 갑자기 불안해지면서 다리가 후들거리고 힘이 빠지는 듯하다.
③ 종일 머리가 멍하고 몽롱하며 꿈을 꾸는 듯하다. 이 증세는 집에 있으면 더하고 외출을 하면 좀 덜하다.
④ 1달 전부터 동네병원과 OO병원에서 우울증 진단을 받고 치료를 받아왔으나 여전하다. ⑤ 늘 꿈을 꾸며 잠을 잘 못 자는 편이다. ⑥ 식욕이 없어 현재는 죽만 먹고 있다. ⑦ 2달 전 위내시경 결과 위축성위염과 역류성위염의 진단을 받고 헬리코박터균 치료를 끝내고 현재는 신경정신과의 치료만 받고 있다. ⑧ 매사에 의욕이 없다.
⑨ 손과 몸 전체가 약간 차다. ⑩ 대변은 2일에 1회 보며 된 편이다. ⑪ 우울증이 낫지 않자 집안에서는 큰 걱정이 생겨 식구가 모여 울고불고 야단이 났다는 것이다.
우선 한약으로 잘 치료될 수 있으니 걱정하지 말라고 안심시킨 뒤, 속효가 있는 우황청심원을 1일 2회 아침저녁으로 복용토록 했고, 겸하여 가미온담탕 2배량으로 10일분 20첩을 지어주었다.
약을 복용한 지 6일째 되는 날 이제는 살았다고 전화가 왔다. 현재 약을 절반 정도 복용하는 중인데 전체적으로 많이 좋아졌다며 약을 더 지어달라는 것이다. 복용 뒤 그간의 변화를 들어 보니,
1. 지금은 정충과 불안증세가 격감하여 잘 지내며, 전보다는 강도와 횟수는 격감하였으나 아직 오전에는 약간씩 가슴이 뛰고 불안감이 남아 있다.

2. 두중(頭重)과 몽롱한 증상은 완전히 없어졌다는 것이다.
3. 늘 꾸는 꿈도 약을 복용하는 중에 며칠간은 한 번도 안 꾸었으나 어제 저녁에는 꿈을 한 번 꾸었다.
4. 식욕도 당겨서 밥을 아주 잘 먹는다는 것이다. 5. 어제는 복명이 있었으며 묽은 변을 보았다고 한다.
약을 먹고 효력이 좋아지자 이미 지어둔 약을 다 먹기도 전에 다음의 약을 요청하여 같은 처방으로 1제를 더 지어주었다. 2제를 모두 복용한 뒤 모든 증상이 사라졌으나, 가끔 몸 상태가 좋지 않을 때는 머리가 약간 띵 하다고 한다. 다시 요청대로 전과 같은 가미온담탕으로 1제를 지어주었다.

1-2. 불안(不安), 초조(焦燥), 두중(頭重)

다음은 김춘수 선생의 경험이다.

● ○ ○ ○ 여 63세

치킨집을 하는 딸이 천왕보심단을 먹고 낫자 시골의 어머니를 모시고 왔다.
① 늘 불안, 초조하다. ② 아울러 머리가 맑지 못하고 무겁고 띵하다.
③ 남편의 중풍으로 오랫동안 병간호를 해왔다.
기울(氣鬱)로 인한 습담(濕痰)의 영향으로 불안, 초조 등의 증상이 발생한 것으로 보고 가미온담탕 1제를 지어주었고 그 약을 복용하자 불안하고 초조한 증상이 줄어들어서 약을 더 요청했다.
다시 지난번과 같은 가미온담탕을 1제 지어주었고, 이 할머니는 그 후 계속하여 약 복용을 원하여 무려 14제나 가미온담탕을 복용하고 있다.

1-3. 졸도(卒倒), 불안(不安), 초조(焦燥), 불면(不眠), 항강(項强), 두현(頭眩)

● 이 ○ ○ 여 54세 소양성소음인 서울특별시 노원구 공릉동 효성화운트빌

① 정신을 잃은 적이 있다. 93년 이후로 3번 정도 졸도했는데, 최근에는 정신을 잃고 전철 1호선을 타고 노원구에 내려야 했으나 인천까지 가서 주위 사람이 소지품을 검사하여 청량리 경찰서까지 데려다 준 적이 있다. ② 불안감, 초조, 불면증이 있다. ㉠ 6개월 전부터 가정일로 인해 불안, 초조 증상이 갈수록 심해진다. ㉡ 가정일이 떠오를 때마다 더욱 심해진다. ㉢ 동시에 정충(怔忡)이 있다. ㉣ 불면증이 있으며, 자다가 온몸이 마비되어 전신이 경직된 적이 있다.
③ 두현(頭眩)이 있다. ㉠ 어지러워서 자유자재로 움직이지 못한다. ㉡ 1주일 전 감기 후부터 두통이 이마 부위에서 전체로 확대되었다. ④ 어지러움으로 인해 머리를 좌우로 돌리기 힘들 정도다. ⑤ 심장이 약하다. ⑥ 젊어서부터 추위를 심하게 탔으며, 추울 때 유달리 아프다. ⑦ 여름에 땀이 아주 많다. ⑧ 식욕과 소화력이 좋으며, 따뜻한 것을 좋아한다. ⑨ 잠이 들기 어려우며, 잠들기 전 약 1시간 뒤척인다. 또한 잠귀가 밝으며, 옅은 잠을 잔다.
⑩ 변은 묽은 변을 보며 횟수는 정상이다. ⑪ 온몸이 피로하다. ⑫ 월경주기는 부정확했으며, 4년 전에 자궁적출 수술을 했다. ⑬ 본래 신경이 예민하다. ⑭ 성격은 평소 쾌활하다. ⑮ 10년 전부터 매일 산행을 하고 있다.
불안(不安), 초조(焦燥), 불면(不眠), 두현(頭眩) 등을 고려하여 가미온담탕 2배량으로 투약했다.
5개월 뒤 다시 전화가 와서 전의 약을 복용한 후 불안, 초조감도 호전되었고 두현도 거의 소실되었으며, 항강통도 많이 호전되었다고 했다. 또한 그 약 복용 이후로 졸도한 적도 한 번도 없다고 한다. 잠도 매우 잘 자고, 마음이 매우 안정되었다고 한다.

2-1. 불면(不眠), 천면(淺眠), 피로(疲勞), 두드러기, 상열(上熱), 가슴답답, 어깨통증

다음은 이윤호 선생의 경험이다.

● 문 ○ ○ 여 54세 소양인 경기도 김포시 하곡3동

쾌활하고 말 많은 소양인으로 크게 사기를 당하고 이혼하는 등 근래 10여 년 동안 맘고생이 심했다. 여기저기서 일을 많이 했고 지금은 식당에서 일을 한다.
① 불면(不眠)이 있다. 밤에 꼭 술을 마셔야 잠을 잘 수 있다. 혹 잠이 들더라도 자주 깨고 잠귀가 밝다. ② 하루에 4~5회 얼굴로 문득문득 열이 솟구쳐 오른다. ③ 현훈, 가슴 뜀, 가슴 답답, 항강(項强)이 있고 신경이 예민하다.
④ 피로감이 심하고 이럴 때는 전신이 가렵고 긁으면 두드러기가 일어난다. ㉠ 20여 년 전 자궁적출 수술 후부터 시작되었다가 없어졌었는데 요즘 다시 시작되었다. ⑤ 목의 통증이 계속 있고 침을 삼킬 때 목에 무언가 걸려있어서 뱉어도 나오지 않는다. ⑥ 추위, 더위는 타는지 본인은 모르겠다고 한다. ⑦ 여름에 땀이 아주 많다. ⑧ 소화는 잘되나 속이 느글거림이 많고 속에 가스가 차고, 냄새나는 방귀가 나온다. 또한 식사를 하기 전에 속쓰림이 있다.
⑨ 변비가 있으며 대변이 된 편이고 2~3일에 한 번 본다. ⑩ 기운이 많이 딸리며 어깨 팔 부위가 많이 쑤신다.
⑪ 혈압이 높다.
불면, 매핵기, 느글거림, 신경증상을 목표로 가미온담탕 2배량에 활투대로 당귀 2돈, 산조인 2돈, 모려 2돈을 더하여 투

약했다.
1달쯤 지나 전화가 와서 확인해 보니, 몸의 피로가 많이 가시고 가려움이 없어졌고 계속되던 인통과 매핵기, 느글거림, 불면, 변비 등 제반의 증세가 90% 이상 없어진 것 같다고 한다. 다만 잠이 너무 많이 쏟아져서 낮잠을 꼭 잔다고 한다. 이번에도 전과 같은 처방으로 투약했다.

3-1. 흉비(胸痞), 전중통(膻中痛), 신경예민(神經銳敏), 짜증, 신경질, 한숨쉼

다음은 윤여빈 선생의 경험이다.

● 윤 ○ ○ 남 29세 태음인 연구원 경기도 안양시 동안구 관양1동

키는 보통이며 몸통이 굵고 비습한 태음인이다. 평소에 신경이 예민한 성격인데 ≪새로보는 빈용202처방≫ 작업을 하면서 신경을 많이 쓴 후에 가슴이 답답하고 가슴이 빼근한 증상이 생겼다. 또한 신경이 더욱 예민해지고 신경질과 짜증이 자주 났다. 얼마 전에 이진탕을 복용하고 오심(惡心), 불면(不眠), 천면(淺眠) 등의 증상이 호전된 경력이 있다.
① 가슴이 답답하다. ㉠ 2개월 전부터 기상시에 가끔씩 가슴이 답답하다. ㉡ 흉통(胸痛)이 있다. ② 2개월 전부터 기상시에 전중(膻中) 부위가 빼근하고 아프다. ③ 짜증과 신경질이 많다. ㉠ 조그만 일에도 짜증이 나고 신경질이 많아졌다. ④ 신경이 예민하다. ㉠ 평소에도 신경이 예민했는데 근래에 더욱 예민해졌다. ⑤ 불면과 천면이 있다. ㉠ 평소에 잠을 잘 못 자고 자꾸 뒤척이며 자주 깬다. ⑥ 한숨을 자주 쉰다. ⑦ 평소 피로감이 심하며 특히 아침에 피로감이 많이 느껴진다. ㉠ 아침에 일어나기 힘들고 기운이 없다. ㉡ 오후에는 활동량이 많아져서 그런지 피로감이 조금 덜하다. ⑧ 항강이 있다. ㉠ 낮에 항상 컴퓨터로 작업을 해서인지 항상 승모근이 굳어있다. ⑨ 배통이 있다. ㉠ 일주일 전부터 견갑골(肩胛骨) 주위에 통증이 있다. ⑩ 추위와 더위를 타는 편이다. ⑪ 땀이 몸 전체에 많다. ⑫ 손발은 따뜻하고 윗배와 아랫배가 약간 차다. ⑬ 시원한 것을 좋아한다. ⑭ 식욕이 왕성하고 식사량이 많으며 소화는 잘된다. ⑮ 대변은 1일 1~2회 정도 보며 가늘고 연변(軟便)을 본다. ⑯ 소변을 자주 본다. ⑰ 잠은 하루에 5~6시간 정도 자며 잠이 부족하다. ⑱ 매사가 귀찮고 가슴이 조이는 듯하며 눈피로감이 있다.
약 2개월 전부터 발생한 흉비(胸痞), 전중통(膻中痛), 짜증, 신경질 등의 기울 증상을 목표로 가미온담탕 2배량으로 10일분 20첩을 복용했다. 보름 후에 확인해본 결과는 다음과 같다.
1. 흉비(胸痞)가 호전되어 답답함이 많이 줄어들어 생활을 하는 데 많이 편해졌다.
2. 전중(膻中) 부위의 통증이 소실되었다.
3 신경이 예민하던 증상이 호전되었다.
4. 짜증과 신경질이 많이 줄어들었다.
5. 불면증은 호전되었으나 천면은 여전하다.
6 한숨을 쉬는 증상이 거의 소실되었다.

3-2. 상열(上熱), 흉비(胸痞), 피로(疲勞)

다음은 조경남 선생의 경험이다.

● 유 ○ ○ 여 36세 태음인 교회 사모 160cm 57kg 경기도 광명시 하안동 주공아파트

① 어릴 때부터 잘 놀라고 겁이 많다. 발표를 하려고 하면 가슴이 두근거리고, 무서워서 혼자 잠을 못 자고 불을 켜고 자야 한다. ② 요즘 감정의 기복이 심하고 짜증과 신경질이 늘었다. ③ 말하는 것도 귀찮을 정도로 피곤하고, 남들이 보면 창피할 정도로 집안이 엉망이다. ④ 가슴이 답답하고 뭔가 가슴으로 모이는 느낌이 들며 가슴이 두근거리고 요즘 들어 상열감이 있다. ⑤ 불안하고 초조하며, 매사가 귀찮다. ⑥ 요즘에는 가끔씩 새벽에 순간적으로 양 손이 저릴 때가 있다. 이 증상은 2년 만에 처음이다. ⑦ 이번 달(12월)에 우측 하복(下腹)으로 1일 동안 극심한 통증이 있었다(4월과 9월에도 있었음). ⑧ 하루에 7시간 이상 자는데, 잠들기 어렵고 뒤척인다. ⑨ 추위를 많이 타고 어릴 적부터 손발이 차다. ⑩ 식욕과 식사량은 보통이고 소화는 잘 되는데, 냄새가 심한 방귀를 자주 뀐다. ⑪ 습관적으로 물을 많이 마신다. 소변을 자주 보는 편이고, 대변은 정상적이다. ⑫ 월경주기는 정상적이고 월경통과 냉은 없다. ⑬ 본래 원만한 성격이었으나 목회를 나오면서 신경이 예민해졌으며, 2년 전에는 감정이 격해져서 쓰러진 적이 있다. ⑭ 어머니가 허혈성 부정맥(不整脈)이라서 본인도 걱정을 하고 있다.
36세 태음인 여성의 허겁(虛怯)과 상열(上熱), 정충(怔忡), 흉비(胸痞)를 목표로 가미온담탕 본방으로 10일분 20첩을 지어주었다.
20일 후에 전화로 확인해 보니, 증상이 많이 호전되었다고 한다.
1. 감정의 기복이 심하고 짜증나는 것이 호전되어 아이들에게도 잘 하려고 한다.
2 가슴이 답답한 증상이 없어졌다. 또 신경질과 짜증이 줄어들고, 귀찮아서 집안이 엉망이었는데 지금은 많이 좋아졌다.
3. 열 달아오르는 것이 많이 호전되었다.

4. 여전히 잠들기 어렵지만 약간 호전된 느낌이다.
5. 전체적으로 기분이 좋아졌고 기운이 나며, 기분을 조절할 수 있게 되었다.

4-1. 정신이상

다음은 배원식 선생의 경험을 인용한 것이다.

● 문 ○ ○ 여 16세 중학생 서울특별시 서초구 방배본동

엄마와 함께 진찰실로 들어온 중학교 3년생인 환자가 들어오자마자 쓰러져 일어나지 못하고 눈을 감고 버드나무처럼 휘청거린다. 엄마의 말을 들으니 평소 건강했으나 아무런 이유 없이 자기 안경을 집어던져 부서지게 했는데 엄마가 화가 나서 두들기니까 아이가 까무러쳤다고 한다. 그 후 이와 같이 정신이 나간 사람처럼 행동해서 정신과에서 진찰받은 결과 정신이상이라며 입원 치료하라고 하기에 뿌리치고 왔다는 것이다.

① 가슴이 답답하다. ② 기운이 없다. ③ 정신이 몽롱하다고 한다. ④ 맥은 부삭(浮數)하다.

심화(心火)로 인한 정신이상으로 보고 심화(心火)를 청량진심(淸凉鎭心)시킬 수 있는 가미온담탕에서 감초와 지실을 빼고 목통 1돈, 산조인 1돈, 주사 0.3돈을 더하여 주었다.

약을 지어간 만 2일 후에 환자 집에서 전화가 걸려왔는데 현재 일어나서 동생들과 놀고 있다는 것이다. 그 후로 재발 없이 현재까지 건강하게 학교에 다니고 있다.

4-2. 정신분열증

다음은 배원식 선생의 경험을 인용한 것이다.

● 주 ○ ○ 여 21세 서울특별시 성북구 정릉1동

아가씨가 살이 찌고 비대하여 첫 보기에 초산을 한 주부처럼 보인다.

아가씨 어머니가 함께 내원하여 딸의 병이 난 경위를 설명했다. 어느 날 아가씨가 다니는 고등학교 담임선생이 이 아가씨를 집으로 데리고 와 하는 말이 최근에 이 아가씨의 언어와 행동으로 보아 정신이상을 일으킨 듯하다고 했다. 담임선생이 돌아가고 이 아가씨가 할머니와 어머니를 향해 하는 말이 할 이야기가 있으니 2층으로 올라가자고 하여 따라 갔더니 할머니와 어머니의 머리를 움켜잡고 "엄마는 바보"라고 하면서 어머니를 두들기기에 '애가 정말 미쳤구나' 하는 생각이 들었다고 한다. 그 후로는 학교에 나가지 않고 고성도 지르고 물건을 두드려 부수기도 했다. 그래서 정신병원에 입원시켜 치료를 했으나 호전되지 않았고 이곳저곳에서 치료도 받았으나 치료되지 않아 소문을 듣고 왔다는 것이다.

아가씨 어머니에게 병이 생길만한 동기를 확인해 보았더니

① 처음 발병했을 때는 물불을 가리지 않고 발광하더니 최근에 와서는 조용해져 간혹 엄마에게 사정 이야기를 하게 되는데 그 사정 가운데 이런 이야기가 있었다고 한다. ② 이 애가 시장구경을 하고 있었는데 옆에 있던 남학생이 같이 가자고 하여 따라갔더니 자기 하숙집으로 데려가 옷을 벗기고 능욕했다는 것이다. ③ 그 후 어느 누구에게도 하소연할 데가 없어 혼자 몹시 고민한 끝에 정신이상이 생겼다고 한다.

어머니의 말을 들으니 아가씨가 능욕이 아니라 연애(戀愛)를 하여 몇 번 교제를 하다가 그 남학생이 주소를 옮긴 것이 아닌가 하는 생각이 들기도 하고 한편으로는 그 남학생이 학생이 아니고 거리의 바람기 있는 청년으로서 능욕만을 치른 뒤 행방을 감추어 이 처녀가 성욕이 그리워 생긴 이상 즉 성광이 아닌가 이런 생각도 해 보았다. 처방을 구상할 때 과거 치험례를 통하여 본 처방 중에 대시호탕, 가미소요산, 가미온담탕 등의 세 처방을 생각하다가 직접 심폐화(心肺火)를 강하(降下)하기로 결정하고 정신분열증을 보이는 21세 처녀에게 먼저 가미온담탕 5첩을 지어주고 잇따라 20첩까지 투약했다.

20첩을 모두 복용한 결과, 난폭한 언행과 집을 나가는 것이 줄었다고 한다. 그 후 대시호탕과 가미소요산으로 변방하여 주었으나 효과가 없어 다시 가미온담탕을 주기로 하여 현재 90첩을 쓰고 있는 중인데, 이제는 여자답게 행동하고 있다. 가미온담탕에 산치자를 가하여 사용하려고 했으나 붉은 빛이 싫다는 것이 월경을 연상하는지 도저히 약을 먹지를 아니하여 가미하지 못했다.

이 병에서는 오랫동안 남몰래 교양 있는 사람처럼 그립고 안타까운 심정을 혼자 애태우는 것으로 병이 났을 때에는 가미소요산이 적합할 것이나, 이 사람의 경우 심화가 폭성하여 난폭한 행동과 말을 하고 심맥(心脈)이 유력삭(有力數)하는데 중점을 두고 처방을 구성한 것이다.

5-1. 부정맥(不整脈), 심장병(心臟病), 흉비(胸痞)

다음은 배원식 선생의 경험을 인용한 것이다.

● 이 ○ ○ 여 48세 주부 서울특별시 마포구 서교동

외견상으로는 건강해 보이는 주부이다.

① 맥진상 23~28맥 만에 대맥(代脈)이 나온다. ② 청진을 해보니 맥진과 같이 23~28번 만에 심장이 정지한다. ③ 병력을 확인해 보니 2~3년 전부터 과로를 하거나 정신적인 쇼크를 받으면 가슴이 답답해지면서 목을 조르는 듯이 답답해 어찌할 줄 모르게 몸부림치다가 혼수에 빠져 정신을 차려보면 병원이라고 한다. ④ 이러한 경우를 3차례 당했고 근래에 이 증상이 나타난 것은 남편이 운영하는 회사가 어려움에 처해 정신적인 쇼크를 받은 후이며 그때마다 입원치료를 했다고 한다.

증상을 종합한 결과 심장은 화(火)의 장기이며 지나치게 화(火)가 성하여 병이 생겼다고 판단했다. 따라서 심장의 화(火)를 내려주는 처방 중에 가장 효과가 좋은 처방 중에 하나인 가미온담탕에 목통, 복분자 1돈, 사인 0.6돈, 녹용 1돈을 더하여 10일분 20첩을 지어주었다.

지어준 약을 모두 복용한 뒤에 와서 하는 말이 속이 답답한 것이 없어지고 머리가 맑아졌다고 한다. 맥진을 하니 78맥 후에 대맥(代脈)이 나타난다. 가미온담탕을 복용한 뒤로 증상이 호전되고 있으므로 계속하여 10일분 20첩을 지어주었다.

연속으로 가미온담탕 40첩을 복용한 뒤에 대맥의 형상조차 없어져 지금까지 재발하지 않고 지내고 있다. 물론 가슴이 답답한 것도 없어졌다.

5-2. 심장판막증(心臟瓣膜症), 빈혈(貧血), 숨참, 동계(動悸), 현훈(眩暈), 고혈압(高血壓), 하혈(下血)

다음은 배원식 선생의 경험을 인용한 것이다.

● 심 ○ ○ 여 45세 서울특별시 마포구 대흥동

약간 뚱뚱한 몸집으로, 누가 보아도 빈혈증이라고 말할 수 있을 정도로 얼굴이 창백하다. 진맥을 하려고 손을 내 놓으라고 하니 손톱 밑까지도 창백했다. 심장병으로 오랫동안 고생을 하다가 백약이 무효라 이제는 치료를 단념했는데 친한 친지로부터 본원의 치료를 한번 꼭 받아보라는 권유를 받아 찾아왔다고 한다.

초진은 8월 8일이었다.

① 진맥에 나타나는 맥은 부삭(浮數)하고, 숨결이 약간 가쁜 듯이 보였다. ② 청진을 해보았더니 심장판막증이었으며 해수(咳嗽)는 오래되었지만 병증은 불치 정도까지는 아니었다. ③ 환자가 말하는 증상을 적어 보자면 항상 가슴이 두근두근하여 머릿속까지 이 소리가 들린다. ④ 머리가 아프며 숨길이 가쁘다는 것이다. ⑤ 숨길이 가빠서 길을 오래 걸을 수 없고 높은 곳을 오르내리기도 힘들다. ⑥ 이런 지 오래되어서인지 기운이 없고 머리가 어지러워 일어서기가 곤란하다. ⑦ 혈압은 150을 넘는다고 한다.

이런 환자를 임상에서 그리 많이 만나볼 수 없기 때문에 통계적으로 자신 있는 처방은 없고 해서, 치료에 있어서는 무엇보다도 먼저 심장부를 진심(鎭心)·안정(安靜)시킬 목적으로 온담탕 중심으로 처방하여 10첩을 지어주었다.

그 약을 다 먹고 두 번째 온 것이 8월 24일이었다. 경과를 확인해 보았더니 특별한 차도가 있는지 모르겠고 머리가 쑤시는 것과 가슴이 뛰는 것이 약간 감소한 것 같다고 하고, 월경 때에 피가 쏟아지는 것은 마찬가지라는 것이다.

맥을 짚어 보았더니 약간 수월한 것 같으며, 혈압이 140이 되었고 심장고동이 약간 부드러워진 것 같다고 한다. 치료가 될 수 있다는 생각으로 이번에도 같은 처방으로 약을 지어주었다.

이 약을 지어간 3~4일 후인 8월 28일에 환자의 집에서 전화가 걸려왔다. 이번에 가져온 약은 아직 1첩도 달이지 않고 있는데 머리가 어지러울 뿐만 아니라 기운이 전혀 없고 해서 기동도 못하고 식사도 못하여 약을 먹을 수 없어 달이지 않고 지어온 그대로 있다는 것이다. 필자가 대답하기를 그 약을 달여 먹기 전에 양방 주사 쏘민을 한 대 맞고 복용하라고 했다.

그 후 9월 12일에 환자가 왔는데, 병의 증상을 묻기 전에 맥진을 해보았더니 한결 맥상이 부드럽고, 얼굴빛이 건강해 보이고 자궁부의 맥상으로 볼 때 출혈경향이 없어진 것이 확실하게 보였다. 실제 어떠냐고 확인해 보았더니, 월경이 나오지 않으니 유쾌하다는 것이다. 그리고 항상 얼굴과 손등이 부석부석한 것도 없어지고 몸이 가볍고 기분이 명랑해졌다고 한다. 환자에게 병이 나을 것을 확신시켜 주고 8첩을 더 지어주었다.

6-1. 소화불량(消化不良), 대변불통(大便不通), 식욕부진(食慾不振), 전신곤권(全身困倦), 무기력, 매핵기(梅核氣)

● 김 ○ ○ 여 33세 소양인 주부 경기도 남양주시 진접읍 장현2리

남편이 부축하여 들어오는 30대의 여윈 편이며 연약해 보이는 부인이다. 전신에 힘이 전혀 없다고 하며 핏기 없는 얼굴이다. 기운이 없는 것도 문제지만

① 소화가 전혀 안 돼 한 숟갈 밥도 소화를 못 시킨다. ② 식욕은 없다. ③ 대변을 20일 못 보았다. ④ 전신이 곤권하다. ⑤ 목에 무엇이 걸려 있는 것 같고 뱉어도 안 나온다. ⑥ 얼굴에 열이 달아오르면 왼쪽 눈알이 빠지는 듯 심하게 아프다. ⑦ 일어서면 자주 어지럽다. ⑧ 평소에 팔이 자주 저려 잠을 못 잔다. ⑨ 입이 자주 마른다. ⑩ 우울, 불안, 초조하고 잘 놀란다. ⑪ 새로 지은 아파트로 이사를 와서 22일 전 집수리 관계로 싸움을 하여 충격을

받고부터 증세가 있었으며 충격을 받았을 때 졸도하여 20일간 OO병원에서 지금까지 입원하여 있었다. ⑫ 대변이 전혀 안 나와 병원에서 한 번 관장한 적이 있었으나 관장을 해도 대변을 못 보았다고 한다. ⑬ 지금은 종일 누워만 있고 중학생 딸이 가사를 돕는다고 했다.

충격을 받은 후 발생한 증상을 목표로 가미온담탕에 사칠탕의 의미로 후박 1돈과 신곡 1돈을 더하여 하루 2첩씩 5첩을 지어주었다.

8일이 지난 후에 다른 손님을 데리고 왔을 때 확인해 보니, 2첩을 복용한 후에 변의(便意)를 못 느껴 관장을 한 후 대변을 보았고, 그 뒤부터는 대변은 정상이 되었다고 한다. 3~4첩을 먹고 나서부터는 소화가 잘 되고, 식욕도 약간 회복이 되었으며 전신곤권이 없어지면서 기운이 조금씩 나고 혈색도 돌아왔다고 한다. 하도 신기하여 마침 위장병으로 고생하고 있는 서울의 손님에게 연락해서 함께 왔다는 것이다.

남편이 참 명의라 했다며 웃으면서 말한다. 내가 명의라면 이 처방을 만드신 분이나 수많은 경험으로 책을 만드신 분은 뭐라고 해야겠느냐고 반문하면서 한바탕 웃기도 했다. 물론 매핵기도 없어졌으며 다른 증상도 모두 좋아졌으나 아직 완전치 못하다면서 이럴 때 보약이라도 좀 먹으면 좋겠지만 비용 때문에 나중에 오겠다면서 갔다.

며칠 후에 다시 왔는데 머리가 안개 낀 것처럼 무겁고 힘줄이 땅기는 듯 머리가 아프며 머리가 멍해지고 앞 골이 쏟아지는 듯 아프면서 눈알이 몹시 아프다고 한다. 정신적 충격 이후로 온 증세이므로 우황청심원 2알을 하루 한 알씩 잘 때 반드시 먹으라고 일렀다.

며칠 후 영수증을 달라면서 내방했는데 우황청심원이 참 좋다고 했다. 그 약을 먹으니 머리가 맑아지고 불안한 증세가 많이 좋아진다고 했다. 역시 돈 때문에 계속 먹을 수가 없다고 하여 폐약했는데, 그 후 출퇴근할 때 간혹 버스에서 만나면 지금은 상당히 좋아졌다고 한다.

7-1. 연변(軟便), 세변(細便), 대변난(大便難)

다음은 이기로 선생의 경험을 인용한 것이다.

● 이 ○ ○ 남 31세 태음성소양인 174cm 75kg 서울특별시 동대문구 휘경동

① 매일 변을 보지만 힘들다. ㉠ 대변이 가늘거나 연변(軟便), 설사(泄瀉)를 자주 한다. ㉡ 특히 음주 다음날은 바로 설사 할 때를 제외하고 거의 이급후중(裏急後重)이 있다. ② 잠도 많으나 잠이 부족하다. ③ 평소 음주를 즐기고 운동은 거의 하지 않는다. ④ 평소 밀가루 음식은 좋아하지 않는 편이라 피한다.

연변(軟便), 세변(細便) 등이 소화기에 담음(痰飮)이 울체되어 발생하는 것으로 보고 온담탕 본방으로 10일분 20첩을 투약했다.

1. 온담탕을 2일 정도 복용한 후 변의 점도가 높아졌으며
2. 아울러 배변시 쾌변에 가까운 느낌을 받았다.
3. 약을 복용하는 중에도 가끔 음주를 했으나 쾌변을 보았다.

8-1. 전율(戰慄)

● 홍 ○ ○ 여 56세 태음인 서울특별시 동작구 노량진1동

① 전율(戰慄)이 있다. ㉠ 한 달에 4~5회 사지(四肢)가 떨린다. ㉡ 움직일 때는 못 느끼나 가만히 있으면 떨린다. ㉢ 이런 증상은 피곤하거나 힘들면 더하다. ㉣ 이런 증상이 있은 지는 3~4년 되었다. ② 기관지에서 소리가 난다. ㉠ 밤에 조용할 때 흡입시 새~액 하는 소리가 난다. ㉡ 2~3년 전부터 이런 증상이 있었다. ㉢ 아침에 일어나면 가래가 콩알만큼 나온다. ③ 2005년 2월에 병원에서 심장 판막증이 있다는 진단을 받았다. ④ 위염이 있다. 간혹 속이 쓰리다. 병원에서 지난 주 내시경 검사와 조직검사를 했는데 암은 아니라고 한다. ⑤ 족랭(足冷)이 있다. 1995년부터 이런 증상이 있었는데 환절기에 더 심하고 여름에 더 시리다. 발목과 발끝이 시리다. 병원에서 검사를 했으나 별 이상이 없다고 한다. ⑥ 디스크가 있어서 우측 다리가 약간 저리다. 오래 앉아 있거나 누워 있으면 이런 증상이 있다. ⑦ 어려서부터 겁심(怯心)이 많고 잘 놀란다. 무서움을 많이 타서 전에는 밤에 밖으로 돌아다니지 못했다. ⑧ 대변은 1일 1회 보는데, 불규칙적이고 묽은 변을 본다. ⑨ 1981년에 아파트에서 추락하는 아이를 받아내고 놀란 적이 있다. 그 당시 2~3일 떨려 한약방에서 우황청심원을 먹고 나았다. ⑩ 갑상선을 수술했다. 6~7년 전 혹을 발견하여 2005년 1월 13일에 수술했다. ⑪ 당뇨가 있다. 이번 주 일요일에 산에서 식후 1시간 40분 후 측정하니 158이 나왔다.

태음인 아주머니의 신경과다와 담음울체 심장 허약 등이 겹쳐서 나타난 전율을 목표로 가미온담탕 2배량으로 2제를 투약했다.

약을 복용한 후 2005년 9월 3일에 와서 확인해 보니

1. 전율이 소실되었다. 가끔 약하게 떨릴 때가 있으나 약을 다 먹었을 무렵에는 소실되었다.
2. 잘 놀랄 일이 없어서 놀라는 것은 잘 모르겠다.

風 寒 暑 濕 燥 火 內傷 虛勞 霍亂 嘔吐 咳嗽 積聚 浮腫 脹滿 消渴 黃疸 瘧疾 邪祟 身形 精 氣 神 血 夢 聲音 津液 痰飮 蟲 小便 大便 頭 面 眼 耳 鼻 口舌 牙齒 咽喉 頸項 背 胸 乳 腹 腰 脇 皮 手 足 前陰 後陰 癰疽 諸瘡 婦人 小兒

3. 기관지에서 소리가 나는 것도 잘 모르겠다.
4. 족랭(足冷)은 여전하다.

전율이 소실된 것으로 보아 이 약이 이 환자에게 적합하다고 보고 이번에는 심장판막증을 목표로 가미온담탕 2배량으로 2제를 투약했다.

9-1. 요통(腰痛), 우측빰 경련

다음은 장혜식 선생의 경험이다.

● 이 ○ ○ 여 59세 태음성소양인 162cm 70kg 서울특별시 강동구 성내2동

평소 고혈압으로 약을 복용하던 중 신경이 너무 예민해져서 병원에 갔더니, 신경과로 가보라 하고 신경과에서는 정신과로 가라고 해서 "내가 왜 정신과로 가냐"고 화를 내고 나온 적이 있다. 몇 년 전 신장 출혈로 수술을 권고 받았으나 한약으로 치유된 경력이 있다.

① 15년 전부터 요추 4번과 5번에 통증이 있다. 의자에 앉으면 괜찮으나 바닥에 앉으면 통증이 심하다. ② 우측 빰에 찌릿찌릿한 경련이 일어난다. ③ 가슴이 두근두근거리고 불안하다. ④ 불면증이 있어서 약을 먹고 잔다. ⑤ 머리, 등, 팔에 땀이 많다 ⑥ 손발 저림이 심해서 혈액 순환제를 복용하는 중이다. ⑦ 다리에 쥐가 난다. ⑧ 소변불리(小便不利)가 있다. ⑨ 이명(耳鳴)이 있다. ⑩ 기상충(氣上衝)이 있다. ⑪ 식욕은 좋고 식사량은 적다. ⑫ 소화는 잘된다. ⑬ 손발은 따뜻하다. ⑭ 더위를 많이 탄다. ⑮ 배는 차가운 편이다. ⑯ 견통(肩痛)이 있는데 이는 자세 때문인 것 같다. ⑰ 고혈압이 있어 혈압약을 복용하는 중이다. ⑱ 신경과 약을 복용하는 중이다. ⑲ 잘 놀란다. ⑳ 담홍설(淡紅舌), 백황태(白黃苔)하다.

59세 소양인의 15년 이상 된 요통과 우측 빰의 경련을 목표로 가미온담탕 본방에 활투대로 소엽, 당귀 산조인을 가하여 10일분 20첩을 투약했다.

약을 복용한 후에 친구와 함께 왔을 때 확인해 보니

1. 요통이 많이 호전되었다.
2. 우측 빰에 찌릿찌릿한 경련이 일어나는 증상이 호전되었다.
3. 가슴이 두근거리고 불안한 증상이 사라졌다.
4. 약을 복용하지 않아도 잠이 잘 온다.
5. 머리, 등, 팔에 땀이 많은 증상이 이제는 더워서 자연스럽게 나는 것 같다.
6. 손발 저림이 호전되었다.
7. 다리에 쥐나던 증상이 사라졌다.
8. 소변불리(小便不利)가 호전되었다.
9. 잘 놀라는 증상이 호전되었다.
10. 담홍설(淡紅舌), 백황태(白黃苔)가 담홍설(淡紅舌), 박백태(薄白苔)로 바뀌었다.
11. 약을 복용하면서 딸이 "얼굴이 많이 좋아졌다"고 하고 자신도 몸이 가벼워서 흡족해했다.

12-1. 무효례

다음은 오현조 선생의 경험이다.

● 박 ○ ○ 남 24세 태음인 179cm 78kg 경기도 수원시 장안구 조원동

약간 통통한 태음인 체형이다.

① 초등학교 때부터 소심하며 불안하며 사람들과 어울리지 못한다. ② 조그만 소리에도 잘 놀란다. ③ 잠을 자고 나도 피로하며 꿈이 많다. ④ 흉협고만(胸脇苦滿)이 미약하게 있다. ⑤ 코가 막히고 누런 코가 나온다. ⑥ 추위를 심하게 탄다. ⑦ 따뜻한 것을 좋아 한다. ⑧ 물을 많이 마신다. ⑨ 소화력은 양호하다. ⑩ 현재 신경정신과 양약을 복용하는 중이다.

발병한 지 오래되었고 그동안 꾸준히 양약을 복용해 와서 겉으로 드러나는 증상은 많이 호전된 상태며 환자 본인도 스피치 학원을 다니며 치료에 의욕을 보이고 있었다. 이 병으로 학교까지 휴학한 상태라 경험도 없고 자신도 없었지만 꼭 치료해주고 싶어서 약을 지어주기로 했다.

심한 기울(氣鬱)과 소심한 태음인의 심담허겁(心膽虛怯)으로 인한 증상을 목표로 가미온담탕 본방으로 10일분 20첩을 투약했다.

복용 후 뚜렷한 변화는 느끼지 못했으나 약을 더 복용하고 싶다고 하여 1제를 더 투약했다.

中統92 寶 사물안신탕 四物安神湯

當歸 白芍藥 生地黃 熟地黃 人蔘 白朮 白茯神 酸棗仁炒 黃連炒 梔子炒 麥門冬 竹茹 各七分
棗二枚 米炒一撮 梅一枚 辰砂五分調服

治 心中無血 如魚無水 怔忡 跳動
[活套鍼線] 怔忡(神)
[適 應 症] 정충, 좌골신경통, 현훈, 변비, 식은땀, 눈떨림

처방설명 사물안신탕은 사물탕과 가미귀비탕의 개념이 합해진 처방으로, 혈허(血虛)로 인해 발생한 정충(怔忡), 동계(動悸), 불안(不安), 초조(焦燥), 허약(虛弱) 등에 사용한다. 혈허(血虛) 증상은 사물탕이나 궁귀탕을 사용해야 할 경우처럼 혈액 자체가 부족해도 나타나지만, 심장에서 혈액을 내보내는 박출력이 약해졌을 때도 나타난다. 사물안신탕은 혈액이 부족하면서도 심장의 박출력이 약해져서 위의 증상이 나타났을 때 사용한다.

정충(怔忡)은 다양한 원인에 의해 발생하며, 신체조건에 따라서 처방이 달라질 수 있기 때문에 신체조건과 원인을 참고해야 적합한 처방을 선택할 수 있다. 첫째, 혈액 자체가 부족해졌을 때, 인체는 순환량을 증가시키기 위해 심장을 빨리 뛰게 하므로 정충(怔忡)이 발생할 수 있으며, 이럴 때는 사물탕 같은 보혈제(補血劑)를 사용하게 된다. 둘째, 평소 기허(氣虛)하고 심허(心虛)한 사람에게 정신적인 충격이 가해지는 등 긴장(緊張)을 유발하는 요인이 작용할 때 정충(怔忡)이 나타나는데, 이럴 때는 사군자탕이나 귀비탕 같은 보기(補氣)·강심제(强心劑)를 사용해야 한다. 물론 이 경우에는 정충뿐만 아니라 불안(不安), 초조(焦燥), 불면(不眠) 등 신경증상이 동반될 수 있다.

셋째, 심장이나 심장 주위에 습담(濕痰)이 정체되었을 때도 정충(怔忡)이 생길 수 있다. 이때는 온담탕을 사용하며, 두 번째 경우와 마찬가지로 정충과 더불어 불안(不安), 초조(焦燥), 불면(不眠) 증상이 동반될 수 있다. 넷째, 신경을 많이 쓴 이후에 정충이 발생한 경우에는 가미온담탕이나 향소산을 사용하면 되는데, 귀비탕을 쓸 사람보다 비교적 건강한 사람에게 사용할 수 있다. 다섯째, 전해질(電解質)의 균형이 깨졌을 때 발생하는 정충(怔忡)에는 시호용골모려탕이나 계지가용골모려탕을 사용할 수 있다. 여섯째, 음허(陰虛)로 인해 인체의 기능이 이상항진된 상태에서 정충이 나타나면 고암심신환이나 청리자감탕을 사용할 수 있다. 일곱째, 간열상승(肝熱上昇)과 혈열(血熱)로 인해 정충(怔忡)이 발생하면 소요산과 치자청간탕을 사용할 수 있다.

이처럼 정충(怔忡)을 유발하는 원인이 다양하지만 매우 약한 사람에게 청리자감탕의 정충이 나타나지 않는 것처럼 개인의 신체조건과 증상의 정도, 원인 등을 고려한다면 적합한 처방을 선정할 수 있을 것이다. 사물안신탕은 천궁이 빠진 사물탕이 들어 있어 혈허(血虛)하다는 것을 알 수 있고, 귀비탕의 개념이 들어 있어 심허상태(心虛狀態)이며, 황련, 치자, 죽여와 같은 청열제(淸熱劑)가 포함되어 있어 약간 열성상태에서 정충이 발생하였을 때 사용하는 처방이라는 것을 알 수 있다.

조문을 보면 '心中無血심중무혈 如魚無水여어무수'라고 하여 심중(心中)에 혈(血)이 없어 마치 물이 부족한 곳에 고기가 뛰는 것 같다고 표현했다. 이는 뇌를 비롯하여 필요한 부분에 혈액공급이 충분하지 못한 경우, 혈액이 부족한 상태에서 억지로 혈액을 보내야 하는 상황이고, 그 결과 심장기능이 항진되므로 물이 없는 곳에서 고기가 뛰는 것 같다고 표현한 것이다.

사물안신탕을 복용할 수 있는 적합한 신체조건은 체력(體力)과 체열(體熱)은 중(中) 이상이며, 소화력이

좋은 신체이다. 따라서 약한 소음인에게 이런 증상이 나타날 가능성은 적고, 주로 건실한 태음인이나 소양인에게 나타날 가능성이 높다.

처방구성 처방구성을 보면 팔물탕류에 산조인, 황련, 치자, 죽여, 주사 등 청열(淸熱)·안신제(安神劑)와 자윤제(滋潤劑)인 맥문동이 들어 있다. 또는 사물탕에 가미귀비탕이 합해졌다고도 볼 수 있다. 당귀는 항혈전작용(抗血栓作用)이 있어 혈액순환을 원활하게 하고 철분결핍에 의한 빈혈에 좋은 효과를 나타낸다. 백작약은 평활근의 경련을 억제하고, 중추신경 흥분을 억제하여 진통, 진경, 진정작용을 한다. 생지황은 인체에 전해질을 공급함으로써 묽은 혈액을 진하게 만들어 주어 혈허(血虛)를 개선한다. 숙지황은 여러 종류의 당류와 아미노산, 기타 미량원소를 함유하고 있으며, 철분이 포함되어 있어 조혈작용(造血作用)을 한다.

인삼은 중추신경계에 대한 흥분작용과 억제작용이 있는데, 흥분작용이 보다 강하다. 또한 뇌의 혈액공급과 산소공급 능력을 높이는 작용이 있으며, 강심작용이 있어 심장의 수축력을 강화한다. 백출은 장관활동에 대한 조절작용이 있어서 장관의 자발성 수축활동의 긴장성을 높이고 강직성 수축을 방지한다. 백복신은 이뇨작용과 신경안정작용이 있고, 산조인은 몸을 영양(營養)하는 동시에 비교적 강한 진정, 최면효과를 나타낸다. 황련은 중추신경을 억제하는 진정작용이 있고, 미주신경을 자극하여 혈압을 강하시키고 뇌혈관의 긴장을 저하시켜 신경증상을 완화한다. 치자는 진정작용이 있어서 열성질환으로 인한 뇌출혈이나 정신흥분으로 인한 불면, 심계항진 등의 증상을 완화한다. 맥문동은 다량의 포도당과 점액질을 함유하고 있어 진액(津液)을 보충하며, 죽여는 해열작용, 항염증작용, 중추신경 억제작용 등이 있다.

처방비교 **가미온담탕**과 비교하면 가미온담탕은 기울(氣鬱)과 습담(濕痰)으로 인한 정충(怔忡), 동계(動悸), 겁심(怯心) 등에 사용하며, 주로 신경을 많이 쓴 이후에 이러한 증상이 나타났을 때 사용한다. 반면 사물안신탕은 기본적인 체력은 가미온담탕을 쓸 사람보다는 좋지만 여러 원인으로 혈허(血虛)·심허(心虛)해져 발생하는 정충(怔忡)과 동계(動悸)에 사용한다.

귀비탕과 비교하면 귀비탕은 피부가 엷고 신경이 예민하며 소화력이 약하기 쉬운 음인 경향의 사람이 놀라거나 긴장한 이후에 정충, 불안, 불면 등이 발생했을 때 사용하며, 심장의 박출력을 증가시켜 증상을 치료한다. 반면 사물안신탕은 비교적 소화력이 좋고 체열이 높은 사람에게 사용하며, 심장의 박출력을 증가시키는 기능도 있으나 보혈(補血)시키면서 청열(淸熱)시켜 정충(怔忡)을 치료한다.

소요산과 비교하면 두 처방 모두 인체의 기능이 항진되어 정충(怔忡)이나 상기(上氣)가 발생했을 때 사용한다. 그러나 소요산은 주로 간기능의 이상항진으로 인한 열울(熱鬱)과 혈열(血熱)로 인해 발생한 정충(怔忡)에 사용하는 반면, 사물안신탕은 혈허(血虛)와 심허(心虛)로 인한 정충(怔忡)에 사용한다.

➔ 활용사례

1-1. 정충(怔忡), 좌골신경통(坐骨神經痛) 남 38세 열성태음인
1-2. 정충(怔忡) 여 60세
1-3. 동계(動悸), 정충(怔忡) 남 29세 소양성소음인
1-4. 정충(怔忡), 되새김질, 현훈(眩暈), 변비(便秘), 식은땀, 눈떨림 남 40세 태음인

1-1. 정충(怔忡), 좌골신경통(坐骨神經痛)

● 우 ○ ○ 남 38세 열성태음인 경기도 안양시 관양1동 뉴골든아파트

흑염소에 넣을 보약을 지으러 온 보통 키에 보통 체격의 남자이다.

① 3개월 전 교통사고가 난 이후로 운전 중에 자주 가슴이 뛴다. ② 10년 전부터 좌골신경통이 있다. ③ 부정맥이 있어서 5~7회에 1번씩 맥박이 멈추며 약하기도 하다. ④ 불안감과 초조감을 자주 느끼고 전신 피로감이 있다.

⑤ 환절기에는 손바닥에 허물이 일어난다. ⑥ 대변은 된 편이지만 음주 후에는 설사를 할 때도 있다. ⑦ 더위를 타고 몸이 전체적으로 더운 편이다. ⑧ 소화력이 좋고 식사량이 많다. ⑨ 술을 자주 마신다.
불안감과 초조감을 자주 느끼고 정충, 부정맥, 전신 피로감이 있는 태음인 남성에게 사물안신탕 본방에 거담(祛痰)과 강심(强心)을 위하여 진피 4돈, 형개 1.5돈, 석창포 1돈, 연육 2돈을 더하여 10일분 20첩을 투약했다.
1년 뒤인 1월 초에 보약을 지으러 왔을 때 경과를 확인해 보니, 그 약을 복용한 후에 운전 중에 가슴 뛰는 것은 완전히 없어졌다고 한다. 더불어 10년 된 좌골신경통이 생각지도 않았는데 완전히 소실되어 지금은 통증이 없다고 한다.

1-2. 정충(怔忡)

다음은 연만희 선생의 경험이다.

● ○ ○ ○ 여 60세 주부 전라북도 정읍시

필자가 서예를 배우고 있는 서당에 나오는 동료의 누님으로 최근에 가슴이 두근거려 매우 힘들어한다며 약을 지어달라고 한다.
① 최근부터 가슴이 종일 두근거려 생활하기 힘들다. ② 최근에 신경을 과도하게 쓴 뒤부터 이 증세가 생겼다.
③ 그 외는 별다른 증상이 없고 식욕도 정상이고 소화도 잘된다.
신경을 과도하게 쓴 뒤로 가슴이 두근거리는 60세 주부의 정충(怔忡)을 목표로 사물안신탕 본방으로 10일분 20첩을 지어주었다.
10여 일 뒤에 서당 동료를 통하여 소식을 확인해 보니, 지난번 지어준 약을 복용한 뒤로는 가슴 두근거리는 것이 없어졌다고 한다.

1-3. 동계(動悸), 정충(怔忡)

다음은 조용준 선생의 경험이다.

● 주 ○ ○ 남 29세 소양성소음인 육체노동(호텔에서) 163cm

일본에 1년간 있다가 몸이 안 좋아 귀국한 분으로 원래 소음인이나 귀국하고 소양인 기질이 생겼다.
① 불안하며 가슴이 뛸 때 몸까지 흔들린다. ② 머릿속이 아프다. 어지럽다. ③ 잠들기 힘들고 잘 깨며 다시 잠들지 않는다. ④ 건망증이 심해졌다. 방금 전에 밥을 먹고 밥을 먹었는지 아리송하다. ⑤ 식은땀이 나고 도한(盜汗)으로 이불이 흠뻑 젖는다. ⑥ 추위를 심하게 탄다. ⑦ 식욕이 없다. ⑧ 구취(口臭)가 심하다. ⑨ 가슴이 아파서 움직이지 못할 때가 있다. ⑩ 잔뇨감(殘尿感)이 있다. ⑪ 최근에 얼굴이 붉어졌다. ⑫ 최근에 손과 발이 뜨거워졌다. ⑬ 다몽(多夢)이 있다.
외국 생활이라 음식이 변변치 못했으므로 기본적으로 몸에 영양이 불균형할 것이며 호텔에서 육체노동을 하므로 혈(血)이나 정(精)이 모두 고갈되어 나타나는 증이라 생각된다.
이러한 증상은 ≪방약합편≫ 사물안신탕 조문에 나와 있는 물고기가 물이 없는 평지에서 뛰는 것과 같이 정충과 동계가 있는 것을 다스린다고 말한 것과 너무도 유사하므로 사물안신탕으로 심혈을 보충하고 당귀육황탕으로 몸속에 생긴 허열(虛熱)을 내려주고 고표(固表)시키면 제반증상이 사라질 것이라고 생각했다.
사물안신탕(진사는 없으므로 안 넣었다) 본방은 0.7돈이나 1돈으로 증량하고 당귀육황탕을 합방한 후 자감초탕(불면 불안해소를 위해)의 개념을 넣기 위해 생지황을 20g으로 증량하여 10일분 20첩을 투약했다.
약을 6일 정도 복용한 현재 중학교 때부터 생겼던 손 떨림이 없어지고 잠도 잘 자며, 가슴 뛰는 것이 없어졌다고 한다. 또한 두통(頭痛), 어지러움, 다몽(多夢)이 소실되었다. 무엇보다 잘 때 나던 땀이 나지 않으며 낮에도 땀이 나지 않는다며 신기해했다. 다만 아직도 건망증은 조금 남아있는 듯하다고 한다.

1-4. 정충(怔忡), 되새김질, 현훈(眩暈), 변비(便秘), 식은땀, 눈떨림

다음은 명성환 선생의 경험이다.

● ○ ○ ○ 남 40세 태음인 경기도 광주시

보통 키에 단단한 체형으로 얌전해 보이는 남성인데 심한 정충(怔忡)으로 내원했다.
① 15일 전 컴퓨터를 하다가 갑자기 가슴이 심하게 뛰기 시작했다. ㉠ 그 후 매일 증상이 한 번 발생하면 4~6시간 정도 계속되고 하루 1~2번씩 아침저녁으로 증상이 반복되며 저녁에는 더 심하다. ㉡ 직장은 24시간 근무를 하고 하루 쉰다. 컴퓨터 업무를 오래 해왔는데 별로 이상이 없었다고 한다. 다만 이날은 약간 피로해 있었다고 한다. ㉢ 이러한 증상으로 마음도 불안하고, 우울하다면서 치료를 받다가 약을 상담하게 되었다. ② 오래전부터 후두부(後頭部)가 개운치 않고 띵~ 하다. 아프지는 않다. ③ 식욕과 소화력은 좋다. 식후 약간의 되새김질을 가끔 하게 된다. ④ 어지럼증이 약간 있다. ⑤ 약간의 변비 있다. 소변은 양호하다. ⑥ 움직이면 식은땀이 잘 난다. 도한은 없다. ⑦ 가

끔 오른쪽 눈이 떨린다. ⑧ 맥이 느리다. ⑨ 잠은 잘 자며 내성적인 성격이다. ⑩ 직장에서 하는 일이 주민을 상대하는 일이어서 스트레스를 받는다. ⑪ 술은 1주에 1~2번 소주 1병 정도 마시며 담배는 1갑 정도 피운다. ⑫ 사우나에 오래 있지 못하나 땀을 흘리면 기분이 좋다. ⑬ 현재 혈압약을 복용하는 중이다. ⑭ 고등학교 1학년 때 화분을 들다 삐끗했다. 그래선지 지금도 가끔 무거운 것을 들 때 왼쪽 다리가 저리다.

요즘 본인이 처방을 활용할 때 청강의감을 많이 참조하는데, 마땅한 처방이 없었다. 그래서 일반적으로 심계(心悸), 정충(怔忡)에 사용하는 사물안신탕을 사용하기로 했다.

얼마 후 다시 약을 복용하겠다고 찾아왔을 때 확인해 보았다.

1. 매일같이 심하게 발하던 심계정충이 많이 줄었다. 요즘은 어떤 날은 괜찮다가 가끔 발생한다. 처음을 10으로 본다면 지금은 4~5 정도로 호전되었다.
2. 식후에 되새김질하는 것이 많이 호전되었다.
3. 어지럼증도 많이 좋아졌다.
4. 변비도 좋아졌다.
5. 식은땀이 나는 것도 많이 줄었다.
6. 눈 떨림 증상이 호전되었다.
7. 그러나 후두부의 개운치 않고 띵한 증상과 배부(背部)의 통증은 여전하다고 한다.

약이 효과가 있는 것으로 보고 전과 동일한 처방으로 투약했다.

中統93 寶 복령보심탕 茯苓補心湯

白芍藥 二錢 **熟地黃** 一錢半 **當歸** 一錢三分 **川芎 白茯苓 人參 半夏 前胡** 各七分 **陳皮 枳殼 桔梗 乾葛 蘇葉 甘草** 各五分 **薑五片 棗二枚**

治 勞心吐血
[活　　套] 合[莎芎散](下統五十九)亦好 ① 有熱 換沙參 加生地 芩 連之類
[活套鍼線] 勞傷吐血(血) 不語(婦人産後) 産後(聲音) 潮熱(火)
[適 應 症] 흉비, 천면, 불면, 경계, 정충, 망상증, 히스테리, 불안, 육혈, 피로, 식욕부진, 잔기침, 협통, 빈혈, 하지저림, 당뇨, 고혈압, 두통

처방설명

복령보심탕은 과로나 신경과다로 인한 피로(疲勞), 정충(怔忡), 경계(驚悸), 불안(不安), 두중(頭重), 상열(上熱), 흉비(胸痞), 기침 등에 사용하는 처방이다. 본래는 노심토혈(勞心吐血)에 사용하는 처방이었으나 근래에는 이러한 증상이 많지 않기 때문에 약성을 응용하여 위의 증상들에 더 많이 사용하고 있는 것이다.

노심토혈은 육체적인 과로로 심화(心火)가 치밀어서 피를 토하는 것으로, 예전에는 육체적인 노동량이 많은 반면 영양분이 부족했기 때문에 노심토혈의 증상이 많았다. 즉 과로로 인해 조직이 연약해진 상태에서 다시 과로를 했거나 외감(外感) 등 조직을 긴장시키는 원인이 작용했을 때 혈관의 압력이 높아지고, 이렇게 형성된 압력은 혈관분포가 많으면서 약해져 있는 부위를 통해 해소되었기 때문에 토혈이 많았었다.

물론 이러한 현상은 혈관분포가 많은 비강점막이나 직장 정맥총(靜脈叢)에서 쉽게 나타나지만, 상태가 더 심해지면 위장(胃腸)이나 식도(食道)에서도 출혈이 발생하여 토혈이 나타나는 것이다. 따라서 복령보심탕의 토혈(吐血)은 위장출혈이나 식도출혈이 원인이라고 할 수 있다. 그러나 요즘에는 육체적 노동이 줄었을 뿐 아니라 영양상태가 개선되어 이런 증상을 보이는 사람을 흔히 볼 수 없으므로 앞서 언급한 증상이나 피로감을 호소하는 사람의 보약으로 많이 사용한다.

예전에는 과로를 했을 때 복령보심탕의 증상이 흔히 발생하였겠지만, 지금은 과로보다는 사려과다, 정신적인 충격, 육체적인 충격, 놀람 등이 더 큰 원인이다. 이러한 원인이 작용했을 때 인체는 긴장하게 되며, 긴장이 풀리지 않고 지속될 때는 몸이 허약해지므로 피로감, 정충, 경계, 불안, 두중 등의 증상이 나타난다. 따라서 예전과 원인이 다르지만 동일한 처방을 사용할 수 있는 것은 원인이 다를 뿐 인체가 대응하는 방법은 동일하기 때문이다. 즉 과로했을 때와 신경을 과다하게 썼을 때의 인체의 반응은 동일하며, 나타나는 증상도 비슷한 경우가 많다.

활투침선을 보면 산후에 목소리가 잘 나오지 않는 증상과 조열(潮熱)에 사용하는 처방으로 분류되어 있다. 이는 체력이 약한 상태에서 출산으로 인해 체력소모가 많아지고 먹는 것이 부실하여 나타나는 증상이다. 목이 잠기는 것을 애성이라고 하여 양방에서는 성대마비, 후두염, 후두폴립, 성대종양 등을 원인으로 보고 있다. 그러나 복령보심탕은 성대와 후두의 기질적인 병변이 원인이 되어 발생하는 애성에 사용하는 것이 아니라, 출산으로 인한 과다한 체력소모와 조직의 긴장으로 성대의 기능이 일시적으로 상실되어 발생하는 애성에 사용한다. 애성은 교사나 성악가가 성대를 과도하게 사용하여 목이 쉬는 경우처럼 성대 자체의 장애 때문에 발생하는 경우도 있지만, 성대는 몸의 일부이기 때문에 과로나 출산으로 인해 체력이 소진되

었을 경우에도 영향을 받아 장애가 생길 수 있다. 복령보심탕의 애성은 후자(後者)에 해당하며, 이럴 때는 신체조건과 상태를 참고하여 전체적인 허약상태를 보강해 주면 목이 쉬는 증상도 치료된다.

복령보심탕은 조열(潮熱)이 나타날 때도 사용한다. 몸이 허약(虛弱)해지면 인체는 허약으로 인한 기능저하를 개선하기 위해 열을 발생시키는데, 열을 발생시킬 수 있는 에너지가 충분하지 못한 상태이기 때문에 지속적으로 열이 발생하는 것이 아니라 불규칙하게 열이 오르내리는 증상이 반복된다. 이것을 조열(潮熱)이라고 하며 대부분 허약(虛弱)한 상태에서 나타나는 증상이다. 예를 들어 음허(陰虛)한 상태에서 조열(潮熱)이 나타날 수 있고, 양허(陽虛)한 상태에서도 조열(潮熱)이 나타날 수 있는데, 신체조건과 신체상태에 따라 자음강화탕이나 용부탕 등 다양한 처방을 사용할 수 있다. 복령보심탕의 조열(潮熱)은 출산으로 인한 과도한 체력소모를 개선하기 위해 발생하는 조열(潮熱)이며, 허약의 종류를 기준으로 분류한다면 혈허(血虛)와 음허(陰虛)한 상태에서 발생하는 조열이라고 할 수 있다.

활투를 보면 코피에 사용하는 사궁산을 합(合)하라고 했다. 코피와 토혈(吐血)의 발생부위가 다르긴 하지만 공통점을 찾는다면, 조직의 긴장으로 인해 점막이나 정맥총에 혈액이 몰렸을 때 발생할 수 있다는 것이다. 사궁산도 조직의 긴장으로 인해 코피가 발생했을 때 사용하는 처방이고, 복령보심탕도 긴장의 요인이 동반되었을 때 사용하는 처방이다. 따라서 두 처방을 합하라는 것은 긴장상태를 풀어주는 기능을 높이자는 의미이다.

복령보심탕을 응용한다면 구조적으로 건강한 체질이지만 노력과다, 사려과다로 인해 피로감이 심해졌을 때, 뒷목이 뻣뻣하다고 할 때 사용할 수 있을 것이고, 또한 삼소음이 포함되어 있으므로 가벼운 기침을 하거나 목이 잠겼을 때 감기약으로 사용할 수 있을 것이다.

처방구성

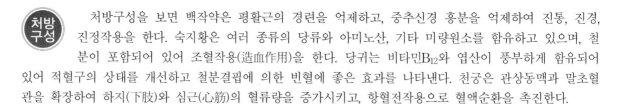

처방구성을 보면 백작약은 평활근의 경련을 억제하고, 중추신경 흥분을 억제하여 진통, 진경, 진정작용을 한다. 숙지황은 여러 종류의 당류와 아미노산, 기타 미량원소를 함유하고 있으며, 철분이 포함되어 있어 조혈작용(造血作用)을 한다. 당귀는 비타민B_{12}와 엽산이 풍부하게 함유되어 있어 적혈구의 상태를 개선하고 철분결핍에 의한 빈혈에 좋은 효과를 나타낸다. 천궁은 관상동맥과 말초혈관을 확장하여 하지(下肢)와 심근(心筋)의 혈류량을 증가시키고, 항혈전작용으로 혈액순환을 촉진한다.

백복령은 세뇨관의 재흡수를 억제하여 이뇨를 증진하므로 부종을 경감시킨다. 인삼은 심장기능을 강화하며 소화액 분비를 증진시켜 식욕을 강화하고 위장의 연동운동(蠕動運動)을 항진시켜 소화·흡수를 촉진한다. 반하는 중추성 구토나 점막자극으로 인한 구토를 억제하고 인후점막자극으로 인한 해수(咳嗽)를 억제한다. 전호는 거담작용(祛痰作用)이 강하며 경도의 진해작용(鎭咳作用)도 가진다. 진피는 이기제(理氣劑)로서 소화관의 운동을 강화하여 가스배출을 촉진한다.

지각은 모세혈관을 강화하여 자반증(紫斑症)을 경감시키고 혈액순환을 촉진한다. 길경은 점막의 점액분비량을 증강시키고 배농(排膿)을 촉진한다. 갈근은 말초의 혈액순환을 촉진하고, 관상동맥을 확장하여 혈류량을 증가시키면서 혈소판응집을 억제한다. 소엽은 소화액 분비를 촉진시키고 위장운동을 증강시킨다. 감초는 인후점막의 자극을 완화하고 기관지 평활근의 경련을 억제하여 진해, 진정작용을 한다.

처방비교

감기에 사용하는 **삼소음**과 비교하면 삼소음은 피부가 엷고 체열이 보통인 사람의 혼합감기나 기침감기에 사용한다. 반면 복령보심탕은 삼소음이 포함되어 있으나 작약을 비롯하여 숙지황, 당귀, 천궁 등 사물탕이 차지하는 비중이 상대적으로 높아 보혈(補血)·자윤작용(滋潤作用)이 더 강조되어 있다. 따라서 허약을 바탕으로 한 토혈(吐血), 실음(失音), 조열(潮熱)에 사용하며 비교적 소화력이 좋은 사람에게 적합하다.

사물안신탕과 비교하면 두 처방 모두 혈허(血虛)와 열증이 나타날 때 사용하는데, 사물안신탕은 주로 혈허와 심허(心虛), 음허(陰虛)한 상태에서 발생한 정충(怔忡), 동계(動悸)에 사용하는 처방이다. 반면 복령보심탕은 혈허와 조직의 긴장상태에서 나타나는 육혈(衄血), 토혈(吐血), 기침, 실음(失音) 등에 사용한다.

황련청심음과 비교하면 두 처방 모두 인체의 기능이 항진되었을 때 나타나는 증상에 사용한다. 그러나 황련청심음은 혈허와 심허(心虛)로 인한 정설(精泄), 구미(口糜) 등에 사용하는 반면, 복령보심탕은 혈허와 조직의 긴장으로 인한 토혈, 피로(疲勞) 등에 사용하며, 전체적인 열성상태는 황련청심음에 비해 낮다.

활용사례

1-1. 코피, 피로(疲勞), 식욕부진(食慾不振) 남 32세 태음인
2-1. 흉비(胸痞), 불안(不安), 천면(淺眠), 피로(疲勞) 남 48세 태음인
3-1. 불면(不眠) 여 41세 태음인
4-1. 경계(驚悸), 정충(怔忡), 두통(頭痛) 여 45세 태음인
5-1. 보약(補藥), 피로(疲勞) 남 50세 소양성태음인
5-2. 보약(補藥), 잔기침, 협통(脇痛) 남 39세 태음인
5-3. 피로(疲勞), 당뇨(糖尿), 고혈압(高血壓), 빈혈(貧血) 남 64세 태음인
6-1. 하지(下肢) 저림, 기핍(氣乏), 식욕부진(食慾不振) 남 53세 태음인

1-1. 코피, 피로(疲勞), 식욕부진(食慾不振)

● 신 ○ ○ 남 32세 태음인 회사원 서울특별시 성동구 광장동 극동아파트

잘 아는 할머니 한 분이 생녹용을 가지고 와서 사위 보약을 좀 지어달라고 한다. 사위는 32세 회사원이고 체격이 좋고 건장한 편에 뼈대가 굵고 성격은 내성적이며 말이 없는 편인데

① 결혼 전인 1년 전부터 세수 때나 잠자리에서 코피를 자주 쏟으며 코피의 양은 적지만 피로할 때는 더 자주 나온다.
② 근래에 와서는 회사일로 늦게 퇴근하는 탓인지 피로가 심하다. ③ 그 외는 식사도 보통이고 찬 음식을 좋아하는 편이고 별다른 특징은 없다고 한다.

할머니의 말을 자세히 들어본즉 건장하면서도 평소 말이 없다는 점을 감안하여 이 남자의 체질이 태음인이라고 추측하고 코피가 피로할 때 더 자주 나며 또 근래 피로한 점을 감안하면 코피 자체는 과로로 인한 신체적 무리에서 피로와 함께 나타나는 것으로 보인다.

과로로 인한 신체적 손상을 검토해 본즉 피에 연관된 증세에 신체 건장하고 식욕과 소화력이 보통이라는 점을 보면 사물탕이 적합할 수 있다고 보았다.

토혈(吐血)이나 육혈(衄血) 모두 상기성(上氣性) 출혈(出血)이고 소화력이 좋으며 몸이 따뜻하고 과묵한 태음인이라는 점에서 복령보심탕이 적합할 것으로 보고 복령보심탕 1.5배량에 생녹용 2돈을 더하고 코피를 감안하여 승마 2돈, 황련 1돈, 황금 1돈을 더하여 10일분 20첩을 지어주었다.

1달이 지난 뒤 약을 지어간 할머니가 와서 사위가 약을 먹은 뒤에 코피가 거의 없어졌으며 피로도 조금 덜 느끼고 식욕은 대단히 왕성해졌다고 한다. 1년 뒤에 다시 할머니가 와서 그때 그 약을 먹은 뒤로는 코피를 전혀 안 흘렸으며 그때 그 약을 먹고 효험을 봤다며 1제만 더 지어달라고 한다.

2-1. 흉비(胸痞), 불안(不安), 천면(淺眠), 피로(疲勞)

● 강 ○ ○ 남 48세 태음인 서울특별시 강남구 역삼동 삼익아파트

키가 약간 크고 몸통이 굵은 편인 태음인으로 보이는 남자이다.

① 10년 전부터 당뇨로 중국 한약을 매일 복용하고 있다. ② 손바닥에 열이 난다. ③ 더위를 심하게 탄다.
④ 식욕이 좋으며 소화력도 좋다. ⑤ 잠을 깊게 자지 못해 잠이 부족하다. ⑥ 대변은 1일 1회로 규칙적이다.
⑦ 가슴이 답답하며 불안하고 초조하다.

식욕과 소화력이 왕성하면서 흉비(胸痞), 불안(不安) 증세가 있는 태음인의 보약으로 복령보심탕 2배량으로 10일분 20첩을 지어주었다.

1개월 후에 다시 왔을 때 확인해 보니, 약을 복용한 후 가슴이 답답하고 불안하며 초조한 증상이 소실되었다고 한다. 또 항상 잠을 깊게 자지 못하여 잠이 부족했는데, 잠을 깊게 잘 자게 되어 피로도 금방 회복되며 체중이 2.5kg이나 늘었다고 한다.

처방이 효과가 있었다고 생각되어 같은 처방에 녹용 0.75돈을 더하여 10일분 20첩을 지어주었다.

3-1. 불면(不眠)

● 이 ○ ○ 여 41세 태음인 경기도 안양시 호계동 호산아파트

원래 신경이 예민한 편으로 수년 전부터 잠들기가 힘들다고 하여 찾아온 태음인 부인이다.

① 수년 전부터 잠들기가 매우 어렵다. ② 7시간 정도 자지만 숙면을 취하지 못한다. ③ 수년 전부터 가슴이 두근거린다. ④ 가슴 뜀, 가슴 답답, 잘 놀람, 불안, 초조, 우울, 신경질, 짜증, 한숨쉼 등의 증상이 있다. ⑤ 쥐가 난다. ⑥ 당뇨병을 치료 중이다. ⑦ 허리 아래 부분으로 피부는 차가우면서 땀이 자주 나고 어지럽다. ⑧ 14일 전에 다한(多汗)으로 당귀육황탕을 복용했고 다한은 없어진 상태이다. ⑨ 직장이 1일 3교대로 밤 근무도 한다. ⑩ 더위를 심하게 타고 추위는 약간 탄다. ⑪ 물을 많이 마신다. ⑫ 대변은 1일 1~2회 되게 본다. ⑬ 소변을 자주 보고 자다가 2회 정도 본다.

불면(不眠)과 신경과민을 목표로 하여 복령보심탕에 산조인 3돈, 향부자 2돈 더하여 10일분 20첩을 지어주었다.

4개월 후인 이듬해 1월 26일에 변혈(便血)과 피로로 왔을 때 확인해 보니, 불면 증상이 경감되었다고 한다.

이번에는 변혈(便血)과 피로를 호소하여 이전과 같은 처방으로 10일분 20첩을 지어주었고, 1년 후에 소변이 시원치 않고 피로와 다한 증세가 있다고 하여 당귀육황탕을 지어주었다.

4-1. 경계(驚悸), 정충(怔忡), 두통(頭痛)

다음은 이정구 선생의 경험이다.

● 이 ○ ○ 여 45세 태음인 충청북도 청주시 상당구 내덕1동

① 요즘 자주 놀란다. 1달 전 남편의 사망으로 충격을 받았다. ② 머리가 띵하게 아프다. ③ 조금 어지럽다. ④ 가슴이 두근거린다. ⑤ 한숨이 자주 나온다. ⑥ 추위를 심하게 타고, 더위는 약간 탄다. ⑦ 손발이 약간 차고, 아랫배도 찬 편이다. ⑧ 음식은 주로 채식을 하며, 식사량은 보통이고, 찬 음식을 싫어하고, 자주 체한다. ⑨ 대변은 1일 1회, 소변은 1일 5회 정도다. ⑩ 월경량이 적고, 아랫배 쪽으로 가끔 월경통이 심하다. ⑪ 맥은 약하고, 전중압통(膻中壓痛)이 심하다. ⑫ 피부는 연하고, 몸은 약간 살이 찌고, 흰 편이다.

전에 동료 한의사 한 명이 자기의 이모부가 갑자기 돌아가셨을 때, '복령보심탕'을 한 제 달여서 놀란 가족들을 나누어 주니 많은 사람이 효과를 보았다는 얘기를 들은 적이 있었다. 그 이야기를 다른 한의사에게 한 적이 있는데, 그 한의사도 유사한 경우에 '복령보심탕'을 사용해 많은 효과를 보았다고 했다. 그래서 기회가 되면 한번 사용해 보아야겠다는 생각을 하고 있었다. 본래 '복령보심탕'은 '삼소음'과 '사물탕'이 합방된 처방으로 노심토혈(勞心吐血)에 사용되는데, 이 외에도 풍한해수(風寒咳嗽), 기허습담(氣虛濕痰), 울혈(鬱血)이나 칠정(七情)으로 인한 출혈 등에 사용할 수 있고, 처방명대로 보심(補心)하는 작용도 있다. 이 환자는 갑작스런 남편의 사망으로 인해 경계(驚悸), 정충(怔忡), 두통(頭痛)이 발생한 것이므로 이런 증상은 심허(心虛)로 볼 수 있다. 현재의 이 환자의 상태나 다른 한의사들의 경험에 비추어 보아 복령보심탕이 적당하다고 생각하여 충격으로 인한 경계, 정충, 두통을 해소하기 위해 복령보심탕 1.5배량으로 10일분 20첩을 투약했다. 한 달 후에 아들과 내원했을 때 확인해 보니, 앞의 증상들이 모두 개선되어 많이 편해졌다며, 아들의 약을 지어달라고 했다.

5-1. 보약(補藥), 피로(疲勞)

● 이 ○ ○ 남 50세 소양성태음인 동양화가 경기도 안양시 관양동 궁전빌라

약간 큰 키에 약간 굵은 몸통이다. 이마가 나오고 얼굴은 크고 넓고 외견상 건강하게 보인다. 보약을 지으러 왔는데 증세를 들어보았다.

① 1~2년 전부터 피로하다. 작품을 구상하느라 신경을 쓰는 편이고 필요한 책을 보느라고 매일 새벽 2~3시나 되어야 잠을 자는 것이 영향이 있는 듯하다고 한다. 특히 아침에 일어나기가 힘들다. ② 우측 무릎이 잘 때 가끔 약간씩 저릴 때가 있다. ③ 추위와 더위를 안 타고 몸 전체는 뜨거운 편이다. ④ 식욕과 소화력이 왕성하고 대소변도 정상이다. ⑤ 잠은 1일 5시간 정도 자고 깊은 잠을 잔다.

몸이 뜨겁고 소화력이 왕성하면서도 신경을 쓰는 소양성태음인의 보약으로 노심토혈(勞心吐血)에 사용하는 복령보심탕 2배량에 황기 4돈을 더하여 10일분 20첩을 지어주었다.

5개월 뒤인 11월 초순에 다시 보약을 지으러 왔다. 지난번 그 약을 먹은 뒤로 피로가 격감하고 얼굴도 좋아지고 밝아졌으며 전신의 컨디션도 매우 좋았다고 한다. 이번 증상도 지난번과 비슷하지만 지난번 보다는 덜하다고 한다. 그러면서 전과 같은 처방으로 약을 지어달라고 하여 전과 같은 복령보심탕으로 1제를 지어주었다.

17일 뒤에 다시 같은 약으로 1제를 지어갔고 5개월 뒤인 다음해 4월 하순에 다시 같은 약을 요청하여 1제를 지어주었고, 15일 뒤 다시 1제를 더 지어주었다.

1달 뒤인 6월 초순에 다시 내방했다. 매번 약을 복용할 때마다 효력을 보았으나 이번에 먹은 약은 같은 약인데도 별

다른 효력이 없다고 한다. 이번에는 신경과다를 감안하여 가미귀비탕을 지어주었다.

5-2. 보약(補藥), 잔기침, 협통(脇痛)

● 유 ○ ○ 남 39세 태음인 경기도 성남시 분당구 야탑동

얼굴이 약간 크고 둥글며 몸통이 굵은 중년 남자이다. 늘 피로를 느끼고 양쪽 옆구리에 통증이 있고 스트레스가 심하다고 하여 보약으로 복령보심탕을 2번 지어간 적이 있다. 첫 번째는 보약 겸 협통을 목표로 했는데, 약을 복용한 뒤 소실되었다고 했다. 이번에는 부인이 대신 내원했다.

① 1년 반 전부터 가래 없이 잔기침이 심하다. ② 목이 간질간질하다. ③ 목이 아프거나 가슴통증은 없다. ④ 담이 잘 든다. ⑤ 피로하면 입안이 자주 헌다. ⑥ 1일 1회 대변을 보지만 피로하면 대변이 가늘다. ⑦ 치질(痔疾)이 있다. ⑧ 부정맥(不整脈)이 있어서 병원에서 진단을 받은 결과 이상이 없다고 한다.

태음인의 잔기침에 삼소음에 사물탕이 더해져 있고 또는 사물탕과 이진탕, 그리고 길경지각탕의 의미가 들어가 있는 복령보심탕이 적당하다고 판단되어 복령보심탕 2배량으로 10일분 20첩을 지어주었다.

반년 뒤인 12월 초순에 부인이 남편 보약을 다시 지으러 왔다. 지난번 약을 복용한 후 경과를 확인해 보니 건강도 좋아진 듯하고, 5일 정도 복용 후에는 잔기침도 소실되었다고 한다.

5-3. 피로(疲勞), 당뇨(糖尿), 고혈압(高血壓), 빈혈(貧血)

● 김 ○ ○ 남 64세 태음인 경기도 안양시 호계동 무궁화아파트

피로하다면서 보약을 지으러 왔는데 키도 크고 체격도 좋은 태음인이다.

① 피로하다. ② 당뇨가 있으며 공복혈당은 280이고 식후혈당은 350이다. ③ B형 간염도 있다. ④ 고혈압이다. ⑤ 병원 종합 진단 결과 빈혈을 조심하라고 했다. ⑥ 소변을 자주보고 자다가 3회 정도 소변을 본다. ⑦ 식성이 좋고 소화도 잘된다. ⑧ 잠을 잘 못 자고 가끔 꿈을 꾼다. ⑨ 체열은 보통이다. ⑩ 성격은 무던하고 느긋하고 부드러운 편이다.

복령보심탕은 원래 노심(勞心)하여 토혈(吐血)하는 데에 쓸 수 있는 처방으로, 이 사람의 경우 고혈압이 있어 심장의 부담이 크고, 또 당뇨와 간염, 빈혈 등으로 몸에 필요한 자양분을 더하여 주기에 적합한 처방이라고 생각하여 복령보심탕에서 진피와 갈근을 증량하고 산수유, 산조인을 더하여 10일분 20첩을 지어주었다.

18일 뒤인 5월 29일에 다시 왔을 때 확인해 보니, 약을 복용한 뒤로 피로감과 빈혈이 경감되었고 고혈압과 당뇨도 경감되었다고 한다. 이번에는 1달 전부터 감기기운이 있고, 기침이 멎지 않고 소변을 자주 본다고 하여 전과 동일한 처방으로 20첩 10일분을 지어주었다.

18일 후에 다시 왔을 때 확인해 보니, 피로와 빈혈이 소실되었으나 소변을 자주 보는 것은 여전하다고 한다.

6-1. 하지(下肢) 저림, 기핍(氣乏), 식욕부진(食慾不振)

● 최 ○ ○ 남 53세 태음인 서울특별시 구로구 고척동 센츄리아파트

키가 약간 크고 몸통도 약간 굵은 편이며 보약을 지으러 왔다. 증상을 들어보니

① 3~4년 전부터 좌측 무릎 아래로 저리고 특히 잘 때에 심해지고, 아침에 일어나면 잠깐 좋아졌다가 다시 저리기 시작한다. ② 3~4년 전부터 기운이 부족한 것을 느낀다. ③ 예전에는 식욕이 왕성했었는데, 3~4년 전부터 식욕이 많이 저하되었다. ④ 본래 땀이 많았지만 1~2년 전부터 땀이 많이 나고 물도 많이 마신다. ⑤ 더위를 많이 탄다. ⑥ 소화력은 좋다.

이 사람의 경우는 별다른 이상을 발견할 수 없으므로 전신기능이 보강되면 혈액의 순환도 개선되어 하지 저림이 감소할 수도 있다고 보고 태음인에게 적합한 보약을 지어주기로 했다.

건장한 태음인에게 지어줄 수 있는 보약을 검토해보니 자음건비탕이나 이신교제단, 팔물탕, 위풍탕, 사물안신탕, 복령보심탕 등을 검토하다가 소화력이 좋은 만큼 노심토혈(勞心吐血)에도 쓰는 복령보심탕이 적합할 것으로 보고 복령보심탕 본방에 보기(補氣)를 위해 황기 4돈, 진피 3돈, 석창포 1.5돈, 복령 3돈을 더하여 10일분 20첩을 지어주었다.

12일 뒤인 3월 초순에 전화로 약을 요청할 때 확인해 보니, 약을 복용한 뒤로 하지 저림이 약간 경감되었으며 식욕도 지난번보다도 나아졌고 기운이 없는 것도 지난번보다도 나아졌다고 한다. 요청대로 다시 지난번과 같은 약으로 1제를 지어주었다. 18일 뒤인 3월 하순에 다시 약을 더 지어달라는 전화가 왔다. 경과를 확인해 보니, 그 약을 복용한 뒤 저리던 것이 70~80%는 좋아졌고 기운이 없는 것도 조금 더 나아졌으며, 아울러 식욕도 좋아졌다고 한다. 하지만 땀이 많이 나오는 것은 여전하다고 한다.

中統94 寶 온담탕 溫膽湯

半夏 陳皮 白茯苓 枳實 各二錢 **竹茹** 一錢 **甘草** 五分 **薑五片 棗二枚**

[出 典] 千金方·方藥合編 : 治 心膽虛怯 夢寐不祥 虛煩不眠
[活 套] 血虛 合[歸脾湯](上統六十六)
[活套鍼線] 不睡(夢)
[適 應 症] 공황장애, 야간공포증, 대인공포증, 무서움, 정신장애, 몽유병, 우울증, 야제, 불안, 초조, 경계, 정충, 불면증, 신경쇠약, 노이로제, 정신불안, 건망증, 악몽, 심계항진, 한숨쉼, 상기, 짜증, 건망, 기핍, 천면, 항강, 호흡곤란, 다몽, 졸도, 두통, 현훈, 숨참, 속쓰림, 가래, 헛구역, 신중, 요통, 식욕부진

처방설명 온담탕은 담음울체로 인해 심기능이 약해져서 겁심(怯心), 다몽(多夢), 불면(不眠), 정충(怔忡), 우울(憂鬱), 불안(不安), 건망증(健忘症), 현훈(眩暈) 등이 나타났을 때 사용하는 처방이다. 조문을 보면 '心膽虛怯심담허겁 夢寐不祥몽매불상 虛煩不眠허번불면'을 치료한다고 했는데, 이는 평소 건실했던 사람이 갑자기 무서움을 많이 탄다거나, 무서운 꿈을 자주 꾼다거나, 꿈에 죽은 사람을 보았다거나, 눈만 감으면 꿈을 꾸고 밤새도록 꿈을 꾸는 등 꿈자리가 뒤숭숭할 때, 특별한 원인이 없는데도 가슴이 답답하거나 불면증(不眠症)이 있을 때 사용한다는 의미이다.

담음(痰飮)은 어느 조직에나 울체(鬱滯)될 수 있고, 그 결과 다양한 증상을 유발한다. 예를 들어 담음이 소화기조직에 울체되면 소화불량(消化不良), 오심(惡心), 구토(嘔吐) 등을 유발하고, 호흡기조직에 울체되면 가래나 기침, 매핵기(梅核氣) 등을 유발한다. 또한 비뇨기조직에 울체되면 소변불리(小便不利), 소변빈삭(小便頻數)을 유발하고, 생식기조직에 울체되면 월경불순(月經不順)이나 불임(不姙)을 야기한다. 담음이 심장을 포함한 순환기에 울체되면 경계(驚悸), 정충(怔忡), 불안(不安), 겁심(怯心) 등을 유발한다.

온담탕은 담음이 심장을 포함한 순환기에 영향을 주었을 때 사용한다. 심기능이 약하다는 것은 외부자극에 대응할 수 있는 에너지가 충분하지 않다는 것이고, 에너지가 부족하면 적극적으로 대응할 수 없기 때문에 심리(心理)에 영향을 준다. 그래서 평범한 자극이 가해지더라도 두려움을 느끼는 등 겁심(怯心)이 많아지는 것이다. 예를 들어 밤에 혼자 자지 못한다거나, 낯선 곳에 가지 못하며, 심하면 낮에도 혼자 있기를 싫어한다. 이는 담음이 심장에 영향을 주어 심기능이 약해졌기 때문에 나타나는 증상이다.

필자의 아내는 소양인으로, 신혼시절 무서워서 부엌문을 닫지 못해 열어 놓고 일을 했었다. 그래서 온담탕을 몇 첩 썼더니, 그 뒤로는 같은 증상이 다시 나타나지 않았다. 또 필자의 친구 부인은 여자 씨름대회에서 우승할 정도로 몸이 단단하고 건실했는데 갑자기 무서워서 밖에 나가지도 못하고 잠도 자지 못하는 것이었다. 바로 담음(痰飮)이 심(心)에 영향을 주어서 생긴 증세로 보고 온담탕을 써서 치료한 적이 있다. 이처럼 온담탕증의 특징은 무서워서 혼자 못 다니고 못 자는 것으로 습담(濕痰)이 원인이라 할 수 있다.

담음이 심장에 영향을 주어 겁심이 발생했다면 이진탕이나 도담탕을 써도 될 것인데, 온담탕을 사용하는 이유가 무엇인가? 이는 담음이 울체되어 심기능이 약해진 것이 사실이지만, 그렇더라도 상황에 대응하기 위해 에너지를 발생시켜야 하므로 심기능이 약간 항진될 수 있기 때문이다. 즉 죽여와 지실이 포함되어 있어 거담(祛痰)시키면서 심장을 안정시킨다는 의미가 있는 것이다.

온담탕의 증상에는 다몽(多夢), 불면(不眠), 정충(怔忡) 등이 있다. 온담탕에 적합한 다몽의 특징은 잠만

자면 꿈을 꾸고, 꿈의 내용을 기억할 수 있다는 것이며, 심하면 악몽을 꾼다는 것이다. 이러한 증상 또한 담음울체로 인해 심기능이 약해졌을 때 발생하는데, 전체적으로 순환량이 감소하게 되면 뇌에도 영향을 주기 때문에 뇌기능이 불안정하게 되어 다몽(多夢)과 불면(不眠) 증상이 나타난다. 이러한 상태가 심화되면 건망증이나 우울증이 나타나고, 더욱 고착화되면 치매가 될 수 있다.

불면증에 사용하는 경우 평소에 정충(怔忡), 경계(驚悸), 오심(惡心) 등 증상이 있었던 경우에 온담탕을 사용할 수 있고, '虛煩不眠허번불면'에 사용한다고 한 것처럼 약간 허열(虛熱)이 있으면서 잠이 오지 않을 때 적합하다. 정충(怔忡)은 심기능이 약해져 있는 상태이므로 그만큼 심장이 많이 뛰어야 하기 때문에 발생하는 증상이다. 물론 담음이 있을 때만 정충이 나타나는 것이 아니므로 참고증상을 함께 고려해야 한다.

온담탕에서 중요하게 생각해야 할 것은 이러한 증상이 갑자기 나타났는지 여부이다. 결론은 담음이 형성될 수 있는 요인, 즉 지속적으로 긴장과 이완이 반복되면서 담음이 형성되었거나, 노화로 인해 담음이 울체되는 등 담음을 형성시키는 요인이 작용한 것은 분명하다. 그러나 이러한 요인은 생활에서 접하는 일상적인 자극일 수 있으므로, 환자나 치료자 모두 특정한 자극요인을 찾지 못하는 경우가 많다. 따라서 갑작스런 충격이나 놀람을 촉발원인으로 보기는 어렵고, 조금씩 조금씩 형성된 담음이 만성적으로 순환기에 영향을 주었다고 보아야 한다.

따라서 위에서 겁심(怯心)이 많다고 한 것은 일상생활을 하면서 사소한 일에 놀란다는 뜻이며, 꿈을 많이 꾸는 것이나 잠을 자지 못하는 것도 갑자기 나타나는 것이 아니라, 그러한 성향이 있었던 것이라고 보아야 한다. 이는 담음이 형성되기 쉬운 신체조건, 즉 체질적으로 본다면 태음인에게 이러한 증상이 많이 나타날 수 있음을 시사한다.

활투를 보면 혈허(血虛)에는 귀비탕을 더한다는 말이 있다. 여기서 혈허(血虛)는 혈액이 부족하다는 뜻이 아니며, 혈액순환이 불량하다는 의미이다. 즉 순환이 잘 되지 않기 때문에 보기(補氣)·강심작용(强心作用)이 있는 귀비탕을 더하는 것이다.

필자의 온담탕 처방기준은

① 평소 겁이 많거나 무서움을 많이 타는 증상
② 무서움을 타면서 불안, 우울, 초조 등 신경증상이 동반될 때
③ 꿈을 많이 꾸는 증상
④ 평소 심장이 약한 사람의 우울증이나 건망증, 몽유병

처방구성 처방구성을 보면 이진탕에 죽여와 지실을 더했다. 반하는 중추성 구토나 점막자극에 의한 구토를 억제한다. 또한 장관(腸管)의 운동을 강화하여 소화관에 정체된 음식물과 수분의 배출을 촉진한다. 진피는 이기제(理氣劑)로서 위장의 연동을 촉진하여 다른 약의 흡수를 강화하며, 소화관의 운동을 강화하여 가스배출을 촉진한다. 백복령은 세뇨관의 재흡수를 억제하여 이뇨를 증진하므로 체내의 축적된 수분을 해소시킨다.

지실은 위장의 연동운동을 강화하거나 억제하는 등 소화관의 운동을 조절하는 작용이 있고, 소화·흡수를 촉진하여 복부팽만과 이급후중을 완화시킨다. 약리실험에서는 위장평활근 이완작용, 자궁 흥분작용, 혈관수축, 혈압상승 작용이 밝혀졌다. 죽여는 뇌의 흥분성이나 자율신경계의 흥분을 가라앉힌다. 감초는 스테로이드호르몬과 유사한 작용이 있어 항염증과 항알레르기 효과를 나타낸다. 또한 평활근을 이완시키는 작용과 간기능을 보호하는 작용이 있다.

처방 비교 불면증에 사용하는 **귀비탕**과 비교하면, 귀비탕의 불면증은 천면(淺眠)이 주증상이며, 혈색이 좋지 않거나 피부가 건조하고 손발이 저리는 증세를 겸하는 등 기허증상이 뚜렷한 경우에 사용한다. 반면 온담탕의 불면증은 기허증이 뚜렷하지도 않고 특별한 병인을 찾을 수 없는 불면이거나, 겁이 많고 일단 잠이 들면 꿈을 많이 꾼다는 특징이 있다.

불면증에 사용하는 **육군자탕**과 비교하면 두 처방 모두 담음울체로 인한 불면(不眠)과 다몽(多夢), 겁심(怯心), 오심(惡心) 등에 사용한다. 육군자탕은 기운이 없고 소화력이 약하고 속이 느글거리고 식욕이 없는 등 소화장애가 바탕을 이루고 있는 상태에서 다몽, 겁심 등이 나타날 때 사용한다. 반면 온담탕은 육군자탕과 달리 기허증상은 없고 특별히 소화력이 약하지 않은 상태에서 불안, 겁심, 우울 등 담음으로 정신질환이 나타날 때 사용한다.

불안감이 있을 때 사용하는 **육울탕**과 비교하면 육울탕은 신경과도와 울화로 발생하는 불안감에 사용하며, 불안, 초조감과 함께 상기(上氣), 흉비(胸痞), 번조(煩燥), 소화불량(消化不良)이 동반되는 경우가 많다. 반면 온담탕은 과다한 담음울체가 순환기에 영향을 미쳐 나타나는 불안, 우울, 겁심에 사용한다.

활용사례

1-1. 소아야간공포증(小兒夜間恐怖症) 여 3세 태음인
1-2. 대인공포증(對人恐怖症), 식사전폐(食事全閉), 기침 여 21세 태음인
1-3. 무서움증 여 31세 소양인
1-4. 공포증(恐怖症) 여 28세 소양성태음인
1-5. 정신장애(情神障礙), 우울증(憂鬱症), 불안(不安), 초조(焦燥), 흉비(胸痞), 한숨, 짜증, 건망(健忘), 상기(上氣), 기핍(氣乏) 여 18세 태음인
1-6. 불안(不安), 두통(頭痛), 악몽(惡夢), 상열(上熱), 전신통(全身痛) 여 35세 태음인
2-1. 야제(夜啼), 몽유병(夢遊病) 여 7세 태음인
2-2. 야제(夜啼), 몽유병(夢遊病), 정충(怔忡) 남 7세 태음인
2-3. 야제(夜啼) 여 2세 태음인
2-4. 야제(夜啼) 남 16개월 소양성태음인
2-5. 야제(夜啼) 여 17개월 태음인
3-1. 불면(不眠) 여 51세 소음인 주부 159cm 60kg
3-2. 천면(淺眠), 불면(不眠), 항강(項强) 남 50세 태음성소양인
3-3. 불면증(不眠症), 다몽(多夢), 졸도(卒倒) 남 30세 소음인
3-4. 불면(不眠)과 헛것이 보임 여 33세 태음인
3-5. 불면(不眠) 여 30세
3-6. 불면(不眠), 다몽(多夢), 흉번(胸煩), 오심(惡心), 심계(心悸) 여 56세
4-1. 심허화(心虛火), 정충(怔忡), 놀람 여 50세
4-2. 정충(怔忡), 경계(驚悸) 여 20세 태음인
5-1. 두통(頭痛), 현훈(眩暈) 남 20세 태음인
6-1. 호흡곤란(呼吸困難), 몽유병(夢遊病), 가래 남 13세 태음인
6-2. 호흡곤란(呼吸困難), 숨참, 불면(不眠), 가래, 상열(上熱) 여 39세 태음인
7-1. 숨참, 부종(浮腫), 가래, 속쓰림 여 57세 태음인
8-1. 요통(腰痛), 헛구역, 식욕부진(食慾不振), 피로(疲勞), 현훈(眩暈), 신중(身重) 여 37세 소음성태음인
9-1. 두통(頭痛), 다몽(多夢) 여 61세 태음인
10-1. 성대결절, 목소리 쉼 여 36세 소양인 152cm 58kg
11-1. 실패례, 동계(動悸), 허번(虛煩), 다몽(多夢) 여 24세 소양인 165cm 50kg

1-1. 소아야간공포증(小兒夜間恐怖症)

● 이 ○ ○ 여 3세 태음인 경기도 안양시 관양동

둥근 얼굴에 순해 보이면서 눈이 크고 이마가 큰 태음인으로 보이는 여자 아이이다.

① 평소 무서움이 많다. ② 근래에는 저녁에는 무섭다고 방에 전기불도 못 끄게 한다. ③ 무섭다고 아예 창문 쪽

은 안 보려고 한다며 여기에 대해 좋은 약이 없겠느냐고 어머니가 아이를 데리고 왔다.
태음인 어린이의 밤 무서움을 목표로 온담탕 본방으로 1.5일분 3첩을 지어주었다.
3년 뒤에 아이가 감기에 걸려 기침이 심하다며 약을 지으러 왔을 때 확인해 보니, 그 약을 복용한 뒤로 곧바로 나았으며 그 뒤부터는 밤이면 무서워하는 일이 한 번도 없었다고 한다.

1-2. 대인공포증(對人恐怖症), 식사전폐(食事全閉), 기침

● 고 ○ ○ 여 21세 태음인 서울특별시 강북구 번동

보통 체격의 21세의 태음인 아가씨로 파출소 소장님의 딸이다.
① 1달 전부터 대인공포증이 발생했다. ② 많은 사람들이 자신을 해칠 것 같다. ③ 꿈속에서 남자들이 성적으로 자신을 해치는 듯하다고 한다. ④ 누가 자신의 얘기를 듣는 것 같다. ⑤ 남자가 성폭행을 할지 모른다는 공포감에 싸여 있다. ⑥ 밖에 나가기도 싫어한다. ⑦ 식사를 전혀 하지 않으며 먹으면 토한다. ⑧ 20일 전부터 계속 기침을 했으나 지금은 별로 하지 않는다. ⑨ 15일 전부터 대변을 못 본다. ⑩ 잠을 자주 못 자며 신경정신과 약을 먹고 잔다. ⑪ 기운이 없고 땀을 많이 흘린다. ⑫ 이러한 증상은 대학교를 2년간 다니다가 한의대에 입학하려고 공부를 하는 도중에 발생했다.
많은 사람들이 자신을 해칠 것 같다는 태음인 여자의 대인공포증을 목표로 온담탕 2배량으로 10일분 20첩을 투약했다.
11일 뒤에 다시 내방했을 때 확인해 보니, 약을 먹고 그래도 많이 좋아졌다며 약을 더 지어달라고 한다. 경과를 물으니 공포감이 거의 없어졌고 누군가 자신의 얘기를 듣는 것 같은 것 등이 현저히 줄었으며 식사를 조금씩 하며 기침이 소실되었다고 한다. 이 아가씨에게 온담탕의 처방이 적합하다고 생각되어 같은 처방인 온담탕 2배량으로 10일분 20첩을 더 투약했다. 그 후 파출소장으로부터 다 나아 정상적인 활동을 하고 있다는 얘기를 들었다.

1-3. 무서움증

● 조 ○ ○ 여 31세 연약형 소양인 서울특별시 은평구 응암2동

보통 키에 약간 여윈 형이며 피부가 희고 연약하나 성격과 기질은 뚜렷한 필자의 아내이다.
오래 전 결혼 초기의 일이다. 당시 살고 있었던 집은 방과 부엌이 구분되어 있었고 연탄을 때느라 안방은 높고 부엌은 낮았으며 그 사이로 여닫이문이 있어 안방에서 바로 부엌으로 나갈 수 있었던 구조였다. 당시는 세탁기나 목욕탕이 따로 없어서 빨래도 부엌에서 했으므로 아내가 하루 생활 중 부엌에서 지내는 시간이 가장 많았다. 당시 결혼 초기였는데
① 평소엔 잘 출입하던 부엌을 어느 날부터인가 무섭다며 부엌에 나가길 꺼려한다. ② 또 부엌에 나가는 경우에는 늘 부엌 사이에 있는 여닫이문을 열어두고 잠깐 동안 부엌에서 일을 하고는 곧장 들어오곤 했다. ③ 이 증상이 있기 전에 특별한 일이나 심리적으로 충격을 받을 만한 일도 없었다.
갑자기 발생한 원인불명의 무서움증을 목표로 온담탕 2배량으로 3일분 6첩을 달였다.
온담탕을 3일분 모두 복용한 뒤에는 무서움 타는 현상이 없어졌으며 그 뒤로 십 수 년이 지난 뒤까지 전혀 이런 현상은 없다.

1-4. 공포증(恐怖症)

● 서 ○ ○ 여 28세 소양성태음인 주부 서울특별시 영등포구 독산동

약간 큰 키에 보통 몸통이며 신체가 건강하고 단단한 친구의 부인이다. 역시 오래 전의 일로 친구의 부인이
① 특별한 원인 없이 근래 와서 갑자기 낮에 집에 혼자 있거나 방에 있으면 무서워진다고 한다. ② 집이 4층집이고 2, 3, 4층에 세든 사람도 있고 또 집에는 아기들이 있는데도 무섭다고 한다. ③ 어른이 한 사람이라도 같이 있으면 괜찮다.
원인불명의 무서움을 목표로 온담탕 2배량으로 5일분 10첩을 지어주었다.
당시는 절친한 친구의 집을 자주 방문했던 터라 10여 일 뒤 친구의 부인에게 요즘은 좀 어떠냐고 확인해 보니, 한약을 먹어서인지는 몰라도 무서운 것이 완전히 없어졌다고 한다.

1-5. 정신장애(情神障礙), 우울증(憂鬱症), 불안(不安), 초조(焦燥), 흉비(胸痞), 한숨, 짜증, 건망(健忘), 상기(上氣), 기핍(氣乏)

● 김 ○ ○ 여 18세 태음인 고등학교 3년 서울특별시 관악구 신림2동

약간 큰 키에 보통 체구이며 피부는 황갈색이며 물러 보이고 태음인으로 보이는 고3 여학생이다.
학교에서 가끔 이상한 행동을 하며 친구들도 이상해 보인다고 하여 부모가 데리고 왔다.

① 작년부터 늘 불안, 초조하고 우울하다. ② 매사가 귀찮고 지겹고 슬퍼지며 자주 운다. ③ 모든 것이 다 싫고 사람도 싫고 자신이 없어 사람을 피한다. ④ 누구에게 말을 하기 전에 떨리고 긴장이 되어 말이 잘 안 나온다. ⑤ 가슴이 답답하고 한숨을 잘 쉰다. ⑥ 하루에 3~4번씩 얼굴이 달아오른다. ⑦ 신경질과 짜증이 많다. ⑧ 집중력이 떨어진다. ⑨ 학교에서는 자신도 모르게 모두들 애가 특이하게 보인다고 말한다. ⑩ 우선 보기에 눈에 힘이 없고 몽롱한 상태의 직전으로 '멍'해 보인다. ⑪ 고2때인 1년 전부터 신경정신과에서 계속 치료를 받고 있으나 아직은 큰 차도를 모르겠다고 한다. ⑫ 피로하고 기운이 없다. ⑬ 초경 때부터 3~4달에 1번씩 월경이 있는 월경불순이 있다. ⑭ 손에 땀이 많다. ⑮ 식욕과 소화는 잘되고 잠도 잘 자며 대변은 3일에 1회 본다고 한다.

물러 보이고 겁이 많은 태음인 여학생의 정신이상과 불안, 우울을 목표로 온담탕 2배량으로 10일분 20첩을 지어주었다.

17일 뒤에 다시 어머니와 함께 왔을 때 보니, 지난번 '멍'해 보이는 것과 달리 상당히 밝고 명랑하며 활기 있는 얼굴이 되어 있었고, 한약을 먹은 뒤부터는 전과 같이 학교에서 이상해 보이는 언행은 없었다고 한다.

증세를 확인해 보니 불안, 초조는 격감하였고 슬프고 우는 것이 없어졌고 매사가 귀찮고 싫은 것과 사람을 피하는 것도 없어졌으며 요즘은 전과 달리 친구들과 팔짱도 끼고 다닌다는 것이다.

그리고 말할 때 떨리는 것도, 가슴 답답하고 한숨을 쉬는 것, 신경질, 짜증, 기억력 격감도 아주 많이 개선되었다며 상열증세도 없어졌다고 한다. 그리고 피로하고 기운이 없는 것도 없어졌고 단지 손에 땀나는 것은 여전하고 월경 또한 그간 월경이 없어 아직 잘 모르겠다는 것이다.

어머니의 요청대로 다시 지난번과 같은 온담탕 2배량으로 10일분 20첩을 지어주었다.

1-6. 불안(不安), 두통(頭痛), 악몽(惡夢), 상열(上熱), 전신통(全身痛)

● 천 ○ ○ 여 35세 태음인 직장인 인천광역시 북구 작전동

큰 키에 보통 체구이며 2자녀를 둔 태음인으로 보이는 주부 직장인이다.

① 10일 전 직장에서 충격을 받은 뒤부터 괜히 불안, 초조하고 무섭고 속이 허한 것 같다. ② 사람 대하기가 두렵고 두통이 심하며 특히 목덜미가 땅기며 날씨가 흐리면 심해진다. ③ 눈만 감으면 죽은 사람 등의 꿈을 꾸면서 악몽에 시달리고 기억은 뚜렷하며 옆에서 보면 자면서 헛소리를 한다. ④ 신경을 쓸 때는 전신이 달아오른다. ⑤ 예전부터 무서움을 몹시 타며 언제나 무서워서 혼자는 못 있고, 인천에서 이곳 안양의 한약방까지 오려고 했으나 낮인데도 혼자는 무서워서 못 왔다는 것이다. 부부싸움으로 많이 맞았으며 5일 전부터는 별거상태라고 한다. ⑥ 7~8년 전에도 신경불안증으로 정처 없이 돌아다니다가 신경정신과 치료를 받은 적이 있고 작년에도 받은 적이 있다. ⑦ 평소 물건을 잘 잃어버린다. ⑧ 가슴이 답답하고 한숨을 잘 쉬며 가슴이 잘 뛰고, 잘 놀라며, 신경질, 짜증이 많다. ⑨ 손발이 저리고 쥐가 난다. ⑩ 피로하고 기운이 없으며 몸이 무겁고 나른하다. ⑪ 입이 마르고 쓰고 텁텁하다. ⑫ 어깨가 무겁게 짓누른다. ⑬ 일어날 때 자주 어지럽다. ⑭ 추위를 많이 타고 선풍기 바람을 싫어하며 아랫배가 차고 따뜻하다. ⑮ 요즘은 식욕이 없고 소화는 잘되고 대소변은 정상이다. 매운 음식을 좋아하며 신 것을 싫어한다.

평소에 무서움을 많이 타는 태음인의 충격으로 발생한 불안(不安), 초조, 악몽(惡夢) 등의 신경증세를 목표로 온담탕 2배량으로 10일분 20첩을 지어주었다.

3개월 뒤에 두통이 있다며 다시 왔을 때 확인해 보니, 지난번 그 약을 먹은 뒤로 신경이 안정되며 불안, 초조, 대인 기피증이 많이 줄어들었고 악몽을 꾸는 것과 상열 증세는 없어졌으나 두통은 여전하다고 한다. 또 그 약을 먹으면서부터 식욕이 좋아지면서 체중도 늘었다는 것이다. 이날 몹시 바쁜 탓에 주증상 외에 다른 것은 확인하지 못했다. 이번에는 산후조리를 못한 탓인지

① 머리가 아프다. ② 전신이 쑤시고 아프며 특히 흐린 날에 더 심하다. ③ 가슴이 답답하다. ④ 신경이 예민하다는 것이다.

이번에 주요 호소는 지난번의 두통(頭痛) 증상이지만 그 외의 전신통(全身痛), 흉비(胸痞), 신경예민(神經銳敏) 등은 전과 같은 이유로 발생했다고 보고 전에 온담탕이 효과가 있다는 점에서 이번에도 온담탕 2배량으로 10일분 20첩을 지어주었다.

9일 뒤에 다시 왔을 때 확인해 보니, 그 약은 거의 다 먹었으며 두통과 전신통은 많이 좋아졌다는 것이다. 지난번 약이 좋으니 먼저처럼 약을 지어달라는 요청에 따라 온담탕 배량으로 10일분 20첩을 지어주었다.

12일 뒤에 다시 전화가 왔을 때 확인해 보니, 이번 약을 먹은 뒤로 그동안 불편했던 잔여증세가 거의 다 나았다고 한다. 모든 증세가 다 나았으나 효과가 좋다며 약을 더 복용하겠다고 하여 온담탕 2배량으로 10일분 20첩을 지어주었다.

2-1. 야제(夜啼), 몽유병(夢遊病)

● 성 ○ ○ 여 7세 태음인 경기도 안양시 부림동 공작 성일아파트

보통 체격의 겁이 많은 태음인 여아이다.

① 3년 전부터 1달에 1~2번 정도 자다가 운다. ② 사람을 몰라보고 놀라고 헛소리를 하고 식은땀을 흘린다. ③ 피곤하게 놀거나 몸이 안 좋은 날에 주로 발생한다. ④ 당시는 때리고 꼬집어도 모른다. ⑤ 다음날 본인이 기억을 못한다. ⑥ 평상시 겁이 많다. ⑦ 식욕은 좋다.
평상시 겁이 많은 태음인 여아의 야제와 몽유병 증세를 목표로 온담탕 5일분 10첩을 투약했다.
8개월 뒤에 아이의 어머니가 아빠의 기침약을 지으러 와서, 딸아이가 그때 지어주신 한약을 먹고 자다가 경기하는 것이 없어졌다고(어머니는 그 증세를 경기로 생각하고 있었다) 아주 고마워했다.

2-2. 야제(夜啼), 몽유병(夢遊病), 정충(怔忡)

● 황 ○ ○ 남 7세 태음인 서울특별시 동작구 사당동

본 한약방 직원의 조카로서 태음인 남자아이이며 8개월 전에 교통사고가 난 이후
① 자다가 일어나 왔다갔다 돌아다닌다. ② 무섭다며 운다. ③ 두 시간 정도 자다가 일어나 무섭다고 한다. ④ 무서워하며 땀을 뻘뻘 흘리는데 1분 정도 지속된다. ⑤ 당시는 가슴에 손을 대보면 가슴이 꽝꽝 뛴다. ⑥ 1주일에 1번 정도 발생한다. ⑦ 다음날 전혀 기억을 못한다. ⑧ 교통사고 후 병원에 입원해 있을 때에는 매우 심하여 1시간 정도를 계속 무섭다고 울었다. ⑨ 퇴원 후 좀 낫다가 2달 전부터 다시 심해졌다.
태음인 남아의 교통사고 후 발생한 야제(夜啼)와 몽유병(夢遊病)을 목표로 온담탕 1.5배량으로 10일분 20첩을 투약했다. 14일 뒤에 몽유병 증세가 조금 덜하다고 하여 같은 처방인 온담탕 1.5배량으로 10일분 20첩을 투약했다.
16일 뒤에 다시 약을 지어달라고 할 때 확인해 보니, 약을 복용한 처음 3일간은 연속해서 자다가 무섭다고 울고 돌아다니며 땀을 뻘뻘 흘리고 가슴이 쿵쾅거리는 몽유병 증세가 여전했다고 한다. 3일 뒤에는 무섭다고만 하더니 그 뒤부터는 전혀 이상이 없었고 따라서 가슴이 쾅쾅 뛰는 증세도 없는 등 몽유병(夢遊病)과 야제(夜啼), 정충(怔忡)이 완전히 소실되었다고 했다.
치유는 완전히 되었으나 원래 심담(心膽)이 허겁(虛怯)하기 쉬운 태음인이라는 점을 감안하여 같은 처방인 온담탕 1.5배량으로 10일분 20첩을 더 지어주었다.

2-3. 야제(夜啼)

● 조 ○ ○ 여 2세 태음인 경기도 안양시 비산3동

보통 체격의 넓은 얼굴에 이마가 나온 태음인 여아이다.
① 갓난아기 때부터 밤에 자다가 운다. ② 몇 달 전부터 매일 밤 몇 시간씩 계속 운다. ③ 식욕은 왕성하다. ④ 땀을 많이 흘린다.
식욕이 왕성한 태음인 여아의 매일 밤 몇 시간씩 우는 것을 목표로 온담탕으로 5일분 10첩을 투약했다.
10개월 뒤에 1주일 이상 된 기침, 가래로 감기약을 지으러 왔을 때 확인해 보니, 그때 그 약을 먹고 밤에 우는 증상이 없어져 이제는 아주 잘 잔다는 것이다.

3-1. 불면(不眠)

다음은 김진호 선생의 경험이다.

● 박 ○ ○ 여 51세 소음인 주부 159cm 60kg 경기도 성남시 분당구 정자동

몸이 하얗고 살집에 힘이 없으며 입술이 두껍고, 전체적으로 살집이 있고, 하체가 두껍지만 전체적으로 체열이 낮다. 평소에 불면증이 심하고, 예민하고 소화가 잘 안 되는 것을 목표로 치료하기로 했다.
① 불면증이 있어서 잠이 잘 오지 않고, 침대에 누우면 정신이 또렷하다. ② 잠에 들어도 꿈을 많이 꾸고, 아주 얕은 잠을 자서 작은 소리에도 쉽게 잠을 깬다. ③ 소화기능이 좋지 않아 가끔 속이 뒤집어지듯 소화가 잘 되지 않는다. ④ 관자놀이가 있는 부위에 자주 두통이 있다. ⑤ 갱년기 증상은 아직 없지만, 쉽게 가슴이 두근거린다. ⑥ 무릎과 손가락 관절에 통증이 있다. ⑦ 변에는 이상이 없고, 정상의 변을 본다. ⑧ 체열이 높지 않아 손발이 차기 쉽다. ⑨ 자주 온 몸이 아프고, 체력이 많이 약해서 쉽게 피로해 한다.
다몽(多夢)과 불면(不眠)을 목표로 온담탕에 산조인, 원지, 남성 각 1돈씩을 더하여 10일분 20첩을 투약했다.
약을 처음 복용하던 중에는 약간 소화에 부담을 느끼는 듯했으나, 계속 복용하니 그런 현상은 사라졌다. 불면증에 대한 효과는 처음에는 크게 나타나지 않았으나 약을 복용할수록 효과가 나타났다. 약을 복용한 후에는 전보다 훨씬 잠이 잘 오고, 깊이 잠들어 꿈도 잘 꾸지 않게 되었으며, 소화도 전보다 좋아졌다고 한다.

4-1. 심허화(心虛火), 정충(怔忡), 놀람

다음은 배원식 선생의 경험을 인용한 것이다.

● 김 ○ ○ 여 50세 서울특별시 종로구 혜화동

부부가 모두 필자와 친분이 있는 사람들로 부부가 동반하여 진찰을 받으러 왔다.

① 필자가 진맥으로 진찰해보니, 심허화증으로 진단을 내린 뒤 때마침 와있던 쇼레 박사가 진찰을 하고 심장간막염이란 진단을 내렸다. ② 환자의 자각증상은 정충(怔忡), 잘 놀람, 가슴 허전함 등이 있고, 소변이 자주 누렇다고 한다.

이 부인은 전에도 치료해 본 경험이 있고, 소변이 자주 누렇다는 것은 이 부인의 심화허(心火虛)를 직접적인 원인과 간접적인 원인 두 가지로 나눌 수 있다.

직접적인 원인으로는 놀랐다든가, 심화를 끓였다든가, 비참한 일을 당했다든가, 불의의 충격을 받았다든가, 염통한 일을 당했다든가 하는 등 5종을 말할 수 있으며, 간접적인 원인은 부인들이 임신으로 소파수술을 지나치게 했다거나, 임신 분만을 지나치게 했다거나, 과색으로 음수가 고갈되었다거나 하는 것 등으로 신수생부산족(腎水生不産足)으로서 오행상극의 병현작용이 심대(心大)를 제어하지 못하여 심화가 극도에 달한즉 다시 말하면 심장이 쇠약할 대로 쇠약해져 소위 '음허심화(陰虛心火)'증이라 병명을 붙일 수 있다.

치료에 있어서는 전자의 원인으로 인한 심화증은 초기에는 직접적인 심화(心火)를 꺼줄 수 있는 처방을 사용하는데 임상에서 체험한 처방이 온담탕이다. 이 환자의 경우 3년 전에도 치료한 경험이 있어 온담탕 10첩을 지어주고 1일 2첩씩 복용하도록 했다.

그 약을 복용한 뒤 경과를 들어 보니, 올라오는 기가 없어지고 마음이 평안해졌다고 한다.

5-1. 두통(頭痛), 현훈(眩暈)

● 박 ○ ○ 남 20세 태음인 미용실근무 경기도 안양시 석수2동

보통 체격으로 미용실에 근무한다는 태음인 남자가 보약을 지으러 왔다.

① 어릴 때부터 긴장을 하거나 밥을 먹을 때, 잠잘 때 식은땀을 많이 흘린다. ② 역시 어릴 때부터 아침에 일어나면 속이 느글거린다. ③ 위(胃)가 안 좋거나 긴장하면 머리가 자주 아프고 어지럽다. ④ 2년 전과 1달 전과 2일 전 각 1회씩 간질증세가 있었다. ⑤ 자다가 새벽 2~4시 사이에 손발이 차고 정신을 잃어버렸다. ⑥ 전신이 굳어지고 눈 흰자위가 보인다. ⑦ 엎드려 있으면 침이 고인다. ⑧ 어려서 경기를 여러 차례 했다. ⑨ 성장기인 중학교 1학년 때 집안사람이 갑자기 죽어 심한 충격을 받았다. ⑩ 식욕과 소화력은 좋다. ⑪ 잠은 잘 자나 꿈을 자주 꾼다. ⑫ 가슴이 뛰고 답답하고 잘 놀란다. ⑬ 몸 전체가 무겁고 기상시 머리가 띵하다.

간질증세가 있는 태음인 남자의 다한(多汗), 두통(頭痛) 등을 목표로 온담탕 2배량으로 20일분 40첩을 지어주었다.

20일 뒤에 다시 와서, 몸이 전체적으로 매우 좋아진 것을 느끼며 식은땀 나는 것은 여전하나 두통과 현훈이 현저하게 줄어들었다고 한다.

몸 상태가 매우 좋아지고 두통, 현훈 등이 현저히 줄어든 것으로 보아 지난번 약이 효과가 있다고 보고 온담탕 2배량으로 20일분 40첩을 지어주었다.

6-1. 호흡곤란(呼吸困難), 몽유병(夢遊病), 가래

● 심 ○ ○ 남 13세 태음인 중학교 1년 경기도 안양시 비산3동

큰 키에 보통 체구이며 뚱뚱하고 말이 없어 보이며 태음인으로 보이는 소년이다.

① 20일 전부터 매일 잠을 자다가 호흡이 곤란해지며 이때는 '흡흡'하면서 숨을 쉬려고 애를 쓰고, 또 이때는 가래가 많이 나온다. ② 아울러 20일 전부터 매일 밤 자다가 괜히 놀라서 일어나 돌아다니며 이때도 호흡을 곤란해하며 다음날에는 기억을 못한다. ③ 아울러 코가 막히고 목이 간질간질하다고 한다. ④ 어릴 때 몹시 놀란 적이 몇 차례 있으며 평소 무서움을 많이 탄다. ⑤ 2년 전에 감기와 편도염으로 오적산을 복용했고, 금년 2월에는 감기, 비색(鼻塞), 인후통(咽喉痛), 기침이 2달간 계속되어 소청룡탕을 복용하고 치유된 경력이 있다.

어려서 놀란 경력과 가래가 있는 태음인 소년의 자다가 놀람과 호흡곤란을 목표로 온담탕 2배량으로 5일분 10첩을 지어주었다.

24일 뒤에 부모님과 함께 내방했을 때 확인해 보니, 자다가 발생하는 '흡흡'하는 호흡곤란과 자다가 놀라거나 돌아다니는 증세가 모두 없어졌으며 가래는 경감되었으나 아직 조금 남아 있고 비색(鼻塞)은 약간 경감되었으나 아직 남아 있다는 것이다.

이번 증상은 비색(鼻塞)과 가래가 좀 남아있으며 목이 아프다는 것이다. 이번에는 이진탕에 행인과 백개자가 더해졌으며 풍한(風寒) 해수(咳嗽)와 담체(痰滯) 등에 쓸 수 있는 육안전 2배량으로 5일분 10첩을 지어주었다.

6-2. 호흡곤란(呼吸困難), 숨참, 불면(不眠), 가래, 상열(上熱)

● 김 ○ ○ 여 39세 태음인 주부 경기도 안양시 비산3동

살집이 좋고 키도 큰 편인 태음인이다.

원래 겁이 많은 편인데, 15일 전 신경을 과다하게 쓴 이후 가래와 인통(咽痛)이 있은 뒤로

① 자다가 가끔 한숨 쉬듯 호흡이 가쁜 증세가 반복된다. ② 숨찬 증세가 있다. ③ 잠을 못 잔다. ④ 가래가 많으며 항상 목에 걸려 있는 듯하다. ⑤ 1일 1~2번씩 상열증세가 있다. ⑥ 좌측 손이 간혹 저리다. ⑦ 식욕이 별로 없다. ⑧ 잠을 자다가 소변을 1~2회 본다.

태음인의 신경을 많이 써서 온 호흡곤란과 불면, 가래가 많은 것을 목표로 온담탕 2배량에 소엽 3돈을 더해서 10일분 20첩을 투약했다.

2달 후에 다시 왔을 때 확인해 보니, 호흡곤란이 격감했으며 숨찬 증세가 소실되고 불면이 없어졌으며 가래가 격감하고 상열증세가 소실되었다고 한다.

증세가 격감되거나 소실된 것으로 보아 온담탕이 효력이 있다고 보고, 같은 약으로 10일분 20첩을 투약했다.

2달 후에 다시 와서 지난번보다도 증세가 전반적으로 호전되었다고 했다.

다시 처음과 같은 온담탕으로 10일분 20첩을 투약했다.

7-1. 숨참, 부종(浮腫), 가래, 속쓰림

● 김 ○ ○ 여 57세 태음인 경기도 안양시 관양동 평화빌라

보통 체격의 57세의 태음인 주부로 1주일 전부터

① 누워 있으면 숨이 가쁜데 오늘은 앉아 있어도 숨이 차다. ② 가래가 끓는다. ③ 얼굴이 붓는다. ④ 2년 전부터 걸을 때 왼쪽 무릎이 아프다. ⑤ 허리도 뻐근하다. ⑥ 더위를 많이 탄다. 땀이 많은 편이다. ⑦ 식욕과 소화력은 좋은 편이다. ⑧ 속이 답답하고 가스가 찬다. ⑨ 변비 증세가 있다. ⑩ 소변이 시원하지 않고 밤에 소변을 3~4회 본다. ⑪ 가슴이 두근거리고 잘 놀라며 열 달아오를 때가 많고 불안, 초조하다. 한숨을 자주 쉰다. ⑫ 잠을 한 번 깨면 잘 안 온다. 피로하다. ⑬ 찬 음식을 먹으면 이가 시리다.

신경, 불안 증세가 있는 태음인 주부의 숨참, 얼굴부종을 목표로 온담탕 2배량으로 10일분 20첩을 지어주었다.

9개월 뒤 다시 약을 지으러 왔을 때 확인해 보니, 숨찬 것이 현저히 줄었으며 얼굴 붓는 것도 좀 덜하다고 한다. 또한 잠을 깨면 잘 안 오는 것, 불안(不安), 초조(焦燥), 경계(驚悸), 정충(怔忡), 상열(上熱) 증상이 덜하다고 한다. 이번에는 ① 어지럽다. ② 땀이 많다. ③ 피로하다. ④ 미끄러져 왼쪽 팔꿈치와 오른쪽 허리가 아프다고 한다.

이번에도 역시 같은 처방인 온담탕 2배량에 황기 4돈, 녹각 5돈, 산수유 2돈을 더하여 지어주었다.

13개월 뒤에 다시 보약을 지으러 왔는데 간에 염증이 있으며 매운 것을 먹으면 속이 쓰리다 하여 역시 같은 처방으로 10일분 20첩을 지어주었다.

8개월 뒤에 감기를 오래 앓아 약을 지으러 왔을 때 확인해 보니, 약을 복용한 이후 속쓰림이 없어지고 속도 많이 좋아졌다고 한다. 이번에도 2주 전부터 감기에 걸려 몸 떨림, 오한, 두통, 손 떨림 등은 소실되었는데 이번에는 1주일 전부터 오한이 나고 피로 등이 있다고 한다. 역시 같은 처방으로 10일분 20첩을 지어주었다.

8-1. 요통(腰痛), 헛구역, 식욕부진(食慾不振), 피로(疲勞), 현훈(眩暈), 신중(身重)

● 황 ○ ○ 여 37세 소음성태음인 주부 경기도 안양시 안양8동

산림조합 상무의 부인으로 집안의 맏며느리이다.

① 10여 년 전에 결혼 뒤부터 허리가 시리고 아픈데 한 번 아프면 보름씩 아프고 과로하면 더 심해지지만 병원에서 X-ray 촬영결과 척추의 만곡(彎曲)도 없고 별다른 이상이 없다고 한다. ② 역시 결혼 이후부터 쉽게 피로하며 몸이 나른하고 무겁고 혹 어지러울 때도 있다. ③ 오래 전부터 몸이 힘들거나 잠을 못자면 헛구역이 난다. ④ 차멀미를 한다. ⑤ 신경을 쓰면 이따금씩 가슴이 심하게 뛴다. ⑥ 전에는 코피가 자주 났으며 지금도 힘들면 코피가 나기도 한다. ⑦ 추위를 심하게 타고 선풍기, 에어컨 바람을 싫어한다. ⑧ 손은 매우 차고 발과 등이 차고 시리다. ⑨ 등이 차면 배가 아프다. ⑩ 음식은 따뜻한 것을 좋아하고 식욕과 소화력은 좋다.

앞의 증세 중 차멀미를 하며 피로할 때 헛구역이 나고 몸이 무거워진다는 것을 감안하여 온담탕 2배량에 보약을 원하므로 보기와 온열을 목표로 육계와 황기, 인삼 각 4돈씩을 더하여 10일분 20첩을 지어주었다.

18일 뒤에 약을 지으러 다시 왔을 때 확인해 보니, 그 약을 먹고

① 허리 아픈 것이 격감하였다. ② 헛구역은 경감되었으며 식욕은 증가되었다. ③ 피곤할 때 가끔 나던 코피도 없어졌다. ④ 피로한 것과 기운이 없는 것, 어지러운 것, 몸 무거운 것도 많이 좋아졌다. ⑤ 가끔씩 가슴이 뛰는 증세는 여전하다.

다시 요청대로 같은 처방으로 1제를 지어주었다.

9-1. 두통(頭痛), 다몽(多夢)

다음은 김상일 선생의 경험이다.

● 임 ○ ○ 여 61세 태음인

체격이 크고 성격은 원만한 태음인으로

① 머리가 아프며, 밤마다 많은 꿈을 꾼다. ② 우울증이 있고, 매사에 심할 정도로 걱정을 많이 한다. ③ 가만히 있어도 열이 오르고, 눈 충혈이 심하고 시큰거린다. ④ 가슴이 답답하고, 아랫배는 냉(冷)하여 맥주 같은 것을 마시면 변이 묽어지거나 설사를 한다. ⑤ 평소 소화는 양호한 상태는 아니며 거북하다. ⑥ 턱 부위의 근육이 조금씩 떨리는 것이 외관상 나타난다. ⑦ 손발은 찬 편이고 허리가 아픈데 추우면 더 심해진다고 한다. ⑧ 폐경이지만, 월경을 할 때는 월경통이 있었고 월경량이 적으며 부종이 동반된다. ⑨ 두려움이 극심하며, 잠자면서 꿈은 주위사람들이나 친척들이 자신을 해치는 꿈을 꾼다. ⑩ 근래 귀가 잘 들리지 않는다. ⑪ 가끔씩 열이 달아오르고 땀이 났다가 식는 증상이 있다.

평소 심담(心膽)이 허겁(虛怯)한 태음인으로서 겁이나 걱정이 의외로 많고 습담(濕痰)이 정체(停滯)하여 기울이 생기고 심화(心火)가 치성할 수 있으므로 심담(心膽)의 습담을 치면서 이기(理氣)시키면서 조직의 울체를 풀어주는 온담탕을 지어주었다. 약을 복용한 후에

1. 속이 편안해지고 꿈은 거의 꾸지 않는다고 한다.
2. 제반 증상이 좋아졌지만, 열이 확 올랐다가 땀이 나는 증상이 있어 불편해한다고 한다.
3. 턱 부위의 근육 떨림은 좋아졌다고 한다.

11-1. 실패례, 동계(動悸), 허번(虛煩), 다몽(多夢)

다음은 김진호 선생의 경험이다.

● 서 ○ ○ 여 24세 소양인으로 사료됨 학생 165cm 50kg 서울특별시 관악구 남현동

보통 체격에 보통 키로 몸무게도 보통이고 신체적으로 특별하게 눈에 띄는 부위는 나타나지 않는다. 단 당사자 스스로 어깨가 넓다고 생각한다. 얼굴색은 약간 햇볕에 그을린 색이다.

필자의 여자 친구로 평소에 가끔씩 가슴이 이유 없이 뛰고(스스로 떨린다고 주장했음), 평소에 잠을 잘 못 자고 너무나 쉽게 깜짝깜짝 놀라곤 해서 걱정을 하고 있는 상태였다. 당사자 스스로는 대전에 혼자 내려온 후부터 잘 놀라고, 잠을 잘 못 잤다고 생각하고 있었다. 필자와 같이 있을 때도 항상 사소한 것에 쉽게 놀라는 경우가 많았다.

① 가끔 동계(動悸)가 있다. ② 잠을 깊게 못 자고 조그만 소리에도 놀라서 쉽게 깨고, 잠을 자도 항상 꿈을 꾸며, 꿈꾼 것을 기억한다. ③ 사소한 일에 쉽게 놀라고, 두려워하고 무서움을 잘 타서 공포영화를 못 본다. ④ 찬바람을 맞으면 쉽게 배가 아파서 설사를 하는 경우가 많다. ⑤ 밥을 항상 천천히 먹고 밥 먹는 시간이 많이 걸린다. 하지만 소화에는 이상이 없는지 식욕에는 문제가 없다. ⑥ 평소에 누워있는 것을 좋아하고 약간 행동이 굼뜨다. ⑦ 사소한 일에도 신경을 많이 쓰고 걱정을 많이 하는 성격을 가졌다. 마음이 약해서 다른 사람들이 조금만 나쁜 소리를 해도 걱정을 많이 한다. ⑧ 생각을 매우 깊게 하고 많이 한다. ⑨ 진수음(振水音)과 복명(腹鳴), 제하허(臍下虛) 등은 촉진되지 않았다.

평소에 동계(動悸)가 있고 이경(易驚)하고 잠을 잘 못 자고 다몽(多夢)하므로 일단 가장 먼저 심담허겁(心膽虛怯)으로 인한 증상일 것이라고 생각되었다. 그 이외에 신경을 많이 쓰고 동계(動悸)가 있었으므로 귀비탕도 생각했지만 소화기 증상이 없는 것으로 보아 귀비탕을 사용할 증상은 아니라고 판단되었다. 여러 정황으로 볼 때 심담허겁(心膽虛怯)에 의한 증상이라고 확신하게 되어서 온담탕을 사용하기로 했다.

약을 복용했는데 아직 주증상이 호전되는 느낌이 없다고 한다. 오히려 동계(動悸)가 약을 복용하기 전보다 더 심해졌다고 한다. 또한 수면과 관련된 증상도 전보다 특별히 좋아진 것 같지는 않다고 한다.

中統95 寶 형소탕 荊蘇湯

荊芥 蘇葉 木通 橘紅 當歸 辣桂 石菖蒲 各一錢

治 感風寒 卒瘂及失音 通用
[活　　套] 咽痛 去桂 加桔梗 甘草
[活套鍼線] 梅核(咽喉) 風寒失音(聲音)
[適 應 症] 실음, 성중(聲重), 변성, 만성 인후염

처방설명

형소탕은 후두(喉頭)나 성대(聲帶)가 부어 목소리가 나오지 않을 때 사용하는 처방이다. 물론 감기에 걸린 후에 성대나 후두가 부었을 때 사용하는 경우가 많지만, 교사나 가수처럼 성대를 과도하게 사용하여 성대나 후두가 부었을 때, 만성적으로 후두가 부어 있던 사람이 과로하여 부종이 심해져 목소리가 나오지 않을 때도 사용한다.

후두(喉頭)는 후두 입구에서 시작하여 기관이 시작되면서 끝나는데, 후두와 기관의 경계 부위가 두 개의 성대주름에 의해서 만들어진 좁은 틈새로 되어 있어서 마치 관악기(管樂器)의 피스 역할을 하도록 만들어져 있다. 이 부분을 소위, '聲帶성대'라고 한다. 성대(聲帶)는 부드러운 점막(粘膜)으로 덮여 있으며, 이러한 점막이 서로 부딪히면서 소리가 나오게 된다. 이처럼 성대는 후두의 일부분이기 때문에 여러 원인으로 후두에 염증이 생겼을 때, 성대도 붓게 되어 목소리가 쉬거나 잘 나오지 않게 되는 것이다.

형소탕은 이렇게 후두나 성대가 부어 목소리가 잘 나오지 않았을 때 사용하는 처방이다. 양방에서도 후두나 성대가 부었을 때 소염제(消炎劑)나 거담제(祛痰劑)를 사용하여 부종(浮腫)을 억제시키는 방법을 사용하는데, 형소탕 또한 부종을 없애면서 소통을 원활하게 하는 작용이 있기 때문에 이러한 증상에 사용하는 것이다.

후두와 성대가 붓는 원인은 감기로 인한 후두염(喉頭炎)이다. 물론 감기초기에는 발열, 오한, 두통, 신체통(身體痛) 등이 발생하기 때문에 이러한 증상을 먼저 치료한 뒤에 형소탕을 사용하여 후두의 부종을 해소시켜야 할 것이다. 즉 감기초기부터 목소리가 나오지 않을 때도 물론 형소탕을 사용할 수 있지만, 대체로 오한, 발열, 신체통 등이 사라지고 난 후에 목소리가 쉬었거나 잘 나오지 않는 증상만 남아 있을 때 사용한다. 따라서 형소탕을 사용할 수 있는 증상은 현재 인후부에 통증은 없고, 단지 실음(失音)만 나타난다는 것이 특징이며, 특별히 신체조건과 신체상태에 제약을 받지 않고 누구에게나 사용할 수 있다.

형소탕은 교사나 시장에서 일하는 사람처럼 말을 많이 하는 사람에게도 사용할 수 있다. 감기에 걸렸을 때처럼 급성으로 후두가 붓는 것은 아니지만 말을 많이 하는 경우에도 후두부가 붓기 때문에 목이 쉴 수 있고, 심하면 목소리가 나오지 않는 경우도 있다. 이 경우 원인이 다르지만 후두와 성대의 부종을 해소하는 약성이 있기 때문에 형소탕을 사용하는 것이다. 따라서 목이 잠기는 증상이 반복되다가 갑자기 심해졌다거나, 아무런 증상이 없었지만 갑자기 목을 많이 사용한 이후에 목소리가 나오지 않는 경우에 사용하면 좋은 효과를 얻을 수 있다.

형소탕은 몸이 허약해진 이후에 목소리가 잘 나오지 않는 경우에도 사용한다. 성대(聲帶)는 인체의 일부이기 때문에 소모성 질환을 앓았거나 전신이 허약해지면 성대의 탄력성이 떨어지거나 이완될 수 있고, 이완된 부위에 습담이 울체되어 실음(失音)을 유발할 수 있다. 물론 이 경우에는 전신허약을 보강하는 처방을

사용해야 하지만, 당장의 실음(失音) 증상을 개선하기 위해 형소탕을 사용하는 것이다.

활투를 보면 인통(咽痛)이 있을 때는 감길탕을 합방하라고 했다. 감길탕의 길경은 청열(淸熱)시키면서 농성물질(膿性物質)을 제거하는 작용을 하며, 감초는 통증을 완화시키며 부신피질호르몬과 유사한 작용이 있어 염증을 없애는 것을 도와준다. 본래 형소탕의 증상에는 인통(咽痛)이 동반되는 경우가 많지 않지만, 간혹 통증이 있을 경우에 감길탕을 합방하라는 뜻으로 이해하면 된다.

형소탕은 매핵기(梅核氣)에도 사용한다. 매핵기는 인후부에 이물질이 걸려 있는 느낌을 표현한 증상인데, 인후부는 소화기와 호흡기의 연결부위이기 때문에 소화기장애가 있을 때도 매핵기가 나타날 수 있고, 호흡기장애가 있을 때도 나타날 수 있다. 대부분은 소화기장애가 있을 때 나타나는데, 간혹 호흡기장애 때문에 매핵기가 나타났을 경우에 사용할 수 있는 처방 중에 형소탕도 포함된다. 물론 이러한 매핵기 증상은 성대가 부어 있는 것처럼 호흡기조직 어딘가에 부종이 있기 때문에 나타나는 증상이라고 할 수 있다. 형소탕에는 목통과 귤홍, 석창포 등 조습(燥濕)시키는 약재가 포함되어 이러한 부종을 제거하여 매핵기를 치료한다.

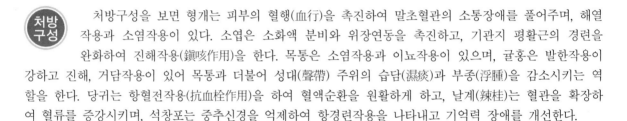

처방구성 처방구성을 보면 형개는 피부의 혈행(血行)을 촉진하여 말초혈관의 소통장애를 풀어주며, 해열작용과 소염작용이 있다. 소엽은 소화액 분비와 위장연동을 촉진하고, 기관지 평활근의 경련을 완화하여 진해작용(鎭咳作用)을 한다. 목통은 소염작용과 이뇨작용이 있으며, 귤홍은 발한작용이 강하고 진해, 거담작용이 있어 목통과 더불어 성대(聲帶) 주위의 습담(濕痰)과 부종(浮腫)을 감소시키는 역할을 한다. 당귀는 항혈전작용(抗血栓作用)을 하여 혈액순환을 원활하게 하고, 날계(辣桂)는 혈관을 확장하여 혈류를 증강시키며, 석창포는 중추신경을 억제하여 항경련작용을 나타내고 기억력 장애를 개선한다.

처방비교 풍한실음(風寒失音)에 사용하는 **소청룡탕**과 비교하면 소청룡탕은 감기로 인한 변성(變聲)에 사용하며 감기의 일반적 증상인 기침, 재채기, 코막힘 등이 겸해 있는 변성에 쓴다. 반면 형소탕은 감기로 인한 실음(失音)에 사용하지만 감기의 일반적인 증상인 기침과 비색 등이 수반되지는 않고, 단지 성대(聲帶)가 부어 목이 잠겼을 경우에 사용한다.

필용방감길탕과 비교하면 두 처방 모두 감기로 인한 인후질환에 사용하는데, 필용방감길탕은 주로 인통(咽痛)과 인통을 겸한 변성(變聲)에 사용하는 반면, 형소탕은 인통이 거의 없거나 있더라도 미약하며 주증상은 변성이 아니라 실음(失音)이다.

맥문동탕과 비교하면 맥문동탕은 노복(勞復)에 사용하는 처방으로 말을 많이 하는 등 성대를 과도하게 사용하거나 자윤이 부족해져서 목소리가 잘 나오지 않을 때 사용한다. 반면 형소탕은 외감으로 인해 혈행소통이 원활하지 못해 성대가 손상되어 목소리가 나오지 않을 때 사용한다.

→ **활용사례**

1-1. 감기, 실음(失音) 남 64세 소양인
1-2. 실음(失音) 남 24세
1-3. 실음(失音) 남 69세
1-4. 실음(失音) 여 39세
1-5. 성중(聲重), 변성(變聲) 여 36세 소양인
2-1. 만성후두염(慢性喉頭炎) 여 27세 태음인
2-2. 만성인후염(慢性咽喉炎) 남 66세 소양성태음인
3-1. 성대용종, 인통(咽痛) 여 52세 소음성소양인 157cm 60kg

1-1. 감기, 실음(失音)

● 이 ○ ○ 남 64세 소양인 부동산 소개인 경기도 안양시 관양동

보통 키에 약간 마른 편이고 단단해 보이며 소양인으로 보이는 복덕방을 하는 이웃 할아버지이다.

① 일주일 전 감기를 앓은 뒤부터 목이 쉬어 목소리가 안 나온다며 목이 완전히 쉬어 알아들을 수 없을 만큼 작고 쉰 목소리로 어렵게 말을 했다. ② 그러나 목이 붓거나 아프지는 않다고 한다. ③ 말을 하는데 목소리가 거의 들리지 않고 쉰 소리만 아주 작게 들린다.

감기 뒤에 발생한 실음(失音)을 목표로 형소탕 2배량으로 1일분 2첩을 지어주었다. 며칠 뒤 같은 부동산 사무실에 근무하는 사람이 약을 지으러 왔을 때 확인해 보니, 그 약 2첩을 먹고 목쉬고 말도 잘 못하던 것이 그냥 나아 대화를 정상적으로 한다는 것이다.

1-2. 실음(失音)

다음은 연만희 선생의 경험을 채록한 것이다.

● ○ ○ ○ 남 24세 백화점 직원 서울특별시 영등포구 여의도동

서울에 사는 젊은 청년이 누나 된다는 부인과 함께 왔는데 벙어리였다. 자초지종을 누나로부터 들어 보니 일주일 전부터 전혀 목소리가 나오지 않아 병원에서 치료를 받아도 낫지 않자 괴산에 사는 누나의 소개로 오게 된 것이었다.

① 청년이 왔는데 말을 하지 못했다. ② 입을 벌려 무엇을 말하려고 하나 소리는 거의 들리지 않는다. ③ 원래는 정상인처럼 말을 잘했으나 1주일 전부터 말을 전혀 못한다. ④ 그간 병원치료를 받았으나 낫지 않자 병원 의사들도 난감해 했다고 한다. ⑤ 의사가 도저히 안 되겠다는 듯이 굿이라도 해야겠다면서 포기하는 눈치였다. ⑥ 발병 전 백화점 재고관리 때문에 잠을 제대로 못 자고 신경을 많이 쓰고 난 뒤로 이렇게 되었다. ⑦ 최근 감기가 걸린 적도 없었고 다른 것은 별다른 특징이 없었다.

신경을 과도하게 쓴 뒤로 목소리가 전혀 나오지 않는 청년의 실음을 목표로 형소탕 5첩을 지어주면서 이 약을 복용해도 목소리가 나오지 않으면 다시 오지 않아도 된다고 일러주었다.

얼마 후에 이 청년이 다시 왔는데 이번에는 직접 그간의 경과를 '말'로 설명을 했다. 지난번 지어준 약 5첩 중에 2첩을 복용하자 목소리가 나오기 시작하여 5첩을 모두 복용한 뒤로는 완전히 정상으로 돌아왔으며 말도 아주 또박 또박 하는 것이 정말 또렷했다.

형소탕 5첩을 복용하여 목소리를 되찾았으나 목소리가 나오지 않는 근본이 스트레스에 기인되었으므로 기울(氣鬱)을 풀어줄 수 있는 귀비탕으로 1제를 지어주었다.

1-3. 실음(失音)

다음은 연만희 선생의 경험을 채록한 것이다.

● ○ ○ ○ 남 69세 농업 충청북도 괴산군 도안면

① 한 달 전부터 갑자기 목소리가 나오지 않아 하~하~ 하는 소리 밖에 나오지 않고 말은 모기만한 소리로 하는데 귀를 입가에 대야 겨우 들린다.

1달 동안 목소리가 나오지 않아 고생하고 있는 69세 할아버지의 실음에 무슨 약을 지어줄까 생각하다가, 지난번에 젊은이의 실음에 형소탕 5첩을 복용시켜 치료한 기억이 나서, 이 할아버지의 실음에도 효과가 있을 것이라고 생각되어 형소탕 본방으로 3첩을 지어주었다.

얼마 뒤 동네에서 우연히 만나게 되었는데 목소리는 정상이 되어 있었다. 그러면서 지난번 지어준 약을 모두 복용한 뒤로 곧바로 목소리가 트여 얼마나 좋은지 고맙다고 인사를 한다.

1-4. 실음(失音)

다음은 노상호 선생의 경험을 채록한 것이다.

● ○ ○ ○ 여 39세 텔레마케터 서울특별시

상품을 소개하고 설명하고 상담하느라 종일 말을 해야 하는 직업을 가진 부인이다.

① 최근에 감기에 걸린 뒤로 목이 아프다. ② 목소리가 쉬었다.

감기에 걸린 뒤에 목이 쉬어 내원한 39세 텔레마케터에게 형소탕 본방에 계지 대신 길경을 더하여 10일분 20첩을 지어주었다.

10일 뒤에 전화를 하여 상태를 알려왔을 때 목소리를 들어 보니, 정상으로 돌아온 것 같았다. 자세하게 확인해 보니, 지난번 지어준 약을 모두 복용한 뒤에 목이 아프지 않고 목소리 쉰 것도 없어져 정상으로 돌아왔다고 한다.

1-5. 성중(聲重), 변성(變聲)

● 신 ○ ○ 여 36세 소양인 경기도 안양시 동안구 비산2동

① 감기에 걸린 뒤로 목이 부어 무겁다. 이런 증상은 신경을 많이 써도 나타난다. ② 목소리가 변했다. ③ 가래가 있다. ④ 원래 위장이 약하다. ⑤ 추위를 많이 탄다.

감기에 걸린 뒤에 발생한 변성을 목표로 형소탕 2배량에 신경을 써도 이러한 증세가 나타난다는 점을 감안하여 향부자를 더해서 1일분 2첩을 투약했다.

1달 뒤인 2월 초순에 다시 내방했을 때 하는 말이 지난번 약을 복용한 뒤로 성중과 변성이 곧바로 사라졌다고 한다.

이번에는 3~4일 전부터

① 머리가 띵하게 두통이 있으며 저녁에 증상이 더 심하게 나타나고 호흡곤란이 있으며 기침이 난다. ② 가슴이 답답하고 콧물이 난다.

이번에는 지난번과 같은 형소탕에 건강 2.5돈을 넣어 2일분 4첩을 투약했고 1달 뒤인 3월초에도 같은 증상으로 2첩을 지어갔다.

2-1. 만성후두염(慢性喉頭炎)

● 이 ○ ○ 여 27세 태음인 경기도 군포시 금정동 대성주택

약간 큰 체격에 태음인 체질로 말할 때 잇몸이 보이는 미혼여성이다.

① 6개월 전부터 목소리를 크게 내려면 갈라지고 소리가 난다. ② 오른쪽 인후 부위가 아프다. ③ 만성후두염이라 하여 5개월 전에 수술을 했다. ④ 수술 후에도 계속 목소리가 허스키하고 보통 말소리에도 갈라지는 소리가 난다. ⑤ 위의 증상은 공기가 안 좋은 곳에서 일한 뒤부터 발생했다. ⑥ 찬 것을 먹으면 더 심하고 따뜻한 것을 먹으면 목이 편해지고 덜하다. ⑦ 코도 따끔거린다. ⑧ 해마다 기관지염을 앓는다. ⑨ 월경이 부정확하여 건너뛴다. ⑩ 추위를 타고 평소 손발이 차다. ⑪ 식욕은 별로 없고 식사량도 적은 편이다. ⑫ 잘 체하고 소화도 잘 안 되고 트림이 자주 난다. ⑬ 앉아 있다가 일어설 때 현기증도 난다.

편도수술 후에도 계속 갈라지는 목소리가 난다는 태음인 여성의 만성후두염을 목표로 형소탕 3배량으로 10일분 20첩을 지어주었다.

12일 뒤에 다시 왔을 때 확인하니, 인통(咽痛)과 파열음이 경감되었다며 약을 좀 더 복용하기를 원하여 같은 처방으로 10일분 20첩을 지어주었다.

2-2. 만성인후염(慢性咽喉炎)

● 신 ○ ○ 남 66세 소양성태음인 서울특별시 서초구 서초동

키가 크고 약간 뚱뚱하며 근골형인 소양성태음인으로 보이는 할아버지이다.

① 3년 전부터 목에 염증이 있다. ② 역시 3년 전부터 목이 잠기고 음성이 쉬어 말이 제대로 안 나온다. ③ 목이 아프지는 않다. ④ 피로하거나 신경을 쓰면 더욱 심해진다. ⑤ 목에 무엇인가 걸린 것 같다. ⑥ 목이 안 좋다고 하여 3년 전에 담배를 끊었다. ⑦ OO종합병원에서는 만성인후염이라고 한다. ⑧ 추위를 탄다. ⑨ 여름이면 전신에 땀이 많다. ⑩ 식욕과 소화력이 좋다. ⑪ 1일 1회 대변을 보며 된 편이다. ⑫ 소변을 자주 보며 자다가도 1~2회 본다. ⑬ 가끔씩 양쪽 관자놀이가 띵하다. ⑭ 아침에 일어나면 어지럽다. ⑮ 혀에 백태(白苔)가 낀다. ⑯ 입술 주위가 검다. ⑰ 목 밖으로 혹이 하나 있다고 한다. ⑱ 종합검진시 혈압이 낮은 편이라고 한다.

신체가 건장한 할아버지의 피로하거나 신경을 쓰면 더욱 심해지는 인후염(咽喉炎)과 실음(失音)을 목표로 형소탕 2배량으로 10일분 20첩을 지어주었다.

만 1년 뒤인 다음해 7월에 다시 와서 지난번 약을 복용한 후 목에 염증이 생기던 것이 경감되었으나 실음증세는 여전하다고 한다. 만약 연속하여 약을 복용했다면 실음증세도 치유될 수 있을 것이라고 판단되었으나 약을 중단한 것이 아쉬웠다. 약을 복용한 후 인후염이 경감된 것으로 보아 효력이 있었다고 보고 같은 처방인 형소탕 2배량으로 10일분 20첩을 지어주었다.

3-1. 성대용종, 인통(咽痛)

다음은 신용준 선생의 경험이다.

● 양 ○ ○ 여 52세 소음성소양인 157m 60kg 경기도 부천시 오정구 오정동

얼굴이 희고 보통 키와 몸무게에 약간 살집이 있는 체형이다. 증상을 겪기 전부터 평소 예민한 성격에 집안 사정과 주위 문제로 엄청난 스트레스를 오랫동안 받아오고 있었다. 체력이 많이 저하되어 허증으로 인한 여러 가지 병적 증상들이 동반된 상태였다. 최근에는 건강상 문제로 한동안 쉬던 매장에도 다시 나가서 일을 하게 되니 몸이 견딜 수

없었으며 목을 많이 쓸 수밖에 없는 일의 성격상 성대에 문제가 생기게 되었다.
① 목이 너무 아프다. 목감기 걸리고 기침을 하는 것 같은 따가움보다 묵직하게 아프고 말을 할 때마다 통증은 지속된다. ② 쉰 목소리가 나온다. ③ 이명이 있으며 밤 12시경 자기 전에 가장 심하다. 이명으로 인한 불면도 있었으나 지금은 없어졌다. ④ 약간 요실금이 있다. ⑤ 심한 기울증상이 있다. ⑥ 손과 발은 차지는 않은 편이다. ⑦ 소화력은 좋은 편이다. ⑧ 대체로 소식하는 편이다. ⑨ 생활이 힘들 정도로 극심하게 피곤하다. ⑩ 과거 자궁수술을 시술받았다. -> 여성호르몬의 절대적인 부족이 예상된다. ⑪ 우울증과 허탈감을 심하게 겪었다. -> 기울증상을 동반했다. ⑫ 평소 예민하고 쉽게 스트레스를 받는다. ⑬ 건강이 자꾸 악화되어 미래에 대한 막연한 불안과 걱정이 늘 있다. ⑭ 집에 있을 때는 생활을 못할 정도의 피곤함을 겪고 있었고 늘 무력하다고 호소한다.
병원에 가서 진찰받은 결과 성대용종이라는 진단이 나왔다. 성대는 두개 점막으로 이루어져 있고 호기시 공기의 움직임에 의해 떨리면서 구강, 비강, 두강 등의 공명현상을 이용해서 목소리를 만들어내는 기관이다. 성대의 문제는 대부분 반복적으로 강하게 대립되는 점막의 움직임과 강한 호기압으로 인해 발생한다. 우리가 흔히 들었던 성대결절과는 약간의 차이가 있는데, 쉽게 말하자면 성대의 점막에 굳은살이 박인 것이 결절이고 염증 형태의 물혹이 생긴 것을 용종이라고 할 수 있다. 그렇기 때문에 늘 목(성대)을 많이 사용할 수밖에 없는 교사나 가수들에게 성대결절이 많이 나타나는 것이다. 또한 성대점막 사이에 생긴 이물질로 성대가 제대로 닫히지 않아서 공명을 위한 떨림을 잘 할 수가 없고, 공기가 새기 때문에 목쉰 소리가 나타나는 것이다. 목감기 걸렸을 때를 생각해 보자면, 성대에 순간적인 염증현상이 발생해서 목이 따갑고 쉰소리가 난다고 유추해 볼 수 있을 것이다.
본인의 어머니로, 1년여 정도 심한 우울증에 시달릴 정도로 심한 스트레스를 받고 계속 무리하여 몸이 많이 약해진 상태라고 판단했다. 또한 평소 양(陽)의 기질이 세기 때문에 예민하고 답답한 것을 싫어하는 성격인데, 약해진 몸은 생각을 못 따라 주는 악순환이 반복되고 반복되어 지금 상황까지 온 것이라고 생각했다. 앞과는 달리 평소에 에너지가 적은 소음인이 앞과 같은 상황이었다면 혈허(血虛)증상까지 더하고 수족 냉증에 설사나 생리불순과 같은 것이 더 해져서 더욱 악화되리라는 생각도 해보았다. 계속 이어나가자면 만성적인 무리가 빚은 신허(腎虛)로 인해 요실금이 생긴 것으로 생각되고, 자궁수술로 인한 여성호르몬 부족도 인통(咽痛)에 한몫을 했다고 생각했다.
기허(氣虛)증상을 계속 호소하긴 했지만, 손발이 아직 따듯한 편이라는 점과 소화력이 좋고 평소 구역감이나 빈혈 등 대표적인 혈허증상이 없어 보였기 때문에 혈허(血虛)까지는 심하게 진행되지 않았다고 판단했고, 비교적 생체에너지가 많은 양인 기질이 다분하고 예민한 성격에 현재 목에 생긴 염증으로 인해 매우 고생하고 있기 때문에 염증을 당장 소산(疏散)하는 표치(表治)가 선행되어야 한다고 생각했다.
그렇지만 너무 약성이 강하면 아무리 양인 기질이라도 기허(氣虛)가 있기 때문에 피해야 한다고 생각했다. 그러던 중 '쉰소리'에 쓰는 형소탕을 찾게 되었고 대체로 약성이 크게 강하지도 않으면서 성대 부위에 울체되어 있는 기를 소산하고 염증 부위를 다스릴 수 있는 형개, 소엽, 목통, 귤홍과 궁귀탕 개념으로 볼 수 있는 당귀에 온맥(溫脈)하여 위의 순환을 도울 수 있는 계지가 들어있는 형소탕이 적방이라는 확신이 들었다.
형소탕 반 제를 하루에 식전 30분 3회 복용하도록 했다.
약이 저녁에 왔기 때문에 자기 1시간 전쯤에 한 봉 투약했고 다음날 투약했는데, 몰라보게 통증이 소실되어 거의 아프지 않다고 했지만 아직 쉰소리는 크게 개선되지 않는 것처럼 보였다.
형소탕 반 제를 다 먹을 때까지
1. 계속 통증은 줄어들었고 나중에는 감기 초기의 따가움 정도로 감소했다.
2. 아직 쉰소리는 여전했다.
효과가 좋았기 때문에 쉰소리를 목표로 한 제 더 복용했지만, 이유를 알 수 없이 증상이 악화되어 복용을 중지하겠다고 했다. 다시 악화된 이유를 곰곰이 생각해 보았는데 강하지 않은 약성이지만 염증 부위를 잘 소산시켜서 안정화시켜줌으로 해서 말을 할 때 진동으로 인한 통증이 많이 가라앉았지만, 잠시 조금 안정만 시킨 것일 뿐 치료는 되지 않은 상태인 것으로 판단된다. 하지만 그 상태에서 통증이 없자, 말을 많이 하면서 오히려 그전보다 더욱 빨리 악화된 것으로 보인다(집에서 하루 종일같이 생활하면서 느낀 점이다).
과거 몇 번의 큰(부)작용을 겪을 때 느꼈던 한약의 강력함에 더하여 참 한약이 좋다는 생각을 다시 한 번 더 하게 되었다. 단일 성분이기 때문에 효과가 날카로운 양약에 준하는 강력한 것들에 더하여 이렇게 부드럽게 어루만져 주는 듯한 느낌을 주는 것들까지 '잘 만들어진 방약이구나'하는 생각이 들었다.

中統96 寶 옥병풍산 玉屛風散

白朮 二錢半 防風 黃芪 各一錢二分

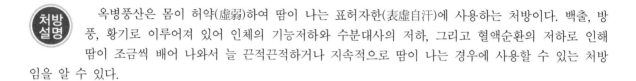

治 表虛自汗
[活　套] 陰虛自汗 合[地黃湯](上統四十) ① 氣虛自汗 合[補益湯](上統二十二) 加浮小麥 尤妙
[活套鍼線] 自汗(津液)
[適 應 症] 자한, 다한, 식한

처방설명 옥병풍산은 몸이 허약(虛弱)하여 땀이 나는 표허자한(表虛自汗)에 사용하는 처방이다. 백출, 방풍, 황기로 이루어져 있어 인체의 기능저하와 수분대사의 저하, 그리고 혈액순환의 저하로 인해 땀이 조금씩 배어 나와서 늘 끈적끈적하거나 지속적으로 땀이 나는 경우에 사용할 수 있는 처방임을 알 수 있다.

자한(自汗)이란 단어는 ≪상한론≫의 계지탕증에서도 발견할 수 있는데, 계지탕의 자한(自汗)은 옥병풍산의 자한과 다르다. 감기에 걸리면 체열(體熱)을 빼앗기지 않기 위해 피부를 수축시키고, 열생산을 촉진하여 발열상태를 만드는데, 평소 체열이 높은 사람이었다면 일시에 발열상태를 형성시킬 수 있지만, 몸이 약한 사람은 그렇지 못하기 때문에 한 번에 열을 발생시켜 수축된 피부를 풀어주는 방법을 취하게 된다. 그 결과 땀이 소나기처럼 났다가 없어지는 형태의 자한이 발생하는 것인데, 이것이 계지탕의 자한(自汗)이다.

그러나 옥병풍산, 황기건중탕, 보중익기탕의 자한(自汗)은 일시적으로 나는 땀이 아니라 허약(虛弱)으로 인해 인체의 기능이 저하되었을 때, 이를 회복하는 과정에서 비교적 지나치게 땀이 많이 나거나 끈적거리게 지속적으로 나는 땀을 의미한다. 이런 자한(自汗)은 몸이 허약하고 인체의 대사가 저하되어 습체(濕滯)가 많아졌거나, 기온의 변화나 체온의 변화에 안정적으로 대응하지 못하여 상황마다 체온을 조절하기 위한 방법으로 열을 발생시키기 때문에 나타난다. 따라서 신체조건과 신체상태, 증상의 정도에 따라 적합한 처방을 선택해야 하는데, 옥병풍산은 허약(虛弱)하면서도 체내에 습체(濕滯)가 발생하였을 때 보기(補氣)·거습(祛濕)시켜 자한(自汗)을 치료한다. 물론 옥병풍산 단독으로 사용하기보다는 증상에 따라 다른 처방과 합방하는 경우가 많다.

활투를 보면 음허자한(陰虛自汗)에 육미지황원을 더하라고 했고, 기허자한(氣虛自汗)에는 보중익기탕을 더하라고 했다. 옥병풍산은 음허(陰虛)에 사용하는 처방이 아니기 때문에 혹 음허자한(陰虛自汗)이 나타날 경우 육미지황원을 더하라는 의미이고, 기허자한(氣虛自汗)이 나타날 경우 옥병풍산 단독으로 치료하기 어렵다고 보기 때문에 보중익기탕과 부소맥을 더하라는 의미이다.

자한(自汗)과 도한(盜汗)을 구별할 필요가 있다. 자한(自汗)은 주로 낮에 발생하는 땀이고, 도한(盜汗)은 주로 밤에 발생하는 땀이다. 낮에는 인체가 서 있거나 활동을 하는 등 운동량이 많기 때문에 혈액순환이 빠르다. 이러한 활동을 통해 에너지가 증가되면 땀이 나게 되는데, 대부분 기허(氣虛)한 사람에게 나타나는 경우가 많다.

그러나 밤에는 활동량이 많지 않고 누워 있기 때문에 에너지대사가 낮에 비해 매우 적고 느리다. 에너지대사가 느리기 때문에 순환량이 감소하고, 그만큼 열생산이 많지 않아 땀을 통해 열을 방출시킬 필요가 없다. 이처럼 밤에는 땀이 날 이유가 없는데 땀이 나는 것은 몸의 기능이 이상항진되어 있다거나, 낮에 활동량이 많았던 탓에 밤에까지 체열의 안정이 이루어지지 않았거나, 본래 체열이 많은 사람의 경우 안정상태에서도 땀을 통해 열을 배출시켜야 하기 때문에 땀이 나는 것이다. 결과적으로 자한(自汗)은 주로 허약한 것이 원인이므로 에너지를 증가시키는 보기(補氣), 온열(溫熱)의 치법을 사용하고, 도한(盜汗)은 열실한 경우가 많기 때문에 청열(淸熱)과 자윤(滋潤)의 치법을 주로 사용한다.

처방구성 처방구성을 보면 군약인 백출은 모공(毛孔)을 수렴시키고, 이뇨작용을 통해 지한작용(止汗作用)을 한다. 또한 소화액 분비를 강화하여 소화와 흡수를 촉진하고, 장관활동에 대한 조절작용이 있어서 장관의 자발성 수축활동의 긴장성을 높이고 강직성 수축을 방지한다. 방풍은 말초의 투과성을 조절하여 혈관이 위축되거나 혈관에 노폐물이 끼여 혈액순환에 장애를 일어나는 것을 개선한다. 황기는 혈관확장 작용을 하여 피부의 혈액순환을 촉진하고, 영양분을 풍부하게 함유하고 있어서 세포에 영양을 공급하여 한선(汗腺)의 기능을 강화하므로 고표작용(固表作用)을 한다. 또한 이뇨작용이 있어 간접적으로 피부배설을 억제한다.

처방비교 자한(自汗)에 사용하는 **계지탕**과 비교하면 계지탕증의 자한(自汗)은 외감(外感)에 의한 기표(肌表)의 손상을 개선하기 위해 표부(表部)로 열을 집중시킨 결과 소나기처럼 땀이 확 나는 형태를 보이는 자한이다. 반면 옥병풍산의 자한은 몸이 허약해서 발생하는 일반적인 자한이다.

황기건중탕과 비교하면 두 처방 모두 허약(虛弱)으로 인한 자한(自汗)에 사용하는데, 황기건중탕은 소아의 자한(自汗)과 도한(盜汗)에 사용하며, 주로 수척(瘦瘠)한 이들에게 적합하다. 반면 옥병풍산은 허약(虛弱)과 습체(濕滯)로 인한 자한(自汗)에 사용하며, 자한에 사용하는 빈도는 황기건중탕에 미치지 못한다.

도한(盜汗)에 사용하는 **당귀육황탕**과 비교하면 당귀육황탕은 소화력이 좋고 체열이 높은 사람에게 사용하며, 과다하게 발생한 체열(體熱)을 배출하는 과정에서 발생하는 땀을 치료한다. 반면 옥병풍산은 기허(氣虛), 즉 허약(虛弱)을 개선하는 과정에서 발생하는 땀을 치료하는 처방이다.

→ 활용사례

1-1. 다한(多汗), 당뇨(糖尿), 체중감소(體重減少) 남 39세 184cm 90kg
2-1. 도한(盜汗) 여 80세 소음인 150cm
3-1. 콧물 남 7세 소양인 126cm 28kg
4-1. 창출황기탕과 보행불능(步行不能), 비만(肥滿) 여 48세 태음인
5-1. 피로(疲勞) 남 29세 소양인 177cm 68kg
6-1. 실패례-복용 후 가슴답답, 소화불량 여 25세 160cm 50kg
6-2. 실패례-자한(自汗) 남 58세 소양인 168cm
6-3. 실패례-자한(自汗), 도한(盜汗) 남 25세 태음인 167cm

→ 옥병풍산 합방 활용사례

1-1. +소건중탕 - 식욕부진, 복통, 천면(淺眠), 감기빈발, 어린이보약 남 5세 소양성태음인 100cm 18kg

1-1. 다한(多汗), 당뇨(糖尿), 체중감소(體重減少)

다음은 이창형 선생의 경험이다.

● 차 ○ ○ 남 39세 자영업 184cm 90kg

키가 크고 몸통이 굵고 기골이 튼튼한 남자로

① 땀이 매우 많다. 한겨울에 찬밥을 먹어도 땀이 줄줄 흐른다. ② 당뇨가 있다. 심할 경우 수치가 270 정도 된다.
③ 가래가 있다. ④ 작년에 폐렴에 걸려서 최근까지 폐렴약을 복용했다. ⑤ 몸이 피곤하면 목에서 피가 난다.
⑥ 배에 가스가 찬다. ⑦ 식성과 소화력이 매우 좋다. ⑧ 잠은 잘 잔다. ⑨ 대변상태는 좋다.

땀이 너무 나니 고쳐달라고 하면서 당뇨에 대해서는 약간 언급했다. 우선 이 사람이 한겨울에 찬밥을 먹어도 땀이 날

정도이므로 열성체질로 판단했다. 소화력도 좋고 변상태도 좋으며 잠도 잘 자므로 에너지를 생산해내는 구조에는 문제가 없으나 다만 땀이 과도히 나는 것이 탈이었고 작년부터 생긴 당뇨가 문제였다. 당뇨는 소갈(消渴)로서 상소(上消), 중소(中消), 하소(下消)로 나뉜다. 위 환자는 그 중 상소(上消)에 해당한다고 판단하여 인삼백호탕을 선택했다. 그리고 백호탕만으로도 땀나는 것이 좋아질 것이지만 확실하게 하기 위하여 표허자한(表虛自汗)에 쓰는 옥병풍산을 합방했다. 그리고 석고를 증량했으며 진액을 더욱 보태주기 위해 맥문동과 상백피를 더하여 10일분 20첩을 투약했다.

1. 약을 다 복용한 뒤 배가 쑥~ 들어갔다고 한다.
2. 약을 먹으면서 며칠 있으니 방귀가 시원히 나오면서 가스가 배출되는 느낌이 들었다고 한다.
3. 그리고 땀이 몹시 나는 것이 절반으로 줄었다고 한다.
4. 당뇨는 정상이라 하여 어찌 아느냐고 반문을 하니 본인이 느낄 수 있다는 것이다.
5. 그리고 몸 컨디션이 매우 좋다는 것이다.
6. 목에 피가 나는 것은 약을 먹으면서 한 번도 없었으나 가래는 여전하다고 했다.

2-1. 도한(盜汗)

다음은 김국진 선생의 경험이다.

● 김 ○ ○ 여 80세 소음인 150cm 울산광역시 북구 호계동

소음인 경향의 왜소한 할머니인데 얼굴에 주름이 많고 관절염 등으로 다리가 약간 불편하다. 작년에 할아버지가 돌아가신 후에 심신이 많이 지쳤다. 5년 정도 할아버지 병수발을 했다.

① 며칠 전부터 잠을 자고 일어나면 베개가 흠뻑 젖을 정도로 땀이 많이 난다. ② 식욕이 많이 없다. ③ 손발은 약간 차지만 불편을 호소할 정도는 아니다. ④ 식사는 3끼를 정상적으로 드신다. ⑤ 대소변은 정상적으로 본다. ⑥ 전신에 기운이 없고 의욕이 많이 없어지셨다. ⑦ 얼마 전 할아버지와 사별하고 많이 슬퍼했으며 심신이 많이 지쳤다.

잠을 잘 때 발생하는 도한(盜汗)과 전신의 기운 없음을 목표로 옥병풍산에 보중익기탕을 합하여 10일분 20첩을 투약했다.

투약 1주일 후에 전화를 하여 확인해 보니, 땀을 흘리는 증상이 격감하였다고 했다.

3-1. 콧물

다음은 추정호 선생의 경험이다.

● 이 ○ ○ 남 7세 소양인 126cm 28kg

키는 제 나이에 비해 한 뼘 정도 크고 약간 마른 편이며 호기심이 많고 잠시도 가만히 있지 못하는 소양인으로 보이는 소아이다.

① 가래가 끼어서(가래 양은 적음) 킁킁거리는 소리를 자주 낸다. ② 병원에서는 비염(鼻炎)과 인후염(咽喉炎)으로 진단했다. ③ 더위를 타는 편이고 땀은 특히 머리 부위에 많이 난다. ④ 물은 자주 마시고 식성은 좋다. ⑤ 신경질적이고 짜증을 잘 낸다. ⑥ 잠은 충분히 자고 잘 잔다. ⑦ 대변은 1일 1회이고 굵은 편이고 소변은 자주 보고 소변색은 보통이다.

약간 마르고 성장속도가 빠른 소양인으로 보이는 소아의 기침을 목표로 자음강화탕으로 5일분 10첩을 투약했다.

경과를 확인해 보니, 약을 복용하면서 증상이 호전되었으나 재발하였다고 한다. 증상을 다시 확인해 보니, 아침에 어른과 같은 묽은 콧물이 흐르고 밖에만 나가면 기침을 한다고 한다.

이번에는 기침과 콧물을 목표로 옥병풍산에 영감오미강신탕을 합방하여 5일분 10첩을 투약했다.

며칠 뒤 확인하니 증상이 많이 호전되었고 보다 건강해진 듯하다고 한다.

4-1. 창출황기탕과 보행불능(步行不能), 비만(肥滿)

이 내용은 창출과 백출이 약성이 비슷하고 처방구성상 옥병풍산에서 방풍만 빠진 것이어서 수록했다.

● 강 ○ ○ 여 48세 태음인 경기도 안양시 비산2동 삼호아파트

4~5년 전부터 비만이 있었으나 2년 전 아파트로 이사 온 후부터

① 비만이 심해져서 보행이 곤란해져 겨우 화장실에만 갈 정도이다. ② 역시 2년 전부터 비만이 있어 전신에 기운이 없다. ③ 변비가 있다. ④ 눈꺼풀이 무거워서 자꾸 눈이 감긴다.

보행곤란은 과도한 비만과 운동부족으로 인한 근육의 위약으로 보았다. 그러면서도 전신에 기운이 없는 것을 보면 기허가 겸해 있음을 알 수 있고 결국 보행불능은 비만과 기허가 겹쳐 있는 것이라 볼 수 있다.

기허와 비만이 겹쳐 보행곤란을 유발했으므로 기허를 보강하면서도 비만으로 인한 과도한 인체의 습체를 제거할 처방

을 구상하다가 단순하게 이 2가지 조건을 합치시킬 수 있는 보기·제습제는 없나 찾아보았다.
보기를 겸해 제습작용이 있어 살도 뺄 수 있는 창출을 생각했고, 여기에 보기의 역할을 보강하기 위해 황기를 더하여 주기로 하고 체중이 증가하여 몸이 무겁고 보행이 힘들어 화장실 가기가 불편한 48세 태음인 아줌마에게 신체 전체의 수분을 감소시킬 목적으로 창출 25돈, 황기 9돈을 합하여 10일분 20첩을 지어주었다.
20일 후에 다시 내원했을 때 증상을 살펴보니
1. 보행하기 힘들던 것이 약을 복용한 뒤부터 몸이 가벼워 의자에 걸터앉기도 한다고 한다.
2. 하지만 약을 먹는 중에 설사를 했다고 했다.
3. 변비는 완전히 없어졌다.
4. 눈이 감기는 증상은 여전하다고 한다.
5. 약을 먹은 후에 전신이 많이 좋아졌는데 복용하는 중에 설사를 하고 약을 먹은 뒤 3~4일 후에 꼼짝 못할 정도로 허리가 아프다고 한다.
이 환자의 경우 몸에 습을 제거하면 모든 증상이 좋아진다고 판단되어 지난번과 같은 처방에 표고버섯을 더하여 10일분 20첩을 지어주었다.
18일 뒤인 7월 말경에 다시 왔을 때 증상을 살펴보니
1. 눈감기는 증상이 많이 호전되어 눈을 편하게 뜰 수 있다고 한다.
2. 지난번 약을 먹고 발생한 요통도 완전히 치료되어 앉을 때 털썩 앉을 수 있다고 한다.
3. 전체적으로 몸이 가벼워 잘 다닌다고 한다.

6-1. 실패례-복용 후 가슴답답, 소화불량

다음은 임진성 선생의 경험이다.

● 진 ○ ○ 여 25세 회사원 160cm 50kg 서울특별시 은평구 불광동

① 어렸을 적부터 손발에 땀이 많아 불편했다. ㉠ 손발이 차다. 피부에는 열감이 있으나 손발은 유독 차며 땀이 많다. ㉡ 손발에서 땀이 나면 약간 오한(惡寒)을 느낄 때도 있다. ㉢ 손의 땀으로 병원에서 바르는 약을 발라본 적이 있으나 효험이 없었다. ㉣ 그 외 수족다한증으로 한약을 먹어본 적은 없다. ② 기립성현훈(起立性眩暈)이 있다. 어지럼증과 오심(惡心)이 함께 나타난다. ③ 추위와 더위를 타는 편이다. ④ 윗배와 아랫배는 보통의 온도이다. ⑤ 식성과 소화력은 보통이다. ⑥ 가스가 차고 헛배가 부른다. ⑦ 대변은 3일 1회 정도 보며 된 편이고 불규칙하다. ⑧ 전신이 피로하다. ⑨ 월경통은 시작 첫날에 통증이 있다. ⑩ 꿈은 거의 없다.
몸에는 열감이 있으면서 손발은 유독 차면서 손발에만 땀이 많다고 하므로 문헌을 뒤적여 수족다한증(手足多汗症)을 치료하는 방법을 문헌에서 찾아보았다. 수족다한증(手足多汗症)은 다한증의 일종으로 보고 계지가황기탕이나 소요산과 같은 시호제로 접근한 기록이 있다. 그래서 이 사람의 증세 중 몸에 열감이 있으면서 발한(發汗) 후 미오한(微惡寒)을 한열왕래(寒熱往來)가 아닌 체온이 올라간 상태에서 땀으로 체온이 내려간 후에 발생하는 오한으로 생각했다. 구고(口苦)나 인건(咽乾) 등을 확인해 보았어야 했는데 미처 확인해보지 못했다.
손발이 차고 피부에 나타나는 열감(熱感)을 발열(發熱)로 보고 땀나고 오한이 있어 계지제로 접근해야겠다고 생각을 하고, 예전에 '고방의약'에서 읽은 치험례에서 계지탕과 옥병풍산을 합하고 당귀를 더한 처방으로 수족다한증(手足多汗症)을 치료한 예가 있어서 계지탕에 옥병풍산을 합하고 당귀 1.5돈을 더한 후에 영계출감탕의 의미로 복령 2돈을 더하여 10일분 20첩을 투약했다.
하루 2봉씩 반 제 정도를 먹은 후에 연락이 왔는데 가슴이 답답하고 소화가 안 된다고 한다. 그러나 오심(惡心)과 현훈(眩暈)은 소실되었으나 손발에 땀나는 것은 여전하다고 한다.

中統97 寶 반하온폐탕 半夏溫肺湯

半夏 陳皮 旋覆花 人蔘 細辛 桂心 桔梗 白芍藥 白茯苓 甘草 各一錢 **薑五片**

治 中脘 有痰水 吐淸水 脈沈細弦遲 此胃虛冷也
[活套鍼線] 寒痰(痰飮)
[適 應 症] 알레르기성 비염, 콧물, 재채기, 오심, 구토

처방설명 반하온폐탕은 복부가 허랭(虛冷)한 상태에서 수분이 울체되어 구토(嘔吐), 오심(惡心), 기침 등이 나타났을 때 사용하는 처방이다. 처방명의 온폐(溫肺)시킨다는 의미를 호흡기를 온열(溫熱)시킨다는 뜻으로 생각할 수 있으나, 여기서 폐(肺)는 인체의 에너지를 생산하는 주체로서의 폐(肺)이다. 즉 몸이 허랭해지면 에너지생산이 줄어들기 때문에 온폐(溫肺)시킨다는 것은 몸을 따뜻하게 하여 에너지생산을 증대시킨다는 의미로 보면 된다.

조문의 '中脘중완 有痰水유담수 吐淸水토청수'라는 것은 소화기관, 특히 위(胃) 부위에 담음(痰飮)이나 수분(水分)이 울체되어 맑은 물을 토하는 것을 표현한 것이며, '脈沈細弦遲맥침세현지'은 인체의 기능이 저하되거나 허약해진 상태를 의미한다고 볼 수 있고, '此胃虛冷也차위허랭야'라는 것은 소화기의 허랭상태가 바탕이 되어 있는 것임을 알 수 있다. 따라서 소화기가 허랭한 상태에서 오심(惡心), 구토(嘔吐)를 할 때 사용하는 처방이며, 활투침선에서 한담(寒痰)에 사용하는 처방으로 분류한 것도 이것을 뒷받침하는 증거이다.

소화기는 음식물을 소화하기 위한 소화액이 다량 분비될 뿐 아니라, 음식물에서 흡수되는 수분의 양이 많기 때문에 담음(痰飮)이 발생할 소지가 많은 곳이다. 따라서 스트레스를 받거나 질병으로 몸이 약해지면 소화기능이 떨어져 담음(痰飮)이 쉽게 발생하며, 몸이 허랭해지고, 특히 소화기가 허랭해졌을 경우에도 담음(痰飮)이 발생할 가능성이 높아진다. 소화기에 담음(痰飮)이 발생하면 여러 가지 증상이 나타나는데, 소화기 전체적으로 담음이 발생하면 소화불량(消化不良), 도포(倒飽), 포만(飽滿) 등의 증상이 나타나고, 대장에 담음이 발생하면 설사(泄瀉), 대변빈번(大便頻繁), 연변(軟便) 등이 나타나며, 위장에 담음이 발생하면 오심, 트림, 구토 등이 나타난다. 반하온폐탕은 허랭한 상태에서 위장에 담음이 발생하여 오심, 구토가 나타날 때 사용하는 처방으로, 온열작용(溫熱作用)과 거담작용(祛痰作用)을 통해 위의 증상을 치료한다.

소화기가 허랭하다는 것은 몸 전체적으로 허랭할 수 있다는 것이며, 몸 전체적으로 허랭하면 호흡기증상도 나타날 수 있다. 따라서 반하온폐탕은 호흡기증상인 알레르기성 비염에도 응용할 수 있는 처방이다. 몸이 허랭한 상태에서 찬 공기를 접하게 되었을 때, 찬 공기가 비강(鼻腔)과 기도(氣道)를 통과하면서 충분히 가온(加溫)되지 못할 수 있기 때문에 인체는 비강점막을 충혈(充血)시켜 공기를 가온(加溫)하고 가습작용(加濕作用)을 증가시킨다. 그러나 비강이 충혈되어 있으면 흡입되는 공기에 쉽게 자극을 받기 때문에 재채기가 발생할 수 있고, 충혈로 인해 비강(鼻腔)이 좁아지기 때문에 코막힘이 나타날 수 있다. 이런 증상이 나타날 때 사용할 수 있는 처방은 많지만, 특히 허랭으로 인한 오심(惡心), 구토(嘔吐)와 함께 위의 증상이 나타난다면 반하온폐탕을 사용할 수 있을 것이다. 또한 반하온폐탕의 처방구성을 보면 주로 호흡기질환에 사용하는 영감강미신하인탕이나 소청룡탕과 유사하므로 마황제를 쓰기에 적합하지 않은 사람에게 비염, 콧물, 재채기 등이 나타났을 때 사용할 수 있음을 알 수 있다.

활투침선을 보면 한담(寒痰)에 사용하는 처방으로 분류되어 있다. 한담(寒痰)은 냉담(冷痰)이라고도 하며,

팔과 다리가 차서 마비되고 근육이 쑤시고 담색(痰色)은 청색인 것으로, 반하온폐탕 외에도 화위이진전, 오적산, 이중탕, 이진탕, 팔미원 등을 사용한다. 이러한 처방을 사용할 수 있는 공통점을 찾는다면 신체의 허랭(虛冷)이라고 할 수 있다. 따라서 반하온폐탕은 허랭한 상태에서 앞과 같은 증상이 나타났을 때 사용하는 처방이라는 것을 다시 확인할 수 있다.

반하온폐탕은 육군자탕에 온열제(溫熱劑)와 거담제(祛痰劑)가 추가된 것이므로 오심(惡心), 구토(嘔吐) 외에도 식욕부진(食慾不振), 복명(腹鳴), 피로(疲勞), 약간의 허랭(虛冷)을 겸한 소화기연약에도 사용할 수 있다.

처방구성

처방구성을 보면 보기(補氣), 건비(健脾), 거담작용(祛痰作用)이 있는 육군자탕이 기본이며, 온열작용(溫熱作用)이 있는 계지탕이 포함되어 있다. 반하는 중추성 구토나 점막자극에 의한 구토를 억제하고 인후점막자극에 의한 해수(咳嗽)를 억제한다. 진피는 이기제(理氣劑)로서 소화관의 운동을 강화하여 가스배출을 촉진한다. 선복화는 평활근 이완작용이 있어서 소화관의 경련을 억제하여 지해(止咳), 평천(平喘), 진통(鎭痛), 진경작용(鎭痙作用)을 한다. 선복화의 명칭은 꽃잎들이 가장자리에 무성하여 둥글게 둘러져 있고, 꽃잎이 아래쪽의 꽃잎을 기와처럼 덮고 있으므로 '선복(旋覆)'이라고 했다. 길경은 거담작용(祛痰作用)과 진해작용(鎭咳作用)이 있으며, 염증을 억제하는 소염작용(消炎作用)도 있다.

인삼은 중추신경계에 대한 흥분작용과 억제작용이 있는데, 흥분작용이 보다 강하다. 또한 뇌의 혈액공급과 산소공급 능력을 높이는 작용이 있으며, 강심작용이 있어 심장의 수축력을 강화한다. 세신은 신체말단 모세혈관벽의 치밀성을 강화하여 혈행을 촉진한다. 계심은 혈관을 확장하여 혈압을 저하시키고 뇌혈류를 증진하며, 말초혈관의 혈류를 원활하게 함으로써 말초순환장애를 개선한다. 백작약은 평활근의 경련을 억제하고, 중추신경 흥분을 억제하여 진통, 진경, 진정작용을 한다. 백복령은 세뇨관의 재흡수를 억제하여 이뇨를 증진하므로 부종을 경감시킨다. 감초는 스테로이드호르몬과 유사한 작용이 있어 항염증과 항알레르기 효과를 나타낸다. 또한 평활근을 이완시키는 작용과 간기능을 보호하는 작용이 있다.

처방비교

화위이진전과 비교하면 두 처방 모두 허랭성(虛冷性) 담음(痰飮)으로 인한 소화기장애에 사용하는데, 화위이진전은 위(胃)의 허랭(虛冷)으로 인한 위통(胃痛), 속쓰림, 만성 소화불량, 트림 등에 주로 사용한다. 반면 반하온폐탕은 허랭(虛冷)으로 인한 구토(嘔吐), 오심(惡心)에 주로 사용하며, 약성을 응용하여 알레르기성 비염에도 사용한다.

오령산과 비교하면 두 처방 모두 구토에 사용하는 처방으로, 오령산은 외감(外感)이나 수음(水飮)의 과다로 조직에 수분이 과다하게 울체되어 나타나는 구토(嘔吐)나 설사(泄瀉), 습체(濕滯)로 인한 부종(浮腫), 두통(頭痛), 현훈(眩暈)에 사용하며, 구토는 음식을 먹었을 때 토하는 정도이지 위액을 과량 토하는 경우는 매우 드물다. 반면 반하온폐탕은 구토가 주증상일 때 사용하며, 구토의 정도도 매우 심한 편이고, 이러한 구토는 허랭(虛冷)으로 인해 소화기에 습담(濕痰)이 울체되어 발생한다.

비화음과 비교하면 두 처방 모두 소화기가 연약하고 기허(氣虛)를 겸하고 있을 때 발생하는 구토에 사용한다. 그러나 비화음은 소화기연약으로 인하여 음식을 받아들이지 못하거나 소화시키지 못할 정도의 상태에서 발생하는 구토에 사용하며, 어린이 허약이나 식욕부진에도 빈용한다. 반면 반하온폐탕의 구토는 복부가 허랭(虛冷)하면서 담음(痰飮)이 울체되어 나타나는 것이며, 반하온폐탕은 약성을 응용하여 알레르기성 비염이나 콧물, 재채기에도 활용한다.

→ 활용사례

1-1. 알레르기성 비염(鼻炎), 콧물, 재채기 여 27세 소음인

風 寒 暑 濕 燥 火 內傷 虛勞 霍亂 嘔吐 咳嗽 積聚 浮腫 脹滿 消渴 黃疸 瘧疾 邪祟 身形 精 氣 神 血 夢 聲音 津液 痰飮 蟲 小便 大便 頭 面 眼 耳 鼻 口舌 牙齒 咽喉 頸項 背 胸 乳 腹 腰 脇 皮 手 足 前陰 後陰 癰疽 諸瘡 婦人 小兒

1-1. 알레르기성 비염(鼻炎), 콧물, 재채기

다음은 조영재 선생의 경험이다.

● 소 ○ ○ 여 27세 소음인 경기도 안양시 안양1동

여윈 편인 소음인 여성이다.

① 알레르기성 비염이 있다. 기침하면서 맑은 콧물이 나온다. 코가 간지럽고 재채기가 나오고 양쪽 눈 안쪽의 내자(內子) 부위와 목의 천장이 가렵다. ② 어지럼증이 있다. ③ 안면경련이 약간 있다. ④ 추위와 더위를 타는 편이다. ⑤ 손발이 매우 차다. ⑥ 배에서 꾸룩 소리가 난다. ⑦ 아침에 잘 못 일어난다. ⑧ 맥(脈)은 세약(細弱)하다. ⑨ 진수음(振水音)과 동계(動悸)가 있다.

이 아가씨는 매우 연약하여 발표를 하면 기탈(氣脫)이 될 수 있다고 보고 온리(溫裏)를 시키면서 발표제(發表劑)가 포함되지 않은 처방을 검토하다가 반하온폐탕이 생각났다.

반하온폐탕은 위한(胃寒), 즉 소화기 허랭(虛冷)으로 인한 구토(嘔吐)에 사용하는 처방이지만 처방구성이 거담제(祛痰劑)와 온리(溫裏), 보기제(補氣劑)로 구성되어 있으므로 허랭(虛冷)하기 쉬운 소음인 아가씨의 비염에 사용해 보기로 하고 10일분 20첩을 투약했다.

3개월이 지난 1월 초순에 확인해 본 결과, 지난번 약을 복용하고 알레르기성 비염이 40%가량 호전되었고 10월에 내원했을 때 콧물이 많이 났는데 많이 호전되어 지금은 코가 건조한 느낌이 들지만 코가 간지러운 것은 여전하다고 한다. 재채기도 호전되어 조금만 나오고 근래 들어서 눈 안쪽이 가려운 것은 더욱 심해졌으며 목 천장이 가려운 것도 심하다고 한다.

지난번 약이 효력이 있다고 보고 알레르기성 비염을 목표로 반하온폐탕으로 10일분 20첩을 투약했다.

中統98 寶 화위이진전 和胃二陳煎

乾薑炒 二錢 **陳皮 半夏 白茯苓** 各一錢半 **甘草**炙 七分 **砂仁** 五分

治 胃寒生痰 惡心 嘔吐 噯氣
[活套鍼線] 寒痰(痰飮)
[適 應 症] 오심, 오한, 상기, 구토, 소화장애, 식욕부진, 애기

처방설명 화위이진전은 위한(胃寒)과 담음(痰飮)으로 인한 복통(腹痛), 오심(惡心), 구토(嘔吐), 애기(噯氣) 등을 치료하는 처방이다.

조문에는 위한(胃寒)으로 인해 담(痰)이 형성된다고 했으나, 위한(胃寒)은 상태이지 이것이 담(痰)을 형성하는 요인이라고 할 수 없으며, 담음(痰飮)이 울체될 수 있는 요인이 있는 사람에게 위한(胃寒)의 요인이 더해져 담음(痰飮)이 형성되었다고 보는 것이 타당하다. 왜냐하면 위한(胃寒)하다고 하여 모두 담음(痰飮)이 동반되는 것은 아니며, 배가 단순히 찬 경우, 차면서 위장이 경색되는 경우, 배가 차면서 연약해지는 경우 등 개인에 따라서, 상태에 따라서 다양한 증상이 나타날 수 있기 때문이다.

이것은 개인의 신체조건에 따라 증상이 다르게 나타남을 의미한다. 예를 들어 평소 비위(脾胃)가 연약한 사람이 배가 차면 복통이나 설사 등이 주증상으로 나타날 것이지만, 만약 단순히 배가 차기만 하다면 복통(腹痛)과 복랭(腹冷)이 나타난다. 또한 배가 차면서 습체(濕滯)가 있으면 설사(泄瀉), 연변(軟便), 복명(腹鳴)이 나타나고, 차면서 담(痰)이 울체되어 있다면 오심, 구토, 트림, 복통 등이 발생한다. 화위이진전은 배가 차면서 담음(痰飮)이 울체되어 복통, 오심, 구토, 트림 등의 증상이 나타날 때 사용하는 처방이며, 허랭(虛冷)과 담음(痰飮) 증상은 기능이 활발한 경우에 나타나는 증상이 아니기 때문에 화위이진전의 증상은 평소 허랭(虛冷)하거나 나이가 든 사람에게 흔히 볼 수 있다. 즉 몸이 허랭(虛冷)해지고 담음(痰飮)이 울체될 수 있는 조건을 가지고 있을 때 나타난다.

옛날에 서민들은 수수, 옥수수, 조 등을 먹고 살았으며 요즘처럼 부드럽고 따뜻한 음식을 먹을 기회가 적었다. 음식물이 위장에 들어가면 위장에서 소화·흡수할 수 있는 온도로 높아져야 하는데, 몸이 허약한 상태에서 차고 거친 음식을 계속 먹는다면 조직을 위축시키고 변형을 일으켜 만성적인 소화장애를 야기할 수 있다. 필자의 친구들 경험에 의하면 1960년 즈음 군생활을 할 때 보초를 서기 위해 아침에 일어나면 식사당번이 주먹밥을 지어주었는데, 추운 겨울날 초소에 가서 먹으려고 열어보면 주먹밥이 얼어 있었다고 한다. 이때만 해도 이런 일이 잦았는데 ≪동의보감≫이나 ≪방약합편≫이 편찬된 시대에는 얼마나 더했을지 짐작할 수 있다. 그 시대에는 음식만 그런 것이 아니라 추위를 막아주는 의복이 부실했었고, 주거환경도 열악했기 때문에 몸을 허랭하게 하는 요인이 생활화되어 있었다고 할 수 있으며, 이런 이유 때문에 처방집에 온열제(溫熱劑)가 많은 것이다. 화위이진전도 온열제(溫熱劑)에 속하므로 옛날에 많이 활용되었던 처방이며, 허약하고 허랭한 상태에서 소화기에 담음이 발생하여 복통, 오심, 구토, 소화불량 등이 나타날 때 사용한다.

화위이진전은 건강과 사인으로 허랭(虛冷)한 위(胃) 부위를 온열(溫熱)시키면서 소화기의 운동성을 회복시키고, 이진탕으로 적체된 담음(痰飮)을 제거한다. 소화기에 담음(痰飮)이 울체되어 있으면 혈액순환이 저하될 수 있고, 몸이 허랭(虛冷)하면 소화기능이 저하되기 때문에 담음울체는 더 가중될 수 있다. 이러한 상태가 오래 지속된 경우에는 이진탕만으로 담음(痰飮)을 해소하기 힘들기 때문에 온열제(溫熱劑)인 건강을

더하여 위 부위의 혈액순환을 증가시켜 담음(痰飮)을 제거하는 것이다.

화위이진전을 응용하면 윗배가 차면서 속이 쓰리거나 복통이 나타나는 경우, 위궤양, 위암, 위통, 식욕부진 등에 사용할 수 있다. 고인이 되신 이상철 선생은 내시경 검사를 통해 위암으로 진단받은 사람에게 화위이진전을 써서 치료한 경험을 발표한 적이 있다. 허랭(虛冷)하다는 것은 조직의 기능이 저하되었다는 것이며, 이런 상태가 지속되면 조직의 기질적인 변형이 유발될 수 있다. 위암도 일종의 변형이기 때문에 화위이진전을 위암에 사용할 수 있었던 것이다.

처방구성 처방구성을 보면 건강은 혈관확장 작용이 있어 혈액순환을 촉진하고, 혈관운동중추를 흥분시켜 직접적으로 강심작용을 나타낸다. 또한 위액과 위산분비를 촉진하여 소화를 돕고, 소화기의 운동을 자극하는 작용도 있다. 진피는 이기제(理氣劑)로서 소화관의 운동을 강화하여 가스배출을 촉진한다. 반하는 중추성 구토나 점막자극으로 인한 구토를 억제하고, 장관(腸管)의 운동을 촉진하여 소화관에 정체된 음식물과 수분의 배출을 촉진한다.

백복령은 세뇨관의 재흡수를 억제하여 이뇨를 증진하므로 부종을 경감시킨다. 감초는 소화관 평활근에 작용하여 경련을 억제하며, 위점막을 보호하는 항궤양작용을 한다. 사인은 연동운동(蠕動運動)을 촉진하여 다른 약의 흡수를 쉽게 하고, 오심(惡心), 구토(嘔吐)를 억제한다.

처방비교 **생강귤피탕**과 비교하면 두 처방 모두 윗배가 허랭(虛冷)할 때 사용한다는 공통점이 있다. 그러나 생강귤피탕은 복부 허랭(虛冷)으로 인한 건구역(乾嘔逆)에 주로 사용하며 메스꺼움, 수족랭 등에도 사용하는 반면, 화위이진전은 위한(胃寒)으로 인한 오심(惡心), 구토(嘔吐)에 주로 사용한다.

이진탕과 비교하면 두 처방 모두 소화기에 담음(痰飮)이 울체되어 발생하는 오심(惡心), 구토(嘔吐), 애기(噯氣) 등에 사용한다. 이진탕은 소화기뿐 아니라 담음으로 인한 호흡기장애, 비뇨·생식기장애, 순환기장애 등 다양한 증상에 사용한다. 반면 화위이진전은 소화기에 담음(痰飮)이 울체되어 오심(惡心), 구토(嘔吐), 애기(噯氣) 등이 발생했을 때 사용하며, 이러한 증상은 허랭(虛冷)한 상태에서 발생한다.

후박온중탕과 비교하면 두 처방 모두 복부의 허랭(虛冷)으로 인한 복통에 사용한다. 그러나 후박온중탕은 복부의 허랭(虛冷)을 겸한 복통(腹痛), 연변(軟便), 설사(泄瀉) 등에 사용하는 반면, 화위이진전은 설사(泄瀉), 연변(軟便)보다는 주로 복통이나 구토, 오심 등 위장질환에 사용하는 특징이 있다.

→ 활용사례

1-1. 오한(惡寒), 오심(惡心), 상기(上氣) 여 69세 소양인
2-1. 식욕부진(食慾不振), 소화장애, 구토(嘔吐) 여 51세
3-1. 역류성 식도염, 오심(惡心), 명치통, 수족랭(手足冷), 요통(腰痛) 여 78세 태음인 160kg 60kg

1-1. 오한(惡寒), 오심(惡心), 상기(上氣)

● 임 ○ ○ 여 69세 소양인 전라북도 고창군 부암면

온 가족이 단골인 고객이 시골에 계신 어머니를 모시고 왔다. 20일 전 OO대학병원과 다른 병원에서 내시경 검사결과 위암(胃癌)으로 진단을 받았으며 수술이 불가능하다고 한다.

① 1년 전부터 윗배에 응어리가 있고 늘 쓰리고, 뒤틀리거나 뻐근하게 아프며 지금도 아프다. ② 1달 전부터는 속이 느글거리고 헛구역이 잘 나온다. ③ 명치 부위에 덩어리가 생겼다 가라앉다 한다. ④ 4~5년 전부터 윗배가 항시 차다. ⑤ 소화가 잘 안 되며 6개월 전부터는 밥을 조금씩 먹는다. ⑥ 식욕은 거의 없다. ⑦ 기운이 없다. ⑧ 간혹 오한이 들고, 열이 올랐다가 헛땀이 나기도 하고 간혹 두통도 있다. ⑨ 잠을 잘 못 자며 옅게 잔다.

이미 병원에서 수술도 할 수 없을 만큼 악화된 상태의 위암이라고 판정된 것이므로 위암 자체를 치료하기보다는 위의 증세에 맞는 약을 지어주기로 했다.

증세 중에 속이 느글거리고 헛구역이 자주 나온다는 것을 보면 위(胃) 조직에 습담(濕痰)이 있다는 것을 짐작할 수 있고, 윗배가 오래 전부터 차다는 것을 보면 위암으로 인해 위(胃) 부위가 허랭(虛冷)해졌거나 아니면 허랭(虛冷)한 상태로 위(胃) 부위의 혈행(血行)이 저하되자 위암이 급속하게 진행된 것이 아닌가 추측해 볼 수 있다.
소화기에 담음이 있다고 본 만큼 거담제를 또 윗배가 찬 상태로 오랫동안 지속된 점에서 온리제를 겸하여 쓰기로 했다. 위암으로 인한 통증이 뻐근한 것이라면 위(胃) 기능이 급격히 저하되어 있을 것이므로 비화음이나 또는 소적정원산을 쓸 수도 있을 것이지만, 고인이 된 이상점 선생께서 위(胃)의 허랭(虛冷)으로 인한 위암에 화위이진전을 사용하여 쾌유시켰다는 글을 본 적이 있고, 또 위(胃) 증세에 거담하는 이진탕과 온리하는 건강이 포함되어 있는 화위이진전이 적합하다고 보고 위한(胃寒)으로 인한 생담(生痰), 오심(惡心), 구토(嘔吐), 애기(噯氣)에 쓰는 화위이진전 2배량으로 10일분 20첩을 지어주었다.
16일 뒤에 약을 더 지어달라며 내방했을 때 확인해 보니, 약을 복용한 후 건구역 나오는 것이 새벽에 좀 더 심해졌으나 전체적으로 더 심해지는 것은 없었다고 한다. 가끔씩 나는 오한(惡寒)과 상기(上氣), 자한(自汗) 증세는 줄어들었다고 한다. 이번에는 효력을 좀 더 높이고자 화위이진전에 시평탕을 더하여 1제를 지어주었고, 그 뒤로 다시 오지 않아 결과를 확인해보지 못했다.

2-1. 식욕부진(食慾不振), 소화장애, 구토(嘔吐)

다음은 이상점 선생의 경험을 인용한 것이다.

● 박 ○ ○ 여 51세 서울특별시 용산구 이태원동

① 약 1개월 전부터 식욕이 뚝 떨어지고 소화장애가 온다. ② 무엇을 먹으면 전부 토해버려 피골이 상접하고 제상동계(臍上動悸)가 심하다. ③ 명치에서 우측 갈비뼈 밑으로 딱딱하다. 그리고 저항이 있다고 한다.
내가 최종적으로 한번 약을 써보겠느냐고 했더니 약을 좀 지어달라고 애원하는 것이다.
그래서 화위이진전에 박하 7.5g, 곽향 5.6g, 산사, 백출, 백굴약, 향부자 각 3.75g에 암을 치료할 수 있는 환제를 각각 5일분을 처방하여 투약했다.
4일 만에 환자가 왔다. 대체로 호전되는 것이 역력하게 나타났는데, 한 가지 가슴이 답답하다고 한다.
그래서 상기 첩약에다가 죽여 3.75g을 가미해서 암약과 함께 각각 5일분을 또 지어주었다.
다음에 5일 만에 환자가 내원했는데 거의 다 좋아졌다는 것이다. 그래서 무엇이 거의 다 좋아진 것 같으냐고 했더니, 식욕이 생기고 토하지 않고 소화불량도 이제는 거의 다 나은 것 같다는 것이다. 가슴이 답답하던 것도 좋아졌으며 어지러운 증상이 조금 있다는 것이다. 그래서 자음건비탕에 향부자 1돈, 천궁 1돈을 더하여 5일분을 지어주면서, 암을 치료할 수 있는 약을 각각 5일분을 주었다.
약1개월 쯤 후에 환자가 내원했을 때 확인해 보니, 거의 다 치료된 것으로 생각되었다.

3-1. 역류성 식도염, 오심(惡心), 명치통, 수족랭(手足冷), 요통(腰痛)

다음은 이아림 선생의 경험이다.

● 이 ○ ○ 여 78세 태음인 160kg 60kg 경기도 고양시 일산구

전반적으로 살집이 있으며 기육이 두터운 편이고 살결이 희다. 한 달여 전부터 물만 마셔도 명치끝이 답답하여 소화제를 상복했고 증상이 계속되어 병원에 갔더니 역류성 식도염 진단을 받았다.
① 1달 전부터 음식을 조금만 먹어도 명치통이 있다. ② 가슴이 답답하고 목구멍에 깔깔한 느낌이 지속된다.
③ 트림이 계속 나고 소화제를 먹어도 체한 듯한 느낌이 가시지 않는다. ④ 속이 울렁거림이 있으며, 멀미를 하는 듯한 느낌이다. ⑤ 추위와 더위를 타는 편이다. ⑥ 손발이 시리다. 여름이 되면 좀 나아지나 찬바람이 불기 시작하면 심해진다. ⑦ 양말을 신고 있어도 발이 시린 증상이 있고, 겨울만 되면 더 심해졌다. ⑧ 따뜻한 음식을 선호한다. ⑨ 식성은 좋다. 배에 가스가 찬다. ⑩ 대변은 하루에 여러 번 보나 대변이 가늘고 시원치 않다.
⑪ 요즘 들어 허리가 심하게 아파 잠을 못 잘 정도이다. ⑫ 손끝과 발끝이 심하게 갈라진다. ⑬ 고지혈증이 있어서 양약을 복용중이며 골다공증이 있어서 양약을 복용중이다. ⑭ 경옥고를 1년째 복용중이다.
이 할머니의 주호소는 명치통과 인후 불편감이나 트림과 오심이라는 점에서 소화기에 담음이 울체되어 있다고 보았다. 또한 손발이 시린 증상이 있다는 점이나 따뜻한 음식을 선호한다는 점을 보면 허랭이 겸해 있다는 것을 짐작할 수 있다. 이러한 담음과 허랭의 요인이 겸해진데다 고령이고 노화의 요인이 겹쳐서 소화기 전반의 이상을 초래하여 앞과 같은 증상들이 나타난 것으로 보았다.
체질상 태음인의 경우 습담이 많은 체질이라는 점과 소화기는 습담이 형성되기에 아주 좋은 조건을 갖추고 있다는 점을 고려하여 먼저 담음을 없애고 그동안 장기간 복용했던 소화제 때문에 무력해졌을 위장의 근육을 강화하여 궁극적으로 위장의 운동성을 증진시키고 일깨워야 한다고 판단했다. 또한 고령자라는 점과 경옥고를 장복하면서 건강상태가

굉장히 개선되었고 거의 대부분의 증상이 소실되었다는 점을 보아 노화로 인한 것이라 생각했다.
최근 날씨가 추워지면서 건강 상태가 급격하게 악화되었다는 점을 참고하여 노화로 인한 체열저하, 궁극적으로 허랭에 바탕을 둔 질병이라 생각하고 허랭을 해소해야 한다고 생각했다.
역류성 식도염에 쓸 수 있는 처방 중에서 허랭을 겸한 오심과 트림에 사용하는 처방을 검토해 보았다. 역류성 식도염은 위산이 식도로 올라와서 나타나는 염증으로, 한방에서 말하는 탄산과 그 의미가 같다. 탄산과 탄산으로 인한 속쓰림에 활용하는 많은 처방이 있지만 많은 처방 중에서 트림과 오심의 증상이 발생한 원인과 신체 상태를 고려하여 담음을 제거하는 이진탕 계열의 처방이 적합하다고 판단되었다.
이진탕 계열이면서 인체의 허랭한 상태를 개선해주고 소화기의 운동성을 증진시키는 처방을 찾아본 결과 이진탕에 군약으로 건강이 더해지고 사인도 더해진 화위이진전이 적합하다고 보아서 선택했다. 화위이진전의 치료 목표를 보니 '치 위한생담 오심 구토 애기'라고 기재되어 있어서 앞과 같은 상태에 적합하다고 보았다.
따뜻한 음식을 좋아하고 손발이 시리면서 트림과 오심이 있는 역류성 식도염이 위장의 담음울체와 허랭이 겸하여 나타난 것으로 보고 이진탕에 건강, 사인이 더해진 화위이진전 본방 그대로 1제를 지어서 따뜻하게 데워서 복용하게 했다. 아울러 그동안 고지혈증약과 골다공증약은 모두 복용을 중지시켰다.
골다공증약의 경우 병원에서 처방해 주는 비스포스포네이트 계열의 약들은 소화기 부작용이 커서 한약과 함께 복용하면 오히려 치료효과가 반감할 것이라 판단했기 때문이다. 또한 고지혈증약은 화위이진전으로도 충분히 현상유지는 가능하다는 판단 하에 복용을 중지시켰다.
복용 첫째 날은 달여 준 파우치 둘을 복용하고, 파우치 세 번째를 복용할 무렵에는 약의 냄새만 맡아도 식도부터 명치까지 시원해지는 느낌을 받았으며, 울렁울렁 차멀미를 하는 것과 같은 증상도 소실되었다.
약을 복용한 지 일주일 정도 지나자
1. 명치통이 소실되었고
2. 한 제를 거의 다 먹었을 때에는 손발 시림도 전보다 많이 좋아졌으며
3. 특히 극심해서 밤에 잠을 못 이루게 하던 요통이 어느 순간 은근슬쩍 사라졌다.
동일한 증상이라도 연령 요인을 매우 고려하고 체질 요인을 고려하여 변증한 결과 제대로 된 투약을 할 수 있었다고 생각했다. 이렇게 좋은 결과를 얻은 것은 처음이어서 기쁘기도 하고 뿌듯하기도 했다. 또한 제대로 된 치료의 시작은 역시 꼼꼼한 상담기록표 작성이라는 확신을 얻게 되었다.

中統99 寶 이진탕 二陳湯

半夏 二錢 **橘皮 赤茯苓** 各一錢 **甘草**炙 五分　**薑三片**

[出　典]
和劑局方 : (痰飮門) [治痰飮爲患 或嘔吐惡心 或頭眩驚悸 或中脘不快 或發爲寒熱 或因食生冷 脾胃不和]
方藥合編 : 通治痰飮　① 左頭痛屬血虛 朝輕夕重 合[四物湯](上統六十八) 加荊防·薄荷·細辛·蔓荊子·柴 芩　② 氣鬱煎水 呑[交感丹](中統八十九)
[活套鍼線] 痰飮通治(痰飮)　濕痰(痰飮)　寒痰(痰飮)　氣鬱(氣)　乾嘔(嘔吐)　惡心(嘔吐)　惡阻(婦人姙娠)噫氣(內傷)　痰泄(大便)　蟲痛(胸)　食積及痰嗽(咳嗽)　寒嗽(咳嗽)　鼻塞鼻痛(鼻)　風寒失音(聲音)　不通(小便)　赤白濁(小便)　通治(前陰)　狐疝(前陰)　積痰(婦人帶下)　痰痛(腰)　食痛(腰)　虛痛(胸)　背痛(背)　麻木(皮)　痰厥痛(頭)　眉稜骨痛(頭)　偏頭痛(頭)　結核(諸瘡)　痰熱痛(牙齒)　痰瘧(瘧疾)　陰虛惡寒(火)　龜胸(小兒)
[適 應 症] 오조, 구토, 오심, 식상, 소화불량, 속쓰림, 더부룩함, 위병, 숙취, 두통, 현훈, 뇌일혈, 심계항진, 기침, 가래, 담핵, 천면, 항강

처방설명 이진탕은 담음(痰飮)의 통치방(通治方)으로 각 조직에 적체되어 있는 담음(痰飮)을 제거하여 다양한 증상을 치료한다. 예를 들어 소화기조직에 담음(痰飮)이 적체되어 발생하는 오심, 구토, 트림, 설사 등을 치료할 수 있고, 호흡기조직에 담음이 적체되어 발생하는 가래, 기침, 숨참, 기단(氣短) 등을 치료한다. 이외에도 담음(痰飮)은 비뇨기조직, 생식기조직, 근육조직 등에도 적체될 수 있어 각종 장애를 야기하는데, 이진탕은 다양한 처방에 포함되어 담음적체로 인한 다양한 증상을 치료한다.

모든 생명체는 형체(形體)가 있다. 이러한 형체를 유지하기 위해서는 끊임없이 에너지를 생산하고 소모해야 하며, 이러한 과정에서 발생하는 부산물을 배출해야 한다. 이것을 신진대사(新陳代謝)라고 하는데, 인체는 체액순환을 통해 신진대사를 수행하고 있기 때문에 인체의 생리와 병리를 이해하기 위해서는 체액순환의 바탕이 되는 혈액(血液), 간질액(間質液), 세포내액(細胞內液)을 포함한 각종 체액(體液)에 주목해야 한다.

체액(體液)은 순환하는 과정에서 환경, 영양, 운동량, 감정, 노화 등 다양한 변화 요인을 만나게 되면 변성(變性)될 수 있고, 이 과정에서 점도가 높아지거나 양이 늘어나게 되면 담음(痰飮)으로 작용할 수 있다는 것을 이해하는 것이 중요하다. 담음(痰飮)은 건강한 사람에게는 쉽게 발생하지 않는다. 그래서 어린이보다는 성인에게 담음 증상이 많이 나타나며, 나이가 들수록 증가한다. 이것은 인체의 기능이 정상적일 때는 체액순환도 정상적이기 때문에 체액이 적체되고 점조(粘稠)하게 되는 일이 없지만, 나이가 들면서 조직이 연약해지고 기능이 저하되면 체액순환이 느려지면서 담음이 발생할 가능성이 높아지기 때문이다. 이런 측면에서 본다면 상대적으로 체액순환이 느린 태음인에게 담음 증상이 많이 나타나는 것을 이해할 수 있다.

≪화제국방≫의 조문에는 이진탕을 오심(惡心), 구토(嘔吐), 두현(頭眩), 경계(驚悸) 등에 사용하는 것으로 되어 있다. 소화기조직에 담음이 과다하게 울체되면 조직이 이완되고 늘어지기 때문에 소화기의 운동성도 떨어지고 소화액 분비도 감소하며 영양분을 섭취하는 기능도 저하된다. 이러한 담음의 적체가 위(胃)부위에 발생하면 위장의 소화기능이 떨어져 오심(惡心)이 나타나고, 상태가 심해지면 위장에서 음식물을 소화·흡수하는 능력이 극히 저하되어 구토(嘔吐)가 나타나게 된다. 이진탕은 이러한 소화기조직의 담음을 제거하여 오심과 구토를 멈추게 하는데, 이진탕의 구토는 오심이 동반되는 경우가 많기 때문에 다른 원인으로 발생한 구토와 쉽게 구분할 수 있다.

두현(頭眩)은 담음(痰飮)으로 인해 심장의 박출력과 순환력이 저하되었을 때 나타나는 증상이다. 즉 심장

風 寒 暑 濕 燥 火 內傷 虛勞 霍亂 嘔吐 咳嗽 積聚 浮腫 脹滿 消渴 黃疸 瘧疾 邪祟 身形 精 氣 神 血 夢 聲音 津液 痰飮 蟲 小便 大便 頭 面 眼 耳 鼻 口舌 牙齒 咽喉 頸項 背 胸 乳 腹 腰 脇 皮 手 足 前陰 後陰 癰疽 諸瘡 婦人 小兒

주위에 담음이 적체되어 심장의 박출력을 저하시키고, 담음이 혈액이나 조직 사이에 끼어 혈액순환을 방해하여 어지러운 증상을 야기하는 것이다. 여기서 생각해 보아야 할 것은 담음이 적체되어 있으면서 뇌압(腦壓)이 상승되지 않은 경우에는 현훈(眩暈)이 나타나겠지만, 담음이 적체되어 있으면서 뇌압이 상승한 경우에는 두통(頭痛)이 나타날 수 있다는 것이다. 따라서 이진탕은 현훈뿐 아니라 두통에도 사용할 수 있다. 그러나 두통은 담음뿐 아니라 열성상태나 허랭상태에서도 나타날 수 있어 구분이 필요한데, 담음성 두통은 대부분 오심, 구토와 같은 담음 증상이 동반되기 때문에 쉽게 구분할 수 있다.

경계(驚悸)에 사용할 수 있는 것은 심장 주위에 담음이 울체될 경우 심장기능이 저하되어 심리상태가 불안정하게 되기 때문에 쉽게 불안감을 느끼고 사소한 일에도 잘 놀라는 증상이 나타나기 때문이다. 이 경우에 이진탕으로 담음을 제거해 주면 이와 같은 증상이 치료된다.

활투침선을 보면 이진탕을 다양한 증상에 사용하는 것을 알 수 있는데, 이를 통해 이진탕의 약성을 더욱 명확하게 이해할 수 있다. 먼저 이진탕은 습담(濕痰)과 한담(寒痰)에 사용하는 것으로 되어 있는데, 이것은 담음이 울체되어 있는 상태를 의미한다. 즉 허랭상태에서 담음이 울체되어 있는 것을 한담이라고 한다.

기울(氣鬱)에 사용하는 처방으로 되어 있는데, 기울은 증상이 아니라 상태의 개념이다. 신경을 쓰거나 외감(外感)에 의해 인체가 지속적으로 긴장하면 조직은 긴장과 이완을 반복하게 되고, 그 결과 조직의 탄력성이 떨어지고 조직 사이에 담음이 울체된다. 담음이 울체되면 조직의 기능이 떨어지기 때문에 에너지생산이 원활하게 이루어지지 못하므로 기울(氣鬱)이라고 표현할 수 있다. 이진탕을 기울에 사용하는 것도 담음을 제거하여 이러한 기울상태를 개선해 주기 때문이다. 그러나 ≪의종손익≫을 보면 기울(氣鬱)이 헤쳐지지 않을 때 이진탕 달인 물로 교감단을 먹는다는 언급이 있고, 활투침선에도 기울에 이진탕과 교감단을 사용하는 것으로 되어 있으므로 실제로는 이진탕과 교감단을 합방해서 사용하는 것이 옳다.

이진탕은 입덧에도 사용한다. 임신을 하면 양수의 영향으로 소화기조직에 습담(濕痰)이 울체되어 입덧이 나타난다. 그러나 같은 원인이라고 해도 점도(粘度)가 높은 담(痰)이거나 평소 습담(濕痰)이 많은 사람에게 입덧이 나타났을 때는 이뇨제(利尿劑)인 오령산이나 거습제(祛濕劑)인 보생탕보다는 점도가 높은 담(痰)을 제거할 수 있는 이진탕을 써야 치료할 수 있다.

이진탕은 담설(痰泄)에 사용한다. 대장에 담음(痰飮)이 울체되어 있으면 운동성이 떨어지고 수분을 흡수하는 기능이 떨어지기 때문에 설사가 발생할 수 있다. 이것을 담설이라고 하며, 이때 이진탕을 사용하는 것은 과음(過飮)으로 인한 설사에 대금음자를 사용하는 것과 같은 개념이다.

충통(蟲痛)에 사용하는 처방으로 되어 있는데, 회충으로 인한 복통이 나타나면서 오심(惡心), 구토(嘔吐)의 증상이 수반되는 경우가 많았기 때문에 충통에 이진탕을 사용했다. 그러나 직접 구충(驅蟲)하는 것이 아니라 수반된 증상을 치료하는 개념이기 때문에 회충을 직접 죽이기 위해서는 연진탕(이진탕加 고련피)를 사용하는 것이 좋다.

이진탕은 해수문(咳嗽門)의 식적급담수(食積及痰嗽)와 한수(寒嗽)에 사용하는 처방으로 되어 있다. 기침에는 대부분 발표제(發表劑), 온열제(溫熱劑), 청열제(淸熱劑)를 사용하지만 호흡기에 담음이 울체되어 있을 때는 거담제를 병용해야 한다. 육안전이나 해표이진탕, 금수육군전 등 기침에 사용하는 처방에 이진탕이 포함되어 있는 것도 이런 이유이며, 이진탕이 해수문에 포함된 것 또한 이 때문이다.

소변불통(小便不通)과 적백탁(赤白濁)에 사용하는 처방으로 분류되어 있다. 소변불통은 보통 비뇨기조직이 충혈(充血)되었을 때 발생하는데, 담음이 울체되어 비뇨기조직이 이완되면서 신축력이 저하되었을 때도 발생한다. 비뇨기조직의 담음울체가 가벼우면 소변불리(小便不利)나 잔뇨감(殘尿感)이 나타날 것이고, 울체가 심해지면 소변불통에 이르게 된다. 소변불통(小便不通)에 사용하는 우공산을 보면 이진탕이 기본이 되면서 이뇨제(利尿劑)와 청열제(淸熱劑)가 포함되어 있는데, 이는 담음이 비뇨기조직에 영향을 준다는 근거가 된다. 적백탁에 사용할 수 있는 것도 거담(祛痰)시켜 주면 배뇨기능이 정상화되기 때문이다.

이진탕을 호산(狐疝)이나 대하(帶下)에 사용하는 것 또한 조직에 울체(鬱滯)되어 있는 담음(痰飮)을 제거해 주기 때문이다. 호산은 탈장(脫腸)이라고 할 수 있는데, 조직에 울체된 담음을 제거하여 탄력성을 회복시켜 주면 탈장이 치료될 수 있고, 생식기조직에 울체된 담음을 제거해 주면 기능이 향상되기 때문에 대하가 치료될 수 있다.

요문(腰門)의 담통(痰痛)과 식통(食痛), 즉 요통(腰痛)에도 이진탕을 사용한다. 담음은 근육조직에도 울체되어 근육의 신축력을 약화시킬 수 있는데, 만약 척주(脊柱)를 안정시키는 척추기립근이나 요추(腰椎)의 안정성을 담당하는 근육에 담음이 울체되면 근력이 약해지기 때문에 요통이 발생한다. 이 경우 이진탕을 사용하여 담음을 제거해 주면 근육의 탄력성이 회복되므로 통증은 자연히 없어진다. 따라서 담통(痰痛)에 사용한다는 것은 여러 원인으로 담음이 근육조직에 영향을 주었다는 의미이며, 식통(食痛)에 사용한다는 것은 담음을 울체시키는 여러 원인 중에 과식이나 과음이 포함된다는 의미이다. 이진탕을 배통(背痛)에 사용하는 것도 같은 이치이다. 담음이 배부(背部)에 울체되면 근육의 탄력성을 저하시키기도 하지만 혈액순환을 방해하므로 통증의 원인이 된다.

이진탕은 결핵(結核)에도 사용한다. 여기서 결핵은 피하에 생기는 결절이며 체내에 영양분이 과잉 축적되었거나 담음이 많아졌을 때 발생한다. 이럴 때는 대체로 개기소담탕이나 죽력달담환을 사용하는데, 이진탕 또한 담음을 제거하는 작용이 있기 때문에 결핵에 사용할 수 있다.

이진탕은 담학(痰瘧)에도 사용한다. 담학(痰瘧)의 정의를 보면 '담이 몰려서 생기는 학질 증세로 오한(惡寒)과 발열(發熱)이 번갈아 나면서 오한은 경(輕)하고 열은 더 심하며 구토(嘔吐), 두통(頭痛), 현훈(眩暈), 근육경련(筋肉痙攣) 등이 나타나고, 심하면 정신을 잃고 졸도하는 경우'로 되어 있다. 담학을 이해하기 위해서는 학질에 걸렸을 때 인체에 어떤 변화가 발생하는지 알아야 한다. 학질모기에 감염되면 학질 원충은 간이나 적혈구에서 기생하게 되고, 어느 정도 시간이 지나면 간세포와 적혈구를 파괴시키면서 또 다른 적혈구로 이동한다. 문제는 적혈구가 파괴되면 혈액의 농도가 낮아지기 때문에 장기(臟器)와 조직(組織)에 충분한 영양분을 공급할 수 없게 된다는 데 있다. 충분한 혈액공급이 이루어지지 않으면 기능이 저하될 수밖에 없는데, 특히 소화기에 이러한 현상이 나타나면 소화기능이 떨어지고, 소화기조직이 이완되며, 이완된 조직 사이에 담음(痰飮)이 울체될 수 있다. 이때 발생한 담음을 제거해 주기 때문에 이진탕을 담학(痰瘧)에 사용한다고 한 것이다.

이처럼 이진탕은 많은 처방의 기초가 되어 소화기, 호흡기, 순환기, 근골격계 질환 등에 광범위하게 쓰이는데, 특히 소화기와 호흡기의 증상에 따라 적절한 약재를 더하여 빈용할 수 있다.

처방구성 처방구성을 보면 반하는 장관(腸管)의 운동을 촉진하여 소화관에 정체된 음식물과 수분의 배출을 촉진하며, 중추성 구토나 점막자극에 의한 구토를 억제하고 인후점막자극에 의한 해수(咳嗽)를 억제한다. 귤피에 함유된 바이오 플라보노이드는 모세혈관의 탄력을 강화하여 미소출혈(微少出血)을 방지하고, 헤스페리딘(Hesperidin)은 진경작용을 하여 소화관 평활근의 경련을 억제하며, 시네프린(Synephrine)은 교감신경계를 흥분시켜 기관지를 확장하며, 위장 평활근의 경련을 억제하고 심장의 운동능력을 강화한다.

백복령은 복령 중에서도 색깔이 희며 조직이 치밀한 것으로, 담음(痰飮) 중에서 주로 담(痰)을 제거하는 반면, 적복령은 백복령에 비해 이뇨작용이 강하며 조직이 덜 치밀한 것으로 점도가 상대적으로 낮은 음(飮)을 빼낸다. 공통적으로 세포에 영양을 공급하고, 뇌세포를 활성화하여 정신을 안정시키는 작용이 있다. 자감초는 위산분비를 억제하고, 위점막을 보호하는 항궤양작용을 한다.

처방비교

도담탕과 비교하면 도담탕은 남성이 들어 있어 이진탕보다 거담작용(祛痰作用)이 강하고, 지각이 들어 있어 소화기의 운동성도 증가시킨다. 그래서 담(痰)이 성(盛)하여 순환이 원활하지 못하고 이것이 뇌에 영향을 미쳐 행동이나 말이 느려지는 중풍 증상에도 사용한다. 또한 도담탕은 정신이상에도 사용할 수 있는데, 이때는 원지, 창포, 황련, 황금, 주사가 더해져 있는 영신도담탕을 사용한다. 반면 이진탕은 사용범위는 넓지만 도담탕처럼 중풍 등에 사용하기에는 약하며, 소화기나 기관지, 후두(喉頭)에 습담이 정체되었을 때 사용한다.

통순산과 비교하면 두 처방 모두 담음으로 인한 결림, 흉배통, 요통에 사용하는데, 통순산은 담음 중에서 점도가 낮은 음수에 가까운 담음을 제거하는 데에 사용하며, 이러한 담음과 근육조직의 긴장과 경색이 원인이 되어 요통이 발생했을 때 빈용한다. 반면 이진탕은 점도가 높은 담에 사용하며 골격근에 스며 있는 담음 외에도 소화기, 순환기, 비뇨기조직에 스며 있는 담음을 제거하는 작용이 있어 활용범위가 매우 넓다.

곤담환과 비교하면 곤담환은 거담(祛痰)과 사하작용(瀉下作用)이 있어 습열성 담적(痰績)으로 발생하는 간질(癎疾), 발광(發狂) 등 정신장애에 주로 사용한다. 반면 이진탕은 담음으로 인한 정신질환에도 사용하지만 정충, 경계, 겁심, 불안 등에 사용하는 경우가 더 많다.

오령산과 비교하면 이진탕은 체액 형성과정에서 생긴 담(痰)을 제거하는 반면, 오령산은 주로 외부로부터 유입된 수분인 음(飮)을 이뇨시켜 제거한다. 즉 이진탕은 담(痰)을 말리고, 오령산은 수(水)를 배출시키는 처방이다. 증상으로 구분하자면 오령산은 부종이나 구토, 설사, 두통 등에 주로 사용하는 반면, 이진탕은 오심, 트림, 가래 등에 사용한다.

비화음과 비교하면 비화음은 선천적으로 소화기가 연약하여 섭취한 음식을 소화하지 못하기 때문에 발생하는 위허(胃虛) 구토에 사용하는 반면, 이진탕은 소화기 조직 내에 담음이 울체되어 소화기조직이 이완되고 소화액 분비가 저하되어 나타나는 오심이나 구토에 사용한다.

활용사례

1-1. 오심(惡心), 헛구역, 가래, 차멀미, 트림 남 29세 태음인
1-2. 임신오조(姙娠惡阻) 여 35세 태음인
2-1. 과립제 젖말리기 여 30대
3-1. 속쓰림, 더부룩함 남 34세 태음인
3-2. 탄산(呑酸), 오심(惡心), 조잡(嘈雜), 가래 남 25세 태음인 177cm 80kg
4-1. 소화불량(消化不良), 가려움 남 24세 태음인 172cm 72kg
4-2. 기상시 더부룩, 식후(食後) 피로감(疲勞感) 남 22세 태음인 177cm 85kg
4-3. 불규칙 대변(大便), 몽롱, 과잉식욕, 수장열감, 신중(身重), 부종(浮腫) 여 34세 태음인 160cm 68kg
4-4. 설사(泄瀉), 복통(腹痛) 남 33세 태음인
5-1. 기침, 가래 남 38세 소양인
5-2. 밤기침, 인양 남 11세 160cm 40kg
6-1. 치흔(齒痕), 소변빈삭(小便頻數), 미부종(微浮腫) 남 35세 태음인 170cm 80kg
7-1. 숨참, 소식(小食), 천면(淺眠) 여 80세 소음인 150cm 60kg
8-1. 항강(項强) 남 33세 소양성태음인 178cm 78kg
9-1. 현훈(眩暈) 여 45세
9-2. 두통(頭痛) 여 39세
10-1. 복용례
10-2. 시험복용
11-1. 부작용 여 42세 소음인
12-1. 실패례-오심(惡心), 차멀미, 가래 여 23세 163cm
13-1. 반하의 채취와 현황

이진탕 합방 활용사례

1-1. +감맥대조탕+향사평위산 - 속쓰림, 느글거림, 더부룩함 남 30세 170cm 49kg

1-1. 오심(惡心), 헛구역, 가래, 차멀미, 트림

다음은 윤여빈 선생의 경험이다.

● 윤 ○ ○ 남 29세 태음인 연구원 경기도 안양시 동안구 관양1동

키는 보통이며 체격은 뚱뚱한 편으로 비습한 체격이다.

① 한 달 전부터 오심과 헛구역이 있다. ㉠ 식후에 심하며 피로하거나 컨디션이 안 좋은 날이면 헛구역까지 있다. ㉡ 오심과 헛구역은 점심과 저녁 식사 후에 주로 발생하며 증상이 매일 또는 2일마다 나타나는 편이다. ㉢ 특히 비린 생선 등을 먹으면 증상이 심하다. ㉣ 식후에 트림이 있다. ② 차멀미가 있다. ㉠ 예전에는 차멀미를 하지 않았는데 요즘 들어 지하철을 타도 차멀미를 한다. ㉡ 지하철이나 기차를 타도 책을 볼 수 없다. 특히 기차를 타면 20분 이상 책을 볼 수 없어 20분 정도 책을 보면 꼭 자야 한다. ③ 현훈(眩暈)이 있다. ㉠ 가끔 길을 걸어가다 보면 머리가 멍하니 어지러움을 느낀다. ㉡ 주로 아침에 출근할 때나 오후에 어지러움을 느낀다. ④ 가래가 있다. ㉠ 흡연으로 인해서인지 가래가 있으며 양치 끝에 꼭 가래를 뱉어야 하고 양치를 할 때 이외에도 가래가 있어서 하루에 2~3차례는 꼭 뱉어내야 한다. ⑤ 더위를 타는 편이고 추위를 약간 탄다. ⑥ 땀이 많은 편이고 주로 상체에 땀이 많다. 식사를 하거나 매운 음식을 먹으면 머리에서 땀이 많이 난다. ⑦ 손발은 따뜻하고 윗배가 약간 차며, 아랫배가 차다. ⑧ 몸은 따뜻하다. ⑨ 시원한 것을 좋아한다. ⑩ 단 것을 좋아한다. ⑪ 식욕이 왕성하다. ⑫ 소화가 잘된다. ⑬ 변은 1일 2~3회 정도 보며 방귀가 나온다. ⑭ 맥주를 마시면 다음날 설사를 한다. ⑮ 소변은 잘 나온다. ⑯ 잠을 하루에 6~7시간 정도 자며 잠이 부족하고 잠들기 어렵고 뒤척이며 옅은 잠을 잔다. 잠을 자기 전에 30분에서 1시간 정도를 뒤척이며 잠이 들어도 잠든 중간에 2~3번 정도는 잠을 깬다. ⑰ 피로하고 기운이 없다. ⑱ 전에 알레르기성 비염으로 소청룡탕을, 알레르기성 피부염으로 정전가미이진탕을 복용하고 호전된 경력이 있다.

가래, 오심, 헛구역 등이 소화기에 울체된 담음으로 인한 것으로 보고 이진탕 2배량으로 5일분 10첩을 복용했다.

1. 9월 13일에 점심과 저녁에 각 1봉씩을 복용했으며 별다른 변화를 느끼지 못했다.
2. 14일에는 식후에 1봉씩 총 3봉을 복용했으며 점심 식후에 약간의 오심이 있었다. 차나 지하철을 타지 않아서 차멀미에 관한 것을 확인할 수는 없었다. 평소에 가래를 2~3회 정도 뱉었는데 오후에 한 번만 뱉었다. 평소와는 달리 잠을 편안하게 잘 수 있었으며 잠을 자면서 도중에 1번만 깼다.
3. 15일에도 식후에 3봉을 복용했으며 저녁에 익산으로 가는 기차 안에서는 책을 볼 수 있었다. 평소에는 수원에서 기차를 타고 책을 보기 시작하면 평택역(20분 소요)까지 가면 차멀미로 인해서 책을 볼 수 없었는데, 15일에는 조치원역(1시간 소요)까지 책을 볼 수 있었으며 그 이후에는 피곤해서 잠을 잤다.
4. 16일에는 약을 오전과 저녁에 각 1봉씩 2봉을 복용했으며 수원으로 오는 기차에서는 차멀미를 하지 않았고 그동안 오심이나 헛구역은 없었다. 또한 어지러움도 느끼지 못했다.
5. 17일 현재까지도 오심이나 헛구역은 없는 상태이다. 지금 와서 확인해 보니, 식후에 꼭 1~2번의 트림이 있었는데 현재는 트림이 많이 줄어들었으며 오늘 아침이나 어제 저녁에는 트림이 없었다. 9월 17일 저녁에 친구들과 약속이 있어서 종로에 다녀왔는데, 지하철이나 버스를 타도 차멀미가 없었다. 그런데 소주를 마셔서인지 아니면 이진탕을 복용해서인지는 몰라도 밤에 잠을 자는 동안 갈증이 나서 두 번이나 일어나서 물을 마셔야 했다.
6. 18일은 별다른 점이 없으며, 19일에는 18일 친구와 밤늦게까지 놀았으며 이로 인해 피로해서인지 점심에 회를 먹은 후에 약간의 오심증상이 있다가 금방 없어졌다. 증상의 정도는 예전보다 훨씬 줄어들어 불편한 정도까지는 아니었다.

2-1. 과립제 젖말리기

다음은 최선경 선생의 경험이다.

● ○ ○ ○ 여 30대 서울특별시 송파구 거여동

산모가 젖 말리는 약을 원하여 맥아단방, 궁귀탕, 신통음, 이진탕 등 여러 가지 처방을 고민하다가 과량의 젖을 이진탕으로 말려보는 것을 시도하기로 하고 복용이 간편한 이진탕 과립제로 9일분을 지어주었다. 9일분 중 3일분을 복용하고 젖이 완전하게 말라서 복용을 중단했다고 한다. 대부분 젖을 말리는 경우 맥아산 단방이나 허약할 경우 궁귀탕을 사용하는데 잘 안되면 항생제를 복용하면 젖이 마른다. 홍가비전에서는 사물탕에 맥아를 다량 사용하기도 했다. 이는 궁귀탕에 맥아 단방을 합친 내용과 같다고 볼 수 있다. 그런데 이것으로서도 젖이 안 마르는 경우가 종종 있으며 이럴 때 이진탕도 젖을 말리는 방법의 하나가 된다. 새로운 방법을 찾아낸 최선경 선생의 혜안이 놀랍다. 찬사를 보낸다.

3-1. 속쓰림, 더부룩함

다음은 허훈 선생의 경험이다.

● 허 ○ ○ 남 34세 태음인 서울특별시 강서구 화곡동

① 평소 건강하다. ② 기상시 속이 더부룩하다. ③ 속이 약간 쓰린 경향이 있다.

이진탕 본방으로 1첩을 달여서 복용했다. 평위산과 맛과 향이 비슷했다. 효과도 그리 다른 것 같지 않았다. 아침에 일어났을 때 속이 더부룩하고 다소 쓰린 경향이 이진탕을 복용한 후 거의 없어졌다.

3-2. 탄산(呑酸), 오심(惡心), 조잡(嘈雜), 가래

다음은 이재문 선생의 경험이다.

● 이 ○ ○ 남 25세 태음인 177cm 80kg 대구광역시 수성구 상동

① 속이 더부룩하고 배가 고픈 것인지 부른 것인지 잘 모르겠다. ② 메스꺼우며 신물이 올라온다. ③ 가끔 구역질이 나지만 토하려고 하면 나오지 않는다. ④ 평소에 가래가 있다. ⑤ 대변은 무른 편이다. ⑥ 구갈(口渴)은 없다. ⑦ 설태(舌苔)가 후백(厚白)하다. ⑧ 평소 달고 느끼한 것을 좋아한다. ⑨ 원래 습담(濕痰)이 많기 쉬운 형태를 가지고 있다. ⑩ 6월 달에 빵집에서 큰 초코머핀을 사서 먹었다. 먹고 나니 속이 더부룩하고 많이 불편하게 되었다. 식사 때가 되어도 배가 고픈 것인지 부른 것인지도 모르겠다. 그냥 밥을 먹었는데 밥이 넘어가긴 넘어가지만 많이 먹지는 못하겠고 속이 불편한 건 별로 달라지지 않는다.

습담(濕痰)이 많기 쉬운 비습한 체질적 소인과 오심(惡心)이나 구역(嘔逆), 탄산(呑酸), 가래 등의 증상이 소화기에 정체된 담음(痰飮)과 연관이 있다고 보고 담음의 대표적인 처방인 이진탕을 복용해 보기로 하고 5일분 10첩을 달여서 복용했다.

1. 처음에 이진탕 1봉을 복용하고 올라오던 신물이 사라지며 입안의 물기가 마르는 느낌을 받았다.
2. 복용 이후 곧바로 속이 더부룩하던 것이 사라졌으며 몇 시간 뒤 증상이 다시 나타났지만 매번 약을 복용할 때마다 그 증상의 강도는 점점 약해졌다.
3. 반 제를 복용하기 전에 주증상들은 모두 소실되었으며 다 복용하고 나서는 예전보다 가래도 많이 줄었다.

4-1. 소화불량(消化不良), 가려움

다음은 김규범 선생의 경험이다.

● 김 ○ ○ 남 24세 태음인 172cm 72kg 강원도 원주시 우산동

얼굴색이 누렇고 통통한 전형적인 태음인으로

① 쉽게 피로하고 소변빈삭이 있고 얼굴이 누렇다. ② 피부가 매우 건조하여 다리 쪽은 피부가 갈라진 듯한 모습이다. ③ 콧물을 자주 흘린다. ④ 기립성현훈의 증상이 있고 코피가 자주 난다. ⑤ 배에서 꾸르륵거리는 소리가 자주 나며 진수음(振水音)이 있다. ⑥ 변비나 설사가 가끔 있고 자주 배가 아프다. ⑦ 손발이 찬 편이고 땀을 많이 흘린다. ⑧ 눈 밑이 검고 쉽게 덩치에 비해 자주 피곤하고 약한 편이다. ⑨ 식후에 나른함을 많이 느낀다.

태음인에 소화력이 약하며 몸도 찬 편이라 습한 체질에 허랭을 겸한 상태로 파악했는데, 진수음이 있고 쉽게 피로하며 코피를 잘 흘리는 등의 증상으로 선배가 승습탕을 추천해줬으나 배에서 꾸르륵 소리가 잘나고 소변빈삭하며 눈 밑이 검고 최근에 날씨가 춥고 건조해지면서 피부가 매우 건조해진 걸로 봐서 몸에 있는 담을 제거해서 수분대사를 원활하게 하는 게 좋다고 판단되어 이진탕을 복용하기로 했다. 이진탕을 하루 2첩씩 일주일째 복용하는 중이다.

1. 몸이 가벼워진 느낌이고 소화에 별 어려움이 없다.
2. 몸이 건조해지면서 가려웠던 것이 좋아졌다.
3. 대소변에 특별한 이상이 없다.
4. 아직 추위를 덜 탄다는 듯한 느낌은 받지 못했다.

4-2. 기상시 더부룩, 식후(食後) 피로감(疲勞感)

다음은 이웅인 선생의 경험이다.

● 이 ○ ○ 남 22세 태음인 177cm 85kg 대구광역시 수성구 지산동

골격이 크고 기육이 두터운 비습한 체격이다. 하체(下體)가 발달했으며 전체적으로 통통하다. 본인이 태음인이라고 생각한다.

① 아침에 일어날 때 속이 더부룩하다. ② 배에서 꾸르륵거리는 소리가 자주난다. ③ 자주 배가 아프고, 변비나 설사가 가끔 있다. ④ 손발에 땀이 많이 난다. ⑤ 식후 또는 과식 후에 간간히 트림을 한다. ⑥ 손발 및 신체가 따뜻하게 느껴진다(겨울에도 잠잘 때에 이불을 덮지 않는다). ⑦ 갈증을 자주 느끼며, 주로 찬물을 찾아 마신다. ⑧ 식후에 졸음과 나른함이 많이 느껴진다. ⑨ 술을 좋아하여 때로는 과음을 하기도 한다. ⑩ 식욕이 왕성하며 소화는 잘되는 편이다.

비습한 태음인 청년의 식후 트림과 복명(腹鳴) 등의 증상이 소화기의 습담과 연관이 있다고 보고 이진탕을 4일간 복용했다.

5일이 경과한 현재상황은
1. 아침에 일어날 때 속이 더부룩한 증상이 경감되었다.
2. 동시에 식후 피로감도 복용전보다 완화되었다.
그러나 그 밖의 증상들은 별다른 변화를 느끼지 못하고 있다.

4-3. 불규책 대변(大便), 몽롱, 과잉식욕, 수장열감, 신중(身重), 부종(浮腫)

다음은 이병수 선생의 경험이다.

● 이 ○ ○ 여 34세 태음인 160cm 68kg 서울특별시 동대문구 청량2동

물살이 많은 전형적인 태음인이다. 친구의 부인이다.
체질적으로 물살이 잘 찌고 집안 문제로 스트레스가 많으나 잘 참고 생활하는 편이다. 올봄 1달가량 마황이 들어간 다이어트약을 복용했다.
① 하체에 아토피 피부염이 있다. ② 비염(鼻炎)이 있다. ③ 배에 가스가 차나 트림이나 방귀로 나오지 않는다.
④ 최근 임신 증세와 비슷하게 속이 미식거리며 소화불량이 있다. ⑤ 어지럼증도 있다. ⑥ 비정상적인 식욕으로 무언가를 먹은 뒤 30분 후에 배가 고프지 않아도 무언가를 먹고 싶어 한다. ⑦ 몸이 전체적으로 무겁다. ⑧ 한숨 쉬고 우울하고 짜증난다. 기운도 없다. ⑨ 복부비만이 있고 몸은 전체적으로 무겁다. ⑩ 생리량이 줄어들었다.
⑪ 소화는 잘 안 된다. ⑫ 추위를 탄다. ⑬ 속은 춥고 겉은 뜨겁다고 한다. 열은 있으나 춥다고 한다. ⑭ 아랫배가 약간 차며 ⑮ 따뜻한 것을 좋아하고 물을 거의 안 마신다. ⑯ 대변은 2일에 1회 정도로 불규칙하게 본다.
⑰ 잠은 하루에 5시간 정도 자며 부족하다고 느낀다. ⑱ 눕기 좋아하고 느긋하다.
전체적으로 비만하고 눕기를 좋아하고 느긋한 성격으로 태음인적 요소가 다분하며 순환이 느리기 쉬운 특성이 있다고 보았다. 순환이 느리게 되면 체액의 정체가 잘 나타나기 쉽고 이것이 담음의 요인이 된다. 따라서 이 부인의 배에 가스가 차는 것이나 불규칙한 배변 등 증상은 소화기 담음의 울체로 인해 소화기조직이 이완되어 나타난 것으로 판단되었다. 우울, 짜증 등의 기울증세는 집안 문제로 스트레스가 많은 영향으로 볼 수 있다. 전체적으로는 전형적으로 물살 형태로 습담이 많고 스트레스로 인한 기울이 많다고 판단되었다.
소화기에는 소화액의 분비에서부터 수분과 영양을 액체 상태로 흡수하기 때문에 많은 양의 체액 이동이 있고 몸이 이완될 경우 이들의 체액이 과다해지게 되면 곧 담음의 요인이 될 수 있다. 이 부인의 경우도 이와 같다고 본 만큼 우선 소화기 조직 속에 스며있는 담음을 제거하기로 했다.
담음의 종류가 많은 만큼 처방도 대단히 많다. 소화기에 많이 사용되는 이진탕류를 비롯하여 태음조위탕류도 있고, 흑축이 군약인 소체환도 있다. 이외에도 통순산이나 백개자산, 공연단, 개기소담탕 등 골격근의 담에 사용하는 처방들도 있다. 이진탕류에도 이진탕, 평진탕, 정전가미이진탕, 지축이진탕 등 종류가 적지 않다. 이 경우 담음과 기울을 동시에 치료해야겠으나 기울에 사용하는 향소산은 미룬 채 우선 담음부터 치료해 보기로 하고 담음을 치료하는 기본방인 이진탕을 사용키로 했다.
배에 가스가 차나 트림이나 방귀로 나오지 않는 것이나, 소화가 잘 안 된다는 것, 몸이 무겁다는 것이 모두 담음의 울체와 연관이 있다고 보고 이진탕 과립제(한 포 7g)로 1일 3회, 5일분을 투여했다.
투약 3일째, 배에 가스 차는 증상 및 불규칙한 배변이 좋아졌으며, 변을 잘 보게 됐으나 배변 전에 배가 사르르 아프면서 변을 보게 됐다. 평소에 몸이 늘어졌고 밤에 늦게 취침해서 4시간만 자고 아침에 일어나는데 이진탕 복용 후부터는 졸린 것은 그대로지만 기상시 느끼는 몽롱함이 없어지고 정신이 맑아졌다. 봄에 다이어트약을 먹은 이후에 생긴 비정상적인 식욕이 사라지고 정상적인 습성으로 돌아왔다. 이전에는 음식을 먹은 뒤 30분이 채 안 돼서 배가 불러도 또다시 먹고 싶은 욕구가 커서 먹고는 했었다. 그리고 손발의 열감이 덜하다.
투약 5일째, 배변 전에 배가 사르르 아팠던 증상이 사라지고 배변이 잘된다. 그러면서 몸이 가벼워졌고 기분도 좋아졌다. 저녁에 손발이 붓고 다리가 무겁고 뻐근한 증상이 현저하게 사라졌으며, 생활에 아무런 변화를 주지 않았는데도 몸무게가 1kg이나 빠졌다.
이 부인은 그 전에도 살이나 기타 여성 질환으로 여러 한의원에 갔으나 이번 과립제처럼 짧은 시간 안에 좋은 효과를 보게 된 것은 처음이라면서 계속 복용하기를 희망하고 있다. 더구나 다이어트 이후에 생긴 비정상적인 식욕을 정상적인 상태로 돌린 것에 굉장히 신기해하며 고마워했다.
처음에는 정전가미이진탕을 고려하다가 언뜻 봐도 물살이 많은 편이라 이진탕 단방으로도 충분히 좋을 것이라 생각했다. 비정상적인 식욕은 담음이 위장관 위에 아주 많아지면서 조잡(嘈雜)에 의해 생겼을 것이고, 이진탕으로 조잡을 없애서 정상적인 식욕상태를 회복했다고 생각한다. 이진탕은 단방으로도 물살이 많은 태음인에게는 효과가 상당히 좋다는 것을 느꼈다. 이 부인에게 이진탕은 비정상적인 체액인 담뿐만 아니라 정상적인 체액도 없애주므로 단방 투여를 1주 정도 더 하고 상태를 지켜본 뒤에 자윤(滋潤)을 공급할 수 있는 사물탕을 합방하고 기울증세의 완화를 위해 향소산도 합방해 볼 생각이다.

5-1. 기침, 가래

● 이 ○ ○ 남 38세 소양인 경기도 의왕시 포일동 삼호아파트

보통 키의 소양인으로 보이는 남자이다.

① 1달째 아침 기상시 기침을 한다. ② 묽은 가래가 나온다. ③ 더운 음식을 좋아한다. ④ 식욕은 좋은 편이나 소화력이 약하며 간혹 헛구역질이 난다. ⑤ 대변은 묽은 편이며 찬 음식을 먹으면 설사한다. ⑥ 잠귀가 밝고 잠이 한 번 깨면 안 오고 꿈을 많이 꾼다. ⑦ 가슴이 두근거리고 잘 놀라며 간혹 불안, 초조하다.

대변이 묽고 헛구역이 있으며 다몽(多夢)과 정충(怔忡)이 겸해 있는 기침, 가래를 목표로 이진탕 2배량에 행인 2돈을 더하여 3일분 6첩을 지어주었다.

2주일 후에 부인이 대신 약을 지으러 왔을 때 확인해 보니, 그 약을 복용한 이후 기침, 가래가 소실되었는데 오늘 아침 다시 기침이 시작되었다고 한다.

6-1. 치흔(齒痕), 소변빈삭(小便頻數), 미부종(微浮腫)

다음은 전병제 선생의 경험이다.

● 전 ○ ○ 남 35세 태음인 학생 170cm 80kg 서울특별시 광진구 광장동

키는 보통이나 골격이 크고 기육이 두터운 비습한 체격이다. 피부는 까무잡잡한 편이다. 처방을 공부하면서 느꼈던 궁금증 중 하나는 수많은 처방 속에 숨어 있는 기본방의 약효이다. 필자가 의료봉사를 갈 때 기본방인 사물탕, 이진탕, 사군자탕, 이중탕 등을 1제씩 달여 간 적이 있다. 이때 어떤 이는 이진탕을 먹으면 입이 바짝바짝 마르면서 오그라드는 듯한 느낌이 든다고 했다. 이에 의료봉사 후 남은 이진탕 1/2제(18팩)를 시험 삼아 복용해 보았다.

① 치흔(齒痕)이 심하다. ② 미부종(微浮腫) 있다. ㉠ 아침에 손가락이 붓는 것을 느낀다. 오후에는 손가락 부종이 없어진다. ㉡ 평상시 몸 상태가 안 좋으면 손바닥이 축축하면서 깍지를 낄 때 손가락에 부기를 느끼며 상당한 저항감과 함께 거북함을 느낀다. ㉢ 그러다 몸 상태가 좋다고 느끼면, 손바닥이 바싹 마른 감이 들면서 깍지를 낄 때 저항감이 없이 가뿐하다. 손에 깍지를 껴보면 그날의 몸 상태를 알 수 있을 정도이다. ③ 소변빈삭(小便頻數)이 약간 심한 편이다. ㉠ 1시간 내지 2시간마다 1번씩은 간다. ㉡ 제하(臍下)에 압통(壓痛)이 있고 낭습(囊濕)이 있다. 몇 달 전에는 약간의 배뇨통과 항문 주위 뻐근함을 느꼈다. ㉢ 저항감이 촉지되고 긴장 과민의 압통점이 있어 용담사간탕 복용을 고려해 본 적이 있다. ④ 식후도포감(食後倒飽感)이 심하다. ㉠ 식사 후 1시간가량은 정신을 못 차린다. 계속 늘어져 있고 졸리다. ⑤ 오심(惡心), 구토(嘔吐) 증상은 없다. ⑥ 식후 또는 과식 후에 간간히 트림을 한다. ⑦ 맥은 활삭긴(滑數緊)한 편이다. 설(舌)은 진한 황색이며 후태(厚苔)하다. ⑧ 복진을 해보면 약한 흉협고만(胸脇苦滿)과 미약한 심하비경(心下痞硬)이 있다. ⑨ 진수음(振水音)은 확인되지 않지만, 뱃속에서 꾸르륵하는 소리가 자주 들린다. 전체적으로 팽팽하게 촉지된다. ⑩ 하루에 담배 1갑을 피우지만 가래가 나오지는 않는다. 술을 좋아하여 때로는 과음하기도 한다. ⑪ 더위를 타는 편이나 물을 많이 마시지는 않는다. 주로 찬물을 찾아 마신다. ⑫ 땀은 나지 않는 편이다. 겨울에도 잠잘 때에 이불을 덮지 않는다. ⑬ 식탐이 있을 정도로 식욕은 왕성하다. ⑭ 대변은 매일 1회 이상 보지만, 언제나 연변(軟便)이며 후중감(後重感)이 있다. ⑮ 만성피로를 호소한다. ⑯ 잠은 잘 잔다. 꿈도 안 꾸고 숙면을 취한다. ⑰ 아무리 피곤해도 일단 깨면 다시 잠들지 못하고 자리에서 일어나야 한다.

담음으로 인해 여러 증상이 나타나는 것으로 보고 이진탕을 직접 복용해 보기로 했다. 이진탕 본방으로 5일분 10첩을 달여서 복용했다.

1. 소변량이 늘어났다. 마치 녹차를 마시고 나면 30분 후에 화장실에 2~3번 가는 본인의 습관처럼 이진탕을 복용한 후에도 똑같은 증세가 보였다. 그렇다고 이진탕을 복용해서 갈증을 호소하거나 그렇지는 않았다. 물을 많이 마시지 않는 평상시와 별반 차이가 없었다.
2. 소변량이 늘어서 그런지 몸이 가벼워지는 느낌이다.
3. 왠지 치흔(齒痕)도 줄어드는 것 같다.
4. 일단 손가락의 부종은 현저히 줄어든 느낌이다.
5. 하복부 긴장성 압통은 여전하다.
6. 식후도포감(食後倒飽感)도 조금 줄어든 느낌이다.
7. 하루에 5팩을 먹었을 때는 조금 부담감을 느꼈다. 약간 구역감이 생겼다. 5팩째 먹을 때에는 입에서 약간 거부감이 있었다. 그러나 5팩을 복용했어도 앞서 말한 변화 외에 그리 큰 변화는 없었다.
8. 음주 다음날 아침에 투여하면 소변량이 많아져 개운한 느낌이 든다.
9. 소변색은 평상시 진한 색이었으나 소변량이 많아지면서 하얀색이 되었다. 평상시 본인은 소변색이 진한색이나, 음주시와 같이 과도한 물 흡수로 체내에서 급박하게 소변이 나와야 할 때에는 하얀색으로 나온다. 녹차 복용시에도 그렇고 이번 이진탕 복용시에도 그러한 경험을 했다.

7-1. 숨참, 소식(小食), 천면(淺眠)

다음은 고명신 선생의 경험이다.

● 박 ○ ○ 여 80세 소음인 150cm 60kg 서울특별시 마포구

본인의 할머니로서

① 조금만 걸어도 숨이 많이 차다. ② 잠이 들어도 깊이 못 잔다. ③ 이명(耳鳴)이 몇 년 전부터 지속되어왔다. ④ 식사량이 많지 않다. 식사량 조절을 잘하는 편이나 조금만 더 드셔도 많이 더부룩하고 소화되는 시간이 많이 걸린다. ⑤ 중완(中脘)에 압통점이 있다. ⑥ 평소 혈압이 높다.

복진상 중완에 압통점이 심하고 식사량도 많지 않고 숨이 차는 것으로 보아 상복부의 담음이 울체된 것이 원인이라 생각하고 이진탕을 써보기로 했다.

이진탕 본방으로 3제를 투약했다.

1. 숨이 차는 증상이 많이 호전되었다. 전에는 조금만 걸어도 숨이 많이 찼는데 이진탕 복용 후에 많이 걸어도 숨이 차지 않으며 오히려 다리에서 피로감이 온다고 한다.
2. 식사량이 많이 늘었다. 배도 이전보다 많이 고프고 식사 후 더부룩한 느낌도 많이 사라졌다.
3. 이명(耳鳴)은 호전되지 않았다. 4. 수면 시간이 증가하고 잠도 더 깊이 드는 것 같다.

8-1. 항강(項强)

다음은 유달산 선생의 경험이다.

● 유 ○ ○ 남 33세 소양성태음인 178cm 78kg 경기도 광명시

피부가 하얗고 하체가 튼실한 소양성태음인으로 본인의 경험이다. 평소에는 담음이 많지 않았으나, 2005년 7월부터 수영을 시작한 3~4주일 후부터

① 왼쪽 목이 잘 돌아가지 않으며, 상당히 불편하고 아프며, 침을 삼켜 넘길 때도 통증을 느낀다. ② 근육통으로 판단하여, 파스와 바르는 소염진통제로 며칠을 계속하여 치료를 해 보았지만, 통증이 가시지 않는다. ③ 수영 이후 콧물과 가래 등 담음(痰飮)이 많이 생겼고, 자주 콧물이 나고, 가래침을 뱉어야 했다. ④ 평소 손발은 따뜻하다. ⑤ 소화력에는 이상이 없다. ⑥ 소변색은 약간 투명하다. ⑦ 대변은 하루에 한 번 정도 본다. ⑧ 건강한 체질로, 질병을 앓고 있지 않다.

건강한 태음인의 수영 이후 발생한 항강(項强)을 목표로 이진탕 과립제로 3일분 9봉을 복용했다.

1. 1일째 3봉을 복용한 후에 별다른 변화가 없었다.
2. 2일째 3봉을 복용한 후에 왼쪽 목의 통증이 상당히 경감됨을 느낄 수 있었으나, 콧물이나 가래의 감소는 나타나지 않았다.
3. 3일째 3봉을 복용한 후에 목의 통증의 경감은 더 이상 진전되지는 않았고, 담음의 감소 또한 많은 진전이 나타나지 않았으나, 초기의 왼쪽 목통증에 다소 차도가 생겨, 침을 삼켜보아도 통증이 느껴지지 않게 되었다.

10-1. 복용례

● ○ ○ ○ 남 34세

평소에 별다른 증상은 없다. 이진탕을 복용한 후 약간 졸리고 평소보다 허기를 느꼈다.

● ○ ○ ○ 여 30세

평소에 별다른 증상은 없다. 이진탕을 복용한 후 속이 좀 편한 것 같다.

● ○ ○ ○ 여 29세

평소 소화가 잘 안 되는 편이어서 속이 불편할 때가 많다. 이진탕을 복용한 날도 속이 불편했다. 이진탕을 복용한 후 속이 편해진 것을 느낄 수 있었다.

● ○ ○ ○ 여 29세

평소에 별다른 증상은 없다. 이진탕을 복용한 후 평소보다 소화가 더 빨리 되었다.

● ○ ○ ○ 25세 남 172cm 65.7kg

평소에 별다른 증상은 없는데, 이진탕을 복용했다. 이진탕을 복용한 1시간 후 뱃속이 따뜻해진 것을 느꼈다. 그 밖의

증상은 없었다. 이진탕의 맛은 설탕이 들어가지 않은 생강차와 비슷했다.

- ○ ○ ○ 남 27세 소음인 170cm 57kg

평소 환절기에 가벼운 알레르기성 비염 증상이 있다. 이진탕을 복용한 후 온몸이 따뜻해지는 것을 느꼈다.

- ○ ○ ○ 여 28세

평소에 전신이 찬 편이고, 특히 손발이 매우 차며 추위를 많이 탄다. 복용하기 전 감기에 걸려서 미열(微熱)과 두통(頭痛)이 있고, 기운이 없었다. 이진탕을 복용하고 1~2시간 후 두통이 없어졌다. 수업에 너무 집중해서 두통을 잊은 것인지 이진탕으로 인한 결과인지는 알 수 없다.

- 윤○ ○ 남 29세 태음인

평소에 별다른 증상이 없는데 이진탕을 복용했다. 평소보다 갈증이 심했다. 그 외에 별다른 차이점을 느끼지 못했다.

- ○ ○ ○ 남 35세 열성태음인

평소에 별다른 증상 없는데 이진탕을 복용했으나, 아무 변화가 없었다.

- ○ ○ ○ 남 31세 176cm 81kg

평소에 별다른 증상이 없는데 이진탕을 복용했다. 이진탕을 복용하자 평소와 다르게 허기를 느꼈다.

10-2. 시험복용

다음은 경희대학교 9기의 이진탕 복용례이다. 처방은 이진탕-방약합편 중통 99 기준량 / 용량 半夏8g 橘皮4g 赤茯苓4g 甘草2g / 복용조건은 식사 후 1회 복용했다.

- 이 ○ ○ 남 36세 소양인 178cm 75kg

더위를 조금 탄다. 땀은 조금 많은 편이다. 식욕은 예전에는 좋았으나 현재는 그리 좋은 편은 아니다. 소화력은 보통이며 손발 모두 따뜻한 편이다. 성격은 차분하나 욱하는 성격이 있다. 잠은 평균 6시간 정도 자며, 대변은 1일 1회를 본다. 설사가 잦다. 이진탕을 복용하고 20~30분 후에 목 뒷부분이 따뜻해지는 것을 느꼈고 다른 증상은 없었다.

- 문 ○ ○ 여 19세 소양인 156cm 47kg

더위를 안타는 편이며, 땀은 보통이다. 식욕은 없고 소화력은 좋지 않은 편이다. 손과 발은 찬 편이며, 잠은 평균 6시간 정도이며, 대변은 불규칙하다. 이진탕을 복용 후에 심장 부분부터 따뜻해지더니 몸 전체에 열기가 퍼졌고 다른 증상은 없었다.

- 김 ○ ○ 남 19세 태음인 175cm 65kg

더위를 많이 탄다. 식욕은 보통 이상이며, 소화력은 보통이다. 잠은 평균 5~6시간 자고, 깊게 자지 못한다. 손발은 따뜻한 편이며, 대변은 1일 1회 정도 본다. 이진탕을 복용 후에 얼굴과 몸 전체가 따뜻해지는 것을 느낌. 다른 증상은 없었다.

- 안 ○ ○ 여 24세 소음인 162cm 52kg

더위는 별로 타지 않으나 추위는 많이 탄다. 땀은 잘 나지 않는 편(손과 발에는 땀이 많이 난다). 식욕과 소화력은 활발하다. 손과 발 모두 찬 편은 아니다. 성격은 다혈질이고 소심하다. 평균 6시간 정도 숙면을 취하는데, 아침에 힘들게 일어난다. 변은 원래는 하루 한 번. 저수분증이고 요새 갈증을 심하게 느껴 물을 먹으면 화장실을 심하게 많이 간다. 이진탕을 복용하고 오래지 않아 목구멍과 명치 끝부분이 답답하면서 싸한 느낌을 받았다. 호올스 몇 개를 꿀꺽한 느낌, 그런데 막 시원하지만은 않고 답답한 것도 있었다. 이번에도 화장실로 당장 뛰어갈 것으로 예상했으나 그렇지는 않았다.

- 이 ○ ○ 남 19세 소음인 176cm 61kg

추위와 더위를 탄다. 손발은 찬 편이다. 식욕은 좋지만 소화력은 좋지 않다. 잠은 평균 6시간 자며, 잠이 모자란 편이다. 대변은 2일 1회 정도이고, 요즘 콧물이 많다. 이진탕을 먹고 이번 역시 콧물로 인해 막혔던 코가 뚫렸다. 콧물도 사라졌고 몇 분 전과 다르게 코가 오히려 너무 건조한 느낌이 들었다.

● 조 ○ ○ 남 22세 태음인 170cm 71kg
더위를 많이 타며, 몸에 땀이 많이 난다. 식욕과 소화력 보통이다. 잠은 평균 5~6시간을 자며, 최근 잠이 많아진 편이다. 비염이 있으며 기관지가 약한 편이다. 이진탕을 복용한 후 약간 목이 마른 느낌 이외엔 별다른 느낌이 없었다.

● 신 ○ ○ 남 21세 체질 아직 잘 모름 171cm 60kg
추위와 더위 심하게 많이 타고 땀은 많이 난다. 수면시간은 6시간 정도이고, 대변은 1일 1회이며, 전날에 과음해서 하루 종일 속이 좋지 않았는데, 이진탕을 먹고 조금은 나아진 듯하다.

● 윤 ○ ○ 남 27세 170cm 65kg
더위를 많이 타는 편이고, 땀은 좀 있는 편이다. 식욕은 좋은 편이며, 소화력은 중간 정도이고, 수면시간은 평균 5~6시간이며, 대변 1일 1~2회를 본다. 근래에 잠을 많이 잔 상태였다. 이진탕 복용 후 침이 마르고 인후가 건조해졌다.

● 김 ○ ○ 남 31세 태음인 175cm 73kg
추위와 더위 모두 많이 탄다. 땀은 잘 나지 않는 편이다. 식욕과 소화력은 보통이고, 손과 발 모두 찬 편은 아니다. 성격은 보통 차분하며 급한 것을 싫어한다. 잠은 평균 5시간 정도 자며 숙면을 취하지 못하고 새벽녘에 잠이 들고 아침에 힘들게 일어난다. 대변은 1~3일에 1회 등 기복이 심하며 변비 증상이 오래 있어왔고 변 굵기가 얇다. 이진탕을 복용한 후에 변비 증상이 좀 더 심해진 것 같은 느낌을 받았다. 저녁 내내 속이 더부룩하고 불편했다.

● 김 ○ ○ 여 20세 157cm 50kg
더위를 많이 탄다. 땀은 보통이고 식욕은 좋지만 소화력은 그다지 좋지 않다. 손은 매우 찬 편이나 발은 보통이다. 성격은 보통 활달하며 가끔 욱하는 편이다. 잠은 평균 5시간 정도 자며, 잠이 부족하면 생활에 많이 힘이 든다. 대변은 1~2일 1회 정도 본다. 저번 달까지 매일 한 번씩 변을 보았으나 5월초부터 들쑥날쑥함(몸이 좀 피곤했음). 이진탕을 복용한 후 속이 좀 쓰림(저녁을 안 먹었음). 그 외엔 별 느낌이 없었다. 목이 말랐으나 이진탕을 복용하기 전에도 목이 말랐다.

● 김 ○ ○ 남 19세 태음인 175cm 70kg
더위를 많이 탄다. 식욕과 소화력은 보통이다. 수면시간은 평균 6시간. 손과 발은 따뜻한 편이다. 대변은 1일 1회를 보며, 이진탕을 복용한 후 별다른 느낌이 없었다.

● 남 ○ ○ 남 26세 체질은 아직 모름 165cm 67kg
손과 발이 따뜻한 편이다. 소화력은 좋은 편이다. 대변 1일 1~2회, 추위와 더위 모두 심하게 타지는 않음, 땀은 운동 후가 아니라면 심하게 흐르지는 않는다. 잔병이 없다. 이진탕을 복용한 후 별 다른 증상은 없었다.

● 안 ○ ○ 남 22세 소음인 181cm 71kg
더위는 보통, 추위는 많이 탄다. 식욕은 보통, 소화력 좋지 않다. 수면시간은 평균 6시간. 손발 모두 따뜻한 편이다. 대변은 1일 1~2회. 이진탕 복용 후 속이 니글니글거렸다. 집에 가는 길에는 멀미를 아주 심하게 했다.

● 추 ○ ○ 여 24세 소음인 165cm 50kg
추위를 많이 탄다. 여름을 제외하고 손발이 심하게 찬 편이다. 비위기능은 양호하다. 수면시간은 5시간 이내, 변 1일 1회. 이진탕 복용시에 전날 잠을 한숨도 못 잔 상태였는데, 이진탕의 효능과 상관없이 플라시보 효과처럼 뭔가 좋아졌다는 느낌이 들었다. 그 외의 특이한 증상은 없었다.

● 임 ○ ○ 남 32세
이진탕을 복용한 후 특별한 변화가 없었다. 자가 처방으로 평위산을 먹던 중에 이진탕을 복용했기에 효능이나 반응을 더 알기 힘들었다.

11-1. 부작용
다음은 이인성 선생의 경험을 채록한 것이다.

이진탕의 주약은 반하이다. 論에 '痰涎沮滯 生死朝夕之證 此不能奏效'라고 하여 담음이 막힌 곳에는 없어서는 안 될 약재이지만 모든 환자에게 다 좋은 것은 아니다. 담습이 없는 체질에는 복용하면 부작용이 반드시 온다.
책 속에도 금기병증을 들고 있는데 참고하여 쓸 것이다. 즉 血證(喀血 吐血등) 渴症(糖尿病 渴症) 汗證 및 陰虛證 肺燥證 血少津液不足者에게는 주지 말라고 주의를 주고 있다. 제법도 준수하여야 한다는 것은 기본이다.
일반 병증에 담음증이 보이면 이진탕을 합방하여야 할지 일단 생각해 보는 것도 좋지 않을까 한다.
어떤 환자에게 거담을 목적으로 이진탕을 장복(20일)하게 했더니 손톱이 부서져서 피가 나오고 얼굴에 윤기가 없어지고 까칠까칠해져서 깜짝 놀라 중지시킨 일이 여러 번 있었다.
특히 복약중에 안면피부가 일어나거나 하면 중지시켜야 한다.

● ○ ○ ○ 여 42세 소음인 주부 전남 장성군 북이면

① 평소 위장이 좋지 않아 소화가 잘 안 된다. ② 가래가 있다.
그래서 이진탕이 포함된 소화지제로 1제를 지어주었는데, 소화력은 좋아졌으나, 이상하게도 손톱이 부러져서 피가 나오고 얼굴에 윤기(潤氣)가 없어지고 까칠까칠해져서 깜짝 놀라 가만히 생각하여 보았다. 이것이 반하가 들어 있는 이진탕의 거담작용으로 인한 것으로 보고, 이번에는 이진탕 각 2돈을 1돈으로 줄여서 다시 약을 지어주니, 지난번과 다르게 얼굴이나 피부가 거칠었던 것이 현저히 감소되었고, 다시 3번째는 이진탕을 각 0.7돈씩 넣어 지어주니 전혀 피부에 이상이 나타나지 않았었다.
이러한 점으로 미루어볼 때 이진탕이 인체 내의 점액질을 말리는 작용이 있다는 걸 확인할 수가 있고, 이 결과 피부 쪽의 점액질도 마르게 되자 손톱균열과 피부건조가 발생하여 나타난 것으로 보인다.
이러한 유사한 예를 그 뒤에도 2~3차례 더 경험했다. 집사람의 경우도 평소 기관지가 약하여 이진탕이 들어 있는 약을 가끔 먹게 되는데 이진탕이 들어 있는 약을 먹다가 보면 손톱이 건조해져서 부러지는 현상이 나타난다고 한다.

12-1. 실패례-오심(惡心), 차멀미, 가래

다음은 김세미나 선생의 경험이다.

● 김 ○ ○ 여 23세 163cm

① 어렸을 때부터 차를 타면 항상 멀미를 한다. ② 밥을 먹으면 거의 오심이 있다. ③ 가끔 현기증을 느낀다. ④ 비염이 있다. 흡연하지 않는데도 가래가 있다. ⑤ 살이 있는 편이고 희다. ⑥ 추위를 많이 탄다. ⑦ 신경성 소화장애를 갖고 있다. ⑧ 역류성 식도염, 위염, 위궤양을 앓은 경력이 있다. ⑨ 신경 쓰는 일이 있으면 소화가 잘 안 된다. ⑩ 식사를 거르거나 신경을 쓰는 일이 있으면 밤에 위액이 목으로 역류한다. ⑪ 잠귀가 밝으며 잠을 깊이 못 자는 편이다. ⑫ 소변을 자주 보는 편이다. 1~2시간에 한 번 본다. ⑬ 배가 차다.
주증상은 차멀미와 오심, 가래 등이다. 차멀미, 오심, 가래 등의 현상과 소화가 잘 안 되는 것으로 보아 비위에 습담이 울체되어 그러한 증상이 나타난다고 보았다.
주증상이 담음으로 인한 것이므로 거담하는 작용을 하는 이진탕을 복용하기로 했다.
차멀미와 오심, 가래가 모두 소화기의 담음으로 인한 것이라 보고 이진탕을 정량으로 1주일 14첩을 달여서 복용했다.
1. 처음 3일까지는 별다른 변화가 없었다.
2. 4일째부터 차를 탈 때 속이 전과 달리 편안하다는 것을 느꼈다. 그러나 멀미가 아예 가신 정도는 아니었다.
3. 7일째까지 증세가 호전되는 듯했다. 밥을 먹은 뒤에 오심이 좋아진 것 같지는 않았다.
4. 약을 복용한 지 2주 뒤에는 다시 증세가 처음과 똑같아졌다.

변증이 틀렸던 것 같다. 증세만 보고 약을 처방하는 것이 아니라는 것을 다시 한 번 느꼈다. 이진탕이 포함된 평진탕이나 육군자탕, 오군자전 등의 활용을 한 번 검토해 볼 생각이다.

13-1. 반하의 채취와 현황

다음은 이명재 선생의 설명을 기록한 것이다.
토반하 = 반하는 주로 밭에서 많이 나는데, 줄기가 실처럼 가늘게 올라오며 줄기의 길이가 20~30㎝에 지나지 않기 때문에 반하를 알지 못하는 사람은 밭을 지나다녀도 발견하기 쉽지 않다. 반하구근은 대부분 콩알크기로 매우 작다.
일반적으로 반하는 전문 채취가 매우 힘든 약초이다. 대부분 할머니들이 밭을 매다가 반하가 발견되면 채취하여 모아두었다가 가져오는데 대개 한 번에 가져오는 양이 한 냥(37.5g) 정도에 불과하다. 반하가 예전에는 밭에 서식하므로 잘 발견되었으나 지금은 밭에 제초제를 사용하므로 더욱 적어져서 발견하기 쉽지 않다.
근자에는 반하를 대량 재배하며 주산지는 제주도로 알려져 있다. 반하는 좋은 볕에 3일 정도 말리며, 2근 반 정도 말리면 1근 정도의 건조량이 나온다.

中統100 寶 궁하탕 芎夏湯

川芎 半夏 赤茯苓 各一錢 **陳皮 青皮 枳殼** 各五分 **白朮 甘草**炙 各二分半 **薑五片**

逐水 利飮 通用
[活　　套] 痰牽 加白芥子 香附 ① 冷痰 加薑 桂 茴香 ② 咳嗽 加貝母 杏仁
[活套鍼線] 驚悸(神) 痰飮通治(痰飮) 痰痛(腹) 痰痛(腰) 痰痛(胸) 水積(積聚)
[適 應 症] 경계, 정충, 불안, 불면, 현훈, 헛구역, 상열, 흉비, 한숨, 항강, 설사, 장명, 요통, 담결림, 협통, 급성복막염

처방설명 궁하탕은 체내에 적체(積滯)되어 있는 습담(濕痰)을 제거하는 처방으로 습담(濕痰)이 원인이 되어 나타나는 현훈(眩暈), 오심(惡心), 헛구역, 상열(上熱), 경계(驚悸), 정충(怔忡), 흉비(胸痞), 항강(項强), 담결림, 요통(腰痛), 협통(脇痛) 등에 사용한다. 거담제(祛痰劑)인 이진탕에 거습작용(祛濕作用)이 있는 백출을 더하고 혈액순환을 촉진하는 천궁과 소화기의 운동성을 강화하는 청피와 지각을 더하여 습담(濕痰)을 제거하는 기능을 높였다.

습담(濕痰)은 여러 부위에 영향을 줄 수 있으며, 다양한 증상을 야기한다. 먼저, 소화기에 습담(濕痰)이 울체되면 소화기의 운동성이 떨어지고 소화기능이 저하되어 오심(惡心), 구토(嘔吐), 트림, 소화불량 등이 발생한다. 호흡기에 습담(濕痰)이 울체되면 가래, 숨참, 기침 등이 발생하며, 순환기에 습담(濕痰)이 울체되면 정충(怔忡), 경계(驚悸), 불안(不安), 신중(身重) 등이 나타난다. 비뇨기에 습담(濕痰)이 울체되면 소변빈삭(小便頻數)이나 소변불리(小便不利)가 생기고, 생식기에 습담(濕痰)이 울체되면 생리불순(生理不順)이나 불임(不妊)이 발생할 수 있다.

또한 근육조직에 습담(濕痰)이 울체되면 근육통과 담결림, 저림의 원인으로 작용할 수 있고, 뇌조직에 습담(濕痰)이 울체되면 현훈(眩暈)과 두통(頭痛)이 발생할 수 있다. 이처럼 습담(濕痰)은 어느 조직에나 울체될 수 있으며, 다양한 증상을 유발한다. 궁하탕은 체내에 울체되어 있는 습담(濕痰)을 제거하는 처방이기 때문에 위의 다양한 증상에 유효하겠지만, 실제로는 순환기, 소화기, 근육조직에 습담(濕痰)이 울체되었을 때 사용하는 경우가 많다.

습담(濕痰)이 순환기에 영향을 주었을 때 나타나는 증상 중에 정충(怔忡)이 있다. 그러나 정충이 발생하는 원인은 매우 다양하기 때문에 주위 상황을 참고하여 처방을 선택해야 한다. 첫째, 놀람, 충격, 긴장 등이 가해졌을 때는 심장박동을 빠르게 하여 에너지생산을 증가시켜야 하기 때문에 정충(怔忡)이 나타날 수 있다. 둘째, 심장 주위에 담음(痰飮)이 울체되어 심장기능이 장애를 받을 경우, 이에 대한 반작용으로 심장박동을 빠르게 하므로 정충(怔忡)이 발생한다. 셋째, 전해질의 균형이 깨졌을 때도 정충이 발생한다. 넷째, 혈허(血虛)한 경우에 부족한 혈액을 최대한 공급하려고 하기 때문에 정충이 나타난다. 다섯째, 심장의 박출력이 약하여 조직에 필요한 충분한 혈액을 공급하지 못할 경우에도 정충이 발생한다.

궁하탕의 정충은 두 번째 유형과 유사하다고 할 수 있는데, 심장을 포함한 순환기에 담음(痰飮)이 울체되어 혈액순환이 방해될 때, 이를 극복하기 위해 심장이 과도하게 항진되어 나타나는 증상이다. 이런 상태에서는 심장에 많은 부하가 발생하기 때문에 흉비(胸痞)가 나타날 수 있고, 심장기능이 약화되어 있기 때문에 경계(驚悸)가 나타날 수 있다. 이럴 때 궁하탕은 순환기에 울체되어 있는 담음을 제거하여 순환을 원활하게 하므로 정충(怔忡), 경계(驚悸), 흉비(胸痞)를 치료한다.

궁하탕은 협통(脇痛), 흉통(胸痛), 요통(腰痛) 등에도 사용한다. 담음(痰飮)이 근육조직에 울체되어 순환을 방해하기 때문에 통증이 발생하는 것으로, 협통(脇痛)에 사용하는 시진탕이나 시경반하탕을 생각하면 이해하기 쉬울 것이다. 더구나 궁하탕에는 협통에 사용하는 지궁산이 포함되어 있어 근육통(筋肉痛)에 적합하다고 할 수 있다.

활투침선을 보면 복문(腹門)의 담통(痰痛)에 사용하는 처방으로 되어 있다. 정의를 보면 '담통(痰痛)은 담음으로 인하여 소변이 불리하고 배가 아프며, 흉복에서 꼬르륵 소리가 나는 증상'이다. 이는 소화기조직에 담음(痰飮)이 울체되어 수분흡수가 잘 안 되기 때문에 복명(腹鳴)이나 복통(腹痛)이 나타나고, 담음이 비뇨기조직에 영향을 주어 소변불리(小便不利)가 나타날 수 있음을 의미한다.

처방구성 처방구성을 보면 천궁에 포함된 Ferulic acid는 진통, 진경작용과 평활근 이완작용을 하며, Falcarindiol은 진경, 진통작용을 하여 장관(腸管)의 경련이나 수축을 억제한다. 또한 정유는 대뇌의 활동을 억제하여 진정작용을 하며, 카페인의 흥분작용에 길항하고 관상동맥과 말초혈관을 확장하여 하지(下肢)와 심근(心筋)의 혈류량을 증가시킨다. 반하는 장관의 운동을 촉진하여 소화관에 정체된 음식물과 수분의 배출을 촉진하고, 적복령은 세뇨관의 재흡수를 억제하여 이뇨를 증진하므로 체내의 정체된 수분을 처리한다.

진피는 이기제(理氣劑)로서 소화관의 운동을 강화하여 가스배출을 촉진하고, 청피는 소화액 분비를 항진시켜 소화를 촉진하며, 세포질의 투과성을 조절하여 염증 증상을 개선한다. 지각은 위장의 연동운동(蠕動運動)을 항진시켜 위내용물의 배출을 촉진함으로써 복부 팽만감을 개선하고 변비를 완화하며, 장관 평활근의 경련을 억제하여 진경작용을 한다. 백출은 뚜렷하고 지속적인 이뇨작용이 있으며, 장관활동에 대한 조절작용이 있어서 장관의 자발성 수축활동의 긴장성을 높이고 강직성 수축을 방지한다. 감초는 스테로이드호르몬과 유사한 작용이 있어 항염증과 항레르기 효과를 나타낸다. 또한 평활근을 이완시키는 작용과 간기능을 보호하는 작용이 있다.

처방비교 **오령산**과 비교하면 오령산은 담음(痰飮) 중에서 음(飮)의 경향이 강할 때 사용하며, 구토, 오심, 설사, 부종, 두통, 현훈 등 습체로 인한 다양한 증상에 사용한다. 반면 궁하탕은 음(飮)보다는 담(痰)의 경향이 강할 때 사용하며, 소화기, 순환기, 근육조직에 습담(濕痰)이 울체되어 나타나는 정충, 경계, 불안, 협통, 흉통, 요통 등에 사용한다.

가미온담탕과 비교하면 두 처방 모두 담음(痰飮)이 울체되어 나타나는 불안, 정충, 경계, 우울 등의 증상에 사용한다. 그러나 가미온담탕은 평소 담음울체의 소인이 있는 사람이 신경을 과도하게 쓴 이후에 상기(上記) 증상이 나타났을 때 사용한다. 반면 궁하탕은 신경과다로 인한 경우보다는 여러 요인으로 체내에 담음(痰飮)이 울체되어 정충, 경계, 불안, 협통, 흉통, 요통 등이 발생했을 때 사용한다.

도담탕과 비교하면 두 처방 모두 담음(痰飮)이 울체되어 나타나는 현훈(眩暈)에 사용한다. 도담탕은 담음(痰飮)이 뇌에 영향을 주어 어둔함, 지보(遲步), 중풍(中風) 등이 나타나거나, 담음이 생식기에 울체되어 월경불순, 불임 등이 나타났을 때 사용한다. 반면 궁하탕은 순환기에 습담(濕痰)이 울체되어 나타나는 정충, 불안, 초조 등에 사용하며, 근육조직에 담음이 울체되어 나타나는 협통, 흉통, 요통 등에도 사용한다.

→ **활용사례**

1-1. 현훈(眩暈), 헛구역, 상열(上熱), 흉비(胸痞), 한숨, 항강(項强) 남 48세 소음성태음인 167cm 65kg
2-1. 정충(怔忡) 여 50세가량 태음인
2-2. 정충(怔忡), 불안(不安), 불면(不眠) 여 50세 태음인
3-1. 설사(泄瀉), 장명(腸鳴) 남 23세 소양인

4-1. 급성복막염(急性腹膜炎), 냉대하(冷帶下), 소변불리(小便不利) 여 28세

1-1. 현훈(眩暈), 헛구역, 상열(上熱), 흉비(胸痞), 한숨, 항강(項强)

다음은 노의준 선생의 경험이다.

● 박 ○ ○ 남 48세 소음성태음인 167cm 65kg 경기도 안양시 동안구 관양동

많은 환자를 맞다보면 환자의 태도에서 의사에 대한 신뢰의 정도를 느낄 수 있는데 대부분 치유가 잘되면 자세가 깍듯하고, 치유가 잘 안 되거나 만족스럽지 못하면 시큰둥하거나 일부는 노골적으로 불신하는 편이다. 이 사람도 나에게 깍듯하게 대하는 사람 중 하나이며 그것은 모두 궁하탕 덕분이다.

① 예전에도 어지러운 적이 있으나 7일 전부터 어지러움이 갑자기 심해졌다. ㉠ 걸으면 구름 위를 걷는 듯한 느낌 ㉡ 걸을 때 균형이 안 잡혀 약간 불편할 때도 있다. ㉢ 걸을 때 특히 어지럽고 누워 있으면 덜하다. ㉣ 앉았다 일어설 때도 어지럽다. ② 역시 예전에도 가끔 있었으나 7일 전부터 어지러울 때는 헛구역질이 나고 ㉠ 가끔 구토가 있기도 하나 내용물은 없다. ③ 하루에도 수시로 얼굴이 화끈거리면서 얼굴에 열꽃이 핀다. ④ 스트레스를 많이 받는 것도 아닌데 가슴이 답답하고 한숨을 쉰다. ⑤ 뒷목이 뻐근하다. ⑥ 몸살기가 있다. ⑦ 병원에서는 콜레스테롤 수치가 높고 지방간도 있다고 한다. ⑧ 병력으로는 위, 십이지장궤양이 있었고 현재는 고혈압이 있다. ⑨ 체열상태는 보통이다. ⑩ 술은 1주일에 3회 정도 마시며 평소 물을 많이 마신다. ⑪ 소화력은 약간 약하다. ⑫ 대변은 1일 3회 보며 묽고 가늘다. ⑬ 잠은 7시간 정도 자나 잠들기가 어렵다.

어지러움과 헛구역, 가슴이 답답한 것의 원인을 담음(痰飮)의 울체(鬱滯)와 기울(氣鬱)로 보고 궁하탕 2배량에 음수배출(飮水排出)을 촉진하고자 택사 2돈을 더하여 10일분 20첩을 지어주었다.

약을 지어간 지 19일째인 2월 하순에 환한 얼굴로 찾아와서 어지러워 불편하고 걱정을 많이 했는데 잘 낫게 해주셔서 고맙다며 인사를 했다. 결과를 확인해 보니, 어지러운 것이 거의 없어지고 헛구역이 나던 것도 없어졌다고 한다. 가슴 답답한 것과 한숨을 쉬는 것도 거의 없어졌고 얼굴에 열 달아오르는 것도 많이 좋아져 거의 못 느낀다고 한다. 뒷목이 땅기는 것도 없어졌고 몸살기가 있는 것도 없어져 전체적으로 몸이 많이 좋아졌다고 한다. 그러나 지난번에는 말하지 않았던 숨참 증상은 여전하다고 한다.

효력이 있으나 잔여증세가 조금밖에 남아 있지 않으므로 같은 궁하탕으로 5일분 10첩을 지어주었다.

2달 뒤인 4월 하순에 아내의 약을 지으러 왔을 때 확인해 보니, 그 약을 마저 먹고 피부도 많이 좋아졌으며 평소 얼굴이 거칠한 것이 없어지고 많이 부드러워졌다는 것이다.

3개월 뒤인 7월 하순에 다시 내원했고 증상은 다음과 같다.

① 여름이 되면 가슴이 더 답답하다. ② 머리도 전체적으로 띵하며 어지럼이 약간 있다. ③ 며칠 전부터 헛구역이 약간씩 있다. ④ 입에서 단내가 난다. ⑤ 입이 마른다. ⑥ 뒷목이 약간 무겁다. ⑦ 가끔씩 상열감(上熱感)이 있다. ⑧ 운전을 오래 해서인지 숨이 찬다. ⑨ 8년간 고혈압약을 먹고 있고 좌심실 비대증이 있다. ⑩ 술은 전혀 안 마시고 있으며 술을 마시면 가끔 전 증상이 나타난다.

전체의 증세가 5개월 전보다는 가볍지만 지난번과 유사하므로 지난번과 같은 궁하탕으로 10일분 20첩을 지어주었다.

2-1. 정충(怔忡)

다음은 이인성 선생의 경험이다.

● 김 ○ ○ 여 50세 가량 태음인 전라남도 장성군 북이면 사거리

오래 전의 일로 동네에 사는 키가 크고 체격도 좋은 과부로 심한 정충(怔忡)과 상열(上熱)이 있다며 내방했다.

① 몇 개월 전부터 가슴이 두근거려 참을 수 없다. ② 열이 오르고 미칠 것 같고 ③ 밖으로 돌아다니고 싶다. ④ 소화력은 좋고 대소변도 정상이다. ⑤ 과부이다. ⑥ 위 증상으로 양방치료를 많이 받은 사람이다.

그간 위의 증세가 비구니나 수녀, 과부 등 혼자 사는 여자들에게 흔히 나타나는 장조증(臟燥症)이라 생각하여 정충에 사용하는 가미온담탕을 비롯하여 시호억간산, 단치소요산, 청담해울탕 등을 지어 주었으나 효력이 전혀 없었고, 여기서 낫지 않자 그 사이 병원이나 다른 한의사에게 여러 차례 치료를 받아왔으며 여기저기 한약방을 전전하다가 차도가 없자 다시 찾아왔다.

그래서 이번에는 생각을 바꾸어 혹 담음(痰飮)의 작란(作亂)으로 이 병이 오는 게 아닌가 하는 의심을 하고 그간 누차 약을 지어 갔으나 낫지 않아서 미안한 마음에 이번에는 무료로 궁하탕 10첩을 지어주었다.

궁하탕을 복용한 뒤로 가슴 두근거리는 증상이 절반 정도 줄어들었으며 다른 증상들도 호전되었다고 한다. 정충에 사용하는 처방이 많으나 미안한 마음에 돈을 받지 않고 지어준 약이 탁효를 본 것이다. 연이어 같은 궁하탕으로 10첩을 더 지어 주었으며 그 약을 먹고 오랫동안 고생하던 정충(怔忡)이 모두 나았다.

風 寒 暑 濕 燥 火 內傷 虛勞 霍亂 嘔吐 咳嗽 積聚 浮腫 脹滿 消渴 黃疸 瘧疾 邪祟 身形 精 氣 神 血 夢 聲音 津液 痰飮 蟲 小便 大便 頭 面 眼 耳 鼻 口舌 牙齒 咽喉 頸項 背 胸 乳 腹 腰 脇 皮 手 足 前陰 後陰 癰疽 諸瘡 婦人 小兒

2-2. 정충(怔忡), 불안(不安), 불면(不眠)

다음은 이인성 선생의 경험이다.

● ○ ○ ○ 여 50세 태음인 과부 전라남도 장성군

① 정충이 있고 마음이 불안하다. ② 구역감이 있고 얼굴로 열이 달아오른다. ③ 밤에 잠이 오지 않는다.
④ 식욕과 소화력은 보통이다. ⑤ 맥은 긴현감(緊弦感)이다.

이 부인은 과부이기도 하지만 나이로 보아 갱년기이므로 일단 시호억간산 10첩을 투약했다.
그러나 시호억간산으로 5일분 10첩을 복용한 뒤에도 아무런 차도가 없었다.
이번에는 정충증에 사용하는 처방인 가미온담탕에 산조인, 당귀, 소엽 등을 더하여 다시 10첩을 투약했다.
이후 소식이 없더니 한 달쯤 지난 뒤 다시 내원하여, 그때 그 약으로도 아무런 효과가 없기에 병원치료를 받고 있는데 역시 효과가 없다는 것이다.
다시 여러 가지를 물었더니 옷깃이 벌렁거릴 정도로 정충(怔忡)이 심하고 혹 뱃속에서 물소리가 들리기도 하고 도저히 마음을 가누지 못하겠다는 것이다. 사물안신탕이나 귀비탕 가감방을 생각했으나 배 끓는 소리에 초점을 맞추어 궁하탕을 증량하여 투약했다.
그런데 이 처방이 효과가 있어 10첩을 복용하자 호전되기 시작했고 2제를 복용하자 치료가 되었다. 나중에 보니 ≪동의보감≫에 나와 있는 처방이 있었는데, 과부라는 것, 갱년기라는 것에 집착하여 초기에 실수한 것 같다. 바로 담음병(痰飮病)이었던 것이다. 이 심담담대동(心澹澹大動)은 놀랄 일이 없어도 뛰는 것이라고 했지만 놀라서 뛰는 것도 해당된다고 했다. 담자(澹者)는 담박할 담, 또는 움직일 담자이다. 앞으로 임상에서 많이 겪을 것으로 생각한다.

3-1. 설사(泄瀉), 장명(腸鳴)

● 김 ○ ○ 남 23세 음적 소양인

피부가 흰 편이며 살쪘다가 마른 체형이다.
① 냉장고 속에 있는 우유를 많이 마셨는데 탈이 났다. ② 그 뒤로 찬 것을 먹으면 바로 설사와 장명(腸鳴)이 나타난다. ③ 양방병원에 가서 검사를 하니 과민성 대장증후군이라고 진단하여 약을 복용했으나 별 효과가 없었다.
④ 그래서 한의원에 가서 진찰을 하고 약을 받아왔다.
다음 구성처방은 필자가 직접 처방하여 지은 것이 아니라 한의원에서 지어준 약의 처방을 옮긴 것이다.
복용량은 한의원에서 지어준 대로 궁하탕을 약 2주간 복용했다.
아직도 장명(腸鳴)증상은 약간 남아있으나 많이 호전되었다.

中統101 寶 오매환 烏梅丸

烏梅末 十五枚 **黃連** 七錢半 **當歸 川椒 細辛 附子 桂心 人蔘 黃柏** 各三錢

治 蛔厥心腹痛
[用 法] 末 醋浸烏梅末 和藥末搗極令均 丸如梧子 米飮下十~二十丸
[活套鍼線] 蛔厥(蟲)
[適 應 症] 위궤양, 장산통, 회충, 연변, 설사, 식후즉변, 대변빈번, 이급후중, 복명, 소화불량, 골반통, 피로, 졸음, 현훈, 요통

처방설명 오매환은 설사(泄瀉)와 복통(腹痛) 등을 주증상으로 하는 만성장염(慢性腸炎)이나 허랭성(虛冷性) 대장질환에 사용한다. 대변빈번(大便頻繁), 연변(軟便), 세변(細便) 등에도 활용하는데 평소에 대장이 약한 사람에게 적합하다. 또한 간혹 만성화된 기관지천식에도 사용한다. 본래는 회궐복통(蛔厥腹痛)에 사용하는 처방이었으나 현재 회충으로 고생하는 사람이 많지 않기 때문에 약성을 응용하여 위의 증상에 활용하는 것이다.

오매환은 장조직이 이완되어 장기능이 많이 약해졌을 때 사용한다. 장기능이 약해지는 원인은 다양하다. 먼저, 소화기조직에 습담(濕痰)이 울체되면 소화기조직이 이완되어 소화기의 운동성이 떨어지고 소화액 분비가 저하된다. 이럴 때는 거담제(祛痰劑)를 사용하여 소화기조직에 스며 있는 습담을 제거해 주어야 한다. 둘째, 선천적으로 허약하여 태어날 때부터 소화기가 연약하거나 후천적으로 허약해졌을 때도 소화기조직이 이완된다. 이 경우에는 보기(補氣)·건비제(健脾劑)를 사용하여 소화기연약을 개선해 주어야 한다. 셋째, 자윤성 물질이 부족한 경우에도 소화기조직이 이완될 수 있다. 이 경우에는 점액성 자윤제를 공급해 주어야 한다. 넷째, 허랭(虛冷)해졌을 때도 소화기조직이 이완된다. 이 경우에는 온열제(溫熱劑)를 사용하여 허랭상태를 개선해 주어야 한다. 이러한 습담, 허약, 허랭, 자윤부족은 소화기의 일정 부위에만 영향을 주는 것이 아니라 소화기 전체적으로 영향을 주기 때문에 설사(泄瀉), 대변빈번(大便頻繁), 연변(軟便) 같은 증상 외에 식욕부진, 복통 등 다른 증상도 동반될 수 있다. 오매환은 위의 원인이 복합적으로 작용하여 장조직이 이완된 경우에 사용하며, 다른 증상이 동반될 수도 있지만 특히 대장조직이 이완되고 허랭해져 발생하는 연변(軟便), 설사(泄瀉), 대변빈번(大便頻繁) 등이 주증상일 때 사용한다.

오매환은 본래 회궐심복통(蛔厥心腹痛)에 사용하는 처방이다. 장내(腸內)에 회충의 수가 많아지면 덩어리를 이루면서 소화기관의 일부를 일시적으로 막거나 적체를 유발하여 복통을 일으키는데, 심하면 혼절하기도 한다. 회충은 흡수되는 영양분을 먹고 살며, 먹는 것이 부실할 경우에는 먹이를 찾기 위해 위로 올라오기 때문에 입으로 나오는 경우도 있고, 십이지장에 연결된 담관(膽管)을 막을 수 있어 흉통(胸痛)이 발생하기도 한다. 이럴 경우 회충의 먹이가 될 수 있는 당분(糖分)을 공급해 주면 회충의 요동을 완화시키고 뭉쳐 있던 것이 풀리기도 하므로 통증이 감소된다.

또한 몸이 허랭(虛冷)하면 소화기조직도 긴장·경직되어 조직의 신축력이 떨어지는데, 이때 회충이 장내에 뭉쳐 있을 경우 경직되어 있는 조직과 함께 복통을 유발하는 원인이 된다. 이럴 때는 온열제(溫熱劑)를 투여하여 조직의 경색을 풀어주고 소화기의 운동성을 증가시켜 회충의 이동을 도와줌으로써 통증을 완화시킨다. 그러나 장기능이 저하된 상태에서 회충이 발생했을 경우에는 온리(溫裏)·수렴성(收斂性)이 있는 오매환을 복용하여 장기능을 활성화시켜 주면 뭉쳐있던 회충이 이동하기 때문에 통증이 멎게 된다.

風 寒 暑 濕 燥 火 內傷 虛勞 霍亂 嘔吐 咳嗽 積聚 浮腫 脹滿 消渴 黃疸 瘧疾 邪祟 身形 精 氣 神 血 夢 聲音 津液 痰飮 蟲 小便 大便 頭 面 眼 耳 鼻 口舌 牙齒 咽喉 頸項 背 胸 乳 腹 腰 脇 皮 手 足 前陰 後陰 癰疽 諸瘡 婦人 小兒

이처럼 예전에는 회충으로 인한 복통에 사용했으나 요즘에는 회충이 거의 없어졌으므로 일반적인 장염으로 인한 복통이나 과민성 대장증후군에 응용한다. 장염이라 하더라도 약간의 허랭(虛冷)이 겸해 있는 장염이면 더욱 적합하다. 오매와 황련은 장을 수렴(收斂)시키는 역할을 하며, 수렴시키는 황련의 약성이 너무 차기 때문에 천초, 부자, 계심 같은 뜨거운 약성으로 황련의 찬 약성을 감소시키면서 대장기능을 증가시켜 장염을 치료한다. 특히 평소에 배가 차거나 설사를 자주 하고 변을 가늘게 보는 사람에게 적합하다.

처방구성 처방구성을 보면 오매는 이완된 장점막(腸粘膜)과 점막하조직을 수렴(收斂)시켜서 저하되어 있는 장(腸)의 기능을 회복시키고, 구토와 설사를 멎게 한다. 오매가 직접 회충을 죽이는지는 명확하지 않으나, 약리실험에서 오매의 용액 중에 들어 있는 회충은 마취상태가 되어 활동이 둔해지는 것이 확인되었다. 다른 측면에서 본다면 오매는 담즙분비와 담즙의 산성도를 증가시켜 담도(膽道) 내의 감염을 감소시키거나 회충란(蛔蟲卵)의 수를 감소시킨다.

황련은 강력한 살균작용과 항균작용이 있으며, 소화성 궤양에 대한 억제작용이 있다. 또한 중추신경을 억제하고 부교감신경을 강화하며 미주신경자극을 증강시켜 혈압을 낮추고 강한 진경작용과 소염작용을 가진다. 당귀의 정유는 혈관을 확장하여 혈압을 저하시키고 뇌혈류를 증진하고, 항혈전작용(抗血栓作用)이 있어 말초혈관의 혈류를 원활하게 함으로써 말초순환장애를 개선한다. 천초는 장관(腸管)의 경련을 유발하여 소화관의 연동운동(蠕動運動)을 항진시키고, 회충을 마비시켜 구충작용을 한다.

세신은 신체말단의 모세혈관벽의 치밀성을 강화하여 혈행을 촉진하고, 부자는 혈관운동 중추를 흥분시켜 전신 또는 국소의 혈액순환을 촉진한다. 계심은 혈관을 확장하여 혈압을 저하시키고 뇌혈류를 증진하며, 말초혈관의 혈류를 원활하게 함으로써 말초순환장애를 개선한다. 인삼은 심장기능을 강화하며 소화액의 분비를 증진시켜 식욕을 강화하고 위장의 연동운동을 항진시켜 소화·흡수를 촉진한다. 황백은 항균작용과 소염작용, 수렴작용이 강하며, 혈소판 응고를 억제하여 혈관의 충혈(充血)과 울혈(鬱血)을 경감시킨다.

처방비교 회충(蛔蟲)에 사용하는 **연진탕**과 비교하면 연진탕에는 회충을 직접 구충하는 고련피가 들어 있는 반면, 오매환은 오매와 천초가 구충하는 효능이 있으나 미약하며 회충이 장관에 머물러 있을 때 이를 이동시켜 통증을 감소시키는 작용을 하는 것으로 사료된다. 그래서 오늘날에는 이러한 약성을 응용하여 정장제(整腸劑)나 지사제(止瀉劑)로 사용하고 있다.

전씨백출산과 비교하면 두 처방 모두 대장기능이 약해져서 발생하는 설사(泄瀉), 연변(軟便), 대변(大便頻繁)에 사용하는데, 전씨백출산은 소화기 전체적으로 연약해진 상태에서 발생하는 증상에 사용하며 소아에게 사용하는 경향이 높다. 반면 오매환은 소화기 전체가 연약하지는 않고 대장기능만 약한 경우에 사용하는데, 비교적 증상이 완고한 경우가 많고 어린이에게 사용하는 경우는 거의 없다.

팔주산과 비교하면 두 처방 모두 만성설사에 사용한다. 팔주산은 복부 허랭이 심하며 장조직이 이완된 상태에서 발생하는 설사에 사용하며 전체적으로 체력이 약한 사람에게 사용하는 경우가 많다. 반면 오매환은 장조직이 이완되어 있지만 허랭이 심하지 않은 편이며, 설사(泄瀉)나 연변(軟便) 증상만 현저할 경우에 사용한다.

➔ 활용사례

1-1. 연변(軟便), 식후변의(食後便意), 피로(疲勞), 졸음 남 44세 태음인
1-2. 연변(軟便) 남 31세 태음인
1-3. 연변(軟便) 여 24세 태음인
1-4. 설사(泄瀉), 기상곤권(起床困倦) 남 29세 태음인
2-1. 대변빈번(大便頻繁), 이급후중(裏急後重), 복명(腹鳴), 가스참, 소화불량(消化不良) 남 51세 태음인
2-2. 대변빈번(大便頻繁), 이급후중(裏急後重), 복랭(腹冷), 복통(腹痛), 현훈(眩暈), 소변빈삭(小便頻數), 요통(腰痛)

남 49세 태음인

3-1. 식후즉변(食後卽便), 대변빈번(大便頻繁) 남 25세 소양인 177cm 77kg

3-2. 식후즉변(食後卽便), 대변빈번(大便頻繁) 남 34세 태음인 168cm 82kg

4-1. 만성복통(慢性腹痛) 여 17세 태음인 158cm 57kg

4-2. 만성복통(慢性腹痛) 남 29세 태음인 1 70cm 66kg

5-1. 골반통(骨盤痛), 소화불량(消化不良), 설사(泄瀉), 연변(軟便) 남 34세 태음인

1-1. 연변(軟便), 식후변의(食後便意), 피로(疲勞), 졸음

다음은 노의준 선생의 경험이다.

● 유 ○ ○ 남 44세 태음인 경기도 안양시 동안구 관양1동

키와 체중이 보통이고 얼굴색이 검은 태음인 남성이다.

① 결혼 전부터 연변(軟便)을 본다. ㉠ 병원에서는 과민성 대장증후군이라고 한다. ㉡ 밀가루 음식, 우유, 술 특히 맥주를 마시면 바로 변을 본다. ㉢ 다른 한의원 약을 복용하여도 전혀 효과가 없었다. ㉣ 대변이 불규칙하다. 대변을 보고도 시원치 않다. ② 아침에 식후변의가 있다. ③ 아침에 일어났을 때 약간 하복통이 있다. ④ 피로감이 있다. ⑤ 운전만 하면 졸음이 온다. ⑥ 보기보다는 체력이 약하다. ⑦ 식탐이 있다. ⑧ 긴장하면 요통(腰痛)이 있다. ⑨ 속이 가끔 메슥거린다. ⑩ 방귀가 나오는데 예전부터 방귀냄새가 나기 시작했다. ⑪ 추위와 더위를 타는 편이다. 윗배와 아랫배가 약간 차다. ⑫ 소화는 잘된다. ⑬ 소변색이 커피색이고 거품이 나고 피로하면 소변이 뿌옇다. ⑭ 가끔 열 달아오름이 있고 아침에 일어나기 힘들다.

연변과 식후변의를 목표로 하여 오매환 2배량(오매, 건강, 당귀 1.5돈 세신, 계지, 인삼, 황련 1돈, 황백 0.75돈, 촉초, 경포부자 0.5돈)으로 10일분 20첩을 투약했다.

20여 일이 지난 1월 하순에 확인해 본 결과, 약을 처음 복용하고 나서 2~3일 정도 변을 안보더니 하루에 2번 가량 변을 보았고 약을 모두 복용할 때쯤에는 연변 형태가 거의 정상적으로 조금 굳어지기 시작했다고 한다.

아침 기상하자마자 바로 변의가 있었는데 20~30분가량 지난 후에 변의가 느껴졌으며 식후변의가 소실되었다고 한다. 또한 피로감이 개선되었고 하복통의 빈도와 정도가 호전되었으며 운전을 하면 졸리던 것이 조금 덜하다고 한다. 다시 지난번과 같은 오매환으로 10일분 20첩을 투약했다.

약 보름이 지난 2월 중순에 확인해 본 결과 아침기상시 설사를 2회 했고 설사가 여전하다고 한다.

계속하여 설사를 목표로 하여 오매환(오매 세신 경포부자 계지 인삼 황백1.5 당귀 촉초1 건강2.5 황련3.5돈) 20첩을 40봉으로 달여서 투약했다.

2주가 지난 3월 초순에 확인해 본 결과 아침 식사한 후 하복이 아팠다가 안 아팠다 하고 변의가 느껴지다가 참으면 괜찮아지며 변을 보는 횟수는 1~2번 가량으로 줄었으며 일요일 오전 스케이트를 타면 가슴이 이상한 듯하다고 한다. 만지면 하복랭이 있는 느낌이 있고 가끔 속이 메슥거리며 변은 약간 굳어지는 느낌이 있다고 한다.

다시 일주일이 지난 3월 초순에 확인해 본 결과 일주일가량 약을 복용하고도 전혀 변화가 없고 배변횟수도 여전히 2~3회이고 연변 정도는 오히려 심해졌다고 한다.

1-2. 연변(軟便)

다음은 오창훈 선생의 경험이다.

● 오 ○ ○ 남 31세 태음인 대학생 전라남도 나주시

키는 작고 약간 살집 있는 체격으로 건강해보이고 눈 밑이 검다.

① 어려서부터 연변을 자주 보았다. 피곤하거나 과음하거나 맥주, 우유 등을 마시면 꼭 연변을 보았다. ② 특히 피자, 치킨 등 기름진 음식을 먹으면 거의 바로 화장실을 가게 된다. 식후 변의를 느끼는 경우도 많고, 변을 보아도 개운치 않은 때가 많다. ③ 새벽에 설사를 가끔 하고, 배가 차고 여름에도 이불을 덮지 않고 자면 새벽에 바로 설사한다. ④ 찌르는 듯한 통증과 함께 변을 보고 나면 통증이 많이 줄어든다. ⑤ 보기보다는 체력이 약하다. ⑥ 땀이 많다. 4년 전에 다한증(多汗症) 수술을 받았다. ⑦ 술을 자주 마시고, 최근 계속 뱃살이 늘고 있다.

연변(軟便)이나 식후즉변(食後卽便), 잔변감(殘便感), 설사(泄瀉) 등의 증상이 배가 차다는 점에서 장이 허랭하여 나타난 것으로 보고 온리성과 수렴성이 강한 오매환을 (오자대 크기) 10알씩 식후 복용하게 했다.

3일 복용 후 연변은 멈춰서 복용을 중단했으나 변은 여전히 가늘게 나온다.

약을 먹으면서 술과 기름진 음식을 먹지 않았는데, 연변(軟便)이 나은 것이 술과 기름진 음식을 그 때문인지 약 때문인지는 잘 모르겠다.

風 寒 暑 濕 燥 火 內傷 虛勞 霍亂 嘔吐 咳嗽 積聚 浮腫 脹滿 消渴 黃疸 瘧疾 邪祟 身形 精 氣 神 血 夢 聲音 津液 痰飮 蟲 小便 大便 頭 面 眼 耳 鼻 口舌 牙齒 咽喉 頸項 背 胸 乳 腹 腰 脇 皮 手 足 前陰 後陰 癰疽 諸瘡 婦人 小兒

1-4. 설사(泄瀉), 기상곤권(起床困倦)

다음은 오창훈 선생의 경험이다.

● 정 ○ ○ 남 29세 태음인 회사원 경기도 수원시

피부가 조금 검으며 체격은 보통인 태음인으로

① 3년에 걸친 설사증상이 있다. ② 기운이 없고 아침에 잠이 많이 온다. ③ 뭔가를 먹고 나면 배가 아프면서(장이 꼬이는 것과 같은 통증) 설사한다. ④ 하루에 7~10회 정도 설사하며, 새벽에도 설사하는 경우가 있다. ⑤ 추위를 타며 발이 많이 시리다. ⑥ 술을 먹고 나면 위가 많이 쓰려서 먹지 못한다. ⑦ 장에서 꼬르륵하는 소리가 자주 들린다. ⑧ 잠을 설치는 때가 자주 있다. ⑨ 식욕은 정상이나 소화력이 예전에 비해 약해졌다. ⑩ 추위를 심하진 않지만 조금 타며, 손발이 차갑다. ⑪ 피부는 원래 조금 검으면서 누렇다. ⑫ 아랫배가 차고 냉하다

오래된 설사(泄瀉)와 기허(氣虛)를 치료하기 위하여 오매환으로 5일분 10첩을 투약했다.

약을 복용한 후 약간 가슴이 답답하고 막힌 것 같은 느낌이 하루 정도 이어지다가 이틀째 복용한 후 그런 느낌이 소실되고 대변이 물 설사가 아닌 뭔가 덩어리가 있는 설사였다가 반 제를 복용한 후 설사가 없어졌다. 약을 모두 복용한 지 8일 후에 회식 때 술을 많이 마신 후 다시 설사가 계속되었다.

다시 오매환으로 5일분 10첩을 투약했다. 3첩을 복용 후 설사는 나았으며, 아침에 피곤했던 것이 없어졌다고 한다.

2-1. 대변빈번(大便頻繁), 이급후중(裏急後重), 복명(腹鳴), 가스참, 소화불량(消化不良)

다음은 노의준 선생의 경험이다.

● 김 ○ ○ 남 51세 태음인

뼈대가 굵고 피부가 두터우며 목소리도 다소 큰 편이고 얼굴색이 붉은 편인 태음인이다. 1993년부터 2001년까지 거의 매년 한약을 지으러 오셨던 단골고객으로서 보약으로 십전대보탕을 복용했고, 설사, 소화불량, 요통 등으로 평진탕, 반하백출천마탕을 복용했고, 음주과다로 대금음자 등을 복용했던 남성이다. 이번에도 보약을 지으러 왔다.

① 대변을 보는 횟수는 불규칙하지만 1일 1~2회 정도 보며 대개 연변경향으로 가늘고 퍼지며 변이 조금 나오면서도 배변 후에도 시원치 않은 경향이 있다. ② 음주 후에는 설사를 3회 정도 한다. ③ 배에서 꾸르륵거리는 물소리가 들리는 경우가 있다. ④ 윗배와 아랫배가 약간 차다. ⑤ 소화가 잘 안 되는 편이다. 식후에는 속이 더부룩한 경우가 있고 트림이 자주 나오거나 속이 느글거리는 경우도 있다. 그리고 가스도 찬다. ⑥ 눈에 피로감(疲勞感)이 있다. ⑦ 요즘은 매사가 귀찮고 의욕이 없다. ⑧ 앉았다 일어설 때 약간 어지럽다. ⑨ 추위를 타는 편이고 더위를 심하게 탄다. ⑩ 땀이 머리에, 특히 일할 때 많다. ⑪ 물을 많이 마시고 식사량이 많다. ⑫ 손발이 화끈거리는 감이 있어서 이불을 안 덮고 잔다. ⑬ 소변을 거의 보지 않는다. ⑭ 술을 마시면 잠꼬대를 많이 한다. ⑮ 복진상 특이한 점은 나타나지 않고 다만 제허(臍虛)가 확인되었다. ⑯ 허리가 아프지 않느냐고 물었더니 최근에 허리가 좀 아프다고 했다.

신체조건상 신체 건장하고 체열도 높은 편인 태음인으로 진단 조건상 특이한 점은 없으나 증상 조건상 연변(軟便)과 음주후 설사, 약간의 소화불량이 있다는 점에서 오매환에 반하사심탕의 의미로 반하를 더하여 사용하기로 했다. 오매환에 반하를 더한 처방(오매, 건강, 당귀 6g 세신, 계지, 인삼, 황련 4g 황백 3g 촉초 경포부자 2g+반하 8g)으로 10일분 20첩을 투약했다. 약 3주가 지난 4월 하순에 다시 한 번 약을 드시고 싶다고 전화가 와서 확인해본 결과

1. 약을 복용하고 장이 많이 좋아져서 하루에 변을 보는 횟수도 줄었으며 변도 한 번에 시원하게 보는데, 무르던 변이 한결 단단해졌고 배변 후 시원치 않은 것도 많이 좋아졌다고 했다.
2. 술을 마시면 설사하던 것도 좋아졌다.
3. 배에서 우글우글 소리가 나던 것도 좋아졌다.
4. 가스가 차는 것도 좋아졌다.
5. 전반적으로 배가 편해지고
6. 소화도 한결 잘된다.
7. 트림도 덜 한다.
8. 식후에 더부룩한 것도 호전되었다.

다시 전과 같은 처방으로 10일분 20첩을 투약했다.

2-2. 대변빈번(大便頻繁), 이급후중(裏急後重), 복랭(腹冷), 복통(腹痛), 현훈(眩暈), 소변빈삭(小便頻數), 요통(腰痛)

다음은 노의준 선생의 경험이다.

● 허 ○ ○ 남 49세 태음인

비만하고 몸통이 굵고 피부도 검고 두텁다. 원만하고 순하게 생겼으며 행동은 다소 느린 편이고 얼굴이 커다랗고 직

사각형의 모양인 전형적인 태음인이다.
① 5~6년 전부터 설사처럼 퍼지는 변을 본다. ㉠ 대변을 보는 시간과 횟수는 불규칙하지만 대개는 변이 무르고 설사를 자주하며 하루 3~4번 가량 본다. ㉡ 대변을 오래 보며 시원치 않다. ㉢ 술을 마신 다음날은 3번가량 설사를 한다. ② 하복(下腹)이 매우 차고 윗배도 매우 차다. ③ 가끔 배가 사르르 아플 때가 자주 있다. ④ 하지(下肢)가 매우 차고 때로 시리기도 하다. ⑤ 목마름이 심하여 물을 많이 마신다. ⑥ 간혹 가슴이 뛰고 답답하다. ⑦ 열 달아오름이 있다. ⑧ 피로감이 심하다. 피로하면 눈이 약간 어눌거린다. ⑨ 그러면서 약간 어지럽기도 하다. ⑩ 식성도 좋고 식사량도 많다. ⑪ 5~6년 전부터 소변을 매우 자주 보며 소변을 보고 나서도 시원치 않고 남아있는 듯한 느낌이 있다. 병원에서는 전립선에 문제는 없다고 한다. ⑫ 정력이 감퇴하였다. ⑬ 5~6년 전부터 허리가 약하고 요통이 있다. 허리띠 부위가 뻐근하게 아프다. ⑭ 가끔 속이 쓰리기도 하고 명치에 걸린 듯한 느낌이 들기도 한다. ⑮ 추위를 약간 타고 더위를 타는 편이다. ⑯ 땀이 몸 전체에 아주 많다. ⑰ 따뜻한 것을 좋아하는 편이다. ⑱ 진단을 해보니 ㉠ 손이 다소 크고 굵은 편이다. ㉡ 혀도 큰 편이고 얇은 백태가 엷게 끼어있다. ㉢ 흉곽이 두텁고 늑간이 둔각이다. ㉣ 복부가 약간 연약하면서 배가 넓게 부풀어 있다. ㉤ 복진상 특이한 점은 없으나 약간의 심하비경(心下痞硬)과 중완비경(中脘痞硬)이 있다.
신체조건상 살결이 무른 편이며 비습한 태음인이고 진단조건상 심하비경(心下痞硬)이 확인되었으며 증상조건상 하지(下肢)가 매우 차고 시리다는 부자증이 확인되었다. 주증상으로 오래된 연변(軟便), 설사가 있으며 부수증상으로 하복이 매우 차고 간혹 하복통이 있으며, 그 외 갈증(渴症), 심번(心煩), 상열(上熱) 등의 증상으로 오매환을 확진하고 오매환(오매, 건강, 당귀 9g 세신, 계지, 인삼, 황련 6g, 황백 5g, 촉초, 경포부자 3g)으로 10일분 20첩을 투약했다.
약 2개월이 지난 4월 초순에 확인해본 결과
1. 대변을 보는 횟수가 하루 3~4번에서 2번 가량으로 줄었다.
2. 대변이 물러서 퍼지던 것이 많이 굳어졌고 이제는 형체를 가진다.
3. 대변을 보고 시원치 않던 느낌이 소실되었다.
4. 아랫배와 윗배가 차던 것도 50%가량 좋아졌다.
5. 배가 사르르 아프던 것도 소실되었다.
6. 피로감도 많이 개선되어 체력이 좋아졌다.
7. 갈증이 심하여 물을 많이 마시던 것도 좋아졌다.
8. 어지럽던 증상도 없어졌다.
9. 소변을 매우 자주 보며 남아 있는 듯한 느낌이 들면서 시원치 않던 것도 반 정도 좋아졌다.
10. 요통도 거의 소실되었다. 예전에는 허리띠 부위가 뻐근하게 아팠는데 큰일을 하면 조금 뻐근한 정도이다.
11. 그러나 정력이 약한 것은 여전하다.
다시 전과 같은 처방으로 10일분 20첩을 투약했다.

3-1. 식후즉변(食後卽便), 대변빈번(大便頻繁)

다음은 표승렬 선생의 경험이다.

● 표 ○ ○ 남 25세 소양인 177cm 77kg 강원도 원주시

① 대변을 볼 때 후중감(後重感)이 있다. ② 밥을 먹고 나면 30분 이내에 화장실을 간다. ③ 하루에 3번에서 4번 정도 변을 본다. ④ 특히 술을 먹고 난 다음날은 계속 설사를 하여 하루 종일 화장실을 들락날락거렸다. ⑤ 평소에 소화력이 좋다. ⑥ 체력은 좋고 건장한 편이다.
평소 소화력이 좋고 체력도 좋은 25세 청년의 대변빈번(大便頻繁)과 식후즉변(食後卽便)을 목표로 오매환 1첩을 달여서 복용했다.
1. 1첩을 복용한 후 식후즉변(食後卽便)이 바로 호전되었다.
2. 그 뒤로는 2첩을 더 복용했으며 후중감(後重感)과 대변빈번(大便頻繁)도 호전되었다.

4-1. 만성복통(慢性腹痛)

다음은 노의준 선생의 경험이다.

● 임 ○ ○ 여 17세 태음인 고등학교 2년 158cm 57kg 경기도 안양시 평촌동

통통한 편으로 얼굴은 갈색 경향으로 다소 짙은 편이다.
① 거의 매일 아침마다 어김없이 배가 살살 아프다. 혹 배가 심하게 아픈 때도 있다. ② 그러면서 가스가 잘 찬다. ③ 배가 아플 때 변을 보면 항상 연변(軟便)을 본다. ④ 평소 대변은 2~3일에 1번 보는데 배가 아프거나 하면 하루에도 2~3번 연변 설사를 하는 경우가 많다. ⑤ 대변 상태는 주로 연변이나 굳은 변을 보는 경우도 있다. ⑥ 복통

은 언제부터 그랬는지 모를 정도로 오래전부터 상습적으로 있어왔다. 지금은 평생 그렇겠거니 생각될 정도로 만성적이다. ⑦ 아침마다 복통으로 아침밥을 안 먹고 지날 때가 많다. ⑧ 배가 아픈데도 불구하고 아침밥을 억지로 먹으면 배가 뒤틀리며 설사를 하는 경우가 있다. ⑨ 찬 음식을 먹으면 배가 아프다. ⑩ 특히 찬 우유나 커피우유를 먹으면 영락없이 배가 아프고, 부글부글 가스도 차고 혹 설사를 하는 경우도 있다. ⑪ 그 외 냉 음료 참외 멜론 등도 먹으면 배가 아프다. ⑫ 배가 아픈데 또 얼음물 같은 차가운 것을 먹으면 배가 더 아프다. ⑬ 여름에 배를 내놓고 자면 배가 아픈 경우는 없는 듯하다. 배가 차서 여름에도 배는 꼭 덮고 자서 그런 것 같다. ⑭ 긴장하면 배가 아플 때도 있다. ⑮. 추위를 많이 타고 아랫배도 많이 차고 발도 약간 찬 편이다. ⑯ 식욕도 좋고 소화도 잘된다. ⑰ 평소 겁이 많고 성격이 소심한 편이다. ⑱ 가끔 어지러울 때가 있다. ⑲ 월경은 정상이며 월경통은 없다.
신체조건상 비습(肥濕)한 경향의 태음인으로 추위를 많이 타고 아랫배가 차고 손발도 차며, 진단조건상 맥침약(脈沈弱)하면서 심하(心下)보다는 중완(中脘)에서 더 강한 비경(痞硬)이 있는 여학생에게 오매환으로 14일분 28첩을 투약했다.
약을 복용한 후에 배가 아픈 것이 없어졌다. 그동안 아침마다 일어나도 배가 한 번도 아프지 않았다. 배가 안 아프니 밥도 먹게 되고 이제는 살 것 같다. 긴장을 하면 배가 살살 아프던 것도 없어졌다. 배가 아프지 않으니 복통(腹痛)과 동반된 연변(軟便), 설사(泄瀉)도 없어지고, 평소에 변을 봐도 대변상태가 많이 단단해졌다.
배에 가스가 차는 것은 아직 여전하다고 하여 다시 오매환으로 20일분 40첩을 투약했다.
약을 복용한 후에 배가 아픈 것은 거의 없었다. 간혹 자극성 있는 음식을 먹으면 가스가 차면서 약간 배가 아픈 정도이다. 이제 고3이 되는데, 차후 복통이 다시 발생하면 약을 복용하겠다고 했다.

5-1. 골반통(骨盤痛), 소화불량(消化不良), 설사(泄瀉), 연변(軟便)

● 김 ○ ○ 남 34세 태음인 회사원 서울특별시 강남구 신사동 영진빌딩

3주 전부터 양반다리를 하면 우측 골반에 통증이 있다고 찾아온 회사원으로
① 3주 전부터 양반다리를 할 때 우측 골반에 통증이 있다. ② 소화가 잘 안 되고, 더부룩함, 복통(腹痛), 트림, 가스참, 방귀 등의 증상이 있다. ③ 속에 가스가 차고 불편하다. ④ 변은 1일 2회 묽게 보고 음주 후 설사를 한다. ⑤ 입이 마르고 갈증이 난다. ⑥ 소변은 매우 자주 보나 잠을 잘 때는 안 본다. ⑦ 소변이 잘 안 나오고 시원하지 않다. ⑧ 소변색은 탁하고 거품이 난다. ⑨ 뒷목이 뻐근하고 숨이 차며 건망증이 있다. ⑩ 추위와 더위를 타는 편이다. ⑪ 건조하여 땀이 없는 편이다. ⑫ 발과 윗배가 약간 차고 아랫배는 아주 차다. ⑬ 하루에 5시간 정도밖에 자지 않고, 잠이 부족하다.
이 사람의 주호소는 골반통과 소화불량이지만, 골반통의 원인이 소화불량으로 인한 하복부 인근의 순환부전으로 온 것으로 보이므로 소화불량 증세만 해소된다면 골반통은 저절로 소실된다고 보았다.
대변을 1일 2회 보며 묽게 보고 음주 후에는 설사하는 것으로 보아서 대장의 기능이 저하되어 있다는 것을 알 수 있고, 배가 더부룩하고 가스가 차며 방귀 등의 증상이 있는 것으로 보아 역시 하복부에 속하는 소화기관인 소·대장 기능이 저하되어 있는 것을 알 수 있다.
소화불량과 연변과 하복랭을 동시에 치료할 수 있는 처방을 검토해 보면, 부자이중탕, 진무탕, 승습탕, 오매환 오적산, 장원탕 등이 있으며, 이 중에서 연변의 정도가 심하지 않으므로 황련, 황백, 오매 등 수렴 기능이 비교적 강한 약재가 포함된 오매환을 사용하기로 하고, 거리가 멀어 한 번 오기가 쉽지 않다고 하여 20일분 40첩을 지어주었다.
37일 뒤인 3월 하순에 다시 약을 지으러 왔을 때 확인해 보니, 우측 골반의 통증과 소화불량 증상이 호전되었으나, 가스가 차는 양이 더 많아진 듯 방귀가 자주 나온다고 한다. 설사는 경감되었고 변이 지금도 묽지만 좀 단단해졌다. 소변을 자주 보는 것은 여전하다고 한다.
이번에도 종전과 같은 처방으로 20일분 40첩을 지어주었다.

中統102 寶 온장환 溫臟丸

人蔘 白朮 白芍藥酒炒焦 白茯苓 川椒 當歸 各四兩 細榧肉 使君子肉煨 檳榔 各二兩 乾薑炮 吳茱萸炮 各一兩

蟲積 旣逐而復生者 多由臟氣虛寒 宜溫健脾胃 ① 臟寒 加附子 ② 臟熱 加黃連
[活　　套] 加桂心 烏梅 亦可
[用　　法] 上末 神麯糊丸 梧子大 每五~七十丸 飢時 白湯下
[活套鍼線] 蛔厥(蟲)
[適 應 症] 복랭, 연변, 설사, 소화불량, 회궐복통

처방 설명 온장환은 회충(蛔蟲)으로 인한 복통(腹痛)을 개선하거나, 직접적인 구충(驅蟲)을 목적으로 사용하는 처방이지만, 현재는 약성을 응용하여 복랭(腹冷)으로 인한 설사(泄瀉), 연변(軟便), 대변불리(大便不利), 창만(脹滿), 소화불량(消化不良) 등에 사용한다.

예전에는 충적(蟲積)으로 인한 통증에 사용했다. 소화기관에 회충이 증가하면 무리를 지어 적(積)을 이루는데, 이러한 충적(蟲積)은 작은 것도 있지만 큰 것은 야구공 크기인 것도 있다. 지금은 회충이 거의 없어졌기 때문에 충적(蟲積)을 경험할 수 없지만, 옛날사람들은 얼굴이 창백하거나 파리해지거나 입에서 끈적거리는 침이 계속 흐르기도 하고, 소화불량이 있을 때, 소화제를 복용해도 소용이 없고, 빈혈(貧血)이 심하면서 원인 모르게 늘 아플 때 회충이 있는 것으로 보았고, 대변이나 입으로 회충이 나오거나 배가 단단하게 뭉치는 경우 충적(蟲積)으로 판단했다. 그래서 이런 증상이 있으면서 배가 차고 소화가 안 될 때에는 온장환을 사용했었다.

조문을 보면 '蟲積충적 旣逐而復生者기축이부생자 多由臟氣虛寒다유장기허한 宜溫健脾胃의온건비위'라고 하여 충적(蟲積)을 몰아냈는데도 다시 생기는 것은 대개 장의 기(氣)가 허(虛)하고 차기 때문으로, 비위(脾胃)를 따뜻하고 튼튼하게 해야 한다고 했다. 이것은 회궐복통(蛔厥腹痛)의 원인을 단순히 충적(蟲積)에만 두는 것이 아니라 허랭해지고 연약해져 소화기능이 저하된 것도 원인으로 보았음을 알게 한다. 온장환에는 보기제(補氣劑)가 들어 있어 소화기능을 증가시키며 천초, 건강, 오수유 등으로 온열(溫熱)시켜 소화기능을 개선한다. 동시에 백출, 백작약, 천초, 빈랑 등으로 대장의 운동을 증가시켜 회충이 잘 배출될 수 있는 조건을 만들어 주고, 사군자와 비자는 회충을 마취시키거나 죽여서 대변으로 배출시키는 작용을 한다. 마취시켜 빨리 배출하지 않으면 다시 살아날 수 있기 때문에 소화기의 운동을 활발하게 하여 배출시키는 작용을 강화한 것으로 볼 수 있다.

예전에는 화학비료가 없었으므로 채소를 재배할 때 인분(人糞)을 사용했었다. 부지런한 농부는 인분(人糞)뿐 아니라 개똥이나 소똥을 구하러 다니기도 했다. 1970년대 '새농민'이라는 만화를 보면 대변을 보고 싶을 때 다른 데다 누지 않고 급히 집으로 달려가 자기 집 화장실에 누는 모습을 표현한 장면이 있다. 이처럼 옛날에는 농사를 짓기 위해서는 인분(人糞)이 필요했었다. 그러나 채소를 재배할 때 인분을 사용하면 회충에 감염될 가능성이 높아지기 때문에 옛날에 회충환자가 많았던 것이다.

요즘에는 회충환자가 많지 않기 때문에 온장환을 사장(死藏)된 처방으로 생각할 수 있으나 보기(補氣)·건비(健脾)·온리(溫裏)의 약성과 대장운동을 증가시키는 약성을 활용하여 배가 차면서도 대변이 잘 나오지 않을 때, 배가 차면서 대변이 묽게 나올 때, 만성소화불량, 장염 등에 사용할 수 있고, 본래 대장이 약한 사

람의 보약으로도 사용할 수 있다.

복용법을 보면 굶어서 속이 비었을 때 백탕으로 복용하라고 했는데, 이것은 약성이 음식물과 섞이지 않고 바로 회충에 전달되어 구충작용을 나타내게 하기 위함이라고 할 수 있다. 즉 회충은 음식물을 먹고 살기 때문에 음식과 함께 약을 복용하면 구충작용이 떨어진다. 요즘에도 양약 구충약(驅蟲藥)을 먹을 때 빈속에 복용하는데, 이것도 약성을 감약(減弱)시키지 않기 위함이다.

처방구성 처방구성을 보면 인삼, 백출, 복령의 사군자탕에 천초, 건강, 오수유로 소화기를 온열(溫熱)시키고 비자와 사군자육은 구충(驅蟲)의 주작용을 하며 빈랑이 보조작용을 한다.

인삼은 심장기능을 강화하며 소화액의 분비를 증진시켜 식욕을 강화하고, 위장의 연동운동(蠕動運動)을 항진시켜 소화·흡수를 촉진한다. 백출은 장관활동에 대한 조절작용이 있어서 장관의 자발성 수축활동의 긴장성을 높이고 강직성 수축을 방지한다. 백작약은 평활근의 경련을 억제하고, 중추신경 흥분을 억제하여 진통, 진경, 진정작용을 한다. 백복령은 세뇨관의 재흡수를 억제하여 이뇨를 증진하므로 부종을 경감시킨다. 천초는 식욕을 촉진하고 소화기의 연동운동을 증가시키며 위액분비를 촉진한다. 당귀는 항혈전작용(抗血栓作用)을 하여 혈액순환을 원활하게 하고 철분결핍에 의한 빈혈에 좋은 효과를 나타낸다.

비자는 기생충을 구제(驅除)하고 대변을 잘 나오게 하며 기침을 멎게 하는 작용이 있다. 약리실험에서 촌백충, 회충, 요충, 십이지장충을 죽이는 작용이 밝혀졌다. 사군자는 회충과 요충을 죽이는 작용이 있으며, 독성이 없으므로 소아 회충증에 적합하다. 빈랑은 촌백충, 회충, 요충, 십이지장충을 없애는 것으로 밝혀졌다. 빈랑의 구충작용은 알칼로이드인 아데콜린에 의하여 나타나는데, 아데콜린은 부교감신경을 흥분시켜 소화액 분비를 항진시키며 장(腸)의 연동운동을 강하게 한다. 건강은 혈관확장작용이 있어 혈액순환을 촉진하고, 혈관운동중추를 흥분시켜 직접적으로 강심작용을 나타낸다. 또한 위액과 위산분비를 촉진하여 소화를 돕고, 소화기의 운동을 자극하는 작용도 있다. 오수유는 소화관의 순환을 촉진하여 평활근의 장력을 떨어뜨리고 연동을 억제하여 진경, 제토, 진통작용을 한다.

처방비교 회궐(蛔厥)에 사용하는 **오매환**과 비교하면 오매환은 구충작용보다는 장(腸)을 수렴(收斂)시키는 작용이 강한 반면, 온장환은 온열(溫熱)·보기(補氣)·제습(除濕)시키는 작용이 강하여 복부가 허랭하고 장(腸)이 약하여 복통, 소화불량이 발생했을 때 사용한다. 허랭(虛冷)의 정도는 오매환보다 온장환이 더 심하기 때문에 하복부가 허랭(虛冷)한 상태에서 설사(泄瀉), 복통(腹痛), 세변(細便), 대변빈번(大便頻繁) 등이 나타날 때 사용할 수 있다.

장원탕과 비교하면 두 처방 모두 하초(下焦)가 허한(虛寒)하고 대변불리(大便不利)나 만성소화불량이 있을 때 사용한다. 장원탕은 부자이중탕 또는 이공산에 파고지와 사인을 더한 처방으로 하복부 조직이 견실하지 못하거나 허랭(虛冷)하여 만성 소화불량이나 연변(軟便), 설사(泄瀉) 등이 발생하는 경우에 사용하며, 간혹 하복 허랭(虛冷)을 겸한 소변불리(小便不利)나 음낭수종(陰囊水腫)에도 사용한다. 반면 온장환은 장원탕처럼 복부가 허랭(虛冷)한 상태에서 나타나는 만성 소화불량(消化不良)이나 연변(軟便)에도 사용하지만, 주목적은 구충에 있다.

삼원음과 비교하면 두 처방 모두 회충으로 인한 복통에 사용한다. 그러나 삼원음은 직접 구충(驅蟲)하는 것이 목적이 아니라, 회충이 소화기에 적체되어 복통이 나타났을 때 증상을 완화시키는 것이 목적이고, 허약한 사람의 보약으로도 사용한다. 반면 온장환은 소화기가 허랭하고 약한 상태에서 나타나는 대변불리(大便不利), 연변(軟便) 등에도 사용하지만 주목적은 구충(驅蟲)에 있다.

中統103 寶 축천환 縮泉丸

烏藥 益智仁 各等分

治 脬氣不足 小便頻數 一日百餘次
[用　　法] 上末 酒煮 山藥糊丸 梧子大 臨臥 鹽湯下 七十丸
[活套鍼線] 不禁(小便)
[適 應 症] 소변빈삭, 소변 강박감

처방설명

축천환은 소변불금(小便不禁)과 소변빈삭(小便頻數)에 사용하는 처방이다. 소변을 보는 횟수가 너무 잦아서 소변을 보고 나서 곧바로 다시 보러 가며, 하루에 100여 차례 볼 정도로 자주 소변을 볼 때 사용한다. 조문에는 포기부족(脬氣不足)으로 인해 자주 소변을 볼 때 쓴다고 했는데, 이는 방광신경이 예민해져서 소변을 보고 싶은 생각이 자주 드는 것을 뜻한다.

소변빈삭(小便頻數)의 원인은 크게 전신허약으로 인해 비뇨기조직의 탄력성이 떨어진 경우와, 여러 원인으로 비뇨기조직이 충혈(充血)된 경우로 나눌 수 있다. 먼저, 전신허약으로 인해 조직의 탄력성이 떨어진 경우, 조직의 연약(軟弱)과 더불어 기허증상(氣虛症狀)이 뚜렷하다면 보기제(補氣劑)를 사용하여 탄력성을 강화시켜야 할 것이고, 혈허(血虛)한 경우에도 탄력성이 떨어질 수 있으므로 혈허증상(血虛症狀)이 동반된 경우에는 보혈제(補血劑)가 포함된 처방을 사용해야 한다. 정허(精虛)한 경우에도 탄력성이 떨어질 수 있는데, 소아유뇨(小兒遺尿)에 사용하는 육미지황원이 그 예이다. 이외에도 전해질이 부족하여 배뇨기능을 조절하는 근육의 신축력이 떨어진 경우에도 소변빈삭(小便頻數)이 발생할 수 있으며, 이럴 때는 계장산이 적합하다. 둘째, 비뇨기조직의 충혈(充血)로 인해 소변을 자주 보는 경우이다. 예를 들어 방광염처럼 외부감염에 의해서 조직이 충혈되었을 때 소변을 자주 보는 증상이 나타날 수 있고, 결석(結石)이 조직에 손상을 주었을 때도 조직이 충혈되어 소변을 자주 보는 증상이 나타날 수 있다.

이처럼 나타나는 증상은 동일하지만 바탕이 되는 상태가 다를 수 있기 때문에 구분할 수 있어야 한다. 보기제(補氣劑)나 보혈제(補血劑), 보정제(補精劑)를 사용해야 할 경우 동반되는 다른 증상을 근거로 구분할 수 있을 것이며, 비뇨기조직의 충혈이 원인인 경우에는 소변빈삭(小便頻數)뿐 아니라 배뇨통(排尿痛)이나 혈뇨(血尿) 등이 동반될 수 있다는 점, 특히 증상이 급성으로 나타난다는 점을 고려한다면 쉽게 구분할 수 있을 것이다.

축천환은 위의 상태나 증상이 뚜렷하게 나타나지 않고, 단지 소변을 너무 자주 본다는 것에 주안점을 두어 사용한다. 이는 방광신경이 예민해졌기 때문이라고 생각하는데, 약성으로 볼 때 방광조직에 습체가 발생하여 신경이 예민해진 것으로 판단된다. 특징적인 증상은 생각만 해도 소변을 보아야 한다는 것이며, 체질로 본다면 에너지 발생구조가 견실한 소양인에게 이런 증상이 많이 나타난다.

축천환의 소변빈삭 증상은 양방의 질환명으로 과민성 방광이라고 할 수 있다. 과민성 방광이란 글자 그대로 방광이 너무 예민하여 본인의 의사와는 상관없이 방광배뇨근의 수축이 제 마음대로 일어나는 현상을 말한다. 즉 방광의 활동이 과도하게 일어나는 현상이다. 따라서 소변을 자주 보며(빈뇨), 소변이 마려우면 참지 못할 정도로 강하고 급하게 나타나며(절박뇨), 화장실에 도착하기도 전에 지리는 일(절박요실금)이 나타나게 된다.

과민성 방광은 생명을 위협하는 병은 아니지만 요실금에 따른 위생문제는 물론, 증상에서 보듯이 심한 불편함 때문에 사회 활동을 극도로 제한하는 결과를 초래한다. 화장실에 너무 자주 가기 때문에 일상적인 일을 제대로 할 수 없고, 어디에 가더라도 화장실의 위치부터 먼저 알아 놓고, 화장실이 없을 것 같은 곳에는 잘 가지 않으려 하고, 나아가서는 대인관계, 여행이나 외출 자체를 점점 기피하게 된다. 음식물이나 음료수 섭취도 극도로 제한받게 되어 먹고 싶은 것을 맘대로 먹을 수 없으며, 깊은 잠도 자지 못하는 등 그 불편함을 이루 다 말할 수 없다. 결국 패드나 기저귀를 차고 있어야 되는 심각한 사태에 이르게 된다.

과민성 방광은 성별에 상관없이 모든 연령층에서 일어날 수 있으나 나이가 많을수록 발생빈도가 증가한다, 또 남성보다는 여성에게 보다 더 많이 나타난다. 발생 원인은 방광조직의 연약뿐 아니라 뇌, 척수 등 신경계질환이나 손상, 골반강내 수술, 출산 등에 따른 신경 손상이나 약화가 주원인이 된다. 그 외 전립선 비대증, 요도협착 등 출구폐색, 방광이나 그 주위 장기의 염증, 방광이나 하부요관의 요석 등도 과민성 방광의 증상을 초래할 수 있다. 또한 심리적으로 안정되지 못한 상태에 있거나 우울증 등이 있을 때도 나타날 수 있다.

이런 다양한 원인에 의해 소변빈삭(小便頻數)이 나타났을 때, 모든 경우에 축천환을 쓸 수 있는 것은 아니지만 소변보는 횟수가 너무 잦거나 소변 생각만 해도 소변을 봐야 하는 등의 증상이 심할 때는 축천환을 사용한다.

처방구성

처방구성을 보면 오약과 익지인 단 두 가지로 구성되어 있다. 오약은 온신산한(溫腎散寒)의 효능이 있어 허한(虛寒)으로 인한 소변빈삭(小便頻數)과 유뇨(遺尿)를 치료한다. 약리적으로 보면 오약은 항히스타민 작용이 있어 혈관투과성 항진으로 인한 충혈(充血)을 억제하며, 장(腸)의 연동운동(蠕動運動)을 촉진하여 소화·흡수를 돕고 정장작용(整腸作用)을 하고, 하복부에 정체된 가스의 배출을 촉진하고 진통작용, 특히 하복부의 복통을 완화하는 작용이 있다. 또한 정유는 방향성 건위작용(健胃作用)과 항혈전작용(抗血栓作用), 지혈작용(止血作用)을 한다.

익지인은 보신고삽축뇨(補腎固澁縮尿)의 효능이 있어 소변빈삭(小便頻數), 유뇨(遺尿), 백탁(白濁) 등을 치료한다. 정유성분은 건위작용(健胃作用)이 있고 배뇨를 줄이는 효과가 있으므로 몸이 허약한 사람의 소변빈삭에 많이 사용하며, 약리실험에서는 프로스타글란딘의 합성을 억제하는 것과, 평활근 이완작용으로 쥐의 회장수축에 대한 억제작용이 있는 것이 밝혀졌다.

처방비교

삼기탕과 비교하면 삼기탕은 조직의 연약·무력으로 인한 노인성 소변빈삭에 빈용하는 반면, 축천환은 방광조직에 수분이 울체되어 발생하는 소변빈삭에 사용하는데, 삼기탕을 사용해야 하는 경우보다 소변빈삭 정도가 현저할 때 사용한다.

삼출고와 비교하면 두 처방 모두 소변빈삭에 사용하는데, 삼출고는 산후허약으로 인해 발생하는 소변빈삭, 배뇨통, 소변불리에 사용한다. 반면 축천환은 삼출고를 사용해야 하는 경우보다 소변빈삭의 정도가 심할 때 사용하며, 산후 소변빈삭뿐 아니라 일반인의 소변빈삭에도 사용한다.

육미지황원과 비교하면 육미지황원은 자윤과 청열, 수렴작용을 기본으로 하는 처방으로 산수유가 소변빈삭을 치료하는 주요 본초이다. 육미지황원을 소아 소변빈삭에 사용하면 10명 중 2~3명은 낫는다. 즉 육미지황원은 방광 계통의 선천적인 연약이나 방광조직의 충혈 등을 개선하여 소변빈삭을 치료한다. 반면 축천환은 방광조직에 불필요한 수분이 울체되어 발생하는 소변빈삭에 사용하는데, 소변빈삭 정도는 육미지황원을 써야 하는 경우보다 심하다.

➔ 활용사례

1-1. 소변 강박감, 소변빈삭(小便頻數) 여 42세 소양인
1-2. 소변빈삭(小便頻數) 여 82세 조열성태음인
1-3. 소아소변빈삭(小兒小便頻數) 여 6세 열성태음인
1-4. 소변빈삭(小便頻數) 남 8세 태음인
1-5. 소변빈삭(小便頻數) 여 41세 태양성소양인
2-1. 복용례
3-1. 효능확인 모호례-소변빈삭(小便頻數) 여 58세 소음인
4-1. 실패례-소변빈삭(小便頻數), 하복랭(下腹冷), 복부자통 여 40대 초반 164cm 63kg

➔ 축천환 합방 활용사례

1-1. +독활기생탕 - 퇴행성관절염, 몸살기, 소변빈삭(小便頻數) 여 63세 소양인 151cm 62kg
2-1. +귀비탕 - 대변란(大便難), 가는변, 소변빈삭(小便頻數) 여 66세 태음인 160cm 61kg

1-1. 소변 강박감, 소변빈삭(小便頻數)

● 김 ○ ○ 여 42세 소양인 주부 경기도 안양시 안양2동

보통 키에 보통 체구이며 평소 행동이 빠르고 음식도 빨리 먹는 편이다.
45일 전 전기장판에 온도를 높여 지낸 뒤부터
① 갑자기 소변이 마렵다고 생각하면 참지 못하겠다. ② 소변이 조금만 들어 있는 듯해도 화장실을 가야 한다. ③ 불안하면 소변을 보러 간다. ④ 괜히 소변 때문에 불안해지고 소변을 보러 가야 한다는 강박관념이 늘 있다. ⑤ 외출할 때는 소변 때문에 항상 신경을 많이 쓴다. ⑥ 비뇨기과에 가니 이상이 없다고 한다. ⑦ 다른 한의원에서 한약을 2제 복용했으나 차도가 없다.
전기장판의 온도를 높인 후 발생한 것으로 보이는 소변빈삭(小便頻數)을 목표로 축천환을 사용하기로 하고 오약 3돈, 익지인 3돈으로 처방을 구성한 뒤 산수유 4돈을 더하여 10일분 20첩을 지어주었다.
25일 뒤 아들의 보약을 부탁하면서 그간의 경과를 말해주었다. 약을 먹은 뒤부터는 소변을 자주 보는 것도 없어졌고 무엇보다도 소변을 보러 가야 한다는 강박관념과 불안감이 없어졌다는 것이다.
한약을 먹고 소변빈삭이 나았다는 것은 이해할 수 있으나 소변 때문에 늘 불안하고 또 생각만 해도 화장실에 가야하는 강박관념까지 없어졌다는 것이 여간 신기한 것이 아니라고 했다.
이미 다 나았으나 곤욕을 당했기 때문에 방광도 튼튼히 할 겸 1제를 더 원하여 같은 처방으로 1제를 지어주었다.

1-2. 소변빈삭(小便頻數)

● 조 ○ ○ 여 82세 조열성태음인 서울특별시 마포구 상수동

보통 키에 약간 마른 체구이며 조열하나 입술이 두터운 할머니로 중풍이 와서 좌반신이 불편하여 거동이 불편한 상태인데 그 와중에 소변빈삭(小便頻數)이 발생했다.
① 신장염을 앓고 난 뒤부터 소변빈삭이 있으며 ② 특히 야간에는 10분마다 1번씩 소변을 봐야 한다. ③ 중풍으로 몸이 불편한데 소변마저 빈번하니 매우 불편하다고 한다. ④ 소변빈번으로 잠을 못 잔다.
할머니의 소변빈삭을 목표로 축천환을 탕제로 하여 2일분 4첩을 지어주었다.
복용한 뒤 소변빈삭이 많이 나아져 밤소변이 현저히 줄어들어 잠을 잘 수 있다고 했다.

1-3. 소아소변빈삭(小兒小便頻數)

● 최 ○ ○ 여 6세 열성태음인 경기도 안양시 비산동 초원주택

냉대하와 구내염으로 회춘양격산을 복용한 적이 있는 열이 많은 어린이가 이번에는 소변빈삭을 호소해 왔다.
① 소변빈삭으로 2분마다 한 번씩 화장실에 간다. ② 뚝뚝 떨어질 정도로 땀이 많다. ③ 몸이 안 좋아지면 혀가 갈라진다. ④ 두통이 있다. ⑤ 감기에 자주 걸리고 감기에 걸리면 목이 아프다. ⑥ 더위를 타고 찬물을 많이 마신다. 음식도 찬 것을 좋아한다. ⑦ 체열은 높은 편이고 찬 방에서 자기를 좋아한다. ⑧ 식욕은 좋다. ⑨ 겁이 많아서 소심한 편이다.
6세 태음인 여아의 소변빈삭(小便頻數)에 축천환을 탕제로 하고 방광수렴을 위해 산수유 3돈, 모려 3돈을 더하여 5일분 10첩을 지어주었다.
15일 뒤에 다시 왔을 때 증상을 살펴보니, 지난번 약을 복용한 뒤로 화장실에 2분마다 가던 것이 많이 줄어들었다며

고맙다고 한다. 줄기는 했어도 여전히 소변빈삭이 남아 있어서 약을 더 지어달라고 하여 다시 지난번과 같은 처방으로 5일분 10첩을 지어주었다.
4개월 후에 지난번 냉대하가 재발하여 약을 지으러 왔을 때 소변을 자주 보던 것은 어떠냐고 확인해 보니, 지난번 약을 연속하여 2번 지어먹은 후로는 소변빈삭은 없어지고 완전히 정상으로 돌아왔다고 한다.

1-4. 소변빈삭(小便頻數)

다음은 노의준 선생의 경험이다.

● 이 ○ ○ 남 8세 태음인 경기도 안양시 만안구 석수2동

살결이 탄탄한 편이며 약간 살집이 있고 얼굴색이 검은 편이다.
① 7일전부터 소변을 자주 본다. ㉠ 갑자기 1시간 안에 몇 번씩 폭발적인 빈뇨 현상을 보인다. ㉡ 1시간에도 4~5번씩 소변을 보러 화장실을 갈 때가 있는데 소변을 볼 때 처음 몇 번은 잘 나오다가 나중에는 잘 안 나오는 경향이 있다. ㉢ 소변을 보러 가는 도중에 소변을 참으라고 하면 팬티에 소변을 지리는 경우도 있다. ② 중이염이 있어서 병원에 다니는데 그 이후로 소변빈삭이 생긴 듯하다. ③ 소변은 하루에 5회 가량 보는데 최근에 빈삭(頻數)이 생겼다. ④ 전반적으로 체력이 저하된 듯이 보인다. ⑤ 비염이 있는데 날씨가 차면 시작된다. ⑥ 추위를 약간 타고 더위를 타는 편이다. ⑦ 찬 것과 단 것을 좋아하고 육류를 잘 먹는다. ⑧ 복진을 해보니 제하허(臍下虛)가 확인되었다.
7일 전부터 발생한 소변빈삭(小便頻數)을 목표로 축천환(오약 40g, 익지인 40g)으로 5일분 10첩을 투약했다.
약 1년이 경과한 5월 하순에 확인해본 결과
1. 약을 복용하고 소변빈삭이 소실되었다. 그러나 요즘도 소변을 자주 보는 경향은 여전히 남아있다.
2. 이번에는 보약을 지으러 왔는데 아침에 잘 못 일어나는 경향이 있다고 한다.
복진상, 제하허 등을 참고하여 육미지황원(숙지황 16g, 산수유, 산약 8g, 복령, 택사, 목단피 6g)에 축천환의 의미로 오약, 익지인 12g을 가하고 녹용 3g을 더하여 5일분 10첩을 투약했다.

2-1. 복용례

● ○ ○ ○ 남 25세 소음성태음인 172cm 66kg

평소에 별다른 증상이 없는 상태에서 축천환을 복용했는데, 속이 약간 따뜻해지는 것 같았다.

● ○ ○ ○ 남 25세 소양성태음인 175cm

평소에 별다른 증상이 없는 상태에서 축천환을 복용했는데, 속이 약간 따뜻해지는 것 같았다.

● ○ ○ ○ 남 28세 175cm

평소에 별다른 증상이 없는 상태에서 축천환을 복용했는데, 변화가 없었다.

● ○ ○ ○ 남 28세 173cm

평소에 별다른 증상이 없는 상태에서 축천환을 복용했는데, 변화가 없었다.

● ○ ○ ○ 남 34세

평소에 별다른 증상이 없는 상태에서 축천환을 복용했는데, 속이 약간 따뜻해지는 것 같았다.

● ○ ○ ○ 남 35세 열성태음인

평소에 별다른 증상이 없는 상태에서 축천환을 복용했는데, 변화가 없었다.

● ○ ○ ○ 여 31세

평소에 가벼운 빈혈기가 있다. 축천환을 복용한 후 변화가 없었다.

3-1. 효능확인 모호례-소변빈삭(小便頻數)

다음은 임준홍 선생의 경험이다.

● 서 ○ ○ 여 58세 소음인 서울특별시 서초구 방배동

키가 크고 마른 체격에 피부가 희고 약해 보이나 건강한 편이다. 특별한 일이 없었으나 갑자기 소변이 너무 자주 마

렵다고 했다.
① 소변을 30분 간격으로 본다. ② 잘 때 화장실을 5번 이상 갔다. ③ 소변은 잘 나오나 잔뇨감이 있다. ④ 소변을 잘 못 참는다. ⑤ 소변색은 조금 진하고 소변볼 때 조금 쓰라리다. ⑥ 추위는 타는 편이고, 더위도 약간 탄다. ⑦ 식욕은 정상이고 대변도 정상이다. ⑧ 특별히 갈증은 없고 소변을 자주 봐서 일부러 물을 잘 안 마신다. ⑨ 그 외 특별한 것 없다. ⑩ 병원에서는 신경성이라고 하며 2일치 약을 주었는데 약을 먹은 후 조금 나아졌다.
규칙적인 생활을 하면서 특별한 변화가 없었는데 갑자기 소변빈삭이 생겼다고 하고 그 외에 특별한 증상도 없어서 추위로 인한 긴장으로 방광의 탄력이 떨어지고 과민해진 것으로 보았다. 또 조금 쓰라리다는 것으로 보아 약간 염증도 있는 것 같았다.
소변빈삭이나 잔뇨감은 대부분 방광이나 요도 괄약근 이완으로 인해 수축력이 약화되어 나타나는 증상으로 원인은 기허로 인한 것도 있고, 자윤부족, 수분이나 담음의 울체, 전해질 부족, 충혈이나 감염 등도 있으며, 원인에 따라 삼기탕, 육미, 계장산, 오림산, 축천환 등을 쓴다. 이 경우는 기허나 음허, 담음 등의 증상은 보이지 않으므로 온신산한하여 삽정축뇨하며 방광염으로 인한 과민성 소변빈삭에 사용하는 축천환을 사용하기로 했다.
소변빈삭에 사용하는 기본방제 중 하나인 축천환의 효능을 시험해 볼 겸해서 축천환의 구성약재인 오약, 익지인, 산약에 수렴성을 높이기 위해 산수유를 더하여 처방하기로 했다.
오약, 익지인, 산수유 각 12g 산약 8g 으로 4첩을 탕으로 투약했다.
약을 투약할 때 병원약을 먹어서 이미 상태가 호전된 상황이라 직접적인 효과를 알긴 힘들었다. 아무튼 4첩을 먹은 상태에서 소변은 정상이었으며 그 이후 몇 주가 지났으나 전혀 문제없이 지내고 있다.

4-1. 실패례-소변빈삭(小便頻數), 하복랭(下腹冷), 복부자통

다음은 임형철 선생의 경험이다.

● ○ ○ ○ 여 40대 초반 경기도 성남시

유치원 교사이다. 다이어트를 위해 상담하던 중 소변빈삭이 심하다고 하여 검토했다.
① 소변빈삭이 있다. 물을 마시면 수십 분 이내에 요의가 있으나 요량이 많지 않다. 섭취한 물의 양에 비해 소변을 보는 횟수가 잦다. ② 소변을 참으면 하복부에 자통이 있다. ③ 최근 1년간 7kg 이상 살이 쪘다. ④ 현훈증이 있으며 기립성이 아니다. 즉 일상생활 중에 쓰러질 듯한 어지럼증을 느낀다. 전술한 현훈증은 7년 전에 한약을 먹고 치료된 적이 있으나 1년 내에 재발했다. ⑤ 신경성 변비가 있다. 변의 상태는 나쁘지 않으나 환경에 민감하다.
⑥ 오랫동안 서서 일할 경우 하체가 붓는다. 최초 상담시 질문했을 때는 아니라고 대답했으나, 질문을 듣고 나서 비로소 붓고 있음을 자각했다고 한다. ⑦ 아침저녁으로 가래가 심하게 끼며 낮에도 가래가 있다. 본인은 가래가 직업적인 문제라고 생각하고 있다. ⑧ 전신이 따뜻한 편이지만 하복부에서는 냉감을 느끼며 심한 편이다. ⑨ 입이 당겨서 많이 먹는다. 소화에는 문제가 없으나 가끔 가스가 차는 듯한 느낌이 있다. ⑩ 땀은 없다.
3개월 전 방광염이 있었으나 완치 여부를 확인하지 않았다고 한다.
최초 상담시에는 무작정 다이어트약만 요구했지만, 소변이 아무래도 걸렸다.
7년 전 한약을 먹었을 때 하초가 찼고 생리에 이상이 있었다는 점과 물을 먹으면 요의를 느끼지만 정작 소변량이 많지 않은 점으로 미루어 일부 심인적인 측면도 있지만 일단 방광의 기능에 이상이 있는 것으로 보였다(*최초에는 현훈증과 부기를 호소하지 않았다). 방광의 과도한 긴장을 풀어주고 하초를 온보하면 치료될 것으로 보았다.
축천환은 소변빈삭에 빈용하는 약으로 선택에 그리 어려움은 없었다. 고방의 영강출감탕을 추천받기도 했지만 환자의 상태를 자주 확인할 수 없는 상황이라 효과가 확실하다고 정평이 난 축천환으로 처방을 선정했다.
축천환의 구성은 오약, 익지인이 각 1:1이지만 본래 환약이라 탕으로 전탕할 때의 양이 책에 나와 있지 않았다. 다른 축천환의 치험례를 감안하여 첩당 15g으로 생각했으나 탕약이 흡수가 빠르다는 점과 환자와 연락이 쉽지 않음을 감안하여 한 첩을 10g으로 하고 일단 반 제를 짓기로 했다. 축천환에 방광염의 병력을 감안하여 만약에 대비하여 염증에 효과가 있는 포공영을 1돈 가하고, 아울러 하초를 온하는 기능을 돋우기 위해 소회향을 1돈 가하여 처방을 구성했다.
오약, 익지인 10 포공영 소회향 4 * 10첩. 10첩으로 20팩을 전탕하여 1일 3회, 1주일간 복용하도록 했다.
약 5일 정도 복용한 뒤에 확인해 보니, 하복부 냉감은 확연하게 개선되었고, 하복부 자통의 경우에는 직장에서는 느끼지 못했다고 한다. 그러나 소변빈삭은 자각할 만한 차도를 보지 못했다.
일단 하복부 냉감은 개선되었으므로 축천환을 더 복용하기를 권하고 싶었지만, 환자가 현훈증과 부기를 호소하기 시작했고 여러 가지 사정상 계속해서 권하기가 힘들어서 일단 남은 이틀분만 마저 복용토록 하는 것으로 했다.
일단 약이 듣지 않아서 아쉬웠다. 환자의 증세가 축천환증이라고 판단을 내렸는데, 좀 더 고민해서 양을 늘렸다든가 혹은 영강출감탕 등 다른 유효한 방제를 합방했으면 어땠을까 싶기도 하다. 스스로 경험과 능력이 부족함을 다시 한 번 절실히 깨닫는 좋은 계기가 됐다.

中統104 寶 계장산 鷄腸散

鷄腸燒 牡蠣 白茯苓 桑螵蛸蒸 各五錢 辣桂 龍骨 各二錢半 薑三片 棗二枚

[出　典] 東醫寶鑑·方藥合編 : 治 小兒遺尿 脬寒 陽虛　① 每二錢煎服 或末 每一錢米飮調下
[活套鍼線] 小兒遺尿(小便)
[適 應 症] 야뇨, 소변불금, 소변실금, 소변빈삭, 잔뇨감

처방설명 계장산은 소아가 오줌을 가리지 못하는 데에 사용하는 처방이며, 약성을 응용하여 성인의 요실금(尿失禁), 야간빈뇨(夜間頻尿), 소변불금(小便不禁)에도 사용한다.

소아(小兒)를 보통 소양지체(少陽之體)라고 한다. 이는 급속하게 성장하는 시기이므로 체열(體熱)이 높기 때문이다. 이러한 이유 때문에 외부자극을 받아 질병에 이환(罹患)되었을 때 체열이 높은 만큼 발열(發熱)이 동반되는 경우가 많고, 대사가 빠른 만큼 체액(體液)과 전해질(電解質)의 결핍이 잇따를 수 있다. 더구나 예전에는 만성적으로 영양분이 부족했을 뿐 아니라 구토나 설사로 인해 전해질의 불균형을 일으키는 원인이 상존해 있었다고 할 수 있다. 요즘에도 소아가 설사를 심하게 하는 경우 전해질이 부족해져 심하면 경련을 일으킬 수 있다고 경고하는데, 예전에는 얼마나 더 심했겠는가.

계장산은 이렇게 전해질의 불균형으로 인해 밤에 자다가 오줌을 싸는 증상이 나타났을 때 사용한다. 물론 만성적인 영양결핍이나 허약으로 인해 방광기능이 약해진 상태에서 전해질이 결핍되었을 때 사용한다고 보는 것이 타당할 것이다. 또한 이런 증상은 설사나 구토를 심하게 하여 일시적으로 전해질이 부족해졌을 때 나타나는 것이 아니라, 만성적인 영양부족과 허약으로 조직이 연약해지고 전해질이 부족해져서 발생하는 것으로 보아야 한다.

계장산에는 흡수가 빠른 동물성 자양분인 계장(鷄腸)과 상표초가 들어 있어 자윤(滋潤)을 공급해 주는 작용이 있고, 용골과 모려가 들어 있어 부족해진 전해질을 보충하는 작용이 있어 소아의 야뇨증을 치료한다. 문제는 야뇨증에 사용하는 처방이 많기 때문에 서로 구분할 필요가 있다는 것이다. 가장 많이 사용하는 처방으로 육미지황원과 소건중탕이 있다. 육미지황원은 방광·요도괄약근에 자윤물질(滋潤物質)이 결핍되어 수축력이 약화되었을 때 사용하는데, 숙지황과 산약으로 자윤을 공급하고 산수유는 이완된 조직을 수렴시켜 조직의 탄력을 회복시키기 때문에 야뇨증이 치료되는 것이다. 또 마르고 수척한 체형의 소아에게는 소건중탕이 적합할 수 있는데, 이러한 유형은 만성적으로 영양이 결핍되어 조직이 연약해진 것이 원인이다. 계장산도 허약한 소아의 야뇨증을 목표로 사용하기 때문에 사실 육미지황원이나 소건중탕과 구별하기 쉽지 않다. 구분한다면 육미지황원은 약간 열성(熱性)을 띠고 있는 경우가 많고, 소건중탕은 야뇨증 외에도 복통처럼 소건중탕을 사용할 수 있는 특징적인 증상을 찾을 수 있으며, 대체로 수척한 체형을 가졌다는 특징이 있을 때 적합하다. 반면 계장산은 위의 증상이 뚜렷하게 나타나지 않고, 단지 허약으로 인해 방광기능이 약해지고 전해질이 결핍되었을 때, 특히 '야뇨증'이라는 증상을 목표로 사용한다는 특징이 있다.

계장산은 성인의 요실금(尿失禁)에도 사용한다. 어른도 어린이처럼 전해질이 부족한 경우에 요실금이 발생할 수 있으며, 이럴 때 계장산을 사용한다. 또한 출산할 때 늘어났던 산도(産道)가 수축되지 못한 경우 요도괄약근의 수축력에 영향을 주어 요실금을 유발할 수 있는데, 이럴 때도 계장산을 사용한다. 물론 이런 경우 보중익기탕이나 삼기탕 같은 보기제(補氣劑)를 사용할 수 있겠지만 기허(氣虛)와 혈허(血虛) 증상이

뚜렷하지 않을 때 계장산을 사용할 수 있다.

처방구성 처방구성을 보면 군약인 계장은 닭의 창자를 소존성(燒存性)으로 했기 때문에 수렴성이 매우 강하다. 계장 대신 계내금을 쓰기도 하는데, 계내금은 닭의 모래주머니 안쪽에 있는 점막층이다. 닭은 치아가 없기 때문에 음식을 씹지 못할 뿐 아니라 모래와 모이를 함께 삼키기 때문에 위가 두텁고 아주 질기며 소화력이 강하다. 그래서 이와 턱이 있어 음식을 씹을 수 있는 동물보다도 위산(胃酸)이 강하고 많이 나온다. 따라서 대변의 산도도 매우 강해 조류의 똥을 맞으면 나무가 자라지 못하여 죽는 경우도 있다. 마찬가지로 계장은 수렴작용이 대단히 강한 약재이며, 냄새가 독하여 탕(湯)으로는 쓰기 어렵고 산(散)이나 환(丸)으로 복용해야 한다. 약리적으로는 위장의 운동을 증가시키며, 위벽의 신경근육을 흥분시켜 위액 분비를 촉진하고, 미량의 pepsin과 amylase가 함유되어 있어 소화액 역할을 대신하기도 한다.

모려와 용골에 포함된 다량의 칼슘은 아세틸콜린(Acetylcholine)의 합성을 촉진하여 교감신경 흥분을 완화하고, 뇌파의 이상발작을 진정시키는 힘이 강하다. 또한 골격근의 경련을 완화하는 작용이 있어, 칼슘결핍으로 인해 이완 또는 수축되어 있는 방광근육을 조절하여 유뇨(遺尿), 실금(失禁), 불금(不禁), 야뇨(夜尿) 등을 치료함을 알 수 있다.

상표초는 사마귀의 알집이며 뽕나무에 붙어 있는데, 음력 2~3월에 따서 찌거나 구워서 사용한다. 이렇게 하지 않으면 설사를 유발하기 때문이다. 상표초에 대한 약리연구는 많이 진행된 바가 없으나 전통적으로 몽설(夢泄), 유정(遺精), 유뇨(遺尿) 등에 많이 사용하고 있다. 백복령은 세뇨관의 재흡수를 억제하여 이뇨를 증진하므로 부종을 경감시킨다. 날계(辣桂)는 매운 계피이며 일반 계피보다 약성이 강하여 온열작용(溫熱作用)을 통해 순환을 촉진시켜 이완된 조직의 회복을 돕는다.

처방비교 소변빈삭(小便頻數)이나 소아야뇨(小兒夜尿)에 많이 쓰는 **육미지황원**과 비교하면, 육미지황원은 자윤과 청열, 수렴을 기본으로 하는 처방으로 산수유가 소변빈삭을 치료하는 주요 본초이다. 육미지황원을 소아 소변빈삭에 사용하면 10명 중 2~3명은 낫는다. 즉 육미지황원은 방광 계통의 선천적인 연약이나 방광근육의 불필요한 충혈 등을 제거해 준다. 이와 달리 계장산은 자윤과 전해질 결핍으로 방광조직의 수축력이 저하되어 나타나는 야뇨와 실금, 유뇨, 잔뇨감, 빈삭, 불금 등에 사용한다.

축천환과 비교하면 축천환은 방광조직내의 습체로 인해 방광조직이 이완되고 약간 팽창하여 방광신경이 과민해지고, 습체로 인해 방광괄약근의 기능이 약해져 있는 상태에서 발생하는 소변빈삭에 사용한다. 반면 계장산은 방광조직의 자윤결핍과 칼슘 등 근수축에 관여하는 전해질 결핍으로 인해 방광 수축력이 약화되어 야뇨, 실금, 잔뇨감 등이 발생했을 때 사용한다.

삼기탕과 비교하면 두 처방 모두 야뇨, 불금, 실금 등에 사용하는데, 삼기탕은 방광·요도괄약근의 수축력이 약화되어 발생하는 증상에 사용하며, 야뇨보다는 허약이나 노화로 인한 실금(失禁)에 사용하는 경우가 많다. 반면 계장산은 실금(失禁)이나 불금(不禁)에도 사용하지만 유뇨(遺尿)에 사용하는 경우가 많고, 자윤부족과 전해질 결핍이 원인인 경우에 사용한다.

→ 활용사례

1-1. 야뇨(夜尿), 소변불금(小便不禁), 실금(失禁) 여 21세 소음인
2-1 소변빈삭(小便頻數), 잔뇨감(殘尿感) 여 45세 소음성태음인

1-1. 야뇨(夜尿), 소변불금(小便不禁), 실금(失禁)

● 이 ○ ○ 여 21세 소음인 경기도 안산시 고잔동 주공아파트

어려서부터 지속되어온 야뇨(夜尿)와 소변불금(小便不禁), 실금(失禁)이 처녀가 되도록 고쳐지지 않아 고민이 많은 아가씨이다.

① 어려서부터 1달에 15일 정도 야뇨가 있는데 1주일 내내 오줌을 쌀 때도 있고 싸지 않을 때도 있다. ② 동시에 오줌이 마려우면 못 참는다. ③ 오줌을 지리며 오줌이 새어나와 속옷이 젖는다. ④ 6개월 전 감기 뒤부터 가래가 많다. ⑤ 4년 전부터 위염이 있다. ⑥ 월경통은 월경 전날과 첫날에 아랫배와 허리에 있다. ⑦ 추위를 탄다. ⑧ 손은 따뜻하고 발은 차다. ⑨ 전신피로감이 있고 발에 쥐가 자주 난다. ⑩ 소화력이 약하고 거북하고 느글거리고 헛구역이 난다.

어려서부터 있어온 야뇨(夜尿), 소변불리(小便不利)를 목표로 계장산을 사용하기로 하고 소변불금을 감안하여 축천환을 합하고 산수유 4돈을 더한 뒤 소화력이 약하다는 점에서 백출 5돈을 더하여 10일분 20첩을 지어주었다.

2달 뒤인 4월 초순에 내방했을 때 확인해 보니, 물 마시는 것을 조절하면 야뇨가 일어나지 않고 1달에 4~5번 정도만 실수하며, 평소 소화가 잘 안 돼서 그런지 약을 복용하는 중에 구토가 있었다고 한다.

야뇨증이 많이 호전되었으나 아직 완치단계는 아니고, 구토증상이 있다고 하여 전과 같은 처방에 평진탕을 합방하여 10일분 20첩을 지어주었다.

4개월 뒤인 8월 중순에 내방했을 때 확인해 보니, 그간 야뇨가 없었다가 지난 1주일간 다시 야뇨를 했고 소변불금은 격감하였으며 실금은 완전히 소실되었다고 한다.

계속하여 같은 처방으로 10일분 20첩을 지어주었다.

2-1. 소변빈삭(小便頻數), 잔뇨감(殘尿感)

다음은 노의준 선생의 경험이다.

- 김 ○ ○ 여 45세 소음성태음인 경기도 안양시 동안구 관양동

키와 체격이 보통이고 얼굴색이 하얀 소음성태음인 부인으로

① 소변불리(小便不利)가 있다. ㉠ 최근 과도하게 걷고 난 후에 소변이 시원치 않고 잔뇨감이 많이 남아 있다. ㉡ 소변은 낮에 5-6번 정도로 자주 본다. ② 갈증이 나며, 입이 마르고 혀 양쪽이 아린 듯하다. 물은 많이 마시지 않는다. ③ 상열감(上熱感)이 있다. ④ 긴장을 하거나 흥분할 때 가슴이 답답하고 두근거린다. ⑤ 불안하고 잘 놀란다. ⑥ 추위와 더위를 심하게 탄다. ⑦ 손발은 따뜻하고 발등이 뜨끈뜨끈하며 화끈거린다. ⑧ 제허(臍虛)가 미약하게 잡힌다. ⑨ 동계(動悸)가 심하다. ⑩ 복직근연급(腹直筋攣急)이 있다. ⑪ 복부 탄력도는 보통이다.

소변빈삭과 잔뇨감은 대부분 방광이나 요도 괄약근 이완으로 인해 수축력이 약화되어 나타나는 증상이므로 이를 보강하여 치료해야 할 것으로 보인다. 방광이나 요도의 괄약근 연약의 원인은 여러 형태가 있다. 선천적 허약이나 급격한 체력 저하로 나타나는 기허로 인한 것이 있으며, 방광 조직에 자윤이 결핍되어 괄약근이 이완되어 나타나는 것도 있고, 방광이나 요도 괄약근에 전해질이 부족하여 수축력이 약화되어서 나타나는 경우도 있다. 그뿐 아니라 요도 방광에 수분이나 담음이 울체되어 나타나는 경우도 있다. 이외에도 방광이나 요도괄약근의 충혈이나 감염으로 인해 과민해져 나타나기도 하고, 출산이나 출산 후유증으로 방광이나 요도괄약근이 이완되어 나타나는 경우도 있다.

이 부인의 경우는 기허증이 있는 것도 아니고 음허증도 나타나지 않고 자윤의 결핍만으로 인해서 나타나는 것도 아니다. 평소 손발은 따뜻하고 발등이 뜨끈뜨끈하며 화끈거린다는 점이나 가슴이 뛰고 답답하다는 증상들을 보면 기허나 양허증은 아니라고 볼 수 있어서 혹시 전해질의 부족과 자윤의 결핍으로 인해서 나타나는 소변빈삭이 아닌가 검토해 보았다.

처음에는 기허유뇨에 쓰는 삼기탕증이 아닌가 고민을 했으나, 삼기탕에 들어가 있는 보중익탕증 즉 기허(氣虛)나 제변동계(臍邊動悸), 눈에 힘이 없음, 목소리 작음, 소화기능이 약함, 피곤시 진땀나는 증상 등의 증상이 없었다. 신체조건상 약해 보이지 않았고 살집도 보통이었으며 용골, 모려증에 해당되는 심한 동계(動悸)가 잡혔으므로 용골, 모려가 있고 소아(小兒) 유뇨(遺尿)에 쓰는 계장산을 쓰기로 했다.

소변빈삭과 잔뇨감을 목표로 계장산 본방에 산수유 3돈을 더하여 5일분 10첩을 지어주었다.

며칠 후 전화가 와서는 저녁 때 약을 먹고 나서부터, 하루 동안 속이 더부룩하고 가스가 나오고 변 색깔이 약간 파란색이었다. 하루 걸러 변을 보는 변비 경향이 생겼다고 하여 계속 복용토록 했다. 하루 이틀 지나고 나서는 잔뇨감을 비롯한 모든 증상이 소실되어 편안하고 다 나은 듯한 느낌이 들었다.

5개월 뒤인 10월 초순에 다시 와서는 다음과 같은 증상을 호소했다

① 소변을 참았더니 양쪽 하복부가 팽창되고 긴장된다. 잘 때는 괜찮은데 의식이 있거나 작은 공간에 갇혀 있을 때 이런 현상이 일어난다. ② 잔뇨감이 있다. ③ 소변이 시원치 않게 나온다. ④ 낮에만 소변빈삭(小便頻數)이 있다. 새벽 두 시에 자는데 그 이전에 소변을 보고, 잘 때는 안 본다. ⑤ 현재 감기기운으로 진땀이 약간 나고 답답하다.

하복팽창감, 잔뇨감, 소변빈삭, 소변불리를 목표로 계장산 본방에 산수유 3돈을 더하여 10일분 20첩을 투약했다.

12월에 다시 왔을 때 확인하여 보니, 계장산을 복용한 뒤 하복 팽창 긴장감과, 잔뇨감, 소변불리, 소변빈삭 등 예전에 호소한 모든 증상들이 소실되었다고 한다.

中統105 寶 비해분청음 萆薢分淸飮

石菖蒲 烏藥 益智仁 萆薢 白茯苓 各一錢 **甘草** 五分 **鹽少許**

治 小便白濁 凝結如糊 ① 空心服
[活套鍼線] 赤白濁(小便)
[適 應 症] 소변백탁, 오줌소태, 잔뇨감, 소변빈삭, 소화불량

처방설명

비해분청음은 소변적백탁(小便赤白濁)에 사용하는 처방이다. 소변백탁(小便白濁)이란 소변이 쌀뜨물처럼 뿌옇거나 죽처럼 엉기는 형태를 뜻하며, 소변적탁(小便赤濁)이란 출혈로 인해 백탁(白濁)과 함께 혈액이 섞여 나오는 것을 말한다. 소변백탁은 대부분 영양이 과잉되고 신장기능이 약화되었을 때 발생한다.

한의학대사전의 설명을 인용하면 '소변백탁은 비위(脾胃)의 습열(濕熱)이 방광에 몰려서 소변이 쌀뜨물 같고 겸해서 가슴과 명치 밑이 그득하고 답답하며 입이 마르고 갈증이 있다'고 했다. ≪동의보감≫에서는 '오줌이 벌거면서 흐리거나 뿌여면서 위에 기름 같은 것이 뜨고 여러 가지 색깔이 나며 가라앉히면 엉킨 것이 있는데, 이것이 곱[膏糊] 같기도 하고 쌀뜨물[米泔] 같기도 하며 가루풀[粉糊] 같기도 하고, 혹 벌건 고름 같기도 한 것이며, 이 모든 것은 습열(濕熱)로 속에 병이 생겼기 때문'이라고 했다. 소변백탁(小便白濁)의 원인은 다양하기 때문에 그에 알맞은 치법과 처방을 사용해야 한다. 비해분청음은 *房勞傷腎者*방로상신자의 소변백탁에 사용하는 것으로 되어 있어 전신허약과 관계가 있는 것으로 판단된다.

소변백탁(小便白濁)과 관련된 양방의학적인 용어로는 유미뇨(乳糜尿)가 있다. 유미뇨는 우유처럼 뿌옇게 혼탁되어 있는 소변으로, 오줌에 유미(소화관에 모이는 젖이나 죽 같은 림프)나 지방구가 섞여 있기 때문에 뿌옇게 보이는 것이다. 음식물 중의 지방은 장관(腸管)으로 흡수되어 유미(乳糜)가 되고, 이것이 림프관에 들어가서 흉관(胸管)을 지나 정맥으로 들어간다. 그러나 흉관에 통과장애가 있으면 정체된 유미는 신장의 림프관에서 오줌으로 혼입되어 유미뇨가 되며, 지방이 많은 음식물을 섭취했을 때에 두드러지게 나타난다. 때로는 출혈을 수반하여 혈유미뇨(血乳糜尿)가 될 뿐 아니라 섬유소뇨(纖維素尿)를 합병하므로 응고하기 쉬워 배뇨장애를 일으키기도 한다. 원인은 주로 필라리아증으로서 그 모충(母蟲)이 흉관 속에 기생하는 경우가 가장 많고, 그 밖에 종격부(縱隔部)의 종양이나 동맥류(動脈瘤) 등에 의하여 흉관이 압박되어 일어나는 경우도 있다.

소변백탁(小便白濁)이 유미뇨와 완전히 일치한다고 단정할 수는 없으나 유미뇨가 소변백탁의 한 원인인 것은 확실하다. 유미뇨는 지방이 많은 음식을 섭취했을 때 증가하는데 이는 ≪동의보감≫에서 '소변백탁이 살찐 사람에게 많이 나타나는 것은 습담(濕痰) 때문이다.'라고 한 것과 상통하는 대목이다.

비해분청음은 소변빈삭(小便頻數)에도 사용할 수 있다. 방광신경이 예민해져 소변을 하루에 100여 차례 볼 정도로 심한 소변빈삭 증상이 나타났을 때 사용하는 축천환이 포함되어 있기 때문이다. 물론 소변빈삭 증상만을 목표로 사용한다기보다는 소변백탁 증상이 나타나면서 소변빈삭이 수반되었을 때, 백탁(白濁)과 빈삭(頻數) 증상을 동시에 치료할 수 있는 처방으로 인식해야 한다.

처방구성 처방구성을 보면 비해는 이습(利濕), 분청화탁(分淸化濁)하는 효능이 있고, 주성분인 시토스테롤(Sitosterol)과 디오신(Dioscin)에는 음식물에 포함된 콜레스테롤을 체외로 배출하는 것 외에 콜레스테롤의 소장흡수를 억제하고 혈청지질을 낮추는 작용이 있음이 밝혀졌다. 디오신은 임상에서 이미 혈청지질강하약으로 이용되고 있다. 이러한 비해의 효능은 체내에 과도히 쌓여 있는 지방의 배출을 조절하는 것으로 보인다.

오약은 온신산한(溫腎散寒)의 효능이 있어 허한(虛寒)으로 인한 소변빈삭(小便頻數)과 유뇨(遺尿)를 치료한다. 약리적으로 보면 오약은 항히스타민 작용이 있어 혈관투과성 항진으로 인한 충혈(充血)을 억제하며, 장(腸)의 연동운동(蠕動運動)을 촉진하여 소화·흡수를 돕고 정장작용(整腸作用)을 하고, 하복부에 정체된 가스의 배출을 촉진하고 진통작용, 특히 하복부의 복통을 완화하는 작용이 있다. 또한 정유는 방향성 건위작용(健胃作用)과 항혈전작용(抗血栓作用), 지혈작용(止血作用)을 한다. 익지인은 보신고삽축뇨(補腎固澁縮尿)의 효능이 있어 소변빈삭(小便頻數), 유뇨(遺尿), 백탁(白濁) 등을 치료한다. 정유성분은 건위작용(健胃作用)이 있고 배뇨를 줄이는 효과가 있으므로 몸이 허약한 사람의 소변빈삭에 많이 사용하며, 약리실험에서는 프로스타글란딘의 합성을 억제하는 것과, 평활근 이완작용으로 쥐의 회장수축에 대한 억제작용이 있는 것이 밝혀졌다.

석창포는 심장 주위의 습담(濕痰)을 제거해 줌으로써 이완되어 있는 심장의 수축력을 증가시키고, 백복령은 세뇨관의 재흡수를 억제하여 이뇨를 증진하므로 부종을 경감시킨다. 감초는 스테로이드 호르몬과 유사한 작용이 있어 항염증작용, 해독작용, 해열작용을 한다.

처방비교 **청심연자음**과 비교하면 청심연자음은 일시적인 기능항진에 따른 비뇨기장애로 인해 발생하는 소변백탁에도 사용하지만, 주로 상열(上熱), 구건(口乾), 구갈(口渴), 번조(煩燥), 소변적삽(小便赤澁) 등에 쓴다. 반면 비해분청음은 영양과잉과 신장기능의 약화라는 두 조건이 결합되어 발생하는 소변백탁에 사용하며, 축천환이 포함되어 있어 소변빈삭에도 사용한다.

대분청음과 비교하면 두 처방 모두 소변백탁에 사용하는데, 대분청음은 약간의 열성상태에서 요도·방광조직이 충혈되어 나타나는 요혈(尿血)에 사용하는 처방이며, 이런 상태에서 발생하는 소변백탁에도 사용한다. 반면 비해분청음은 열성상태와는 상관이 없고, 요혈에 사용하는 경우도 거의 없으며 주로 소변백탁에 사용한다.

→ 활용사례

1-1. 소변백탁(小便白濁), 오줌소태 여 73세 소음성소양인
1-2. 소변백탁(小便白濁), 잔뇨감(殘尿感) 여 63세 태음성태양인
1-3. 소아소변백탁(小兒小便白濁), 소변빈삭(小便頻數), 소화불량(消化不良) 남 7세 소양인

1-1. 소변백탁(小便白濁), 오줌소태

● 양 ○ ○ 여 73세 소음성소양인 경기도 안양시 비산1동 삼익아파트

북한이 고향으로 자유당 시절 이승만 대통령 비서로 재직했다는 영민한 모습을 간직한 할머니이다.

① 1주일 전부터 소변볼 때마다 뿌옇게 나오며 평소에 오줌소태가 있고 오줌이 붉은색을 비치기도 한다. ② 자다가도 소변을 2회 정도 본다. ③ 2달 전부터 피로가 심해졌고 기운도 없다. ④ 4~5년 전부터 체중이 3~4kg 빠졌으며 체중감소가 계속된다. ⑤ 갈증이 많고 입이 쓰고 입과 입술이 마른다. ⑥ 벽에 머리를 부딪친 뒤 우측 머리에 울렁이는 통증이 있다. ⑦ 새벽 3~4시경 땀이 나고 상기된다. ⑧ 평소 숨이 차다. ⑨ 요통과 엉치통이 있다. ⑩ 전에 자궁적출수술을 했다. ⑪ 소화력이 약하다. ⑫ 늘 몸이 불편하다.

1주일 전부터 있어온 소변백탁을 목표로 비해분청음을 사용하기로 하고 비해분청음 2배량에 구고(口苦)를 감안하여 소시호탕의 의미로 시호 1돈, 황금 1돈, 산치자 0.5돈을 더하고 소변빈삭(小便頻數)을 감안하여 산수유 2돈을 더하여 5일분 10첩을 지어주었다.

3일 후에 전화를 해서 고맙다며 말하기를 지어온 약을 5첩 정도 복용하니 소변백탁이 없어지고 더불어 오줌소태도 없어졌다고 한다. 그러나 피로감을 비롯한 다른 증상은 아직 여전하다고 한다.
이 할머니는 8개월 뒤인 12월 하순에 감기와 자한, 비색, 오풍 등의 증상으로 다시 와서 쌍패탕을 지어주었다.

1-2. 소변백탁(小便白濁), 잔뇨감(殘尿感)

● 김 ○ ○ 여 63세 태음성태양인 경기도 안양시 비산3동 삼화빌라

몸통이 굵고 키가 약간 크며 골격과 목소리가 굵은 태음성태양인으로 부녀회장을 한 사람이다.
젊어서부터 오줌소태가 잦았는데 2주 전에 오한이 나서 병원에 갔더니 신장염으로 진단을 받았다. 양약을 먹고 오한발열(惡寒發熱)은 소실되었다고 했다.
신장염으로 인한 것인지
① 소변이 뿌옇고 탁하게 나오며 고름처럼 앙금이 남는다. ② 소변 후 묵직하고 시원하지 않고 남아 있는 듯하다. ③ 혀와 입안이 자주 헌다. ④ 허리가 뻐근하다. ⑤ 몸이 무겁고 피로하다. ⑥ 부종이 있다. ⑦ 머리 앞뒤가 뻣뻣하고 현훈이 있다. ⑧ 고혈압이 있어 190/130이었는데 양약을 먹고 지금은 130/80 이며 지속적으로 혈압약을 복용하는 중이다. ⑨ 37세 때 자궁암 수술을 받아 자궁을 적출했다. ⑩ 더위를 심하게 타고 여름이면 선풍기를 끼고 산다. ⑪ 몸 전체가 따뜻하다. ⑫ 식욕은 거의 없고 육류는 먹지 않는다. ⑬ 대변은 굵다. ⑭ 가끔씩 가슴이 뛰고 불안함을 느끼며 잘 놀란다.
신장염으로 인한 소변백탁을 주소로 내원한 63세 태음성태양인 부인에게 비해분청음 2배량으로 5일분 10첩을 지어주었다.
10일 후인 9월 하순에 다시 약을 더 지어달라고 하여 확인해 보니, 약을 복용한 뒤 소변백탁과 고름처럼 엉긴 앙금이 많이 경감되었고 아울러 잔뇨감도 많이 없어졌다고 했다. 그러나 구미빈발(口糜頻發)은 아직 여전하다고 한다.
전반적으로 증세가 호전되었으나 완전 치유한 것은 아니기에 지난번과 같은 비해분청음으로 5일분 10첩을 투약했다.

1-3. 소아소변백탁(小兒小便白濁), 소변빈삭(小便頻數), 소화불량(消化不良)

● 정 ○ ○ 남 7세 연약한 소양인 경기도 안양시 동안구 관양1동

① 15일 전부터 소변을 자주 보며 소변색이 탁하고 뿌옇고 흰 찌꺼기가 나온다. 소변은 남아 있는 듯 시원하지 않고 찔끔거린다. ② 1년 전부터 명치 부위로 통증이 있으며 소화가 잘 되지 않는다. ③ 감기에 자주 걸리고 감기에 걸리면 기관지와 편도선이 좋지 않고 코가 막히며, 누런 콧물, 기침, 가래가 나온다. ④ 1년 전부터 오후만 되면 귀에서 소리가 난다. ⑤ 식욕은 좋으나 소화력이 약하고 거북하며 진수음(振水音)이 들린다. ⑥ 변비가 있다. ⑦ 어지러움이 있다. ⑧ 평소에도 약한 체질이다. ⑨ 몸은 따뜻하고 땀은 없는 편이다. ⑩ 행동이 빠른 편이다.
소변빈삭과 더불어 소변백탁이 있는 7세 소양인 남아에게 비해분청음 2배량에 소엽, 곽향 2돈을 더하여 6첩 6일분을 지어주었다.
6개월 후에 다시 왔을 때 확인해 보니, 소변을 자주 보는 것이 소실되었다가 최근 다시 나타나고, 소변이 탁한 것은 소실되었다고 한다. 또 명치통과 소화불량증세가 소실되었으나 이명(耳鳴)은 여전하다고 한다.
이번에도 소변빈삭과 소화기가 약한 것을 목표로 비해분청음 2배량에 소엽, 곽향 2돈, 녹용 1돈, 산수유 2돈, 황기 3돈을 더하여 6첩 12일분을 지어주었다.

中統106 寶 위풍탕 胃風湯

人蔘 白朮 赤茯苓 當歸 川芎 白芍藥 桂皮 甘草 各一錢 **粟米一撮**

治 腸風濕毒泄 瀉下如黑豆汁 ① 又治 春傷風 至夏暴瀉
[活　　套] 陰毒下血 加地楡 烏梅 荊芥
[活套鍼線] 濕泄(大便) 五臟虛下(婦人帶下) 子痢(婦人姙娠) 腸風(後陰) 風痢(大便) 風泄(大便)
[適 應 症] 궤양성대장염, 만성장염, 직장염, 하리, 직장암, 하복통, 설사, 복부 불쾌감

처방설명 위풍탕은 허약한 사람의 검은색 설사에 사용한다. 또는 허약으로 인한 만성 대장질환에 사용한다. 검은콩 색이 나는 흑두즙 같은 설사는 허약으로 소화관내 미세출혈이 발생하여 나타나는 것이다. 위풍탕은 허약한 사람의 보약으로도 사용하는 처방이다. 즉 예전에는 허약한 사람의 설사(泄瀉), 변혈(便血), 이질(痢疾)에 사용하는 처방이었으나 지금은 이러한 증상에 사용하는 경우는 드물며, 약성을 응용하여 보약으로 사용하는 경우가 많다.

위풍탕은 허약한 사람의 보약으로도 사용하는 처방이다. 즉 예전에는 허약한 사람의 설사(泄瀉), 변혈(便血), 이질(痢疾)에 사용하는 처방이었으나 지금은 이러한 증상에 사용하는 경우는 드물며, 약성을 응용하여 보약으로 사용하는 경우가 많다.

예전에는 먹을 것이 부족했고 육체적인 노동량이 많았으며, 추위나 더위로부터 보호할 수 있는 주거환경이 열악했기 때문에 허약한 사람이 많았다. 따라서 허약을 보강하는 처방 또한 많았으며, 허약 자체가 원인이 되는 증상도 다양했다. 위풍탕 또한 허약한 상태에서 나타나는 설사(泄瀉)에 사용했던 처방이며, 전체적인 허약상태를 개선하여 소화기능을 회복시키는 치료기전을 갖는다. 그러나 현재는 영양상태와 주거환경이 개선되어 허약(虛弱) 자체가 원인이 되어 설사하는 경우가 많지 않기 때문에 설사보다는 허약상태를 개선하는 보약으로 사용한다.

위풍탕의 약성을 파악하기 위해서는 활투침선에 나와 있는 증상을 어떻게 치료하는지 이해할 필요가 있다. 활투침선을 보면 습설(濕泄), 풍설(風泄), 풍리(風痢), 자리(子痢)에 사용하는 처방으로 분류해 놓았는데, 이것은 모두 전반적으로 허약한 상태에서 소화기조직이 연약해져서 나타나는 증상이다. 특히 대장은 구조적으로 혈액순환이 느리고 연동운동이 활발하지 않은 곳이므로 연약해지면 기능저하가 발생하기 쉽고, 이로 인해 설사가 쉽게 발생한다.

습설(濕泄)은 소화기조직에 습체가 발생하여 소화기능이 떨어져서 물 같은 설사를 하는 병증이다. 몸이 허약해지면 소화기능이 떨어지면서 습체가 발생할 수 있기 때문에 위풍탕을 습설에 사용하는 처방으로 분류하고 있다. 물론 위풍탕에는 사군자탕이 포함되어 있기 때문에 허약한 사람의 습설에 사용한다고 볼 수 있으나, 소화기능만 저하된 것이 아니라 전신이 허약해진 상태이기 때문에 설사보다는 전신허약 증상이 더 두드러지게 나타난다.

풍설(風泄)은 봄에 풍사(風邪)를 맞아 장위(腸胃)가 상(傷)하여 오풍(惡風), 자한(自汗)하며, 선혈(鮮血)이 섞인 설사를 하는 증상으로 정의되어 있다. 예전에는 이렇게 정의했고, 혹 풍사(風邪)가 원인이 될 수 있겠지만, 중요한 것은 허약한 상태가 근본이고, 풍사를 비롯한 다른 요인은 부수적이라는 것이다. 또한 오풍(惡風)이나 자한(自汗)이 반드시 나타나는 것은 아니며, 나타나는 경우가 있을 수 있다고 생각해야 한다.

풍리(風痢)와 자리(子痢)에 사용하는 처방으로 되어 있는데, 실제 이질균에 감염되었을 때 사용한다는 의

미보다는 설사가 만성화되어 이질처럼 보일 때 사용하는 것으로 보아야 한다. 예전에는 증상을 기준으로 질병을 분류했기 때문에 이질균에 감염된 여부와 상관없이 설사가 만성적일 때 이질로 분류했던 것이다. 이질문(痢疾門)에 속한 처방을 면밀히 살펴보면 이질보다는 실제로 설사에 사용하는 처방이 많다는 것을 알 수 있다. 예를 들어 휴식리(休息痢)에 사용하는 보중익기탕이나 삼령백출산은 이질보다는 설사를 치료하는 처방에 가깝다. 위풍탕 또한 전신허약이 바탕이 되어 만성적으로 설사를 할 때, 이것을 이질로 판단했으며, 따라서 풍리(風痢)와 자리(子痢)에 사용하는 처방으로 되어 있는 것이다.

위풍탕은 대하(帶下)에 사용하는 처방으로도 분류되어 있다. 여성의 생식기에서는 항상 일정량의 분비물이 나오는데, 그 성분은 주로 외음부에 있는 피지선, 땀, 바르톨린선에서 분비되는 점액(粘液), 자궁경부에서 소량 나오는 점액(粘液), 질과 자궁경부에서 떨어져 나오는 세포, 미생물과 그 대사물질 등으로 구성된다. 이러한 분비물은 월경주기에 따라서 약간씩 점도(粘度)가 달라지기도 하는데, 배란기 즈음에는 좀 더 끈적거린다. 이러한 점액은 정상인에게도 형성되며, 양이 많아지거나 생식기 내부에 염증이 발생하면 밖으로 나오게 되는데, 이것을 대하라고 한다. 위풍탕을 대하에 사용할 수 있는 것은 전체적인 허약으로 인해 생식기가 약해져 외부감염에 적절하게 대응하지 못하는 것도 이유가 되지만, 조직의 연약 자체가 내부환경을 변화시키는 원인으로 작용하기 때문이다.

위풍탕은 장풍(腸風)에 사용하는 처방으로도 분류되어 있다. 대장기능이 저하되고 장점막이 연약해지면 정맥혈이 환류(還流)되지 못하고 직장의 정맥총 부위에 고이게 된다. 이때 대변을 보면 고여 있던 피가 터져 나오면서 대변출혈이 나타나는데, 이것을 장풍(腸風)이라고 한다. 장풍(腸風)은 근혈(近血)에 속하므로 변혈이 붉고 선명하다는 특징이 있다. 이것은 장풍의 원인이 항문에 근접한 부위의 출혈이라는 것을 의미한다. 위풍탕은 장풍이 발생했을 때 전체적으로 몸을 보강하면서 연약해진 대장조직을 튼튼하게 하여 근원적인 치료를 한다.

처방구성

처방구성을 보면 인삼은 중추신경계에 대한 흥분작용과 억제작용이 있는데, 흥분작용이 보다 강하다. 또한 뇌의 혈액공급과 산소공급 능력을 높이는 작용이 있으며, 강심작용이 있어 심장의 수축력을 강화한다. 백출은 소화액 분비를 항진시켜 소화·흡수를 촉진하고 소화기에 정체된 수분을 배출시키며, 소화기의 운동성을 증가시켜 혈행상태를 개선하는 작용을 한다. 복령은 자체적으로 에너지를 생산하는 기능은 적지만, 이뇨작용(利尿作用)을 통해 조직 내의 불필요한 수분을 배출시켜 에너지를 생산할 수 있는 좋은 조건을 만들어 주므로 간접적인 보기작용(補氣作用)을 한다고 할 수 있다.

당귀는 항혈전작용(抗血栓作用)을 하여 혈액순환을 원활하게 하고 철분결핍에 의한 빈혈에 좋은 효과를 나타낸다. 천궁은 관상동맥과 말초혈관을 확장하여 하지(下肢)와 심근(心筋)의 혈류량을 증가시킨다. 백작약은 평활근의 경련을 억제하고, 이질균, 황색포도상구균, 녹농균, 대장균에 대한 항균작용이 탁월하다. 계지는 말초혈관을 확장시킴으로써 혈액순환을 조절하여 체표의 순환을 증가시키며, 감초는 위점막을 보호하는 항궤양작용을 하며, 부신피질호르몬과 유사한 작용이 있어 염증을 없애고 면역능력을 증강한다.

처방비교

팔물탕과 비교하면 두 처방 모두 보기(補氣)·보혈제(補血劑)로 구성되어 있어 기혈(氣血)을 보강한다. 그러나 팔물탕은 기혈이 부족할 때 보약으로 사용할 뿐 아니라 빈혈, 허약으로 인한 수많은 질환에 사용하며, 숙지황이 포함되어 있어 위풍탕보다 자윤결핍이 더한 경우에 적합하고 소화력이 좋아야 사용할 수 있다. 반면 위풍탕은 팔물탕을 사용해야 하는 사람보다 소화력이 약할 때 적합하며 허랭(虛冷)이 약간 내재된 경우에 사용한다.

보허탕과 비교하면 두 처방 모두 기혈(氣血)을 보강하는 보약으로 사용하는데, 보허탕은 보기(補氣) 위주 보혈(補血) 보조인 보약으로 주로 산후허약에 빈용하며, 평소 소화기가 약하거나 기허(氣虛)가 뚜렷한 사람의 보약으로 많이 사용한다. 반면 위풍탕은 보허탕보다 보혈(補血)의 기능이 더 강하며, 소화력이 더 좋거나 약간이라도 덜 허약한 사람에게 사용한다.

전씨백출산과 비교하면 두 처방 모두 소화기연약으로 인한 만성설사에 사용하는데, 전씨백출산은 소화기연약으로 인한 만성설사나 소아설사에 사용하며, 대장이 약한 사람의 보약으로 많이 사용한다. 반면 위풍탕은 기혈(氣血)이 부족하면서 전신이 허약한 사람의 만성설사에 사용하며, 전씨백출산을 사용해야 하는 경우보다 체력이 더 떨어져 있을 때 사용한다.

⊕ 활용사례

1-1. 흑두즙 설사(泄瀉), 복통(腹痛) 여 29세 소음인
1-2. 검은색 설사(泄瀉) 여 64세
1-3. 설사(泄瀉), 복부불쾌감(腹部不快感) 여 70세
2-1. 궤양성대장염(潰瘍性大腸炎) 여 35세
2-2. 궤양성대장염(潰瘍性大腸炎) 여 41세
3-1. 하복통(下腹痛) 여 48세

1-1. 흑두즙 설사(泄瀉), 복통(腹痛)

다음은 김수진 선생의 경험이다.

● 김 ○ ○ 여 29세 소음인 대학생 강원도 원주시 우산동

본인으로 매우 마른 체형이다

① 설사가 심하다. ㉠ 발병 당일 - 배가 아프고, 연이어 물설사를 한다. 명치 부위가 매우 답답하다. ㉡ 발병 다음날 - 식후 3시간 정도가 경과하면 배가 아프면서 흑두즙 같은 설사를 한다. 물만 마셔도 설사를 한다. ② 한 달여 전 독감을 심하게 앓고 난 이후로 피로를 심하게 느낀다. ③ 최근 일주일 과로를 했다.

배가 아프고 흑두즙 같은 설사를 하나 명치 부위가 답답한 증상을 고려하여 발병 당일에는 단순한 식체로 여기고 가지고 있던 평위산 과립제를 복용하기로 했다.

먼저 평위산 과립제 1일분을 복용했다.

1. 약을 복용한 후 심했던 명치 부위의 답답한 증상은 많이 해소되었다.
2. 그러나 복통을 동반한 설사는 나아지지 않았다.

평위산 복용 후 명치비는 많이 해소되었으나 복통과 설사가 여전하며, 특히 설사의 형태가 흑두즙 같다는 데 유념하여 검토해 보았다. 가만히 생각해 보면 한 달여 전 독감으로 체력이 떨어져 피로를 느끼는데다가, 최근 일주일간 과로를 한 것을 생각하면 설사의 바탕에는 소화기 연약뿐 아니라 전신허약도 한몫을 하고 있다고 보여 진다.

따라서 치법은 당연히 소화기허약과 전신허약을 염두에 두고 정해야 할 것 같고, 이러한 조건에 맞는 처방들을 검토해 보기로 했다.

전신허약을 겸한 설사에는 기혈허손에 사용하는 대표적인 보약인 팔물탕이 있고, 팔물탕에 숙지황 대신 계피가 포함된 위풍탕이 허손을 겸한 설사에 적합할 것 같다는 생각을 해보게 된 것이다. 또한 무엇보다도 위풍탕은 흑두즙 같은 설사를 치료한다는 조문이 있으므로 현재 나에게 나타난 설사 형태에 적합한 처방이라 생각했다. 위풍탕을 보면 백출, 적복령, 백작약, 감초의 삼백탕이 들어 있다. 거기에 보기제인 인삼이 들어 있고, 보혈제인 당귀와 천궁이 들어 있으며, 온열제인 계피가 들어 있다. 설사에 일반적으로 쓸 수 있는 삼백탕에, 독감 후 과로로 허해진 기혈을 보해줄 수 있는 인삼, 당귀, 천궁이 들어 있으므로 위풍탕을 처방하기로 했다.

복통을 겸한 흑두즙 같은 설사의 형태를 감안하여 위풍탕 2배량으로 2일분을 지어 복용했다. 발병 다음날이 일요일이었기 때문에 월요일이 되어서야 위풍탕을 구입하여 복용하게 되었다.

1. 위풍탕 복용 첫 날은 복통은 많이 감소했으나 흑두즙 같은 설사는 멈추지 않았다. 설사의 빈도는 조금 감소했다.
2. 위풍탕 복용 이틀째에도 설사는 멈추지 않았다. 그런데 식욕이 평소와 달리 매우 증진된 것을 느꼈다. 2일분의 약을 모두 먹고 난 다음날 아침, 흑두즙 같은 설사가 멈추었다.

1-2. 검은색 설사(泄瀉)

다음은 이정근 선생의 경험이다.

● 한 ○ ○ 여 64세 미국

평상시에 한의원에 자주 내원하는 환자가 검은색 설사가 심하게 나온다고 전화가 왔다.

① 검은색 설사가 나온다. ② 전화 걸기 하루 전에는 12번 정도 화장실을 갔었다. ③ 발병 2, 3일 전에 찬물을 많이 마신 후 위(胃)가 찬 느낌이 들었다. ④ 설사 후 기운이 없다. ⑤ 식욕이 떨어졌다.
설사에 원인으로는 과식과 상한 음식의 섭취, 소화기 허랭, 소화기에 과도한 수분, 계절적인 요인, 몸의 허약으로 소화기능의 저하 등으로 말할 수 있다. 이 환자는 찬물을 많이 마신 후 검은 설사가 시작되었다는 것으로 보아 그 원인이 찬 기운으로 인한 소화기 점막의 손상이라 생각했다. 허약하고 영양이 부족한 상태에서 찬물로 인해 장내 점막이 일시적으로 연약해져 소장(小腸)내 미세한 출혈이 나타나고 그 결과 검은색 설사를 보게 된다고 생각했다.
먼저 방약합편 활투침선 대변문의 설사편을 보기로 했다. 설사의 원인과 그 증상별 구분이 잘되어 있었다. 그 중 습으로 인한 설사에서 발병원인이 한습으로 규정이 되어 습설에서 이 환자에 맞는 처방을 찾기로 했다. 설사 이전에도 기운이 없었으며 설사 후에는 더욱 기운이 없기에 지사보다는 몸을 보(補)하여 설사를 치료할 수 있는 처방이 적방이라 생각이 들었다.
습설에는 위풍탕, 위령탕, 삼백탕, 만병오령산, 사습탕, 오령산 등이 기재되어 있다. 위풍탕을 제외하고는 대부분 거습을 위주로 한 설사 치료 처방이라 찬물을 마신 후 발생했다는 점에서 허랭성이 많다고 보고 거습제의 처방은 모두 배제하기로 했다. 그 중 위풍탕의 치료 조문에서 흑두즙 같은 설사를 하는 증상에 쓰인다 하므로 환자의 증상과 일치되었다. 위풍탕의 처방구성을 자세히 보니 팔물탕에 숙지황이 빠지고 대신 온열제인 육계가 더해진 처방이다. 이는 보기, 보혈, 활혈을 통해 몸의 기능을 향상시켜 정상으로 회복시키는 방법으로 설사를 멎게 하는 처방이라 사료되었다.
위풍탕은 예전에는 허약한 사람의 변혈, 설사 등에 쓰이는 처방이었으나 지금은 이러한 증상에 사용하는 경우는 드물며 약성을 응용하여 보약으로 사용하는 경우가 많다. 사군자탕에 숙지황이 빠진 사물탕이 조합되어 허약하고 영양이 부족해서 온 변혈성 설사에 보기, 보혈, 활혈, 지혈을 통해 위풍탕의 조문대로 흑색 설사를 치료할 수 있다고 보았다.
설사 후 기운이 없고 찬물을 마신 후 발생한 검은색 설사를 목표로 보기, 보혈이 위주인 위풍탕을 사용하기로 하고 효력증대를 위해서 배량으로 2일분 4첩을 투여했다.
1. 약 복용 후 화장실을 2~3번 갔다.
2. 복용 2일 후 정상 색깔 형태의 대변을 보게 되었다.

3-1. 하복통(下腹痛)

● 이 ○ ○ 여 48세 허약한 체질 경기도 안양시 관양동

일견 모습으로 보아도 연약하며 허약해 보이는 부인이 복통(腹痛)이 있다며 약을 지으러 왔다.
① 7일 전부터 배꼽 밑이 뻐근하게 아프며 많이 걷거나 피곤하면 통증이 온다. 하복을 누르면 위 부위에까지 통증이 느껴지고 통증으로 양약과 항생제를 복용해도 소용이 없다. ② 소화력이 약하다. ③ 추위를 많이 탄다. ④ 예전에 하복통으로 한약을 복용하여 나은 적이 있다.
하복통의 원인으로는 여러 가지가 있겠으나, 이 환자의 경우에는 소화력이 기본적으로 약하고 예전에 하복통으로 한약을 복용한 적이 있는 것으로 보아 하복부(下腹部)의 연약(軟弱)과 허랭(虛冷)을 의심해 볼 수 있다.
일반적으로 통증이 윗배에 있으면 위장에, 배꼽 주위에 있으면 대소장에, 배꼽 아래 가운데 부분에 있으면 신장, 방광에, 배꼽 아래 좌우 쪽에 있으면 간경에 병이 있다고 볼 수 있다. 위 환자의 경우에는 하복을 누르면 위 부위까지 아프다는 것을 보면 위하수 상태이거나, 아니면 통증이 과로할 때 나타나는 것을 봐서는 소장(小腸)과 대장(大腸)으로 혈액공급이 원활하지 않아 발생한 것으로 볼 수도 있다.
복통에 쓸 수 있는 처방은 너무 광범위하므로 허약으로 인한 복통에 쓸 수 있는 처방을 검토해보니, 허랭에 의해서 생길 수 있는 복통에 사용하는 처방에는 건리탕, 당귀사역탕, 후박온중탕, 오적산, 이중탕 등이 있으며, 소화기연약이나 영양 전달이 부족하여 오는 복통에는 인삼양위탕, 소건중탕, 비화음, 위풍탕 등을 사용할 수 있다. 그러나 딱히 복통의 원인을 밝히기가 어렵고 소건중탕이나 비화음증은 아닌 것 같았고, 일견 인삼양위탕을 검토해 보기도 했으나 근래 식상한 적도 없고 하여 위풍탕 쪽으로 무게를 두고 검토해 보았다.
위풍탕은 팔물탕에 숙지황 대신 육계가 들어 있는 처방으로 기혈을 보강하는 보약도 될 뿐 아니라 허약이나 소화기 연약으로 인한 설사에도 사용하므로 이 사람의 복통에도 사용할 수 있다고 보았다. 여기에 소화기 허약과 하복부 허랭에 의한 복통을 치료할 수 있는 난간전의 의미로 구기자와 소회향을 더하여 쓰기로 하고, 위풍탕 2배량에서 천궁은 빼고 육계를 4돈으로 증량했으며 난간전의 의미로 구기자 3돈과 소회향 1.5돈을 더하여 3첩을 지어주었다.
5일 뒤인 4월 중순에 다시 약을 지으러 왔다. 지난번 약을 복용한 뒤로 뻐근하게 아픈 통증이 경감하여 약을 더 지으러 왔다는 것이다. 하지만 아직도 완전히 모두 나은 것은 아니므로 약을 더 복용하고 싶다고 한다.
위풍탕 3첩으로 복통(腹痛)은 격감했으나 아직 완전히 나은 것은 아니므로, 지난번과 같은 위풍탕으로 2첩을 더 지어주었다.

中統107 寶 삼백탕 三白湯

白朮 白茯苓 白芍藥 各一錢半 **甘草**炙 五分

治 一切泄瀉 ① 加陳皮 名[燥濕湯]
[活　套] 熱 加黃連 ② 冷 加乾薑 ③ 濕滯 加豬澤 ④ 暑 加香薷 白扁豆 ⑤ 食滯 加陳皮 神麯 檳榔 木香
[活套鍼線] 濕泄(大便)
[適 應 症] 설사, 이질, 대변빈번, 트림, 속쓰림, 음문출혈

처방 설명

삼백탕은 소화기조직의 습체(濕滯)로 인해 설사가 발생했을 때 사용하는 처방이다. 조문에는 일체(一切)의 설사(泄瀉)를 치료하는 처방으로 되어 있으나 설사의 원인이 다양하고 개인의 신체 조건 또한 다양하기 때문에 모든 설사를 치료한다고 보기는 어렵고, 습체(濕滯)가 주요 원인인 설사에 사용한다고 보는 것이 타당하다.

설사가 발생하는 원인을 살펴보면, 첫째 장염(腸炎)에서 볼 수 있듯이 외부감염이 원인이 되어 설사가 발생하는 경우가 있으며, 이럴 때는 청열제(淸熱劑)와 수렴제(收斂劑)를 주로 사용하게 된다. 둘째, 식상(食傷)으로 설사가 발생하는 경우가 있다. 과식을 하거나 부적합한 음식물을 섭취했을 때 소화기조직이 손상되어 설사하는 것으로 복통(腹痛)이 동반되기도 한다.

셋째, 질병을 앓고 난 뒤에 급격히 체력이 저하되고 소화기능이 떨어져서 설사가 발생하기도 한다. 이럴 때는 전신을 보강하는 처방을 사용해야 한다. 넷째, 여름철 높은 기온 때문에 설사가 발생하기도 하는데, 이것을 서설(暑泄)이라고 한다. 여름철에는 기온과 습도가 높아 체열(體熱)의 발산이 방해를 받는다. 이러한 상태에서는 열에너지생산을 줄이려는 것이 정상적인 인체의 반응이며, 열에너지생산이 줄어들면 소화기능은 저하되기 마련이다. 이렇게 소화기능이 저하된 상태에서 찬 음식을 먹거나 과식했을 경우에는 소화불량과 함께 설사를 하게 되며, 이것이 서설(暑泄)이다.

다섯째, 허랭(虛冷)하여 설사하는 경우도 있다. 빈한(貧寒)했던 시절에는 먹는 것이 부실했기 때문에 영양실조로 인한 조직의 기능저하와 허랭(虛冷)으로 인한 설사가 흔했었다. 요즘에는 영양이 충분해졌기 때문에 허랭성 설사가 줄었다고는 하지만 나이가 들거나 한습(寒濕)에 노출되거나 큰 병을 앓고 난 다음에는 인체의 기능이 떨어지면서 허랭성 설사가 유발되기도 한다.

삼백탕은 습체(濕滯)로 인한 설사에 사용한다. 사실 습체라는 것은 위의 다섯 가지 원인에 의해 발생할 수 있기 때문에 습체는 원인보다 상태라고 하는 것이 더 적합하다. 물론 설사가 물총처럼 나온다거나 장명(腸鳴)이 있고, 몸이 무거운 증상이 수반되는 등 습체의 성향이 강하기 때문에 습설(濕泄)이라고 한 것이다. 따라서 식상(食傷)의 증상이나 허랭 증상이 뚜렷하게 나타나지 않고, 그렇다고 감염된 것도 아니며, 질병을 오래 앓은 것도 아니고, 그렇다고 평소 소화기능이 나빴던 것도 아니고, 단순히 습체의 경향이 있으면서 일시적으로 설사를 할 때 삼백탕을 사용한다. 특히 조직이 연약하고 수분이 울체되기 쉬운 소아에게 주로 사용한다.

삼백탕에 진피를 더하면 조습탕(燥濕湯)이 되는데, 소화기능을 조절하는 의미가 더해진 것으로 볼 수 있다. 이는 사군자탕에 진피를 더한 이공산이 소화기능을 조절하는 약성이 더 강해지는 것과 같다. 진피는 소화기조직의 담음(痰飮)을 제거하기 때문에 삼백탕의 약성과 더불어 습담(濕痰)을 제거하는 약성을 보조할 것이며, 결과적으로 소화기능을 향상시킨다.

삼백탕은 백출과 백작약이 소화기의 운동성을 증가시키고, 백출과 백복령이 장의 불필요한 물질을 배출시켜 주기 때문에 설사뿐 아니라 식욕부진(食慾不振), 소화불량(消化不良), 대변빈번(大便頻繁), 연변(軟便) 등에도 응용할 수 있고, 허약하지만 인삼을 쓰기에 부적합한 상태에서 발생하는 설사, 소아설사에 쓰고, 소아보약으로도 사용할 수 있다.

처방구성 처방구성을 보면 백출, 백복령, 백작약, 감초로 이루어져 있다. 백출은 뚜렷하고 지속적인 이뇨작용이 있으며, 장관활동이 흥분된 경우에는 억제작용을 하고, 반대로 장관활동이 억제된 경우에는 흥분작용을 한다. 즉 장관활동에 대한 조절작용이 있어서 장관의 자발성 수축활동의 긴장성을 높이고 강직성 수축을 방지한다. 복령은 이뇨작용(利尿作用)을 통해 조직 내의 불필요한 수분을 배출시킨다. 백작약은 평활근의 경련을 억제하고, 장(腸)의 운동성을 증가시켜 혈액순환을 촉진하며, 이질균, 황색포도상구균, 녹농균, 대장균에 대한 항균작용이 탁월하다. 감초는 소화관 평활근에 작용하여 경련을 억제하며, 위산분비를 억제하고 위점막을 보호하는 항궤양작용을 한다.

처방비교 **오령산**과 비교하면 두 처방 모두 체내에 습(濕)이 울체되어 나타나는 설사(泄瀉)에 사용하는데, 오령산은 습체(濕滯)로 인한 설사뿐 아니라 구토(嘔吐), 오심(惡心), 두통(頭痛), 현훈(眩暈), 부종(浮腫) 등 다양하게 사용한다. 반면 삼백탕도 여러 증세에 사용할 수 있으나 주로 소화기 습체(濕滯)로 인한 설사(泄瀉)나 식욕부진(食慾不振)에 사용한다.

진무탕과 비교하면 두 처방 모두 하복 습체(濕滯)로 인한 설사에 사용하는데, 진무탕에는 부자가 다량 포함되어 있으므로 허랭(虛冷)을 겸한 설사에 사용하며, 허랭으로 인한 지절통이나 전신랭(全身冷) 등에도 사용한다. 반면 삼백탕은 허랭성 질환에는 사용하지 않으며, 소화기조직의 습체(濕滯)를 배출시켜 연변(軟便)이나 설사(泄瀉), 식욕부진(食慾不振) 등을 치료한다.

곽령탕과 비교하면 두 처방 모두 설사에 사용하는데, 곽령탕은 외감(外感)이나 소화장애로 인해 발생한 복통(腹痛), 설사(泄瀉)에 보편적으로 사용하는 반면, 삼백탕은 비교적 소화력이 약한 소아의 설사에 빈용하는 경향이 있다.

→ 활용사례

1-1. 소아이질(小兒痢疾), 설사(泄瀉), 음문출혈(陰門出血) 여 6세
2-1. 대변빈번(大便頻繁), 트림, 속쓰림 남 14세 소음인

1-1. 소아이질(小兒痢疾), 설사(泄瀉), 음문출혈(陰門出血)

다음은 장상갑 선생의 경험을 채록한 것이다.

● 김 ○ ○ 여 6세 경기도 의왕시 포일동

10여 년 전의 일이다. 어머니가 여자아이를 데리고 왔는데 이질 후 설사와 음문 출혈이 있다고 한다.
① 얼마 전 설사를 계속하여 병원에서는 이질이라 하여 치료해 왔으나 여전하다. ② 어제부터는 설사와 함께 음문에서 피가 나온다. ③ 그래서 이번에는 산부인과에 데리고 갔는데 정확한 진단을 위해 질의 확대 검진이 필요하다고 하며 음문에 기계를 넣어 확대시키려고 한다. ④ 어머니가 기겁을 해서 아이를 데리고 이곳으로 찾았다고 한다.
이 아이의 설사를 겸한 음문출혈(陰門出血)은 이질로 인해 직장 부위가 충혈되거나 궤양이 되고 이로 인해 질이나 요도가 영향을 받아 발생하는 것으로 볼 수 있다. 음문 출혈이 설사 후부터 발생한 만큼 이것은 설사와 연관되어 있다고 보고 이질로 손상되어 있는 대장을 치유하면 설사를 치유시킬 뿐만 아니라 음문출혈도 동시에 치료될 수 있다고 보고 설사를 기준으로 치유시키기로 했다.
소아의 설사를 치료할 수 있는 처방은 매우 많다. 이 아이의 병은 외감으로 온 것이 아니므로 곽향정기산, 곽령탕, 오령산을 제외하고, 식상으로 온 것이 아니므로 곽향정기산이나 평위산, 불환금정기산류를 제외하니 설사에 쓸 수 있는 처방이 도체탕, 삼백탕, 전씨백출산 등이 남아 있다.

앞의 처방 중 설사를 겸하여 음문출혈이 있다는 점에 착안하여 진경작용(鎭痙作用)이 있으며 하초(下焦)의 습열(濕熱)을 치유시킬 수 있는 작약이 포함된 삼백탕을 써 보기로 했다. 그래서 삼백탕 본방으로 1일분 3첩 지어주었다.
며칠 후 아이의 어머니가 보약을 지으러 왔을 때 경과를 물었더니, 그 약을 먹은 뒤 설사와 음문출혈이 곧바로 나았다고 한다.

2-1. 대변빈번(大便頻繁), 트림, 속쓰림

다음은 조경남 선생의 경험이다.

● 임 ○ ○ 남 14세 소음인 중학생 경기도 의왕시 내손동 선영빌라

지난여름 교회수련회에 함께 참여했던 학생이다. 남자이고 아이인데도 민감하다. 그래서 아이 어머니는 현재 호소하고 있는 증상도 민감한 성격 때문으로 생각하고 있다. 물론 성격 탓도 있겠지만 소화기능이 좋지 못해서 발생했다고 본 만큼 약을 복용하라고 권유했다.
① 약 1년 전부터 대변을 자주 본다. ㉠ 하루에 3~4번 정도 보는데 그 이상일 때도 있다. ㉡ 특히 아침에 화장실에 자주 들락거려 학교에 지각을 하기도 한다. ㉢ 식후즉변(食後卽便)이 있어 밥을 반 정도 먹으면 화장실에 가야 한다. ㉣ 그러나 변이 묽지도 않고 잘 나온다. ㉤ 장소가 바뀌면 배탈이 난다. ② 어린 나이임에도 피로감이 심하다.
③ 트림을 자주 한다. ㉠ 옆에서 들어보니 황소가 트림하는 것처럼 소리가 크다. ④ 1년 전부터 배가 고프면 속이 쓰리다. ⑤ 식욕은 좋다. ⑥ 여름에 땀을 많이 흘린다.
1년 전부터 대변빈번, 식후즉변, 트림빈번이 있는 14세 남학생에게 삼백탕(백출 6돈, 백복령 5돈, 백작약 2.5돈, 감초 1.5돈)으로 10일분 20첩을 지어주었다.
1달 후에 경과를 확인해 보니, 대변빈번이 경감되었다. 여전히 자주 화장실에 들락거리기는 해도 전에 비하여 많이 좋아진 것이라고 한다. 트림을 자주 하는 것도 많이 좋아졌고, 속쓰림도 호전되었다. 그러나 식후에 바로 화장실에 가는 증상은 여전하다고 한다.

中統108 寶 사습탕 瀉濕湯

白朮炒 三錢 白芍藥炒 二錢 陳皮炒 一錢半 防風 一錢 升麻 五分

治 洞泄
[活　　套] 暑 加香薷 白扁豆 ① 尿不利 加 豬澤 燈心 車前子 ② 氣虛 加蔘 三~五錢
[活套鍼線] 濕泄(大便)
[適 應 症] 설사, 대변빈번, 연변, 복명, 식욕부진

처방설명

사습탕은 습체(濕滯)로 인한 설사에 사용하는 처방이다. 조문에는 동설(洞泄)에 사용하는 처방으로 되어 있는데, 동설(洞泄)은 음식을 먹으면 곧바로 소화되지 않은 것이 물 붓는 것처럼 심하게 나오고, 몸이 무겁고 배가 끓는 증상이 수반되는 설사이다.

음식을 먹자마자 설사하는 것은 먹은 음식이 바로 나오는 것이 아니라, 소화기가 약한 경우 음식이 들어오면 빨리 처리해야겠다는 신호가 대장에 전해져 대장에 저장하고 있던 대변을 배출시키기 때문이다. 건강한 사람은 대장에서 소화된 음식물을 일정기간 저장할 수 있는 힘이 있기 때문에 음식을 먹자마자 대변을 보는 경우가 드물다. 그러나 몸이 전체적으로 허약하거나 중병을 앓았거나 대장조직에 습체(濕滯)가 발생하여 대장의 기능이 약해졌을 때는 음식물을 저장하는 힘이 떨어지기 때문에 바로 대변을 보는 증상이 나타난다. 그러므로 음식을 먹자마자 대변을 보는 것은 대장이 연약하다는 증거 중 하나이다.

사습탕은 습체(濕滯)로 인한 설사에 사용한다. 소화기 조직에 습(濕)이 울체되어 있으면 조직이 이완되고 소화기능이 저하되어 설사를 한다. 이런 상태가 지속되어 만성화되면 소화기조직의 기질적인 변형이 오게 되는데, 이 상태에서는 음식을 먹으면 바로 설사를 하게 되어 동설(洞泄)이 나타나는 것이다. 이럴 때 사습탕을 쓰는데, 삼백탕의 습설(濕泄)보다 더 진행된 상태에서 나타나는 설사이다. 즉 사습탕의 설사는 소화기 조직의 습체(濕滯)와 더불어 조직이 이완되고 연약해진 상태에서 발생한 설사이기 때문에 삼백탕의 설사보다 중증이며 더 장기간 복용해야 치료된다.

사습탕에는 다량의 백출이 들어 있어 소화기에 습(濕)이 울체되어 운동성이 저하되고 영양분을 흡수하는 소화기의 고유기능도 저하되었음을 알 수 있다. 백작약과 진피는 군약(君藥)인 백출을 도와 거습(祛濕)하면서 저하되어 있는 운동성을 증가시키며, 방풍과 승마는 소화기의 혈행상태를 개선하고 조습(燥濕)시키는 역할을 한다.

방풍은 풍(風)을 방지하는 약으로 옛날 사람들도 풍(風)이 혈행장애를 의미한다는 것을 막연하게 알고 있었던 것 같다. 혈행 장애는 혈관자체의 문제와 혈행을 불량하게 하는 요인으로 구분할 수 있는데, 방풍은 혈행을 방해하는 요인을 제거하여 혈관의 연약과 변형을 치료한다. 즉 혈액순환을 원활하게 하는 역할을 한다. 승마는 끌어올리는 개념보다는 조직 속에 스며 있는 불필요한 담음(痰飮)을 없애주는 역할을 한다고 보아야 한다. 담음(痰飮)을 없애주면 조직의 신축력이 좋아져 조직이 건실해지고 기능이 정상화되는 것이다. 승마위풍탕이나 승마황련탕에서의 승마도 얼굴조직의 습담(濕痰)을 제거하여 면종(面腫)이나 면열(面熱)을 치료하는 보조적인 작용을 한다. 보음익기전에도 열이 있을 경우 승마를 빼라는 구절이 있는데, 승마가 담음(痰飮)을 제거하여 열(熱)을 조장할 수 있기 때문이다. 단지 끌어올린다고 생각한 것은 보중익기탕에 승마가 들어 있는 것을 보고 유추한 것이라고 생각한다.

활투를 보면 '尿不利요불리 加가 豬澤저택 燈心등심 車前子차전자'라고 했는데, 이것은 이뇨작용(利尿作用)을 통해

수분을 배출시켜 대변에 포함된 수분량을 줄여 설사를 치료하자는 의미이다. '氣虛기허 加蔘 三~五錢'이라고 한 것은 사습탕의 설사가 소화기연약으로 인해 습체(濕滯)가 발생하여 나타나는 것이기 때문에 소화기연약이 심할 경우에 인삼을 더하라는 의미이다.

사습탕은 설사뿐 아니라 식욕부진(食慾不振), 식후즉변(食後卽便), 대변빈번(大便頻繁), 연변(軟便) 등에도 사용할 수 있다. 물론 이런 증상은 사습탕을 쓸 수 있는 상태에서 나타나는 다양한 증상의 일부이기 때문에 하나의 증상만을 기준삼아 처방을 사용해서는 안 되며, 소화기에 습체가 있다고 판단될 때 사용해야 하고, 주증상과 부수증상, 신체조건 등을 참고해서 종합적인 신체상태를 파악하여 적절히 응용해야 한다.

처방 구성 처방구성을 보면 습체(濕滯)를 제거하는 백출이 3돈으로 군약이고, 백작약, 진피, 방풍, 승마가 습체(濕滯)를 제거하는 보조적인 작용을 한다. 백출은 뚜렷하고 지속적인 이뇨작용이 있으며, 장관활동이 흥분된 경우에는 억제작용을 하고, 반대로 장관활동이 억제된 경우에는 흥분작용을 한다. 즉 장관활동에 대한 조절작용이 있어서 장관의 자발성 수축활동의 긴장성을 높이고 강직성 수축을 방지한다. 백작약은 평활근의 경련을 억제하고, 이질균, 황색포도상구균, 녹농균, 대장균에 대한 항균작용이 탁월하다.

진피는 이기제(理氣劑)로서 소화관의 운동을 강화하여 가스배출을 촉진한다. 방풍은 말초의 투과성을 조절하며 표재(表在) 혈관을 확장하고 가려움증을 개선하는 효과가 있다. 승마는 평활근의 운동능 을 항진시키고 하수(下垂)된 평활근을 제고(提高)시키는 작용이 있다.

처방 비교 **백출산**과 비교하면 백출산은 갈근이 군약이며 이공산이 포함되어 있어 어느 정도 체열이 높은 사람의 소화기연약으로 인한 설사에 사용한다. 따라서 체열이 높은 소아에게 빈용하는 처방이다. 반면 사습탕은 소화기의 습체로 인해 장(腸)의 기능이 저하되어 발생하는 설사(泄瀉)나 식후즉변(食後卽便)에 사용한다.

오령산과 비교하면 두 처방 모두 습체로 인한 설사에 사용한다. 그러나 오령산은 습체와 더불어 몸에 약간 열이 동반되는 경우가 많고, 설사와 구토 증상이 함께 나타나는 경우가 많으며, 이런 증상은 비교적 소아에게 빈발하는 특징이 있다. 반면 사습탕은 열이 동반되는 경우는 거의 없고, 구토도 나타나지 않으며 비교적 성인의 설사에 빈용하는 경향이 강하다.

삼백탕과 비교하면 두 처방 모두 소화기조직의 습체(濕滯)로 인해 소화기가 연약해지고 수분흡수가 잘 이루어지지 않아서 발생하는 설사에 사용한다. 그러나 삼백탕은 주로 습체(濕滯)로 인한 일시적인 설사나 식욕부진에 활용하는 반면, 사습탕은 이러한 습체(濕滯)가 만성화되어 나타나는 만성설사에 사용한다.

中統109 寶 진인양장탕 眞人養臟湯

罌粟殼 一錢 **甘草** 九分 **白芍藥** 八分 **木香** 七分 **訶子** 六分 **官桂 人蔘 當歸 白朮 肉豆蔲** 各三分

治 赤白痢 及諸痢 ① 空心溫服
[活套鍼線] 虛痢(大便) 休息痢(大便) 赤白痢(大便)
[適 應 症] 설사, 연변, 대변빈번, 식후즉변, 복명, 복통, 식욕부진, 소화불량, 이질

처방설명 진인양장탕은 허약(虛弱)으로 인한 설사(泄瀉)나 이질(痢疾)에 사용하는 처방이다. 이질은 이질균에 감염되었을 때만 발생한다고 생각할 수 있다. 그러나 예전에는 이질균에 감염되지는 않았으나 설사가 만성화되어 잘 낫지 않고 이질과 유사한 증상이 발생했을 때, 이를 이질로 분류했다. 그래서 이질에 사용하는 처방을 보면 보중익기탕, 삼령백출산, 이공산 등 감염과 전혀 상관없어 보이는 처방들이 많다는 것을 알 수 있다. 진인양장탕은 설사가 만성화되어 이질처럼 보일 때 사용하는 처방으로도 볼 수 있고, 만성설사로 인해 장조직이 연약해진 상태에서 이질균에 감염되어 실제 이질이 발생했을 때 사용하는 것으로도 볼 수 있다.

옛날에는 노동량이 많은데 비하여 먹는 음식은 조박(糟粕)하고 영양분이 부족하여 조직의 형성이 미약할 뿐만 아니라, 소화기능도 저하될 수밖에 없어 음식상(飮食傷)이나 외감(外感)으로 인해 설사(泄瀉)를 하는 경우가 흔했다. 또한 설사가 지속되어 이질 증상이 나타나고 이질이 심해져 적리(赤痢)나 백리(白痢)가 발생하는 경우가 많았다. 이렇게 신체가 연약한 가운데 설사를 계속하면 쉽게 치유되지 않고 오래 지속되어 장염(腸炎)이 되고, 증상이 더욱 심해지면 탈수로 죽는 경우도 많았다. 이처럼 소화기능이 저하되어 지속적으로 설사를 하거나, 심한 설사로 인해 장점막에 미세한 화농(化膿)이 생겨 고름과 피가 섞여 나올 때 진인양장탕을 사용한다.

활투침선을 보면 허리(虛痢)와 휴식리(休息痢)에 사용하는 처방으로 분류되어 있다. 허리(虛痢)는 몸이 허약하여 발생하는 이질이고, 휴식리(休息痢)는 증상이 없다가 있다가를 반복하는 것으로 허약(虛弱)하기 때문에 이질이 빨리 낫지 않고 반복되는 것이다. 따라서 진인양장탕은 허약한 상태에서 발생하는 설사와 이질에 사용하는 처방이라는 것을 알 수 있다.
적백리(赤白痢)에 사용하는 처방으로 되어 있는데, 적백리는 이질(痢疾)이 진행되어 묵 같은 곱과 피고름이 섞인 대변이 나오는 것으로, 중(重)할 때는 피고름이 섞인 대변을 자주 설사하며, 경(輕)할 때는 흰 곱에 피가 약간 섞인 대변을 설사하면서 아랫배가 몹시 아프고 뒤가 묵직한 증상이 나타난다. 그러나 적백리는 이질균에 감염되었을 때 나타나는 공통된 증상이므로 적백리라는 증상이 중요한 것이 아니라 적백리가 발생하는 상태나 신체조건이 중요하다. 진인양장탕은 허약한 상태에서 만성설사를 하고, 설사가 지속되어 장에 염증이 생겨 적백리 증상이 나타났을 때도 사용할 수 있고, 허약한 상태에서 실제 이질에 걸려 적백리가 나타났을 때도 사용한다.

진인양장탕의 군약인 앵속각은 염폐지해(斂肺止咳), 삽장지통(澁腸止痛)의 효능이 있어 설사와 이질을 치료하는 주요작용을 한다. 감초와 백작약, 계피, 당귀는 용량의 차이가 있으나 당귀건중탕의 개념으로 볼 수 있고, 인삼과 백출은 보기작용(補氣作用)을 통해 원기를 돋우는 역할을 한다. 관계와 목향은 소화기의 혈액순환을 증진시키며, 가자와 육두구는 앵속각을 도와 수렴(收斂)·지사작용(止瀉作用)을 보조한다. 전체적인

약성을 보면 보기(補氣)·보혈(補血)·행혈(行血)·삽장(澁腸)하는 효력이 있어 허약하여 발생하는 설사와 이질에 사용한다는 것을 확인할 수 있다.

예전에는 이질이 중병(重病)에 속했기 때문에 이질에 걸렸을 때 효력이 뛰어난 앵속각을 자주 사용했었다. 앵속각은 곽란, 설사, 기침 등에도 효력이 뛰어나며 속효가 있어 단방으로 앵속각만 사용해도 웬만한 설사와 기침은 멎었다. 그래서 예전에는 앵속각을 아편으로 생각하지 않고 일상적으로 사용했지만, 요즘에는 마약으로 분류되어 유통되지 않기 때문에 앵속각을 빼고 써야 한다. 요즘은 장이 약하고 연약해진 사람의 설사, 물을 갈아먹었을 때 발생하는 설사, 음주 후에 발생하는 설사, 식욕부진, 소화불량, 탈항 등에 진인양장탕을 응용할 수 있다.

처방구성 처방구성을 보면 앵속각의 주성분은 모르핀, 코데인 등의 알칼로이드 성분이며, 진통(鎭痛), 진경(鎭痙), 지해작용(止咳作用)이 있고, 유정(遺精)이나 만성설사에도 효능이 있으나 현재는 금지약물로, 사용할 수 없다. 감초는 소화관 평활근에 작용하여 경련을 억제하며 위산분비를 억제하고, 위점막을 보호하는 항궤양작용을 한다. 백작약은 평활근의 경련을 억제하고, 이질균, 황색포도상구균, 녹농균, 대장균에 대한 항균작용이 탁월하다. 목향은 미주신경(迷走神經)을 자극하여 장(腸)의 수축력과 연동운동(蠕動運動)을 항진시키고 소화·흡수를 촉진하여 가스 정체로 인한 복통을 멎게 한다.

가자는 탄닌을 함유한 수삽성(收澀性)의 지사약(止瀉藥)으로 점막의 궤양면(潰瘍面)을 보호하는 작용을 한다. 육계는 심장의 수축력과 심박동을 증가시키며 말초혈관의 혈류를 원활하게 한다. 인삼은 심장기능을 강화하며 소화액의 분비를 증진시켜 식욕을 강화하고, 위장의 연동운동을 항진시켜 소화·흡수를 촉진한다. 당귀는 항혈전작용(抗血栓作用)을 하여 혈액순환을 원활하게 한다. 백출은 뚜렷하고 지속적인 이뇨작용이 있으며, 장관활동에 대한 조절작용이 있어서 장관의 자발성 수축활동의 긴장성을 높이고 강직성 수축을 방지한다. 육두구는 소량을 복용하면 위액분비를 증가시키고 위장의 연동운동을 촉진하며, 식욕을 증진시키고 소화를 촉진한다.

처방비교 삼령백출산과 비교하면 두 처방 모두 전신허약(全身虛弱)으로 인해 소화기가 연약해져 발생하는 설사에 사용한다. 삼령백출산을 질병으로 인한 체력저하 때문에 일시적으로 소화기가 허약해져 발생하는 설사(泄瀉), 연변(軟便), 식욕부진(食慾不振) 등에 사용하는 반면, 진인양장탕은 전신허약이 바탕이 되기는 하지만, 기본적으로 소화기가 지속적으로 약해져서 만성설사나 연변(軟便)이 나타났을 때 적합하다.

허리(虛痢)에 사용하는 **전씨이공산**과 비교하면 두 처방 모두 허약(虛弱)으로 인한 설사에 사용한다. 그러나 전씨이공산은 사군자탕에 진피, 목향을 더한 것으로 보기(補氣)·건비작용(健脾作用)이 강하며, 기허(氣虛)를 겸하여 소화기가 전체적으로 연약한 상태에서 나타나는 식욕부진, 소화불량에 사용한다. 반면 진인양장탕은 소화기가 전체적으로 약하기보다는 대장기능이 연약하여 발생하는 설사(泄瀉)나 연변(軟便)에 사용한다.

中統110 寶 생숙음자 生熟飮子

罌粟殼半生半炙 四枚 **陳皮**半生半炒 二片 **甘草**半生半炙 二寸 **烏梅**半生半煨 二枚 **大棗**半生半煨 二枚 **生薑**半生半煨 二塊 **木香**半生半煨 一錢 **訶子**半生半煨 二枚 **黑豆**半生半煨 二十粒 **黃芪**半生半煨 二寸 **白朮**半生半煨 二塊 **當歸**半生半煨 二寸

治 大人諸痢 及小兒虛積痢 日夜無度每五錢重水一盞半 煎半 溫服 ① 小兒服 一~二合
[活套鍼線] 積痢(大便)
[適 應 症] 설사, 복통, 대변빈번

처방설명 생숙음자는 만성설사에 사용한다. 본래는 성인에게 발생하는 다양한 형태의 이질(痢疾)과 소아의 허리(虛痢), 적리(積痢)에 사용했던 처방으로, 밤낮을 가리지 않고 설사할 정도로 심한 이질에 사용했다.

이질이 발생하는 원인은 크게 세 가지로 분류할 수 있다. 첫째, 이질균에 감염되어 장점막이 충혈되고 손상된 경우이다. 둘째, 전체적인 허약(虛弱)이 심해져 소화기능이 저하되고 설사가 발생할 수 있는데, 이러한 설사가 만성화되어 이질 증상이 나타나는 경우이다. 셋째, 상한 음식을 먹었거나 식체(食滯)로 인해 소화기 조직이 손상되었을 때 설사가 발생할 수 있는데, 손상된 조직이 완전히 치료되지 않고 지속적으로 소화장애를 일으킬 때 이질 증상이 나타날 수 있다. 생숙음자는 식상(食傷)으로 소화기능이 저하되고 증상이 만성화되어 설사를 계속할 때 사용하는 처방이다.

예전에는 이질(痢疾)의 원인을 잘 몰랐기 때문에 이것이 감염으로 인한 이질인지, 식상(食傷)으로 인한 이질인지 명확하게 구별하지 못하는 경우가 많았고, 식상(食傷)으로 인해 설사가 지속되면 소화기조직이 연약해져 이질균에 쉽게 감염되었기 때문에 실제로 원인을 알 수 없는 경우가 많았다. 그래서 설사를 지속적으로 심하게 했을 때 이질(痢疾)로 판단하여 이질에 사용하는 처방을 사용했던 것이다. 그러나 생숙음자는 이질균에 의한 감염보다는 식상(食傷)에 의한 이질 증상에 더 적합한 처방이다.

활투침선을 보면 생숙음자를 적리(積痢)에 사용하는 처방으로 분류해 놓고 있는데, 적리(積痢)에 사용한다는 것 자체가 식상(食傷)에 의한 이질이라는 증거이기도 하다. 부적절한 음식을 먹거나 과식(過食)을 하면 소화기조직이 손상되며, 이러한 손상이 완전히 치료되지 않으면 설사가 나타날 수 있는데, 이것을 적리(積痢)라고 한다. 이렇게 소·대장 조직이 손상되면 음식물의 소화·흡수기능이 저하되고 장력이 떨어져 대변을 모아두는 힘이 약해지므로 설사가 나타나는 것이며, 이것이 낫지 않고 만성화되면 이질로 이행(移行)되는 것이다. 따라서 적리(積痢)는 식상(食傷)이 만성화되어 나타나는 설사이다.

적리(積痢)는 소화기조직의 손상으로 인해 발생하는 것이므로 현재 적체(積滯)되어 있는 물질을 배설시키면서 조직을 수렴(收斂)시키는 소감원이나 만억환 같은 처방을 사용할 수도 있다. 그러나 현재 소화기에 적체되어 있는 물질은 없고, 단지 조직의 손상만 있을 경우에는 손상된 조직을 수렴시키는 처방을 사용해야 하는데, 생숙음자가 여기에 해당한다. 특히 생숙음자에는 황기, 백출, 감초 등 보기작용(補氣作用)을 하는 약재가 포함되어 있고, 가자, 육두구 등 소화기조직을 수렴(收斂)시키는 약재가 포함되어 있어 적체된 것이 없는 상태의 적리에 적합하다.

생숙음자(生熟飮子)라는 명칭은 모든 약재의 반은 익히고 반은 생것을 사용한다고 하여 붙여졌다. 복용

風 寒 暑 濕 燥 火 內傷 虛勞 霍亂 嘔吐 咳嗽 積聚 浮腫 脹滿 消渴 黃疸 瘧疾 邪祟 身形 精 氣 神 血 夢 聲音 津液 痰飮 蟲 小便 大便 頭 面 眼 耳 鼻 口舌 牙齒 咽喉 頸項 背 胸 乳 腹 腰 脇 皮 手 足 前陰 後陰 癰疽 諸瘡 婦人 小兒

방법에 대하여 ≪동의보감≫에서는 '10가지 약재를 썰어 고루 섞어 매번 5돈씩을 물 1잔 반에 넣고 달여서 절반쯤 되면 짜서 따끈하게 먹되, 소아에게는 1~2홉을 먹인다. 이 처방은 날것과 익힌 것으로 구성되어 있으므로 냉한 것과 열한 것을 조절하고 냉열(冷熱)이 흩어지면 장위가 튼튼해지고 따라서 음식이 잘 소화됨으로 설사나 이질이 치료된다.'고 했다. 온복(溫服)하라는 것은 약해진 소화기에 부담을 주지 않으면서 흡수를 용이하게 하기 위함이다. 음식물이나 약을 복용하면 위장에서 흡수할 수 있는 적절한 온도가 되어야 흡수를 시작하기 때문에 현재 소화기가 약한 사람에게는 따뜻하게 복용시키는 것이 좋다.

생숙음자는 약성을 응용하여 소화기가 약한 사람의 연변(軟便), 대변빈번(大便頻繁), 설사(泄瀉)에 사용할 수 있을 것이며, 보기제(補氣劑)가 들어 있어 기력이 떨어졌을 때도 사용할 수 있다.

처방구성 처방구성을 보면 앵속각의 주성분은 모르핀, 코데인 등의 알칼로이드 성분이며, 진통(鎭痛), 진경(鎭痙), 지해작용(止咳作用)이 있고, 유정(遺精)이나 만성설사에도 효능이 있으나 현재는 금지약물로 사용할 수 없다. 진피는 이기제(理氣劑)로서 소화관의 운동을 강화하여 가스배출을 촉진하고, 감초는 소화관 평활근에 작용하여 경련을 억제하며 위산분비를 억제하고, 위점막을 보호하는 항궤양작용을 한다.

오매는 항균작용과 항알레르기 작용이 있으며, 장관 평활근의 이완작용이 있고, Citric acid 등이 많이 함유되어 장(腸)을 수렴시켜 설사를 멎게 한다. 대추는 당류, 칼슘, 비타민C, 단백질, 지방 등이 풍부하게 함유되어 있어 세포에 자윤(滋潤)을 공급하고 대사를 활성화한다. 생강에 함유된 징거롤(Zingerol) 성분은 혈관운동중추를 강화하여 혈액순환을 촉진하고, 소화액 분비를 항진시켜 소화를 촉진한다. 목향은 미주신경(迷走神經)을 자극하여 장(腸)의 수축력과 연동운동을 증가시키고 소화·흡수를 촉진하여 가스 정체로 인한 복통을 멎게 한다. 가자는 탄닌을 함유한 수삽성(收澀性)의 지사약(止瀉藥)으로 점막의 궤양면(潰瘍面)을 보호하는 작용을 갖는다. 흑두는 대사를 활성화하여 수분의 정체를 해소하고, 혈액 속의 악성 콜레스테롤을 줄이고 혈액을 맑게 하여 동맥경화의 예방과 개선에도 도움을 준다.

황기는 세포의 기능과 산소전달력을 증가시켜 에너지생산을 돕는 보기작용(補氣作用)을 한다. 황기에 포함된 휘발성 정유는 방향성 건위작용을 하며, 위장을 완만하게 자극하고 강력한 살균작용과 면역증강작용이 있어 만성염증 증상을 개선한다. 백출은 장관활동이 흥분된 경우에는 억제작용을 하고, 반대로 장관활동이 억제된 경우에는 흥분작용을 한다. 즉 장관활동에 대한 조절작용이 있어서 장관의 자발성 수축활동의 긴장성을 높이고 강직성 수축을 방지한다. 당귀는 항혈전작용(抗血栓作用)을 하여 혈액순환을 원활하게 하고 철분결핍에 의한 빈혈에 좋은 효과를 나타낸다.

처방비교 적리(積痢)에 사용하는 **감응원**과 비교하면 두 처방 모두 소화불량이 만성화되어 나타나는 이질이나 설사에 사용한다. 그러나 감응원은 생숙음자에 비해 적취(積聚)의 정도가 심하고 완고할 때 사용한다. 반면 생숙음자는 파두가 포함된 감응원처럼 장(腸)의 운동을 급격히 증가시켜 적체된 내용물을 배설시키면서 조절하는 것이 아니라, 앵속각이 포함되어 있어 장(腸)의 이완을 조절하여 설사와 이질을 치료한다.

만억환과 비교하면 두 처방 모두 이질에 사용할 수 있는 처방으로, 만억환은 이질과 설사뿐 아니라 완고한 적취(積聚)로 인한 소화불량(消化不良), 변비(便秘) 등에도 사용하는 반면, 생숙음자는 식체(食滯)로 인해 소화기조직이 손상되어 설사(泄瀉)가 계속될 때 사용한다.

中統111 內局 寶 수자목향고 水煮木香膏

罌粟殼蜜炒 三兩 **砂仁** **肉豆蔻**煨 **乳香** 各七錢半 **木香** **丁香** **訶子** **藿香** **當歸** **黃連** **厚朴** **陳皮** **青皮** **白芍藥** **甘草**炙 各五錢 **枳實** **乾薑**炮 各二錢半

治 一切諸痢 ① 若用於暑毒 則必毒留腹 脹
[用　法] 上末 煉蜜丸 兩作六丸 每一丸 水一盞 棗一枚 同煮 至七分 去棗和滓 空心服
[活套鍼線] 久痢(大便)
[適 應 症] 설사, 소화불량, 하복포만, 이질

처방설명 수자목향고는 만성 설사(泄瀉)나 연변(軟便), 이질(痢疾)에 사용하는 처방이다. 목향을 비롯한 17종의 약물을 밀환(蜜丸)으로 했기 때문에 목향고(木香膏)라고 했으며, 환을 지어 대조와 함께 물로 자(煮)하여 복용하기 때문에 수자(水煮)라고 명명했다. 그러나 이렇게 하지 않고 탕(湯)으로 복용해도 좋을 것이다.

수자목향고는 진인양장탕처럼 소화기능이 저하되어 만성설사를 할 때도 사용할 수 있고, 설사가 지속되어 장조직이 연약해지고, 그 결과 이질균에 감염되어 실제 이질이 발생했을 때도 사용할 수 있다. 따라서 조문에서 '一切諸痢일체제리'를 치료한다는 말은 만성설사를 포함한 여러 형태의 이질을 치료한다는 의미이다. 활투침선을 보면 구리(久痢)에 사용하는 처방으로 분류되어 있는데, 구리에 사용하는 처방을 보면 조중이기탕, 보중익기탕, 전씨이공산, 이중탕, 사물탕이 있다. 그런데 사실 이런 처방을 실제 감염성 이질에 사용한다는 것은 약간 무리가 있다. 따라서 구리(久痢)는 대체로 만성설사라고 할 수 있으며, 예전에는 만성설사를 이질로 분류했기 때문에 이러한 처방을 구리에 사용하는 것으로 분류한 것이다. 수자목향고 또한 만성설사에 사용할 수 있는 것은 분명하다. 그러나 황금작약탕의 약성이 포함되어 있어 감염성 이질에도 사용할 수 있는 처방이라고 할 수 있다. 즉 구리(久痢)에 사용하는 처방 중에서 실제 이질에도 사용할 수 있는 처방은 수자목향고뿐이다.

조문을 보면 '若用於暑毒약용어서독 則必毒留腹脹즉필독류복창'이라고 하여 서독(暑毒)에 사용하면 독이 복부에 머물러 배가 팽창한다는 말이 있다. 이것은 수자목향고를 써야 할 만성설사를 의미하는 것이 아니라, 여름철 식상(食傷)으로 인해 설사를 할 때 소화기능을 조절하면서 설사를 멈추게 하는 육화탕 같은 처방을 사용해야지, 수렴성이 강한 수자목향고를 사용하면 창만이 발생할 수 있다는 의미이다. 따라서 여름철에 조직이 이완된 상태에서 식상(食傷)으로 인해 설사를 할 때는 수자목향고 사용을 고려해야 한다.

현재 이질은 법정 전염병으로 분류되어 있기 때문에 이질환자에게 수자목향고를 사용하는 예는 거의 없을 것이다. 따라서 약성을 바탕으로 활용범위를 넓혀 설사(泄瀉)나 대변빈번(大便頻繁), 연변(軟便), 식후즉변(食後卽便) 등에 사용하고 있다. 소대장(小大腸)은 신축력이 대단히 강하여 내용물에 따라 늘어나기도 하고 줄어들기도 한다. 특히 대장은 내경(內徑)이 넓어 내용물을 일정기간 보관해 둘 수 있다. 그래서 하루에 세 끼 식사를 해도 배설은 하루에 한 번만 하는 것이다. 만약 이러한 대장의 신축력이 약해지면 음식물을 보관해 두는 기능이 떨어져 설사(泄瀉)나 대변빈번(大便頻繁), 식후즉변(食後卽便) 등이 발생할 수 있는데, 이럴 때 수자목향고를 사용한다.

수자목향고를 구성하는 약재는 소화기의 운동성을 증가시키는 약재와 장조직을 수렴시키는 약재로 대별

할 수 있다. 운동성을 증가시키는 약재는 사인, 목향, 정향, 곽향, 후박, 백작약, 감초, 지실이고, 수렴(收斂)시키는 약재는 앵속각, 육두구, 가자, 황련 등이다. 따라서 소화기의 운동성을 증가시키면서 수렴시켜 만성 설사와 이질을 치료한다.

수자목향고는 이완된 장조직을 수렴(收斂)시키는 작용이 강하므로 만성설사와 이질(痢疾)뿐 아니라 알레르기성 피부염에도 효과가 있을 것으로 보인다. 장조직이 이완되었을 때 장내(腸內)에서 발생하는 불필요한 물질이 장점막을 통해 흡수되면 피부염이 발생할 수 있는데, 수자목향고를 사용하여 장조직을 수렴시켜 불필요한 물질의 흡수를 차단시키면 피부염이 치료될 수 있다고 보기 때문이다.

처방구성 처방구성을 보면 앵속각의 주성분은 모르핀, 코데인 등의 알칼로이드 성분이며, 진통(鎭痛), 진경(鎭痙), 지해작용(止咳作用)이 있고, 유정(遺精)이나 만성설사에도 효능이 있으나 현재는 금지약물로 사용할 수 없다. 사인은 장관(腸管) 평활근을 이완시키며, 소화기의 운동을 촉진하여 음식물의 운송과 소화·흡수에 도움을 준다. 육두구는 소량을 복용하면 위액분비를 증가시키고 위장의 연동운동(蠕動運動)을 촉진하며, 식욕을 증진시키고 소화를 촉진한다.

유향의 정유는 소염작용을 하고, 목향은 미주신경(迷走神經)을 자극하여 장(腸)의 수축력과 연동운동을 증강하고, 소화·흡수를 촉진하여 가스정체로 인한 복통을 멎게 한다. 정향의 정유는 건위작용(健胃作用)을 하여 소화력을 증진시킨다. 가자는 탄닌을 함유한 수삽성(收澀性)의 지사약(止瀉藥)으로 점막의 궤양면(潰瘍面)을 보호하는 작용을 갖는다. 곽향은 위장기능을 항진시키고, 당귀는 항혈전작용(抗血栓作用)을 하여 혈액순환을 원활하게 하고 철분결핍으로 인한 빈혈에 좋은 효과를 나타낸다. 황련은 소화성 궤양에 대한 억제작용이 있으며 타액, 위액, 췌액의 분비를 촉진하고 위장의 연동운동을 항진시킨다.

후박은 장(腸)의 운동을 촉진하거나 장(腸)의 경련을 완화하는 등, 장의 운동을 조정하는 작용이 있다. 진피는 이기제(理氣劑)로서 소화관의 운동을 강화하여 가스배출을 촉진한다. 청피는 소화액 분비를 항진시켜 소화를 촉진하며, 세포질의 투과성을 조절하여 염증증상을 개선한다. 백작약은 평활근의 경련을 억제하고, 이질균, 황색포도상구균, 녹농균, 대장균에 대한 항균작용이 탁월하다. 감초는 소화관 평활근에 작용하여 경련을 억제하며 위산분비를 억제하고, 위점막을 보호하는 항궤양작용을 한다. 지실은 위장의 연동을 강화, 리듬을 조정하고 소화·흡수를 강화하여 복부팽만을 제거한다. 건강은 혈관확장 작용이 있어 혈액순환을 촉진하고, 혈관운동 중추를 흥분시켜 직접적으로 강심작용을 나타낸다. 또한 위액과 위산분비를 촉진하여 소화를 돕고, 소화기의 운동을 자극하는 작용도 있다.

처방비교 **생숙음자**와 비교하면 생숙음자는 황기와 백출 등이 포함되어 있어서 약간의 기허(氣虛)를 겸하고 있는 상태에서 나타나는 이질에 사용하며, 식상(食傷)으로 인해 발생하는 만성설사에 적합하다. 반면 수자목향고는 생숙음자보다 지사작용(止瀉作用)과 소화기능을 증진시키는 작용이 강해 소화불량을 동반한 설사에 활용할 수 있다.

귤피전원과 비교하면 두 처방 모두 허약(虛弱)으로 인한 만성설사에 사용하는데, 귤피전원은 다량의 귤피가 군약이므로 장(腸)의 이완으로 인한 습담(濕痰)의 정체를 제거하는 작용이 있고, 보정제(補精劑)와 온리제(溫裏劑)가 다량 포함되어 있어 허랭(虛冷)과 자윤결핍이 원인이 되어 나타나는 만성설사에 사용한다. 반면 수자목향고는 앵속각을 제외하고, 소화기연약으로 인하여 대장조직의 신축력이 떨어져서 발생하는 만성설사에 사용한다.

구리(久痢)에 사용하는 **보중익기탕**과 비교하면 두 처방 모두 소화기연약으로 인한 설사에 사용하는데, 보중익기탕은 기허(氣虛)로 인해 장관(腸管)이 연약해지거나 하수(下垂)되어 나타나는 설사(泄瀉)나 이질(痢疾)에 사용한다. 반면 수자목향고는 허약이 보중익기탕에 미치지 못하지만 장관이 연약해지고 이완되어 발생하는 만성설사에 사용한다.

中統112 寶 소풍산 消風散

荊芥 甘草 各一錢 **人蔘 白茯苓 白殭蠶 川芎 防風 藿香 蟬退 羌活** 各五分 **陳皮 厚朴** 各三分 細茶一撮

治 諸風上攻 頭目昏眩 鼻塞 耳鳴 痲痒 及婦人血風頭痒

[活　　套] 眼赤 腫痛 生瞖 合[四物湯](上統六十八) 代入沙蔘 加杞菊 靑葙子 木賊之類 ① 頭風 加天麻 藁本 ② 耳痛 加蔓荊子 菖蒲 細辛

[用　　法] 或末 每二錢 茶淸下

[活套鍼線] 痲痒(皮)　頭生白屑(頭)　頭風(頭)　耳聾(耳)　胃風(面)　鼻淵鼻衄(鼻)　外障(眼)

[適 應 症] 피부소양, 습진, 태열, 두드러기, 비듬, 이명, 이통, 상기, 현훈, 두통, 건구, 변비, 알레르기성 비염

처방설명

소풍산은 말초혈관의 소통장애로 인해 발생하는 각종 피부질환(皮膚疾患), 현훈(眩暈), 이명(耳鳴), 비색(鼻塞) 등에 사용한다. 임상에서는 태열(胎熱), 건선(乾癬), 두드러기, 감각이상, 비듬 같은 피부질환에 사용하는 경우가 가장 많다. 허약(虛弱)이나 외감(外感) 등으로 조직이 위축되어 말초혈관의 소통장애가 생기고, 동시에 혈액 내부에 혈액순환을 방해하는 물질이 있을 때 이러한 증상이 나타난다. 따라서 소풍산의 증상은 표면적으로 볼 때 갑자기 나타난다고 느낄 수도 있지만, 실제로는 만성적으로 이러한 상태가 형성되어 있기 때문에 나타난다. 가장 일반적으로 나타나는 증상은 피부가 건조(乾燥)하다는 것이고, 신체조건은 약간 허약한 성향이 있지만 그렇다고 보약을 사용해야 할 정도로 허약하지는 않다.

건선(乾癬)은 피부가 건조하여 인설(鱗屑)이 생기는 만성 피부질환으로, 원인은 말초까지 혈액이 충분하게 공급되지 못한 것이다. 소풍산은 조직의 위축을 풀어주고 혈액소통을 방해하는 물질을 제거하는 작용을 통해 말초까지 원활하게 혈액을 공급해 주므로 건선을 치료할 수 있다. 실제로 건선이 있는 사람은 동물성 지방 섭취를 줄이면 증상이 호전되는 경향이 있는데, 이는 지방성분이 혈액순환을 방해하는 물질로 작용하기 때문이다.

소풍산은 두드러기에도 사용한다. 두드러기는 소화기가 손상되어 흡수되지 않아야 할 물질이 흡수되었을 때, 미량이면 피부에 반응이 나타나지 않지만 과량 흡수된 경우에는 피부에 발진을 일으키기 때문에 나타나는 증상이다. 그러나 소풍산은 흡수되지 않아야 할 물질이 과량 흡수되었다기보다, 일정 수준으로 이러한 현상이 형성되어 있는 상태에서 허약(虛弱)이나 외감(外感)의 영향이 더해져 말초혈액순환의 장애로 두드러기가 나타났을 때 사용한다. 따라서 발진(發疹)이 나타나더라도 열성(熱性)이 동반되거나 급격히 심화되지는 않는다.

소풍산은 감각이상에도 사용하는데, 이 또한 말초까지 충분한 혈액순환이 이루어지지 않기 때문에 나타나는 증상이다. 감각이상의 원인은 앞서 언급한 대로 혈액 내부에 혈액순환을 방해하는 물질과 조직의 위축이라고 할 수 있지만, 단순히 허약이나 외감으로 인해 조직이 위축되고, 그 결과 말초혈관이 좁아진 것이 원인이기도 하다.

소풍산은 비듬에도 사용한다. 비듬은 호르몬의 영향으로 인한 피지(皮脂)의 과다분비, 진균, 정서적인 긴장 등으로 인한 발한과다, 특정음식, 신경이완제에 의한 영향 등 다양한 원인이 있다. 소풍산을 비듬에 사용할 수 있는 것은 이러한 원인에 의해 두피의 말초혈관이 좁아지거나 혈액순환이 불량해져서 두피가 건조해지거나 연약해지거나 미세하게 위축되었을 때, 소풍산이 말초 혈액순환을 왕성하게 해주기 때문이다.

소풍산은 태열(胎熱)에도 사용한다. 태열은 보통 열이 많은 상태에서 발생하기 때문에 청열제(淸熱劑), 활혈제(活血劑), 발산제(發散劑)를 병용하는 경우가 많다. 그러나 소아의 신체상태가 모두 다르기 때문에 모든 태열에 이러한 치법을 사용하는 것은 아니다. 소풍산의 경우 청열제(淸熱劑)를 사용할 정도로 열성(熱性)이 심한 상태가 아닐 때, 태열을 앓는 소아 중에서 가장 약한 소아에게 사용한다.

소풍산은 현훈(眩暈)에도 사용하는데, 피부질환에 사용하는 것과 마찬가지로 뇌혈관도 말초혈관에 속하므로 소통장애가 발생했을 때 혈액순환이 불량해져 현훈이 발생할 수 있다. 따라서 소풍산의 현훈 또한 약간 허약한 상태에서 발생한다는 것을 알 수 있다. 형개 단방으로 이루어진 형개산은 산후 현훈에 사용하는 처방인데, 출산 후에 현훈이 발생하는 것은 산후에 여열(餘熱)이 있으면서도 체력이 급격히 저하되어 뇌의 말초혈관까지 순환이 잘 이루어지지 않기 때문이다. 이는 말초혈관이 이완되어 있거나 위약한 것을 형개가 뚫어주어 머리의 허혈상태를 풀어주기 때문에 어지러운 증상이 치유되는 것이다. 즉 형개산증의 현훈은 혈허(血虛)가 원인이라기보다는 말초혈관의 혈행상태가 좋지 않아 생기는 것으로 보아야 한다. 이와 마찬가지로 소풍산의 군약도 형개이므로 말초의 혈액순환장애를 개선하여 현훈을 치료한다.

소풍산은 이명(耳鳴)에도 사용한다. 소풍산증의 이명은 고막이 찢어지거나 천공되어 발생하는 것이 아니라, 내이(內耳)의 모세혈관에 혈액소통이 원활하지 못하여 기능이 저하되었기 때문에 발생하는 이명이다. 이러한 혈액소통장애는 모세혈관의 협착·위약·변형 등에 기인하기 때문에 소풍산증의 이명은 어느 정도 허약이 겸해 있다고 할 수 있다. 이것은 소풍산에 백출이 빠진 이공산이 포함되어 있는 것을 보면 알 수 있다.

처방구성 처방구성을 보면 형개는 피부의 혈행(血行)을 촉진하며 피부질환에 대한 소염작용이 있다. 감초는 스테로이드 호르몬과 유사한 작용이 있어 항염증작용, 해독작용, 해열작용을 한다. 인삼은 말초혈류를 증진시키고 세포의 기능을 활성화시켜 에너지생산을 촉진한다. 또한 소화액 분비를 증진시켜 식욕을 강화하고 위장의 연동운동(蠕動運動)을 항진시켜 소화·흡수를 촉진하며, 부신피질기능을 강화하고 면역기억세포의 생성을 촉진하고 임파구의 활성을 왕성하게 하여 면역기능을 증강시킨다.

백복령은 세뇨관의 재흡수를 억제하여 이뇨를 증진하며, 백강잠은 해열(解熱), 진정작용(鎭靜作用)이 있다. 천궁은 관상동맥과 말초혈관을 확장하여 하지(下肢)와 심근(心筋)의 혈류량을 증가시키고, 방풍은 말초의 투과성을 조절하며 표재(表在) 혈관을 확장시키고 가려움증을 멈추게 한다. 곽향은 위장기능을 항진시키고, 선퇴는 진정작용이 있어서 피부소양감을 완화하며, 강활은 항혈전작용(抗血栓作用)을 하여 염증으로 인한 혈전(血栓)을 용해한다. 진피는 이기제(理氣劑)로서 소화관의 운동을 강화하여 가스배출을 촉진하며, 후박은 장(腸)의 운동을 촉진하거나 장(腸)의 경련을 완화하는 등, 장의 운동을 조정하는 작용이 있다.

처방비교 피부질환에 사용하는 **승마갈근탕**과 비교하면 승마갈근탕은 습열(濕熱)이 피부에 울체(鬱滯)되어 발산(發散)되지 않아서 각종 피부질환이 발생했을 때 사용하며, 피부가 두터운 사람에게 적합하다. 반면 소풍산은 말초혈관의 소통장애로 인하여 발생하는 피부질환이나 피부가려움에 사용하며, 승마갈근탕을 써야 하는 경우보다 허증이고, 신체조건으로 볼 때 비교적 덜 건실한 사람에게 사용한다.

청기산과 비교하면 두 처방 모두 말초혈관이 위축되어 나타나는 피부질환에 사용한다. 청기산은 외감(外感)으로 인해 피부가 위축되어 혈액소통장애가 발생했을 때 사용하는 반면, 소풍산은 외감(外感)의 영향이 있기는 하지만, 외감보다는 허약으로 인한 순환장애로 인해 혈액이 울체되고 피부가 위축되어 혈액소통이 원활하지 못한 것이 원인이다.

이명(耳鳴)과 이롱(耳聾)에 사용하는 **귀비탕**과 비교하면 귀비탕은 심장의 박출력 저하와 혈관의 연약으로 말초혈관의 혈행이 감소되어 내이(內耳) 주위에 충분한 영양이 전달되지 못하여 이명과 이롱이 발생했을 때 사용한다. 반면 소풍산도 귀비탕처럼 허약이 바탕을 이루고 있을 때 사용하지만, 단순한 허약이라기보다는 허약과 혈액소통장애가 겸해 있는 상태에서 이롱과 이명이 발생했을 때 사용한다.

활용사례

1-1. 이명(耳鳴) 남 31세
1-2. 이통(耳痛), 비듬 남 37세 태음인
2-1. 소아현훈(小兒眩暈), 두통(頭痛), 건구(乾口) 여 7세 소양성태음인
3-1. 피부소양감(皮膚搔痒感) 여 39세 태음인
3-2. 습진(濕疹), 소양감(搔痒感), 상기(上氣), 변비(便秘) 여 52세 소음인
3-3. 두드러기 여 50세 소양인
4-1. 태열(胎熱) 남 8세 소양성태음인
4-2. 태열(胎熱) 여 7세 태양성소양인
4-3. 태열(胎熱), 변비(便秘) 여 4세 소양인
4-4. 태열(胎熱) 남 4세 태음인
4-5. 태열(胎熱) 남 4세 소양인
5-1. 알레르기성 비염(鼻炎) 여 16세 태음인
6-1. 실패례-피부질환, 건선(乾癬) 남 33세 태음인

소풍산 합방 활용사례

1-1. +자석양신환 - 이명(耳鳴), 고혈압, 두통, 피로(疲勞) 남 56세 소양인
2-1. +방풍통성산 - 비듬 여 27세

1-1. 이명(耳鳴)

● 조 ○ ○ 남 31세 서울특별시 영등포구 신길5동

보통 체격을 가진 남자로서
① 왼쪽 귀가 잘 들리지 않아서 대화에 지장이 있을 정도이다. 3년 전 전역 후 소리가 잘 들리지 않는다고 한다.
② 소화력은 있다. ③ 7년 전 신장결석으로 본 한약방에서 치료한 적이 있다.
이명 환자에게 여러 번 투약한 바 있는 육미지황원, 십전대보탕 등으로는 효과가 없어 제풍상공이명(諸風上攻耳鳴)을 목표로 쓰는 소풍산에서 인삼을 빼고 10일분 20첩을 지어주었다.
12일 후에 확인해 보니, 이명(耳鳴) 증세가 반은 호전되었다고 했다.
이번에도 전번과 같은 처방으로 10일분 20첩을 지어주었다.

1-2. 이통(耳痛), 비듬

● 김 ○ ○ 남 37세 태음인 학원운영 경기도 안양시 만안구 달안동 샛별한양아파트

① 20일 전부터 처음에는 좌측 귀가 아픈 듯하더니 지금은 우측 귀와 머리 속이 뜨끔뜨끔 아프다. ② 뒷목이 땅기고 뻐근한데 신경을 쓰면 더 심해진다. ③ 올 여름에 비듬이 생기기 시작하더니 지금은 머리에 덮개를 덮어 놓은 듯이 심하다. ④ 무릎이 약간 쑤신다.
직접 운전하면서 학원을 운영하는 37세 태음인 남성의 이통(耳痛)과 극심한 비듬을 경감시킬 목적으로 소풍산 2배량에 천마, 고본, 만형자, 세신, 석창포 각 1돈씩을 더하여 10일분 20첩을 지어주었다.
3년 뒤에 추간판탈출증으로 요통을 호소하며 약을 지으러 왔을 때 지난번 귀가 아팠던 것은 어떠냐고 물으니, 약을 먹은 뒤에 통증이 완전히 소실되었고 비듬도 없어졌다고 한다.
소풍탕에 비듬과 이(귀)통에도 효과가 있음을 확인했고, 이번에 요통을 호소하여 독활기생탕을 지어주었다.

2-1. 소아현훈(小兒眩暈), 두통(頭痛), 건구(乾口)

● 이 ○ ○ 여 7세 소양성태음인 경기도 안양시 만안구 안양동

태어날 때부터 태열(胎熱)이 있는 아이였고, 3~4년 전부터는 축농증을 앓고 있는 환자였다.
① 3년 전부터 수시로 현훈(眩暈)이 있다. ② 3년 전부터 수시로 두통이 있다. ③ 수시로 입이 마른다. ④ 식욕은 좋고 소화력도 좋다.

태열(胎熱), 축농증(蓄膿症), 현훈(眩暈), 두통(頭痛)을 목표로 소풍산 2배량으로 10일분 20첩을 지어주었다.
2달 보름 뒤인 3월 13일에 다시 왔을 때 확인해 보니, 현훈과 두통은 소실되었고 입 마른 것도 소실되었으나 태열과 축농증은 여전하다고 한다.

3-1. 피부소양감(皮膚搔痒感)

● 권 ○ ○ 여 39세 태음인 주부 경기도 안양시 비산3동

약간 작은 키에 몸통이 약간 굵은 태음인 주부이다. 작년 1월과 금년 2월, 3월에 감기에 걸려서 그때마다 오적산을 6첩씩 복용하고 나은 경력이 있다. 이번에는 온몸이 가렵다고 내방했다.
① 전신(全身)이 가렵다. ② 매번 더위가 지날 9월경인 이때쯤이면 이 증세가 발생한다. ③ 가래가 있고 가끔 기침도 한다. ④ 평소 손발과 전신이 차다. ⑤ 식욕과 소화력은 좋으나 배를 차게 하면 소화가 잘 안 된다.
⑥ 대변은 묽고 가늘지만 배를 따뜻하게 하면 대변의 형태가 좋다.
여름이 지나면서 발생한 피부 가려움증을 목표로 소풍산을 한번 써보기로 하고 소풍산 2배량으로 10일분 20첩을 지어주었다.
17개월 뒤인 2월 하순에 소화불량과 차멀미 후유증으로 약을 지으러 왔을 때 확인해 보니, 약을 먹고 피부가려움은 다 나았었고 그 약의 영향인지 작년 여름 뒤에는 늘 발생하던 가려운 것이 나타나지도 않았다는 것이다. 이번에는 평진탕으로 10일분 20첩을 지어주었다.

3-2. 습진(濕疹), 소양감(搔痒感), 상기(上氣), 변비(便秘)

● 조 ○ ○ 여 52세 소음인 경기도 안양시 관양1동

3개월 전 감기로 오적산 2첩을 먹고 나은 적이 있는 주부이다.
① 3년 전부터 손에 습진이 있으며 주로 왼손 전체에 나타나 있다. 손바닥도 건조하여 균열이 있고 약간만 긁어도 발진이 일어난다. 처음에는 3년 전 손에 동상이 걸린 뒤부터 나타났는데 최초로 얼음이 박힌 것처럼 손가락 등이 부은 뒤부터 발생했다. 상기(上氣)가 되면 발진이 일어나며 어제는 눈 위 꺼풀에도 발진이 생겼다. 지금까지 수지의 유명한 피부과에서 약을 계속 복용하고 있다. ② 더우면 가렵고 긁으면 피부가 일어난다. ③ 가끔 또는 1일에 1~2회 정도 상기가 된다. ④ 입안이 허는 구미(口糜)가 있다. ⑤ 손이 저리다. ⑥ 변비가 있어 2일에 1회 정도 변을 본다. ⑦ 가슴이 뛰는 증세가 있다. ⑧ 꿈을 거의 매일 꾼다. ⑨ 손바닥이 건조하고 열이 난다. ⑩ 추위를 심하게 타고 손발과 아랫배가 차다. ⑪ 식욕은 별로 없고 소화력은 좋은 편이다.
상기되면서 발진되는 습진을 목표로 소풍산 2배량에 추위를 심하게 탄다는 점에서 계지탕을 더하고 정충(怔忡)에 산조인을 더하여 5일분 10첩을 지어주었다.
9일 뒤인 6월 중순경에 다시 왔을 때 확인해 보니, 약을 복용한 뒤로 습진이 소실되었으나 약을 끊고 3일 뒤 아침부터 다시 약간 발생했다고 한다. 복용한 뒤에 발열이 되고 얼굴이 일시적으로 붉어졌으며 가려움과 상기(上氣)가 소실되었으나 구미(口糜)는 여전하다고 한다. 또 변비가 소실되었고 가슴 뜀과 꿈이 많은 것이 소실되었다고 한다.
증세가 호전되고 있으므로 전과 동일한 처방으로 5일분 10첩을 지어주었다.
1년 후에 감기 때문에 다시 왔을 때 피부에 대해 아무런 얘기가 없는 것으로 보아서 당시 다 나았던 것으로 보았으며, 감기로 2번에 걸쳐 오적산 8첩을 복용했다.

3-3. 두드러기

● 김 ○ ○ 여 50세 소양인 주부 서울특별시 은평구 신사동

살집이 통통한 편이며 말이 빠른 소양인으로 보이는 주부이다.
본인의 말로는 20년 전 결핵성늑막염으로 S.M. 주사를 맞은 후 부작용으로 두드러기가 나고 퉁퉁 부었다고 한다. 그 이후로 이 증세가 반복적으로 발생하므로, 최초 주사 맞은 병원에서 치료를 계속 20년간 받아왔는데 근래 와서는 주사를 맞아도 차도가 없었다고 한다. 남편이 자꾸 운다고 구박을 하며 종합병원으로 가라고 하므로, 비관하여 울고불고 난리를 치니 주위 동생들이 여기를 소개해서 왔다고 한다.
5~6년 전부터는 피부병이 더 심해서 도대체 피부질환으로 먹을 수 있는 것은 김치와 밥밖에 없다며 상담 중 눈물을 글썽이며 그동안 여러 번 죽으려고 했다는 말을 했다.
① 좁쌀처럼 목뒤, 가슴, 배, 등 부위에 두드러기가 나서 붉게 돋아나며 가렵지는 않다. ② 양약을 먹거나 때론 이유 없이 목 이하로부터 가슴 앞 부위에 두드러기가 난다. ③ 두드러기가 나려면 먼저 뒷덜미에서 열이 화끈 달아오르고 바늘로 콕콕 쑤시는 것 같다. ④ 두드러기가 난 부위에는 열감이 있다. ⑤ 두드러기가 나면 얼굴이 붓는다.
⑥ 평소 음식은 잘 먹고 단맛을 좋아하는 경향이 있다. ⑦ 잠이 많은 편이다. ⑧ 가끔 상부로 열이 달아오른다.

⑨ 왼쪽 무릎이 간혹 아프다. ⑩ 눈이 자주 충혈된다. ⑪ 여름이면 땀이 많다고 한다.
오래된 피부질환을 목표로 소풍산 1.5배량에 형개, 방풍 1.5돈, 금은화 2돈을 더해서 5일분 10첩을 지어주었다.
10일 후에 내방했는데 두드러기 증세와 얼굴 붓는 증세가 거의 소실되어서 흔적만 남아 있으며 피로하거나 무리할 때는 상기되는 느낌이 있다고 한다. 처방이 효과가 있다고 보고 전과 같은 처방으로 다시 5일분 10첩을 지어주었다.
약 10일 후에 내방했는데 두드러기 증세가 완전히 소실되었으나 예방용으로 약을 지어달라고 하여 같은 처방으로 5일분 10첩을 투약했다.
13일 뒤에 다시 와서, 대부분 증상이 소실되었으나 어제 5시에 닭다리 1개를 먹은 뒤로 지난번과 같이 반점이 다시 발생했으며 그간 3일간은 약을 복용하지 못했다고 한다. 지난번과 같은 소풍산으로 5일분 10첩을 투약했다.
7일 후에 내방했을 때는 홍반(紅斑)은 없어졌다고 한다. 이번에는 소풍산의 인삼을 빼고 지난번과 같이 투약했다.
약 10일 후에 다시 왔을 때 확인해 보니, 현재는 제반증세가 모두 소실되었다고 한다.
이번에는 소풍산에서 인삼을 빼고 형개, 방풍, 금은화 2돈, 치자 1돈을 더해서 10첩을 투약했는데 제증세가 소실된 상태이다. 그래서 다시 같은 처방대로 재차 10일분 20첩을 투약했다.
25일 후에 확인해 보니, 10첩을 복용한 뒤에 7일간 복용을 중지하고 소고기를 먹은 후 좌측 목 부위에 사마귀가 나고 3일 뒤에 발진이 생겼으나, 다시 약을 복용한 뒤에 소실되었으며 어제는 돼지족발을 먹어도 괜찮았다고 한다. 다시 처음 처방에 치자 1돈을 더해서 10일분 20첩을 투약했다.
20일 후에 다시 내방했는데 3일 전 라면과 율무차를 먹고 다시 흉곽에 홍반이 발생해서 약을 평소의 배로 복용한 다음날 소실되었다고 한다. 이번에도 처음 처방대로 다시 10일분 20첩을 투약했다.
24일 후에 다시 내방했는데 그동안 어디 다녀오느라고 10일간 약을 안 먹었으나, 발진이 전혀 발생하지 않았으며 전에는 커피를 마시면 상열증세가 있었으나 그간 3~4회 마셔도 괜찮았으며, 등심구이와 돼지족발을 먹어도 괜찮았다고 한다. 그리고 약을 복용하면 대소변이 잘 나오고 안 먹으면 잘 안 나오는 느낌이 있었다고 한다.
이번에는 소풍산 1.5배량에서 인삼을 빼고 형개, 방풍 1.5돈, 금은화 2돈을 더하여 10일분 20첩을 투약했다.
약 1달 후에 다시 와서 속이 쓰려서 10일간 약을 복용하지 못했으며, 5일 전에는 2일간 한 번 사타구니에만 두드러기가 나서 나머지 약 3첩을 복용해도 여전했다고 한다.
위 처방대로 10일분 20첩 투약했다. 이 부인은 그 후 10여 년 동안 괜찮다가 간혹 음식으로 인해 소화기장애가 생기면 피부 증상이 나타나서 3~4년에 1번씩 약을 지어간 적이 있다.

4-1. 태열(胎熱)

● 김 ○ ○ 남 8세 소양성태음인 초등학교 1년 서울특별시 관악구 봉천8동

보통 키에 보통 체구이며 피부가 약간 검은 소양성태음인으로 보이는 남자아이이다.
① 출생 후 1년이 지나서부터 태열 증세가 지금까지 있었다. ② 태열 증세는 뒷목이 건선처럼 피부가 허옇게 일어나 돋아 있고 귀밑 부위가 갈라지며, 팔꿈치에도 뒷목처럼 피부가 일어나 허옇게 되어 있다. ③ 태열 증세는 늘 있으면서 더했다 덜했다 반복된다. ④ 그간 병원 치료는 하지 않고 심할 때만 집에서 연고를 바르곤 했다. ⑤ 식욕은 보통이나 근래에는 많이 줄어들었다고 한다. ⑥ 성격은 활달하다.
아이의 증상이 태열인지라 우선 태열에 약 몇 첩으로 효험을 보았다는 노상호 선생의 경험을 더듬어서 사물탕에 황련해독탕이 더해진 온청음을 써볼까 하다가, 치료목표는 다르지만 처방구성상 사물탕에 황련해독탕과 피부질환에 응용할 수 있는 형개, 방풍, 박하 등이 들어 있는 사위탕을 써보기로 하고 사위탕 2배량으로 10일분 20첩을 지어주었다.
5일쯤 되어서 다시 왔는데, 그 약을 처음 3~4첩 먹이니 증세가 줄어드는 듯하다가, 6~8첩째는 오히려 처음보다 증세가 더 심해진다며 약을 중단하는 게 어떻겠냐고 했다. 그래도 태열은 체온의 변화로 인해 증상의 변화가 심한 편이니 약을 계속 복용하라고 했는데 약을 다 먹었는지, 23일 뒤에 다시 와서 태열 증세가 처음 올 때보다 반으로 줄어들었다는 것이다.
사위탕이 효력은 있으나 기대에 못 미쳐서 이번에는 지난번에 태열에 사용하여 효험을 본 바 있는 소풍산을 써 보기로 하고 소풍산 2배량으로 10일분 20첩을 지어주었다.
만 7개월 뒤인 12월에 어머니께서 아이를 데리고 와서, 두 번째 약(소풍산)을 복용하고 나서 서서히 줄어들더니, 다 먹고는 태열이 없어졌으며 지금까지 전혀 이상이 없다가 3~4일 전부터 귀와 뒷목에 경비한 태열 증상이 보여서 아이를 데리고 왔다는 것이다. 다시 전과 같은 소풍산 2배량으로 20첩을 10일분을 지어주었다.

4-2. 태열(胎熱)

● 윤 ○ ○ 여 7세 태양성소양인 경기도 안양시 관양동 현대아파트

얼굴이 둥글고 몸이 단단하고 약간 허스키한 목소리며 번잡하고 활달한 태양성소양인 여자아이이다.

① 생후 2개월부터 태열이 심했으며 증세는 전신이 심하게 가렵고 밤에 잠을 못 잘 정도이다. ② 전신에 땀띠처럼 발진이 되어 있고 특히 상반신에 더 심하다. ③ 귀밑이 갈라지고 얼굴도 건조하고 뻣뻣하다. ④ 더위를 매우 탄다. ⑤ 1년 전부터 OO대학병원 피부과에 다녔으며 약을 먹고 바를 때만 며칠 나았다가 다시 발생하곤 하여, 의사의 말처럼 근본적으로 낫기는 힘들고 혹 체내 호르몬의 변환기인 사춘기를 전후하여 없어지는 경우가 있으니 그때를 기다려 보는 것이 좋겠다고 하여 치료를 포기했다고 한다. ⑥ 그러나 매일 가렵다고 잠을 못 자고 긁는 것을 보니 근본적인 치료를 할 수 없을까 하여 한약방에 찾아왔다는 것이다.

태열(胎熱)에 대해 그간 나름대로 여러 모로 검토하고 처방들을 살펴보았으나 다른 질환의 증상처럼 대충적인 표현만 있고 자세하고 구체적인 기록들이 없어, 하는 수 없이 그간의 고질적인 태열에 효험을 본 바 있으며 태열로 인한 열독에 쓸 수 있는 대연교음을 1제 투약했으나 차도가 없었다.

이번에는 달리 처방을 써보기로 하고 얼마 전에 머리 가려움과 전신 가려움에 속효를 본 바 있으며 부인 두풍과 피부질환에 빈용하고 있는 소풍산 2배량으로 10일분 20첩을 투약했다.

10일 뒤에 약을 다시 지으러 와서는 그 약을 먹고 가려워 밤에 잠을 못 자던 것이 없어져 잘 자고 발진도 훨씬 적어졌으며 얼굴 뻣뻣한 것도 전보다 많이 부드러워졌다는 것이다.

소풍산이 효력이 있어 다시 지난번과 같이 10일분 20첩을 투약했으며, 10일 뒤 이번에는 오히려 더 가렵고 발진도 돋아나 심해졌으며 평소 왕성하던 식욕도 줄어 밥도 잘 안 먹는다고 한다.

처음에는 효력이 있었으나 2제 때는 효력이 없으므로 이번에는 황련해독탕과 사물탕 각 1.3배량을 쓰기로 하고 식욕부진을 감안하여 백출 5돈을 더하여 10일분 20첩을 지어주었다.

10일쯤 지나 아이의 어머니에게 전화가 왔는데, 이번 약도 복용하는 중에 전과 같이 발진이 심해지더니 약을 5일분 정도 복용한 뒤부터는 피부가 깨끗해졌다고 한다.

만약 앞으로 태열이 다시 나타나면 다시 찾아뵙겠다며 그렇게 고생하던 태열이 낫게 되어 정말 신기하고 고맙고 기쁘다고 한다. 그 뒤 폐약한 지 3개월이 지나도 아무 연락이 없는 것으로 봐서 치유된 것으로 보인다.

4-3. 태열(胎熱), 변비(便秘)

● 김 ○ ○ 여 4세 소양인 경기도 안양시 관양동

보통 키에 살집이 좋은 편인 소양인으로 보이는 여자아이이다.

① 1년 전부터 좁쌀처럼 두드러지고 가려워서 긁으며, 땀이 나거나 열이 나거나 할 때는 심하고, 몸을 차게 하거나 자주 씻으면 괜찮다. ② 평소부터 모기나 벌레에 물리면 다른 사람보다 더 가렵고 곪는 경향이 있다. ③ 1~2년 전부터 자다가 일어나서 낮에 있었던 일을 행동으로 옮기며 잠꼬대를 한다. ④ 구내염이 자주 발생하며 현재도 혀 둘레 3곳이 해어져 있으며 혓바늘도 잘 돋는다. ⑤ 다리가 자주 아프다. ⑥ 손톱이 자주 부러진다. ⑦ 평소 몸이 더운 편이다. ⑧ 평소 찬물을 많이 마신다. ⑨ 서늘한 방을 좋아한다. ⑩ 식욕과 소화는 왕성한 편이다. ⑪ 대변은 1일 1~2회 보나 변이 너무 굳어서 염소 똥처럼 나오므로 대단히 힘들다. ⑫ 병원에서 태열이라고 한다.

발진(發疹)과 피부가려움이 있는 소아태열(小兒胎熱)을 목표로 소풍산 2배량으로 15일분 20첩을 투약했다.

약 7개월 후에 다시 왔을 때 확인하니, 복용 이후 지금까지 피부증세가 없었으며 변비도 많이 좋아졌으나 다른 증세는 여전하다고 한다. 이번에도 다시 전과 같은 처방으로 1제를 투약했다.

4-4. 태열(胎熱)

● 김 ○ ○ 남 4세 태음인 경기도 안양시 관양동

① 2년 전부터 태열이 발생했는데 최근 일주일 전부터 심해지기 시작하여 전신이 가려워서 긁고 짓무른다. 특히 겹치는 부위인 팔꿈치에 심하고 아이가 긁어서 상처가 생겼다. 여름이 지나면서 발생하였다고 생각한다. ② 본래 식욕이 좋고 소화력도 좋은데 요즘 밥을 잘 먹지 않는다. ③ 대변은 7일에 1번으로 된 편이다. ④ 땀을 많이 흘린다.

2년 전 여름을 지내면서 시작된 것으로 보이는 극심한 태열로 전신이 가렵고 짓무르는 4세 태음인 남아의 태열을 치료하기 위해 소풍산 본방에 식욕부진이 있다는 점에서 백출 4돈을 더하여 10일분 20첩을 지어주었다.

8일 뒤인 8월 중순에 이 아이의 아버지가 보약을 지으러 왔을 때 확인해 보니, 지난번 지어간 약을 먹인 뒤로 전신이 가려웠던 것은 없어졌고 짓무르던 것은 격감하여 거의 나았다는 것이다. 그리고 전과 달리 밥도 잘 먹는다는 것이다.

1년 뒤 여름에 보약을 지으러 와서 황기건중탕 4첩을 지어주었고, 다시 2년 뒤 봄에도 황기건중탕을 지어주었으며 처음 약을 지어간지 3년째 여름에 태열로 몸이 가렵다고 하여 처음과 같은 소풍산으로 1제를 지어주었다.

4-5. 태열(胎熱)

● 정 ○ ○ 남 4세 소양인 경기도 안양시 평촌동 초원부영아파트

이마가 나온 4살 된 어린이가 짜증이 많고 칭얼거린다고 하여 어머니가 보약을 지으러 왔다. 가만히 보니 태열이 있다. ① 태열이 있어 피부가 안 좋고 더우면 태열 부위가 짓무른다. 태열은 엄지손가락이 뭉개지고 손톱이 빠질 정도로 심하고 귀, 겨드랑이, 사타구니 등 피부가 접히는 부위에 증상이 심하다. ② 땀을 대단히 많이 흘린다. ③ 안색이 불량하며 얼굴색이 노랗다. ④ 감기에 자주 걸리고 현재도 1주일 전부터 감기에 걸려 콧물이 나온다. ⑤ 전에 중이염을 앓았다. ⑥ 식욕이 좋다. ⑦ 대변은 보통이거나 설사기가 있다.

더우면 피부가 짓무르고 더 심해진다는 것으로 보아서 체표의 체열발산이 잘 안 되어서 나타난 현상이라고 보고, 더워지면 심해지는 태열을 목표로 소풍산 본방으로 10일분 10첩을 지어주었다.

8개월 후인 12월에 다시 왔을 때 확인해 보니, 약을 복용한 후 태열이 소실되었다가 2달 전부터 우측 귀 부위에 재발했다고 한다. 땀을 많이 흘리는 것은 경감되었다고 한다.

소풍산을 복용하고 호전되었다가 재발한 태열을 개선하기 위해 전과 같은 처방으로 10첩을 지어주었다.

다시 1년 후인 이듬해 12월에 태열로 귀 부위만 짓무르고, 식욕부진, 찡찡거림 등으로 다시 왔을 때도 전과 같은 처방으로 10첩을 지어주었다.

5-1. 알레르기성 비염(鼻炎)

● 조 ○ ○ 여 16세 태음인 고등학교 1년 경기도 안양시 안양5동

① 아토피성 피부염이 있으며 눈 주위와 입술 주위가 건조하고 홍반이 생긴다. 피부가 접히는 부위에도 증상이 나타나고 어려서부터 태열이 있었으며 돼지고기, 계란, 햄 등 지방이 많은 음식을 먹으면 심해진다. 이번에는 추석을 지내고부터 발생하였다. ② 동시에 중학교 때부터 알레르기성 비염이 있어 가끔씩 코막힘이 있고 아침에 찬물로 머리를 감으면 콧물이 나고 오후에는 재채기를 한다. ③ 눈이 가렵다. ④ 손발이 찬 편이다. ⑤ 식욕이 좋고 소화력도 왕성하고 육류를 즐겨 먹는다. ⑥ 대변은 된 편이며 2일에 1회 본다.

위의 아토피성 피부염과 알레르기성 비염이 모두 피부나 점막의 발산체계의 이상에서 왔다고 보고, 눈과 입술이 건조하며 겸하여 알레르기성 비염 증상이 있는 여학생에게 소풍산 2배량으로 10일분 20첩을 지어주었다.

12일 뒤인 10월 중순에 다시 약을 지으러 왔을 때 상태를 확인해 보니, 코막힘은 한결 좋아져 지금은 거의 막히지 않고, 더불어 아침에 찬물로 머리를 감아도 콧물이 나지 않으며 재채기도 나지 않는다. 하지만 눈 가려운 것은 더 심해졌다고 한다.

비염 증상은 크게 호전되어 코로 숨 쉬는 것이 용이하여 기분이 좋지만 아토피성 피부염은 여전하므로 이번에는 피부염에 좋은 약을 지어달라고 한다.

아토피성 피부염에 사용하는 처방이 여러 가지가 있으나 아직 성장기 열이 잠재해 있는 청소년이기 때문에 청열(淸熱)과 보혈(補血), 발표(發表)를 시킬 수 있는 사위탕을 지어주었고, 별차도가 없어서 이번에는 청상방풍탕을 지어주었다.

6-1. 실패례-건선(乾癬)

다음은 이충옥 선생의 경험이다.

● 이 ○ ○ 남 33세 태음인 경향

어려서부터 손가락 사이가 말라 갈라지거나 피부가 벗겨지는 일이 많았다. 5~6년 전부터는 갈라져 피가 나기도 해서 피부과를 다녔으나 연고를 바르면 괜찮아져서 꾸준히 치료하지는 않았다.

① 손가락 검지와 중지가 심하게 건조해 갈라지면서 피가 난다. ② 발도 갈라지지는 않으나 각질이 많이 생기고 무좀도 약간 있다. ③ 엉덩이 쪽에도 약간 건조해 가렵기도 한다. ④ 어려서는 추위와 더위를 모르고 살았으나 30세 이후로 추위와 더위를 탄다. ⑤ 땀을 무척 많이 흘린다. 특히 운동시 남과 비교하여 땀을 비 오듯 흘리는 편이다. ⑥ 소화는 잘되는 편이다. 예전에 십이지장궤양을 앓은 병력이 있다. ⑦ 워낙 단순한 것을 좋아하고 복잡한 것은 싫어해서 조금만 복잡하게 생각하면 머리가 아프다. ⑧ 요즘 들어 잘 놀란다. 도대체 이유를 모르겠다.

말초혈관의 순환장애라 보고 소풍산을 검토했다. 소풍산의 방풍, 형개, 우방자, 지모는 항균작용을 하므로 세균성 습진을 개선하고 당귀, 고삼은 혈관을 확장하고 지황, 호미는 항혈전 작용을 하면 방풍과 형개는 혈관운동 기능을 강화하여 피하에 정체된 노폐물을 피부로 배출한다. 목통, 석고 창출은 피부의 부종을 수렴하고 이뇨를 촉진하여 습성피부질환을 개선한다.

손가락 사이가 갈라지거나 피부가 건조한 것은 말단에 기(氣)와 혈(血)의 흐름이 원활하지 못해 생기는 질환임을 의심하여 소풍산을 투여하게 되었다

1일: 손가락이 가려웠다

風 寒 暑 濕 燥 火 內傷 虛勞 霍亂 嘔吐 咳嗽 積聚 浮腫 脹滿 消渴 黃疸 瘧疾 邪祟 身形 精 氣 神 血 夢 聲音 津液 痰飮 蟲 小便 大便 頭 面 眼 耳 鼻 口舌 牙齒 咽喉 頸項 背 胸 乳 腹 腰 脇 皮 手 足 前陰 後陰 癰疽 諸瘡 婦人 小兒

2일: 손가락들이 약간 붉어지면서 해지고 발바닥도 붉어졌다.
5일: 건조한 손가락 부분이 약간 좋아졌지만 한약의 효과로 보기에는 미흡하다. 예전에도 시간이 지나면 좋아졌다가 다시 갈라지는 반복된 증세였다. 발바닥은 항상 건조하고 피부가 벗겨져 있었는데, 윤기도 있어 보이고 약을 먹기 전보다는 붉은 빛이 더 해졌다.
10일: 가슴에서 열이 나고 답답증이 일어나서 복용을 중단했다.
10일 후: 다시 남은 약을 모두 복용했으나 10일째 나타난 번열증상은 나타나지 않았다.
한약으로 피부 쪽은 오랜 기간 장복해야 하고 잘 낫기도 힘들다는 말을 듣고 꾸준히 몇 달을 먹어보자고 시작했으나 손가락이 너무 갈라져 일상생활에 지장이 와서 현재 피부과에서 치료를 받고 있다. 중간에 갑자기 열이 나고 답답한 것이 소풍산의 영향인지 스트레스로 인한 것이었는지 아직 자세히는 모르겠다. 치료약으로 처음 복용한 한약인데 큰 차도가 없어 약간 실망하기는 했지만 한약을 직접 먹으면서 한약을 꾸준히 복용하는 것도 쉽지 않다는 것을 깨닫게 되었다. 환자의 입장을 이해하는 데 많은 도움이 될 것 같다.

中統113 寶 양혈거풍탕 養血祛風湯

當歸 川芎 生乾地黃 防風 荊芥 羌活 細辛 藁本 石膏 蔓荊子 半夏 旋覆花 甘草 各五分
薑三片 棗二枚

治 婦人頭痛 十居其半 每發必眩 此肝虛風襲
[活套鍼線] 頭風(頭)
[適 應 症] 두풍, 현훈, 두통, 두중, 편두통, 안구충혈, 견통

처방설명 양혈거풍탕은 약간 열성(熱性)을 띠고 있는 두통(頭痛)에 사용하는데, 두통(頭痛)과 현훈(眩暈)이 겸해 있을 때도 사용할 수 있고, 두통(頭痛)은 없고 현훈(眩暈)만 있을 때도 사용할 수 있다. 대부분 두통인지 현훈인지 구별하기 어려울 정도로 뒤섞여 있는 것이 양혈거풍탕의 증상이다. 양혈(養血)시킨다는 것은 보혈(補血)의 의미로 볼 수 있고, 거풍(祛風)시킨다는 것은 활혈(活血)시켜 혈행장애를 없앤다는 의미로 볼 수 있다. 따라서 두부(頭部)의 혈행장애 때문에 혈액순환이 원활하지 못한 것이 양혈거풍탕의 두통(頭痛)과 현훈(眩暈)의 원인이다.

두통(頭痛)의 원인은 열울(熱鬱)로 인해 두개강내압이 증가한 경우, 담음(痰飮)이 울체되어 두개강내압이 증가한 경우, 혈행장애(血行障礙)로 인해 두개강내압이 증가한 경우, 뇌수종이나 종양처럼 기질적인 병변이 있는 경우로 나누어 생각할 수 있다. 각각을 살펴보면, 열울(熱鬱)로 인한 두통은, 전체적으로 몸에 적체되어 있는 열(熱)이 뇌에 영향을 주어 뇌압을 증가시키고, 이로 인해 두통이 발생하는 경우이다. 이럴 때는 백호탕이나 청상견통탕, 방풍통성산을 사용할 수 있다. 둘째 두면부(頭面部)에 습담(濕痰)이 울체된 경우에도 압력이 증가하여 두통이 발생할 수 있는데, 이 경우 담음(痰飮) 중에서 음(飮)의 성향이 강하면 오령산을 사용할 수 있고, 담(痰)의 성향이 강하면 반하백출천마탕이나 궁신도담탕 등을 사용할 수 있다. 셋째, 혈행장애로 인해 뇌에 압력이 증가하여 두통이 발생하는 경우도 있는데, 보통 혈행장애가 있으면 뇌에 혈액공급이 원활하지 못하기 때문에 현훈(眩暈)이 생기기도 하지만, 부분적으로 압력이 증가한 경우에는 두통이 발생할 수 있다. 이러한 혈행장애는 여러 원인이 결합되어 발생하는데, 긴장(緊張), 심리적 압박(壓迫) 등으로 인한 조직의 위축(萎縮)·경색(梗塞), 노화로 인한 혈관과 혈관 주위 조직의 변성(變性), 인체 전반적인 열성상태 등이 그것이다. 이외에도 다양한 원인이 결합되어 혈행장애를 일으키고 뇌에 압력을 증가시켰을 때 두통과 현훈이 발생할 수 있다.

양혈거풍탕의 두통(頭痛)과 현훈(眩暈)은 혈허(血虛)와 혈행장애가 겸해 있을 때 발생한다. 이럴 때는 당귀보혈탕을 사용할 수도 있는데, 차이점이 있다면 당귀보혈탕은 두통이 주증상이지만 양혈거풍탕은 두통과 현훈이 혼재되어 있다는 것이다. 양혈거풍탕은 사물탕으로 부족한 혈액을 보충해 주고 형개, 방풍, 강활, 세신, 고본은 혈행장애를 개선하여 혈액순환을 원활하게 하며, 혈행장애 요인이 될 수 있는 물질은 반하와 선복화가 제거한다. 석고는 과다해진 뇌압을 떨어뜨리는 역할을 한다.

조문을 보면 '婦人頭痛부인두통 十居其半십거기반 每發必眩매발필현 此肝虛風襲차간허풍습'라고 하여 양혈거풍탕의 두통을 호소하는 부인의 절반 정도에서 현훈(眩暈)이 수반된다는 말이 있는데, 그 정도로 당시에는 빈혈(貧血)이 심했다는 것을 의미한다. 여성은 월경과 출산, 수유 등으로 인해 혈액소모가 많다는 점에서 빈혈이 발생할 수 있는 소지가 크므로 두통과 함께 현훈이 동반되는 경우가 많다. 옛날 사람들은 이처럼 두통과

현훈이 함께 나타나는 이유를 간허(肝虛)라고 보았는데, 이는 혈액이 부족해지면 간의 기능이 저하되기 때문이다. 따라서 간허(肝虛)는 곧 혈허(血虛)라고 할 수 있지만, 조문에서 설명하는 대로 간이 허(虛)해서 풍(風)이 침습한 것이 아니라 혈액이 부족한 상태에서 혈행장애가 발생한 것으로 보아야 한다.

처방구성 처방구성을 보면 당귀는 항혈전작용(抗血栓作用)을 하여 혈액순환을 원활하게 하고, 철분결핍으로 인한 빈혈에 좋은 효과를 나타낸다. 천궁은 관상동맥과 말초혈관을 확장하여 하지(下肢)와 심근(心筋)의 혈류량을 증가시키고, 항혈전작용(抗血栓作用)으로 혈액순환을 촉진한다. 생건지황은 인체에 전해질을 공급함으로써 묽은 혈액을 진하게 만들어 주는 역할을 한다. 방풍은 말초의 투과성을 조절하며 표재(表在) 혈관을 확장시키고, 형개는 피부의 혈행(血行)을 촉진하며 방풍과 합하여 화농성 질환에 의한 발열을 해소시킨다. 강활은 발한(發汗), 해열작용(解熱作用)이 있고, 세신은 신체말단의 모세혈관벽의 치밀성을 강화하여 혈행을 촉진한다. 고본은 평활근 이완작용과 진통작용, 진정작용을 하고, 정유성분에는 소염작용이 있다.

석고는 발열중추를 억제하여 해열작용을 하며, 만형자는 모세혈관의 투과성증가를 억제한다. 반하는 중추성 구토나 점막자극으로 인한 구토를 억제하고, 인후점막자극에 의한 해수(咳嗽)를 억제한다. 선복화는 딸꾹질과 구토에 대한 억제작용이 있고 평활근 이완작용이 있어서 소화관의 경련이나 임신자궁의 수축과 경련을 억제한다. 감초는 스테로이드 호르몬과 유사한 작용이 있어 항염증작용, 해독작용, 해열작용을 한다.

처방비교 **당귀보혈탕**과 비교하면 두 처방 모두 처방구성이 유사하며 두통에 사용한다는 공통점이 있다. 당귀보혈탕은 주로 혈허(血虛)로 인한 두통에만 사용하며 현훈의 증상은 적고, 양혈거풍탕처럼 약간 실증일 때 사용할 수 있다. 반면 양혈거풍탕에는 당귀보혈탕의 의미가 포함되어 있고 세신, 강활, 반하, 선복화가 들어 있어 담음(痰飮)을 비롯한 혈행장애 요인이 더 강할 때 사용한다.

순기화중탕과 비교하면 순기화중탕은 보중익기탕의 가감방으로 기허상태(氣虛狀態)에서 혈행소통이 원활하지 않아서 발생하는 두통에 사용하며, 평소에 허약하거나 기허증상이 뚜렷한 사람에게 적합하다. 반면 양혈거풍탕은 혈허(血虛)와 습담(濕痰), 열울(熱鬱) 등이 복합된 상태에서 발생하는 두통과 현훈에 사용하며 소화력이 좋고 건실한 사람에게 사용한다.

소풍산과 비교하면 두 처방 모두 말초혈관의 소통장애를 겸한 두통에 사용한다. 소풍산은 주로 말초혈관의 위축으로 인한 피부건조, 가려움, 이명(耳鳴), 현훈(眩暈) 등에 사용하는 반면, 양혈거풍탕은 소풍탕을 써야 하는 경우보다 체력이 건실하며 약간 더 실증상태에서 나타나는 현훈을 겸한 두통에 사용한다. 또한 혈허(血虛)가 발생하기 쉬운 부인에게 사용하는 경향이 있다.

→ 활용사례

1-1. 두풍(頭風), 현훈(眩暈), 두통(頭痛), 두중(頭重), 불면(不眠), 눈 충혈(充血) 남 30대 후반
1-2. 편두통(偏頭痛) 여 67세 소양성태음인
1-3. 두통(頭痛) 여 33세 태음인
2-1. 현훈(眩暈), 두통(頭痛) 여 40세 소양인
2-2. 현훈(眩暈), 손저림 여 67세
3-1. 견통(肩痛) 여 43세 태음인

1-1. 두풍(頭風), 현훈(眩暈), 두통(頭痛), 두중(頭重), 불면(不眠), 눈 충혈(充血)
다음은 최진희 선생의 경험이다.

● ○ ○ ○ 남 30대 후반 수영장 경영 서울특별시 강북구 우이동
키가 작고 말랐으나 다부진 체격이며 눈이 부리부리한 사람이다. 심한 현훈(眩暈)과 두통(頭痛)을 호소하는 사람으로, 지금까지 두통약을 아무리 먹어도 효험이 없었다고 한다. 수영장을 운영하는데, 최근에 사업이 잘 안 돼서 스트레스를

많이 받고 있다.
① 3개월 전부터 빈혈처럼 현훈이 심해서 정신이 없을 정도이고, 보는 것도 귀찮고 힘들다. ② 3개월 전부터 두통이 심하다. 현훈과 두통이 구분이 안 될 정도이고, 머리에 이상이 있을 정도로 심하다. ③ 눈이 충혈된다. ④ 두통 때문에 불면(不眠)이 있다. ⑤ 항상 머리가 멍하다. ⑥ 약간 변비기가 있다. ⑦ 소화력은 좋다. ⑧ 병원에서 검사한 결과 간이 안 좋다고 했다.
이 사람의 주호소는 현훈과 두통이다. 이는 모두 신경을 많이 쓴 뒤 나타난 것이며, 처음에 한약으로 고칠 수 있냐는 질문을 받았을 때 신체가 건실하고 단단한 체격의 소유자라서 자연히 실증의 두통이 올 것이라 판단하여 청상견통탕증이라고 생각하여 고칠 수 있다고 했다.
그러나 신체가 건장하며 좀처럼 뇌허혈의 상태가 오지 않을 조건인데도 불구하고 빈혈처럼 어지럽다고 해서 사물탕이 포함된 처방을 찾아 고심하다가 보혈(補血)과 청열(淸熱)을 겸한 두통약을 검토해 보기로 했다. 또 증상 중 약간 변비기가 있다는 것이나, 소화력이 좋다는 것을 보면 혈류순환부전에 따른 허혈성 빈혈은 아닌 것 같아 보였으며 사물탕에 포함된 숙지황 같은 점액성 약물을 충분히 흡수할 수 있는 신체적 조건을 갖춘 점도 사물탕이 포함된 처방을 선택하게 되는 하나의 요인이었다.
만약 두통만 있었다면 혈허두통(血虛頭痛)에 쓰는 당귀보혈탕을 선택했겠으나, 신체가 건장한데도 빈혈처럼 어지럽다는 점을 감안하여 보혈제인 사물지제가 포함되어 있고 두현(頭眩)과 두통(頭痛)을 치료할 수 있는 처방을 찾다가 양혈거풍탕을 선택하게 되었다.
건실한 신체를 가진 사람의 현훈을 겸한 두통이 두풍과 같다고 보고 양혈거풍탕을 투약하는데 15일 분으로 20첩을 투약했다. 약을 모두 복용한 뒤 다시 왔다.
1. 머리가 어지러운 듯하면서 아픈 듯한 것과 멍한 것이 덜하다.
2. 두통 때문에 잠을 못 자던 것이 경감되었다.
3. 눈이 충혈되었던 것이 소실되었다.
4. 이젠 살 것 같다고 하면서 1제 더 먹어야겠다고 했으나 그 이후로는 오지 않았다.

1-2. 편두통(偏頭痛)

● 이 ○ ○ 여 67세 소양성태음인 광주광역시 광산구 소촌동 라인아파트

성격이 활달하고 살이 약간 찐 소양성태음인 여성이다.
① 10년 동안 편두통으로 고생하고 있는데, 밤낮을 가리지 않고 통증이 계속되어 두통약을 복용하지 않으면 생활을 할 수가 없다. ② 감기에 자주 걸린다. ③ 동맥경화가 있고 콜레스테롤 수치가 높고 7년 전부터 협심증이 있다. ④ 상복(上腹)이 매우 차다. ⑤ 식사량이 적으며 소화력은 보통이지만 헛배가 부른 증상이 있다. ⑥ 대변은 7일에 1번 보며 토끼 똥 같은 변이다. ⑦ 가슴이 답답하고 두근거리며 잘 놀라고 얼굴로 열이 달아오르는 증상이 있다. ⑧ 불안하고 초조하며 우울감과 짜증이 자주 나며 한숨을 자주 쉰다.
협심증이 있는 67세 소양성태음인 할머니의 편두통을 목표로 양혈거풍탕으로 10일분 20첩을 지어주었다.
3년 뒤인 3월 중순에 다시 약을 지으러 왔을 때 확인해 보니, 그 약을 복용한 후에 편두통은 현저하게 개선되어 지금은 많이 좋아졌다고 한다. 하지만 미약하지만 두통이 남아 있어 완치될 때까지 약을 복용하기를 원하여 이번에도 같은 처방으로 10일분 20첩을 지어주었다.

1-3. 두통(頭痛)

다음은 최미선 선생의 경험이다.

● 문 ○ ○ 여 33세 태음인 서울특별시 송파구 잠실동

남편 되는 분이 아내가 두통(頭痛)이 심하다며 진통제를 사러 왔다. 양약국에서 사온 진통제는 더 이상 효력이 없다며 한약으로 된 진통제를 달라고 한다. 그래서 물어보니, 아내가 원래 두통이 있었는데 셋째아이를 출산한 후에는 더욱 심해졌다고 한다. 그래서 일단 청상견통탕 과립제를 드린 후 "이것으로 두통이 완전하게 낫지는 않을 것입니다. 부인과 함께 오십시오"하고 말했다. 그러자 1시간 쯤 후에 부인과 함께 왔다.
뚱뚱한 체격에 얼굴이 퉁퉁 부어있고 눈을 제대로 뜨지 못한다. 눈은 발갛게 충혈이 되어 있고 눈빛이 흐릿하다. 눈 아래에는 어두운 다크서클이 있다.
① 10년 전부터 두통(頭痛)이 있다. ㉠ 두통이 발생하면 뒷목덜미부터 콕콕 찌르기도 하고 뒷목에서 무언가 팔딱팔딱 뛰기도 한다. ㉡ 두통이 발생하면 눈을 잘 뜨지도 못하고 눈이 빠질 것처럼 아프다. ㉢ 평상시에도 두통이 있고 생리 때가 되면 심해진다. ㉣ 현재 생리가 끝난 지 1주일이 되었는데도 두통이 여전하다. ㉤ 셋째 아이를 낳고 두통이 심해졌다. 임신하면 두통이 경감이 된다. 그래서 넷째 아이를 낳을까 생각중이다. ② 두통과 동시에 얼굴이 붓는다.

③ 두통이 올 때는 속이 메슥거린다. ④ 99년도 셋째아이를 출산한 후부터 요통이 있다. ⑤ 무릎이 아프다. ⑥ 어깨가 무겁고 항상 아프다. ⑦ 소화가 안 되고 명치가 묵직하다. ⑧ 꿈이 많고 잘 놀란다. ⑨ 추위를 타는 편이다. ⑩ 시원한 것 마시는 걸 좋아하고 물을 많이 마신다. ⑪ 식욕은 좋은 편이나 소화는 잘 안 된다. 막힌 듯하고 속이 느글거리고 답답하다. ⑫ 셋째 아이 출산 후부터 월경을 1~2일 정도 한다. 산부인과에서는 난소기능이 약하다고 한다. ⑬ 가슴이 뛰고 답답하다 열 달아오름이 있고 신경질과 짜증이 잦아졌다. ⑭ 발 시림은 없다.
셋째아이를 출산한 후에 더욱 심해진 두통을 목표로 양혈거풍탕에 진피 0.5돈, 복령 0.5돈을 더하여 10일분 20첩을 투약했다. 일주일 후에 전화로 확인하니
1. 약을 2일 정도 복용하니 머리가 더 아프고 무거웠다. 그러다 3일째부터는 머리가 약간 맑아졌다. 목소리가 밝아져 있었다. 2주일 후에 본인이 직접 찾아왔다. 그런데 다른 사람인 것 같았다. 얼굴의 부기가 빠지고 눈에 총기가 돌았다. 자세하게 물어보니, 그 후에는 심한 두통이 전혀 없었고 약간 두통이 있었다가 없어진다고 한다.
2. 소화가 잘 안 되던 것도 사라졌다.
3. 속이 메슥거리던 것이 소실되었다.
4. 어깨가 아프던 것이 많이 가벼워졌다.
5. 꿈을 많이 꾸던 것이 없어졌고 다만 아직도 자다가 가끔씩 놀라는 증상이 있다.
6. 요통은 여전하다.

2-1. 현훈(眩暈), 두통(頭痛)

● 박 ○ ○ 여 40세 소양인 주부 경기도 안양시 관양동 화진빌라
약간 작은 키에 보통 체구이며 앞뒤 머리가 단단해 보이며 소양인으로 보이는 주부이다.
2년 전에도 현훈(眩暈)과 두통으로 단치소요산 5첩을 복용했으나 효과가 없었다.
① 10년 전부터 가끔씩 어지러운 증세가 있었으며 3달 전부터 아주 심해졌고 특히 자고 난 뒤나 얘기를 하다가도 갑자기 어지럽고 그럴 때는 두통이 발생하기도 한다. ② 역시 같은 때부터 현훈증세와 같이 우측 편두통이 오며, 통증은 깨질 듯 아프며 아주 격심하고 신경을 쓰면 더 심하다. ③ 역시 같은 때부터 두통이 발생하면 속이 느글거리면서 토한다. ④ 오른손이 저리다. ⑤ 평소 기운이 없다. ⑥ 소화는 잘된다. ⑦ 맥은 활완(滑緩)하다. ⑧ 추위를 타고 따뜻한 음식을 좋아하나 몸이 늘 뜨거운 편이다. ⑨ 23년 전 고등학교 1학년때 급성신장결핵을 3년간 앓은 경력이 있다.
현훈(眩暈)을 겸한 두통이므로 부인의 두풍(頭風)이 아닌가 짐작하고 부인 두풍(頭風)에 쓸 수 있는 양혈거풍탕의 처방구성을 보니, 사물탕에 형개, 방풍과 세신, 고본, 강활, 만형자, 석고 등 체열이 높고 체력이 중 이상인 사람에게 사용할 수 있는 약재로 구성되어 있었다. 그래서 양혈거풍탕이 적합할 것으로 보고 양혈거풍탕 2배량으로 5일분 10첩을 지어주었다.
10일 뒤에 다시 와서, 지난번 그 약을 먹고 많이 좋아졌었는데 어젯밤에 다시 심한 두통이 왔다고 한다. 자세히 확인해 보니, 약을 4일간 먹고 나니 현훈은 훨씬 줄어들었으며, 두통 역시 줄어들었으나 어젯밤엔 다시 발생하였고 평소 같으면 두통과 함께 구토가 있었을 텐데 어젯밤에는 토하지 않았고, 손이 저리고 기운이 없는 것도 전보다 조금씩 나아졌다고 한다.
부인의 요청대로 지난번과 같은 양혈거풍탕 2배량으로 5일분 10첩을 지어주었다.

2-2. 현훈(眩暈), 손저림

● ○ ○ ○ 여 67세 농업 대전광역시
① 오래 전부터 현훈이 있으며 현훈이 심하면 정신을 차리지 못 할 정도라고 한다. ② 귀에서는 매미 소리가 늘 나며 신혼 초부터 수족저림이 있다. ③ 입이 쓰고 목이 마르며 우측의 반신은 약간 감각이 이상하다. ④ 결대맥(結代脈)이 있고 대소변은 이상이 없다. ⑤ 오심(惡心)은 없다. ⑥ 추위를 탄다. ⑦ 정충(怔忡)이 있다.
오래전부터 있어온 현훈(眩暈)을 목표로 양혈거풍탕으로 10일분 20첩을 투약했다.
약을 절반 정도 복용하니 현훈이 없어졌으나 약을 복용하는 도중 병원에 가니 병원 의사가 한약을 복용하지 말라고 하여 현재 중단하고 있는 상황이다. 지어간 약은 절반 정도 복용했다.

3-1. 견통(肩痛)

● 이 ○ ○ 여 43세 태음인 경기도 안양시 만안구 석수동
병원에서 목 디스크 판정을 받았으며, 5~6년 전부터 양쪽 어깨에 통증이 있고 머리와 허리로 통증 부위가 확산되고 있는 환자였다.

① 5~6년 전부터 양측 견통이 있어 어깨가 종일 쑤시고 저리고 시리다. 병원에서는 목 디스크라고 한다. 증상이 점점 심해지고 있으며, 일을 하면 더 심해지고 잔등의 근육을 누르면 아프다. ② 5일 전부터 두통이 있고 머리가 무겁다. 눈 주위에 열이 나는 듯하고 머리가 아플 때는 손바닥도 뜨겁다. ③ 한 끼만 굶어도 휘청거리고 어지럽고, 밥을 먹어도 속이 허하여 먹은 것 같지 않다. ④ 요통이 있다. ⑤ 근래에는 누우면 가슴 뛰는 증상이 있다. ⑥ 빈속에 속쓰림 증상이 있다. ⑦ 피곤하면 손과 얼굴이 붓는다. ⑧ 체격은 보통이다. ⑨ 추위를 심하게 타고 더위도 약간 탄다. ⑩ 몸 전체가 따뜻하고 여름에 뜨겁다. ⑪ 식욕과 식성, 소화력은 좋은 편이다. ⑫ 대변은 잘 보는 편이나 소변은 남아 있는 듯하다. ⑬ 월경은 정상이다.

오래된 견통(肩痛)과 5일 전부터 발생한 두통을 목표로 양혈거풍탕 2배량으로 10일분 20첩을 지어주었다.

25일 뒤인 5월 17에 다시 왔을 때 확인해 보니, 약을 복용한 3~4일부터 견통이 소실되었으나 어제부터 재발했다고 한다. 또 공복에 어지럽고 밥을 먹어도 속이 허한 증상도 없어졌으나 두통은 여전하다고 한다.

견통이 소실된 뒤 다시 아프다고 하여, 전과 같은 처방으로 10일분 20첩을 지어주었다.

中統114 寶 청훈화담탕 清暈化痰湯

陳皮 半夏 白茯苓 各一錢 **枳實 白朮** 各七分 **川芎 黃芩 白芷 羌活 人蔘 南星**炮 **防風** 各五分 **細辛 黃連 甘草** 各三分 **薑三片**

治 風火痰 眩暈
[用 法] 或末 薑糊丸 亦可
[活套鍼線] 痰暈(頭)
[適 應 症] 현훈, 두통, 항강, 고혈압

처방설명 청훈화담탕은 담음(痰飮)의 울체(鬱滯)와 혈액(血液)의 소통장애(疏通障礙)로 인해 현훈(眩暈)이나 두통(頭痛)이 발생했을 때 사용하는 처방이다. 도담탕이 포함되어 있어 인체에 적체된 담(痰)이 순환장애를 일으키고 있다는 것을 알 수 있고, 황련, 황금이 들어 있어 열성(熱性)을 띠고 있다는 것을 알 수 있으며, 천궁, 백지, 세신, 방풍, 강활 등이 있어 두부(頭部)에 혈행장애가 있음을 알 수 있다. 따라서 이런 요인이 복합적으로 작용하여 발생한 현훈(眩暈)에 청훈화담탕을 사용한다.

뇌에 혈액공급이 불량해져 뇌조직에서 필요로 하는 양만큼의 산소와 영양공급이 이루어지지 못하면 마치 일산화탄소를 마신 것처럼 머리가 띵해지거나 어지러운 증상이 나타난다. 이런 상태가 고착화되면 뇌세포의 기능이 저하되어 기억력이 떨어질 수 있고 말이나 행동이 어둔해지거나 의식이 혼미해지기도 한다. 문제는 뇌의 혈액공급이 불량해지는 원인이 다양하다는 것이다.

첫째, 혈액이 전체적으로 부족하여 뇌에 혈액공급이 원활하게 이루어지지 않을 수 있는데, 이럴 때는 사물탕이나 궁귀탕을 비롯한 보혈제(補血劑)를 사용해야 한다. 이런 유형은 출산, 월경 등으로 인해 혈액이 부족해지기 쉬운 여성이나 평상시 빈혈(貧血)이 있는 사람에게 많이 볼 수 있다. 둘째, 혈액은 부족하지 않지만 심장에서 혈액을 뿜어내는 박출력이 저하되어 뇌에 혈액공급이 불량해졌을 경우에도 현훈이 나타날 수 있으며, 이럴 때는 귀비탕 같은 강심제(强心劑)를 사용하면 된다. 이런 유형은 평소 피부가 엷고 건조하며, 소화력이 약한 사람에게 주로 나타난다.

셋째, 전신 허약(虛弱)으로 인해 인체의 모든 기능이 저하되어 뇌에 혈액공급이 원활하지 못한 경우에 현훈이 발생할 수 있는데, 이 경우에는 전신허약을 보강할 수 있는 보중익기탕이나 십전대보탕 등을 사용한다. 이런 유형은 질병(疾病)이나 노화(老化)로 인해 전체적으로 몸이 허약해졌을 때 나타나며, 쉽게 피로감을 느끼거나 기운이 없는 증상이 수반될 수 있다. 넷째, 혈행장애(血行障礙)로 인해 뇌에 혈액공급이 원활하지 못한 경우에도 현훈이 발생할 수 있으며, 이럴 때는 각각 상태에 따라 혈허(血虛)하면서 혈행장애가 있다면 당귀보혈탕이나 양혈거풍탕을 사용할 수 있고, 기허(氣虛)하면서 혈행장애가 있을 때는 순기화중탕을 사용할 수 있다.

다섯째, 열(熱)이 지나치게 울체(鬱滯)된 경우에도 뇌에 혈액공급이 불량해져 현훈이 발생하는데, 이것을 열훈(熱暈)이라고 하며, 방풍통성산이나 우황청심원을 사용할 수 있다. 이런 유형은 찬물을 좋아하고 더위를 많이 타는 등 평소 체열(體熱)이 높은 사람에게 볼 수 있으며, 대변비결(大便秘結)이 동반되는 경우도 있다. 여섯째, 수분이 과다하게 울체된 경우에도 혈액순환을 방해하여 현훈이 나타날 수 있는데, 이럴 때는 오령산이나 궁하탕 등을 사용할 수 있다. 이런 유형에서는 갈증(渴症)이나 복명(腹鳴), 오심(惡心), 구토(嘔吐), 소변불리(小便不利) 등의 증상이 수반될 수 있다.

마지막으로 담음(痰飮)이 울체되었을 때도 현훈이 발생하는데, 이럴 때는 반하백출천마탕, 도담탕, 청훈화담탕 같은 거담제(祛痰劑)를 사용해야 한다. 이런 유형은 체질적으로 담음이 많은 사람이거나 여러 원인으로 현재 담음이 형성되었을 때 나타난다. 그러나 담음이 울체되어 있더라도 각각의 특징이 있으므로 구별해야 한다. 반하백출천마탕은 소화불량 증상이 있으면서 현훈이 발생한 경우에 사용하며, 도담탕은 소화불량이나 열적 증상이 동반되지 않은 상태에서 담음(痰飮)이 많아져 현훈이 나타날 때 사용한다. 반면 청훈화담탕은 본래 체열(體熱)이 높았던 사람에게 담음(痰飮)이 울체되고 혈행장애가 발생하여 현훈이 나타날 때 사용한다. 따라서 청훈화담탕을 복용하기에 적합한 사람은 담(痰)이 많을 수 있는 체질이거나, 얼굴이나 손발이 붉다는 등 체열(體熱)이 조금 높은 사람이다.

청훈화담탕은 현훈에 사용하는 처방으로 분류되어 있지만, 사실 두통에도 사용할 수 있다. 반하백출천마탕을 두통과 현훈에 모두 사용할 수 있는 것처럼 담음이 뇌에 영향을 주었을 때는 현훈뿐 아니라 두통이 나타날 수 있기 때문이다. 즉 담음이 뇌에 영향을 주어 혈액순환을 방해하여 뇌빈혈이 되었을 때는 현훈이 나타나지만, 혈행장애로 인해 뇌에 압력이 형성되었을 때는 두통이 발생한다. 청훈화담탕은 거담제(祛痰劑)뿐 아니라 혈행장애를 해소시키는 약재가 포함되어 있기 때문에 두통에도 사용할 수 있다. 특히 두통에 사용하는 궁신도담탕의 약성이 완벽하게 포함되어 있기 때문에 두통에 사용할 수 있는 근거가 된다.

처방구성

처방구성을 보면 진피는 이기제(理氣劑)로서 소화관의 운동을 강화하여 가스배출을 촉진하며, 반하는 위액분비를 억제하고 위액 산도를 낮추는 작용을 하여 스트레스성 위궤양 발생을 억제한다. 또한 장관운동을 촉진하는 작용도 있다. 백복령은 세뇨관의 재흡수를 억제하며, 백출은 장관활동에 대한 조절작용이 있어서 장관의 자발성 수축활동의 긴장성을 높이고 강직성 수축을 방지한다.

지실은 위장의 연동을 강화, 리듬을 조정하고 소화·흡수를 강화하여 복부팽만을 제거한다. 천궁은 관상동맥과 말초혈관을 확장하여 하지(下肢)와 심근(心筋)의 혈류량을 증가시키고, 백지는 항염증작용과 진통작용이 있다. 강활은 발한(發汗), 해열작용(解熱作用)을 하고, 인삼은 심장기능을 강화하며 소화액의 분비를 증진시켜 소화·흡수를 강화한다. 남성은 거담작용(祛痰作用)이 있으며, 방풍은 말초의 투과성을 조절하며 표재(表在) 혈관을 확장시킨다.

세신은 말초혈관의 순환을 촉진한다. 황금은 혈관투과성 항진을 억제하고 소염작용이 강하여 혈관의 염증성 충혈(充血)과 울혈(鬱血)을 완화하고, 황련은 미주신경을 자극하여 혈압을 낮추고 뇌혈관의 긴장을 저하시킨다. 감초는 부신피질호르몬과 유사한 작용이 있으며, 평활근을 이완시키는 작용과 간기능을 보호하는 작용이 있다.

처방비교

담훈(痰暈)에 사용하는 **반하백출천마탕**과 비교하면 두 처방 모두 담음(痰飮)으로 인한 현훈과 두통에 사용한다는 공통점이 있다. 반하백출천마탕은 소화기조직에 적체된 담음(痰飮)으로 인한 오심, 소화불량 등 소화기증상을 겸한 현훈과 두통에 사용하는 경우가 많다. 반면 청훈화담탕은 소화기증상을 동반하지는 않지만 담(痰)이 성(盛)하고 열성을 약간 띠고 있는 상태에서 발생하는 현훈, 두통에 사용하며, 보다 실증일 때 사용한다.

도담탕과 비교하면 두 처방 모두 담음(痰飮)이 원인이 되어 나타나는 현훈에 사용할 수 있다. 그러나 도담탕은 체내에 불필요한 점액성 체액이 많아져서 신체 전반적으로, 또는 특정 부위에 장애를 일으켰을 때 사용하며, 담음(痰飮)이 뇌에 영향을 미쳐 중풍이나 중풍으로 인한 어삽(語澁), 지보(遲步), 현훈(眩暈), 풍억(風癔), 정신이상 등이 발생했을 때도 사용한다. 반면 청훈화담탕은 도담탕에 천궁, 백지, 강활, 방풍, 세신 등이 더 포함되어 있어 두부(頭部)의 혈행장애를 없애주며 황금, 황련 등 찬 약성이 더해져 있어 약간 열성(熱性)을 띠고 있는 상태에서 발생하는 현훈에 적합하다.

궁신도담탕과 비교하면 두 처방 모두 담음(痰飮)으로 인한 두면부(頭面部) 장애에 사용하는 처방으로, 궁신도담탕은 뇌혈관을 확장시키는 천궁과 온열작용을 통해 뇌혈행을 좋게 하는 세신이 포함되어 있어 두통을 치료하는 것이 주목적이며, 두통을 겸한 현훈에도 사용한다. 반면 청훈화담탕은 약간 열성(熱性)을 띠고 있는 상태에서 나타나는 현훈(眩暈)에 사용하며, 간혹 현훈을 겸한 가벼운 두통에 사용하기도 한다.

활용사례

1-1. 고혈압(高血壓), 현훈(眩暈), 두통(頭痛), 항강(項强) 남 60세 소음인
2-1. 복시(複視)

1-1. 고혈압(高血壓), 현훈(眩暈), 두통(頭痛), 항강(項强)

다음은 장상갑 선생의 경험을 채록한 것이다.

● ○ ○ ○ 남 60세 소음인 아파트경비 경기도 안양시 동안구 평촌동

호리한 체격의 소음인으로 본래 혈압이 정상이었다고 한다.

① 신경을 쓴 뒤에 갑자기 어지럽다. ② 머리가 아프다. ③ 뒷목이 뻣뻣하다. ④ 병원에서 검사한 결과 고혈압이다. ⑥ 평소에는 정상 혈압이었다. ⑦ 병원에서는 혈압약을 복용하라는 것을 한약으로 치료하겠다며 내방했다.

정상 혈압이었으나 신경을 쓴 뒤에 갑자기 혈압이 올라 두통과 현훈, 항강을 호소하는 60세 소음인 남성에게 청훈화담탕으로 5일분 10첩을 지어주었다. 모두 복용한 뒤에 혈압이 정상으로 돌아오고 두통과 현훈이 사라졌으며 뒷목이 뻣뻣한 것도 없어졌다고 한다.

2-1. 복시(複視)

다음은 '우천임상경험방'에서 인용한 것이다.

≪동의보감(東醫寶鑑)≫ 안문(眼門)을 보면 시일물위양(視一物爲兩)이라 한 데가 있다. 의자(醫者)가 간기(肝氣)가 성(盛)한 줄 오진(誤診)하고서 간(肝)을 사(瀉)하는 약(藥)을 투여(投與)했더니 효과(効果)가 없었다.

≪영추(靈樞)≫에 말하되 '目의 系가 위로 腦에 통하고, 뒤로 項中으로 나가니 邪가 그 精에 的中해서 精이 흩어지면 보는 것이 두 갈래가 된다'는 말이 있어, 구풍입뇌(驅風入腦)하는 약(藥)을 쓰니 좋은 효과(効果)가 나타났다.

복시에는 구풍일자산(驅風一字散)이나 보간산(保肝散)을 쓰는 것이 좋으며, 혼암(昏暗)해서 원시(遠視)를 못하고 일물(一物)을 보아서 둘도 되고 셋도 되는 것은 간(肝)과 신(腎)이 허(虛)해서 일어나는 것이니 신기환(腎氣丸), 지황환(地黃丸)을 용(用)하라고 되어있다. 그러나 내가 경험한 것으로는 복시(複視)가 담(痰)의 소치(所致)로 일어나는 것을 보아서 청훈화담탕(淸暈化痰湯)을 써서 효과를 본 예(例)가 많으니 참고하여 사용함이 좋을 듯하다.

복시(複視)에 사용하는 처방

驅風一字散 川芎 荊芥 川烏炮 各五錢 羌活 防風
-治眼痒極甚
-上爲末 每二錢 薄荷湯調下食後(得效)

保肝散 川芎 當歸 地骨皮 蒼朮 白朮 密蒙花 羌活 天麻 薄荷 柴胡 藁本 石膏 木賊 黃連 細辛 桔梗 防風 荊芥 甘草 各五分 梔子 白芷 各三分
-治風邪入腦 看一成二欲成內障
-上剉作水煎 服食後(回春)

腎氣丸 六味地黃湯 一齊 加五味子 四兩
-治虛勞 腎虛損
-滋肺之原 以生腎水也(易老)
-水泛爲痰之聖藥 血虛發熱之神濟又能補肝益腎肝之病 同一治故也(回春)

地黃丹 熟地黃 天門冬 各四兩 枳殼 白朮 各七分 川芎 黃芩 白芷 羌活 人蔘 南星炮 防風 各五分 細辛 黃連 甘草 各三分
-治風火痰眩暈 上剉作一貼 入薑三片 水煎服 或爲末 薑汁打麵糊和丸之亦佳

風 寒 暑 濕 燥 火 內傷 虛勞 霍亂 嘔吐 咳嗽 積聚 浮腫 脹滿 消渴 黃疸 瘧疾 邪祟 身形 精 氣 神 血 夢 聲音 津液 痰飮 蟲 小便 大便 頭 面 眼 耳 鼻 口舌 牙齒 咽喉 頸項 背 胸 乳 腹 腰 脇 皮 手 足 前陰 後陰 癰疽 諸瘡 婦人 小兒

中統115 寶 반하백출천마탕 半夏白朮天麻湯

半夏 陳皮 麥芽 各一錢半 **白朮 神麯**炒 各一錢 **蒼朮 人蔘 黃芪 天麻 白茯苓 澤瀉** 各五分 **乾薑** 三分
黃柏酒洗 二分 **薑五片**

[出　典]
萬病回春 頭痛門 : 治痰厥頭痛 眼黑頭旋 惡心煩悶 氣短促上喘 無力語言 心神顚倒 目不敢開 如在風雲之中 頭苦痛如裂 身重如山 四肢厥冷 不得安臥 此內胃氣虛損 停痰而致也
方藥合編 : 治 脾胃虛弱 痰厥 頭痛如裂 身重如山 四肢厥冷 嘔吐眩暈
[活　套] 氣虛及老人 人蔘爲君 亦可
[活套鍼線] 痰厥痛(頭) 痰暈(頭)
[適 應 症] 현훈, 두통, 두중, 안통, 뇌부종, 불면, 불안, 경계, 다몽, 위통, 명치통, 복통, 소화불량, 오심, 트림, 구토, 건구, 식체빈발, 차멀미, 대변빈번, 설사, 연변, 변비, 부종, 전신곤권, 신중, 피로, 생리통, 항강, 하지떨림, 편도염, 식욕부진, 비염

처방설명

반하백출천마탕은 소화기와 두부(頭部)에 담음(痰飮)이 울체되어 현훈(眩暈), 두통(頭痛), 오심(惡心), 구토(嘔吐), 소화불량(消化不良), 연변(軟便), 설사 등이 발생했을 때 사용하는 처방이다.

살아있는 모든 생명체는 순환체계를 통하여 영양분을 공급하고 에너지를 생산하며 노폐물을 배설한다. 사람의 경우 순환의 근간을 이루는 것은 체액(體液)이라고 할 수 있는데, 허약(虛弱)이나 노화(老化), 질병(疾病), 스트레스 등으로 인해 체액순환이 정상적으로 이루어지지 못하게 되면 체액이 정체되어 습체(濕滯)를 형성하고, 이러한 상태가 심화되면 담음(痰飮)이 형성되어 조직 사이에 울체된다. 특히 소화기조직은 음식물로부터 유입되는 수분의 양이 많고, 음식물을 소화하기 위해 소화액을 분비하고 재흡수하기 때문에 허약이나 노화의 영향을 받았을 때 담음이 쉽게 울체될 수 있는 곳이다.

담음이 울체되면 일단 소화기능이 떨어지기 때문에 오심(惡心), 구토(嘔吐), 소화불량(消化不良), 연변(軟便), 설사(泄瀉) 등 각종 소화장애가 발생한다. 그러나 이러한 상태가 심화되면 담음이 뇌에 영향을 주어 현훈(眩暈)과 두통(頭痛)을 야기할 수 있는데, 이때 반하백출천마탕을 사용한다. 조문을 보면 '脾胃虛弱비위허약 痰厥담궐 頭痛如裂두통여열 身重如山신중여산 四肢厥冷사지궐랭 嘔吐眩暈구토현훈'을 치료하는 것으로 되어 있는데, 이는 소화기능이 저하되어 담음(痰飮)이 형성되고, 그 결과 담음이 뇌에 영향을 주어 두통과 현훈을 일으킨다는 것을 명시하는 것이다. 담궐(痰厥)이라고 한 것을 보면 담음울체의 정도가 매우 심한 상태임을 알 수 있다. '身重如山'의 증상은 담음(痰飮)으로 인해 소화가 불량하고 대사량이 저하되어 몸이 무거워지는 것인데, 반드시 동반되는 증상은 아니다. '四肢厥冷'은 담음울체로 말초혈액순환이 저하되어 나타나는 증상이며, 절대적인 증상은 아니므로 참고만 하면 된다.

따라서 현훈과 두통이 있으면서 소화기에 담음이 울체되어 오심, 구토, 소화불량 등이 나타나면 반하백출천마탕을 사용할 수 있는 정증이라고 할 수 있다. 그러나 소화불량은 나타나지 않고, 단지 두통과 현훈만 나타나는 경우에도 사용할 수 있다. 물론 담음 체질자이거나 평소에 담음성 소화불량이 있었던 사람에게 해당된다.

반하백출천마탕은 소도제(消導劑)와 거담제(祛痰劑)로 구성되어 있어 담음을 제거하면서 소화불량을 해소하여 각종 소화장애와 두통, 현훈을 치료한다. 이러한 관점에서 본다면 거담제(祛痰劑)와 건비제(健脾劑)로 구성된 평진탕, 불환금정기산, 사수음, 육군자탕 등도 담음성 두통과 현훈에 유효하다는 것을 알 수 있다. 물론 반하백출천마탕의 치료율이 높기 때문에 담궐두통에 가장 빈용하는 것이다.

반하백출천마탕은 뇌부종(腦浮腫)에도 응용한다. 한장훈 선생은 교통사고로 인한 뇌부종 때문에 현훈이 발생했을 때 활용하여 수백 명을 치료한 경험이 있다. 필자 또한 뇌수종으로 인해 중풍 증세를 보이는 부인의 뇌수종을 치료한 적이 있다. 이렇게 응용할 수 있는 것은 반하백출천마탕을 사용하여 전체적으로 거담(祛痰)시켜 주면 뇌에 울체되어 있는 수분이 해소되기 때문이다. 따라서 뇌진탕 후유증으로 어지러운 증상이 남아 있을 때 반하백출천마탕을 사용할 수 있다.

필자의 반하백출천마탕 처방기준은
① 담음울체로 인한 두통과 현훈
② 담음성 소화장애로 인해 오심, 구토, 소화불량이 있으면서 두통과 현훈이 있을 때
③ 소화기에 담음이 울체되어 차멀미를 하는 경우
④ 교통사고나 뇌진탕으로 뇌에 부종이 생겨 어지러울 때

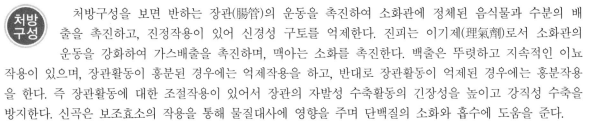

처방구성 처방구성을 보면 반하는 장관(腸管)의 운동을 촉진하여 소화관에 정체된 음식물과 수분의 배출을 촉진하고, 진정작용이 있어 신경성 구토를 억제한다. 진피는 이기제(理氣劑)로서 소화관의 운동을 강화하여 가스배출을 촉진하며, 맥아는 소화를 촉진한다. 백출은 뚜렷하고 지속적인 이뇨작용이 있으며, 장관활동이 흥분된 경우에는 억제작용을 하고, 반대로 장관활동이 억제된 경우에는 흥분작용을 한다. 즉 장관활동에 대한 조절작용이 있어서 장관의 자발성 수축활동의 긴장성을 높이고 강직성 수축을 방지한다. 신곡은 보조효소의 작용을 통해 물질대사에 영향을 주며 단백질의 소화와 흡수에 도움을 준다.

창출은 소화기의 운동성을 증가시키는 작용이 있는데, 실험을 통해 창출이 포함된 처방을 토끼에게 주입했을 때 장을 흥분시켜 연동운동(蠕動運動)을 일으키는 것으로 밝혀졌다. 인삼은 소화액 분비를 증진시켜 식욕을 강화하고, 위장의 연동운동을 항진시켜 소화와 흡수를 촉진한다. 황기는 세포의 기능과 산소전달력을 증가시켜 에너지생산을 돕는 보기작용(補氣作用)을 한다. 천마는 전간(癲癎) 발작을 억제하고 혈관경련에 의한 두통을 억제한다.

백복령은 세뇨관의 재흡수를 억제하여 이뇨를 증진하고 아세틸콜린(Acetylcholine)의 원료가 되어 뇌세포를 활성화한다. 택사는 강력한 이뇨작용을 함으로써 수분의 정체를 해소한다. 건강은 혈관확장작용이 있어 혈액순환을 촉진하고, 혈관운동 중추를 흥분시켜 직접적으로 강심작용을 나타낸다. 또한 위액과 위산분비를 촉진하여 소화를 돕고, 소화기의 운동을 자극하는 작용도 있다. 황백은 소염작용과 수렴작용이 강하며, 혈관의 충혈(充血)과 울혈(鬱血)을 경감시킨다.

처방비교 현훈(眩暈)에 사용하는 **자음건비탕**과 비교하면 자음건비탕은 육군자탕 + 사물탕 + 안신제로 구성되어 있어 현훈의 원인이 담음(痰飮)보다는 혈허(血虛)와 심허(心虛)일 때 적합하다. 반면 반하백출천마탕은 현훈과 더불어 소화기증상을 동반하는 경우에 적합하며, 원인은 비위허약과 소화기에 적체된 담음이다.

두통에 사용하는 **순기화중탕**과 비교하면 순기화중탕은 보중익기탕의 변방으로 눈을 뜨기 싫다거나 피로하고 기운이 없는 등의 기허(氣虛) 증상과 더불어 두통이 발생한 경우에 사용한다. 즉 전체적으로 에너지가 부족하여 두부(頭部)의 혈액순환이 원활하지 못하기 때문에 두통과 현훈이 발생한 경우이다. 반면 반하백출천마탕은 비위(脾胃)가 허약하지만 기허 증상은 크게 나타나지 않고, 대신 소화장애와 더불어 두통과 현훈이 나타나는 경우에 사용한다.

현훈, 두통, 오심, 차멀미 등에도 사용하는 **오령산**과 비교하면, 두 처방 모두 체내에 불필요하게 울체된 체액을 제거한다는 공통점이 있다. 그러나 오령산은 주로 외부에서 유입된 수분이 체내에 울체되었을 때 사용하는 경우가 많고, 체액의 점도가 낮은 경우에 사용하며, 소변으로 이뇨시켜 치료한다. 반면 반하백출천마탕은 거담(祛痰)과 소도작용(消導作用)을 통해 담음을 삼출(滲出)시켜 치료한다.

활용사례

1-1. 현훈(眩暈), 전신곤권(全身困倦), 신중(身重), 다몽(多夢), 부종(浮腫), 구건(口乾), 두중(頭重), 경계(驚悸), 불안(不安), 소화불량(消化不良) 여 38세 태음인
1-2. 현훈(眩暈), 명치통, 불면(不眠) 여 70세 태음인
1-3. 현훈(眩暈), 소화불량(消化不良), 트림, 오심(惡心), 복랭(腹冷), 대변빈번(大便頻繁) 여 35세 태음인
1-4. 현훈(眩暈), 두통(頭痛) 남 29세
1-5. 현훈(眩暈), 두중(頭重), 식체빈발(食滯頻發) 여 31세 소음성태음인
1-6. 현훈(眩暈), 식체(食滯) 여 19세 163cm 61kg
1-7. 현훈(眩暈) 여 52세 155cm 55kg
1-8. 현훈(眩暈), 피로(疲勞) 여 21세 소음인 161cm 47kg
1-9. 현훈(眩暈), 오심(惡心), 신중(身重) 여 27세 소음성태음인 162cm 53kg
1-10. 현기증(眩氣症), 소화불량(消化不良), 두통(頭痛) 남 27세 태음인 178cm 75kg
1-11. 음주 후 어지러움 여 28세 태음인
2-1. 두통(頭痛), 위통(胃痛), 식욕부진(食慾不振) 여 35세 소음인
2-2. 두통(頭痛), 식욕부진(食慾不振), 피로(疲勞), 월경통(月經痛) 여 29세
2-3. 두통(頭痛), 오심(惡心), 소화불량(消化不良), 구토(嘔吐) 여 21세 소음인
2-4. 두통(頭痛) 여 58세 근골성태음인
2-5. 담궐두통(痰厥頭痛), 불면(不眠), 현훈(眩暈), 오심(惡心), 안통(眼痛), 항강(項强), 하지떨림, 기핍(氣乏) 여 16세 태음인
2-6. 두통(頭痛), 안통(眼痛) 여 45세 소음인 160cm
2-7. 담화두통(痰火頭痛), 현훈(眩暈), 건구(乾嘔) 여 53세
2-8. 담화두통(痰火頭痛), 현훈(眩暈), 흉민(胸悶), 변비(便秘) 여 43세
2-9. 두통(頭痛), 현훈(眩暈), 변비(便秘) 남 75세
2-10. 두통(頭痛), 심흉통(心胸痛) 여 55세 소음인
2-11. 두통(頭痛), 소화불량(消化不良) 여 25세 163cm
2-12. 두통(頭痛), 피곤, 얼굴부종, 속쓰림, 속더부룩 여 24세 소음인 160cm 47kg
2-13. 두통(頭痛), 현훈(眩暈) 여 24세 162cm 48kg
2-14. 두통(頭痛), 오심(惡心), 구토(嘔吐) 여 37세 태음인
2-15. 편두통(偏頭痛), 오심(惡心), 현훈(眩暈), 안혼(眼昏) 여 23세 소음인 162cm 48kg
2-16. 편두통(偏頭痛), 현훈(眩暈), 오심(惡心), 구토(嘔吐) 여 29세 소음성태음인
2-17. 극심한 편두통(偏頭痛), 현훈(眩暈), 오심(惡心) 남 34세 소양인
3-1. 소화불량(消化不良), 두통(頭痛), 현훈(眩暈), 신경질, 불면(不眠) 남 25세 소음성소양인 175cm 63kg
3-2. 소화불량(消化不良), 어지러움, 식욕부진(食慾不振) 남 19세 소음인 170cm 60kg
3-3. 만성소화불량(慢性消化不良), 두통(頭痛), 차멀미, 피로(疲勞) 여 33세 태음성소음인 163cm 63kg
4-1. 오심(惡心), 두통(頭痛) 여 62세 소양성태음인 156cm 67kg
4-2. 오심(惡心), 두통(頭痛), 소화불량(消化不良), 식욕부진(食慾不振), 차멀리 여 66세 소음인 155cm 47kg
5-1. 차멀미, 두통(頭痛), 오심(惡心), 현훈(眩暈), 편도염(扁桃炎), 편식(偏食) 남 14세 태음인
5-2. 차멀미 후유증, 현훈(眩暈), 두통(頭痛) 여 45세 태음인
6-1. 위장기능장애, 위염(胃炎) 남 27세 소양성소음인 174cm 62kg
6-2. 주체(酒滯) 후 식상(食傷), 식욕부진(食慾不振) 여 53세
6-3. 식욕부진(食慾不振), 현훈(眩暈), 오심(惡心), 복통(腹痛) 여 14세 소음인
6-4. 신트림, 속더부룩함 남 26세 소음인
7-1. 비염(鼻炎), 차멀미, 현훈(眩暈), 복통(腹痛), 구토(嘔吐) 남 13세 태음인
7-1. 발작(發作), 현훈(眩暈), 구역감(嘔逆感) 여 60세 전후
7-1. 교통사고로 인한 뇌부종(腦浮腫) 남 35세

반하백출천마탕 합방 활용사례

1-1. +청상견통탕 - 실패례-극심한 편두통(偏頭痛) 남 27세 열성태음인 180cm 90kg

1-1. 현훈(眩暈), 전신곤권(全身困倦), 신중(身重), 다몽(多夢), 부종(浮腫), 구건(口乾), 두중(頭重), 경계(驚悸), 불안(不安), 소화불량(消化不良)

● 박 ○ ○ 여 38세 태음인 주부 서울특별시 은평구 갈현동

평소 심장이 약하며 보통 키에 피부가 희고 두 자녀를 둔 태음인으로 보이는 38세 주부이다.

① 10년 전부터 줄곧 정도의 차이는 있지만 늘 어지럽고 특히 심리적으로 바쁠 때 심하다. ② 3년 전부터는 앞이 잘 안 보이며 어떤 때는 10cm 앞도 안보이고 2달 전부터는 더 심해졌다. ③ 1년 전부터는 기억력이 급격히 떨어져 기록해두지 않으면 금방 잊어버린다. ④ 5~6개월 전부터는 만사가 귀찮고 몸이 가라앉아서 눕고만 싶다.

⑤ 아침에는 몸이 불편하고 무거워 못 일어난다. ⑥ 사소한 일에도 잘 놀라고 불안, 초조하며 가슴이 뛴다.

⑦ 2~3년 전부터 식사전후에 수시로 쓴물이 올라오며 근래는 더욱 심해졌다. ⑧ 피로할 때는 입술과 입이 잘 헌다.

⑨ 15년 전인 결혼 후부터 변비가 있으며 5~6일에 1번 본다. ⑩ 대변이 가늘고 변보기 힘들며 대변이 남아 있는 듯한 느낌이 많이 든다. ⑪ 꿈을 늘 꾸고 특히 무서운 꿈을 자주 꾼다. ⑫ 아침에는 눈과 얼굴이 부어 있다.

⑬ 간혹 손발이 저리다. ⑭ 입이 마르고 쓰다. ⑮ 머리가 무겁고 간혹 뒷덜미가 땅긴다. ⑯ 음식은 소화가 잘 안 된다. ⑰ 맵고 짠 음식과 고기를 좋아하고 신 것과 단것을 싫어한다. 밀가루 음식을 먹으면 소화불량이 생긴다.

일에 임하면 불안하고 어지러운 증세를 목표로 자음건비탕 2배량으로 10일분 20첩을 투약했다.

10일 후에 경과를 확인해 보니 경계(驚悸), 정충(怔忡), 불안(不安)의 증상과 쓴물이 올라오는 증세는 없어지고 변비 증세도 2~3일에 1회로 줄어들었다고 한다. 그러나 현훈(眩暈)과 그 외의 증세는 여전하다고 한다. 주호소인 현훈(眩暈)을 치료하기 위해 다른 처방을 검토하여 보니, 역시 비위허약(脾胃虛弱)과 담궐(痰厥)로 인한 두통(頭痛), 현훈(眩暈), 신중(身重)에 사용하는 반하백출천마탕이 적합할 것으로 보아 반하백출천마탕 2배량으로 10일분 20첩을 지어주었다.

그 약을 복용하면서 현훈(眩暈)이 점차 사라지고 눈앞이 캄캄하던 것이 잘 보이고 전신곤권(全身困倦)과 신중여산(身重如山)이 없어지고 기운이 나며 아침에도 잘 일어날 수 있다고 한다. 또한 꿈을 꾸고 붓고 손발이 저리고 입이 마르고, 머리 무겁고 땅기고 추위를 타고 소화가 안 되는 증세도 모두 없어져 몸이 아주 좋아졌다고 한다.

대부분 증세가 소실되거나 격감된 점으로 봐서 반하백출천마탕이 적합하다고 보고 10년 전부터 지속된 현훈을 목표로 반하백출천마탕 2배량으로 10일분 20첩을 지어주었다.

그 약을 복용한 뒤로 전신이 건강해져 폐약(閉藥)했으며 그 후로는 어지러운 증세가 전혀 없었다고 한다.

1-2. 현훈(眩暈), 명치통, 불면(不眠)

● 박 ○ ○ 여 70세 태음인 경기도 안양시 동안구 관양동

보통 키에 몸통이 굵은 태음인 할머니이다. 5개월 전부터

① 어질어질하며 어떤 때는 쓰러질 것 같다. ② 신경 쓰면 더 어지럽다. ③ 자고 나면 좀 덜하고 활동하면 심하다.
④ 명치가 늘 뭉클하고 거북하다. ⑤ 소변을 자주 보며 잔뇨감이 있어 늘 마려운 느낌이다. ⑥ 아침이면 항시 속이 불편하여 꺽꺽거린다. ⑦ 소화가 될 만하면 속이 쓰리다. ⑧ 눈이 침침한데 안경을 써도 여전하다. ⑨ 침을 삼키면 무엇이 올라갔다 내려갔다 한다. ⑩ 원래 잠을 잘 못 잤고 양약(수면제인 듯)을 복용한 이후 잠을 잘 잤다.
⑪ 수면제를 끊은 후로 어지러움이 발생했다. ⑫ 혀가 부어 있다. ⑬ 변이 무르며 1일 3회 본다.

5개월 전 수면제를 중단한 이후 발생한 태음인 할머니의 현훈(眩暈)을 목표로 반하백출천마탕 1.5배량으로 5일분 10첩을 투약했다.

1주일 후에 다시 내방하여, 약을 먹으니 많이 좋아져서 약을 더 복용하겠다고 한다. 자세하게 확인해 보니, 어지러운 것이 호전되고 트림은 여전하지만 명치가 좀 편안하다고 한다. 속이 쓰린 것이 좀 덜하며 전보다는 눈이 개운하다고 한다. 또한 잠도 그런대로 잘 잔다고 했다.

효과가 있으므로 다시 같은 처방으로 5일분 10첩을 투약했다.

1-3. 현훈(眩暈), 소화불량(消化不良), 트림, 오심(惡心), 복랭(腹冷), 대변빈번(大便頻繁)

● 곽 ○ ○ 여 35세 태음인 경기도 안양시 관양동

키가 약간 작고 통통한 태음인 여자이다.

① 2년 전부터 어지러움이 있었는데 10일 전부터 더욱 심하다. ② 머리가 횡하고 빈 듯하며 아침에 일어나면 특히 심하다. ③ 며칠 전에는 어지러워서 일어나지 못했다. ④ 눈을 감고 누워 있어도 어지럽다. ⑤ 1년 전부터 새벽에 깼을 때와 소화될 무렵에 속이 쓰리다. ⑥ 어지러울 때는 소화가 안 되고 구역질이 나고 메슥거린다. ⑦ 월경통이 심하다. ⑧ 배가 차고 따뜻한 음식을 좋아한다. ⑨ 늘 피로하고 기운이 없고 몸이 무겁고 나른하다.

⑩ 식욕은 좋은 편이나 자주 속쓰림, 헛배부름, 차멀미 등의 증세가 있다. ⑪ 대변은 보통 하루 1번 보나 어지러울 때는 1일 2~3회 본다. ⑫ 땀이 많다.

소화가 안 되고 구역질이 나고 메슥거리면서 현훈(眩暈)이 있는 증세를 목표로 반하백출천마탕 2배량으로 10일분 20첩을 지어주었다.
25일 후 다시 약을 지으러 왔을 때 확인을 해보니, 어지러운 것이 좀 덜하나 아직도 머리가 빈 것 같고 잡아당기는 것 같으나 자고 나면 개운하다. 또한 속이 쓰린 것은 덜해졌는데 트림이 나고 체한 듯하다고 하며 어지러울 때 소화 안 되고 구역질이 나고 메슥거리는 것은 없어졌다고 한다. 배가 찬 것도 좀 따뜻해졌고 몸이 개운하여 기운이 나고 어지러울 때 변을 하루 2~3회 보던 것이 소실되었다고 한다.
약을 복용한 후 어지러운 것이 덜하고 이에 따른 소화불량(消化不良), 오심(惡心), 대변빈번(大便頻繁) 등이 소실된 것으로 보아 효과가 있다고 판단하여 같은 처방으로 10일분 20첩을 투약했다.

1-4. 현훈(眩暈), 두통(頭痛)

다음은 배원식 선생의 경험을 인용한 것이다.

● 최 ○ ○ 남 29세 서울특별시 중구 신당동

비만하고 건실하며 근육질인 남성이다.
① 머리가 어지럽고 아프다. ② 어지러우면 눈을 뜰 수가 없어 도저히 일어나지 못해 외출을 못 한다. ③ 회사를 경영하는데, 회사를 성장시키기 위해 많은 노력을 하는 중에 과도하게 신경을 써서 발생한 듯하다고 한다.
진찰한 결과 비위(脾胃)의 담탁성(痰濁性) 두통(頭痛)으로 판단하여 반하백출천마탕에 조구등, 녹용 1돈을 더하여 3일분 6첩을 지어주었다.
6첩을 모두 복용한 뒤에 두 번째 내원했을 때 확인해 보니, 어지러운 것이 약간 호전된 것 같다고 한다. 계속하여 8첩, 10첩, 10첩을 복용하여 모두 40첩을 복용한 뒤로 두통(頭痛)과 현훈(眩暈)이 완치되었다.

1-11. 음주 후 어지러움

● 유 ○ ○ 여 28세 태음인 회사원 서울특별시 관악구 신림동

친구들과의 모임에서 과음하여 다음날 오심, 구토, 어지러움의 증상이 있었다. 그래서 급하게 쓸 수 있는 처방을 찾았는데 집에 예전에 만들어 둔 평위산이 있어 평위산을 복용시켰다. 평위산의 진피, 창출이 음주로 인하여 소화기에 적체된 수분을 제거해 증상이 완화될 것으로 보았다.
그날 저녁 오심(惡心), 구토(嘔吐), 어지러움의 증상이 완화되었으나 다음날 다시 오심, 구토, 어지러움의 증상이 나타났다. 그래서 약국에 가서 대금음자 엑스제 1일치를 지어먹었는데 약을 먹은 뒤 오심, 구토 증상은 없어졌으나, 마치 놀이기구를 탄 듯한 어지럼증이 일주일 정도 계속되었다.
① 음주 후 일주일 정도까지 놀이기구를 탄 듯한 어지러움이 계속된다. ② 소화기에 습담이 많다. 예전에는 식사시 졸린 증상이 있었으나 어느 날 없어졌다. 보약으로 보중익기탕을 먹은 적이 있는데 그 효능이 아닌가 추측된다.
③ 유전적으로 장이 약해 만성설사를 한다. ④ 살이 무르고 멍이 잘 든다. 살이 쪘고 습이 많은 체질이다.
⑤ 소화력은 보통이다. ⑥ 겨울철에는 발끝에 동상이 잘 걸린다.
음주 후 지속되는 어지러움의 원인이 습담에 있다고 보고 반하백출천마탕을 4일 동안 7첩을 복용시켰다.
경과를 확인하니, 7첩 복용한 이후 어지러운 증상이 완전히 소실되었다.
만성설사 및 밥을 먹을 때 졸렸던 증상으로 인해 평소 소화기에 습담(濕痰)이 많을 것으로 판단하고 계속 복용시켰는데, 다른 부작용도 없었고 설사가 호전되지도 않았다.

2-1. 두통(頭痛), 위통(胃痛), 식욕부진(食慾不振)

● 임 ○ ○ 여 35세 소음인 주부 경기도 수원시 조원동

아주 마르고 여위고 누런 얼굴이며 생기가 없고 괴로운 모습으로 내방한 주부이다.
① 속이 항상 아프고 느글거린다. ② 가끔 구역질도 날 것 같다. ③ 머리가 많이 아프다. ④ 식욕이 아주 없어 식사를 조금밖에 못한다. ⑤ 위(胃)가 아파 몹시 괴롭고 머리만 안 아파도 살겠다고 한다. ⑥ 혈색이 없고 얼굴이 누렇다.
오심과 구역을 겸한 두통을 담궐두통(痰厥頭痛)으로 보고 반하백출천마탕 2배량으로 10일분 20첩을 지어주었다.
약을 복용한 뒤 확인해 보니, 머리가 덜 아프고 위통이 덜하며 식욕도 증진되었다고 한다. 동시에 얼굴에 생기가 도는 듯하고 이제는 머리가 아프지 않아서 살 것 같다고 했다.

風 寒 暑 濕 燥 火 內傷 虛勞 霍亂 嘔吐 咳嗽 積聚 浮腫 脹滿 消渴 黃疸 瘧疾 邪祟 身形 精 氣 神 血 夢 聲音 津液 痰飮 蟲 小便 大便 頭 面 眼 耳 鼻 口舌 牙齒 咽喉 頸項 背 胸 乳 腹 腰 脇 皮 手 足 前陰 後陰 癰疽 諸瘡 婦人 小兒

2-2. 두통(頭痛), 식욕부진(食慾不振), 피로(疲勞), 월경통(月經痛)

● 전 ○ ○ 여 29세 태음인 경기도 안양시 관양동

보통 체격에 컴퓨터 업무를 주로 하는 미혼여성으로 태음인이다.

① 재작년부터 우측 머리가 땅기듯이 아프고 신경을 쓰면 심하다. ② 또 재작년부터 우측 팔다리의 감각이 안 좋다. ③ 우측 발목에서 열이 난다. ④ 어릴 때부터 우측 목이 뒤로 땅기는 듯하고 약간 부어 있다. ⑤ 병원에서는 갑상선 증상이 약간 있다고 한다. ⑥ 손발은 따뜻하다. ⑦ 소화가 잘 안 되고 가끔 느글거린다. ⑧ 몸이 늘 피곤하고 무겁고 나른하다. ⑨ 얼굴, 손발이 가끔 붓는데 우반신이 특히 심하다. ⑩ 월경시 아랫배와 허리가 아프다.

우측 반신이 특히 잘 붓는 비습형태음인의 두통을 목표로 반하백출천마탕 2배량으로 10일분 20첩을 투약했다.

1달쯤 뒤에 어머니가 전화를 하여, 그 약을 복용한 이후 식욕은 좋아졌는데 월경량이 적다고 걱정하므로 약 때문은 아닌 듯하니 좀 두고 보라고 했다.

6개월 후에 슬통으로 다시 약을 지으러 왔을 때 확인해 보니, 두통이 좀 덜하며 우측 반신이 전보다는 덜 불편하다고 한다. 또한 피로가 덜 하고 부종이 좀 나아졌으며 특히 약을 복용한 1달 뒤에 나타났던 월경감소 현상도 그달 이후에는 다시 정상으로 돌아왔으며 전혀 예상치 못했던 월경통이 없어졌다고 한다.

2-3. 두통(頭痛), 오심(惡心), 소화불량(消化不良), 구토(嘔吐)

● 유 ○ ○ 여 21세 소음인 경기도 안양시 관양동

보통 체격으로 2달 전 결혼을 했다는 앳된 모습의 소음인 부인이다.

① 4년 전부터 소화가 잘 안 되고 잘 체하며 명치가 답답하다. ② 체하면 양쪽 관자놀이가 아프다. ③ 속이 메스껍고 때론 구토를 하기도 한다. ④ 밀가루 음식을 먹으면 속이 쓰리다. ⑤ 식후 속이 더부룩하고 뱃속에서 꾸르륵 소리가 들린다. ⑥ 손발이 차며 추위를 심하게 탄다. ⑦ 간혹 변비가 있다. ⑧ 저녁을 늦게 먹고 자면 아침에 얼굴이 붓는다.

저녁을 늦게 먹고 자면 얼굴이 붓고 자주 체한다는 소음인 여성의 식체시 발생하는 두통을 목표로 반하백출천마탕 2배량에 구토를 감안하여 곽향 2돈, 기허(氣虛)하기 쉬운 점을 감안하여 황기 2.5돈, 인삼 2.5돈을 더하여 10일분 20첩을 투약했다.

13일 뒤에 전화를 하여, 소화가 전보다 훨씬 잘되고 아울러 두통이 현저히 줄었으며 속이 메스껍고 토하던 것이 많이 줄어들었다며 약을 더 복용하기를 원했다.

약을 복용한 후 소화불량, 두통 등이 좋아진 것으로 보아 위의 약이 효과가 있다고 보고 반하백출천마탕 2배량에 곽향 2돈, 황기 2.5돈, 인삼 각 2.5돈, 목향 2돈을 더하여 10일분 20첩을 지어주었다.

경과를 확인해 보니, 그동안 소화불량, 두통 등의 증세가 없었다 한다. 그 이후 임신감기에 궁소산, 산후보약으로 보허탕 등 여러 차례 약을 지어 갔으며, 그때마다 효험을 보아왔다.

1년 뒤 다시 신경을 쓰면 소화불량과 두통이 발생한다고 하며 그 외 여러 가지 신경증세 등이 있어 가미귀비탕을 가감하여 지어주었다.

2-4. 두통(頭痛)

● 김 ○ ○ 여 58세 근골성태음인 경기도 안양시 비산1동

5년 전 남편이 사망한 뒤 혼자 산다는 부인이다.

① 젊을 때인 25년 전부터 늘 머리가 아파왔는데 ② 40대는 사시사철 두통에 시달렸다. ③ 10일 전부터는 두통이 심하여 머릿속 전체가 무겁고 띵하다. ④ 하루 종일 은근히 두통이 있다. ⑤ 40세부터 팔목, 무릎, 허리가 아프다. ⑥ 1년에 3~4회 몹시 어지럽고 동시에 속이 울렁거린다. ⑦ 역시 40대부터 얼굴과 손발이 붓고 오후엔 부기가 가라앉는다. ⑧ 입과 목이 마르는 경향이다. ⑨ 손발, 아랫배가 차다. ⑩ 소화력은 보통이나 잘 체한다.

소화불량을 겸한 담음성(痰飮性) 두통(頭痛)을 목표로 반하백출천마탕 2배량에 말초혈관의 순환촉진을 위해 형개 2.5돈을 더하여 10일분 20첩을 투약했다.

5개월 뒤에 5년 전부터 계속된 항문(肛門), 음문(陰門)의 가려움증으로 내방했을 때 확인해 보니, 두통은 약을 절반쯤 복용한 뒤부터 좋아지기 시작하여 모두 복용할 무렵에는 완전히 소실되었다고 한다. 그 이후로는 머리가 아프지 않았다고 한다. 25년 만성 두통이 반하백출천마탕으로 완전히 치료된 것이다.

2-5. 담궐두통(痰厥頭痛), 불면(不眠), 현훈(眩暈), 오심(惡心), 안통(眼痛), 항강(項强), 하지떨림, 기핍(氣乏)

● 이 ○ ○ 여 16세 태음인 경기도 의왕시 포일동

어머니와 함께 온 키가 크고 안경을 썼으며, 약간 물러 보이고 태음인으로 보이는 여학생이다.

① 7년 전인 국민학교 때 열이 달아오른 뒤부터 머리가 아파왔으며 얼마 전에도 두통으로 OO대학병원에 입원하여 치료한 적이 있다. ㉠ 관자놀이 양쪽으로 콕콕 쑤시며 격심하게 아프다. ㉡ 동시에 뒷목이 땅기고 뻐근하게 아프다.
㉢ 통증은 밤 1시부터 아침까지 특히 심하며 자다가 통증으로 2~3시경이면 깨서 잠을 못 잔다고 한다. ㉣ 한 번 아프면 지속적으로 아프고 오늘도 두통으로 양호실에 누워 있다가 조퇴하고 오는 길이라고 한다. ② 두통과 동시에 어지러움이 심하다. ③ 두통과 동시에 속이 느글거린다. ④ 두통과 동시에 눈이 빠지는 듯 아프다. ⑤ 다리가 후들후들 떨려 잘 걷지 못한다. ⑥ 기운이 하나도 없다. ⑦ 평소 잘 체한다. ⑧ 차멀미를 심하게 한다.
⑨ 월경은 한 달씩 거르거나 1~2일 밖에 나오지 않는다고 한다.
담음이 울체되기 쉬운 태음인의 두통(頭痛)과 현훈(眩暈), 오심(惡心), 안통(眼痛)을 목표로 반하백출천마탕 2배량으로 5일분 10첩을 지어주었다.
6일 뒤에 어머니가 전화를 해서 두통을 비롯한 현훈, 오심, 안통 등 모든 증세가 조금 나아진 것 같다며 이번에는 보약으로 1제 지어달라고 한다.
불편한 증상을 없애고 전신의 건강을 증진시키는 것이 곧 보약이므로 이번에도 반하백출천마탕 2배량으로 10일분 20첩을 지어주었다.
10일 뒤에 그 학생의 어머니가 전화로 아주 많이 좋아졌다며 1제 더 지어달라고 한다. 자세하게 확인해 보니, 두통이 대부분 소실되어 가끔씩만 아프며, 밤에 잠을 잘 자고 머리가 아프다고 밤중에 바깥으로 나오지도 않는다고 한다. 아울러 항강(項强) 증세와 현훈(眩暈), 오심(惡心), 안통(眼痛) 증세도 모두 나았으며 다리가 떨리고 기운이 없는 것도 많이 나아졌다고 한다. 요청에 따라 반하백출천마탕 2배량으로 10일분 20첩을 지어주었다.

2-6. 두통(頭痛), 안통(眼痛)

- 김 ○ ○ 여 45세 소음인 160cm

무른 근육을 가졌고 통통한 체형에 피부가 흰 부인이다. 평소에도 20년 된 냉증, 피로, 두통 등 여러 가지 불편을 호소하던 환자로 요즘 들어 두통이 더욱 심해졌다고 한다.
① 몇 개월 전부터 두통이 너무 심해서 매일같이 '판피린'을 먹고 있다. ② 두통 양상은 앞이마가 아프며, 머리가 전체적으로 약간 무겁고 가끔 귀 뒷머리가 아프다. ③ 특히 눈이 빠질 듯이 아프고 눈이 화끈거려 죽겠다고 호소한다.
④ 두통은 신경을 쓸 때 심해지는 경향이 있는데, 항상 신경을 쓸 때만 두통이 발작하는 것은 아니다. 환자는 '머리 아픈 약'만 지어달라며 다른 증상에 대해서 말하기를 싫어했다.
약을 지으려면 다른 증상들을 알아야 한다고 설득하여 몇 가지 증상들을 확인해 보았다.
⑤ 아주 심한 냉증으로 여름에도 평소에 손발이 시릴 정도이다. ⑥ 상기(上氣)가 잘되어 하루에도 여러 번 얼굴이 붉어지며 화끈거림을 느끼는데 그때 몸을 만져보면 몸은 냉하다. ⑦ 변비가 심하여 3일에 1번 정도 화장실에 가며, 오랫동안 앉아있는데 거의 변이 가늘고 적어 시원하게 보지 못한다.
증상이 담궐두통(痰厥頭痛)과 유사한 것 같아 소화는 잘 되냐고 확인해 보니
⑧ 소화도 잘되고 식욕이 좋아 계속 무얼 먹고 싶다고 한다. ⑨ 살을 좀 빼고 싶은데 식욕이 좋아 살이 빠지지 않는다고 한다. ⑩ 속이 메슥거리지 않으며 차멀미도 하지 않는다고 한다. ⑪ 약간 어지럼증을 느낄 때도 있으나 심하진 않다고 한다. ⑫ 맥을 보니 약간 약하나 평한 맥이었다. 의외로 힘이 있었다.
상열감(上熱感)과 함께 두통(頭痛)이 온다는 것에 주목하여 청상견통탕으로 2일분 4첩을 지어주었다.
경과를 확인하니, 이틀 동안 약을 먹으면서 앞이마 아픈 것은 없었으나 눈은 여전히 아프다고 한다. 그러면서 눈 아픈 걸 치료할 수 있는 약은 없냐고 호소한다. 또 약을 다 먹은 그 다음날은 전과 같이 머리가 아프다고 한다. 지나가는 말로 요즘 속이 메슥거린다고 한다.
메슥거린다는 말을 듣고 이제야 내가 기다리던 말을 환자가 솔직히 하는구나 하는 생각이 들었다. 환자는 한약을 먹고 살이 찌는 것을 두려워하여 소화가 안 된다고 하면 식욕이 좋아지는 약을 줄까봐 일부러 거짓말을 한 것이었다.
환자의 말을 듣지만 말고 맥동(脈動)을 확인에서 활맥(滑脈)을 잡아냈어야 했다는 후회도 들었다.
메슥거림이 있는 것을 보아서 담음으로 인한 두통이라고 보고 반하백출천마탕으로 10일분 20첩을 투약했다.
일주일 정도 먹은 후에 전화가 왔는데, 복약 후에 판피린을 한 번도 안 먹을 정도로 두통이 없어졌다고 한다. 또 약을 먹은 직후부터 머리가 너무 개운하며 눈이 아픈 것이 없어졌다고 한다.

3-1. 소화불량(消化不良), 두통(頭痛), 현훈(眩暈), 신경질, 불면(不眠)

다음은 윤여빈 선생의 경험이다.

- 양 ○ ○ 남 25세 소음성소양인 회사원(디자인) 175cm 63kg 경기도 안양시 안양8동

여동생의 남자친구로 전에 황련탕을 복용한 후 속쓰림, 두통, 오심, 구토가 소실되고 살이 찐 경력이 있다. 또한 혼자

서 자취를 한 기간이 7년이 넘어 식사를 거르는 경우가 많고 한번 먹으면 폭식하는 경향이 있다. 피부가 엷고 여윈 편이며 언행이 보통이고 얼굴이 사각형이며 목소리가 낮은 소음인의 특성을 가지고 있는 소양인 남성으로
① 99년부터 두통이 있다. ㉠ 신경을 많이 쓰면 머리가 지끈거리고 아프면서 어지럽다. ㉡ 두통이 하루 이상 지속된다. ㉢ 약국에서 두통약을 구입하여 복용했으나 효과가 전혀 없었다. ② 2003년 9월에 위 마비로 OO병원에 2주간 입원을 했다. ㉠ 위 부위가 땅기고 아프며 음식물을 섭취 할 수 없었다. ㉡ 위 마비로 입원을 했으나 위염에 가깝다.
③ 자고 일어나면 입안이 텁텁한 구고(口苦)와 구건(口乾)이 있다. ④ 신경질이 심하다. ⑤ 추위와 더위를 심하게 탄다. ⑥ 평상시에 땀이 많다. ⑦ 손이 약간 차고 발저림이 있다. ⑧ 물을 많이 마시며 담배를 1일 1갑 정도 피운다. ⑨ 식사량이 많으나 소화는 잘 안 된다. ⑩ 속이 느글거리고 헛구역이 나며 구토가 나온다. ⑪ 대변은 1일 1회 정도 보나 불규칙하고 굵다. ⑫ 가슴 뜀과 가슴 답답함이 있다. ⑬ 불안하고 우울하며 현기증과 눈 피로감이 있다. ⑭ 잠이 부족하며 잠들기 어렵고 가끔 꿈을 꾼다.
이 남성의 경우 주호소가 두통이나 이는 소화기의 기능저하로 인한 것으로 보고 소화기능을 증강시켜 주면서 동시에 소화기에 적체된 담음을 제거하면 두통, 어지럼증, 신경질 등은 함께 사라질 수 있다고 보았다. 따라서 소화기의 기능을 증강시켜 주고 담음을 제거할 수 있는 보비(補脾)·거담(祛痰)의 치법을 사용하기로 했다.
소화불량과 이로 인하여 생긴 두통과 오심, 구토, 어지럼증을 목표로 하여 반하백출천마탕 본방으로 10일분 20첩을 투약했다. 약 보름이 지난 후에 확인해 본 결과
1. 두통이 소실되었다. 매일 복용하던 두통약을 끊게 되었다.
2. 소화불량이 소실되었다. 소화가 잘되어 섭취하는 음식물의 양이 늘어났다.
3. 신경질을 내지 않게 되었다.
4. 속이 느글거리고 헛구역이 나며 구토가 나오는 증상이 소실되었다.
5. 불면증이 해소되어 잠을 잘 자게 되었다.

3-3. 만성소화불량(慢性消化不良), 두통(頭痛), 차멀미, 피로(疲勞)

다음은 이길구 선생의 경험이다.

● 김 ○ ○ 여 33세 태음성소음인 학원강사 163㎝ 63㎏ 전라북도 군산시 수송동

희고 무른 피부를 가진 통통한 체형의 계란형 얼굴이며 아내의 친구 언니이다.
평소 잘 알고 지냈는데 결혼 이후 만날 기회가 없던 차에 처갓집에 갔다가 친구와 그 언니들을 만나게 되어 건강에 관련된 얘기를 하다 상담을 받게 되었다.
① 평소 자주 체하는데 차를 타거나 신경을 쓰는 일이 생기면 더욱 심하다. 이로 인해서 가스 활명수를 음료수 마시듯 한다. ② 원래 성격은 내성적인데 반해 많은 사람들을 대하는 직업으로 스트레스를 받으면 바로 체하고 머리가 깨질 듯 아프다고 한다. 두통이 발생하면 약을 먹지 않으면 눈까지 아프다고 호소한다. 이로 인해 판피린도 습관적으로 마신다. ③ 자동차를 오래 타면 차멀미를 한다. ④ 요즘은 많이 먹지도 않는데 살이 찐다며 걱정한다. ⑤ 속이 느글거린다. ⑥ 평상시 짜증과 신경질이 자주 생긴다. ⑦ 전신에 기운이 없다.
기허증상(氣虛症狀)과 소화불량(消化不良), 담음(痰飮)으로 인한 두통(頭痛)을 목표로 반하백출천마탕 1.5배량으로 10일분 20첩을 투약했다.
경과를 살펴보니, 약을 복용한 뒤부터 우선 음료수 마시듯 하던 소화제와 두통약을 먹지 않고도 속이 편안해지고 두통도 사라졌다고 한다. 전신의 피로도 많이 없어지고 차멀미가 없어졌다고 한다. 복용하면서 식습관과 생활습관도 많이 개선되었다고 한다.

5-1. 차멀미, 두통(頭痛), 오심(惡心), 현훈(眩暈), 편도염(扁桃炎), 편식(偏食)

● 김 ○ ○ 남 14세 태음인 서울특별시 은평구 불광1동 미성아파트

태음인으로 보이는 중학교 2학년의 남학생이다.
① 초등학교 때부터 차멀미가 심하다. ② 차를 많이 타거나 집중을 하면 앞머리가 아프고 열이 난다. ③ 동시에 속이 울렁거리고 어지럽다. ④ 편도선이 자주 붓는다. ⑤ 작년부터 전신에 땀을 많이 흘리는데 손과 발이 특히 심하다. ⑥ 편식이 심하여 육식만 좋아한다.
차멀미가 심한 태음인 남학생의 두통(頭痛), 오심(惡心), 현훈(眩暈)을 목표로 반하백출천마탕 3배량으로 10일분 20첩을 지어주었다.
2달쯤 뒤에 어머니가 누나의 약을 지으러 왔을 때 확인해 보니, 차멀미를 하지 않으며 앞머리가 아픈 것이 줄어들고 속이 울렁거리는 것과 어지러운 것이 없어졌으며, 그동안은 편도선이 붓지 않았다고 한다. 또한 땀 흘리는 것도 좀 덜하며 편식하던 것도 이제는 골고루 먹는 편이라고 했다.

5-2. 차멀미 후유증, 현훈(眩暈), 두통(頭痛)

● 박 ○ ○ 여 45세 태음인 경기도 안양시 부림동

보통 체격에 예민해 보이는 45세 태음인 주부이다.

5일 전 절에 가느라 버스를 탔는데 멀미가 나서 잠을 잤다가 차가 급정거하는 바람에 놀라서 깬 이후로

① 하루 종일 어지럽고 머리가 아프다. ② 눈이 떨린다. ③ 신물이 올라오고 입이 마른다. ④ 다리가 후들거리고 전신이 떨린다. ⑤ 더위를 심하게 타며 몸 전체에 땀이 많다. ⑥ 시원한 음식을 좋아하며 물을 자주 마신다. ⑦ 식욕과 식사량은 보통이며 소화는 잘 된다. ⑧ 2일에 1번 정도 대변을 보는데 변 상태는 보통이다. ⑨ 자다가 2회, 낮에 4회 정도의 소변을 보는데 거품이 난다. ⑩ 가슴이 조이는 듯한 느낌이 든다. ⑪ 냉대하(冷帶下)가 약간 있다.

당뇨가 있는 45세 태음인 주부의 두통(頭痛), 현훈(眩暈), 탄산(呑酸), 전신 떨림 등의 차멀미 후유증을 목표로 반하백출천마탕 본방으로 5일분 10첩을 지어주었다.

1년 후에 감기약을 지으러 왔을 때 확인해 보니, 약을 복용한 이후 몸이 가벼워지는 느낌이 들면서 차멀미 후유증도 모두 소실되었다고 한다.

6-2. 주체(酒滯) 후 식상(食傷), 식욕부진(食慾不振)

다음은 명성환 선생의 경험이다.

● 전 ○ ○ 여 53세 주점운영 인천광역시 부평구 십정동

한의원과 같은 층 바로 맞은편에서 맥주가게를 운영하던 여자 주인이다.

이혼한 후 혼자 살면서 가게를 운영하다가 최근에 정리를 했는데, 며칠 전 속상한 일이 생겨 맥주를 먹은 이후 그것이 얹히면서 온종일 감기증상과 오심(惡心)과 구토(嘔吐) 증상이 발(發)하면서 심하게 고생했으며 몸이 축 늘어진 채 한의원에 왔다.

① 어제 속상한 일이 생겨 맥주를 먹었는데 그것이 체한 것 같다. 오늘 새벽 2시부터 몇 시간 동안 심하게 토했다.
② 두통이 심해 빈속에 진통제를 먹었더니 머리가 어지럽다. ③ 식욕이 없고 구토기가 있다. ④ 열과 오한이 있고, 가만히 있어도 땀이 주루룩 흐를 정도다. ⑤ 기운이 하나도 없다. ⑥ 평소에도 머리가 좀 아프다(신경 쓸 일, 속상한 일이 많다). ⑦ 가끔 신경을 쓰면 위가 아프다.

얼마 전 아침부터 감기기운이 있던 중 음식을 먹은 이후 심하게 감기증상을 발한 환자에게 도씨평위산을 먹여 좋은 효과를 봤던 것이 떠올라 도씨평위산을 4첩 준다는 것을 실수로 대금음자 4첩을 조제해 주었다.

다음날 실수로 약이 잘못 나간 것을 확인한 이후, 놀라 환자에게 전화를 걸었더니 이미 4첩 중 3첩을 복용한 후였다. 대금음자의 경과를 확인해 보니, 거북하던 속은 가라앉았는데, 머리가 야릇하다고 한다. 야릇하다는 게 무슨 의미냐고 물으니 대답을 잘못한다. 좋냐, 나쁘냐 하니 좋지 않다고 한다. 또 두통과 오심이 사라졌고 열이 나던 것과 오한도 사라지고 땀도 거의 없어졌다고 한다. 그런데 어지러운 느낌은 여전하고 식욕이 없는 것도 여전하고 배고픈 생각이 들지 않는다고 한다.

그래서 도포(倒飽)로 판단하고 향사육군자탕을 줄까 했는데 준비해 놓은 것이 없었다. 어지럽고 식욕이 없는 것이 모두 위내의 습담(濕痰)이 있기 때문이라 보고 이 습담을 없애 줄 방법을 궁리하던 중 반하백출천마탕 산제가 있어서 1첩을 주었다.

30분 뒤 상태를 확인해 보니, 그것을 먹고 나니 속이 편해지면서 이상하게 식욕이 도는 것 같다고 하면서 어떻게 약 한 봉 먹었다고 갑자기 식욕이 생기는지 자기도 모르겠다고 하며 의아해하는 표정을 짓는 것이었다.

6-3. 식욕부진(食慾不振), 현훈(眩暈), 오심(惡心), 복통(腹痛)

● 이 ○ ○ 여 14세 소음인 경기도 안양시 동안구 관양동

보통 체격의 얌전한 소음인으로 보이는 여학생이다. 중학교 입학 후인 올 봄부터

① 먹고는 싶은데 속에서 받지 않는다. ② 앉았다가 일어날 때와 공부할 때, 눈을 감으면 어지럽다.
③ 속이 메슥메슥하여 물을 먹어도 메슥거린다. ④ 아무 때나 자주 배가 아프다. ⑤ 차멀미를 한다. ⑥ 변은 된편으로 3~4일에 한 번 본다. ⑦ 추위를 많이 탄다. ⑧ 더위도 탄다.

평소 소화기능이 약한 소음인 여학생의 음식불납(飮食不納), 오심(惡心), 현훈(眩暈)이 소화기에 습담의 영향이라 보고 반하백출천마탕 2배량에 거담(祛痰)을 위해 반하를 2.5돈으로 증량하고 식욕부진을 감안하여 곽향, 사인 각 2돈을 더하고, 변비를 감안하여 백작약 2돈을 더하여 10일분 20첩을 투약했다.

3년 뒤에 고등학생이 되어 보약을 지으러 왔을 때 확인해 보니, 당시 약을 복용한 이후 현훈(眩暈), 오심(惡心), 복통(腹痛) 등이 모두 줄어들었으며 밥도 잘 먹었다고 한다.

이번에도 고등학생이 되어 공부도 해야 하니 보약을 지어달라고 하는데 최근에 다시 어지럽고 시력도 저하되며 소화불량, 식욕부진, 배에 가스가 차고 명치가 답답한 증세들이 약간씩 있으니 참고로 해달라고 한다.
역시 지난번과 같은 처방인 반하백출천마탕에서 사인을 1돈으로 줄여서 10일분 20첩을 투약했다.
크리스마스가 지나고 한해가 저물어 가는 12월 27일에 다시 내방했을 때 확인해 보니, 지난번 약을 복용한 이후 여러 가지 증세들이 좋아져서 여름을 잘 넘겼다고 한다.

7-1. 비염(鼻炎), 차멀미, 현훈(眩暈), 복통(腹痛), 구토(嘔吐)
다음은 이인성 선생의 경험을 채록한 것이다.

● 이 ○ ○ 남 13세 태음인 전라북도 전주시
초등학교에 다니는 필자의 손자로 비염(鼻炎)을 호소하는데 이비인후과에서는 아무런 문제가 없다며 치료를 하지 않아도 된다고 하지만 본인은 답답해한다. 비염에 효과가 있다고 하는 처방을 두루 복용시켜 보았지만 아무런 효과가 없었는데 반하백출천마탕을 복용한 뒤로 거짓말처럼 좋아진 경우이다.
① 콧속에 무언가 있는 듯이 '킁킁'거린다. ② 이비인후과에서는 아무런 문제가 없다고 한다. ③ 차를 타면 머리가 어지럽고 배가 아프며 구토를 하려로 한다. ④ 차를 타지 않으면 이런 증상은 없다. ⑤ 밥을 잘 먹지 않는다.
처음에는 비염에 효력이 좋은 여러 처방을 사용했으나 효과가 없었고 나중에 우연히 차를 타면 멀미를 한다고 하는 담음의 전형적인 증상이 있는 것과 식욕이 없다는 점에서 반하백출천마탕으로 10일분 20첩을 지어주었다.
지어준 약을 모두 복용한 뒤로 확인해 보니, 약을 복용한 뒤로 '킁킁'거리는 비염 초기 증상이 없어졌고, 더불어 차를 타면 어지럽고 배가 아프며 구토하는 증상도 없어졌다고 한다. 한약을 70여 평생 해왔지만 반하백출천마탕으로 비염을 낫게 한 이러한 사례는 처음 있는 일이었다.

中統116 衆 청상견통탕 清上蠲痛湯

黄芩 一錢半 **蒼朮 羌活 獨活 防風 川芎 當歸 白芷 麥門冬** 各一錢 **蔓荊子 甘菊** 各五分 **細辛 甘草** 各三分 **薑三片**

[出　　典] 壽世保元・方藥合編：治 一切頭痛 新久左右 皆效
[活　　套] 老虛人 無實熱 不可用
[活套鍼線] 偏頭痛(頭)
[適 應 症] 두통, 편두통, 후두통, 두중, 안통, 충혈, 안저출혈, 이통, 흉통, 부종, 식후곤권, 불면, 구토, 고혈압, 심계항진, 빈맥, 족번열, 요통, 견통, 삼차신경통

처방설명

청상견통탕은 열성상태에서 발생하는 두통(頭痛)에 빈용하는 처방이다. 조문에서 '新久左右신구좌우'를 따지지 않고 사용할 수 있다고 한 것처럼 실증(實證)이라면 가장 먼저 선방하는 처방이기도 하다. 그러나 두통은 증상이기 때문에 다양한 원인이 있고, 개인의 신체상태에 따라 치료하는 방법이 달라진다. 따라서 두통의 경중(輕重)이나 양태(樣態)를 파악하는 것 못지않게 신체조건과 현재 어떤 신체상태에 있는지 파악하는 것도 중요하다.

두개강(頭蓋腔) 내부와 외부에는 통증에 민감한 수용체가 있으며, 수용체에 자극이 가해졌을 때 두통을 느끼게 된다. 이러한 수용체 중에는 두개강 내부의 특정 정맥(靜脈)이나 동맥(動脈)이 포함되며, 여기에 압력(壓力)이 가해지거나 견인(牽引)이 되고 염증(炎症)이 자극을 주었을 때, 또는 혈관이 확장되었을 때 두통이 발생한다. 따라서 뇌압을 상승시키거나 혈관을 확장시키는 원인을 밝혀야 한다.

첫째, 뇌압을 상승시키고 혈관을 확장시키는 가장 주요한 원인은 열울(熱鬱)이라고 할 수 있다. 몸에 열이 울체되어 발산되지 못하면 뇌의 압력이 상승되고 뇌혈관이 확장되기 때문에 두통이 발생할 수 있다. 이럴 때는 발산제(發散劑)나 청열제(淸熱劑)를 사용하여 전체적인 열울상태(熱鬱狀態)를 해소시켜 주어야 한다. 둘째, 혈행장애(血行障礙)가 있을 때도 뇌혈관에 자극을 주어 두통을 유발할 수 있다. 혈액순환이 잘 되지 못하여 정체되어 있으면 어느 한 곳에 압력이 생기고 혈관이 확장될 수 있어 두통이 유발되는 것이다. 이럴 때는 혈행장애를 해소시키는 치법을 사용해야 한다.

셋째, 수분이나 담음이 울체되었을 때도 뇌에 압력을 상승시키기 때문에 두통이 발생할 수 있다. 수분의 울체나 담음의 울체는 현대적인 진단기기로 확인할 수 없지만 오랜 경험을 통해 이뇨제(利尿劑)나 거담제(祛痰劑)를 사용하면 두통이 해소된다는 것을 확인했기 때문에 원인으로 지목할 수 있는 것이다. 즉 수분과 담음이 뇌에 울체되어 뇌압을 상승시킨 경우 통증에 민감한 수용체를 자극하여 두통이 발생하는 것이다.

이외에도 여러 요인이 있을 수 있고, 실제로 위의 요인들은 서로 복합적으로 작용한다. 청상견통탕은 평소 건실하고 체열이 중(中) 이상인 사람이 지속적으로 스트레스를 받았거나 외감(外感)의 영향을 받아 조직이 긴장(緊張)·위축(萎縮)되고, 그 결과 열발산(熱發散)이 원활하게 이루어지지 못하여 열울(熱鬱)이 발생하고, 열울로 인해 뇌압(腦壓)이 상승하고 뇌혈관이 확장되어 두통이 발생했을 때 사용한다. 이는 감기에 걸렸을 때 피부가 수축되고 몸에 열이 울체되었을 때 발생하는 두통과 흡사하다. 특히 청상견통탕에는 구미강활탕을 구성하는 약재가 모두 포함되어 있기 때문에 조직이 긴장되어 열발산이 원활하게 안 되는 것이 원인이라는 것을 알 수 있다. 청상견통탕은 청열제(淸熱劑)인 황금이 군약이므로 열울(熱鬱)을 해소시키고 강활, 독활, 만형자로 긴장·위축된 조직을 풀어주며, 천궁, 백지, 만형자, 세신은 혈액소통 장애를 개선하여

통증을 멎게 한다.

청상견통탕의 두통은 주기적으로 나타나는 경우도 있으며, 신체조건으로 볼 때 평소 열(熱)이 많은 사람에게 나타날 가능성이 높다. 그래서 몸에 열이 많아서 평소 얼굴이 붉고, 물을 많이 마시며 더위를 많이 타기 때문에 여름을 싫어하는 사람에게 청상견통탕의 두통을 흔히 볼 수 있다. 활투에서도 노인(老人)이나 실열(實熱)이 없는 사람에게 쓰지 못한다고 한 것은 허약한 사람에게는 열성 두통이 나타나지 않으므로 이러한 처방을 쓸 일이 없고, 혹 허약한 사람에게 사용하면 찬 약성으로 인해 오히려 상태를 악화시키는 요인이 될 수도 있기 때문이다. 따라서 청상견통탕은 열성상태에서 나타나는 실증 두통에 사용하며, 열성(熱性) 두통인 만큼 통증 정도가 매우 심하다는 특징이 있다.

처방구성 처방구성을 보면 황금은 대뇌피질의 흥분을 억제하며, 교감신경 흥분을 완화하여 신경안정 작용을 하며, 혈관투과성 항진을 억제하고 소염작용이 강하여 혈관의 염증성 충혈(充血)과 울혈(鬱血)을 완화시킨다. 창출은 소화기의 운동성을 증가시키고, 소화관점막의 부종을 완화하여 구역과 구토를 개선하며, 소화액 분비를 항진시켜 소화·흡수를 촉진한다. 강활은 진정작용과 진통작용이 있어 신경통, 관절통 등의 통증을 완화시키며, 독활은 혈관을 확장하여 혈압을 낮추고 진통, 진정작용이 있어서 두통을 완화한다.

방풍은 약한 해열작용과 진통작용이 있어 관절통에 유효하며, 천궁은 항혈전작용(抗血栓作用)으로 혈액순환을 촉진하고 진경, 진통작용이 있어 관절통을 완화한다. 당귀의 정유는 혈관을 확장하여 혈압을 저하시키고 뇌혈류를 증진하며, 말초혈관의 혈류를 원활하게 함으로써 말초순환장애를 개선한다. 백지는 진통작용, 항류머티스작용을 하여 류머티스로 인한 통증과 두통 등을 완화한다. 맥문동은 다량의 포도당과 점액질을 함유하고 있어 진액을 보충하는 동시에 강장작용을 한다. 만형자는 진정작용, 진통작용, 소염작용이 있어 두통과 중이염 등에 유효하다. 감국은 혈관을 확장하여 말초에 정체된 혈류를 원활하게 하고 혈압을 강하시키며, 세신은 신체말단의 모세혈관벽의 치밀성을 강화하여 혈행을 촉진한다. 감초는 스테로이드 호르몬과 유사한 작용이 있어 항염증작용, 해독작용, 해열작용을 한다.

처방비교 두통에 사용하는 **청상사화탕**과 비교하면 청상사화탕은 몸 전체적으로 열이 있으면서 두통이 나타났을 때 사용하는 반면, 청상견통탕은 전신열은 아니며 두면부(頭面部)나 상체(上體)에 열이 집중되어 두통이 생겼을 때 사용한다.

백호탕과 비교하면 백호탕의 두통은 과다하게 발생한 열이 두부(頭部)에 영향을 주었을 때 발생하며, 지나친 열을 억제시키거나 상쇄시키면 호전된다. 반면 청상견통탕의 두통 또한 열이 두부(頭部)에 영향을 주었을 때 나타나지만, 기육이 긴장·위축되어 기육 속에 포함된 혈관이 압박을 받아서 두통이 심화되는 경우이고, 청열작용과 순환장애를 풀어주었을 때 해소된다.

반하백출천마탕과 비교하면 반하백출천마탕은 담음 울체로 인한 현훈성 두통에 사용하며, 주증상은 현훈 또는 현훈을 겸한 두통이다. 또 대부분 소화기의 습담 울체로 인한 소화장애가 수반되는 경우가 많다. 반면 청상견통탕의 두통은 소화장애가 수반되지 않고, 두면부(頭面部)에 열이 울체(鬱滯)되어 발생하는 두통이다.

→ 활용사례

1-1. 두통(頭痛), 눈 충혈(充血) 여 62세 소양인
1-2. 두통(頭痛), 편두통(偏頭痛), 두중(頭重), 가스참, 흉비(胸痞), 부종(浮腫), 식후곤권(食後困倦) 여 66세 소양인
1-3. 두통(頭痛), 부종(浮腫) 여 59세 태음인
1-4. 두통(頭痛), 이통(耳痛), 안통(眼痛), 눈 충혈(充血) 남 31세 소양인
1-5. 두통(頭痛), 흉통(胸痛), 흉비(胸痞) 여 52세 소양인

1-6. 두통(頭痛), 안통(眼痛) 남 66세 소양인
1-7. 두통(頭痛), 안저출혈(眼底出血) 여 43세
1-8. 두통(頭痛) 여 54세
1-9. 두통(頭痛) 여 56세
1-10. 두통(頭痛) 여 46세
1-11. 두통(頭痛) 여 48세
1-12. 두통(頭痛) 여 60세
1-13. 두통(頭痛) 여 44세
1-14. 두통(頭痛), 불면(不眠), 고혈압(高血壓), 기상충(氣上衝), 족랭(足冷) 여 44세
1-15. 두통(頭痛), 구토(嘔吐) 여 12세
2-1. 편두통(偏頭痛), 흉비(胸痞) 여 68세 소양인
2-2. 편두통(偏頭痛) 남 37세 소양인
2-3. 편두통(偏頭痛) 남 67세 소양인
2-4. 편두통(偏頭痛) 남 35세 열성태음인
2-5. 고질적 편두통(偏頭痛) 여 45세 태음성소양인 158cm 77kg
3-1. 후두통(後頭痛) 남 51세 태음인
4-1. 삼차신경통(三叉神經痛) 여 49세
5-1. 심계항진(心悸亢進), 두통(頭痛), 고혈압(高血壓), 빈맥(頻脈) 여 39세
6-1. 족번열(足煩熱), 요통(腰痛), 견통(肩痛), 두통(頭痛), 오심(惡心), 숨참, 두중(頭重), 다한(多汗), 피로감(疲勞感) 여 41세
7-1. 실패례 여 94세 태음인
7-2. 실패례 여 56세 태음인

1-1. 두통(頭痛), 눈 충혈(充血)

● 김 ○ ○ 여 62세 소양인 경기도 안양시 관양동

할아버지가 자전거를 타고 오셔서 부인이 머리가 몹시 아파 거동이 불편하니 왕진을 할 수 있냐고 물어 본다. 걸음도 못 움직일 정도로 아프냐고 물어보았더니, 걸음이야 걸을 수 있지만 몸을 못 가눌 정도로 심하게 아프다며 그럼 며느리와 함께 이리로 오도록 이르겠다고 하며 갔다. 며느리와 같이 들어오는 마른 형의 60대 할머니는 기운이 하나도 없는지 부축을 받으며 얼굴이 초췌하고 몹시 찡그러져 있다.

① 3년 전부터 머리의 뒷부분 왼쪽이 주로 아파왔으며 점차 머리 이곳저곳으로 돌아다니면서 아프다. ② 지금 오른쪽 앞머리가 쑤시고 터져 나갈듯 몹시 아프다. ③ 통증은 간헐적으로 1~2분 간격으로 발생하며 한 번 발생하면 1~2분 정도 몹시 아프다고 한다. ④ 지금은 오른쪽 눈이 충혈되어 있다. ⑤ 3년 전부터 주로 봄 환절기 때만 두통이 와서 그때마다 양약을 먹으면 주저앉곤 했었는데 올해는 전보다 더욱 심하고, 지금까지 병원에서 3주일간 양약을 먹었는데 약을 먹을 때는 안 아프다가 약을 먹지 않았더니 오늘부터 다시 통증이 심하다. ⑥ 병원약을 먹은 20일 전부터는 늘 가만있어도 입이 소태처럼 몹시 쓰며 늘 입이 마른다. ⑦ 손발에 쥐가 잘 난다. ⑧ 오른팔이 자주 저리며 밤이면 감각이 없고 말을 잘 안 듣는다. ⑨ 식사와 소화는 보통이고 평소 편식(偏食)을 하는 편이다.

⑩ 음식은 따뜻한 것과 신 것을 좋아하고 혀가 말라 있고 마른 황태(黃苔)가 끼어 있다. ⑪ 손바닥은 매우 건조하다. ⑫ 맥은 좌우 모두 침약(沈弱)하다. ⑬ 혈압은 90/70이라 한다. ⑭ 추위를 몹시 타서 9월부터는 손발이 차고 시리며 찬물에 손을 못 넣는다. ⑮ 여름에도 아랫배와 무릎이 얼음처럼 차다.

격심한 두통을 목표로 청상견통탕 1.5배량에 추위를 타고 손발이 시리다는 점에서 온열제인 세신, 오수유 1.5돈, 경포부자 1돈을 더하여 4첩을 지어주었다. 2일 후에 며느님과 다시 왔을 때는 찡그렸던 얼굴이 완전히 펴져 있었고 웃으면서 말을 한다. 약 4첩을 먹은 후에 두통의 횟수와 통증의 정도가 절반으로 줄어들어 견딜 만하며, 외견상 오른쪽 눈의 충혈은 완전히 없어졌고 맥상은 전보다 힘이 있으며, 혀가 말라 있던 것도 다소 윤기가 돌고 황태가 끼어 있던 것도 없어졌다. 입이 쓴 것과 마른 것도 없어졌으며 제발 머리 아픈 것만 낫게 해달라고 한다.

할머니의 요구대로 같은 약으로 다시 2일분 4첩을 지어 주었으며, 이 때 맥문동이 없어 천문동으로 대신 넣었다. 그 후 아무 소식이 없어 전화를 했더니, 그 약을 마저 먹고 두통도 깨끗하게 나았다는 것이다.

1-2. 두통(頭痛), 편두통(偏頭痛), 두중(頭重), 가스참, 흉비(胸痞), 부종(浮腫), 식후곤권(食後困倦)

● 김 ○ ○ 여 66세 소양인 경기도 안양시 비산2동 군인아파트

보통 키에 땅딸한 할머니가 시골에서 농사를 짓다가 작은 며느리의 출산으로 손자를 봐주러 왔는데

風 寒 暑 濕 燥 火 內傷 虛勞 霍亂 嘔吐 咳嗽 積聚 浮腫 脹滿 消渴 黃疸 瘧疾 邪祟 身形 精 氣 神 血 夢 聲音 津液 痰飮 蟲 小便 大便 頭 面 眼 耳 鼻 口舌 牙齒 咽喉 頸項 背 胸 乳 腹 腰 脇 皮 手 足 前陰 後陰 癰疽 諸瘡 婦人 小兒

① 3년 전부터 머리의 윗부분 가운데인 정상 부위가 깨지는 듯 아프며 화끈거린다. ㉠ 동시에 좌측 편두통이 심하다. ㉡ 두통과 함께 항상 머리가 띵하다. ② 항상 아픈 편이며 간혹 2~3일간은 전혀 통증이 없을 때도 있으나 ③ 전에는 7일에 1번 정도 심한 통증이 왔으나 근래는 2~3일에 1번 정도로 심한 통증이 온다. ④ 간혹 머리가 차면서 아플 때도 있다. ⑤ 심할 때는 속이 메슥거린다. ⑥ 머리가 심하게 아프면 눈에 열이 난다. ⑦ 중이염을 앓은 좌측 귀가 화끈거리며 편두통이 온다. ⑧ 평소 불면이 있다. 숙면을 하지 못하면 다음날 두통이 오고, 또 두통이 오면 잠이 잘 안 오거나 불편하다. ⑨ 찬물을 붓거나 물수건을 적시면 좀 덜 아프고 ⑩ 편두통 때문에 좌측으로 누워서 잘 수가 없다. ⑪ 20년 전부터 좌측에 중이염(中耳炎)이 있어 매일 간지럽고 화끈거린다. ⑫ 기상시 건구역질이 나고 잠자리에 들었을 때 간혹 숨이 멈추는 증세가 있다. ⑬ 신경을 쓰면 속이 막히고 가슴이 답답하다. ⑭ 한숨을 자주 쉰다. 5분마다 1번 정도 쉬는 것 같다. ⑮ 추위와 더위를 많이 타며, 더우면 속이 답답하고 평소 몸에 열이 많다.

평소 열이 많은 사람의 두통을 목표로 청상견통탕 2배량에 협심증(狹心症)과 한숨쉼, 가슴 답답한 증세와 심화(心火)가 많았던 점을 감안하여 향부자 3돈을 더하고, 빈속에 속이 쓰리고 따가우며 신 것을 싫어하는 점을 감안하여 치자 1.5돈과 모려 2돈을 더하여 3일분 6첩을 지어주었다.

3일 후에 다시 왔을 때 확인해 보니, 머리가 심하게 아픈 것이 없어지고 띵하게 무거운 느낌만 들며 이제는 좌측으로 누워도 괜찮고, 배의 가스도 현저히 줄어들었다고 한다. 또한 한숨을 덜 쉬며 식사 후 속이 답답한 증세가 줄어들었고 얼굴과 전신의 부종도 줄어들었다고 한다. 아울러 식사 후 늘 눕고 싶은 것도 없어졌다는 것이다.

다시 전과 같은 처방으로 4일분 8첩을 지어 주었다. 다음날 아침 전화를 하여 속이 아프고 뒷덜미가 불을 놓은 것처럼 화끈거리며 전보다는 덜하지만 다시 두통이 온다는 것이다. 전부터 위장이 좋지 않았고 황금 등 찬 약으로 구성되어 있는 약을 2배량으로 계속 복용하니 무리가 온 듯하여 하루 정도 약을 중단한 뒤, 하루에 한 첩씩 약량을 줄여 복용하라고 했다.

사흘 후에 남은 약값을 가져다주면서 지금은 괜찮으나 그때는 다시 속이 아프고 음식을 제대로 못 먹어 고생을 했는데 약을 줄여 복용하니 속도 괜찮아졌다고 한다.

1-3. 두통(頭痛), 부종(浮腫)

● 권 ○ ○ 여 59세 태음인 경기도 안양시 관양동 무지개빌라

보통의 키에 약간 살집이 있으면서도 예민해 보이는 태음인 부인이다.

① 오래 전부터 머리가 아프며 멍하고 특히 우측 뒷머리가 아프다. ② 눈도 피로하다. ③ 15일 전부터 아침에 일어나면 얼굴이 붓고 오후까지 부은 것이 빠지지 않는다. ④ 아침 기상시에 목에서 쓴 물이 올라올 정도로 입이 바싹 마른다. ⑤ 추위를 심하게 타며 전에는 더위를 안 탔는데 요즘에는 더위도 심하게 탄다. ⑥ 손발이 약간 차다. ⑦ 식욕은 보통이고 소화는 잘되는 편이다. ⑧ 변은 1일 1회로 규칙적이며 변비가 있었으나 현재는 변비는 없다. ⑨ 소변은 자주 보러 가는 편이다. ⑩ 수년 전에 신경과로로 고생한 적이 있다. ⑪ 현재 고혈압으로 약을 복용하는 중이다. ⑫ 콜레스테롤 수치가 높다.

두통과 부종 때문에 가미귀비탕을 복용한 59세의 태음인 아주머니의 두통과 부종을 목표로 청상견통탕 1.5배량으로 10일분 20첩을 지어주었다.

2개월 후에 다시 약을 지으러 왔을 때 확인해 보니, 두통이 경감되었고 부종도 소실되었다고 한다. 그런데 이번에도 다시 두통이 생겼다고 하여 전과 같은 처방으로 10일분 20첩을 다시 지어주었다. 2주 후에 우측 갈비뼈에 금이 갔다며 회복을 위한 보약을 지으러 왔을 때 확인해 보니, 약을 복용하면서 부종과 두통이 격감하였다고 한다.

이번에는 물건을 들다가 뼈에 금이 간 아주머니의 보약과 얼굴부종, 요통을 목표로 같은 처방에 녹각 3돈을 더하여 10일분 20첩을 지어주었다.

1개월 후에 우측 갈비뼈가 뻐근하다며 약을 지으러 왔을 때 확인해 보니, 약을 복용한 후 얼굴부종이 격감하고 두통도 경감되었다며 약을 더 지어달라고 하여 전과 같은 처방으로 10일분 20첩을 지어주었다.

1-4. 두통(頭痛), 이통(耳痛), 안통(眼痛), 눈 충혈(充血)

● 이 ○ ○ 남 31세 소양인 경기도 의왕시 오전동 목련아파트

약간 큰 키에 굵은 몸집이며 목소리가 크다. 오래 전부터 좌측 두통이 있어 왔다가

① 2주일 전부터 좌측 머리가 지끈지끈 아프다. ② 동시에 왼쪽 귀와 눈이 같이 아프다. ③ 2년 전부터는 저녁이 되면 눈이 충혈되고 아프다. ④ 몸 전체는 따뜻하며 겨울에도 내의를 안 입고 이불도 안 덮고 잔다. ⑤ 추위는 타지 않고 더위를 탄다. ⑥ 식욕과 소화력, 대소변은 모두 이상 없다.

신체가 튼튼하고 몸이 따뜻하며 더위를 타는 신체조건으로 볼 때 실증을 나타내는 바탕이 된다고 보고 안통을 겸한

좌측 두통을 목표로 청상견통탕 본방에 안통(眼痛)과 충혈을 감안하여 결명자, 구기자 1돈씩을 더하여 10일분인 20첩을 지어주었다.
13개월 뒤인 다음해 6월에 다시 내방했다. 지난번의 경과를 묻자 약을 먹은 뒤 곧바로 두통(頭痛)과 이통(耳痛), 안통(眼痛), 충혈(充血) 등이 모두 나았다고 한다. 이번에는 신경을 많이 쓴 뒤
① 식욕이 없다. ② 피로하다. ③ 오후 3시경이면 눈이 충혈된다. ④ 먼저의 두통이 다시 시작한다고 한다.
피로와 식욕부진이 겸해 있기는 하지만 충혈과 두통이 지난번과 같으므로 지난번과 같은 청상견통탕으로 10일분 20첩을 지어주었다.
19개월 뒤인 다음해 12월에 보약을 지으러 왔을 때 지난번의 약효에 대해 미처 확인해 보지 못했다. 다만 이번에는 두통을 호소하지 않고 또 다시 내방한 점을 볼 때, 두 번째 지어간 약을 복용한 뒤 두통과 안구 충혈이 좋아졌을 것으로 추측해 본다.

1-5. 두통(頭痛), 흉통(胸痛), 흉비(胸痞)

● 김 ○ ○ 여 52세 소양인 경기도 수원시 장안구 정자동 꽃마을 풍림아파트

① 10년 전부터 자고 일어나면서 머리가 아프기 시작하여 하루 종일 거의 매일 통증이 오며 진통제(판피린과 펜잘을 하루에 1회, 많으면 2~3회 복용)를 먹지 않으면 머리를 들고 다니지 못할 정도로 욱신거려서 정말 괴롭다. 신경을 쓰거나 과로하면 더 심해진다. ② 2일 전부터 우측 가슴이 움직일 때 얼얼하고 뜨끔하게 아프다. ③ 3~4개월 전부터 전중(膻中) 부분이 음식을 먹고 체한 것처럼 답답하다. ④ 월경은 2달에 1회 정도로 월경을 할 때도 있고 거를 때도 있다. ⑤ 한숨을 많이 쉬고 뒷목이 뻐근하며 건망증이 있고 기억력이 많이 떨어졌다. ⑥ 식사량은 1공기 이하로 적게 먹는 편이고 먹으면 답답함을 느낀다. ⑦ 전신피로감이 있고 아침에 잘 일어나지 못한다. ⑧ 일할 때 얼굴에 국한되어 땀이 많이 난다. ⑨ 추위, 더위를 타지 않고 몸 전체가 뜨거운 편이다. ⑩ 자다가 소변을 2번 보고 낮에는 5번 정도 본다. ⑪ 꿈을 자주 꾸고 잠귀가 밝다.
10년 된 두통과 갑자기 시작된 흉통을 목표로 청상견통탕으로 10일분 20첩을 지어주었다.
보름 뒤인 1월 중순에 다시 약을 지으러 왔을 때 확인해 보니, 지난번 약을 먹은 후로 10년 이상 두통약을 복용하지 않으면 머리를 들고 다닐 수 없었던 것이 점차 없어지기 시작했다고 한다. 흉통도 모두 없어진 것은 아니지만 현격하게 감소하였고 가슴이 답답한 것도 많이 좋아진 것 같다고 한다.
지난번 약을 복용하고 두통과 흉통 그리고 가슴이 답답한 증상까지 모두 경감되어 청상견통탕이 적합하다고 판단되어 다시 지난번과 같은 청상견통탕으로 10일분 20첩을 지어주었다.
2주일 후인 1월말에 다시 약을 지으러 왔을 때 확인해 보니, 두통은 거의 없어져서 이제 두통약을 먹지 않는다고 한다. 이제는 기상시에도 통증이 없다는 것이다. 흉통도 모두 없어졌으며 흉비는 아직 약간 남아 있지만 많이 좋아졌다고 한다.
두통(頭痛)과 흉통(胸痛)은 소실되었으나 흉비(胸痞)가 아직도 남아있어 청상견통탕으로 10일분 20첩을 지어주었다.

1-6. 두통(頭痛), 안통(眼痛)

● 한 ○ ○ 남 66세 소양인 경기도 군포시 산본동 우성동백아파트

2년 전 감기몸살로 패독산 3첩을 지어간 적이 있는 약간 작은 키에 약간 여윈 형의 소양인 할아버지가 보약을 지으러 왔는데 두통과 안통을 겸해 낫게 해달라고 한다.
① 우측 편두통이 있으며 동시에 안통(眼痛)이 있는데 눈이 쏟아질 것 같이 아프다. ② 어깨, 허리, 무릎, 옆구리 등이 뻐근하다. ③ 평소 성격이 급하고 행동도 빠르다. ④ 잠시도 가만히 있지 못하는 성격이다.
눈이 쏟아질 것 같은 안통과 우측 편두통을 실증의 열실통으로 보고 청상견통탕에 녹용을 더하여 10일분 20첩을 지어주었다.
1달 후인 8월 초순에 부인이 대신 왔을 때 확인해 보니, 지난번 약을 복용한 후에 우측 편두통과 안통이 모두 좋아졌다고 한다. 이번에는 감기몸살이 심하게 와서 잇몸이 들뜨고 열이 나고 답답해하며 선풍기, 에어컨 바람을 자꾸 쐬려한다고 하여, 소양인의 감기몸살을 목표로 패독산에 열이 심하므로 인삼을 빼고 여름이라 향유, 행인을 더하여 5일분 10첩을 지어주었다.

2-1. 편두통(偏頭痛), 흉비(胸痞)

● 변 ○ ○ 여 68세 소양인 경기도 안양시 비산1동 주공아파트

① 3~4개월 전부터 일어날 때는 괜찮으나 우측 머리가 하루 종일 쑤시고 욱신거리며, 후끈거리기도 한다. 머리가 아프면 쏟아지는 것 같아서 매사가 귀찮고 정신이 흐릿하다. 더불어 뒷골도 아프고 아픈 곳을 만져보면 물렁물렁한 느

낌이 든다. ② 10년 전에 스트레스로 속이 썩은 후에 나물을 먹고 체한 뒤부터 명치에 뭔가 걸린 느낌이다. ③ 출산 후에 조리를 못해서 그런지 그 이후로 발바닥이 가렵다. ④ 잘 때는 두터운 이불을 덮어야 할 정도로 배가 전체적으로 차고 선풍기 바람도 싫어한다. ⑤ 3~4년 전부터 비탈을 오르거나 바로 누워 있으면 숨이 막힌다. ⑥ 어깨, 무릎, 발목, 등으로 돌아다니면서 통증이 온다. ⑦ 구부려 일하면 허리가 아파 매일 진통제를 먹는다. ⑧ 가슴이 답답하고 신경을 쓰면 정충(怔忡)이 발생한다. ⑨ 전신 권태감이 있고 눈이 쉽게 피로하다 ⑩ 입이 건조하고 쓰다. ⑪ 항상 피로하고 트림을 매우 자주 하며 변비가 심하다.

하루 종일 머리가 아파서 쏟아지는 것 같고 아픈 부위가 물렁물렁한 느낌이 있는 68세 소양인 할머니의 심한 편두통을 목표로 청상견통탕 1.5배량에 경부자 1.5돈, 반하 2돈, 육계 2돈, 산조인 2돈을 더하여 10일분 20첩을 지어주었다.

5일 뒤에 길에서 우연히 만나게 되어 머리 아픈 것은 좀 어떤지 확인해 보니, 편두통이 어제는 좀 나아지는 듯하더니 오늘은 다시 아프다는 것이다. 다른 증상은 어떠냐고 했더니 명치가 답답한 것은 많이 경감되었고 배가 찬 것도 경감되었다고 한다. 약이 아직도 남았으니 모두 복용하면 통증이 없어질 것 같다고 한다.

2-2. 편두통(偏頭痛)

● 이 ○ ○ 남 37세 소양인 경기도 안양시 동안구 비산동 삼호빌라

① 10년 전부터 간헐적으로 좌측 편두통이 있어 보통 한 달에 1~2번 정도 통증이 오며 올해에는 10~17일에 1회로 간격이 좁혀졌고, 한 번 통증이 오면 2일 정도 지속된다. 통증은 심하게 쑤시는 통증이다. ② 두통과 함께 항상 구토를 하는데 어제는 4번이나 구토했다. ③ 하루 종일 머리가 무겁다. ④ 좌측 손바닥에 건선이 있다. ⑤ 혈액형은 B형이다.

좌측 편두통을 치료하기 위하여 청상견통탕 2배량으로 10일분 20첩을 지어주었다.

2일 후에 통증이 없어졌다며 찾아왔을 때 자세히 확인해 보니, 그 약 1첩을 복용한 후에 심했던 통증이 거짓말처럼 없어졌다는 것이다. 구토와 함께 극심한 통증 때문에 생활하기 힘들었는데 한약 1첩으로 효과를 보게 될 것이라고는 생각하지 못했다며 한약이 참 신기하다며 고마움을 표했다.

청상견통탕 1첩으로 두통이 사라진 것으로 보아 편두통에 효과가 있는 것으로 판단되어 나머지 약을 계속하여 복용할 것을 권유했다.

3-1. 후두통(後頭痛)

● 김 ○ ○ 남 51세 태음인 회사원 경기도 안양시 부림동 한가람두산아파트

보통 키에 보통 체구이며 얼굴이 크고 목소리가 굵다. 손바닥도 두텁고 단단하다.

① 15일 전부터 우측 뒷머리에서 목까지 한쪽만 욱신욱신 쑤신다. ② 병원에 가서 CT촬영을 한 결과 이상이 없다고 한다. ③ 평소 배를 내놓고 잔다. ④ 추위는 타지 않지만 더위를 심하게 탄다. ⑤ 몸 전체는 따뜻한 편이다. ⑥ 음식은 모두 잘 먹으나 찬 것을 좋아한다. ⑦ 식욕은 좋고 소화는 보통이다.

신체가 건장하고 단단하며 몸이 따뜻하고 더위를 많이 타는 만큼 두통의 증상을 실증으로 보고 청상견통탕 2배량으로 5일분 10첩을 지어주었다.

5일 뒤인 12월 중순에 다시 약을 지으러 내방했다. 약을 복용한 뒤 후두가 욱신거리면서 아픈 증세는 격감했으나 아직 다 낫지 않은 것인지 가끔씩 따끔거린다고 한다.

다시 지난번대로 청상견통탕 2배량으로 5일분 10첩을 지어주었다.

2년 뒤인 12월 초순에 농촌에 가서 농사일을 하고 난 뒤 손이 저리다며 왔다. 지난번의 후두통을 묻자 그때 두 번째 약을 먹고 다 나았다며 그 후로는 지금까지 아무렇지 않고 잘 지내왔다고 한다.

5-1. 심계항진(心悸亢進), 두통(頭痛), 고혈압(高血壓), 빈맥(頻脈)

다음은 이계연 선생의 경험을 인용한 것이다.

● 박 ○ ○ 여 39세

신경을 많이 쓴 후부터 심계항진(心悸亢進)과 열감(熱感)을 동반한 극심한 두통이 있어 내원했다.

① 신경을 쓴 후부터 심계항진과 열감이 있다. ② 극심한 두통이 있다. ③ 혈압은 140/100이다. ④ 맥박수는 분당 80회이다.

교감신경 홍분으로 인한 뇌 충혈과 뇌압이 항진되어 심계와 두통 등의 증상이 나타난 것으로 보았다. 교감신경이 진정되면 뇌충혈이 소실될 것이고, 심계와 두통의 증상도 소실될 것으로 보고 청상견통탕으로 2일분을 투약했다. 약을 복용한 후에 심계(心悸)가 소실되었고, 두통도 함께 소실되었다. 혈압은 120/80으로 정상이 되었고 맥박수도 분당 72회로 안정되어 다시 같은 처방으로 2일분을 투여하고 치료를 마쳤다.

7-1. 실패례

● 박 ○ ○ 여 94세 태음인 경기도 과천시 문원동

보통 체격, 보통 키에 약간 근육질이고 무던한 성격의 태음인 할머니이다.

① 40년 전부터 오른쪽 이마가 전기로 지지듯이 아프고 일주일 전부터는 심해졌다. ② 아프기 전에는 이마가 가렵고 목으로 벌레가 기어 다니는 것 같다. ③ 통증은 밤에 더 심하고 5~6시간 동안 계속된다. ④ 무면허 의사에게 주사를 맞고 난 뒤부터 더 아프다. ⑤ 예전에는 우유를 좋아해서 마셨지만 최근 두통이 있고 난 뒤로 마시면 설사를 한다. ⑥ 잠을 잘 자는 편이었으나 아픈 후로는 잘 못 잔다. ⑦ 몸 전체와 손발은 따뜻하다. ⑧ 식사량이 적으며 소화는 잘된다. ⑨ 출산은 2번 했다. ⑩ 대변은 1~2일에 1회 보며 변비가 있다.

오랫동안 계속되던 오른쪽 이마의 통증을 목표로 청상견통탕 본방에, 가려운 후에 아프다는 것이 대상포진의 전조증이 아닌가하여 탁리소독음 본방을 합방하여 5일분 10첩을 투약했다.

5일 후 다시 전화로 약을 더 요청했는데 약을 복용한 후에 격심했던 두통이 많이 없어졌다고 한다.

증세가 많이 좋아졌으므로 효력이 있다고 보고 요청대로 5일분 10첩을 더 지어주었다.

4일 뒤인 10월 하순에 전화로 다시 약을 더 요청할 때 확인해 보니, 지난번보다도 두통이 지속되는 시간이 짧아졌다고 한다. 다시 같은 처방으로 5일분 10첩을 지어주었다.

약을 지어간 지 2일 뒤에 이번에는 약을 먹어도 오히려 두통이 더 심하다고 전화로 화를 냈다. 참으로 알 수 없는 일이지만 이런 경우는 대답이 궁색해질 수밖에 없었고 참으로 난감했다. 그 후로는 소식이 없어 두통의 치료여부는 확실하지 않다.

7-2. 실패례

다음은 윤진식 선생의 경험이다.

● 김 ○ ○ 여 56세 태음인추정 광주광역시 동구 산수2동 두암타운

① 몇 십 년째 좌측 편두통이 있으며 편두통은 가족력이 있다. ㉠ 약 15년 정도 전부터 매일 신경안정제를 복용하고 있으며 신경안정제를 복용하지 않으면 생활을 할 수 없다. ㉡ 하루라도 거르면 통증이 바로 오는데 복용하지 않아서 통증이 오기 시작하면 한동안은 신경안정제를 복용하여도 통증이 소실되지 않는다고 한다. ② 불면이 심해서 자기 전에 뒤치락거리는 시간이 긴 편이다. ③ 고혈압이 있어서 약을 복용하는 중이다. ④ 손발이 항상 차다.

⑤ 상열감이 있는데 양쪽 볼 주위로만 열이 올라온다. ⑥ 감기가 한 번 걸리면 오래가는 편인데 오한이 있고 식은 땀이 나며 가래가 많이 나는 편이다. ⑦ 3년 전부터 갑상선기능저하증으로 진단을 받고 역시 약을 복용하는 중이다.

⑧ 맥은 세삭(細數)하고 설은 담백(淡白)하고 태는 없는데 좌우로 약간 검게 보인다. ⑨ 땀은 몸에서만 나고 얼굴에서는 전혀 나지 않는다. ⑩ 자궁 외 임신 수술, 자궁제거수술(15년 전), 뇌종양수술(2년 전)을 받았다. ⑪ 변비가 약간 있고(1회/2, 3일) 대변을 보고나도 시원하지 않다. ⑫ 10년 전부터 호르몬제도 복용하는 중이다 ⑬ 소변은 정상이고 소화는 작년에 위염으로 치료를 받은 적이 있으나 비교적 잘되는 편이다 ⑭ 복진상 배꼽주위의 어혈과 제하허증이 보인다.

가족력이 있는 편두통이라는 점에서 두통에 흔히 쓰이는 청상견통탕에 여러 번의 수술로 인한 어혈증상을 감안해 계지복령환을 합방했다.

1일치 약을 복용한 후에 두통이 더 심해지고, 2일치 복용 후에는 가슴통증이 심해져서 밤새 잠을 못 잤다고 한다. 약 복용을 줄여보라고 권했으나 환자가 더 이상의 복용을 두려워하고 환불을 요구해서 환불해 주었다

지금 와서 돌이켜 보면 편두통이며 가족력이 있다는 것에만 비중을 두고 약을 쓴 결과인 듯하다.

대개 청상견통탕은 몸이나 머리에 열이 있는 만큼 맥이 활(滑)하거나 질(疾)하거나 홍대(洪大)하거나 삭맥(數脈)인 경향을 나타나는데 이러한 것들도 간과했다. 또 증상 중 손발이 항상 차다는 것으로 보면 허랭(虛冷)이 내재할 수 있어서 열실한 사람에게 빈발하는 청상견통탕증과 처음부터 약간의 거리가 있었는지도 모른다.

또 3년 전부터 갑상선기능저하증이라는 진단을 받고 약을 복용하는 중인 것을 보면 이미 전신에 필요한 양보다도 에너지가 부족하여 에너지 대사가 잘 이루어지지 않는 전형적인 허증의 증상임에도 불구하고, 편두통이라는 활투에 집착한 나머지 실증에 쓰는 청상견통탕을 쓰게 된 것이다. 갑상선기능저하를 티록신의 분비과소라는 측면보다는 인체가 필요로 하는 양보다도 에너지 생산이 적게 발생한다는 측면으로 본다면, 이 증상만 제대로 보았더라도 이 같은 실패는 피해 갈 수 있었다는 아쉬움이 남는다. 무엇이든 실수를 하고 나면 더 기억에 남고 반성도 되며 공부도 더 되는 듯하다.

中統117 寶 순기화중탕 順氣和中湯

黃芪蜜炒 一錢半 **人蔘** 一錢 **白朮 當歸 白芍藥 陳皮** 各五分 **升麻 柴胡** 各三分 **蔓荊子 細辛 川芎** 各二分

治 氣虛頭痛
[活　　套] 痛甚 乳香末三分 調服
[活套鍼線] 氣血痛(頭)
[適 應 症] 두통, 현훈, 무기력, 정충, 발열, 구토, 사지통, 식욕부진, 소화불량, 변비

처방설명

순기화중탕은 기허상태(氣虛狀態)에서 발생하는 두통(頭痛)과 현훈(眩暈)에 사용하는 처방이다. 기본적으로 보중익기탕이 포함되어 있으므로 기운이 없거나 혈색이 좋지 않고, 무기력하며 소화력이 좋지 않은 등의 기허증상이 뚜렷하게 나타나면서 두통과 현훈을 호소하는 사람에게 적합하다.

기허(氣虛)의 원인을 몇 가지로 나누어 생각할 수 있다. 첫째, 선천적으로 기약(氣弱)하기 쉬운 체질은 동일한 양의 에너지를 소모하더라도 기허증상이 나타날 가능성이 높다. 따라서 선천적으로 연약(軟弱)한 신체조건은 기허의 원인이 될 수 있다. 둘째, 후천적인 질병(疾病)도 기허의 원인 중 하나이다. 질병의 종류에 따라 다르지만 인체는 질병을 극복하기 위해 많은 에너지를 소모하기 때문에 질병은 기허의 원인이 될 수 있다. 셋째, 노쇠(老衰)와 과로(過勞) 또한 기허의 원인이다. 젊었을 때는 모든 기능이 활성화되어 있어 기허증상이 쉽게 나타나지 않지만 나이가 들면 조직이 연약해지고 위축되어 전체적인 기능이 감소한다. 또한 과로(過勞)하면 많은 양의 에너지가 소모되기 때문에 에너지부족 상태가 야기되어 기허증상이 나타날 수 있다. 이상은 기허(氣虛)의 원인을 대략적으로 구분한 것이며, 실제로는 여러 원인과 신체조건이 복합적으로 작용한다.

기허상태(氣虛狀態)가 되면 모든 조직의 탄력성이 떨어지고 장기(臟器)의 기능이 저하되기 때문에 여러 가지 증상이 동시 다발적으로 나타난다. 가장 많이 나타나는 증상은 기운이 없어 목소리가 매우 작고, 눈뜰 힘도 없고, 소화가 안 되고 음식을 넘길 힘이 없어 물이 없으면 음식을 넘기지 못하는 것 등을 들 수 있다. 이것은 인체를 유지하는 힘이 부족하거나 조직이 연약해져서 각 조직의 기능이 극히 저하되어 있기 때문에 나타나는 증상이다. 또한 기허상태(氣虛狀態)에서는 심장의 박출력이 저하되기 때문에 혈액을 말초까지 보내지 못하게 되고, 그 결과 뇌에 공급되는 혈액이 부족해져 현훈(眩暈)이 나타날 수 있다. 그러나 기허상태에서 혈행장애(血行障礙)가 발생하면 현훈(眩暈)뿐 아니라 두통(頭痛)이 나타나기도 하는데, 혈행장애로 인해 부분적으로 혈액이 정체(停滯)될 수 있고, 부분적으로 압력(壓力)이 상승하기 때문이다.

순기화중탕은 보중익기탕이 기본으로 포함되어 있어 조직의 탄력성을 회복시키고, 장기(臟器)의 기능을 증가시켜 전체적인 기허상태(氣虛狀態)를 개선할 수 있고, 승마, 만형자, 세신, 천궁 등 혈행장애를 해소시키는 약재가 포함되어 있어 기허상태에서 발생하는 두통에 적합한 처방이 된다. 물론 두통(頭痛)에 사용하는 처방이지만, 앞서 언급한 대로 기허(氣虛)하면 뇌에 공급되는 혈액량이 감소하여 현훈(眩暈)이 나타날 수 있으므로 순기화중탕은 두통에도 사용할 수 있고, 두통과 현훈이 동반되는 경우에도 사용할 수 있으며, 두통은 나타나지 않으면서 현훈만 있을 때도 사용할 수 있다.

순기화중탕은 두통과 현훈의 기왕력(旣往歷)이 있는 사람의 보약으로도 사용할 수 있다. 따라서 현재 두통이나 현훈이 나타나는 것은 아니지만 기운이 없고, 쉽게 피로하며, 움직이기 싫을 때, 평소 두통이나 현

훈의 성향이 있다고 판단되면 보약으로 사용할 수 있는 좋은 처방이다.

필자의 순기화중탕 처방기준은
① 기허상태에서 나타나는 두통
② 두통뿐만 아니라 현훈에도 사용한다.
③ 평소에 연약하거나 허약한 사람에게 많이 나타난다.
④ 평소 소화력은 보통이거나 약한 사람에게 적합하며
⑤ 혈색이 없고 피부가 연약한 사람에게 적합하다.
⑥ 일반적으로 소음인의 보약으로도 활용할 수 있다.

처방구성

처방구성을 보면 황기는 세포의 기능과 산소전달력을 증가시켜 에너지생산을 돕는 보기작용(補氣作用)을 한다. 황기에 포함된 휘발성 정유는 방향성 건위작용을 하며, 위장을 완만하게 자극한다. 인삼은 중추신경계에 대한 흥분작용과 억제작용이 있는데, 흥분작용이 보다 강하다. 또한 강심작용이 있어 심장의 수축력을 강화한다. 백출은 장관활동에 대한 조절작용이 있어서 장관의 자발성 수축활동의 긴장성을 높이고 강직성 수축을 방지한다. 당귀는 항혈전작용(抗血栓作用)을 하여 혈액순환을 원활하게 하고 철분결핍으로 인한 빈혈에 좋은 효과를 나타낸다. 백작약은 여러 종류의 당(糖), 점액질(粘液質), 유기산(有機酸)과 미량 미네랄이 많이 함유되어 있고, 평활근의 경련을 억제하며, 중추신경의 흥분을 억제하여 진통(鎭痛), 진경(鎭痙), 진정작용(鎭靜作用)을 한다.

진피는 이기제(理氣劑)로서 소화관의 운동을 강화하여 가스배출을 촉진하고 다른 약의 흡수를 돕는다. 승마는 해열작용, 진통작용, 진정작용, 항경련작용 등의 약성이 있고, 시호는 해열작용, 진정작용이 있어 중추신경을 억제하여 정신을 안정시키며 담즙의 합성과 분비를 촉진한다. 만형자는 진정작용, 진통작용, 해열작용, 항알레르기 작용이 있고, 세신은 신체말단의 모세혈관벽의 치밀성을 강화하여 혈행을 촉진한다. 천궁은 관상동맥과 말초혈관을 확장하여 하지(下肢)와 심근(心筋)의 혈류량을 증가시키고, 항혈전작용(抗血栓作用)으로 혈액순환을 촉진한다.

처방비교

두통에 사용하는 **청상견통탕**과 비교하면 청상견통탕증의 두통은 뇌혈관의 압력이 높아져서 나타나는 실증의 두통이므로 얼굴이 붉고 맥박이 빠르고 강하게 뛰는 증상이 나타난다. 반면 순기화중탕증의 두통은 기허(氣虛)와 혈체(血滯)로 인해 뇌의 혈액순환이 원활하지 못하여 발생하는 허증의 두통이므로 혈색이 불량하고 기운이 없는 등의 증상이 나타난다.

산후 두통에 사용하는 **궁오산**과 비교하면 두 처방 모두 뇌혈관의 혈체(血滯)로 인한 두통에 사용한다. 그러나 궁오산증의 두통은 산후에 기능이 일시적으로 떨어지면서 혈액순환이 원활하지 못하여 발생하는 두통인 반면, 순기화중탕의 두통은 기허와 혈체가 겸해 있는 허약성 두통이다.

궁지향소산과 비교하면 두 처방 모두 두면부(頭面部)의 혈행장애로 인한 두통에 사용한다. 궁지향소산은 감기로 인해 조직이 수축되고 두면부의 혈행장애로 인해 두통이 발생했을 때 사용한다. 반면 순기화중탕은 허약한 상태에서 발생하는 두통에 사용하며, 두통과 함께 현훈이나 무기력 등 기핍증상이 동반되는 경우에도 적합하다.

→ 활용사례

1-1. 두통(頭痛), 식욕부진(食慾不振) 여 76세 소양인
1-2. 두통(頭痛), 사지통(四肢痛) 여 69세 소음인
1-3. 두통(頭痛) 여 54세 태음인 169kg 63kg
1-4. 두통(頭痛), 무기력(無氣力) 여 38세

1-5. 두통(頭痛), 현훈(眩暈), 견통(肩痛), 정충(怔忡), 발열(發熱) 여 78세 소음인
1-6. 두통(頭痛), 피로(疲勞), 식욕부진(食慾不振) 여 35세 소음인 155cm 48kg
1-7. 두통(頭痛), 기허(氣虛) 여 21세 소양성소음인 160cm 50kg
2-1. 현훈(眩暈), 두통(頭痛), 구토(嘔吐) 여 36세 소음인
2-2. 현훈(眩暈), 소화불량(消化不良), 변비(便秘) 여 69세 소음인
2-3. 현훈(眩暈), 무기력(無氣力) 여 40세 소음인 166cm 52kg
2-4. 어지러움, 두통(頭痛), 기허(氣虛), 혈허(血虛) 여 68세 소음인 160cm

1-1. 두통(頭痛), 식욕부진(食慾不振)

● 하 ○ ○ 여 76세 소양인 경기도 안양시 관양동

키와 체격이 보통인 소양인 할머니이다.

① 작년 봄부터 거의 매일 두통이 있는데 이마와 눈 주위가 몹시 아프고 뜨거우며 눈을 뜰 수 없을 정도이다. ② 3년 전 교통사고 후 식욕이 전혀 없다. ③ 역시 사고 후 기운이 없어서 늘 눕고만 싶다. ④ 평소 추위를 타는 편이고 손발이 차다. ⑤ 피로하며 몸이 무겁고 나른하다. ⑥ 손발이 저리고 쥐가 난다. ⑦ 소변을 자주 본다. ⑧ 간혹 가슴이 두근거리고 잘 놀라며 불안하고 짜증을 잘 낸다. ⑨ 눈이 피로하고 침침하다. ⑩ 귀가 잘 안 들린다. ⑪ 평소 땀이 없는 편이다.

연세가 많고 평소 기운이 없고 피로하며, 몸이 무겁고 나른한 증세가 있는 등 제증세를 종합해보아 기허로 인해 발생하는 두통으로 보고 기허한 소양인 할머니의 두통을 목표로 순기화중탕 2배량으로 식욕이 없어 산사, 신곡, 맥아 각 2돈씩을 더해서 3일분 6첩을 지어주었다.

4일 후 다시 내방했을 때 확인해 보니, 처음 약 6첩을 복용한 뒤 두통이 경감되어서 두통은 덜해졌으나 아직도 뻐근하다고 하며, 식욕부진도 조금 나아져서 식사를 약간씩 한다고 한다.

이번에도 같은 처방으로 10일분 20첩을 지어주었다.

1-2. 두통(頭痛), 사지통(四肢痛)

● 장 ○ ○ 여 69세 소음인 경기도 안양시 동안구 관양동

보통 키에 조금 말랐으며 조용조용한 소음인 할머니이다.

① 10대 때부터 머리가 자주 아프다. ② 머리 전체가 아프며 때로는 이마 부위가 쑤시기도 한다. ③ 날이 궂거나 바람이 불면 아프다. ④ 저혈압 경향이 있다. ⑤ 추위를 심하게 탄다. ⑥ 식사를 적게 하고 소화가 잘 안 된다. ⑦ 변비가 있어 2~3일에 1회 대변을 보며 잘 안 나온다. ⑧ 소변을 자주 본다.

10대 때부터 머리가 아파왔다는 전형적인 소음인 할머니의 두통을 목표로 순기화중탕 2배량에 소화불량이 있다는 점에서 산사 2돈, 목향 2돈, 신곡 2돈, 녹용 1돈을 더하여 10일분 20첩을 투약했다.

19일 뒤에 따님이 왔을 때 확인해 보니, 어머니가 지난번 그 약을 드시고 아주 좋아졌다며 약을 1제 더 지어달라고 한다. 자세하게 확인해 보니, 두통이 거의 없어졌고 전에는 말하지 않았지만 두통으로 잠을 못 잘 정도였는데 이제는 두통으로 잠을 못 자는 일이 없다. 그리고 역시 전에는 말하지 않았던 팔다리 쑤시던 것이 많이 좋아졌으며 몸에 기운이 나며 전체적으로 아주 좋아진 상태라고 한다.

딸의 이야기로 보아 앞의 처방이 이 할머니에게는 탁효가 있는 것으로 보고 같은 처방인 순기화중탕으로 10일분 20첩을 투약했다.

1-3. 두통(頭痛)

다음은 구창영 선생의 경험을 인용한 것이다.

● 김 ○ ○ 여 54세 태음인 주부 169kg 63kg 경상남도 하동군 하동읍 읍내리

약간 통통한 편이고 단단한 체격이다.

① 전신이 무력하다. ② 편두통과 어지러움이 지속된다. ③ 소화가 잘되지 않는다. ④ 피로하며, 아침에 일어나기 힘들다. ⑤ 장소에 상관없이 졸음이 많은 편이다.

평소에 무기력하고 소화도 잘 안 되고 매사에 의욕이 없으며, 졸음이 많은 편이라는 것을 보고 기허(氣虛)로 인한 증상으로 판단했고 겸하여 지속적인 두통이 일어나는 것을 보고 기허성(氣虛性) 두통(頭痛)을 판단했다. 그래서 순기화중탕으로 10일분 20첩을 투약했다.

약을 복용한 후에 두통(頭痛)은 어느 정도 호전되었으나 무력증상은 그다지 호전되지 않았다.

風 寒 暑 濕 燥 火 內傷 虛勞 霍亂 嘔吐 咳嗽 積聚 浮腫 脹滿 消渴 黃疸 瘧疾 邪祟 身形 精 氣 神 血 夢 聲音 津液 痰飮 蟲 小便 大便 頭 面 眼 耳 鼻 口舌 牙齒 咽喉 頸項 背 胸 乳 腹 腰 脇 皮 手 足 前陰 後陰 癰疽 諸瘡 婦人 小兒

1-4. 두통(頭痛), 무기력(無氣力)

다음은 이명한 선생의 경험을 인용한 것이다.

● 김 ○ ○ 여 38세

① 오래 전부터 두통으로 고생해 온 분으로 혹 나들이를 하게 되면 5리도 못가서 두통이 발작한다. 그래서 노동 같은 것은 엄두도 내지 못한다. ② 몸은 수척하다. ③ 위장이 좋지 않다. ④ 항상 기력이 없다.

앞의 증상에 순기화중탕에서 천궁과 백작약을 거하고 감초를 더하여 10일분을 지어 주었는데, 경과가 좋았으며 식욕도 늘었고 속행(速行)이나 웬만한 노동은 감내할 수 있게 되었다.

1-5. 두통(頭痛), 현훈(眩暈), 견통(肩痛), 정충(怔忡), 발열(發熱)

● 임 ○ ○ 여 78세 소음인 서울특별시 관악구 남현동

작은 키에 여윈 체격으로 매우 예민한 할머니이다. 일본에서 귀국하여 혼자 살고 있다.

5년 전부터 전중(膻中) 부위의 흉통(胸痛)과 면열(面熱), 정충(怔忡) 증상으로 가미귀비탕을 6차례 복용했고 그때마다 효력을 본 분이다. 올 5월에는 무릎 관절염으로 보중익기탕을 3제 복용하고 쾌유했다.

11월말에 내방하여 8월 중순 교통사고와 이후의 경과를 말해주었다. 8월 중순 버스를 타고 가다가 급회전할 때 넘어져 버스의 출입구에 빠졌다. 그 일로 인해 병원에 2달간 입원하여 타박으로 인한 두통 등의 통증으로 약을 복용하니 혈압이 계속 상승하여 이번엔 내과약을 복용했다. 내과약을 복용하자 부작용인지 전신에 두드러기가 심하게 났고 두드러기로 다시 피부과에 가서 피부약을 먹었다. 약 탓인지는 몰라도 그사이 장이 늘어지고 장천공(腸穿孔)이 생겼으며 자줏빛 설사를 5일간이나 지속했다. 다시 위내시경 검사를 하니 위벽이 헐어있다고 한다. 그 후 부드러운 유동식을 복용하고 있다. 그러나 자극적인 고춧가루 등을 먹으면 발열이 심하게 나타난다. 지금의 증상은 침대를 헛짚어 앞으로 넘어진 뒤

① 머리 전체가 아프다. ② 어지럽다. ③ 어깻죽지와 뒷목이 아프다. ④ 등도 아프며 등 전체에 멍이 들어있다. ⑤ 귀도 잘 안 들리고 눈도 침침하다. ⑥ 배가 사르르 조금씩 아프다. ⑦ 현재는 양약의 부작용으로 전혀 약을 먹지 못하고 있다.

할머니의 위궤양을 목표로 증미이진탕 본방으로 10일분 20첩을 지어주었다.

증미이진탕을 5첩정도 복용하니 오히려 두통이 더 심해지고 쓰러질 정도라고 한다. 그래서 약량을 절반씩 줄여 복용하니 아픈 것이 줄어든다고 한다. 무엇보다도 아파도 양약을 못 먹으니 걱정이라고 한다.

이번에는 소음인이라는 체질이나 78세의 노인이라는 점, 그간 교통사고로 몇 달간 고생해 온 점 등 전체적인 정황으로 보아서 기허두통(氣虛頭痛)일 수 있다고 보고 순기화중탕 2배량으로 10일분 20첩을 지어주었다.

19일 뒤인 다음해 정초에 전화로 다시 약을 요청했을 때 확인해 보니, 순기화중탕을 복용하자 두통을 비롯한 증세들이 모두 나았고 이제는 손톱만큼만 남았다는 것이다. 그래서 어떤 것이 어느 정도 나았느냐고 묻자 극심하게 뻑뻑하면서 아팠던 두통과 현훈(眩暈), 견통(肩痛), 가슴 뛰는 것, 발열(發熱) 등이 모두 나아 이제는 살 것 같다고 한다.

증세가 손톱만큼 남았다고 해서 다시 지난번과 같은 순기화중탕으로 10일분 20첩을 지어주었다.

20일 뒤에 다시 전화를 하여 머리 아픈 것을 비롯한 위의 증상은 다 나았다고 한다. 이번에는 원래 위장 계통이 약하니 위장도 튼튼히 하면서 원기도 보할 수 있는 약을 지어달라고 한다. 또한 간혹 속이 뻿뻿하고 쓰리고 현재 죽과 밥을 먹고 있다고 한다.

기허(氣虛)하고 비허(脾虛)하면서 속쓰림도 있는 것을 감안하여 비화음 2배량으로 10일분 20첩을 지어주었다.

1-6. 두통(頭痛), 피로(疲勞), 식욕부진(食慾不振)

다음은 조경남 선생의 경험이다.

● 임 ○ ○ 여 35세 소음인 주부 155cm 48kg 전라남도 여수시 소호동

여수에 사는 형수에게 전화가 왔다. 형수는 교회 찬양대 지휘자이다. 교회 반주자가 매일 피곤에 지쳐 있어 한약을 권했으나 미안하다며 몇 차례 거절했었는데, 이번에는 약을 복용하겠다고 했다. 거리가 너무 멀어 직접 볼 수 없어 전화로만 상담을 했다.

① 본래 약하게 태어나서 그런지 항상 피로하다. 특히 11~12시 사이에 피로감이 몰려오며 오후에는 피아노 레슨에 집중해서 그런지 느끼지 못한다. 8시간 이상 자지 못하면 피로하다. ② 머리가 가끔 아프다. 특히 피로감이 심할 때는 반드시 두통이 온다. ③ 뒷목이 뻐근할 때도 있다. ④ 식욕이 없어 점심때까지는 거의 먹지 않고 저녁을 많이 먹는다. ⑤ 손발이 매우 차다. 잘 때 팔을 구부리고 자면 저려서 자다가 깬다. 그래서 항상 의식적으로 팔을 펴고 잔다. ⑥ 피곤하면 금방 잠이 드는데, 피로하지 않는 날은 뒤척이다가 잠을 잔다. ⑦ 아침에 잘 못 일어난다. ⑧ 대변은 3일에 1회 정도 보며, 변비이다. ⑨ 커피를 2잔 정도 마시면 가슴이 뛴다. 평소 불안, 초조하고 잘 놀란다.

⑩ 추위를 타는 편이고 더위는 타지 않는다. ⑪ 땀을 거의 흘리지 않아서 피부가 건조한 편이다. ⑫ 월경주기는 32일이며, 월경은 5~7일 정도 하는데 2일은 많고 그 뒤로는 굉장히 적게 나온다. 전체적으로 월경량이 적은 편인데, 전에는 그렇지 않았다. ⑬ 월경통은 없고, 냉도 없거나 약간 있을 정도이다.
피로감이 심할 때 머리가 아프다고 하는 35세 소음인 주부의 두통을 목표로 순기화중탕 1.5배량으로 10일분 20첩을 지어주었다.
1달 뒤에 다시 확인 전화를 했다. 약을 복용한 뒤로는 한 번도 두통이 발생하지 않았다고 한다. 더불어 완전하지는 않지만 피로감도 많이 좋아졌다고 한다. 일요일에는 예배 때문에 2~3시간 정도 밖에 쉬지 못해서 매우 피곤했었는데, 약을 복용한 뒤로는 피로를 많이 느끼지 않았다고 한다. 더불어 식욕도 증진되었고 약을 먹은 뒤로는 뒤척이지 않고 잠도 잘 잤다고 한다.

1-7. 두통(頭痛), 기허(氣虛)

다음은 한정윤 선생의 경험이다.

● 이 ○ ○ 여 21세 소양성소음인 160cm 50kg 전라북도 익산시 동산동

눈매는 조금 매서워 보이지만 피부가 부드럽고 연약한 편이다. 얼굴이 가끔 창백해 보인다.
과거에 흉비, 정충, 불면, 기허, 어깨결림, 소화불량에 계평귀비탕을 먹고 호전된 병력이 있는 필자의 여자 친구이다. 최근 두통이 심해져서 당장 다음 주가 시험인데 걱정이라고 한다.
① 일주일 전부터 두통이 심하다. ㉠ 전에도 신경을 쓰거나 생리시 가끔 두통이 심했는데 한 보름 전부터는 좀 더 잦아지더니 일주일 전부터는 시험 때문에 신경 쓸 일이 많아서인지 거의 매일 두통이 심하다고 호소한다. ㉡ 머리가 빠개질 듯이 아프며 이마 쪽으로도 쏟아질 듯이 아프다. ② 몸이 땅으로 꺼지는 것처럼 기운이 없다. ㉠ 자꾸 누워만 있고 싶고 한 번 나갔다오면 온몸에 기운이 다 빠진다. ③ 더위는 보통이며 추위를 심하게 탄다. ④ 땀은 별로 없는 편이며 피부도 건성인 편이고 겨울엔 입술이 자주 부르튼다. ⑤ 몸 전체적으로 찬 편이고 배도 찬 편이다. ⑥ 손발은 특히 더 차다. 겨울에는 코, 손, 발이 다 시리다고 항상 호소한다. ⑦ 어깨가 자주 결리며 조금만 걸어도 발, 종아리가 아프다고 한다. ⑧ 매운 것을 좋아하며 식사량은 보통이다. ⑨ 소화력은 약한 편이며 가끔 체하고 배에서 꾸룩 소리가 자주난다. 차멀미를 한다. ⑩ 생리통이 심하다. 생리 하루 전과 생리 첫날 두통, 아랫배, 허리 통증이 심하다. ⑪ 가끔 어지러운 증상이 있다. ⑫ 입이 자주 헐고, 구내염이 잘 생긴다.
두통에도 여러 가지가 있다. 크게 나누어 보자면 첫째, 두부가 충혈되어 뇌신경이나 주위 조직을 압박하여 나타나는 실증성 두통, 둘째 조직의 담음 울체로 인한 현훈성 두통, 셋째 기허상태에서 혈행장애로 인해 부분적으로 혈액이 정체되고 압력이 상승하여 나타나는 기허두통, 넷째 혈허를 겸한 혈체 등으로 인해 혈액순환 장애가 발생하거나 두부 혈관에 압력이 증가된 상태에서 나타나는 혈허두통 등이 있다.
이 사람은 소화력도 좋지 않는 편이며, 체열상태도 낮은 편이고, 부수증상에도 나왔듯이 몸의 무기력을 호소하는 것으로 봐서 기허상태가 내재해 있다고 보았다.
이 사람의 두통을 기허두통으로 보고 보기시켜 주면서 뇌 쪽으로 혈류량을 늘려주고 진통시켜 주면 될 거라고 보았다. 두통에 쓸 수 있는 처방에는 실증성 두통에 쓸 수 있는 청상견통탕, 청상사화탕, 백호탕, 방풍통성산, 양혈거풍탕, 승기탕, 현훈과 함께 나타날 수 있는 습담형 두통에는 반하백출천마탕, 궁신도담탕, 오령산, 영계출감탕, 허증성 두통에는 당귀보혈탕, 순기화중탕, 보중익기탕 외감으로 인한 두통에는 궁지향소산, 천궁다조산 등이 있다.
신체상태가 허랭하고 약한 것으로 보아 실증에 쓸 수 있는 처방은 제외했으며 약간 습담은 내재해 있지만 현훈이 주호소가 아닌 것으로 봐서 습담형으로 쓸 수 있는 처방도 제외하고 혈허와 두부의 혈액순환 장애에 쓸 수 있는 당귀보혈탕은 이 사람이 허랭한 편이며 소화력이 좋지 않는 것으로 봐서 제외했다. 보중익기탕을 기본으로 하여 두부 쪽으로 혈액순환을 도와주는 만형자, 세신, 백작약, 천궁이 들어간 순기화중탕으로 정했다.
몸이 땅으로 꺼지는 것처럼 기운이 없으면서 나타나는 두통을 기허두통으로 보고 순기화중탕 1.5배량과 활투대로 유향 3푼을 더하여 10일분 20첩을 투약했다.
1. 처음 약을 한 봉지 복용했을 때 약간 입안이 화한 느낌과 함께 혀가 조금 아린느낌이 있었다고 한다(유향 때문에 그렇지 않았나 생각해 보았다).
2. 처음 일주일 정도는 두통이 조금 남아있었지만 크게 불편하지 않았고 그 이후 약을 복용하는 내내 두통을 호소하지 않았다(약은 하루에 세 번씩 잘 챙겨먹었다고 한다).
3. 기운 없는 것도 예전 같지는 않고 기운도 조금 나는 것 같다고 하면서 좋다고 한다.
4. 약을 다 복용한 후 한 5일 정도 후에 생리가 왔는데 예전만큼 생리통이 심하진 않았다.
5. 지금 약을 다 복용한 지 보름 정도 되었는데 아직 두통이 있다는 소리는 한 번도 안 했다.
시험이 끝나서 정신적으로 머리를 쓸 일이 덜해졌고 또 최근 마음이 편해져서 더욱 효과가 잘 나타난 듯하다. 하지만 더 기운이 생긴 점이나 시험기간 내내 신경을 써도 두통이 별로 없었던 점은 분명히 약의 효과라고 생각되었다

2-1. 현훈(眩暈), 두통(頭痛), 구토(嘔吐)

● 안 ○ ○ 여 36세 소음인 경기도 안양시 신촌동 무궁화아파트

1달 전인 작년 연말에 10여 년 전부터 어지럽다며 상담을 하고 간 부인이 이번에는 두통이 있다며 약을 지으러 왔다.
① 최근 신경을 쓴 이후로 두통이 5일째 계속된다. ② 두통과 함께 토할 것 같이 속이 느글거린다. ③ 처녀 때부터 저혈압으로 머리가 무겁고 차를 타면 어지럽다. ④ 손발이 매우 차고 배가 찬 편이다. ⑤ 식욕이 없고 입이 짧고 식사량도 적으며 1일 1~2회 식사를 한다. ⑥ 소화력이 약하다. ⑦ 피로하고 전신에 기운이 없다. ⑧ 월경주기는 정상인데 월경 때 요통이 심하다. ⑨ 대소변은 정상이고 잠은 잘 잔다. ⑩ 추위를 약간 타며 선풍기나 에어컨 바람을 싫어한다.
소화력이 약한 소음인 부인의 두통을 목표로 순기화중탕 3배량에 당장의 진통을 도와주기 위해 유향 0.5돈을 더하여 10일분 20첩을 지어주었다.
1년 5개월 후에 보약을 지으러 왔다. 경과를 확인해 보니, 지난번 약을 복용한 후에 젊어서부터 있었던 어지러운 증상이 완전히 없어지고 신경을 쓴 후에 계속되는 두통도 같이 없어졌으며, 두통과 더불어 구토하는 증상도 모두 없어졌다고 한다. 이번에는 보약을 지어달라고 하여 보허탕으로 10일분 20첩을 지어주었다.

2-2. 현훈(眩暈), 소화불량(消化不良), 변비(便秘)

● 김 ○ ○ 여 69세 소음인 경기도 의왕시 포일동 인덕원 삼호아파트

① 20년 전부터 가끔씩 어지러운 증상이 있었으며 3일 전에 어지럼증이 다시 발생하였고 몸이 안 좋으면 멀미를 심하게 하고 구토를 한다. ② 만성적인 소화불량이 있어, 신경을 쓰면 잘 체하고 트림이 나오며 느글거리고 메슥거린다. ③ 20년 전부터 변비로 고생을 하고 있으며 10일에 한 번씩 변을 본다. ④ 아침에 일어나면 가스가 차서 아랫배가 팽팽하게 된다. ⑤ 3~4년 전부터 가끔씩 음식물이 식도에 걸려 내려가지 않는 경우가 있다. ⑥ 치질이 있다. ⑦ 피부가 건조하다. ⑧ 손발과 복부(腹部)가 차다. ⑨ 피로하면 손발이 저리고 쥐가 난다. ⑩ 소변은 2시간에 한 번씩 볼 정도로 자주 본다. ⑪ 추위를 타고 따뜻한 음식을 좋아한다. ⑫ 차를 타면 늘 어지럽다. ⑬ 항상 입이 마른다.
소화불량을 겸한 현훈을 호소하는 69세 소음인 할머니의 어지럼증이 기허(氣虛)와 연관이 있다고 보고 순기화중탕 2배량에 육계 4돈, 초과 1.5돈을 더하여 10일분 20첩을 지어주었다.
2년 뒤에 다시 내원했을 때 어지러운 것은 어떠냐고 확인해 보니, 지난번 약을 복용한 뒤로 어지러운 것이 많이 좋아졌고 소화불량도 호전되었으며 변비도 좋아졌다고 한다.
이번에는 무기력하고 식욕이 없다고 하여 보중익기탕 2배량에 산사, 신곡, 곽향, 목향, 후박 각 1돈씩을 더하여 10일분 20첩을 지어주었다.

2-3. 현훈(眩暈), 무기력(無氣力)

다음은 조경남 선생의 경험이다.

● 김 ○ ○ 여 40세 소음인 주부 166cm 52kg 서울특별시 은평구 응암1동 영빈빌라

보통 키에 얼굴에 기미가 많은 소음인 여성으로, 목회자 사모님이다. 건강하지는 않지만 규칙적인 생활을 통해서 건강관리를 꾸준히 하고 있는 사람이다. 목회를 하는 것이 힘든 일이고 목회를 돕는 것도 힘든 일이지만 그 중에서도 경제적으로 여유롭지 못한 것도 삶을 힘들게 하는 이유 중 하나이다. 그래서 몇 해 전부터 한약을 무료로 지어주고 있었는데 며칠 전에도 급히 전화를 하여 너무 어지러워서 견딜 수가 없다며 약을 부탁했다.
① 목회를 시작한 3~4년 전부터 가끔 어지러운 증상이 있었는데 계절이 바뀔 때나 월경기간 중에 어지러운 증상이 나타나며 올봄에도 증상이 있었고 3~4일 전인 6월말 현재 다시 나타났다. ㉠ 증상으로 속이 메슥거리는 것처럼 머리가 메슥거린다. ㉡ 누우면 물 먹은 솜처럼 몸이 무겁고 몸이 밑으로 꺼지는 듯하다. ㉢ 이런 증상은 하루종일 지속되고 약을 먹지 않으면 1~2달 계속된다. ㉣ 본인은 나이가 들면서 체력이 약해져서 이런 현상이 나타난다고 생각하고 있다. ② 어지러우면서 전신 무력감이 나타난다. ㉠ 머리에서부터 무슨 액체가 빠져나가는 듯이 느껴지면서 다리에까지 전해지면 털썩 주저앉게 된다. ㉡ 그때 주저앉지 않으면 졸도하여 쓰러진다고 한다. ㉢ 뿐만 아니라 걸을 때, 앉을 때, 움직일 때를 막론하고 힘이 없고 몸이 처진다. ㉣ 이런 증상은 어지러울 때만 나타나는 것이 아니고 과로하거나 피곤할 때도 나타난다. ㉤ 이 증상은 30대 이후로 나타났다. ③ 기억력이 급격히 떨어졌다. ④ 봄바람에 눈이 시고 눈물이 나온다. ⑤ 아침에 눈은 떠지는데 몸이 무거워 일어나기 힘들다. ⑥ 어릴 때는 몹시 허약하여 국민학교 4학년 될 때까지 거의 학교에 다니지 못했다. ⑦ 또 어릴 적에는 소화력이 약하여 잘 체했으나 성장하면서 체한 적이 별로 없었다. ⑧ 몸이 피곤하면 뒷목이 뻐근하고 어깨가 아프다. ⑨ 추위를 심하게 타고 땀이 없어 피부가 건조하다. ⑩ 대변은 1~2일에 한 번 보며 간혹 2~3일에 한 번 보면 얼굴에 발적이 생긴다. ⑪ 월경 주기는 정상

風 寒 暑 濕 燥 火 內傷 虛勞 霍亂 嘔吐 咳嗽 積聚 浮腫 脹滿 消渴 黃疸 瘧疾 邪祟 身形 精 氣 神 血 夢 聲音 津液 痰飮 蟲 小便 大便 頭 面 眼 耳 鼻 口舌 牙齒 咽喉 頸項 背 胸 乳 腹 腰 脇 皮 手 足 前陰 後陰 癰疽 諸瘡 婦人 小兒

이지만 월경기간이 3일이고 양이 적다. ⑫ 여름에도 칼국수를 좋아할 정도로 따뜻한 음식을 좋아하고 물은 잘 먹지 않는다.
몸이 허약한 소음인 여성의 현훈(眩暈)을 목표로 순기화중탕 본방으로 10일분 20첩을 지어주었다.
순기화중탕을 복용한 지 4일 뒤에 전화를 하여 그간의 경과를 알려왔는데, 약을 복용한 3일 후에 어지럽고 무기력한 증상이 없어지기 시작하여 종일 어지럽던 것이 지금은 거의 느끼지 못할 정도로 좋아져 오늘도 응암천에서 산책을 하고 오는 중이라고 한다. 증상이 모두 호전되었으나 머리에서 메슥거리는 증상이 아주 미세하게 남아 있다고 한다.

2-4. 어지러움, 두통(頭痛), 기허(氣虛), 혈허(血虛)

다음은 왕대일 선생의 경험이다.

● 양 ○ ○ 여 68세 소음인(확실하지 않음) 160cm 부산광역시

얼굴은 창백해 보인다. 피부는 연약하며 전체적으로 얇고 희다.
필자의 어머니로 젊어서부터 어지럼증이 심하셨는데, 그때마다 양약 두통약이나 우황청심환, 주사수액 등으로 버티셨다. 하지만 한 달 전 심하게 아프신 이후 아들의 꾸준한 설득 끝에 병원에도 다녀보시고 한약도 드셔보시기로 하셨다.
① 한 달 전 심한 어지러움과 두통이 있었다. ㉠ 과거에는 토하거나 약을 먹으면 하루 정도 지나면 괜찮아졌으나 이번엔 사흘간 아프셨다. ㉡ 이때는 전혀 아무것도 먹을 수 없었다. 약간의 음식물만 삼키셔도 토하셨다.
② 방광이 처져있다(산부인과 진단결과). ③ 소화력이 약해서 식사량이 적으시다. ④ 차멀미가 심하다. 차는 아예 못 타고 전철을 타도 어지러워한다. 그래서 먼 곳도 자주 걸어 다니셨다. ⑤ 다리에 혈액순환장애로 보이는 멍과 핏줄이 보인다. ⑥ 팔 다리가 차고 갈라져 있다. ⑦ 신경이 예민하신 편이다. ⑧ 뇌의 기질적 이상(뇌혈관질환 뇌조직암 등)이 있었다면 벌써 죽었을 거라고 말씀하신다.
가까이서 관찰해보면 소화력 등의 부족으로 섭취하는 에너지는 적은데 소모하는 에너지가 많다 보니 영양불균형이 있는 것 같다. 두통을 일으키는 요인 중 기허와 혈허현상으로 인한 혈액순환정체와 혈액순환장애로 이어지는 것 같다. 뇌는 특히 어떤 인체 조건변화에도 혈류량은 일정해야 한다. 기허와 혈허로 인한 뇌 혈액순환 장애는 정말 심각한 뇌질환을 일으킬 수 있다고 생각되어 한약 투약과 병원의 정밀검사를 해보기로 했다.
기허두통은 선천적으로 연약하거나 과로로 기허상태가 되었을 때 나타난다. 기허자체가 두통을 일으킨다고 단정할 수는 없고 허약이나 노화로 인한 뇌혈관이나 두부혈관의 혈체가 겸해 있다고 판단된다.
일단 순기화중탕으로 뇌혈류량을 늘려주고 진통시켜보기로 했다. 손과 발이 찬 편이며 소화력이 좋지 않은 것으로 보중익기탕을 기본으로 하여 두부 쪽으로 혈액순환을 도와주는 만형자, 세신, 백작약, 천궁이 들어간 순기화중탕으로 정했다.
기허두통에 순기화중탕 1배량 20일분 40첩을 투약했다.
한약은 조금의 과립제를 제외하고 태어나서 처음으로 탕약을 드셔보신다고 하셨다.
심하게 앓고 나으신 후, 7일 뒤부터 하루에 2첩(3포)씩 꾸준히 복용하셨다.
1. 순기화중탕 복용 뒤부터 식사량도 조금 늘어났고, 어지럽다고 안 하셨다.
2. 예전에 비해 몸이 좋아지고 두통도 없어지긴 하는데 일단 더 지켜봐야 할 것 같다.
드디어 설득 끝에 어머니를 모시고 대형 여성전문병원에 갔다. 그토록 아프셔도 병원에 안 가시던 분이 생각을 바꾸셔서 가신 것이다. 하지만 의사와 병원의 태도는 무성의했다. 남의 염병은 내 고뿔만 못하다는 속담을 새삼 실감했다. 약과 환자를 대하는 직업을 가진 사람은 높은 지식만 가지고 있으면 안 된다. 환자를 이해하고 배려하며 동정심을 가져야 한다. 스스로 가족의 약을 지어보면서 가졌던 정성과 마음가짐을 앞으로 모든 이에게 쏟으리라 다짐해 본다.

中統118 寶 당귀보혈탕 當歸補血湯

生乾地黃酒炒 **白芍藥 川芎 當歸 片芩**酒炒 各一錢 **防風 柴胡 蔓荊子** 各五分 **荊芥 藁本** 各四分

治 血虛頭痛
[活套鍼線] 血虛痛(頭)
[適 應 症] 두통, 현훈, 산후오로, 안구건조, 수장황(手掌黃)

처방설명 당귀보혈탕은 혈허두통(血虛頭痛)에 사용하는 처방이다. 혈허상태(血虛狀態)에서 두통(頭痛)만 나타났을 때도 사용하며, 두통(頭痛)과 현훈(眩暈)이 동반되었을 때도 사용한다. 또한 혈허상태이므로 생리량 감소나 안색(顏色)이 창백하게 보이는 증상이 수반되기도 하며, 두통이 없으면서 이런 증상이 독립적으로 나타났을 때도 사용할 수 있다.

두통의 원인은 다양하기 때문에 증상뿐 아니라 신체조건과 신체상태, 병인을 종합적으로 고려하여 처방을 선택해야 한다. 첫째, 습담(濕痰)이 울체되어 혈액순환을 방해하는 경우에 현훈이 발생할 수 있고, 여기에 혈행장애(血行障礙)가 더해지면 두통(頭痛)이 발생한다. 이럴 때는 거담제(祛痰劑)와 혈행장애를 해소시키는 처방을 사용해야 하며, 궁신도담탕이나 반하백출천마탕 등이 여기에 해당된다. 이런 유형은 평소 습담(濕痰)이 많은 사람이었거나 노화(老化)나 과로(過勞)로 인해 체내에 습담이 정체되었을 때 나타난다.

둘째, 대변이 적체(積滯)되었을 때도 두통이 발생한다. 대변적체가 지속되면 장압(腸壓)이 상승하고, 이차적으로 뇌압(腦壓)을 상승시키기 때문에 뇌혈관이 확장되어 두통이 발생한다. 이러한 증상이 더욱 심화되면 정신이상이 발생하기도 하는데, 이럴 때는 사하제(瀉下劑)를 사용하여 급히 대변을 배출시켜야 한다. 셋째, 식상(食傷)이 원인이 되어 두통이 발생하는 경우도 있다. 이럴 때는 다른 증상을 참고하여 평진탕이나 향사평위산, 도씨평위산 등을 사용할 수 있다.

넷째, 허랭상태(虛冷狀態)에서 두통이 발생하는 경우가 있다. 몸이 허랭해지면 조직이 위축되어 순환이 잘 되지 않기 때문에 두통이 발생하기도 하는데, 상태와 정도에 따라 다르겠지만 계지탕이나 마황부자세신탕 등을 사용할 수 있다. 이런 유형은 평소 몸이 차고 추위를 많이 타는 경우에 나타나는 경향이 있다. 다섯째, 열성상태(熱性狀態)에서도 두통이 나타나는데, 방풍통성산이나 청상견통탕, 청상사화탕, 백호탕 등을 사용할 수 있다. 이외에도 다양한 원인과 상태에서 두통이 발생할 수 있으나 당귀보혈탕은 혈허상태(血虛狀態)에서 발생하는 두통에 사용한다.

당귀보혈탕의 두통은 혈허두통이므로 영양결핍, 출혈과다, 사고, 질병 등으로 인한 빈혈상태가 바탕을 이루고 있다. 그러나 빈혈상태에서는 두통(頭痛)보다 현훈(眩暈)이 나타나는 것이 일반적이므로 단순한 빈혈상태가 두통의 원인이라고 할 수는 없으며, 빈혈상태에서 혈액소통장애를 일으키는 요인이 더해진 것이 원인이라고 보아야 한다. 즉 혈허(血虛)와 혈체(血滯)가 원인이다. 따라서 사물탕으로 보혈(補血)·활혈(活血)시키고, 방풍과 형개, 만형자는 혈행장애를 해소시키며, 열울(熱鬱)을 해소시키는 황금과 시호가 더해져 있어 혈허(血虛), 혈체(血滯)와 함께 약간의 열성상태를 개선시켜 두통을 치료한다. 즉 일반적인 혈허두통(血虛頭痛)이 아니라 약간 열실한 신체조건을 가진 사람의 혈허두통에 사용한다.

변증(辨證)할 때는 병인과 신체상태를 참고해야 한다. 혈액순환이 원활하지 못하여 두통이 발생하였을 경우에도 신체상태에 따라 처방이 달라질 수 있기 때문이다. 예를 들어 기허상태에서 혈행장애가 동반되었을 때도 두통이 발생할 수 있다. 이 경우에는 순기화중탕이 적합한데 당귀보혈탕을 사용한다면 치료되지 않을 뿐 아니라 복통, 소화불량 등 부작용이 생길 가능성도 있다. 순기화중탕의 두통을 호소하는 사람은 소화력이 약하고 기운이 없는 등 기허증이 동반되기 때문이다. 당귀보혈탕의 두통을 호소하는 사람은 약간 열실한 신체조건을 가지고 있는 사람으로 평소 소화력은 중(中) 이상이다. 이처럼 같은 증상이며 원인이 비슷하더라도 신체조건에 따라서 차이가 있을 수 있으므로 주의해야 한다.

필자의 당귀보혈탕 처방기준은
① 혈허두통(血虛頭痛)에 사용한다.
② 두통과 현훈이 함께 나타나는 경우에도 사용한다.
③ 두통과 함께 혈허 증상으로 생리량감소, 빈혈, 피부건조 등이 동반될 수 있다.
④ 소화력과 체열은 중(中)이상인 사람에게 적합하다.

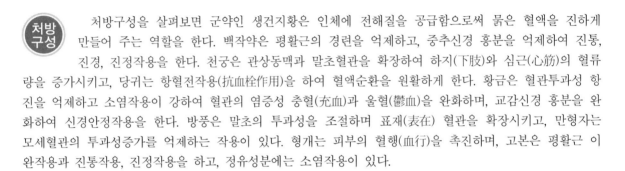

처방구성 처방구성을 살펴보면 군약인 생건지황은 인체에 전해질을 공급함으로써 묽은 혈액을 진하게 만들어 주는 역할을 한다. 백작약은 평활근의 경련을 억제하고, 중추신경 흥분을 억제하여 진통, 진경, 진정작용을 한다. 천궁은 관상동맥과 말초혈관을 확장하여 하지(下肢)와 심근(心筋)의 혈류량을 증가시키고, 당귀는 항혈전작용(抗血栓作用)을 하여 혈액순환을 원활하게 한다. 황금은 혈관투과성 항진을 억제하고 소염작용이 강하여 혈관의 염증성 충혈(充血)과 울혈(鬱血)을 완화하며, 교감신경 흥분을 완화하여 신경안정작용을 한다. 방풍은 말초의 투과성을 조절하며 표재(表在) 혈관을 확장시키고, 만형자는 모세혈관의 투과성증가를 억제하는 작용이 있다. 형개는 피부의 혈행(血行)을 촉진하며, 고본은 평활근 이완작용과 진통작용, 진정작용을 하고, 정유성분에는 소염작용이 있다.

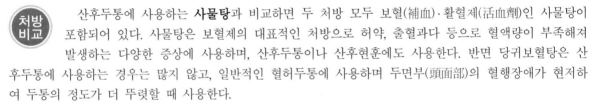

처방비교 산후두통에 사용하는 **사물탕**과 비교하면 두 처방 모두 보혈(補血)·활혈제(活血劑)인 사물탕이 포함되어 있다. 사물탕은 보혈제의 대표적인 처방으로 허약, 출혈과다 등으로 혈액량이 부족해져 발생하는 다양한 증상에 사용하며, 산후두통이나 산후현훈에도 사용한다. 반면 당귀보혈탕은 산후두통에 사용하는 경우는 많지 않고, 일반적인 혈허두통에 사용하며 두면부(頭面部)의 혈행장애가 현저하여 두통의 정도가 더 뚜렷할 때 사용한다.

형개산과 비교하면 두 처방 모두 두면부의 혈행장애로 인한 두통과 현훈에 사용하는데, 형개산은 출산 후에 약간 열성을 띠면서도 뇌에 혈액순환이 잘 되지 않아서 발생하는 두통에 사용한다. 반면 당귀보혈탕은 빈혈과 혈행장애 요인이 겸해 있는 상태에서 두통이 발생했을 때 사용한다.

➔ 활용사례

1-1. 두통(頭痛), 현훈(眩暈) 여 40대중반
1-2. 두통(頭痛) 여 31세 소양인
1-3. 두통(頭痛), 빈혈(貧血), 현훈(眩暈) 여 40세 소음성소양인 150cm 49kg
1-4. 편두통(偏頭痛), 태양-풍지혈 두통(頭痛) 남 40세 소양인 무역업 178cm 72kg
2-1. 산후오로(産後惡露), 안구건조(眼球乾燥), 수장황(手掌黃), 두통(頭痛) 여 32세 소양인 162cm 52kg

1-1. 두통(頭痛), 현훈(眩暈)

다음은 한중호 선생의 경험을 채록한 것이다.

● ○ ○ ○ 여 40대 중반 주부 울산광역시 동구

① 오래 전부터 머리가 아프면서 어지럽다. ② 월경 때는 더 아프다. ③ 월경통(月經痛)이 약간 있다. ④ 식욕과 소화력은 정상이고 대소변도 이상이 없다.

두통에 쓰는 처방이 매우 많으나 월경 중에 더 심하다는 점과 월경통이 있다는 점에서 하복의 혈액순환에 장애가 있다고 보았다. 따라서 두통의 원인도 하복의 혈액순환장애와 연관이 있다고 보고 두통의 처방 중에서 보혈(補血), 활혈(活血)을 겸할 수 있는 처방을 검토해보니, 사물탕이 포함되어 있는 혈허두통의 당귀보혈탕이 있었다.
두통(頭痛)과 현훈(眩暈)의 증상이 오래된 만큼 경과를 보면서 약을 쓰기로 하고 당귀보혈탕 1제를 지어주었는데 1제를 복용한 뒤 두통이 격감하고 현훈(眩暈)이 소실되었다.
한참 뒤, 어느 날 다시 왔다. 지난번 약을 복용한 후 그런대로 잘 지냈는데 전보다는 덜하지만 다시 머리가 아프기 시작한다는 것이다. 다시 지난번과 같은 당귀보혈탕을 1제 지어주었는데 약을 복용한 후 두통이 말끔히 나았다고 한다.

1-2. 두통(頭痛)

다음은 김경수 선생의 경험이다.

- 정 ○ ○ 여 31세 소양인 경기도 광명시 철산동

학원 강사를 하다가 공무원 시험준비를 하고 있는 수험생으로 작은 키에 살이 많은 체형은 아니었으나, 다부져 보였고 말과 걸음걸이가 빨랐다. 얼굴은 둥그렇고 혈색은 노란 편이었다. 손은 체구에 비해 큰 편이고 단단해 보였다.
① 두통(頭痛)이 있다. ㉠ 전에는 머리 전체적으로 있었고 요즘은 왼쪽으로 두통이 있다. ㉡ 이마에 열이 느껴질 때도 있다. ㉢ 오전에 괜찮으면 증상이 나타나지 않고, 주로 저녁 5~9시 사이에 심하다. ㉣ 두통은 4개월 전인 2월부터 공부하면서 시작되었다. ② 소변을 조금씩 자주 보며, 덜 본 듯한 느낌은 없다. ㉠ 추울 때, 저녁 때, 또는 심리적으로 불안할 때 자주 보고, 학원에서도 쉬는 시간마다 본다. ㉡ 1주일에 3~4일 정도 새벽에 1번 정도 소변을 본다. ㉢ 소변색은 노랗다. ③ 월경주기가 원래 28일로 정확한 편이었으나, 나이 들면서 23~26일로 짧아졌고 월경기간도 5일에서 3일 정도로 줄어들었다. ④ 젊어서는 냉대하(冷帶下)가 심했는데 나이가 들면서 줄어들었다. ⑤ 혀는 담색이며 백태(白苔)가 끼어 있고 혀 중앙이 약간 갈라져 있다. ⑥ 빈혈이 조금 있다. ⑦ 두통 때문에 모 한방병원에서 과립제를 복용한 적이 있으나 별 차도가 없었다. ⑧ 두통이 있을 때면 약국에서 두통약을 사먹곤 한다. ⑨ 추위를 심하게 타고 더위는 타지 않는 편이다. ⑩ 몸 중에 특별히 찬 곳은 없다. ⑪ 식욕은 보통 이상이고 소화도 잘되며 식사량도 하루 2~3끼로 1회에 1.5공기 정도 먹는다. ⑫ 대변은 불규칙하고 대변상태는 보통이다.
4개월 전에 공부를 하면서 발생한 두통을 목표로 당귀보혈탕 1.5배량에 백지 1돈, 세신 0.3돈을 더하여 10일분 20첩을 지어주었다.
복용한 지 1일 후에 연락이 왔는데, 배가 살살 아픈 것 같다고 했으나 심한 증상이 아닌 것 같았고 수험생으로 예민해 있는 것 같아 계속 복용하라고 했다. 복용을 마친 후에 들었다. 복용하는 중에 배가 살살 아픈 증상은 없어졌고 저녁이면 심하던 두통은 복용하는 중에 없어져 특별하게 나타나지 않았으며, 시험 공부하는 데도 지장이 없었다고 한다.

1-3. 두통(頭痛), 빈혈(貧血), 현훈(眩暈)

다음은 장기원 선생의 경험이다.

- 김 ○ ○ 여 40세 소음성소양인 주부 150cm 49kg 서울특별시 은평구 녹번동

① 빈혈이 있다. 헤모글로빈 수치가 일반인의 10/12 정도로 낮다고 한다. 수치가 낮아서 여러 차례 수혈을 받았다.
② 두통으로 그제 새벽에 머리가 너무 아파서 진통제를 맞으러 병원에 갔다. 머리가 깨질 듯한 두통이 돌아다니면서 나타났다. ③ 이틀 전 두통이 있으면서 다리에 힘이 하나도 없다. ④ 기립성현훈(起立性眩暈)이 있다. ⑤ 추위를 더위보다 많이 타고 시원한 물을 즐겨 마신다. ⑥ 요사이 신경 쓰는 일이 좀 있었다. ⑦ 가슴이 두근거리는 증세가 있다. ⑧ 발뒤꿈치가 갈라지는 증상이 있다. ⑨ 담백한 음식을 좋아한다. ⑩ 월경은 하루를 하는데 양이 적고 허리와 아랫배에 통증이 있다. ⑪ 자연 유산을 3번, 인공유산 1번을 했다. ⑫ 꿈을 많이 꾸고 본인은 잘 잔다고 하지만 잘 때 많이 뒤척이고 자다가 소변보러 한 번 간다.
두통(頭痛), 빈혈(貧血), 현훈(眩暈)을 목표로 당귀보혈탕 2배량에 녹용 1돈을 더하여 10일분 20첩을 투약했다.
일주일 뒤에 내원했는데 그 약에 진통제가 들어있냐고 하면서 약을 먹은 뒤 바로 두통이 없어지면서 항상 드시던 진통제를 끊었다고 하셨다. 처방을 하면서도 계속 진통제를 드시던 분이라 이 약을 드시고 바로 효과가 있을까 걱정했는데 빠른 효과가 있어 오히려 본인이 더 놀랐다. 2주일 뒤에 다시 전화를 드렸더니 그 이후에 두통이 없어졌고 기립성현훈(起立性眩暈)도 사라졌다고 한다. 하지무력은 일시적인 증상이라 그 이후에 증상이 없다고 했다.

1-4. 편두통(偏頭痛), 태양-풍지혈 두통(頭痛)

다음은 김춘수 선생의 경험이다.

- 정 ○ ○ 남 40세 소양인 178cm 72kg 경기도 용인시 동천동

상체가 발달한 근육형이며, 성격도 활달한 필자의 매부이다.

① 최근부터 좌측 태양혈에서 풍지혈 부위까지 편두통이 생겼다. ② 소화는 잘된다. ③ 대변은 약간 된 편이다. ④ 소변은 정상이다. ⑤ 안면 광대뼈 주위가 가끔씩 아픈 느낌이다. ⑥ 혈압은 60~100정도로 낮다.
별다른 특징도 없이 두통의 원인을 찾기가 쉽지 않다. 혈압이 높다거나(청상견통탕) 소화가 안 되면서 머리가 무겁다거나(담궐두통) 기력이 약하면서 어지럽다거나 하는 증상(기궐두통)도 없다. ≪동의보감≫의 두통문을 보니 눈썹 끝의 어미에서 귀 옆 뒷머리 지나는 발제 부분까지의 두통을 혈허두통이라 하므로 이 경우가 혈허두통이 잘 일어나는 유형이라고 보았다.
두통에 사용하는 처방은 매우 많다. 열실한 상태에서 사용하는 백호탕, 청상사화탕, 청상견통탕, 소시호탕을 위시하여 식체를 겸한 담궐두통에는 반하백출천마탕, 평진탕, 궁신도담탕 등을 사용한다. 혈허두통에는 당귀보혈탕이나 양혈거풍탕을, 기허두통에는 순기화중탕을, 변비를 겸한 두통에는 대승기탕, 당귀승기탕, 비급환 등을 사용한다. 감기로 오는 두통에는 구미강활탕, 천궁다조산, 궁지향소산 등을 사용한다. 그러나 앞의 경우에는 비록 저혈압이 있기는 하나 신체가 건장하고 두통이 혈허두통에서 많이 나타나는 부위이고, 평소 소화력이 좋으면서도 대변이 약간 된 편이라는 데 착안하여 사물탕이 포함되어 있는 당귀보혈탕을 사용하기로 했다.
신체가 건실하고 대변이 약간 된 편이며 두통 부위가 태양혈에서 풍지혈까지인 것으로 보아서 혈허두통형에 가깝다고 보고 당귀보혈탕 1.5배량으로 1제를 지어주었다.
45일 뒤 집안일로 식구들이 모였을 때 약 복용 이후 경과를 확인했다.
1. 약을 10여일 가량 복용한 뒤 두통이 없어졌다.
2. 이후 2년이 지난 지금까지 다시 같은 두통이 발생한 적이 없다.
≪동의보감≫을 보면 머리의 어느 부위가 아프냐에 따라 태양혈 부위가 아프면 기허두통으로, 태양혈에서 풍지혈까지 아프면 혈허두통으로, 기혈구허두통형에는 아무런 설명이 없는 등 두통분류에 대한 처방 연결방식이 세밀하지 못한 점이 있다. 후대에서 보다 합리적이고 체계적인 진단방법과 치료방식을 연구해야 한다고 사료된다.

2-1. 산후오로(産後惡露), 안구건조(眼球乾燥), 수장황(手掌黃), 두통(頭痛)

다음은 이상철 선생의 경험이다.

● 이 ○ ○ 여 32세 소양인 162cm 52kg 서울특별시 은평구 대조동

신경이 예민한 소양인이다.
① 아기를 낳고 얼굴이 새하얗게 되어서 첫 출근시 사람들이 얼굴에 분을 칠한 줄 알았다고 한다. 지금은 약간 노랗게 되었으나 여전히 새하얗다. ② 손발이 노란데 특히 손이 노랗게 되어서 귤 색깔처럼 되었다. ③ 신경을 쓰면 두통이 있다. 머리가 어지럽고 흐릿하다. ④ 피로하고 힘이 쑥 빠진다. ⑤ 신경을 쓰면 소화기능이 약해지고 상열감(上熱感)이 있다. ⑥ 목소리가 크기는 하나 이야기를 오래하면 힘이 쑥 빠진다. ⑦ 눈이 시큰하고 뻑뻑하다. ⑧ 담음(痰飮) 증상은 없다. ⑨ 감기에 걸리면 주로 목감기부터 시작하고 머리가 아프다. ⑩ 입이 텁텁하고 건조하다. ⑪ 임신 중에 어지럽고 메스껍고 입덧으로 인해서 고생을 했다. ⑫ 임신 전부터 머리가 어지러우면서 두통이 있어서 한의원에 간 적이 있었다.
얼굴이 새하얗게 된 빈혈을 겸한 부인의 두통을 혈허두통(血虛頭痛)으로 보고 당귀보혈탕으로 10일분 20첩을 투약했다. 그 이후 직접 만날 기회가 있어서 그간의 사정을 확인해 보았다.
1. 노폐물의 배출이 좋아졌다.
2. 눈의 뻑뻑함이 사라지고 피로가 많이 회복되었다.
3. 손바닥에 붉은 기운이 생겼다.
4. 혈색이 좋아졌다는 말을 듣는다.
5. 두통이 아직 없었다.
본인이 만족하여 같은 약으로 계속 원하므로 다시 같은 약으로 10일분 20첩을 투약했다.
증상이 소실되어 본인이 만족했다.

中統119 寶 궁오산 芎烏散

川芎 烏藥 各等分

亦治 産後頭痛
[用 法] 上爲末 每二錢 以燒稱錘淬酒 調服
[活套鍼線] 血虛痛(頭)
[適 應 症] 두통, 산후두통

처방설명

궁오산은 산후두통(産後頭痛)에 사용하는 처방이다. 임신하면 일반적으로 체열(體熱)이 많아지고 체온(體溫)이 높아지기 때문에 인체의 대사가 항진된다. 대사가 항진되면 면역력을 비롯한 인체의 기능이 증가하므로 임신 중에는 잔병에 걸리지 않을 뿐 아니라 병에 걸리더라도 쉽게 치료된다. 그러나 출산을 하면 임신중에 상승하였던 체온이 떨어지고 대사가 저하되는 등 생리적인 변화를 겪게 되며, 더구나 출산에 따른 과다한 체력소모로 인해 전반적인 신진대사가 활발하게 이루어지지 못하는 상황이 될 수도 있다.

이와 같은 과정은 임신과 출산을 하는 모든 사람이 공통적으로 겪는 것은 아니며, 건강한 산모에게는 큰 문제가 되지 않는다. 그러나 허약한 산모의 경우 임신 중에 발생하였던 습담(濕痰)과 출산과정에서의 조직 손상 등 혈액순환을 방해하는 요인이 신속하게 제거되지 못하여 다양한 증상이 야기되기도 한다. 예를 들어 출산과정에서 자궁과 인근 조직이 팽창되고 태아가 산도(産道)를 지나는 과정에서 발생한 혈관손상과 어혈(瘀血)로 인해 혈행장애가 생기면 아침통(兒枕痛)이 발생할 수 있다. 이럴 때는 궁귀탕, 기침산, 실소산 등을 사용하여 혈행장애를 해소시켜야 한다. 또한 출산 중에 발생하는 조직의 손상이 모두 회복되지 않은 상태에서 수유(授乳)나 부적합한 생활환경 때문에 몸이 허약해져 기절(氣絶)하거나 졸도(卒倒)하는 경우도 있는데, 이럴 때는 뇌의 혈행상태를 개선해 주는 형개산을 사용할 수 있고, 자양분이 부족하다고 생각될 경우에는 형개산과 두림주를 합한 유풍산을 사용할 수 있다.

궁오산은 기절(氣絶)하고 졸도(卒倒)할 정도로 심한 상태에 사용하는 처방은 아니지만, 산후에 습체(濕滯)가 모두 제거되지 못하고 조직이 약간 경색되어 있는 상태에서 두통이 발생했을 때 사용한다. 물론 산후에 혈행장애가 있으면 조혈(造血)·활혈작용(活血作用)이 있는 사물탕을 사용해야 하며, 이런 상태에서 소화력이 좋지 않다고 판단될 때는 궁귀탕을 사용하며, 매우 허약한 상태이면 보허탕을 사용해야 한다. 그러나 습체(濕滯)와 조직의 경직(硬直)이 원인이 되어 두통이 발생했다면 궁오산을 사용해야 한다.

오약은 이기제(理氣劑)이면서 조(燥)한 약으로 습(濕)을 빼내면서 조직의 경색을 풀어주므로 천궁의 활혈작용(活血作用)을 보조하여 혈액순환을 촉진한다. 그래서 궁귀탕은 혈관의 확장과 조혈(造血)이 목적이라면, 궁오산은 혈관확장과 혈행장애를 개선하는 것이 목적이라고 할 수 있다. 보통 출산으로 인해 몸이 허약해지고 혈행장애가 생겼을 때는 궁오산이나 궁귀탕을 쓸 수 있으며, 산후 7일 정도가 지나면 보허탕이 더 적합하다. 따라서 궁오산은 산후 짧은 기간 내에 나타나는 두통에 사용하는 처방이라고 할 수 있다.

활투침선에는 혈허두통(血虛頭痛)에 사용하는 처방으로 분류되어 있다. 혈허두통(血虛頭痛)이라고 하면 보통 혈액이 부족하여 발생하는 두통이라고 생각하여 궁귀탕, 사물탕, 당귀보혈탕 등을 생각할 수 있겠지만,

궁오산의 혈허두통(血虛頭痛)은 혈액이 부족한 것이 아니라 혈액순환을 방해하는 습체와 조직의 경색이 원인이 되어 발생하는 두통이다. 복용법을 보면 술과 함께 복용하라고 했는데, 이것도 술의 활혈작용(活血作用)을 통해 혈행소통 장애를 제거하는 기능을 높이기 위함이라고 할 수 있다.

처방구성 처방구성을 보면 천궁, 오약으로 구성되어 있으며 술과 함께 복용한다. 천궁의 정유는 대뇌의 활동을 억제하여 진정작용을 하고, 말초혈관을 확장하여 하지(下肢)와 심근(心筋)의 혈류량을 증가시켜 혈액순환을 좋게 하며, 특히 두면부의 혈액순환을 개선한다. 천궁에 함유된 페루릭산(Ferulic acid)은 진통, 진경작용과 평활근 이완작용이 있어서 장관(腸管)의 경련이나 임신자궁의 수축, 경련을 억제한다.

오약은 항히스타민 작용이 있어 혈관투과성 항진으로 인한 충혈(充血)을 억제하며, 장(腸)의 연동운동(蠕動運動)을 촉진하여 소화·흡수를 돕고 정장작용(整腸作用)을 하고, 하복부에 정체된 가스의 배출을 촉진하고 진통작용, 특히 하복부의 복통을 완화하는 작용이 있다. 또한 정유는 방향성 건위작용(健胃作用)과 항혈전작용(抗血栓作用), 지혈작용(止血作用)을 한다.

처방비교 산후 현훈(眩暈)에 사용하는 **형개산**과 비교하면 두 처방 모두 혈행장애를 개선하는 작용이 있다. 그러나 형개산은 산후에 말초혈관이 울체(鬱滯)되어 좁아지거나 부분적으로 막혀서 생기는 두통이나 현훈에 사용하는 반면, 궁오산은 산후 체력저하와 뇌의 혈행소통 장애로 인해 발생한 두통에 사용하는데, 좁아진 혈관을 확장시키고 부분적으로 긴장되어 있는 조직을 이완시켜 두통을 치료한다.

보허탕과 비교하면 두 처방 모두 산후두통에 사용할 수 있는 처방이다. 보허탕은 주로 산후 허약으로 인한 부종(浮腫), 자한(自汗), 식욕부진(食慾不振), 지절통(肢節痛), 현훈(眩暈) 등에 사용하며, 간혹 현훈을 겸한 두통에도 사용하는데, 산후허약이 바탕이 되어 있을 때 적합하다. 반면 궁오산은 혈행장애로 인한 산후두통을 치료하는 것이 주목적이다.

사물탕과 비교하면 두 처방 모두 산후두통에 사용하는데, 사물탕은 혈허상태(血虛狀態)에서 나타나는 두통에 사용하며, 산후두통 이외에도 산후복통, 산후 자궁출혈, 월경불순, 음탈 등 다양한 형태의 부인과질환에 사용한다. 반면 궁오산은 산후 혈행장애로 인해 나타나는 두통에 주로 사용한다.

中統120 寶 청상사화탕 淸上瀉火湯

柴胡 一錢 **羌活** 八分 **酒黃芩 酒知母** 各七分 **酒黃柏 炙甘草 黃芪** 各五分 **生地黃 酒黃連 藁本** 各四分 **升麻 防風** 各三分半 **蔓荊子 當歸身 蒼朮 細辛** 各三分 **荊芥穗 川芎 生甘草** 各二分 **紅花** 一分

治 熱厥頭痛
[活套鍼線] 熱厥痛(頭)
[適 應 症] 고열성 두통

처방설명 청상사화탕은 체내에 열(熱)이 과도하게 적체(積滯)되어 발생하는 열궐두통(熱厥頭痛)에 사용하는 처방이다. ≪의종손익(醫宗損益)≫에서는 열궐두통(熱厥頭痛)을 '열(熱)이 몹시 왕성하여 생긴 풍증(風證)으로 열성(熱性) 질병의 극기에 열(熱)이 몹시 심해지면서 정신을 잃고 팔다리의 근맥(筋脈)이 오그라들며, 심하면 각궁반장(角弓反張) 등 경련증상이 나타나는 것'으로 표현하고 있다. 이렇게 열성(熱性) 질병으로 인해 열(熱)이 많아졌을 때도 열궐두통(熱厥頭痛)이 발생할 수 있으나, 본래 열이 많은 사람에게 혈행장애(血行障礙)의 요인이 생겼을 때도 발생할 수 있다.

열(熱)로 인해 두통(頭痛)이 발생하는 기전은 크게 두 가지 형태로 구분할 수 있다. 먼저 체내에 열(熱)이 너무 많이 적체되어 뇌압(腦壓)을 상승시킨 결과 두통이 발생하는 경우이다. 몸에 열이 울체되어 발산(發散)되지 못하면 뇌의 압력이 상승되고 뇌혈관이 확장되기 때문에 두통이 발생할 수 있다. 이 경우에 사용할 수 있는 처방으로는 백호탕이나 방풍통성산이 있다. 둘째, 열(熱)이 적체되어 있는 동시에 뇌의 혈액순환을 장애하는 요소가 겸해 있는 경우인데, 청상사화탕이 여기에 해당되는 처방이다.

여기서 알 수 있는 것은 열울(熱鬱) 자체만으로도 두통을 발생시킬 수 있다는 것과 혈행장애(血行障礙) 요인이 두통을 발생시키는 원인이 될 수 있다는 것이다. 실제로 열이 없으면서 혈행장애가 있을 때 두통이 발생하는 경우가 있는데, 기허두통(氣虛頭痛)에 사용하는 순기화중탕이 그 예이다. 그러나 청상사화탕의 경우 열울(熱鬱)과 혈행장애(血行障礙)가 겸해 있는 경우의 두통에 사용한다. 시호를 비롯하여 황금, 지모, 황백, 황련 등 약성이 찬 약재들은 열울상태(熱鬱狀態)를 개선하는 역할을 하고, 형개를 비롯하여 천궁, 세신, 홍화 등은 혈행장애를 개선하는 역할을 한다.

청상사화탕을 복용할 수 있는 사람은 얼굴이나 입술이 붉고, 평소 물을 많이 마시고, 찬 음식을 좋아하며, 여름에는 선풍기나 에어컨 앞에서 떠나지 않는 등 더위를 많이 타고, 겨울에도 찬밥을 먹는 등 한눈에 열이 많다고 느껴지는 사람이다. 몸이 허랭(虛冷)하여 추위를 타고, 몸이 연약(軟弱)하고 소화력이 약하거나 피부가 연약한 사람에게는 이런 증상이 결코 발생하지 않는다.

청상사화탕은 인체의 기능이 항진되어 있을 때 사용하는 처방이며, 이러한 상태에서는 자윤(滋潤)이 결핍될 수 있다. 그래서 청상사화탕의 증상이 있는 사람들은 인체의 기능이 안정되게 유지되지 못하는 경향이 있으며, 열성상태로 인해 고혈압이나 당뇨병 등에 걸리기 쉽다는 특징이 있다. 또한 이런 증상은 혈행장애가 발생할 수 있는 중년 이후에 주로 나타나기 때문에 청상사화탕은 중년 이후 체열이 높은 사람에게 사용할 기회가 많다고 할 수 있다.

청상사화탕은 열성두통(熱性頭痛)에 사용하는 청상견통탕에 비하여 사용빈도가 떨어진다. 왜냐하면 청상견통탕의 두통은 열성(熱性)이 내재되어 있긴 하지만 평소 열이 많은 경우가 아니라 어떤 원인에 의해 두부(頭部)에 열이 급격히 형성되어 발생한 격렬한 두통이며, 청상사화탕의 두통은 평소에 열이 많은 사람에게 나타나기 때문이다. 즉 평소 열이 많은 사람에게 두통이 발생하는 것보다는 어떤 원인으로 인해 두부(頭部)에 열이 형성되어 두통이 발생하는 경우가 많다는 뜻이다.

처방구성 처방구성을 살펴보면 시호는 중추신경을 억제하여 정신을 안정시키며 항염증작용과 혈소판응고를 억제하는 작용이 있다. 강활은 발한(發汗), 해열작용(解熱作用)이 있고, 황금은 교감신경 흥분을 완화하여 신경안정작용을 하며, 혈관투과성 항진을 억제하고 소염작용이 강하여 혈관의 염증성 충혈(充血)과 울혈(鬱血)을 완화한다. 지모는 해열작용이 뚜렷하며 고열(高熱)과 미열(微熱)에도 다 같이 유효하다. 황백은 소염작용과 수렴작용이 강하며, 혈소판응고를 억제하여 혈관의 충혈(充血)과 울혈(鬱血)을 경감시킨다.

자감초는 감초에 비해 심근세포에 대한 영양공급과 심장운동능력 강화작용이 강하며, 진통작용이 있다. 황기는 강심작용이 있어 심장의 박출량을 높이고, 말초순환을 개선하며 모세혈관의 저항력과 투과성을 증가시킨다. 생지황은 인체에 전해질을 공급함으로써 묽은 혈액을 진하게 만들어 주는 역할을 하고, 황련은 미주신경자극 증강작용에 의해 혈압을 강하시키고 뇌혈관의 긴장을 저하시킨다. 고본은 평활근 이완작용이 있으며, 진통, 진정작용을 하고 정유성분에는 소염작용이 있다.

승마는 해열작용, 진통작용, 소염작용이 있고, 방풍은 말초의 투과성을 조절하며 표재(表在) 혈관을 확장시킨다. 만형자는 모세혈관의 투과성증가를 억제하는 작용이 있고, 진통, 소염작용을 하여 두통과 중이염, 눈의 통증 등에 유효하다. 당귀는 항혈전작용(抗血栓作用)을 하여 혈액순환을 원활하게 하고 철분결핍에 의한 빈혈에 좋은 효과를 나타낸다. 창출은 소화기의 운동성을 증가시키는 작용과 이뇨작용이 있다.

세신은 말초혈관의 순환을 도와주고, 형개는 피부의 혈행(血行)을 촉진한다. 천궁은 항혈전작용(抗血栓作用)으로 혈액순환을 촉진하고, 홍화는 혈관확장 작용을 한다. 감초는 스테로이드 호르몬과 유사한 작용이 있어 항염증작용, 해독작용, 해열작용을 한다.

처방비교 열성두통(熱性頭痛)에 사용하는 **백호탕**과 비교하면 두 처방 모두 열성두통에 사용한다는 공통점이 있으나, 백호탕은 청열(淸熱) 위주의 약성을 통해 열생산 자체를 감소시켜 두통을 치료하며, 구갈(口渴) 증상이 뚜렷하게 나타날 때 사용한다. 반면 청상사화탕은 열울(熱鬱)과 혈행장애 요인을 제거하여 두통을 치료한다.

방풍통성산과 비교하면 두 처방 모두 열울(熱鬱)로 인해 뇌압이 증가하여 발생하는 두통에 사용하는데, 방풍통성산은 표피(表皮)의 발산장애, 대소변의 적체(積滯) 등으로 인해 체내의 열이 충분히 배출되지 못하기 때문에 발생하는 두통에 사용한다. 반면 청상사화탕은 기본적으로 열이 많은 사람에게 두면부의 순환장애가 생겨 발생하는 두통에 사용한다.

→ 활용사례

1-1. 고열성두통(高熱性頭痛) 여 44세 58kg

1-1. 고열성두통(高熱性頭痛)

● 김 ○ ○ 여 44세 58kg 경기도 의왕시 오전동

얼굴의 볼 주위가 매우 붉고 뚱뚱해 보이며 힘이 없고 무기력한 모습이다.

① 두통이 대단히 심해 견디기 어렵다. ② 기억력이 급속도로 나빠지고 시력이 떨어졌다. ③ 피로하고 눈을 뜨기 싫다. ④ 오른쪽 다리가 많이 땅기고 저리다. ⑤ 불안, 초조하고 심장이 두근거린다. ⑥ 소변이 시원치 않고 가끔 변비도 있다. ⑦ 어깨 등줄기가 뻐근하고 아프다. ⑧ 끅끅거리고 트림이 자주 난다. ⑨ 눈이 항상 충혈되어

있다. ⑩ 항상 상체가 덥고 땀이 난다.
이 부인의 주호소는 견디기 힘든 두통이나, 두통이 발생하는 신체상태는 열이 많이 내재된 열성상태로 보인다. 우선 얼굴의 볼 주위가 항상 붉으면서도 항상 상체가 덥다는 것을 보면 기본적으로 체열이 높은 상태임을 알 수 있고, 여기에 울화(鬱火)나 신경과도가 겹치자 상열(上熱)이 더 심해져서 열궐두통(熱厥頭痛)으로 진행된 것이 아닌가 보았다.
열궐두통(熱厥頭痛)이란 열이 극한상태를 띠면서 나타나는 두통을 말하는 것이니만큼 지나친 열의 원인을 감소시킬 치법을 선정해야 할 것이다. 원인에 따라서 여러 치법이 있으나 이 부인의 경우는 평소부터 몸에 열이 많은 것으로 보아서 청열(淸熱)의 치법이 적당하리라 보았다.
안면과 머리에 항상 열이 오르고 평소 열이 많은 사람에게 쓸 수 있는 처방으로는 청상사화탕이나 청상견통탕이 있고, 이보다는 덜하나 실증에 사용하는 천궁다조산 등이 있다. 이 부인의 경우 살아온 생활이 그리 순탄치 못했고, 화병(火病)을 얻어 안면과 머리에 항상 열이 오른다는 점을 감안하여 열궐두통에 사용하는 청상사화탕을 쓰기로 했다.
그래서 청상사화탕 본방에 고본이 없어 넣지 못하고 시호를 2배량으로 한 뒤 울화(鬱火)를 치료하고자 향부자, 치자, 사인을 더하여 10일분 20첩을 지어주었다.
약을 모두 복용한 뒤 남편과 함께 내방했는데, 두통이 격감하였으며 소변이 많이 나오고 전에는 배가 고프지 않았는데 배가 고픈 것을 느낀다고 한다. 그리고 몸을 보니 살이 쭉 빠져 홀쭉해졌다. 아울러 전체적으로 많이 좋아졌으나 힘이 없어 맥을 못 추겠고 다리가 땅기고 저리는 것은 여전하다고 한다.
좋은 약으로 몸을 많이 보해 달라는 남편의 요구에 따라 신장을 도와 허열을 내리기 위해 육미지황원과 심장의 안정을 주기 위하여 귀비탕을 선택했다. 가미귀비탕에 육미지황탕을 합방한 다음 녹용을 넣어 지어주었다.
약을 먹는 중간에 전화를 걸어와 다리 땅기는 증세가 좋아졌으나 가끔 저리다고 한다. 그래서 약을 더 복용할 것을 권유했다.

中統121 寶 승마황련탕 升麻黃連湯

升麻 乾葛 各一錢 **白芷** 七分 **白芍藥 甘草** 各五分 **黃連**酒炒 四分 **犀角屑 川芎 荊芥穗 薄荷** 各三分

治 面熱 ① 忌 酒 麵 五辛
[用　法] 上先用水半盞浸 川芎 荊芥 薄荷外 都作一貼 水二盞煎 至一盞 入浸三味 再煎至七分 溫服
[活套鍼線] 面熱(面)
[適 應 症] 여드름, 면적, 신열, 비염, 식후즉변, 소화불량, 천면, 다몽, 이명

처방설명

승마황련탕은 면열(面熱)이나 여드름에 사용하는 처방이다. 면열은 얼굴에 열감(熱感)이 있는 것으로 가볍게는 얼굴이 달아오르는 정도인데, 심한 경우에는 겨울에도 얼굴에 열이 벌겋게 달아올라 지속된다. 승마황련탕은 이러한 상열감(上熱感)이 있되 반복적이거나 지속성이 있어야 사용할 수 있다. 그 이유는 상열감은 감정의 변화에 의해서도 잠시 나타날 수 있으며, 갱년기에도 흔히 볼 수 있기 때문이다. 즉 승마황련탕의 면열(面熱)은 감정의 변화로 인한 일시적인 열감(熱感)이 아니라 조직의 기질적인 변화에 의한 면열(面熱)이거나 반복적으로 발생하는 면열이라는 뜻이다.

얼굴의 피부는 다른 부분과 달리 몸 전체의 체열상태(體熱狀態)를 가장 쉽게 알 수 있는 곳이다. 몸에 열(熱)이 많은 사람은 평소에도 얼굴이 붉고 열감(熱感)이 있다. 반대로 체열(體熱)이 낮은 사람은 얼굴이 창백한 경우가 많다. 물론 다른 부분의 피부도 체열 정도에 따라 열감(熱感)과 냉감(冷感)을 나타내지만 가장 강하고 빠르게 나타나는 곳은 얼굴이다. 따라서 몸이 차면 얼굴도 차고, 몸이 뜨거우면 얼굴에도 열이 나는 경향이 있다. 이는 얼굴의 특성상 열이 발산되는 부위이기 때문이다. 또한 얼굴을 제외한 부위는 의복으로 덮여 있으므로 체열이 발산되더라도 단위면적당 얼굴에서 발산되는 양만큼 많지 않은 것도 이유이다. 비근한 예로 겨울등반을 하는 사람이 조난을 당했을 때 체온을 유지하기 위해 양말을 벗어 머리와 얼굴을 보호하는데, 이는 두면부(頭面部)에서 발산되는 열이 대단히 많다는 의미이다.

이처럼 얼굴은 사람을 대하면서 제일 먼저 볼 수 있는 부위이며, 피부의 상태, 인체가 가지고 있는 체열의 정도, 혈액순환 정도 등을 쉽게 짐작할 수 있는 곳이다. 즉 면색(面色)을 통하여 혈행(血行)의 정도를 알 수 있고, 피부의 두께나 탄력성, 윤기(潤氣) 등을 통하여 영양상태나 건강정도를 파악할 수 있다. 따라서 면열(面熱)이 나타난다는 것은 그만큼 체내에 열(熱)이 많다는 증거이기도 하다. 이는 생산된 열만큼 열발산이 원활하게 되지 않기 때문에 나타나는 증상이라고 할 수 있다. 승마황련탕의 면열(面熱) 또한 두면부(頭面部) 조직이 긴장되고 열이 울체(鬱滯)되어 열발산이 원활하게 이루어지지 않기 때문에 나타나는 증상이다. 따라서 긴장된 조직을 이완시켜 열발산을 촉진하면서 직접 청열시켜 열울(熱鬱)을 개선하면 면열은 자연히 치료된다.

승마황련탕에는 기육(肌肉)이 두터운 사람의 표울(表鬱)에 사용하는 승마갈근탕이 포함되어 있으므로 피부가 두텁고 열이 울체(鬱滯)되기 쉬운 사람에게 적합하고, 청열작용(淸熱作用)이 있는 황련과 서각, 혈액소통을 원활하게 하는 천궁과 형개수가 들어 있어 열에너지가 과다하게 발생할 수 있는 신체구조를 가지고 있는 사람에게 승마황련탕증이 많이 나타남을 알 수 있다.

용법을 보면 천궁, 형개, 박하를 제외한 다른 약재를 어느 정도 달인 후에 제외한 약재를 넣고 다시 달여 복용한다고 했다. 이는 천궁, 형개, 박하 모두 방향성이 있기 때문에 약효를 보존하기 위한 것이며, 달리 표현하면 열발산을 최대한 촉진하기 위함이라고 할 수 있다.

금기사항으로 술과 오신(五辛: 마늘, 파, 부추, 겨자, 생강)을 먹지 말라고 한 것은 열(熱)이 울체(鬱滯)되어 원활하게 발산되지 못하고 있는 상태에서 이러한 음식을 섭취하면 열을 조장하여 증상이 더욱 악화될 수 있기 때문이다.

승마황련탕은 여드름에도 사용한다. 물론 여드름이 있는 사람의 신체조건과 신체상태를 고려해야 하는데, 평소 체열(體熱)이 높고 피부가 두터운 사람이며, 현재 여드름이 있으면서 면열(面熱) 증상이 있을 때 적합하다. 따라서 어떤 여드름에나 사용할 수 있는 것은 아니다.

처방구성

처방구성을 보면 승마황련탕과 승마부자탕, 승마위풍탕에 공통적으로 들어있는 승마, 갈근이 군약이며 백지가 신약으로 비중 높게 포함되어 있다.

승마는 해열작용이 있고, 평활근의 운동능력을 항진시키고 근육의 장력을 강화함으로써 조직 속에 스며있는 불필요한 담음(痰飮)을 없애주는 역할을 한다. 갈근은 말초의 피부혈관을 확장시켜 해열작용을 하며 근육의 경련을 억제한다. 백지는 항염증작용과 항혈전작용, 해열작용, 진통작용이 있다. 백작약은 평활근의 경련을 억제하고, 중추신경 흥분을 억제하여 진통, 진경, 진정작용을 하며, 감초는 스테로이드 호르몬과 유사한 작용이 있어 항염증작용, 해독작용, 해열작용을 한다. 황련은 소염작용이 강하여 모든 염증의 소염제로 작용하며, 서각은 해열작용과 진경작용이 있다. 천궁은 관상동맥과 말초혈관을 확장하여 하지(下肢)와 심근(心筋)의 혈류량을 증가시키고, 항혈전작용(抗血栓作用)으로 혈액순환을 촉진한다. 형개는 피부의 혈행(血行)을 촉진하며, 박하는 열발산을 촉진한다.

처방비교

면열(面熱)에 사용하는 **청상방풍탕**과 비교하면 청상방풍탕도 면열에 사용하지만 주증상은 피부발진과 농포(膿疱)이고 청열(淸熱)·발표제(發表劑)의 비중이 더 높다. 반면 승마황련탕은 피부발진이나 여드름에도 사용하지만 주로 얼굴이 벌겋게 되는 면열(面熱)에 사용하며, 두면부(頭面部)의 열울(熱鬱)을 소산시키는 작용이 강하다.

여드름에도 응용하는 **조경종옥탕**과 비교하면 조경종옥탕은 불임이나 생리통에 사용하는 처방인데, 호르몬분비의 부조로 인해 여드름이 발생하는 경우에도 사용한다. 반면 승마황련탕은 평소 체열이 높고 얼굴에 열감이 있거나 얼굴이 붉은 사람의 여드름에 적합하다.

치자청간탕과 비교하면 두 처방 모두 면열(面熱)에 사용하는데, 치자청간탕은 부인의 갱년기장애나 신경과다 등으로 인해 인체의 기능이 일시적으로 항진되어 나타나는 유방결핵, 나력(瘰癧)에 사용하며, 면열(面熱)은 일시적인 경향을 갖는다. 반면 승마황련탕은 평소 체열이 높은 사람이 과로 등으로 인해 면열(面熱)이 나타났을 때 사용하는데, 비교적 지속성을 띤다.

활용사례

1-1. 신열(身熱), 면적(面赤), 비염(鼻炎) 남 35세 소양성소음인
1-2. 상열(上熱), 면적(面赤), 여드름, 식후즉변(食後卽便), 소화불량(消化不良), 천면(淺眠), 다몽(多夢), 이명(耳鳴) 남 24세 소음인 165cm 63kg
2-1. 두중(頭重), 기상충(氣上衝) 여 76세 소음인
3-1. 여드름 여 19세 소양인

1-1. 신열(身熱), 면적(面赤), 비염(鼻炎)

● 고 ○ ○ 남 35세 소양성소음인 통역안내원 경기도 안양시 달안동 샛별한양아파트

키가 약간 크고 말이 빠르고 목소리가 약간 가늘며 일본어 통역안내원으로 일한다는 소양성소음인으로 보이는 35세 남자이다.

風 寒 暑 濕 燥 火 內傷 虛勞 霍亂 嘔吐 咳嗽 積聚 浮腫 脹滿 消渴 黃疸 瘧疾 邪祟 身形 精 氣 神 血 夢 聲音 津液 痰飮 蟲 小便 大便 頭 面 眼 耳 鼻 口舌 牙齒 咽喉 頸項 背 胸 乳 腹 腰 脇 皮 手 足 前陰 後陰 癰疽 諸瘡 婦人 小兒

① 1년 전부터 몸 전체에 열이 많다. ② 특히 얼굴에 열이 많아 붉은 반점이 생긴다. ③ 더운 음식을 먹거나 햇볕을 쐬거나 샤워만 뜨겁게 해도 얼굴이 붉어진다. ④ 반점이 나면서 얼굴 피부 껍질이 벗겨진다. ⑤ 겨울에도 창문을 열어 놓고 잔다. ⑥ 지금도 얼굴이 불긋불긋하다. ⑦ 2달 전부터 기상시 재채기가 심하다. ⑧ 기상시 맑은 콧물이 1시간 정도 나며 코가 맹맹하다. ⑨ 1년 전 바닷가에서 햇볕을 쪼인 뒤 얼굴에 면종이 생겼다. ⑩ 2달 전부터 머리 뒷부분에 원형탈모증이 생겼다. ⑪ 더운 음식을 먹으면 상체가 매우 덥다고 한다. ⑫ 더위를 심하게 타며 가끔 손발이 아주 차나 몸 전체가 뜨겁다. ⑬ 식욕과 소화력은 보통이다. ⑭ 대변은 2~3일에 1번 보며 된 편이고 소변을 자주 본다. ⑮ 기억력이 격감했으며 위 부위와 허리가 뻐근하다.
몸 전체가 뜨거우며 더위를 심하게 탄다는 소양성소음인의 얼굴에 열이 많아 붉은 반점이 생기는 것을 목표로 승마황련탕에 형개 3돈, 향부자 2돈을 더하여 10일분 20첩을 지어주었다.
약 2달 후에 감기로 약을 지으러 왔을 때 확인해 보니, 몸 전체에서 열이 나고 얼굴에 반점이 생기는 것들이 격감했으며 비염증세가 경감됐고 원형탈모증도 더 이상은 진행이 안 된다고 한다.

1-2. 상열(上熱), 면적(面赤), 여드름, 식후즉변(食後卽便), 소화불량, 천면(淺眠), 다몽(多夢), 이명(耳鳴)

다음은 장자한 선생의 경험이다.

● 임 ○ ○ 남 24세 소음인 대학생 165cm 63kg 서울특별시 강동구 성내1동

보통 체격에 피부에 윤기가 없고 누런 바탕에 약간 붉은 빛이 있는 얼굴색을 가진 24세 학생이다. 보컬 트레이닝을 받는 학생으로 잠시 중국집을 운영하는 누나를 도와 음식을 배달하다 1달 전부터 여드름이 심해지면서 농(膿)도 있는데 한약으로 치료할 수 있느냐고 문의를 했다.
① 열이 달아오르면 벌겋게 되고, 여드름이 있었는데 1달 전부터 더욱 심해져 농(膿)까지 생긴다. ② 식후즉변(食後卽便)이 있다. ③ 손발이 차다. ④ 식욕은 있으나 소화는 잘 안 되는 편이다. ⑤ 식후에 가스가 차고 답답하다. ⑥ 대변을 자주 보고 정상변이거나 가끔 묽게 나오며 후중감(後重感)이 있다. ⑦ 소변을 자주 보고 소변은 황색이다. ⑧ 소변불리(小便不利)가 약간 있다. ⑨ 손에서 열감(熱感)이 느껴지고 추위보다는 더위를 타는 편이다. ⑩ 불면(不眠)과 천면(淺眠)이 있으며 꿈을 많이 꾸는 편이다. ⑪ 이명(耳鳴)이 있다. ⑫ 기침을 약간 하고 흰색 가래가 나온다.
24세 소음인 남자의 상열(上熱), 면적(面積), 여드름을 목표로 승마황련탕에서 서각 대신 금은화 1.5돈을 더하고 만삼 2돈, 백출 1돈, 사인 1돈을 더하여 10일분 20첩을 투약했다.
한동안 연락이 없다가 12월 초에 음식 배달을 왔을 때 살펴보니 얼굴이 대부분 깨끗해져 있었다. 그동안 어디 다녀오느라고 못 왔다고 하면서 1제를 복용했더라면 완전히 좋아졌을 텐데 사정이 안 되어 나중에 여유가 되면 약을 더 복용하겠다고 했다. 그래서 그간의 경과를 자세히 확인해 보니

1. 열이 달아오르는 것이 없어지고 여드름도 많이 없어졌다.
2. 식후즉변(食後卽便)이 소실되었다.
3. 손발이 조금 따뜻해진 것 같다.
4. 식욕과 소화력이 정상으로 되었다.
5. 식후에 가스가 차는 것이 소실되었다.
6. 이제는 대변을 정상적으로 본다.
7. 소변도 정상이 되었으며 소변불리도 소실되었다.
8. 불면(不眠)과 천면(淺眠)이 소실되었다.
9. 이명(耳鳴)도 소실되었다.

2-1. 두중(頭重), 기상충(氣上衝)

다음은 심송일 선생의 경험이다.

● 한 ○ ○ 여 76세 소음인 광주광역시 동구

몸이 마르고 성격이 온순한 소음인으로 보이는 할머니로 머리가 멍멍하다며 약을 원했다.
① 간혹 머리가 멍멍한 느낌이 심하다. ② 머리가 무겁고 둔한 느낌이 자주 든다. ③ 간혹 얼굴에 열이 확 오르는 느낌이 있다. ④ 소화가 잘되진 않지만 식사는 잘하는 편이다. ⑤ 예전에 위산과다로 장기간 약을 먹은 적이 있다. ⑥ 대변과 소변은 정상이다. ⑦ 어지럽거나 두통증세는 없다.
이 분은 다른 특별한 증세는 없으나 머리가 멍멍하고 머리가 무거운 증상이 간혹 심한데 두통이나 현훈 증세가 없어서 기허, 혈허나 습담으로 인한 것은 아닌 것 같고 얼굴 기상충이 있는 것과, 전에 위산과다로 장기간 약을 투여한 것으로 보아 위열(胃熱)이 상초(上焦)로 올라가 생긴 두중(頭重)으로 생각되었다.

얼굴에 기상충이 눈에 띄게 보였고 또한 위산과다로 전에 약을 먹은 점을 참고 하여 승마황련탕을 사용하기로 하고 승마황련탕 본방에서 서각 대신 승마 0.5돈을 더하여 10일분 20첩을 지어드렸다.
≪방약합편≫대로 밀가루 음식과 술 五辛(마늘, 파, 부추, 겨자, 생강)을 금하게 했다.
1년 후 약을 다시 지어달라고 할 때 확인해 보니, 두중(頭重)과 기상충(氣上衝)이 60% 정도 소실되었다고 해서 이 약이 적합하다고 판단하고 전의 처방 그대로 지어드렸다.

3-1. 여드름

다음은 서영학 선생의 경험이다.

● 서 ○ ○ 여 19세 소양인 경기도 광주시 초월면

본인의 딸아이로 고등학교 3학년 때의 일이다.
① 여드름이 심하여 온 얼굴에 벌겋게 나 있다. ② 그 외 별다른 증상은 없다. ③ 한약을 먹기 싫어하지만 여드름을 없앨 수 있다고 하니 먹어 보겠다고 한다.
여드름은 여러 종류가 있으나 딸아이처럼 청소년기에 있는 여드름은 성장호르몬의 영향으로 인한 것이라 성인여드름과는 원인과 치법이 다르다. 그러나 청소년의 여드름에도 여러 가지 처방이 있어서 분간이 쉽지 않은 점이 있다. 우선 청소년의 여드름에 가장 흔히 사용하는 청혈사물탕과 승마위풍탕, 승마황련탕을 검토하다가 딸아이가 얼굴 이외의 머리나 귀 부위에 발적이나 종기 같은 것이 없는 것으로 보아서 청혈사물탕증은 아닌 것 같고, 소화기장애나 열이 있는 것도 아니어서 승마위풍탕을 제외하니, 면열(面熱)이 있으면서 여드름이 있는 데 쓸 수 있는 승마황련탕이 가장 적합하리라 보았다. 그래서 승마황련탕으로 10일분 20첩씩 3회에 걸쳐 복용했다.
승마황련탕 3제를 모두 복용한 뒤에는 극심했던 여드름이 몰라보게 줄어들어 지금은 거의 모두 없어진 상태이다. 승마황련탕에는 황련이 들어가 있어 약 맛이 몹시 쓰지만 딸아이가 용케도 잘 먹었는데, 2~3제를 지속하여 복용하자 여드름도 많이 호전되어 가고 약이 쓰다며 먹기를 주저했다.

中統122 寶 승마부자탕 升麻附子湯

升麻 附子炮 **乾葛 白芷 黃芪**蜜炒 各七分 **人蔘 草豆蔻 甘草**炙 各五分 **益智仁** 三分 蓮鬚葱三莖

治 面寒 面寒胃虛也 [附子理中湯](上統九) 亦可
[活套鍼線] 面寒(面)
[適 應 症] 면한, 목시림, 인통, 기침

처방설명 승마부자탕은 얼굴이 차거나 시리다고 일컫는 면한(面寒) 증상에 사용하는 처방으로 면열(面熱)에 쓰는 승마황련탕과 정반대의 증상에 사용한다.

면한(面寒)은 위허(胃虛) 때문에 생긴다고 하여 ≪동의보감≫에서는 위허(胃虛)로 인한 면한(面寒)에 부자이중탕을 먼저 쓰고 승마부자탕을 쓰라고 했다. 그러나 얼굴이 차거나 시린 것은 얼굴 부위에 체열(體熱)이 부족하기 때문이고, 이는 곧 신체전반에 체열이 부족하여 신체의 일부분인 얼굴까지 충분한 혈액공급과 체열의 분배가 이루어지지 않기 때문에 나타나는 증상이다. 이러한 상태에서는 얼굴뿐 아니라 위장(胃腸) 부위도 함께 체열이 결핍되어 허랭(虛冷)해지기 쉬운데, 선현들은 이를 보고 면한(面寒)이 위허(胃虛)로 인해 발생하는 것으로 본 듯하다. 그래서 얼굴이 시리고 차면 승마부자탕 외에도 부자이중탕을 쓰거나 부자이중탕을 먼저 쓰고 승마부자탕을 쓰라고 한 것이다.

그러나 얼굴이 차거나 시린 것은 신체 전반적으로 체열(體熱)이 부족한 것이 원인이기도 하지만, 안면(顔面)의 혈액순환을 방해하는 장애요인이 원인이기도 하다. 따라서 몸이 전체적으로 허랭(虛冷)하고 소화기도 허랭(虛冷)할 때는 부자이중탕이나 부양조위탕 같은 온리제(溫裏劑)를 사용하여 체열을 높여주면 되겠지만, 체열(體熱)이 부족할 뿐 아니라 안면의 혈액순환이 방해를 받고 있을 때는 승마부자탕을 사용하는 것이 더 좋다.

얼굴피부는 다른 곳보다 지방층이 두텁다. 지방층이 두텁다는 것은 혈행장애(血行障礙)를 야기할 수 있는 담음(痰飮)의 요소가 상존한다는 의미이기도 하다. 따라서 여러 원인으로 인해 면부(面部)의 혈액순환을 방해하는 담음(痰飮) 요소가 증가하였을 경우 면한(面寒) 증상이 쉽게 나타나는 것이다. 이때 승마부자탕에 포함된 승마, 백지, 갈근이 안면(顔面)의 혈액순환을 장애하는 요인들을 없애주는 역할을 한다. 갈근은 근육의 긴장을 풀어 혈액소통을 원활하게 하고, 백지와 승마는 두면부의 불필요한 담음성 물질을 제거하여 혈액순환을 정상화시킨다. 승마, 갈근, 백지는 승마부자탕 외에도 면열(面熱)에 사용하는 승마황련탕과 면종(面腫)에 사용하는 승마위풍탕에도 포함되어 있어 면부(面部)의 혈행장애 요인을 제거하는 역할을 한다는 것을 확인할 수 있다.

이처럼 승마부자탕은 안면부의 혈행장애 요인을 제거하면서 온리(溫裏)시키는 작용을 가진 처방이므로 단순한 온리제(溫裏劑)와 구분되어야 한다. 즉 손발을 비롯한 다른 부분은 차지 않은데 유난히 얼굴이 차고 시리다고 할 때 승마부자탕을 사용한다. 따라서 승마부자탕의 증상을 보이는 사람은 약간 몸이 찰 수도 있지만 매우 찬 사람은 아니다.

처방구성 처방구성을 보면 승마황련탕과 승마위풍탕에 공통적으로 들어있는 승마, 갈근, 백지가 포함되어 있어 두면부(頭面部) 조직의 경색이나 체액(體液)의 울체(鬱滯)로 인한 순환장애를 개선하는 역할을 한다. 승마는 해열작용이 있고, 평활근의 운동능력을 항진시키고 근육의 장력을 강화함으로써 조직 속에 스며있는 불필요한 담음(痰飮)을 없애주는 역할을 한다. 갈근은 말초의 혈액순환을 촉진하고, 관상동맥을 확장하여 혈류량을 증가시키면서 혈소판응집을 억제한다. 백지는 해열작용과 진통작용이 있고, 부자는 세포의 열에너지 생성을 촉진하여 체온을 상승시키고 혈관운동 중추를 흥분시켜 전신 또는 국소의 혈액순환을 촉진한다.

황기는 강심작용이 있어 심장의 박출량을 높이고, 말초순환을 개선하며 모세혈관의 저항력과 투과성을 증가시킨다. 인삼은 심장기능을 강화하며 소화액 분비를 증진시켜 식욕을 강화하고 위장의 연동운동(蠕動運動)을 항진시켜 소화·흡수를 촉진한다. 자감초는 심근세포에 영양을 공급하여 심장운동능력을 정상화한다. 초두구는 위장 평활근을 수축시키는 작용이 있고, 익지인은 건위작용(健胃作用)이 있다.

처방비교

부자이중탕과 비교하면 부자이중탕은 허랭(虛冷)의 정도가 더 심할 때 사용하고, 얼굴뿐 아니라 전신이나 복부가 찬 것이 주증이며, 이로 인해 발생하는 복통(腹痛), 설사(泄瀉), 신강직(身强直), 구금(口噤) 등의 증상에 사용한다. 반면 승마부자탕은 복부(腹部)나 전신허랭(全身虛冷)이 동반될 수도 있지만, 복랭(腹冷)과 전신랭(全身冷)보다는 면한(面寒)이 주증상일 때 사용한다.

승마황련탕과 비교하면 두 처방 모두 승마, 갈근, 백지를 공통으로 포함하고 있다. 그러나 승마황련탕은 얼굴에 자주 열이 달아올라 화끈거리고 외견상으로 볼 때도 얼굴이 붉은 사람의 면열(面熱)에 사용하며, 이런 상태에서 나타나는 여드름에도 사용한다. 반면 승마부자탕은 승마, 백지, 갈근이 공통적으로 포함되어 있음에도 부수적으로 온열제인 부자, 보기제인 인삼, 황기, 감초, 소도(消導)·이기제(理氣劑)인 익지인이 들어있어 온열(溫熱)·보기(補氣)·건비(健脾)시키면서 안면(顔面)의 혈행장애를 제거하여 면한(面寒)을 치료한다.

활용사례

1-1. 면한(面寒), 목시림, 인통(咽痛), 기침 여 69세 태음인

1-1. 면한(面寒), 목시림, 인통(咽痛), 기침

● 최 ○ ○ 여 69세 태음인 경기도 안양시 동안구 부림동 한가람 신라아파트

보통 키에 약간 뚱뚱한 태음인으로 보이는 할머니이다. 1달 전부터 감기에 걸린 후
① 얼굴이 차고 시리다. ② 목 주위로 찬바람이 들어오는 듯하고 바람이 싫다. ③ 목(인후)에서 찬바람이 나고 칼칼하다. ④ 뜨거운 것을 먹으면 인통이 덜하다. ⑤ 기침이 간혹 난다. ⑥ 5년 전 감기에 걸린 후 기침이 심하여 치료했으나 그 이후로 감기에 잘 걸리고 감기시 기침이 잦다. ⑦ 역시 1달 전부터 자다가 땀이 나고 움직이기만 해도 헛땀이 난다. ⑧ 추위를 심하게 탄다. ⑨ 손발이 화끈거린다. ⑩ 식욕은 보통이고 소화력이 좋으며 따뜻한 음식을 좋아한다. ⑪ 입이 자주 마른다. ⑫ 피로하다. ⑬ 대소변과 수면상태는 모두 정상이다.
추위를 심하게 타는 할머니의 감기 이후에 발생한 면한(面寒), 오풍(惡風), 인통(咽痛)을 목표로 승마부자탕으로 3일분 6첩을 투약했다.
3일 뒤에 다시 왔을 때 확인하니, 목 주위에서 찬바람이 나는 것은 완전히 소실되고 얼굴 시린 것, 인통, 기침 등도 좀 덜하다고 한다. 그런데 승마부자탕을 복용하는 중에 헛배가 부르면서 허리둘레가 빼근하고 명치가 좀 답답했으며 땀이 나는 것은 여전하다고 한다.
이번에는 오래된 감기의 잔여증세와 감기 이후 발생한 도한(盜汗)과 자한(自汗)을 목표로 허로소기(虛勞少氣)와 일체의 허손(虛損)에 효과적인 녹용대보탕을 지어주었다.

中統123 寶 승마위풍탕 升麻胃風湯

升麻 二錢 **甘草** 一錢半 **白芷** 一錢二分 **當歸 乾葛 蒼朮** 各一錢 **麻黃**不去節 五分 **柴胡 藁本 羌活 黃柏 草豆蔻** 各三分 **蔓荊子** 二分 薑三片 棗二枚

治 胃風面腫 ① 食後服
[活套鍼線] 胃風(面)
[適 應 症] 면종, 안면마비, 안면통, 비염, 비색, 인건, 변성, 매핵기, 두통, 축농증, 상열, 피로, 여드름

처방설명

승마위풍탕은 면종(面腫)에 사용하는 처방으로 축농증(蓄膿症), 비후성비염(肥厚性鼻炎), 여드름, 안면신경마비(顔面神經痲痹)에도 응용한다.

조문에는 '胃風面腫위풍면종'에 사용하는 처방이라고 했다. 위풍(胃風)의 사전적인 의미를 보면 '위풍(胃風)은 음식을 먹은 다음 곧 서늘한 바람을 쏘여서 생기는데, 증상은 음식이 소화되지 않고 몸이 여위고 배가 불러 오르고 바람을 싫어하며 머리에서 땀이 많이 나오고 목이 메어 잘 넘어가지 않는 것' 등이라고 했다. 그러나 승마위풍탕에서 소화장애를 조정하는 약재라고 할 수 있는 것은 창출과 초두구에 지나지 않기 때문에 승마위풍탕의 면종(面腫)의 원인을 소화장애로 단정하는 것은 곤란하다.

구성된 약재를 살펴보면 두면부(頭面部)에 습담(濕痰)이 몰려 있을 때 사용할 수 있는 승마, 백지, 만형자, 고본 등이 포함되어 있어 두면부에 혈행장애(血行障礙)를 일으키는 습담(濕痰)의 요인이 있다는 것을 알 수 있다. 또한 강활, 건갈, 마황 등의 약재가 포함되어 있어 외감(外感)으로 인해 조직이 긴장(緊張)·경색(梗塞)되어 있다는 것도 알 수 있다. 결과적으로 위풍(胃風)의 개념은 선현들의 경험이기 때문에 무시할 수는 없지만, 승마위풍탕의 면종(面腫)의 원인을 소화장애로만 보기는 어렵다. 만약 소화장애 때문에 면종이 발생하는 것이라면 소화불량이 있는 사람의 얼굴은 모두 부어야 하는데, 실제로는 그렇지 않다. 결론적으로 승마위풍탕의 면종(面腫)은 소화장애를 겸할 수도 있지만, 소화장애와 상관없이 면부(面部)의 혈행장애(血行障礙)가 원인이 되어 발생한다고 볼 수 있다.

면부(面部)의 혈행장애를 일으키는 원인을 살펴보면, 첫째 외감(外感)의 영향을 받아 안면부(顔面部) 조직이 긴장(緊張)과 경색(梗塞)되었을 때 혈액순환장애가 생긴다. 둘째, 안면부는 다른 곳에 비하여 피하지방층이 두텁기 때문에 혈행장애를 일으킬 수 있는 습담(濕痰)의 요인이 많다고 할 수 있다. 따라서 경우에 따라서 이러한 습담이 혈행장애를 일으키는 원인이 될 수 있다. 물론 조직의 위축이나 습담(濕痰)의 요인이 있다고 하여 모두 안면(顔面)이 붓는 것은 아니다. 예를 들어 허랭한 사람에게 안면부 혈행장애가 발생했을 때는 안면이 붓는 것이 아니라 얼굴이 차거나 시리는 증상이 나타날 가능성이 높다. 따라서 조직의 긴장이나 습담처럼 혈행장애를 일으키는 원인과 더불어 몸에 약간 열성(熱性)이 있을 때 면종(面腫)이 발생한다.

승마위풍탕도 조직의 긴장과 안면부 조직의 습담(濕痰)으로 인해 혈행장애가 발생하여 면종이 나타날 때 사용하는데, 약간 열성(熱性)을 띠고 있는 사람에게 적합하다. 따라서 승마위풍탕증을 보이는 사람을 보면 얼굴이 붉은 경향이 있고, 여드름이 급격히 증가하는 경우가 많다. 이러한 면종(面腫)이 있을 때 갈근으로 긴장된 근육을 풀어주고, 백지는 체액이 혼탁해지거나 혼탁의 정도가 심해져서 화농되었을 경우에 사용하는 약재로 승마와 함께 면부의 습담(濕痰)을 제거하는 작용을 한다. 마황과 강활은 갈근과 더불어 위축된

조직을 풀어주고, 시호와 고본, 황백은 울체되어 있는 열을 빼준다. 그 외에 창출과 초두구는 소화장애를 개선한다. 전체적으로 보면 안면부의 혈행장애를 개선하는 작용이 강하다.

승마위풍탕은 약성을 이용하여 축농증, 비염, 안면마비, 여드름 등에도 사용한다. 이런 증상 모두 안면부 조직의 긴장(緊張)이나 습담(濕痰)의 울체와 연관이 있기 때문이다. 김재덕 선생의 경우 승마위풍탕을 안면마비에 사용할 때 눈이 쑤시고, 아프고, 입이 쓰고, 목이 마르는 증상이 동반될 때 효과가 좋다고 한다.

처방구성 처방구성을 보면 승마는 해열작용이 있으며, 평활근의 운동능력을 항진시키고 근육의 장력을 강화함으로써 조직 속에 스며있는 불필요한 담음(痰飮)을 없애주는 역할을 한다. 감초는 스테로이드 호르몬과 유사한 작용이 있어 항염증작용, 해독작용, 해열작용을 한다. 백지는 항염증작용과 해열작용, 진통작용을 한다. 당귀는 항혈전작용(抗血栓作用)을 하여 혈액순환을 원활하게 하고 철분결핍에 의한 빈혈에 좋은 효과를 나타낸다.

갈근은 말초의 혈액순환을 촉진하고, 관상동맥을 확장하여 혈류량을 증가시키면서 혈소판응집을 억제한다. 창출은 이뇨작용과 항염증작용이 있고, 중추신경계에 대한 억제작용이 있어 진정, 항경련작용을 한다. 마황은 혈관운동 중추를 자극하여 혈관운동능력을 강화하고, 발한작용이 있으며, 기관지 평활근을 이완하여 진해작용(鎭咳作用)을 한다.

시호는 중추신경을 억제하여 정신을 안정시키며, 해열작용, 진통작용, 진해작용, 간기능보호작용, 이담작용 등이 있다. 고본은 소염작용이 있고, 강활은 발한작용과 해열작용이 있다. 황백은 소염작용과 수렴작용이 강하며, 혈소판응고를 억제하여 혈관의 충혈(充血)과 울혈(鬱血)을 경감시킨다. 초두구는 위장 평활근을 수축시키는 작용이 있고, 만형자는 모세혈관의 투과성증가를 억제하는 작용이 있다.

처방비교 **승마황련탕**과 비교하면 두 처방 모두 면종(面腫)에 사용하며 승마, 갈근, 백지가 공통적으로 들어 있다. 차이점은 승마황련탕은 면종(面腫)에도 사용하지만 주로 면열(面熱)을 겸하고 있는 면종, 면종이 없더라도 면열(面熱)이 주증상일 때 사용하는 반면, 승마위풍탕은 면종(面腫)이 주증이고 면열(面熱)은 부수적이며 소화기장애를 겸하고 있을 때도 있으나, 주로 안면부의 순환장애가 원인이 되어 발생하는 면종(面腫)에 사용한다.

사위탕과 비교하면 두 처방 모두 여드름에 사용하는데, 사위탕은 위열(胃熱)로 인한 치통에 사용하는 처방이지만 소화력이 좋고 몸에 열이 있으며 혈탁(血濁)을 겸하고 있는 열성상태에서 나타나는 여드름에도 사용한다. 반면 승마위풍탕은 두면부에 순환장애가 있으면서 약간 열성(熱性)을 띠고 있을 때 나타나는 면종(面腫)에 사용하며, 약성을 응용하여 여드름, 비염, 축농증, 안면마비 등에도 사용한다.

소풍산과 비교하면 소풍산은 말초혈관이 위축되거나 협착되어 발생하는 이명(耳鳴), 피부소양증, 습진, 비듬 등에 사용한다. 반면 승마위풍탕은 두면부의 체액의 울체(鬱滯)나 조직의 긴장(緊張)으로 인한 순환부전으로 발생하는 면부의 부종(浮腫), 발진(發疹), 농포(膿疱)에 사용하며, 열성이 내재하고 있을 때 적합하다.

→ **활용사례**

- **1-1. 피로(疲勞), 상열감(上熱感), 여드름** 남 36세 소양성태음인 173cm 76kg
- **2-1. 안면마비(顔面痲痹), 안면통(顔面痛)** 남 44세 소양인
- **3-1. 축농증(蓄膿症), 비색(鼻塞), 매핵기(梅核氣), 두통(頭痛), 변성(變聲), 순건(脣乾)** 남 17세 소양인
- **3-2. 축농증(蓄膿症), 두통(頭痛), 부비동통, 콧물** 남 19세 소음인
- **3-3. 축농증(蓄膿症), 면부종(面浮腫), 치은통(齒齦痛), 두통(頭痛)** 남 62세 소음인
- **4-1. 비염(鼻炎), 비색(鼻塞)** 남 31세 열성태음인
- **5-1. 면종(面腫)** 여 40세 소양성태음인

1-1. 피로(疲勞), 상열감(上熱感), 여드름

다음은 김충기 선생의 경험이다.

● 김 ○ ○ 남 36세 소양성태음인 173cm 76kg 경기도 남양주시

① 몹시 피곤함을 느끼며 미간과 입술 주변에 붉은 종기가 여드름처럼 올라온다. ② 평상시에도 가끔 있는 증상이지만 뒷목의 머리카락이 끝나는 부분에 여드름 같은 것이 올라온다. ③ 눈이 빠질 듯이 아프고 눈물을 한참 흘리고 난 후에야 눈 아픈 것이 가신다. ④ 평상시에도 두면에 상열감이 있다. ⑤ 작년 이맘쯤에는 미간에 대상포진으로 진단된 종기가 난 적이 있으며 당시 방풍통성산을 먹고 나은 적이 있다. ⑥ 피곤하거나 신경을 많이 쓰면 심계증상이 있다. ⑦ 긴장을 하면 가끔 안면근육이 떨리는 증세가 있다.

피부가 두터운 태음인의 두면 부위에 위열이 적체되어 해소되지 않아서 나타난 증상이므로 두면에 적체된 열을 발표시켜 주면 치료될 것으로 판단하고 발표력과 청열력이 더 뛰어나고 위풍(胃風)으로 인한 면종(面腫)에 사용하는 승마위풍탕을 사용하기로 하고, 승마위풍탕 본방으로 5일분 10첩을 투약했다.

투약을 시작하면서 피곤함이나 상열감이 많이 호전되었다. 얼굴과 머리 뒷부분의 여드름 같은 종기는 복약을 마친 시점(일주일 쯤)에서는 완전히 사라진 것은 아니었지만 많이 수그러들었고 이후 완전히 소실되었다.

2-1. 안면마비(顔面痲痺), 안면통(顔面痛)

● 이 ○ ○ 남 44세 소양인 경기도 안양시 동안구 관양동

집을 구입하는 문제로 신경을 과도하게 쓴 후부터 좌측 안면마비가 와서 내방한 소양인 남자이다.

15일 전부터 좌측 안면마비 증세가 있는데

① 오른쪽으로 입이 돌아가 있다. ② 왼쪽 입과 눈, 코, 귀가 뻐근하게 아프다. ③ 전날은 왼쪽 귀가 몹시 아파서 잠을 못 잤다. ④ 치아와 잇몸도 아프다. ⑤ 왼쪽 얼굴이 부어 있다.

소양인 남자의 왼쪽 안면통증 및 치통을 겸한 좌측 안면마비를 목표로 승마위풍탕 2배량에 안면통증을 감안하여 전충 0.75돈을 더하여 3일분 6첩을 투약했다.

7일 뒤에 다시 약을 지으러 왔을 때 확인해 보니, 약을 복용한 후 이틀째부터 안면부종이 소실되었고 3일째는 왼쪽 입과 눈, 코, 귀, 치아, 잇몸에 있던 통증이 소실되었다며 약을 더 복용하기를 원했다. 그래서 계속하여 같은 승마위풍탕으로 3일분 6첩을 지어주었다.

3일 뒤에 왔을 때 경과를 확인해 보니, 좌안면마비로 인한 치아와 잇몸의 통증과 감각둔화로 인해 음식을 먹을 때 불편했었는데 약을 복용한 후부터 씹기가 훨씬 수월하다고 한다.

약을 꾸준히 더 복용하고 싶다고 하여 7일 간격으로 승마위풍탕 2배량에 전충 0.75돈을 더한 5일분 10첩을 2회 더 지어주었다.

3-1. 축농증(蓄膿症), 비색(鼻塞), 매핵기(梅核氣), 두통(頭痛), 변성(變聲), 순건(脣乾)

● 서 ○ ○ 남 17세 연약형 소양인 서울특별시 강서구 화곡본동

평소 자기 몸에 지극히 신경을 쓴다는 해맑은 얼굴의 소양인으로 보이는 고등학생이다.

축농증이 있어 지금까지 3개월간 병원에서 치료를 했는데 X-ray 촬영을 통해 오른쪽 상악부비동 부위가 희게 나와 축농증이 있다는 것을 알 수 있었다. 최초는 4개월 전 콧물감기 이후부터 누런 코가 계속 나오고 코가 막혔으나 병원 치료 후 지금은 누런 콧물은 흰색이 되고 코가 막힌 것은 당일 치료할 때는 뚫리지만 다음날은 또 막힌다고 한다.

① 코가 막히고 콧물이 코 안에 계속 고여 있으며 풀려고 하면 귀가 멍멍하고 나오지 않으면서 콧물이 입속으로 넘어가는 느낌이라고 한다. ② 아침에 일어날 때 목이 늘 약간씩 붓고 변성이 되며 음식을 먹거나, 가습기를 틀고 자거나 일어나서 3~4시간 후면 저절로 없어진다. ③ 가래가 목에 걸려 있는데 뱉으려 해도 나오지 않고 억지로 뱉으려고 하면 구역질이 난다. ④ 더운 방에 있거나 자고 나면 관자놀이에 통증이 있거나 후두통(後頭痛)이 있어서 서늘한 곳을 찾는다. 상담할 때도 방이 서늘한데도 본인은 덥다고 하면서 평소에는 몸에 열이 있는 편이며 이마에 땀이 잘 난다고 한다. ⑤ 그 외는 입술이 잘 마르고 부르튼다. ⑥ 식욕과 소화력은 보통이나 대변은 연변(軟便)과 경변(硬便)이 나온다. ⑦ 소변 후 잔뇨감(殘尿感)이 있으며 전에는 없었으나 1년 전부터 감기가 잦다고 한다.

체열이 높고 서늘한 곳을 좋아하는 소양인 고등학생의 코막힘, 콧물, 목 아픔, 목쉼을 겸한 축농증을 목표로 승마위풍탕 본방으로 10일분 20첩을 지어주었다.

4일 후에 확인해 보니, 지금까지 8첩을 먹었는데 코막힘이 뚫리고 콧물이 고여 있는 것은 없어졌지만 콧물은 여전히 입속으로 흘러가는 느낌이라고 한다. 또 목이 붓고 변성되는 것, 목에 가래가 걸린 것, 더운 곳에 있으면 두통이 나는 것 등도 모두 없어졌으며, 전과 같이 밥을 한 공기씩 먹으면 속이 허전해지는 것 같다며 식욕도 좋고 밥을 두 그릇씩 먹는다고 어머니가 좋아한다.

코와 인후의 여러 증상이 가벼워진 것으로 보아 축농증 또한 효력이 있다고 보고 10일 후 다시 같은 처방으로 10일분 20첩을 지어주었다.

3-2. 축농증(蓄膿症), 두통(頭痛), 부비동통, 콧물

다음은 이영우 선생의 경험이다.

- 이 ○ ○ 남 19세 소음인 서울특별시 동대문구 회기동

보통 키에 마른 편으로 전형적인 소음인이다.

봄에 이빨이 시리고 아파 충치라 생각하여 치과에 가서 X-ray를 찍고 보니 부비동에 농이 있다 하여 이비인후과로 가서 진단을 받으니 축농증 진단을 받았다. 수술을 권유받았으나 먼저 한약으로 치료가 가능하다는 말을 듣고 한약을 복용하게 되었다.

① 음식을 먹을 때 이빨이 시리고 때로는 통증이 있다. ② 부비동에 통증이 있다. ③ 두통이 있고 누런 콧물이 나며 코에서 냄새가 난다. ④ 고개를 숙이면 머리와 부비동 근처에 혈압이 오르는 느낌이 들었다. ⑤ 아토피가 있다. ⑥ 닭과 계란, 밀가루에 알레르기 반응을 보이고 우유를 소화를 시키지 못하여 설사를 한다. ⑦ 추위와 더위를 모두 잘 탄다. ⑧ 몸에 열이 있지만 찬 음식을 먹으면 배탈이 쉽게 난다. ⑨ 식욕은 보통이며 소화력은 좋지 않다. ⑩ 대변은 1~2일에 한 번 정도 보며 잔변감이 있다. ⑪ 잠은 잘 자지만 늦게 자는 버릇이 있어 피로감이 있다. ⑫ 이비인후과에 가서 축농증 진단을 받았을 때, 1주일분 약을 받았으며 2일 정도 약을 복용했다. 약을 먹기 전에는 책을 보거나 공부를 하기 위해 고개를 살짝 숙여도 두통이 심해지고 얼굴에 압력이 느껴졌다. 양약을 먹고 난 후 하루 정도 지나서 부비동과 이빨 쪽의 통증과 두통이 경감되었다. 한약을 복용하기 위해서 하루 정도 약을 쉬었는데 살짝 심해졌다

누런 콧물과 코에서 냄새가 나고 두통이 있으며 부비동에 농이 있는 형태의 전형적인 축농증이다.

축농증이라고 하면서 호소한 증상이 말 그대로 전형적인 축농증 증상이었으므로 면종으로 인한 축농증에 초점을 맞추어 치료를 했다.

면종, 축농증, 비염 등에 쓰이는 약으로 승마위풍탕을 생각했고, 소음인이지만 허열이 뜨는 형태의 약한 열성 소음인으로 판명되어 이에 적합한 승마위풍탕을 처방했다.

소음인이며 아직 청년기라는 생리적 바탕을 기반으로 하여 축농증을 목표로 승마위풍탕 1.5배량으로 5일분 10첩을 지어 복용시켰다.

식후에 매끼마다 한 첩씩 복용했으며, 모두 복용했을 때는 축농증의 누런 콧물과 두통, 부비동과 어금니 부분에서 느껴지던 통증이 사라졌다. 그러나 비염증세가 그때부터 지금까지 조금씩 있어 왔다.

3-3. 축농증(蓄膿症), 면부종(面浮腫), 치은통(齒齦痛), 두통(頭痛)

다음은 윤준민 선생의 경험이다.

- 윤 ○ ○ 남 62세 소음인 165cm 53kg

마르고 얼굴은 갸름한 편인 소음인이다.

음식을 먹을 때 잇몸이 아프고 왼편 얼굴이 붓는 증상을 보였다. 30년 전 축농증 수술을 했으나 그동안 불편 없이 지내왔기 때문에 축농증이라 생각지 않고 치아나 잇몸의 문제로 생각하여 치과를 찾아가니 치과에서 부비동에 농이 차서 그렇다고 하여 이비인후과에서 농제거수술을 했다. 수술 후 약 20일 뒤 교통사고가 난 후 병원 입원상태에서 또다시 한 달 반 정도 뒤에 염증이 다시 생겨 부비동에 농이 차고 얼굴이 부었다. 다시 농제거를 해도 근본적인 치료가 될 것 같지 않아서 한약을 먹기로 했다.

① 얼굴 좌측 부비동 쪽이 붓고 통증이 있다. ② 두통이 있다. ③ 음식을 씹을 때 왼편 잇몸이 아프다. ④ 과민성 대장증후군이 있고 대변시 주로 설사를 한다. ⑤ 식욕이 없고 평소에 쉽게 피로를 느낀다. ⑥ 예민한 성격이어서 깊은 잠을 자지 못한다. ⑦ 1개월 15일 전에 교통사고로 입원했다.

축농증 수술을 했으나 교통사고 이후에 면역력이 약해져 부비동에 염증이 다시 생긴 것으로 보인다.

부비동의 염증도 치은염처럼 얼굴에서 나타나는 염증이므로 일종의 면종이라고 생각이 되어 면종을 약을 찾아보았다.

면종에 쓰는 약으로는 서각승마탕, 승마위풍탕, 승마갈근탕, 청상방풍탕 등이 있다. 이들 약은 대부분 승마가 들어가 있다. 승마는 청열해독, 발표투진 등의 효능이 있어 풍열에 의한 두통, 치은종통에 효과가 있다. 부비동 내의 염증도 풍열로 인한 것으로 보았다. 풍열을 끄고 잇몸의 통증을 없애는 것에 승마가 잘 맞을 것으로 생각되어 승마위풍탕을 선방했다.

소음인의 축농증을 면종의 하나로 보고 승마위풍탕 1.5배량 한 것을 반 제(10첩) 지어 투약했다.

1. 약 복용 후 얼굴의 부기가 빠지고 부비동 쪽이 홀쭉해졌다.

2. 축농증으로 인한 치은통과 두통도 사라졌다.
3. 농도 사라지고 붓지 않는 것으로 보아 염증도 가라앉은 것으로 보인다.
4. 약 5개월이 지난 지금도 재발하지 않았다.

승마위풍탕은 위풍으로 인한 면종에 쓴다고 했지만 축농증, 비염에도 응용이 된다는 것은 부비동 내의 염증도 일종의 면종이라고 생각하여 적용시킬 수 있었을 것이라고 생각되었다. 책에서의 처방과 임상에서의 처방에 활용이 조금은 다를 수도 있다고 생각되었고 처방을 내릴 때 정해진 답이 있는 것은 아니므로 처방에 대한 확실한 이해가 필요하다고 느꼈다.

4-1. 비염(鼻炎), 비색(鼻塞)

● 김 ○ ○ 남 31세 열성태음인 회사원 서울특별시 송파구 잠실본동

큰 키에 몸통이 굵고 살이 약간 쪘으며 비습형 열성 태음인으로 보이는 회사원이다.

① 1~2년 전부터 코가 막히고 누우면 눕는 쪽의 코가 막히고 다시 돌아누우면 반대편 코가 막혔다 터졌다 한다.

② 1년간 이비인후과를 다녀도 여전하다는 것이다. ③ 근래 들어서 빨리 숨이 차는 경향이 있다. ④ 어려서부터 땀이 많고 전신과 얼굴, 손, 발바닥에 땀이 많이 난다. ⑤ 몸이 더운 편으로 더위를 많이 타며 물을 많이 마시고 찬 물, 찬 음식, 찬 방을 좋아한다. ⑥ 식욕과 소화가 왕성하고 대소변과 수면상태는 모두 정상이다.

더위를 타고 체열이 높으며 찬 것을 좋아하는 태음인의 비색을 목표로 승마위풍탕 2배량에 소엽 1.5돈을 더하여 10일분 20첩을 지어주었다.

24일 뒤에 코 막히는 증세가 경감되었다며 지난번과 같이 1제를 더 지어달라고 한다. 그래서 다시 승마위풍탕 2배량으로 10일분 20첩을 지어주었다.

40일 뒤에 확인해 보니, 처음에는 먹자마자 대단히 좋아졌었는데, 이번에는 더 나아지지 않고 지난번 나아진 상태 그대로라는 것이다. 다시 부인이 약을 더 지어달라는 요청을 하여, 이번에는 처방을 바꿔 보기로 하고 발표, 수렴, 거담, 온열제인 소청룡탕 1.5배량으로 10일분 20첩을 지어주었다.

5-1. 면종(面腫)

다음은 노의준 선생의 경험이다.

● 오 ○ ○ 여 40세 소양성태음인 경기도 안양시 관양동 현대아파트

보통 키와 체형에 소양성태음인으로 보이는 아주머니이다.

① 오래 전부터 처음에는 커다란 종기 같은 발진이 있었으며, 턱 주위와 목, 이마, 뺨에 작은 발진이 일어났다.

② 오래 전부터 항상 소화가 느리고 늘 더부룩하며 금방 배가 부르다. ③ 임신했을 때는 얼굴이 깨끗하나 손에 주부습진이 심해진다. ④ 변은 2일 1회를 보나 묽은 변을 본다. ⑤ 면종(面腫)과 주부습진이 반복하여 나타나고 있다. ⑥ 땀이 없고 건조하다. ⑦ 식사량이 적고 소화력도 약하다. ⑧ 몸 전체가 뜨겁다.

⑨ 3개월 전에 OO한의원에서 승마위풍탕에 의이인, 사상자 2돈, 생지황 1.5돈을 더하여 3제를 복용한 이후 소실되었는데, 약을 중지하니 다시 재발했다.

소화불량에 면종(面腫)과 주부습진이 반복되어 고생하는 소양성태음인의 면종을 목표로 먼저 효력이 있었다는 그대로 승마위풍탕 2배량에 의이인, 사상자 2돈, 생지황 1.5돈을 더하여 10일분 20첩을 지어주었다.

4개월 후에 다시 약을 지으러 왔을 때 확인해 보니, 10일분 20첩을 복용한 후에 소실되었다 한다. 그러나 다시 재발했다며 같은 처방을 요구하여 10일분 20첩을 지어주었다.

3개월 후에 다시 왔을 때 확인해 보니, 10일분 20첩을 복용한 후에는 소실되었으나 다시 재발했다고 한다. 그 후로도 3~4개월 간격으로 계속 약을 지으러 왔으나 지속하여 복용하지 않은 점이 아쉽게 생각된다.

中統124 寶 청상방풍탕 清上防風湯

防風 一錢 白芷 連翹 桔梗 各八分 片芩酒炒 川芎 各七分 荊芥 梔子 黃連酒炒 枳殼 薄荷 各五分 甘草 三分
竹瀝五匙調服

[出　　典] 萬病回春·方藥合編 : 清上焦火 治 頭面生瘡癤 風熱毒
[活套鍼線] 風熱(面)
[適 應 症] 충혈성여드름, 안충혈, 주사비, 두부습진, 안면염증, 면종, 결막염, 백독풍, 면열, 구순건조, 안면발진, 치조농루, 두피발진, 두피소양, 지루성습진, 아토피성피부염

처방설명 청상방풍탕은 두면부(頭面部)에 열(熱)이 몰려 있으면서 지방을 비롯한 점착성 노폐물로 인해 순환장애가 생겼을 때 사용하는 처방으로 면열(面熱)이나 여드름, 지루성피부염에 가장 많이 사용한다.

조문을 보면 '頭面生瘡癤두면생창절 風熱毒풍열독'을 치료하는 것으로 되어 있다. 예전에는 영양상태와 위생상태가 좋지 않는 등의 요인으로 두면부(頭面部)에 창(瘡)이 발생하는 경우가 많았다. 영양분이 부족하면 조직이 연약(軟弱)해지므로 약간의 자극에 의해서도 손상될 수 있다. 더구나 열(熱)이 많은 신체구조를 가진 사람이 질병(疾病)이나 과음(過飮) 등으로 인해 체열(體熱)이 더욱 많아진 상태에서 피부의 위축(萎縮) 등으로 혈행장애(血行障礙)가 생겨 열발산(熱發散)이 잘 되지 않았을 때는 발진(發疹)이나 창(瘡)이 생길 가능성이 더욱 높아질 수밖에 없다. '風熱毒'은 열이 많이 몰렸다는 뜻인데, 여기서 풍(風)은 순환장애가 있음을 의미한다. 즉 열발산을 장애하고 있는 요인이 있다는 뜻이다.

활투침선을 보면 풍열(風熱)에 사용하는 처방으로 되어 있다. '풍열(風熱)의 독기(毒氣)로 얼굴이 붓고 아파서 손을 댈 수 없고 입을 놀리기도 거북한 경우'를 풍열(風熱)이라고 했는데, 이는 얼굴에 열이 몰려서 붓고 아픈 것을 표현한 것이다. 풍열은 발진(發疹)이나 창(瘡)이 생기기 전 단계로 볼 수 있으며, 이 또한 열이 몰려 있으면서 순환장애가 있기 때문에 나타난다.

지금은 영양상태가 개선되어 스스로 조절하는 능력이 높아졌기 때문에 두면부(頭面部)에 열이 몰리고 순환장애가 나타나더라도 창(瘡)이 발생할 정도로 진행되지는 않는다. 따라서 두면부에 열이 몰리고 순환장애가 발생했을 때 예전에는 얼굴로 열이 달아오르고 얼굴과 두피가 헐어서 해지는 증상에 사용했다고 한다면, 요즘에는 동일한 상태에서 나타나는 여드름이나 지루성피부염에 사용하는 것이다.

여드름의 원인이 다양하지만 표부(表部)에 열이 몰려 얼굴피부에 분포된 모세혈관이 울혈(鬱血)되고, 피지(皮脂)의 과잉분비로 인해 여드름이 발생했을 때 청상방풍탕을 사용한다. 앞서 언급한 대로 청상방풍탕은 열이 몰려 있으면서 순환장애 요인이 있을 때 사용한다고 했는데, 여기서는 피지가 그 역할을 한다. 따라서 어떤 여드름에나 사용할 수 있는 것은 아니고 얼굴에 열이 많이 몰려 있는 경우에 적합하다.

청상방풍탕에 포함된 황금, 치자, 황련, 죽력, 박하는 표부(表部)의 열성상태를 완화시켜 염증(炎症)을 가라앉히고, 백지와 길경은 점착성 노폐물을 해소시켜 혈액소통을 원활하게 하며, 방풍과 형개, 연교, 천궁, 박하도 소통장애를 해소시켜 표울(表鬱)을 풀어준다. 이러한 약성들이 어우러져 표부(表部)에 열성(熱性)을 띠면서 점착성 노폐물로 인해 발생하는 여드름을 치료한다. 그러나 필자의 경험으로 볼 때 청상방풍탕의 여드름 치료율은 약 30% 정도에 불과했다. 이것은 여드름의 원인이 다양하다는 것을 반증하는 것이라고 생각한다.

참고로 양방에서는 여드름을 크게 3가지 종류로 나누고 있다. 첫째, 가장 흔한 것이 심상성(尋常性) 여드름이다. 주로 사춘기 때 호르몬 변화에 의해 일어났다가 대개 청년기 이후에 없어지는 여드름이다. 둘째, 직업성(職業性) 여드름으로 산업용 오일에 젖은 옷에 피부가 장기간 접촉하였을 때 발생한다. 셋째, 약물 유발성 여드름인데 아직 정확한 원인을 알 수 없다고 한다. 그러나 필자의 경험으로 볼 때 생식기 계통의 순환장애나 소화장애 때문에 여드름이 발생하는 경우도 있으므로 위의 세 가지 종류만 있다고 생각하면 안 된다.

청상방풍탕은 지루성피부염에도 응용한다. 지루성피부염은 주로 두피(頭皮), 안면(顔面), 겨드랑이 등 피지선(皮脂腺)이 발달되고 피지(皮脂)의 분비가 많은 부위에서 나타나는 피부질환이다. 청상방풍탕을 지루성 피부염에 사용할 수 있는 것은 피지(皮脂)가 순환장애의 요인으로 작용하기 때문인데, 역시 체열이 많은 사람에게 적합하다.

처방구성 처방구성을 보면 방풍은 표재(表在) 혈관을 확장하는 작용이 있다. 백지는 항염증작용과 배농작용(排膿作用), 진통작용이 있고, 연교는 비만세포막을 강화하여 화학전달물질의 유리를 억제하므로 항알레르기 작용을 나타낸다. 길경은 배농(排膿)을 촉진하며, 항염증작용, 항궤양작용을 한다. 황금은 혈관투과성 항진을 억제하고, 소염작용이 강하여 혈관의 염증성 충혈(充血)과 울혈(鬱血)을 완화한다.

천궁은 관상동맥, 말초혈관을 확장하여 혈액순환을 촉진하며, 형개는 피부의 혈행(血行)을 촉진한다. 치자는 진정작용이 있어서 열성상태를 해소하며, 황련은 항염증작용을 한다. 지각은 모세혈관을 강화하여 피부자반증상을 경감시키고, 비만세포에서 화학물질의 유리를 억제하여 항알레르기 작용을 한다. 박하는 소염작용과 진통작용을 하며, 감초는 스테로이드 호르몬과 유사한 작용이 있어 항염증작용, 해독작용, 해열작용을 한다. 죽력(竹瀝)은 해열작용이 뛰어나며 항염증작용과 항알레르기 작용이 있다.

처방비교 여드름에도 사용하는 **조경종옥탕**과 비교하면, 조경종옥탕은 여성의 난소기능을 정상화시키는 작용이 있어, 호르몬분비 부조로 인한 여드름에 사용할 수 있다. 그래서 생리통을 겸하고 있거나, 특히 노처녀의 여드름에는 조경종옥탕의 치료율이 청상방풍탕보다 높은 경향을 보인다. 반면 청상방풍탕은 표부(表部)에 열이 몰려 얼굴 피부에 분포된 모세혈관이 울혈(鬱血)되고, 피지(皮脂)의 과잉분비로 인해 여드름이 발생했을 때 사용한다.

서각승마탕과 비교하면 서각승마탕은 혈열(血熱)과 두면부(頭面部)의 순환장애로 인한 증상에 사용하며, 안면부에 통증이 동반되는 여드름에도 사용한다. 반면 청상방풍탕은 열성(熱性)이 동반된 면부(面部)의 피부질환에 사용하지만, 통증이 동반되는 것은 아니며, 발진(發疹)이나 종창(腫瘡)이 생긴 경우에도 통증은 심하지 않다.

형개연교탕과 비교하면 두 처방 모두 열실(熱實)한 상태에서 나타나는 실증의 여드름에 사용한다. 형개연교탕은 두면부의 열울(熱鬱)로 인한 이통(耳痛), 육혈(衄血), 비염(鼻炎), 축농증(蓄膿症) 등에 사용하는 반면, 청상방풍탕은 면부(面部) 분포된 모세혈관이 울혈(鬱血)되고, 피지(皮脂)의 과잉분비로 인해 여드름이 발생했을 때 사용한다.

→ 활용사례

1-1. 면열(面熱), 여드름 남 25세 태음인
1-2. 여드름 남 25세 174cm 72kg
1-3. 여드름 남 15세 소양인
1-4. 여드름 여 29세 소양인

1-5. 여드름 여 22세 일본 ○○○현
1-6. 여드름, 구순건조(口脣乾燥) 남 18세 태음인
1-7. 여드름, 수장각피증(手掌角皮症) 여 25세
1-8. 안면발진(顔面發疹) 남 55세 75kg
2-1. 지루성피부염(脂漏性皮膚炎) 남 29세 소양성태음인 180cm 77~80kg
2-2. 지루성습진(脂漏性濕疹) 여 37세
2-3. 습진(濕疹) 남 60세
2-4. 하지습진(下肢濕疹) 여 10세
3-1. 두피발진(頭皮發疹), 소양(搔痒) 여 34세 소양인
4-1. 아토피성 피부염(皮膚炎) 여 18세
5-1. 치조농루(齒槽膿漏) 여 39세 155cm 51kg

1-1. 면열(面熱), 여드름

● 이 ○ ○ 남 25세 태음인 대학생 경기도 안양시 관양2동 한미아파트

누나의 권고로 여드름을 치료하기 위하여 내방한 대학생으로
① 4년 전 21살 때부터 볼과 이마에 여드름이 있는데 더운 날에는 얼굴에 약한 열감이 있다. 작년에 시골 한약방에서 한약을 1제 복용한 뒤로 많이 좋아졌었다. ② 더위를 심하게 타고 땀을 많이 흘린다. ③ 가슴이 뛰고 초조감이 있고 한숨을 자주 쉰다. ④ 손발이 약간 차다. ⑤ 식성이 좋고 소화력이 왕성하다.
성장기형 여드름에 사용하는 대표적인 처방으로 청상방풍탕이 있다. 청상방풍탕에는 상초의 열을 발산시키는 방풍, 백지, 형개, 박하와 상초(上焦)를 청열시키는 연교, 길경, 황금, 치자, 황련이 있어 열생산에 비하여 열발산이 이루어지지 않아 발생하는 여드름에 사용할 수 있다고 보고, 식욕과 소화력이 왕성하며 얼굴에 열감이 있으면서 이마에 여드름이 발생한 태음인 청년의 여드름을 목표로 청상방풍탕 2배량에 승마 2돈을 더하여 10일분 20첩을 지어주었다.
1개월 뒤인 5월 중순에 다시 내원했을 때 증상을 살펴보니,
1. 지난번 약을 복용한 뒤로 더운 날이면 얼굴에 열감이 느껴지던 것은 많이 좋아졌고
2. 볼과 이마에 나 있는 여드름도 조금 덜하다는 것이다.
약을 복용한 뒤로 증세가 호전되었으므로 이번에도 지난번과 같은 청상방풍탕으로 10일분 20첩을 지어주었다.

1-2. 여드름

다음은 김규범 선생의 경험이다.

● 김 ○ ○ 남 25세 174cm 72kg 강원도 원주시

① 얼굴에 여드름이 많이 났다. ② 고등학교 때까지 여드름이 거의 없었는데 대학에 온 후 여드름이 나기 시작했다. ③ 시험기간처럼 스트레스를 많이 받는 경우에 심해진다. ④ 손발은 찬 편인데 더위를 많이 타고 땀이 많은 편이다. ⑤ 피부가 건조하다. ⑥ 소화기가 약해서 자주 배가 아프다.
대학교에 입학한 후에 발생한 여드름을 목표로 청상방풍탕으로 5일분 10첩을 투약했다.
처음에는 별다른 변화가 없었으나 5일 정도가 경과하자 여드름이 무섭게 붉어지고 부풀어 오르면서 악화되기 시작했다. 그러나 증상이 악화되었다가 호전되는 경우도 있어 약을 계속 복용했다. 그러자 여드름이 점차 가라앉기 시작하면서 좋아지기 시작했다.
주변 사람들은 약이 너무 써서 머리가 띵할 정도라고 했는데 본인은 쓴 감은 있지만 거부반응을 느낄 정도로 심하지는 않았다. 그래서 본인에게 맞는 처방으로 판단되어 좀 더 확실한 효과를 보기 위해 반 제를 더 복용하기로 했다.
다시 청상방풍탕 반 제를 복용했는데 여드름이 점점 가라앉기 시작하면서 확실히 처음보다는 좋아진 걸 느낄 수 있었다. 하지만 기대했던 것만큼 완전히 사라지지는 않았고 거의 가라앉기는 했는데 약 복용을 중단하자 다시 여드름이 나기 시작했다.

1-3. 여드름

다음은 박현경 선생의 경험이다.

● 양 ○ ○ 남 15세 소양인 경기도 군포시 금정동

약간 마른 소양인 남학생이다.
① 약 6개월 전부터 얼굴에 여드름이 많이 나서 붉으며, 열감이 있다. ② 아토피성 피부염이 어릴 때는 심했으나 지금은 거의 없어지고 조금 남아서 가렵다. ③ 더위를 잘 느끼며 땀을 잘 흘리고 잘 때 이불을 덮지 않고 자는 경우

가 많다

현재 중학교 2학년인 위 학생은 연령으로 봐서 성장기에 호르몬이 과다 분비되어 여드름이 생겼다고 볼 수 있는데 얼굴이 붉으면서 열감이 있다는 것은 상초화(上焦火)로 인해서 열이 두면 부위로 떠오르면서 발산이 이루어지지 않기 때문으로 생각된다.

얼굴이 붉고 열이 있어서 여드름이 심해진 것과 아토피성 피부염이 있는 것으로 보아 열을 발산(發散)시키면서 상부를 청열(淸熱)시켜 주어야 한다. 처방으로 온청음, 청상방풍탕, 사위탕 등을 고려할 수 있는데, 남학생이므로 굳이 사물탕이 들어갈 필요는 없으며 발산(發散), 청열(淸熱)의 치법만 사용하면 될 것으로 보고 청상방풍탕 본방으로 10일분 20첩을 투약했다.

1. 얼굴에 붉은색이 줄어들었다.
2. 여드름이 생기면서 서로 엉켜서 커지곤 했는데, 약을 복용한 이후로 서로 엉키는 증상이 많이 줄어들었다.

2-1. 지루성피부염(脂漏性皮膚炎)

다음은 고재경 선생의 경험이다.

● 고 ○ ○ 남 29세 소양성태음인 180cm 77~80kg 서울특별시 노원구

건장하고 활동적인 소양성태음인으로 본인의 경험이다.

① 사춘기에 접어들 무렵부터 머릿속에 염증이 생기고 곪는다 ② 염증과 더불어 머리카락이 빠지고 얇아졌다. ③ 한참 자랄 때에는 몸이 가볍게 더워지면 머릿속이 따끔거리고 가려워서 머리를 긁어야만 했다. ④ 곪는 것은 머리 전체적으로 발생하고 머릿속 피부가 얇기 때문인지 곪은 부위가 잘 터진다. ⑤ 염증이 생기면 약간 얼얼한 통증이 있다. ⑥ 사춘기 때부터 짜증이 나거나 무엇인가를 억지로 하게 되면 머리를 쥐어뜯는 습관이 있다. ⑦ 아버지도 어렸을 때 본인과 비슷한 증상이 있었던 것으로 보아 유전인 듯싶다. ⑧ 지금은 덜하지만 20살 전까지는 항상 머릿속이 벌겋다는 소리를 많이 들었다. ⑨ 추위와 더위를 타는 편이다. ⑩ 땀이 많고 여름에 운동을 해서 땀을 흘리면 2kg 이상씩 빠질 때도 있다. ⑪ 물은 자주 많이 마시는 편이다. ⑫ 소화력, 소변과 대변, 수면은 모두 정상이다. ⑬ 1주일에 1~2번 정도 열이 달아오르는 것을 느낀다.

15년 된 만성지루성피부염을 목표로 청상방풍탕으로 10일분 20첩을 복용했다.

지금도 처음 복용했을 때 전신의 화한 느낌을 잊을 수 없다. 박하 때문으로 생각되는데 2~3일간은 정말 느낌이 좋았다. 염증이 항상 머리에 일정 부분 있었는데 거의 깨끗하게 없어진 것 같았다. 그렇게 계속 약을 복용하다가 스트레스 받을 일이 있어서 버릇처럼 머리를 쥐어뜯었는데 다음날 염증이 심하게 일어났다. 염증이 또다시 발생하여 처방에 대한 신뢰가 적어졌으나 남은 약을 모두 복용했다. 1제를 모두 복용했으나 변화가 없는 듯했다.

얼마 후에 다시 청상방풍탕으로 10일분 20첩을 복용했다.

이번에도 처음 복용할 때와 비슷하게 2~3일 정도는 염증이 많이 없어지고 따갑거나 얼얼한 통증이 없었다. 그러나 약을 모두 복용할 때쯤에는 여전히 염증이 남아 있었다. 염증이 있고 없음은 내가 머리를 자주 만지냐 안 만지냐의 차이로 느껴질 정도였다.

청상방풍탕을 계속 복용해야 할지 고민하고 있던 중에 주위에서 황련해독탕을 복용해 보는 것이 어떻겠냐는 권유를 받았다. 그래서 이번에는 황련해독탕을 복용하기로 하고 피부염이 심하다는 점에서 승마갈근탕 2배량을 합방하여 10일분 20첩을 복용했다.

약을 복용하고 나서 염증이 상당히 오랫동안 없어졌다. 1~2일 정도는 고름도 생기고 우리한 통증도 있더니 3일째부터는 머릿속에 고름이 터지고 난 흉터 정도만 있을 뿐 빠르게 치유되고 있다고 판단되었다. 1제를 모두 복용한 후에도 상당히 오랫동안 염증은 생기지 않았다. 그러나 일주일 정도 지나니 다시 염증이 발생하기 시작했다.

이번에는 재발한 염증을 목표로 황련해독탕에 승마갈근탕 2배량을 합방하여 약을 복용하고 있다.

2-3. 습진(濕疹)

다음은 염태환 선생의 경험을 인용한 것이다.

● 김 ○ ○ 남 60세

① 좌측 귀밑으로 상당히 넓은 부분이 발적(發赤)되어 진물이 흐르고 있다. ② 맥진(脈診)과 복진(腹診)에서 특이한 점은 없다. ③ 몸은 다소 마른 편이다. ④ 양방치료를 받았으나 효과가 없었다며 내원했다.

형개연교탕이 적합할 것으로 보여 6첩을 지어주었으나 효과가 없었다.

그래서 이번에는 청상방풍탕에 금은화 2돈을 더하여 5첩을 지어주었다.

이번에는 효과가 있다며 약을 더 지어달라고 하여 6첩을 지어주었다.

약을 모두 복용한 후에 완치되었다.

2-4 하지습진(下肢濕疹)

다음은 염태환 선생의 경험을 인용한 것이다.

● ○ ○ ○ 여 10세

① 1년 전부터 양측 하지전면 특히 슬부(膝部) 이하에 불규칙하게 습진이 발생했다. ㉠ 그간 모 대학병원을 위시하여 양방 치료를 줄곧 받아왔으나 증상이 치료가 되지 않자 포기하려고 했었다. ② 그러나 날씨가 차차 더워져서 여름이 되자 증상이 더욱 심해져 하지 전체는 물론 하복부까지도 습진이 생겼다. ③ 다리의 습진은 서로가 엉키고 엉켜 퉁퉁 부어 분비물이 연달아 흘러나오고 있다. ④ 체격은 보통으로 복진상 충실한 감은 느낄 수 없었다.

무엇 때문에 이와 같이 하지(下肢)에만 습진이 발생하는지는 알 수 없는 일이나 여름철에 이 병이 시작되었고 또한 여름철이 되어 증상이 더욱 심해졌다는 점에서 이는 풍열독(風熱毒)이 원인이라고 생각했다.

≪방약합편≫ 본방조(本方條)를 보면 청상방풍탕 [청상초화(淸上焦火) 치두통면창절(治頭痛面瘡癤) 풍열독(風熱毒)]으로 되어 주로 상초의 풍열독 등 창절물(瘡癤物)을 치(治)하게 되어 있으나 비록 하지(下肢)일지라도 이 증세가 풍열독의 소치로 본 만큼 효과가 있을 것으로 보고 청상방풍탕에 금은화 2돈을 더하여 3일분으로 3첩을 지어주었다.

그 후 아이의 어머니가 내원했는데 8일분만 더 지어달라고 했다.

전과 동일한 처방으로 8첩을 지어주었다.

19일 뒤인 6월 4일에 내원했을 때 확인해 보니, 습진이 나아가고 있었다.

계속 같은 청상방풍탕으로 10일분 10첩을 더 투약했으며, 그 후 하지습진이 완치되었다.

3-1. 두피발진(頭皮發疹), 소양(搔痒)

다음은 김춘수 선생의 경험이다.

● 김 ○ ○ 여 34세 소양인 주부 경기도 고양시 일산구 탄현동

① 항시 머리에 뾰록뾰록 무엇이 나오면서 가렵다. ② 가려운 것은 땀이 날 때 더 심하다. ③ 하초의 음모 부위도 역시 가렵다. ④ 피부과에서는 지루성 피부염이라 한다. ⑤ 유산 후부터 몸이 차다. ⑥ 갑상선종대(甲狀腺腫大)가 있다. ⑦ 눈에 좁쌀 같은 것이 난다.

이 부인의 호소는 머리가 가려운 것이고 병명은 지루성 피부염이다. 두피에 뾰록뾰록 나면서 가려운 것은 상초에 열이 몰려 생긴 것으로 보고 상초(上焦)의 화(火)를 청열(淸熱)시키는 시원한 약재로 구성된 처방을 생각했다.

두면(頭面)의 창절(瘡癤)을 소산(消散)시키고 상초의 체열을 내릴 수 있는 처방으로는 대궁황탕, 주귀음, 소풍산 등도 생각할 수 있으나 보편적으로 여드름에도 쓰이는 청상방풍탕을 선택하기로 하고, 소양인 부인의 두피 소양을 목표로 청상방풍탕 2배량으로 10일분 20첩을 투약했다.

1제를 복용한 이후 머리 가려움증이 덜하다고 한다.

증세의 변화가 있는 만큼 같은 청상방풍탕으로 이번에는 약효를 증대시키기 위해서 3배량으로 2제를 더 지어 주었는데 복용 후 다 나은 것은 아니지만 머리 가려운 것이 상당히 호전되었다.

中統125 寶 만형자산 蔓荊子散

蔓荊子 赤茯苓 甘菊 麥門冬 前胡 生地黃 桑白皮 赤芍藥 木通 升麻 甘草 各七分 **薑三片 棗二枚**

治 腎經有風熱 耳中熱痛 出膿汁 或鳴或聾
[活套鍼線] 聤膿(耳)
[適 應 症] 중이염 이명, 이농, 난청, 이루(耳漏), 이통(耳痛), 고막파열, 부정맥

처방설명 만형자산은 중이염(中耳炎), 이루(耳漏), 이명(耳鳴), 난청(難聽) 등에 사용하는 처방이다. 활투침선을 보면 정농(聤膿)에 사용한다고 했는데, 정(聤)은 진물이 나온다는 의미이고, 농(膿)은 고름이 나온다는 의미이므로 중이염의 증상을 대표한다고 할 수 있다. 물론 이명(耳鳴)과 난청(難聽) 또한 중이염과 연관된 증상이므로 허로(虛勞)로 인한 이명과 난청에 사용하는 것은 아니다.

예전에는 중이염(中耳炎)이라는 질환에 기준을 둔 것이 아니라 귀에 통증(痛症)이 있고 삼출물(滲出物)이 나오면서 소리가 잘 들리지 않는 등의 증상을 기준으로 만형자산을 사용했다. 그러나 현재 이러한 증상은 중이염에 걸렸을 때 발생하는 것으로 밝혀졌기 때문에 환자를 치료하기 위해서는 중이염에 대한 이해가 필수적이다.

중이염은 크게 급성중이염, 삼출성중이염, 만성중이염으로 나누고 있다. 급성중이염은 감기에 걸렸을 때 이차적으로 중이(中耳)에 감염이 일어나는 형태이다. 증상으로는 초기에 귀가 막힌 것 같고 자신의 목소리가 크게 들리는 듯한 느낌이 들다가 차츰 외부소리가 잘 들리지 않게 되고, 고실(鼓室) 안의 점막(粘膜)이 부어올라 삼출액(滲出液)이 고이게 된다. 삼출액이 고이면 감염이 일어날 수 있는 좋은 조건이 형성되며, 이때 비로소 화농성균(化膿性菌)이 침입하여 감염을 일으켜 발열(發熱)과 통증(痛症), 이루(耳漏) 등 중이염의 특징적인 증상을 일으킨다.

삼출성중이염은 고실(鼓室) 안에 삼출액이 고이는 것을 특징으로 하는 중이염이며, 소아에게 많이 나타나지만 노인(老人)이나 중년(中年) 이후의 성인에게도 증가하고 있고, 증상으로는 귀가 막힌 느낌만 있을 뿐 통증은 동반되지 않는다. 삼출성 중이염의 원인으로 귀와 비인두(鼻咽頭)를 연결하는 이관(耳管)이 중요한 역할을 하게 되는데, 이관의 기능이 떨어지게 되면 비인두강(鼻咽頭腔)과 중이강(中耳腔)의 환기장애(換氣障礙)가 일어나서 중이강 내에 삼출액이 고이기 때문이다. 이렇게 환기장애를 유발하는 원인으로는 감기, 비염, 축농증 등이 있고, 비행기를 탔을 때 생기는 급격한 기압의 변화도 환기장애의 원인이 된다. 이외에도 이관의 기능을 떨어뜨릴 수 있는 요인은 무엇이든지 삼출성중이염의 원인이라고 할 수 있다. 만성중이염은 급성중이염에서 이행(移行)하는 경우가 가장 많고, 자각증상으로는 이루(耳漏)와 난청(難聽)이 있다.

조문을 보면 '治腎經有風熱치신경유풍열 耳中熱痛이중열통 出膿汁출농즙 或鳴或聾혹명혹롱'으로 되어 있어 이부(耳部)의 열감(熱感)과 통증(痛症), 이루(耳漏), 이명(耳鳴), 난청(難聽)을 모두 치료할 수 있다고 할 수 있다. 그러나 실제로는 통증이 강하게 동반되지 않으면서 이루가 주증상일 때 사용하는 경우가 더 많다. 따라서 만형자산은 급성중이염에도 사용할 수 있겠지만 삼출성중이염이나 만성중이염에 보다 적합하다.

중이염(中耳炎)에 걸렸을 때 양방에서는 화농성균(化膿性菌)을 사멸시키기 위해 항생제(抗生劑)를 사용하는 경우가 있는데, 항생제를 사용하면 균은 죽일 수 있겠지만 염증이 발생하는 상태는 개선할 수 없다. 급성중이염과 삼출성중이염에서 언급한 대로 감기로 인해 고실(鼓室) 안의 점막(粘膜)이 부어 삼출액이 고였

을 때, 또는 이관(耳管)의 환기장애(換氣障礙)가 생겼을 때 화농성균이 감염을 일으키는 것이므로 균을 죽이는 것보다 삼출액을 제거하거나 이관(耳管)의 기능을 회복시켜 화농성균의 증식을 억제하는 환경을 만들어주는 것이 우선되어야 한다. 만형자산은 고실(鼓室) 안에 발생한 삼출액을 배출시키고, 자윤(滋潤)을 공급하여 조직의 탄력성을 회복시키므로 화농성균이 증식할 수 없는 환경을 조성한다. 따라서 보다 근원적인 치료라고 할 수 있다.

김주석 선생은 술만 마시기만 하면 귀에서 농(膿)이 나오는 30년 된 만성중이염에 만형자산을 복용하여 완치시킨 경험을 가지고 있다. 이 경우 술을 마심으로 인해 고실(鼓室) 내의 점막(粘膜)에 부종이 생겼을 수도 있고, 이관(耳管)의 기능이 떨어졌을 수도 있다. 그 결과 화농성균이 침입하여 염증을 일으킨 것인데, 이럴 때 만형자산을 사용하면 근본적인 치료를 할 수 있다. 이외에도 과로로 인해 몸이 약해졌을 때마다 중이염 증상이 나타나는 사람이 있는데, 이럴 때도 항생제보다 만형자산을 복용하여 근본적으로 치료하는 것이 낫다.

처방구성 처방구성을 보면 만형자는 모세혈관의 투과성증가를 억제하는 작용이 있어 염증으로 인한 삼출물 배출을 저하시키므로 진물이 나오는 만성 중이염에 사용하는 근거를 제공해 준다. 감국은 혈관을 확장하여 말초에 정체된 혈류를 원활하게 하고, 콜레스테롤 저하작용과 항혈전작용(抗血栓作用)이 있다. 적복령, 상백피, 목통은 모두 이뇨작용이 있어 염증을 없애는 데 일조한다.

맥문동은 다량의 포도당과 점액질을 함유하고 있어 진액(津液)을 보충하며, 항염증작용이 우수하다. 전호는 거담작용(祛痰作用)이 강하며 소염작용(消炎作用)과 소종작용(消腫作用)이 있다. 생지황은 인체에 전해질을 공급함으로써 묽은 혈액을 진하게 만들어 주는 역할을 하며, 적작약은 평활근의 경련을 억제하고, 말초혈관과 관상동맥을 확장하여 말초와 심근에 혈류공급을 증진시킨다. 승마는 해열작용과 진통작용, 소염작용을 하고, 감초는 스테로이드 호르몬과 유사한 작용이 있어 항염증작용, 해독작용, 해열작용을 한다.

처방비교 **탁리소독음**과 비교하면 탁리소독음은 염증성 질환에 전반적으로 사용하는데, 중이염에 사용할 경우 염증이 만성적이고 화농성이 강하며 더 허증(虛症)일 때 사용한다. 반면 만형자산은 순환장애로 인한 중이염에 사용하며, 화농성이 덜하며 진물이 나올 때 적합하다.

형개연교탕과 비교하면 두 처방 모두 중이염에 사용하는데, 형개연교탕은 중이(中耳)나 외이(外耳)의 충혈로 인해 통증이 심하게 나타나는 경우에 사용하며, 비염이나 여드름에도 응용할 수 있다. 반면 만형자산은 형개연교탕에 비하여 보다 만성적이고, 통증은 없거나 경미한 경우, 주로 진물이 나오는 경우에 사용한다.

소아 중이염에 사용하는 **소청룡탕**과 비교하면 두 처방 모두 중이염에 사용하는데, 소청룡탕은 코감기 등 호흡기질환으로 인해 비강(鼻腔)이 충혈·부종되어 귀와 코를 연결하는 통로가 막혀서 나타나는 코감기를 겸한 중이염에 사용한다. 반면 만형자산은 감기 이후, 또는 감기와 관계없이 나타나는 중이염에 사용한다.

→ 활용사례

1-1. 중이염(中耳炎), 고막파열(鼓膜破裂) 남 1세 태음인
1-2. 중이염(中耳炎), 부정맥(不整脈), 이명(耳鳴) 남 70세 소음인
1-3. 중이염(中耳炎) 여 6세
1-4. 중이염(中耳炎) 남 56세 음양인
1-5. 중이염(中耳炎) 여 52세 164m
1-6. 만성중이염(慢性中耳炎), 이루(耳漏), 이명(耳鳴), 난청(難聽) 30세
1-7. 만성중이염(慢性中耳炎), 설사(泄瀉) 여 60세 156cm 53kg
1-8. 이통(耳痛), 이루(耳漏), 이명(耳鳴) 여 50세

1-1. 중이염(中耳炎), 고막파열(鼓膜破裂)

● 박 ○ ○ 남 1세 태음인 경기도 군포시 산본동 주공아파트

약간 통통하며 이마가 튀어나온 태음인으로 보이는 21개월 된 남아이다. 우측 귀의 고막이 터진 중이염으로
① 5일 전부터 갑자기 오른쪽 귀에서 고름물이 줄줄 흐른다. ② 통증이나 발열은 없다. ③ 듣는 것도 이상이 없는 것 같다. ④ 병원에서는 중이염으로 인해 고막이 터진 것이라 한다. ⑤ 병원에서는 2달 정도 치료하라고 하며 고막이 재생될 확률은 50% 정도라고 한다. ⑥ 피부가 건조하다. ⑦ 배 부위에 오돌토돌 발진(發疹)이 있다.
⑧ 약간 가렵다. ⑨ 발바닥에 피부 각질이 일어나며 특히 엄지발가락 부위가 심하다. ⑩ 더위를 약간 탄다.
⑪ 잘 때 땀을 많이 흘린다. ⑫ 소화력은 좋으며 식사량은 보통이다. ⑬ 1일 1~2회 정도 불규칙적으로 대변을 보며 변이 된 편이고 토끼 똥처럼 힘들게 나오기도 한다.
식욕과 소화력이 좋은 태음인 어린이의 중이염을 목표로 만형자산으로 10일분 20첩을 지어주었다.
15일 뒤에 어머니가 전화를 걸어와 지금 병원에 다녀오는 길인데 병원에서 확인한 결과, 고막이 붙었으며 이제 고름물이 나오지 않는다며 약을 1제 더 부탁했다.
고막이 다시 붙은 것으로 보아 효과가 있었다고 보고 지난번과 같은 처방인 만형자산으로 10일분 20첩을 지어주었다.

1-2. 중이염(中耳炎), 부정맥(不整脈), 이명(耳鳴)

● 정 ○ ○ 남 70세 소음인 경기도 안양시 관양1동 뉴골든타운

큰 키에 약간 여윈 소음인 할아버지가 만성중이염이라며 약을 2첩 지어달라고 하여 자세히 들어 보니
① 귀에서 농이 나오는데 탁할 때도 있고 묽은 농이 나올 때도 있다. 귓속이 아프고 열이 나고 머리끝까지 아프며 이비인후과 치료를 받으면 경감되었다가 재발한다. 1년 전에 병원에서 만성화농성 중이염으로 진단받았었고 병원에서는 세균성이라고 한다. ② 귀에서 바람소리, 물소리가 나는 이명(耳鳴)이 있다. ③ 소리가 잘 안 들린다. ④ 1년 전부터 심방세동(心房細動)으로 인한 부정맥(不整脈)이 있다. ⑤ 폐의 흡기력이 약해 병원에서 약을 복용하고 있다.
⑥ 전신에 기운이 없다. ⑦ 변은 4~5일에 1회로 변비이다. ⑧ 생각이 많아서 잠을 잘 못 잔다. ⑨ 식욕이 없다.
⑩ 추위를 타고 혀에 백태(白苔)가 끼어 있다.
할아버지의 신체상태가 허약한 상태이며 그럼에도 귓속은 화농이 되어 있는 상태이므로 만성 중이염에 빈용하는 만형자산을 쓰기로 한 뒤 화농이 되어 있는 점을 감안하여 금은화와 연교를 더하여 사용하기로 했다.
그래서 만형자산 3배량에 화농을 감안하여 금은화, 연교 2.5돈을 더하여 2첩을 지어주었다.
3일 뒤에 다시 약을 더 지어달라고 왔다. 그 약을 복용한 뒤로 귓속에서 열이 나는 것이 덜하고 통증은 조금 경감되었다고 하며 바람 소리, 물소리 나는 증상이 호전되었다고 한다. 부정맥도 크게 좋아졌다고 한다.
만형자산 2첩으로 증상의 변화가 온 것으로 보아 적합한 처방이라고 판단되어 지난번과 같은 만형자산으로 2첩을 더 지어주었다.
경과를 확인하니, 전체적인 증세는 조금씩 호전되고 있으나 귓속에서 농이 나오는 것은 여전하다. 이것은 병은 오래되고 완고하나 약을 조금 쓰고 효력을 기대해서 오는 결과라 보았다. 약을 1일분씩 쓸 것이 아니라 최소한 5일분 정도를 기준으로 반복 사용하여야 할 것으로 보이나 할아버지가 2첩씩 원하므로 그렇게 한 결과이다.
약량이 적은 탓이기는 하나 농이 나오는 것은 여전하다고 하므로 이번에는 귀비탕에 금은화, 연교, 만형자 2.5돈을 더하여 2첩을 지어주었다.

1-3. 중이염(中耳炎)

다음은 조지현 선생의 경험이다.

● 조 ○ ○ 여 6세 부산광역시 해운대구

피부는 좀 검은 편이며 활동적이고 말과 행동이 빠른 여아로 본인의 조카이다. 언제부턴가 엄마가 불러도 잘 못 알아듣고 귀에 자꾸 물이 찬다고 해서 이비인후과에 갔더니 만성중이염이라는 진단을 받았다.
① 감기에 자주 걸리며 감기증상이 오면 발열과 함께 흰 콧물을 흘리며, 동시에 귀가 심하게 아파서 양약을 먹기 전까지는 잠을 잘 못 잔다. ② 한 번씩 부르는 소리를 잘 못 듣는다. ③ 복부(腹部)가 약간 찬 편이다. ④ 더위를 타는 편이며, 추위는 약간 타는 편이다. ⑤ 식성은 보통이고 식사량은 좀 적은 편이고 소화가 잘된다.
6세 여아의 중이염을 목표로 만형자산으로 10일분 20첩을 투약했다.
어린 아이라서 혹시나 약을 잘 먹지 않을 것이 염려되었으나 열심히 약을 먹고 있다고 한다. 그러나 겉으로 보기에 증세의 악화도 호전도 없는 듯하다고 한다. 약을 다 복용한 후 이비인후과에 가서 검사를 받았는데 아직도 염증이 그대로 있다고 한다.

1-4. 중이염(中耳炎)

다음은 김주석 선생의 경험을 채록한 것이다.

● 김 ○ ○ 남 56세 음양인 한약업사 강원도 평창군 평창읍

5년 전 귀에 벌레가 들어가 병원에서 빼냈는데, 1달 뒤에 중이염이 발생했다가 그때마다 치료하여 3~4차례 나은 경력이 있다.

① 5년 전부터 우측 귀에서 농이 나와 자주 막히고 매일 닦아냈다. ② 귓속이 아프지는 않아도 찝찝했고 귓속에 열이 있거나 잘 들리지 않거나 소리가 나는 현상은 없다. ③ 그럴 때마다 병원에서 3~4일 치료하면 나았으나 돼지고기와 술을 먹으면 곧 재발했다. 그러나 술을 좋아하여 매일 먹게 되는 고로 거의 치료를 포기한 채 매일 고름을 닦아내고 있었다.

얼마 전 한방임상 학술지 〈태극〉에 보니 용뇌로 중이염을 치료하는 방법이 나와 있어 치료해 보기로 하고 처방의 제공자인 김태진 선생께 사용방법을 재차 문의한 뒤 겸하여 한의대에 다니는 아들의 의견을 받아들여 만형자산을 복용하기로 했다.

우선 내복약으로 만형자산을, 귀에 삽입용으로 용뇌산을 사용하기로 정하고 만형자산의 처방목표를 검토해보니 치신경유풍열(治腎經有風熱-신경의 풍열로 인한) 귓속에 열이 나면서 아픈 것과, 고름이 나는 것, 혹 귀에서 소리가 나거나, 귀가 들리지 않을 때 쓸 수 있다고 되어 있어서 본인은 귀에 열이 나거나 아픈 것은 없고 단지 고름만 나오고 있으나 적응증이 적합할 수 있다고 보았다.

용뇌산은 그간의 수많은 경험을 가지고 공개하신 처방이라 용뇌의 강한 방향성으로도 이농(耳膿)에 효력이 있다고 판단되어서 용뇌를 설명대로 쌀알 크기로 한지에 말아 삽입하기로 했다.

5년간 지속된 귀에서 고름이 나는 중이염을 목표로 만형자산 1제를 지어 달인 뒤 10여 일간 복용했다. 동시에 용뇌산을 1~2일에 한 번씩 농이 나오는 우측 귀에 넣었으며 하루가 지나서 농이 묻으면 곧 새것으로 교환하고 농이 안 묻으면 2~3일에 한 번씩 모두 11일 동안 7번을 갈아 끼워 넣었다.

약 1제를 11일간 모두 복용하고 또 삽입하고 나니 어느덧 귀에서 나는 농은 없어지고 깨끗이 나았다. 약 복용을 10월 초에 시작했으니 2달이 지난 12월 중순인 지금까지도 괜찮으며, 전 같으면 술이나 돼지고기를 먹으면 곧바로 다시 농이 흐르기 시작했는데 지금은 술을 마시고 돼지고기를 먹어도 농이 전혀 나오지 않는다. 좋은 처방을 알려주신 김태진 선생께 감사드린다.

1-5. 중이염(中耳炎)

다음은 김민혁 선생의 경험이다.

● 이 ○ ○ 여 52세 주부 164cm 대구광역시 북구

본인의 모친으로 다소 과체중이며 푸근한 인상의 전업주부이다.

평소 목욕 후에 귀에서 물이 가끔씩 나오다가 최근에 갑자기 농처럼 나와서 이비인후과에 가니 중이염에다 고막에 작은 구멍이 생겼다는 진단을 받았다.

① 귀에서 농이 나오며 통증과 열감은 없으며, 고막에 작은 구멍이 생겼다. ② 이명(耳鳴)현상은 없다. ③ 평소 약간의 비염이 있다. ④ 평소 얼굴에 땀이 많이 난다. ⑤ 손발이 자주 저리다. ⑥ 더위를 많이 탄다. ⑦ 소화력은 보통이다. ⑧ 소변은 정상이나 가끔씩 변비증상이 있다. ⑨ 수면에는 이상이 없다.

귓속의 고막 안쪽은 내이와 중이로, 고막 바깥쪽은 외이의 영역으로 되어 있다. 중이염은 중이에서 염증이 생겨 나타나는 증상으로 크게 나누어 충혈성 염증으로 통증이 수반되는 경우와 통증이 경미하거나 없으면서 삼출성 점액이 흘러나오는 경우가 있다. 한방에서는 흔히 전자를 실증이라 하고 후자를 허증이라 한다. 어머니의 경우는 통증이 없이 농이 나오는 경우로 허증에 해당한다고 할 수 있다. 허증은 대부분 만성적 경향을 가지고 있거나 체력이 약해지면 잘 나타나는 경향이 있다.

고실(鼓室) 안에서 발생한 삼출액을 배출시키고 자윤(滋潤)을 공급하여 조직의 탄력성을 회복시켜 화농성균이 증식할 수 없는 환경을 조성하는 것을 치법으로 검토했다. 일반적으로는 삼출액이 나올 경우 맑은 형태인 경우에는 이뇨제 위주로 구성된 처방을 사용해도 치료가 되는 경우도 있어서 영계출감탕 등을 사용하기도 한다. 그러나 농이 있는 염증성 물질이 있을 경우에는 농의 정도가 심한 경우에는 청열, 소염을 겸한 것으로 정도가 약한 경우에는 제습과 함께 가볍게 청열, 소염시키면서 자윤을 더해주는 치법을 사용하게 되므로 어머니에게는 후자를 사용하기로 했다.

중이염에 쓰이는 처방으로 만형자산과 형개연교탕 등이 있다. 처음에 중이염이라는 말을 듣고 형개연교탕을 떠올렸다. 형개연교탕은 중이염에 걸려서 고실점막의 충혈이 매우 심하여 열성과 통증이 심할 때 쓰는데 비해서, 어머니의 증상은 열감이 없고 통증도 없으며 단지 농이 나와서 다른 처방을 찾아보았다. 또한 평소에 경미한 비염을 앓고 있는데, 코와 귀가 연결되어 있으므로 비염이 중이(中耳)에 삼출물이 고이는 요인이 되지 않았나 생각도 해 보았다. 그러나 어

머니의 증상은 귀에 농이 나오고 통증이 없고 열감이 없으므로 형개연교탕보다는 삼출물을 배출시키고 자윤을 공급하여 조직의 탄력성을 회복시키는 만형자산이 적합하다고 판단되어 선방하기로 했다.
통증과 열감은 없으면서 귀에서 농이 나오는 증상을 기준으로, 만형자산 본방대로 1제를 지어 하루 3번 10일 동안 투약했다.
1. 이틀 동안 복용한 결과 농의 배출량이 눈에 띄게 줄어들었다. 그래서 계속 복용하라고 했다.
2. 1제를 다 복용하고 난 후 농은 이제 나오지 않게 되었다.
다만 변비 증세가 약간 보인다고 했다. 변비는 평소에도 있었으니 적복령, 상백피, 목통 등의 이뇨작용으로 인한 것이 아닐까 생각된다.

中統126 寶 형개연교탕 荊芥連翹湯

荊芥 連翹 防風 當歸 川芎 白芍藥 柴胡 枳殼 黃芩 梔子 白芷 桔梗 各七分 甘草 五分

治 兩耳腫痛 由腎經有風熱 ① 食後服
[活套鍼線] 聤膿(耳)
[適 應 症] 급성중이염, 축농증, 비후성비염, 비색, 편도선염, 코피, 여드름, 노이로제, 안색이상, 이통, 두통, 구내염, 청년기선병질 개선, 체질개선

처방설명 형개연교탕은 열성(熱性)과 통증(痛症)을 주증으로 하는 중이염(中耳炎)에 사용하는 처방이다. 조문에도 '治兩耳腫痛치양이종통 由腎經有風熱유신경유풍열'로 되어 있어 통증과 열성이 위주라는 것을 확인할 수 있다. 상태적인 측면에서 본다면 현재 두면부(頭面部)에 열(熱)이 울체(鬱滯)되어 있는 상태이며, 따라서 이러한 상태에서 나타나는 중이염(中耳炎)뿐 아니라 비염(鼻炎), 축농증(蓄膿症), 여드름, 육혈(衄血), 피부염(皮膚炎) 등에도 사용한다.

중이염(中耳炎)에는 감기에 걸렸을 때 이차적으로 고실(鼓室) 안의 점막(粘膜)이 붓고, 여기에 화농성균(化膿性菌)이 침입하여 염증(炎症)을 일으키는 급성중이염이 있고, 감기를 포함한 여러 원인으로 이관(耳管)의 기능이 떨어졌을 때 발생하는 삼출성중이염과, 급성중이염이 치료되지 않고 만성화된 만성중이염이 있다. 그러나 이러한 구분이 중요한 것이 아니라 현재 어떤 상태(狀態)에 있는가가 더 중요하다. 현재의 병리상태(病理狀態)를 본래대로 회복시켜 주면 나타나는 증상이 치료될 뿐 아니라, 감염의 원인이 되는 화농성균(化膿性菌)도 살 수 없는 상태가 되기 때문이다.

형개연교탕은 중이염에 걸려 고실(鼓室) 점막이 충혈(充血)이 매우 심하여 열성과 통증이 위주로 나타났을 때 사용한다. 즉 형개, 방풍으로 소통(疏通)을 원활하게 해주고, 당귀, 천궁, 작약으로 혈액순환을 원활하게 하여 혈액의 울체(鬱滯)를 풀어주고, 시호, 황금, 치자는 열성상태를 조절해 주며, 연교와 백지, 길경은 염증을 제거하는 작용을 한다. 전체적으로 볼 때 이부(耳部)의 열울(熱鬱)과 혈울(血鬱)의 병리상태(病理狀態)를 개선하여 이통(耳痛)과 열감(熱感)을 치료하며, 화농성균(化膿性菌)이 더 이상 침입할 수 없는 환경을 조성해 준다. 이러한 증상은 주로 급성중이염에 걸렸을 때 볼 수 있기 때문에 급성에만 사용한다고 생각할 수 있지만, 삼출성중이염이나 만성중이염이더라도 열성을 띠고 있으면서 통증이 위주이면 사용할 수 있고, 평소 체열(體熱)이 높은 사람이라면 통증이 나타나지 않더라도 사용할 수 있다.

활투침선을 보면 정농(聤膿)에 사용하는 처방으로 되어 있다. 정(聤)은 진물이 나온다는 의미이고, 농(膿)은 고름이 나온다는 의미인데, 열성(熱性)과 통증(痛症)이 위주이면서 정농(聤膿)이 있을 때 사용한다는 것으로 이해하면 된다. 따라서 정농(聤膿)은 증상 중에 하나이지 주증상이 아니며, 만약 정농이 주증상이라면 만형자산을 사용해야 한다.

형개연교탕은 만성비염(慢性鼻炎)에도 사용한다. 비염을 병리상태적인 측면에서 표현한다면 비강점막이 충혈(充血)·부종(浮腫)되어 있는 상태라고 할 수 있다. 비강점막이 충혈·부종되어 있으면 비강(鼻腔)이 좁아지는 격이므로 코가 막히는 증상이 나타나고, 충혈되면 예민해지고 혈관의 투과성이 높아지기 때문에 재채기와 콧물이 발생한다. 따라서 비염을 치료하기 위해서는 충혈·부종되어 있는 상태를 개선해야 하는데, 개인의 신체조건과 신체상태에 따라 치법이 달라진다. 형개연교탕은 열실한 체질자의 비강(鼻腔)이 충혈·

부종되어 있는 상태의 비염에 사용하며, 만성적인 경향이 있을 때 적합하다. 즉 발표제(發表劑)를 사용해야 할 경우처럼 기침이나 천식의 병력이 있는 것도 아니고, 현재 이런 증상이 동반되지 않았을 때 사용한다.

형개연교탕은 여드름에도 사용한다. 여드름의 원인이 다양하지만 표부(表部)에 열이 몰려 얼굴 피부에 분포된 모세혈관에 울혈(鬱血)이 발생하고, 피지(皮脂)의 과잉분비로 인해 여드름이 발생했을 때 형개연교탕을 사용한다. 특히 평소 체열(體熱)이 높은 사람에게 이런 현상이 발생했을 때 적합하다. 여드름에는 청상방풍탕을 사용할 수 있는데, 형개연교탕에는 청상방풍탕의 개념이 거의 모두 포함되어 있어 여드름에 사용할 수 있는 처방임을 확인할 수 있다.

처방구성 처방구성을 보면 형개는 피부의 혈행(血行)을 촉진하며 피부질환이 있을 때 소염작용(消炎作用)을 한다. 연교는 비만세포막을 강화하여 화학전달물질의 유리를 억제함으로써 항알레르기 작용을 하고, 방풍은 표재(表在) 혈관을 확장시킨다. 당귀는 항혈전작용(抗血栓作用)을 하여 혈액순환을 원활하게 하고, 천궁 또한 관상동맥과 말초혈관을 확장하여 혈액순환을 원활하게 한다. 백작약은 평활근의 경련을 억제하고, 중추신경 흥분을 억제하여 진통, 진경, 진정작용을 한다.

시호는 중추신경을 억제하여 정신을 안정시키며, 해열작용, 진통작용, 진해작용, 간기능보호작용, 이담작용 등이 있고, 부신피질호르몬 분비를 촉진함으로써 항염증작용을 나타낸다. 지각은 위장(胃腸)의 연동운동(蠕動運動)을 항진시켜 위내용물의 배출을 촉진함으로써 복부 팽만감을 개선하고, 장관 평활근의 경련을 억제하여 진경작용을 한다. 황금은 혈관투과성 항진을 억제하고 소염작용이 강하여 혈관의 염증성 충혈(充血)과 울혈(鬱血)을 완화한다. 치자는 혈관의 울혈(鬱血)과 충혈(充血)을 완화하고 발열중추를 억제하여 해열작용을 한다. 백지는 배농작용과 항염증작용을 하며, 길경은 염증을 억제하는 소염작용(消炎作用)이 있다.

처방비교 **취후산**과 비교하면 취후산은 외이도염으로 인해 진물이 흘러나올 때 외용(外用)하며, 편도(扁桃)가 부었을 때도 사용한다. 반면 형개연교탕은 내복하는 약으로 열성상태를 개선하여 실증의 염증성 중이염과 외이도염을 치료한다.

비염(鼻炎)에 사용하는 **소청룡탕**과 비교하면 소청룡탕은 비강(鼻腔)의 충혈·부종으로 인해 코막힘, 콧물, 기침이 나오는 경우에 사용하며, 이러한 증상과 함께 중이염이 발생한 경우에 사용한다. 반면 형개연교탕도 비강점막이 충혈·부종되어 있는 상태이지만, 호흡기 전체가 손상된 경우는 아니며 기침과 가래가 없는 비염에 사용한다.

승마황련탕과 비교하면 두 처방 모두 두면부(頭面部)의 열울(熱鬱)로 인한 여드름에 사용하는데, 승마황련탕은 여드름에도 사용하지만 주증상은 지속적으로 얼굴에 열이 달아오르는 면열(面熱)이다. 반면 형개연교탕은 면열(面熱)이 있으나 승마황련탕처럼 현저하지 않고, 두면부의 소통장애 성향이 있을 때 사용하므로 이통(耳痛), 비염(鼻炎), 코피 등에도 응용한다.

→ 활용사례

1-1. 중이염(中耳炎), 이통(耳痛) 여 4세 소음성소양인
1-2. 중이염(中耳炎) 남 40대 소양인 170cm 65kg
2-1. 축농증(蓄膿症), 여드름, 기미, 비색(鼻塞), 두통(頭痛) 여 31세 열성태음인
2-2. 비염(鼻炎), 육혈(衄血), 구내염(口內炎) 여 12세 소양인
2-3. 비염(鼻炎), 육혈(衄血) 남 37세 열성태음인
3-1. 여드름 여 37세
4-1. 소아코감기, 콧물, 기침 남 6세

1-1. 중이염(中耳炎), 이통(耳痛)

● 송 ○ ○ 여 4세 소음성소양인 경기도 안양시 호계동 삼익아파트

귀가 아프고 안 들린다며 약을 지으러 온 어린이로

① 양쪽 귀 모두 아픈데 오른쪽이 더 심하고 통증이 심할 때는 소리가 안 들려서 불러도 반응이 없다. 4개월 전부터 이비인후과 치료를 계속 받고 있으나 병원 치료받는 동안에만 괜찮고 치료를 중단하면 재발한다. 병원에서는 귓속이 부어 있는데 몸이 약해서 그럴 가능성이 높다고 한다. ② 가래가 있고 기침을 간혹 한다. ③ 콧속에 살이 많아 콧물이 목으로 넘어간다. ④ 잘 때, 놀 때 땀이 많이 나고, 특히 머리에 땀이 많이 난다. ⑤ 몸 전체적으로 따뜻한 편이다. ⑥ 1일 10시간을 자고 아침에 일어나기가 힘들고 낮잠을 잔다. ⑦ 예민하고 신경질적이고 성깔이 있고 겁이 많고, 안 떨어지려고 한다. ⑧ 다리가 아프다. ⑨ 식욕은 보통으로 하루 2끼 정도 잘 먹는 편이다. ⑩ 대변은 1일 1회 정도, 소변은 자주 본다. ⑪ 2달 전 녹용 보약을 먹었다.

이 아이의 경우 4세의 소양인 어린이로 비교적 체열이 높고, 염증과 더불어 발열과 이통을 호소하고 있으므로 두부의 열성상태로 인한 각종 염증에도 두루 사용하며 주로 이통에 쓰면서 염증 부위의 열을 내려주는 형개연교탕의 처방구성이 적합하다고 판단되어 형개연교탕으로 10일분 20첩을 지어주었다.

3년 후인 6월 중순경에 다시 왔을 때 확인해 보니, 약을 복용한 후 1~2개월 정도는 경감되었고, 그 후 재발했다고 하여 이번에는 아이의 보약으로 소건중탕 7첩을 지어주었다.

1-2. 중이염(中耳炎)

다음은 이창형 선생의 경험이다.

● 허 ○ ○ 남 40대 소양인 170cm 65kg 경기도 남양주시 진접읍

얼굴은 붉은 빛이 있다. 체격도 단단한 편이고 손도 단단한 편이었다.

3년 전 중이염이 발생하여 양약으로 1년간 치료했으나 낫지 않아서 종합 병원에 입원하여 수술을 받을 예정이었으나 입원하여 치료를 받는 도중 완치되어서 수술을 하지 않고 퇴원한 적이 있다. 올해 초 다시 재발하여 의원에서 4개월째 항생제, 소염제, 항균제를 지속적으로 투약 받고 있는 중이었다. 처방을 받아서 약을 드시면 약간 좋아지며 안 드시면 증세가 매우 심해져서 어쩔 수 없이 계속 양약을 드시는 분이었다.

① 만성중이염(慢性中耳炎)과 정농(聤膿)이 있다. ㉠ 왼쪽 귀에서 진물이 계속 나온다. ㉡ 통증은 없다. ㉢ 물소리가 난다. ② 더위를 탄다. ③ 손발은 따뜻하다. ④ 땀이 많거나 갈증이 있지는 않다. ⑤ 식사는 잘한다. ⑥ 대변과 소변에 이상은 없다. ⑦ 기울(氣鬱) 증상은 없다. ⑧ 잠은 잘 잔다.

얼굴색이 붉고 체격이 단단한 소양인 남성의 만성중이염(慢性中耳炎)을 목표로 형개연교탕 2배량으로 15일분 20첩을 투약했다.

약을 모두 복용한 후에 확인해 보니, 약간 효과가 있는 듯하지만 증세가 계속 여전하다고 한다. 본인이 약간의 효과가 있는 듯하다고 좀 더 드시길 원해서 위 처방 그대로 한 번 더 투약했다.

나중에 전화로 확인해 보니, 두 번째 약을 드신 지 3일째부터 귀에서 물이 말랐다고 했다.

2-1. 축농증(蓄膿症), 여드름, 기미, 비색(鼻塞), 두통(頭痛)

다음은 유해성 선생의 경험을 채록한 것이다.

● 김 ○ ○ 여 31세 열성태음인 경기도 군포시 금정동

필자의 아내로서 살집이 좋은 편이고 평소 추위를 잘 타지 않는 열성태음인 체질이며, 피부가 조밀해서 좀처럼 땀을 잘 흘리지 않는 체질이다. 3년 전 축농증과 견응(肩凝), 항배부(項背部)의 경직통(鯁直痛)을 목표로 갈근당에 천궁, 신이를 가해서 20첩을 쓴 결과 항배부의 통증과 두통이 거의 소실되고 코막힘이 현저히 감소하였으나 그 후 몇 년이 지나자 위에 열거한 축농증 증세가 약간의 감기기운과 겹쳐서 다시 심해졌다.

① 코가 막힌다. ② 농성 콧물이 목으로 넘어간다. ③ 두통이 있다. ④ 기억력이 감퇴하였다. ⑤ 호흡곤란 등 축농증 증상이 있다. ⑥ 상기(上氣), 상열(上熱)이 있다. ⑦ 두부(頭部)와 안면(顔面)에 충혈증상이 있다. ⑧ 코피가 자주 나며 ⑨ 쉽게 홍분한다. ⑩ 얼굴과 등에 여드름이 대단히 많이 나며 ⑪ 평소 지방질이 많은 지루성 피부이다. ⑫ 피부에 염증 경향이 심하다.

축농증과 상열, 두부 충혈 및 코피를 목표로 형개연교탕으로 10일분 20첩을 투약했다.

14첩을 복용한 후에 본인에게 확인해 보니, 코막힘이 현저히 줄어서 숨쉬기가 편하고 평소 콧물이 없었으나 콧물이 많아지고 목으로 넘어가는 것이 줄었고, 두통이 거의 없어졌으며 안색을 보니 상열(上熱)과 충혈(充血)의 기미가 가셔서 평소 검붉고 약간 홍분돼 있는 듯한 안색이 차분히 가라앉아서 정상 혈색이다. 그리고 본인의 얘기가 약 때문인지 얼굴과 등에 많이 나던 여드름이 거의 나지 않고 얼굴과 몸에 지방질이 적어진 것 같다고 한다.

2-2. 비염(鼻炎), 육혈(衄血), 구내염(口內炎)

● 김 ○ ○ 여 12세 소양인 경기도 안양시 달안동 샛별단지 한양아파트

보통 체격의 키가 약간 큰 소양인 여자아이이다.

① 비염으로 코가 답답하다. ② 세수할 때 코피를 자주 흘린다. ③ 입냄새도 심한 편이다. ④ 구내염도 자주 발생한다. ⑤ 땀을 많이 흘린다. ⑥ 물을 많이 마신다. ⑦ 편식이 심한 편이다. ⑧ 몸이 뜨거운 편으로 겨울에도 찬물을 먹는다. ⑨ 쉽게 지치고 신경질, 짜증이 심하다.

평소 열이 많은 소양인 어린이의 비염, 코피를 목표로 형개연교탕 1.5배량으로 10일분 20첩을 투약했다.

2주일 후에 약을 더 지으러 왔을 때 확인해 보니, 비염증세가 경감되었고 세수할 때 코피 흘리는 것이 없어졌으며 입냄새와 구내염도 많이 줄어들었다고 했다. 역시 같은 처방인 형개연교탕 1.5배량으로 10일분 20첩을 투약했다.

12일 후에 어머니가 전화로 약을 더 지어달라고 하여 확인해 보니, 비염, 코막힘 증세가 현저히 줄었으며 구내염, 입냄새가 마저 소실되었다고 한다. 같은 처방으로 10일분 20첩을 투여했다.

2-3. 비염(鼻炎), 육혈(衄血)

● 이 ○ ○ 남 37세 열성태음인 광고업 경기도 안양시 관양동 교보타운

몸이 굵고 키가 크며 원만하게 생긴 광고업을 한다는 태음인 남자이다.

① 10년 전부터 만성 비염증세가 있다. ② 늘 코가 답답하다. ③ 피로하면 세수할 때 코피가 난다. ④ 어릴 때부터 열이 많고 땀을 많이 흘린다. ⑤ 식사할 때와 운동시 얼굴에 땀이 줄줄 흘러내린다. ⑥ 잘 때 땀을 흘리는 도한(盜汗)증세는 없다. ⑦ 다른 한약방에서는 위염 때문에 열이 위로 올라 이비인후과 질환이 발생하기 쉽다고 했다고 한다. ⑧ 직업상 정신적 스트레스가 많고 과로할 때가 종종 있다. ⑨ 가끔 가슴이 답답하여 심호흡을 해야 할 경우가 많다. ⑩ 식욕은 좋고 소화가 잘 된다. ⑪ 아침에는 비위가 약해서 생선을 먹지 못한다.

체격이 건장한 열성태음인의 만성비염과 육혈(衄血)을 목표로 형개연교탕 2배량에 황련 1돈, 황기 2돈을 더하여 10일분 20첩을 투약했다.

약 3개월 후에 맥립종(麥粒腫) 빈발로 상담하러 왔을 때 확인해 보니, 약을 복용한 후 비염으로 인한 코 답답함과 피로할 때 코피 흘리던 것이 소실되었다고 했다.

3-1. 여드름

다음은 송종석 선생의 경험을 채록한 것이다.

● ○ ○ ○ 여 37세 교사 인천광역시 서구

퇴근하면서 학교 앞 길가에 두 사람이 서 있는 모습이 차를 기다리고 있는 듯 보여서 나가면서 동석을 시킬까 하여 차를 세우고 확인해 보니, 예상대로 인근 선원국민학교의 교사였다. 한동안 운전을 하다가 후사경으로 언뜻 보니 한 선생님이 얼굴에 온통 여드름이 있었다. 여드름을 치료해 본 적이 있느냐고 묻자 여드름 때문에 몹시 고민 중이라며 다음날 즉시 한약방으로 찾아왔다.

① 여드름이 난 것은 10여년이 되었으며 얼굴 이곳저곳에 붉게 나 있다. ② 지난 10여 년간 여드름을 치료하느라고 여러 곳을 찾아다녔으나 여전하여 지금은 포기상태라는 것이다.

그간 많은 사람들을 치유시킨 형개연교탕에 금은화, 목단피를 더하여 10일분 20첩을 지어주었다.

예상대로 1제를 복용한 뒤 오래된 여드름의 2/3가 격감했고, 이어 같은 약을 1제 더 복용한 뒤 깨끗하게 나았다.

4-1. 소아코감기, 콧물, 기침

다음은 이재용 선생의 경험이다.

● 송 ○ ○ 남 6세 경기도 용인시 기흥구

같은 연령대 아이들보다 왜소하고 허약한 편이다.

① 콧물이 누렇게 나온다. 병원에서 비염이라고 진단받았다. ② 콧물이 목으로 넘어오고 심하면 귀까지 멍멍해진다. ③ 기침을 가끔씩 한다. ④ 땀이 많다. ⑤ 밥을 잘 안 먹는다. ⑥ 산만하다.

열로 인한 증상들이라고 생각되었다. 열로 인해 비강 점막이 충혈되고 예민해져서 콧물이 나오고 가끔 귀가 멍멍해진다는 것으로 보아 중이염으로 발전할 가능성이 있다고 생각되었다.

일단 열을 제어하면 치료가 어느 정도 될 것이라 판단했다. 하지만 소아이기 때문에 어느 정도의 열은 당연하다고 생각되어 무조건 열을 끄면 성장하는 데 장애가 될 것이라 생각했다.

어느 정도 열도 제어할 수 있고 신수도 길러줄 수 있는 육미지황원 계열을 생각했으나 근본을 보하기에는 표의 증상이 심하다고 판단했다. 그래서 소청룡탕과 형개연교탕을 생각했다. 하지만 소청룡탕을 쓰기엔 열이 심하고 두면부의

염증상태가 심하며 귀가 멍멍해진다는 말로 보아 중이염까지 예방해야 된다는 생각을 했다. 그래서 열성과 통증을 주증으로 하는 중이염과 만성비염에 사용하는 형개연교탕을 투약하기로 결정했다.

6세 소아의 누런 콧물이 열성상태라 보고 형개연교탕 반 제(10첩. 한포에 60ml씩 투약)를 1일 3회분으로 10일 투약한 후, 같은 양으로 다시 10일 투약했다.

1. 처음 반 제를 복용한 뒤 콧물이 많이 줄어들어 아침에 한 번 닦으면 낮에는 괜찮다고 한다.
2. 기침은 하지 않는다고 한다.

그래서 같은 양으로 한 번 더 투약했다.

하지만 완치는 되지 않고 콧물이 나올 때도 있고 괜찮을 때도 있다고 한다.

中統127 寶 여택통기탕 麗澤通氣湯

黃芪 一錢 **蒼朮 羌活 獨活 防風 升麻 乾葛** 各七分 **甘草**炙 五分 **麻黃 川椒 白芷** 各三分 　薑三片 棗二枚 葱白三寸

治 鼻不聞香臭 此肺有風熱
[活套鍼線] 鼻塞鼻痛(鼻)
[適 應 症] 후각장애, 불문향취, 비색, 비염, 후비루, 축농증, 코감기, 인후통, 두통, 실음

처방설명 여택통기탕은 냄새를 맡지 못하는 증상에 사용하는 처방이며, 약성을 응용하여 비후성비염(肥厚性鼻炎), 알레르기성비염 등에도 사용한다.

냄새를 맡지 못하는 것은 '症狀증상'이므로 다양한 원인이 존재할 수 있다. 따라서 일단 원인이 무엇인지 알아야 하며, 현재의 병리상태(病理狀態)를 개선하는 방법을 찾아야 한다. 냄새를 맡지 못하는 증상을 일반적으로 '嗅覺障礙후각장애'라고 한다. 냄새를 맡게 되는 것은 공기 중에 퍼져 있는 냄새분자가 콧속으로 들어와서 콧속 점막(粘膜)의 수용체와 결합되고, 이러한 자극이 후각신경(嗅覺神經)을 통해 뇌(腦)에 도달되는 과정을 통해 이루어지는데, 이러한 일련의 과정에서 어떤 장애가 발생하였을 때 냄새를 맡지 못하게 되는 것이다.

장애요인을 살펴보면, 먼저 호흡성(呼吸性) 후각장애라고 하여 냄새가 전달되는 통로(通路)가 막히는 것으로 감기에 걸려 코막힘이 있을 때 흔히 볼 수 있고, 전체 비율로 따졌을 때 약 2% 정도가 여기에 해당한다. 둘째, 말초신경성(末梢神經性) 후각장애라고 하여 냄새를 맡는 부위의 점막(粘膜)이 부어 있거나 신경세포에 이상이 있을 때 나타난다. 이 또한 여러 원인이 있으나 실제로는 감기(感氣)나 비염(鼻炎)에 걸렸을 때 비강점막(鼻腔粘膜)이 부으면서 이차적으로 냄새를 맡는 부위도 붓게 되기 때문에 발생하는 경우가 많다. 말초신경성 후각장애는 전체의 50% 정도를 차지하고 있다. 셋째, 혼합성(混合性) 후각장애라고 하여 호흡성 후각장애와 말초신경성 후각장애가 혼합된 경우이며, 전체의 약 45%를 차지한다. 넷째, 중추성(中樞性) 후각장애가 있는데, 사고나 질병 등으로 인해 후각을 담당하는 중추신경에 이상이 생긴 것으로 약 3%를 차지하고 있다.

이상을 종합해 보면 호흡성 후각장애와 말초신경성 후각장애, 두 가지가 혼합된 후각장애가 대부분임을 알 수 있다. 또한 호흡성 후각장애와 말초신경성 후각장애는 감기(感氣)나 비염(鼻炎), 축농증(蓄膿症) 등 일상적으로 볼 수 있는 호흡기질환에 의해 이차적으로 발병하는 경우가 많기 때문에 해당하는 질환을 치료하면 자연히 치료될 수 있다.

여택통기탕을 사용할 수 있는 증상도 냄새가 전달되는 통로(通路)가 막혔거나 냄새를 맡는 부위의 점막(粘膜)이 부어 있을 때 발생하기 때문에 충분히 치료될 수 있다. 단지 질환으로 보았을 때 비염(鼻炎)과 함께 나타나는 경우도 있고, 부비동염과 함께 나타나는 경우도 있으며, 아무런 증상이 동반되지 않으면서 단순히 냄새를 못 맡는 경우도 있기 때문에 특정 질환과 결부시키기는 힘들다. 즉 여택통기탕은 비강(鼻腔) 내부의 염증과 상관없이 냄새를 맡는 부위의 점막이 부어 있는 상태를 개선하는 처방으로 보아야 한다.

여택통기탕을 사용할 수 있는 증상의 특징이 있다면, 급성으로 발병하는 경우보다는 만성적인 경향이 있다는 점이다. 즉 전에 아무런 문제가 없었다가 감기에 걸린 후에 갑자기 냄새를 맡지 못하는 것이 아니라, 뚜렷한 감기 증상이 나타나지 않고, 비염 증상은 나타나더라도 주증상이 아니며, 냄새를 맡지 못하는 증상

이 두드러지게 나타났을 때, 또한 만성적일 때 사용한다는 뜻이다. 이는 비강점막의 부종이 심하게 나타나지 않더라도 미약하게나마 만성적으로 부어 있다는 의미이다.

점막(粘膜)이 부어 있으면 냄새 분자가 후각신경에 미치지 못하므로 '不聞香臭불문향취'의 증상이 나타난다. 여택통기탕에는 강활, 독활, 방풍, 승마, 갈근, 마황, 백지 등 발표제(發表劑)가 다수 포함되어 있어 만성적으로 부어 있는 조직을 회복시키는 작용을 한다. 따라서 점막의 만성부종으로 인해 냄새를 맡지 못하는 증상에 빈용한다.

활투침선을 보면 비색비통(鼻塞鼻痛)에 사용하는 것으로 되어 있는데, 여택통기탕은 비강점막(鼻腔粘膜)의 부종상태(浮腫狀態)를 개선하는 처방이므로 코막힘이 있을 수 있고, 통증(痛症)이 동반될 수 있다. 그래서 실제로 비후성비염이나 알레르기성 비염에 사용하기도 한다. 그러나 코막힘이 나타나는 경우도 있다는 것이며, 비통(鼻痛)이 있을 수도 있다는 것이지 어디까지나 주증상은 냄새를 맡지 못하는 증상이다.

처방구성

처방구성을 보면 황기는 강심작용이 있어 심장의 박출량을 높이고, 말초순환을 개선하며 모세혈관의 저항력과 투과성을 증가시킨다. 창출은 소화기의 운동성을 강화하는 작용과 이뇨작용, 약한 발표작용(發表作用)이 있다. 강활은 발한작용과 해열작용을 하고, 독활은 혈관을 확장하여 혈압을 낮추고 항염증작용과 진통작용이 있으며, 방풍은 말초혈관을 확장시킨다. 승마는 해열작용과 진통작용, 소염작용이 있고, 갈근은 말초의 혈액순환을 촉진하며, 관상동맥을 확장하여 혈류량을 증가시키면서 혈소판응집을 억제한다.

감초는 부신피질에서 분비되는 당질코티코이드와 유사한 작용이 있어 염증을 치료하는 역할을 하며, 마황은 혈관운동중추를 자극하여 혈관운동능력을 강화하고 발한작용을 한다. 천초는 식욕을 촉진하고 위장의 연동운동(蠕動運動)을 증가시키며 위액분비를 촉진한다. 백지는 배농작용과 항염증작용을 한다.

처방비교

소청룡탕과 비교하면 두 처방 모두 비색(鼻塞)과 비색으로 인한 불문향취에 쓰는 공통점이 있다. 소청룡탕은 콧물이나 코막힘뿐만 아니라 기침과 천식에도 사용하며, 감기로 인해 발생하는 비색을 겸한 불문향취에 사용한다. 반면 여택통기탕은 감기증상 없이 나타나는 불문향취에도 사용하며, 냄새를 맡지 못하거나 코가 막히는 등의 증상에 사용하는 것이지 기침에는 사용하지 않는다. 결론적으로 소청룡탕의 주증상은 기침과 코막힘이며 부수적으로 불문향취가 나타날 수 있는 반면, 여택통기탕의 주증상은 불문향취이며 코막힘과 비염이 동반되더라도 부수증상인 경우가 많다.

오적산과 비교하면 두 처방 모두 감기로 인한 비색(鼻塞)과 비염(鼻炎)에 사용한다. 오적산은 허랭한 상태에서 감기에 걸려 코가 막힐 때 사용하는데, 주로 허랭한 사람의 몸살감기나 소화불량을 동반한 코막힘에 사용한다. 냄새를 못 맡는 증상에 사용하는 경우 감기에 걸려 코막힘이 있으면서 냄새를 맡지 못할 때이다. 반면 여택통기탕은 감기보다는 감기나 호흡기장애가 만성화되어 나타나는 불문향취에 사용하며, 만성적인 경향이 강하지만 허랭과는 상관이 없다.

보중익기탕과 비교하면 보중익기탕은 비색(鼻塞)에도 사용하지만 비색보다는 맑은 콧물이 주증상인 비염에 사용하는 경우가 많고, 아주 허약한 사람에게 사용하는 경우가 많다. 반면 여택통기탕은 보중익기탕을 쓸 사람보다 건실한 사람에게 나타나는 불문향취에 사용하는데, 신체조건으로 볼 때 향갈탕을 쓸 사람보다 약간 약한 사람에 적합하다.

활용사례

1-1. 비색(鼻塞), 불문향취(不聞香臭) 여 50세 태음인
1-2. 비염(鼻炎), 소변지림 남 3세 태음인
2-1. 감기(感氣), 비색(鼻塞) 남 33세 소양인
2-2. 콧물, 재채기, 비강통(鼻腔痛) 여 태음인 164m 50kg
3-1. 축농증(蓄膿症), 후비루(後鼻淚), 두통(頭痛), 비색(鼻塞), 악취(惡臭) 남 35세 태음인
3-2. 축농증(蓄膿症), 비색(鼻塞), 불문향취(不聞香臭) 남 40세 태음인
4-1. 인후통(咽喉痛), 누런 코, 비색(鼻塞), 눈곱 남 2세 태음인

1-1. 비색(鼻塞), 불문향취(不聞香臭)

● 유 ○ ○ 여 50세 태음인 경기도 안양시 동안구 달안동 샛별한양아파트

보통 체격에 태음인으로 보이는 아주머니이다.
① 10일 전부터 감기에 걸렸다. ② 코가 심하게 꽉 막혔다. ③ 냄새를 전혀 못 맡는다. ④ 간혹 기침을 하며 자다가도 한다. ⑤ 가래도 조금씩 나온다. ⑥ 추위를 심하게 탄다. ⑦ 손과 발 그리고 아랫배가 차다. ⑧ 변비가 가끔 생긴다. ⑨ 밤새도록 꿈을 많이 꾼다. ⑩ 자주 피로하다.
10일 전 감기로 인해 발생한 태음인 아주머니의 비색(鼻塞)과 불문향취(不聞香臭)를 목표로 여택통기탕 1.5배량으로 2일분 4첩을 지어주었다.
7일 후에 약을 지으러 왔을 때 확인해 보니, 약을 복용한 후 감기로 인한 코막힘과 냄새를 전혀 못 맡던 것이 경감되었다며 약을 더 지어달라고 한다. 효과가 있다고 보고 같은 처방으로 2일분 4첩을 다시 투약했다.
다음해 4월에 코가 목으로 넘어가는 후비루(後鼻淚) 증세로 다시 약을 지으러 왔을 때 확인해 보니, 지난번 약을 복용한 이후 냄새를 못 맡는 것이 모두 나아서 그 뒤로는 전혀 불편이 없다는 것이다. 이번에는 후비루 증세가 있는 것으로 보아서 만성화되어 있다고 보고 소청룡탕으로 1제를 지어주었다.

1-2. 비염(鼻炎), 소변지림

● 윤 ○ ○ 남 3세 태음인 경기도 군포시 금정동

① 감기에 걸리면 늘 코감기에 걸리며 지금도 코막힘이 있고 가래가 나온다. 편도염 때문에 돌 때까지 거의 매일 이비인후과에 다녔었다. ② 최근 1~2개월 사이에 밥을 잘 먹으려 하지 않는다. ③ 소변을 옷에 지린다. ④ 피곤하면 코피가 난다. ⑤ 땀이 많다. ⑥ 번잡하여 가만히 있지 못한다. ⑦ 겁이 많고 칭얼거린다.
늘 코감기에 걸리는 3세 태음인 남아의 코막힘을 목표로 여택통기탕 본방으로 5일분 10첩을 지어주었다.
40일 뒤인 8월 중순에 다시 내원했을 때 확인해 보았다.
1. 지난번 약을 복용한 뒤로 코막힘이 없어졌고
2. 소변지림이 경감되었다고 한다.
이번에는 최근 3~4일 전부터 코딱지가 꽉 막혀있다고 한다. 여택통기탕을 복용한 뒤로 코막힘이 소실된 것으로 보아서 이번에도 여택통기탕 본방으로 5일분 10첩을 지어주었다.

2-1. 감기(感氣), 비색(鼻塞)

다음은 최성록 선생의 경험이다.

● 오 ○ ○ 남 33세 소양인 전라북도 전주시 덕진구 송천동

① 코막힘이 있다. ② 예전부터 축농증 증세가 있었다. ③ 감기에 걸리면 코막힘이 심해져 냄새를 못 맡는다.
④ 현재는 감기증세와 코막힘 증세가 같이 있다. ⑤ 냄새를 못 맡는다. ⑥ 변비가 종종 있고 화장실에 오래 앉아 있다. ⑦ 고기류는 모두 싫어한다. ⑧ 조개류와 과일, 채소를 좋아한다. ⑨ 전체적으로 약간 열이 있는 소양인 체질이다.
코로 냄새를 못 맡는 코막힘을 뚫어주고 풍열(風熱)을 제거하는 처방으로 여택통기탕을 구상하고, 여기에 열을 내리면서 음(陰)을 보하는 현삼과 치자를 더하고 코를 뚫어주는 창이자를 첨가했다.
열이 많은 소양인의 감기로 인한 코막힘과 불문향취를 목표로 여택통기탕 2첩을 한 번에 달여 1일 2회로 아침식사 전 1회, 저녁식사 후 2시간에 복용했다.
1. 1첩을 복용한 이후 코가 뚫리고 호전되었으며
2. 2첩 복용한 이후에는 코막힘 증세가 사라졌다.

2-2. 콧물, 재채기, 비강통(鼻腔痛)

다음은 박범수 선생의 경험이다

● ○ ○ ○ 여 태음인 간호사 164m 50kg

① 환절기, 추운 날씨 및 아침에 콧물과 재채기가 심하다. ② 코 안이 충혈되어 아프고 코가 막힌다. 그러다 자주 코가 건조해지는데, 그러면 코딱지가 딱딱하게 생긴다. ③ 그래서 자주 코에 손이 가게 되고 그러다 보니 코피가 나는 일도 있다. ④ 추위를 심하게 탄다. ⑤ 잦은 회식과 모임으로 술을 1주일에 3회 정도 마시게 된다.
⑥ 물은 거의 마시지 않는다. ⑦ 소화불량이 약간 있다. 헛배가 부르고 가스가 차는 증상이 있다. ⑧ 하루에 10시간 정도 자도 잠이 부족하다고 느낀다. ⑨ 발, 얼굴 등이 붓는다. ⑩ 전신의 피로감을 느낀다. ⑪ 월경주기가 부정확하다. ⑫ 냉대하(冷帶下)가 약간 있다. ⑬ 가슴이 막힌 듯하다. ⑭ 소변은 낮에 1번 보는데 색이 노랗고, 대변은 3일에 2회 정도 본다. ⑮ 오른쪽 손의 폐맥(肺脈)이 약하다.

추위를 심하게 타는 것, 아침에 콧물과 재채기가 심한 것을 참고하여 여택통기탕으로 10일분 20첩을 지어주었다.

3교대로 근무하는 불규칙한 직장 근무 환경으로 인한 전반적인 생활의 불규칙으로 인하여 약을 규칙적으로 복용하지 못해서인지 별로 큰 효과를 보지 못했다. 불규칙하게나마 약을 복용하는 기간에 증상이 더 심해지지는 않았으나, 약을 다 복용하고 나서 더 이상 복용하지 않게 되자 증세가 악화되었다고 했다.

3-1. 축농증(蓄膿症), 후비루(後鼻淚), 두통(頭痛), 비색(鼻塞), 악취(惡臭)

● 김 ○ ○ 남 35세 건실형 태음인 경기도 안양시 관양동

약간 작은 키에 땅땅한 체격을 가진 태음인으로 보이는 회사원이다.

1년 9개월 전인 작년 1월 병원에서 축농증이라며 수술을 권유했으나 여유가 없어 그냥 지내오고 있었는데

① 작년 1월부터 콧물이 콧속에서 목으로 계속 넘어가서 입으로 뱉고 있으며 이런 정도가 심한 편이다. ② 콧속에서 고름 냄새가 나며 신경을 쓰면 더 심해진다. ③ 아울러 늘 콧속이 막혀 있어 입으로 숨을 쉬는 경우가 많다.
④ 코에서 악취가 난다. ⑤ 코로는 냄새를 맡지 못한다. ⑥ 머리가 무겁고 띵하게 아프다. ⑦ 누런 콧물과 가래가 많다. ⑧ 추위는 타지 않고 더위를 많이 탄다. ⑨ 몸 전체에 열이 많고 더운 편이다. ⑩ 평소 물을 많이 마시고 찬 음식과 찬 방을 좋아한다. ⑪ 평소 땀을 많이 흘린다. ⑫ 손바닥은 매우 두텁고 단단하다. ⑬ 식욕과 소화는 모두 왕성하고 다른 이상은 없다.

체격이 좋고 몸이 튼튼하며 열이 많은 태음인의 불문향취를 겸한 축농증을 목표로 여택통기탕 2배량으로 10일분 20첩을 지어주었다.

11일 뒤에 다시 왔을 때 확인해 보니, 콧물이 목으로 넘어가는 것과 두통이 없어졌고 코에서 고름 냄새와 악취가 나는 것은 격감하였으며 코 막히는 것은 약간 줄어들었고 냄새를 맡지 못하는 것은 여전하다고 한다.

본인의 요청과 경과로 볼 때 증상이 나아가고 있다고 판단되어서 지난번과 같은 여택통기탕 2배량으로 10일분 20첩을 지어주었다. 몇 개월 뒤에 길에서 우연히 만나 증상을 확인해 보니, 약을 처음 복용할 때는 아주 좋았으나 시간이 지남에 따라 다시 처음과 같은 증상이 나타나기 시작한다고 한다. 한약이 좋은 줄은 알고 있으나 경제적으로 부담이 되어 계속 복용하지 못한다고 했다.

3-2. 축농증(蓄膿症), 비색(鼻塞), 불문향취(不聞香臭)

다음은 이윤호 선생의 경험이다.

● 이 ○ ○ 남 49세 태음인 주유소사업

덩치는 크고 건실해 보인다. 지난번에 보약으로 신경과민과 체력저하로 계평귀비탕을 복용한 후 아주 좋아했던 사람이다. 고등학교 시절 칼에 찔려 대량실혈하고 장이 다 나올 정도의 큰 상처를 입어 대수술을 받은 후부터 추위를 타게 되었으며 체력이 급격하게 떨어지고 장(腸)기능도 나빠졌다고 한다. 몇 달 전 코감기를 앓고 코가 막혀있는데 다시 감기가 든 지금에 콧속에 열감이 약간 있으면서 코가 꽉 막혀 있어서 아주 답답하다고 한다.

① 코막힘-병원에서 축농증 경향이 있다고 했다. ② 지금 코감기에 걸려 있음-코 안에 열감이 있다. ③ 예전부터 냄새를 조금밖에 맡을 수 없다고 한다. ④ 피로감이 항상 많다. ⑤ 요즘에 주유소 신축 문제로 신경을 많이 쓰고 밖에서 많이 생활한다.

냄새를 잘 맡을 수 없다는 증상에 여택통기탕을 생각해 가면서 전체적인 상황을 보니 지금 코 안에 열감도 같이 있는 듯하고 콧속이 꽉 막혀 있는 것으로 보아 황기를 군약으로 삼고, 지금 감기에 걸려서 비강점막이 부어있는 것을 없애 줄 수 있는 발표제인 마황, 강활, 방풍, 독활, 백지를 쓰며, 열감이 몰려있는 상황이니 승마, 갈근으로 해기하면서 해열해 주면 콧속이 시원해질 수 있을 것이라 생각했다.

건실한 태음인의 비색과 비색으로 인한 불문향취에 여택통기탕을 1.5배로 하여 10일분 20첩을 30봉으로 달여 주었다

(110ml × 30봉).
약을 20봉지 먹을 때쯤 콧속이 시원해지고 냄새도 전보다 훨씬 잘 맡을 수 있게 되었다. 증상이 없어지고 나니 설사를 하기 시작했다고 한다. 불문향취의 주증상이 좋아졌으므로 복용을 중지시키고 폐약했다.

4-1. 인후통(咽喉痛), 누런 코, 비색(鼻塞), 눈곱

● 박 ○ ○ 남 2세 태음인 경기도 안양시 비산동 주공아파트

얼굴이 약간 크며 이마가 튀어 나오고 통통한 27개월 된 태음인 어린이로 1년 전 감기 빈발과 코막힘으로 보약을 2첩 지어간 적이 있다.
① 1달 전부터 감기에 걸려 코막힘이 심하다. ② 코가 막혀 입으로 숨을 쉰다. ③ 콧물이 흐르지는 않으나 간혹 누런 코가 나온다. ④ 가래도 약간 있어 그르렁거린다. ⑤ 오늘부터 목이 아프다. ⑥ 눈곱이 낀다. ⑦ 열이 약간 있다. ⑧ 감기시 주로 코가 막히고 콧물이 난다. ⑨ 감기빈발로 1달 중 20일은 코가 막혀 있다.
감기에 걸리면 주로 코막힘이 심하다는 2살 된 남아의 코막힘, 인후통(咽喉痛)과 눈곱 끼는 것을 목표로 여택통기탕 본방으로 3일분 6첩을 지어주었다.
14일 뒤에 어머니가 전화로 목 아프던 것과 누런 코가 나오는 것은 소실되었으나 코막힘과 가래, 눈곱과 미열(微熱)은 아직 여전하다고 한다. 약을 복용한 후 인후통과 누런 코가 소실된 것으로 보아 여택통기탕이 효과가 있었다고 보고 같은 처방으로 3일분 6첩을 지어주었다.
8개월 뒤 어머니가 전화를 걸어 다시 약을 부탁했을 때 확인해 보니, 그 약을 복용한 이후 코막힘, 눈곱, 미열 등이 소실되었다고 한다.
이번에도 감기에 걸려 코가 막히고 눈곱이 끼고 누런 코가 나온다고 한다. 이번에도 역시 같은 처방으로 3일분 6첩을 지어 주었으며 그 이후로 3~4개월에 한 번 정도 감기로 인한 코막힘을 호소하여 약을 지어갔으며 그때마다 여택통기탕으로 치료가 잘되었다.

中統128 寶 감길탕 甘桔湯

桔梗 三錢五分 **甘草** 一錢五分

治 少陰客寒 咽痛 ① 加鼠粘子 竹茹 各一錢 尤妙
[活套鍼線] 咽痛(咽喉) 咽痛(小兒痲疹) 痘後瘖(小兒痘瘡) 肺熱口辛(口舌)
[適 應 症] 인통, 편도염, 중이염

처방설명 감길탕은 허약한 사람이나 평소 몸이 찬 사람의 가벼운 인통(咽痛)에 사용하는 처방이다. 따라서 '治少陰客寒치소음객한 咽痛인통'이라는 것은 추위를 타고 맥(脈)이 미세(微細)하며 소화가 잘 되지 않는 등 소음병(少陰病)의 소인을 갖는 사람에게 인통(咽痛)이 나타났을 때 사용한다는 표현으로 이해할 수 있다. 이런 측면에서 본다면 활투침선의 두후음(痘後瘖)과 마진(痲疹)을 앓고 난 후에 발생하는 인통(咽痛)에 사용하는 경우에도 비교적 약한 소아에게 적합하다는 것을 알 수 있다.

감길탕은 ≪상한론≫에 나오는 처방이며, 일명 길경탕이라고도 하는데, 후세에 이름을 바꿔 감길탕으로 부르고 있다. ≪상한론≫의 소음인통(少陰咽痛)에 관한 조문을 보면 '소음병(少陰病)이 2~3일이 되어 목구멍이 아픈 경우에는 감초탕을 사용하고, 감초탕을 써도 낫지 않는 경우에는 길경탕을 쓴다.'고 되어 있다. 즉 감초탕은 가장 연약한 사람의 인통(咽痛)에 사용하고, 이보다 증상이 더 심하면 감길탕을 사용한다는 뜻이다. 물론 감초탕에 비하여 심하다는 것이지 아주 심한 증상에 사용하는 것은 아니다.

외부에서 유입된 찬 공기는 폐포에 도달하기 전에 체온에 가깝게 덥혀져야 한다. 그렇지 않으면 폐포의 혈액은 굳어버린다. 따라서 공기는 비강(鼻腔)에서 일차적으로 덥혀지고 인후(咽喉)와 기도(氣道)를 거치면서 일정한 온도가 유지되어 폐포에 도달해야 한다. 만약 덥혀주는 기능이 떨어졌을 때는 비강(鼻腔)이나 인후부(咽喉部), 기도(氣道)를 충혈(充血)시켜 흡입되는 공기를 충분히 가온(加溫)시키게 된다. 건강하고 체열(體熱)이 많은 사람은 비강(鼻腔)에서 찬 공기를 덥혀 주는 기능이 충분하기 때문에 비강이나 인후가 충혈(充血)되는 경우가 많지 않지만, 허랭(虛冷)하고 체열이 많지 않은 사람은 찬 공기를 덥혀 폐포까지 보내야 하기 때문에 비강이나 인후부가 충혈(充血)될 수밖에 없다. 이렇게 인후부가 부었을 때 인통(咽痛)이 발생하며, 감기에 걸려 주증상으로 인통(咽痛)이 나타났을 때 감길탕을 사용한다.

소아의 경우 성인에 비하여 편도가 잘 붓기 때문에 소아의 인통(咽痛)은 대부분 편도염에 기인한다. 편도는 존재하는 장소에 따라서 설편도(舌扁桃), 구개편도(口蓋扁桃), 인두편도(咽頭扁桃), 이관편도(耳管扁桃) 4종류가 있으며, 입을 벌렸을 때 보이는 것은 구개편도인데, 여기에 주로 염증이 발생한다. 감길탕은 허약한 소아의 편도염에 사용할 수 있고, 성인은 편도염보다는 인후염이 많기 때문에 감길탕은 허약하고 몸이 찬 성인의 인후염에 사용할 수 있는 처방이다. 물론 예전에는 증상을 기준으로 했기 때문에 편도염이나 인후염을 구분하지 않고 사용했었다.

조문을 보면 감길탕에 서점자와 죽여를 넣어 사용하면 더 좋다는 말이 있는데, 이것은 서점자의 발산작용(發散作用)과 죽여의 청열작용(清熱作用)이 인후부의 충혈상태(充血狀態)를 해소하는 데 도움을 주기 때문이다. 그러나 증상의 경중(輕重)을 살펴 감길탕보다 증상이 더욱 심하다고 판단될 때 추가해야 한다.

김희경 선생에 의하면 현재 시중에 나와 있는 길경은 흰색을 띠는 것과 노란색을 띠는 것이 있는데, 흰색은 여름에 채소용으로 캐서 판매하다가 남은 것을 말려 쓰는 것이 대부분이며 이것이 한약재 시장에 유통되는 경우도 있다고 한다. 그래서 외형이 흰색이고 쭈글쭈글하면 이는 뿌리가 완숙되어 약성이 형성되기 이전인 여름철에 채취한 것이므로 약효가 현저히 떨어진다고 한다. 따라서 약효를 기대하려면 가을에 완숙한 구근을 채취하여 사용해야 하며, 이런 길경은 약간 노란색을 띠는 경우가 많고 뿌리의 조직이 단단하고 치밀하다고 한다.

처방구성 처방구성을 보면 길경은 거담작용(祛痰作用)과 진해작용(鎭咳作用)이 있으며, 염증을 억제하는 소염작용(消炎作用)도 있다. 또한 대식세포(大食細胞)의 탐식능력과 세포성 면역을 증강시킨다. 감초는 인후점막의 자극을 완화하고 기관지 평활근의 경련을 억제하여 진해(鎭咳), 진정작용(鎭靜作用)을 하고, 스테로이드 호르몬과 유사한 작용이 있어 항염증작용, 해독작용, 해열작용을 한다.

처방비교 **오적산**과 비교하면 두 처방 모두 허약(虛弱)과 허랭(虛冷)한 상태에서 감기에 걸려 인통(咽痛)이 발생했을 때 사용한다. 그러나 오적산은 복랭(腹冷)이나 소화장애를 겸하고 있는 상태에서 발생한 몸살감기, 기침감기, 내상감기 등에 사용하며, 인통(咽痛)은 이러한 감기증상의 일부이다. 반면 감길탕은 감기초기의 가벼운 인통(咽痛)에 사용하며, 다른 증상보다 인통이 주증상일 때 사용한다.

청화보음탕과 비교하면 두 처방 모두 인통(咽痛)에 사용하는데, 청화보음탕은 인통의 정도가 심한 경우에 적합하고, 감기로 인한 인통보다는 과로 등으로 인하여 발생하는 고열(高熱)을 동반한 인통(咽痛)에 주로 사용한다. 반면 감길탕은 과로로 인한 것이 아니라 감기로 인해 발생한 인통에 사용한다. 또한 청화보음탕의 인통(咽痛)은 열을 발생시킬 수 있는 신체조건을 가지고 있는 사람에게 나타나는 반면, 감길탕의 인통은 몸이 약한 사람에게 발생하는 경우가 많다.

취후산과 비교하면 두 처방 모두 인통이나 편도염에 사용하는데, 취후산은 분말로 만들어 환부에 직접 도포하는 외용약이며, 속효가 있지만 분말을 도포할 수 없는 부위가 충혈되었을 때는 사용할 수 없다는 단점이 있다. 반면 감길탕은 인후부의 염증상태를 해소시키므로 통증의 근본원인을 제거한다고 할 수 있다.

활용사례

1-1. 기침, 인후소양감(咽喉搔痒感) 남 31세 소양인
1-2. 과립제-초기감기의 인통(咽痛) 여 23세 소음인
2-1. 중이염(中耳炎) 여 33세
3-1. 실패례 남 29세 소양성소음인

1-1. 기침, 인후소양감(咽喉搔痒感)

다음은 박종백 선생의 경험이다.

- 박 ○ ○ 남 31세 소양인 대구광역시 동구 방촌동

전체적으로 하얀 얼굴색을 가지고 있고 마른 체형이다.

① 3년 전부터 겨울에 접어드는 환절기인 11월경부터 봄까지 목이 간질거리면서 마른기침을 한다. ㉠ 이번에도 1달 전인 10월말부터 마른기침이 매일 수시로 나기 시작했었다. ② 기침은 수시로 나타나며 옆에 있는 사람이 신경 쓰일 정도로 한다. ③ 기침은 특히 저녁 무렵인 7~9시가 가장 심하다. ④ 기침을 하고 나면 목이 잠시 시원해지고 기침을 많이 하면 목이 따끔거린다. ⑤ 병원약을 복용하여도 여전하다. ⑥ 추위를 많이 타는 편이다. ⑦ 아직 젊으나 주말에 대구에서 서울까지 올라와 주경야독하는 탓에 피로의 요인이 많다.

감기도 아니고 날씨가 추워지는 환절기만 되면 나타나는 기침을 목표로 5일전에는 오적산 1첩을 복용했다.

오적산을 복용하니 기침이 즉시 멈추었으나 다음날에 다시 기침이 전처럼 발생했다. 그래서 이번에는 감길탕으로 1첩을 달여서 복용했다. 감길탕을 마시자 이번에 기침이 멈추었고 하루 동안 기침이 없었다. 아울러 2일이 지나도 기침이 나오지 않았다. 현재 감길탕을 복용한 지 4일이 지났으나 기침이 나오지 않는다. 또한 감길탕을 복용한 후에 목안이 가렵던 것이 모두 없어졌다.

1-2. 과립제-초기감기의 인통(咽痛)

다음은 박선희 선생의 경험이다.

● 박 ○ ○ 여 23세 소음인 대학생 경기도 부천시

전체적으로 얼굴은 까맣고 마른 체형이다.
① 2일 전부터 가만히 있으면 목이 간질거리고 침을 삼키면 목이 약간 따끔거린다. ② 오한과 두통이 약간 있다. ③ 기침과 가래, 콧물은 없다. ④ 추위를 약간 탄다. ⑤ 열은 있는 편이나 아랫배는 차다. ⑥ 주말마다 전주와 부천을 오가며 공부하는 학생으로 피로가 누적된 상태이다.
초기감기로 인한 인통에 감길탕 과립제(5g) 1봉과 소청룡탕 과립제(3g)를 1일분 각 3봉 중 2회 각1봉씩 복용했다.
감길탕5g+소청룡탕3g으로 자기 전에 2봉을 투약하고 아침에 일어나니 감기증상과 함께 2일 동안 계속된 인통이 모두 사라졌다. 그래서 이후에는 더 이상 약을 복용하지 않았다.
과립제를 투약하고 처음으로 효과를 본 사례였다. 처음인 만큼 뿌듯함이 컸으며 앞으로도 이런 뿌듯함을 느낄 수 있는 기회가 생기길 기대해본다.

2-1. 중이염(中耳炎)

다음은 김희경 선생의 경험이다.

● 김 ○ ○ 여 33세 제주도 제주시 연동

원래는 배농탕을 설명하려고 한 것인데 감길탕과 처방내용이 유사하여 삽입한 것이다.
7일 전의 일이다. 시집간 셋째 딸에게 전화가 왔다. 증상을 들어 보니
① 얼마 전부터 귀에서 진물과 농이 나온다. ② 병원에 가니 중이염이라 하여 치료를 하는데도 잘 낫지 않는다.
그래서 두부의 화농성 염증에는 배농산이나 배농탕이 효력이 좋은 것을 경험해 온지라, 그 중 길경과 감초 두 가지로 구성된 배농탕을 써 보기로 하고 배농탕 1제 분량으로 지은 뒤 달여 주었다. 이 배농탕은 ≪방약합편≫ 중통의 인통에 쓰는 감길탕과 구성이 같고 용량이 약간 다르므로 마치 불수산과 궁귀탕처럼 거의 약성이 유사하다고 보았다.
45일 뒤에 10일분 중 4일간을 먹었는데 귀의 진물과 농(膿)이 나오지 않는다고 한다. 그래도 나머지 약을 모두 먹어보라고 하자, 약 맛이 쓰면 몰라도 달아서 계속 먹기가 불편하다는 것이다. 그래서 지금 더 이상 약을 먹지 않고 있다.

3-1. 실패례

다음은 조경남 선생의 경험이다.

● 조 ○ ○ 남 29세 소양성소음인 경기도 부천시 원미구 보람마을

몇 해 전의 경험이다. 봄철에 심한 편도염에 걸려 고생했었는데 약국에서 약을 사먹으라는 주위의 조언을 뒤로한 채, 감길탕을 복용했다.
① 편도염에 걸려 처음에는 미열이던 것이 점차 고열이 되었다. ㉠ 고열과 함께 극심한 두통이 시작되었다. ㉡ 편도가 부어 침을 삼키지도 못했다. ㉢ 갈증이 심해 물을 마시면 목으로 넘어가지 않고 코로 나왔다. ② 소화력이 좋고 식욕은 중간 정도이다. ③ 감기에 잘 걸리지 않고 심한 편도염도 이번이 처음이다.
편도염은 목감기의 가장 일반적인 형태로 목이 아프고 고열이 나는 증상이 일반적이다. 필자의 경우에도 전형적인 편도염에 이환(罹患)된 것으로, 편도는 면역기능을 담당하는 곳으로 세균이 후두나 비강으로 전이되는 것을 방어하는 역할을 한다. 따라서 면역기능이 상대적으로 약한 사춘기 이전에는 편도의 크기가 크고 기능이 활성화되어 있다가 면역력이 정점에 달하면 편도의 기능이 위축되는 것이다. 결과적으로 면역력과 깊은 관련이 있다고 볼 수 있다. 일교차가 크거나 과식하여 인체의 에너지를 한 곳에서 과소모한다거나 과로하여 에너지를 소갈시키면 인체의 면역력이 저하되어 편도의 역할이 강화되면서 붓고 열이 나는 것이다.
필자의 경우에도 정확한 원인은 알 수 없으나 공부하는 데에 무리한 스트레스를 받아 면역력이 약해지고 인체의 에너지가 소진되면서 편도의 기능이 강화되어 붓고 열이 발생했다고 볼 수 있다.
목이 붓고 열이 난다고 했더니 감초와 길경을 조금 담아주면서 달여 복용하면 좋아질 수 있다고 하여 감초와 길경을 구입하여 집에 와서 주전자에 물을 넣고 달여 복용했다.
하지만 몇 차례 재탕하여 복용했지만 아무런 차도가 없었고 편도선 부종과 고열이 지속되어 전화를 받아도 벙어리처럼 말을 못하는 지경에 빠졌다. 이렇게 편도염이 지속되어 며칠 동안 학교를 가지 못하고 누워만 있었는데, 시간이 지나면서 저절로 좋아졌다.
2년이 지난 지금에 와서 생각하면 이러한 경우 필용방감길탕이나 방풍통성산, 양격산이 적당했을 것이다. 감길탕은 완만한 편도염에 사용할 수는 있지만 고열이 동반된 심한 편도염에는 일단 열을 발산시키고 청열시키는 방풍통성산이 적합할 것이다.

中統129 寶 청화보음탕 清火補陰湯

玄參 二錢 **白芍藥 熟地黃** 各一錢 **當歸 川芎 黃柏**童便炒 **知母**生 **天花粉 甘草** 各七分 竹瀝三匙調服

治 虛火上升 喉痛 喉閉 或生瘡
[活　　套] 肺熱 加生白桔梗 一兩
[活套鍼線] 咽痛(咽喉) 咽瘡(咽喉)
[適 應 症] 인후통, 편도염

처방설명

청화보음탕은 허화상승(虛火上升)으로 인한 인통(咽痛)이나 인창(咽瘡)에 쓰는 처방이다. 일반적으로 인통(咽痛)은 감기에 걸려 편도(扁桃)나 인후(咽喉)가 부었을 때 발생하는데, 청화보음탕의 인통(咽痛)은 감기에 걸려 발생하는 것이 아니라 과로(過勞)로 인한 과도한 체력소모 이후에 발생하는 인통(咽痛)이다.

평소 체열(體熱)이 많은 사람이 과로하여 체액이 부족해지면 여러 형태의 증상이 나타날 수 있는데, 그 중에 하나가 체액결핍에 따른 인통(咽痛)이다. 조문에는 '虛火上升허화상승 喉痛후통 喉閉후폐 或生瘡혹생창'이라고 했는데, 허화(虛火)라는 것은 몸이 허약해지고 인체의 기능이 저하되어 열을 발생시키지 못하는 상태임에도 불구하고 손상된 인체의 기능을 정상화하기 위해 억지로 열을 발생시키기 때문에 나타나는 현상이다. 따라서 허화(虛火)는 평소 허약하거나 질병으로 인해 몸이 약해졌을 때 나타날 가능성이 높다. 그러나 청화보음탕의 허화(虛火)는 허약한 상태에서 발생하는 허열(虛熱)이 아니라 실제로는 실열(實熱)에 보다 가깝다. 처방구성을 보면 사물탕 외에 모두 약성이 찬 약재로 구성되어 있어 청열(清熱)시키면서 보혈(補血)시키는 작용이 강한 처방이므로 완전한 허화(虛火)라고는 할 수 없다. 허화(虛火)나 허열(虛熱)의 특징은 발열이 심하지 않고, 지속적으로 발생하기도 하지만 시간간격을 두고 반복되는 경향이 있다. 그러나 실열(實熱)은 보통 발열의 정도가 심하고 지속적인 경향을 보인다.

이처럼 실제로는 실열(實熱)에 가깝지만 조문에 허화(虛火)로 표현되어 있는 것은 신체조건을 고려하지 않았기 때문이다. 즉 평소에 체열(體熱)이 많은 사람이 과로(過勞)를 하여 체액이 결핍되고 일시적으로 기능이 저하되어 열이 발생하는 경우, 원인을 기준으로 한다면 허열(虛熱)이라고 할 수 있지만, 평소 체열(體熱)이 높다는 점과 현재 나타나는 증상의 정도를 기준으로 한다면 실열(實熱)이라고 할 수 있기 때문이다. 청화보음탕의 인통(咽痛)과 발열(發熱)은 평소 체열이 많은 사람이 과로했을 때 나타나는 증상이지, 평소 몸이 약하고 허랭(虛冷)한 사람에게 나타나는 증상은 아니다. 따라서 청화보음탕을 사용할 때는 원인과 함께 신체조건을 고려해야 한다.

평소 몸이 건실한 사람이 과로(過勞)했을 때 노력하는 과정에서 많은 에너지가 발생하여 열성상태(熱性狀態)가 되는데, 발생한 열이 적절하게 해소되지 않을 경우 조직을 충혈(充血)시킬 수 있다. 특히 인후부에 충혈(充血)이 심해져 인통(咽痛)을 야기하고, 상태가 더 심해지면 인창(咽瘡)을 일으키기도 한다. 이때 청화보음탕은 자음강화(滋陰降火)하는 지백사물탕에 자음청열(滋陰清熱)하는 현삼, 생진지갈(生津止渴), 배농소종(排膿消腫)하는 천화분, 청열활담(清熱豁痰)하는 죽력이 들어 있어 과로(過勞)로 인해 체액이나 진액이 소진되어 열이 나고 인후 부위가 부어 통증을 유발하는 증상에 적합하다. 특히 군약인 현삼은 자양생진(滋養生津)하는 효능이 있어 고열(高熱)로 진액이 소모되어 발생하는 여러 증상에 사용하는 약재이다.

활투침선을 보면 인창(咽瘡)에 사용하는 처방으로 되어 있다. 인창은 인후점막이 헐고 곪는 것으로 충혈이 해소되지 않고 지속되었기 때문에 발생하는 것이며, 그만큼 열성(熱性)이 심하다는 반증이다. 청화보음탕은 청열(淸熱)시키면서 자윤(滋潤)을 공급하기 때문에 당장의 충혈상태를 해소하며, 동시에 손상된 조직의 회복을 촉진한다.

청화보음탕은 당뇨병과 같은 소모성질환에도 사용할 수 있다. 당뇨병에 사용하는 생혈윤부음이나 활혈윤조생진음처럼 자윤물질(滋潤物質)을 공급하면서 청열(淸熱)시키는 약성이 있기 때문이다. 물론 신체조건으로 볼 때 소화력이 좋고 체열이 높은 사람에게 적합하다.

처방구성 처방구성을 보면 현삼은 혈류를 증진하여 세포에 영양공급을 촉진하며, 염증을 억제하고 혈당강하 작용을 한다. 백작약은 평활근의 경련을 억제하고, 중추신경 흥분을 억제하여 진통, 진경, 진정작용을 한다. 숙지황은 여러 종류의 당류와 아미노산, 기타 미량원소를 함유하고 있으며, 철분이 포함되어 있어 조혈작용(造血作用)을 한다. 당귀는 항혈전작용(抗血栓作用)을 하여 혈액순환을 원활하게 하고 철분결핍으로 인한 빈혈에 좋은 효과를 나타낸다. 천궁은 관상동맥과 말초혈관을 확장하여 하지(下肢)와 심근(心筋)의 혈류량을 증가시킨다.

황백은 소염작용과 수렴작용이 강하며, 혈소판응고를 억제하여 혈관의 충혈(充血)과 울혈(鬱血)을 경감시킨다. 지모는 혈당강하작용, 항혈전작용, 소염작용, 해열작용이 있다. 천화분은 유기산과 여러 종류의 아미노산을 함유하고 있어서 염증(炎症)이나 열병(熱病) 등으로 인한 체액소모를 개선한다. 감초는 해독작용을 하며 스테로이드 호르몬과 유사한 작용이 있다.

처방비교 인통(咽痛)에 사용하는 **방풍통성산**과 비교하면 방풍통성산은 체내에 열이 적체되어 밖으로 열을 빼내지 못하는 상태에서 나타나는 급성 편도염에 사용하며, 청화보음탕의 증상보다 더 실증(實證)일 때 적합하다. 반면 청화보음탕은 과도한 노력 등으로 발생한 상화(相火)로 인해 인통(咽痛)이 발생했을 때 사용한다.

박하전원과 비교하면 두 처방 모두 열성상태에서 발생하는 인통(咽痛)에 사용하는데, 박하전원은 원인불명의 열로 인한 인통(咽痛)에 사용하며, 주로 성장기의 어린이나 열성(熱性)을 띠고 있는 사람에게 적합하다. 반면 청화보음탕은 박하전원을 쓸 사람보다 체격이나 체력이 좋고 열성상태에 있는 사람에게 사용하며, 소화력이 왕성한 사람의 과로(過勞)로 인한 인통(咽痛)에 적합하다.

용석산과 비교하면 두 처방 모두 인후종통에 사용하는데, 용석산은 환부에 도포하는 외용약으로 입안이나 혀가 허는 증상에 주로 사용하며, 환부에 접촉시켜 열을 급격히 빼앗기 때문에 속효가 있지만, 열이 발생하는 근본원인을 제거하기는 어렵다. 반면 청화보음탕은 청열(淸熱)·자윤작용(滋潤作用)을 통해 인후통의 근본원인을 제거해 준다.

→ 활용사례

1-1. 편도염(扁桃炎), 인후통(咽喉痛) 남 40세 태음인
2-1. 미열(微熱), 인통(咽痛) 여 24세 태음성소양인
3-1. 소아감기빈발, 식욕부진(食慾不振) 남 3세 13kg

1-1. 편도염(扁桃炎), 인후통(咽喉痛)

다음은 연만희 선생의 경험을 채록한 것이다.

● ○ ○ ○ 남 40세 건장한 태음인 건축골재업 충청북도 괴산군 증평읍

청화보음탕은 빈용하는 처방 중 하나로 많은 사람이 나왔으나 일일이 기억할 수가 없다. 사례를 든다면 이 근처에서 건축자재인 골재사업을 하는 사람인데 연례행사처럼 1년에 1차례씩 편도염에 걸려 한약을 복용하는 사람이 있다. 그

사람은 병원에서 주는 약은 아무 효과가 없다며 꼭 여기로 약을 지으러 온다.
① 편도염으로 며칠간 고생하고 있는데 병원치료를 하고 있으나 차도가 없다는 것이다. ㉠ 목이 심하게 부어 목을 감싸고 다닌다. ㉡ 목이 아파 밥을 못 먹는 것은 물론이고 물도 못 삼킨다는 것이다. ㉢ 동시에 몸에서도 열이 펄펄 난다. ㉣ 이 편도염은 1년에 1번씩 심하게 나타난다. ② 평소에 소화력이 좋다.
이 편도염이 감기로 온 것도 아니고 1년이면 한 번씩 발생하며 고열을 띠고 있다는 점이나 신체가 건장하다는 점에서 과로나 실화(實火)로 인해 실증에서 오는 편도염으로 보았다.
소화력이 좋은 건장한 태음인의 고열성 인후통을 감안하여 청화보음탕 본방에, 역시 인후통에 쓰는 감길탕을 합하고 열이 심하므로 치자 1돈을 더하여 3첩을 지어주었다.
며칠 뒤 퇴근길에 만났는데, 지난번 지어간 약 3첩을 모두 먹은 뒤로 물도 못 삼켰던 목은 나아서 요즘 밥도 잘 먹으며 펄펄 끓던 고열도 내려 정상이 되었고 물론 부어 있던 목도 가라앉아 다 나았다는 것이다.
그 뒤 1년이 지나서 다시 같은 증세로 왔었고, 다음해 다시 한 번 더 왔으며, 그때마다 청화보음탕 3첩으로 고열을 겸한 심한 편도염이 나았다.

2-1. 미열(微熱), 인통(咽痛)

다음은 전병제 선생의 경험이다.

- 김 ○ ○ 여 24세 태음성소양인 학생

초가을에 갑자기 날씨가 쌀쌀해지는 시기에 감기기운이 살짝 있었는데 기침, 콧물, 두통과 같은 감기증상이 없이 2주 이상 지속적인 미열과 인통이 나타났다.
① 지속적인 미열로 아무 일도 할 수 없다(수업을 들을 수 없을 정도). ② 목이 부어있는 상태로 따끔거리고 잔기침이 난다. ③ 새벽이나 아침에 더욱 심하다. ④ 열이 내리면 목의 증상도 가벼워진다. ⑤ 복통이 없이 설사를 하루에 한 번씩 한다. ⑥ 설사시 작열감이나 통증은 없었다. ⑦ 평소에 상부 쪽으로 열감이 많다(얼굴이 잘 달아오르고, 눈이 뻑뻑한 경우 많음). ⑧ 변은 2~3일에 한 번 보며 가는 편이다. 시험기간에는 5일 이상 화장실에 못 가기도 하는데 소요산으로 효과를 본 적이 있다. ⑨ 식욕은 좋으나 배에 가스가 잘 차는 스타일이다. ⑩ 감기가 인통으로 시작하는 경우가 많다.
지속적인 미열과 인통이 가장 큰 문제였다. 1주일 이상 지속되는 미열[열이 오르락내리락 하는데 오한(惡寒)을 동반한다]로 어딘가 만성염증이 발생했다고 생각했다. 인통이 있었기 때문에 우선 생각할 수 있는 것이 바로 편도선 또는 인후의 염증이었다. 증상이 나타난 때는 9월 초로 환절기의 갑작스런 찬 기운이 약해진 편도선 또는 인후의 점막을 자극하여 심하지 않은 염증을 발생시켰고, 몸에서는 약해진 체력으로 염증상태를 복구하지 못하고 계속 염증상태가 반복되는 상황으로 이해했다.
지속적인 미열이 인통이 아닌 다른 원인이지 않을까 해서 양방병원에서 검사를 받았다. 결국 양방병원에서도 인후부의 염증이 열의 원인이라고 했다. 그래서 병원에서 준 약을 먹었다. 약을 먹으며 열이 내리면서 좀 괜찮았지만 다시 증상이 발생했다. 허화로 인한 인후통에 쓰이는 대표적인 처방인 청화보음탕으로 5첩을 투약했다.
4첩 정도 복용하니 자신이 느끼지 못하는 사이에 증상이 사라져 있었고, 새벽에도 잔기침이 없었으며 미열(微熱) 역시 사라졌다.

3-1. 소아감기빈발, 식욕부진(食慾不振)

다음은 최연미 선생의 경험이다.

- 김 ○ ○ 남 3세 13kg 서울특별시 영등포구

또래에 비해 좀 마른 편이고 신장은 중간 정도이다. 소아들의 대표적인 양유여 음부족(陽有餘 陰不足)의 특성을 보이며 매우 활발하고 잘 뛰어논다. 소아는 성장기이기 때문에 세포분열이 왕성하며 성장에 많은 에너지가 필요하여 성인에 비해 열에너지가 많다. 따라서 한의학에서는 경험적으로 이를 체득하여 이를 양유여 음부족이라고 표현한 것이다.
필자의 아들로 어린이집을 다니는데 감기가 잘 걸려서 약을 써 보게 되었다. 우선 3세 아이에게 한약을 먹이는 게 쉬운 일이 아니라 탕약은 못 먹이고 과립을 선택해 1일 2회 3g씩 2주일간 복용시켰다.
① 1달에 1번꼴로 감기에 자주 걸린다. ㉠ 기온 차가 좀 있는 날이면 콧물이 나고 목이 붓는다. ㉡ 항상 콧물감기로 시작해 기침감기로 끝난다. ② 심하면 열이 나고 천식성 기침이 심해지고 구토를 한다. ③ 감기에 걸리면 잘 먹지 않는다. 먹는 것이라곤 보리차뿐으로 확 줄어든다. ④ 아픈 와중에도 무척 잘 놀고 아픈 증상이 3일은 안 가지만, 3~4월, 즉 봄에는 무척 자주 감기가 와서 고생했다. ⑤ 소화와 배변, 잠 등의 생활패턴은 매우 규칙적이지만, 음식은 아직 못 먹는 것이 많다. ⑥ 잠시도 가만히 못 앉아 있고 땀을 매우 많이 흘린다. ⑦ 증세만 완화되면 식욕은 곧 정상화된다.

소아들의 대표적인 생리 특성인 양유여 음부족(陽有餘 陰不足), 생기왕성발육신속(生氣旺盛發育迅速), 장부교눈형성미숙(腸腑橋嫩形成未熟)의 특징을 아이를 키우면서 보게 된다. 상한과 유사한 증상이더라도 소아가 크면서 성장과정에서 생기는 신체적, 정신적 생리현상인 '변증(變蒸)'으로 보고 대증적인 치료로 증상 완화에 힘써 주어 자연히 치유되도록 놔두어야 하는 것이지만, 아이가 아프면 부모 맘이 당장 그럴 수 없기에 여태까지는 양방병원에 달려가 증상이 완화될 때까지 여러 양방치료 약물들을 써 왔다. 하지만 그때뿐이고 근본적인 치료는 안 된다는 생각에 근본적으로 몸을 보하면서 면역력도 키울 겸 본 약을 쓰게 되었다.

음부족(陰不足)을 위해 청화보음탕으로 음을 어느 정도 보충해 주고, 소화력이 왕성하고 열성을 띤 아이의 식욕부진에 적당한 이미 청화보음탕에 육미지황원을 합방하여 사용하게 되었다.

청화보음탕(淸火補陰湯)은 허화(虛火)가 올라서 편도가 붓거나 종기나 부스럼이 나는 것을 치료한다. 사물탕을 기본으로 하여 현삼, 황백, 지모, 천화분 등의 사화(瀉火)하는 약재들을 가미했다. 군약인 현삼은 상화(相火)를 내리는 대표적인 약재로서 상화(相火)란 간(肝), 담(膽), 신(腎), 삼초(三焦)의 화(火)를 통틀어 이르는 말인데 군화(君火-心火)와 상대되는 의미이며 일반적으로는 명문(命門)의 화(火)를 뜻하고 군화(君火)의 온양(溫陽)작용을 도와주는 역할을 한다. 이 처방은 대체로 신음(腎陰)의 부족으로 신명문화(腎命門火)가 이상항진(異常亢進)되는 것으로 성대, 편도선, 이빨, 귀(신장에 속함) 등에 염증을 일으킨다. 청화보음은 음을 보하여 열을 맑힌다는 뜻으로, 열이 있으면서 음부족으로 조(燥)해진 경우에 사용한다.

육미지황원도 역시 신수부족을 치료하는 처방으로 생명유지 기능의 부족을 신수부족으로 보고 이런 기능을 튼튼히 유지하기 위해 필요한 점액성물질을 공급한다. 따라서 육미를 쓸 수 있는 경우는 약간 열성상태이거나 성장열이 내재되어 있으면서 점액성 자윤(滋潤)이 부족할 경우이다. 숙지황, 산약, 산수유로 보정하고, 백복령, 택사가 이뇨하며, 목단피가 청열작용을 한다. 숙지황은 점액성 자윤을 공급하는 주 원천이며, 산약과 산수유는 수삽, 수렴의 의미를 더한다.

(6월 중순) 청화보음탕과 육미지황원의 두 처방을 합방한 과립제를 섞은 후 아이가 잘 안 먹으려 해서 꿀을 2g정도 섞은 뒤 1일 2회 15일간 매일 복용시켰다. 청화보음탕 과립-3g씩 2회/1일 육미지황원 과립-3g씩 2회/1일.

약을 복용한 후 감기는 한 차례 더 겪었지만 감기에 이환이 적은 계절이라 그런지 몰라도

1. 이후부터는 잘 아프지 않고 매우 잘 놀며
2. 식욕도 많이 늘어서 잘 먹는다.
3. 감기에 걸렸을 때에도 기침은 거의 없었으며, 콧물을 조금 흘리다 만 정도였다.

좀 더 복용 후에 그 효과를 평가해 보는 것이 옳다고 생각하나 현재까지는 아이에게 부족한 물질들이 보충되고 있는 상황이라고 볼 수 있을 것 같다.

中統130 寶 수점산 手拈散

草果 玄胡索 五靈脂 沒藥 **各等分**

治 九種心痛 及心脾痛
[用 法] 爲末 酒調服 一~二錢
[活 套] 或作湯 ① 虛冷 合[建理湯](上統八十三) ② 挾滯 加 查麯 檳榔 ③ 蛔厥 加山査 桂心 烏梅 花椒
[活套鍼線] 心脾痛(胸) 胸痛(蟲)
[適 應 症] 위통, 흉통, 삼차신경통, 위궤양, 속쓰림

처방설명 수점산은 혈행장애(血行障礙)로 인한 위통(胃痛), 속쓰림 등 소화기의 통증과, 관상동맥질환으로 인한 흉통(胸痛)에도 사용한다. 또한 근조직의 위축과 혈관의 변형 등으로 인한 근육통(筋肉痛)에도 사용하는데, 일종의 진통제라고 할 수 있다.

조문을 보면 '九種心痛구종심통'과 '心脾痛심비통'에 사용하는 것으로 되어 있다. 구종심통(九種心痛)은 명치 아래 부위와 앞쪽 가슴에서 발생하는 9가지 종류의 통증(痛症)을 의미하며, 분류는 책마다 약간씩 차이가 있다. ≪동의보감≫에서는 충심통(蟲心痛), 주심통(疰心痛), 풍심통(風心痛), 계심통(悸心痛), 식심통(食心痛), 음심통(飮心痛), 냉심통(冷心痛), 열심통(熱心痛), 거래통(去來痛) 등을 구종심통이라 했다. 충심통(蟲心痛)은 소화기에 뭉쳐 있는 회충이 원인이 되어 발생하는 심통이며, 연진탕을 사용한다. 주심통(疰心痛)은 나쁜 기운에 감촉되어 갑자기 정신을 잃고 넘어지며 이를 악물고 깨어나지 못하면서 통증이 나타나는 것으로 소합향원이나 비급환을 사용한다. 풍심통(風心痛)은 풍랭(風冷)에 상하여 통증이 발생하는 것으로 분심기음을 사용하고, 계심통(悸心痛)은 칠정(七情)으로 인해 가슴이 두근거리고 잘 놀라는 증상이 있으면서 통증이 나타나는 것으로 가미사칠탕, 사칠탕, 칠기탕, 정기천향탕 등을 사용한다.

식심통(食心痛)은 생것이나 찬 음식을 먹었거나 과식을 했을 때 발생하는 통증이며, 행기향소산, 평위산, 향사양위탕 등을 사용한다. 음심통(飮心痛)은 물을 마시고 상하여 담연(痰涎)이 모여서 찌르는 듯이 아픈 통증이며, 궁하탕이나 오령산을 사용한다. 냉심통(冷心痛)은 몸이 허랭한 상태에서 찬물을 마시고 바람을 쏘인 뒤에 설사가 나면서 통증이 있는 것이며, 오적산을 사용한다. 열심통(熱心痛)은 열이 몰려서 심(心)으로 치밀거나 더위의 독(毒)이 심(心)에 들어가서 얼굴이 벌겋고 번열(煩熱)이 나는 형태의 심통인데, 연부육일탕이나 대승기탕을 사용한다. 거래통(去來痛)은 아팠다 멎었다 하면서 오랫동안 낫지 않는 심통이며, 신선구기탕을 사용한다.

이상을 종합해 보면 충심통이나 식심통, 냉심통 등은 어느 정도 원인이 분명하며, 소화기와 연관되어 있는 통증임을 알 수 있고, 계심통이나 음심통은 순환기와 연관되어 있는 통증이고, 거래통은 통증의 양태를 표현한 것이며, 나머지 주심통, 풍심통, 열심통 등은 확실하지 않지만 소화기나 순환기와 연관성을 갖는다고 볼 수 있다. 이처럼 표현은 약간 다르지만 그 원인은 모두 기온변화 같은 환경적인 원인과 감정의 변화인 칠정(七情), 구조적인 순환장애(循環障礙), 체열(體熱)의 과다나 부족, 감염(感染), 식상(食傷) 등이며, 이런 원인들이 복합적으로 작용하여 근육의 위축, 혈관의 변형, 혈행장애를 일으켜 흉통(胸痛)을 야기했을 때 수점산을 사용한다.

흉통(胸痛)이라고 하면 심장이나 폐처럼 흉곽 내에 있는 장기(臟器)의 이상으로 인한 통증이나 근육의 통

증으로 생각하기 쉽지만 선인들은 늑골이 덮고 있는 부분뿐만 아니라 늑골 하부 일부분(소화기)도 흉(胸)으로 보았기 때문에 흉통은 위장장애와 연관된 것이 많다. 물론 근육통이나 늑간신경통 같은 것도 배제할 수 없으나 대부분 소화기와 깊은 연관이 있다. 따라서 예전에는 흉(胸)의 증상에 심장뿐 아니라 위장질환도 상당히 많이 포함시켜 놓았다. 즉 감정의 변화, 어혈(瘀血), 허랭(虛冷) 등으로 인한 심장질환과 허랭(虛冷), 식상(食傷), 습담(濕痰), 기생충(寄生蟲), 허약(虛弱) 등으로 인해 발생하는 위장질환도 흉통(胸痛)의 원인으로 보았던 것이다. 따라서 수점산도 위장과 연관된 통증에 많이 사용할 수 있다.

수점산은 충통(蟲痛)에도 사용했다. 위생이 불량했던 시절에는 기생충으로 고생하는 사람이 많았다. 장내(腸內)에 회충이 증가하면 덩어리를 이루면서 소화기관의 일부를 일시적으로 막거나 적체를 유발한다. 회충은 흡수되는 영양분을 먹고 사는데, 먹는 것이 부실한 경우에는 먹이를 찾기 위해 위로 올라오므로 입으로 나오는 경우도 있고 대변과 함께 나오는 경우도 있었다. 또 십이지장에 연결된 담관(膽管)을 막을 수 있어 흉통을 일으키기도 했다. 수점산을 충통에 사용하는 경우는 원인을 제거한다기보다는 단지 일시적으로 통증을 없애는 작용만 할 뿐이다.

수점산은 속쓰림에도 사용하는데, 위장점막이 충혈(充血)되어 있을 때 진통시킬 목적으로 사용하는 것이다. 또한 근육통에도 사용하는데, 몰약은 강한 진통작용을 하고, 현호색은 진통작용과 혈행장애를 개선하는 작용이 있어 혈행장애로 인한 근육통에 수점산을 사용할 수 있다. 안면통증에 사용하는 경우도 진통효과를 얻기 위함이다. 즉 안면통증을 일으키는 여러 원인이 있을 텐데, 당장 통증이 심한 경우 통증 자체를 개선하기 위해 수점산을 사용하는 것이다.

처방구성 처방구성을 보면 초과는 소화관의 혈류를 촉진하여 소화를 돕고, 약리실험에서는 진통작용이 확인되었다. 현호색은 모르핀 등 중독성 진통약과 비교했을 때 작용 강도는 같지 않지만 부작용이 적고 중독성이 없다는 특징이 있다. 또한 위산분비를 억제하고 부교감신경을 차단하므로 항궤양작용과 혈압강하 작용을 한다. 오령지는 날다람쥐의 배설물을 건조한 것으로 날다람쥐가 먹는 식물의 열매, 새싹, 껍질 등의 약성이 배설물에 남아 효력을 발휘하는 것으로 볼 수 있는데, 역시 진통작용이 있다. 몰약은 항염증작용과 항혈전작용이 있으며, 진통제로 사용하여 통증을 둔화시키거나 해소하는 역할을 한다.

처방비교 흉통(胸痛)에 사용하는 **정기천향탕**과 비교하면 정기천향탕은 신경과도, 긴장, 울화 등 주로 심리적 요인으로 인한 통증에 사용하며, 주로 전중혈 부위에 나타나는 통증에 적합하다. 반면 수점산의 통증 부위는 심장부위를 비롯한 위, 십이지장 부위이지만, 통처(痛處)가 일정하지 않을 때도 사용하며 혈행소통장애나 위장장애로 인한 흉복통에 주로 사용한다.

증미이진탕과 비교하면 두 처방 모두 위장점막이 충혈되어 나타나는 속쓰림에 사용한다. 증미이진탕은 위산이 과다하게 분비되거나 불규칙하게 분비되어 공복에 속쓰림이 나타날 때 사용하는 반면, 수점산은 위산과다와 관계없이 일반적인 속쓰림에 사용한다.

서각승마탕과 비교하면 서각승마탕은 안면부(顔面部)의 혈행장애(血行障礙)와 열울(熱鬱)로 인해 안면통증(顔面痛症)이 발생했을 때 사용하며, 이러한 상태에서 발생하는 코피, 피부발적(皮膚發赤), 두통(頭痛), 풍치통(風齒痛) 등에도 응용한다. 반면 수점산은 안면통증이라는 증상을 완화시키기 위해 사용하며, 위통, 속쓰림, 흉통 등에도 사용한다.

風 寒 暑 濕 燥 火 內傷 虛勞 霍亂 嘔吐 咳嗽 積聚 浮腫 脹滿 消渴 黃疸 瘧疾 邪祟 身形 精 氣 神 血 夢 聲音 津液 痰飮 蟲 小便 大便 頭 面 眼 耳 鼻 口舌 牙齒 咽喉 頸項 背 胸 乳 腹 腰 脇 皮 手 足 前陰 後陰 癰疽 諸瘡 婦人 小兒

활용사례

1-1. 흉통(胸痛) 여 71세 태양성소양인
2-1. 삼차신경통(三叉神經痛) 여 64세
3-1. 위궤양(胃潰瘍), 위통(胃痛), 트림 남 50세

1-1. 흉통(胸痛)

● 윤 ○ ○ 여 71세 태양성소양인 서울특별시 서대문구 봉원동

깡마른 편이고 눈빛과 입술선이 예리하며 성품이 급하며 말이 빠르고 힘이 있으며, 경우가 바르고 성깔이 있는 태양성소양인 할머니이다.

소화는 잘되고 변비가 있으면서도 여름에도 방에 불을 넣고 이불을 덮고 자야 하는 등 추위를 심하게 타고 요통(腰痛), 상하지통(上下肢痛), 견비통(肩臂痛), 전신통(全身痛)이 있어 녹용대보탕에 대영전을 합방하여 2번 복용한 경력이 있다.

약을 3~5일 복용하자 전신통(全身痛)을 비롯하여 각종 통증이 경감되고 기분이 좋아지며 원기가 난다고 하며 아주 좋다고 기뻐했다. 8일째 되는 날 다른 증세는 거의 소실되었으나 약을 복용하는 중인데도

① 흉통(胸痛)과 불면(不眠), 기침이 심하게 난다. ② 이 할머니의 남편은 돌아가셨다. ③ 성장한 자녀가 여럿이나 고부간 불화로 항시 심화(心火)가 있다. ④ 잠은 잘 안 오는 편이다. ⑤ 가슴이 가끔 뛴다. ⑥ 가슴이 답답하고 숨이 차다. ⑦ 항강(項强)이 심하다. ⑧ 바람이 싫으며 간혹 미열이 있거나 기침이 있다고 한다.

약을 복용하는 중에 전신통을 비롯한 통증은 없어지거나 경감되었으나 흉통과 기침, 불면이 심하다고 하는 것을 보면 녹용대보탕이나 대영전으로는 흉통이나 불면, 상한으로 인한 기침에는 한계가 있다고 보고 다시 한 번 흉통의 원인을 검토해 보았다.

이 할머니가 처음에는 흉통을 호소한 적은 없었으나 그것은 아픈 곳이 매우 많다 보니 미처 말하지 않았거나 또는 다른 아픈 곳이 나아지자 그것보다는 덜 아팠던 증세가 나타나서 말하는 것으로 이해했다. 흉통을 검토해 보면 평소 고부간의 갈등이 많은 것이 흉통의 원인이 된 것으로 보였다. 증세 중 정충(怔忡)이나 흉비(胸痞), 항강(項强) 등 증세를 보면 이 또한 심화로 인한 기울의 한 증세로 보이므로 이 할머니의 흉통(胸痛)은 기울로 인한 것으로 추측했다.

기울이라는 심증은 있으나 확증이 없다는 측면에서 여러 형태의 심통(心痛)에 두루 쓸 수 있는 수점산이 더 적합할 것으로 보고 수점산에 마황 0.5돈, 오미자 1돈을 더하여 10일분 20첩을 지어주었다.

약을 모두 복용한 뒤 흉통이 소실되고 기침도 없어졌으며 전신이 건강해지고, 추위도 덜 타며 이제는 찬방에도 잘 수 있다며 고맙다고 한다. 물론 이 경우는 수점산을 단방으로 사용한 것이 아니라 녹용대보탕과 대영전을 합방하여 사용했으나 복용하는 중 흉통이 발생하고, 수점산을 합방한 뒤 흉통이 나았다는 것을 확인할 수 있으므로 수점산으로 흉통이 나았다는 것을 알 수 있다.

2-1. 삼차신경통(三叉神經痛)

다음은 이진상 선생의 경험이다.

● 김 ○ ○ 여 64세 경기도 용인시 상현동

3개월 전 극심한 감기를 앓고 난 뒤 안면신경통이 왔으며

① 요즘 안면이 밤새 너무 아파서 견디기가 힘들다. ② 양방 병원에서 2개월 넘게 치료해도 낫지 않았다. ③ 양약을 계속 먹어도 통증이 가시지 않아 양을 늘려 먹고 있는데도 차도가 없다. ④ 이제까지 한방치료는 한 번도 받지 않았다. ⑤ 자식과 사위, 며느리가 모두 의사이며 한방에 대해서는 편견을 가지고 있는 듯 보였다.

⑥ 오늘은 근처 은행에 왔다가 완치가 가능한지 문의차 들렀다.

1차로 침을 놔 주기로 하고 풍지(風池), 외관(外關), 삼간(三間), 합곡(合谷), 태계(太谿), 태충(太衝), 내정(內庭)은 양쪽을 다 취혈(取穴)하고, 양백(陽白), 찬죽(攢竹), 하관(下關), 사백(四白), 승장(承漿), 협승장(俠承漿), 태양(太陽), 두유(頭維)는 환측(患側)에, 족삼리(足三里), 측삼리(側三里), 측하삼리(側下三里)는 건측(健側)에 자침(刺鍼)했다.

침을 맞은 그 다음날 오랜만에 편하게 잤다며 다시 내원해서 3일 동안 치료하자 제 2분지 외에는 통증이 거의 없다고 한다. 그런데 제 2분지 부위인 특히 윗입술과 코 사이의 인중 부위는 너무 아파서 밥을 씹어 먹기도 힘들다고 한다. 그래서 4월 3일과 4일에는 풍시(風市)를 첨가했더니 많이 좋아졌다고 했다.

4월 5일과 6일은 쉬는 날이라 걱정이 되어 이종대 선생님이 추천한 수점산 6봉을 그냥 주면서 1일 3회 이틀 동안 먹으라고 권했다.

오늘 한의원에 와보니 먼저 기다리고 있었는데, 어제는 2분지 부위와 얼굴 부위까지 통증이 아주 심했고, 수점산을 먹고서 겨우 통증이 가라앉았다고 한다. 수점산을 복용하고 통증만 가라앉았지 아직 확실히 나은 것이 아니라 수점산을

몇 차례 더 지어줄 것인지 아니면 서각승마탕을 지어줄 것인가 고민하고 있다.
무엇보다도 구종심통(九種心痛)이나 심비통(心脾痛)에 쓰는 수점산을 안면신경통에 사용하여 일시적이나마 효력을 본 것이 한약을 응용하는 안목을 길러준 것 같아 매우 인상적이었다.

3-1. 위궤양(胃潰瘍), 위통(胃痛), 트림

다음은 이인성 선생의 경험을 채록한 것이다.

- 김 ○ ○ 남 50세 전라남도 장성군 북하면 약수리

사업에 실패하면서 스트레스를 많이 받은 사람으로 3~4년 전부터 위궤양으로 고생하여 병원에서 치료를 받았으나 치료되지 않아 내원한 사람이다.
① 병원에서 위궤양 진단을 받고 치료했으나 차도가 없다. ② 식후에 배가 살살 아프다. ③ 식후에 트림이 자주 나온다. ④ 기운이 없고 가라앉는다. ⑤ 어지러운 증상이 있다. ⑥ 맥이 미약(微弱)하다. ⑦ 신경을 많이 쓴다. ⑧ 위통으로 늘 진통제를 상복(常服)하고 있다.
위궤양이 있다는 점에서 수점산을 사용하기로 하고 현훈(眩暈)을 감안하여 영계출감탕을 합하여 10일분 20첩을 지어 주었다.
약을 모두 복용한 뒤 우연히 만났을 때 증상을 확인해 보니, 지난번 약을 복용한 뒤로 식후 위통이 없어지고 트림 나오는 것이 없으며 전체적으로 위궤양 증상이 모두 호전되었다고 한다.
일반적으로 수점산은 위궤양이나 십이지궤양에도 효력이 있다. 한번은 자전을 찾아보니 점이 아닌 념자로 표기되어 있어서 수점산으로 읽어 왔던 것이 정말 맞나하고 의심하고 있다.

中統131 寶 연부육일탕 連附六一湯

黃連 六錢 **附子**炮 一錢 薑三片 棗二枚

治 熱鬱胃胸痛 ① 熱服
[活套鍼線] 熱痛(胸)
[適 應 症] 위통, 복통, 설사

처방설명 연부육일탕은 열울상태(熱鬱狀態)에서 나타나는 위완통(胃脘痛)에 사용하는 처방이다. 처방명에서 알 수 있듯이 황련과 부자가 6:1의 비율로 구성되어 있으며, 비록 부자가 포함되어 있긴 하지만 약성이 매우 찬 황련의 1회 복용량이 6전이나 되기 때문에 열울(熱鬱)이 매우 심할 때 사용하는 처방이라고 할 수 있다. 부자는 황련의 약성을 완화시키면서 흡수를 촉진하는 역할을 한다고 볼 수 있으며, 열복(熱服)하라는 것은 약성을 빨리 흡수시키려는 목적도 있지만 전체적으로 약성이 매우 차고 현재 열울상태(熱鬱狀態)가 매우 심하기 때문이다.

연부육일탕을 이해하기 위해서는 통증이 발생하는 원인과 처방을 사용할 수 있는 신체상태에 관하여 알아야 한다. 첫째, 통증의 원인은 위장(胃腸)이나 소장(小腸), 대장점막(大腸粘膜)의 심한 충혈(充血)이라고 할 수 있다. 특히 위장점막이 충혈(充血)되어 속쓰림과 심한 통증을 일으키는 경우이다. 조문에서 '熱鬱胃胸痛열울위흉통'을 치료한다고 했을 때의 위통은 당연히 실제적인 위장에서 발생하는 통증을 의미하며, 흉통(胸痛) 또한 위통(胃痛)을 의미한다. 이는 예전 사람들이 상부(上部) 소화기, 즉 위장(胃腸) 부위를 흉(胸)으로 분류했기 때문이다. 흉문(胸門)에 포함된 처방들 중에는 오적산, 건리탕, 부양조위탕, 후박온중탕, 평위산 등이 있는데, 모두 소화기와 연관된 처방이기 때문에 이러한 해석이 가능한 것이다.

활투침선에서도 흉문(胸門)의 열통(熱痛)에 사용하는 처방으로 분류하고 있는데, 연부육일탕 외에 대승기탕도 열통(熱痛)에 사용하므로 여기에서 흉(胸)은 위장(胃腸)을 의미한다는 것을 확인할 수 있다. 또한 ≪방약합편≫ 외의 처방집을 보면, ≪동의보감≫에서는 열(熱)이 울체(鬱滯)되어 명치 밑이 아플 때 연부육일탕을 사용한다고 했고, ≪의종손익≫에서는 위완통(胃脘痛)에 사용하는 처방으로 분류하고 있다. 따라서 연부육일탕은 위장점막의 충혈이 심해져서 극심한 통증이 발생했을 때 사용함을 알 수 있다.

둘째, 신체상태에 대해 이해해야 한다. 연부육일탕의 증상 중에는 통증 외에도 얼굴이 벌겋고 누르며 번열(煩熱)이 나고 대변이 굳는 증상이 나타나기도 하는데, 이는 현재 열성상태에 있음을 의미한다. 즉 위장점막에 충혈이 심한 것이 원인이 되어 열성상태가 형성된 것이 아니라, 본래 체열(體熱)이 높은 사람이었거나 여러 원인으로 열성상태가 형성되었을 때 위장점막이 충혈(充血)되어 극심한 통증을 야기하고 있는 것으로 보아야 한다. 따라서 연부육일탕은 얼굴이 붉고 손바닥이 화끈거리는 등 전체적으로 열(熱)이 많은 사람에게 적합하며, 본래 허랭(虛冷)하고 소화기가 약한 사람이 복용하면 부작용이 나타날 수 있고, 이런 사람에게는 연부육일탕의 증상이 잘 나타나지 않는다.

연부육일탕은 본래 심통(心痛), 흉통(胸痛), 위완통(胃脘痛) 등 상부(上部) 소화기의 장애로 인해 발생하는 통증에 사용하는 처방이지만, 소장(小腸)이나 대장점막(大腸粘膜)의 충혈(充血)로 인해 설사나 복통이 발생했을 때도 사용할 수 있다. 복서(伏暑)에 사용하는 주증황련환처럼 현재 열성상태에 있으면서 장점막(腸粘膜)이 충혈(充血)되어 설사나 이질증상이 발생했을 때 충분히 사용할 수 있는 것이다. 이는 황련이 충혈(充

血)된 장점막을 청열(清熱)·수렴(收斂)시키는 작용이 강하기 때문이다. 적백리(赤白痢)에 사용하는 수련환(황련, 오수유)을 생각하면 연부육일탕을 설사(泄瀉)나 이질(痢疾)에 사용할 수 있다는 것을 이해할 수 있다. 종합해 보면 연부육일탕은 소화기점막에 충혈이 심화되어 통증이나 설사가 발생했을 때, 신체상태를 기준으로 현재 열성상태에 있을 때 사용한다.

처방구성

처방구성을 보면 황련과 부자의 비율이 6:1이다. 황련의 주요 성분은 베르베린으로 소염작용과 설사를 멎게 하는 작용이 있어, 염증을 동반하거나 열이 심하게 적체(積滯)되어 통증을 유발하는 질환, 대장염 같은 염증성 설사에 유효하다. 또한 타액, 위액, 췌액의 분비를 촉진하고 위장의 연동운동(蠕動運動)을 항진시킨다. 부자는 혈관운동 중추를 흥분시켜 전신 또는 국소의 혈액순환을 촉진하며, 근육의 과도한 수축을 완화하고 세포대사에 관여하는 효소계를 활성화하여 물질대사를 강화함으로써 뇌세포의 노화와 신체의 노화를 예방, 지연시킨다.

처방비교

주증황련환과 비교하면 두 처방 모두 열증(熱症)에 사용하며 황련이 주약이다. 그러나 주증황련환은 신체 전반에 열이 적체되거나, 더위 때문에 열이 많아져서 설사를 할 때 사용한다. 반면 연부육일탕은 이와 같은 증상에도 사용하지만 흉곽이나 위(胃)에 열이 적체되어 속쓰림이 나타났을 때, 신물이 올라올 때, 심통이 있을 때 사용하며, 부자가 들어 있어 찬 약성을 다소 보완했다는 측면이 있다.

구미청심원과 비교하면 두 처방 모두 심장열이 많을 때 사용하는 처방이다. 구미청심원은 말초혈관을 통해 열이 잘 발산되지 못하는 상태에 사용하는 처방으로 주로 고열(高熱)이나 고열을 겸한 흉통(胸痛), 가와사키병, 고열로 인한 치경(痓痙)에 사용하며, 열이 많은 어른에게도 사용할 수 있으나 주로 어린이에게 빈용한다는 특징이 있다. 반면 연부육일탕은 혈관을 수축시키고 열을 떨어뜨려 열성상태를 급속히 강하시키는 작용이 있으며, 주로 흉열통이나 설사에 사용한다.

향련환과 비교하면 두 처방 모두 설사(泄瀉)나 이질(痢疾)에 사용하는데, 향련환은 본래 이질에 사용하는 처방이며, 연부육일탕에 비하여 열성상태가 덜 심할 때 사용한다. 반면 연부육일탕은 열울(熱鬱)로 인한 흉통(胸痛)과 위통(胃痛)에 사용하는 처방이며, 약성을 응용하여 설사와 이질에도 사용한다.

→ **활용사례**

1-1. 음주 후 설사(泄瀉) 남 53세 태양성소양인

1-1. 음주 후 설사(泄瀉)

● **봉 ○ ○ 남 53세 태양성소양인 택시운전 인천광역시 남구 도화2동**

평소 대장과 기관지가 약하다며 보약을 지으러온 택시기사로

① 평소 대변이 시원하지 않고 음주 뒤에나 찬물을 마시면 설사를 한다. 대변은 보통 묽다. ② 기관지가 좋지 않다. ③ 전신 피로가 있다. ④ 더위를 타고 전체적으로 몸이 뜨거운 편이다. ⑤ 단 음식을 좋아하고 매운 것과 찬 것을 싫어한다. ⑥ 얼굴이 붉다.

보약을 지으러 왔으나 불편한 곳은 대장과 기관지이다. 운동량이 적을 수밖에 없는 택시 운전기사이므로 대장이 약한 듯 보였다. 체질은 견고하고 강단이 있는 태양성소양인이며 더위를 타고 얼굴이 붉고 몸이 전체적으로 뜨거운 편으로 기본적인 체열은 높은 상태이다. 이러한 신체조건임에도 음주한 뒤나 찬물을 마신 이후로 설사를 한다는 것, 연변이 있거나 대변이 시원찮은 것을 보면 이는 운동부족에 의한 대장기능 저하로 인해 나타나는 증상으로 보였다.

설사를 치유하는 방법은 병인(病因), 신체상태, 신체조건에 따라 다르다. 이 사람처럼 몸 전체가 뜨거우면서도 찬 것을 먹으면서 설사를 하면 청열(清熱)과 이완된 장을 수렴(收斂)시키는 치법이 적합할 것으로 보았다. 또 다른 측면에서 검토해 보면 전신적으로는 상초(上焦)에 몰려 있는 열은 식혀 주고, 하초(下焦)로의 혈액공급을 활성화하여 전체적으로 순환의 균형을 맞추어주면 증상이 회복될 것으로 보았다.

몸이 뜨거우면서도 대장기능이 약하여 발생한 여러 장애에 쓸 수 있는 처방으로 황련 위주로 구성된 처방을 생각해 볼 수 있고, 황금작약탕이나 익원산, 도체탕 등도 고려해 볼 수 있다. 비록 나이가 53세지만 얼굴이 붉고 기본 체열이 있으며 물을 많이 마시거나 더위를 타서 오는 증세가 아니므로 익원산을 제외하고, 배가 뜨겁지 않아 황금작약탕도 제외하고, 당장의 설사도 아니어서 도체탕을 제외하니, 황련 위주의 처방이 남았다. 황련 위주의 약은 주증황련환에서부터 수련환, 연부육일탕 등 여러 가지가 있으나, 황련만 쓰기에는 너무 차고 황련의 찬 약성을 둔화시키면서 장의 습체를 경감시킬 수 있게 약간의 부자가 더하여진 연부육일탕을 생각해 보았다.

연부육일탕의 황련이 열을 식혀 주고, 부자가 온열시켜서 몸의 체열분포의 균형을 잡아 줄 수 있을 것이다. 그래서 연부육일탕에 하초 쪽의 양기를 더하여 줄 수 있는 오자연종환을 합하고, 장의 수렴과 자윤을 더하기 위해 익모초, 백출 5돈, 산약 3돈, 황백, 우슬 1.5돈, 모려 4돈, 녹각 2.5돈, 맥문동, 목단피 1돈을 더하여 10일분 20첩을 지어주었다.

6년 뒤에 견비통을 호소하며 내원했을 때 증상을 살펴보니, 대변이 시원하지 않았던 것이 없어졌고 찬물을 마셔도 설사하지 않게 되었으며 술을 마신 뒤에도 설사를 하지 않는다고 한다.

이번에는 ① 오래 전 오토바이 사고를 당한 뒤로 우측 어깨에 통증이 온다. ② 택시운전을 하다 보니 허리가 약해져 다리에 힘이 없다. ③ 왼쪽 가슴에 가끔 뜨끔거리는 통증이 있다.

이번에는 독활기생탕 2배량으로 10일분 20첩을 지어주었다.

1년 뒤에 다시 내원했을 때 증상을 살펴보니, 지난번에 지어간 약을 복용한 뒤로 어깨의 통증이 없어졌다고 한다.

다시 1년 뒤에는 피로와 하체 위약으로 독활기생탕을 1제를 복용했고, 복용한 뒤 며칠 째부터 몸이 가벼워지고 매우 좋았었다고 한다.

원래 연부육일탕 치험례는 혼방하고 여러 약재를 더하여 주었기 때문에 병리와 약리의 연관성을 설명하는 데 한계가 있어서 학술적 가치가 없다. 그러나 연부육일탕을 활용할 기회가 별로 없어서 학습에 참고하기 위해 기록한 것이다.

中統132 寶 행기향소산 行氣香蘇散

蘇葉 陳皮 蒼朮 香附子 烏藥 川芎 羌活 枳殼 麻黃 甘草 各一錢 **薑三片**

[出　典] 萬病回春 飮食傷門·方藥合編 : 治 內傷生冷 外感風寒 又觸七情 飮食塡滯 胸腹脹痛
[活　套] 食滯胸痛 去麻 加神麯·檳榔
[活套鍼線] 食痛(胸)
[適 應 症] 명치통, 복통, 하복통, 하복연동, 흉통, 전중통, 협통, 배통, 척추통, 전신통, 두통, 식체, 식체빈발, 소화불량, 신트림, 매핵기, 명치비, 구토, 오심, 식욕부진, 숨참, 쥐, 가래, 호흡곤란, 항강, 변비, 가스참, 여드름, 손저림, 감기, 코막힘, 기침

처방설명 행기향소산은 칠정(七情)이나 외감(外感)으로 인한 흉비(胸痞), 흉통(胸痛), 배통(背痛), 전신통(全身痛), 지절통(肢節痛), 수족저림, 소화불량(消化不良), 복창(腹脹), 감기몸살 등에 사용한다. 조문을 보면 '內傷生冷내상생랭 外感風寒외감풍한 又觸七情우촉칠정 飮食塡滯음식전체 胸腹脹痛흉복창통'을 치료하는 것으로 되어 있어 외감(外感)과 칠정(七情)이 주원인이라는 것을 알 수 있다.

예전에는 주거환경이 열악했기 때문에 추위와 갑작스런 기온변화에 의해 조직이 긴장·수축되는 경우가 많았다. 갑자기 추위를 만나거나 기온의 변화가 심해지면 인체는 일정하게 체온을 유지하기 위해 근육과 피부를 긴장시키는데, 그 결과 발열과 오한, 신체통 등 감기증상을 유발하게 된다. 그러나 이런 상태가 지속적으로 반복되면 조직은 긴장되는 단계를 넘어 위축되기에 이른다. 이렇게 조직이 위축되면 조직 속에 포함된 혈관이 압박을 받기 때문에 다양한 증상이 나타난다.

예전에는 주거가 안정되지 못했고 옥외활동이 많았기 때문에 외감(外感)의 영향을 많이 받았다고 할 수 있으나 요즘에는 신경과다나 스트레스의 영향으로 위와 같은 증상이 나타나는 경우가 많다. 정신적인 긴장이 요구되는 경우에는 긴장과 집중에 필요한 에너지를 형성하기 위하여 근육이나 장기(臟器) 조직을 긴장·수축시키게 된다. 이는 추위와 기온변화에 대응하기 위해 조직을 긴장·수축시키는 것과 같은 현상이다.

외감(外感)으로 인한 인체의 반응과 칠정(七情)으로 인한 인체의 반응이 동일하다는 것은 다음과 같은 기전을 통해 이해할 수 있다. 피부에는 외부온도를 감지하는 신경말단이 있는데, 체온과 외부온도의 차이를 뇌에 전달하게 된다. 뇌에서는 곧바로 체온과의 온도차를 판단해 호르몬을 분비하고 체온을 조절하는데, 상대적으로 체온이 낮아지면 근육을 떨게 하고 땀구멍과 피부 근처의 혈관을 수축시킨다. 추울 때, 또는 차가운 물체가 피부에 닿을 때, 몸이 반사적으로 으스스 떨리거나 피부에 핏기가 없어지는 현상은 모두 체온을 보호하기 위한 반응인 것이다.

공포를 느낄 때도 마찬가지 현상이 일어난다. 소름이 끼친다거나 털이 곤두서는 등 공포심이 느껴진 후 나타나는 신체 반응은 근육이 수축하고, 피부혈관의 혈액공급이 줄어들기 때문이다. 결국 추울 때 돋는 닭살과 공포로 돋는 소름은 동격인 셈이다. 차이점이라면 공포에 따른 신체 변화는 거의 무의식적으로 진행되는 변화라는 것뿐이다.

공포심은 단적인 예이며, 과도하게 신경을 썼을 때도 이와 같은 현상이 나타나며, 특히 지속적으로 신경을 쓰면 조직의 긴장이 만성화될 수 있다. 따라서 외감(外感)에 의해서건 칠정(七情)에 의해서건 간에 이러한 요인이 일시에 그치지 않고 지속적으로 작용했을 때는 조직의 긴장과 이완이 반복되고, 그 결과 조직이 위축될 수도 있고, 탄력성이 떨어져 이완될 수도 있다.

이러한 긴장과 수축이 골격근에 발생하면 근조직의 변성을 야기하고 근육 속에 포함되어 있는 혈관이나

신경에 압박을 가해 근육통(筋肉痛)과 지절통(肢節痛)을 일으킨다. 반면 소화기조직에 발생하면 조직의 긴장으로 인해 소화기의 운동성이 저하되면서 소화장애가 유발되며, 이로 인해 나타나는 증상은 소화불량(消化不良), 식체(食滯) 등이다. 또 이러한 반복된 긴장 뒤에 오는 소화기조직의 이완(弛緩) 때문에 소화기능이 약해져서 소화불량(消化不良), 도포(倒飽), 고창(臌脹), 식체빈발(食滯頻發) 등이 나타난다. 긴장과 수축이 순환기에 영향을 주면 심장과 혈관의 긴장으로 인해 혈관의 수축력이 감소되므로 심장의 박출력에 부하가 생겨 흉비(胸痞)나 가슴조임, 전중통이 나타나기도 한다.

행기향소산은 발표(發表)·행기(行氣)·이기작용(理氣作用)을 통해 위축되어 있는 조직의 긴장을 풀어주므로 감기는 물론 소화장애(消化障礙), 근골격계의 통증(痛症), 흉비(胸痞), 흉통(胸痛) 등을 모두 치료할 수 있다.

필자의 행기향소산 처방기준은

① 신경을 쓴 뒤에 발생하는 비만(痞滿), 소화불량(消化不良)
② 하복의 적괴(積塊)나 포만(飽滿)
③ 소화불량을 겸한 등줄기 통증
④ 감기 및 감기로 인한 신체통(身體痛), 지절통(肢節痛)
⑤ 소화불량을 겸하지 않는 배통(背痛), 특히 심수혈 부위의 배통에도 효력이 있다.

처방구성 처방구성을 보면 소엽은 중추신경(中樞神經)의 흥분을 억제하여 정신을 안정시키며, 한선(汗腺) 분비를 자극하여 발한(發汗)을 촉진하고, 소화액 분비를 촉진시키고 위장운동을 증강시킨다. 또한 기관지 평활근의 경련을 완화하여 진해작용(鎭咳作用)을 한다. 진피는 이기제(理氣劑)로서 소화관의 운동을 강화하여 가스배출을 촉진한다. 창출은 소화기의 운동성을 증가시키는 작용이 있는데, 실험을 통해 창출이 포함된 처방을 토끼에게 주입했을 때 장을 흥분시켜 연동운동(蠕動運動)을 일으키는 것으로 밝혀졌다.

향부자는 장관 평활근의 경련을 억제하여 소화·흡수를 촉진하므로 복부팽만감을 개선하고, 에스트로겐과 유사한 작용을 한다. 오약은 진통작용이 강하고 장(腸)의 연동운동을 촉진하여 정장작용(整腸作用)을 하며, 하복부에 정체된 가스의 배출을 촉진한다. 천궁은 관상동맥과 말초혈관을 확장하여 하지(下肢)와 심근(心筋)의 혈류량을 증가시키고, 강활은 발한작용, 해열작용, 진통작용, 거담작용을 한다. 지각은 위장(胃腸)의 연동운동을 항진시켜 위내용물의 배출을 촉진함으로써 복부 팽만감을 개선하고 변비를 완화하며, 장관(腸管) 평활근의 경련을 억제하여 진경작용을 한다.

마황의 휘발성 정유는 혈관운동 중추를 자극하여 혈관운동을 강화하고, 기관지 평활근을 이완시켜 진해작용(鎭咳作用)을 한다. 감초는 장관 평활근의 경련과 위산분비를 억제하고, 위점막을 보호하는 항궤양작용을 한다. 또한 스테로이드 호르몬과 유사한 작용을 있어 항염증작용, 해독작용, 해열작용을 한다.

처방비교 식통(食痛)에 사용하는 **평위산**과 비교하면 평위산은 식상(食傷)으로 인한 통증에 사용하며, 이러한 통증은 주로 위(胃) 부위에서 나타나며, 소화기근육의 경련을 풀어주면 해소되는 통증이다. 반면 행기향소산은 외감(外感)이나 기울(氣鬱)로 인한 식통에 사용하며, 통증이 주로 하복부에 나타나는 경우가 많고, 근육통이나 지절통을 겸한 경우도 있어 소화기뿐 아니라 전신의 긴장·위축을 다스린다.

흉통에 사용하는 **정기천향탕**과 비교하면 두 처방 모두 기울(氣鬱)로 인한 흉통, 찬 기온으로 인한 신체통에 사용하는데, 정기천향탕은 주로 기울로 인한 흉통에 빈용하는 반면, 행기향소산은 흉통뿐 아니라 소화불량, 감기, 근육통, 복창(腹脹) 등 광범위하게 사용된다.

소화불량을 겸한 흉비(胸痞), 정충(怔忡), 번조(煩燥)에 사용하는 **육울탕**과 비교하면 두 처방 모두 신경과다로 인해 발생하는 정신질환이나 소화기질환에 사용한다는 공통점이 있다. 그러나 육울탕은 외감(外感)보다는 신경과다나 울화 등 기울(氣鬱)로 인한 심번(心煩), 불안(不安), 초조(焦燥), 상열(上熱), 소화불량(消化不良) 등에 주로 사용하는 반면, 행기향소산은 기울(氣鬱)로 인한 소화불량뿐 아니라 외감(外感)으로 인한 조직의 기질적인 변형에도 사용하며, 감기에도 사용한다.

→ 활용사례

1-1. 식체(食滯), 소화불량(消化不良), 신트림, 매핵기(梅核氣) 여 50세 태음인
1-2. 식체(食滯) 남 25세 소음인
1-3. 식체빈발(食滯頻發) 여 28세 소음인
1-4. 식체빈발(食滯頻發) 여 54세 155cm 왜소한 체격
1-5. 소화불량(消化不良), 배통(背痛) 여 56세 소음인 155cm 48kg
1-6. 소화불량(消化不良), 배통(背痛) 여 56세 소음인 155cm 48kg
1-7. 소화불량(消化不良), 흉민(胸悶) 남 15세 소양인 175cm 54kg
1-8. 기울체로 인한 복부팽만(腹部膨滿), 소화불량(消化不良) 여 28세 소음인
1-9. 식욕부진(食慾不振), 피로(疲勞), 소변백탁(小便白濁), 구토(嘔吐) 남 32세 소음성태음인
1-10. 오심(惡心), 명치통(痛), 명치비(痞), 숨참, 전중통(膻中痛), 토분상(兎糞狀) 여 46세 소음인
2-1. 명치통, 흉통(胸痛) 남 34세 소음성태음인
2-2. 소아복통(小兒腹痛) 여 7세 소양인
2-3. 하복연동(下腹連動), 하복통(下腹痛), 명치비(痞), 숨참, 쥐남 여 64세 소양인
3-1. 흉통(胸痛), 가래, 매핵기(梅核氣) 여 66세 태음성소음인
3-2. 흉통(胸痛), 전신통(全身痛), 피부통(皮膚痛), 명치비, 두중(頭重) 여 37세 태음인
3-3. 흉통(胸痛) 여 38세
3-4. 흉통(胸痛), 항강(項强), 견통(肩痛), 신통(身痛), 가슴 두근거림, 경계(驚悸), 두통(頭痛) 여 51세
4-1. 배통(背痛) 남 35세 태음인
4-2. 배통(背痛), 손저림, 쥐남, 항강(項强) 여 37세 열성태음인 택시운전 156cm 70kg
4-3. 배통(背痛), 흉통(胸痛) 남 24세 소양인
4-4. 등줄기 통증(痛症), 식체빈발(食滯頻發), 소화불량(消化不良) 남 44세 소음성태음인
4-5. 스트레스형 견통(肩痛), 배통(背痛), 소화불량(消化不良) 여 34세 165cm
4-6. 우측견갑골, 내측연의 통증, 승모근상부의 통증, 항강통(項强痛) 남 15세 소양인 175cm 54kg
5-1. 협통(脇痛), 변비(便秘) 남 51세 태음인
5-2. 협통(脇痛), 여드름, 가스참 여 36세 태음성소양인
6-1. 호흡곤란(呼吸困難), 현훈(眩暈), 전신통(全身痛), 비만(肥滿), 소화불량(消化不良) 여 45세 태음인
7-1. 기침, 비색(鼻塞), 숨참, 두통(頭痛) 여 68세 소음인
8-1. 피부소양증 여 53세

1-1. 식체(食滯), 소화불량(消化不良), 신트림, 매핵기(梅核氣)

● 남 ○ ○ 여 50세 태음인 경기도 안양시 달안동 한양아파트

키가 크고 약간 뚱뚱한 태음인으로 보이는 주부이다.

① 3일 전 순대와 허파를 먹고 체했다. ② 체한 뒤 몸살처럼 아프다. ③ 소화가 안 되고 답답하다. ④ 뭔가 걸린 듯하다. ⑤ 신트림이 난다. ⑥ 약간 더위를 탄다. ⑦ 손발이 차다. ⑧ 신 것을 싫어한다. ⑨ 식욕이 왕성했으나 체한 이후로 별로 없다. ⑩ 신경을 쓰면 소화가 잘 안 되고 잘 체한다. ⑪ 소화가 안 되면 변비가 생기고 윗배가 차다. ⑫ 가슴이 두근거리고 답답하며 얼굴에 열이 오른다. 잘 놀라고 불안하고 매사가 짜증스럽다. ⑬ 한숨을 잘 쉰다. ⑭ 신경을 쓰면 머리가 아프다. ⑮ 피로하다.

신경을 쓰면 잘 체한다는 태음인 주부의 식체 뒤에 발생한 몸살, 소화불량, 매핵기, 신트림을 목표로 행기향소산 1.5배량에 마황을 빼고 신속한 소도(消導)를 위해 산사, 신곡, 빈랑 1돈과 계내금 1.5돈을 더해 2일분 4첩을 지어주었다.

약 7개월 뒤에 다시 왔을 때 확인해 보았다.

지난번 약을 복용한 이후 전신통과 소화불량, 신트림이 소실되고 뭔가 걸린 듯한 기분과 속이 답답하던 것도 소실되었다고 한다. 지금은 우측 팔이 저려 약국에서 약을 복용했는데 명치가 아프고 소화가 잘 안 된다며 약을 지어달라고 한다.

지난번 약을 복용한 후 식체(食滯) 후 발생하는 전신통(全身痛), 소화불량(消化不良), 신트림, 속 답답함, 매핵기(梅核

氣)가 소실된 것으로 보아 이 주부에게는 이 처방이 잘 맞는다고 보고, 또 행기향소산이 팔저림이나 신체통에도 사용하므로 같은 처방으로 2일분 4첩을 지어주었다.

1-2. 식체(食滯)

다음은 유해성 선생의 경험을 채록한 것이다.

● 유 ○ ○ 남 25세 소음인 서울특별시 영등포구 신길동

혈색이 희고 마른편인 소음인이다. 10여 년이 지난 오래된 얘기로 한방에 입문해서 공부를 시작한 지 얼마 안 되는 때로서 평소 기약(氣弱)하고 소화기가 약한 체질인 본인의 경험이다.

① 근래에 위 부위가 막힌 듯하고 답답하다. ② 음식물이 위 부위에 정체되어 있는 느낌이 있다. ③ 심하부를 눌러보면 물소리가 꾸룩꾸룩하고 난다. ④ 심하면 토할 것 같고 명치 부위가 답답하니 기분이 울적한 상태이다. ⑤ 제상(臍上)에 동계(動悸)가 있다. ⑥ 등 부위가 뭉쳐 있는 듯해서 두들기면 좀 낫다. ⑦ 식욕은 여전하나 먹으면 소화가 안 된다.

평소 위와 같은 증세가 자주 발생하는데 근래에 다시 위의 증세가 생겨서 약국에 가서 약을 사다 먹고, 침을 맞았으나 영 낫지 않고 위장이 편치 않으니 기분도 항상 밝지 않던 차에 부여에서 올라오신 이OO 선생께서 그런 증세는 신경성으로 인한 것이니, ≪방약합편≫에 있는 행기향소산을 한번 써보라 하기에 행기향소산 2첩을 지어서 1첩을 달여 복용했다.

불과 20~30분 지나니 명치에 매달린 듯한 것이 명치와 등 부위에서 땀이 나는 듯하면서 풀어지는 느낌이 들고, 몇 시간 후에는 위장이 대단히 편해져서 제증상이 소실되었다.

그 후에도 원래 본인이 소화기가 약한 소음인 체질 탓인지 특히 신경을 쓰면 1년에 3~4번씩 같은 증세가 오는 경향이 있었는데, 그때마다 행기향소산 1~2첩을 복용하면 신기할 정도로 즉시 낫곤 했다. 그래서 나중에 개업해서 시골에 사는 분들이 음식으로 체했다거나 오래된 체증이 있을 경우 본 처방을 써서 대단히 많은 사람에게 효과를 보곤 했다. 어떤 부락의 경우 약 70여 호나 되는데 거의 모든 집에서 이러한 소화기장애 증세로 1명꼴로 왔는데(대부분 40~50대 주부), 대부분 본 처방 1~2첩으로 치료되었다. 이 사람들 중에서는 수년에서 10년 이상 묵은 체증이 단 2첩으로 치료되었다고 좋아하는 분이 많았으며, 오래되지 않은 체증의 경우는 약을 1첩 복용하고 금방 다 나아서, 자려고 누웠는데 배가 고파 잠이 오지 않아 밥을 먹고 잠을 잤다는 사람이 있을 정도였다.

1-5. 소화불량(消化不良), 배통(背痛)

다음은 이윤호 선생의 경험이다.

● 김 ○ ○ 여 56세 소음인 155cm 48kg 경기도 고양시 토당동

절친한 친구로부터 어머니가 등이 아파서 밤잠을 못 주무신다고 하며 한번 만나자는 전화가 왔다.

① 배통이 있으며 등 왼쪽에 일정하지는 않으나 갑자기 대못을 박는 것처럼 아파서 움직이지도 못한다. ㉠ 3주일 전부터, 불규칙적으로 1일 2~3회 약 1시간 정도 통증이 지속된다. ㉡ 너무 아파서 숨을 쉬지 못할 정도이다. ㉢ 소화가 안 되고 속이 느글거릴 때 통증이 더 심하다. ② 2달 전부터 소화불량이 있다. ㉠ 몸이 좀 안 좋다 싶으면 속이 느글거리고 음식 냄새가 싫다. ㉡ 식욕은 좀 있으나 조금만 먹어도 금방 막히는 듯한 느낌이 든다. ③ 신경을 쓸 때마다 열이 달아오르고, 가슴이 답답하며, 어지럽다. ④ 요즘 아들 장가 문제로 신경을 많이 쓴다. ⑤ 추위나 더위를 모두 타고, 평소 손발이 차다. ⑥ 물은 거의 안 마신다. ⑦ 소변과 대변은 정상이다.

신경성 소화불량과 소화불량으로 인한 배통(背痛)을 목표로 행기향소산 2배량에서 마황을 빼고 신곡 2돈, 빈랑 2돈, 반하 2돈을 더하여 투약했다.

3주 후 확인해보니

1. 약을 복용한 후 1주일 정도 지나서부터 등이 아픈 것이 없어졌으며, 이제는 등이 안 아파서 살 것만 같다고 한다.
2. 소화불량이 없어졌으며 속이 편해졌다.
3. 평소 말이 없으신 분이라 말을 안 하는 편이지만 배통이 없어진 것에 대해서 아주 만족해했다.

1-9. 식욕부진(食慾不振), 피로(疲勞), 소변백탁(小便白濁), 구토(嘔吐)

● 허 ○ ○ 남 32세 소음성태음인 경기도 의왕시 내손2동

보통 체격에 소음성태음인으로 보이는 남자이다.

① 1~2년 전부터 왼쪽 아랫배가 팽만(膨滿)하다. ② 가스가 차며 ③ 만지면 단단하다. ④ 신경을 쓰면 더욱 심하고 쉴 때면 조금 덜한 편이다. ⑤ 대변이 묽은 편이다. ⑥ 아침에 구토를 한다. ⑦ 피로하면 소변이 막걸리처럼 탁하다. ⑧ 병원에서 검사했으나 아무 이상이 없다고 한다. ⑨ 식욕은 보통이고 식사량이 적은 편이다.

⑩ 가슴이 두근거리고 답답하며 긴장하면 얼굴에 열이 잘 달아오른다. ⑪ 불안하고 신경질이 많다. ⑫ 피로하다.
신경을 많이 쓴다는 소음성태음인 남자의 좌측 하복부팽만, 가스 참, 연변(軟便), 아침구토, 소변탁(小便濁)이 모두 기울(氣鬱)과 관련되어 있다고 보고 행기향소산 2배량에서 마황을 빼고 신곡 1.5돈, 빈랑 0.5돈을 더하여 10일분 20첩을 지어주었다.
2주일 뒤에 다시 왔을 때 확인해 보니, 지난번 약을 복용한 이후 식욕이 증진되고 피로도 덜하며 탁한 소변도 간혹 나타나며 아침에 구토는 하지 않으나 헛구역질을 한다고 한다. 그러나 좌측 하복부팽만감은 약 복용 전보다 더 심해졌다고 한다. 이번에는 좌측 하복부 팽만감을 목표로 곡창(穀脹)에 쓰는 대이향산을 지어주었다.

1-10. 오심(惡心), 명치통(痛), 명치비(痞), 숨참, 전중통(膻中痛), 토분상(兎糞狀)

● 김 ○ ○ 여 46세 소음인 건강원직원 경기도 안양시 관양동
키가 작고 약간 말랐으며 예민해 보이는 소음인으로 건강원 직원이다.
① 위(胃)에 염증이 있다. ② 장(腸)에 가스가 찬다. ③ 숨이 차다. ④ 전중(膻中) 부위가 쓰리고 뻐근하다.
⑤ 소화가 잘 안 되며 속이 쓰리고 느글거리며 꾸룩 소리가 난다. ⑥ 헛배가 부르고 트림을 자주 하며 구토(嘔吐)를 한다. ⑦ 얕은 잠을 자며 잠귀가 밝아 잘 깨고 꿈을 자주 꾼다. ⑧ 가슴이 두근거리고 답답하며 잘 놀라고 열이 달아오른다. ⑨ 불안하고 매사가 짜증스럽고 귀찮다. ⑩ 한숨을 자주 쉰다. ⑪ 가슴이 뻐근하고 뒷목도 뻐근하고 조이는 듯하다. ⑫ 월경주기가 부정확하다.
가슴이 두근거리고 답답하다는 소음인 주부의 위염, 가스 참, 숨참, 전중통(膻中痛)의 원인을 기울(氣鬱)로 보고 행기향소산 2배량에서 마황을 빼고 건강 1돈을 더하여 5일분 10첩을 지어주었다.
2주 후 다시 내방했을 때 확인해 보니, 약을 복용한 후 하루 수십 번 속이 느글거리던 것이 1일 2~3회 정도로 줄었고 명치와 전중 부위가 덜 아프며 토끼 똥처럼 나오던 변도 괜찮아졌다고 한다. 또한 숨차던 것도 덜하다고 한다. 단 약을 복용할 때 트림이 났다고 한다.
이 처방이 이 주부에게는 효과가 있다고 보고 같은 처방으로 5일분 10첩을 지어주었다.
3주일 후에 다시 왔을 때 확인해 보니, 두 번째 약을 복용한 후에도 오심(惡心), 명치, 전중통(膻中痛), 숨참이 경감되었다고 한다. 그러면서 약을 더 지어달라고 하여 전과 같은 처방으로 10일분 20첩을 지어주었다.

2-1. 명치통, 흉통(胸痛)

● 진 ○ ○ 남 34세 소음성태음인 과일노점상 경기도 의왕시 오전동 동남아파트
약간 큰 키에 보통 체구로 정류장에서 과일 노점을 하는 사람이다.
4년 전에도 피로와 명치통으로 내소산을 복용했고, 피로로 인삼양위탕을 복용한 적이 있고 당시 내소산을 복용한 뒤에는 별다른 효과를 못 보았다고 했다. 얼마 전에 신경을 많이 쓴 뒤부터
① 명치가 뻐근하게 아프다. ② 동시에 오른쪽 가슴도 뻐근하게 아프다. ㉠ 이 증세는 반듯이 누워 있으면 아프고 옆으로 누워서 자면 통증은 없다. ㉡ 앉았다가 일어날 때도 역시 똑같이 아프다. ③ 숨이 찬다. ④ 소화가 잘 안 되는 편이며 잘 체한다. ⑤ 배에 가스가 잘 차고 헛배가 부른다. ⑥ 식욕은 별로 없고 식사량은 적다. ⑦ 가끔 가슴이 뛰는 증세가 있다. ⑧ 피로하고 기운이 없는 편이다. ⑨ 평소 술, 담배를 많이 하는 편이다.
평소 소화기능이 약한 점과 이 증세가 신경을 많이 쓴 뒤 발생했다는 점에서 소화불량과 소화불량으로 인한 흉통(胸痛), 배통(背痛) 등에 사용할 수 있는 행기향소산 2배량에 외감(外感) 증세가 없는 점을 감안하여 마황을 뺀 뒤 10일분 20첩을 지어주었다.
2개월 뒤인 4월에 다시 같은 증세로 내방했을 때 확인해 보았다. 약을 복용한 뒤 명치와 가슴 아픈 것이 격감하였으며 숨찬 것도 거의 나은 것 같다고 한다. 그러나 늘 신경을 과도히 쓰는 탓인지 요즘 다시 지난번과 같은 증상이 나타난다는 것이다.
지난번과 같은 행기향소산으로 1제 투여했고 그 후의 경과는 확인해 보지 않아서 잘 모르겠다. 2년 뒤에 다시 전중부위의 흉통이 있다며 보약을 지으러 왔을 때는 기울(氣鬱)과 기핍(氣乏)이 심하여, 행기향소산보다 더 허증의 기울증상과 기핍증이 수반되었을 때 사용하는 가미귀비탕을 투여했다.

2-2. 소아복통(小兒腹痛)

● 현 ○ ○ 여 7세 소양인 경기도 남양주시 진접읍
아주머니가 딸을 데리고 왔다. 애가 배가 몹시 아파 그간 병원을 다니긴 했는데 한약으로 근본적인 치료를 할 수 있냐고 물어 보았다. 증상을 자세히 확인해 보니 지금은 복통이 없으나
① 3~4일 전 복통이 심했다. ② 복통시 배를 만지지도 못하고 움직이지도 못하며 옆으로 잘 돌아 눕지도 못한다.

③ 말도 아주 작게 한다. ④ 2년 전부터 복통은 1개월에 1회 정도로 발생한다. ⑤ 복통이 발생하면 20분 간격으로 간헐적인 반복을 계속한다. ⑥ 시간은 5~10분이며 보통 3~4일간 지속된다. ⑦ 다투었을 때나 겨울에는 심하고 (1개월에 1회) 여름에는 좀 덜하다고 한다. ⑧ 복통이 발생하기 전엔 항상 다리가 아프다고 한다. ⑨ 복통 1~2일 전에는 열이 발생한다는 것이다. ⑩ 어릴 때 건강했으나 요즘은 많이 약해졌다고 한다. ⑪ 밥은 보통으로 먹는다. ⑫ 배에는 중완(中脘)과 관원(關元) 부위까지 딱딱하고 길쭉한 심적(心積)이 있다.
겨울에 심하다는 점에서 냉(冷)으로 인해 복통이 발생한다고 보고 오적산으로 3일분 6첩을 투약했다.
5일 후 다시 아이를 데리고 와서 그 약을 태워서 2첩밖에 못 먹였는데, 지금 애가 열이 있는 것이 다시 복통이 시작되는 증세와 꼭 같다는 것이다. 이번에는 며칠 전 소화불량과 심한 배통(背痛)에 사용하여 효과를 본 적이 있는 행기향소산으로 2일분 4첩을 지어주었다.
그런데 종전 같으면 병원에 다녀도 꼭 3~4일은 고생을 하던 복통이 그 약을 먹고는 다 나았다고 한다.

2-3. 하복연동(下腹連動), 하복통(下腹痛), 명치비(痞), 숨참, 쥐남

● 김 ○ ○ 여 64세 소양인 경기도 안양시 동안구 관양동

피부가 희고 키가 작으며 정갈해 보이고 강단이 있어 보이며 여윈 편인 소양인 할머니이다.
① 3개월 전부터 뚜렷한 이유 없이 계속 아랫배가 속에서 지나치게 꿈틀거린다. ② 빼근하면서 잡아당기는 느낌이 들면서 아랫배 전체가 움직인다. ③ 아랫배 속이 종일 꿈질거리면서 움직이는데 낮에 활동하면 잊고 있다가 밤에는 특히 더 심하게 느껴진다. ④ 밤이면 명치끝이 단단해지고 지금도 뱃속을 누르거나 만지면 단단하다. ⑤ 누우면 하복(下腹)에 움직이는 것이 명치로 올라와 막히는 것 같다. ⑥ 심할 때는 숨이 찬다. ⑦ 이러한 하복연동으로 잠을 잘 못 자거나 거의 못 잔다. ⑧ 3개월 전부터 시작하여 근래 와서는 더욱 심하다. ⑨ 병원 진찰 결과 이상은 없다고 하나 배는 심하게 꿈틀거리고 회충약을 먹어도 별 다른 차도는 못 느끼겠다. ⑩ 가끔씩 식후에 배가 사르르 아프다. ⑪ 찬 것을 먹으면 설사를 하고 식욕과 소화력, 대변상태는 보통이다. ⑫ 젊었을 때부터 피부가 1달에 1번씩 부스럼처럼 솟으며 이때는 감기 증세가 있고 몸이 몹시 불편하다. ⑬ 가슴이 답답하다. ⑭ 근래에는 다리를 뻗으면 쥐가 나서 다리를 오므리고 잔다. ⑮ 추위를 심하게 타며 선풍기 바람과 에어컨 바람을 싫어한다. ⑯ 간혹 어지럽고 속이 느글거린다.
하복의 심한 연동과 빼근하게 땅기는 통증은 크게 보아 복통의 한 증상이며 또는 복통의 변화된 증상으로 볼 수 있다. 그래서 행기향소산을 쓰기로 하고 행기향소산 2배량에서 마황을 빼고 찬 것을 먹으면 설사를 하거나 추위를 타며 선풍기 바람과 에어컨 바람을 싫어하는 점을 감안하여 경포부자 1돈을 더하여 10일분 20첩을 지어주었다.
10일 뒤에 다시 왔을 때 들어 보니, 약 맛이 아주 좋으며 약을 복용한 지 3일째부터 증세가 가벼워지기 시작하여 잠을 편히 잘 수 있었고 뱃속이 편해지면서 그 후 점차 모든 면에서 좋아졌다고 한다. 10일이 지난 지금은 종일 꿈틀거리고 움직이는 하복연동이 하루에 1~2회 정도 잠깐씩 발생하다가 사라지며, 빼근하고 땅기는 것도 거의 못 느끼겠으며, 명치가 단단하고 답답한 것도 많이 줄어들었고, 누우면 명치로 올라오는 것도 거의 없어졌다고 한다. 숨찬 것은 완전히 없어지고 그동안 사르르 배가 아픈 것도 없었으며 피부발반(皮膚發斑)시에 몸이 몹시 불편하던 것도 소실되었고, 다리 뻗으면 쥐나는 것도 없어졌다고 한다.
1제를 복용한 이후 거의 낫긴 했으나 아직 완전히 다 나은 것은 아니라면서 10일분을 더 요청하여 지난번과 같은 행기향소산 2배량으로 10일분 20첩을 지어주었다.
10일 뒤에 다시 와서 아직 완전히 낫지는 않고 하복연동이 전보다도 더 없어졌으며 가끔 한 번씩 움직여 신경이 쓰이고 불편하다는 것이다.
이번에는 보약을 겸하여 지어달라고 하여 이 증상이 신경을 쓴 뒤에 오는 증세이며 보약을 겸할 목적으로 가미귀비탕에 평위산과 계지탕을 더하여 10일분 20첩을 지어주었다.
1달 정도 지난 뒤에 따님이 와서 그 약을 먹고 완전히 하복연동이 없어지고 기운도 난다고 한다.

3-1. 흉통(胸痛), 가래, 매핵기(梅核氣)

● 오 ○ ○ 여 66세 태음성소음인 경기도 안양시 비산3동 대원하이츠빌라

보통 체격에 키가 작은 태음성소음인 할머니이다.
① 3~4일 전부터 전신이 쑤시고 몸이 무거우며 다리와 등, 양옆구리도 아프다. ② 약 2달 전부터 왼쪽 가슴이 빼근하다. ③ 목에 뭔가 꽉 막힌 듯, 떫은 감을 먹은 것처럼 입이 떨떠름한 기분이 더했다 덜했다 반복하며 혹은 뭔가 목으로 차오르는 듯하다. ④ 2달 전부터 왼쪽 팔이 아프면서 목 줄기를 따라 앞머리까지 아프고 난 이후로 흉통(胸痛)이 발생했다.
앞의 증세가 조금 덜했다가 3~4일 전 몸살이 나면서부터 다시 심해졌다.

⑤ 신경을 많이 쓴다. ⑥ 10년 전 교통사고를 당했다. ⑦ 5년 전 계단에서 굴러 떨어져 머리, 팔다리 등이 다쳤다. ⑧ 추위를 심하게 타고 얼굴과 머리에 땀이 많다. ⑨ 손발은 따뜻하나 윗배가 차다. ⑩ 따뜻한 음식을 좋아한다. ⑪ 대변을 1일 2~3회 보며 묽은 편이다. ⑫ 식욕은 좋고 식사량은 보통이고 소화가 잘 안 되어 더부룩하고 속이 느글거리며 트림을 하고 명치가 아프다. ⑬ 깊이 자지만 잠꼬대를 가끔 한다. ⑭ 가슴이 두근거리고 답답하며 열이 달아오르고 잘 놀라며 불안하다. ⑮ 뒷목이 뻐근하고 피로하다

신경을 많이 쓰는 태음성소음인 할머니의 전신통(全身痛), 흉통(胸痛), 매핵기(梅核氣), 두통(頭痛)을 목표로 행기향소산 2배량에 마황을 빼고 3일분 6첩을 지어주었다.

5일 뒤에 가래와 매핵기(梅核氣)가 있다며 다시 왔을 때 확인해 보니, 지난번 약을 복용한 이후 가슴이 답답하고 목에서 뭔가 차오르는 듯한 기분은 경감되었으나 전신통과 두통은 여전하고 가래와 매핵기가 있다며 약을 다시 지어달라고 한다.

약을 복용한 후 흉통과 무언가 치밀어 오르는 증세가 경감된 것으로 보아 이 처방이 이 할머니에게는 적합한 것으로 보고 같은 처방으로 5일분 10첩을 지어주었다.

22일 뒤에 다시 왔을 때 확인해 보니, 약을 복용한 후 가래와 목에 걸린 듯한 증세도 경감되었다고 한다. 이번에는

① 2주일 전 아기를 데리고 미끄럼틀을 타다가 엉덩방아를 찧었는데 척추와 등이 화끈거리고 열이 나며 땅긴다.
② 병원에선 11번 척추에 이상이 있다고 한다. ③ 아침 기상시 기침이 심하다. ④ 숨쉴 때 결린다.

이번에도 척추와 등의 화끈거림 및 통증, 기상시 기침, 숨 결림을 목표로 전과 같은 처방에 홍화 2돈을 더하여 10일분 20첩을 지어주었다.

4-1. 배통(背痛)

● 문 ○ ○ 남 35세 태음인 운전 경기도 안양시 동안구 관양동

살집이 약간 있는 보통 체구의 태음인으로 보이는 남자이다.

① 4~5개월 전 운전을 시작한 후부터인지 견갑(肩胛) 부위의 대칭된 두 점이 뻐근하게 종일 아프다. ② 통증이 심할 때는 쑤시는 듯하다. ③ 심할 때는 가슴이 답답하다. ④ 음주 후 다음날은 반드시 더 심하다. ⑤ 아픈 곳에 파스를 바르면 좀 덜하다. ⑥ 식욕과 소화는 정상이다. ⑦ 다른 불편이나 증상은 없다.

신경성으로 인해 발생한 증상과 배통(背痛)을 목표로 행기향소산 2배량으로 5일분 10첩을 지어주었다. 물론 여기에서 식욕과 소화는 모두 정상이고 특별한 소화장애와 신경과도 증상이 아닌 것에도 행기향소산을 쓸 수 있을까 하는 데는 다소 두려움이 있었다.

6일이 지난 뒤 전화가 와서 약을 다시 5일분 더 지어달라고 요청을 할 때 그간의 경과와 증상을 확인해 보니, 등의 통증은 거의 사라지고 가끔 일시적으로 약간 불편할 때가 있으며 가슴이 답답한 증세도 물론 없어지고 등 대신 허리 쪽이 가끔씩 뻐근하다는 것이다.

5일간 행기향소산을 복용하고 심수혈(心兪穴)의 통증이 사라졌으며 그간의 고통이 하도 심해서 5일간 더 복용하겠다고 하여 지난번과 같은 행기향소산 2배량으로 5일분 10첩을 지어주었다.

4-2. 배통(背痛), 손저림, 쥐남, 항강(項强)

다음은 노의준 선생의 경험이다.

● 양 ○ ○ 여 37세 열성태음인 택시운전 156cm 70kg 경기도 안양시 만안구 석수동

1년 사이에 체중이 20kg이나 늘어서 지금은 70kg이 되었다며 불편한 곳을 호소하는 여자 택시운전사이다.

1~2년 전부터

① 등이 아픈데 6~10번 사이의 흉추 주위가 모두 아프다. ② 가끔씩 손에 쥐가 나고 저리고 가슴이 답답해서 브레지어를 못하겠다. ③ 종아리에 통증이 있고 전신이 피로하고 기운이 없으며 아침에 잘 못 일어난다. ④ 뒷목도 뻣뻣하고 요통도 있어서 요추 4~5번 주위가 아프다. ⑤ 현기증이 있으며 불면증이 있어서 잠들기가 힘들다.
⑥ 이명(耳鳴)과 두통(頭痛)이 있다. ⑦ 더위를 심하게 타며 시원한 음식을 좋아하고 식욕은 보통이나 잘 체하고 가스가 차고 헛배가 부르다. ⑧ 속쓰림과 트림이 있으며 명치도 아프다. ⑨ 월경주기는 35~40일이며 늦어지는 경향이 있고 월경량도 전보다 많이 적어졌다.

소화기 증상을 겸한 등통을 목표로 행기향소산 2배량에 불면을 감안하여 산조인을 더하여 10일분 20첩을 지어주었다.

1개월 뒤인 2월 중순에 다시 내원했을 때 증상을 자세히 살펴보니, 배통은 많이 호전되었고 손이 저리고 쥐가 나는 증상도 완전히 없어졌다고 한다. 뒷목이 뻣뻣한 것은 약간 경감되었고 정충(怔忡)도 조금 호전되었다. 요통이나 현기증, 불면증, 종아리통, 흉비(胸痞), 피로감 등은 여전하다고 한다.

주요 증상이 모두 좋아진 것은 아니지만 배통과 손 저림이 경감되었다는 것은 그간의 상태가 완고해서 10일분으로는

모두 좋아지기가 힘들다고 판단되어 같은 처방으로 10일분 20첩을 다시 지어주었다.

4-5. 스트레스형 견통(肩痛), 배통(背痛), 소화불량(消化不良)

다음은 차지원 선생의 경험이다.

- 김 ○ ○ 여 34세 고등학교 교사 165cm 경기도 고양시 대화동

보통 체격에 상체가 발달한 편으로 완벽함을 추구하는 성격이다.

고등학교 교사로 근무 중인 친구가 근래 학교에서 업무가 갑자기 몰리고 학급관리 등으로 인해 스트레스를 심하게 받고 있는 중이었다. 그러면서 늘 지속되어 오던 견통, 배통 및 소화불량의 증상이 갑자기 더 심해져서 근무하기 힘들 정도가 지속되고 있는 중이었다.

① 견통이 심해 팔을 올리기 힘들 정도이다. ② 어깨 밑에서 등으로 통증이 퍼지고, 증상이 하루 종일 계속된다. ③ 소화불량이 계속되고 있다. ④ 아침에 일어나기가 힘들도 몸도 무겁다. ⑤ 식욕이 없진 않지만 소화가 안 되어 소식하고 있다. ⑥ 추위를 타고 땀은 잘 안 난다. ⑦ 신경을 쓰면 잘 체하고 속이 더부룩하다. ⑧ 신경을 쓰면 견통과 심하면 배통이 나타난다. ⑨ 대소변은 정상이다.

평소 완벽을 추구하는 성격인데 최근 학교 근무시 업무가 한꺼번에 몰리고, 본인의 학급에서 사고가 있는 등 갑자기 신경을 쓸 일이 다발적으로 발생하면서 스트레스를 많이 받게 되었던 것 같다. 스트레스와 긴장으로 인해 근육 및 장기가 긴장, 수축하게 되어 견통 및 배통이 발생하고 또한 소화불량이 생겼다고 판단된다. 즉 스트레스로 인한 근육경직과 기체, 기울 증상으로 인해 나타난 것으로 보았다.

견통과 배통을 없애기 위해 이 부위 근육의 과도한 긴장상태를 풀어주어야 한다고 판단된다. 따라서 근육의 긴장을 풀어주면 통증의 저절로 사라질 수 있는 행기의 치법을 사용하기로 했다. 기체와 기울을 행기시켜 근육의 과도한 긴장 및 부담을 풀어주는 의미에서 향부자가 포함된 행기제를 아울러 소화도 잘 안 된다는 점에서 소화기능을 도와주기는 약을 겸하여 사용하기로 했다.

스트레스로 인한 견통 및 배통에 사용할 수 있는 처방을 조사해 보니 모두 향소산이 포함된 향소산이나 행기향소산 등을 찾을 수 있었다. 소화불량의 증상도 겸해 있기 때문에 평위산의 비중이 현저히 높아 소화기능도 도울 수 있는 행기향소산이 보다 적합하다고 생각했다.

정신적 스트레스를 받은 후 더 심하게 나타난 배통, 견통, 소화불량이 모두 기울로 인한 것이라 보고 기울 및 기울로 인한 소화불량에 사용하는 행기향소산을 선택한 뒤, 1제를 하루에 3번씩 복용하도록 했다.

1. 행기향소산을 먹은 지 1주일 후 견통, 배통이 많이 호전되었지만 통증은 남아 있었고, 소화기능도 많이 회복되었다.
2. 1제를 다 복용한 후에는 견통, 배통, 소화기능이상의 증상의 대부분이 거의 다 사라졌고 환자는 만족해했다.
3. 하지만 손발에서 없었던 땀이 난다고 했다.

환자의 증상은 매 학기마다 계속되었고 10년 이상 된 장기 증상이다. 그래서 행기향소산 1제만으로는 완벽하게 치료할 수 없었던 것 같다. 또한 그간 없었던 손발의 땀의 원인을 내 실력으로 알아내지 못했다. 그것이 아쉽다.

5-1. 협통(脇痛), 변비(便秘)

- 유 ○ ○ 남 51세 태음인 경기도 안양시 관양동

보통 체격에 장사를 한다는 태음인 남자이다.

① 10일 전부터 우측 맹장에서 등허리까지 터져나가는 것처럼 아프다. ② 최초 발생은 3년 전이었는데, 3년 전에는 3~4일 정도 아프다가 자연히 소실되곤 했으나 이번에는 10일 이상이나 계속되고 종전에 아프던 것과는 달리 등 쪽도 아프다. ③ 특히 맹장 옆 부위가 더욱 아프다. ④ 배에 주먹 같은 것이 돌아다니고 우측 통증 부위에서 잡히기도 한다. ⑤ 5개월 전에도 같은 증세가 있어 병원에서 종합검사를 하고 장 사진을 찍었으나 아무 이상이 없었다. ⑥ 신경을 쓴 후 발생했다. ⑦ 변이 단단하다.

등통을 겸한 옆구리 요통이 신경을 쓴 뒤 발생한 것이고 증세 중 분돈(奔豚)이 있다는 것을 보고 행기향소산 2배량으로 10일분 20첩을 지어주었다.

4일 뒤에 부인이 한약방으로 전화를 했을 때 확인해 보니, 지난번 약을 복용한 이후 터져나가듯 아픈 옆구리 통증은 경감되었으나 지금은 허리가 끊어져 나가듯이 아프며 오히려 허리 부위가 화끈거린다고 한다. 또 약 복용할 때 속이 아주 편안했다고 하고 대변이 단단하던 것도 소실되었다고 한다.

5-2. 협통(脇痛), 여드름, 가스참

- 백 ○ ○ 여 36세 태음성소양인 경기도 수원시 율전동 신일아파트

보통 체격의 태음성소양인으로 판단되는 주부로 가미귀비탕을 복용한 이후 소화불량과 피로가 경감된 적이 있다.

① 우측 옆구리가 아프다. ② 얼굴에 여드름이 많다. ③ 배에 가스가 잘 찬다. ④ 신경을 많이 쓴다.
⑤ 위염(胃炎)과 위하수(胃下垂)로 병원약을 복용한 적이 있다. ⑥ 병원에서 자궁에 물혹이 있다고 한다.
⑦ 잘 체하는 편이며 체하면 속이 답답하다. ⑧ 한숨을 자주 쉰다. ⑨ 추위와 더위를 모두 심하게 탄다.
⑩ 몸 전체에 땀이 많은 편이며 특히 얼굴에 많다. ⑪ 손발과 아랫배가 매우 차며 몸 전체가 약간 찬 편이다.
⑫ 1일 2회 정도 열이 달아오르고 신경질과 짜증이 많다. ⑬ 건망증이 있으며 기억력이 격감하였다.
⑭ 피로하고 기운이 없으며 아침에 잘 못 일어난다. ⑮ 월경은 3일간 하는데 2일간 통증이 있다.
신경을 많이 쓴다는 태음성소양인 주부의 우측 옆구리통증, 여드름, 가스 참을 목표로 행기향소산 2배량에서 마황을 빼고 소화가 잘 안 된다고 하여 신곡 2돈을 더하여 10일분 20첩을 지어주었다.
약 1년 뒤에 다시 왔을 때 확인해 보니, 지난번 약을 복용한 이후 오른쪽 옆구리가 아프던 것과 여드름, 가스 차던 증세가 경감된 것 같으나 지금은 재발한 것 같은 느낌이 든다며 약을 더 지어달라고 한다.
약을 복용한 후 우측 옆구리통증, 여드름, 가스 차던 증세가 경감된 것으로 보아 이 주부에게는 이 처방이 잘 맞는다고 보고 같은 처방으로 10일분 20첩을 지어주었다.

6-1. 호흡곤란(呼吸困難), 현훈(眩暈), 전신통(全身痛), 비만(肥滿), 소화불량(消化不良)

● 이 ○ ○ 여 45세 태음인 식당일 경기도 의왕시 오전동 백합벽산아파트
약간 큰 키에 뚱뚱한 태음인 주부이다.
① 몇 년 전부터 엎드렸다 일어서면 숨이 멎는 듯하다. ② 머리가 아프며 어지럽다. ③ 이 증상은 최근 심해졌다.
④ 근래 식당일로 인해 힘들어 전신이 쑤시고 아프다. ⑤ 20년 전부터 85kg 정도로 몸이 뚱뚱하다. ⑥ 추위를 심하게 타고 선풍기 바람, 에어컨 바람을 싫어한다. ⑦ 손과 발이 따뜻하다. ⑧ 따뜻하고 단 음식을 좋아한다.
⑨ 식욕이 별로 없고 식사량이 적은 편이다. ⑩ 소화가 잘 안 된다. ⑪ 2일 1회 대변을 보며 시원치 않다.
⑫ 소변이 시원치 않다. ⑬ 뒷머리가 무겁다. ⑭ 허리가 아프다. ⑮ 쉽게 피로하고 기운이 없다.
몸이 뚱뚱한 태음인 주부의 호흡곤란(呼吸困難), 전신통(全身痛)을 목표로 행기향소산 2배량으로 10일분 20첩을 지어주었다.
3주일 뒤에 다시 왔을 때 확인해 보니, 지난번 약을 복용한 이후 숨이 멎는 듯하고 어지럽던 것, 전신이 쑤시던 증세가 경감되었고 체중 1kg이 줄어 몸이 가볍다고 한다. 또한 소화도 잘 된다고 하며 약을 더 복용하기를 원한다. 지난번 약을 복용한 후 호흡곤란(呼吸困難), 현훈(眩暈), 전신통(全身痛)이 경감되고 체중이 줄었으며 소화가 잘 되는 것으로 보아 이 주부에게는 이 처방이 잘 맞는다고 판단하여 같은 처방으로 10일분 20첩을 지어주었다.

7-1. 기침, 비색(鼻塞), 숨참, 두통(頭痛)

● 이 ○ ○ 여 68세 소음인 경기도 안양시 만안구 안양8동
세심하고 약해보이며 소음인으로 보이는 할머니이다. 2주일 전부터 감기에 걸려
① 숨이 찬다. ② 코가 막힌다. ③ 가래가 있다. ④ 가래를 뱉기 위해 기침을 한다. ⑤ 가슴(기관지 부위)이 따갑다. ⑥ 찬바람을 쐬면 머리가 아프다. ⑦ 추위를 심하게 타며 몸이 건조하고 땀이 별로 없다. ⑧ 몸 전체가 약간 찬 편이며 특히 아랫배는 매우 차다. ⑨ 식욕은 보통이며 식사량은 적다. ⑩ 소화력이 약하며 속이 답답하고 속이 쓰리다. ⑪ 가슴이 답답하고 두근거리며 잘 놀란다. ⑫ 전신이 피로하며 기운이 없다. ⑬ 냉대하가 약간 있다. ⑭ 위가 약해서 한약을 잘 먹지 못한다. ⑮ 한약을 먹을 때면 목이 따가운 기분이 드는데 신경성인 것 같다.
소화가 되지 않아 속이 답답하고 쓰리다는 소음인 할머니의 기침, 가래, 숨참을 목표로 행기향소산 1.5배량에서 마황을 빼고 5일분 10첩을 지어주었다.
2주일 뒤에 전화로 지난번 약을 복용한 이후 두통, 기침, 코막힘, 숨찬 것이 모두 경감했으나 가래만은 떨어지지 않고 여전하다고 한다.
약을 복용한 후 기침, 코막힘, 숨참 등이 많이 경감된 것으로 보아 효과가 있다고 보고 같은 처방으로 5일분 10첩을 지어주었다. 약 8개월 뒤에 수술 후 보약을 지으러 왔을 때 확인해 보니, 약을 복용한 후 가래도 소실되었다고 한다.

中統133 寶 창졸산 倉卒散

山梔連皮燒半過 四十九枚 **大附子**炮 一枚

治 氣 自腰腹間攣急疼痛 不可屈伸 痛不可忍 自汗如洗 手足氷冷 垂死 ① 每三錢 水一盞 酒半盞 煎至七分 入鹽少許 加川芎 尤妙 ② 一名[梔附湯]
[活套鍼線] 劫藥(前陰)
※치부탕(梔附湯) : 劫藥(胸)
[適 應 症] 좌섬요통, 굴신불능

처방비교

창졸산은 허리와 배 둘레에 걸쳐 굴신(屈伸)이 어려울 정도의 심한 통증이 발생했을 때 사용하는 처방이다. 겁약(劫藥)이라고 하여 병세가 급할 때 사용하는데, 그만큼 급성이며 통증의 정도가 극심하다는 뜻이다.

창졸간(倉卒間)이란 황당하게 위급한 경우에 쓰는 말로 창졸산의 처방명도 창졸간에 경황이 없을 만큼 아픈 정도가 극심한 경우를 빗댄 것이다. ≪동의보감≫이나 ≪방약합편≫에는 생식기, 또는 소화기질환의 극심한 통증에 사용하는 처방으로 분류되어 있지만 경험상 허리를 삐었을 때도 좋은 효과가 있어 좌섬요통(挫閃腰痛)에도 활용하고 있다.

좌섬요통이란 갑자기 허리를 삐었거나 엉덩방아를 찧었을 때, 근육 속에 있는 혈관이 손상되어 주위 조직이 충혈(充血)되기 때문에 발생하는 통증이다. 이러한 근육과 혈관의 손상은 다른 조직에서도 나타날 수 있으나 허리를 삐었거나 넘어졌을 때 흔히 볼 수 있다. 허리는 사지(四肢)의 움직임을 자유롭게 하기 위해 체간(體幹)을 고정해 주는 역할을 한다. 머리를 돌리거나 팔을 움직일 때도 허리가 고정되지 않으면 자연스런 동작을 할 수 없으며, 걷거나 뛸 때도 당연히 허리가 고정되어야 한다. 그래서 허리에는 수많은 근육이 여러 방향으로 뻗어 있어 각각의 동작에 맞추어 고유의 기능을 발휘한다.

요추를 둘러싸고 있는 근육에는 가장 안쪽부터 극돌기(棘突起)를 이어주는 요극간근(腰棘間筋), 횡돌기(橫突起)를 이어주는 외측 횡돌기간근(橫突起間筋), 척추 전반에 부착되어 있는 다열근(多列筋), 요추와 골반을 이어주는 요방형근(腰方形筋), 허리를 돌리는 역할을 하는 내·외 복사근(內外輻射筋), 허리가 아플 때 사용하는 복대(腹帶)처럼 허리를 둘러싸고 있는 복횡근(腹橫筋), 허리뿐만 아니라 척추를 힘있게 지지하는 척추기립근(脊椎起立筋), 그 외 광배근(廣背筋)이나 대둔근(大臀筋)도 척추의 움직임에 영향을 준다. 이렇게 많은 근육들이 척주(脊柱)를 움직이고 고정하고 있는 것이다. 그러나 근육이 제 위치에서 대응할 수 있는 시간적인 여유 없이 갑작스런 움직임이 요구되거나, 갑작스럽지 않더라도 근육의 힘이 약한 경우나, 과도한 힘이 갑자기 실리거나, 허리 회전으로 인해 당겨질 경우에는 근섬유(筋纖維)에 손상이 유발된다. 근섬유에 상처가 나면 모세혈관이 터져 충혈(充血)되고 부종이 생겨 주위 신경을 압박할 뿐 아니라, 움직일 때 손상된 근섬유가 자극받아 통증이 생긴다.

이럴 때는 발목관절을 삐었을 때 신속하게 얼음찜질을 하는 것처럼 충혈(充血)된 조직을 수렴(收斂)시키기 위해 급히 청열(淸熱)시켜 주어야 한다. 치자가 청열(淸熱)·소염(消炎)시키는 작용을 하는데, 평소 체열(體熱)이 높은 사람에게는 치자 단방만 써도 회복될 수 있지만, 급성이라는 점을 감안하여 혈액순환을 촉진시켜 신속하게 약성을 전달하게 하는 부자와 함께 사용하는 것이다.

창졸산을 복용하면 속효가 있으며 오줌이 파란색으로 나오는 경우가 있다. 이것은 치자의 영향이라 보이는데 약을 과량 복용했기 때문이며, 약량을 반으로 줄이거나 하루 정도 일시 중단했다가 다시 복용시키면 없어진다.

필자의 창졸산 처방기준은
① 허리와 배에 걸쳐서 허리둘레가 격심하게 아픈 증세에 쓸 수 있고
② 굴신이 전혀 불가능한 급성, 실증 요통에 쓸 수 있으며
③ 주로 체열이 높은 사람으로 소양인, 태양인 등 양인체질에 적합하다.

처방구성 처방구성을 보면 치자 49개와 부자 1매(枚)로 이루어져 있다. 이것을 분말하여 3돈씩 물 한잔에 술 반잔을 섞어 복용한다. 치자는 연부조직 손상에 대해 소염·지통효과가 있어 근육통에 사용되며, 혈관의 울혈(鬱血)과 충혈(充血)을 완화하여 급만성 염증증상을 개선한다. 또한 발열중추를 억제하여 해열작용을 한다. 부자는 뇌하수체와 부신피질을 자극하여 대사를 촉진하고 교감신경을 흥분시키는 작용을 통해 심장기능을 강화한다. 또한 세포의 열에너지생성을 촉진하여 체온을 상승시키고 혈관의 운동중추를 흥분시켜 전신 또는 국소의 혈액순환을 촉진한다.

처방비교 좌섬요통에 사용하는 **여신탕**과 비교하면 여신탕도 급성요통에 사용하지만 창졸산에 비해 통증이 심하지 않아서 거동(擧動)할 수는 있을 정도의 통증일 때 사용한다. 반면 창졸산은 통증이 극심하여 몸을 조금도 움직일 수 없는 극심한 상태일 때 사용한다.

오적산과 비교하면 두 처방 모두 좌섬요통에 사용한다. 오적산은 좌섬요통에도 사용하지만 허랭이나 소화장애를 겸하고 있거나 노화로 인해 조직이 이완되었을 때 나타나는 일반적인 요통에도 사용한다. 반면 창졸산은 허랭, 소화장애, 노화와 관계없이 조직이 충혈(充血)되어 굴신(屈伸)이 어려울 정도로 통증이 극심한 급성요통에 사용한다.

신성대침산과 비교하면 신성대침산은 침 대신에 사용할 정도로 진통효력이 있는 한방의 진통제(鎭痛劑)로 통증의 부위가 하복부(下腹部)이고 정도가 심한 실증(實證)의 통증(痛症)에 사용한다. 반면 창졸산은 허리를 삐거나 충격을 받아 근섬유가 손상되어 발생하는 급성통증에 사용한다.

활용사례

1-1. 좌섬요통(挫閃腰痛) 여 80세 소양인
1-2. 좌섬요통(挫閃腰痛) 여 79세 소양성소음인
1-3. 좌섬요통(挫閃腰痛), 요부염좌, 장골능 통증 남 28세 소양성소음인
1-4. 좌섬요통(挫閃腰痛), 요부염좌로 인한 통증 남 23세
2-1. 요통(腰痛), 굴신불능(屈伸不能) 여 82세 소양인
3-1. 좌골신경통(급성 추간판 탈출증, 극심한 둔통) 남 51세 소양성태음인
4-1. 발목염좌 및 타박 통증, 열감(熱感), 부종(浮腫) 남 54세
4-2. 발목염좌 및 타박 통증 남 26세
4-3. 좌발목 외반후 부종(浮腫), 열감(熱感), 통증(痛症) 남 35세
4-4. 발목 외반후 내측인대 염좌, 부종(浮腫), 통증(痛症), 열감(熱感) 남 50세

1-1. 좌섬요통(挫閃腰痛)

● 채 ○ ○ 여 80세 소양인 경기도 안양시 관양동

60대 아저씨가 와서 80세 된 노모가 허리를 다쳐 일어나지 못한다고 약을 지어달라고 한다.
자세히 들어 보니 며칠 전 빙판에서 넘어져 엉덩방아를 찧었으며 그 뒤로는 허리가 결리고 땅겨서 일어나지 못하고 간신히 옆으로 돌아눕는다고 한다.

風 寒 暑 濕 燥 火 內傷 虛勞 霍亂 嘔吐 咳嗽 積聚 浮腫 脹滿 消渴 黃疸 瘧疾 邪祟 身形 精 氣 神 血 夢 聲音 津液 痰飮 蟲 小便 大便 頭 面 眼 耳 鼻 口舌 牙齒 咽喉 頸項 背 胸 乳 腹 腰 脇 皮 手 足 前陰 後陰 癰疽 諸瘡 婦人 小兒

좌섬요통이기는 하나 과연 어떤 약을 써야할까 궁리하다가 다친 할머니의 성격이 어떠하냐고 물었더니 약간 여윈 편이며 성격이 급하다고 한다. 나이가 많은 80세 된 할머니가 성격이 급하다는 점으로 봐서 소양인으로 짐작한 뒤, 좌섬요통 또는 타박요통 등으로 움직이지도 못하는 심한 요통에 쓰며, 특히 그간의 경험으로 볼 때 실증체질이나 노인 소양체질의 심한 요통에 효험을 보아온 창졸산을 쓰기로 하고 우선 3일분 6첩을 지어주었다.
3일 뒤에 약을 가져간 아저씨가 다시 와서 그 약을 드시고는 허리를 조금씩 움직일 수 있고 벽을 짚고 겨우 일어날 수 있다고 하여 이번에는 10일분을 지어달라고 한다.
이 할머니의 요청대로 다시 전과 같은 창졸산을 탕제로 하여 10일분 20첩을 지어주었다.
3개월 뒤에 이 할머니의 아들이 찾아와서 그 약을 먹고 그때 다 나아 출입을 자유롭게 할 수 있었다며, 이번에는 하지무력(下肢無力)과 슬통(膝痛), 이명(耳鳴) 등의 증세를 겸한 데 쓸 보약을 지으러 왔다고 한다.

1-2. 좌섬요통(挫閃腰痛)

● 이 ○ ○ 여 79세 소양성소음인 경기도 안양시 동안구 관양동

키와 체격이 보통인 소양성소음인이다.
① 9일 전 무거운 것을 들다가 삐었는데 종일 통증이 심하고 특히 누웠다 일어설 때는 부축해서 일으켜줘야 되며 통증도 심하다. ② 참고로 병원진단에서는 ㉠ 퇴행성 변화 ㉡ L2 압박골절 ㉢ L5후방탈구라는 진단이 나왔다고 한다. ③ 식욕이 별로 없어서 2끼 정도 식사를 하고 양이 적다. ④ 전에 속을 대단히 많이 끓인 탓인지 가슴이 뛰고 답답하며 불안, 초조하고 한숨을 쉬며 얼굴로 열이 달아오른다고 한다. ⑤ 머리가 아프고 기립시 어지럽다. ⑥ 팔다리, 허리가 뻐근하다. ⑦ 피로하다. ⑧ 기침, 가래가 있다.
소양성소음인의 좌섬요통(挫閃腰痛)을 목표로 창졸산 본방에 표고버섯 2.5돈을 추가해서 3일분 6첩을 달여주었다.
5일 후에 확인해 보니, 약을 복용한 후 식욕이 좋아져서 식사량이 증가했다고 한다. 그래서 전과 동일한 처방을 투약했으나 요통이 여전하다고 한다. 다시 전과 동일한 처방을 투약했다.
4일 후에 다시 내방했을 때 확인해 보니, 요통이 격감하여 거동을 하나 식사는 감소됐으며 약 먹기가 불편하다고 한다.

2-1 요통(腰痛), 굴신불능(屈伸不能)

● 복 ○ ○ 여 82세 소양인 경기도 안양시 관양동

50대 부인이 와서
① 82세 된 할머니께서 10일 전부터 허리가 몹시 아파서 그간 치료를 해왔으나 조금도 낫지 않고 더 심하여, 지금은 꿈쩍도 못하고 누워만 있으며 조금만 움직여도 '아야야' 하고 고함을 친다. ② 가만히 누워 있어도 심하게 아프며, 아울러 오른쪽 갈비뼈 밑이 지속적으로 몹시 따갑고 아프다고 고함을 친다. ③ 우측 갈비뼈 밑이 아픔과 동시에 등이 또한 매우 아프다는 것이다. ④ 신체는 마른 편이고 손발은 따뜻한 편이며 평소 소화가 잘 안 되는 편이다.
⑤ 성품은 조급하며 집안일로 근래에 신경을 아주 많이 썼다고 한다.
이 할머니의 경우는 손발은 따뜻하지만 이것은 부수적인 증상이므로, 창졸산에 표고버섯 5돈을 더하고 소화장애가 있으며 위장에 너무 부담이 될 것으로 보여 맥아 5돈을 더하여 4첩을 지어주었다. 그리고 약량이 많고 부자나 산치자 등의 약성이 강하여 우선 1첩을 달여 1/3량을 먹게 한 뒤 이상이 없으면 반량, 또 1첩 순으로 먹게 하라고 했다.
오후 4시경에 약을 지어 갔는데 오후 7시경에 다시 부인의 따님이 약을 지으러 왔을 때, 할머니는 좀 어떠냐고 물으니 그 약을 1/3정도 드신 뒤에는 그 심하게 아프다는 말이 없으며 지금은 자고 있다는 것이다.
다음날 아침 따님이 약을 찾으러 왔을 때 다시 할머니가 좀 어떠냐고 확인해 보니, 어제 그 약을 드신 다음부터는 심하게 아프다는 말이 없다는 것이다. 사실은 어제 오후에도 그렇게 심하던 증세가 약을 드신지 조금 후에 금방 괜찮아지는 듯하여, 하도 신기하고 용하다고 생각되어 따님의 보약을 지으러 왔었다는 것이다.
저녁에 할머니 집에서 전화가 왔는데 약은 조금씩 나누어 여러 번 드시게 했는데, 그 약을 먹은 뒤 격심하던 통증은 줄어들었으나 아직 약간은 아프다고 한다. 또 오늘 대변을 7차례나 보았으며 볼 때마다 많은 양의 대변이 나왔다고 한다. 그리고 소변은 검은 초록색인 분청색으로 나왔다고 하기에 통증이 견딜 만하면 오늘 저녁은 쉬고 내일부터 약을 다시 드시라고 했다. 약을 먹은 뒤에 많은 양의 대변을 본 것으로 보아, 대변이 체내에 과도히 있거나 숙변이 있을 경우 발생하는 격심한 요통과 연관이 있지 않을까 생각해 보았다.

3-1. 좌골신경통(급성 추간판 탈출증, 극심한 둔통)

다음은 장성환 선생의 경험이다.

● 이 ○ ○ 남 51세 소양성태음인 충청남도 예산군 예산읍

양방의 신경과 외래진료를 마치고 한방에 의뢰된 환자로 이틀 전에 TV를 옮기면서 허리 약간 뜨끔한 느낌 있은 후

AB슬라이드 허리운동을 한 후 심화되어 우측 좌골 부위의 심한 통증을 호소하며 부인의 부축을 받으며 치료를 받게 된 환자이다.
건실한 체격으로 체열이 중상 이상으로 보였으며 성격이 급하고 다혈질적이며 의심이 많아 보이는 환자였다.
① 우측 엉덩이에서 위중혈까지 견인감과 저린감이 심하다. ㉠ 걷거나 대소변 보기 위해 힘줄 때 통증이 가중되며, 발가락 쪽과 발바닥이 둔한 느낌이 든다. ㉡ 걷지 못할 정도다. ② 손발과 몸의 체열은 보통이다. ③ 물은 자주 마시며 소화는 잘된다. ④ 대소변은 정상으로 본다. ⑤ 견인검사상 양성 반응이다. ⑥ 평소 성격은 매우 급한 편이다. ⑦ 평소 과다음주, 과다흡연을 한다.
평소 건실한 체격의 소양성태음인으로 체열은 중 이상으로 성격이 무척 급한 환자였다. 걷지를 못하며 부인의 부축을 받아 외래진료실로 치료를 받으러 온 경우로 급성이며 mechanical하고 radicular pain distribution이 우측 엉덩이에서 위중혈까지 있고, 발가락 쪽 발바닥이 둔한 느낌이 들었으며, Valsalva maneuvers에 악화되는 소견인 대소변 보기위해 힘줄 때 pain이 심화되며, 견인검사(traction maneuver)인 우측 SLR(하지직거상검사)에 40도 정도에서 양성이었으며, Bragard 검사도 양성으로 통증이 나타났다. 이는 요추 신경근이 압박, 염증이 되었음을 강력히 시사하는 것으로 급성 추간판 탈출증(Herniated disc)을 호소하고 있는 것으로 보였다. 엉덩이로 방사통이 되어 앉지를 못했는데, 이것은 신경근이 압박되고 염증이 아주 심하다는 것을 의미한다.
급성 추간판 탈출증에 의한 Sciatica(좌골신경통)의 경우이지만 운신을 못할 정도라는 것은 충혈과 염증의 정도가 심하다는 것을 의미하며 손상된 부위에 충혈이 심하기 때문에 청열과 활혈의 치법을 사용해야 한다.
좌섬요통에 사용할 수 있는 처방으로는 입안산, 여신탕, 당귀수산, 창졸산 등이 있으며, 하지방사통 등 신경근의 염증증상이 있을 경우에는 오약순기산, 회수산, 삼합탕, 독활기생탕 등을 사용할 수 있다. 현재 이 환자의 증상이 움직이지 못하여 부축을 받을 정도이므로 가장 실증에 사용할 수 있는 창졸산을 써야 하겠으나 환자의 증상이 급하여 마침 달여 놓은 삼합탕을 1일분 처방 후에 창졸산 2배량을 다음날부터 복용하도록 했다.
열태음인의 좌골신경통, 굴신불능에 삼합탕 1일분 3봉을 복용시키고 연속해서 창졸산 2배량을 탕제로 하여 우선 2일분 6봉을 주었다.
통증이 많이 사라졌다. 화장실도 못갈 정도로 못 움직였는데, 통증이 거의 없어졌으며 80~90%가 호전된 것 같다.
창졸산이 강한 약이라 매일 2일분 6봉을 주면서 경과를 보았는데, 일주일 간 총27봉을 창졸산 2배량으로 투여했다.
처음 통증이 80~90% 좋았던 것에 환자 분이 기분이 좋아 머리를 감고 목욕을 무리하게 한 후 다시 악화되었는데, 그 후 창졸산을 투여한 후 점차 부드러워지고 결국에는 혼자서도 머리를 감을 수 있을 정도로 호전되었다. 약을 복용하고 소변색깔이 파랗게 변한다고 하며 걱정을 하여 치자의 양이 대량으로 들어가 그렇다고 안심시킨 후 소변검사를 해보았는데, 소변검사에서는 모두 정상으로 나왔다. 퇴원할 무렵 퇴원 약을 줄 때 창졸산을 계속 쓰는 것이 부담이 되어 과긴장을 풀어주는 삼합탕을 본방으로 1제 10일분 투여했다.
창졸산의 처방기준은 주로 체열이 높은 사람으로 소양인, 태양인 등 양인체질에 적합하다고 이종대 선생님께서 설명했는데, 임상에서 써보면 실제로 이 환자처럼 체열이 높은 양인에게 적합한 것을 경험하게 된다. 부자를 대량으로 써서 양인에게 사용하는 것을 걱정하게 되는데 일정 기간 사용은 무난한 것을 자주 경험하게 되었다.

4-1. 발목염좌 및 타박 통증, 열감(熱感), 부종(浮腫)

다음은 강병수 선생의 경험이다.

● 이 ○ ○ 남 54세 충청남도 천안시 성환읍 수향리 한미래아파트

축구를 하면서 상대방이 태클을 걸어와서 그대로 맞받아친 후 ① 발목 부위에 부종, 화끈거리는 열감이 발생했고 ② 가만히 있어도 통증이 있다고 한다. ③ 곤륜혈과 조해혈 부위와 방광경 담경을 따라 발가락 쪽으로 시퍼렇게 멍이 들어 있다. ④x-ray로는 정상이다.
초진시 침구치료는 건측에 어혈방을 환측에 아시혈과 양릉천, 족삼리, 현종 등에 자침하고 멍이 든 부위에 사혈을 했다. 창졸산은 다음날 내원 전까지 3팩을 복용했다.
1차 경과 확인하니 ㉮ 부종, 통증, 열감이 모두 절반 이상 개선되었다.
2차 경과 확인하니 ㉯ 부종은 70%가 개선되었고 ㉰ 열감과 가만히 있어도 있던 통증은 없어졌다.
창졸산 3팩을 복용 후 발목염좌 및 타박으로 인한 정지시 통증, 열감, 부종이 절반 이상 소실되었다.

中統134 寶 길경지각탕 桔梗枳殼湯

桔梗 枳殼 各二錢 **甘草** 一錢 **薑五片**

治 痞氣胸滿不利 煩悶欲死 不論寒熱通用 又治 傷寒結胸
[活套鍼線] 氣結閉(大便) 痞氣(寒) 胸痞(胸)
[適 應 症] 변비, 흉비, 복만, 음주후 두통

처방설명 길경지각탕은 흉비(胸痞)나 대변비결(大便秘結)에 사용하는 처방이다. 조문에는 비기(痞氣)가 가슴에 충만하여 풀리지 않아 나타나는 번민(煩悶)을 다스린다고 했는데, 길경과 지각은 가슴 답답함을 치료하는 대표적인 약재이다. 즉 지각은 지실처럼 소화기의 운동성을 증가시켜 비기(痞氣)와 흉만(胸滿)의 원인이 되는 음식물의 적체(積滯)를 해소하고, 길경은 열성상태를 해소하여 가슴의 비기(痞氣)를 다스린다. 길경지각탕은 구성이 단순하고 효과가 좋아 다양한 처방에 포함되어 응용되고 있다.

가슴이 답답해지는 원인은 매우 다양하기 때문에 원인과 신체상태에 따라 처방이 달라져야 한다. 먼저, 심장이 과도하게 항진되어 흉비(胸痞)가 발생하는 경우가 있는데, 상황에 따라 다르겠지만 청간해울탕, 치자청간탕, 소요산, 연부육일탕 등을 사용하여 열성상태를 조절해 주면 흉비(胸痞)는 해소될 수 있다. 둘째, 호흡기장애가 있을 때도 흉비(胸痞)가 발생할 수 있는데, 이 경우에는 해당하는 증상이나 질환을 치료하는 것에 목적을 두어야 한다. 셋째, 기울(氣鬱)로 인해 가슴이 답답해지는 경우가 있는데, 원인과 개인의 신체조건을 참고하여 귀비탕이나 향소산, 교감단, 육울탕, 가미온담탕 등을 사용할 수 있을 것이다.

넷째, 대변적체 때문에 흉비(胸痞)가 나타나는 경우가 있는데, 적체(積滯)로 인해 흉곽(胸廓)이 압박되거나 소화장애가 해소되지 않았을 때 가슴이 답답해질 수 있다. 길경지각탕은 이러한 유형의 흉비(胸痞)를 치료한다. 활투침선을 보면 길경지각탕을 기결폐(氣結閉)에 사용하는 처방으로 분류하고 있는 것이 이를 뒷받침하는 증거이다. 즉 대변이 잘 나오지 않으면 소장에도 내용물이 적체되어 직접적으로 흉강(胸腔)을 압박할 수 있고, 대변이 적체(積滯)됨으로 인해 전체적으로 순환이 안 되어 가슴 답답함이 발생할 수도 있다.

이럴 때 지각이 장(腸)의 운동을 급격히 증가시켜 변비를 해결해 주면 흉비도 해소된다. 요즘은 각종 스트레스가 소화기능을 저하시켜 소화불량과 변비를 유발하는 경우가 많은데, 이러한 상태가 지속되면 가슴이 답답해지고, 더 심해져 답답해서 미칠 지경이라고 하는 사람도 있다. 이럴 때 길경지각탕을 사용하면 적체가 해소되어 가슴이 시원하다는 느낌을 갖게 된다. 따라서 길경지각탕은 소화기적체로 인한 흉비(胸痞)에 사용할 수 있는 처방이라고 할 수 있고, 흉비는 나타나지 않고, 단순히 변비만 있을 때도 사용할 수 있다.

활투침선을 보면 한문(寒門)의 비기(痞氣)에 사용하는 처방으로 분류되어 있다. 한문(寒門)을 보면 상한(傷寒)으로 인한 후유증으로 수결흉(水結胸), 섬어(譫語), 발광(發狂), 번열(煩熱), 번조(煩燥), 동계(動悸) 등이 있고, 상한병(傷寒病)을 오치(誤治)하여 발생하는 증상으로 괴증(壞症)과 비기(痞氣)가 있다. 수결흉(水結胸)은 감기에 걸렸을 때 갈증이 심하여 물을 많이 마신 결과 체내에 수분이 정체되어 나타나는 현상이다. 섬어(譫語)는 감기로 인해 몸에 열이 많아지거나 변비가 생겨 뇌압을 상승시킨 결과 나타나는 증상이다. 비기(痞氣)는 상한병을 오치하여 기(氣)가 비결된 경우인데, 조직이 긴장되고 흉부에 약간의 열성상태가 형성되어 발생하는 것으로 생각할 수 있다. 그러나 이러한 후유증과 오치의 결과는 회사에서 긴장하거나 고시 공부하는 사람들이 신경을 많이 썼을 때도 나타날 수 있다. 즉 비기(痞氣)는 한(寒)을 비롯하여 외부자극에 대응하는 과정에서 발생하는 것이라고 할 수 있기 때문에 길경지각탕은 긴장으로 가슴이 답답할 때도 사용할 수 있다.

처방구성 처방구성을 보면 길경, 지각, 감초로 구성되어 있다. 길경은 거담작용(祛痰作用)과 진해작용(鎮咳作用)이 있으며, 염증을 억제하는 소염작용(消炎作用)도 있다. 지각은 근육의 수축과 이완을 조절하여 염증을 해소하고, 장(腸)의 연동운동(蠕動運動)을 촉진하여 음식물이나 대변의 적체(積滯)를 풀어주며, 모세혈관을 강화하여 자반증(紫斑症)을 경감시키고 혈액순환을 촉진한다. 감초는 스테로이드 호르몬과 유사한 작용이 있어 항염증작용, 해독작용, 해열작용을 한다.

처방비교 **가미온담탕**과 비교하면 두 처방 모두 가슴 답답한 증상에 사용하는데, 가미온담탕은 담음(痰飮)이 적체될 수 있는 소인이 있는 사람이 신경을 많이 썼을 때 발생하는 흉비(胸痞)에 사용하며, 흉비와 함께 불안(不安), 우울(憂鬱), 무력(無力) 등이 나타나는 경우가 많다. 반면 길경지각탕은 흉곽에 미약하게 열이 울체되거나 소화기에 음식물이 적체되어 나타나는 흉비(胸痞)에 사용한다.

우황청심원과 비교하면 두 처방 모두 흉비(胸痞)와 변비(便秘)에 사용하는데, 우황청심원은 충격이나 놀람, 신경과다 등으로 인하여 흉비, 불안, 초조 등의 증상이 나타났을 때 사용하며, 노인성 변비에도 사용한다. 반면 길경지각탕은 거담과 이기작용이 있어 긴장과 대변적체를 해소하여 흉비(胸痞)를 치료한다.

변비에 사용하는 **사마탕**과 비교하면 두 처방 모두 변비에 사용하는데, 사마탕은 소화기의 운동성이 둔화되어 나타나는 기체성(氣滯性) 변비에 사용하며 변비의 증상이 뚜렷하게 나타났을 때 사용한다. 반면 길경지각탕은 사마탕에 비하여 변비의 증상은 뚜렷하지 않으며, 주로 흉비(胸痞)나 흉비를 겸한 변비에 사용한다.

→ 활용사례

1-1. 음주 후 두통(飮酒後頭痛) 여 30세 소음인 163cm
2-1. 시험복용, 대변일시증가 남 32세 176cm 78kg
2-2. 시험복용, 한숨 남 35세 소음인 179cm 63kg
2-3. 복용례
2-4. 배농산과 소의 유선염(乳腺炎)

1-1. 음주 후 두통(飮酒後頭痛)

다음은 김유정 선생의 경험이다.

● 김 ○ ○ 여 30세 소음인 163cm 전라북도 익산시 신용동

전날 음주 후 계속 머리가 아프고 속이 불편한 상태였는데, 길경지각탕 복용 후 혹시 어떠한 증상 변화가 있을까 하여 복용했다. 한 첩을 먼저 복용했는데 맛이 매우 썼으며, 쓴맛이 좀 오래도록 입안에 남아 있었으나 그렇게 불쾌하지는 않았다. 속은 좀 편해지는 느낌이 들었다. 시간이 지나서인지 약 때문인지 정확히 알 수는 없으나 오후까지 계속 좋지 않았던 속은 편해졌다. 머리는 잠깐 맑아지는 것 같았으나 한 10분 정도 후에 두통이 다시 시작되어 그날 저녁까지 계속 지속되었다. 평소보다 소화가 좀 빨리 되는 듯한 느낌이다.

다시 한 첩을 달여서 복용했다. 약간 식은 상태에서 마셨는데, 따뜻할 때보다는 쓴맛을 덜 느끼게 되어 마시기 좀 편했다. 두통이 소실되었고, 몸이 조금 따뜻해지는 느낌이 들었다.

2-1. 시험복용, 대변일시증가

다음은 임재수 선생의 경험이다.

● 임 ○ ○ 남 32세 176cm 78kg 서울특별시 동대문구 휘경동

가슴이 그득하면서 몹시 답답한 증세가 나타날 때 사용하는 길경지각탕을 시험복용했다.

첫째 날 ㉮ 약의 향은 보통이었고 맛은 약간 아리면서 매우 썼다. ㉯ 약을 마시자 인후부(咽喉部)에서 1차로 걸리는 듯한 느낌이 있었다. ㉰ 먹은 지 10여분이 지나도록 쓴맛이 남아있었다. ㉱ 먹은 지 약 15분 정도 경과한 후에 배에 부글거리는 느낌이 있었다.

둘째 날 ㉮ 아침에 대변은 정상이나 양이 약간 많은 증상을 보였다. ㉯ 한약을 먹기 싫어하는 아이들이 생각나서 웃으면서 약을 먹었다. ㉰ 역시 목구멍에서 넘어가기 싫어하는 기분이 들었고 쓴맛도 여전했다. ㉱ 마찬가지로 먹은 지 15분 정도 지나서 속이 부글거리는 느낌이 매번 들었다.

2-2. 시험복용, 한숨

다음은 한정호 선생의 경험이다.

● 한 ○ ○ 남 35세 소음인 179cm 63kg 서울특별시 동대문구 휘경동

① 평소 연변(軟便), 식후즉변(食後卽便)이 있다. ② 현재 몸 상태가 좋지 못하다.

길경지각탕의 약성을 시험해볼 생각으로 길경지각탕 3배량으로 2일분 4첩을 복용했다.

첫째 날 : 오전 9시경 식전에, 오후 2시경 식후에, 오후 11시경 취침 전에 복용했다. 둘째 날 : 오전 11시경 식전에, 오후 6시경 식후에 복용했다. 맛은 상당히 쓰고 아린 맛도 있었다. 빈속이어서 그런지 복용하자마자 그대로 쑥 내려가는 느낌이 들었다. 약을 복용하고 15분쯤 뒤에 속이 부글거렸는데, 평소 장이 건강하지 못한 탓이라 여겼다. 평소에는 아침을 먹지 않는데 약을 복용하기 위하여 아침을 먹었다. 약을 복용하고 바로 대변을 보았는데 연변이었다.

오후에 점심을 먹을 때 속이 약간 거북하여 점심을 조금만 먹고 약을 바로 복용했다. 가슴이 시원하다든가 소화가 잘되는 느낌은 전혀 없고 계속 불편했다. 취침 전 약을 복용한 후에는 바로 잠들지 못하고 배가 꾸룩거려 잠을 설쳤다.

다음날 아침부터 계속 설사했다. 평소의 연변이 아니라 그냥 설사였다. 그래도 기운이 빠지거나 하지는 않았다.

그래서 복용을 1일 2회로 줄이고 저녁을 먹은 후에는 소량만 복용했다. 복용하는 중에 식욕이 줄어들거나 하지는 않았다. 소화가 안 되는 느낌(얹히거나 안내려가는 느낌)은 없었고, 평소보다 화끈거리고 열이 오르는 느낌이 들었다.

소음인이어서 그런지 가끔 한숨을 크게 내쉬는 버릇이 있었는데, 특이하게도 복용하는 중이나 지금까지 한숨을 내쉬는 것이 소실되었다.

2-3. 복용례

● ○ ○ ○ 남 25세 소음성태음인 172cm 66kg

평소에 별다른 증상은 없다. 맛이 지독하게 썼다. 길경지각탕 2컵을 복용한 후 가슴이 약간 시원해지는 것 같았다. 복용한 이후에도 쓴맛이 계속 목에 남아 괴로웠다.

● ○ ○ ○ 남 25세 187cm

평소에 별다른 증상은 없다. 길경지각탕 1컵을 복용한 후 약간 시원해지는 느낌이 들었다.

● ○ ○ ○ 남 34세

평소에 별다른 증상은 없다. 길경지각탕 1컵을 복용한 후 약간 시원해지는 느낌이 들었다.

● ○ ○ ○ 남 35세 열성태음인

평소에 별다른 증상은 없다. 길경지각탕 1컵을 복용했으나 변화가 없었다.

● ○ ○ ○ 여 29세

평소에 별다른 증상은 없다. 길경지각탕 1컵을 복용했으나 변화가 없었다.

● ○ ○ ○ 여 31세

평소 가벼운 빈혈기가 있다. 길경지각탕 1컵을 복용했으나 변화가 없었다.

2-4. 배농산과 소의 유선염(乳腺炎)

● 다음은 소에 관한 한약치료의 이야기로 경기도 남양주 수동면에서 개업한 바 있는 유해성 선생의 글이다.

15년 전의 일이다. 당시 수동면에는 젖소를 키우는 축산 농가가 매우 많았으며, 젖소가 유선염에 걸렸을 때 배농산을 달여서 복용시켜서 나았다는 얘기를 축산 농가의 주인으로부터 여러 번 들었다.

이미 축산 농가에서는 한약을 이용해 젖소를 치료하고 있었던 것이다.

젖소는 유선염이 오래되거나 심해지면 폐사시켜야 하기 때문에 고가의 젖소가격으로 볼 때 농가의 손실이 매우 크다. 배농산의 처방은 지실, 작약, 길경 1돈이며 젖소는 사람보다 체구가 크므로 증량하여 5배량으로 1~2회씩 사용했다고 한다.

中統135 寶 시경반하탕 柴梗半夏湯

柴胡 二錢 **瓜蔞仁 半夏 黃芩 枳殼 桔梗** 各一錢 **青皮 杏仁** 各八分 **甘草** 四分 **薑三片**

[出　典] 醫學入門·方藥合編 : 治 痰熱盛 胸痞 脇痛
[活套鍼線] 痰結痞(胸)
[適 應 症] 협통, 협하통, 흉협통, 흉배통, 상체통, 상지통, 흉배결림, 현훈, 급성폐렴, 대상포진

처방설명

시경반하탕은 열성상태(熱性狀態)에서 가슴이 답답한 증상이 나타났거나 협통(脇痛)이 발생했을 때 사용하는 처방이다. 조문에는 '治痰熱盛치담열성 胸痞흉비 脇痛협통'으로 되어 있는데, 담열(痰熱)이 성(盛)하다는 것은 현재 열성상태이면서 담음이 울체되어 있다는 의미이며, 이러한 상태에서 흉비(胸痞)와 협통(脇痛)이 나타난다는 뜻이다.

열성상태에서 담음증상이 나타나고, 이로 인해 흉비와 협통이 나타나는 질환이 어떤 것이 있는지 생각해 볼 필요가 있다. 흉비(胸痞)라는 것은 말 그대로 가슴이 답답하다는 뜻이다. 가슴이 답답한 증상은 소화장애 때문에 발생하는 경우도 있고, 호흡기장애 때문에 발생하는 경우도 있으며, 혈액순환을 주관하는 순환기에 장애가 있을 때도 나타난다. 먼저, 소화기에 적체된 음식물이 있거나 소화불량이 있을 때, 혹은 창만(脹滿) 증상으로 인해 횡격막이 압박을 받는 경우에 가슴 답답함이 나타날 수 있다. 둘째, 폐렴(肺炎), 기관지염(氣管支炎), 천식(喘息), 늑막염(肋膜炎) 등 호흡기장애 때문에 가슴 답답함이 나타날 수 있다. 셋째, 심장기능이 저하되어 있는 상태에서 외부자극이 가해졌을 때 심장에 부하가 생겨 흉비(胸痞)가 나타날 수 있다. 이 밖에도 다양한 원인이 있을 수 있고, 그에 알맞은 치법과 처방을 사용해야겠지만, 시경반하탕은 원인보다는 신체상태와 증상에 기준을 두고 사용하는 것이 좋다. 즉 현재 열성상태에서 담음증상을 겸하고 있을 때 사용한다. 예를 들어 기관지염(氣管支炎)이나 늑막염(肋膜炎)의 경우 열증상과 담음증상이 동반될 수 있기 때문에 체열이 높은 사람에게 이런 질환이 발병했을 때는 시경반하탕을 사용할 수 있다.

한약은 원인이 무엇이든 간에 현재의 병리상태(病理狀態)를 개선하여 이러한 상태에서 나타나는 다양한 증상을 없애준다. 따라서 어떤 증상(症狀)에 사용한다는 것도 중요하지만 어떤 상태(狀態)에 사용하는지가 더 중요하다. 동일한 질병이라도 개인의 신체조건에 따라, 신체상태에 따라 전혀 다른 처방을 사용할 수 있는 것도 이러한 이유이다.

시경반하탕은 협통(脇痛)에도 사용한다. 옆구리는 다른 부위에 비하여 통증이 잘 일어나지 않는 곳이다. 이는 통증의 발생 원인이 다른 부위보다 상대적으로 많지 않다는 것을 의미한다. 협통이 발생하는 유형을 살펴보면, 급작스럽고 과도한 움직임으로 인해 옆구리 근육이 손상되어 발생하는 경우가 있으며, 이것을 소위 '결린다'고 표현한다. 또 흉막염(胸膜炎) 때문에 통증이 발생하는 경우도 있고, 복만이나 고창증으로 인해 복강(腹腔)의 압력이 증가하여 발생하는 경우, 신경과다나 울화(鬱火)로 통증이 나타나는 경우가 있다.

시경반하탕은 이상 모든 유형의 협통(脇痛)에 사용한다고 할 수 있는데, 원인이 중요한 것이 아니라 환자의 신체상태와 신체조건이 중요한 기준이 된다. 왜냐하면 급작스런 동작으로 근섬유가 손상되어 옆구리가 결린다고 해도 평소 허랭(虛冷)한 사람에게 시경반하탕을 사용할 수 없으며, 이런 사람에게는 시경반하탕의 증상이 나타나지도 않는다. 시경반하탕을 쓸 수 있는 사람은 평소 열실(熱實)한 사람이며, 장애가 발생했을 때 열(熱)을 발생시켜 대응할 수 있는 여력(餘力)이 있는 사람이다. 따라서 시경반하탕의 통증은 만성적인 통증이 아니며, 고열(高熱)이 수반되고 통증이 극심하며 증상이 급속히 진행된다는 특징이 있다.

시경반하탕에는 시호를 비롯한 과루인, 황금 등 청열제(淸熱劑)가 포함되어 있어서 열성(熱性)을 띤 실증에 사용한다는 것을 알 수 있고, 반하, 과루인, 길경 등 거담제(祛痰劑)가 포함되어 있어서 열담(熱痰)에 사용한다는 것도 알 수 있다. 또 여기에 지각, 청피 등 이기제(理氣劑)와 행인의 자윤(滋潤)·소염작용(消炎作用)이 더해져 흉협(胸脇)의 실증 통증에 쓸 수 있다.

처방구성 처방구성을 보면 시호는 중추신경을 억제하여 정신을 안정시키며, 혈청지질을 강하하고 담즙의 합성과 분비를 촉진시켜 간기능을 보호한다. 과루인은 실험적으로 관상동맥 확장작용과 거담작용이 있음이 밝혀졌고, 설사를 일으키는 물질을 함유하고 있어 사하작용을 나타낸다. 반하는 장관의 운동을 강화하여 소화관에 정체된 음식물과 수분의 배출을 촉진하고, 진피는 이기제(理氣劑)로서 소화관의 운동을 강화하여 가스배출을 촉진한다. 황금은 혈관투과성 항진을 억제하고 소염작용이 강하여 혈관의 염증성 충혈(充血)과 울혈(鬱血)을 완화한다.

지각은 위장의 연동운동(蠕動運動)을 항진시켜 위내용물의 배출을 촉진함으로써 복부 팽만감을 개선하고 변비를 완화하며, 장관(腸管) 평활근의 경련을 억제하여 진경작용을 한다. 길경은 거담작용(祛痰作用)이 있으며, 염증을 억제하는 소염작용(消炎作用)도 있다. 또한 대식세포(大食細胞)의 탐식능력과 세포성 면역을 증강시킨다. 청피는 실험적으로 평활근 이완작용이 있는 것으로 밝혀졌는데, 진피, 지실 등 이기약(理氣藥)과 비교해 보면 평활근을 이완시키는 작용이 비교적 강한 것으로 알려졌다. 행인은 호흡중추를 약하게 억제하여 호흡운동을 억제시킴으로써 지해(止咳)·평천작용(平喘作用)을 한다. 감초는 스테로이드 호르몬과 유사한 작용이 있어 항염증작용, 해독작용, 해열작용을 한다.

처방비교 협통(脇痛)에 사용하는 **시진탕**과 비교하면 시진탕은 소시호탕과 이진탕을 합한 처방으로, 담학(痰瘧)에 사용한다. 시진탕도 열담(熱痰)으로 인한 흉격의 비민(痞悶)과 흉협통(胸脇痛)에 사용하지만 열담(熱痰)과 통증(痛症)의 정도는 시경반하탕을 써야 하는 경우에 미치지 못한다. 반면 시경반하탕은 가슴뿐만 아니라 흉곽 전체나 옆구리에 나타나는 통증에도 사용한다.

통순산과 비교하면 두 처방 모두 늑간(肋間) 조직에 담음이 울체되어 나타나는 흉통에 사용하는데, 통순산을 써야 하는 통증은 열이 없거나 미열(微熱)이 동반되며, 은근하고 지속적인 통증이다. 반면 시경반하탕은 통증 정도가 심하며 발열을 동반한 실증의 협통이며, 대부분 열실(熱實)한 사람에게 나타난다.

협통에 사용하는 **분심기음**과 비교하면 두 처방 모두 흉협에 담음이 울체되어 발생하는 흉협통에 사용한다. 그러나 분심기음은 기울(氣鬱)로 인해 음(飮)이 울체되어 부종이 나타나거나, 부종이 심해져 옆구리가 결리거나 답답하다고 할 때 사용한다. 반면 시경반하탕은 열울(熱鬱)로 인하여 흉협이 아프면서 발열이 나타날 때 사용하며, 분심기음의 증상보다 실증이다. 증상으로 구분하자면 분심기음은 부종(浮腫)이 위주이고 시경반하탕은 발열과 통증이 위주일 때 사용한다.

→ 활용사례

1-1. 협하통(脇下痛) 남 51세 소양인
1-2. 흉협통(胸脇痛) 여 49세
2-1. 배협통(背脇痛), 현훈(眩暈) 여 66세 태양성소양인
2-2. 흉배(胸背) 결림 남 44세 태음인
2-3. 흉배통(胸背痛) 여 42세 소양성태양인
3-1. 상체통(上體痛), 상지통(上肢痛) 여 56세 소양인
3-2. 척추통(脊椎痛), 흉배통(胸背痛), 늑막염(肋膜炎), 상열(上熱), 불면(不眠) 여 55세 소양인 158cm 54kg
4-1. 급성폐렴(急性肺炎) 남 9세
5-1. 대상포진(帶狀疱疹)
6-1. 대상포진(帶狀疱疹)

1-1. 협하통(脇下痛)

● 이 ○ ○ 남 51세 소양인 경기도 안양시 부림동 한가람 신라아파트

다부진 골격과 체격을 가진 단구의 소양인이다.

① 10년 전에 담낭염으로 OO병원에서 늑골하부를 통한 수술을 했는데 ㉠ 일주일에 1번 정도 수술한 부위가 시리고 아프며 ㉡ 수술한 우측 협하가 차고 아래로 내려가면서 땅기면서 기분 나쁜 통증이 있다. ㉢ 이 통증은 저녁이 되어 잘 때나 새벽에 통증이 오고 낮에 활동할 때는 괜찮다. ㉣ 또 여름에는 괜찮다가 겨울이 되면 시리다. ㉤ 한열왕래(寒熱往來)는 없고 삼백초를 먹으면 일시적으로 통증이 가라앉는다. ② 간에 작은 돌이 있는데 수술을 권유했으나 하지 않고 있다. 대변은 약간 된 편이고 아랫배가 약간 차다. ③ 더위를 약간 타고 손발은 따뜻하다. ④ 식욕과 식사량은 보통이다. ⑤ 잠을 잘 잔다. ⑥ 대소변도 정상이고 대변은 된 편이다.

늑골 하부의 수술 후에 발생한 통증과 시림을 목표로 시경반하탕 2배량으로 10일분 20첩을 투약했다.

40여 일이 지난 2월 중순에 다시 왔을 때 증상을 살펴보니, 우협통은 조금 호전되었으며 이번에는 좌측에 통증이 생겼고 수술한 부위가 시린 것은 없어졌다고 한다. 전체적으로 통증은 많이 줄어든 상태이다.

2-1. 배협통(背脇痛), 현훈(眩暈)

● 이 ○ ○ 여 66세 태양성소양인 경기도 안양시 관양동

성격이 급하게 보이는 사람으로 제왕처럼 행동을 하는 보통 키의 약간 뚱뚱한 할머니이다.

① 오른쪽 등 견갑 밑 일부가 7일 전부터 몹시 아프다. ② 움직이면 결려서 옆으로 돌아눕지도 못 한다. ③ 지금 목욕을 하고 오는 길인데 목욕 후부터는 더욱 심하게 아프다. ④ 말을 해도 결리고 아프며, 아파서 잠을 못 이룬다. ⑤ 최초로 신경을 쓴 이후 얼굴이 달아오른 뒤부터 등과 옆구리가 결리고 아파왔다. ⑥ 열이 내릴 때는 약간 한기도 있었다. ⑦ 1달 전부터 1~4번 요추가 아파왔고, 등을 보니 반달 형태로 안쪽으로 그 부위가 휘어 있다. ⑧ 몇 년 전부터 어지럽고 지금도 어지럽다. ⑨ 손발이 잘 저리고 쥐가 잘 나며 찬물에 발을 담그면 발에 쥐가 난다.

시경반하탕 2배량에서 생강 대신 건강 0.5돈을, 신경을 쓴 이후에 발생하는 상기(上氣)를 목표로 치자 1.5돈, 우선 통증이 매우 심하다고 하여 유향 1돈, 몰약 1돈을 더하여 3일분 6첩을 지어 주었으며, 만약 통증이 심하거나 속히 낫고자 하면 4시간마다 약을 1첩씩 복용하라고 했다.

2일 후에 가서 보니, 첫날 저녁에 한 번 먹고 그날 밤에는 상태가 워낙 심하여 앉는 것은 물론 옆으로 돌아눕지도 못했으나, 다음날부터 통증이 서서히 줄어들고 결리는 것도 나아서 돌아눕기도 하고 일어서기도 하며, 소화가 잘 되는지 방귀가 연신 나오며 어지러운 것도 없어지고 잠도 잘 잤다고 한다.

이번에는 가미귀비탕 2배량에서 시호를 빼고 향부자 2돈, 홍화 1돈을 더하여 3일분 6첩을 지어주었다.

그러나 약을 복용한 후에도 증세가 별로 줄어드는 것 같지 않아 2일 후에는 다시 전과 같은 시경반하탕 2배량에 소회향 1돈을 더하여 4첩을 지어주었는데, 증세가 감소했다. 누워만 있으니 답답하고 살살 걸을 수도 있겠다 싶어 약을 지으러 왔으므로 다시 같은 처방으로 3일분 6첩을 지어주었다. 그 후 다른 손님과 함께 왔을 때 확인해 보니, 그 약을 먹고 다 나았다며 그때 그 약이 아니었으면 죽는 줄 알았다고 한다.

첫날 배량의 약을 1첩 먹었는데도 밤에 몹시 아팠던 것은, 증세가 진행 중이라 약 1첩으로는 효력이 미진한 탓이었을 것이며, 계속 약을 4~5첩 투여함으로써 점차 증세가 호전되어 다음날은 지금까지와 달리 잠을 이룰 수 있었고 결림 증세도 많이 완화된 것으로 볼 수 있겠다.

2-2. 흉배(胸背) 결림

● 이 ○ ○ 남 44세 태음인 경기도 안양시 안양1동 진흥아파트

골격이 튼튼하고 키가 크며 몸집도 다소 굵은 건장한 태음인이다. 6년 전 수족 저림과 흉통으로 가미귀비탕을 복용한 경력이 있다.

① 상체 전체가 담이 결린 뒤인 1주일 전부터 좌측 흉곽 전체가 결리면서 숨 쉴 때 딱딱 부딪친다. ② 동시에 왼쪽 등 전체가 같이 결린다. ③ 숨도 조금 가쁘다. ④ 동시에 식욕도 조금 떨어진다. ⑤ 평소 추위는 타지 않고 선풍기 바람과 에어컨 바람도 좋아한다.

건실한 체격인 만큼 증세도 실증으로 나타날 것으로 보고 건실한 태음인의 흉협통에 시경반하탕 2배량에 결린다는 점을 감안하여 백개자 2돈과 소엽 1.5돈을 더하여 5일분 10첩을 지어주었다.

2년 뒤에 다시 가슴과 등 뒤가 결리면서 피로하다며 약을 지으러 왔을 때 확인해 보니, 지난번 약을 복용한 뒤 가슴과 등이 결리는 증상이 모두 나았다는 것이다. 이번에도 전과 같은 처방으로 1제를 지어주었다.

3-1. 상체통(上體痛), 상지통(上肢痛)

● 정 ○ ○ 여 56세 소양인 경기도 안양시 관양동 효성빌라

인근 교회의 목사님 장모로 상체통이 극심하여 찾아왔다.

① 8개월 전 가슴과 등에 통증이 나타나기 시작했으며 ② 2달 전 아기를 들다 삐끗한 뒤부터 상체통이 심해졌다. ③ 통증은 쑤시고 결려서 움직이지도 못한다. ④ 몸은 매우 뜨겁고 체열이 많은 편이다. ⑤ 통증으로 매일 진통제를 복용하고 있다.

8개월 전부터 통증이 있었으며 2달 전 아기를 들다가 심해진 상체통(上體痛)을 목표로 시경반하탕 2배량에 백개자 2.5돈을 더하여 5일분 10첩을 투약했다.

5일 후인 8월 중순에 약을 더 지으러 왔을 때 확인해 보니, 그간 움직이지도 못했던 상체 부위의 격심한 통증이 격감하였고 결리는 통증이 소실되었으며, 그간 통증으로 늘 복용하던 진통제를 안 먹고도 견딘다고 한다. 그러나 이번에는 팔과 어깨, 등이 찢어지는 듯 교대로 아프고 허리와 배에 감각이 없는 듯하다고 한다.

이번 통증도 지난번 상체통과 연관이 있다고 보고 전과 같은 처방에 진통시키고자 창졸산의 의미로 치자 3돈, 경포부자 0.5돈을 더하고 향부자 3돈, 현호색 1돈, 전충 1돈을 더하여 5일분 10첩을 지어주었다. 경과를 확인하니, 약을 먹고 상체통은 완전히 나았으나 팔에 찢어지는 것 같은 통증이 있어 움직이지 못하고 상체통이 줄어들면서 팔, 어깨가 계속 아프며 팔꿈치 아래는 움직이거나 기침을 하거나 걸어서 울리면 찢겨나가는 듯 격심하게 아프다고 한다. 시경반하탕의 효과가 미약하여 이번에는 소풍활혈탕 2배량에 계지를 더하여 5일분 10첩을 지어주었다.

이 약을 복용하고 어깨 아픈 것이 약간 경감되었다고 한다. 그러나 통증이 남아 있어 계작지모탕으로 5일분 10첩을 지어주었다. 마지막 약을 지어간 9일 후에 확인된 바로는 OO병원에서 불치병으로 진단받아 2~3개월 정도 생존이 가능하다고 했다는 것이다. 상체통의 원인이 불치병으로 인한 것이었다는 생각을 지울 수가 없었다.

4-1. 급성폐렴(急性肺炎)

다음은 이재면 선생의 경험을 인용한 것이다.

● ○ ○ ○ 남 9세 전라남도 완도군 친지면 대평리

면에 거주하는 주민의 막내아들이 9세였다. 그때 한창 인플루엔자가 유행할 때였는데

① 이 소아가 급성폐렴에 걸려 고열(高熱), 섬어(譫語), 해천(咳喘), 객혈(喀血)을 하며 호흡이 곤란하다. ② 그런 와중에서도 상의를 벗고 집 밖으로 뛰어나가니 외딴 섬 주민들의 한 가닥 희망은 무당일 수밖에! ③ 무당이 말하기를 심신에 잡귀가 범하고 살이 끼어서 미쳤다고 살풀이굿을 하자고 한다.

지서 앞 삼거리에 제물을 차려놓고 옷 한 벌을 환자에 입혔다 벗겼다 하면서 식도로 그 옷을 감아 춤을 춘다. 이것은 칼로 사를 쫓는다는 것이다. 옆에 부모들은 심리적인 현상유도에 의하여 다 나은 줄 알고 있었다. 결국 이 아이는 감기와 급성폐렴의 합병증으로 진단이 나와 시경반하탕을 복용하고서 치료가 되었다.

5-1. 대상포진(帶狀疱疹)

다음은 김선태 선생의 경험이다.

● ○ ○ ○

병원에서 대상포진 진단을 받고 투병하다 내원한 환자로 배원식 선생님의 시경반하탕 合 당귀수산을 써서 1주일 만에 완치시켰다. 복용 후 3일째부터 야간 통증은 거의 감소하여 잠은 충분히 잤으며, 남아있던 통증과 발적도 차차 사라졌다. 결국 재발방지 차원에서 반 제 더 투여하고 폐약했다.

6-1. 대상포진(帶狀疱疹)

다음은 나순경 선생의 경험이다.

어혈(瘀血) 중에서 당장 얻어맞아서 생긴 타박상(打撲傷)에 멍을 빨리 푸는 약이 당귀수산이라고 하여 교통사고로 인한 어혈통(瘀血痛)에 사용했는데 효과가 좋았다. 그런데 이곳 미국에서는 웬일인지 대상포진(帶狀疱疹)으로 고생을 하는 사람들이 많은데, 너무 심한 통증이 있고 열이 나고 심한 사람들은 몇 년씩 고생하기도 한다. 어떤 환자들은 침으로 효과를 보았지만 실제로 바이러스에 의한 것이니 무엇을 써야 할지 막막했다. 당연히 수증가감식(隨症加減式)으로 처방을 했다. 어느 날 배원식 선생님께서 시경반하탕에 당귀수산을 함께 처방하여 효과를 보았다고 하여, 사용해 보았더니 침치료(鍼治療)만 할 때와 달리 빨리 낫는 것을 경험했다.

中統136 寶 적복령탕 赤茯苓湯

半夏 赤茯苓 各二錢 **陳皮 人蔘 川芎 白朮** 各一錢 **薑五片**

一名[半夏茯苓湯] ① 治 水結胸痞滿 頭汗
[活套鍼線] 水結胸(胸)
[適 應 症] 오심, 구토, 식욕부진, 현훈, 피로, 기핍, 경계, 정충, 우울, 다몽, 두한

처방설명 적복령탕은 흉복부(胸腹部)에 습담(濕痰)이 과다하게 울체(鬱滯)되어 오심(惡心), 구토(嘔吐), 현훈(眩暈), 불안(不安), 다몽(多夢), 경계(驚悸), 정충(怔忡), 결흉(結胸), 비만(痞滿), 두한(頭汗) 등이 나타났을 때 사용하는 처방이다.

결흉(結胸)은 명치 밑이 그득하고 아프며 만졌을 때 단단하게 느껴지는 증상을 말하는데, 원인과 증상에 따라 대결흉(大結胸), 소결흉(小結胸), 열실결흉(熱實結胸), 한실결흉(寒實結胸), 수결흉(水結胸), 혈결흉(血結胸) 등으로 나눈다. 적복령탕은 수결흉(水結胸)에 사용하는데, 상한병(傷寒病)에 물을 과음한 탓으로 물이 심하(心下)에 괴어 머리에만 땀이 조금 나고 몸에 큰 열이 없고 명치가 거북하고 배를 만지면 꼬록꼬록하는 증상이 나타나는 것을 수결흉(水結胸)이라고 한다. 수결흉(水結胸)이 있을 때 오령산을 쓸 수도 있는데, 오령산은 체내에 수분이 정체되어 있으면서 열성(熱性)을 보일 때 적합하고, 적복령탕은 열이 심하지 않으면서 수분이 정체되어 있을 때 적합하다.

수결흉(水結胸)이 발생하는 것은 감기를 비롯한 열성 질병에 걸렸을 때 목이 말라 물을 많이 마셨지만 수분대사가 원활하지 못하여 위장 부위에 수분이 정체되기 때문이다. 심하부(心下部)에 수분이 정체되어 있으면 가슴이 답답하고 뭉치고 그득한 느낌이 나타나는데, 이럴 때 거담제(祛痰劑)와 제습제(除濕劑)를 사용하여 정체되어 있는 담음과 수분을 빼주면 위와 같은 증상은 없어진다.

수결흉(水結胸)의 증상 중에는 머리에서 땀이 나는 증상이 있는데, 이것은 흉복부(胸腹部)에 정체되어 있는 수분을 배출하려는 인체의 자구책으로 볼 수 있다. 그러나 임상에서 두한(頭汗)을 치료하기 위해 적복령탕을 쓰는 경우는 드물다. 그 이유는 수분이 정체되어 발생하는 두한(頭汗)이므로 증상이 일시적이고, 이런 상태에서 발생하는 두한(頭汗)을 쉽게 볼 수 없기 때문이다.

적복령탕은 수독(水毒)으로 인하여 결흉(結胸), 비만(痞滿)하고 두한(頭汗)이 나는 증상에 사용하는 처방이지만, 지금은 감기에 걸려 이러한 증상을 보이는 경우가 많지 않다. 오히려 육군자탕처럼 흉복부에 담음이 과다하게 울체되어 발생하는 오심(惡心), 구토(嘔吐), 복명(腹鳴), 진수음(振水音) 등의 소화기증상과, 순환기에 담음이 울체되어 현훈(眩暈), 불안(不安), 다몽(多夢) 등이 나타날 때 많이 사용한다. 오심(惡心)은 위 부위에 습담(濕痰)이 울체되었을 때 가장 흔히 나타나는 증상이며, 이런 상태가 더 심해지면 음식물을 받아들일 수 없다는 신호로 구토(嘔吐) 증상이 나타난다. 적복령탕에는 육군자탕, 궁하탕, 이진탕, 이공산의 개념이 포함되어 있어 소화기에 정체된 수분을 빼주면서 소화기능을 좋게 하므로 오심, 구토, 소화불량 등을 치료할 수 있는 것이다.

현훈(眩暈), 불안(不安), 다몽(多夢), 경계(驚悸), 정충(怔忡)은 심장을 포함한 순환기에 담음(痰飮)이 울체되어 심장기능이 약해졌을 때 나타나는 증상이다. 처방구성을 보더라도 육군자탕에서 감초가 빠지고 천궁

이 추가된 것이므로 육군자탕을 위의 증상에 사용할 수 있는 것처럼 적복령탕 또한 사용할 수 있다. 단지 육군자탕은 담음이 있으면서 허약(虛弱)한 증상이 나타났을 때 적합하고, 적복령탕은 허약하지는 않고 담음 증상이 두드러지게 나타났을 때 적합하다.

담음(痰飮)이 심장을 포함한 순환기에 울체되면 심장의 박출력을 약화시키기 때문에 뇌에 혈액공급이 부족해져 현훈(眩暈)을 유발할 수 있고, 심장기능이 저하되어 있으면 상황에 대응할 수 있는 에너지를 충분하게 발생시킬 수 없기 때문에 불안(不安), 경계(驚悸), 정충(怔忡) 증상이 나타나게 된다. 물론 이럴 때 주로 사용하는 처방은 온담탕이나 가미온담탕이지만 적복령탕에도 담음(痰飮)을 제거하는 작용이 강하기 때문에 충분히 사용할 수 있다. 다만 수결흉(水結胸)에 사용하는 처방으로 명시되어 있기 때문에 이러한 증상에 사용하지 않았을 뿐이다.

처방구성 처방구성을 보면 반하는 중추성 구토나 점막자극으로 인한 구토를 억제하고, 인후점막자극으로 인한 해수(咳嗽)를 억제한다. 또한 장관(腸管)의 운동을 강화하여 소화관에 정체된 음식물과 수분의 배출을 촉진한다. 적복령은 세뇨관의 재흡수를 억제하여 체내의 정체된 수분을 해소시킨다. 진피는 이기제(理氣劑)로서 소화관의 운동을 강화하여 가스배출을 촉진하고, 인삼은 심장기능을 강화하며 정신을 안정시켜 지력(智力)을 증진하고 소화액의 분비를 증진시켜 소화·흡수를 촉진한다. 천궁은 관상동맥과 말초혈관을 확장하여 하지(下肢)와 심근(心筋)의 혈류량을 증가시킨다. 백출은 뚜렷하고 지속적인 이뇨작용이 있으며, 장관활동에 대한 조절작용이 있어서 장관의 자발성 수축활동의 긴장성을 높이고 강직성 수축을 방지한다.

처방비교 **궁하탕**과 비교하면 두 처방 모두 오심(惡心), 구토(嘔吐), 현훈(眩暈), 불안(不安), 다몽(多夢), 정충(怔忡) 등에 사용한다. 그러나 궁하탕은 거담제(祛痰劑)인 이진탕에 거습작용(祛濕作用)이 있는 백출을 더하고 혈액순환을 촉진하는 천궁과 소화기의 운동성을 강화하는 청피와 지각을 더하여 습담(濕痰)을 제거하는 기능을 높였으며, 담결림이나 요통, 흉통, 협통 등에도 사용한다. 반면 적복령탕은 이진탕에 천궁, 백출과 인삼이 포함되어 있어 몸을 보강하면서 소화기에 적체된 습체를 배출시키는 기능이 있다. 따라서 궁하탕은 인체 전반적인 습체(濕滯)를 제거하는 기능이 강하다고 한다면, 적복령탕은 소화기의 습체를 제거하는 기능이 강하다고 할 수 있다.

오령산과 비교하면 두 처방 모두 음(飮)이 울체되어 발생하는 오심(惡心), 구토(嘔吐), 현훈(眩暈)에 사용한다. 오령산은 소화기에 수분이 울체되어 나타나는 오심, 구토, 현훈 등에 사용하며, 이로 인한 두통(頭痛)이나 설사(泄瀉), 소변불리(小便不利) 등에도 사용한다. 반면 적복령탕은 담음(痰飮)과 기허(氣虛)의 증상이 겸해 있는 상태에서 나타나는 오심(惡心)과 구토(嘔吐)에 사용하며, 물을 많이 마셔서 나타나는 수결흉(水結胸)에 사용한다.

화위이진전과 비교하면 두 처방 모두 이진탕이 포함되어 있으며 오심(惡心)이나 구토(嘔吐)에 사용한다는 공통점이 있다. 그러나 화위이진전은 건강이 군약이므로 복부가 허랭한 상태에서 복통이 나타나는 경우에 사용하며, 간혹 이러한 상태에서 위암이 있을 때도 사용한다. 반면 적복령탕은 오심, 구토, 차멀미 등에도 사용하지만, 담음이 심장이나 순환기에 울체되어 불안(不安), 정충(怔忡), 우울(憂鬱) 등이 발생했을 때도 사용한다.

→ 활용사례

1-1. 기핍(氣乏), 식욕부진(食慾不振), 오심(惡心), 우울(憂鬱), 다몽(多夢) 남 60세 소음성태음인
2-1. 현훈(眩暈), 피로(疲勞) 여 26세 태음인 치위생사
3-1. 식욕부진(食慾不振), 구고(口苦), 구미소실(口味消失) 여 67세 소음인 164cm 48kg

1-1. 기핍(氣乏), 식욕부진(食慾不振), 오심(惡心), 우울(憂鬱), 다몽(多夢)

● 임 ○ ○ 남 60세 소음성태음인 부산광역시 남구 용호1동

부산에 사는 친구로부터 전화가 왔다. 기운이 하나도 없는 목소리로 혹 '여삼'이라는 걸 아느냐고 한다. 여삼은 처음 들어봐서 잘 모르겠다고 하니 식사를 전혀 못하고 있는데 주위에서 여삼을 먹으면 좋다고 해서 확인차 전화를 했다는 것이다.

그러면 그것은 여삼이 아니라 '너삼'이며 너삼은 '고삼'의 속칭이므로 너삼을 잘못 발음해서 여삼으로 전해진 것 같다고 말해주었다. 그러자 그 친구도 그것이 곧 고삼인 줄 알고 시골 어른들이 여름철 식욕이 떨어질 때 맛이 매우 쓴 고삼을 달여서 먹는 것을 보았다며 잘 알겠다고 대답했다.

그런데 어디가 아프고 왜 목소리가 작은가 물어보니, 1달 전부터 기운이 없고 식사를 전혀 못한다는 것이다. 얼마 전에는 정도가 심해져 병원의 응급실로 실려 가서 15일 동안 입원했다가 퇴원했는데 그 이후로도 식욕부진과 기핍의 증상이 여전하다는 것이다.

① 1달 전부터 기운이 없고 말할 기운도 없다. ㉠ 15일 전에는 기운이 없어 쓰러져 병원의 응급실로 실려 갔었다. ㉡ 15일간 입원한 후 퇴원했으나 여전히 기운이 없다. ㉢ 해마다 여름을 타는지 5~6월이면 이 증세가 비슷하게 오며, 올해는 더욱 심하다. ② 기운이 없는 것과 동시에 식욕부진이 있어 식사를 거의 못하고 있다. ③ 동시에 속이 메슥거리고 느글거린다. ④ 우울 증세도 있어서 괜히 불안하고 모든 것이 의미가 없으며 비관이 된다. ⑤ 꿈을 많이 꾼다. ⑥ 잠을 잘 못 이룬다. ⑦ 흔히 신경을 많이 쓴 뒤에 이런 증후가 잘 발생하므로 신경을 쓴 일이 있느냐 묻자 전혀 없다고 한다. ⑧ 보통 키에 약간 살이 찐(?) 편이다. ⑨ 추위는 약간 타는 편이다. ⑩ 평소에는 건강한 편이다.

기핍(氣乏)과 오심(惡心), 식욕부진(食慾不振), 우울(憂鬱) 등의 증세가 기허담성(氣虛痰盛)으로 인해 나타난 현상이라 보고 육군자탕과 흡사하며, 담음을 제거하는 데 효력이 크다고 판단되는 적복령탕을 쓰기로 하고, 효력을 증대시키고 속효를 보기 위해 2배량으로 한 뒤, 식욕부진을 감안하여 백출은 4배량으로 하여 10일분 20첩을 지어주었다. 그러면서 약이 도착하기 전에 집에서 민간방으로 담음(痰飮)을 제거하는 효능이 있는 표고버섯을 달인 뒤 반복하여 복용하라고 일러주었다.

17일이 지난 7월 초순에 다시 전화가 와서 들어보니, 목소리가 얼마 전과 다르게 정상으로 돌아와 있었다. 그 약이 효과가 좋은 듯하나 미안하기도 하니 한의사인 사위한테 처방을 알려주면 1제를 더 지어 먹으려고 한다는 것이다.

경과를 확인해 보니

1. 약을 2/3 정도 복용하면서부터 효력을 느끼기 시작했고, 기운이 없는 것이 나아져 요즘은 일상생활에 불편이 없으나 아직 약간은 미흡한 것 같기도 하다는 것이다.
2. 약을 복용하면서부터 조금씩 식욕이 돌아왔으며 약을 2/3 정도 복용하면서부터는 정상적으로 식사를 한다.
3. 속이 메슥거리고 느글거리는 것도 없어졌다.
4. 우울 증세도 없어져 불안하고 모든 것이 무의미하던 것과 비관이 되는 것도 없어졌다.
5. 꿈을 많이 꾸는 것은 약간 줄어들었으나 아직도 꿈을 많이 꾸는 편이다.
6. 잠을 잘 못 이루는 것은 여전하여서 정신과 약을 복용하는 중이다.

2-1. 현훈(眩暈), 피로(疲勞)

다음은 윤여빈 선생의 경험이다.

● 차 ○ ○ 여 26세 태음인 치위생사 경기도 안양시 동안구 관양1동

키가 크고 체격이 좋으며, 언행이 완만한 태음인 여성이다. 전에도 기립성현훈(起立性眩暈)으로 영계출감탕을 복용하고 호전된 경력이 있다.

① 기립성현훈(起立性眩暈)이 있다. ㉠ 앉았다 일어서면 잠깐씩 어지러움을 느낀다. ㉡ 그전부터 증상이 있었는데 2달 전 직장을 다니기 시작한 후부터 증상이 심해졌다. ② 피로감이 심하다. ㉠ 두 달 전 직장을 다니기 시작한 후부터 피로감이 심해졌다. ㉡ 기운이 없고 아침에 일어나기 힘들다. ③ 차타면 차멀미를 한다. ④ 추위를 심하게 타고, 더위를 타지 않는다. ⑤ 땀이 거의 없다. ⑥ 체열은 보통이다. ⑦ 평소에 물을 적게 마신다. ⑧ 식욕과 소화력이 좋다. ⑨ 변비경향이 있으며 대변은 3~4일에 1회 정도 본다. ⑩ 잠은 잘 자며, 직장생활로 인해서 잠이 부족하다. ⑪ 월경주기는 정상이며, 월경시 월경통이 있다. ⑫ 병원에서 빈혈이 있다고 하여 헌혈을 하지 못한다.

기립성현훈(起立性眩暈)과 피로(疲勞)를 목표로 적복령탕 2배량으로 5일분 10첩을 지어주었다.

평소에 약을 제대로 챙겨먹지 않는 습관 때문인지 약을 일주일 정도에 걸쳐서 복용했으며, 약을 복용하고 피로감이 호전되었고, 현훈도 약간 호전되었다고 한다.

약을 더 복용시키고 싶었으나 본인이 다른 약으로 지어달라고 요청하여 전에 복용한 영계출감탕으로 지어주었다. 지

속하여 복용했으면 어느 정도 효과가 있었을 것이란 아쉬움이 남는다.

3-1. 식욕부진(食慾不振), 구고(口苦), 구미소실(口味消失)

다음은 문성기 선생의 경험이다.

● 이 ○ ○ 여 67세 소음인 164cm 48kg 인천광역시 남구 주안동

핏기가 없이 얼굴이 하얀 피부이다. 2주 정도 감기를 앓고 나서 입맛이 없다며, 남편과 함께 보약이나 한번 먹고 싶다고 내방한 경우이다.

① 식욕부진이 있다. ㉠ 한 달 전에 감기를 심하게 앓았고 기침과 가래가 심했다. ㉡ 감기약을 끊은 지는 2주 정도 된 상태이다. ② 감기를 앓은 이후로 입맛이 없고 당기는 음식도 없다. ③ 구고(口苦)가 있어 늘 입이 쓴 느낌이 있다. 감기 걸리고 나서 생긴 증상이다. ④ 수시로 위(胃) 부위에 불편감을 동반하면서 구토기가 있다. 헛구역감도 가끔 든다. ⑤ 손과 발의 끝 부위가 통증이 있다. ⑥ 요즘 들어 깜짝깜짝 잘 놀란다. ⑦ 불안한 느낌도 있다. ⑧ 추위는 타는 편이다. ⑨ 땀은 없는 편이다. ⑩ 따뜻한 음식을 즐긴다. ⑪ 식사량은 적은편이다. ⑫ 소화력은 약한 편이다. ⑬ 대변은 보통이다. ⑭ 소변도 큰 문제없이 정상이다. ⑮ 강직성 척추염이 있으며, 강직성 척추염으로 등 부위에 통증이 늘 있다. ⑯ 어려서부터 위가 약했다.

이 환자는 감기를 앓고 난 후 입맛이 소실되고 식욕부진으로 고생하고 있는 환자이다. 입이 계속 쓰다고 호소하는 느낌은 교감신경 항진이나 감기발열로 발생하는 구건증이 지속될 때 나타나는 구고증으로 보이나, 감기가 지나간 지 2주나 된 시점에서는 감기성 발열보다는 감기후유증으로 남아있는 여열과 감기로 인해 항진된 교감신경이 채 정상화되지 않은 것이라고 판단된다. 그리고 어려서부터 위가 약했던 점, 수시로 위부 불편감과 동반되는 구역감이나 구토기로 봐서는 만성적으로 위부에 담음이 적체되어 있어 보이고 약간의 기울증과 허랭증, 혈행장애가 보인다.

우선 환자가 주로 호소하는 식욕부진과 구미소실을 치료하기 위해서는 감기 후 여열을 꺼뜨려 주면서도 항진된 교감신경을 정상화시켜 주어야 할 것이다. 그리고 보통 젊은 사람들은 일시적으로 자율신경이 흐트러졌다가도 금방 정상을 찾는 반면, 나이가 많은 노인은 흐트러진 자율신경이 회복하는 데 시간이 상대적으로 오래 걸리는 만큼 노인성 허로(虛勞)를 다스릴 수 있어야 할 것이고 기본적으로 보약을 원하고 있으므로 몸을 보하는 데에도 치료 방향을 두어야 할 것이다.

감기 후 여열로 인해 나타나는 구고, 식욕부진에 대표적으로 응용하는 처방은 소시호탕이다. 소시호탕에 구성된 시호나 황금은 항진된 교감신경을 억제하여 정상화시키는데 주효하기 때문이다. 이 환자의 경우에 소화기 담음도 내재해 있으므로 반하의 거담작용 또한 도움이 될 것으로 판단되나, 기본적으로 노인성 허로를 염두에 두어야 하므로 소화기 담음을 위주로 치료하면서 몸을 보하는 처방으로는 적복령탕이 적합해 보인다. 적복령탕은 반하와 적복령이 군약이면서, 진피가 구성되어 소화기 담음을 쳐주면서도 인삼, 백출이 구성되어 있어 몸을 보해주는 측면도 보강되어 있는 처방이다. 천궁은 손끝, 발끝이 통증이 있는 증상에도 도움이 될 것이다.

감기 후유증인 식욕부진과 구미소실을 치료하기 위하여 적복령탕에 소시호탕을 합방하여 20첩 15일 투약했다(시호와 반하는 몸 상태를 고려해서 약간 감량했다).

전화로 경과를 확인해 보았다.

1. 처음 하루 정도는 약을 먹고 설사기가 있었다고 한다.
2. 이틀째부터는 약이 적응이 되어서 그런지 설사기도 없어지고
3. 입이 쓰던 것이 없어지고
4. 입맛도 차츰 돌아오면서 식욕도 좋아지는 것 같다 한다.

첫날 먹고 설사를 한 것은 소화기가 워낙 약한데다 성질이 찬 약으로 열을 꺼뜨리는 과정에서 나타난 일시적 증상이 아닌가 싶다. 그리고 설사 자체가 열을 빼는 작용도 하는 만큼 충분히 이해해 볼 수 있는 증상이다.

中統137 寶 통유탕 通乳湯

猪蹄 四隻 **通草 川芎** 各一兩 **穿山甲**炮黃 十四片 **甘草** 一錢

治 氣血不足 乳汁澁少
[用　　法] 上入水五升 煎至半取汁 分三服 更以[溫葱湯] 頻洗乳房
[活　　套] 加王不留行 三~四錢 亦好
[活套鍼線] 下乳(乳)
[適 應 症] 젖 부족

처방설명 통유탕은 영양부족으로 인해 산모의 젖이 적게 나오거나 분비되지 않을 때 쓰는 처방이다. 먹을 것이 부족했던 시절에는 기혈부족(氣血不足)으로 인한 유즙불통(乳汁不通) 증상이 많았었다. 그 원인으로는 임신부의 신체허약이나 임신 중 섭생불량이나 출산을 통한 많은 체력소모 등이 있다. 이처럼 산모가 영양이 부실하거나 난산(難産)을 했을 경우에는 기혈부족(氣血不足)으로 인해 유즙분비(乳汁分泌)가 원활하지 못할 때가 많았는데, 이때 급히 영양을 공급해 주는 동시에 영양을 젖으로 변환시켜 주는 역할을 하는 처방이 통유탕이다.

젖이 나오지 않는 원인을 크게 두 가지로 생각해 볼 수 있다. 첫째, 흡수된 영양분을 젖으로 변환시키는 변환기능의 장애이다. 운동이 부족하거나 신경을 많이 쓴 경우에 이런 현상이 잘 나타나는데, 특히 순환계통이 약한 태음인에게 많이 볼 수 있다. 이것은 일종의 혈행체계 장애이거나 내분비계 장애라고 짐작된다. 한장훈 선생은 이런 유형의 유즙불통(乳汁不通)에 마황을 뺀 태음조위탕을 활용하고 있다. 태음조위탕은 영양이 부족하여 젖을 만들지 못하는 것이 아니라 영양을 젖으로 변환하는 기능이 저하되었을 때 사용하는데, 습담(濕痰)을 제거하여 유선(乳腺)의 혈행(血行)을 증가시키는 것으로 짐작된다. 그러나 이런 유형의 유즙불통은 비율이 높지는 않다.

둘째, 젖의 원료가 되는 영양분이 부족한 경우이다. 유아(乳兒)를 성장시키기 위해서 어머니의 젖은 필수불가결한 것이다. 젖에는 유아에게 필요한 필수영양분이 함유되어 있는데, 그 중에서도 골격과 형체를 형성시키는 단백질이 가장 중요하다고 하겠다. 그런데 먹는 것이 부족하거나 산후에 여러 질병으로 인해 단백질 공급이 불량해진 경우에는 산모의 살과 뼈에서 단백질을 녹여 젖으로 공급하게 된다. 그래서 먹을 것이 부족했던 시절에는 산모의 형체(形體)가 부실한 경우가 많았다. 그러나 산모의 살과 뼈에서 공급되는 단백질조차 충분하지 못한 경우에는 젖분비가 부족해질 수밖에 없어 산모도 허약해지고 유아도 허약해진다. 이럴 때는 외부에서 단백질을 공급해 주어야 하는데, 가장 적합한 것이 음식으로는 족발이며 처방으로는 통유탕이다. 유아가 묽고 푸른색 변을 보는 경우가 있는데, 원인은 다양하겠지만 젖에 단백질보다 수분이 더 많은 것도 원인 중 하나이다. 이 경우에 통유탕을 복용시키면 젖의 질이 좋아져 묽고 푸른색 변이 정상으로 돌아오고 칭얼거리는 것도 없어진다.

통유탕을 복용해야 할 산모의 특징은 평소 몸이 약했거나, 평소 유방(乳房)이 빈약했거나, 출산 후에도 젖무덤이 작은 것 등이다. 특별한 원인이 없고 임신 전에 유방이 컸다면 젖을 분비하는 데 큰 문제가 없지만 처녀 때부터 몸이 허약하거나 유방이 작은 사람의 경우에는 출산한 뒤에 젖이 충분히 나오지 않는 경우가 많다. 이럴 때 통유탕을 복용하면 젖의 원료를 공급해주기 때문에 젖을 잘 나오게 할 수 있다. 물론 이

것이 통유탕을 쓸 수 있는 기준이 되는 것은 아니지만 이런 유형의 산모는 젖량이 부족한 경우가 많기 때문에 통유탕의 적응증이 된다.

노산(老産)을 한 경우에도 젖분비가 적을 수 있는데, 나이가 들어 임신을 했기 때문에 상대적으로 인체의 기능이 감소한 상태일 수밖에 없어 젖이 잘 나오지 않을 가능성이 높아진다. 따라서 노산(老産)의 경우 미리 통유탕을 달여 두었다가 예방 차원에서 복용하는 것도 하나의 방법이 될 것이다.

처방구성 처방구성을 보면 저제(豬蹄)는 돼지족발이며 젖의 원료를 공급해 준다. 통초는 소변(小便)과 유즙(乳汁)을 나오게 하는 효능이 있다. 그래서 소변이 나오지 않는 증상, 임병(淋病), 수종(水腫), 산모의 유즙불통에 사용한다. ≪본초강목≫의 설명을 인용하면 '통초는 색이 희며 성질이 한(寒)하며 맛은 싱겁고 체(體)는 가벼우므로 태음폐경(太陰肺經)으로 들어가 열을 내리고 소변을 잘 나오게 하고, 양명위경(陽明胃經)으로 들어가 기(氣)를 통하게 하고 상(上)에 달하게 하여 젖을 나오게 한다.'고 되어 있다.

천궁은 관상동맥과 말초혈관을 확장하여 하지(下肢)와 심근(心筋)의 혈류량을 증가시킨다. 천산갑은 배농작용, 해독작용, 소종작용이 있고, 하유작용(下乳作用)이 있으므로 산후 유즙불통에 활용한다. 감초는 스테로이드 호르몬과 유사한 작용이 있어 항염증작용, 해독작용, 해열작용을 한다.

처방비교 **사물황구환**과 비교하면 사물황구환은 영양부족을 겸한 월경불순과 불임에 사용하는 처방으로 사물탕과 황구로 구성되어 있어 영양결핍성 유즙부족에 사용할 수 있다. 반면 통유탕은 저제(猪蹄)로 단백질을 공급하면서 동시에 젖분비를 직접적으로 촉진하는 통초, 천산갑 등이 더해져 있어 유즙부족뿐만 아니라 유즙불통에도 사용할 수 있으며, 실제로 유즙부족이든 유즙불통이든 대부분 통유탕을 사용하고 있다.

당귀양육탕과 비교하면 두 처방 모두 영양결핍으로 인한 산후허약과 허약으로 인한 유즙불통에 사용한다. 당귀양육탕은 산후욕로(産後褥勞)에 사용하는 처방이며, 허약이 심한 경우 출산 직후에 복용하면 산후욕로를 예방을 할 수 있고 유즙도 증가한다. 반면 통유탕은 치료목표가 산후허약으로 인한 유즙불통이며, 유즙불통이 현저할 때 사용한다.

당귀보혈탕(上17)과 비교하면 두 처방 모두 산후허약으로 젖이 나오지 않을 때 사용한다. 당귀보혈탕은 본래 전신이 허약한데다가 기혈(氣血)이 부족하여 젖이 잘 나오지 않을 때 사용하는데, 요즘에는 당귀보혈탕을 사용해야 할 경우가 거의 없다. 반면 통유탕은 당귀보혈탕을 복용할 사람보다는 허약이 심하지는 않고, 몸 전체가 허약하기보다는 젖의 원료가 되는 영양분이 결핍되어 젖이 나오지 않을 때 사용한다.

→ 활용사례

1-1. 유량부족(乳量不足) 여 35세
1-2. 유량부족(乳量不足) 여 27세 태음인
1-3. 유량부족(乳量不足) 여 31세 태음인(추정) 165cm

1-1. 유량부족(乳量不足)

다음은 김철동 선생의 경험을 채록한 것이다.

● ○ ○ ○ 여 35세 경기도 고양군 신도읍 동산동

① 부인이 출산 후 젖이 적게 나와 젖이 많이 나오는 약을 지어달라고 한다.

젖이 적게 나오는 원인은 젖의 원료가 되는 영양이나 혈액의 부족일 수도 있고, 영양부족은 없으나 혈액을 젖으로 변환시키는 기능이 미약한 것일 수도 있다. 영양이나 혈액부족으로 젖이 적은 증상은 대개 연약한 사람에게 많이 나타나는 현상이고, 건강한 사람인 경우에도 체력이 급격히 약화되면 나타난다.

젖을 변환시키는 기능이 약하여 젖이 잘 안 나오는 사람은 신체적으로는 건강하지만 혈액이나 자양을 젖으로 잘 전환하지 못하는 것으로 변환을 도와주는 약을 사용해야 한다.
이 부인의 경우에는 특별한 특징이 없으므로 통상적으로 산후의 젖 부족에 쓰는 통유탕을 쓰기로 하고 돼지족발에 함께 달여 먹으라고 하고 통유탕 2첩을 지어주었다.
5~6일 뒤에 약을 복용하니 젖이 전보다는 늘어났으나, 아직은 충분치 않다고 하며 1번 더 지어달라고 하여 다시 2첩을 지어주었다.

1-2. 유량부족(乳量不足)

다음은 송종석 선생의 경험을 채록한 것이다.

● ○ ○ ○ 여 27세 태음인 주부 서울특별시 양천구 신정동

같이 근무하는 약제사의 누나이다.
① 자연분만으로 출산했으나 젖이 부족하다고 한다. ② 초산이며 뚱뚱한 체구이다.
산후 젖이 적게 나오는 경우가 두 가지가 있는데, 하나는 자연분만을 해도 젖이 적게 나오는 것이고, 또 하나는 개복수술로 출산했는데 젖이 적게 나오는 경우이다. 제왕절개 수술 비율이 세계에서 가장 높다는 현실에서 후자인 경우도 적지 않다. 대개 자연분만의 경우에 젖이 적게 나오면 통유탕을 달여 먹으면 젖이 잘 나오나, 개복수술로 항생제 등을 맞은 사람들은 의외로 통유탕을 달여 먹어도 젖이 충분하게 나오지 않는 경향이 있다.
통유탕은 잘 알려진 대로 우선 돼지족 1쌍을 푹 삶아 놓은 뒤, 그 삶은 물에 통유탕 1첩을 달여 마신다. 대부분 1첩으로 1일 3회 1일 동안에 모두 마시며, 3일분 3첩을 마시면 대부분 젖이 잘 나오게 되는데, 이 부인에게도 역시 같은 통유탕 3첩을 지어주었다.
그 후 약제사에게 들은 바로는 예상대로 통유탕을 먹고 젖이 잘 나와서 아이를 잘 키운다고 한다.

1-3. 유량부족(乳量不足)

다음은 이창희 선생의 경험이다.

● 이 ○ ○ 여 31세 태음인(추정) 165cm 서울특별시 성북구 석관동 두산아파트

보통 키에 통통한 편이고, 피부가 희다. 이번에 두 번째 출산한 누나이다. 첫애는 출산 후 입원하여 분유를 먹였으나, 이번에 둘째는 모유를 먹이려는데 젖이 잘 나오지 않아 한약을 권유하여 복용하게 되었다.
① 출산 후 모유를 먹이려 했으나 젖이 잘 나오지 않는다. ② 평소 걱정을 잘하는 성격이라서 그런지 두통이 약간 있다고 한다. ③ 약간 우울증 증상이 있다. ④ 평소 잘 웃으나 울기도 자주 운다.
보익기혈(補益氣血)와 행기통락(行氣通絡)하면 될 것 같아 통유탕에 왕불류행을 더하여 지어주었으며, 하루에 6봉씩 복용하도록 했다.
1. 하루 분을 먹고 전화가 왔는데, 약간 하혈을 했다고 한다. 출산 후 오로(惡露)가 멈췄는데 약을 먹고 하혈했다기에 당황했다.
2. 다음날 전화가 왔는데 하혈하는 것은 멈추었고 젖이 조금씩 나온다고 했다.

中統138 寶 신효과루산 神効瓜蔞散

黃瓜蔞大者一箇·去皮焙爲末子多者尤有力 **甘草 當歸**酒焙 各五錢 **乳香 沒藥** 各二錢半

治 乳癰及嬭巖
[用　法] 上爲末 酒三升煎半食後 分三服 或酒水相半 煎服
[活套鍼線] 乳癰(乳)
[適 應 症] 유옹, 유선염, 유망멍울

처방설명

신효과루산은 유옹(乳癰)과 유암(乳巖)에 사용하며, 대부분 단단하거나 통증이 있고 화농이 진행되었을 때 사용한다. 유옹(乳癰)의 사전적인 표현은 '유방(乳房)에 생긴 옹(癰)으로 흔히 해산한 뒤에 생기는데 처음에는 유방이 단단하면서 멍울이 지고 부어오르면서 아프며 젖이 잘 나오지 않고 오한(惡寒)이 나면서 열(熱)이 난다. 병이 더 진행되면 단단한 것이 더 크게 부어오르고 화끈화끈 달아오르며 심한 통증(痛症)이 나타나고, 곪으면 피부는 붉은색을 띠고 단단한 멍울의 한 부분이 말랑말랑해지며 파동(波動)이 있는 것'이라고 되어 있다. 이와 같은 표현에 가장 근접한 질환은 유선염(乳腺炎)이라고 할 수 있다.

유선염(乳腺炎)의 원인은 크게 두 가지로 나눌 수 있다. 먼저, 젖먹이가 젖을 먹을 때 유방에 상처를 내어 유두(乳頭) 표면의 작은 상처를 통해 균이 침입했을 경우에 유관염(乳管炎)이 발병하고, 진행되면 유선(乳腺)에 침입하여 유선염(乳腺炎)을 일으킨다. 이것을 급성 화농성유선염이라고 하는데, 염증반응이 일어나 처음에는 붉게 부어오르다가 곪아 터진다. 둘째, 분비되는 젖을 아이가 모두 먹지 못하여 유방조직에 유즙(乳汁)이 울체(鬱滯)될 경우에 처음에는 단단하게 되지만 울체된 유즙(乳汁)을 풀어주지 않으면 나중에는 화농(化膿)되어 농(膿)이 나오는 형태의 유선염(乳腺炎)이 발생한다. 이 형태의 유선염을 예방하기 위해서는 1일 8~12회 정도로 수유(授乳)를 자주 하고 젖먹이는 기회를 놓쳤을 경우에는 모유를 짜주어야 한다.

예전에는 위생상태가 불량했기 때문에 유방에 상처가 생겨 유선염(乳腺炎)에 걸리는 경우가 상대적으로 많았지만, 요즘에는 분유(粉乳)를 먹이는 사람이 많아 유즙(乳汁)이 울체되어 유선염에 걸리는 사람이 더 많은 것 같다. 신효과루산은 원인을 불문하고 위의 두 가지 경우 모두에 사용할 수 있으며, 실증(實證)에 보다 적합하다.

유선염(乳腺炎)에 사용하는 처방이 다양하기 때문에 적합한 처방을 사용하기 위해서는 신체조건과 신체상태, 증상의 정도를 참고해야 한다. 신효과루산은 가미지패산과 증상이 유사할 때 사용하지만 신체조건으로 볼 때 약간 더 건실한 사람에게 적합하며, 신체상태로 볼 때 열성(熱性)이 더 심한 경우에 사용할 수 있다. 유옹(乳癰)이 있을 때 사용할 수 있는 처방을 실증(實證)부터 허증(虛證) 순으로 나열하면 신효과루산, 가미지패산, 지패산, 십육미유기음 순이다.

≪제중신편≫을 보면 오한(惡寒)이 나다 열(熱)이 나고 번갈증(煩渴症)이 나는 유옹(乳癰)이 있는데, 곪아 터지지 않았을 때는 신효과루산, 내탁승마탕을 사용하고, 곪아터진 데는 내탁십선산, 팔물탕을 사용한다는 말이 있다. 따라서 신효과루산은 화농(化膿)이 되어 완전히 곪아터진 후에 사용하는 것보다 염증이 한창 진행되고 있는 상태에 복용하는 것이 좋을 것이다.

신효과루산은 유암(乳巖)에도 사용한다. 유암(乳巖)은 유방에 돌처럼 굳은 종물(腫物)이 생기는 병증으로 중년 이상의 여성에게서 흔히 볼 수 있다. 처음에는 유방에 대추씨 크기의 종물이 생기는데 겉 표면은 매끈하지 않고 단단하지도 않고 아프지도 않지만, 점차 커지다가 멍울 꼭대기 피부가 자색을 띠면 점차 곪아 터지고 터진 구멍으로 진물이 흘러나온다. 이처럼 여기서 말하는 유암(乳巖)은 암세포가 뭉쳐 있는 암(癌)이 아니라 유방에 종물이 생기고 나중에는 곪아 터지는 형태의 유방질환임을 알 수 있다. 신효과루산은 본래 유옹(乳癰)에 사용하는 처방이지만 유방멍울을 없애는 작용이 있으므로 멍울증상이 비슷한 유암(乳巖)에도 사용하는 것이다.

처방구성 처방구성을 보면 누렇게 잘 익은 큰 과루가 군약이다. 과루는 관상동맥을 확장하고 가래를 삭이며 단단한 것을 흩어지게 하는 작용이 있으며, 약리실험에서는 항암작용이 밝혀졌다. 또한 이뇨를 촉진하며, 혈중 콜레스테롤을 저하시키고 관상동맥의 순환을 촉진한다.

당귀는 항혈전작용(抗血栓作用)이 있어 말초의 혈액순환을 원활하게 한다. 또한 각종 아미노산이 풍부하게 함유되어 있어서 면역증강작용이 있으며, 각종 염증을 억제하고, 진정작용과 진통작용이 있다. 유향은 소염작용을 하고, 몰약은 항염증작용과 항혈전작용이 있다.

처방비교 **십육미유기음**과 비교하면 두 처방 모두 산후 젖몸살이나 유옹(乳癰)에 사용하는 처방으로, 십육미유기음은 기력(氣力)이 약하거나 몸이 연약한 사람의 산후 젖몸살이나 신경과다로 인한 일반적인 유방멍울에 사용하며, 약성을 응용하여 기울(氣鬱)로 인한 수족저림, 갑상선질환, 매핵기(梅核氣), 소변에 거품 나는 증상 등에도 활용한다. 반면 신효과루산은 주로 산후에 발생하는 유옹(乳癰)이나 유암(乳巖)에 사용하며, 십육미유기음을 사용해야 하는 경우보다 열성(熱性)과 통증(痛症)이 심할 때 사용한다.

궁귀탕과 비교하면 두 처방 모두 산후 젖몸살에 사용하는데, 궁귀탕은 산후 초기에 나타나는 산후빈혈, 산후변비, 아침통(兒枕痛) 등 다양한 증상에 사용하며, 산후 2~3일 이내에 나타나는 울혈성 젖몸살에도 사용한다. 반면 신효과루산은 수유하는 기간 내에 발생하는 유옹(乳癰)에 사용하며 유암(乳巖)에도 사용하는데, 궁귀탕을 쓸 사람보다 체격이 훨씬 건실하고 실증일 때 사용한다.

中統139 寶 가미지패산 加味芷貝散

白芷 貝母 天花粉 金銀花 皂角刺 穿山甲土炒 當歸尾 瓜蔞仁 甘草節 各一錢

治 乳癰腫硬 作痛 ① 酒水各半 煎服
[活套鍼線] 乳癰(乳)
[適 應 症] 젖몸살, 유선염, 유방궤양

처방설명

가미지패산은 산후 젖몸살에 가장 많이 사용하는 처방으로 단순 울혈성유선염(鬱血性乳腺炎)이나 화농성유선염(化膿性乳腺炎)에도 쓴다.

조문과 활투침선에는 유옹(乳癰)에 사용하는 처방으로 되어 있는데, 유옹(乳癰)은 유선염(乳腺炎)에 해당한다. 유옹(乳癰)은 처음에 유방(乳房)이 단단하면서 멍울이 지고 부어오르면서 아프며 젖이 잘 나오지 않으면서 오한(惡寒), 발열(發熱)이 나타나는 것으로, 더 진행되면 단단한 것이 더 크게 부어오르고 화끈화끈 달아오르며 심한 통증이 나타난다. 곪으면 피부는 붉은 색을 띠고 단단한 멍울의 한 부분이 말랑말랑해진다.

이렇게 초기에는 젖몸살 정도이던 것이 심해지면 화농(化膿)이 되어 고름이 나올 정도로 진행될 수도 있는데, 대부분 젖몸살의 원인은 아이가 젖을 다 먹지 못해서 젖이 유방에 울체(鬱滯)되기 때문이며, 이러한 유형의 유선염을 울유성유선염(鬱乳性乳腺炎)이라고 한다. 이 경우 남는 젖은 짜내야 하는데, 그렇지 못할 경우 울체되고 염증이 발생하여 유방이 붓고 단단하게 되며, 처음에는 유방에만 열이 나다가 악화되면 전신열(全身熱)로 진행될 수 있다. 이때 적절한 치료시기를 놓치면 젖꼭지에 농(膿)이 생기기도 하고 유방에 구멍이 뚫려 고름이 밖으로 흘러나오기도 한다.

가미지패산은 농성(膿性) 담(痰)을 없애주는 백지, 패모, 천화분, 과루인과 염증(炎症)을 없애주는 금은화, 울체(鬱滯)된 상태를 개선시켜 주는 조각자, 당귀 등을 포함하고 있어 위와 같은 젖몸살 초기(初期)부터 농(膿)이 흘러나오는 화농성유선염(化膿性乳腺炎)에 이르기까지 모두 사용할 수 있다.

참고로 유선염(乳腺炎)이 발생하더라도 젖을 짜내거나 수유(授乳)를 계속해야 하는데, 이는 수유(授乳)를 멈출 경우 위와 같이 상태가 더 심해져 유방에 농양(膿瘍)이 발생할 수 있기 때문이다. 이런 경우에 수유(授乳)를 중단하라고 하는 경우가 있는데, 모유(母乳) 속의 세균은 아기의 위산(胃酸)에 의해 파괴되어 아기에게는 해가 없기 때문에 계속 먹여도 아무렇지 않다.

조문을 보면 '酒水各半주수각반'을 하라고 했는데, 젖몸살이 심한 경우에 젖무덤에 울체된 혈액을 빨리 순환시키기 위해 주수각반(酒水各半)을 하라는 것이다. 그러나 이미 화농(化膿)되어 있을 때는 주수각반(酒水各半)을 하는 것보다는 약량을 배량으로 하여 투여하는 것이 좋다. 약량을 배량으로 하는 것은 빠른 효과를 기대하기 위한 목적도 있지만 예전보다 체격이나 체력이 좋아진 점을 고려한 것이기도 하다.

요즘은 핵가족화(核家族化)되어 경험이 많은 시어머니와 함께 사는 경우가 적고, 병원에서 출산하고, 또 개복출산(開腹出産)을 많이 하므로 초유(初乳)를 아기에게 먹이지 못하여 짜내는 경우가 많다. 이렇게 남는 젖 때문에 젖몸살을 하는 경우가 흔하기 때문에 양방에서는 젖을 말리기 위해 도파민 길항제(拮抗劑)를 사용하기도 하는데, 이렇게 하면 정작 젖을 먹여야 할 때 젖이 나오지 않아 고생하는 일이 벌어진다. 이럴 때는 궁귀탕과 같은 보혈제(補血劑)를 사용하면 회복되는 경우도 있다.

처방구성 처방구성을 보면 백지는 항염증작용과 이뇨작용, 해열작용, 진통작용이 있다. 패모는 진해(鎭咳), 거담작용(祛痰作用)이 있고, 천화분과 과루인은 유기산과 여러 종류의 아미노산을 함유하고 있어서 염증(炎症)이나 열병(熱病) 등으로 인한 체액소모를 개선한다. 금은화는 한방의 항생제(抗生劑)로 불릴 정도로 염증성 질환에 탁효가 있다. 그래서 종기(腫氣), 종창(腫瘡), 발진(發疹), 화농(化膿) 등 염증성을 띨 때 사용한다.

조각자는 항궤양, 항염증작용이 있으며, 혈중지질을 저하시키는 작용과 용혈작용이 있어 결과적으로 활혈작용(活血作用)을 한다. 천산갑은 배농(排膿), 해독(解毒), 소종작용(消腫作用)이 있으며, 충분히 화농(化膿)되지 않았을 때는 소염작용을 나타낸다. 당귀미는 활혈(活血)·파혈작용(破血作用)이 있어 혈액소통을 원활하게 하므로 소종(消腫)시키는 보조적인 역할을 한다. 감초는 스테로이드호르몬과 유사한 작용이 있어 항염증과 항알레르기 효과를 나타낸다.

처방비교 유옹(乳癰)에 쓰는 **십육미유기음**과 비교하면 십육미유기음은 젖몸살과 유방결핵(멍울)에도 사용하고 갑상선기능항진증이나 팔저림 등에도 쓰는데, 주로 연약한 사람에게 적합하다. 반면 가미지패산은 산후 젖몸살에 가장 많이 사용하는 처방이다.

신효과루산과 비교하면 신효과루산은 건실한 사람의 유옹(乳癰)에 사용하는데, 가미지패산을 사용해야 하는 경우보다 화농성(化膿性)이 더 강할 때 사용한다. 반면 가미지패산은 젖몸살을 비롯한 실증의 유옹에 가장 많이 사용하는 처방이다.

청간해울탕과 비교하면 두 처방 모두 유방질환에 사용하는데, 청간해울탕은 열울(熱鬱)로 인해 유방에 멍울이 생기는 유발결핵에 주로 사용하는 반면, 가미지패산은 출산 직후에 수유과정에서 나타난 젖몸살과 젖몸살이 진행된 유선염에 사용한다.

→ 활용사례

1-1. 유방염(乳房炎) 여 29세
1-2. 유방궤양(乳房潰瘍), 농유(膿乳) 여 27세 소양인
2-1. 젖몸살, 미열(微熱), 오한(惡寒) 여 28세
2-2. 젖몸살, 흉통(胸痛), 발열(發熱), 유방팽창, 유방멍울 여 소양인
3-1. 여성형 유방증 남 37세 소음성소양인

1-1. 유방염(乳房炎)

다음은 장상갑 선생의 경험을 채록한 것이다.

● ○ ○ ○ 여 29세 산모 경기도 안양시 만안구 박달동

첫 출산인 주부로 출산 후 젖은 불었으나

① 아기가 충분히 젖을 빨지 않아 젖이 남게 되면서 유방이 팽창되어 부어올랐다. ② 급기야 딱딱해지고 유방에 고열이 나면서 쑤시고 통증이 온다.

아기가 젖을 먹지 않거나 적게 먹을 경우에 젖이 남게 되면 이것이 유방을 팽창시켜 유방염이 된다. 대부분 이 경우는 남는 양만큼 젖을 짜내주어야 하는데 미처 젖을 짜주지 못하면 젖이 불어서 젖몸살인 유방염을 앓게 된다. 이때 유방염은 위 부인의 증상과 같다. 경험에 의하면 이러한 젖몸살은 경험이 부족한 탓인지 아니면 유선이 잘 적응해서인지 초산일 경우에 많이 발생한다.

그래서 젖이 충분히 빠져나오지 않아 발생하는 젖몸살인 유방염에 가미지패산 2배량으로 3일분 6첩을 지어주었다.

가미지패산 6첩을 모두 복용한 뒤에 전화를 하여 경과를 확인해 보니, 지어준 약을 모두 복용하니 열이 내려가면서 딱딱해졌던 것이 풀어지고 통증도 없어졌다고 한다.

1-2. 유방궤양(乳房潰瘍), 농유(膿乳)

다음은 송종석 선생의 경험을 채록한 것이다.

● 이 ○ ○ 여 27세 소양인 주부 인천광역시 숭의동

집안의 생질이 출산 후 유방염이 걸려 병원에 다니고 있다는데 아기에게 젖을 먹이고 있는 중이라 병원에서 치료를 위해 주는 항생제가 몹시 마음에 걸린다는 것이다. 3주 전에 출산했으며 처음에는 젖이 잘 나왔으나 젖량이 많아 젖을 미처 짜내지 못하자 젖무덤에 멍울이 생기면서 아파오다가 젖에서 고름이 나온다는 것이다. 직접 만나 증상을 확인해 보니

① 2주전부터 젖멍울이 지면서 젖몸살이 발생하더니 왼쪽 유방의 젖꼭지에서 팔 쪽 약간 위 2cm 부위에 콩알 크기의 고름이 찬 구멍이 생겼으며 수시로 약간씩 그곳에서 고름이 흘러나온다. ② 처음 1주간은 젖몸살을 하면서 멍울진 부위가 몹시 아프다가 터져서 고름 구멍이 생겼다고 한다. ③ 육안으로 봐도 콩알 크기 구멍에는 고름이 차 있었다. ④ 환부와 환부 주위에는 통증이 심하다. ⑤ 전신에 오한(惡寒)과 발열(發熱)이 있으며 ⑥ 왼쪽 젖 전체가 붓고 빨갛게 충혈되어 있다. ⑦ 오른쪽 젖은 이상이 없으나 왼쪽 젖무덤에서 젖을 짜내면 젖과 농이 함께 섞여 나온다. ⑧ 병원에서 통원 치료중이며 항생제와 소염제를 복용하는 중이다. ⑨ 이번이 초산(初産)이다.

발열과 오한을 겸하며 환부가 충혈되고 통증을 호소하는 증상이나, 아직 나이가 젊은 점이나 소양인이라는 체질적 요인이 실증으로 볼 수 있으므로, 산후 젖몸살에 가장 많이 활용하고 있는 가미지패산으로 10일분 20첩을 지어주었다. 아울러 화농된 왼쪽 젖을 자주 짜주라고 하고, 또 총백을 달인 물로 수건에 적셔 따뜻하게 하여 화농된 젖을 수시로 마사지해주라고 했다.

한약을 먹으면서부터 병원은 다니지 않았고, 그간 지어온 항생제와 소염제도 중단한 채 가미지패산만 복용했다. 약을 며칠 정도 먹자 오한발열이 감소하면서 통증이 경감되었고, 1제를 다 먹어 갈 무렵 젖을 짜도 고름도 나오지 않고, 콩알 크기의 젖무덤 궤양도 아물었으며 모든 증상이 소실되었고, 그 뒤부터는 전혀 문제가 없었다.

2-1. 젖몸살, 미열(微熱), 오한(惡寒)

다음은 김철동 선생의 경험을 채록한 것이다.

● ○ ○ ○ 여 28세 주부 경기도 고양군 신도읍 오금동

출산 후 젖몸살이 나서 온 부인으로

① 젖을 덜 짜서 그런지 젖무덤이 팽배되어 있고 열감이 있다. ② 동시에 젖무덤이 단단하고 멍울이 서 있다.

③ 미열(微熱)이 있고 으슬으슬 춥다고 한다.

출산 후 젖량이 많고 이 젖을 아기가 다 먹지 못하면 짜내야 하는데 젖이 남아 있거나 남아 있는 젖을 짜내주지 않으면 젖몸살이 나게 된다. 대체로 이때는 가미지패산이나 지패산, 십육미유기음을 사용하게 되는데 일반적으로 가장 빈용하는 처방이 가미지패산이다. 그래서 평소의 경험대로 오한(惡寒), 미열(微熱)이 있는 젖몸살을 목표로 가미지패산 본방으로 3일분 6첩을 지어주었다.

복용 후 팽배되어 있는 젖무덤이 원래대로 줄어들고 열감도 없어졌으며, 단단하고 멍울이 서 있던 것과 미열(微熱), 오한(惡寒)이 없어졌다고 한다. 6첩을 모두 복용한 뒤에는 쾌유했다.

2-2. 젖몸살, 흉통(胸痛), 발열(發熱), 유방팽창, 유방멍울

다음은 신선혜 선생의 경험이다.

● ○ ○ ○ 여 소양인 경기도 구리시

키가 크고 체격이 있으며 얼굴이 매우 흰 편이다.

출산 후 약 1년 간 모유 수유를 해왔는데 다른 산모들에 비해서 모유가 많은 편이었다. 아기가 돌이 지나서 수유를 중단하는 과정 중에 젖몸살이 심하여 한약을 찾게 되었다.

① 젖몸살이 매우 심하여 전신에 통증을 느낀다. ㉠ 아기를 안지 못하고 옷깃이 스쳐도 아플 정도의 통증이다.

㉡ 젖을 덜 짜서 가슴이 부풀어 있고 ㉢ 미열이 있으며 ㉣ 오한이 조금 든다고 한다. ② 더위를 많이 탄다.

③ 소화는 잘되는 편이다. ④ 소변은 정상이다. ⑤ 약간 변비 증상이 있다.

출산하고 모유 수유를 하게 되면 대부분 젖량이 증가하게 된다. 아이가 다 먹게 되면 좋겠지만, 그렇지 못한 경우에는 젖이 남게 되는데, 젖을 짜주지 않으면 유방 안에서 멍울지면서 젖몸살을 앓게 된다. 이럴 때 모유 수유를 중지하게 되면, 그 남은 모유로 인해 젖몸살을 하게 되고 약간의 미열이 있으며 통증이 심하여 매우 힘들어지게 되는데, 이 부인의 경우도 이러한 젖몸살의 과정을 밟고 있는 것이다.

당장은 유방에 남아있는 많은 양의 젖을 짜내어야 하나 그것도 쉬운 일이 아니고 만약 짜내지 못하게 되면 유선염으로 진행되어 증상이 점차 심해질 것이다. 따라서 젖을 삭이면서 미세하게 나타난 염증을 치료해야 되며 이 경우 여러

방법이 있으나 거담과 청열의 치법을 사용하는 것이 일반적인 경우라 할 수 있다.
일반적으로 유옹이나 젖몸살에 가미지패산을 비롯하여 심육미유기음이나 지패산, 신효과루산 등을 많이 사용하나 특히 대중방으로 가미지패산을 많이 사용한다하여 가미지패산을 찾아보았다. 가미지패산에는 백지, 패모, 천화분, 금은화 조각자, 천산갑, 당귀미, 과루인, 감초가 각 1돈씩 들어가 있어서. 단단한 젖멍울을 삭이는 백지, 패모로 구성된 지패산에 금은화, 천화분, 과루인은 염증이 생길 수 있는 것을 청열해독시켜 준다고 보았다. 그리고 조각자와 천산갑은 소종시켜 주는 효능을 가진다고 보았다.
젖몸살이 매우 심하여 전신에 통증을 느낀다는 점에서 젖몸살에 가장 많이 사용하는 가미지패산을 효력증대를 위해서 1.5배량 한 뒤 5일분으로 10첩 지어 달여 주었다.
1. 약을 하루 2첩을 복용하자 가슴의 통증이 많이 사그라들었으며
2. 열감도 가라앉았다. 하지만 아직도 모유가 다 삭진 않는 것 같다고 한다.
3. 10첩을 모두 복용한 1주일 후에는 모유 수유를 하면서 부풀었던 가슴이 출산 전으로 줄어들었으며
4. 열감도 없고
5. 단단한 멍울도 없어졌으며
6. 모유도 없어져서 더 이상 모유가 돌지 않는다고 했다.
그렇게 심하던 젖몸살이 10첩의 약으로 일주일 만에 사그라든다는 게 정말 신기했다. 양약으로 젖몸살을 치료하는 게 좋지 않다는 얘길 종종 들었는데 이번에 경험해 보니 젖몸살로 힘들어하는 다른 친구들이나 주위 분들이 있다면 추천해 주고 싶은 생각이 들었다.

3-1. 여성형 유방증

다음은 송종석 선생의 경험을 채록한 것이다.

- **송 ○ ○ 남 37세 소음성소양인 회사원 서울특별시 강서구 목동**

남동생이 어느 날 여자애처럼 유방이 나온다고 하여 보았다.
① 4~5개월 전 어느 날부터 왼쪽 유방자리에 직경 6cm 가량의 젖무덤이 솟아올라 있다. ② 만져 보니 여자아이들 젖처럼 부드럽고 아프지도 않다고 한다. ③ 통증도 없고 짜도 젖이 나오지 않는다.
처음 보는 일이라 황당했으나 병이 있으면 약이 있는 법이니 여러 처방을 검토하다가 유옹(乳癰)과 산후 젖몸살이나 종경(踵經) 통증에 흔히 쓰는 가미지패산을 쓰기로 하고 1.5배량으로 한 뒤, 처방대로 마디가 있는 감초를 구하여 마디 부위만 잘라 처방에 넣어 주수상반(酒水相半)하여 연이어 2제를 복용하도록 했다.
2제를 다 먹자 젖무덤이 없어지고 예전처럼 되돌아왔다.

中統140 寶 십육미유기음 十六味流氣飮

蘇葉 一錢半 **人蔘 黃芪 當歸** 各一錢 **川芎 官桂 厚朴 白芷 防風 烏藥 檳榔 白芍藥 枳殼 木香 甘草** 各五分 **桔梗** 三分

治 嬭巖 ① 加靑皮 一錢 煎服
[活套鍼線] 氣痰(痰飮) 癭瘤(諸瘡) 乳巖(乳)
[適 應 症] 유방결핵, 남성 유방결핵, 유방종양, 유선염, 유방정맥염, 유방통, 유방소양증, 흉복 견인통, 전중통, 명치통, 흉비, 매핵기, 두통, 거품뇨, 소변백탁, 소변적색, 췌장염, 난소염, 갑상선 종대, 갑상선염, 안구돌출, 심계항진, 상기, 하복통, 냉대하, 무기력

처방설명

십육미유기음은 유방결핵(乳房結核)이나 젖몸살, 유옹(乳癰) 등에 사용하는 처방이다. 또한 약성을 응용하여 기울(氣鬱)로 인한 수족저림, 갑상선질환(甲狀腺疾患), 매핵기(梅核氣) 등에도 활용한다.

조문이나 활투침선을 보면 유암(乳巖)에 사용하는 처방으로 되어 있는데, 여기서 유암(乳巖)이란 악성종양(惡性腫瘍)이 아니라 유방(乳房)에 멍울이 생겨서 딱딱해진 것을 의미한다. 용어의 혼란이 있을 수 있으므로 정리를 하자면, 유방결핵은 유방에 생긴 멍울인데 말랑말랑할 수도 있고 딱딱할 수도 있다. 반면 유암(乳巖)은 멍울이 딱딱하다. 유옹(乳癰)은 유선염(乳腺炎)에 가까운 증상이며, 젖몸살은 유선염 전단계의 증상이다.

유방결핵이나 유암은 유방에 멍울이 만져지는 '症狀증상'이므로 유방의 어떤 질환이라고 단정하기는 힘들다. 보통 나이가 들거나 호르몬의 변화를 겪으면서 유방조직의 일부가 섬유화되는 경우에도 멍울이 만져진다. 중요한 것은 어떤 상태에서 멍울이 발생하는가이다. 이러한 상태를 본래대로 회복시켜 주면 유방멍울은 자연히 해소될 수 있기 때문이다.

조직이 전체적으로 또는 부분적으로 딱딱해지는 것은 지속적인 긴장상태(緊張狀態)의 영향을 많이 받는다. 예를 들어 신경을 많이 쓰거나 외감(外感)의 영향을 지속적으로 받았을 때 인체의 조직은 긴장하게 되고, 이러한 조직의 긴장은 어느 부위에서나 발생할 수 있지만, 특히 유방조직에 발생하면 유방에 멍울이 생기는 증상으로 표출되는 것이다. 따라서 이러한 유방멍울이 형성되는 것은 급성이 아니다. 십육미유기음도 지속적인 긴장상태(緊張狀態)에서 유방에 멍울이 형성되었을 때 사용하는데, 특히 허약한 신체상태에서 지속적으로 긴장하여 멍울이 생긴 경우에 적합하다. 이는 십육미유기음을 사용할 때 신체상태를 고려해야 한다는 것을 의미한다.

활투침선을 보면 영류(癭瘤)에 사용하는 처방으로 되어 있다. 영류(癭瘤)는 쉽게 표현하면 '혹'이다. 정의를 보면 '영(癭)은 근심과 걱정이 과도해서 생기는데, 목 뒤와 어깨에 나타나며, 유(瘤)는 기(氣)를 따라서 응결(凝結)되므로 몸 어디에나 나타난다.'고 했다. ≪의종손익≫을 보면 '영(癭)은 몹시 근심하거나 성을 내서 심(心)과 폐(肺)가 상하여 흔히 목이나 어깨에 생긴다. 유(瘤)는 힘든 일이나 성생활을 지나치게 하여 생기는 것인데, 이때 사기(邪氣)가 경락(經絡)의 허(虛)한 곳을 따라 침범해서 생긴다. 영류(癭瘤)가 생기는 초기에는 십육미유기음을 쓴다.'고 되어 있다.

종합해보면 영류(癭瘤) 또한 정신적인 스트레스로 인해 지속적으로 조직이 긴장되었을 때 발생하며, 그

결과 결핵(結核)이나 '혹'이 유방에 나타나면 유방결핵(乳房結核)이나 유암(乳巖)이 되는 것이고, 목이나 어깨, 또는 몸 전체적으로 나타나면 영류(癭瘤)가 되는 것이다. 십육미유기음은 허약(虛弱)한 상태(狀態)에서 긴장되어 있는 조직을 이완(弛緩)시키는 약성이 있어 유방결핵(乳房結核)과 영류(癭瘤)에 모두 사용할 수 있다.

십육미유기음을 사용할 수 있는 유암(乳巖)은 허약한 신체상태에서 조직이 긴장(緊張)되고 울체(鬱滯)되었을 때 나타나는데, 이러한 상태에서는 유암(乳巖)뿐만 아니라 손발이 저리거나 갑상선기능이 항진 또는 저하되는 증상이 나타날 수 있다. 따라서 유암에만 사용하는 처방이라는 관념에서 벗어나야 하며, 신체상태에 적합하다면 어떤 증상에도 응용할 수 있다는 생각을 해야 한다.

십육미유기음증의 신체상태는 허약하거나 허약해진 상태에서 기울(氣鬱)로 인해 조직이 긴장(緊張)되어 울결(鬱結)이 나타난 상태이다. 신경을 쓰면 조직이 긴장하는데 긴장이 채 풀리지 않은 상태에서 체력이 떨어졌을 경우에는 조직의 신축력이 저하된다. 신축력이 저하된 상태가 지속되면 미세한 경색(梗塞)이 남게 되는데, 이것이 반복하여 일어날 때는 조직에 변형이 올 수 있다. 이것이 유방(乳房)에 나타나면 유방결핵(乳房結核)이 되고 근골격계에 나타나면 수족저림 증상이 나타나는 것이다.

십육미유기음은 긴장된 조직을 풀어주면서 긴장과 이완이 반복되는 과정에서 발생한 습체(濕滯)와 농성물질(膿性物質)을 제거한다. 동시에 저하되어 있는 기능을 보강하기 위한 보기제(補氣劑)와 보혈제(補血劑)가 포함되어 있다. 이러한 약성을 통해 변형된 조직을 원상태로 회복시켜 준다.

십육미유기음은 갑상선질환(甲狀腺疾患)에도 많이 응용한다. 갑상선기능항진증은 허약한 사람에게 흔히 발생하는데, 허약한 상태에서 학업에 대한 스트레스, 업무에 대한 스트레스, 인간관계 사이에 존재하는 갈등, 기후변화 등에 대응하기 위해 에너지를 과도하게 발생시켜야 하기 때문이다. 허약한 사람의 경우 에너지 발생량이 제한되어 있음에도 불구하고 많은 에너지가 요구되는 경우에 갑상선호르몬 분비를 증가시켜 억지로 에너지를 발생시키므로 갑상선기능항진증이 되는 것이다. 또한 허약한 상태에서는 계속하여 기능이 항진되어 있을 수 없으므로 종국에는 갑상선기능저하증이 야기된다. 십육미유기음은 갑상선기능항진증보다 저하증에 많이 사용한다.

처방구성 처방구성을 보면 군약인 소엽은 소화액 분비와 위장의 연동운동(蠕動運動)을 촉진하고, 피부혈관을 확장하여 발한(發汗)을 촉진한다. 인삼은 중추신경계에 대한 흥분작용과 억제작용이 있는데, 흥분작용이 보다 강하다. 또한 뇌의 혈액공급과 산소공급 능력을 높이는 작용이 있으며, 강심작용이 있어 심장의 수축력을 강화한다. 황기는 세포의 기능과 산소전달력을 증가시켜 에너지생산을 돕는 보기작용(補氣作用)을 한다.

당귀의 정유성분은 혈관을 확장하여 혈압을 저하시키고 뇌혈류를 증진하며, 말초혈관의 혈류를 원활히 함으로써 말초순환장애를 개선한다. 천궁은 관상동맥과 말초혈관을 확장하여 하지(下肢)와 심근(心筋)의 혈류량을 증가시키고, 항혈전작용(抗血栓作用)으로 혈액순환을 촉진한다. 관계는 혈관을 확장하여 혈압을 저하시키고, 말초혈관의 혈류를 원활히 함으로써 말초순환장애를 개선한다. 후박은 장(腸)의 운동을 촉진하거나 장(腸)의 경련을 완화하는 등, 장의 운동을 조정하는 작용이 있다.

백지는 항염증작용과 해열작용이 있으며, 빈랑은 부교감신경을 흥분시켜 위액분비를 촉진하고, 위장의 연동운동을 강화한다. 작약은 여러 종류의 당(糖), 점액질(粘液質), 유기산(有機酸)과 미량 미네랄이 많이 함유되어 있고, 평활근의 경련을 억제하며, 중추신경의 흥분을 억제하여 진통(鎭痛), 진경(鎭痙), 진정작용(鎭靜作用)을 한다.

지각은 위장의 연동운동을 항진시켜 내용물의 배출을 촉진함으로써 복부 팽만감을 개선하고 변비를 완화한다. 목향은 미주신경(迷走神經)을 자극하여 장(腸)의 수축력과 연동운동을 증가시키고 소화·흡수를 촉진하여 가스 정체로 인한 복통을 멎게 한다. 감초는 스테로이드 호르몬과 유사한 작용이 있어 항염증작용, 해독작용, 해열작용을 하고, 길경은 염증을 억제하는 소염작용(消炎作用)이 있다.

처방비교 유방결핵(멍울)에 사용하는 **청간해울탕**과 비교하면 청간해울탕은 간장울화(肝臟鬱火)로 인한 유방결핵(乳房結核)에 사용하는 처방이며, 단치소요산과 팔물탕의 개념이 포함되어 있어 허약(虛弱)과 흉곽의 열울(熱鬱)이 겸해 있는 상태에서 발생하는 여러 장애에 사용할 수 있다. 반면 십육미유기음은 산후 유방질환 또는 기울(스트레스, 기온변화 등)로 인한 유방질환에 사용하며, 약성을 응용하여 갑상선질환이나 수족저림에 사용한다.

수족저림에 사용하는 **개결서경탕**과 비교하면 개결서경탕은 견비통(肩臂痛)이나 손저림에 쓰는데, 처방에 향소산이 포함되어 있어 주로 신경을 많이 쓰거나 외감(外感)으로 인해 기육(肌肉)이 긴장·수축되어 나타나는 견비통이나 수족저림에 사용할 수 있다. 반면 십육미유기음은 기허(氣虛)를 겸한 기울(氣鬱)로 인해 조직과 혈관이 연약해지고 혈액순환이 원활하지 못하여 수족저림이 생겼을 때 사용하는데, 개결서경탕을 써야 하는 경우보다 더 허약한 사람에게 쓰는 경향이 있다.

허약한 사람의 갑상선질환에 사용하는 **가미귀비탕**과 비교하면 두 처방 모두 갑상선기능항진이나 저하증에 사용하는데, 가미귀비탕은 신경과다로 인해 발생하는 증상에 사용하며, 십육미유기음을 쓸 사람보다 허약 정도와 증상의 정도가 심한 경우에 적합하다. 반면 십육미유기음을 쓸 사람은 허약하기는 하지만, 가미귀비탕을 쓸 사람보다는 약간 더 실하다고 할 수 있다. 증상 또한 극심하지 않은 편이며 신경성이 뚜렷하지 않고 가벼운 편이다.

→ 활용사례

1-1. 유방결핵(乳房結核), 소변적색(小便赤色) 여 33세 소양성소음인
2-1. 남성 유방결핵(乳房結核) 남 21세 소음성태음인 174cm 68kg
3-1. 유방종양(乳房腫瘍) 여 48세
4-1. 유선염(乳腺炎) 여 36세 태음인
4-2. 젖몸살, 오한(惡寒), 전신통(全身痛), 유방경결 여 29세 소양인 170cm
4-3. 젖몸살, 유선염(乳腺炎), 유방경결, 발열(發熱) 여 28세 소양인
5-1. 유방통(乳房痛), 유방소양증(乳房搔痒症), 두통(頭痛), 전중통(膻中痛), 거품뇨, 소변백탁(小便白濁) 여 66세 소음인
6-1. 유방정맥염(乳房靜脈炎), 흉복견인통(胸腹牽引痛) 여 45세 소음인
7-1. 위암(胃癌), 명치통, 가슴답답, 매핵기(梅核氣) 여 51세 소양인
8-1. 맹장염(盲腸炎) 여 47세
9-1. 췌장염(膵臟炎) 남 39세
10-1. 갑상선기능항진증(甲狀腺機能亢進症), 다한(多汗), 스믈거림, 숨참, 눈곱, 곤권(困倦), 정충(怔忡), 월경중단(月經中斷) 여 30세
10-2. 갑상선종대(甲狀腺腫大) 여 35세
10-3. 갑상선종대(甲狀腺腫大) 여 19세
10-4. 갑상선중독증(甲狀腺中毒症), 안구돌출(眼球突出), 심계항진(心悸亢進), 상기(上氣) 여 22세
10-5. 갑상선기능항진증(甲狀腺機能亢進症), 심계항진(心悸亢進), 수족한(手足汗), 정충(怔忡) 여 19세 소양성소음인 160cm 48kg
10-6. 갑상선항진증(甲狀腺亢進症) 여 33세 160cm 70kg
10-7. 갑상선종대(甲狀腺腫大) 여 40세
11-1. 난소염(卵巢炎) 여 45세
11-2. 난소염(卵巢炎) 여 56세
12-1. 자궁염(子宮炎), 하복통(下腹痛), 냉대하(冷帶下), 무기력(無氣力) 여 36세

1-1. 유방결핵(乳房結核), 소변적색(小便赤色)

● 오 ○ ○ 여 33세 소양성소음인 서울특별시 강동구 길1동 대신연립

10일 전 위궤양으로 비화음을 복용한 이후 속쓰림, 신트림이 소실되고 소화도 잘 되고 푸른 변도 없어지고 하복통도 줄었다는 부인이다.

① 유방에 단단한 멍울이 대단히 많다. ② 병원에서 유방결핵(乳房結核)으로 진단받았다. ③ 소변색이 붉다. ④ 어제부터는 소변이 뿌옇기도 하다. ⑤ 2년 전 정충(怔忡), 심번(心煩) 등의 기울증세로 본 한약방에서 가미귀비탕을 복용한 이후 나은 적이 있다. ⑥ 전에 불면으로 3년간 정신과 치료를 받은 적이 있다.

정신과 치료경력이 있는 소양성소음인 주부의 유방결핵을 목표로 십육미유기음 2배량에 청피 1돈을 더하여 10일분 20첩을 지어주었다.

13일 뒤에 다시 왔을 때 확인해 보니, 약을 복용한 이후 유방의 멍울은 여전하나 붉게 나오던 소변은 아침에만 붉으며 아침이면 얼굴이 붓는데 병원검사결과 소변에 특별한 이상은 없다고 한다.

유방의 몽우리는 아직 여전하나 소변색깔이 정상으로 돌아오는 것으로 보아 효과가 있다고 보고 지난번과 같은 처방에 패모 1.5돈을 더하여 10일분 20첩을 지어주었다.

13일 뒤에 전화로 전에는 유방이 딴딴했으나 3일 전부터 확 풀려서 유방결핵이 있기 전처럼 말랑말랑해졌다고 한다. 그러나 유방결핵은 아직 있는 상태이며 간혹 소변빈삭(小便頻數)이 생긴다고 한다.

딴딴했던 유방이 말랑말랑해진 것으로 보아 효과가 있었다고 보고 지난번과 같은 처방으로 10일분 20첩을 지어주었다.

2-1. 남성 유방결핵(乳房結核)

다음은 노의준 선생의 경험이다.

● 이 ○ ○ 남 21세 소음성태음인 군인 174cm 68kg 경기도 안양시 관양동

체력이 좋고 체구가 단단해 보이는 소음성태음인 남성이다.

① 남자임에도 유방결핵이 있다. 여성 호르몬이 다른 사람보다 많이 분비되어 오른쪽 가슴에 동전크기 만한 멍울이 있다. 군에서는 여성 유방형성증이라 하여 수술을 권유했다. ② 추위와 더위는 타지 않는다. ③ 손과 발이 약간 차다. ④ 찬 것을 좋아한다. 소화는 잘되며 식사량은 보통이다. ⑤ 대변은 된 편이다. ⑥ 복직근연급(腹直筋攣急)이 있고 제중동계(臍中動悸)가 있다.

유방결핵을 목표로 십육미유기음 2배량으로 10일분 20첩을 투약했다.

20여 일 후에 경과를 확인하니, 처음보다 60%가량 호전되었고 젖가슴 멍울이 소실되는 과정에 있다고 한다. 유방결핵에 십육미유기음이 효과가 있다고 보고 십육미유기음 2배량으로 2제를 투약했다.

3-1. 유방종양(乳房腫瘍)

다음은 배원식 선생의 경험을 인용한 것이다.

● 김 ○ ○ 여 48세 주부 서울특별시 영등포구

유방에 종양이 생겨 모 종합병원에서 진찰한 결과 암종이란 진단을 받아 수술해야 한다는 말을 들었다.

더욱이 이 부인의 남편은 보건소 소장으로, 수술을 권하고 있다고 한다. 하지만 본인은 수술하기 싫어하여 백방으로 수소문하고 있던 중에 친분이 있는 사람이 일부러 찾아와서 자기도 유방종양으로 수술 권유를 받았으나 선생님께 약을 복용하고 완치되었다면서 반드시 선생님께 진찰을 하고 약을 복용하라고 해서 찾아오게 되었는데, 이 일로 남편과는 냉전 상태라고 한다.

① 유방결핵으로 진단을 받았으며 ② 유방을 촉지해본 결과 유방에 큰 밤알 크기의 것이 만져졌다. ③ 그렇게 단단하지는 않고 약간 연한 편이었다.

내가 유방종양에 자주 사용하는 처방이 있어 서슴지 않고 '사삼, 백출, 황기, 당귀, 천궁, 백작약, 감초, 백복령, 진피, 천화분, 시호, 연교 0.8돈'으로 처방을 구성하여 20첩 정도면 반응이 있을 것이고 40첩을 복용하면 완치될 것이라고 장담하면서 일단 10일분 20첩을 지어주었다.

한 달 뒤에 약을 모두 복용하고 다시 내원했을 때 종양을 만져보았는데, 전혀 호전되지 않았으나 체질에 따라 반응이 늦을 수도 있다고 생각하여 다시 같은 약으로 1제를 더 지어주었는데, 다시 20일 뒤에 내원했을 때 증상을 살펴보니 이번에도 아무런 변화가 없는 것이었다.

40첩을 복용하면 완치된다고 장담한 것이 미안하여 치료비를 받지 않을 터이니 계속 치료하자고 설득한 다음 다른 약을 사용하기로 했다. 이 부인도 남편의 반대를 무릅쓰고 하는 치료이기 때문에 반드시 선생님께 치료를 받아 완치되어야 한다면서 계속 치료하기를 원했다. 필자가 유방종양에 자주 사용하던 처방으로 치료되지 않자 이번에는 십육미유기음에 창출, 산사, 애엽 1돈을 더하여 10일분 20첩을 지어주었다.

약을 모두 복용하고 20일 뒤에 다시 내원했을 때는 웃음을 머금고 들어오면서 멍울이 많이 작아졌다면서 앞가슴을 헤치면서 보여주는데 만져보니 거의 없을 정도로 줄어들었기에 전과 같은 처방으로 1제를 더 지어주었으며 약을 복용한 후에는 완치되었다.

4-1. 유선염(乳腺炎)

● 민 ○ ○ 여 36세 태음인 경기도 이천시 부발읍 신하리 성광아파트

보통 키에 약간 뚱뚱하며 목소리가 또랑또랑한 태음인으로 보이는 여자이다.

① 10개월 전부터 왼쪽 유방 유륜(乳輪) 부위에서 피가 섞인 고름이 흐른다. ② 현재는 고름이 흐르지는 않고 짜면 피가 섞인 고름이 나온다. ③ 6개월 전 수술을 했으나 수술 후 한 달이 채 안 되어 바로 재발하였다. ④ 병원검사 결과 유방암은 아니고 유선염이라 한다. ⑤ 추위와 더위를 약간씩 탄다. ⑥ 식욕과 소화력은 모두 좋다.

⑦ 가끔 잠을 못 자며 얕은 잠을 자고 꿈을 자주 꾼다. ⑧ 가슴이 답답하고 잘 놀라며 열이 달아오르는 증세가 있다. ⑨ 신경질과 짜증이 많고 매사가 귀찮다. ⑩ 한숨을 자주 쉬며 가슴이 뻐근하고 가슴이 조이는 것 같다.

⑪ 초기에는 양약을 복용했으나 양약을 복용하는 중에 증세가 더 심해지기도 하고 또한 약을 복용하지 않는 중에도 고름이 말라 낫기도 하는 등 양약 복용과 전혀 상관없이 증세가 발생했다 소실되었다 반복하여 양약 복용을 중지했다.

⑫ 우측 유방도 섬유선종으로 수술했으며 현재 완치되었다.

기울증세가 있는 태음인 여자의 유선염을 목표로 십육미유기음 2배량으로 10일분 20첩을 지어주었다.

14일 뒤에 전화로 약을 더 복용하기를 원한다고 하여 경과를 확인해 보니, 약을 복용한 후 유방의 부기가 빠졌으며 염증이 아문 느낌이라며 약을 1제만 더 지어달라고 한다.

약을 복용한 후 염증 부위의 부기가 내리고 상처가 거의 치유된 것으로 보아 위의 약이 효과가 있었다고 보고 같은 처방인 십육미유기음 2배량으로 10일분 20첩을 지어주었다.

4-2. 젖몸살, 오한(惡寒), 전신통(全身痛), 유방경결

다음은 장기원 선생의 경험이다.

● 성 ○ ○ 여 29세 소양인 내과 레지던트 170cm 서울특별시 동대문구 장안동

신장은 170cm, 보통 체형으로 성격이 급하고 활달한 소양인이다.

필자의 처제로 결혼한 지 1년이 지나 첫 출산을 했다. 출산 후 다음날에 퇴원했고 원체 평상시에 건강하던 체질이다. 첫아이를 출산한 지 일주일이 지난 뒤 젖몸살로 고통을 호소했다. 올해 레지던트 4년차로 병원일과 전문의 시험 준비, 그리고 임신으로 많은 스트레스를 받고 있었다.

① 수유를 하면서 전신통과 오한이 난다. ② 유방이 딱딱해지면서 젖을 먹이기가 힘들다. ③ 아이가 젖을 먹어서 젖 끝이 많이 아프다. ④ 추위나 더위를 타지 않는다. ⑤ 손은 따뜻한 편이다. ⑥ 처녀시절부터 생리통이 있었다. ⑦ 임신 중에는 변비 기운이 있었다. ⑧ 아침에 일어나기 힘들다. ⑨ 아이를 가지고서 병원생활이 많이 힘들었다. ⑩ 병원에서 검사해 보니 백혈구 수치가 많이 높아져 있다.

이 환자의 주증상은 수유 중 전신통과 오한이 난다는 것이나, 유방이 딱딱해지면서 젖을 먹이기가 힘들다는 것을 보면 산후 발생하는 이른바 젖몸살이라는 유선염으로 보인다. 이 유선염은 레지던트 4년차로 병원일과 전문의 시험 준비, 그리고 임신으로 많은 스트레스를 받는 것들이 전신의 긴장을 유발하여 바탕을 마련한 측면도 있을 것이다. 이러한 바탕이 첫 임신과 수유에 대한 부담 등으로 유선 울체 등 현상이 나타나고 통증과 염증 반응으로 나타난 것이다.

유방의 울체와 전신 통증을 해소하기 위해서 근육을 풀어주고 말초까지 혈행을 개선하는 것이 필요하다. 이 환자의 경우 원체는 건강 체질이나 첫 출산으로 인해 기력이 많이 떨어졌고 그간 스트레스를 많이 받았다는 점을 감안해서 보기하고 행기할 수 있는 방법이 치법이 될 수 있을 것이다.

젖몸살에 쓸 처방을 생각하면서 보허탕, 쌍화탕, 십육미유기음 세 가지 처방을 생각해 보았다. 가장 일반적으로 산후에 쓸 수 있는 처방으로 보허탕을 들 수 있는데, 환자가 현재 많이 허약하지만 원체 건강한 체질이었고 스트레스 증상이 심한 것으로 보여서 이 처방은 제하고 쌍화탕도 일반적인 몸살과 보약으로 쓸 수 있지만 젖몸살을 호소했기에 젖몸살과 유옹에 쓰는 십육미유기음을 사용하기로 했다.

처방구성을 살펴보니 행기해 주는 소엽과 보기해 줄 수 있는 인삼과 황기, 혈행을 돌려주고 근육을 풀어주는 당귀, 작약 등이 배속되어 있고 염증작용에 효과가 있는 백지 등으로 구성되어 산후 몸살에 적당한 처방으로 생각되었다

산후 젖몸살을 목표로 하여 십육미유기음 반 제를 1.5배량으로 처방했다. 다만 인삼이 좀 조열할 수 있어서 만삼으로 대체하여 투약했다.

3일 뒤 경과를 물어봤더니 증상이 여전하다고 별 소용이 없는 것 같다고 했으나 일주일 뒤에

1. 오한과 전신통이 사라지고

2. 유방이 딱딱한 증상이 없어졌고
3. 검사해 보니 백혈구 수치가 정상으로 돌아왔다고 한다.

처음에는 산후 보약을 지어주려 했으나 한약에 대한 거부감으로 처방하지 못했었다. 그런데 수유 때문에 젖몸살이 있어도 마땅히 복용할만한 약이 없기에 지푸라기라도 잡는 심정으로 한약을 먹고 나서 제 증상이 호전되어 다행스러웠던 경우이다

4-3. 젖몸살, 유선염(乳腺炎), 유방경결, 발열(發熱)

다음은 장성환 선생의 경험이다.

● 김 ○ ○ 여 28세 소양인 주부 서울특별시 강동구 천호동

본인의 집사람이다. 1999년 한의원을 개원할 당시 집사람이 첫아들을 출산하고 조리하던 중 젖몸살을 심하게 했다.
① 양쪽 유방이 단단하여 바위처럼 굳어있다. ② 모유가 잘 안 나와 아들에게는 분유를 주고 있었다. ③ 유선염의 영향인지 몸에서 열이 난다. ④ 소화와 대소변은 양호하다.

출산 후 처음부터 모유가 잘 안 나와 고생하던 집사람이 결국 유선염에 걸려 양쪽 유방이 단단해지고 바위처럼 굳고 통증이 극심하게 되었다. 처방을 쓰기로 했다. 한의대에서는 소양인에게는 인삼, 황기를 절대 쓰지 못하는 것으로 배웠기에 고민이 되었다. 지금은 고인이 되신 맹화섭 선생님 한의원에 가서 개원 직전까지 ≪동의보감≫ 강의를 3년간 들은 영향으로 그분께서 빈용하시던 유선염 처방을 사용하기로 했다.

특히 멍울이 생겨 심해지는 '유암'증에 자주 사용하는 십육미유기음 원방에 청피 1돈을 더하여 20첩을 사용했다.

마사지를 하고 한약을 복용하고도 3일 정도 더 고생한 후 단단해진 몽우리가 점차 풀리고 열이 내리더니, 한약을 다 복용할 즈음에는 젖몸살이 모두 치유되었다.

맹화섭 선생님은 유암을 간기울결로 보고 순환을 위해 활투대로 청피 1~3돈을 꼭 첨가하셨는데, 이를 본받아 첨가한 것인데 효과가 좋았다. 그 뒤 한의원 근처 엄마손산후조리원에서 촉탁의로 5년간 수많은 산모를 돌보게 되었는데 젖몸살과 유선염의 기본방으로 많은 산모들에게 도움을 준 처방이 되었다. 맹화섭 선생님은 청피의 효능을 더하기 위해 소엽 3돈을 가하기도 하고, 유방에 발적이 심하여 염증이 심한 경우에는 금은화, 연교 또는 시호를 가하도록 했는데, 실제 처방에 도움이 많이 되었다.

5-1. 유방통(乳房痛), 유방소양증(乳房搔痒症), 두통(頭痛), 전중통(膻中痛), 거품뇨, 소변백탁(小便白濁)

● 강 ○ ○ 여 66세 소음인 경기도 안양시 비산3동 화남아파트

하복통(下腹痛)으로 삼출건비탕을 복용한 이후 치료된 적이 있는 약간 마르고 키가 작은 소음인 할머니이다.
① 2일 전부터 유방의 피부가 가렵다. ② 처음에는 왼쪽부터 가렵기 시작하여 지금은 좌우 모두 가렵고 아프다가 안 아프다가 한다. ③ 추위를 탄다. 몸 전체와 손발이 차다. ④ 식욕은 별로 없다. 잘 체하며 소화가 잘 안 되고 속이 거북하다. ⑤ 정충(怔忡), 상열(上熱), 경계(驚悸), 불안(不安) 등의 증세가 있다. 신경질과 짜증이 심하며 잘 잊어버린다. ⑥ 가슴이 답답하다. ⑦ 간혹 어지럽다. ⑧ 피로하다.

신경과로 및 기울증세가 있는 소음인 할머니의 유방소양감 및 통증을 목표로 십육미유기음 2배량으로 10일분 20첩을 지어주었다. 4개월 뒤에 보약을 지으러 왔을 때 확인해 보니, 약을 복용한 후 유방이 가렵고 아픈 것이 거의 없어져 이제는 어쩌다 한 번씩 가려운 정도라 했다. 지난번 약이 효과가 좋았고 이번에는 가슴이 간혹 결린다 하여 지난번과 같은 약으로 10일분 20첩을 지어주었다.

3년 3개월 뒤에 다시 내방했는데, 이후 유방이 가렵거나 결리고 아픈 증세가 없이 지금껏 괜찮았다고 한다. 이번에는
① 근래 와서 다시 유방이 뻐근하고 아프다. ② 소변에 거품이 나고 쌀뜨물처럼 뿌연 덩어리가 나온다. ③ 소화도 잘 안 된다. ④ 전중(膻中) 부위가 뻐근하고 열이 난다. ⑤ 머리거죽에 열감이 있고 벌레가 기어 다니는 것 같고
⑥ 찬 것을 먹으면 바로 설사를 한다고 한다.

유방통과 아울러 전중 부위의 통증 및 두피의 열감 및 벌레가 기어가는 것 같은 느낌은 신경과다로 인한 기울(氣鬱) 증세와 순환부전의 증세이므로 십육미유기음으로 1제를 지어주었다.

14일 뒤에 다시 약을 지으러 와서 두통(頭痛), 발열(發熱), 전중통(膻中痛), 두피의 열감이 줄어들었으며 소화도 좀 잘 되는 편이며 유방통(乳房痛)도 격감하였다고 한다. 또한 약을 복용하는 중에는 거품소변과 쌀뜨물 같았던 소변이 맑고 깨끗했으며 설사도 안 한다고 한다.

약을 복용한 후 현저한 효과가 있었으므로 약이 잘 맞는다고 생각되어 같은 처방으로 10일분 20첩을 지어주었다.

6-1. 유방정맥염(乳房靜脈炎), 흉복견인통(胸腹牽引痛)

● 박 ○ ○ 여 45세 소음인 주부 경기도 의왕시 오전동 동백경남아파트

약간 작은 키에 약간 여윈 편인 주부로 필자의 제수씨이다.

평소 몸이 약하다보니 증세에 따라 보허탕, 귀비탕, 가미귀비탕, 오적산을 복용한 적이 있다. 3개월 전 속쓰림과 명치통으로 비화음을 복용하고 나은 경력이 있다. 8월 하순에 샤워를 하면서 비누칠을 하고 온몸을 씻다가 왼쪽 유방 밑 가장자리에 딱딱한 부위가 만져졌다. 그래서 혹 유방암이 아닌가하여 안양 시내의 의원 2곳에 가서 진찰을 받으니 서울의 큰 병원으로 가라고 했다. 그래서 서울의 OO병원에 가게 되었고 그간 증세는 약간 더 진행되었다.

① 왼쪽 유방 밑 가장자리를 정점으로 정맥혈관이 위아래에 걸쳐 딱딱하게 굳어 있다. ② 위로는 왼쪽 겨드랑이 밑까지 아래로는 왼쪽 상복부까지 일직선으로 약 25㎝ 길이다. ③ 왼팔을 들면 딱딱하게 굳어진 정맥이 피부 속으로 패어 보여 겨드랑이에서 배까지 일직선으로 함몰되어 나타난다. ④ 동시에 굳어진 혈관이 지나는 갈비뼈와 배까지 약간씩 비치면서 땅긴다. ⑤ 병원에서 정밀검사 결과 정맥이 굳어져 막히는 정맥염이라면서 특별한 치료방법이 없다고 한다. ⑥ 아프면 진통제를 먹을 수밖에 없다고 한다. ⑦ 혈관이 굳어 막히면 어떻게 하느냐고 묻자 다른 쪽의 많은 혈관들이 대신 혈액을 순환시켜서 순환에는 별문제가 없을 것이라고 한다. ⑧ 국내에서 최고 수준의 병원에서 이렇게 설명하므로 막막하기도 하면서 한약으로 하면 살 수 있지 않나하는 기대를 가지고 약을 써보기로 했다. ⑨ 평소 소화력이 약하다. ⑩ 몸도 약한 편이며 몸은 약간 찬 편이다.

유방 주위의 혈관이 굳어지는 정맥염을 목표로 유암(乳癌)에 사용하는 십육미유기음 2배량으로 5일분 10첩을 지어주었다. 8일 뒤에 약을 다 먹고 다시 왔을 때 확인해 보았다. 우선 흉협과 아랫배 쪽으로 땅기는 것이 격감하였고 혈관의 딱딱한 부위도 전보다 부피도 줄고 딱딱한 정도도 덜하다고 한다.

증세가 감소하는 만큼 십육미유기음이 효력이 있다고 보고 같은 처방으로 10일분 20첩을 지어주었다.

가까이 거주하고 자주 내왕하므로 약을 먹는 중간 중간 확인해 보니, 점차 더 나아가고 있다고 한다. 약을 모두 복용한 뒤에는 남아 있던 딱딱하던 혈관이 풀어져 완전히 없어졌다.

2년 뒤에 다시 확인해 보니, 그 후로 완전히 나아 지금은 흔적도 없다고 한다.

7-1. 위암(胃癌), 명치통, 가슴답답, 매핵기(梅核氣)

다음은 영국의 백영현 선생의 경험이다.

● 윤 ○ ○ 여 51세 소양인 주부 스페인 라스팔마스 한국인

① 위암으로 암이 소화기 여기저기 상당히 퍼져서 수술이 어렵다. ② 명치가 아픈 것이 심하며 종일 아프다. ③ 식사는 거의 못하고 식이요법으로 감자 1~2개와 야채주스 조금만 먹고 있다. ④ 항시 목이 막혀 있는 듯하다. ⑤ 기운이 없고 피로하다. ⑥ 체중이 현저하게 줄어 45kg으로 낮아져 있다. ⑦ 수술곤란으로 병원치료를 포기하고 신앙심과 민간요법으로 치료를 하고 있다. ⑧ 그간은 상기생을 차처럼 연하게 달여 보리차 대신으로 마셔왔다. ⑨ 원만하고 활달한 성품이나 의외로 신경증세와 전중압통(膻中壓痛)이 있다.

8월에는 위암으로 인한 명치통과 소화력 약화를 감안하여 비화음 7일분을 지어주었다. 동시에 뜸을 여러 곳에 떠주었다. 비화음을 복용하고 심했던 명치통이 격감하고 목 막힌 듯한 증상은 없어졌다. 그러나 아픈 것을 약간 느낄 정도로 명치통이 경미하게는 남아 있는 편이다.

평소 신경을 쓰는 편이고 소화력도 도울 겸하여 신계향소산을 본방으로 10일분 20첩을 지어주었다. 복용 후 속 답답한 것이 사라지고 뱃속이 편하다고 한다.

본인이 영국의 집으로 귀국한 사이 약을 먹지 않고 그냥 있자니 불안하여 라스팔마스에 있는 한의사에게 약을 지어 5일 정도 복용하던 중 다시 지난번과 같은 명치통이 발생했다. 그래서 다시 아프니 어떻게 했으면 좋겠느냐고 전화가 왔다. 영국으로 돌아가기 전 명치통과 속 불편한 것이 어느 정도 해소되었으므로 치료를 겸한 보약을 지어달라고 했다. 처방을 이리저리 검토해 보아도 적합한 것이 없어 국제전화로 이종대 선생님께 처방을 문의했다.

우선 소화에 부담이 되지 않으면서 암(癌)에 쓸 수도 있으며, 또 전중통(膻中痛)의 징표인 기울(氣鬱)도 풀어줄 수 있다는 측면에서 기담(氣痰), 유암(乳癌), 영류(癭瘤) 등에 사용하는 십육미유기음을 추천하여 주셨다.

그래서 십육미유기음 본방으로 3제를 지어주었다. 영국에서 라스팔마스까지 약을 보내는 데 시간이 걸리므로 우선 지어 놓았던 십육미유기음을 복용토록 권유했다. 약을 10일 정도 복용하면서부터

1. 피로한 것이 없어지면서 기운이 솟아나는 느낌이고 점차 기력이 살아난다.
2. 전과 달리 소화가 잘 되고 식욕이 점차 나아져서 식사를 정상인에 가깝게 했다. 2제부터는 배량으로 복용하여 다시 10일 만에 2제를 모두 복용했다.
3. 식욕이 증가하고 소화력이 좋아져서 조심해 왔던 식이요법 외에도 과일주스나 찰밥 같은 것도 먹고 지냈으며 식사량이 현저하게 많아졌다.

4. 3제를 모두 복용하고 체중을 재보니 감소되었던 전보다도 2.5kg 늘어난 47.5kg이었다.
5. 또한 경미하게 남아 있던 명치통도 이젠 전혀 없다고 한다.
6. 원래 식성이 좋았던 편이라 음식을 과식한 탓에 며칠 전에는 유부초밥과 김초밥을 약간 과식하고 식체로 고생했으나 이전보다는 현저히 좋아져 있다.
7. 아울러 교회 활동으로 종일 밖에서 활동을 하고 있으며 정상인도 힘든 활동을 할 수 있을 정도로 체력도 좋아져 있다.
아직 병원에서 검사를 해보지 않아 암의 실제 치료여부는 알 수 없으나 십육미유기음이 의외로 효력이 크며 복용 후부터 체중이 오히려 2.5kg 증가하고 있다는 측면이나 활동량이 급격히 늘어난 점을 보면 암 질환 전체가 상당히 호전되고 있는 게 아닌가 짐작해 본다. 이 부인은 수년 뒤 암으로 하느님 품으로 돌아갔다.

8-1. 맹장염(盲腸炎)

다음은 배원식 선생의 경험을 인용한 것이다.

● 정 ○ ○ 여 47세 주부 서울특별시 성동구 송정동

본 한의원 단골손님인 김 여사의 소개를 받고 찾아온 사람으로 양방 병원에서 진료를 받고 치료를 했으나 전혀 차도가 없었고 더구나 수술을 권유했으나 믿을 수가 없어 한방치료를 받기 위해서 찾아왔다는 것이다.
① 병원에서 맹장염으로 진단을 받았다. ② 다각도로 진찰한 결과 맹장염이 확실했다. ③ 변비가 있다.
여기서 주의를 요하는 것은 여자 환자의 경우 실제로는 맹장염이지만 난소염으로 오진할 가능성이 있고, 반대로 난소염을 맹장염으로 오진할 가능성이 있다는 점이다. 감별 진단의 차이점으로는 맹장염은 맹장 부위에 압통이 있고 더불어 변비가 있으며 난소염은 난소 부위에 압통이 있고 대하(帶下)가 있다. 이 환자의 경우 맹장염의 맹장 부위에 압통과 변비가 있어 맹장염이 확실했다. 그래서 맹장염 판정을 받은 47세 부인에게 십육미유기음 3일분 6첩을 지어준 결과, 두 번째 내원했을 때는 경과가 대단히 좋아졌다고 하면서 10첩을 더 지어달라고 하여 지난번과 같은 처방으로 5일분 10첩을 지어주었다.

9-1. 췌장염(膵臟炎)

다음은 배원식 선생의 경험을 인용한 것이다.

● 김 ○ ○ 남 39세 서울특별시 서대문구 연희동

병원에서 췌장염이라는 진단을 받고 입원치료를 받다가 병세가 호전되지 않아 한방치료를 받기 위해 내원한 사람이다.
① 양방 병원에서 췌장염으로 진단을 받은 상태이다. ② 본인이 진찰한 결과로도 췌장염임이 분명했다. ③ 췌장염은 한방진단에서 통증 부위가 심교부 좌편에서 등 뒤까지 통증이 있다. ④ 소화가 잘 되지 않는 것이 보통이다. ⑤ 통증은 간헐적이며 만성인 경우에는 견딜 만큼 아프지만 급성인 경우에는 심한 통증이 오는 것이 특징이다.
이 환자는 이미 양방에서 진단을 받았고 본인이 판단하기로도 췌장염의 특징이 나타나 틀림없는 췌장염으로 생각하여 십육미유기음을 투여하기로 하고 십육미유기음 3일분 6첩을 지어주었다.
지어간 약을 복용하고 5일 뒤에 다시 내원하여 하는 말이 통증은 부드러워졌다고 한다.
6첩을 복용한 뒤로 통증이 완화된 만큼 이번에도 같은 처방으로 5일분 10첩을 지어주었는데, 지어간 약 10첩을 모두 복용한 뒤로 찾아와서 하는 말이 이제 완치된 것 같아 약을 그만 먹었으면 좋겠다고 하는 것을 췌장염은 재발하기 쉬운 것이라고 자세하게 설명하여 20첩을 더 복용하라고 권유했으나 10첩을 더 먹고 현재 건강히 직무에 충실하고 있다.

10-1. 갑상선기능항진증(甲狀腺機能亢進症), 다한(多汗), 스믈거림, 숨참, 눈곱, 곤권(困倦), 정충(怔忡), 월경중단

다음은 이창형 선생의 경험이다.

● 김 ○ ○ 여 30세 주부 서울특별시 관악구 신림10동 삼성산주공아파트

① 1년 전 출산한 이후부터 갑상선기능항진증이 있다. 병원에서 갑상선약을 계속 투여 받고 있다. ② 안구돌출이 있다. ③ 숨참이 심하다. 말을 하는 것도 숨이 찬다. 계단을 오르면 너무 숨이 차서 힘들다. ④ 피부에 벌레가 기어다니는 듯하고 가렵다. ⑤ 더위를 많이 타고 땀이 많이 난다. ⑥ 몸이 툭툭 떨린다. ⑦ 가슴이 두근거린다.
⑧ 출산 이후 월경이 1년째 없다. ⑨ 아이가 셋인데 아이들 밥까지 뺏어먹고 싶은 생각이 든다. ⑩ 눈곱이 심하다.
⑪ 손이 저리고 다리에는 쥐가 난다. ⑫ 피로하고 기운 없고 몸이 무겁다. ⑬ 잠을 잘 못 잔다. 잠을 아무리 자도 힘들다. 금방 깬다. ⑭ 대변과 소변에 이상은 없다. ⑮ 피부가 매우 연약하고 무르며 꺼멓게 되어 있고, 축축한 땀이 묻어나온다. ⑯ 남편의 사업실패로 인해서 빚 독촉을 받으며 마음고생을 많이 했다. ⑰ 출산 이후 산후 조리도 못한 상태로 정신적으로도 육체적으로도 약해진 상태였다.
신경과도와 출산 후 섭생부족으로 야기된 것으로 추정되는 갑상선기능항진증에 기의 울결(鬱結)을 풀어주면서 소통시

키는 십육미유기음을 사용하기로 하고 십육미유기음 2배량에 이기(理氣)와 행기(行氣)를 위해서 진피 1돈, 청피 1돈을 더하여 10일분 20첩을 투약했다.
13일 후인 2월 하순에 와서 하는 얘기가 시골에 내려갔다가 와서 약을 늦게 먹기 시작했다고 한다. 그런데 그 약을 먹고 나서 몸이 너무 좋다는 것이다.
1. 돌출된 갑상선 부위가 많이 들어갔다.
2. 땀나는 것도 줄었다.
3. 벌레가 기어 다니는 듯한 것도 70~80% 호전되었고
4. 숨 차는 것도 너무 좋아졌다.
5. 눈곱이 심하던 것은 없어졌다.
6. 단 10분을 자도 몸이 개운하다.
7. 가슴 뛰는 것도 호전되었다.
8. 1년 동안 멈추었던 월경이 시작되었다는 것이다.
이렇게 단시간에 놀라운 효과가 있을 줄 몰랐다면서 이 부인은 무척 흥분한 목소리로 얘기했다. 아울러 완치할 수 있을 것 같다면서 나을 때까지 약을 복용하기로 하고 돌아갔다.

10-2. 갑상선종대(甲狀腺腫大)

다음은 윤보상 선생의 경험을 인용한 것이다.

● 이 ○ ○ 여 35세 인천광역시 북구 북성동1가

1977년 4월 5일에 내원하여
① 정충(怔忡), 불안(不安), 초조(焦燥), 상기(上氣) 증상과 함께 갑상선종대(甲狀腺腫大)를 호소한다. ② 발병한 지 3개월이 넘었다고 했다. ③ 그간 서울의 모 의과대학교 부속병원의 다른 한방병원에서 진찰을 받고 1개월간 치료를 받았으나 효과가 없었다.
필자의 진찰로도 갑상선종대에 의한 질환으로 보고 평소에 투약하던 십육미유기음에 가미하여 투약했다. 여기에다가 김, 다시마, 미역, 파래 등을 다량 섭취하라는 식이요법을 병행했는데 투여 후 10일까지는 아무런 변동이 없다가 15일 후부터는 증상이 경감되기 시작했다. 그 후 증상이 호전되어 오다가 75일째 되는 날부터는 갑상선이 종대되어 있던 것도 소멸되었고 제증상도 없어졌다. 필자는 이때를 치유된 기일로 보았다.

10-3. 갑상선종대(甲狀腺腫大)

다음은 윤보상 선생의 경험을 인용한 것이다.

● 최 ○ ○ 여 19세 인천광역시 남구 용현동

갑상선종대 초기 증상으로 본인이 잘 몰랐던 것을 본원의 간호원이 보고 그것도 병이라고 말을 하여 치료차 본원에 오게 되었다.
① 필자의 진찰결과 갑상선종대증이 약간 있었고 ② 경미한 정충(怔忡)과 상기(上氣) 등이 있었고 그 외의 제 증상으로 보아 갑상선 질환으로 진단하여, 가미십육미유기음을 투약한 결과, 13일을 경과하여 제반증상이 소실되어 치유된 것으로 간주했고 그 후에도 아직 다시 재발하지 않았다고 한다.

10-4. 갑상선중독증(甲狀腺中毒症), 안구돌출(眼球突出), 심계항진(心悸亢進), 상기(上氣)

다음은 윤보상 선생의 경험을 인용한 것이다.

● 박 ○ ○ 여 22세 전라북도 임실군 덕희면 두지리

① 2년 전부터 갑상선이 종대(腫大)되고 ② 안구(眼球)가 돌출되었으며 ③ 심계항진(心悸亢進), 상기(上氣), 정신흥분증(情神興奮症) 등이 있다. ④ 그동안 서울의 모 종합병원에서 방사선치료를 6개월간 받고, 모 의과대학 부속병원에서 약물치료를 4개월간 받은 후에도 아무런 증상의 진전이 없다가 본원에서 다른 병을 치료한 환자의 소개로 본원에 치료차 왔는데, 필자의 진찰결과 갑상선중독증으로 보고 가미십육미유기음을 투약했다.
투약 후 10일간은 아무런 효과도 없었으나, 15일이 되면서부터 정충 및 상기증상이 호전되었고 돌출된 안구도 점차 들어가기 시작했으며 종대된 갑상선도 차차 적어지기 시작했다.
그 후에도 계속 같은 처방을 투약한 결과 40일이 되어서는 신기하게도 상기의 제증상이 완전히 소실되었다. 이때를 완전히 치유된 것으로 보았다.

10-5. 갑상선기능항진증(甲狀腺機能亢進症), 심계항진(心悸亢進), 수족한(手足汗), 정충(怔忡)

다음은 이윤호 선생의 경험이다.

● ○ ○ ○ 여 19세 소양성소음인 160cm 48kg 일본인

인상을 쓰면서 어머니와 함께 온 일본인 여학생이다. 외모는 시니컬하게 보인다. 일본인 모녀가 와서 아이가 갑상선기능항진증이 있어서 호르몬제를 먹고 있는데, 갑상선 부위가 부어서 튀어나와 있어 외관상 아주 신경이 쓰인다고 한다.
① 갑상선 부위 돌출(갑상선종)-외모상 제일 신경이 쓰인다. ② 심계항진, 정충-14세 때부터 갑상선이 부으면서 갑상선기능항진증을 앓게 되었는데 지금도 호르몬제를 제때 먹지 않으면 수족에 땀이 나고 가슴이 뛰면서 피곤해진다. ③ 수족한(手足汗)-수족에서 땀이 나고 미열이 올라온다. ④ 피곤-악기 연주 연습과 공부를 병행하기 때문에 항상 힘들어한다. ⑤ 소화력은 보통, 가끔 가스가 차고 더부룩하다. ⑥ 신경질이 좀 잦은 편이다. ⑦ 변비는 없고 후중감이 약간 있다.
이 여학생은 갑상선항진증과 갑상선종이 겹쳐있는 경우이다. 갑상선기능항진증은 자가면역질환이나 스트레스 등으로 인해 대사 호르몬의 과다, 과소로 인해 생기는 질환으로 보통 양방에서는 제거수술을 하거나 호르몬제를 평생 먹는 것으로 처치한다. 갑상선기능저하증 환자의 경우는 요즘 아주 많이 볼 수 있는 증상으로 체력 저하와 스트레스로 인해 생긴 기울과 전신허로 증상으로 보고 귀비탕류의 처방을 많이 써서 많은 효과를 보게 되었다. 이 학생과 같이 갑상선종 자체를 없애달라고 하는데 전반적인 증상의 경우는 호전될 수 있을 것 같으나 갑상선종 자체를 작게 만들어본 경험이 없어 고민하게 되었다.
갑상선기능항진증 처방을 참고해 보니 가미귀비탕, 가미소요산, 자감초탕, 십육미유기음, 육미지황탕, 자음강화탕 등이 있다. 그러나 이 학생의 전반적 상태를 검토해 보니 허증을 기반으로 하고 있어서 가미귀비탕이나 십육미유기음이 가장 적합할 것으로 여겨졌다. 이 2처방 중에서도 약간은 덜 허약한 사람에게 사용하며 영류에 사용하는 십육미유기음이 가장 적합할 것으로 여겨졌다. 이 학생은 고3이고 또 악기를 연습해야 하는 일 등으로 체력소모가 많고, 신경을 집중해야 하는 입장이라서 이런 이유에서 생긴 영류라고 생각하고 십육미유기음을 사용하게 되었다. 갑상선을 치료사례나 십육미유기음의 여러 치험례를 검토해 보아도 가장 적합한 처방이라는 판단이 들었다.
19세 여학생의 체력소모과다와 신경 집중으로 인해 발생했다고 판단되는 갑상선 선종을 겸한 갑상선기능항진증에 십육미유기음을 사용하기로 한 뒤 효력증대를 위해서 2배량으로 했다. 아울러 항진된 기능을 안정시키기 위해서 모려2, 시호1전과 활혈과 소염의 목적으로 자초2전을 더하여 하루 2번 복용량으로 30일분 80m × 60팩을 지어 주었다.
일본으로 돌아간 뒤 다시 먼저 약을 더 지어 달라는 요청이 왔다. 경과를 확인해 보니, 약을 모두 복용한 뒤부터 놀랍게도 목 부위 갑상선종이 없어져서 만져지지 않는다는 것이다. 나도 내심 놀라고 한의원에 함께 근무하는 모두가 놀랐다. 확인 결과는 다음과 같다.
1. 목 주위의 갑상선종이 없어졌다.
2. 신경질이 많이 줄었다.
3. 피곤함도 예전보다 아주 많이 줄었다.
저번 약이 효력이 있다고 보고 먼저와 같은 처방으로 다시 30일분을 지어 일본으로 발송했다.

11-1. 난소염(卵巢炎)

다음은 배원식 선생의 경험을 인용한 것이다.

● 이 ○ ○ 여 45세 주부 서울특별시 중구 인현동

① 자궁 부위를 눌러본 결과 난소 부위에 압통이 있다. ② 황색(黃色)의 냉대하(冷帶下)가 나온다. ③ 자각증상으로 난소 부위에 항상 뻐근한 통증이 있다.
진찰한 결과 난소염이 틀림없으므로 경험상으로 난소염에도 효과가 있다고 판단되는 십육미유기음을 투여하기로 결정하여 3일분 6첩을 지어주었다.
4일 뒤에 다시 내원하여 하는 말이 뻐근하게 이상야릇했던 통증이 조금 덜하다고 한다. 그래서 같은 약으로 10첩을 복용하고 또 10첩을 계속하여 먹은 결과 난소염이 완치되었다.

11-2. 난소염(卵巢炎)

다음은 배원식 선생의 경험을 인용한 것이다.

● 박 ○ ○ 여 56세 서울특별시 성동구 행당동

① 환자 말에 의하면 배꼽 밑 아랫배가 항상 땅기고 아파서 걸음을 잘 걸을 수가 없으며 ② 자궁 아래로 냉물이 항상 흐르고 있다는 것이다. ③ 산부인과의 진찰에 의하여 난소염이 하도 오래되고 심해서 약물치료로는 곤란하니 자궁을 적출시키라는 말을 5~6개월 전부터 들어왔다는 것이다. ④ 겉보기에는 건실한 체질로 맥도 그리 병맥과 허탈

된 맥은 아니었다. ⑤ 난소 부위 아래 배 전면을 보니 전체가 거북하다는 것이다.
그래서 십육미유기음에 회향, 차전자, 면실자 각 1돈씩 가하여 5일분 10첩을 지어주었다.
환자가 그 약을 다 먹고 와서 하는 말이 모든 증상이 다 편안하게 되었으니 우리 이웃 사람이 갖다 먹은 보수환을 달라는 것이었다. 그래서 복진을 해보았더니 압통은 거의 없다시피 되어 탕약 10첩을 더 먹도록 설득하여 10첩을 더 지어가 먹고 완쾌되었다. 그 후 보수환을 복용하라고 했다.
이 보수환이란 본원의 창안방인데 자궁 계통의 보완작용을 하는 약이다.

12-1. 자궁염(子宮炎), 하복통(下腹痛), 냉대하(冷帶下), 무기력(無氣力)

다음은 배원식 선생의 경험을 인용한 것이다.

- 주 ○ ○ 여 36세 서울특별시 관악구 신림동

초진은 1975년 6월이었으며
① 환자의 말이 급성자궁염증으로 산부인과를 다녀 치료하여 낫고, 재발하면 또 치료받아 낫고, 이렇게 수 년 동안 내려 왔는데 근래에 와서는 염증이 재발하게 되면 병원에서 치료를 해도 잘 낫지 않는다고 한다. ② 아랫배가 거북하고 이상야릇하게 아프며 걸으면 배가 땅기며 ③ 냉이 흘러내린다. ④ 기운이 없고 사지에 맥이 없다. ⑤ 사진을 종합하여 보아도 특별히 나쁜 곳은 없으며 아랫배를 진찰해보니 자궁난소부가 압통이 있는 것뿐이었다. 그래서 십육미유기음으로 10일분 20첩을 지어주었다.
그 약을 다 먹은 후 내원했는데 아랫배 거북함과 냉이 흐르는 것은 완전히 나았다고 한다. 이번에는 기운을 돋울 약을 요청하여 보중익기탕을 가감하여 약을 지어주었다.

中統141 寶 청간해울탕 淸肝解鬱湯

當歸 白朮 各一錢 **貝母 赤茯苓 白芍藥 熟地黃 山梔** 各七分 **人蔘 柴胡 牧丹皮 陳皮 川芎 甘草** 各五分

治 肝臟鬱火 傷血 乳房結核
[活套鍼線] 乳核(乳)
[適 應 症] 유방결핵, 유방암, 경부 임파선염, 상열, 정충, 손발저림, 손발번열, 변비, 무력증

처방설명

청간해울탕은 간장울화(肝臟鬱火)로 인한 유방결핵(乳房結核)에 사용하는 처방이다. 또한 약성을 응용하여 상열(上熱), 정충(怔忡), 무력감(無力感), 수족저림, 수족번열(手足煩熱) 등에도 사용한다.

유방결핵(乳房結核)은 유방조직이 딱딱해지고 멍울이 형성됨을 뜻한다. 그러나 폐결핵(肺結核)을 비롯한 다양한 조직에 결핵균이 전이되어 결핵(結核)이 발병한다는 사실이 알려지면서 한의학에서 사용하고 있는 결핵(結核)이라는 용어와 서양의학(西洋醫學)에서 사용하는 용어의 혼란이 생겼으므로 주의가 필요하다. 청간해울탕의 결핵(結核)은 결핵균에 의한 것이 아니라 단순히 핵(核)을 이루는 멍울을 뜻하는 용어로 사용되고 있다.

한의학에서 사용하는 유방결핵(乳房結核)은 유방에 단단한 멍울이 생겨서 잘 밀리지도 않고 때때로 은근히 아프지만 피부색은 변하지 않는 형태의 결핵을 의미한다. 그러나 유방에 멍울이 잡히는 것은 정상적인 생리과정에서도 나타날 수 있기 때문에 멍울이 나타났을 때 이것이 병적(病的)인지 아닌지를 구분해야 한다. 보통 사춘기, 월경 직전, 임신중에 나타나는 유방멍울은 호르몬의 변화에 따른 정상적인 과정에서 나타나는 형태이므로 시간이 지나면 없어지지만, 일정기간이 지났음에도 불구하고 멍울이 없어지지 않을 때는 원인을 살펴 치료를 해야 한다.

생리변화에 의한 정상적인 유방멍울 외에 병적(病的)으로 유방에 멍울이 만져지는 질환으로는 섬유선종과 유방낭종이 대표적이다. 섬유선종은 유엽과 주변 조직의 과도한 증식으로 발생하며 15~30세 사이의 여성에게서 흔히 볼 수 있다. 흔히 통증이 없고 어느 부위에나 생길 수 있지만 보통 상부(上部)와 외측(外側)에 발생하는 경우가 많다. 유방낭종은 유엽에 물이 차서 발생하는 질환으로 30~50세 사이, 특히 폐경기에 가까울수록 흔히 나타난다. 낭종은 피부 바로 밑에서 느껴지기도 하고 유방 심부(深部)에 발생하기도 하는데, 보통 통증은 동반되지 않는다. 청간해울탕은 유방결핵이라는 증상을 치료하는 처방이기 때문에 섬유선종이나 유방낭종 같은 특정 질환에 기준을 두고 사용하지는 않는다. 결국 신체조건이나 신체상태에 기준을 두고 유방결핵이라는 '증상'을 치료해야 한다.

청간해울탕은 단치소요산과 팔물탕의 개념이 포함되어 있어 허약(虛弱)과 흉곽(胸廓)의 열울(熱鬱)이 겸해 있는 상태에서 발생하는 유방결핵에 사용한다. 즉 허약한 상태에서 신경과다나 과로 등의 원인이 지속적으로 작용할 경우 호르몬의 변화와 유방조직의 변성을 초래하여 유방에 결핵(結核)이 형성되었을 때 사용하는데, 유방결핵과 함께 열적 증상이 동반된다는 특징이 있다. 이러한 증상은 일시적으로 신경을 많이 썼거나 과로(過勞)를 했을 때 발생하는 것이 아니며, 유방조직이 딱딱하게 변성되어 있는 것이기 때문에 청간해울탕의 증상은 급성(急性)이 아니며, 팔물탕이 들어 있으므로 허약(虛弱)한 상태가 바탕을 이루고 있음을 알 수 있다.

예전부터 여성은 남성에 비해서 사회적으로 스트레스를 많이 받았고, 그것을 풀 수 있는 환경과 공간이 제한되어 있었기 때문에 주위의 눈치를 보며 살아야 했다. 그래서 허약한 상태에서 지속적으로 이러한 스트레스를 받을 경우 청간해울탕을 써야 할 유방결핵이 발생할 수 있었다. 지금은 남녀가 평등하다고 하여 이런 점은 많이 개선되었으나 예전과 또 다른 스트레스에 직면할 수밖에 없는 형편이다. 즉 사회가 불안해지고 경제가 안정되지 못할수록 감정의 억제나 울화(鬱火)의 요인이 많아지기 때문에 유방결핵의 발병률이 높아질 것이고, 청간해울탕이나 십육미유기음 같은 처방을 쓸 기회가 많아지는 것이다.

청간해울탕의 유방결핵은 허약(虛弱)과 열울상태(熱鬱狀態)에서 나타나는 증상의 일부이며, 이러한 상태에서는 유방결핵뿐 아니라 상열(上熱), 정충(怔忡), 무력감(無力感), 손발저림, 수족번열(手足煩熱) 등 다양한 증상이 나타날 수 있다. 따라서 유방결핵에만 사용한다는 관념에서 벗어나 처방의 활용도를 넓혀야 한다.

처방구성 처방구성을 보면 당귀는 항혈전작용(抗血栓作用)이 있어 혈액순환을 원활하게 한다. 백출은 뚜렷하고 지속적인 이뇨작용이 있으며, 장관활동에 대한 조절작용이 있어서 장관의 자발성 수축활동의 긴장성을 높이고 강직성 수축을 방지한다. 패모는 혈압을 낮추고 관상동맥의 혈류를 증가시킨다. 적복령은 세뇨관의 재흡수를 억제하여 정체된 수분을 해소시키고, 백작약은 평활근의 경련을 억제하고, 중추신경 흥분을 억제하여 진통, 진경, 진정작용을 한다.

숙지황은 여러 종류의 당류와 아미노산, 기타 미량원소를 함유하고 있으며, 철분이 포함되어 있어 조혈작용(造血作用)을 한다. 산치자는 혈관의 울혈(鬱血)과 충혈(充血)을 완화하고 발열중추를 억제하여 해열작용을 한다. 인삼은 뇌의 혈액공급과 산소공급 능력을 높이는 작용이 있으며, 강심작용이 있어 심장의 수축력을 강화한다.

시호는 중추신경을 억제하여 정신을 안정시키며 담즙의 합성과 분비를 촉진하고, 항염증작용이 있어 만성염증, 간경화, 간염, 지방간(脂肪肝)을 개선한다. 목단피는 말초혈관의 장력을 강화하고, 항혈전작용을 하여 혈액순환을 촉진하고 소염작용이 있다. 천궁은 관상동맥과 말초혈관을 확장하여 혈액순환을 촉진한다. 감초는 스테로이드 호르몬과 유사한 작용이 있어 항염증작용, 해독작용, 해열작용을 한다.

처방비교 **단치소요산**과 비교하면 두 처방 모두 부인의 감정변화나 감정억제로 인해 발생하는 상기(上氣), 정충(怔忡), 수족번열(手足煩熱) 등에 사용한다. 단치소요산은 갱년기에 호르몬의 부조화(不調和)가 발생하거나 신경과다 같은 기울(氣鬱)이 원인이 되어 발생하는 오심번열(五心煩熱), 월경불순(月經不順) 등에 사용한다. 반면 청간해울탕은 동일한 증상에 사용하더라도 단치소요산보다 더 허약(虛弱)한 사람에게 사용하며, 본래는 허약(虛弱)과 열울상태(熱鬱狀態)에서 발생하는 유방결핵에 사용하는 처방이다.

치자청간탕과 비교하면 두 처방 모두 유방에 멍울이 생겼을 때 사용한다. 그러나 치자청간탕은 청간해울탕에 비하여 열실한 상태일 때 사용하며, 증상의 정도가 더 심하며 유방멍울뿐 아니라 귀 뒤쪽이나 목에 멍울이 생겼을 때도 사용한다. 반면 청간해울탕은 치자청간탕의 증상보다 허증(虛症)일 때 사용하며, 허약한 부인의 갱년기장애에도 활용한다.

청간해울탕은 유방결핵뿐 아니라 신경증상으로 인한 울화(鬱火)에도 활용할 수 있다. 신경증상에 사용하는 처방을 정리하면 치자청간탕이 가장 실증이고, 가미소요산, 단치소요산, 소요산, 청간해울탕, 가미귀비탕 순이다.

→ **활용사례**

1-1. 유방암(乳房癌) 여 53세
2-1. 유방결핵(乳房結核) 여 13세

3-1. 임파선염(淋巴腺炎), 정충(怔忡), 무력(無力), 손발저림, 수족번열(手足煩熱), 변비(便秘) 여 43세 소양성태음인
4-1. 실패례-안면낭종(顔面囊腫) 여 34세 163cm

1-1. 유방암(乳房癌)

다음은 연만희 선생의 경험을 채록한 것이다.

● 김 ○ ○ 여 53세 충청북도 괴산군 증평읍

지금도 아침에 등산을 가면 가끔 만나곤 하는 할머니이다. 지금 73세이니까 20여 년 전 당시 53세였을 때였다. 양 유방에 메추리알 같은 것이 꽉 차있는데 약을 지어달라고 하여 나는 치료할 자신이 없어서 약을 못 지어준다고 하자, OO대학병원에서 유방암으로 판정을 받았으며, 같은 유방암으로 병실에 있던 두 사람은 수술한 후에 죽었으나 본인은 수술하기도 싫고 어차피 죽을 목숨이니까 죽어도 선생님을 원망하지 않을 터이니 약을 지어달라고 했다.

① 유방암으로 메추리알 크기의 멍울이 양측 유방에 빽빽하게 맺혀 있다. ② 그간 OO대학병원에서 진단결과 수술 외에는 방법이 없다고 한다. ③ 같은 유방암으로 진단을 받고 수술한 두 사람은 모두 죽었다.

다른 것도 아닌 유방암이란 중병이고 생명과 관계되는 병이라 참으로 난감했으나 하도 애걸을 하는지라 그렇다면 평소 공부해 왔던 대로 유방결핵을 감안하여 청간해울탕을 한번 써보기로 하고 청간해울탕 10첩을 지어주었다.

청간해울탕 10첩을 복용한 뒤로 유방에 있던 멍울이 현저하게 줄어들었으며, 유방에 있던 멍울이 어깨를 타고 양 팔로 내려와 흐물흐물해지더니 동시에 어깨와 양팔이 약간 부었으며 멍울은 팔까지 내려와서 점차 없어졌다.

다시 같은 약으로 10첩을 더 지어주었다.

그 이후로는 완전히 나아 20년이 지난 현재까지 재발하지 않고 건강하게 지내고 있다. 지금도 생명의 은인이라며 집에서 직접 기르는 닭이 낳은 계란을 자주 가지고 와서 고마움을 표시하곤 한다.

2-1. 유방결핵(乳房結核)

다음은 연만희 선생의 경험을 채록한 것이다.

● ○ ○ ○ 여 13세 초등학교 6년 충청북도 괴산군 증평읍

초등학교 다니는 여학생이 왔는데

① 오른쪽 가슴에 몽우리 ② 그래서 이런 아이들에게는 잘 안 생기는 유방결핵(乳房結核)이라 이상하다 싶었다.

아이를 데리고 온 어머니에게 혹 어머니는 유방이 괜찮은가 확인해 보았더니 어머니도 유방결핵이 있어서 병원에서 진단한 결과 유방암이라 하여 현재 왼쪽을 수술하여 제거했으나 수술 후 얼마 지나지 않아서 이번에 오른쪽 유방에 지난번과 같은 멍울이 생겨 있다는 것이다.

먼저의 유방암을 청간해울탕으로 치료한 기억이 나서 청간해울탕으로 10일분 20첩을 지어주면서 증세가 비슷한 점이 있으니 이 약을 둘이서 같이 복용하라고 일렀다. 그 후 부인이 다시 왔는데, 그 약을 나누어 복용했는데 딸아이와 자신의 유방결핵(乳房結核)이 모두 없어졌다는 것이다.

3-1. 임파선염(淋巴腺炎), 정충(怔忡), 무력(無力), 손발저림, 수족번열(手足煩熱), 변비(便秘)

● 김 ○ ○ 여 43세 소양성태음인 주부 경기도 안양시 안양3동

보통 키에 보통 체구이며 건강해 보이고 약간 넓은 얼굴을 가진 소양성태음인으로 보이는 주부이다.

이 주부는 아는 분의 부인으로 오랜 인통(咽痛)이 양격산 4첩으로 치유된 경력이 있다. 남편이 갑상선염에 걸려 몇 해를 고생하여 그 뒷바라지를 하느라고 속이 많이 썩은 분인데

① 3~4달 전부터 우측 목 임파선 부위에 달걀 크기의 혹이 생겼으며 OO병원에서 임파선염이라며 수술을 권유하여 겁이 나서 왔다고 한다. ② 역시 3~4달 전부터 가슴이 두근두근 뛴다. ③ 역시 3~4달 전부터 순간적으로 힘이 쑥 빠지는 일시 무력증이 있다. ④ 손발이 저리다. ⑤ 왼팔에 힘이 없다. ⑥ 잘 때 손발이 화끈거리는 번열이 있다. ⑦ 윗잇몸이 몹시 들떠서 아프다. ⑧ 변비가 심하다. ⑨ 신경성 위장질환을 8년간 앓았던 경력이 있다.

이 분의 오른쪽 달걀만한 멍울은 한방에서 말하는 덩어리가 뭉친 결핵으로 볼 수 있으며, 부군의 일로 신경을 과도히 써온 것과 또한 8년간 신경성 위장질환을 앓은 것이나, 부수증상인 정충, 일시무력, 수족번열 모두 신경성질환의 후유증으로 볼 수 있어서, 이 결핵이 생긴 원인이 심화가 울결되어 오는 것이라 추측을 해보았다.

간장의 울화로 인한 유방결핵 등에 쓸 수 있는 청간해울탕을 검토해보니, 이 처방이 이 부인의 체력이나 체질에 크게 무리 없이 적합할 것 같아서 비록 처방목표가 목 멍울이 아닌 유방멍울(결핵)이지만 한번 응용해 보기로 하고, 청간해울탕 2배량에 손발저림, 일시무력, 정충 등을 감안하여 황기 3돈, 산조인 1.5돈, 소엽 1돈을 더하여 10일분 20첩을 지어주었다.

65일 뒤에 남편과 같이 왔을 때 확인하니, 그때 그 약을 먹고 많이 좋아져 그간 다시 온다는 것을 잊고 있다가 남편이 약을 짓는다고 하여 생각나서 함께 왔다는 것이다. 목을 만져보니 멍울은 1/3가량 줄어들어 작아져 있고, 정충(怔忡)과 일시무력증, 수족저림, 수족번열(手足煩熱)이 없어졌고 윗잇몸이 아픈 것도 거의 못 느끼겠으며 변비도 소실되었다고 한다. 본인의 요청에 따라 목 멍울을 목표로 전과 같은 청간해울탕 2배량으로 10일분 20첩을 지어주었다.

4-1. 실패례-안면낭종(顔面囊腫)

다음은 곽혜윤 선생의 경험이다.

● 곽 ○ ○ 여 34세 163cm 경기도 안산시 상록구 건건동

본인으로 보통 키에 살찌지도 마르지도 않은 표준 체격으로 비교적 차분한 편이다. 2년쯤 전부터 오른쪽 눈 부근 가까운 콧대의 오른쪽에 멍울이 잡혔다. 발견한 초반에 피부과 문진을 받았으나 표피낭종 또는 지방종인 듯하다는 말 외에 딱히 정확한 진단을 얻지 못했다. 통증이 없고 크게 자라지 않는다면 별 문제될 것이 없다고 하여 방치했다. 최근 크기가 좀 더 자란 듯 보였고 그 전에 나타나지 않았던 몇 가지 증상들이 나타나기 시작했다.

① 콧대 옆에 혹처럼 지름 7mm가량의 멍울이 약간 볼록 튀어나와 있고 그냥 두면 별다른 통증은 없으나, 누르면 딱딱하고 약간 아프다. ㉠ 스트레스를 받거나 음주한 다음날이면 낭종 부근에서 미세한 박동감이 느껴지며 약간 더 아프다. ② 낭종이 있는 부위의 피부색이 아주 약간이지만 푸른색을 띤다. ㉠ 겨울이 되면서 이러한 증상이 나타난 것 같고, 바람이 차면 푸른색이 좀 더 진해지는 것 같다. ③ 눈에 띄지 않을 정도이지만, 그 크기가 컨디션에 따라 조금씩 변하는 것 같다. ㉠ 아침에 푹 자고 일어나서 만져 보면 뭔가 줄어든 느낌이 든다. ㉡ 스트레스를 받거나 음주한 다음날 만져 보면 유난히 더 딱딱해지고 커진 듯한 느낌이 든다. ④ 땀이 별로 없는 편인데, 땀이 나면 콧등에 유독 많이 난다. ⑤ 손발이 차다. ⑥ 얼굴에 열이 쉽게 오르고, 추위는 잘 견디는데 더위는 잘 탄다.

⑦ 더운 곳에 있으면 손발과 얼굴이 약간이지만 붓는다는 느낌이 있다. ⑧ 매운 음식을 특히 좋아한다. ⑨ 물은 거의 안 마시는 편이며, 식사량은 보통이다. ⑩ 소화력은 정상이나 스트레스를 받으면 곧바로 체한다. ⑪ 대소변은 원활하고 상태도 정상적이다. ⑫ 잠들려면 평균 2시간 정도 걸릴 정도로 어렵지만, 한 번 잠들면 잘 안 깨고 계속 잔다. ⑬ 아침에 잘 못 일어난다. ⑭ 꿈을 자주 꾼다. ⑮ 잘 놀라고, 생각이 몹시 많다. 그래서 같은 일에도 보통 사람들보다 더 스트레스를 많이 받는 편이다. ⑯ 생리주기나 생리량은 정상적이며, 생리통은 없다. ⑰ 혀에 약간의 치흔이 있다.

양방에서 말하는 표피낭종이나 지방종을 한방에서는 무엇으로 볼 수 있을까 생각하다가 때마침 그 즈음에 '영류'에 대하여 조금 알게 되는 기회가 생겼다. 영류의 뜻을 국어사전에서 찾아보면 '혹'이다. ≪동의보감≫이나 ≪의종손익≫에서는 영류를 '몹시 근심하거나 걱정이 과도하여 생기는 것'으로 본다고 한다. 다만 '영'은 목 뒤나 어깨에 생기고 '류'는 몸 어디에나 생길 수 있다는 것이 차이점이라 한다.

주요 증상을 볼 때 피하조직에서 무언가가 울체되어 멍울을 이루고 있다는 점에서 영류와 낭종은 유사한 맥락이 아닐까 생각되었다. 더군다나 참고 증상으로 볼 때 심리적으로 상당히 세심하고 스트레스를 쉽게 받으며, 정신적인 요인이 소화불량이나 치흔 등 인체 기능 요인에까지 눈에 띄게 영향을 미치고 있는 것으로 사료되므로, 일단 영류로 본다면 원인 역시 거의 들어맞는 셈이라 판단되었다.

영류는 정신적인 스트레스로 인해 발생한 지속적인 조직 긴장으로 인해 뭉쳐진 멍울이므로 정신적인 스트레스로 인해 긴장된 조직을 풀어주고 전체적인 기의 울결을 해소하는 것이 치료의 핵심이라 판단했다.

유방결핵이나 영류 등에 쓰이는 처방으로 십육미유기음과 청간해울탕 등이 있다. 정신적인 스트레스는 곧 간화를 돋우고 기의 울결을 야기했으리라 판단하여, 간장울화를 해소하여 유방결핵 등을 치료하는 청간해울탕을 쓰기로 했다.

≪방약합편≫에 수록된 청간해울탕의 본방대로 1제를 만들어 하루에 2첩씩 3번으로 나누어 투여했다.

1첩을 복용한 첫날은 평소보다 잠이 쉽게 오고 또한 등에 땀을 많이 흘려 요가 약간 축축이 젖을 정도였다. 2첩 째 복용하면서부터 약간 목이 타고, 침을 삼키면 조금의 이물감이 느껴졌다. 하지만 3첩 이상 복용하면서부터 몸에서 느껴지는 색다른 점은 더 이상 나타나지 않았다. 기분 탓인지는 모르겠지만, 치흔이 아주 조금 완화된 듯 보였다. 그러나 낭종의 크기나 낭종으로 인해 나타나는 증상들에는 큰 변화가 없었다.

1제 복용이 끝난 후에도 낭종에 큰 변화가 없었고, 빨리 없애고 싶은 마음은 크고 해서 결국 이번에는 양방 외과의 손을 빌려 낭종 제거수술을 받았다. 병명은 낭종(cyst)이었고, 피지선이 막혀 생겨나는 낭종이라 했다. 결국 양방 외과의 힘을 빌리긴 했지만, 이 질환의 근본원인을 따져 보았을 때에도 과연 이것이 정말 외과의 문제인지는 모르겠다. 급하니까 떼어내 버리긴 했지만, 근본원인을 찾아 바로잡지 못했으므로 언젠가 재발할 가능성이 농후하다. 혹시 좀 더 인내심을 발휘하여 1제 정도 더 복용해 보았거나 좀 더 복용법을 철저히 지켰거나, 청간해울탕 외에 십육미유기음 등 다른 처방을 써 보았다면 결과가 어떠했을까. 나의 조급함이 약간 아쉽다.

中統142 寶 지패산 芷貝散

白芷 貝母 各等分

治 乳房結核 ① 結核 以此爲主 加芎歸 升麻
[用　法] 上末 每一錢 酒調頻服 ② 或煎服
[活套鍼線] 乳核(乳)
[適 應 症] 유방결핵, 유선염

처방설명

지패산은 유방결핵(乳房結核)에 사용하는 처방이다. 유방결핵은 유방에 생긴 멍울이며 달리 유중결핵(乳中結核)이라고 하는데, 유방에 단단한 멍울이 생겨서 잘 밀리지도 않고 때때로 은근히 아프지만 피부색은 변하지 않는 것을 말한다.

한의학은 증상을 위주로 질환을 분류했고 예전에는 진단기술이 발달하지 못했기 때문에 어떤 증상이 발현되는 기전을 정확히 알 수 없는 경우가 많았다. 예를 들어 유방결핵이 생기는 원인을 감정의 문제로 생각했다고 가정할 때 감정의 변화가 어떤 기전으로 유방결핵을 일으키는지 정확히 알 수 없었을 뿐 아니라, 다른 종류의 유방결핵과 구분한다는 것이 사실상 어려운 일이었을 것이다. 이것은 선인들이 질병을 바라보았던 기준을 무시하자는 것이 아니라, 현재 밝혀진 많은 자료를 바탕으로 설득력 있고 이해할 수 있는 기준을 세워나가야 한다는 의미이다.

유방에 멍울이 만져지는 것은 정상적인 생리과정에서도 발생한다. 예를 들어 사춘기, 월경직전, 임신중에 유방이 커지고 단단해지는 것은 정상적인 현상이다. 또한 유방압통을 동반하는 대부분의 멍울은 월경주기에 따른 호르몬의 변화에 기인하는데, 이것 또한 정상적인 과정이기 때문에 큰 문제가 되지 않고, 일정시간이 지나면 본래대로 회복된다. 그러나 지패산을 써야 하는 유방멍울은 정상적인 과정에서 발생하는 것과 달리 일정기간 단단하게 만져지는 것이므로 지속성을 띠고 있다.

유방멍울은 다양한 시기에 나타날 수 있으며, 지패산은 유방결핵이라는 증상을 개선하는 처방이기 때문에 시기와 상관없이 사용할 수 있다. 그러나 산후에 발생하는 경우가 많기 때문에 지패산은 산후에 멍울이 생겼을 때 사용하는 경우가 많다. 산후에 유방멍울이 생기는 가장 흔한 원인 중에 하나는 아이에게 젖을 제 때 먹이지 않는 것이다. 즉 형성되는 유즙(乳汁)에 비하여 아이가 먹는 양이 상대적으로 적으면 유방에 젖이 울체되어 유선염(乳腺炎)이 발생하기도 하고 젖멍울이 생기기도 한다.

≪의종손익≫을 보면 다음과 같은 언급이 있다. "유모(乳母)가 조섭(調攝)과 보육(保育)하는 방법을 잘 알지 못하여 젖 먹는 아이의 가슴에 담(痰)이 몰려 있어서 입김이 뜨거울 때 젖꼭지를 문 채로 잠을 자면 뜨거운 기운이 젖몸에 들어가서 멍울이 생긴다. 이것을 취유(吹乳)라고 한다. 취유가 생기는 초기에는 반드시 아픈 것을 참고 젖몸을 주물러서 조금 말랑말랑하게 풀린 다음 젖을 빨려서 젖이 나오면 멍울이 저절로 풀린다. 만일 초기에 치료하지 않으면 반드시 곪게 된다. 취유(吹乳)는 일명 취내(吹嬭)라고 하는데, 해산 전에 젖멍울이 서는 것은 내취내(內吹嬭)라 하고, 해산 후에 젖멍울이 서는 것을 외취내(外吹嬭)라 하며, 모두 지패산을 쓰는 것이 좋다." 이상을 종합해 보면 지패산은 산전, 산후 젖몸살이나 유선염에 사용하는 처방이라는 것을 알 수 있다.

산후 젖몸살이나 유선염(乳腺炎)이 생겼을 때 백지는 거농작용(祛膿作用)을 하고 패모는 거담작용(祛痰作

用)을 하여 뭉쳐 있는 것을 풀어준다. 이렇게 젖이 붓고 젖멍울이 생겼을 때 민간에서는 천으로 가슴을 둘러싸거나 온·냉습포를 해서 통증을 감소시키는 방법을 사용하는데, 근본적으로 가장 좋은 치료 방법은 아이에게 충분히 젖을 빨게 하여 젖이 유방에 울체되지 않게 하는 것이다. 지식이 없는 산모들은 젖멍울이 있을 때 아이가 젖을 빨지 못할 뿐 아니라 젖이 감염되었을 가능성이 있다고 생각하여 젖을 먹이지 않는 경우가 있는데, 이것은 잘못된 판단이며 그럴수록 적극적으로 젖을 물려야 한다. 혹 유즙(乳汁)이 감염되었다고 해도 유아의 위장(胃腸)에서 살균되기 때문에 큰 지장은 없다.

지패산은 산욕기(産褥期)에 발생하는 젖몸살이나 유선염(乳腺炎) 외의 유방결핵에도 사용할 수 있다. 물론 신체조건이나 신체상태를 고려하여 십육미유기음, 청간해울탕 등을 사용할 수 있지만 특별한 원인을 알 수 없고, 신체상태를 뚜렷하게 구별할 수 없을 때 가장 기본적으로 사용할 수 있는 처방이다.

조문을 보면 천궁과 당귀, 승마를 더한다고 했는데, 이렇게 하면 활혈작용(活血作用)이 배가되므로 더 큰 효과를 거둘 수 있을 것이다. 술로 복용하라는 것 역시 순환을 빠르게 하여 약효가 빠르게 전달되게 하기 위함이며, 빈복(頻服)하라는 것도 약효를 빨리 보기 위함이라고 할 수 있다.

처방구성 처방구성을 보면 백지와 패모로 이루어져 있다. 백지는 항염증작용과 이뇨작용, 해열작용, 진통작용이 있고, 성분 중 Gentistic acid, Gentisinic acid는 진통작용, 항류머티작용을 하여 류머티스로 인한 통증을 완화한다. 또한 Angelicin은 중추신경의 통각중추를 억제하여 진통작용을 한다. 패모는 혈압을 낮추고 관상동맥의 혈류를 증가시키며 진해(鎭咳), 거담작용(祛痰作用)이 강하다.

처방비교 **가미지패산**과 비교하면 두 처방 모두 유방질환에 사용하는 처방이다. 가미지패산은 주로 산후 젖몸살로 인한 발열(發熱), 통증(痛症), 농양(膿瘍) 등에 사용하는 반면, 지패산은 젖몸살에도 사용할 수 있지만, 주로 유방에 멍울이 발생했을 때 사용한다.

십육미유기음과 비교하면 두 처방 모두 유방결핵에 사용하는데, 십육미유기음은 유방결핵뿐 아니라 허약(虛弱)과 순환장애로 인한 손저림이나 갑상선질환에도 사용한다. 반면 지패산은 산후 유선염이나 유방에 멍울이 생겼을 때 사용한다.

청간해울탕과 비교하면 두 처방 모두 유방결핵에 사용하는데, 청간해울탕은 간장울화(肝臟鬱火)로 인한 유방결핵에 사용하며, 동일한 상태에서 나타나는 상기(上氣), 정충(怔忡), 번열(煩熱), 무력감(無力感) 등에도 사용한다. 반면 지패산은 유방결핵과 유선염에 주로 사용한다.

中統143 寶 후박온중탕 厚朴溫中湯

乾薑炮 二錢 **厚朴 陳皮** 各一錢半 **赤茯苓 草豆蔲**煨 各七分 **木香 甘草**炙 各五分　**薑三片 棗二枚**

治 客寒犯胃 心腹虛冷脹痛
[活　　套] 氣虛 加人蔘 桂枝 ① 挾滯 加山査 神麯 檳榔 枳實 ② 動蛔 加山査 檳榔 使君子 烏梅 花椒
[活套鍼線] 寒痛(腹) 冷痛(胸) 冷滯(內傷) 胸痛(蟲)
[適 應 症] 하복랭, 복랭, 하복통, 복통, 위경련, 연변, 설사, 소화불량, 가스참, 만성장염

처방설명 후박온중탕은 찬 음식을 먹고 체했거나 복부가 허랭(虛冷)한 상태에서 식상(食傷)이 발생하여 복통(腹痛), 설사(泄瀉), 소화불량(消化不良) 등이 나타났을 때 사용한다.

조문을 보면 '治客寒犯胃치객한범위 心腹虛冷脹痛심복허랭창통'으로 되어 있는데, '客寒犯胃'는 찬 음식을 복용했거나 찬 기운으로 인해 체열(體熱)을 빼앗겨 소화기가 허랭해졌다는 뜻이고, 심(心)은 상부 소화기, 즉 위장이며, 복(腹)은 하복을 의미한다. 즉 복부 전체를 포괄한다고 할 수 있다. 따라서 '客寒犯胃'로 인해 소화기 전체가 영향을 받아 전반적으로 소화기능이 저하되어 창만(脹滿)과 통증(痛症)이 발생하는 것으로 해석할 수 있다.

소화기의 허랭상태(虛冷狀態)는 신체 전반적인 체열결핍의 영향으로 발생할 수 있고, 운동부족으로 인해 복부의 혈액순환이 원활하지 못한 경우에 발생할 수도 있으며, 생랭물(生冷物)을 과도하게 섭취한 경우에도 발생한다. 이러한 원인으로 소화기가 허랭(虛冷)해지면 소화기의 운동성이 떨어질 뿐 아니라 소화액의 분비가 저하되고 수분을 흡수하는 작용도 떨어진다. 그 결과 정상적으로 음식물을 소화·흡수할 수 없기 때문에 복통(腹痛), 창만(脹滿), 소화불량(消化不良), 설사(泄瀉) 등이 발생한다.

소화기의 허랭상태(虛冷狀態)가 원인이 되었다면 이중탕이나 건리탕 등을 사용할 수도 있을 텐데 왜 후박온중탕을 사용해야 하는가에 대한 의문이 들 수 있다. 이는 전체적으로 허약하면서 복부가 허랭해진 상태를 개선하는 것이 목적이 아니라, 허랭상태에서 발생한 소화장애를 함께 해소시키는 것이 목적이기 때문이다. 즉 복통, 설사, 소화불량은 허랭상태가 기반이 되어 발생하는 것이 사실이지만, 이러한 증상을 치료하기 위해서는 허랭상태를 개선하는 동시에 소화기의 운동성을 증가시켜 소화장애를 신속하게 해결해주어야 한다. 조문을 보면 창통(脹痛)을 치료한다고 했고, 활투침선에도 복통(腹痛)에 사용하는 처방으로 분류되어 있어 허랭상태뿐 아니라 당장의 소화장애를 함께 치료하는 처방이라는 것을 알 수 있다.

활투침선을 보면 복(腹)의 한통(寒痛), 흉(胸)의 냉통(冷痛), 내상(內傷)의 냉체(冷滯), 충(蟲)의 흉통(胸痛)에 사용하는 처방으로 분류되어 있다. 한통(寒痛)은 한기(寒氣)를 맞아 갑자기 생긴 복부통증으로 정의하고 있는데, 예전에는 복통, 소화불량 등이 나타나면서 배가 차게 느껴졌을 때 후박온중탕을 사용했다는 의미이다. 냉통(冷痛)은 흉문(胸門)에 속해 있는데, 옛날 사람들은 상부(上部) 소화기를 흉(胸)으로 보았기 때문에 여기서 냉통은 위장 부위가 허랭하여 통증이 발생하는 것으로 이해해야 한다. 냉체(冷滯)는 생랭한 음식을 복용한 후에 체증(滯症)이 발생하는 것으로 본래 소화기가 허랭한 상태였거나, 허랭한 상태가 아니었더라도 찬 음식으로 인해 일시적으로 소화기능이 떨어져 체증(滯症)이 발생했을 때 사용한다는 의미이다.

충통(蟲痛)은 회충으로 인한 흉통(胸痛)인데, 회충이 소화기조직을 자극하거나 소화기관을 부분적으로 폐색(閉塞)시켰을 때 발생한다. 이것도 냉통(冷痛)처럼 흉문(胸門)에 포함되어 있어 흉(胸)을 상부(上部) 소화

기로 보았다는 것을 확인할 수 있다. 후박온중탕을 충통에 사용할 수 있는 것은 안회이중탕처럼 허랭(虛冷)으로 인한 소화기조직의 긴장을 풀어주면서 회충의 이동을 돕기 때문이다. 물론 활투에 있는 것처럼 회충이 요동(搖動)할 때는 산사, 빈랑, 사군자, 오매, 화초를 넣어 사용하는 것이 좋다.

후박온중탕은 건강이 군약이므로 배가 차지만 부자를 쓰기에는 부적합한 사람에게 사용할 수 있다. 즉 복부(腹部)의 허랭상태에서 복통과 설사가 발생했을 경우, 성장열(成長熱)이 잠재되어 있는 어린이나 청소년처럼 평소에 체열(體熱)이 높아서 부자가 포함된 처방을 사용하면 부작용이 발생할 우려가 있을 때 건강이 군약인 후박온중탕을 사용하는 것이다.

처방구성 처방구성을 보면 건강은 혈관확장작용이 있어 혈액순환을 촉진하고, 혈관운동중추를 흥분시켜 직접 강심작용을 나타낸다. 또한 위액과 위산분비를 촉진하여 소화를 돕고, 소화기의 운동을 자극하는 작용도 있다. 후박은 소화기의 운동성을 증가시키는 작용이 강하고 식도, 분문, 유문 등의 경련을 완화시키며 연동운동(蠕動運動)을 조정하여 가스를 배출시킨다. 진피는 이기제(理氣劑)로서 소화관의 운동을 강화하여 가스배출을 촉진하고, 진경작용을 하여 평활근의 경련을 억제한다.

적복령은 세뇨관의 재흡수를 억제하여 이뇨를 증진하므로 수분의 정체를 해소하고, 초두구는 위장 평활근의 수축작용이 있다. 목향은 미주신경(迷走神經)을 자극하여 장(腸)의 수축력과 연동운동을 증강하고, 소화·흡수를 촉진하여 가스 정체에 의한 복통을 멎게 한다. 감초는 소화관 평활근에 작용하여 경련을 억제하며, 위산분비를 억제하고 위점막을 보호하는 항궤양작용을 한다.

처방비교 **이중탕**과 비교하면 두 처방 모두 배가 차면서 아프거나 설사할 때 쓴다는 공통점이 있다. 그러나 이중탕은 인삼, 백출, 건강, 감초 등 보기(補氣)·건비(健脾)·온리(溫裏)의 비중이 서로 비슷하여 평소 소화기가 약한 사람의 소화기 허랭증상에 사용한다. 반면 후박온중탕은 건강이 군약인 만큼 이중탕보다 복부허랭의 정도가 심하지만, 소화기 자체는 상대적으로 약하지 않을 경우에 사용한다. 따라서 복부가 허랭하면서 소화장애가 더 심하게 나타나면 후박온중탕을 쓰고, 평소 소화기가 연약한 사람의 복부허랭과 소화장애에는 이중탕을 사용한다.

노강음과 비교하면 두 처방 모두 배가 찰 때 사용하는데, 노강음은 배가 차거나 몸이 찬 경우에 단순히 온열(溫熱)시키는 작용만 한다. 반면 후박온중탕은 소화기에 작용하는 약재를 포함하고 있으므로 배가 찰 뿐만 아니라 배가 차면서 복통(腹痛), 설사(泄瀉), 연변(軟便) 등이 나타났을 때 사용한다.

후박전과 비교하면 두 처방 모두 복부가 허랭하면서 소화불량이 겸해 있을 때 사용한다는 공통점이 있다. 그러나 후박전은 복부가 허랭하면서 소화기능이 저하되어 나타나는 변혈(便血)과 소화불량(消化不良)에 사용하는 반면, 후박온중탕은 소화불량에도 사용하지만 복부허랭으로 인한 복통(腹痛), 연변(軟便), 설사(泄瀉) 등에 주로 사용한다.

→ 활용사례

1-1. 하복랭(下腹冷), 복통(腹痛), 연변(軟便) 남 6세 태음인
2-1. 하복통(下腹痛), 복랭(腹冷), 복명(腹鳴) 남 53세
2-2. 복통(腹痛), 설사(泄瀉) 남 56세
2-3. 위경련(胃痙攣) 여 56세
3-1. 설사(泄瀉), 복통(腹痛), 가스참 남 67세 소양성태음인
4-1. 만성장염(慢性腸炎), 하복통(下腹痛) 남 33세 소음성태음인

2-1. 하복통(下腹痛), 복랭(腹冷), 복명(腹鳴)

● 엄 ○ ○ 남 53세 건장한 태음인 농부 경기도 남양주시 진접읍 연평1리

큰 키에 신체 건장한 53세의 남자로 작년부터 가끔씩 하복통은 있었으나
① 10일 전부터 아랫배가 사르르 아프다. ② 2일 전에 막걸리를 마신 뒤부터 더 심해졌다. ③ 어제 점심은 라면을 먹었는데 저녁부터 아침까지 밤새도록 배가 사르르 아팠으며 오늘 오전 10시까지도 약간씩 아프다. ④ 평소 차지 않던 배가 손을 대면 어제 밤에는 찼고 지금도 찬 느낌이다. ⑤ 낮 12시 30분인 지금 손으로 배를 만져보니 차지는 않았다. ⑥ 밀가루 음식이나 닭고기를 먹으면 배가 더 아프다. ⑦ 평소 잘 어지럽고 기운이 없다. ⑧ 위궤양으로 3년 전부터 지금까지 양약을 복용하는 중이다. ⑨ 과식하면 혹 복통이 있을 때가 있다. ⑩ 식욕은 왕성하다. ⑪ 대변은 정상이고 1일 1회 보며 ⑫ 손은 두텁고 단단하며 맥은 침미하다.
하복통의 원인이 식상으로부터 온 것으로 짐작되나 복통시 하복이 차다는 것과 배가 차지 않으면 하복통이 경감된다는 사실에 비추어 하복통은 복부의 허랭과도 연관이 있다고 보고 하복 허랭으로 인한 복통에 사용하는 후박온중탕을 쓰기로 했다. 그래서 후박온중탕 2배량에 곽향 1돈을 더하여 3첩을 지어주었다.
2일 뒤인 1월말에 다시 왔다. 약을 먹으니 어찔어찔하고 기운이 없다면서 그 약을 먹은 뒤로는
1. 배에서 꾸룩꾸룩 소리 나는 것이 없어졌다.
2. 배가 아픈 것도 없어졌다.
3. 아랫배가 찬 기운도 없어졌다고 한다.
오늘 친구가 권하여 소주를 3잔 마셨더니 다시 아랫배가 아프며 설사가 난다고 한다.
배가 허랭해진 것이 아직 완전히 회복되지 않은 것으로 보고 이번에는 치중탕 2배량으로 3첩을 지어주었다.

3-1. 설사(泄瀉), 복통(腹痛), 가스참

● 이 ○ ○ 남 67세 소양성태음인 경기도 안양시 범계동 목련 동아아파트

보통 키에 단단한 체구를 가진 소양성태음인으로 따님이 알려주어 찾아왔다고 한다.
① 1년 전부터 설사를 1일 2~3회 하며 복통(腹痛)이 심하다. ② 원래부터 찬 음식을 먹으면 설사를 잘한다. ③ 아랫배는 약간 찬 듯하고 ④ 평소 속이 쓰리거나 헛배가 부르고 가스가 차기도 한다. ⑤ 평소 찬 음식과 신 음식을 싫어하고 따뜻한 음식을 좋아한다. ⑥ 그간 병원에서 1달가량 치료를 했으나 별 차도가 없다. ⑦ 넓은 얼굴에 이마가 나오고 목소리가 굵다.
찬 것을 먹으면 설사를 하고 헛배가 부른 증세가 있는 할아버지의 설사를 목표로 후박온중탕에 익모초 3돈을 더하여 10일분 20첩을 지어주었다.
22일 뒤에 다시 왔을 때 확인해 보니, 그 약을 먹은 뒤부터 1년 동안 지속되던 설사와 복통이 멈추었으며 몸 상태도 매우 좋아졌다는 것이다. 본인의 요청대로 지난번과 같은 후박온중탕 10일분 20첩을 지어주었다.
23일 뒤에 재차 방문했을 때 확인해 보니, 설사와 복통을 비롯하여 헛배가 부른 것도 없어졌고 몸 상태가 좋아졌다며 약을 계속하여 복용하길 원한다.
본인의 요청대로 지난번과 같은 후박온중탕에 이번에는 허리 아픈 증세가 있다는 점을 감안하여 오약 2.5돈, 녹각 2.5돈을 더하여 지어주었다.
34일 뒤에 다시 방문했을 때 확인해 보니, 몸이 좋아진 상태가 여전하고 요즘은 찬 것을 먹어도 설사를 하지 않는다고 한다.

4-1. 만성장염(慢性腸炎), 하복통(下腹痛)

● 배 ○ ○ 남 33세 소음성태음인 회사원 경기도 안양시 관양동 대림빌라

① 만성장염이 있어 하루 종일 계속 좌하복부에 뻐근한 통증이 있다. 6개월 전에 배가 뒤틀리는 통증이 있은 뒤로 장염이 발생했고 그동안 5~6개월 정도 병원치료를 받았다. ② 평소 찬 음식을 먹으면 설사를 한다. ③ 간혹 가스가 찬다. ④ 평소 건강한 체질은 아니다. ⑤ 추위를 탄다. ⑥ 손발과 윗배가 차다. ⑦ 따뜻한 음식을 좋아한다.
평소 찬 음식을 먹으면 설사를 한다는 점에서 하복통이 허랭과 연관이 있다고 보고 후박온중탕 2배량으로 5일분 10첩을 지어주었다.
7일 후인 4월 초순에 전화로 약을 좀 더 지어달라고 한다. 종일 지속되던 좌하복통과 장염증세가 많이 줄어들었다는 것이다. 이번에도 전과 같은 처방으로 5일분 10첩을 지어주었다.
12일 뒤인 4월 중순에 확인해 보니, 약을 복용할 때는 통증이 소실되었으나, 약을 모두 복용한 2일 뒤부터 다시 아프기 시작하여 좌측 협하통이 심하고 허리를 펴기 힘들다고 한다.
계속하여 전과 같은 처방으로 5일분 10첩을 지어주었다.

中統144 寶 황련탕 黃連湯

黃連 二錢 **人蔘** 一錢半 **半夏** 一錢二分 **乾薑 桂枝** 各一錢 **甘草** 五分 **薑三片 棗二枚**

腹痛欲嘔吐者 上熱下寒也 以陽不得降 而 胸熱欲嘔 陰不升而下寒腹痛 是陰陽失常

[活　套] 氣虛倍 蔘三～五錢

[活套鍼線] 嘔泄(腹)　濕毒(後陰)

[適 應 症] 설사, 연변, 대변빈번, 잔변감, 구토, 오심, 속쓰림, 급성위카타르, 급성위장카타르, 위산과다증, 흉중열감, 하복통, 복통, 복명, 담석증, 음주과다, 숙취, 회충위통, 구내염, 복통, 두통, 요통, 불면, 정충, 불안, 번열, 항강, 다몽, 구취, 다한, 도한, 견비통, 식욕부진, 무기력, 피로

처방설명 황련탕은 소화기조직이 충혈(充血)되어 복통(腹痛), 구토(嘔吐), 속쓰림, 설사, 소화불량(消化不良) 등이 발생했을 때 사용하며, 평소 체열(體熱)이 높은 사람에게 보다 적합한 처방이다.

복통, 구토, 설사, 소화불량 등은 모두 소화기에 장애(障礙)가 있을 때 발생하는 '症狀증상'이므로 이러한 증상에만 기준을 두고 처방을 사용할 수 없다. 따라서 '이러한 증상이 어떤 상태(狀態)에서 발생하고 있는가' 또는 '어떤 사람에게 이러한 증상이 나타나는가'를 이해하는 것이 보다 중요하다. 먼저 이러한 증상이 발생할 수 있는 상태(狀態)로는 첫째, 소화기가 연약(軟弱)해진 상태가 있을 수 있다. 선천적으로 허약(虛弱)하거나 과로(過勞), 질병(疾病), 노화(老化) 등으로 소화기가 연약해졌을 때 음식물을 소화·흡수하는 기능이 떨어지므로 잦은 복통, 구토, 설사, 소화불량이 발생한다. 이때는 사군자탕, 이공산, 비화음 등을 사용할 수 있다.

둘째, 소화기가 허랭(虛冷)한 상태이다. 소화기가 허랭해져 있다는 것은 소화기능이 극히 저하되어 있다는 것이며, 소화기의 연약상태(軟弱狀態)가 만성화되었거나 과도한 생랭물(生冷物) 섭취로 인해 일시적으로 소화기능이 떨어진 것이 원인이 될 수 있다. 이 경우에도 음식물을 소화·흡수하는 기능이 떨어지기 때문에 복통, 설사, 소화불량 등이 나타날 수 있으며, 이럴 때는 온열제(溫熱劑)인 이중탕이나 부자이중탕, 오적산 등을 사용한다.

셋째, 소화기에 적취(積聚)가 있는 상태를 생각해 볼 수 있다. 적취라는 것은 현재 소화기에 음식물이 적체(積滯)되어 있는 것과, 적체되어 있는 것은 없지만 소화기조직이 손상되어 만성적으로 복통, 설사, 소화불량을 일으키는 것으로 나눈다. 만약 적체(積滯)로 인해 복통, 소화불량 등이 발생했다면 사하제(瀉下劑)를 사용하여 적체를 해소시켜야 하며, 조직의 손상으로 인한 경우에는 각각의 특징에 따라 치법을 달리할 수 있다.

넷째, 소화기조직이 충혈(充血)되어 있는 상태이다. 음주과다(飮酒過多), 스트레스, 감염(感染) 등으로 인해 소화기조직이 충혈되면 소화기능이 떨어지고 복통, 구토, 설사, 소화불량 등이 발생한다. 특히 상부소화기(上部消化器), 즉 위장(胃腸)이 충혈되어 있으면 구토, 복통이 발생하고, 하부소화기(下部消化器), 즉 대장(大腸)이 충혈되어 있으면 복통, 설사가 발생한다. 이럴 때는 충혈되어 있는 조직을 청열(淸熱)·수렴(收斂)시키는 처방을 사용해야 하며, 황련탕이 여기에 해당한다.

황련탕의 증상은 위염(胃炎)이나 장염(腸炎), 과민성대장증후군 등에서 나타날 수 있는 증상이다. 그러나 이러한 질환이 있다고 해서 모두 사용할 수 있는 것은 아니며, 신체조건과 신체상태에 부합되어야 사용할 수 있다. 즉 평소 건실하고 체열(體熱)이 높은 사람이며, 특별히 소화기가 약하거나 식욕부진 같은 증상은 나타나지 않는 경우에 황련탕이 적합하다. 또한 이런 사람은 더위를 타거나 찬 물을 선호하는 등의 특징이 있다. 따라서 몸 전체나 소화기는 약하지 않으면서 소화기의 특정 부위에 장애가 생겨 복통(腹痛), 구토(嘔

吐), 설사(泄瀉), 소화불량(消化不良) 등이 나타났을 때 황련탕을 사용한다.

황련탕의 특징적인 증상 중에는 배가 찬 증상이 있다. 배가 차다는 것은 소화기능이 떨어져 있다는 것이고, 보통 몸이 전체적으로 찬 사람이나 질병(疾病)이나 노화(老化)로 인해 인체의 기능이 저하되었을 때 나타난다. 그러나 황련탕의 복랭(腹冷)은 허약해졌거나 전체적으로 몸이 차졌을 때 나타나는 것이 아니라, 본래 체열(體熱)이 높았던 사람이 운동부족으로 인해 소화기에 혈류량이 감소했을 때 나타나는 것이다. 또한 체열이 높은 사람이 스트레스를 과도하게 받았을 때 소화기조직이 부분적으로 충혈(充血)되고, 그 결과 소화기능이 떨어져서 복랭(腹冷)이 발생하는 경우도 있다. 따라서 평소 건강하고 체열(體熱)이 높지만 항상 사무실에 앉아서 일을 하거나 신경을 많이 쓰는 경우에 장기능이 떨어져서 복통(腹痛), 설사(泄瀉), 연변(軟便) 등이 발생했을 때 황련탕을 사용한다.

처방구성

처방구성을 보면 황련은 충혈(充血)되어 있는 장점막을 급격하게 수렴(收斂)시켜 설사를 멈추게 한다. 또한 소염작용이 강하여 위점막의 충혈로 인한 속쓰림도 없애준다. 인삼은 소화액 분비를 증진시켜 식욕을 강화하고 위장의 연동운동(蠕動運動)을 항진시켜 소화·흡수를 촉진한다. 반하는 중추성 구토나 점막자극에 의한 구토를 억제하고, 인후점막자극에 의한 해수(咳嗽)를 억제한다.

건강은 혈관확장작용이 있어 혈액순환을 촉진하고, 혈관운동중추를 흥분시켜 직접적으로 강심작용을 나타낸다. 또한 위액과 위산분비를 촉진하여 소화를 돕고, 소화기의 운동을 자극하는 작용도 있다. 계지는 혈관을 확장하며 위장의 혈액부족에 의한 소화불량을 개선한다. 감초는 소화관 평활근에 작용하여 경련을 억제하며, 위산분비를 억제하고 위점막을 보호하는 항궤양작용을 한다.

처방비교

연부육일탕과 비교하면 두 처방 모두 황련이 군약이라는 공통점이 있다. 그러나 연부육일탕은 황련탕보다 체열이 더 높은 사람의 여름철 설사, 복통 위주에 사용한다. 반면 황련탕은 복통(腹痛), 농리(膿痢), 설사(泄瀉), 구토(嘔吐)에 사용한다. 또 황련탕은 계지와 건강을 합한 양이 황련과 동일하므로 처방 전체적으로 볼 때 찬 성질이 더 약화되어 있는 반면, 연부육일탕은 황련이 주약이므로 찬 성질이 강하면서도 약간의 온열성이 더해져 있어 황련탕보다 열성(熱性)이 더 심할 때 쓸 수 있다.

도체탕과 비교하면 두 처방 모두 약간의 열성을 띤 사람의 설사나 복통에 사용하는데, 도체탕은 설사나, 설사가 진행되어 발생하는 이질에 주로 사용한다. 반면 황련탕은 설사에 사용하지만 복통이나 구토, 속쓰림 등에도 사용한다.

증미이진탕과 비교하면 두 처방 모두 거담제(祛痰劑)와 청열제(淸熱劑)가 포함되어 있어 소화기조직의 충혈로 인한 속쓰림에 사용한다. 그러나 증미이진탕은 음식물을 섭취하지 않았을 때 나타나는 속쓰림에 주로 사용하는 반면, 황련탕은 속쓰림에도 사용하지만 주로 사용할 수 있는 증상은 복부의 허랭으로 인한 복통, 설사, 구토이다.

→ 활용사례

1-1. 복통(腹痛), 소화불량(消化不良), 복랭(腹冷), 트림, 대변난(大便難), 잔변감(殘便感), 다몽(多夢), 면적(面赤) 남 40세 172cm 76kg
2-1. 설사(泄瀉) 남 35세 태음인
2-2. 설사(泄瀉), 구토(嘔吐) 남 28세 열성태음인
2-3. 설사(泄瀉), 복랭(腹冷), 번열(煩熱), 항강(項强), 무기력(無氣力), 현훈(眩暈), 슬랭(膝冷) 남 38세 소음성태음인
2-4. 설사(泄瀉), 하복통(下腹痛) 남 33세 태음인
2-5. 설사(泄瀉), 잔변감(殘便感), 복명(腹鳴), 도한(盜汗) 남 43세 소양인
2-6. 하복팽만감(下腹膨滿感), 설사(泄瀉), 대변빈번(大便頻繁), 하복통(下腹痛), 다한(多汗), 다몽(多夢) 남 35세 열성태음인
3-1. 구토(嘔吐), 피로(疲勞), 식욕부진(食慾不振), 소변빈삭(小便頻數), 불면(不眠), 정충(怔忡) 남 36세 열성태음인

3-2. 오심(惡心), 구토(嘔吐), 속쓰림, 복통(腹痛), 복창만(腹脹滿) 남 34세
3-3. 복명(腹鳴), 항강(項强), 견비통(肩臂痛) 남 38세 태음인
4-1. 속쓰림, 흉중열감(胸中熱感), 구취(口臭), 복통(腹痛), 소화불량(消化不良), 불안(不安) 남 43세 소양인
4-2. 과음으로 인한 속쓰림 남 43세 소양인
4-3. 속쓰림, 오심(惡心), 탄산(呑酸), 구취(口臭) 여 34세 태음인
5-1. 항강(項强), 피로(疲勞), 무기력(無氣力), 연변(軟便), 불면(不眠), 다몽(多夢) 남 39세 태음인
6-1. 두통(頭痛), 복통(腹痛), 요통(腰痛) 여 39세 소양성태음인
7-1. 자궁암후유증(子宮癌後遺症), 발열(發熱), 한출(汗出) 여 40여세

2-1. 설사(泄瀉)

● 유 ○ ○ 남 35세 태음인 경기도 안양시 비산동 삼호아파트

평소 예민하고 대장이 약하여 자주 설사하고 하루에도 2~3번 정도 묽은 변을 보는 태음인이다.

① 대장이 약하여 설사를 하고 1일 2~3번 정도 변을 본다. ② 배를 주물러 주면 잦은 대변이 좀 덜하다. ③ 더위를 타며, 상체가 따뜻한 편이다. ④ 술을 마시면 금방 얼굴이 붉어진다. ⑤ 고기를 안 좋아한다. ⑥ 신경이 예민하고 쉬 피로해진다.

더위를 타며 상체가 따뜻한 편인 태음인의 설사를 목표로 황련탕에 익모초, 가자, 연육을 더하여 10일분 20첩을 지어주었다. 2달 후인 2월 초에 감기약을 지으러 왔을 때 확인해 보니, 설사가 소실되어 대변은 1일에 1번 본다고 한다. 감기는 몸살과 현훈(眩暈), 기핍(氣乏), 피로(疲勞)가 겸하여 있어 향갈탕을 복용하고 나았다.

1년 6개월 후 녹용을 가지고 와서, 대장을 보하는 보약을 지어달라고 해서 종전과 같은 처방에 산약, 녹용을 더하여 10일분 20첩을 지어주었다.

2-2. 설사(泄瀉), 구토(嘔吐)

다음은 이윤호 선생의 경험이다.

● 장 ○ ○ 남 28세 열성태음인 서울특별시 동대문구 회기동

평소에 아주 건강한 편인데 잦은 술자리와 불규칙한 식사로 인한 설사와 구토 증상을 호소하는 대학생이다.

① 잦은 술자리로 인한 과음으로 5일간 하루 종일 3회~5회 정도 설사한다. ② 2~3일에 한 번씩 식사 직후에 속이 짜는 듯이 아프면서 구토를 한다. ③ 설사를 하면서도 식욕은 정상이며 소화가 잘 안 된다. ④ 오랜 설사로 인해 기핍(氣乏)증상이 심해졌다. ⑤ 낮에 수업을 하는 동안 다리가 저리고, 걸어 다녀도 계속 저리는 증상이 3~4일간 계속되었다. ⑥ 명치를 누르면 압통이 심하다. 위가 부어 있다. ⑦ 평소 손과 발은 따뜻하고 전체적으로 열상을 띠며 소화력이 왕성하다.

술로 인한 구토(嘔吐)와 설사(泄瀉)를 목표로 황련탕 3배량으로 1첩을 지어서 이틀 동안 복용하도록 했다.

경과를 확인해 보니, 황련탕을 복용한 다음날 설사와 구토증세가 소실되고, 기타 동반된 증상도 소실되었다고 한다. 원래 건강한 체질이라 술을 먹지 않고 규칙적인 생활을 하면 그냥 있어도 나을 수 있을 것 같았으나 약을 복용한 후 이틀 동안 경과가 신속해서 기록에 남긴다.

2-3. 설사(泄瀉), 복랭(腹冷), 번열(煩熱), 항강(項强), 무기력(無氣力), 현훈(眩暈), 슬랭(膝冷)

● 윤 ○ ○ 남 38세 소음성태음인 서울특별시 강남구 개포동

친구의 처남이 몸 상태가 안 좋다며 멀리 지방에 있는 친구의 소개를 받고 왔다.

① 대장이 약하여 배를 덮고 자도 배탈이 자주 난다. ㉠ 평소에도 배가 사르르 자주 아프고 10년 전부터 변비와 설사를 반복하고 음주 후에는 설사를 한다. ㉡ 3~4년 전부터는 맥주와 우유만 먹어도 설사를 하고 대변은 2~3일에 한 번 보는데 대변보는 시간이 길다. ㉢ 지난해를 포함하여 유사 장티푸스에 2번 걸렸다. 저녁을 많이 먹으면 아침에 약간의 포만감이 있다. ② 손과 몸은 불덩이처럼 뜨거워도 배는 매우 차다. ㉠ 특히 배꼽 주위가 차며 무릎과 무릎 이하는 차고 발은 덥다. ㉡ 몸이 뜨거워서 겨울에 내복을 입지 않는데도 찬물로 씻으면 정신이 없고 머리와 뼈마디가 아프다. ③ 혈색이 없다. ④ 식사시에 머리로만 땀이 난다. ⑤ 신경을 쓰면 항강(項强) 증세가 나타나서 눈도 잘 못 뜬다. ⑥ 몸이 무겁고 권태로운 증상이 자주 나타난다. ⑦ 운동 후 우측 어깨와 팔에 통증이 있다. ⑧ 음주 다음날 현훈(眩暈)이 약간 있다. ⑨ 간혹 협심증이 나타난다. ⑩ 무릎 이하는 찬 듯하다. ⑪ 식욕은 왕성하다. ⑫ 인삼을 보리차처럼 계속 먹고 있다. ⑬ 군대에 있을 때 DDT를 맞은 후 알레르기성 비염이 생겨서 재채기를 자주 했으나, 등산을 다닌 후 소실되었다.

몸은 뜨겁지만 배가 차서 설사를 자주 하는 38세 소음성태음인 남성에게 황련탕 2배량에 설사(泄瀉)와 항강(項强)을

감안하여 갈근 1돈과 천초 0.5돈을 더하고 자윤(滋潤)의 공급을 위하여 구기자 2돈, 녹용 1돈을 더하여 10일분 20첩을 지어주었다.

1달 뒤인 3월 8일에 확인해 보니, 약을 복용한 뒤로 기운이 조금 나고 현훈이 경감되었다고 한다. 배가 사르르 아픈 것이 소실되었고 음주후 설사도 소실되었으며 찬 것을 먹어도 괜찮다고 한다. 무릎이 찬 듯한 것도 소실되었고 몸의 열 조절이 전보다 괜찮아졌으며 몸과 손이 불덩이 같던 것이 경감되었다. 예전에 항강이 늘 있던 것이 지금은 간혹 한 번씩 있고 저녁 과식 후 아침에 느꼈던 포만감이 소실되었다고 한다. 증세가 대부분 경감되어 전과 같은 처방에 천초를 1돈으로 증량하고, 녹용을 녹각으로 바꿔서 10일분 20첩을 지어주었다.

4-1. 속쓰림, 흉중열감(胸中熱感), 구취(口臭), 복통(腹痛), 소화불량(消化不良), 불안(不安)

다음은 노의준 선생의 경험이다.

● 김 ○ ○ 남 43세 소양인 건축업 경기도 수원시 장안구

키가 크고 약간 여윈 편이며 성격이 매우 급한 소양인 남성으로

① 5~6개월 전부터 명치 부위에 속쓰림이 있는데 매일 통증이 있는 것은 아니고 술을 마시지 않으면 증상이 호전된다. 양약을 오래 복용했는데 낫지 않고 한약이 효과가 더 나은 것 같다. ② 소화가 잘 안 되고 속이 더부룩하고 걸린 듯한 느낌이 있고 헛배가 부르며 복통이 있다. ③ 몇 달 사이에 체중이 많이 줄었다. ④ 흉중(胸中) 열감(熱感)이 있다. ⑤ 구취(口臭)가 있다. ⑥ 상열감(上熱感)이 있고 면적(面赤)이 있어서 보기에도 얼굴이 벌겋다.

⑦ 추위와 더위를 타는 편이다. ⑧ 손이 저리고 발이 약간 차다. ⑨ 대변은 1일 1회 정도 보며 음주 다음날 설사를 한다. ⑩ 소변은 자다가 2회 정도 보며 남아있는 듯한 느낌이 있다. ⑪ 가끔 불안하고 건망증이 있다.

⑫ 잠이 부족하다. ⑬ 상복부는 탄탄하고 하복부는 연약하다. ⑭ 위에는 열이 있고 하체는 차가운 느낌이 있다.

속쓰림과 흉중열감이 있으면서도 위에는 열이 있고 하체는 차가운 느낌이 있는 것이 상열하랭(上熱下冷)의 전형적인 상태라 보고 상열하랭이 있으면서 소화장애가 있을 때 사용할 수 있는 황련탕으로 10일분 20첩을 투약했다.

약 3주가 지난 3월 하순에 전화로 확인해 본 결과 속쓰림이 소실되었고 흉중열감도 소실되었다. 또 구취(口臭)와 상열감(上熱感)이 소실되었다고 한다. 소화가 잘 안 되는 증상과 복통, 헛배부름, 더부룩한 증상이 소실되었으며 불안감과 잠이 부족한 증상도 소실되는 등 모든 증상들이 개선되었다고 한다.

4-2. 과음으로 인한 속쓰림

다음은 노의준 선생의 경험이다.

● 김 ○ ○ 남 43세 소양인 건축업

키가 크고 체중이 약간 여윈 편이며 성격이 매우 급하다. 언행도 빠른 편이고 목소리도 크고 활달하며 행동에 거침이 없는 전형적인 소양인이다.

① 5~6개월 전부터 명치 부위에 속쓰림이 있다. ㉠ 매일 아픈 것은 아니고 술을 마시면 더 심해지고 술을 마시지 않으면 증상이 호전된다. ㉡ 병원에서는 위염이라고 하는데 양약을 오랫동안 복용했는데 낫지 않는다. ② 소화가 잘 안 되고 속이 더부룩하다. 식후에는 명치에 뭐가 걸린 듯한 느낌이 있고 헛배가 약간 부른다. ③ 가슴으로 열감이 느껴질 때가 있다. ④ 상열감이 있어 얼굴이 빨개질 때가 자주 있다. 평소에도 얼굴이 벌건 편이다. 진료시 망진을 해봐도 얼굴이 벌겋게 달아오른 듯한 느낌이 있었다. ⑤ 속이 메슥거리는 것은 없다. ⑥ 입에서 냄새가 자주 난다. ⑦ 가끔 마음이 불안한 듯하고 건망증도 있다. ⑧ 잠이 부족하다. 잠들기가 어려운 경우가 가끔 있다. ⑨ 상체는 열이 있고 하체는 차가운 느낌이다. ⑩ 몇 달 사이에 체중이 많이 감소하였다. ⑪ 추위도 더위도 타는 편이다. ⑫ 잘 때 땀을 많이 흘리는 편이다. ⑬ 물을 많이 마신다. ⑭ 평소 일을 많이 해서 그런지 양손가락 끝이 저릴 때가 있다. ⑮ 발이 약간 차다. ⑯ 대변은 1일 1회 정도 보며 음주한 다음날 설사를 한다. ⑰ 소변은 자다가 2회 정도 보며 남아있는 듯한 느낌이 있다. ⑱ 과음한 다음날에는 소변에 기름이 뜨는 듯하다. ⑲ 설진을 해보니 혀 중앙선에서 좌우로 백태가 두텁게 끼어 있었다. ⑳ 대체적으로 상복부는 탄탄한데 비하여 상대적으로 제하복부는 연약 무력한 편이었다. 약간의 제허(臍虛)가 확인되었고 심하비경(心下痞硬)이 있었고 중완비경도 있었는데 중완부위가 해부학적인 위장관의 형태를 따라 탄탄하게 촉지되었다. 과음으로 인한 속쓰림을 목표로 하여 황련탕(황련, 감초, 건강, 인삼, 계지, 대추 6g, 반하 12g)으로 20일분 40첩을 투약했다.

약 3주가 지난 후인 3월 하순에 직접 전화를 걸어 확인해 본 결과 그 약이 효과가 좋아서 많이 좋아졌다고 한다.

약을 복용하고 속이 쓰린 것이 없어졌다. 또 가슴으로 열감이 느껴지는 것도 없으며, 상열감이 있어 얼굴이 벌게지던 것도 없어졌다. 무엇보다 입에서 냄새나던 것이 없어져 좋다. 소화가 잘 안 되고 속이 더부룩하던 것, 식후에는 뭐가 걸린 듯한 느낌이 들던 것, 헛배 부르던 것 모두 소실되었다. 어쨌든 이제 마음도 편하고 잠도 잘 온다.

中統145 寶 여신탕 如神湯

玄胡索 當歸 桂心 杜仲薑炒 各等分

[出　典] 東醫寶鑑·方藥合編 : 治 挫閃腰痛
[用　法] 上末 每二錢 溫酒調下
[活　套] 亦可作湯用
[活套鍼線] 挫閃(腰)
[適 應 症] 좌섬요통, 하복경결, 하지울혈, 보행곤란

처방설명

여신탕은 좌섬요통(挫閃腰痛), 즉 허리를 삐어서 아프고 굴신(屈伸)을 못할 때 사용하는 처방이다. 또한 약성을 응용하여 발목이나 손목을 삐었을 때도 사용할 수 있다.

요추(腰椎)는 중추신경인 척수(脊髓)를 보호하는 역할을 하는 인체의 기둥이며, 자세를 유지하는 기초가 되고, 굴신(屈伸)을 가능하게 하는 중요한 구조물이다. 요추를 비롯하여 척주(脊柱)가 안정되어 있어야 팔, 다리를 움직이는 것이 자유로워지므로, 요추를 지지하고 있는 근육이나 인대는 다른 부위보다 숫적으로 많을 뿐만 아니라, 여러 방향으로 배열되어 있어 어떠한 움직임에도 신체를 고정하고 대응하는데 부족함이 없게 이루어져 있다.

요추를 둘러싸고 있는 근육에는 가장 안쪽부터 극돌기(棘突起)를 이어주는 요극간근(腰棘間筋), 횡돌기(橫突起)를 이어주는 외측 횡돌기간근(橫突起間筋), 척추 전반에 부착되어 있는 다열근, 요추와 골반을 이어주는 요방형근(腰方形筋), 허리를 돌리는 역할을 하는 내·외 복사근(內外輻射筋), 허리가 아플 때 사용하는 복대(腹帶)처럼 허리를 둘러싸고 있는 복횡근(腹橫筋), 허리뿐만 아니라 척추를 힘있게 지지하는 척추기립근(脊椎起立筋), 그 외 광배근(廣背筋)이나 대둔근(大臀筋)도 척추의 움직임에 영향을 준다.

이렇게 많은 근육들이 척주(脊柱)를 움직이고 고정하고 있는 것이다. 그러나 근육이 제 위치에서 대응할 수 있는 시간적인 여유 없이 갑작스런 움직임이 요구되거나, 갑작스럽지 않더라도 근육의 힘이 약한 경우나, 과도한 힘이 갑자기 실리거나, 허리 회전(回轉)으로 인해 근육이 당겨질 경우에는 근섬유(筋纖維)에 손상이 유발된다. 근섬유에 상처가 나면 모세혈관이 터져 주위조직이 충혈(充血)되고 부종(浮腫)이 생겨 주위 신경을 압박할 뿐 아니라, 움직일 때 손상된 근섬유(筋纖維)가 자극받아 통증이 생긴다. 이럴 때 여신탕을 사용하는데, 활혈(活血)시켜 혈행장애(血行障礙) 요인을 없애주고 자윤(滋潤)을 공급하여 손상된 조직의 회복을 돕는다.

좌섬요통(挫閃腰痛)은 과체중인 사람, 직업적으로 부적당한 자세로 일을 하는 경우, 척추구조가 선천적으로 이상이 있는 경우에 쉽게 발생한다. 이러한 요인들은 요부(腰部)의 근육을 약하게 하는 원인이 되며, 이러한 상태에서 무거운 물건을 들거나 운동을 하다가 갑작스런 움직임이 있었을 때 좌섬(挫閃)이 나타나는 것이다.

복용법에는 온주(溫酒)와 복용하라고 했는데, 술을 복용하면 혈액순환이 빨라지기 때문에 울혈(鬱血)을 풀어주는 데 도움이 될 것이며, 약성의 흡수와 전달력을 높여 치료효과를 극대화할 수 있다.

여신탕은 발목이나 손목을 삐었을 때도 사용할 수 있다. 허리가 삐는 것과 마찬가지로 발목의 염좌(捻挫)는 발목을 고정하는 근육이 약해져 있는 상태에서 발목에 갑작스런 동작이 요구되었을 때 발생하며, 그렇지 않더라도 수의적(隨意的)으로 제어할 수 없을 정도로 강하고 갑작스런 동작이 요구되었을 때 발생한다.

이 경우에도 여신탕은 활혈(活血)시켜 혈행장애(血行障礙)를 없애주고 자윤(滋潤)을 공급해 주므로 발목 염좌(捻挫)를 치료할 수 있다. 손목의 염좌를 치료하는 것도 마찬가지이다.

처방구성 처방구성을 보면 현호색은 모르핀 등의 중독성 진통약과 비교했을 때 작용 강도는 같지 않지만 부작용이 적고 중독성이 없다는 특징이 있다. 또한 위산분비를 억제하고 부교감신경을 차단하므로 항궤양작용과 혈압강하작용을 한다. 당귀는 항혈전작용(抗血栓作用)을 하여 혈액순환을 원활하게 하고 비타민B_{12}와 엽산이 풍부하게 함유되어 있어 적혈구의 상태를 개선한다. 계심은 혈관을 확장하여 혈압을 저하시키고 뇌혈류를 증진하며, 말초혈관의 혈류를 원활하게 함으로써 말초순환장애를 개선한다. 두충은 소염작용(消炎作用)이 있으며 근육의 장력을 강화하여 근육의 위축으로 인한 요통, 하지통 등을 개선한다.

처방비교 좌섬요통에 사용하는 **오적산**과 비교하면 두 처방 모두 염좌로 인한 요통에 빈용하는 처방이다. 오적산은 조직이 이완되어 있을 경우, 주위 조직에 담음이 적체되었을 경우, 소화기에 음식물이 적체되어 있을 경우, 요부(腰部)에 인접한 소화기조직이 허랭하거나 요부 자체가 허랭한 상태에 있는 사람이 좌섬요통에 보다 적합하다. 반면 여신탕은 부적합한 동작이나 자세가 원인이 되어 좌섬요통이 발생했을 때 보편적으로 사용하는 처방이며, 오적산을 사용해야 하는 경우보다 실증이며 비교적 건강한 사람에게 빈용한다.

창졸산과 비교하면 창졸산은 요추 염좌(捻挫)로 인해 운신(運身)이 곤란할 정도로 극심한 통증이 있을 때 사용한다. 반면 여신탕은 동일한 요추 염좌에 사용하는 처방이지만 창졸산을 사용해야 하는 경우보다 통증이 극심하지는 않을 때 사용한다.

요통(腰痛)에 사용하는 **독활기생탕**과 비교하면 여신탕은 급작스런 동작으로 허리에 충격이 가해져 발생하는 급성요통에 사용하는 반면, 독활기생탕은 허약이나 자윤부족으로 인하여 요추 주위조직이 연약·위축되어 있는 상태에서 발생하는 급·만성 요통이나 허약성 요통에 사용한다.

→ 활용사례

1-1. 좌섬요통(挫閃腰痛), 하복경결(下腹硬結), 하지울혈(下肢鬱血), 보행곤란(步行困難) 남 35세 태음인
1-2. 좌섬요통(挫閃腰痛) 여 28세 160cm 44kg
1-3. 좌섬요통(挫閃腰痛), 굴신곤란(屈伸困難), 요통(腰痛) 여 50세 156cm 53kg
1-4. 좌섬요통(挫閃腰痛) 남 51세 178cm
2-1. 굴신요통(屈伸腰痛), 굴신곤란(屈伸困難), 하지(下肢)저림 여 28세 174cm 51kg 소음인
2-2. 굴신과다형 요통(腰痛) 여 59세
3-1. 박동성요통, 엉치통 남 29세 태음인 165cm 62kg
4-1. 요통(腰痛) 남 43세 소양성태음인
4-2. 요통(腰痛) 여 21세

1-1. 좌섬요통(挫閃腰痛), 하복경결(下腹硬結), 하지울혈(下肢鬱血), 보행곤란(步行困難)

다음은 김규민 선생의 경험이다.

● 김 ○ ○ 남 35세 태음인 경기도 안양시 동안구 관양동

태음인으로서 뚱뚱하고 기육이 두터운 남자가 좌섬요통으로 왔다.

① 허리를 삐끗한 뒤 요통(腰痛)이 발생했다. ② 본원에서 침을 맞은 뒤 요통이 경감되었다. ③ 며칠 뒤 다시 왔을 때 보니 이번에는 휴일 동안 다시 허리를 삐어서 하복(下腹)까지 굳어졌다. ④ 허리를 삔 정도가 심한지 꼼짝도 하지 못했다. ⑤ 하복(下腹)은 굳어져 있어서 하복을 만져보면 딴딴하다. ⑥ 하복이나 허리, 다리, 등 어디나 누르면 아프다. ⑦ 다리로 피가 통하지 않아 다리의 피부색이 파랗게 변했다. ⑧ TP를 풀어도 조금 호전되는 정도이고 여전했다.

요통과 하복 경결 및 통증, 하지 혈액 울체는 모두 허리를 삐어서 발생한 것으로 보고 여신탕 1첩을 급히 달여서 복용시켰다.
약 1첩을 복용하자마자 한 시간도 되지 않아서 허리가 복용 전보다도 부드러워졌다. 허리를 전혀 사용할 수 없는 심한 상태라서 약을 연속 복용시키기로 하고 오후 5시부터 11시까지 거의 1시간마다 한 첩씩 모두 5첩을 복용시켰다.
1. 여신탕 5첩을 모두 복용한 뒤에는 밤에 잘 때 평소보다도 땀이 아주 많이 났다.
2. 다음날 아침에 일어나니 허리가 많이 좋아졌다.
여신탕을 복용한 이후 허리와 하복 및 하지의 증세가 현저하게 줄어들었으나 아직 완전히 회복된 게 아니어서 연속으로 여신탕을 복용할 필요를 느껴 계속해서 여신탕 1제를 지어주었다.
여신탕을 모두 복용한 뒤부터는 허리와 하복경결과 하지 울혈이 모두 나았으며 그 뒤부터는 보행과 활동에 전혀 지장을 받지 않는다면서 잘 돌아다니고 있다.

1-2. 좌섬요통(挫閃腰痛)

다음은 안신홍 선생의 경험이다.

● 김 ○ ○ 여 28세 사무원 160cm 44kg

병원 서무계에서 일하는 여성이다. 서류가 담긴 무거운 박스를 옮기다 허리를 삐끗했는데, 침을 맞고도 통증이 가시지 않는다고 한다.
① 허리를 삐끗한 후 허리에 통증이 심하다. ㉠ 앉거나 누워있기가 불편하다. 수면시 옆으로 돌려서 자야 편하다. ㉡ 병원 X-ray 촬영시 별다른 이상을 발견하지 못했다. ㉢ 근처 한의원에서 침을 3일간 맞았고, 오적산 과립을 처방받아 먹었으나 차도가 없다. ② 추위를 심하게 탄다. ③ 대변은 불규칙하고 소변은 정상이다. ④ 생리는 색이 검붉고 생리통이 약하게 있다. ⑤ 알레르기성 비염이 있다.
만성적으로 요통을 호소해 온 것이 아닌 짐을 들다가 생긴 단순 좌섬요통이다. 무거운 물건을 들다 허리를 삐긋했다는 것으로 볼 때 허리에 과도한 힘이 몰리면서 요추 둘레의 근육의 일부가 평소 신축력 이상으로 당겨지게 되고 이로 인해 근육 속에 있는 근섬유들이 미세하게 끊어지고 미세한 혈관들이 터지면서 근육에 충혈을 야기한 것으로 볼 수 있다.
근육의 미세한 손상과 충혈상태를 활혈을 통해 풀어주는 것만으로도 통증을 완화시킬 수 있을 것이다. 따라서 치법은 당연히 활혈(活血)하고 더불어 지통(止痛)할 수 있는 방법을 사용한다.
요통은 만성적으로 오는 경우 대부분 자윤(滋潤) 부족이 원인이 되는 경우가 많다. 대영전, 팔미원, 독활기생탕 등과 같이 보(補)하는 처방은 이런 경우보다는 예방용인 보강용으로 사용하는 경우가 많을 것이다. 또는 이 환자가 한의원에서 받은 오적산처럼 만성적이지만 신체상태가 허랭한 경우 사용할 수 있는 부자이중탕, 건리탕 등도 요통에 사용할 수 있을 것이다. 하지만 앞의 경우처럼 무거운 물건을 들거나 단순히 허리를 삐끗한 경우는 여신탕이나 입안산처럼 활혈(活血)과 지통(止痛)의 약성만으로도 통증을 완화시킬 수 있다. 여신탕은 현호색의 활혈지통(活血止痛)하는 약성을 당귀, 계심의 따뜻한 약성으로 도와주고, 두충의 강근골하는 효과를 기대할 수 있다. 때문에 단순 좌섬요통에 급히 쓸 수 있는 여신탕을 사용하기로 했다.
무거운 박스를 옮기다 허리가 삐끗한 뒤 발생한 요통인 만큼 좌섬요통으로 인한 요통이라고 보고, 근육의 충혈상태를 활혈을 통해 치료할 수 있는 여신탕으로 5일분 반 제를 투여했다.
1.처음 약을 먹고 난 다음날 일어나서 움직이는 것이 많이 좋아졌고
2. 3일이 지나 약을 다 먹은 후에는 통증이 느껴지지 않는다 했다.
3. 하지만 며칠 후에 다시 약간 통증이 느껴진다고 호소했다. 아직 완전히 나은 것은 아닌 것 같아서 약을 더 먹어보자고 했지만 참을 만하다며 더 이상 약복용은 하지 않았다.
좌섬요통은 침을 맞은 후 오적산을 기본적으로 투여하는 경우를 흔히 본다. 오적산이 잘 듣는 약임에는 틀림없지만 좌섬요통이라고 해서 누구에게나 투여한다는 것은 한 번쯤 고민해 봐야 할 부분인 것 같다. 여신탕은 예전에도 비슷한 경우에 사용해서 효과를 본 적이 있는데, 처방구성도 단순한 만큼 응용도를 높일 필요가 있을 듯하다.

1-3. 좌섬요통(挫閃腰痛), 굴신곤란(屈伸困難), 요통(腰痛)

다음은 전병건 선생의 경험이다.

● 김 ○ ○ 여 50세 156cm 53kg

피부색은 보통이고 체구가 약간 작은 여성이다. 어느 날 갑자기 물건을 들다가 허리를 삐었다.
① 허리를 삐었을 당시부터 계속 허리가 아팠다. ② 밖으로 멍이나 파열된 자국은 없었으나 허리가 아파 구부정하게 서있다. ③ 평소에도 허리가 아파 물리치료를 받기는 했었지만 이렇게 심하게 아프진 않았다. ④ 무릎과 어깨

가 아프다. ⑤ 상체에 비해 하체가 약하다. ⑥ 소화는 잘되는 편이고, 추위를 잘 탄다. ⑦ 건강은 양호한 편이다. ⑧ 이전에 과로 등으로 인해 몸이 약해졌을 때에 원래 약하던 무릎과 허리가 아파 독활기생탕과 평소 먹고 있던 경옥고를 같이 먹고 좋아진 적이 있다.

평소 관절에도 문제가 있었지만 갑자기 허리를 심하게 삐어 갑자기 움직이지 못하는 것으로 보아 관절보다는 평소 운동을 하지 않아 약해진 근육이 파열되면서 요통이 오게 된 것 같다. 그로 인하여 약하던 척추관절을 근육이 받쳐주지 못하게 되며 파열에 이어 심한 통증이 온 것으로 파악했다.

필자도 예전에 좌섬요통이 왔을 때 여신탕을 3일 정도 먹고 나은 적이 있어서 같은 좌섬요통이라는 점을 감안하여 여신탕을 선정했다. 여신탕의 처방구성을 보면 현호색, 당귀, 계심, 두충(薑炒) 각 등분(等分)이라고 나오는데 정확한 양을 알 수가 없어 전에 먹었던 데로 각 5돈씩을 쓰기로 했다.

급격한 동작으로 인한 요추 주위 근육파열로 인한 통증과 굴신곤란으로 보고 급한 김에 이틀분만 탕제로 하여 보냈다. 다친 다음날부터 여신탕을 투약했으며 처음에는 2시간마다 1봉지씩 3봉지를 먹으라고 했다(약이 도착한 시간에 저녁때). 나머지 약은 하루 3번 먹으라고 했다.

1. 약을 복용한 후에 허리를 굽힐 수도 있었고
2. 굽히거나 펴는 데서 오는 통증이 경감되었다.
3. 하루 더 먹고 나니 통증이 많이 경감되고 밖에 걸어 다니는 데 아무 지장이 없다.

통증이 격감되자 평소에도 아픈 허리를 생각해서인지 약을 30일분 더 지어 달라고 한다. 굳어졌던 허리가 부드러워지며 통증이 완화된 점으로 보아 약이 효과가 있다고 판단되었지만, 장기 복용보다는 15일 정도 약을 먹어 다친 부분의 혈액순환을 원활히 하고 조직의 회복을 돕는 데 충분하지 않을까 생각했다. 무슨 약이든 과하게 먹는 것은 좋지 않을 것이기에.

그래서 여신탕은 일반 요통에도 사용하나 좌섬요통을 위주로 하여 사용하는 경우가 많기 때문에 많이 나아졌으니 30일분까지 복용할 필요는 없을 터이고 15일분만 복용토록 권유했다. 대신 허리가 다 나을 때까지 무거운 물건을 들거나, 많이 걸어 다니거나, 신발도 구두는 신지 말라고 했다

이후 20일 뒤 확인해 보니, 이제는 거의 다 나아서 평소에도 아팠던 허리의 통증도 거의 안 느껴진다며 고마워했다.

1-4. 좌섬요통(挫閃腰痛)

다음은 조연상 선생의 경험이다.

● 최 ○ ○ 남 51세 178cm 경기도 의정부시 주거인데 서초동 근처에서 공사건으로 임시 거주

건장하고 얼굴이 붉고 조금은 살이 있는 모습을 한 사람으로 지난 달 4월 11일 아침에 키가 좀 크고 건장해 보이는 현장 팀장 정도로 보이는 남자가 얼굴을 찌푸린 채 기어 들어오다시피 했다. 허리가 아프다고 하면서 침대에 엎드리는데도 한참이 걸릴 정도였다.

① 허리 때문에 소위 응신(應身)을 못한다. 가만히 있어도 아프다고 한다. ② 일주일 전에 무언가 들다가 삐끗했는데 3일전부터는 가만히 있어도 아프다고 한다. ③ 침을 맞으러 왔기 때문에 자침(刺針)을 하면서 몸을 살펴보니 오금에 정맥혈관이 보이고 또한 허리를 여기 저기 눌러 보아도 아픈 데가 없다. 그럼에도 불구하고 조금만 꿈틀대면 자지러지게 아프다고 한다. 자침한 후에 나갔는데 마침 점심시간에 집사람이 주위에 떡을 돌리러 인근 식당에 갔더니 한의원 가서 침을 맞고 더 아프다고 식당 안에 사람들한테 떠드는 사람을 발견했다고 한다. 그래서 집사람이 그럴 수 있다고 달래고 다음날 다시 오도록 했다고 한다.

다음날 역시 찌푸린 채로 왔다. 침대에도 겨우 눕혔다. 허리를 보니 화상이 생겨났다. 아파서 찜질을 했다고 한다. 잠시 상식적인 조치가 더 나쁘게 할 수 있다고 말을 하고 상처는 골반강 내에 있다고 말하면서 그러니 침으로는 한계가 있으니 약을 먹도록 했다. 침대에서 기다리게 하고는 탕약을 끓였다. 어차피 본인은 일을 못하고 숙소에서 누워있어야 하기 때문이었다.

허리가 삐끗했다면 인대나 근이 상할 수도 있을 거고 아니면 거기에 지나가는 혈관이 파열될 수도 있을 것이다. 이 경우는 단순히 근이 상했다기보다는 혈관도 같이 손상을 입었을 것이라고 추정했다. 골반강 내에 있는 근과 혈관이 상했다면 상한 피를 빨리 제거하고 통증을 제어하고 행혈(行血)을 돕고 근을 튼튼히 하는 처방이 필요하다. 즉 당귀, 육계, 현호색, 두충이 들어간 처방인 여신탕이 바로 생각났다. 여신탕에 백굴채를 가하여 6봉을 만들었다. 매 두 시간마다 복용하도록 하고 내일 아침에 다시 오도록 했다.

다음날 오후에 싱글거리며 한의원에 들어 왔다. 아침에 일이 있어 늦었다는 것이다. 결국 그 사이에 좋아져서 일을 할 정도가 되었다는 말이다. 내 자신도 솔직히 놀랐다. 그 날도 같은 처치(침대에서 쉬고 탕약을 달이고)를 하고 말하기를 이렇게 계속 서비스는 하기 어려우니 아예 1제를 먹도록 권유했다. 그랬더니 "그러니까 돈을 다 받으시라니까요, 왜 안 받으세요. 이거 회사 돈이예요"라고 말을 했다.

2-1. 굴신요통(屈伸腰痛), 굴신곤란(屈伸困難), 하지(下肢)저림

다음은 최진희 선생의 경험이다.

● 최 ○ ○ 여 28세 소음인 174cm 51kg 서울특별시 성북구 정릉1동

키가 크고 몸통은 가는 세장형이며 피부가 희고 손이 엷다.

① 2주 전부터 요통이 심하다. ㉠ 세면대에서 양치시 조금만 굽히려고 하면 뻐근하게 아팠고 땅기는 느낌이 있다. ㉡ 허리를 굽혀야 하므로 양말을 신기도 불편했다. ㉢ 평소 허리가 약해서 오래 서 있으면 힘이 들어 벽에 기대곤 했었다. 고등학교 때부터 많이 서 있는 것이 불편했다. ㉣ 통증(痛症)은 없었는데 3~4개월 전부터 통증을 느끼기 시작했다가 1~2일이면 저절로 없어지곤 했었다. ㉤ 처음에는 월경통 때나 날이 궂으면 생기는 요통으로 생각했으나 날이 맑아도 요통이 있곤 했다. ㉥ 걷는 것은 오래 걸어도 무리가 없으나, 한 시간만 서 있어도 무리가 되었다. ② 앉아 있으면 허리, 엉덩이, 다리까지 저린데, 오른쪽이 심하다. 기분 나쁘게 저린 듯한 느낌이 있다. ③ 일어서면 편한 느낌이고 통증은 감소하는데, 굽히면 더 아프다. ④ 허리를 다친 경험은 없다. ⑤ 최근 혼자 약재와 약간 무거운 것을 든 적은 있었다. ⑥ X-ray상으로는 아무 이상이 없었다. ⑦ 병원에 가보니 좌측 골반이 5cm 정도 올라가 있다고 한다. ⑧ 1년 전 비화음을 복용하고 1일 1끼 먹던 식사를 4~5끼나 먹었던 적이 있었다. ⑨ 얼마 전에는 귀비탕 10첩을 복용하고 족균열(足龜裂)이 없어졌다.

키가 크고 허리가 가늘며 평소 연약한 편이니 허리를 받쳐주는 근육이 연약하여 나타나는 것으로 보고 언젠가는 허리를 튼튼히 하는 청아환을 복용해야겠다고 마음을 먹고 있었다. 게다가 최근 혼자 일을 하느라 약간 무거운 것을 든 적이 있어서 연약한 허리에 무리를 주어 발생한 증상이라 보았다.

치법은 마땅히 허리의 근육을 튼튼히 해줄 보신자양제(補身滋養劑)나 전신의 기능을 증가시켜 허리의 근육도 튼튼히 하는 보기(補氣)나 보정(補精) 위주의 보약을 사용해야 할 것이다. 마침 환자에게 여신탕을 지어줄 일이 있어서 약량을 조금 더 넣은 뒤, 당장 아픈 상태라 시험 삼아 여신탕을 복용하게 되었다. 여신탕은 신허요통(腎虛腰痛)에 쓰는 처방이 아니라 좌섬요통(挫閃腰痛)에 쓰는 처방이나, 지금 당장 통증이 심하므로 지통의 효과가 있는 현호색이 들어있는 여신탕을 복용하여 보았다. 굴신(屈伸)시 통증이 심하며 서 있어도 나타나는 통증에 여신탕 본방을 달인 뒤 한 시간 간격으로 한 봉지씩 3회 복용했다.

1. 한 봉지를 먹으니 마신 즉시 통증이 경감되는 느낌이 들었다.
2. 세 봉지를 먹고 계속 책상에 앉아 있었는데, 통증이 격감하여 견딜 만큼 되었다.
3. 구부려 물건을 들 수도 있었고, 세수하거나 쪼그려 앉을 수도 있었다.
4. 허리, 엉덩이, 다리까지 저린 것도 격감하였다.

우선 통증이라도 피해보고자 먹었던 약이며 하루 3회로 아주 짧은 기간 동안 복용했기 때문에, 이후 합숙강의를 다녀온 후에 격감하였던 통증이 다시 나타나기 시작했다. 통증이 심하니 자꾸 어디에 기대려 하고 손을 짚고 앉으려 하니 이는 허리가 약한 청아환증이라 사료된다. 이제 청아환을 한번 복용해 보려고 준비 중인데 그저께부터는 거의 통증이 없었다. 그저께 허리가 너무 아파 앉지도 서지도 못하고 눈물까지 났었는데, 병원에서 가르쳐준 스트레칭을 한 후 러닝머신 위에서 2킬로 정도 걸었더니 당시부터 이틀이 지난 지금까지 거의 통증이 없다.

스트레칭하고 걷고 난 뒤 허리 아픈 것이 없어진 것이다. 운동을 열심히 해야겠다는 생각을 하게 되었다.

2-2. 굴신과다형 요통(腰痛)

다음은 홍지연 선생의 경험이다.

● 정 ○ ○ 여 59세 주부 서울특별시 중랑구 면목동

흰 피부에 기육은 보통 두께이다. 필자의 어머니로 딸의 혼인 관계로 정신적으로도 여러 가지 신경 쓰는 일이 많았다. 음식준비로 허리를 굽혔다 펴는 동작이 많았으며, 강남 강북으로 백화점, 시장, 한복집 등 여기저기 돌아다니느라 활동량이 급격히 늘어났고 그 과정에서 요통이 생겼다.

① 특별히 허리를 다치거나 삐끗한 적은 없는데, 허리가 아파서 굴신이 어렵다. ㉠ 가만히 있으면 괜찮으나 ㉡ 허리를 구부렸다가 펴거나, 앉았다가 일어날 때 무언가를 붙잡고 일어나는 것이 편하며 ㉢ 허리를 굴신할 때는 저절로 '아야' 하는 소리를 낸다. ㉣ 요통은 1달 전부터 시작되었으나 처음보다 기일이 지날수록 점차 더 심해졌다. ㉤ 병원에서 촬영한 X-ray상으로는 이상이 없었다. ㉥ 그동안 병원에 다니면서 물리치료도 일주일간 받고, 양약을 복용해도 요통은 낫지 않았다. ② 대변은 하루에 1~2번 정도 본다. ③ 식사량도 평소와 같고 골고루 잘 섭취하는 편이다. ④ 손발도 따뜻한 편이고 ⑤ 따뜻한 음식을 좋아한다. ⑥ 예전에도 요통을 호소한 적이 있어서 그냥 독활기생탕을 처방했는데, 별 효과가 없었다.

실제로 허리를 다치지는 않았으나, 허리를 사용하는 작업을 갑자기 많이 하다 보니 그 부분의 근육에 이상이 생겨 요통이 일어난 것으로 보았다. 영양 섭취도 평소와 다름없는 것으로 보아 허리 근육의 자윤결핍은 아닌 듯하고 허리에

무리가 가는 작업 때문에 허리근육이 과다하게 긴장되거나 충혈이 된 것이 아닌가 생각하여 보았다.
요통의 원인이 허리의 굴신과도로 인한 근육의 충혈이라고 본 만큼 충혈을 풀어줄 수 있는 활혈의 치법이 적합하다고 보았다.
허리 통증을 없애는 처방에는 많은 것이 있겠으나, 급하게 책을 뒤져가며 찾아본 결과 창졸산과 여신탕이 눈에 들어왔다. 더 많이 연구해 보고 처방을 했어야 했으나, 시간이 없어서 창졸산과 여신탕 중에서 활혈, 행기, 지통하는 현호색이 들어가 있는 여신탕을 선택했다. 또한 주호소가 통증이므로 우선 통증을 가라앉힐 처방으로 여신탕을 생각했던 것이다.
갑자기 허리를 많이 굴신한 후 나타난 요통이 허리근육이 약화와 충혈을 유발하여 발생한 것이라 보고 59세 주부의 굴신과다 요통을 목표로 여신탕 반 제를 투약했다.
약을 투여하고 그 경과는 신혼여행 관계로 일주일이 지나서야 들을 수 있었다.
1. 여신탕 1첩을 복용한 후에 요통이 점차 가라앉더니
2. 10첩 정도 복용 후에는 평소와 비슷할 정도로 회복됐다.
3. 그렇지만 혹시나 또 허리가 다시 아플까 하여 복대를 착용하고 다닌다.
급하게 고민하고 처방한 약이라서 걱정이 많이 됐었는데 다행히도 잘 맞았던 것 같다. 결혼 한 달 전부터 허리가 아프다는 말을 들었는데, '그냥 낫겠지'하는 마음에 본인 결혼만 신경을 썼다. 그런데 결혼식이 거의 다 되어 가는데도 요통이 낫기는커녕 점점 더 심해졌고, 허리가 아픈데도 무리하게 결혼식 당일 계속 서있고, 또 집에서 친척들 음식준비할 생각을 하니 마음이 아파서 결혼식 하루 전날 급하게 약을 지었다. 다행이 약이 부작용 없이 잘 들었으나, 좀 더 일찍 신경을 써서 봐 드릴 걸 하는 아쉬움이 남는다.

中統146 寶 입안산 立安散

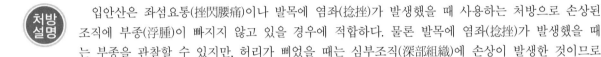

白丑頭末半生半炒 二錢 **當歸 肉桂 玄胡索**炒 **杜仲**薑炒 **茴香**炒 各一錢 **木香** 五分

治 挫閃 氣滯 腰痛
[用　法] 上末 空心溫酒下二匙
[活套鍼線] 挫閃(腰)
[適 應 症] 좌섬요통

처방설명 입안산은 좌섬요통(挫閃腰痛)이나 발목에 염좌(捻挫)가 발생했을 때 사용하는 처방으로 손상된 조직에 부종(浮腫)이 빠지지 않고 있을 경우에 적합하다. 물론 발목에 염좌(捻挫)가 발생했을 때는 부종을 관찰할 수 있지만, 허리가 삐었을 때는 심부조직(深部組織)에 손상이 발생한 것이므로 부종(浮腫)을 관찰할 수는 없고, 단지 부종이 있다는 정황을 살펴 판단해야 한다.

좌섬요통이 오래되었음에도 손상된 부위 조직의 부기가 빠지지 않을 때는 여신탕보다 입안산이 더 적합하며, 태음인처럼 조직에 습담(濕痰)이 많은 사람에게 보다 적합하다. 허리를 삐었어도 조직에 습담(濕痰)이 없는 사람은 습담(濕痰)의 요인을 고려하지 않아도 되지만 체질적으로 습담(濕痰)이 많은 사람은 습담이 허리 주위에도 영향을 미치므로 고려해야 하기 때문이다. 이처럼 좌섬(挫閃)이 만성화된 것, 또는 습담(濕痰)의 성향이 있는 것 등의 정황을 살펴 부종의 여부를 판단해야 한다는 의미에 해당한다.

보통 좌섬요통(挫閃腰痛)은 무거운 물건을 들 때나 갑작스런 동작이 요구될 때 발생한다. 첫째, 무거운 물건을 들 때 하지근육을 적절히 이용할 수 있는 자세에서 힘을 쓴다면 허리에 큰 무리가 가지 않지만, 허리에만 힘을 주어 물건을 든다면 허리근육에 과다한 장력이 가해져 근섬유(筋纖維) 일부에 손상이 유발된다. 특히 허리근육이 약해진 상태에서는 평소 가볍게 들 수 있었던 물건을 들 때도 근섬유의 손상이 유발될 수 있다. 둘째, 얼음판에서 미끄러지거나 높은 곳에서 떨어질 때처럼 허리근육에 갑작스런 동작이 요구될 경우, 갑작스런 동작에 대처할 수 있는 근육의 수축이 이루어지지 않는 상태이기 때문에 좌섬요통(挫閃腰痛)이 발생할 수 있다.

이렇게 근섬유(筋纖維)가 손상되면 손상된 근육에 영양을 공급하는 혈관도 손상되어 주위 조직이 충혈(充血)되고 신경을 자극하여 심한 통증을 유발한다. 이러한 과정에서 손상된 조직이 빨리 치료되지 않으면 조직 주위에 체액(體液)이 많아져 습체(濕滯)가 발생한다. 이럴 때 입안산은 허리근육에 혈액순환을 촉진하면서 정체된 체액을 제거하여 요통을 치료한다. 그래서 입안산은 허리를 삐지 않았더라도 습담(濕痰)으로 인해 허리근육이 이완되어 묵직한 통증이 느껴질 경우에도 사용할 수 있다.

입안산의 군약인 백축은 조직 속에 스며 있는 습담(濕痰)을 제거하는 역할을 한다. 백축이 습담을 제거한다는 것을 이해하기 위해 소화불량에 사용하는 소체환을 예로 들면, 소체환은 흑축이 군약이며 습담(濕痰)이 소화기조직에 과다하게 울체되고 조직이 부분적으로 경색되어 있을 때 울체된 습담(濕痰)을 빼주면서 경색된 것을 풀어주는 처방이다. 이 경우 소화기조직에 울체된 습담을 제거하는 작용을 하는 것이 흑축이다. 물론 흑축과 백축은 약간의 차이가 있겠지만 모두 조직에 울체된 습담을 제거하는 역할을 한다.

입안산은 발목을 삐었을 때도 응용한다. 발목을 삐었다고 했을 때 보통 발목 외측인대가 손상되는 경우가 많다. 발목외측에는 비골(髀骨)과 종골(踵骨)을 연결하는 종비인대를 비롯하여 여러 방향으로 뼈와 뼈를

지지하는 조직이 있는데, 갑작스럽게 발을 접질렸을 경우 인대나 주위 조직이 부분적으로 손상될 수 있다. 이렇게 조직에 손상이 발생하면 조직을 치료하기 위해 혈액과 체액이 몰리기 때문에 부종(浮腫)이 나타나는데, 입안산은 이러한 부종을 개선하면서 활혈(活血)시켜 위의 증상을 치료한다.

복용법을 보면 술에 타서 복용하라고 했는데, 이것은 순환을 빠르게 하여 속효를 내기 위함이다. 이런 처방은 보약이 아니므로 오래 복용하는 것이 아니라서 술과 함께 복용하여 약성을 신속하게 전달해야 한다.

처방구성 처방구성을 보면 백축은 대소변을 잘 나오게 하는 작용이 있어 부종(浮腫), 복수(腹水), 변비(便秘)에 사용한다. 당귀는 항혈전작용(抗血栓作用)을 하여 혈액순환을 원활하게 한다. 육계는 심장의 수축력과 심박동을 증가시키며 말초혈관의 혈류를 원활하게 한다. 현호색은 모르핀 등의 중독성 진통약과 비교했을 때 작용 강도는 같지 않지만 부작용이 적고 중독성이 없다는 특징이 있다. 두충은 근육의 장력을 강화하여 근육의 위축으로 인한 요통, 하지통 등을 개선하며 소염작용이 있다. 회향은 위장의 연동운동(蠕動運動)을 강화하여 소화불량을 개선하고 위장의 경련통, 근육의 경련통을 완화한다. 목향은 미주신경(迷走神經)을 자극하여 장(腸)의 수축력과 연동운동을 증강시키고, 소화·흡수를 촉진하여 가스 정체에 의한 복통을 멎게 한다.

처방비교 좌섬요통(挫閃腰痛)에 사용하는 **오적산**과 비교하면 오적산은 허랭(虛冷)과 소화장애를 겸하고 있는 상태에서 나타나는 일반적인 요통이나 좌섬요통에 사용한다. 반면 입안산은 좌섬요통이 오래되었거나 환부(患部)에 습담(濕痰)이 울체되어 환부 주위에 부종이 발생했을 경우에 사용한다.

여신탕과 비교하면 두 처방 모두 좌섬요통에 사용하는데, 여신탕은 좌섬요통이 얼마 되지 않아서 약간의 실증상태에 있을 때 사용하는 반면, 입안산은 좌섬요통이 발생한 다음 환부조직이 이완되거나 약간 부종이 생겼을 때 사용한다. 또한 담음성 체질자의 일반적인 요통에도 사용할 수 있고, 여신탕을 쓸 사람보다 평소 소화기능이 좋지 않을 때 사용한다.

회수산과 비교하면 두 처방 모두 좌섬요통에 사용하는데, 회수산은 건실한 사람의 기육(肌肉)이 긴장·경색되어 발생하는 요통에 사용하며, 통증의 정도는 입안산을 써야 하는 경우보다 더 심하여 통증이 하지(下肢)까지 이를 때 사용한다. 반면 입안산은 좌섬요통이 발생한 이후 어느 정도 시간이 경과하여 환부에 부종이 발생했을 때 사용하며, 발목을 삐어 부종이 나타났을 때도 사용한다.

활용사례

1-1. 좌섬요통(挫閃腰痛) 남 31세 소양성소음인
1-2. 좌섬요통(挫閃腰痛) 남 30세 태음인
2-1. 기체형 요통(腰痛) 여 40세 태음인

1-1. 좌섬요통(挫閃腰痛)

다음은 조경남 선생의 경험이다.

● 조 ○ ○ 남 31세 소양성소음인 서울특별시 관악구 봉천동

설날 집에 내려가니 오리 사육을 하고 있었고 오리가 무려 2만 마리나 되었다. 그래서 집안일을 거들기 위해 오리 사료를 주었는데 그만 오리 사료를 들다가 삐끗해서 허리를 삐었다.

① 20kg 사료를 허리를 사용해서 들다가 삐끗한 뒤 허리가 아파 굴신도 못했다. ㉠ 처음에는 누워서 돌아눕지도 못하겠고 일어나는 것도 힘들었다. ㉡ 다음날도 힘들어서 일을 못하고 3일째 되는 날도 어정쩡하게 걸어야 했다.

② 평소 소화가 더디고 신경성으로 변비와 설사가 교대로 일어난다. ③ 근래 들어 전보다도 체력이 떨어져서 시력 저하가 왔다는 생각이 든다.

본인은 깡마른 체형으로 약해 보이지만 어려서부터 시골 일을 해서인지 보기와는 다르게 강단이 있어서 힘든 일도 잘

하는 편이었으나, 3년 정도 공부만 하고 육체노동을 하지 않은 탓으로 요부(腰部)의 근력이 많이 약해진 상태에서 무거운 물건을 무리하게 들다가 좌섬요통이 발생한 것으로 보인다.

좌섬요통은 처음 경험하는데, 이 경우는 좌섬요통으로 요추 부위에 무리가 있어 근섬유에 미세한 염증이 있는 것으로 요부의 혈행을 도와주고 통증을 없애며 소화기 증상이 있으므로 활혈거어약과 이기약을 적절하게 응용해야 할 것으로 보았다.

좌섬요통에 사용하는 처방에는 오적산, 입안산, 여신탕 등이 있다. 소화기 증상도 겸하고 있으므로 오적산이나 입안산이 소화기능을 도울 수 있는 약이 포함되어 있으므로 적당할 것이나, 처방목표가 좌섬요통인 점을 감안하여 입안산을 쓰기로 했다. 입안산에는 목향이나 회향이 포함되어 있으므로 평소 소화기가 약한 증상에도 부합된다고 보았다. 허리를 삔 뒤 일정시간이 지나면 근육의 손상을 복구하기 위하여 허리근육에 혈액이 증가하고 이후 초기의 적혈구가 빠져나가면 허리 주위에 혈장성분의 체액이 남아 있어 허리 주위 조직을 이완시키고 습체(濕滯)가 남게 되는데 이때 입안산을 쓰기 때문에 같은 좌섬요통이더라도 허리 주위가 부어 있지 않은 상태나 초기에 쓰는 여신탕과 구별할 수 있다.

마침 백축이 없어서 백축이 없는 입안산 2첩을 달여서 2회에 걸쳐서 허리를 삔 지 4일째 자정에 한 번, 5일째 아침에 한 번 복용했다.

1. 자정에 먹고 취침하고 아침에 일어나니 요통이 거의 사라진 것을 알게 되었다.
2. 복용 이후 평소보다 소화도 잘되고 속도 편했다. 아마 소회향이나 목향의 영향이 아닌가 추측해 본다.
3. 허리를 다친 뒤 며칠이 지나고 안정을 취한 영향도 있겠으나 약을 복용한 후 요통이 급격히 호전된 것으로 볼 때 입안산의 효과가 매우 큰 것을 느꼈다.

1-2. 좌섬요통(挫閃腰痛)

● 박 ○ ○ 남 30세 태음인 경찰 경기도 안양시 관양동

① 어제 저녁 허리를 삐끗했는데 갑자기 허리가 아프더니 오늘 아침에 허리를 못 펴 힘들게 겨우 일어났다. 지금도 허리를 구부리기 힘들다. ② 이틀 전부터 가끔씩 헛배가 부른다. ③ 어지럽고 띵한 증상이 약하게 있다.
④ 신물이 넘어 온다. ⑤ 추위를 심하게 탄다. ⑥ 찬 것을 잘 먹는다. ⑦ 식욕이 좋고 소화도 잘된다.

이 사람의 요통은 허리를 삔 후부터 발생한 점으로 보아서 흔히 있는 좌섬요통이라고 할 수 있다. 좌섬요통이란 무거운 것을 들거나 허리를 잘못 움직여 허리를 접질려서 생기는 요통의 통칭이다.

이는 척추를 에워싸고 있는 근육과 인대가 허약한 상태에서 허리의 갑작스런 굴신이나 급격한 근육의 이동으로 근육에 무리가 가서 발생하게 되는 것으로 갑작스런 자세의 변화에 따른 근육의 긴장으로 근육이 과도하게 당겨지면서 근육의 일부가 미세하게 끊어지거나 근육 속에 포함된 혈관이 터져 발생하게 된다.

따라서 허리의 근육을 움직이게 되는 허리를 굽혔다 폈다하기가 곤란하고 움직이면 통증이 더 심해지는 경향을 보인다. 이 사람의 경우 좌섬요통이 나타나는 간접적인 요인으로는 허리를 감싸고 있는 근육과 인대가 허약해진 상태라고 봐야 할 것이다.

좌섬요통에 쓸 수 있는 처방으로는 오적산, 입안산, 여신탕 등이 있으나, 이 중에서 소화기 증상이 함께 있을 때 사용할 수 있는 처방으로는 오적산과 입안산이 있다. 입안산이 좌섬요통(挫閃腰痛)을 치료하기 좀 더 적합하므로 입안산을 쓰기로 하고 입안산 3배량에 마침 백축이 없어서 대신 습을 제거할 수 있는 백출 4돈을 더하여 탕제로 4첩을 지어주었다.

1년 6개월 뒤인 9월 말에 보약을 지으러 왔다. 지난번 허리 아픈 것은 어떠냐고 확인해 보니, 신기하게도 그 약을 복용하자마자 허리 아픈 것이 바로 없어졌다며, 그 뒤로는 지금까지 괜찮고 헛배가 부른 것도 없어졌다가 최근에 다시 조금씩 나타난다는 것이다.

中統147 寶 지궁산 枳芎散

枳實 川芎 各五錢 **甘草** 二錢半

治 左脇刺痛
[用　法] 上末 每二錢 薑棗湯下
[活套鍼線] 左痛(脇)
[適 應 症] 협통, 변비

처방설명

지궁산은 좌협자통(左脇刺痛)에 사용하는 처방이다. 그러나 지궁산은 옆구리의 자통(刺痛)에 사용하는 처방 중 일부이므로 원인이나 개인의 신체조건에 따라 적합한 처방을 선별해서 사용해야 한다.

자통(刺痛)은 찌르듯이 아픈 통증으로 상처(傷處)나 염증(炎症)으로 인해 혈행장애(血行障礙)가 있을 때 흔히 볼 수 있는 통증의 유형이다. 따라서 지궁산의 통증도 어떤 원인에 의해서 협부(脇部)에 혈행장애(血行障礙)가 발생하여 나타나는 것으로 판단할 수 있으며, 지실과 천궁이 이러한 혈행장애와 염증상태를 개선해 주기 때문에 협자통(脇刺痛)에 사용할 수 있는 것이다.

천궁은 대표적인 활혈제(活血劑)이며 혈관의 신축력을 증가시켜 혈액순환을 원활하게 하는데, 혈관의 신축력 증가를 통해 혈행장애를 없애는 작용이 있어 각종 울혈성질환(鬱血性疾患)에 많이 사용하고 있다. 지실은 충혈(充血)된 점막의 염증을 치료하는 작용이 있다. 예를 들어 장점막(腸粘膜)의 염증으로 인해 두드러기나 알레르기성 피부염이 발생했을 때 지실을 단방으로 사용하더라도 좋아지는 경우가 있다. 이처럼 지궁산은 천궁의 활혈작용(活血作用)과 지실의 소염작용(消炎作用)을 통해 염증과 혈행장애로 인한 협부(脇部)의 자통(刺痛)을 치료한다.

축수이음(逐水利飮)의 통용방인 궁하탕을 보면 지궁산이 포함되어 있는데, 궁하탕도 요통(腰痛), 협통(脇痛), 담결림 등에 응용하는 처방이다. 물론 궁하탕에는 이진탕이 포함되어 있어 담음(痰飮)의 요인이 더해졌다고 할 수 있지만 지궁산의 활혈작용과 소염작용은 이러한 근육통과 담결림을 치료하는 보조적인 역할을 한다고 볼 수 있다.

≪동의보감≫에서는 왼쪽과 오른쪽이 아픈 것을 구분하여 치료해야 한다고 했는데, 왼쪽이 아플 경우에는 지궁산이나, 소시호탕에 천궁, 청피, 용담초를 더하여 쓰고, 오른쪽이 아플 때는 추기산이나 지각산을 생강, 청피, 총백을 달인 물에 타서 먹는다고 했다. 그러나 염증과 혈행장애가 원인인 경우 좌우를 구분하지 않고 사용할 수 있다고 본다.

좌측 협통(脇痛)은 늑간신경통(肋間神經痛)에서도 나타날 수 있는 증상이다. 그러나 늑간신경통의 발병기전과 지궁산의 협통(脇痛)이 발생하는 기전의 일치 여부는 정확하지 않기 때문에 지궁산을 늑간신경통에 사용하는 처방이라고 단정할 수는 없다. 그렇더라도 환자들이 병원에서 진단받고 난 이후에는 늑간신경통이라는 병명으로 접근하는 경우가 많기 때문에 알아두어야 한다.

늑간신경통은 발작성 통증으로 통증 이외에는 기질적(器質的)인 변화가 없는 것이 특징이다. 통증은 뒤에서 앞으로, 보통은 한쪽에서 일어나고, 우측보다 좌측에서 많이 일어난다. 12쌍의 늑골 중 제5번~제9번 째 늑골 사이에서 흔히 생긴다. 증상으로는 격심한 통증이 발작적으로 일어나며, 심호흡, 기침, 또는 큰 소리로 말을 하면 더욱 심해지고, 늑골 사이를 누르면 압통을 느낀다. 원인은 감염(感染)된 후에 발생하는 신경근염(神經根炎), 특히 바이러스성 상기도염과 대상포진, 척추골의 골절, 종양, 외상, 변성, 흉수(胸髓)와 흉신경(胸神經) 부위의 종양과 염증, 순환장애 등으로 인해 생기는 것으로 알려져 있다.

지궁산은 변비(便秘)에도 사용할 수 있는데, 지실의 양이 무려 5돈이나 되어 장(腸)의 운동성을 강화하여 배변을 촉진하기 때문이다. 그러나 변비를 목표로 지궁산을 복용했을 때 두통(頭痛)이 발생하는 경우도 있어 주의해야 한다. 아마 천궁이 두통을 유발하는 것으로 보인다.

처방구성 처방구성을 보면 지실은 위장(胃腸)의 연동운동(蠕動運動)을 강화, 리듬을 조정하고 소화 · 흡수를 강화하여 복부팽만을 해소한다. 또한 성분 중 헤스페리딘(Hesperidin)은 진경작용을 하여 소화관 평활근의 경련을 억제한다. 천궁은 관상동맥과 말초혈관을 확장하여 하지(下肢)와 심근(心筋)의 혈류량을 증가시키고, 약리실험에서 진통작용이 입증되었다. 감초는 평활근의 경련을 억제하며, 프로스타글란딘(Prostaglandin) 생성을 저해하여 진통작용을 하고, 스테로이드 호르몬과 유사한 작용이 있어 항염증작용을 한다.

처방비교 **분심기음**과 비교하면 두 처방 모두 협통(脇痛)에 사용하는 공통점이 있다. 분심기음은 부종(浮腫)이나 부종으로 인한 천급(喘急)에 사용하는 처방으로, 부종으로 인해 흉복이 압박되어 협통(脇痛)이 발생했을 때 사용한다. 반면 지궁산은 혈행소통 장애로 인한 협통에 사용하며 약성을 응용하여 변비에도 사용한다.

우슬전과 비교하면 두 처방 모두 변비에 응용할 수 있는 처방이다. 우슬전은 학질(瘧疾)에 사용하는 처방으로 당귀, 우슬 등 활혈(活血)·자윤작용(滋潤作用)을 갖는 약재가 포함되어 있어 변비를 치료한다. 반면 지궁산은 우슬전의 변비보다 약간 실증일 때 사용하며, 소화기의 운동을 강력하게 하는 지실의 약성과 천궁의 활혈작용을 이용하여 변비를 치료한다.

변비에 사용하는 **경옥고**와 비교하면 경옥고는 주로 허약(虛弱)하거나 기력저하(氣力低下)로 인해 장(腸)의 운동성이 떨어져서 발생하는 노인성 변비에 사용하는 반면, 지궁산은 혈류가 감소하고 장운동이 저하되어 발생하는 일반적인 변비에 사용한다.

→ 활용사례

1-1. 시험복용 여 32세 소음인
2-1. 시험복용 여

1-1. 시험복용

다음은 강한은 선생의 경험이다.

● 강 ○ ○ 여 32세 소음인 경기도 과천시

변비에 사용할 수 있는 처방이어서 시험복용해 보기로 했다.

① 평소에도 3~5일에 한 번씩 변을 보며 후중감(後重感)이 심하다. ② 5월 17일 오전에 역시 후중감(後重感)이 심하지만, 단단하지 않은 변을 소량 보았다.

5월18일 오후10시 복용

복용시 지실의 향이 강하여 구역감이 약간 났으나 무리 없이 복용했다. 마치 지실을 씹는 듯한 강렬한 향이 나서 먹기 힘들었다. 복용 이후 5분 정도 지나자 머리가 멍해지고 띵~ 해지는 느낌이 났다. 양미간 사이에 압력이 느껴져서 코를 몇 번씩 눌렀다. 머리를 짓누르는 듯한 두통이 1시간가량 지속됐다.

5월19일 오전 9시10분 복용
10분후 미간을 손으로 누르는 듯한 느낌이 났다. 지끈거리는 두통이다. 20분후 지끈거리는 느낌은 줄어들면서 얼굴 쪽으로 혈액이 몰리는 느낌이 든다. 10시가 넘어 변의가 있었으나 상황이 여의치 않아서 참았다.

5월19일 오후1시 복용
머리가 띵해지고 두통이 다시 시작되었다. 평소 두통이 거의 없는 편이라 약에 의한 두통이라고 확신했다. 2시 정도에 변의(便意)를 느껴 화장실에 갔으나 대변이 나오지는 않았다.

5월19일 저녁6시 복용
머리가 깨질듯이 아프다. 양미간과 눈 부분에 압력이 심하게 느껴졌다. 밤10시경에 거울을 보니 눈이 충혈되어 있었다. 두통이 너무 심하여 시험복용을 중단했다.
3일 후까지 짓누르는 듯한 두통이 계속되고, 눈의 충혈상태가 풀리지 않았으며 오히려 글이 흐릿하게 보이고 침침해졌다. 약을 복용하는 중에 소변량이 눈에 띄게 증가했다.
19일 오후 이후로는 변의가 나타나지 않았고, 5일 지난 22일에 변을 매우 힘들게 보았다. 예전보다 후중감이 더 심하고 단단해진 상태였다.

2-1. 시험복용

다음은 김은영 선생의 경험이다.

● 김 ○ ○ 여
원래 월경주기에 따라 변비(便秘)와 연변(軟便)이 주기로 나타나는데 변비로 인해 더부룩하고 불편해서 복용했다.

5월 20일 오후 12시(잠자기 전) 복용
지금까지 먹어본 약들과는 다르게 향이 너무 역했으나 꾹 참고 먹었다. 처음 한 모금을 넘길 때는 구토할 듯이 넘기기 힘들었으나 참고 넘겼다. 자고 일어나 다음날 아침에 변을 보았다. 그러나 변을 보고 나서도 개운하다는 느낌은 들지 않았다.

5월 21일 9시(아침 식사 후) 복용
그 맛을 기억하고 있어서 그런지 마시기 전부터 두려웠다. 토할 것 같고 울렁거렸으나 참고 복용했다. 오후 3시쯤 변을 보았다. 그러나 변이 묽고 개운치 않았다.
이후 설사가 나고 속이 울렁거려서 약을 더 이상 복용하지 못했다.
설사는 삼령백출산을 복용하고 치유되었다.

中統148 寶 추기산 推氣散

枳殼 桂心 薑黃 各五錢 **甘草** 二錢半

治 右脇痛
[用　法] 上末 每二錢 [薑棗湯] 或酒下
[活　套] 氣滯不行 加全蝎 二錢
[活套鍼線] 右痛(脇)
[適 應 症] 우측 협통, 팔저림, 귀 마목감

처방설명 추기산은 우측 협부(脇部)에서 발생하는 통증에 사용하는 처방이다. 선인들은 경험적으로 추기산은 우측 협통(脇痛)에 사용하고, 지궁산은 좌측 협통(脇痛)에 사용했겠으나 필자는 정확한 기전을 알 수 없다.

한의학대사전의 내용을 인용하면 추기산은 간기(肝氣)가 뭉쳐서 속이 그득하고 식욕이 없으며 오른쪽 옆구리가 아플 때 사용하며, 만성 간염(肝炎), 만성 담낭염(膽囊炎), 담도염(膽道炎), 담석증(膽石症) 등으로 옆구리가 아플 때 쓴다고 되어 있다. 이러한 설명을 근거로 우측 협통(脇痛)이 발생하는 기전을 유추한다면, 해부학적으로 간장(肝臟)이 오른쪽에 위치해 있기 때문에 간장장애(肝臟障礙)나 담낭(膽囊), 담도(膽道)에 장애가 발생하면 우측 옆구리에 통증이 발생하는 것이 아닌가 생각해 본다.

인체 내에서 발생하는 여러 종류의 결석(結石) 중에서 가장 많은 것이 담석(膽石)인데, 증상으로는 경미한 경우 둔한 통증과 단순한 압박감, 또는 상복부의 불쾌감, 소화불량 등이 나타나기도 하고, 증상을 전혀 느끼지 못하는 경우도 있다. 그러나 대부분의 경우는 상복부의 심한 통증이 나타나며, 경우에 따라 오른쪽 어깨까지 통증이 전파되기도 한다.
담낭염(膽囊炎) 또한 담석증(膽石症)과 비슷한 증상을 보이는데, 담석증과 마찬가지로 우측 상복부(上腹部)의 통증과 발열 이외에 이따금 황달(黃疸)이 나타나고, 염증이 심해지면 오한(惡寒), 전율(戰慄)을 수반한 고열(高熱)이 나고 동통(疼痛)도 심해지며, 복벽(腹壁)의 긴장이 현저해진다. 이처럼 우측 흉복부에 위치한 간장(肝臟), 담낭(膽囊)의 장애 때문에 우측 협통(脇痛)이 유발되었을 때 추기산을 사용할 수 있다.

처방에 포함된 지각은 위장(胃腸)의 연동운동(聯動運動)을 항진시켜 소화기에 적체된 내용물의 배출을 촉진함으로써 복부 팽만감을 개선하고 변비(便秘)를 완화하며, 장관평활근(腸管平滑筋)의 경련(痙攣)을 억제하여 진경작용을 나타내는데, 이러한 작용을 통해 간장(肝臟)과 담낭(膽囊)의 장애(障礙)를 간접적으로 해소하는 것으로 이해할 수 있다. 강황은 어혈(瘀血)을 소산(消散)시키는 작용과 통증을 해소하는 작용이 강하다. 또한 방향성 건비제(健脾劑)이므로 각종 소화기질환에 사용할 수 있는 약재이다. 계심은 복부의 냉증(冷症)을 치료하며 어혈(瘀血)을 치료하는 작용이 있어 지각, 강황과 더불어 상복부 장기에 발생한 장애를 개선한다고 할 수 있다.

복용법을 보면 강조탕(薑棗湯)이나 술과 함께 복용한다고 했는데, 강조탕과 복용하는 것은 생강의 온열성(溫熱性)을 통해 약성의 흡수를 촉진하고 순환을 증가시켜 약효를 극대화시키기 위함이며, 대추는 생강의 자극성을 완화하는 역할을 한다고 할 수 있다. 술과 함께 복용하는 것도 약성(藥性)을 빠르게 전달하게 할 뿐 아니라 순환량을 증가시켜 소통장애를 없애주기 위함이다.

처방구성 처방구성을 보면 지각은 모세혈관을 강화하여 피부자반증상을 경감시키고, 위장(胃腸)의 연동운동을 항진시켜 위내용물의 배출을 촉진함으로써 복부 팽만감을 개선하며, 변비를 완화시킨다. 계심은 혈관을 확장하여 혈압을 저하시키고, 말초혈관의 혈류를 원활하게 함으로써 말초순환장애를 개선한다. 강황은 소염작용(消炎作用)을 하고, 감초는 스테로이드 호르몬과 유사한 작용이 있어 항염증작용, 해독작용, 해열작용을 한다.

처방비교 **신보원**과 비교하면 두 처방 모두 우측 협통(脇痛)에 사용한다는 공통점이 있다. 신보원은 주로 음식물이 적체되어 발생하는 협통(脇痛)에 사용하며, 이외에도 복통, 소화불량, 적취 등에도 사용한다. 반면 추기산은 협부(脇部)의 소통장애로 인해 발생하는 협통(脇痛)에 주로 사용한다.

소시호탕과 비교하면 두 처방 모두 협통(脇痛)에 사용하는데, 소시호탕은 양측 협통(脇痛)에 모두 사용하는 경향이 있으며, 협통(脇痛)뿐 아니라 외감(外感)으로 인한 감기에도 사용하며, 흉협고만(胸脇苦滿), 한열왕래(寒熱往來)의 증상을 수반하는 다양한 질환에 응용한다. 반면 추기산은 우측 협통(脇痛)에 주로 사용한다.

→ 활용사례

1-1. 우측협통(右側脇痛), 우측(右側) 팔저림, 우측(右側) 귀 감각이상(感覺異常) 남 69세 태음인
1-2. 우협하통(右脇下痛), 복통(腹痛) 여 27세 소음인
1-3. 우협하통(右脇下痛), 복통(腹痛), 복랭(腹冷) 남 55세 태음인 184cm 78kg

1-1. 우측협통(右側脇痛), 우측(右側) 팔저림, 우측(右側) 귀 감각이상(感覺異常)

● 김 ○ ○ 남 69세 태음인 경기도 안양시 비산3동

보통 키와 체격으로 젊어서 농사일을 심하게 했다는 태음인 할아버지로 반상회를 다녀온 후
① 오른쪽 팔이 저리다. ② 오른쪽 귀가 남의 살 같이 이상한 느낌이 든다. ③ 3년 전부터 오른쪽 겨드랑이 아래로 가끔씩 통증이 있다. ④ 통증이 갈수록 심하며 요즘은 하루 종일 1달에 절반은 아픈 것 같다. ⑤ 머리가 어지러울 때가 있다. ⑥ 식욕과 소화력은 보통이다. ⑦ 대변은 2~3일에 한 번 보며 된 편이다. ⑧ 소변을 자주 본다. ⑨ 추위를 심하게 탄다. ⑩ 잠은 잘 잔다.

3년 전부터 발생한 우측 협통(脇痛)과 현재의 오른쪽 팔 저림과 오른쪽 귀의 감각장애를 목표로 추기산 본방으로 3일분 6첩을 지어주었다.

3일 뒤에 다시 왔을 때 경과를 확인해 보니, 3일 복용한 이후 우측 협통, 오른쪽 팔저림, 오른쪽 귀 감각장애가 경감되었다며 약을 더 지어달라고 한다.

아직 증세가 완치된 것이 아니므로 전과 같은 처방으로 3일분 6첩을 지어주었다.

1-2. 우협하통(右脇下痛), 복통(腹痛)

다음은 노의준 선생의 경험이다.

● 박 ○ ○ 여 27세 소음인 경향 유치원교사 162cm 경기도 안양시 관양동 명지타운

약간 마른 편이다.
① 30일 전부터 우협하(右脇下) 늑골 부위에 원인을 모르는 통증이 계속된다. ㉠ 동시에 우협하(右脇下)에서 이어지면서 배가 땅기면서 아프다. ㉡ 특히 걷거나 기침을 할 때면 마치 달리기할 때 배가 땅기는 듯이 아프다. ㉢ 최근에는 새벽이나 아침에 배를 잡고 구를 정도로 배가 아프다. ㉣ 때로는 배가 쑤시고 찌르는 듯이 아픈 경우도 있다. ㉤ 병원에서 CT와 위내시경 검사를 하고 혈액검사도 했는데 원인을 모르겠다고 한다. ㉥ 다만 '혹시 염증이 있는 것이 아닌가' 라고만 했다. ㉦ 체한 것도 아니고 이전에 찬 음식을 먹었거나 배를 찬 곳에 내놓고 잔 것도 아니다. ㉧ 다만 최근에 스트레스를 받은 후에 마치 감기처럼 열이 올랐는데 이로 인하여 협통(脇痛)과 복통(腹痛)이 생겼는지는 잘 모르겠다고 한다. ② 추위를 많이 타고 손발이 차다. ③ 물을 조금 마신다. ④ 식욕과 식사량은 보통이다. ⑤ 대변은 1일 1회 본다. ⑥ 가끔 열 달아오름이 있고, 어지럼증이 있다. ⑦ 눈이 피로하고 뒷목이 뻐근하며 어깨가 결린다.

風 寒 暑 濕 燥 火 內傷 虛勞 霍亂 嘔吐 咳嗽 積聚 浮腫 脹滿 消渴 黃疸 瘧疾 邪祟 身形 精 氣 神 血 夢 聲音 津液 痰飮 蟲 小便 大便 頭 面 眼 耳 鼻 口舌 牙齒 咽喉 頸項 背 胸 乳 腹 腰 脇 皮 手 足 前陰 後陰 癰疽 諸瘡 婦人 小兒

⑧ 맥(脈)과 복(腹)은 전체적으로 허증으로 약한 편이다. 맥(脈)은 침약(沈弱)하면서 다소 긴(緊)하다. ⑨ 복부의 형태는 전체적으로 균형이 잡혀 있고, 배가 발달된 경향이 있으며, 흉격이 약간 들려 있다. ⑩ 복부의 색은 황색계통, 복피(腹皮)의 두께와 복부의 탄력은 중등도이다. ⑪ 복진상 우협하(右脇下) 중간 부위의 늑골 밑을 따라 길고 약간 단단하게 근육이 뭉친 듯한데, 마치 운동 후 근육에 알이 배긴 듯한 느낌이다. 압진을 하면 약간의 압통을 호소하고 누르는 힘이 강할수록 통증이 심하다. ⑫ 소화기 질환으로 인한 협통(脇痛)과 복통(腹痛)은 대개 심하(心下)의 저항감을 동반하는 경우가 많으므로 심하를 압진하여 보았으나 특이한 반응은 보이지 않았고 문진 상에서도 소화기의 문제가 될만한 점은 없었다.

최근에 스트레스를 받은 후에 마치 감기처럼 열이 올랐는데 이로 인한 기체성(氣滯性) 협통(脇痛)과 복통(腹痛)으로 판단하여 추기산을 투약하기로 하고 추기산 본방으로 5일분 10첩을 달여 주었다.

7일 후에 전화를 하여 확인해본 결과 11월 21일부터 한약을 복용했는데

1. 약을 복용한 뒤부터 매일 통증이 조금씩 없어지면서 5일 뒤인 현재는 전혀 통증이 없다.
2. 새벽이나 아침에 배를 잡고 구를 정도로 아팠는데 그것도 없어지고 걷거나 기침을 할 때 있었던 통증도 사라졌다.
3. 아울러 본인이 우협하(右脇下)를 눌러도 전혀 통증이 느껴지지 않는다고 한다.

1-3. 우협하통(右脇下痛), 복통(腹痛), 복랭(腹冷)

다음은 김호근 선생의 경험이다.

● 이 ○ ○ 남 55세 태음인 사무직 184cm 78kg 서울특별시 강동구 상일동

2주 전 출판사의 이 박사와 점심을 먹으면서 1년 전부터 아파온 우협통에 대해 이야기를 했다. 당시는 '우협통이라면 추기산을 사용하나 어떤 연관성이 있을까'하고 골몰히 생각만 하다가 약을 지어주지 못했다. 아마 '추기산에 지각이 들어있으니까 우하복 상행결장에 대변이 적체된 것과 우협통이 연관이 있지 않을까'하고 생각만 했었다. 그러다가 오늘은 배도 차고 배가 아프다는 것이다.

① 최근에 여러 명이 근무하는 사무실로 옮겼다. ② 혼자 사무실을 쓸 때는 감기 걸린 적은 없고 콧물이 나온 적은 가끔 있으며, 몸이 으스스한 적은 많았다. ③ 복랭은 몸이 전반적으로 차지면서 생겼는데, 다른 부분은 현재 회복되었는데 복랭은 그대로다. ④ 어렸을 때 인삼을 많이 먹었다. ⑤ 복통의 부위는 배꼽 아래로 약 1촌부터 배꼽 위로 3촌 정도 되는 부위로, 밤 3~4시에 복통으로 잠이 깬다. ⑥ 1년 전부터 우협통(옆구리통증)이 나타났다. ⑦ 우측 12번 늑골 하단 측면으로 손바닥 크기 정도이며, 쑤시고, 아픈 부위를 늘리는 자세를 취하면 좀 편하고 숙이면 좀 안 좋다. ⑧ 추위를 타는 편이며, 더위는 심하게 탄다. 또 찬 것은 싫고 따뜻한 것이 좋다. ⑨ 식성은 좋으며, 소화도 잘되며, 더부룩함이 있다. ⑩ 소변상태는 시원치 않다. 소변빈도는 보통이며, 색깔은 노랗고 거품이 난다.

배가 차면서 아프다는 것을 보면 복랭으로 인해 복통이 생겼다는 것을 알 수가 있다. 이 경우 대부분 복랭만 치료하면 복통은 저절로 소실될 것이다. 우협통의 원인은 복랭으로 상행결장 부위가 긴장되어 있고 대변 적체까지 겹치자 인근의 허리 근육에 영향을 미쳐 나타난 것이 아닌가 생각해 보았다. 병인은 찬 데서 장기간 있으면서 몸이 점차 차지게 되고, 이로 인해 복랭과 복통이 발생한 것처럼 우협통의 요인도 된 것처럼 보인다.

복랭이 원인이라면 온열의 치법을, 대변적체가 원인이라면 하기의 치법을 사용해야 하나 주증상의 하나가 우협통이기도 한 만큼 우협통에 사용할 수 있는 처방 중에서 이 같은 약성을 가진 처방을 검토해 보기로 했다.

찬 데서 일한 것이 복통의 주 원인으로 보고 소화력이 좋고 피부가 건성임을 착안해 이음전을 처방하려 했으나, 이종대 선생님께서 허랭뿐만 아니라 대변의 축적과다로 인한 상행결장의 긴장으로 복통과 우협통이 발생했다고 보고 우협통에 사용하는 추기산을 추천해 주었다. 추기산에는 허랭을 치료할 계심과 강황이 포함되어 있기에 허랭성 복통에도 적합할 듯 보였고 지각이 포함되어 있어서 대변의 이동도 도울 수 있다고 보았기 때문에 추기산이 적합해 보였다.

복랭, 복통, 우협통을 목표로 추기산 본방에 허랭증상이 있으므로 강조탕(생강10g 대추10g)을 합하여 5일분 10첩을 투약했다.

점심때부터 복용했다. 1일 2첩을 복용하니 복부 통증이 완화되기 시작했다. 우협통도 완화되기 시작했다. 수면시에 우측 옆구리 통증이 없어졌다. 복부가 편안해졌다. 저녁 9시에 대변 1회 보았다. 밤에는 우협통이 없는 상태이다. 세면대 앞에서 좀 수그리면 우측 옆구리 쪽이 좀 아프나 복용 전에 비해 정도는 훨씬 덜하다. 본인이 말하길 현재 4봉이 남은 상태이며, 한약이 효과가 대단히 빨라서 신기해 했다. 그동안 복통이 있어서 배를 만졌는데 찼다는 것이다.

추기산을 복용하고 평소와 다르게 대변을 2회나 연속으로 보았다는 것을 보면 추기산이 대변의 이동을 도우는 작용이 있음을 알 수가 있다. 또한 짐작한 대로 대변의 상행결장 부위의 적체가 우협통의 요인이 된다는 것을 확인할 수도 있었다. 즉 우협통의 원인이 허랭으로 배가 차지면서 대장의 운동성이 떨어지고 이에 따라 대변의 적체가 지속되자 협통으로 나타났던 것이다.

中統149 寶 청기산 淸肌散

荊防敗毒散(中統十九) 加 天麻 薄荷 蟬退　薑三片

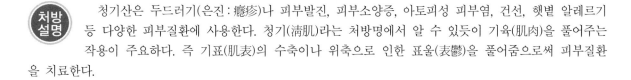

治 癮疹 或赤 或白 瘙痒
[活套鍼線] 癮疹(皮)
[適 應 症] 두드러기, 피부소양, 피부갑착, 알레르기성 피부염, 아토피성 피부염, 태열, 건선, 햇볕 알레르기

처방설명 청기산은 두드러기(은진：癮疹)나 피부발진, 피부소양증, 아토피성 피부염, 건선, 햇볕 알레르기 등 다양한 피부질환에 사용한다. 청기(淸肌)라는 처방명에서 알 수 있듯이 기육(肌肉)을 풀어주는 작용이 주요하다. 즉 기표(肌表)의 수축이나 위축으로 인한 표울(表鬱)을 풀어줌으로써 피부질환을 치료한다.

청기산은 두드러기에 빈용하는데, 일부에서는 두드러기를 일본식 증명(症名)을 따라 담마진(蕁麻疹)이라고도 한다. 두드러기는 피부에 갑자기 붉은 팽진(膨疹)이 나타나며 가려움이 수반되고 때에 따라 모양이 변하며, 긁으면 점점 퍼졌다가 몇 시간이 지나면 흔적 없이 사라진다는 특성이 있다. 신체의 어느 부위에서나 발생할 수 있지만 눈꺼풀이나 입술 등 특히 부드러운 부위가 몹시 부어오르는 일이 많다.

두드러기의 원인은 매우 다양하다. 예를 들어 기계적 두드러기라고 하여 허리띠나 속옷, 핸드백 고리 등에 의해 기계적인 자극이 가해졌을 때 발생하며, 이외에도 더운 물이나 더운 바람, 찬바람이나 찬물에 접촉되었을 때도 두드러기가 발생한다. 그러나 이러한 원인들은 사실 촉발원인(促發原因)이라고 하는 것이 정확한 표현이며, 근본적인 원인이라고는 할 수 없다. 근본적인 원인은 소화기에서 음식물이 흡수되는 과정에서 흡수되지 않아야 할 물질이 흡수되는 것이다.

소화기능 저하로 인해 소화기 내에 음식물이 장시간 정체되었을 경우 음식물이 발효·부패되어 여러 종류의 독소가 생성되기도 하는데, 만약 소화기점막의 손상(損傷)이나 담음(痰飮)의 울체로 인한 조직의 이완(弛緩)이 심한 경우에는 이러한 독소가 흡수되어 두드러기를 일으킬 수 있다. 이는 상한 음식을 먹고 식중독에 걸렸을 때 피부에서 발진(發疹)이 생기는 것과 유사하다. 물론 식중독은 급성 증상이기 때문에 원인물질이 제거되면 치료되지만, 만성적으로 소화기능이 떨어져 있는 경우에는 지속적으로 또는 간헐적으로 두드러기가 발생한다.

청기산을 써야 할 두드러기도 소화기에서 불필요하게 흡수되는 물질의 영향을 받았을 때 발생한다. 그러나 이러한 물질이 흡수되더라도 많은 양이 아니고, 흡수된 것은 간(肝)이나 신장(腎臟)을 통해 충분히 배출될 수 있는 정도이기 때문에 평상시에는 문제를 일으키지 않는다. 문제는 적은 양이더라도 촉발원인이 작용했을 때는 두드러기가 발생할 수 있다는 점이다. 예를 들어 앞서 촉발원인이라고 했던 것 중에 찬물이나 찬바람 등은 피부를 수축시키는 원인이 되고, 허리띠나 속옷, 핸드백 고리 등도 피부를 자극하는 원인이 된다. 즉 표출되지 않을 정도로 적은 양의 물질이 소화기를 통해 흡수되고 있는 상태에서 피부를 위축시키는 촉발원인이 작용했을 때 두드러기가 발생하는 것이다.

만약 이러한 촉발원인이 뚜렷하지 않으면서 소화불량과 두드러기 증상이 생겼을 때는 정전가미이진탕처럼 적극적으로 소화기능을 회복시키는 처방을 사용해야 하지만, 촉발원인만 제거해 주면 회복될 수 있는 경우에는 촉발원인을 제거하는 치법을 사용해야 한다. 청기산을 써야 하는 두드러기의 촉발원인은 찬 공기를 비롯하여 피부를 수축시키는 것들이다. 피부가 수축되었을 때 혈액 속에 있는 불필요한 물질의 배출이 어려워지기 때문에 피부에 발진(發疹)이 생기고, 이것이 두드러기로 나타나는 것이다. 이때 청기산은 강한 발표작용(發表作用)을 통해 위축된 피부를 풀어주므로 두드러기를 치료한다.

청기산은 두드러기에 가장 많이 사용하지만, 열성상태에서 피부가 위축되는 경우에는 발적(發赤)이 나타날 수 있고, 아토피성피부염의 형태로 나타날 수도 있으며, 이런 상태가 만성화되면 건선(乾癬)이 되기도 하는데, 청기산은 피부위축을 풀어주므로 이와 같은 모든 증상에 사용할 수 있다.

청기산은 인삼패독산이 기본처방이므로 몸살감기에도 사용할 수 있다. 특히 체열이 높고 건실한 소양인의 몸살감기에 적합하다. 감기에 걸려 피부가 수축되고, 인체에서 열을 발생시킨 결과 발열, 두통, 신체통 등 몸살증상이 나타나는 것인데, 이럴 때 인삼패독산은 수축되어 있는 피부를 풀어주는 작용이 있어 몸살감기를 치료한다. 이러한 작용이 있기 때문에 피부가 위축되어 두드러기가 발생했을 때도 사용할 수 있는 것이다.

처방구성 처방구성을 보면 형방패독산(中統19 인삼패독산(人蔘敗毒散)加 형개 방풍)에 천마, 박하, 선퇴가 더해졌다. 먼저 형방패독산을 구성하는 약재의 약성을 살펴보면, 인삼은 중추신경계에 대한 흥분작용과 억제작용이 있는데, 흥분작용이 보다 강하다. 또한 강심작용이 있어 심장의 수축력을 강화한다. 시호는 흥분된 중추신경을 억제하여 정신을 안정시키고 해열작용과 진통작용이 있으며, 담즙의 합성과 분비를 촉진한다. 전호는 거담작용(祛痰作用)이 강하며 경도의 진해작용(鎭咳作用)도 가진다. 강활은 발한작용, 해열작용, 진해작용(鎭咳作用)이 있고, 평활근 이완작용이 있어 진정작용과 진통작용을 나타낸다. 독활은 혈관을 확장하여 혈압을 낮추고 항염증작용과 진통작용이 있다.

지각은 말초혈관의 저항력을 높이며, 장관 평활근의 경련을 억제하여 진경작용을 한다. 길경은 거담작용(祛痰作用)과 진해작용(鎭咳作用)이 있으며, 염증을 억제하는 소염작용(消炎作用)도 있다. 천궁은 관상동맥과 말초혈관을 확장하여 하지(下肢)와 심근(心筋)의 혈류량을 증가시킨다. 적복령은 세뇨관의 재흡수를 억제하여 이뇨를 증진하므로 체내의 정체된 수분을 처리한다. 감초는 스테로이드호르몬과 유사한 작용이 있어 항염증과 항알레르기 효과를 나타낸다. 형개는 피부의 혈행(血行)을 촉진하며 피부질환이 있을 때 소염작용(消炎作用)을 하고, 방풍은 표재(表在) 혈관을 확장시킨다.

천마는 말초혈관을 확장시키는 작용과 소염작용이 있어 피부질환에 사용할 수 있는 근거가 된다. 천마의 소염작용은 스테로이드 계통과는 무관하며 모세혈관의 투과성을 감소시켜 염증초기의 삼출과 종창에 억제작용이 있는 것으로 알려졌다. 박하는 해열작용과 소염작용이 있고, 선퇴는 항경련작용과 진정작용이 있으며, 두드러기나 열성 발진이 멎지 않을 때 형개, 방풍과 함께 사용하면 효과가 좋다.

처방비교 **방풍통성산**과 비교하면 방풍통성산은 표열(表熱)과 이열(裏熱)이 모두 성(盛)하며 몸 밖으로 열을 빼내지 못하는 상태에서 발생하는 피부질환에 사용하며, 발산과 청열, 사하법을 이용하여 적체되어 있는 열을 몸 밖으로 빼줌으로써 피부염을 치료한다. 반면 청기산은 이열보다는 표열(表熱)이 울체된 상태에서 피부질환이 발생했을 때 사용하며, 열을 발산시켜 피부장애를 치료한다.

승마갈근탕과 비교하면 두 처방 모두 표울(表鬱)로 인한 피부질환에 사용하는데, 승마갈근탕은 청기산보다 체내의 열성상태가 더 현저하면서 기육이 더 두터운 사람의 피부질환에 사용한다. 반면 청기산은 열성상태이기는 하지만 심하지는 않고 피부가 엷은 사람에게 사용하는 경우가 많다. 따라서 승마갈근탕은 열울(熱鬱)이라는 내인(內因)의 영향이 더 크다고 한다면, 청기산은 피부위축이라는 외인(外因)의 영향이 더 크다고 할 수 있다.

정전가미이진탕과 비교하면 정전가미이진탕은 식상(食傷)이나 담음(痰飮) 등으로 인해 소화기점막이 이완되거나 미세한 손상이 발생하였을 때, 불필요한 물질이 소화기를 통해 흡수되어 혈액을 혼탁시키고 이것이 피부에 장애를 일으켜 피부염이나 두드러기를 발생시켰을 때 사용한다. 반면 청기산은 외감(外感)이나 표울(表鬱)로 인한 은진이나 발진에 사용한다.

활용사례

1-1. 두드러기 남 17세
1-2. 알레르기성 피부염(皮膚炎), 두드러기 여 40대중반
2-1. 피부소양(皮膚搔痒) 여 79세 소양성소음인
2-2. 피부소양(皮膚搔痒) 남 3세 태음인
2-3. 피부소양(皮膚搔痒) 남 27세 소양인 174cm 64kg
3-1. 태열(胎熱), 피부갑착(皮膚甲錯) 여 2세 태음인
3-2. 태열(胎熱) 남 5세 태음인
3-3. 아토피성 피부염(皮膚炎) 여 5세 태음인
4-1. 실패례-피부발진 여 30세 171cm 61kg

1-1. 두드러기

다음은 장상갑 선생의 경험을 채록한 것이다.

● ○ ○ ○ 남 17세 고등학생 경기도 안양시 비산2동 미륭아파트

① 몸에 두드러기가 나기 시작하는데 ② 병원에서 치료했으나 여전하다. ③ 병원에서는 감기 후에 나타난 감기 후유증이라고 한다.
감기 후에 두드러기가 나는 17세 학생에게 청기산 10첩을 지어주었다.
청기산 10첩을 복용한 뒤에 증상을 살펴보았다.
지난번 약을 복용한 뒤로 두드러기가 감쪽같이 없어졌다고 한다.

1-2. 알레르기성 피부염(皮膚炎), 두드러기

다음은 노상호 선생의 경험을 채록한 것이다.

● ○ ○ ○ 여 40대 중반 주부 인천광역시 남동구 동춘동

① 3년 전부터 전신에 피부염이 발생하여 병원에서 알레르기성 피부염으로 진단받았으며 온몸에 적, 백색의 두드러기가 함께 나 있다. 그동안 병원 치료를 받았으나 완치되지 않아 내원했다.
3년째 전신에 적, 백색의 두드러기가 있어 치료를 받았으나 완치되지 않는 45세 주부에게 청기산으로 10일분 20첩을 지어주었는데, 모두 복용한 뒤에 전신의 적(赤), 백색(白色) 두드러기가 감소되었다.
증상이 호전된 것으로 보아 청기산이 알레르기성 피부염에 효력이 있다고 판단하여 이번에도 청기산 10일분 20첩을 지어주었다.
계속하여 청기산 10일분을 복용한 뒤에 다시 내원했을 때 증상을 살피니, 지난번보다 호전되어 있어 다시 청기산 10일분 20첩을 투약한 뒤에 완쾌되었다.

2-1. 피부소양(皮膚搔痒)

● 서 ○ ○ 여 79세 소양성소음인 경기도 안양시 안양9동 우성아파트

보통 키에 여윈 체격이며 얼굴은 작고 목소리가 빠르고 낭랑한 할머니이다.
① 5년 전부터 수시로 어지러운데 마치 술에 취한 사람처럼 어지럽다. ② 역시 5년 전 배와 등에서 발열이 생기고 발진이 생긴 뒤부터 전신의 피부가 매우 가렵다. ③ 기운이 없고 피로가 심하다. ④ 양쪽 발가락 부위가 저리다. ⑤ 약간 치매 경향이 있다. ⑥ 체중이 전에는 65kg이었으나 현재는 40kg이다. ⑦ 추위는 심하게 탄다. ⑧ 물을 자주 마시는 편이다. ⑨ 식욕은 없고 식사량은 적으나 소화는 잘된다. ⑩ 대소변은 모두 정상이다.
피부소양을 목표로 청기산 2배량에서 인삼을 뺀 뒤 10일분 20첩을 지어주었다.
2달 뒤에 다시 내방했을 때 확인해 보니, 전반적으로 별다른 차도가 없다고 한다.
이번에는 ① 등이 시리고 ② 눈이 급격히 나빠진다. ③ 매핵기(梅核氣)가 있다.
④ 그러면서 20년 전에 화병을 앓은 적이 있다고 하며 평소 신경을 많이 쓰는 편이라고 한다.
등이 시린 증세는 혈액순환이 잘 되지 않아서 나타나는 것으로 보고 그 원인은 신경과도인 듯하다. 그 결과 매핵기(梅

核氣) 증상과 안혼(眼昏) 증상이 나타났다고 보고 화병과 화병의 후유증에 좋은 효과를 보고 있는 가미귀비탕으로 10일분 20첩을 지어주었다.
11일 뒤인 12월 1일에 전화를 하여 처음 먹었던 약이 효과가 상당히 좋았는데 두 번째 약은 하나도 효과가 없다면서 야단을 친다. 그래서 첫 번째 약이 어떻게 효과가 있었느냐고 묻자 그 약을 3일 정도 복용하고 나니 늘 가려웠던 것이 없어졌다고 한다. 그런데 며칠 전부터 가려운 것이 다시 재발하였다고 한다.
흔히 일부 고객 중에서는 약을 복용한 뒤 반응을 사실대로 이야기 하지 않고 숨기거나 과장할 때가 있어서 다음 약을 쓸 때 오판하게 하는 경우가 종종 있다. 특히 나이가 드신 분들이 이런 경향이 많다. 첫 번째 청기산의 효력을 처음부터 말했더라면 두 번째 처방도 이를 감안하여 더욱 적절한 처방을 선정할 수도 있었을 터인데 말이다.

2-2. 피부소양(皮膚搔痒)

● 장 ○ ○ 남 3세 태음인 경기도 안양시 관양2동

5월 하순에 아이가 종일 다리를 긁는다고 어머니가 데리고 왔다.
① 3년 전부터 피부소양감이 있는데 양 무릎 이하가 심하게 가려워서 종일 긁으며, 긁은 곳에 상처가 나서 딱지가 점점이 앉아 있다. 여름만 되면 피부가 건조해지고 찬바람이 나면 가려운 것이 괜찮아진다. ② 감기에 자주 걸린다.
피부 가려움증을 목표로 청기산 본방에 목단피 1돈을 더하여 5일분 10첩을 지어주었다.
1년 5개월 뒤에 보약을 지으러 왔을 때 가려운 것은 어떠냐고 확인해 보았다.
아이의 어머니는 그 약을 복용한 뒤로 무릎 이하로 가렵던 것이 완전히 없어졌다며 고마움을 표했다.

3-1. 태열(胎熱), 피부갑착(皮膚甲錯)

● 고 ○ ○ 여 2세 태음인 경기도 하남시 하산곡동

12개월 때 곽향정기산을 복용하고 기침과 설사가 나은 경험이 있는 어린아이이다.
① 1년 전부터 태열 증세가 조금씩 있어 왔다. 근래 들어서 피부 전체가 거칠고 오돌토돌하다. 몸 전체가 건조하고 배, 등, 다리, 팔 등 전신에 불규칙하게 벌겋게 반진이 있으며 얼굴만 괜찮다. 동시에 매우 가려워한다. 목욕을 하고 크림을 발라주면 좀 덜하다. ② 두드러기가 빈발하며 특히 밖에서 음식을 먹으면 잘 발생한다.
지금이 12월 하순의 겨울이므로 추위로 인해 피부가 수축되어 피부건조 및 갑착(甲錯)이 심해졌다고 보고 태열을 목표로 사위탕 본방으로 5일분 10첩을 지어주었다.
20일이 지난 다음해 정월 중순에 다시 내방했다. 그 약을 먹으니 아주 잠깐 동안 괜찮아지는 듯하더니 날씨가 추워지니 다시 원상태로 되돌아간다는 것이다. 일단 약을 복용한 후 증세의 변화가 있었으므로 지난번과 같은 사위탕으로 5일분 10첩을 지어주었다.
3개월 뒤인 4월 초순에 다시 내방했다. 태열의 증세는 여전하다고 하며 요즘 날씨가 추우면 더 심해져서 저녁에 잘 때 가려워서 신경질을 내고 피가 나도록 긁는다는 것이다.
태열은 지속적으로 약을 써야 하지만 이 아이는 계속 복용하지 못했던 것이 아쉽다. 좌우간 여전하다고 하므로 처방을 바꾸어 보기로 하고, 이번에는 피부의 혈관을 확장시키는 작용이 강한 당귀음자 2배량으로 5일분 10첩을 지어주었다. 16일 뒤인 4월 하순에 증세가 여전하다며 다시 내방했다. 요즘은 배, 등, 다리, 팔의 피부가 거무스름하게 오돌토돌하고 거칠다고 한다.
당귀음자를 사용했음에도 별다른 변화가 없었던 점을 봐서 적합한 처방이 아니라고 보았다. 이번에는 발산의 효력이 강하면서 피부질환에 쓸 수 있는 형방패독산의 변방인 청기산을 써보기로 하고 본방으로 5일분 10첩을 지어주었다.
16일 뒤인 5월 중순에 다시 내방하여 청기산을 복용한 뒤부터 피부가 건조하고 거칠며 가려웠던 것이 많이 좋아졌으나 며칠 전부터 다시 배와 다리만 가렵기 시작한다는 것이다.
청기산 복용 이후 가려운 부위가 줄어들고 가려운 정도도 경감된 점을 감안하여 같은 처방으로 5일분 10첩을 지어주었다. 10개월 뒤인 다음해 3월 초순에 아이의 보약을 지으러 왔다. 태열의 증세가 어떠한지 확인해 보니, 작년에 마지막 약을 복용한 뒤 거의 다 나아 그동안은 별 고생 없이 잘 지낸다고 한다. 그러나 아직 완전히 나은 것은 아니고 약간은 잔존해 있다고 한다.
이번에는 잔존해 있는 태열을 겸해 식욕부진과 감기빈발을 감안한 보약을 지어달라고 한다.
이 아이의 경우 가장 우선해야 할 것이 태열로 인한 체열의 발산이 억제된 것을 치유하는 것이고 이것이 치유되어야 몸 자체가 가지는 신체 조절기능이 증대되어 감기 빈발도 줄어들 수 있다고 보고 지난번과 같은 청기산으로 5일분 10첩을 지어주었다.
3개월 뒤인 6월 중순에 다시 같은 약을 더 요청하여 10일분 20첩을 지어주었다.

3-2. 태열(胎熱)

● 김 ○ ○ 남 5세 태음인 경기도 안양시 박달동 두화빌딩

① 태어나면서부터 태열이 있으며 피부가 건조하며, 얼굴과 전신을 가려워서 긁는다. 긁어서 허옇게 일어나고 발진이 되며 피부가 거칠다. ② 천식 때문에 약을 많이 복용했으며 지금은 많이 나은 편이다. ③ 식욕이 왕성하다.

태음인 아이의 태열을 목표로 체열이 높고 천식이 있는 점을 감안하여 청기산 본방에서 인삼을 빼고 10일분 20첩을 지어주었다.

14일 뒤에 다시 내원했을 때 증상을 살펴보니, 얼굴의 태열이 전보다도 많이 좋아졌다고 한다.

청기산을 복용한 뒤로 태열이 좋아진 5세 태음인 남아에게 이번에도 청기산 본방으로 10일분 20첩을 지어주었다.

3-3. 아토피성 피부염(皮膚炎)

● 안 ○ ○ 여 5세 태음인 경기도 안양시 비산3동 성원아파트

① 아토피성 피부염이 심하다. 특히 목과 엉덩이에 심하게 발생하고 6~10월 사이 여름에 심하다. 증상은 피부가 거칠고 좁쌀처럼 검게 변하고 밤에 특히 가려워서 잠을 못 잘 정도이다. 병원약을 먹고 바를 때는 조금 덜하다.

② 땀이 아주 많고 더위를 타서 시원한 방에서 자기를 좋아한다. ③ 환절기 때마다 감기에 걸리는데 콧물이 나고 밤에 기침을 하는 감기의 형태이다. ④ 자다가 일어나서 무섭다고 하기도 하며 잠꼬대를 자주 한다. ⑤ 편식이 심하고 식욕이 별로 없다. ⑥ 코피가 자주 난다. ⑦ 자다가 오줌을 못 참는다. 낮에도 소변을 자주 본다.

여름이 되면 아토피성 피부염으로 고생하는 5세 태음인 여아에게 청기산 본방에서 인삼을 빼고 10일분 20첩을 지어주었다.

12일 뒤인 6월 말에 다시 약을 지으러 왔을 때 증세를 살펴보니, 목의 피부가 거칠던 것이 전체적으로 매끈하고 부드러워졌으며 긁어서 딱지 진 부위만 거칠다. 엉덩이 부위는 깨끗해져 정상 피부처럼 되었고 피부가 검게 변한 것은 여전하지만 약간 좋아 보인다.

청기산을 복용한 후에 아토피성 피부염이 많이 좋아진 것으로 봐서 계속해서 복용하면 완치될 것으로 판단되어 이번에도 지난번 약과 같이 10일분 20첩을 지어주었다.

12일 뒤에 다시 왔을 때는 조금 더 좋아졌는데 여전히 가려워서 잠을 잘 못 잔다고 한다. 이번에도 같은 약으로 10일분 20첩을 지어주었고, 호전되는 정도는 약하지만 계속해서 4회에 걸쳐서 약을 복용했으며 마지막 8월 초순에 왔을 때는 거의 나았다고 한다.

中統150 寶 목유탕 木萸湯

木瓜 檳榔 各二錢半 **吳茱萸** 一錢半

治 脚氣入腹 喘悶
[活套鍼線] 衝上(足)
[適 應 症] 각기, 하지부종, 정맥류, 숨참

처방설명 목유탕은 각기(脚氣)나 각기로 인한 천민(喘悶)을 다스리는 처방이다. 또한 약성을 응용하여 직업적으로 오래 서 있는 사람의 하지부종(下肢浮腫)이나 정맥류(靜脈瘤)에도 사용한다.

각기(脚氣)는 발병이 완만하다고 하여 완풍(頑風)이라고도 하며, 다리 힘이 약해지는 병이라 하여 각약(脚弱), 또는 연각풍(軟脚風)이라고도 한다. 각기(脚氣)의 증상은 진행경과에 따라 다르게 나타나기는 하지만 처음에는 다리가 무겁고 힘이 없으며 저리거나 지각(知覺)이 둔해지고 다리가 붓거나 여윈다. 더 진행되면 머리가 아프고 가슴이 두근거리면서 답답해지며 비복근(腓腹筋) 부위가 아프며 숨이 차고 말을 제대로 하지 못하는 경우도 있다.

조문을 보면 '脚氣入腹각기입복 喘悶천민'이라고 하여 각기(脚氣)로 인해 수분의 울체가 심해져 다리부터 부어올라 하복(下腹)에도 수분이 울체되어 숨쉬기가 힘들어지는 증상에 사용한다고 했다. 각기입복(脚氣入腹)을 이해하기 위해 각기(脚氣)의 원인과 특징적인 장애(障礙)를 알 필요가 있다. 첫째, 예전에는 각기(脚氣)의 원인을 습(濕)이나 습열(濕熱)로 보았다. 그러나 이것은 나타나는 증상이나 상태에 기준을 두고 원인을 유추한 것이며, 실제로는 영양결핍, 특히 비타민B1의 결핍이 주요원인이다. 둘째, 각기(脚氣)가 발생했을 때는 신경장애(神經障礙)와 심장장애(心臟障礙)가 특징적으로 나타나며, 이는 건성각기(乾性脚氣)와 습성각기(濕性脚氣)를 나누는 기준이 된다. 건성각기(乾性脚氣)는 길이가 긴 신경(神經)이 점점 변성(變性)되어 먼저 다리에 있는 신경부터 시작해서 팔 신경으로 점점 변성(變性)이 나타나고, 근위축(筋萎縮)과 근반사(筋反射)의 소실도 함께 일어나는 특징이 있다. 건성각기보다 좀 더 빨리 진행되는 습성각기(濕性脚氣)는 심부전(心不全)과 혈액순환장애(血液循環障礙)를 일으켜 조직에 부종(浮腫)을 야기하는 특징이 있다. 각기입복(脚氣入腹)은 습성각기(濕性脚氣)에 해당하며, 매우 위험한 증상이다. 즉 심장기능에 장애가 생겨 말초(末梢)에 부종(浮腫)이 생기고, 이러한 부종이 심화되어 숨참 증상이 나타나는 것을 각기입복(脚氣入腹)으로 표현한 것이다.

≪동의보감≫에서는 각기(脚氣)의 위험한 증상을 다음과 같이 표현하고 있다. "각기병(脚氣病)에 걸렸을 때 증상이 좀 다르다고 느껴지면 빨리 치료해야 하는데, 만일 조금이라도 늦어지면 그 기운(氣運)이 위로 올라가게 되므로 숨을 쉴 때 어깨가 들먹거리고 가슴과 옆구리가 벅차고 그득해지면서 손쓸 사이 없이 죽게 된다. 병이 약간 덜하다고 하는 것도 수일 후에 반드시 죽는다. 그러므로 반드시 빨리 치료해야 한다. 명치 아래가 켕기며 계속 숨이 차거나 절로 땀이 나거나 잠깐 동안 열이 났다 추웠다 하며 맥이 촉단(促短)하면서 삭(數)하고 계속 구토(嘔吐)하면 죽는다." 이러한 증상은 각기(脚氣)로 인한 습체(濕滯)가 심해져 호흡장애를 야기한다는 것을 표현한 것이다. 그러나 현재 각기(脚氣)로 인해 죽는 경우가 없기 때문에 목유탕을 이러한 증상에 사용할 수 있는 경우는 거의 없다. 따라서 목유탕은 각기입복(脚氣入腹)에 사용하기 위함보다는 습체(濕滯)가 심해지면 여러 증상을 불러올 수 있다는 병리상태를 이해할 수 있게 하는 처방이라는 것에 중점을 두어야 한다.

목유탕을 응용하면 건실한 사람의 습체(濕滯)로 인한 슬통(膝痛)이나 쥐나는 증상에 사용할 수 있고, 백화점 직원이나 학원 강사처럼 하루 종일 서 있는 사람의 하지부종(下肢浮腫)에도 사용할 수 있다. 건강한 사람은 상관이 없겠지만 약한 사람이 하루 종일 서 있으면 정맥혈(靜脈血)의 흐름이 약해져 하지부종(下肢浮腫)이나 정맥류(靜脈瘤)가 유발되기도 한다. 물론 이 경우는 잠간씩 쪼그려 뛰기를 하거나 움직여 주면 도움이 되지만 만성화되었을 경우에는 목유탕을 사용하여 부종을 빼줘야 한다.

처방구성

처방구성을 보면 모과는 염증반응을 현저하게 억제하는 작용이 있고, 관절염에 대한 효과가 보고 되어 있다. 주의할 점은 약성이 강하기 때문에 약한 사람이 장기간 복용하는 것은 피해야 한다. 오수유에 함유된 루테민(Rutamin)이 장(腸)의 연동운동(蠕動運動)을 촉진하고 장내의 이상발효를 억제하여 소화기 내의 가스를 제거하고, 에보디아민(Evodiamine)과 루테오카르핀(Rutaecarpine)은 혈류를 촉진하고 신체말단의 체온을 상승시킨다. 빈랑은 부교감신경을 흥분시켜 위액분비를 촉진하고, 위장의 연동운동을 강화하며, 설사와 복통을 개선한다.

처방비교

청열사습탕과 비교하면 두 처방 모두 각기(脚氣)나 슬관절통(膝關節痛)에 사용하는데, 청열사습탕은 관절에서 열이 나면서 아프거나, 약간 열성을 띠면서 하지에 부종이 발생했을 때 사용한다. 반면 목유탕은 청열사습탕에 비해 관절통에 사용하는 경우는 드물며, 하지부종이나 각기(脚氣), 부종(浮腫)이 심화되어 발생하는 천민(喘悶)에 사용한다.

빈소산과 비교하면 두 처방 모두 하지부종과 각기에 사용한다. 빈소산은 향소산이 포함되어 있는 만큼 기울(氣鬱)과 습체로 인한 각기(脚氣)나 슬관절통 등에 사용하는 반면, 목유탕은 기울(氣鬱)과는 관계가 없으며, 슬관절통보다는 각기나 하지부종에 주로 사용한다.

쥐가 날 때 사용하는 **작약감초탕**과 비교하면 작약감초탕은 쥐나는 증상이 간헐적이며 반복적인 경향이 강할 때 사용하며, 복통(腹痛), 성장통(成長痛), 야제(夜啼) 등에도 응용한다. 반면 목유탕은 쥐나는 것이 지속적이고 한 번 나면 오랫동안 지속되는 경향이 강할 때 사용하며, 각기나 하지부종에도 사용한다.

中統151 寶 사증모과환 四蒸木瓜丸

{黃芪 續斷}同入 {蒼朮 橘皮}同入 {威靈仙 葶藶子}同入 {黃松節 烏藥}同入 各五錢

治 肝腎脾三經氣虛 風寒濕相搏 或腫或痺 寒熱 嘔吐
[用　法] 生木瓜四箇 剜去心 每箇入兩藥末 完簪蓋酒蒸三次 搗爛 楡皮糊和丸 梧子大 空心鹽湯下 百丸
[活套鍼線] 四氣流注(足)
[適 應 症] 지절통, 마비감, 근육통, 요통, 부종, 구토

처방설명 사증모과환은 조직의 긴장(緊張)·경색(梗塞)과 더불어 습체(濕滯)가 원인이 되어 발생하는 지절통(肢節痛), 마비감(痲痹感), 부종(浮腫), 구토(嘔吐) 등에 사용하는 처방이다. 조문을 보면 '風寒濕풍한습'이 '相搏상박'했다고 했는데, 여기서 풍(風)은 혈관의 소통장애가 발생했다는 의미이고, 한(寒)은 추위 등으로 근육이 긴장·경색되었다는 것이고, 습(濕)은 이로 인해 부분적으로 습체(濕滯)가 발생하였다는 뜻이다.

사증모과환은 주로 지절통(肢節痛)에 사용하는데, 여기도 아프고 저기도 아프고 오늘은 여기 아프다가 내일은 통증이 다른 곳으로 이동하는 유주성(流注性) 통증에 유효하다. 이러한 유형의 통증은 근육의 긴장과 경색 때문에 혈액소통이 원활하지 못한 것과 근육이 긴장·경색됨에 따라 조직 속에 포함된 신경이 압박을 받기 때문에 발생한다. 조문을 보면 '或腫或痺혹종혹비 寒熱한열 嘔吐구토'라는 구절이 있는데, 조직이 위축·경색된 상태에서 습체(濕滯)가 발생하면 부분적으로 붓기도 하고 마비가 올 수 있다는 의미이며, 이러한 장애를 개선하는 과정에서 발열(發熱)이 발생할 수 있기 때문에 한열(寒熱)이 나타나며, 습체가 심해지면 소화기능을 떨어뜨리기 때문에 구토(嘔吐)가 발생할 수 있다는 의미이다. 사증모과환은 창출, 진피, 위령선, 정력자 등으로 습체(濕滯)를 제거하면서 속단, 위령선, 오약 등으로 긴장(緊張)·경색(梗塞)된 조직을 풀어주어 위의 증상을 치료한다.

사증모과환의 증상은 영양이 부족한 상태에서 과도한 노동이나 외감(外感)의 영향을 받아 조직이 긴장(緊張)·경색(梗塞)되고, 체력이 저하되면서 부분적으로 습체(濕滯)가 발생하였을 때 나타난다. 따라서 먹는 것이 충분하지 못했을 뿐 아니라 추위를 막기 위한 의복(衣服)과 주거(住居)가 안정되지 못했던 예전에는 이런 증상을 흔히 볼 수 있었다. 요즘은 예전보다 노동량이 줄었기 때문에 이런 증상이 많지 않지만 노인(老人)이나 육체노동을 하는 사람에게는 여전히 사용할 기회가 있다. 시골에 사는 나이든 사람은 젊었을 때 노동을 많이 했음에도 현재 젊은 사람들이 없고 일손이 부족하여 노동을 계속하고 있다. 이런 사람은 조직이 긴장·경색되어 있는 상태일 가능성이 높고, 여기에 습체(濕滯)가 더해졌을 때는 사증모과환의 증상이 나타날 소지가 많다.

사증모과환을 만드는 방법은 생모과 4개를 속을 파낸 다음, 즉 거심(去心)하여 {황기 속단}, {창출 귤피}, {위령선 정력자}, {황송절 오약}을 각 5돈씩 가루로 내어 모아서 모과 속에 넣고 뚜껑을 덮고, 술로 3번 찌고 도란(搗爛: 곱게 찧다)하여 유피가루(느릅나무껍질)로 풀을 쑤어 오자대 크기로 만들어 복용한다. 모과는 조직이 긴장·경색되어 있으면서 수분이 울체되어 전근(轉筋)과 각기(脚氣), 부종(浮腫), 마비(痲痹), 동통(疼痛)이 나타났을 때 사용하는 약재이다. 그러나 긴장된 조직을 풀어주는 작용이 강하기 때문에 허약한 사람에게 과용하면 마황의 부작용처럼 기탈(氣脫)이 나타나기도 한다. 따라서 모과가 포함된 처방은 평소 체격

과 체력이 중(中)이상 되는 사람에게 적합하며, 사증모과환도 마찬가지이다.

처방구성 처방구성을 보면 모과는 염증반응을 억제하는 작용이 있어 관절염에 효과가 있는 것으로 알려졌다. 황기는 강심작용이 있어 심장의 박출량을 높이고, 말초순환을 개선하며 모세혈관의 저항력과 투과성을 증가시킨다. 속단은 혈액순환을 촉진하고 출혈을 멎게 하며, 지통작용(止痛作用)과 안태작용(安胎作用)이 있다.

창출은 이뇨작용이 있어 조직에 울체되어 있는 수분을 배출시킨다. 귤피는 교감신경계를 흥분시켜 위장평활근 경련은 억제하고, 모세혈관의 탄력을 강화하여 항혈전작용(抗血栓作用)과 승압작용(昇壓作用)을 한다. 위령선은 진통작용이 있고, 정력자는 소변을 잘 나오게 하는 작용과 거담작용이 있으며 약리실험에서는 강심작용을 나타냈다. 송절은 관절통(關節痛), 경련(痙攣), 각기(脚氣), 타박상(打撲傷) 등에 사용하며, 류머티스성 관절염에도 사용한다. 오약은 진통작용이 강하며, 장(腸)의 연동운동(蠕動運動)을 강화하여 소화·흡수를 촉진하고 정장작용(整腸作用)을 하며, 하복부에 정체된 가스의 배출을 촉진한다.

처방비교 **영선제통음**과 비교하면 두 처방 모두 지절종통(肢節腫痛)에 사용하는데, 영선제통음은 기후나 영양결핍의 영향을 많이 받아 관절 주위 조직이 변형되거나 통증이 나타나는 경우에 사용한다. 반면 사증모과환은 조직의 위축과 경색, 습체로 인해 발생하는 관절통뿐 아니라 근육통이나 마비감에도 사용할 수 있다.

신출산과 비교하면 두 처방 모두 지절통(肢節痛)에 사용하는데, 신출산은 찬 곳에서 자거나 찬 기운이나 이슬을 오랫동안 맞아서 근육이 긴장·위축되어 지절통이나 지절통을 겸한 전신통이 발생했을 때 사용한다. 반면 사증모과환은 신출산을 사용해야 하는 통증보다 만성적이며, 통증과 마비감이 겸해 있는 경우, 습체(濕滯)의 경향이 더욱 현저한 경우에 사용한다.

삼기음과 비교하면 두 처방 모두 지절통에 사용하는 처방으로, 삼기음은 관절이나 관절 주위 조직에 자윤(滋潤)이 결핍되고 허랭(虛冷)하여 혈행상태가 나빠지고, 이로 인해 통증이 생겼을 때 자윤(滋潤)과 온열(溫熱)을 공급하여 치료한다. 반면 사증모과환은 근육이나 관절 주위의 습체(濕滯)를 제거하고 경색을 풀어주어 통증이나 마비감을 치료한다.

→ 활용사례

1-1. 요통(腰痛) 남 67세 소음성태음인 168cm 72kg

1-1. 요통(腰痛)

다음은 홍웅규 선생의 경험이다.

- 장 ○ ○ 남 67세 소음성태음인 168cm 72kg 경기도 여주군 여주읍

겉으로 보기에는 태음인처럼 살집이 있고 골격이 작고 균형이 잡혔으나 복부비만(腹部肥滿)이 있으며, 점잖은 성격이다. 필자의 고모부로 몇 년 전에 허리를 삐었는데 그때부터 허리가 뻐근하며 무겁다고 한다.

① 허리가 뻐근하다. ② 철봉 운동시 우측 어깨에 힘을 주어 지탱하기 어렵다. ③ 예전엔 자고 일어나면 손끝에 쥐가 났다. ④ 일어나서 변을 보고 아침 식사 후 또 변을 본다. ⑤ 추위는 약간 타고, 더위를 타는 편이다. ⑥ 단 것을 좋아하나 약간 단 음식을 먹으면 너무 달다고 한다. ⑦ 소화는 잘 되나 체중을 줄이려 식사량을 1공기 이하로 먹는다. ⑧ 잠은 잘 자고 꿈을 자주 꾼다. ⑨ 소변은 잘 나오는 편이나 간혹 거품이 날 때가 있다. ⑩ 등과 가슴에 땀이 많다. ⑪ 정원에 여러 가지 나무를 키우고 있어서 자주 가지치기를 하거나 정원을 꾸민다. ⑫ 혈압이 높아 혈압약을 복용하는 중이다(약 복용시 110mmHg이나 미복용시엔 140mmHg임).

몇 년 전 허리를 삔 이후로 발생하는 요통을 목표로 사증모과환 1제를 환이 아닌 탕제로 투약했다.

주변 여건으로 인해 도착한 후 1주일이 경과한 후 복용을 했다고 한다.

복용을 시작한 지 5일 후 확인해 보았다.

1. 요통은 좋아지는 것 같다고 했다. 힘든 일을 안 해서 그런지 뻐근함을 모르겠다고 한다.
2. 어깨 무력감의 호전은 잘 모르겠다고 했다.
또 10일 후 확인해 보았다.
1. 요통은 힘든 일을 안 해서 잘 모르겠다고 했다.
2. 어깨 무력감은 여전하다.
3. 그 외 별로 달라진 증상은 없다.

中統152 寶 당귀사역탕 當歸四逆湯

當歸 一錢二分 **附子**炮 **官桂 茴香** 各一錢 **白芍藥 柴胡** 各九分 **川楝子 玄胡索 白茯苓** 各七分 **澤瀉** 五分

[出　典] 東醫寶鑑·方藥合編 ：治 寒疝 臍下冷痛 ① 空心服
[活　套] 氣虛臍腹冷氣攻刺痛 加人蔘 三~五錢 全蝎末 三~五分 調服 神效
[活套鍼線] 寒痛(腹) 寒疝(前陰)
[適 應 症] 복통, 하복통, 음탈감, 불임, 수족랭, 골반복막염, 동상, 냉증, 장산통, 만성복막염, 자궁탈출, 편두통, 속쓰림, 변비, 천면, 대하, 급성신부전, 소변불리, 하복랭, 수족랭, 수족저림, 전립선비대증, 신장결석, 요통, 좌골신경통

처방설명 당귀사역탕은 아랫배가 찬 사람의 복통(腹痛), 하복통(下腹痛), 불임증(不姙症), 수족랭(手足冷), 변비(便秘), 질염(膣炎), 전립선비대증(前立腺肥大症), 신장결석(腎臟結石) 등에 사용하는 처방이다. 이처럼 다양한 증상에 공통적으로 사용할 수 있는 것은 당귀사역탕이 하복랭(下腹冷)을 개선해 주기 때문이다.

하복이 냉(冷)해졌다는 것은 하복에 위치하고 있는 소화기, 생식기, 비뇨기의 기능감소를 반증하는 것이다. 골반내(骨盤內)에 혈액이 공급되는 과정을 보면 내장골동맥(內腸骨動脈)에서 분지한 여러 개의 혈관이 자궁, 방광, 직장에 혈액과 영양물질을 공급하는 것을 알 수 있다. 따라서 골반내의 혈액량이 감소할 경우에는 하복랭(下腹冷)이 나타나는 것은 물론이고, 하부소화기(下部消化器), 비뇨기(泌尿器), 생식기(生殖器)의 기능이 감소하는 것은 당연한 결과이다.

하복랭으로 인해 하부소화기능이 떨어지면 복통(腹痛), 하복통(下腹痛), 변비(便秘) 등이 발생할 수 있고, 비뇨기의 기능이 감소하면 소변불리(小便不利)가 발생할 수 있으며, 생식기의 기능이 떨어지면 질염(膣炎), 불임증(不姙症) 등이 발생한다. 또한 하복이 냉(冷)하면 기능이 감소하는 것도 있겠지만 조직이 위축·경색되기 때문에 통증이 나타날 가능성이 높다. 조문에서 臍下冷痛제하랭통을 치료한다고 하는 것은 이러한 의미이다. 활투침선에도 복문(腹門)의 한통(寒痛)과 전음문(前陰門)의 한산(寒疝)에 사용하는 처방으로 되어 있는데, 이는 하복랭으로 인해 소화기능뿐 아니라 생식기능과 비뇨기능이 저하되어 통증이 발생한다는 것을 의미한다.
하복랭(下腹冷)을 개선해 주면 이와 같은 다양한 증상을 치료할 수 있는데, 당귀사역탕은 부자, 육계, 회향으로 하복을 온열(溫熱)시키고, 당귀와 백작약은 혈액순환을 원활하게 하며, 천련자와 현호색은 하복랭으로 인한 혈체(血滯)를 제거하여 하복랭을 개선하고 조직의 위축으로 인한 통증을 치료한다.

하복랭의 원인 가운데 가장 주요한 것은 전신허약에 따른 하복부의 혈류량 감소라고 할 수 있다. 허약해지면 전체적인 에너지보유량이 감소하게 되는데, 하복(下腹)에 위치하고 있는 소화기, 비뇨기, 생식기는 생명을 유지하는 데 결정적인 역할을 하는 곳이 아니기 때문에 에너지가 부족한 만큼 혈액배분의 우선순위에서 밀려 하복랭이 발생한다. 다른 원인으로는 운동량 감소를 들 수 있다. 하복부는 인체에서 혈액순환이 비교적 느린 곳이기 때문에 운동량이 감소하면 혈액이 정체될 수 있어 하복랭의 원인이 된다. 따라서 사무실에서 하루 종일 앉아서 근무하는 사람이나 나이가 들어 운동력이 감소한 사람에게 하복랭이 나타나기 쉽고, 반대로 육체노동을 하는 사람은 하복랭이 거의 없다.

아랫배가 차면 대부분 대변이 묽고 설사하는 경향이 있는데, 당귀사역탕은 하복(下腹)이 차면서 변비(便秘)가 있을 때 사용하는 대표적인 처방이다. 허랭하다는 것은 대사가 빠르지 않다는 것이므로 수분을 많이 필요로 하지 않을 뿐 아니라, 소화기가 허랭하면 수분흡수력이 떨어져 대변이 묽을 수밖에 없다. 그러나 당귀사역탕은 아랫배가 허랭함에도 불구하고 변비 증상이 있을 때 사용한다. 이는 하복(下腹)이 허랭하기도 하지만, 자윤이 결핍되어 있고 순환장애가 겸해 있기 때문이라고 할 수 있다.

처방구성 처방구성을 보면 당귀는 혈관을 확장하고 말초혈관의 혈류를 원활하게 함으로써 말초순환장애를 개선한다. 또한 진경작용과 평활근 이완작용이 있어서 장관(腸管)의 경련이나 임신자궁의 수축, 경련을 억제한다. 부자는 혈관운동 중추를 흥분시켜 전신 또는 국소의 혈액순환을 촉진한다. 육계는 심장의 수축력과 심박동을 증가시키며 말초혈관의 혈류를 원활하게 한다.

회향은 위장(胃腸)의 연동운동(蠕動運動)을 강화하여 소화불량을 개선하고, 위장의 경련통과 근육의 경련통을 완화시킨다. 백작약은 평활근의 경련을 억제하고, 중추신경 흥분을 억제하여 진통, 진경, 진정작용을 한다. 시호는 중추신경을 억제하여 정신을 안정시키며 담즙의 합성과 분비를 촉진한다. 현호색은 모르핀 등의 중독성 진통약과 비교했을 때 작용 강도는 같지 않지만 부작용이 적고 중독성이 없다는 특징이 있다. 또한 위산분비를 억제하고 부교감신경을 차단하므로 항궤양작용과 혈압강하 작용을 한다. 백복령과 택사는 세뇨관의 재흡수를 억제하여 이뇨를 증진하므로 정체된 수분을 해소시킨다.

처방비교 **오적산**과 비교하면 두 처방 모두 하복랭에 사용한다는 공통점이 있다. 그러나 오적산은 허랭(虛冷)과 소화장애가 바탕이 되어 발생하는 각종 소화불량(消化不良), 복통(腹痛) 등에 사용하며, 변이 묽거나 설사 경향이 있을 때 적합하다. 반면 당귀사역탕은 소화불량에 사용하는 경우는 많지 않고, 하복이 냉한 사람의 복통, 불임증, 수족랭(手足冷) 등에 사용하며, 변비(便秘)에도 사용한다.

하복 통증에 사용하는 **반총산**과 비교하면, 반총산은 허랭과 조직의 경색으로 인한 극심한 통증에 사용하는 반면, 당귀사역탕은 허랭과 자윤결핍으로 인한 혈행장애가 바탕이 되어 발생하는 통증에 사용하며, 반총산을 써야 하는 통증보다 심하지 않다는 특징이 있다.

후박온중탕과 비교하면 두 처방 모두 복부가 허랭한 상태에서 발생하는 통증에 사용한다는 공통점이 있다. 그러나 후박온중탕이 소화불량, 연변(軟便), 설사(泄瀉) 등에 사용하는 경우가 많은 반면, 당귀사역탕은 허랭으로 인한 하복통에 사용하지만, 소화불량 증상은 미미하며 변비의 경향을 보인다는 점이 다르다.

활용사례

1-1. 하복통(下腹痛), 음탈감(陰脫感) 여 37세 태음인
1-2. 하복통(下腹痛), 불임(不姙) 여 29세 소양성태음인
1-3. 복통(腹痛), 수족랭(手足冷), 편두통(偏頭痛), 속쓰림 여 37세 소양성소음인
1-4. 하복랭(下腹冷), 보행곤란(步行困難) 여
1-5. 하복랭(下腹冷), 변비(便秘), 부작용 다한 발생 여 30대 태음인
1-6. 신랭(身冷), 심한 월경통 여 29세 소음인 160cm 49kg
1-7. 수족(手足) 시림, 수족(手足) 저림, 근무력감(筋無力感) 여 54세 소양인 165cm 66kg
2-1. 요통(腰痛), 변비(便秘), 복통(腹痛), 대하(帶下) 여 23세 소음성태음인
3-1. 변비(便秘), 천면(淺眠) 여 27세 태음인
3-2. 변비(便秘) 여 28세 소양인
4-1. 질염(膣炎), 가래톳, 면종(面腫), 하복랭(下腹冷), 관절염(關節炎), 소화불량(消化不良) 여 26세 소양인
5-1. 급성신부전증(急性腎不全症), 소변불리(小便不利), 하복랭(下腹冷), 수족랭(手足冷) 남 60세
6-1. 신장결석(腎臟結石) 남 41세
7-1. 전립선비대증(前立線肥大症) 남 80세
8-1. 실패례-수족랭(手足冷), 변비(便秘) 여 38세 태음인 160cm

1-1. 하복통(下腹痛), 음탈감(陰脫感)

● 유 ○ ○ 여 37세 태음인 경기도 안양시 관양동 삼호빌라

2년 반 전에 임신이 안 되어 조경산을 복용한 이후 곧바로 임신하여 출산한 부인으로 37세 태음인 여성이다.

① 지난달부터 아랫배가 변이 마려운 것도 같고 월경통 같기도 하면서 항시 사르르 아프다. ② 19개월 전 둘째 출산 이후부터 아랫배 아픈 증세가 있었는데 당시에는 월경 시에만 있었으나 1달 전부터는 계속 불편하다. ③ 신경을 쓰거나 과로하면 밑이 빠지는 듯한 음탈감(陰脫感)이 있다. ④ 1~2일에 1회씩 대변을 보는데 힘들고 조금밖에 안 나온다. ⑤ 신경을 쓰거나 힘들면 구내염이 자주 발생한다. ⑥ 잘 때 손이 저리다. ⑦ 전에는 월경시 아랫배와 허리만 조금 아팠으나 최근에는 아랫배와 허리뿐 아니라 유방도 몹시 아프다. ⑧ 최근 월경이 불규칙하다.

⑨ 줄넘기를 20번 정도 하면 소변이 질금질금 나온다. ⑩ 1달 전부터 아랫배가 차서 잘 때 이불을 꼭 덮어야 한다.

⑪ 땀을 많이 흘린다. ⑫ 식욕과 소화력은 왕성하다.

배가 차고 변비가 있는 태음인 주부의 출산 뒤에 발생하여 1달 전부터 발생한 하복통과 음탈감을 목표로 당귀사역탕 2배량으로 10일분 20첩을 지어주었다.

1년 6개월 뒤에 다시 왔을 때 확인해 보니, 지난번 약을 복용한 뒤로 아랫배가 사르르 아프던 것과 음탈감이 없어졌다고 한다. 이번에는 4개월 전부터 월경이 늦춰지고 냉도 있으며 두통 및 항견통이 있고 한쪽 다리에 쥐가 난다고 한다.

지난번 약을 복용한 이후 하복통과 음탈감은 없어졌으므로 당귀사역탕이 이 부인에게 적합하다고 보고, 이번에는 증세가 다소 다른 월경불순과 냉을 목표로 같은 처방으로 10일분 20첩을 지어주었다.

1-2. 하복통(下腹痛), 불임(不姙)

● 최 ○ ○ 여 29세 소양성태음인 서울특별시 구로구 구로1동

보통 체격의 소양성태음인으로 보이는 주부이다. 현재 결혼 4년째인데

① 아직 임신이 되지 않는다. ② 아랫배가 몹시 차고 시려서 외투 단추를 꼭 채우고 다녀야 한다. ③ 청바지를 입고 있어도 아랫배가 시린 것을 느낀다. ④ 자궁내막 수술을 한 적이 있다. ⑤ 간혹 양쪽 유방이 약간 쑤시는 듯 아프다.

⑥ 월경주기는 정상이고 간혹 덩어리가 나오기도 한다. ⑦ 월경시 아랫배가 약간 아프다.

정상적인 결혼 생활에서 2~3년이 지나도 임신되지 않는 것은 불임으로 보는데, 이 부인은 결혼 4년째로 아직 임신이 되지 않고 있다. 임신되지 않는 것에는 여러 가지 원인이 있는데, 이 부인의 여러 증세를 살펴보면 아랫배가 몹시 찬 것이 불임의 원인으로 생각된다.

청바지를 입은 상태에서도 아랫배가 시린 것이 느껴질 정도이며, 또한 외투를 꼭 여미고 다녀야 할 정도로 배가 차고 시린 것은 몸이 허랭하다는 것을 말해주며, 이것이 불임의 직접적인 원인이라 볼 수 있다. 따라서 하복을 따뜻하게 해주어 하복에 있는 자궁의 기능을 높여 임신을 돕는 방법으로 방향을 정하기로 했다.

결혼 4년째로 아직 한 번도 임신한 적이 없는 소양성태음인 여성의 하복랭을 목표로 당귀사역탕 2배량으로 10일분 20첩을 지어주었다.

18일 뒤에 전화를 했을 때 확인해 보니, 아랫배 시린 것이 거의 없어졌고 아직도 아랫배가 차지만 옷을 입은 상태에서는 시린 감이 없으며 몸도 많이 따뜻해져 전보다 추위를 덜 탄다고 한다. 전에는 밤에 추워서 옷을 입고 잤으나 지금은 속옷만 입고 자도 괜찮다며 약을 1제 더 지어달라고 한다.

아랫배가 시린 것이 거의 없어지고 추위도 덜 타므로 약이 효과가 있다고 보고 같은 처방으로 10일분 20첩을 지어주었다.

40일 뒤에 다시 내방하여 손은 많이 따뜻해졌으나 복용을 중지하니 다시 아랫배가 시리다고 한다. 하복 시림 증세가 워낙 심하여 약 2제를 복용한 이후 많이 경감되긴 했으나 약량이 조금 미흡하다고 보고 같은 처방인 당귀사역탕 2배량으로 10일분 20첩을 지어주었다.

1년 6개월 뒤 어머니가 대신 전화를 걸어 15일 전에 출산했다며 산후 보약을 지어달라고 하여 보허탕을 지어주었다. 그러니까 당귀사역탕 3제를 복용한 뒤 하복시린 것도 없어졌음은 물론 오랫동안 소망해 오던 임신이 되었던 것이다.

1-3. 복통(腹痛), 수족랭(手足冷), 편두통(偏頭痛), 속쓰림

● 이 ○ ○ 여 37세 소양성소음인 경기도 안양시 부흥동 은하수청구아파트

약간 작은 키에 보통 체격이며 지하에서 서서 일을 한다는 부인으로

① 3년 전부터 우측 하복통이 시작되었는데 뜸뜸하게 약간씩 통증이 오고 버스를 타거나 일하거나 걸을 때나 일과 중에 수시로 통증이 온다. 병원에서 장검사와 초음파 검사를 했으나 이상이 없다고 한다. ② 11년 전부터 왼쪽 협하에 결림과 쥐어뜯는 듯한 통증이 있는데 기상시 대변을 볼 때나 아프고 발 시림이 있을 때 아프며 거의 매일 아침에 통

증이 있다. ③ 3년 전부터 발이 시리며 최초에는 등이 시렸었다. ④ 2~3년 전부터 어지러움이 있으며 특히 기상시에 눈앞이 캄캄해지는 증상이 있는데 낮에는 괜찮다. 예전에 1번 쓰러진 적이 있고 병원에서 검사한 결과 빈혈이라고 한다. ⑤ 2~3년 전부터 항상 졸리고 피곤하다. ⑥ 10년 전부터 불면증이 있고 꿈을 많이 꾼다. ⑦ 가끔 좌측 이마에 꾹꾹 쑤시는 통증이 있다. ⑧ 6년 전부터 눈앞에 광선이 번쩍이며 지나가는 현상이 있다. ⑨ 여름에도 방석을 깔아야 할 정도로 추위를 심하게 탄다. ⑩ 배가 차고 변비가 있다. ⑪ 기상시 속쓰림이 있다. ⑫ 소화력이 약하고 식욕이 없으며 따뜻한 음식을 좋아한다.

이 부인의 주호소는 우측(右側) 하복통(下腹痛)과 좌측(左側) 협하통(脇下痛)이며, 겸하여 현훈(眩暈)과 피로(疲勞)라고 볼 수 있다.

여러 증상이 복합적으로 나타나고 있지만 그 근본 원인은 몸이 전체적으로 찬 데서 비롯되었으며, 특히 복부가 차서 음식물을 섭취하여 내부의 에너지로 쓸 수 있는 능력이 떨어지므로 영양이 결핍되어 있다. 따라서 온열의 치법을 사용하기로 했다.

여름에도 방석을 깔아야 할 정도로 추위를 심하게 타는 여성의 복통(腹痛)과 수족랭(手足冷)을 목표로 당귀사역탕 2배량으로 10일분 20첩을 지어주었다.

13일 후에 다시 왔을 때 증상을 살펴보니, 복통과 협하의 통증은 격감되었고 불면증이 경감되어 잠을 잘 자고 편두통은 소실되었으며 기상시 속쓰림도 없어졌다고 한다.

당귀사역탕을 복용한 뒤로 복통과 불면증, 편두통, 속쓰림이 경감된 37세 소양성소음인의 잔여 증상을 목표로 이번에도 당귀사역탕 2배량으로 10일분 20첩을 지어주었다.

1-7. 수족(手足) 시림, 수족(手足) 저림, 근무력감(筋無力感)

다음은 신민섭 선생의 경험이다.

● 김 ○ ○ 여 54세 소양인 주부 165cm 66kg 서울특별시 송파구 잠실동

신체상태는 소음인이나 성격이나 목소리 등의 기질은 소양인인 본인의 어머니이다.

전부터 관절염 증상이 있었으나 7년 전 수술을 하고 스테로이드 제제를 장기간 복용했다.

① 발목이 쑤시면서 아프다. ② 출산 후 발을 찬물에 담그면서부터 발가락이 시리고 여름에도 양말을 신는다.
③ 살짝 부딪치면 멍이 잘 생기고 안 없어진다. ④ 피부가 무척이나 얇다. 약간 강하게 부딪히면 살이 찢어진다.
⑤ 젊었을 때는 마른 몸매였으나 병이 장기간 지속되어 몸이 부었다. ⑥ 7년 전에 대수술을 7번 했다(척추, 양 손목, 발목, 무릎, 다리) 그 후 스테로이드 제제를 장기간 복용했고 한 달 전부터 복용을 중지했다. ⑦ 고혈압이 있다.
⑧ 잘 놀란다. 한숨을 잘 쉬고, 우울, 불안, 초조하다. ⑨ 몸에 부기가 있다. ⑩ 손이 차고 발이 매우 차다.
⑪ 변비가 있고 식사량이 적다. ⑫ 빈혈이 있다. ⑬ 소변빈도가 잦으며 밤에 2~3회 소변을 본다. 잔뇨감이 있다.
⑭ 밤에 잘 깨고 얕은 잠을 잔다. ⑮ 작년에 폐경기가 왔다. ⑯ 종기 등이 잘 생긴다.

발가락이 시리고 여름에도 양말을 신는 것이나 발목이 쑤시면서 아프다는 것이 모두 허랭과 관련이 있다고 보고, 변비와 병이 만성화된 점을 고려하여 자윤성과 온열성이 더해진 당귀사역탕을 쓰기로 했다.

다만 고혈압 등을 감안하여 본방에서 부자를 빼고 당귀를 6g으로 증가시키고, 육계 대신 계지 1돈을 더하고, 오수유 1돈, 건강 0.75돈, 생강 0.5돈을 더하여 3일분을 투약했다. 또 한약 먹을 때 양약은 중단했었다.

1. 약을 복용하고 수족(手足)이 저리고 시린 느낌이 없어졌다.
2. 근(筋) 기능이 개선되었다. 걸을 때 힘이 좀 덜 든다고 한다.

전에 약을 먹고 효과를 봤으나 워낙 약을 많이 드시는 터라 약에 질리기도 하고 병원약도 많이 남아있고 해서 그냥 병원약을 들다가 최근 설득해서 다시 한약을 들기로 했다. 같은 처방을 5일치 투약했는데 수족(手足)이 시리고 저린 것이 없어졌다. 근(筋)기능이 개선되고 소변이 약간 좋아졌다.

2-1. 요통(腰痛), 변비(便秘), 복통(腹痛), 대하(帶下)

다음은 노의준 선생의 경험이다.

● 박 ○ ○ 여 23세 소음성태음인 회사원 경기도 안양시 동안구 관양동 하나하이츠빌라

체형이 보통이고 예민해 보이며 손이 약간 엷고 무른 소음성태음인으로 평소에 월경통이 심한데 지금은 월경이 없는데도 허리가 아파서 내원하게 되었다고 한다.

① 지금은 월경이 없는데도 평소 월경 때처럼 허리가 살살 아프고 뒤틀리며 땅기고 쑤시기도 한다. ② 동시에 배가 더부룩하고 빼근하기도 하다. ③ 분비물도 많다. ④ 산부인과에서는 신경성, 스트레스성이라고 한다. ⑤ 골반 안에 찬 기운이 느껴진다. 원래 평소에도 그랬는데 최근 더 심해졌다. ⑥ 평소에는 월경통이 극심하며 월경 4일 전부터 허리와 아랫배가 아프다. ⑦ 머리가 빙 도는 것처럼 어지럽고 스트레스를 받으면 항강과 견통이 생긴다.

⑧ 입술이 항상 건조하고 피로하고 기운이 없다. ⑨ 추위와 더위를 심하게 타고 손발과 아랫배가 차다. ⑩ 단 것과 매운 것을 좋아하며 저녁에 많이 먹는다. 소화력은 보통이며 가스가 차고 방귀가 잘 난다. ⑪ 변은 1~2일에 1번 보며 불규칙하다. 된 변이며 잘 안 나오고 소변은 자다가 1회 보며 잘 나온다. ⑫ 잠을 잘 못 잔다. ⑬ 가슴이 답답하고 잘 놀라고, 1일 2회 열이 달아오른다. ⑭ 짜증이 나고 매사가 귀찮고 한숨을 잘 쉬고 건망증이 있다. ⑮ 전중압통(膻中壓痛)과 동계(動悸)가 있다.

손발과 아랫배가 찬 것을 감안하여 소음성태음인 여성의 월경통에 당귀사역탕 본방으로 10일분 20첩을 투약했다.

14일 후인 9월 말에 다시 내원했을 때 확인해 보니, 요통과 배가 더부룩한 것이 호전되었고 변비로 고생했던 것도 호전되어, 이제는 화장실을 잘 간다고 했다. 냉이 많았었는데 이제는 많이 줄어들었으며 월경통에 대해서는 월경기간이 아니라서 모르겠다고 했다.

약을 복용하고 증세가 전반적으로 호전되었으므로 지난번 약과 동일하게 10일분 20첩을 투약했다.

3-1. 변비(便秘), 천면(淺眠)

● 이 ○ ○ 여 27세 태음인 경기도 안산시 본오동 한양아파트

보통 키에 약간 굵은 체형을 가진 태음인으로 보이는 주부이다.

① 2년 전부터 임신 3개월이 되면 계류유산이 된다. ② 처녀 때부터 배를 내놓으면 하복부가 아주 차고 시리다.
③ 처녀 때부터 월경이 불규칙적이어서 몇 개월씩 거를 때가 많다. ④ 최근에도 월경이 5개월간 나오지 않아 주사를 맞고 월경을 했다. ⑤ 겨울에만 얼굴이 화끈거린다. ⑥ 출산을 1회 했으며 자연유산을 3회 했다. ⑦ 더위를 약간 탄다. ⑧ 손발은 따뜻하나 아랫배가 매우 차다. ⑨ 식사량은 일정치 않으나 소화력은 좋다. ⑩ 대변은 2~3일에 1회로 불규칙적이고 힘들지는 않으며 대변이 시원하지가 않다. ⑪ 잠은 충분히 자지만 깊게 잠들지 못한다.
⑫ 가슴이 답답하고 가슴이 뛴다. ⑬ 월경통(月經痛), 냉대하(冷帶下)가 약간 있으며 월경시 허리가 아프다.

아랫배가 매우 찬 태음인 주부의 습관성유산과 불임을 목표로 당귀사역탕 본방으로 10일분 20첩을 지어주었다.

20일 후에 전화로 다시 약을 더 지어달라고 할 때 확인해 보니, 약을 복용한 후 잠을 깊게 잘 수 있고, 대변이 1일 1회로 규칙적으로 바뀌었다고 한다. 대변의 상태가 좋아지고 잠을 깊게 자게 되었지만 임신을 원하므로 이번에는 난간전으로 10일분 20첩을 지어주었다.

3-2. 변비(便秘)

● 박 ○ ○ 여 28세 소양인 경기도 안양시 관양동

몸이 약하다며 보약을 먹이려고 남편이 억지로 한약방에 데려왔다는 부인이다.

① 10년 동안 변비가 있는데 3~4일에 한 번 변을 보고 심하면 5~6일에 한 번씩 대변을 본다. ② 알레르기성 피부염으로 6개월 전부터 얼굴과 특히 눈 주위로 가렵다. ③ 하복(下腹)이 차다. ④ 변비로 인해 거북하고 배에 가스가 차고 트림이 난다. ⑤ 손발이 차고 저릴 때도 있다. ⑥ 찬 음식을 좋아하고 식욕은 좋은 편이다. ⑦ 잠은 잘 자는데 자주 깬다. ⑧ 머리가 띵하게 아플 때가 있다. ⑨ 선풍기 바람과 에어컨 바람을 싫어한다.

얼굴에 알레르기가 있고 하복이 차면서 변비가 있는 28세 소양인 여성에게 당귀사역탕 2배량으로 10일분 20첩을 지어주었다.

9개월 뒤에 임신 8개월로 임신보약을 지으러 왔을 때 하는 말이 지난번 당귀사역탕을 복용하는 중에 변비는 없어졌고, 임신 후에 피부알레르기도 없어졌다고 한다.

임신 8개월 된 28세 소양인 여성의 임신보약으로 가미팔진탕 10일분 20첩을 지어주었다.

3개월 뒤에 건강하게 출산하여 산후 보약으로 보허탕에 계지탕을 더하여 10일분 20첩을 지어주었다.

4-1. 질염(膣炎), 가래톳, 면종(面腫), 하복랭(下腹冷), 관절염(關節炎), 소화불량(消化不良)

● 이 ○ ○ 여 26세 소양인 서울특별시 동작구 사당동

말과 행동이 빠른 소양인 부인으로 냉이 많다고 약을 지으러 왔다.

① 10개월 전인 작년 9월부터 마요네즈 같은 냉이 뭉글뭉글하게 나오며 특히 오후에 심하며 가렵기도 하다. 병원에서 질염으로 진단을 받았고 바이러스에 의해 연속적으로 발생하여 치료가 잘 안 된다고 했다. ② 8개월 전부터는 오른쪽 사타구니에 가래톳이 섰으며 항상 조그맣게 나와 있다. ③ 3년 전부터 여드름이 시작되었고 최근 2~3개월부터 심해졌다. ④ 4~5개월 전부터 오른쪽 무릎에서 삐거덕 소리가 난다. ⑤ 신경을 많이 쓰면 소화가 잘 안 되면서 배가 얼얼하게 아프다. ⑥ 하복(下腹)이 차다. ⑦ 월경통이 월경 1~2일에 매우 심하다. ⑧ 전신이 피로하고 나른하다. ⑨ 대변은 2~3일에 1회 정도로 변비이다. ⑩ 땀은 상반신과 겨드랑이에 많이 난다. ⑪ 몸이 전체적으로 찬 편이다.

하복이 찬 부인의 질염(膣炎)과 가래톳을 목표로 당귀사역탕에 익모초 5돈, 향부자 3돈을 더하여 10일분 20첩을 지어주었다.
1년이 지난 후에 산후보약을 지으러 왔을 때 물었더니, 그 약을 먹은 뒤 가래톳이 없어졌고 질염도 소실되었고 면종과 하복이 찬 것이 없어졌으며, 관절염 증상은 경감되었고 소화불량은 없어지고, 그 후부터는 소화가 잘된다고 했다.

5-1. 급성신부전증(急性腎不全症), 소변불리(小便不利), 하복랭(下腹冷), 수족랭(手足冷)

다음은 이인성 선생의 경험을 인용한 것이다.

● ○ ○ ○ 남 60세 건장한 체격

부인이 대신 내방하여 상담을 했다.
① 이전부터 간혹 혈압이 상승한다는 분으로 어느 날 밤 갑자기 발병했다. ② 하복부에서 빽 지르면서 쥐어뜯는 것 같은 교통(絞痛)으로 금방 숨이 넘어갈 것 같다. ③ 차가 없는 시골이라 새벽녘에야 전주에 있는 모 대학병원으로 가서 진찰을 받았다. 전후좌우로 X-ray 촬영을 하고 대소변검사로부터 혈액검사까지 마치고 결과가 나오기까지는 3일이 걸렸는데, 그 병명은 급성신부전증으로 신장기능이 점점 상실되어가고 있으니 희망적이라고 할 수는 없지만 수술을 받아보는 것이 어떠냐고 한다. ④ 수술을 해도 완쾌될지는 장담할 수 없다는 말에 일단 퇴원하여 모 개인병원으로 재차 가서 전과 똑같은 과정의 진찰을 받았다. 여기서도 이틀이나 걸려서 나온 결과는 대학병원과 같은 내용이었다. 이제는 자포자기 상태이다. ⑤ 발병 5일째 진찰받으러 이쪽저쪽으로 다니며 시달리다보니 몸이 극도로 쇠약해졌고 겨우 주사로 버티고 있으며 유언까지 했다고 한다. ⑥ 주사 기운만 떨어지면 하복부에서 배꼽 주위와 허리 부위까지 뻗치며 올라오는데 그 심한 통증을 보지 못하겠다고 한다. ⑦ 어차피 사생결단하고 수술을 받아볼 바에는 2~3일 정도 한방치료를 받아 보자고 남편과 합의하고 우선 몇 첩으로 반응을 보겠다는 것이다. 그래서 반응결과가 있으면 모시고 오겠다고 했다.
이상 문진을 하고 보니, 한방 소견으로 떠오르는 처방이 반총산과 당귀사역탕이었다. 통증이 극심한 것으로 보아서는 당귀사역탕이 좋겠다고 생각되었으나 간혹 혈압이 오르는 때가 있었다고 하여, 부자가 마음에 걸려서 반총산에 회향을 더하여 3첩을 1일분으로 지어주었고 유향분말을 함께 주면서 먼저 복용하도록 했다.
다음날 환자가 가족의 부축을 받으면서 내원했다. 병원에서 퇴원하는 길로 곧 바로 왔다는 것인데, 어제 그 약으로 통증이 경감되는 듯하다는 것이었다. 진맥을 잘 해보고 그 약을 지어주면 2~3일 먹어보고 그때도 아무런 효과가 없으면 명을 하늘에 맡기고 수술대에 오르겠다고 한다.
① 역시 현증(顯證)도 이야기 들은 것이나 같았다. ② 소변이 불리하다. ③ 하복부(下腹部)와 수족(手足)이 냉(冷)하다. ④ 맥상은 홍긴(洪緊)으로 생각되었다. ⑤ 어떤 때는 음낭(陰囊)이 올라 붙는 것 같이 생각된다.
그래서 반총산으로 계속 투약을 하려다가 증상이 당귀사역탕증에 더욱 가까울 것 같아서 당귀사역탕으로 처방을 바꾸기로 하여 당귀사역탕 3첩을 1일분으로 지어주었다.
2일째는 확실한 효과가 있다고 했고 이런 식으로 3일 만에 그토록 극심한 통증이 소실되었다.
이후에는 당귀사역탕에 인삼을 더하여 1제를 더 투여했는데 1제를 투여한 이후 완치되어, 수술을 하여도 희망이 반밖에 되지 않을 것이라던 급성신부전증이 수술 없이 치료되어 건강을 회복했다.

6-1. 신장결석(腎臟結石)

다음은 배원식 선생의 경험을 인용한 것이다.

● 서 ○ ○ 남 41세 서울특별시 서대문구 창신동

공직에 있는 분이라 며칠 동안 직장 근무로 무리하다가 밤중에 뒤쪽 옆구리가 치밀어 올라 심한 고통에 못 견디어 모 대학부속병원에 입원 치료를 하여 급한 치료는 했으나 한방치료를 받아 볼까 하여 본원에 왔다고 한다.
① 병원 진단에는 신장결석이라면서 수술을 권유받았으나 시간이 없을 뿐만 아니라 가족 전체가 나에게 진찰받아 보고 그 결과 치료가 불가능하다면 수술받기로 작정을 하고 왔다는 것이다.
사진(四診)의 진찰을 해보니 신허랭(腎虛冷)이기에, 당귀사역탕을 하루 2첩씩 40첩까지 쓰면 결석이 녹아 흘러내릴 것이라고 하면서 20첩을 먼저 지어주었다.
환자가 동월 20일에 본원에 와서 경과를 말하는데, 17첩을 먹은 날 밤 새벽 4시에 방광 부위가 몹시 뻐근하다가 아침 7시쯤 되니 음경 중간이 막힌 것처럼 느껴지더니 얼마 뒤에 오줌과 함께 툭하는 소리가 나면서 변기에 팥알 1/2 크기의 까만 돌 3개가 떨어졌는데 그 후로 옆구리 통증과 오줌줄기가 아프던 것이 깨끗이 없어졌다고 한다.

中統153 寶 길경탕 桔梗湯

桔梗 貝母 各一錢二分 **瓜蔞仁 薏苡仁 當歸** 各一錢 **桑白皮 枳殼 黃芪 防風** 各七分 **杏仁 百合 甘草** 各五分 **薑五片**

治 肺癰
[活套鍼線] 肺癰(癰疽) 氣痛(氣)
[適 應 症] 폐농양, 폐괴저, 부패성 기관지염, 만성 폐렴, 간농양, 폐암, 결핵성 기관지천식, 기흉 후유증

처방설명 길경탕은 폐옹(肺癰)에 쓰는 처방으로 약간의 열성(熱性)을 띠면서 기침을 할 때 사용한다. 물론 허랭상태에서 발생하는 기침에는 사용하지 않지만 그렇다고 반드시 고열(高熱)이 동반될 때 사용하는 것은 아니며, 열이 심하지 않더라도 기침이 나고 미열(微熱)이 있다면 일단 고려할 수 있다.

폐옹(肺癰)은 폐에 농양(膿瘍)이 생긴 것으로 초기에는 오슬오슬 춥고 열이 나며, 기침이 나고 가슴이 아프며, 걸쭉한 가래가 나오고 숨이 찬다. 고름이 생길 때는 입 안과 목구멍이 마르고 은근한 흉통(胸痛)이 있으며 기침과 함께 냄새가 나는 피고름이 섞인 가래가 나온다. 말기에는 고름주머니가 생기고 기력이 몹시 쇠약해지면서 기침과 함께 피고름이 섞인 가래가 많이 나오고 심하면 가래가 묽은 죽처럼 되며, 피부는 마르고 거칠어지며 윤기가 없어진다.

폐옹(肺癰)의 이러한 증상은 양방에서 통용되고 있는 폐농양(肺膿瘍)과 매우 흡사하다. 폐농양의 초기증상도 오한(惡寒), 발열(發熱)과 기침이며, 진행되면 가래가 나오면서 점차 누런 색깔로 변해 가는 형태를 보인다. 특히 혐기성 세균에 의한 경우에는 가래에서 심한 악취가 나는 것으로 알려졌다. 폐농양을 적절한 시기에 치료를 하지 않으면 합병증으로 체중이 줄고, 빈혈, 기관지확장증, 만성 폐질환 등이 생길 수 있고, 또 고름 주머니가 파열되면 늑막염(肋膜炎)이나 농흉(膿胸) 등이 생기거나 폐에서 대량 출혈이 일어나기도 하고, 고름의 양이 많은 경우에는 기도(氣道)를 막아서 질식할 가능성이 있다고 한다.

따라서 길경탕은 기침에 주로 사용하는 처방이지만, 외감(外感)으로 인해 발생하는 기침이 아니라 폐의 기질적이고 기능적인 이상으로 발생하는 기침에 적합하다. 예를 들어, 만성 폐렴(肺炎), 폐농양(肺膿瘍), 기관지염(氣管支炎) 등으로 발생하는 기침, 기흉(氣胸)의 후유증으로 인한 기침에 길경탕을 사용할 수 있다. 길경탕의 증상 중에 발열(發熱)과 농양(膿瘍)이 동반되는 것은 폐에 발생한 장애를 해소하기 위한 부단한 노력으로 열을 발생시키기는 과정에서 폐에 염증(炎症)이 생기고 발열(發熱)이 나타나기 때문이다. 고서에도 '길경탕은 폐옹(肺癰) 초기에 사용하는 처방이 아니라 고름이 생기는 시점에 사용한다.'는 말이 있다. 그러나 상태가 심화되었기 때문에 발열과 농(膿)이 생기는 것이므로, 반드시 이러한 상태에 이르기까지 기다렸다가 사용해야 하는 것은 아니다.

따라서 실제로 고름이 발생하는 시점을 기준삼아 사용할 수도 있겠지만, 신체조건이나 신체상태를 기준삼아 열성(熱性)이 있으면서 기침을 할 때 사용할 수 있고, 중(中)정도 이상의 체력을 가진 사람에게 고름이 나오지 않더라도 폐옹(肺癰)의 병력이 있거나 기관지확장증(氣管支擴張症), 폐렴(肺炎), 기흉(氣胸) 등이 있을 때 사용할 수 있다.

길경탕은 기흉(氣胸)으로 인한 기침에도 사용한다. 기흉은 흉막강(胸膜腔) 안에 공기나 가스가 차는 것으

로 외상성(外傷性)기흉과 자연기흉으로 분류된다. 자연기흉은 폐결핵과 폐렴 등으로 인한 기흉이며, 길경탕은 아마도 자연기흉으로 인해 발생하는 기침에 사용한다고 생각된다.

처방구성 처방구성을 보면 길경은 거담작용(祛痰作用)과 진해작용(鎭咳作用)이 있으며, 염증을 억제하는 소염작용(消炎作用)도 있다. 패모는 혈압을 낮추고 관상동맥의 혈류를 증가시키고 진해(鎭咳), 거담작용(祛痰作用)이 강하다. 과루인에 포함된 지방유는 피부점막에 자윤(滋潤)을 공급하고 관상동맥을 확장한다. 천산갑은 배농(排膿), 해독(解毒), 소종작용(消腫作用)이 있으며 충분히 화농되지 않았을 때는 소염작용을 한다.

의이인은 강력한 이뇨작용이 있고, 당귀는 항혈전작용(抗血栓作用)을 하여 혈액순환을 원활하게 하고 철분결핍에 의한 빈혈에 좋은 효과를 나타낸다. 상백피는 이뇨작용과 소염작용, 약한 진해작용(鎭咳作用)이 있다. 지각은 모세혈관을 강화하여 피부자반증상을 경감시키고, 위장의 연동운동(蠕動運動)을 항진시켜 위내용물의 배출을 촉진함으로써 복부 팽만감을 개선한다. 황기는 강심작용이 있어 심장의 박출량을 높이고, 말초순환을 개선하며 모세혈관의 저항력과 투과성을 증가시킨다. 방풍은 표재(表在) 혈관을 확장하며, 행인은 진해작용(鎭咳作用)과 평천작용(平喘作用)을 한다. 백합은 진해작용(鎭咳作用)과 진정작용(鎭靜作用)을 하며, 감초는 인후점막의 자극을 완화하고 기관지 평활근의 경련을 억제하여 진해, 진정작용을 한다.

처방비교 **소청룡탕**과 비교하면 두 처방 모두 기침이나 기침을 동반한 가래에 사용한다. 그러나 소청룡탕은 주로 외감(外感)으로 인한 비색, 콧물, 재채기, 기침, 가래, 숨참 등에 사용하는 반면, 길경탕은 감기로 인한 증상에 사용하는 경우는 드물며, 대부분 폐의 기질적인 변화로 인하여 발생하는 기침에 사용한다.

과루지실탕과 비교하면 과루지실탕은 호흡기 내에 담음이 울체되어 발생하는 천식이나 심한 기침에 사용하며, 열성이 더 심할 때 적합하다. 반면 길경탕은 과루지실탕을 써야 하는 경우보다 담(痰)의 정도가 덜하지만 단순한 담음울체로 인한 증상이 아니라, 주로 폐의 기질적인 변성에 의한 기침과 가래에 사용한다.

인삼백합탕과 비교하면 두 처방 모두 폐질환에 사용하는데, 인삼백합탕은 허약한 상태에서 기관지가 확장되거나 결핵 등으로 인해 각혈(咯血)이 나타났을 때 사용한다. 반면 길경탕은 각혈에 사용하는 경우는 드물며, 기침과 함께 고름이 나오거나 비린내가 나는 증상이 있을 때 사용한다.

→ 활용사례

1-1. 부패성기관지염(腐敗性氣管支炎), 기침, 가래, 흉통(胸痛), 복통, 악취, 고열, 두통, 호흡곤란(呼吸困難) 남 33세
1-2. 부패성기관지염(腐敗性氣管支炎), 기침, 악취(惡臭), 복통(腹痛) 남 39세
2-1. 폐농양(肺膿瘍), 흉통(胸痛), 기침, 해수(咳嗽) 남 40세
2-2. 폐농양(肺膿瘍), 간농양(肝膿瘍) 남 45세
2-3. 만성폐렴(慢性肺炎) 여 65세
2-4. 만성폐렴(慢性肺炎) 남 59세
3-1. 폐암(肺癌) 남 59세
3-2. 폐암(肺癌) 여 29세 주부
3-3. 폐암(肺癌) 남 46세
4-1. 결핵성기관지천식(結核性氣管支喘息), 고열(高熱), 가래 여 76세
5-1. 호흡곤란(呼吸困難), 두통(頭痛), 기침 남 56세 소양인
5-2. 호흡곤란(呼吸困難), 두통(頭痛), 기침 남 53세 태음성소양인

→ 길경탕 합방 활용사례

1-1. +인삼패독산 - 혀뿌리가 부은 느낌 여 163cm 49kg

1-1. 부패성기관지염(腐敗性氣管支炎), 기침, 가래, 흉통, 복통, 악취, 고열(高熱), 두통(頭痛), 호흡곤란(呼吸困難)
다음은 배원식 선생의 경험을 인용한 것이다.

● 이 ○ ○ 남 33세 서울특별시 중구 남산동

2년 전 유행성감기에 걸린 뒤로 해수와 가래가 생겨 여러 치료를 받았으나 크게 호전되지 않았고, 금년 들어서 감기에 자주 걸리고 또 걸리면 잘 낫지 않고 가래와 기침으로 숨이 가빠지고 가래에 심한 냄새가 풍기며 황록색이 난다고 한다. 양방에서는 부패성기관지염으로 진단을 받아 치료를 했으나 별 차도가 없어 한방치료를 받고자 내원했다.

① 기침을 쉴 새 없이 한다. ② 소화가 안 되고 가래는 황록색으로 물에 가래를 뱉으면 상하층으로 나뉜다.
③ 환자는 느끼지 못하지만 환자 방에 들어가면 고약한 가래냄새가 난다. ④ 청진시 기관지염 음과 가래소리가 들린다. ⑤ 맥은 허부무력(虛浮無力)하고 약간 삭맥(數脈)이다.

양방에서는 부패성기관지염으로 진단했으나 한방에서는 이것을 폐옹(肺癰) 초기로 판단할 수 있어 길경탕으로 10일분 20첩을 지어주었다.

길경탕을 복용한 뒤로는 가래가 연해지고 잘 떨어지며 생기가 나고 소화가 약간 잘된다고 한다. 길경탕을 복용한 뒤로 증상이 회복되고 있어 연속하여 80첩을 복용할 것을 권유했더니 쾌히 승낙하여 연속으로 60첩을 복용하게 되었다.

길경탕 60첩을 복용한 뒤로 진찰한 결과 병세가 거의 완쾌되어 마음을 놓게 되었고 환자 자신도 병이 완쾌될 것으로 믿고 80첩을 복용하기로 했다. 그러나 증상이 악화되면 다시 연락하겠다고 말한 뒤로 아무런 연락이 없는 것으로 보아 완치된 것으로 보인다.

이 환자에게 길경탕을 사용했는데, 폐옹에는 길경탕을 연복하면 호전된다고 고전의서에도 나와 있으나 나를 가르치신 선생께서도 폐옹증에 길경탕을 사용하여 효과를 본 것을 목격했고 본인도 폐옹 초기에 사용하여 효과를 본 것이 사용하게 된 동기이다.

1-2. 부패성기관지염(腐敗性氣管支炎), 기침, 악취(惡臭), 복통(腹痛)
다음은 김희경 선생의 경험을 채록한 것이다.

● ○ ○ ○ 남 39세 한약종상 제주도 남제주군 남원면

남원면장의 소개를 받고 찾아온 사람으로 무허가로 한약을 판매하면서 생활하는 사람이었다.

① 기침이 격심하며 숨을 쉬는 횟수보다 더 많을 정도이다. ② 기침시 나오는 가래는 냄새가 매우 고약하고 악취가 난다. ③ 가래는 찰떡처럼 되어 있어 기침 때 나왔다가 떨어지지 않고 호흡 때 다시 빨려 들어간다. ④ 기침 때는 배가 땅겨서 아프다. ⑤ 병원에서는 부패성 기관지염이며 치료가 어렵다고 했다. ⑥ 증상은 꼭 폐농양과 거의 같았다. ⑦ 기침은 오래 전부터 있어 왔으나 증상이 심해진 것은 2년 전부터이다. ⑧ 병이 오래되고 형편이 어려워지자 가정은 파탄이 났고 부인은 가출한 지 오래되었다.

병원의 병명은 부패성 기관지염이라 하나 증세가 폐농양과 같고 특히 가래에서 고약한 냄새가 나는 점을 감안하여 폐옹(肺癰)이나 기흉(氣胸), 폐농양(肺膿瘍)에 즐겨 쓰는 길경탕을 쓰기로 하고, 여기에 가래의 제거를 돕기 위해 담천(痰喘)과 폐옹(肺癰), 징가(癥瘕)에 쓰는 이뇨성이 강한 정력자 2돈을 더하여 5일분 10첩을 지어주었다.

10첩을 먹자 기침의 횟수가 약간 줄어들었다고 한다. 그래서 효력이 있다고 보고 같은 약으로 1제씩 반복 투약했으며, 약을 복용할 때마다 조금씩 호전되었다.

모두 4제의 길경탕을 복용하고는 기침, 가래, 악취, 숨찬 증세 등이 모두 깨끗하게 나았으며, 그 뒤로 예방을 위해 보약으로 십전대보탕 2제를 연복하고 폐약(閉藥)했다.

2-1. 폐농양(肺膿瘍), 흉통(胸痛), 기침, 해수(咳嗽)
다음은 이명한 선생의 경험을 인용한 것이다.

● 김 ○ ○ 남 40세

① 얼마 전에 폐렴을 앓았는데 아직 여열(餘熱)이 있고 기침을 하며 우측 흉통이 있다고 한다. ② 폐조직이 다량 섞인 농담을 토하고 있는데 담에 악취(惡臭)는 별로 없다. ③ 몸은 대단히 피로하다. ④ 안색(顔色)은 창백하다.
⑤ 폐농양(肺膿瘍)이 틀림없어 보인다. ⑥ 복진을 하니 상복부(上腹部)는 유약한 편이고 복직근(腹直筋)은 팽팽하다.
⑦ 협하에 별다른 압통은 없다. ⑧ 설은 백태(白苔)가 없고 건조하다. ⑨ 대변은 1일 1회 보고 소변은 황색이다.
⑩ 맥은 삭약(數弱)하다.

길경탕을 투여했는데, 10일 복약 후에 병세가 반감되어 해수와 농담이 줄어들고 얼굴에 화색도 돌아오고 있다.

이번에는 복진상 흉협고만(胸脇苦滿)이 있고, 한열이 약간 있는 것 같기도 하기에 길경탕에 시호, 황금, 인삼을 가미하여 20일분 40첩을 투여했는데 이것으로 환자는 완전히 건강을 회복했다.

3-1. 폐암(肺癌)

다음은 배원식 선생의 경험을 인용한 것이다.

● 최 ○ ○ 남 59세 서울특별시 관악구 봉천동

1984년 6월 29일 부부가 같이 내원했는데, 현재 종합병원에서 폐암 진단을 받고 2개월 이상 치료를 받고 있으나 조금도 차도가 없다면서 병원에서는 희망이 없어 퇴원을 권유받고 있다며 한약으로 치료할 수 있을까 하여 왔다고 한다.

① 현재 가장 고통스러운 일은 열이 39~40도까지 올라가는 것이다. ② 열은 해열제를 투여해도 좀처럼 내리지 않는다. ③ 병원 측에서는 폐의 조직이 부패하는 형편이어서 열이 내려가지 않을 것이라고 한다. ④ 사진(四診)을 해 보았더니 맥은 부삭(浮數)하다. ⑤ 청진시 우측 폐 중간 이하에서 탁음이 들렸다.

폐암을 선고 받고 고열이 지속되어도 병원에서는 더 이상 치료할 수 없는 상황이 되어 한약을 복용하기를 원하는 59세 남성에게 길경탕에 건지황 3돈, 현삼 2돈, 맥문동, 시호 1.5돈을 더하여 1일 2첩씩 6첩을 지었고 모두 복용한 뒤에는 39도 이상으로 열이 오르지 않았다.

길경탕을 복용한 뒤로 해열되는 기미를 보이므로 계속하여 같은 처방으로 6첩을 더 지어주었는데, 두 번째 6첩을 모두 복용한 뒤로는 열이 37도 이하로 내렸다며 약을 더 복용하기를 원했다. 증상이 계속 호전되어 열이 내리는 것으로 보아 연속 복용하면 쾌유될 수 있다고 판단하여 6첩씩 총 4회 투약했다.

길경탕 6첩씩 모두 4회 투여한 뒤로 우측 폐의 탁음(濁音)이 청음(淸音)으로 들렸다.

기침과 가래에 피가 묻어 나오던 것이 나오지 않으며 식욕이 나고 몸이 가벼우며 호흡하기에도 훨씬 쉽게 되었다고 한다. 퇴원을 권유하던 병원 측에서도 이제는 퇴원하지 말고 계속 치료하여 보겠다고 말함으로써 입원 가료하면서 약을 계속 복용하고 있는 중이다.

길경탕에 가한 건지황은 신음(腎陰)을 돕고, 현삼은 음허폐조한 것을 목표로 했으며 맥문동은 폐윤을 목표로 시호는 해열을 시킬 목적으로 더했다.

3-2. 폐암(肺癌)

다음은 홍혜자 선생의 경험을 인용한 것이다.

● 공 ○ ○ 여 29세 주부 경상남도 창원시 반림동 럭키아파트

초진이 1990년 2월 6일, 보통 체격으로 본래 본원의 단골 환자로서 결혼 전 천식을 치료하여 건강한 몸으로 컴퓨터 회사에 3~4년 근무하다가 결혼하여 아들을 낳았다. 산후에 몸이 순조롭게 회복되어 건강하게 잘 지내오다가 어느 날 감기에 걸려 열이 나면서 호흡곤란, 해수, 가래 등으로 서울 시내에 있는 종합병원에 입원했는데, 진단병명이 폐암이었다. 그러나 치료경과가 순조로워 2주일도 안 되어 병원 측에서 퇴원하라고 했는데 환자가 한방치료를 받고 싶다고 했다. 이에 주치의는 못마땅해 했으나 퇴원한 후 본원에서 한방치료를 시작했다.

사진(四診)에 의하면 순조로운 경과를 취하고 있는 병세로 보아 무방했으나, 단 맥삭(脈數)한 감이 있어 조리에 빈틈이 생길 때에 오화(五化)될 염려가 있었다. 한방에서는 옛날부터 폐암에는 길경탕을 300첩 연복하라고 했다.

필자는 이 약을 폐암 환자 또는 현대의학에서 말하는 부패성 기관지염 등에 사용하여 좋은 효과를 거둔 경험이 여러 번 있었다. 이 환자에게 길경, 패모 각 2돈, 과루인, 의이인 각 1.5돈, 당귀, 상백피 각 1돈, 지각, 황기, 방풍 각 0.8돈, 행인, 백합, 감초 각 0.6돈, 생강 3편을 수전식간복(水煎食間服) 1일 2첩씩 투약했다.

복약을 시작하면서부터 병원에서 가져온 약은 환자 자신이 먹지 않았다고 한다. 복약한 후부터 기분이 좋고 몸 전체가 평안하여 잠도 잘 잤는데, 친정아버지가 몸을 보(補)하는 것이 좋을 것으로 생각하여 잉어(鯉魚) 한 마리에 찹쌀을 넣어 푹 고아서 먹였는데 그날 저녁부터 열이 오르고 전신통(全身痛)이 발생하여 친정아버지가 필자에게 전화를 했다. 즉시 그 잉어탕을 먹지 못하게 했다. 이유는 폐암에는 보하면 오화되기 마련이기 때문이다. 그 후 병세가 점차 호전되어 현재도 복용하는 중에 있으며 서울 친정에서 치료하다가 현재는 창원시에 있는 시댁에서 복용하는 중에 있다.

3-3. 폐암(肺癌)

다음은 배원식 선생의 경험을 인용한 것이다.

● ○ ○ ○ 남 46세 서울 전매청직원

초진 1961년 8월 31일

① 둘이 환자를 부축하여 진찰실로 들어서는데, 환자는 죽은 상을 하고 기침을 한다. ② 기침에는 누런 가래가 나오며 썩은 냄새를 풍긴다. ③ 진찰하기 전에 환자를 부축해 온 두 분 중 한 분이 말을 꺼내기 시작하는데, 이 분은 환자의 친아우라고 한다. 이제 막 OO종합병원에서 퇴원해서 나오는 길이며 집으로 가는 도중 선생의 명성을 듣고 찾아왔다고 한다. ④ 여러 면으로 진찰해 보니 폐암이라고 했다. ⑤ 아우는 환자가 들르지 않는 곳에서 병원에서도 폐옹(肺癰)과 폐암(肺癌)이란 진단을 내렸으며 입원해 있었는데 도저히 치료가능성이 없다고 하여 병원 측에서 하루 바

삐 퇴원하라고 재촉하여 퇴원해 오는 길이라 했다. ⑥ 환자는 열이 39도까지 오르는 것이 임상 치험에서 보기 드문 특이한 경우였다.

나는 폐옹이 먼저 생겼고, 폐암이 그 다음에 생긴 것으로 간주하고, 폐옹을 먼저 치료할 목적으로, 길경탕에 원시호와 석고를 가하여 1일 2첩씩 6첩을 지어 주었는데, 이 약을 다 먹고 9월 3일에 왔는데 39도의 열이 좀 내리고 기침이 약간 수그러졌다는 것이다.

그래서 처방 그대로 10첩을 더 지어 주었고 9월 11일에 3차 왔었는데, 병세 경과가 점차 좋아져 가기 때문에 위의 처방 그대로 40첩을 계속 사용했다. 그 결과 냄새 풍기던 가래도 많이 풀리고 기침도 훨씬 덜했으나, 역시 계속 열이 오르기 때문에 음허화동(陰虛火動)의 병리상태를 바로 세워보자는 치료원리를 생각하여 처방을 바꾸기로 하고 백작약 2돈, 당귀, 백출, 건지황, 숙지황, 진피, 맥문동 1돈, 지모, 황백, 감초 0.8돈, 원시호 1돈, 산두근 0.5돈으로 이상과 같이 자음강화탕에 시호, 창출, 산두근 등을 가했다.

자음강화탕을 쓴 후부터 경과가 한층 더 좋아지면서 소화가 되고 식욕도 점차 좋아지고 해서, 계속 10첩 가까이 연복하여 건강한 몸이 되어 다시 전매청에 출근하고 있는 중이다.

위의 처방약을 투약한 사유를 설명해 보자면, 길경탕은 재래로부터 폐옹에 잘 듣는 처방약으로서 임상에 사용해본 바 역시 효과가 좋았다. 길경탕에 과루인 중량을 낮추고, 시호와 석고를 가했으며 패모의 양을 늘렸다. 그 이유는 흡수가 걱정되어 과루인의 양을 줄이고, 열 때문에 시호와 석고를 가한 것이다.

4-1. 결핵성기관지천식(結核性氣管支喘息), 고열(高熱), 가래

다음은 배원식 선생의 경험을 인용한 것이다.

● 김 ○ ○ 여 76세 서울특별시 관악구 봉천동

환자는 보호자인 큰며느리와 같이 왔으며, 그동안 양방으로 치료를 받아왔는데 근래에 와서는 병이 악화되어 양약의 효과 반응이 전혀 없어서 시아버지께서 귀 한의원을 찾아가 진료를 받으라고 하여 찾아왔다는 것이다.

① 시어머님은 결핵성 기관지천식으로 오래 전부터 고생을 하고 계시다고 한다. ② 사진(四診) 중 맥진(脈診)에 나타나는 것이 전맥(全脈)이 부유력(浮有力)하다. ③ 열이 38도이다. ④ 기침을 자주 하는데 가래는 누렇게 나온다고 한다. ⑤ 청진을 하는데 기관지에서 가래 소리가 요란하게 들렸다.

치료에 있어서 누런 가래에 중점을 두고 길경탕 중심 가미방에 열이 있어서 시호를 가하여 6첩을 지어 주었는데, 6첩을 복용한 후 열이 약간 내리고 목에서 가래가 그르렁거리는 소리가 한결 누그러졌다고 했다. 계속하여 25첩을 복용하여 병세가 한결 호전되어 장복하라고 지시하며 처방전을 내어 주었다.

5-1. 호흡곤란(呼吸困難), 두통(頭痛), 기침

● 김 ○ ○ 남 56세 소양인 경기도 안양시 관양동 우성빌라

보통 키에 약간 마른 편이며 피부가 갈색이고 약간 예리한 듯한 남자이다.

약 2년 전인 92년에 기흉으로 본인의 말로는 우측 폐가 터져서 폐 수술을 받았던 경력이 있다.

① 10일 전부터 간혹 호흡곤란이 오며 흉협부가 아플 때는 더 심하고 걸을 때마다 숨이 찬다. ② 병원 측에서는 좌측 폐 일부가 확장되었다고 한다. ③ 가끔씩 열이 나면서 혀가 따끔거린다. ④ 우측 갈비뼈 부위의 피부가 따끔거리고 뿌듯하면서 부은 것 같다. ⑤ 발열, 호흡곤란이 있을 때는 두통이 온다. ⑥ 가끔씩 마른기침을 한다.
⑦ 평소 몸이 더운 편이며 더위를 많이 탄다. ⑧ 음식은 찬 것을 좋아하며 술, 담배를 많이 한다. ⑨ 피로하고 기운이 없다.

기흉의 경력이 있으며 현재에도 좌측 폐에 기흉이 발생한 점으로 보아서 기흉으로 인해서 발열과 흉부통증이 있다고 보았고, 호흡곤란과 기침의 병발 또한 기흉으로 인한 것으로 보았다.

평소 몸이 더운 소양인 체질의 폐의 염증으로 인한 호흡곤란, 흉통, 발열, 기침을 목표로 길경탕 2배량으로 5일분 10첩을 지어주었다.

14개월 후에 다시 왔을 때 확인해 보니, 2일 복용한 뒤 호흡곤란이 경감되고 모두 복용한 이후 두통이 경감되고 기침이 소실되었다고 한다.

이번에도 길경탕 2배량으로 다시 10일분 20첩을 투약했다. 10일 후에 내방했을 때 확인해 보니, 전보다는 좋지만 갑자기 힘을 쓰면 호흡곤란(呼吸困難)이 오고 발열(發熱), 협통(脇痛)은 여전하다고 한다.

계속하여 길경탕 배량으로 10일분 20첩 재투약했다. 약 1년 후에 다시 왔을 때 확인해 보니, 올 여름 6월 24일에 다시 좌측 폐의 기흉으로 입원했으며, 폐에 구멍이 나서 바람이 샜는데 다행히 수술은 않고 자동으로 치유되었으며 지금도 간혹 수술한 부위에 열이 나고, 기침, 가래가 나온다고 한다.

처음의 증세가 재발되었다고 보고, 길경탕 2배량으로 10일분 20첩을 투약했다.

中統154 寶 통순산 通順散

赤芍藥 木通 白芷 何首烏 枳殼 茴香 烏藥 當歸 甘草 各一錢

[出　典] 仙傳外科集驗方·方藥合編 : 一名[榮衛返魂湯] 一名[追風通氣散] 一名[何首烏散]
治 一切痰飮爲患 專治痰腫　① 加忍冬 甚妙　② 虛 加附子　③ 實 加大黃
④ 痰 加南星·半夏　⑤ 腫硬 加川芎·麻黃·葱白·全蝎·穿山甲　⑥ 流注 加獨活

[用　法] 酒水 各半 煎服

[活　套] 氣虛 加人蔘　⑧ 痰結 加白芥子　⑨ 冷 加薑附

[活套鍼線] 痰盛(癰疽) 流注(痰飮)

※통순산(通順散) 合 이진탕(二陳湯) : 附骨疽(癰疽)

[適 應 症] 협통, 늑간통, 담결림, 배통, 요통, 견통, 견비통, 오십견, 명치비, 흉통, 전신통, 수족통, 엉치통, 골반통, 고관절통, 하지통, 슬통, 좌골신경통, 두통, 신경성섬유종, 낭종, 신중, 부종, 숨참, 가래, 천식, 소화불량, 척추수술 후유증

처방설명

통순산은 골격근에 담음(痰飮)이 적체되어 발생하는 요통(腰痛), 하지통(下肢痛), 지절통(肢節痛), 전신통(全身痛), 낭종(囊腫), 부골저(附骨疽) 등에 사용한다. 조문에는 '治一切痰飮爲患치일체담음위환 專治痰腫전치담종'이라고 하여 담음으로 인한 질환에 모두 사용할 수 있다고 했으나, 담음은 어느 조직에나 적체될 수 있기 때문에 담음으로 인한 모든 질환에 사용할 수 있다고 하는 것은 과장된 표현이며, 실제로는 골격근에 적체된 담음을 제거하는 데 주로 사용한다.

보통 담(痰)이라고 하면 이진탕을 사용해야 하는 담(痰)을 떠올리지만, 이진탕을 써야 하는 담(痰) 외에도 다양한 형태의 변성된 체액들이 담(痰)으로 존재할 수 있다. 예를 들어 변성된 체액의 점도(粘度)가 낮으면서 근육 속에 스며 있으면 통순산을 써야 할 담(痰)이 되는 것이고, 영양형태로 장기(臟器)나 조직(組織)에 스며 있으면 개기소담탕을 쓰기에 적합한 담(痰)이 되며, 이것이 변성되어 완고해지면 곤담환을 써야 할 담(痰)이 된다.

통순산은 주로 골격근에 스며 있는 미세한 담음(痰飮)을 제거하는 작용이 있어 요통(腰痛)에 많이 응용하고 있다. 과로(過勞)나 허약 등의 원인에 의해 미세한 담음이 허리근육에 울체되어 소통장애를 일으키고 근력을 약화시킬 경우 요통이 발생할 수 있다. 더구나 요부(腰部)는 체중에 의해 큰 압력이 형성되어 있는 곳이라서 담음이 적체되면 쉽게 통증이 유발된다. 이러한 통증은 척추(脊椎)의 구조적인 변형이 원인이 아니므로 통순산을 사용하여 조직 사이에 끼여 있는 미세한 담음을 없애주면 근력이 회복되기 때문에 통증이 완화된다.

통순산은 낭종(囊腫), 즉 허리나 옆구리, 배에 큰 물주머니가 생겼을 때도 쓸 수 있다. 그래서 낭종 치료에 1차로 선정하는 처방이기도 하다. 담음이 근육조직 사이에 끼어 있으면 소통장애를 일으켜 통증을 야기할 것이고, 담음의 양이 많아져서 부분적으로 몰려 있으면 낭종을 형성하는데, 옆구리와 배에 주로 형성된다. 따라서 담음의 양적인 차이일 뿐이며 낭종과 통증을 치료하는 기전은 동일하다.

활투침선을 보면 옹저문(癰疽門)의 담성(痰盛)과 담음문(痰飮門)의 유주(流注)에 사용하는 처방으로 되어 있다. 담성(痰盛)은 옹저(癰疽)를 앓고 있을 때 천급증(喘急症)이 발생하는 것인데, 옹저로 인해 몸이 허약해지고, 그 결과 신진대사가 활발하지 못하여 담음이 발생하고, 이러한 담음이 호흡기에 영향을 주어 천급증을 야기하는 것으로 볼 수 있다. 통순산은 습체를 제거하는 작용과 소통시키는 작용이 있어 이러한 천급

증을 개선한다. 유주(流注)는 여기저기 아프기도 하고, 두통이 생기고 정신이 흐려지기도 하며, 음식 맛이 없고 가래와 침이 나오는 등 담음으로 인해 발생하는 다양한 증상을 표현한 것이다. 그러나 이러한 증상이 나타났을 때 통순산으로 모두 치료된다고 볼 수 없으며, 담음이 근육조직에 울체되어 각종 통증을 야기할 때 보다 적합하다고 생각된다.

통순산을 골수염(骨髓炎)에도 사용한다. 이는 담음으로 인한 소통장애를 없애주면서 동시에 미세한 혈관을 통과하여 대단히 단단하고 치밀한 뼈 조직 내의 화농도 치료하기 때문이다. 통순산과 이진탕을 합하여 부골저를 치료한다는 것이 이를 뒷받침해 준다. 부골저는 '뼈에 고름집이 생긴 것으로 흔히 소아의 팔다리 뼈에 발생하며, 습열독(濕熱毒)이나 풍한습사(風寒濕邪)가 뼈에 침습했거나 외상(外傷)을 받아 기혈(氣血)의 순환장애가 생기고 어혈(瘀血)이 열로 되어 곪는 결과 생긴다.'고 되어 있다. 이러한 증상은 골수염과 유사하다고 할 수 있으며, 이 경우에 통순산을 사용했다.

처방구성 처방구성을 보면 적작약은 평활근의 경련을 억제하고, 중추신경 흥분을 억제하여 진통, 진경, 진정작용을 한다. 목통은 이뇨작용을 하여 정체된 수분을 배출시키고, 백지는 항염증작용과 해열작용, 진통작용을 나타낸다. 하수오는 자양(滋養)·보혈제(補血劑)이며, 레시틴(Lecithin)이 다량 함유되어 있어서 혈중의 지질(脂質)을 저하시켜 동맥경화를 억제한다. 또한 뇌혈관과 심장혈관의 혈류를 증진하여 강심작용을 하고, 신경계를 흥분시켜 신경쇠약을 완화한다.

지각은 위장(胃腸)의 연동운동(蠕動運動)을 항진시켜 위내용물의 배출을 촉진함으로써 복부 팽만감을 개선하고, 장관 평활근의 경련을 억제하여 진경작용을 한다. 회향은 장(腸)의 연동운동을 촉진하여 복부 팽만감을 개선한다. 오약은 진통작용이 강하고 장(腸)의 연동운동을 강화하여 소화·흡수를 촉진하고 정장작용(整腸作用)을 한다. 당귀는 항혈전작용(抗血栓作用)을 하여 혈액순환을 원활하게 하고 철분결핍에 의한 빈혈에 좋은 효과를 나타낸다. 감초는 스테로이드 호르몬과 유사한 작용이 있어 항염증작용, 해독작용, 해열작용을 한다.

처방비교 담종(痰腫)에 사용하는 **개기소담탕**과 비교하면, 개기소담탕의 담종은 크기가 포도알이나 호두알처럼 작고 전신에 걸쳐 여러 개가 발생해 있으며, 만져 보면 말랑말랑하며 피지와 같은 형태를 보인다는 특징이 있다. 반면 통순산의 담종은 주먹이나 귤처럼 크고 물주머니 형태를 띠고 있으며, 담음(痰飮) 중에 '음(飮)'적인 개념이 강하다.

요통에 사용하는 **독활기생탕**과 비교하면 독활기생탕은 자윤이 결핍되어 조직이 위축되고 변형되어 통증이 나타났을 때 사용하는 반면, 통순산은 근육조직 사이에 미세한 습담이 적체되어 근육을 이완시키고 약화시켜 통증을 일으킬 때 사용한다.

오약순기산과 비교하면 오약순기산은 조직의 긴장이나 경색 정도가 심한 상태에서 발생하는 요통이나 지절통에 사용하며, 신체조건으로 볼 때 통순산을 쓸 수 있는 사람보다 더 건실한 경우에 적합하다. 반면 통순산은 조직의 미세한 경색이 있긴 하지만 습담으로 인해 조직이 이완되고 약해져서 발생하는 요통과 지절통에 사용하며, 신체조건으로 볼 때 오약순기산을 쓸 사람보다 습담이 울체되기 쉬운 사람이나, 약간 약해 보이는 사람에게 사용한다.

→ 활용사례

1-1. 신경성섬유종(神經性纖維腫) 남 18세 태음인 165cm 60kg
2-1. 담결림, 협통(脇痛), 배통(背痛) 여 91세 소양인
2-2. 담결림, 명치통 남 48세 태음인
3-1. 협통(脇痛), 협하담종통(脇下痰腫痛), 하지통(下肢痛), 두통(頭痛), 소화불량(消化不良), 슬통(膝痛), 견비통(肩臂痛)

1-1. 신경성섬유종(神經性纖維腫)

다음은 노의준 선생의 경험이다.

● 임 ○ ○ 남 18세 태음인 165cm 60kg 경기도 수원시 금곡동 LG빌리지

뼈가 굵고 피부가 두텁고 얼굴색이 검은 태음인 청년으로 재수를 하고 있다.

요통(腰痛)과 하지견인통(下肢牽引痛)으로 약을 지으러 왔다가 청아환과 쌍화탕을 합방하여 2제를 복용한 후 심했던 증상이 경감되었다. 그러나 완전히 나은 것은 아니어서 하지 견인통의 한 요인이 되는 등에 발생한 담종을 치료하기로 하고 처음의 증상을 다시 검토하여 보았다.

① 요통이 있으며 오래 앉아있거나 누워있으면 다리까지 땅긴다. ② 병원에서는 척추 측만증이라고 한다. ③ 등에 길쭉하고 단단한 담종이 덩어리로 솟아있으며 등의 좌측 척추를 따라 견갑하단에서 요추 부위까지 길게 뻗어있어 등이 마치 빨래판을 대어 놓은 듯한 느낌이다. 종합병원의 진단 결과 이 종괴(腫塊)가 신경을 눌러서 다리까지 땅기고 아픈 것이라는 진단을 받았으나 신경섬유종은 치료방법이 없다고 했다. ④ 추위와 더위를 타는 편이고 땀이 많다. ⑤ 시원하고 매운 음식을 좋아하며 체열상태는 보통이다. ⑥ 소화가 잘 안 되며 속이 답답하다. ⑦ 가끔 헛구역이 나온다. ⑧ 대변은 매일 보나 불규칙하고 설사하기도 한다. ⑨ 늘 뒷목이 뻐근하고 건망증이 심하며 기운이 없다. ⑩ 심하진수음(心下振水音)이 있다. ⑪ 복직근연급(腹直筋攣急)이 있다.

피부 섬유종을 목표로 미립사마귀에 효력이 있는 마행의감탕을 1제 투약했으나 피부섬유종이 여전하며 차도가 없어 이번에는 피부섬유종을 목표로 개기소담탕 2배량으로 1제를 투약했으나 이번에도 전혀 차도가 없었다.

마행의감탕과 개기소담탕을 사용했으나 효력이 없어 전반적으로 다시 검토하다가 통순산이 떠올라 피부섬유종을 목표로 통순산 2배량으로 10일분 20첩을 투약했다.

약 2달여가 지난 2월 초순에 확인해 본 결과, 등의 담종이 몰라보게 소실되었다가 다시 재발했으나 전과 다르게 등이 반질반질해졌다고 한다.

피부섬유종이 격감하였다가 재발했다고 하므로 지난번과 같은 통순산 2배량으로 10일분 20첩을 투약했다.

3주가 지난 2월 하순에 확인해 본 결과 피부섬유종이 30~40%가량 소실되었고 섬유종(담종)이 작아지고 등 뒤에 단단한 것이 없어졌다고 하여 다시 지난번과 같은 통순산 2배량으로 1제를 투약했다.
10여 일 뒤인 3월 초순에 다시 왔을 때 살펴보니 피부종이 60%정도 나았고 전에는 등 뒤가 빨래판이 있는 듯했는데 그것이 없어졌고 솟아난 덩어리도 잦아들고 덩어리 자체도 작아졌으며 전보다 피부도 부드러워졌으나, 약을 복용할 때는 허리 아픈 것이 없었는데 약을 중단하면 통증이 약간 있는 정도이다.
다시 지난번과 같은 통순산 2배량으로 1제를 투약했으나 이번에는 지난번 나은 상태에서 전혀 더 나아진 것이 없다고 한다. 다시 지난번과 같은 통순산 2배량에 천궁, 적복령, 반하 2돈, 진피 1.5돈, 독활 1돈을 더하여 10일분 20첩을 투약했다.

2-1. 담결림, 협통(脇痛), 배통(背痛)

● 서 ○ ○ 여 91세 소양인 경기도 안양시 동안구 관양동

① 13일 전부터 옆구리와 등으로 통증이 왔다 갔다 하며 아파서 깜짝 놀라기도 하고 자다가 일어나기도 한다.
② 10년 전에 허리를 다쳐서 요추가 돌출되어 있고 요통이 있다. ③ 지금도 거동은 하고 있으며 91세인데도 시력은 바늘귀를 꿸 정도다. ④ 식욕과 소화력은 좋다. ⑤ 대변은 굵고, 소변 잔뇨감이 있다. ⑥ 잠은 잘 잔다.
91세 소양인 할머니의 담 결림을 목표로 통순산 1.5배량에 독활 1.5돈, 백개자 1.7돈을 더하여 3일분 6첩을 지어주었다.
9개월 뒤인 이듬해 3월 25일에 감기약을 지으러 왔을 때 확인해 보니, 담결림이 약 복용 뒤 격감했다고 한다.

2-2. 담결림, 명치통

● 이 ○ ○ 남 48세 태음인 경기도 안양시 관양동

부인이 대신 와서 남편의 증상을 말하는데
① 3일 전부터 등에 담이 결려서 숨을 못 쉴 정도이다. 술을 마시고 나서부터 증세가 나타났다. ② 1달 전부터 명치에 덩어리가 있고 누르면 아프고 누우면 표시가 난다. ③ 소화력은 좋으나 가스가 차고 방귀가 나온다. ④ 음주를 하면 설사를 한다. ⑤ 소변은 남아 있는 듯 시원하지 않다. ⑥ 피로하고 땀이 난다. ⑦ 아랫배가 차다.
담결림과 명치통을 치료하기 위해 통순산 2배량에 담결림을 감안하여 인동등 3돈, 독활 2돈, 하복랭을 감안하여 건강 2돈을 더하여 3첩을 지어주었다.
7일 후에 감기몸살로 인해서 부인이 다시 왔을 때 확인해 보니, 담 결리는 것이 소실되었고 명치통도 소실되었다고 한다. 이번에는 감기몸살약으로 오적산 6첩을 지어주었다.

3-1. 협통(脇痛), 협하담종통(脇下痰腫痛), 하지통(下肢痛), 두통(頭痛), 소화불량(消化不良), 슬통(膝痛), 견비통(肩臂痛)

● 조 ○ ○ 여 67세 태음인 경기도 안양시 안양3동

약간 작은 키에 약간 여윈 편이며 머리숱이 듬성듬성 있는 조성태음인으로 보이는 67세의 할머니가 따님이 이 집 약을 먹고 나았다면서 자신의 오랜 고질병을 고치려고 왔다는 것이다. 자세히 들어 보니
① 20년 전 출산한 뒤부터 오른편 옆구리가 무겁고 아프고 불편하다. ② 심하게 일하거나 오래 서 있으면 입이 딱딱 벌어지게 아프다. ③ 쉬면 아프지 않고 괜찮다. ④ 20년 전 막내를 출산한 뒤 오른쪽 옆구리가 쑤시고 결리고 아프면서 우측 허리의 살이 손바닥 두께와 크기로 튀어 나와서 몰리면서 아파왔고 그 뒤로 그 부위가 늘 묵직하고 불편해 왔다는 것이다. ⑤ 역시 오른쪽 무릎이 30년 전부터 늘 쑤시고 아파왔다. ⑥ 오른쪽 다리가 자주 아프고 지금은 종아리가 부어 있어서 오른발을 디디면 몹시 아파 잘못 딛는다. ⑦ 또한 양쪽 다리 복숭아씨 위에 멍울이 잘 서고 이것이 저절로 해어져서 창(瘡)이 되기도 한다고 한다. ⑧ 추위를 몹시 탄다. ⑨ 가끔씩 손발이 저리다.
⑩ 늘 감기를 달고 살며 감기 때는 재채기를 많이 한다. ⑪ 식욕은 보통이나 소화력이 약하고 늘 소화가 잘 안 된다고 한다.
우측협하통(右側脇下痛)과 요통(腰痛)을 목표로 통순산 2배량에 평소 소화력이 약하고 소화불량이 있다는 점에서 창출 5돈을 더하여 10일분인 20첩을 지어주었다.
32일 뒤에 다시 왔는데 그 약을 복용하고 우협통(右脇痛)이 약간 줄어들고 우협(右脇)의 살이 튀어나온 모양은 여전하나 무거운 것은 거의 나아졌다고 한다. 또한 늘 다리가 묵직한 것이 나아지고 잠잘 때나 서 있을 때도 훨씬 좋았고 이 약을 먹은 뒤부터는 소화가 아주 잘 된다는 것이다.
약의 효력이 좋다고 하여 본인의 요청대로 다시 전과 같은 통순산 2배량에 추위를 몹시 타고 늘 감기에 걸리며 감기 때 재채기를 많이 하는 점을 감안하여 육계 2.5돈을 더하여 10일분 20첩을 지어주었다.
26일 뒤에 다시 왔을 때 확인해 보니, 옆구리 아픈 것, 다리 아픈 것, 머리 아픈 것이 대단히 좋아졌으며 오른쪽 무릎이 쑤시는 것도 많이 줄어들었다는 것이다.

증상이 전보다 나아지고 또한 본인의 요청대로 전과 같은 통순산 2배량으로 10일분 20첩을 지어주었다.
다시 37일 뒤인 12월 6일에 와서, 우협통은 거의 줄어들었으나 아직은 약간씩 남아 있으며, 서서 2시간 정도 있으면 아픈 증상이 나타나며 오른쪽 무릎통증은 전혀 못 느끼며 다 나았다는 것이다.
본인의 요청대로 다시 통순산 배량에 이번에는 실증의 담종에 쓸 수 있는 백개자 1.5돈과 활혈하는 천궁과 태음인이므로 기표의 순기를 활발히 하기 위해 마황 1돈을 더하여 10일분 20첩을 지어주었다.
36일 뒤인 1월 11일에 다시 와서, 우협통과 우슬통, 우족통은 다 나은 것 같으나 이번에는 배통(背痛)과 어깻죽지 통증이 심하여 걸음을 걸으면 울려서 걸음도 못 걷고 두통(頭痛)과 눈 피로가 있다고 한다.
이번 증상이 지금까지의 우협통이나 우슬통, 우하지통이 아닌 등통, 견비통이기는 하나 등통이나 견비통 역시 이분의 체질이나 상태로 볼 때 지난번과 크게 다를 것이 없다고 보고 통순산 2배량에 창출 5돈, 육계 3돈, 백개자 1.5돈을 더하여 10일분 20첩을 지어주었다.
만 1년이 지난 뒤에 다시 와서, 그때는 그 약을 먹고 당시는 모든 통증이 거의 나았었는데, 6개월 전부터 다시 아파왔다며 증상을 말하는데 이번에는 오른팔과 오른쪽 옆구리, 배통(背痛)이 있다는 것이다.
이번 증상도 작년과 재작년의 증상과 거의 같고 겹쳐있으며 또 그때마다 통순산을 사용하여 치유되어 왔다는 점을 감안하여 1년 전과 같은 통순산 배량에 강활 2돈을 더하여 10일분 20첩을 지어주었다.

3-2. 늑간통(肋間痛), 협통(脇痛)

● 박 ○ ○ 남 60세 태음인 경기도 군포시 금정동

① 10일 전부터 움직이면 늑골 부분에 통증이 오는데 병원에서 오래 치료했으나 효과가 없다. 전에는 통증이 격심했었다. ② 근골형이며 몸이 단단한 강성 체형이다.
움직일 때 발생하는 늑간통을 호소하는 60세 태음인 남성에게 통순산 2배량에 지통(止痛)을 위해 전충 1.5돈, 독활 2돈을 더하여 5일분 10첩을 지어주었다.
10여 일 뒤에 딸이 약을 지으러 와서 아버지는 하루분을 먹고 나서 증세가 완전히 소실되어서, 나머지 4일분은 더 먹지 않았다고 한다.
1년 뒤인 이듬해 7월 초순에 우측 협통이 있어 다시 왔으며 이번에도 4~5일 전부터 움직이면 우협통이 발생한다고 하여 통순산 2배량으로 3첩을 지어주었다.
5일 후에 다시 와서 효력이 없다고 하여 다시 통순산 2배량에 전충, 독활을 더하여 5첩을 지어주었다.

4-1. 척추수술후유증(脊椎手術後遺症), 요통(腰痛)

● 장 ○ ○ 남 40세 태음인 사업 경상북도 김천시 모암동

요통으로 척추수술을 3번 했다. 작은 키에 보통 체격이며 과묵한 40세 남자로 필자의 친구이다. 계속되는 요통으로 정상적인 활동을 못한 채 좌절하여 삶을 포기하고 비관하고 누워 있으며 3년 전 82년부터 좌측 엉치뼈 위쪽이 저리고 시리면서 은근하게 통증이 왔으나 그냥 참다가 올봄 과로한 이후 증세가 심하여, 대구 OO대학병원에 입원하여 1번 요추의 한 부분을 잘라내고 퇴원하여 2개월간 가료(加療) 중이다. 수술 전보다 통증이 더욱 심하고 구부리는 것도 전보다 못하며 시간이 지나도 점차 낫기는커녕 오히려 불편하고 통증이 심하여 자포자기의 상태에 이르렀다. 회사는 나가지만 통증으로 들렀다가 오는 정도이며 업무는 전혀 보지 못하고,
① 코르셋을 착용하고 다니며, 허리를 구부리거나 펼 때 아프며 바로 못 편다. ② 오랫동안 서 있으면(1시간 이상) 통증이 온다. ③ 앞으로는 굽히기 힘든데, 15도 정도 구부릴 수 있다. ④ 가만히 누워 있으면 전혀 통증이 없다고 한다. ⑤ 간혹 왼쪽 다리 전체가 시리면서 떨어져 나가는 것 같다고 한다. ⑥ 통증은 저리고 시리고 은근하게 오는 복합적인 통증이다. ⑦ 대부분의 시간은 침대에서 누워서 지내고 있으며 회복을 포기하고 있었다.
우선 이런 요통에 특별한 처방기준을 삼을 수 없으므로 심한 야간요통으로 대효를 본 바 있는 쌍화탕에 청아환을 합하여 탕제로 하여 10일분 20첩을 투약했으나 증세의 변화가 조금도 없었다.
이번에는 태음인이므로 몸에 습담(濕痰)이 울체하기 쉬운 점과 담음으로 인한 요통에 쓸 수 있는 통순산 2배량으로 하여 1제를 투여하니, 통증이 훨씬 줄어들고 기분이 좋으며 요즘은 사업체인 공장에 나가 머무르는 시간이 길어졌고, 집에 와서 아프다는 말을 안 하고 식욕이 좋다는 것이다. 그런데 1주일가량은 좋다가 요즘 3일은 비가 오려고 저기압이라 그런지 전보다는 낫지만 역시 통증이 있다고 한다. 또 침을 열흘에 한 번씩 맞는데 허리 부위에 맞으면 여러 곳에 맞는데도 전혀 뻐근하거나 찌릿한 느낌이 없고 약간의 느낌만 있다고 한다. 이것은 경락(經絡)이 응체(凝滯)되어 허리 부위의 통기가 잘 안 되는 것이며 통순산을 복용하며 증세가 좋아지는 것은 통순산이 일명 통기음자 즉 응체된 기를 통하게 하는 작용이 있다는 점과 상통하는 게 아니겠는가! 즉 담이 울체되어 경락의 기의 흐름을 막아서 저리고 시리며 은근한 통증이 오는 게 아니겠는가 생각하고, 복용한 이후 연변(軟便)을 본다는 점에서 통순산 2배량에 파고지

2돈을 더하여 10일분 20첩을 투약했다.
역시 평상시에는 좋으나 날씨가 흐리거나 비가 올 때는 통증이 다시 발생하여 그나마 출근도 못하고 누워 있다는 것이다. 흐리거나 비올 때 증상이 더한 것이면 이는 습기가 많은 것으로 보고 창출 2돈을, 또 흐리거나 비올 때는 대개 기온이 내려가며, 평소 추위도 타고 허리의 응체된 경락을 행경시키기 위하여 경포부자 2돈을, 또 여름이긴 하지만 기표의 체기를 순환시킨다는 목적으로 마황을 1돈, 태음인과 연변(약 복용 때문이지만)이 있어 역시 허리의 기능을 보강 보정해 준다는 면에서 파고지 2돈 가하여, 통순산 2배량으로 1제를 투약했다.
경과를 확인하니, 나아져도 좀처럼 나아진다는 얘기하기를 꺼리는 사람이(주로 부인이 상세히 말해주는 편임) 이번에는 아주 좋았다고 한다. 장마가 계속되었는데도 허리와 다리 아픈 것이 거의 없으며, 다리의 통증이 한 번도 없었고 허리도 90도 정도 구부릴 수 있으며, 하도 덥고 못 견디어서 종전 같으면 생각도 못할 코르셋을 벗어 버리고 출근해서 회사 일을 봐도 저녁에 집에 와서 약간 통증은 있으나, 대단치 않아 견딜 만하다는 것이다.
이 친구는 그 후로 통순산을 몇 제 더 복용하고 완전히 나아 쾌유했으며, 18년이 지난 지금까지 건강하게 잘 지내고 있다.

4-2. 요통(腰痛)

● 김 ○ ○ 여 66세 소양성태음인 경기도 군포시 산본동 한양목련아파트

체격이 큰 편이고 키가 크며 근골형 소양성태음인으로 보이며 경상도 말씨를 쓰는 할머니이다.
① 2달 전부터 허리가 아팠는데 양약을 복용한 이후 소실되었다가 어제 아침부터 허리가 결리는 통증이 있다.
② 평소에도 허리가 잘 결릴 뿐 아니라, 결리면 잘 못 움직이고 안 움직이면 마치는 느낌이고 눕거나 앉았다 일어날 때 더 심하다고 한다. ③ 평소 손발은 따뜻하다.
평소 비습한 체질의 담음으로 인한 요통을 목표로 통순산 2배량에 백개자 1.5돈을 넣어서 3일분 6첩을 지어주었다.
4일 후에 다시 왔을 때 확인해 보니, 3일 복용하니 늘 결리면서 아픈 증상이 거의 소실되어 지금은 얼얼한 느낌이 있는 정도라고 한다. 통증이 격감된 것으로 보아서 통순산으로 효력이 있다고 보고 전과 같은 처방으로 3일분 6첩을 지어주었다.
4년 6개월 뒤에 감기약을 지으러 왔을 때 확인해 보니, 그때 그 약을 먹고 난 뒤부터는 지금까지 허리가 결린 적이 없다고 했다.

4-3. 요통(腰痛), 하지통(下肢痛)

다음은 김현수 선생의 경험이다.

● 김 ○ ○ 남 26세 소음성태음인 대학생 167cm 75kg 경기도 부천시

약간 작은 키에 살집이 있는 태음인으로 몸무게가 많이 나가고 배에 살이 많다. 얼굴이 작고 손발도 작다. 어머니는 태음인이고, 아버지는 소음인이며 이 사람은 소음성태음인이다.
허리가 아파 누워있다고 전화가 왔다. 전주에서 대학을 다니고 있기에 전화로 들어본 증상은 다음과 같았다.
며칠 전 다이어트를 위해 운동장을 열심히 달리고 난후
① 허리가 아프고, 다리까지 움직이기 힘들 정도이고 통증이 심해 누워있다. ② 다리 아래는 감각이 무디고 아픈 것 같다. 원래 2년 전 디스크 판정을 받은 경력이 있다. ③ 소화가 잘 안 되고, 트림이 심하다. ④ 속이 느글거리며 더부룩하고 답답하다. ⑤ 가스가 차고 방귀가 나온다. ⑥ 뒷목이 뻐근하고 어깨가 결린다. ⑦ 평소 변이 되나, 음주후 설사를 한다. ⑧ 추위와 더위 모두 약간 탄다. ⑨ 땀이 많다. ⑩ 온몸이 따뜻하다. ⑪ 평소 허리가 좀 안 좋았고, 몸에 담음이 많다. ⑫ 평소 성격도 좀 내성적이다. ⑬ 술을 좋아하고 음식을 좋아한다.
오심, 트림 등 담음증세를 겸하고 있으면서 평소에도 습담이 많은 담음성 체질이라는데 중점을 두고 달리기를 한 뒤 발생한 요통과 하지통을 목표로 통순산 2배량에 습체(濕滯)가 있고 태음인이라는 신체적 조건을 감안하여 마황을 2돈 더하여 4첩을 보내주었다.
1. 약을 복용한 지 2일이 되자 요통이 많이 호전되고
2. 이제는 좀 움직일 만하다고 한다.
약을 더 보내 줄 것을 원하여 지난번과 같은 통순산으로 5일분 10첩을 지어주었다.
1. 일주일 후 통증도 많이 호전되어서, 이제는 많이 움직이고 다녀도 전혀 부담이 없다고 한다.
2. 약을 먹은 지 2달쯤 되어 가는데 아직까지 말이 없는 것을 보면 통순산으로 치유가 된 것으로 보인다.
3. 요즘 다시 운동을 한다고 하여 무리하지는 말라고 이르고 있으며 통순산으로 심한 요통과 하지통이 쾌유된 것을 생각해 볼 때마다 가슴이 뿌듯해지는 걸 느낀다.

4-4. 요통(腰痛), 골반통(骨盤痛)

● 박 ○ ○ 여 48세 태음인 경기도 안양시 관양동 한샘빌라

직장생활을 하는 보통 키에 비만체형인 부인이다.

① 10여 년 전부터 일을 심하게 하거나 피곤할 때에 골반이 부러지는 듯 몹시 아프다. ② 피로시 엉치가 갈라지는 듯 아프다. ③ 복통과 함께 허리 둘레로 통증이 온다. ④ 팔꿈치 통증이 있다. ⑤ 직업적으로 오래 서있고 팔을 많이 쓴다. ⑥ 자다가 소변을 3~4회 정도 본다. ⑦ 가슴 뜀이 있고 움직이면 숨이 차다. ⑧ 볼에 홍조가 있다. ⑨ 더위를 탄다. ⑩ 발이 약간 차다.

이 환자의 요통은 허리, 엉치 근육들을 사용하면서 장애가 형성된 것이며 비만(습담이 多)한 것으로 보아 기육에 있는 담음을 제거하는 통순산이 적합하다고 보고 통순산 2배량으로 10일분 20첩을 지어주었다.

2년 8개월 후인 9월에 다시 왔을 때 확인해 보니, 요통이 소실되었으나 최근에 통증이 허리에서 우측 다리까지 느껴지고 걸으면 더 심하다고 한다.

요통은 경감되었으나 요통으로 인한 것으로 생각되는 좌골신경통을 목표로 지난번과 같은 처방으로 10일분 20첩을 지어주었다.

4-5. 요통(腰痛), 흉비(胸痞), 숨참, 가래

● 임 ○ ○ 여 65세 소양인 경기도 안양시 관양동 동진빌라

① 요추 4~5번 오른쪽 부위에 통증이 있다. 전에도 가끔 나타났으나 3일 전부터 증상이 심해졌으며 일어서면 더 땅기면서 아프고 가만히 있으면 괜찮다. ② 가슴이 답답하다. ③ 숨이 찬다. ④ 가래가 끓는다. ⑤ 식욕과 소화력은 좋다. ⑥ 잠을 잘 잔다.

일어서려고 하면 허리를 펼 수가 없는 요통(腰痛)과 흉비(胸痞)를 목표로 통순산 2배량에 급격하게 발생한 요통이므로 창졸산의 의미로 경포부자 1.5돈과 치자 1돈을 더하여 5일분 10첩을 지어주었다.

약 3년 뒤인 4월에 피부염으로 다시 왔을 때 확인해 보니, 약을 복용한 뒤로 요통이 소실되었고 가슴 답답한 것과 숨참, 가래가 경감되었다고 한다.

5-1. 좌골신경통(坐骨神經痛), 견통(肩痛), 엉치통, 부종(浮腫), 신중(身重)

● 정 ○ ○ 여 56세 태음인 주부 경기도 안양시 관양2동

보통 키에 몸통이 굵고 약간 뚱뚱하고 약간 물러 보이며 태음인으로 보이는 부인이다.

① 3일 전부터 양쪽 다리의 바깥쪽으로 땅긴다. ② 2달 전부터는 양쪽 어깨가 아프며 무겁고 누르는 것 같으며 20일 전부터 더 심해졌다. ③ 아울러 양쪽 발이 스멀거린다. ④ 아침에 손이 붓는다. ⑤ 몸이 무겁고 아침에 곤권하여 잘못 일어난다. ⑥ 추위는 안 타나 더위를 많이 탄다.

습체(濕滯), 즉 습담(濕痰)이 울체(鬱滯)되어, 허리 근육이 연약해져 좌골신경통을 비롯한 엉치통, 견통(肩痛) 등이 발생한 것으로 보아 통순산 2.5배량으로 5일분 10첩을 지어주었다.

16일 뒤에 다시 왔을 때 확인해 보니, 양쪽 다리가 땅기면서 아픈 것이 많이 줄어들었고, 양쪽 어깨 통증도 줄어들었으며 양쪽 발에 스멀거리는 것은 여전하고 부종은 줄어들었으며, 몸이 무거운 것도 줄어들었다고 한다. 아울러 걸으면 엉치는 여전히 시큰거린다고 한다.

본인의 요청대로 지난번과 같은 통순산 2.5배량으로 5일분 10첩을 지어주었다.

14일 뒤에 다시 내방했을 때 확인해 보니, 견인통(牽引痛)과 견통(肩痛), 엉치가 시큰한 통증은 모두 없어졌으며 부종도 없어지고 몸이 전보다 많이 좋아졌다고 한다.

약의 효과가 좋다며 약을 더 지어달라고 하여 전과 같은 통순산으로 5일분 10첩을 지어주었다.

6개월 뒤인 11월에 견비통과 허벅지통증이 있다면서 약을 지으러 왔을 때 확인해 보니, 그때 그 약을 마저 먹고 지금까지 건강이 아주 좋아졌으며 스물거리는 것, 부종, 신중이 모두 없어져 아침에도 가뿐하게 일어난다는 것이다.

5-2. 좌골신경통(坐骨神經痛)

● 이 ○ ○ 남 46세 태음인 노동 서울특별시 중구 신당동

10년 전 허리 디스크 수술을 한 적이 있는 보통 키에 마른 편이며 말이 없는 태음인으로 보이는 46세의 남자이다.

근래 부도를 맞아 사업체를 청산한 뒤 2개월 전부터 건설 노동을 하고 있는데

① 갑자기 힘든 일을 한 탓인지 허리가 아프다. ② 양쪽 다리가 켕기면서 아프다. ③ 가벼운 일로 옮긴 지하철 노동일도 계속할 수가 없고 고통스럽다고 한다. ④ 평소 술을 좋아하고 자주 마신다. ⑤ 연변(軟便)이 있다.
⑥ 다리를 보니 다리 근육이 허벅지에서 복숭아뼈까지 빳빳하게 켕겨있으며 강직되어 있다.

요통과 좌골신경통에도 효험이 있는 오적산에 어혈요통에 쓰이는 도인, 목향, 홍화, 빈랑, 소회향, 독활을 가하여 10첩씩 3회 30첩을 투약했는데, 통증과 증상은 약간 경감되었으나 매일 심한 일을 하니 다시 심해져서 다른 사람의 견갑통에 쓰려고 지어놓은 통순산 2배량으로 5일분 10첩을 지어주었는데 의외로 깨끗이 나았다고 한다.
2개월 후에도 다시 같은 통증이 있어 같은 통순산으로 5일분 10첩을 투여했으며, 전부터 간혹 좌골신경통에 통순산을 쓴다는 얘기를 들었으나 이렇게 효험을 보는 것은 처음이라 앞으로 좌골신경통에 자주 써볼 작정이다.
심한 노력으로 6개월쯤 뒤에 같은 증상이 왔으나 이번에는 통순산을 투여해도 전혀 차도가 없었으며 이번에는 의외로 귀비탕으로 좌골신경통이 치료되었음을 기록해 둔다.

6-1. 견통(肩痛), 요통(腰痛)

● 최 ○ ○ 여 56세 태음인 서울특별시 성북구 문화아파트

태음인으로 보이는 여자이다.
① 한 달 전부터 간헐적으로 오른쪽 어깨가 몹시 쑤시고 아프다. ② 어깨가 아파 앉아 있지 못하겠고 어깨가 내려앉는 것 같아서 차도 잘 못 타겠다. ③ 저녁에 잠들려고 하면 특히 통증이 극심하다. ④ 20년 전에 다친 뒤부터 오른쪽 허리가 아프다.
밤에 특히 심한 태음인의 우측 견통을 목표로 통순산 2배량에 견비(肩臂)의 위축을 풀어줄 수 있는 온열제인 육계 4돈, 건강 2돈, 경부자 1.5돈을 더하여 10일분 20첩을 지어주었다.
2주 후에 다시 왔을 때 경과를 확인해 보니, 일주일 복용한 후에 통증이 거의 사라져 내려앉을 정도이던 느낌이 사라지고, 저녁에 잠들 때 극심하던 통증도 사라졌으며 쑤시면서 아픈 것도 소실되어 지금은 멍멍하면서 만지면 약간 아프기만 하다고 한다.
약을 복용한 후 극심하던 통증이 소실된 것으로 보아 처방이 환자에게 맞는다고 생각되어 같은 처방으로 5일분 10첩을 지어주었다.
1년 9개월 뒤에 다시 왔을 때에 확인해 보니, 약을 복용한 후 통증이 없어지고 멍멍한 것이 경감되었다고 한다.
그러나 1달 전부터 다시 오른쪽 견통과 요통이 오면서 무릎에 통증이 오고 얼굴이 부어오른다고 하여 다시 통순산 2배량에 육계 3돈, 모과 2돈, 강활 1.5돈을 더하여 10일분 20첩을 지어주었다.

6-2. 견비통(肩臂痛), 흉통(胸痛), 팔저림

● 방 ○ ○ 여 55세 태음인 경기도 안양시 관양동 신성빌라

① 10일 전 차 안에서 부딪힌 뒤로 우측 어깨로 통증이 시작되었다. ② 우측 견비통(肩臂痛)과 함께 흉통(胸痛)이 발생했다. ③ 차 안에서 부딪힌 뒤로 팔이 저리다.
차 안에서 부딪힌 뒤로 우측 견비통과 흉통이 발생하였고, 더불어 팔이 저리는 증상을 호소하는 55세 태음인 여성에게 통순산 2배량에 지통(止痛)을 목적으로 전갈 1돈, 현호색 0.5돈, 석창포 0.5돈을 더하여 5일분 10첩을 지어주었다.
9일 뒤에 다시 약을 지으러 왔다. 경과를 확인하니, 우측 견비통이 경감되었고 흉통이 줄어들었으며 팔 저림도 덜 하다고 한다. 통순산을 복용한 뒤로 모든 증상이 경감된 것으로 보아 효력이 있다고 판단되어 이번에도 지난번과 같은 통순산으로 5일분 10첩을 지어주었다.

6-3. 오십견(五十肩)

다음은 조연상 선생의 경험이다.

● 김 ○ ○ 여 70세 전라북도 정읍시 소성면

보통 키에 보통 체구인 할머니이다.
① 1달 전부터 좌측 어깨와 팔이 아리고 아파왔다. ② 통증 부위는 어깨에서 상완까지 연결되어 땅긴다. ③ 밤이면 아린 것이 더 심해진다. ④ 왼팔을 수평까지는 올릴 수 있으나 더 이상 올라가지 않는다.
견비통(肩臂痛)의 증세가 땅기면서 아프다는 것을 감안하여 통순산으로 10일분 20첩을 지어주었다.
1제를 복용한 이후 아리고 아픈 증세는 없어졌고 팔을 들어 올리는 것도 많이 좋아졌으나 완전하지는 않다고 한다.
다시 요청대로 지난번과 같이 20첩을 지어주었다. 두 번째 약을 복용하고는 완전히 나아 폐약(閉藥)했다.

7-1. 고관절통(股關節痛)

● 이 ○ ○ 여 56세 태음인 백화점판매업 경기도 안양시 평안동 초원부영아파트

① 백화점에서 오래 서 있는 일을 해서 그런지 10일 전부터 앉았다가 일어설 때 우측 고관절 부위에 통증이 온다. 더불어 엉치 부위에도 통증이 온다. ② 전신이 피로하고 몸이 무겁다. ③ 더위를 약간 탄다. ④ 몸이 전체적으로

뜨거운 편이다. ⑤ 시원한 음식을 즐기는 편이다. ⑥ 식욕과 소화력은 모두 좋다. ⑦ 잠을 잘 잔다.
앞의 증상을 목표로 통순산 2배량에 마자인 3돈을 더하여 5일분 10첩을 지어주었다.
3일 후에 전화가 왔을 때 증상을 확인해 보니, 고관절 부위 통증이 많이 좋아졌다면서 약이 참 신기하다고 한다. 아직 약이 남아있지만 효과가 너무 좋아서 1제를 더 지어 먹어야겠다며 약을 부탁했다. 통순산을 복용한 뒤로 일어설 때 발생하는 고관절 부위의 통증이 없어진 것으로 보아 효력이 있다고 판단되어 1제 더 지어주기로 하여 이번에도 지난번과 같은 통순산으로 10일분 20첩을 지어주었다.

8-1. 전신통(全身痛), 수족통(手足痛)

다음은 이인성 선생의 경험을 채록한 것이다.

● ○ ○ ○ 여 56세 보통 체격 전라남도 장성군 ○○면

① 전신이 아프지 않은 곳이 없을 정도로 쑤시고 아파서 아무 일도 할 수가 없다. ② 허리도 아프고 배도 아프고 어깨, 등, 근육 어디 할 것 없이 아파서 견딜 수가 없다. ③ 혈압도 약간은 높은 편이라 한다. 비가 오려고 하면 더욱 심하고 팔 다리가 저리기도 하다. ④ 소화력은 보통이고 얼굴도 괜찮아서 남편이나 자식들이 알아주지 않는다고 한다. ⑤ 맥(脈)은 소완(小緩)으로 보인다. ⑥ 슬하에 5남매가 있다
위의 증상에 평소에 자주 쓰는 오적산을 가감하여 10일분 20첩을 투약했다.
2주일 후에 와서는 어찌 보면 나은 것 같기도 하지만 뚜렷한 효과는 없다고 하여 백호(白虎) 역절풍(歷節風)에 잘 쓰이는 서근입안산으로 10첩을 투약했다. 이 서근입안산은 ≪만병회춘(萬病回春)≫에 있는 처방으로 사지백절통(四肢百節痛)에 장복(長服)하면 많은 효과를 보는 처방이다. 그러나 역시 효과가 별로 없다고 한다.
대강활탕이나 오약순기산 등이 생각나기도 했으나 관절이 붓지 않고 아픈 곳이 관절보다는 근육 쪽이 더욱 심하다는 것을 목표로 유주담증(流注痰證)이 아닐까하여 통순산에 가미하여 지어주었는데 통순산 1제를 복용한 뒤로 큰 효과를 보았다.

9-1. 천식(喘息), 담결림

● 천 ○ ○ 남 67세 태음인 서울특별시 서초구 방배1동

① 30년 전에 화상을 입고 나서 천식이 시작되었고 양약을 계속 복용하는 중이다. ② 70일 전 약수터에 다녀온 뒤부터 등, 가슴, 옆구리에 담이 돌아다니면서 아파서 다니기가 어렵다. ③ 소화력은 좋고 식사량도 많다.
화상을 입은 뒤부터 천식이 시작되었고, 약수터에 다녀온 후에 담결림이 시작된 67세 태음인 할아버지의 담결림과 천식(喘息)을 목표로 통순산에 전충 1.5돈과 백개자 1.5돈을 더하여 5일분 10첩을 지어주었다.
정확히 5일 뒤인 6월 중순에 다시 내원하여 말하기를 지난번에 지어준 약을 먹고 천식이 많이 좋아졌고 담결림도 현저하게 좋아졌다는 것이다. 그래서 지난번에 지어준 약을 다시 지어달라는 것이다. 이 분은 약을 복용한 후로 증상이 호전되어 5일 간격으로 10첩씩 3회 복용했다. 7월 중순에 제주도에 다녀온 뒤에 물건을 들다가 담결림이 다시 시작되어 같은 약으로 2번을 더 복용했다.

10-1. 상기(上氣) 후 오한(惡寒)

● 박 ○ ○ 여 40세 태음인 경기도 안양시 비산3동

① 2개월 전부터 좌골신경통이 있는데 구부리거나 앉을 때 더하고 의자에 앉아 있어도 통증이 있다. 오래 앉아 있으면 땅기듯 아프고 누워 있으면 괜찮다. ② 상기 후 오한이 있다. ③ 잘 때 손이 저리다. ④ 꿈을 많이 꾼다. ⑤ 몸이 무겁다. ⑥ 혀가 작고 치흔(齒痕)이 있다. ⑦ 손이 실하고 두텁다.
40세 태음인 여성의 좌골신경통과 손 저림을 목표로 하여 통순산 2배량에 우슬, 목통, 향부자 2.5돈씩을 더하여 10일분 20첩을 지어주었다.
17일 뒤인 5월 18일에 다시 왔을 때 확인해 보니, 발목을 쓰기 힘들고 우측 발은 전보다 더 심하다고 한다.
그러나 상기 후 오한은 소실되었다고 한다. 손 저림은 여전하다.

11-1. 손목 물혹, 손목 저림, 손목 시림

다음은 윤여빈 선생의 경험이다.

● 윤 ○ ○ 여 26세 소양성소음인 회사원 경기도 안양시 동안구 관양동

뼈대가 가늘고 피부가 엷으며 언행이 빠른 소양성소음인 여성으로 본인의 여동생이다.
10여 년 전부터 잦은 식체와 복통으로 인삼양위탕을 복용하고 증상이 소실된 경력이 있다.
손목의 부종 부위는 손목 외측의 관절 부위로 직경 4~5cm 정도로 부어있었으며, 부종의 가장 높은 부위는 1cm 정도

올라와 있었다. 또한 누르면 말랑말랑한 느낌이 있었으며 누르면 통증을 호소했다.
① 10여 년 전부터 양쪽 손목이 저리면서 쑤신다. ㉠ 손목 부위가 부어서 볼록 올라오며 손목 전체가 시리며 쑤신다. ㉡ 증상은 1년에 2차례 환절기인 봄과 가을에 나타나며 증상이 심하여 잠을 자기가 힘들 정도이다. ㉢ 증상이 발생하여 3~4개월간 지속되다가 다시 증상이 호전되는 것을 반복한다. ㉣ 주로 기온이 차가워지는 가을에 증상이 심하다. ㉤ 현재도 양쪽 손목에 물혹이 발생한 상태이다. ② 빈혈이 있으며 어지럼증이 있다. ③ 추위를 심하게 타며 더위를 타는 편이다. ④ 땀이 많다. ⑤ 손발이 약간 차며 몸 전체가 약간 차다. ⑥ 물을 많이 마신다. ⑦ 변비 경향이 있다. ⑧ 잘 놀라고 건망증이 있다. ⑨ 월경량이 많고 검붉다. ⑩ 월경통이 심하다.
10여 년 전부터 있어온 손목의 통증과 시림, 현재의 손목 물혹을 목표로 통순산 1.5배량으로 5일분 10첩을 투약했다.
약을 5일 동안 복용하고 나서 확인해 보니
1. 저리고 시린 통증이 약간만 남아 있다고 한다.
2. 손목의 물혹은 자세히 보지 않으면 모를 정도로 줄어 있었다.
약 한 달 후에 다시 확인해본 결과
1. 손목의 저림과 시림은 소실되었으며
2. 손목의 물혹도 소실되었다.

12-1. 건성늑막염(乾性肋膜炎), 늑간신경통(肋間神經痛), 협통(脇痛)

다음은 한장훈 선생의 강의를 녹취한 것이다.

● ○ ○ ○ 남 충청북도 청주시

오래전의 일로 통순산 하면 생각나는 일이 있다
① 가슴과 옆구리가 결리고 아파 어쩔 줄을 모른다. ② 그간 병원에서 3년간 치료를 받아왔으나 당시만 조금 나은 듯하다가 이제는 그나마도 효력이 없다. ③ 병원에서는 늑간신경통이라고 한다. ④ 잘 낫지 않자 서울의 종합병원 등 여러 곳을 전전했으나 차도가 없고, 현재도 서울의 병원에 다닌다.
몹시 괴로워하는 모습이 안타까워 혹 선현들이 말하는 건성늑막염이 아닌가 판단했다. 늑막염의 경우는 대부분 결핵성을 띠고 있으며 습성으로 늑막에 물이 고이거나 드물게는 화농이 되기도 하나 이처럼 건성늑막염도 있기 때문이다.
따라서 건성늑막염에 사용하여 효력을 보아온 통순산을 사용하기로 했다. 활투대로 인동 3돈과 남성, 반하를 더하여 우선 5일분 10첩을 지어주었다.
통순산 10첩을 복용하고 3년 동안 고생하던 흉협통이 언제 그랬냐는 듯이 운거청천(雲去靑天) 즉 구름 걷히고 밝은 하늘이 되듯이 깨끗이 나아 버렸다. 이처럼 한약이란 잘만 쓰면 신기한 것이다.
대상포진 후유증으로 딱지가 지고 난 뒤에도 상처 부위가 아픈 경우가 적지 않는데, 이 경우에도 통순산을 1~2제 정도 사용하면 효력이 매우 좋다.

13-1. 부종(浮腫), 손목결림, 어깨결림, 소화장애

다음은 김상일 선생의 경험이다.

● 심 ○ ○ 여 49세 태음인 식당일

체격이 중 정도인 태음인 여성으로
① 손목, 어깨 등 온몸이 쑤시고 저리다. ② 밤에 물이나 음식 등을 먹으면 온몸이 붓는다. ③ 위가 좋지 않아 밀가루 음식을 먹으면 반드시 탈이 난다. ④ 소변은 평균 잠자다가 2~3번 보는 편이다. ⑤ 혈압이 높아 혈압약을 상복했으나 지금은 복용하지 않는다고 한다. ⑥ 상열감(上熱感)이 있다. ⑦ 입에서는 구취(口臭)가 난다고 한다. ⑧ 식당일을 하고 있고 피곤한 터라 잠은 잘 잔다. ⑨ 추위와 더위는 많이 타는 편이 아니다. ⑩ 신경이 많이 예민한 편이다.
상열감과 구취를 목표로 석고와 황련을 가미해서 통순산 1.5배량에 석고와 황련 각0.8돈씩을 더하여 10일분 20첩을 투약했다. 약을 복용한 후에
1. 손목과 어깨가 저리고 온몸이 쑤신 것은 많이 경감되었다.
2. 붓는 것도 많이 소실되었다.
3. 소변량도 처음에는 많았으나 지금은 밤에 1~2번 정도 가고 안 갈 때도 있다고 한다.
4. 혈압은 조금 올라간 듯한 느낌이 난다고 한다.

中統155 寶 나력하고초산 瘰癧夏枯草散

夏枯草 六錢 **甘草** 一錢

大治 瘰癧 有補養厥陰之功 ① 又取一兩 水煎服 虛者多服益善 兼[十全大補湯](上統三十三) 加香附 遠志 貝母 瘰癧 馬刀寒熱之聖藥

[活套鍼線] 瘰癧(諸瘡)

[適 應 症] 임파선염

처방설명

하고초산은 나력(瘰癧), 즉 연주창(連珠瘡)에 사용하는 처방이다. 나력(瘰癧)은 림프절에 멍울이 생긴 병증으로 멍울이 작은 것을 라(瘰), 큰 것을 력(瀝)이라고 한다. ≪의학입문≫에서는 '목의 앞과 옆에 콩알이나 은행씨만한 멍울이 생기는 것을 나력(瘰癧)이라고 하고 가슴, 옆구리, 겨드랑이에 돌같이 뜬뜬하고 말조개만한 것이 생긴 것을 마도(馬刀)'라고 했으나 모두 림프절에 염증이 생겨 멍울이 나타나는 것이므로 크기와 위치가 다를 뿐 동일한 질환이라고 할 수 있다.

나력(瘰癧)을 요즘 통용되고 있는 용어로 표현한다면 결핵성 림프선염이라고 할 수 있다. 결핵성 림프선염의 정의와 증상을 살펴보면, 결핵성 림프선염은 신체의 어느 부분에 결핵성 병변이 있을 때 림프계를 통해 목에 있는 림프절에 전이되어 2차적으로 발생하는 질환이다. 10~30세에 많으며, 남성과 여성의 비율은 거의 같다. 결핵성 림프선염에 이환(罹患)되면 서서히 림프선이 침입당하여 원 모양의 종창(腫脹)이 형성된다. 처음에는 만성적으로 시작되어 자각증세가 거의 없지만 통증을 수반하면서 비교적 급성으로 종창(腫瘡)이 커지기도 하고 작아지기도 한다. 건락변성(乾酪變性)과 함께 선피질(腺皮質)이 두꺼워지면 선(腺) 주위염이 일어나 주위 조직 및 선(腺) 상호간의 유착을 일으켜 선괴(腺塊)를 형성한다. 또 연화(軟化)하여 냉농양(冷膿瘍)을 만들 때가 있는데 방치하면 그 부분의 피부가 적자색을 띠고, 고름이 피부로 터져 나와 누공(瘻孔) 또는 궤양(潰瘍)을 형성한다.

이상을 종합해 보면 선괴(腺塊)를 형성하는 것은 나력(瘰癧)의 멍울과 같은 것이며, 연화(軟化)하여 농양(膿瘍)이 발생하는 것도 나력(瘰癧)의 증상 중에 '궤파후(潰破後) 두즙(豆汁) 같은 농즙(膿汁)이 유출(流出)된다'는 말과 일치한다. 또한 누공(瘻孔)이 형성되는 것을 옛날에는 '누관(瘻管)'이라고 했으며 이것을 달리 서루(鼠瘻)라고도 했다. 이처럼 나력(瘰癧)은 오늘날의 결핵성 림프선염과 매우 유사하다.

나력(瘰癧)의 발병은 허약(虛弱)과 밀접한 관련이 있는 것으로 보인다. ≪동의보감≫을 보면 '힘든 일을 많이 하고 생각을 많이 하면 점차 벌겋게 부으면서 아프다'는 언급이 있고, 양방적인 자료를 참고하더라도 결핵성 림프선염은 영양불량의 청소년에게 많이 나타나는 것으로 알려졌기 때문이다. 또한 조문을 보면 '虛者多服益善허자다복익선'이라고 하여 허약한 사람은 많이 복용할수록 좋다고 했으며, '兼[十全大補湯]'이라고 하여 허약을 보강할 수 있는 십전대보탕을 겸복하면 더욱 좋다는 것을 참고한다면 나력(瘰癧)은 분명 허약(虛弱)이 바탕이 되어 발생하는 증상임을 알 수 있다.

그래서 양방에서도 결핵성 림프선염을 치료할 때 전신의 영양상태(營養狀態)와 안정(安靜)에 유의하는 것을 우선으로 하고 있으며, 화학요법이나 방사선조사법을 사용하고는 있지만 유효하지 않다고 하여 수술을 최고의 치법으로 삼고 있다. 그러나 수술을 하지 않고도 하고초산을 사용하거나 하고초산에 십전대보탕을 겸복(兼服)한다면 수술을 하지 않고도 치료를 기대할 수 있을 것이다.

하고초산은 나력(瘰癧) 외에 일반적인 멍울에도 사용할 수 있고, 갑상선질환에도 사용할 수 있다. 그 이유는 원인이 무엇이든 하고초산의 약성은 멍울을 제거하는 것이기 때문이다. 하고초산으로 갑상선질환이 치료되는 것에 대한 확실한 기전은 알 수 없지만, 목 주위의 부종을 제거하는 약성에 의한 것이 아닌가 생각한다.

처방구성

처방구성을 보면 하고초가 6돈, 감초가 1돈이다. 하고초는 여름에 줄기가 말라 죽는다고 하여 붙여진 이름이며, 간열(肝熱)을 꺼주고 청열산결(清熱散結)하는 작용이 있어 나력(瘰癧)과 담핵(痰核)이 담화(痰火)에 속한 경우에 사용한다. 약리실험에서 하고초 물전탕알콜액을 흰쥐의 근육에 주사했을 때 혈중 임파구를 40% 강하시켰다. 이처럼 하고초는 면역억제작용이 있음이 밝혀져 면역 과정에서 발생한 림프절염을 치료하는 역할을 한다고 생각된다. 감초는 대식세포의 탐식능력을 활성화시키고 면역기억세포의 생성을 촉진한다. 또한 감초에 포함된 Glycyrrhetic acid는 스테로이드 호르몬과 유사한 작용이 있어 항염증작용, 해독작용, 해열작용을 한다.

처방비교

치자청간탕과 비교하면 두 처방 모두 결핵(結核)에 사용한다는 공통점이 있다. 그러나 치자청간탕은 간열(肝熱)과 열울(熱鬱)로 인한 상기(上氣), 심번(心煩) 등이 나타났을 때 사용하며, 이런 상태에서 귀 뒤쪽이나 목 부위 등 여기 저기 걸쳐서 발생하는 결핵(結核)에 사용한다. 반면 하고초산은 목둘레에 나타나는 나력(瘰癧)이나 나력(瘰癧)이 진행된 마도(馬刀)에 사용하며, 치자청간탕을 쓸 사람보다 허약한 경우에 적합하다.

개기소담탕과 비교하면 두 처방 모두 피하조직에 멍울이 있을 때 사용하는 처방이다. 그러나 개기소담탕은 주로 전신 피하조직에 발생하는 멍울에 사용하며, 멍울은 만졌을 때 말랑거리는 연질이라는 특징이 있다. 반면 하고초산의 멍울은 나중에 연화(軟化)되어 터지지만 처음에는 개기소담탕의 멍울보다 딱딱하고, 주로 목이나 겨드랑이 부위에 발생한다. 또한 개기소담탕의 멍울은 영양과잉이 원인이 되어 발생하며, 하고초산의 멍울은 허약이 바탕이 되어 발생한다.

→ 활용사례

1-1. 나력(瘰癧) 남 42세
1-2. 임파선염(淋巴腺炎), 피로(疲勞) 여 28세 소양성소음인 160cm
1-3. 연주창(連珠瘡) 여 20대
1-4. 연주창(連珠瘡) 여 39세 소음인
2-1. 단순 결핵성 림프종 여 34세 소음인 163cm 45kg
3-1. 각막염(角膜炎), 안통 남 51세 열성태음인 175cm 90kg
4-1. 복통(腹痛), 식사불능(食事不能), 소장출혈(小腸出血) 여 60세 49kg
5-1. 강아지의 목 상처

1-1. 나력(瘰癧)

다음은 연만희 선생의 경험을 채록한 것이다.

● 김 ○ ○ 남 42세 보통 체격 충청북도 청주시

목 뒤에 콩알 크기의 멍울이 손바닥 넓이만큼 나 있는 사람으로 유전성인지 아버지와 동생도 같은 증상이 있다고 한다. 이것 때문에 약으로 고양이를 비롯하여 좋다는 것은 모두 먹었지만 소용이 없었다고 한다.

① 목 뒤에 멍울 있는데 콩알 크기의 것이 수십여 개 나 있으며 넓이는 손바닥 크기 정도 된다. 멍울에 염증이 생겨 곪아서 터지면 고름과 진물이 나오고 그 부분에 통증이 온다. ② 고개를 돌리기가 힘들다. ③ 뒷목 부위가 부어 있다. ④ 피로감이 심하다.

목 뒤에 발생한 콩알 크기의 염증성 멍울을 치료하기 위해 하고초산에 활투대로 십전대보탕을 합하고 향부자, 원지, 패모를 더하여 탕제로 10일분 20첩을 지어주었다.

하고초산을 복용한 뒤로 몸이 전체적으로 좋아졌고 염증성 멍울이 호전되어 고름과 진물은 없어졌고, 통증이 덜하며 콩알 크기의 멍울 크기도 1/3 정도로 작아졌고 멍울 숫자도 절반 이하로 줄었으며 피로감이 덜하고 고개 돌리는 것도 수월해졌다고 한다. 다 나은 멍울에는 까맣게 딱지가 지고 변색되어 있었다.
다시 같은 약으로 10일분 20첩을 지어주었으며, 1년 뒤에 같은 증세로 다시 왔을 때 하는 말이, 두 번째 약을 먹고 거의 다 나아 그동안 잘 지냈으나 최근 전보다는 경미하나 다시 멍울이 생겨서 왔다고 한다.
이후에도 1년에 몇 차례씩 같은 약을 지어갔다.

1-2. 임파선염(淋巴腺炎), 피로(疲勞)

다음은 엄희정 선생의 경험이다.

● ○ ○ ○ 여 28세 소양성소음인 160cm

보통 키에 피부는 희고 마른 편이다.
3주전 목감기 인후부가 아픈 뒤 낫고 나니 목 옆쪽으로 콩알 만하게 림프절이 부어 있었다. 놔두면 저절로 가라앉을 것으로 생각되어 별다른 치료를 하지 않았으나 약 3주가량이 지나도록 낫기는커녕 오히려 눈에 보일 정도로 더 커졌다.
① 목 옆쪽으로 콩알보다 조금 더 큰 멍울이 좌, 우로 하나씩 있다. ② 평소 목이 많이 마르고 물을 자주 마신다.
③ 가끔 오후 1시경이 되면 피곤함을 많이 느낀다. ④ 변비는 아니나 약간 단단한 변을 본다. ⑤ 약간 기상충(氣上衝)이 있다. ⑥ 평소에 배에서 꼬르륵하는 복명이 자주 들린다. ⑦ 평소 감기가 목감기부터 시작한다.
목감기 뒤 림프절이 부어 나타난 것이므로 감기로 인한 임파선염이라 생각했다. 평소에 감기가 걸리면 목부터 아픈 경향이 있으며 이번에도 목감기로 인후부가 아팠던 것은 평소 목 부위가 상대적으로 약해있으며 체력이 저하되자 별다른 치료를 하지 않아도 놔두면 저절로 가라앉을 것 같은 멍울이 생각과 다르게 3주가 지나도록 낫기는커녕 오히려 눈에 보일 정도로 더 커진 것으로 보인다.
이는 임파선염이나 예전에는 이러한 목 부위에 나는 멍울을 통칭하여 나력(瘰癧)으로 표현해온 만큼, 보통 목둘레에 멍울이 박혀 있으면서 나중에는 터지는 결핵성 임파선염인 연주창(連珠瘡)을 나력으로 통칭하는 것과 다르긴 하나 이 또한 나력의 범주로 보고 한 번 검토하여 보았다.
3주전 목감기 뒤부터 발생하여 점차 커진 목 양옆의 멍울을 임파선염으로 보았으나 옛 이름으로는 나력과 유사하다고 보고 나력에 사용하는 하고초산에 허증이라 판단하여 십전대보탕을 더한 뒤 반제를 지어 복용하는 중이다. 아직 제대로 먹지 못하여 현재 약 2/3인 10봉 정도만 복용하고 있다.

1. 오른쪽에 손에 잡히던 멍울은 그 크기가 확연히 줄어들었으며, 좀 더 심했던 왼쪽 것은 약 40% 정도 소실되었다.
2. 오후 경에 피곤하던 증상은 거의 없어졌으며 복용하는 중 밤을 새는 일이 있었는데도 크게 피곤하지 않았다.
3. 약 복용 도중 감기 증상이 다시 생겼으며 이 때문인지 가끔 어지러움을 느끼기도 한다.
4. 아직 몇 첩을 더 복용하고 경과를 지켜보아야 할 것 같다.

1-3. 연주창(連珠瘡)

다음은 정복영 선생의 경험을 채록한 것이다.

● 전 ○ ○ 여 20대 충청북도 옥천군 안내면 동대리

필자의 고향사람인 전○○ 씨의 딸이다. 시집을 갔는데 목에 연주창이 생겼다는 이유로 얼마 되지 않아 아기와 함께 쫓겨났다. 시집에서는 시집오기 전부터 결핵(연주창)에 걸려 있었다는 이유로 쫓아낸 것이다.
할 수 없이 고향인 동대리로 돌아왔는데, 친정도 너무 가난하여 제대로 된 약을 쓸 형편이 안 되었다.
마침 그곳에 무면허로 한약을 짓던 당시에는 명의로 명망이 있었던 육생원이 있었다. 이 사람은 무면허이지만 학문이 깊고 난치병을 잘 고치곤 했는데, 전○○ 씨가 딸이 친정으로 쫓겨 온 전후사정을 이야기 하자, 육○○ 씨가 이 여인을 산으로 데리고 가서 하고초를 알려주며 이것을 달여서 먹기도 하고 멍울이 터져 진물이 흐르는 목의 환처에 달인 물을 솜으로 찍어서 수시로 바르기도 하라고 했다. 그 후 여인은 하고초를 달여 먹기도 하고 바르기를 계속하여 연주창(連珠瘡)이 모두 나았고, 다시 시댁으로 돌아갔다. 하고초는 묘 근처에도 잘나는데 여름이 되기 전에 사라진다.

1-4. 연주창(連珠瘡)

다음은 문대훈 선생의 경험을 채록한 것이다.

● 김 ○ ○ 여 39세 소음인 경상남도 김해시 내동

본인의 처형으로 보통 키에 전형적인 소음인형이다. 평소 몸이 허약하여 찬 음식이나 과식은 불가하며 신경을 과도히 쓸 경우 즉각적인 몸의 이상이 나타나는 편이다.
최근에 신경을 많이 쓰고 스트레스를 많이 받아서인지 목 주위(SCM-흉쇄유돌근 부위)에 전형적인 연주창(連珠瘡)인 나력이 발생하여 동네 양방의원에서 진료를 받았으나, 의사의 말이 별다른 치료법이 없다며 스테로이드 제재의 약을

처방받아 며칠 복용해 보았으나 별반 효과가 없다고 한다. 다시 병원을 방문하니 큰 병원에 가보라고 하여 대학병원을 가려다가 본인에게 문의하여 왔다.

① SCM(흉쇄유돌근)이 있는 곳에 확연한 전형적인 연주창 증상이 나타났다. ㉠ 이전에도 몇 번씩 신경을 쓰고 나면 이와 같은 나력이 발생한 경험이 있었으나 이번은 정도가 현저하다. ㉡ 최근에 스트레스를 많이 받은 후에 발생했고, 스트레스로 인한 소화장애도 있다. ② 스트레스를 받게 되면 가슴이 답답하거나 심하면 통증도 발생한다. ③ 평소 체력이 약하고 추위도 많이 타는 편이다. ④ 음식 때문에 크게 문제된 적은 없으나 과식을 하거나 찬 음식을 먹거나 하면 즉각 문제가 발생하며, 그래서인지 평소에 음식에 신경을 많이 쓰는 편이다. ⑤ 아랫배가 매우 차고 전신도 찬 편이어서 여름철에도 긴 소매 옷에 이불을 덮고 잘 정도이다. ⑥ 전형적인 소음인으로 돼지고기만 먹어도 다음날 설사를 할 정도로 속이 냉(冷)한 체질이다. 마치 소음인 위수한(胃受寒) 이한병(裏寒病)의 전형적인 형태인 듯하다.

최근 신경을 쓰고 발생한 연주창(連珠瘡)을 목표로 하고초산을 투약하기로 하고 약을 투약하기 전에 먼저 침치료의 효능을 알아보고자 사암침법의 대장정격을 2회 시술했다. 몸이 약해 매일 시술하기가 곤란하여 3일의 간격으로 침 시술을 하여 약간 호전이 있었다.

이번에는 하고초산 1제를 투약하면서 대장정격을 역시 3일 간격으로 3회 더 시술했다.

하고초산은 본방을 쓰려고 하다가 ≪방약합편≫의 가감법을 참고하여 십전대보탕을 합방하여 쓰기로 했다.

하고초산을 복용한 뒤로

1. 우선 전체적인 신체 피로감이 많이 감소했다.
2. 연주창의 양상이 거의 소실되어 흔적이 거의 없어졌다.
3. 속도 많이 편하다고 한다.

4-1. 복통(腹痛), 식사불능(食事不能), 소장출혈(小腸出血)

다음은 정복영 선생의 경험을 채록한 것이다.

● 정 ○ ○ 여 60세 49kg 미혼 대전광역시

필자의 누이동생이다. 작은 키에 단단한 체구이다. 초등학교 교사로 일하다가 퇴임했는데, 활동하는 것을 좋아하여 국내 유명한 산은 물론이고 세계적으로 유명한 산을 찾아다니는 것을 좋아한다. 한번은 알프스산에 올라갔는데, 캄캄한 밤에 텐트 밖에 나왔다가 강한 바람에 의해 내동댕이쳐져 몸을 다치게 되었다.

① 6개월 전 알프스 등산 때 산에서 다친 이후부터 시름시름 앓는다. ② 병원에서 치료를 해도 낫지 않고 한약을 복용해도 아무 소용이 없다. ③ 1달 이상 음식을 먹지 못해서 몸이 마르고 피골이 상접했다.

사람이 죽을 지경에 이르러 OO대학교 병원에서 진찰을 했는데, 위험하다고 했다. 유명한 내과에서는 진찰을 하더니 소장의 한 부위를 그림을 그려 지적하면서 이곳에 뭔가 이상이 있다고 수술을 권유했다. 그래서 이왕이면 서울에 가서 치료를 하기로 하고 OO종합병원에 입원을 시켜 수술을 하기로 했다.

필자의 생각으로는 캄캄한 밤중에 강풍으로 내동댕이쳐졌을 때 바위에 부딪쳐 내장에 손상이 온 것으로 보았다.

수술을 위하여 입원을 하고 2일 뒤 수술하기로 날짜가 잡혔다. 본인이 직접 라면박스 1상자 양의 하고초를 달였다. 1.5리터 병에 하고초 달인 물을 달여 병원으로 보냈는데, 약을 먹지 않을 것을 우려하여 하고초의 약효와 이것을 달여 보내게 된 자초지종을 써서 보냈다. 다음날 수술을 앞두고 있었는데, 누이동생은 오빠가 보낸 것이기도 하여 하는 수 없이 2컵 정도 마셨다고 한다.

약을 마신 다음 줄 곧 배가 아프고 늘 켕기던 것이 서서히 사라져 처음으로 편안하게 움직일 수 있게 되었고 그러는 중 갑자기 배가 아파서 화장실에 가서 변을 보았는데, 새까만 염소똥 같은 변이 십여 개 나왔다. 이것은 6개월 전 강한 바람에 다친 이후 내장에 출혈이 되어 있던 것이 맺혀 있었던 것으로 보인다. 다음날 예정대로 수술은 했으나 지나고 생각해봐도 그때 수술을 하지 않았더라도 하고초 복용의 빠른 효과로 볼 때 그대로 쾌유를 할 수 있었던 게 아닌가 생각을 해본다. 하고초는 그렇게 신효한 약이다.

5-1. 강아지의 목 상처

다음은 정복영 선생의 경험을 채록한 것이다.

● 강아지 충청북도 보은군

매제의 과수원에서 하고초를 발견한 뒤 많은 부분에 걸쳐 응용해 봤고 그 중 기억이 나는 것 중의 하나이다. 강아지끼리 서로 물어뜯어 목 주위에 상처가 났다. 상처 부위가 너무 심하고 고름이 나서 죽을 것만 같다. 상처 부위가 너무 심하고 고름이 나고 해서 다른 사람 같으면 버렸을 것이다. 그러나 하고초 달인 물을 발라주면 효과가 있을 지도 모른다고 생각하여 시험 삼아 하고초를 급히 달여 상처 부위에 뿌려 주었다. 하고초 달인 물을 식혀서 상처 부위에 뿌렸더니 그냥 나아버렸다.

中統156 寶 전생활혈탕 全生活血湯

白芍藥 升麻 各一錢 **防風 羌活 獨活 柴胡 當歸身 乾葛 甘草** 各七分 **藁本 川芎** 各五分 **生地黃 熟地黃** 各四分 **蔓荊子 細辛** 各三分 **紅花** 一分

治 崩漏過多 昏冒不省 此補血 養血 生血 益陽 以補手足厥陰
[活套鍼線] 崩漏(婦人帶下) 失血眩暈(血) 鬱冒(婦人産後) 血暈(婦人産後)
[適 應 症] 자궁출혈로 인한 두통과 인사불성, 하혈, 자궁근종

처방설명

전생활혈탕은 붕루(崩漏), 붕루로 인한 현훈(眩暈)과 인사불성(人事不省)에 사용하는 처방이다. 붕루(崩漏)는 붕(崩)과 루(漏)가 합해진 용어이다. 붕(崩)은 갑자기 출혈이 심하게 되는 것이며, 루(漏)는 조금씩 지속되는 출혈을 의미하는데, 이것은 자궁출혈의 형태와 정도를 표현한 것이므로 따로 분류할 필요 없이 붕루(崩漏)로 붙여 부른다.

자궁출혈(子宮出血)의 원인은 네 가지로 분류하여 생각해 볼 수 있다. 첫째, 자궁조직이 연약해져 출혈되는 경우이다. 자궁(子宮)은 혈액이 많이 몰려 있는 곳이므로 장애가 발생했을 때 출혈이 발생할 소지가 높고, 인간은 직립(直立)하기 때문에 하부(下部)에 혈액이 울혈(鬱血)될 가능성이 높다. 따라서 허약(虛弱)으로 인해 자궁조직이 연약해지면 조직에 포함된 혈관도 연약해지므로 출혈이 발생하기 쉽다. 예전에는 먹을 것이 부족했기 때문에 만성적인 영양결핍 상태에 있는 사람이 많았고, 육체노동이 심했기 때문에 허약한 사람이 흔했다. 따라서 자궁조직의 연약에 기인된 출혈이 빈발했으며, 이런 경우에 보중익기탕, 삼기탕, 거원전 등 조직의 탄력을 더해주는 처방을 사용할 수 있다.

둘째, 신경과다(神經過多)나 스트레스로 때문에 자궁출혈이 발생할 수 있다. 스트레스를 지속적으로 받으면 조직의 긴장(緊張)과 이완(弛緩)이 반복되면서 자궁조직이 연약해져 출혈이 발생할 수 있다. ≪의종손익≫을 보면 '대체로 근심하고 성내고 오랫동안 과로했을 때 자궁출혈이 발생한다.'는 언급이 있는데, 정신적인 스트레스가 지속되었을 때 조직이 연약해질 수 있음을 내포하는 대목이라고 할 수 있다. 양방에서는 이를 심리적인 변화로 인해 난소에서 분비되는 호르몬인 에스트로겐과 프로게스테론 분비의 주기성과 균형이 깨져서 자궁출혈이 발생하는 것으로 설명하는데, 물론 표현은 다르지만 근본상태는 같다고 할 수 있다. 즉 신경과다로 인한 허약(虛弱)과 기능의 부조화를 조절해 주면 호르몬분비의 균형을 조절할 수 있다고 보는 것이다. 이런 유형의 자궁출혈에는 개인의 신체조건을 감안하여 소요산, 복원양영탕, 가미귀비탕, 수비전 등을 사용하면 된다.

셋째, 영양부족, 노력과다, 찬 기온 등으로 인체가 긴장(緊張)되어 있는 상태에서 자궁에 울혈(鬱血)이 발생하였을 때 자궁출혈이 나타날 수 있다. 이 경우에는 울혈(鬱血)된 조직을 직접 풀어주어야 하는데, 전생활혈탕, 사물탕, 교애사물탕, 시호사물탕 등을 사용하면 된다. 대부분의 자궁출혈은 허약(虛弱)에 바탕을 두고 있지만 세 번째 경우는 상대적으로 허약의 정도가 덜하다고 할 수 있으며, 뚜렷하게 나타나지 않는다하더라도 기육(肌肉)의 긴장이 내재되어 있는 상태라고 할 수 있다. 자궁출혈 원인의 네 번째는 자궁근종 같은 조직의 기질적인 변화에 의해 출혈이 발생하는 경우이다.

전생활혈탕에는 지혈제(止血劑)가 전혀 들어있지 않음에도 자궁출혈에 쓸 수 있는 이유는 긴장(緊張)과

울체(鬱滯)로 인해 경색되어 있는 조직의 혈행(血行)을 정상화하여 출혈의 원인을 해소시키기 때문이다. 물론 지혈작용이 있는 사물탕이 포함되어 있긴 하지만 사물탕을 지혈 목적으로만 사용한다고 볼 수는 없다.

활투침선을 보면 실혈현훈(失血眩暈), 울모(鬱冒), 산후현훈(産後眩暈)에 쓴다고 했는데, 이러한 현상은 과다한 출혈로 인하여 두면부(頭面部)에 원활한 혈액순환이 이루어지지 않아서 발생하는 것이다. 특히 울모(鬱冒)는 해산한 뒤에 피를 너무 많이 흘려서 정신이 혼미하여 사람을 알아보지 못하는 것으로, 전생활혈탕은 계속되는 출혈을 방지하는 작용도 있지만, 두면부의 혈액순환을 촉진하는 작용도 있기 때문에 현훈(眩暈)이나 울모(鬱冒)에 사용할 수 있는 것이다.

처방 구성 처방구성을 보면 백작약은 평활근의 경련을 억제하고, 중추신경 흥분을 억제하여 진통, 진경, 진정작용을 한다. 승마는 평활근의 운동능력을 항진시킴으로써 조직에 울체된 담음성 물질을 제거하여 조직의 이완을 회복시켜 준다. 방풍은 말초의 투과성을 조절하며 표재(表在) 혈관을 확장하고 평활근을 이완시킨다.

강활은 항혈전작용(抗血栓作用)이 있어 염증으로 인한 혈전(血栓)을 용해하고, 독활은 혈관을 확장하여 혈압을 낮추고 항염증작용과 진통작용이 있다. 시호는 중추신경을 억제하여 정신을 안정시키며 담즙의 합성과 분비를 촉진하고, 부신피질호르몬 분비를 촉진함으로써 항염증작용을 한다. 당귀의 정유성분은 혈관을 확장하여 혈압을 저하시키고 뇌혈류를 증진하며, 말초혈관의 혈류를 원활히 함으로써 말초순환장애를 개선한다.

갈근은 말초의 혈액순환(血液循環)을 촉진하고, 관상동맥을 확장하여 혈류량을 증가시키면서 혈소판응집을 억제한다. 감초는 스테로이드 호르몬과 유사한 작용이 있어 항염증작용, 해독작용, 해열작용을 한다. 고본은 평활근 이완작용과 진통작용, 진정작용을 하고, 정유성분에는 소염작용이 있다. 천궁은 관상동맥과 말초혈관을 확장하여 하지(下肢)와 심근(心筋)의 혈류량을 증가시키고, 항혈전작용(抗血栓作用)으로 혈액순환을 촉진한다.

생지황은 인체에 전해질을 공급함으로써 묽은 혈액을 진하게 만들어 주는 역할을 하며, 숙지황은 헤모글로빈과 적혈구를 증가시키는 보혈제(補血劑)로서 부족해진 점액성 자윤(滋潤)을 공급하는 역할을 한다. 만형자는 모세혈관의 투과성증가를 억제하는 작용이 있어 염증으로 인한 삼출물 배출을 저하시키고, GABA 성분이 포함되어 있어 진통, 항응고, 항균, 혈압강하작용을 한다. 세신은 신체말단의 모세혈관벽의 치밀성을 강화하여 혈행을 촉진하고, 홍화는 혈관확장작용과 진통작용, 진정작용, 항염증작용을 한다.

처방 비교 **복원양영탕**과 비교하면 두 처방 모두 붕루(崩漏)에 사용한다는 공통점이 있다. 그러나 복원양영탕은 허약으로 인해 말초혈관이 연약해지고 심리적인 영향으로 말초에 순환장애가 생겨 조직이 이완되면서 출혈되는 증상에 사용하며, 비교적 연약하고 허약한 사람에게 빈용한다. 반면 전생활혈탕은 소화력이 좋고 더 건실한 사람으로서, 조직의 경색으로 인해 순환장애가 발생하여 출혈되는 증상에 사용한다.

교애사물탕과 비교하면 교애사물탕은 사물탕에 임신으로 인한 체열상승을 조절해 주는 황금과 수분적체를 조절해 주는 백출, 출혈되는 조직을 직접 아물게 하는 아교가 들어 있어 주로 임신출혈에 사용한다. 반면 전생활혈탕은 일반적인 자궁출혈에 사용하며 조직의 긴장과 자궁의 울혈이 겸해 있을 때 적합하다.

혈붕(血崩)과 혈탈(血脫)에 사용하는 **거원전**과 비교하면 거원전은 인삼과 황기가 3~5돈이고 감초, 백출, 승마가 포함되어 있어 보중익기탕의 변방이면서도 보기작용(補氣作用)은 보중익기탕보다 강하다고 할 수 있다. 따라서 기허하함(氣虛下陷), 즉 세포의 기능이 저하되어 조직이 연약해지고 처짐으로 인해 조직 속에 포함된 혈관도 연약해져 출혈되는 경우에 사용한다. 반면 전생활혈탕은 조직의 긴장과 경색으로 인해 자궁이 충혈(充血)되거나 이로 인하여 출혈(出血)이 발생했을 때 사용한다.

활용사례

1-1. 하혈(下血) 여 40세 소음인
2-1. 자궁근종(子宮筋腫), 하혈(下血) 여 79세 태음인

1-1. 하혈(下血)

● 김 ○ ○ 여 40세 소음인 경기도 안양시 관양동 중앙연립

키와 체격이 약간 작은 편이며 소음인으로 보이는 주부이다.

① 10일 전 월경을 시작하면서 많은 양의 하혈(下血)을 한다. ② 1달 전에도 12일간 월경을 했다. ③ 병원에서는 자궁근종이라 한다. ④ 하혈(下血)로 인하여 현훈(眩暈)과 구토(嘔吐)가 있다. ⑤ 하혈을 하면 허리가 아프다. ⑥ 식욕이 없다. ⑦ 속이 쓰리다. ⑧ 피로하고 기운이 없다. ⑨ 평소 건강한 편이다. ⑩ 최근 어지러워 쓰러진 적이 있다고 한다.

1달에 10일 이상씩 하혈(下血)을 한다는 소음인 주부에게 전생활혈탕 본방에 식욕이 없고 구토(嘔吐)가 있다는 점을 감안하여 백출 3돈을 더하여 10일분 20첩을 지어주었다.

약 한 달 후에 확인해 보니, 그 약을 복용한 이후 하혈이 많이 줄어들었다고 한다.

복용 이후 하혈이 격감한 것으로 보아 잘 맞는다고 보고 같은 처방으로 10일분 20첩을 지어주었다.

2-1. 자궁수종(子宮筋腫), 하혈(下血)

● 김 ○ ○ 여 79세 태음인 전라북도 완주군 삼례읍 하리

외모는 건강한 태음인의 체질인데 둘째아들 집에 왔다가 하혈이 있어 내방했다.

① 2달 전부터 빨간색 하혈(下血)이 있었다. ② 오늘 아침에 산부인과의 검사결과 자궁 안에 물혹이 여러 개 있다고 한다. ③ 병원에서 수술을 권유했으나 겁이 나고 나이가 많아 머뭇거리고 있는 중이다. ④ 2년 전 교통사고로 요통이 있다. ⑤ 10년 전부터 하지통증이 있다고 한다. ⑥ 잠은 잘 잔다. ⑦ 피로하다. ⑧ 손발에 쥐가 잘 난다. ⑨ 인삼을 먹으면 머리가 아프다. ⑩ 전에도 가끔 하혈을 했으며 하혈시에 약을 복용하면 경감되었다.

이 할머니의 주증세는 두 달간 조금씩 계속된 하혈이다. 현재 연세가 79세인데도 이러한 하혈증세가 이전부터 계속 있어왔던 것이 오늘 아침 병원 검사로 밝혀진 자궁의 물혹 때문인 것으로 보인다.

자궁근종은 수술로 쉽게 제거할 수 있으나 이 분이 79세인 연로한 할머니라 수술 후 회복이 오래 걸리므로 고려할 필요가 있다. 또한 자궁근종은 특별한 증상이 없으면 큰 문제가 되지 않으므로, 이 할머니의 경우 현재 가장 문제가 되는 하혈증상 위주로 치료하기로 했다.

붕루(崩漏)에 쓸 수 있는 처방에는 가미귀비탕, 복원양영탕, 교애사물탕, 궁귀교애탕, 계지복령환, 전생활혈탕 등 여러 가지가 있다. 그러나 73세의 할머니인 점을 감안하여 보혈(補血) 양혈(養血) 생혈(生血) 익양(益陽)의 작용이 있는 전생활혈탕을 쓰기로 했다. 그래서 전생활혈탕 본방으로 10일분 20첩을 지어주었다.

12일 뒤에 전화로 그 약을 2첩 복용한 뒤부터 하혈이 소실되었고 병원에서 다시 검사해보니 물혹도 많이 작아졌다고 말하면서 이번에는 요통(腰痛)과 하지통(下肢痛)을 호소했다.

하혈(下血)이 소실된 것으로 보아 지난 번 약이 효력이 있다고 보고, 약성으로 보아서 요통과 하지통에도 효력이 있으리라 생각되어 같은 처방인 전생활혈탕 본방에 요통을 감안하여 상기생 2돈을 더하여 10일분 20첩을 지어주었다.

中統157 寶 달생산 達生散

大腹皮酒洗 二錢 **甘草**炙 一錢半 **當歸 白朮 白芍藥** 各一錢 **人蔘 陳皮 蘇葉 枳殼 砂仁** 各五分 **青葱五葉**

[出　典] 丹溪心法·方藥合編 : 孕婦臨月 服二十餘貼 易産 無病　① 一名[縮胎飮]
[活套鍼線] 保産(婦人姙娠)
[適 應 症] 최산, 임신부종, 임신고혈압, 임부잔뇨감, 임부소변빈삭, 임부환도통, 임신변비, 임신식욕부진, 태아역위, 산후부종, 고혈압, 설사, 하복통, 변비, 두중, 여드름

처방 설명 달생산은 보산(保産)이나 최산(催産)에 사용하는 처방이며, 약성을 응용하여 임신부종(姙娠浮腫), 임신중독증(姙娠中毒症, 임신성고혈압), 산후부종(産後浮腫), 입덧에도 응용한다. 축태(縮胎)시킨다고 하여 일명 축태음(縮胎飮)이라고도 한다.

출산을 촉진한다는 의미는 출산에 임박했을 때 자궁의 수축력(收縮力)을 높여주거나 자궁의 수축을 저해하는 요소를 제거하여 정상적으로 자궁이 수축할 수 있게 한다는 것이다. 직접 자궁의 수축력을 높여 주는 처방으로는 혈액을 자궁으로 집중시켜 이산(易産)을 유도하는 불수산, 단녹용탕, 궁귀탕 등이 있고, 달생산은 자궁수축을 저해하는 요소를 제거하는 처방으로 볼 수 있다. 달생산은 이뇨작용(利尿作用)을 통해 양수(羊水)의 양을 줄여주고, 자궁조직의 수분 울체를 해소하여 만출시 자궁의 수축력을 높여준다. 따라서 축태(縮胎)는 태(胎)를 줄여 출산을 용이하게 한다는 말이지만, 실제로는 과다해진 양수를 빼고 자궁 수축력을 높여 출산을 용이하게 한다는 뜻으로 이해하면 된다. 많은 경우 출산 전에 달생산을 복용하면 난산(難産)이 예방될 뿐 아니라 태아의 역위(逆位)도 호전되며, 출산 후유증이 개선되는 효능도 있다.

달생산을 최산(催産)의 목적으로 사용할 때의 복용 시기(時期)는 조문에 나와 있는 대로 출산 1달 전이다. 수분울체를 제거하여 자궁의 수축력을 높여주는 것이므로 출산 당시에 복용하는 것은 큰 의미가 없기 때문에 산월(産月)에 미리 20여 첩 정도 복용해야 한다. 반면 최산(催産)에 사용하는 불수산이나 단녹용탕은 출산이 임박했을 당시에 몇 첩만 복용한다.

달생산은 임신부종(姙娠浮腫)에도 사용한다. 부종(浮腫)은 임신말기의 임부에게 일반적으로 나타나는 현상이지만, 정상 범위를 넘을 때에는 임신부종이라고 한다. 보통 임신 9개월쯤 되어 출산이 가까워지면 양수(羊水)가 과다해지고 부종이 발생할 수 있다. 특히 발목부종은 약 75% 정도의 임부에게 나타나는 현상으로 임신 말기에는 커진 자궁에 의해 하지(下肢)에서 환류(還流)되는 혈액량이 감소하여 하지부종이 더 심해질 수 있고, 정맥류(靜脈瘤)도 발생할 수 있다. 간단한 진단방법으로는 몇 시간 누워 있은 후 경골(脛骨) 위를 눌렀을 때 쑥 들어가는 정도의 부종이 있으면 병적(病的)이라고 할 수 있다. 달생산은 이뇨(利尿)시켜 현재의 부종을 해소하면서 보기(補氣)·활혈(活血)시켜 저하된 기능을 보강하여 수분대사를 원활하게 하므로 임신부종을 개선할 수 있다.

달생산은 산후부종(産後浮腫)에도 사용한다. 출산하면 임신중에 항진되었던 기능들이 점차 저하되고 대사량이 떨어지는데, 이런 상태에서는 임신중에 조직 사이에 울체되었던 수분이 완전히 배출되지 못할 뿐 아니라, 수분대사가 원활하지 못하기 때문에 수분울체가 더 심해져 부종이 발생할 수 있다. 이럴 때 이뇨제(利尿劑)만 사용하는 것은 근원적인 치료를 하는 것이 아니며, 전체적인 기능을 보강하면서 이뇨시키는 방법을 써야 한다. 또한 출산과정에서 발생한 혈체(血滯)를 개선할 수 있는 보혈과 활혈제를 더하면 좋은데,

달생산은 이뇨시키면서 보기와 보혈하기 때문에 근본적인 치료를 하는 처방이라고 할 수 있다.

처방구성 처방구성을 보면 대복피는 이뇨작용과 소화관의 연동운동(蠕動運動)을 촉진하는 작용이 있고, 감초는 심근세포에 영양을 공급하고, 심장의 운동능력을 정상화시킨다. 당귀는 자궁 평활근의 경련에 대한 진통, 진경작용과 평활근 이완작용이 있어서 장관(腸管)의 경련이나 임신자궁의 수축, 경련을 억제한다. 백출은 뚜렷하고 지속적인 이뇨작용이 있으며, 장관활동에 대한 조절작용이 있어서 장관의 자발성 수축활동의 긴장성을 높이고 강직성 수축을 방지한다.

백작약은 평활근의 경련을 억제하고, 중추신경 흥분을 억제하여 진통, 진경, 진정작용을 한다. 인삼은 뇌의 혈액공급과 산소공급 능력을 높이는 작용이 있으며, 강심작용이 있어 심장의 수축력을 강화한다. 진피는 이기제(理氣劑)로서 소화관의 운동을 강화하여 가스배출을 촉진하며, 모세혈관의 탄력을 강화하여 미소출혈(微少出血)을 방지한다. 소엽은 소화액 분비와 위장운동을 촉진하며, 혈액응고를 방지하는 작용도 있다. 지각은 평활근 이완작용과 자궁흥분작용이 있다. 사인은 장관(腸管) 평활근을 이완시키며, 소화기의 운동을 촉진하여 음식물의 운송과 소화·흡수에 도움을 준다.

처방비교 **자소음**과 비교하면 자소음은 군약이 소엽이므로 주로 하복(下腹)이 단단해져서 뭉치는 경우, 또는 기결(氣結)로 인한 난산(難産)에 사용하며, 임신감기에도 사용한다. 반면 달생산은 자궁 주위조직에 적체된 수분을 빼줌으로써 자궁수축력을 높여 난산(難産)을 예방하고 보산작용(保産作用)을 한다.

임신부종에 사용하는 **이어탕**과 비교해 두 처방 모두 임신부종과 산후부종에 사용하는데, 이어탕은 임신 전반에 걸쳐 발생하는 부종에 사용하며 산후허약으로 인한 부종에도 사용한다. 반면 달생산은 임신 후반기에 발생하는 부종에 사용하며 산후부종에도 사용하지만 이어탕보다 허약의 정도가 덜한 경우에 사용한다.

산후부종에 사용하는 **보허탕**과 비교하면 보허탕은 산후부종(産後浮腫), 자한(自汗), 지절통(肢節痛), 기핍(氣乏), 식욕부진(食慾不振) 등 산후허약으로 인한 다양한 증상에 사용하며, 이런 증상과 함께 부종이 나타났을 때 적합하다. 반면 달생산은 부종의 정도는 더 심하지만, 허약의 정도는 보허탕을 써야 하는 경우보다 덜한 경우에 사용하고, 이뇨성이 강하여 속효가 있다.

활용사례

1-1. 축태(縮胎) 여 27세 태음인
1-2. 축태(縮胎), 산후부종(産後浮腫) 여 31세 태음인
2-1. 임신(姙娠) 중 잔뇨감(殘尿感), 소변빈삭(小便頻數), 입덧, 변비(便秘) 여 33세 태음성소양인
3-1. 임신 중 식욕부진(食慾不振), 부종(浮腫), 고혈압, 환도통(還刀痛) 여 33세 태음인
4-1. 산후부종(産後浮腫), 고혈압(高血壓), 설사(泄瀉), 하복통(下腹痛) 여 35세 태음인
4-2. 산후부종(産後浮腫) 여 36세 태음인 155cm
4-3. 산후부종(産後浮腫) 여 35세 소음성태음인 162cm
5-1. 변비(便秘), 여드름 남 15세 중학교 3년
5-2. 변비(便秘), 두중(頭重) 여 42세 태음인
6-1. 태아역위(胎兒逆位) 여 32세

1-1. 축태(縮胎)

다음은 이윤호 선생의 경험이다.

● 정 ○ ○ 여 27세 태음인 주부 경기도 고양시 행신동

친구 부인이다. 둘째아이를 갖고 5개월 때까지 임신오조(姙娠惡阻)와 구토(嘔吐)로 인하여 식사를 하지 못하다가 보생탕 1첩 복용한 후 증상이 소실되어 큰 효과를 보았다. 혹시 아이를 쉽게 낳을 수 있는 방법이 없냐고 물어보기에 있다고 대답했다.

① 출산을 앞두고 첫 아이 때는 12시간 이상 진통이 계속되어 이번에는 진통시간이 짧았으면 한다. ② 약간 비습해 보이고 요즘에 얼굴에 여드름이 자꾸 나서 걱정하기에, 태아가 커지면서 여러 장기를 누르고 그러면서 순환부전과 임신으로 인한 월경상태가 활성화되면서 여드름이 날 수 있다고 말하여 안심시켰다. ③ 병원에 가서 진찰을 받아보니 혈압이 약간 높고, 임신중독증을 겪을 수도 있다고 하며 집에서 편히 쉬라고 했다. ④ 임신 5개월 때 3개월에 걸쳐 입덧을 하던 증세로 보생탕을 먹은 이후 한 번도 구토를 하지 않고 소화도 역시 잘된다.
출산을 앞둔 부인에게 축태의 목적으로 달생산 본방으로 10일분 20첩을 지어주었다.
어제 저녁에 전화가 왔는데, 달생산을 16첩 정도 복용했는데 어제 밤 12시에 진통을 시작한 이후 첫애 때와 달리 의외로 1시간 만에 큰 어려움 없이 아이를 낳았다며 고맙다고 한다. 부인도 너무 쉽게 낳을 수 있게 되어서 너무 고맙다고 한다. 그리고 4첩이 아직 남아서 어떻게 했으면 좋겠냐고 해서 아이 낳은 후에도 복용할 수 있다고 말해 주었다. 첫 아이 때는 젖이 안 나와서 고생했다고 산후 보약도 지어 주었으면 해서 보허탕과 통유탕을 생각하며 그러겠다고 말하고 전화를 끊었다.

1-2. 축태(縮胎), 산후부종(産後浮腫)

● 이 ○ ○ 여 31세 태음인 경기도 수원시 권선구 교동

태음인으로 보이는 주부이다. 현재 임신 10개월의 임산부로 곧 출산할 예정인데
① 어제부터 이슬이 약간 비쳤다. ② 역시 어제부터 배가 뭉치면서 약간 아프다. ③ 첫째를 출산할 때 임신중독 현상이 있었다.
배가 뭉치는 것과 이슬이 비치는 것은 출산의 징후로 이제 곧 아기가 태어난다는 신호로 볼 수 있다. 이 부인도 엊그제부터 이런 증세가 있는 것으로 보아 오늘이나 내일쯤 출산할 것으로 보이는데, 첫째를 출산할 때 임신중독 현상이 있었으므로 걱정되어 온 것이다.
초산 때 임신중독 증상이 있었던 산모의 순산 약으로 달생산 2배량으로 5일분 10첩을 지어주었다.
1년 8개월 뒤에 아이들 보약을 지으러 왔을 때 확인해 보니, 그 약 2첩을 복용한 이후 출산했는데 순산했으며 나머지 약은 출산 뒤에 복용했는데 몸의 회복이 빠르고 출산 이후 부은 것이 금방 빠져 몸이 아주 가벼웠다고 한다.

2-1. 임신(姙娠) 중 잔뇨감(殘尿感), 소변빈삭(小便頻數), 입덧, 변비(便秘)

● 신 ○ ○ 여 33세 태음성소양인 경기도 안양시 관양동 덕원아파트

뚱뚱하지만 보통 키에 중간 체격, 말과 행동이 빠른 편인 33세의 한약방 직원이다. 현재 임신 3개월로
① 임신 2개월 전부터 소변을 자주 보며 보고 나도 시원치 않고 잘 나오지도 않는다고 한다. ② 20일 전부터는 입덧으로 인한 구토시에는 소변이 줄줄 흐른다. ③ 입덧으로 인해 구토를 하며 ④ 임신 후 잘 체한다. ⑤ 평소에는 1일 1회로 변이 정상이었으나 임신 이후 변을 1주일에 2회 정도 본다. ⑥ 변은 아주 굵고 아주 단단하여 피가 묻어나올 정도로 변비가 극심하다. ⑦ 또한 변을 보고 나도 시원치 않다. ⑧ 평소에는 소화력은 좋은 편이나 임신 후 헛배가 부르고 소화불량 증세가 있다. ⑨ 평소 추위를 심하게 탄다. ⑩ 손발은 따뜻하나 아랫배가 찬 편이다. ⑪ 결혼 전인 6년 전 실신하여 응급실로 실려 갈 정도로 심한 월경통에 조경종옥탕을 복용한 이후 월경통이 소실된 적이 있다.
평소에는 식욕 및 소화력이 좋으나 임신 이후 헛배가 부르고 소화불량 증세가 있다는 태음성소양인의 임신 이후에 발생한 소변빈삭(小便頻數) 및 잔뇨감(殘尿感)과 입덧을 목표로 달생산 2배량에 산수유 2돈을 더하여 5일분 10첩을 지어주었다.
1달 후인 다음해 1월 하순에 하복경결 및 부종으로 다시 약을 지을 때 지난번의 증세를 확인해 보았다. 구토시 줄줄 나오던 소변 증세가 없어졌으며, 보고 나도 시원치 않던 증세와 소변빈삭 증상이 동시에 소실되었으며, 약을 복용한 후 변에 피가 묻어나올 정도로 극심하던 변비가 소실되어 아무런 불편 없이 변을 보았으며, 입덧 증세 또한 소실되었다고 한다. 이번에는 1달 전부터 하복이 종일 단단하게 뭉쳐 있다고 하여 안태음 1제를 지어주었고 약 복용 뒤 곧바로 하복경결 증세도 모두 나았다고 한다.

3-1. 임신 중 식욕부진(食慾不振), 부종(浮腫), 고혈압, 환도통(還刀痛)

● 박 ○ ○ 여 33세 태음인 주부 경기도 광명시 광명1동 삼익주택

큰 키에 보통 체구이며 성격이 원만하며 결혼 전 본 한약방에서 근무했고, 둘째 아이를 임신 중이며, 현재 8개월이다.
① 식욕이 없어서 1일 1끼 밖에 못 먹는다. ② 1달 전부터 일어날 때와 움직일 때 치골이 아프다. ③ 임신초기부터 우측 환도가 심하게 시큰거리며 돌아누울 때나 일어날 때 심하고 손으로 환도 부위를 치면 아프다. ④ 임신 8개월로 고혈압이다. 혈압이 160/110이다. ⑤ 몸이 부어 있고 매우 무겁다. ⑥ 작년 초산 때에도 발이 붓는 등 임신중

독성 고혈압(최고230)으로 출산 예정보다 1개월 전에 출산했었다. ⑦ 당시에도 임신중독과 고혈압을 목표로 달생산 2배량으로 1제를 지어갔었으나 여러 사정으로 복용하지 못했다고 한다.
출산을 앞둔 임신 8개월에 발생한 신중과 고혈압이 모두 수분의 과다유체로 인해 발생했다고 보고 달생산을 2배량으로 10일분 20첩을 지어주었다.
약 2달 뒤인 7월 하순에 건강한 아기를 출산했다고 전화가 왔다. 그간의 경과를 확인해보자 달생산을 복용한 뒤부터는 전보다 식사도 잘하고 식사량도 늘어났으며, 몸이 부었던 것도 없어지고 몸이 매우 가벼워졌었다는 것이다. 그리고 혈압을 재보니 140/90으로 정상으로 낮아졌다는 것이다. 겸하여 임신초기부터 아파왔던 환도(環刀)의 통증도 다 나았었고 움직일 때 치골이 아팠던 것은 좀 줄어들었다고 한다.
아기는 정상 분만을 했으며 3.8kg으로 건강한 아기를 출산했다고 했다.

4-1. 산후부종(産後浮腫), 고혈압(高血壓), 설사(泄瀉), 하복통(下腹痛)

● 강 ○ ○ 여 35세 태음인 경기도 안양시 호계1동 주공아파트

보통 키에 약간 살이 찐 태음인으로 보이는 주부로 5일 전 출산을 했는데
① 임신 8개월부터 혈압이 160/90으로 높았으나 출산 후 혈압이 더욱 높아졌다. ② 5일 전 출산 후부터 손과 얼굴이 붓는다. ③ 출산직전에 관장을 한 뒤부터 하복(下腹)이 사르르 아프다. ④ 하복부가 사르르 아프면서 밤마다 3~4차례 설사가 난다. ⑤ 더위를 타며 몸 전체가 더운 편이다. ⑥ 단 것, 매운 것, 짠 것, 신 것 등을 모두 잘 먹는다. ⑦ 식욕은 좋다. ⑧ 잠은 잘 잔다.
산후부종(産後浮腫)을 겸한 고혈압을 치료할 수 있는 처방으로 그동안 임신중독증에 사용해서 효과를 보아온 달생산을 쓰기로 하고 처방을 검토해 보았다. 군약인 대복피의 이수작용(利水作用)이 강하므로 자연히 부종이 빠질 것이고, 또한 수분이 배출되면 고혈압을 낮춰지면서 설사도 간접적으로 멈출 수 있다고 보았다. 당귀와 백작약의 보혈제로 산후 혈행을 돕고 인삼과 백출로 원기를 보하면서 소엽, 대복피, 지각, 사인, 진피 등이 순기, 이기작용으로 기를 고르게 할 수 있어서 이 처방이 적합하다고 보았다. 그래서 달생산 2배량으로 10일분 20첩을 지어주었다.
약 2년 6개월 후에 감기약을 지으러 왔을 때는 확인해보지 못하고, 약 3년 뒤에 다시 감기로 왔을 때 자세히 확인해보니, 그 약을 복용한 이후 혈압이 곧바로 정상이 되었으며, 손과 얼굴의 부종도 소실되었으며 하복통과 설사도 함께 소실되었다고 했다. 일거에 모든 증상이 소실된 것이다.

4-2. 산후부종(産後浮腫)

다음은 조경남 선생의 경험이다.

● 김 ○ ○ 여 36세 태음인 155cm 경기도 안양시 동안구 관양2동

얼굴이 둥글며 키가 작고 통통한 체격의 태음인 산모이다. 옆집에 사는 사람인데 며칠 전에 아들을 낳았다며 산후부종(産後浮腫)을 빼는 약을 지어달라고 한다. 현재 36세인데 결혼을 늦게 하여 첫 번째 출산이라고 한다.
① 산후 부종이 심하다. ㉠ 본래 얼굴이 둥글둥글한 편인데 아이를 낳고 난 뒤에 보니 보름달처럼 동그랗게 보인다. ㉡ 손발은 펌프로 바람을 넣은 것처럼 퉁퉁 불어있고 ㉢ 몸은 보지 못했지만 본인 말로는 온몸이 심하게 부어 있다고 한다. ② 추위는 타지 않고 더위는 심하게 탄다. 손발은 따뜻하다. ③ 여름에는 땀을 많이 흘린다. ④ 물을 자주 마시는 편은 아니며 따뜻한 음식을 좋아한다. ⑤ 소화는 잘되는 편이고 식욕은 보통 정도이다. ⑥ 임신 전에 월경주기는 정확했고 월경량도 보통이었다. ⑦ 소변과 대변은 모두 정상이다.
36세 태음인 산모의 산후부종을 목표로 달생산 2배량에 대황, 익모초 각1돈을 더하여 5일분 10첩을 지어주었다.
옆집에 살기 때문에 매일 보다시피 하는데 부종이 빠졌다는 말이 없더니 5일 후에 얘기를 들어보니, 약을 복용한 후 2~3일 후부터 눈에 보이게 부종이 빠지더니 지금은 완전히 빠져 본래대로 돌아왔다고 한다. 그러나 복용하는 도중 설사를 한두 번 했다고 하는데 아마도 대황 때문이라고 생각된다.

4-3. 산후부종(産後浮腫)

다음은 조경남 선생의 경험이다.

● 이 ○ ○ 여 35세 소음성태음인 162cm 경기도 안양시 동안구 관양2동 태광빌라

같은 교회에 출석하고 있는 교우이다. 며칠 전에 출산했는데, 젖이 나오지 않는다며 약을 지어달라고 부탁했다. 자세히 확인해 보니, 젖이 나오지 않는 것도 문제이지만 손발을 비롯하여 몸이 부어 있다고 했다. 그래서 일차로 산후 부종을 없애고 난 다음에 유량을 증가시키는 약을 지어 주기로 했다.
① 출산한 당일에는 괜찮았으나 다음날에는 손발을 비롯하여 몸 전체적으로 부어 있다. ㉠ 특히 손발이 부어 있어 신발을 신을 수가 없다. ② 출산할 때 요통이 심했었는데, 그 후유증인지 아직도 허리가 아프다. ③ 젖이 조금밖에

나오지 않아서 아이가 자꾸 칭얼거린다. ㉠ 유방은 작은 편이 아니다. ④ 본래 식욕은 좋았었으나 출산 후에 식욕이 없어졌다. 그러나 억지로 미역국을 많이 먹고 있다. ⑤ 보통 때도 소화는 잘되었고 산후에도 소화에는 문제가 없다. ⑥ 대소변은 정상적이다. ⑦ 학생 때부터 추위를 많이 탔었고 현재도 추위를 많이 타기 때문에 여름만 지나면 보일러를 켠다. ⑧ 더위는 타지 않는다. ⑨ 평소에 땀은 없었으나 산후에 조금씩 나는 것 같다.
35세 소음성 태음인 여성의 산후 부종을 목표로 달생산 1.5배량으로 3일분 6첩을 지어주었다.
산후 6일째 되는 날 병원에서 퇴원하여 산후조리원에서 조리를 하게 되었다고 한다. 그곳에서 산후부종에 좋다고 하여 호박 달인 것을 주었는데 지어간 달생산과 함께 복용했다고 한다. 그런데 복용하는 날부터 발목에 부종이 빠지는 것을 느낄 수 있었고, 6첩 모두 복용한 현재는 손발의 부종은 거의 빠진 상태이고 신체 전반적으로 약간의 부종이 남아 있다고 한다. 그래서 잔존해 있는 부종을 빼기 위해 달생산을 계속 투여할까 하다가 이번에는 유즙분비가 안 되어 아이가 칭얼거린다며 젖을 나오게 하는 약을 지어달라고 한다.
이번에는 유즙불통을 목표로 사상방 태음조위탕 본방에 마황 대신 갈근 2돈을 더하여 3일분 6첩을 지어주었다.

5-1. 변비(便秘), 여드름

다음은 조연상 선생의 경험이다.

● 조 ○ ○ 남 15세 중학교 3년 서울특별시 서초구 반포1동 한양아파트

날씬한 용모에 보통 체격이다.
① 대변을 3일에 1번 정도 본다. ② 대변이 굳고 ③ 냄새가 너무 지독하다. ④ 얼굴의 여드름이 지저분하며 피부색이 꺼칠하다. ⑤ 배가 아파서 아침을 먹지 않지만 한번 먹을 때는 엄청나게 먹는다. ⑥ 야채를 기피한다.
달생산이 임부요통, 변비증에 쓰이는 점에 착안하여 달생산 방제구성을 살펴보니 下氣에 위장을 편하게 하므로 이것을 선택했다. 여드름이 많은 남자 중학생의 변비를 목표로 달생산 본방으로 지어주었다.
1일 1봉 정도 복용했는데 첫 3일까지는 나아지는 바가 없었으나 일주일이 지난 후에는 혈색이 크게 좋아졌다. 단 여드름의 숫자는 줄어들지 않았으나 얼굴이 깨끗해지고 윤기가 나기 시작했다. 10일이 지난 이후부터는 매일 변을 보고 있다.

5-2. 변비(便秘), 두중(頭重)

다음은 조연상 선생의 경험이다.

● 조 ○ ○ 여 42세 태음인 주부 서울특별시 서초구 반포1동 한양아파트

뚱뚱하고 하체 특히 하복부가 대단히 크다. 처녀 때부터 늘 변비가 지속되었다.
① 대변이 3~6일에 1번 나온다. ② 대변이 굳고 때로는 이로 인해 항문이 파열되어 출혈도 있다. ③ 대변 냄새가 지독하다. ④ 소화가 잘 안 되고 ⑤ 자주 체한다. ⑥ 몸이 무겁고 ⑦ 머리가 띵하다.
변비를 목표로 달생산 본방으로 10일분 20첩을 지은 뒤 아들과 반씩 나누어 먹었다. 약을 1일 1~2회 생각날 때마다 복용했다.
처음부터 3봉씩 먹지 않았고 1일에 2봉 정도 복용했다. 복용 후 3일까지는 아무런 변화가 없었다. 그러나 3일 이후부터는 매일 대변을 볼 수 있게 되었고 속이 편안해지고 체하거나 머리가 띵하다는 얘기를 하지 않았다. 그리고 10일 지난 이후에는 1제를 더 지어달라고 했다.
약을 복용하는 중에는 변비가 없어졌으나 그 후 달생산 복용을 중단하니 다시 변비가 생기기 시작했다. 달생산이 일시적으로 변비 증상을 해소하는 데는 도움이 되나 변비 자체를 치료한다고 보기에는 무리가 있어 보인다.

6-1. 태아역위(胎兒逆位)

다음은 김형산 선생의 경험이다.

● ○ ○ ○ 여 32세 주부 강원도 동해시 천곡동

임신 9개월 된 부인으로 초산이다.
① 출산을 앞두고 병원에 가서 진단을 받으니 아이가 거꾸로 있다고 한다. ② 병원에서는 태아역위로 난산이 예상되니 개복수술을 하여 출산해야 된다고 한다.
수술하기 전에 일단 한약으로 한번 시도해 보기로 하고 불수산과 궁귀탕을 검토해보다가 출산 전 축태(縮胎)를 위해 사용하는 달생산으로 10일분 20첩을 지어주었다.
달생산의 영향인지 아기의 위치가 정상으로 돌아와서 수술을 하지 않고 자연분만으로 순산했다.

中統158 寶 죽력탕 竹瀝湯

赤茯苓 一兩 **竹瀝** 一合

治 子煩
[用　法] 赤茯苓 一兩 煎水 和竹瀝 一合 服
[活套鍼線] 子煩(婦人姙娠)
[適 應 症] 자번, 임신부종

처방설명

죽력탕은 자번(子煩)에 사용하는 처방이다. 자번(子煩)은 임신부의 가슴이 울렁거리며 답답해하는 병증을 의미하는 것으로 임신심번(姙娠心煩), 임신자번(姙娠子煩)이라고도 한다. ≪동의보감≫에서는 '임신부가 번조증(煩躁症)으로 가슴이 답답해하는 것을 자번(子煩)이라고 하는데, 자번(子煩)은 흔히 임신 4~5개월에 상화(相火)의 기(氣)가 성(盛)하거나 그 계절의 군화(君火)의 기(氣)가 성(盛)한 몹시 더운 때에 생긴다고 하여 죽엽탕(竹葉湯)이나 죽력탕(竹瀝湯)을 쓰는 것이 좋다'고 했다.

인체는 병인(病因)에 대응할 때 자신에게 유리한 조건을 이용하여 대응하기 때문에 체열(體熱)이 많은 경우에는 기능을 증가시키고 열을 발생시켜 병인(病因)을 물리치려고 한다. 따라서 열이 많은 사람은 병에 걸렸을 때 열성(熱性)을 띠는 경우가 많고, 더욱 심화되면 몸에 열이 너무 많이 축적(蓄積)되고 뇌에 영향을 주어 살이 빳빳해지고 눈이 돌아가는 등 경기(驚氣) 증상이 나타날 수도 있다.

자번(子煩)도 임신(姙娠)이라는 상태에서 발생하는 증상이며, 체내에 열(熱)이 너무 많아진 것이 그 원인이다. 임신을 하면 체온이 높아지고, 체온이 높아지면 체열(體熱)이 과다해질 수 있는 바탕이 형성된다. 이러한 상태에서 과로나 신경과다, 또는 열성상태를 유발할 수 있는 요인을 접하게 되면 몸에 열이 적체(積滯)되어 가슴이 번거로워지는 증상이 나타날 수 있는 것이다. 특히 기온이 높은 여름철이나 몸이 허약(虛弱)해져 체온을 조절하는 기능이 약해졌을 때는 이러한 증상이 심해질 수 있다.

자번증상(子煩症狀)을 일으키는 상태가 더욱 심화되면 간질(癎疾)이나 경기(驚氣)로 이어질 수 있으므로 적체된 열을 급히 빼주어야 한다. 이는 변비(便秘)가 있을 때 머리가 무겁고 두통이 발생하는 것과 비슷한 발병기전이라고 할 수 있는데, 원인을 살펴 적체된 열을 빼주어야 한다. 자번은 대변적체가 원인이 아니라 임신으로 인한 체열과다가 원인이기 때문에 청열(淸熱)시켜 주어야 하며, 임신중에는 습체(濕滯)가 있을 수 있으므로 이뇨(利尿)시켜 열을 빼주는 치법을 사용한다. 죽력탕은 적복령으로 이뇨(利尿)시키고 죽력으로 청열(淸熱)시켜 주므로 체열(體熱)이 과다해져 발생하는 자번증(子煩症)을 치료할 수 있다.

옛날에는 죽력을 많이 사용했다. 대나무를 길게 잘라 비스듬하게 둔 채 높은 쪽에 불을 붙이면 대나무의 수액이 밑으로 흘러내리게 되며, 이것을 모아 죽력으로 사용하는데, 빨리 부패하기 때문에 부작용을 일으킬 수 있어 옛날에는 우물에 넣어 두었다가 필요할 때마다 꺼내서 사용했다. 죽력은 특히 심열(心熱)로 인한 증상에 많이 사용했는데, 열(熱)을 해소시키면서 습담(濕痰)을 제거하는 작용이 있어 청열(淸熱)과 거습담(祛濕痰)의 약성을 모두 갖추었다고 할 수 있다.

죽력은 석고보다 청열성(淸熱性)이 떨어지기 때문에 석고를 사용하면 부담이 된다고 판단될 때 사용할 수 있으며, 전신열인 경우에는 석고를 사용할 수 있지만 심열(心熱)인 경우에는 죽력이 더 적합하다. 황련과 비교하면 황련은 청열(淸熱)시키면서 혈관을 수축시키는 작용이 있어 혈관이 충혈(充血)되고, 심화되어 출혈(出血)이 나타날 때 적합하다. 그러나 죽력은 혈관을 수축시키는 작용이 없으므로 혈관의 충혈이 없으면서 열이 적체되어 있을 때, 특히 심열(心熱)로 인해 증상이 나타날 때 적합하다.

임신했을 때 많이 사용하는 약재 중에 황금과 백출이 있는데, 임신 중에 전체적으로 체열(體熱)이 상승되고 소화기에 습(濕)이 울체(鬱滯)되었을 때는 황금과 백출을 사용하고, 흉부(胸部)에 열(熱)이 있고 습(濕)이 울체되었을 때는 죽력과 복령을 사용한다. 즉 황금은 열을 전체적으로 떨어뜨려야 할 때 사용하고, 죽력은 흉열(胸熱)이 있을 때 흉곽의 열을 없앨 목적으로 사용한다.

처방구성

처방구성을 보면 적복령과 죽력으로 구성되어 있다. 죽력은 해열작용과 항염증작용, 항알레르기 작용이 있으며, 가래를 삭이는 진해·거담작용 및 진정작용이 있다. ≪동의보감≫에는 흉중대열(胸中大熱), 번민(煩悶), 갑자기 발병한 중풍으로 인한 실음불어(失音不語)와 담열혼미(痰熱昏迷), 소갈(消渴)을 다스리고, 파상풍, 산후발열, 소아의 경간(驚癇)과 일체의 위급한 질병을 다스리는 것으로 되어 있다. 적복령은 이뇨작용이 있어 임신 중에 발생한 습열(濕熱)을 빼주는 작용을 한다. 또한 단백질, 지방, 칼륨, Lecithin 등을 함유하고 있어서 세포에 영양을 공급한다.

처방비교

안태음과 비교하면 두 처방 모두 임신으로 인한 번열(煩熱)에 사용할 수 있다. 그러나 안태음은 태동불안(胎動不安)에 사용하는 처방이지만 임신으로 체열(體熱)이 증가하였을 때 황금의 약성을 이용해 청열(淸熱)시키며, 백출의 약성을 이용해 거습(祛濕)·이뇨(利尿)시켜 번열(煩熱)도 치료한다. 반면 죽력탕은 자번(子煩)에 사용하는데, 죽력의 청열성은 황금보다 떨어지지만 심열(心熱)을 내려주는 작용은 강하다. 또한 소화기의 습담(濕痰)을 제거하면서 보기(補氣)·조습(燥濕)시켜 번열(煩熱)을 조장할 수 있는 백출 대신, 전신의 습체(濕滯)를 제거하면서도 조열(燥熱)시키는 작용이 없는 적복령이 포함되어 있어 열성상태에서 발생하는 심번(心煩)을 치료한다.

번조(煩燥)에 사용하는 **치시탕**과 비교하면 치시탕은 과다한 땀이나 설사 등으로 인해 체액배출이 심하여 전해질의 균형이 깨지거나 체액이 부족해져 발생하는 심번(心煩)에 사용한다. 반면 죽력탕은 임신으로 체온이 상승하여 기능이 항진되고 열(熱)과 습(濕)이 과도해져 임신번조가 나타났을 때 사용한다.

우황청심원과 비교하면 두 처방 모두 가슴이 번조(煩燥)할 때 사용하는데, 우황청심원은 긴장된 조직을 이완시키고 혈관의 긴장을 낮춰 심장의 부담을 줄여주는 작용이 있어 심번(心煩)을 치료한다. 반면 죽력탕은 열(熱) 자체를 내려주면서 체내의 습담(濕痰)을 제거하여 번열(煩熱)이나 번조(煩燥)를 치료한다.

中統159 寶 자원탕 紫菀湯

紫菀 天門冬 各二錢 **桔梗** 一錢半 **杏仁 桑白皮 甘草** 各一錢 **竹茹鷄子大 蜜半匙 再沸溫服**

治 子嗽 胎不安
[活套鍼線] 子嗽(婦人姙娠)
[適 應 症] 임신기침

처방설명 자원탕은 자수(子嗽, 임신기침)와 자수(子嗽)로 인한 태동불안(胎動不安)에 사용하며, 일반인의 기침에도 응용한다.

임신을 하면 인체의 기능이 항진되기 때문에 감기에 잘 걸리지 않을 뿐 아니라, 혹 감기에 걸린 경우 가벼운 발산제(發散劑)만 사용해도 쉽게 치료되며, 약을 장기간 복용하지 않더라도 비교적 빨리 치료된다. 이것은 젊은 사람이나 노동량이 많은 사람에게 약을 쓰면 쉽게 치료되지만 노인(老人)이나 허약(虛弱)한 사람에게 약을 사용할 때는 두 배 이상을 써야 비슷한 효과를 나타내는 것과 같은 이치이다.

임신부(姙娠婦)가 감기에 걸렸을 때 가장 많이 사용하는 처방은 궁소산이며, 궁소산을 쓸 사람보다 몸이 약하다고 생각되면 자소음을 사용한다. 또한 궁소산이나 자소음은 임신감기의 통치방(通治方)이기 때문에 기침감기, 몸살감기, 코감기, 목감기, 발열감기에 상관없이 모두 사용할 수 있다. 그러나 자원탕은 임신감기 중에서도 오한(惡寒), 발열(發熱) 같은 일반적인 감기 증상은 심하지 않으면서 유독 기침을 심하게 하는 경우에 적합하다. 즉 자원탕은 임신기침이라는 증상에 기준을 두고 사용하는 처방이다. 이는 임신이라는 상태가 고정되어 있어서 특별히 신체상태를 고려할 필요가 없기 때문이다. 다양한 처방이 존재하는 것은 각기 신체조건과 신체상태가 다르기 때문이며, 신체상태에 부적합한 처방을 사용하면 부작용이 날 수 있어서이다. 그러나 임신(姙娠)이라는 특수한 조건에서는 대부분 유사한 신체상태가 유지되기 때문에 유사한 상태에서 발생하는 동일한 증상이라면 굳이 신체상태를 고려할 필요가 없는 것이다.

조문을 보면 '胎不安태불안'을 다스린다고 했다. 허약(虛弱)하여 태(胎)가 안정(安定)되지 못할 때는 보통 안태음을 사용한다. 그러나 자원탕의 태동불안(胎動不安)은 안태음이나 금궤당귀산, 가미팔진탕의 태동불안(胎動不安)의 의미가 아니며, 기침을 계속하여 태(胎)가 불안(不安)해지는 증상을 의미한다. 따라서 태동불안을 목적으로 사용하는 것이 아니라 자수(子嗽)를 치료하기 위해 사용하는 처방이라는 기준을 가져야 한다.

요즘에는 임신을 했을 때 가급적 약을 먹지 않으려고 한다. 양방에서도 해열제(解熱劑) 정도는 쓰지만 항생제(抗生劑)는 가급적 사용하지 않는다. 그러나 한약은 양약과 달리 급격하게 생리기능을 저하시키거나 변화시키는 작용을 하는 것이 아니라 저하된 기능을 개선하고 부조화된 상태를 조절해주는 작용이 강하기 때문에 임신했을 때 복용해도 큰 무리가 없다. 더구나 임신중에 출혈이 발생하거나 유산의 징후가 있을 때는 적극적으로 치료해야 하기 때문에 한약을 복용하는 것이 좋다. 물론 임신했을 때 복용하지 말아야 할 한약재가 있는 것은 사실이지만 자원탕을 포함하여 부인문(婦人門)에 속한 처방, 특히 임신부에게 사용하는 처방은 해를 주지 않기 때문에 사용해도 무방하다.

일반인들은 한약으로 임신감기(姙娠感氣)를 치료할 수 있다는 것을 잘 모르기 때문에 대부분 임신감기에 한약을 이용할 줄 모르는 실정이다. 그러나 이미 수천 년 전부터 임신감기약으로 한약을 지속적으로 써오면서 그 유효성이 입증되었고 부작용이 없다는 것이 확인되었기 때문에 안심하고 사용할 수 있다. 또한 한약은 복합천연물이므로 단일성분으로 사용하는 것보다 안전하다.

자원탕은 일반인의 기침에도 사용할 수 있다. 감기에 걸려 기침을 하거나 감기 이외의 원인으로 인해 만성기침이 발생했을 때 사용하는데, 호흡기조직에 자윤(滋潤)을 공급하고 거담(祛痰)하여 충혈(充血)되고 예민해진 상태를 개선하므로 기침을 멎게 하는 것이다.

처방구성 처방구성을 보면 자완은 기관지를 확장하여 진해작용(鎭咳作用)과 거담작용(祛痰作用)을 하며, 천문동은 세포에 자윤을 공급하여 갈증을 완화시키고, 진해작용과 이뇨작용을 한다. 길경은 거담작용(祛痰作用)과 진해작용(鎭咳作用)이 있으며, 염증을 억제하는 소염작용(消炎作用)도 있다. 행인은 진해작용(鎭咳作用)과 평천작용(平喘作用)을 하며, 상백피는 이뇨작용(利尿作用)과 소염작용(消炎作用), 약한 진해작용(鎭咳作用)이 있다. 감초는 기관지 평활근의 경련을 억제하여 진해, 진정작용을 한다.

처방비교 **궁소산**과 비교하면 두 처방 모두 임신부의 기침에 사용하는 처방이다. 그러나 궁소산은 임신 전기간(全其間)에 발생하는 기침감기, 두통감기, 몸살감기 등 감기의 유형에 상관없이 사용할 수 있는 반면, 자원탕은 오로지 임신부 기침과 천식에만 사용한다.

자소음과 비교하면 두 처방 모두 임신기침에 사용하는데, 자소음은 임신 중임에도 불구하고 인체의 기능이 저하되어 허랭(虛冷) 증상이 나타나면서 감기에 걸렸을 때 사용하며, 감기 외에도 허약한 임신부의 입덧이나 기결난산(氣結難産)에도 사용한다. 반면 자원탕은 임신 중에 발생하는 기침에 사용하며, 기침이 만성화되어 나타나는 천식에도 사용한다.

→ 활용사례

1-1. 임신(姙娠) 기침 여 25세 소음인
1-2. 임신(姙娠) 기침 여 33세 태음인

1-1. 임신(姙娠) 기침

● 심 ○ ○ 여 25세 소음인 주부 서울특별시 서초구 방배2동

임신 6개월이라는 보통 키에 약간 여위고 피부가 흰 소음인으로 보이는 25세 주부이다.
평소부터 기관지가 약한 탓인지
① 임신 5개월인 1개월 전부터 매일 밤 새벽 1시에서 새벽 3시 사이에만 기침을 1~2회 하는데 ② 1회에 30분 정도로 심하다. ③ 기침할 때 흰 가래가 아주 많이 나오며 ④ 숨이 차며 식사 때에는 숨이 더욱 차다. ⑤ 소화가 잘 안 되고 아침에 일어날 때는 몸이 찌뿌드드하다고 한다. ⑥ 변비가 있고 식욕은 없다. ⑦ 추위를 많이 타며 매운 것, 따뜻한 것은 좋아하나 신맛과 단맛을 싫어한다. ⑧ 임신 후부터 소변을 자주 본다. ⑨ 어지러운 꿈을 자주 꾼다고 한다.
임신 중에 오는 기침이므로 자수(子嗽)로 보았다. 임신 6개월이면 태아의 성장이 왕성한 시기로 태아의 성장으로 체내의 열발생이 가장 활발한 시기임에도 추위를 많이 타고, 섭취하면 열을 발생할 수 있는 매운 음식과 따뜻한 음식을 좋아하며 식욕이 없으며, 특히 식사할 때 더욱 숨이 차다는 것은 위장기능이 현저히 떨어진 탓으로 볼 수 있다.
현재의 증상이 7개월째 계속되는 심한 새벽기침이므로 폐(肺)에 자윤(滋潤)을 공급해 그 기능을 높이며 거담(祛痰), 화담(和痰)으로 기침가래를 없애 주도록 치법의 방향을 정했다.
임신감기에 쓸 수 있는 자소음, 자원탕, 궁소산, 삼소음, 소시호탕 중에 특히 기침이 심한 점을 감안하여 윤폐, 거담 및 청열화담제로 구성된 자원탕을 쓰기로 하고 오미자, 지각 1.5돈을 더하고 소화불량, 식욕 부진, 변비를 목표로 당귀작약산을 합방한 후 추위를 타므로 계피 2돈, 소변빈삭(小便頻數) 및 야간다뇨(夜間多尿)에 산약 1.5돈, 산수유 2돈, 흉몽(凶夢)이 있다는 점에서 모려 1돈을 더하여 5일분 10첩을 지어주었다.
경과를 확인하니, 약을 복용한 뒤에 심하던 기침이 격감했다며 그 약으로 5일분만 더 지어달라고 한다.

이번에는 위와 같은 자원탕 처방에 당귀, 작약 1.5돈, 지각 1돈으로 줄여 전과 같이 지어주었다.
얼마 후에 환자의 아버지가 아들 약을 지으러 와서 딸의 기침도 깨끗이 나았다며 고맙다고 한다.

1-2. 임신(姙娠) 기침

● 박 ○ ○ 여 33세 태음인 경기도 의왕시 오전동 궁전빌라

덩치가 크고 키도 약간 큰 태음인 임신부로 출산 예정일이 17일 정도 남아 있다.
① 4일 전부터 기침이 심하다. ② 기침은 하루 종일 한다. ③ 목이 간질간질하며 아프다. ④ 손발이 차다.
⑤ 따뜻한 음식을 좋아한다. ⑥ 식욕과 소화력이 좋다. ⑦ 땀을 많이 흘린다.
이 부인은 현재 출산이 임박한 임신 10개월째의 임신부로 문제는 4일 전부터 시작된 심한 기침이다. 임신 중 산모의 신체기능 및 영양물질의 대부분은 태아를 성장시키는 데 우선 사용되기 위하여 하복부 쪽으로 몰리기 때문에 전반적 신체기능이 활발해짐에도 자칫 잘못하면 다른 기능들이 축소되어 질병을 일으킬 수 있다. 임신기침 또한 음허(陰虛)한 데 혈기(血氣)가 양태(養胎)를 위해 하달하기 때문에 폐음휴손(肺陰虧損)으로 발생하는 것으로 볼 수 있다.
이 부인의 경우에 있어서도 현재 출산을 2~3주 정도 남겨둔 시점에서 심한 기침으로 인해 조산할 수도 있으므로 윤폐거담(潤肺祛痰)의 작용으로 지수(止嗽)시키는 동시에 안태(安胎)시킬 수 있는 방법으로 치법의 방향을 정했다.
대부분 일반인들은 임신 중에는 한약을 쓰면 안 되는 것으로 알고 있어 감기에 걸려도 그냥 참고 견디는 경우가 많으나, 임신 중 기침감기에 쓸 수 있는 처방에는 궁소산, 자소음, 자원탕, 삼소음, 소시호탕, 육미지황원, 보중익기탕 등 임신금기 약재가 들어 있지 않은 많은 처방들을 활용할 수 있다.
이 중에서 임신 10개월째인 점을 감안하여 임신해수로 인한 태동불안에 청폐지수(淸肺止嗽)하는 효과가 있는 자원탕을 쓰기로 했다. 임신 10개월째인 임신부의 심한 기침을 목표로 자원탕 1.5배량으로 3일분 6첩을 지어주었다.
3일 뒤에 다시 와서 기침이 좀 덜하여 낮 기침은 줄고 밤에만 좀 심하다고 한다.
자원탕을 복용한 이후 기침이 조금 덜하므로 이번에도 같은 처방으로 3일분 6첩을 지어주었다.
14일 뒤에 산후보약을 지으러 왔을 때 확인해 보니, 두 번째 약을 복용한 이후 기침이 많이 나아 견딜 만했으며 출산 후 저절로 소실되었다고 한다.

中統160 寶 자소음 紫蘇飮

紫蘇葉 二錢半 **人蔘 大腹皮 川芎 陳皮 白芍藥 當歸** 各一錢 **甘草** 五分 **薑四片 葱三莖**

[出 典] 普濟本事方·方藥合編 : 治 子懸 及氣結難産
[活 套] 倍芎歸 二~三錢 亦好 ① 或加砂仁 一錢 尤妙
[活套鍼線] 子懸(婦人姙娠) 孕婦傷寒(寒) 保産(婦人姙娠) 催産(婦人姙娠) 孕痲(小兒痲疹) 衝上(足)
[適 應 症] 임신감기, 기침, 가래, 비염, 콧물, 코막힘, 재채기, 불문향취, 목쉼, 발열, 오한, 입덧, 구토, 오심, 복통, 소화불량, 식사전폐, 전신통, 두통, 인통, 견비통, 현훈, 무기력, 무서움, 변비, 팔저림, 알레르기성비염, 복부경결, 소변불리

처방설명

자소음은 자현(子懸)과 기결(氣結)로 인한 난산(難産)에 사용하는 처방이며, 임신감기나 감기를 겸한 입덧에도 활용한다. 본래는 배가 단단하게 뭉치고 당길 때, 기(氣)가 울체(鬱滯)되어 태기(胎氣)가 흉곽 쪽으로 치받쳐 난산(難産)이 되기 쉬운 경우에 사용하는 처방이지만, 감기에 걸렸을 때도 기결(氣結)이 발생할 수 있다는 점에 착안하여 응용하는 것이다.

자현(子懸)은 태기상핍(胎氣上逼)이라고도 하는데, 임신중에 태기(胎氣)가 조화되지 못하고 위로 치밀어 가슴이 부어오르는 것처럼 아픈 병증이다. 이는 출산에 대한 두려움이나 찬 기운의 영향을 받아서 임신부의 복부가 긴장되었을 때 나타나는 현상이다. 즉 임신부의 특성상 수분이 울체(鬱滯)되어 있기 때문에 정신적인 긴장(緊張)이나 외감(外感)의 영향을 받으면 조직이 긴장되고 수분울체가 심해져 복부에 압박을 줄 수 있다. 이럴 때 자소음은 조직의 긴장과 수분울체를 풀어 주므로 자현(子懸)을 치료한다. 기결(氣結)로 인한 난산(難産)의 원인은 다양하지만, 특히 하복부 조직이 긴장된 것이 주요원인이다. 이 경우에도 자소음이 조직의 긴장을 풀어 주므로 난산을 예방할 수 있는 것인데, 요즘에는 영양상태가 좋아지고 기육이 두터워졌기 때문에 이러한 요인이 작용하더라도 심하게 긴장되는 경우가 많지 않다. 따라서 자소음을 사용할 수 있는 기결난산(氣結難産)은 흔하지 않다.

≪제중신편≫을 보면 다음과 같은 언급이 있다. '아이를 낳게 되었을 때 놀라게 하지 말 것이다. 대개 무서워하고 겁을 내면 기운이 잘 돌지 못하여 상초(上焦)가 막히고 하초(下焦)가 창만(脹滿)해서 난산(難産)이 된다. 이럴 때는 급히 자소음을 먹여야 한다.' 또한 ≪의종손익≫에는 다음과 같은 말이 있다. '해산할 자리에 너무 일찍 앉아 두려운 생각이 있어 기(氣)가 뭉쳐 돌아가지 못하여 난산(難産)이 되는 것 같다. 대개 두려워하면 겁이 나고 겁이 나면 상초(上焦)가 막히고 상초가 막히면 하초(下焦)가 팽팽하게 불러올라 기(氣)가 돌아가지 못한다. 이때는 자소음을 10첩까지 쓰지 않아도 태기(胎氣)가 곧 내려간다.' 이상을 종합해보면 출산에 대한 두려움이 조직을 긴장시켜 난산(難産)을 야기한다는 것을 알 수 있다. 그러나 여기에 언급되지 않았지만 외감(外感)도 조직을 긴장시키는 요인으로 작용하기 때문에 기결난산(氣結難産)의 원인이 될 수 있다.

자소음은 임신감기와 입덧에도 사용한다. 임신을 하면 또 하나의 생명을 유지해야 하기 때문에 체온이 높아지는 것이 일반적이다. 그래서 임신부에게 사용하는 처방에는 대체로 체열의 부조화를 조절해주는 약재가 포함된다. 그러나 임신 중임에도 허랭(虛冷)한 상태이거나 기력이 없는 상태에서 감기에 걸리고 입덧을 하는 경우가 있는데, 이럴 때 자소음을 사용한다. 이 경우 자소음은 자현(子懸)이나 기결난산(氣結難産)을 치료하는 것처럼 긴장된 조직을 풀어주기 때문에 감기가 치료되는 것이다.

임신감기에는 주로 궁소산과 자소음을 쓰는데, 자소음의 경우 군약인 소엽을 제외하면 감기에 사용하는 약재가 아닌 보혈(補血)·보기(補氣)·이수(利水)·거담제(祛痰劑)로 구성되어 있음에도 의외로 허증의 임신감기에 탁월한 효과가 있다. 그래서 열을 띤 실증(實證)의 감기에는 궁소산을 쓰고, 열성(熱性)을 띠지 않고 허증(虛證)일 경우에만 자소음을 사용한다. 또한 입덧을 목표로 쓸 수 있는 것은 소엽의 하기작용(下氣作用)과 대복피의 이수(利水), 진피의 거담(祛痰)·순기작용(順氣作用)이 양수(羊水)의 생성으로 인해 소화기에 울체되어 있는 담음(痰飮)을 제거하여 입덧을 치료하기 때문이다.

활투침선을 보면 보산(保産)과 최산(催産)에 사용하는 처방으로 분류되어 있다. 보산에 사용할 수 있는 것은 사물탕을 포함하고 있어 보혈(補血)·활혈작용(活血作用)이 있고, 대복피가 불필요한 수분을 빼주며, 보기작용(補氣作用)을 통해 태아형성에 좋은 조건을 만들어 주고, 소엽으로 조직의 긴장을 풀어주기 때문이다. 최산(催産)에 사용하는 것도 이와 같은 기전으로 평활근의 긴장을 풀어주고 자궁의 수축력을 강화시키기 때문이다.

처방구성 처방구성을 보면 군약인 자소엽은 중추신경의 흥분을 억제하여 정신을 안정시킴으로 진정작용을 하고, 발한(發汗)을 촉진하여 해열작용을 하며, 소화액 분비를 촉진시키고 위장운동을 증강시킨다. 인삼은 심장기능과 부교감신경을 강화하며 소화액의 분비를 증진시켜 식욕을 강화하고, 위장의 연동운동(蠕動運動)을 항진시켜 소화·흡수를 촉진하며, 면역능력을 증강시킨다. 대복피는 소화관의 연동운동을 촉진하고 소화불량과 복부팽만감을 완화시킨다. 천궁은 진경작용과 평활근 이완작용이 있어서 장관(腸管)의 경련이나 임신자궁의 수축, 경련을 억제한다.

진피는 이기제(理氣劑)로서 소화관의 운동을 강화하여 가스배출을 촉진하고, 백작약은 평활근의 경련을 억제하고, 중추신경 흥분을 억제하여 진통, 진경, 진정작용을 한다. 당귀는 항혈전작용(抗血栓作用)을 하여 혈액순환을 원활하게 하며, 성분 중에 페루릭산(Ferulic acid)은 자궁 평활근의 경련에 대한 진통, 진경작용과 평활근 이완작용이 있어서 장관(腸管)의 경련이나 임신자궁의 수축과 경련을 억제한다. 감초는 부신피질호르몬과 유사한 작용이 있어 염증을 억제하며, 평활근을 이완시키는 작용과 간기능을 보호하는 작용이 있다. 감초는 인후점막의 자극을 완화하고 기관지평활근 경련을 억제하여 진해, 진정작용을 한다.

처방비교 보산(保産)에 사용하는 **궁귀탕**과 비교하면 궁귀탕은 출산 전후 또는 출산 직후에 혈허(血虛)나 울혈(鬱血)로 인해 발생하는 산후현훈(産後眩暈), 출혈(出血), 사태불하(死胎不下), 오로(惡露) 등에 사용하며, 보혈·활혈을 통해 보산작용을 나타낸다. 반면 자소음은 보혈·활혈작용 외에 조직의 긴장을 풀어주고 불필요한 습체를 제거하는 기능을 통해 보산작용을 나타낸다.

최산(催産)에 사용하는 **단녹용탕**과 비교하면 단녹용탕은 자궁 주위에 혈액을 집중시켜 개구(開口)를 촉진하고 만출력을 증가시켜 출산을 용이하게 한다. 반면 자소음은 인체의 긴장을 풀어주면서 활혈·이뇨시켜 출산을 용이하게 한다. 그러나 요즘은 외감으로 인체가 긴장되는 경우가 많지 않으므로 자소음을 사용할 기회가 많지 않다.

입덧에 사용하는 다른 처방과 비교하면, **보생탕**은 비위가 선천적으로 약한 경향이 있으면서 양수의 영향으로 소화기에 습체가 발생하여 오는 입덧에 사용하고, **오령산**은 보생탕보다 비위(脾胃)가 약하지 않으면서 습체로 인해 입덧하는 경우에 사용한다. 반면 외감으로 인해 인체가 체온 발산을 줄이기 위해 기표(肌表)의 조직을 위축시키는 과정에서 순환장애가 발생하여 수분의 편재가 일어났을 때, 이것이 소화기 습체를 유발하여 입덧을 발생시킬 경우에는 자소음을 사용한다. 참고로 외감으로 인한 수분 장애가 임신부가 아닌 소아에게 발생하였다면 곽향정기산이나 오령산을 써야 한다.

활용사례

1-1. 임신부복부경결(姙娠婦腹部硬結), 소변불리(小便不利), 식욕부진(食慾不振) 여 34세
2-1. 임신구토(姙娠嘔吐), 식사전폐(食事全閉), 오한(惡寒), 무기력(無氣力), 변비(便秘), 무서움, 슬랭(膝冷) 여 30세 소음인
2-2. 입덧, 비염(鼻炎), 비색(鼻塞), 재채기, 불문향취(不聞香臭), 두통(頭痛), 목쉼, 식욕부진(食慾不振) 여 31세 태음인
2-3. 입덧, 오심(惡心), 감기, 수면불량(睡眠不良) 여 29세 소음인
2-4. 입덧, 감기, 오심(惡心), 구토(嘔吐) 여 28세 태음성소음인
2-5. 임신오조(姙娠惡阻) 여 25세 소음인
3-1. 임신감기(姙娠感氣), 기침 여 27세 소음성태음인
3-2. 임신감기(姙娠感氣), 발열(發熱), 기침, 콧물 여 24세 소양인
3-3. 임신감기(姙娠感氣), 견비통(肩臂痛), 팔저림 여 32세 태음인
3-4. 임신감기(姙娠感氣), 알레르기성 비염, 재채기, 콧물, 코막힘, 오한(惡寒) 여 33세 소음인
3-5. 임신감기(姙娠感氣), 전신통(全身痛), 두통(頭痛), 인통(咽痛), 기침 여 33세 소음인
3-6. 임신감기(姙娠感氣), 기침, 가래, 구토(嘔吐) 여 31세 태음인
3-7. 임신감기, 기침, 콧물, 가래, 입덧, 오심(惡心), 복통(腹痛), 구토(嘔吐), 소화불량(消化不良), 현훈(眩暈) 여 27세 태음인
3-8. 임신감기(姙娠感氣), 발열(發熱), 인통(咽痛), 하복부경결(下腹部硬結) 여 29세 소음인

1-1. 임신부복부경결(姙娠婦腹部硬結), 소변불리(小便不利), 식욕부진(食慾不振)

다음은 김철동 선생의 경험을 채록한 것이다.

● ○ ○ ○ 여 34세 주부 경기도 고양시 신도읍 오금동

임신 9개월 된 부인으로
① 하복이 아래로 처지면서 단단하게 경결(硬結)되어 있으며 ② 동시에 소변이 잘 나오지 않는다.
임신부가 배가 단단하게 뭉친다는 것은 현재의 상태가 좋지 않다는 것이며 이것을 풀어주는 약이 바로 자소음이다. 소변불리는 임신으로 자궁이 커져 앞의 방광을 누르기 때문인데, 더구나 하복이 단단하게 뭉쳐져 있으니 이 증상이 더 심해진 듯했다. 하복경결은 임신 개월 수에 따라 처방이 다르나 대개 출산에 임박하여 사용하는 것이 자소음이므로 자소음을 쓰기로 하고, 임신 9개월의 소복상추(小腹常墜)로 인한 소변불리(小便不利)에 자소음을 5일분 10첩을 지어주었다.
약을 복용한 이후 하복이 단단해지던 것과 소변이 잘 나오지 않던 것이 나았다.

2-1. 임신구토(姙娠嘔吐), 식사전폐(食事全閉), 오한(惡寒), 무기력(無氣力), 변비(便秘), 무서움, 슬랭(膝冷)

● 장 ○ ○ 여 30세 소음인 경기도 군포시 당동

키가 작고 약간 살찐 소음인으로 보이는 주부로, 1년 전에 기상곤권(起床困倦)으로 보허탕과 계지탕을 복용한 뒤 효험을 본 부인이다. 현재 임신 2개월로
① 15일 전부터 먹으면 모두 토한다. ② 식사를 전혀 못하고 음식냄새도 싫다고 한다. ③ 15일 전부터 종일 오한(惡寒)이 난다. ④ 평소에 추위를 타며 손발이 차다. ⑤ 무릎과 어깨가 차다. ⑥ 피로하고 기운이 없다.
⑦ 대변은 4일에 1번 보며 변비가 있다. ⑧ 소변을 자주 보며 자다가도 4번씩 본다. ⑨ 매운 음식을 좋아하고
⑩ 식욕과 소화력은 보통이다. ⑪ 첫아이 때는 출산할 때까지 입덧을 했다고 한다. ⑫ 밤이면 무서움을 탄다.
⑬ 15일 전 어머니가 사망하여 신경을 많이 썼다.
15일 전부터 식사를 전혀 못하고 오한(惡寒)이 난다는 소음인 주부의 입덧을 목표로 자소음 2배량에 피로하고 기운 없다는 것을 감안하여 인삼을 4돈으로 증량하고, 구토를 감안하여 복령 2돈, 백두구 2돈를 더하여 10일분 20첩을 투약했다.
13일 뒤에 다시 와서, 그 약을 복용한 이후 간혹 토하고, 식사를 조금씩 하고, 기운이 나고, 변비와 밤이면 무서움 타던 것이 소실되고 무릎과 어깨가 찬 것이 경감되었다고 한다. 그러나 가끔씩 오한(惡寒)이 난다.
약을 더 지어달라고 하여 전과 같은 처방으로 10일분 20첩을 투약했다.

2-2. 입덧, 비염(鼻炎), 비색(鼻塞), 재채기, 불문향취(不聞香臭), 두통(頭痛), 목쉼, 식욕부진(食慾不振)

● 최 ○ ○ 여 31세 태음인 대구광역시 서구 중리동

체격은 보통이고 키가 큰 편이며 태음인으로 보이는 임신부로 임신 3개월이다.
① 2년 전부터 비염(鼻炎)이 있다. ② 코가 막혀서 숨쉬기가 곤란하다. ③ 누런 콧물이 목으로 넘어가고 뱉어내면 피가 섞여 있다. ④ 냄새를 못 맡는다. ⑤ 가끔 재채기를 한다. ⑥ 항상 두통이 있는데 이마 부위가 얼얼하게

아프다. ⑦ 평소에는 식욕이 좋았으나 20일 전부터 입덧으로 아무것도 못 먹는 편이다. ⑧ 자고 나면 눈곱이 많이 낀다. ⑨ 목이 쉬어서 쉰 소리를 낸다. ⑩ 평소 선풍기 바람을 싫어하고 음식은 따뜻한 것을 좋아한다. ⑪ 소화력은 좋은 편이다.
따뜻한 것을 좋아하는 허랭한 신체상태의 연약한 태음인 임산부의 비염과 입덧증세가 겸하여 있으므로 자소음 2배량으로 10일분 20첩을 달여 주었다.
약 1년 후에 다시 방문했을 때 지난해 복용한 약의 경과를 확인해 보니, 비염증세는 복용하는 중에 소실됐고 비색, 콧물, 불문향취(不聞香臭), 재채기, 두통 등이 소실되어서 냄새를 맡을 수 있었으며, 목 쉰 증세도 복용 뒤에 나았고 식욕이 돌아와서 식사를 잘 했다고 한다.

2-3. 입덧, 오심(惡心), 감기, 수면불량(睡眠不良)

● 강 ○ ○ 여 29세 소음인 서울특별시 성동구 금호2가

약간 여위고 키가 큰 편인 소음인으로 보이는 임신부로 임신 7주째이다.
① 4일 전부터 입덧이 심해져서 음식냄새가 싫다. ② 속이 메스꺼우면서 먹으면 토한다. ③ 하혈(下血)이 있어 병원에 가니 유산기가 있다고 한다. ④ 감기기운도 겹쳐 있다. ⑤ 평소 추위를 탄다. ⑥ 소화기가 약해서 소화가 잘 안 되고, 잘 체하며 특히 신경을 쓰면 심하다. ⑦ 명치가 답답하고 더부룩하다. ⑧ 설사가 자주 난다. ⑨ 잠을 거의 못 잔다. ⑩ 어지럽다. ⑪ 피로하고 기운이 없다.
평소 기허하고 소화기가 약한 소음인 임신부의 감기를 겸한 입덧을 목표로 자소음 1.5배량으로 3일분 6첩을 투약했다.
3일 후에 다시 전화가 왔을 때 증세를 확인해 보니, 약을 복용한 이후 입덧증세가 전반적으로 소실되었으며, 메스꺼운 증세는 복용하는 중에는 소실되었으나 복용 뒤에는 약간 남아 있으며 감기기운은 나았다고 한다. 체하는 증세는 소실되었으나 소화가 아직 잘 안 되고 잠을 못 자는 증세가 경감되었다고 한다.
약간의 오심이 있는 잔여증세를 목표로 전과 같은 처방으로 3일분 6첩을 투약했다.
약 20일 후에 확인한 결과 입덧은 완전히 소실되었다고 한다.

2-4. 입덧, 감기, 오심(惡心), 구토(嘔吐)

● 장 ○ ○ 여 28세 태음성소음인 경기도 안양시 관양동 강림아트빌라

보통 체격에 키가 약간 크며 의료보험조합에 다닌다는 태음성소음인으로 보이는 주부이다.
4년 전 결혼한 이후 계류유산을 한 번 한 적이 있으며 약 3년 전에 10여 년 된 소화불량과 속쓰림을 향사육군자탕으로 치유했고, 1년 전 임신이 안 된다고 하여 본 한약방에서 오적산을 4회에 걸쳐 복용한 이후 임신한 부인이다. 현재 임신 5주째인데
① 3일 전부터 입덧이 시작되었다. ② 냄새가 역겹고 ③ 속이 울렁거리고 구토한다. ④ 5일 전부터 감기가 시작되어 기침을 하며 ⑤ 가래가 약간 있다. ⑥ 손발이 차고 상복(上腹), 하복부(下腹部)가 모두 차며 만져 보면 찬기가 느껴진다. ⑦ 식욕은 좋으나 소화가 잘 안 되고 잘 체한다. ⑧ 속이 답답하고 가스가 차고 트림이 나고 더부룩하다. ⑨ 빈속에 속쓰림이 있다. ⑩ 대변이 시원치 않다. ⑪ 가슴이 심하게 두근거리며 잘 놀라고 불안하고 짜증이 심하다. ⑫ 기립시 현훈이 있다. ⑬ 어깨, 허리, 무릎이 쑤신다. ⑭ 이전에는 임신 6개월까지 입덧증세가 있었다. ⑮ 추위와 더위를 많이 탄다.
상복(上腹)과 하복(下腹)이 모두 찬 태음성소음인 부인의 입덧을 겸한 감기증세를 목표로 자소음 본방으로 5일분 10첩을 지어주었다.
5일 뒤에 임신보약을 지으러 와서, 속이 울렁거리는 것이 덜하여 어제부터 구토가 현저히 줄었으며 기침 역시 어제 저녁부터 많이 줄어들었다고 한다. 이번에는 소화기가 약하므로 임신보약으로 보허탕을 지어주었다.

3-1. 임신감기(姙娠感氣), 기침

● 백 ○ ○ 여 27세 소음성태음인 경기도 안양시 관양1동 부림빌라

키가 크고 체격은 보통인 소음성태음인으로 보이는 부인이다.
아직 확인은 하지 못했으나 늘 있던 월경이 없으며 본인 생각에 현재 임신 1개월(?)쯤으로 추측하고 있다고 한다.
① 감기에 걸려서 기침을 하는데 어제부터는 더 심하다. ② 기침감기는 밤에 심해지며 누우면 더 심하고 ③ 기상시 가슴이 아프다. ④ 아랫배가 살살 아프다. ⑤ 혀 둘레가 톱니처럼 굴곡이 있으며 ⑥ 추위를 타고 ⑦ 손발이 차다.
추위를 타고 하복통이 있는 태음인 임산부(?)의 감기 기침을 목표로 자소음을 배량으로 3일분 6첩을 지어주었다.
다음해 3월에 산후풍약을 지으러 왔을 때 확인해 보니, 그때 임신하여 5개월 전에 출산했으며 지난해 기침감기는 자

소음 4첩 정도를 복용한 이후 완쾌되었다고 한다. 그러나 자소음을 복용했음에도 복통은 출산할 때까지 계속되었다고 했다.
이 부인은 임신 중에 자궁을 따뜻하게 하여 자궁기능을 높여주는 임신보약을 복용했더라면 하복통 증세가 소실되었으리라 생각된다.

3-2. 임신감기(姙娠感氣), 발열(發熱), 기침, 콧물

● 신 ○ ○ 여 24세 소양인 서울특별시 동작구 사당동

얼마 전 결혼해서 임신 2개월째 된 한약방 직원이다.
체격과 키가 보통인 소양인으로 현재 임신 2개월째이며 1일 전부터 감기에 걸렸는데 감기증세로는
① 눈과 얼굴이 화끈거리면서 열이 나고 종일 견디기 힘들 정도이다. ② 맑은 콧물이 종일 계속된다. ③ 기침은 시간이 지남에 따라 더하며 특히 밤에 심하게 하는데 본인은 모르겠으나 남편이 자다가도 기침을 연속으로 심하게 한다고 말한다. ④ 목 속이 부어 있는지 몹시 따갑고 낮에는 덜하나 밤에 특히 심하다. ⑤ 평소 추위를 많이 탄다. ⑥ 늘 두통이 있다. ⑦ 사소한 일에도 깜짝깜짝 잘 놀란다. ⑧ 언행(言行)이 매우 빠르고 급하며 적극적이다.
임신 2개월 된 소양인의 발열, 콧물, 기침감기를 목표로 궁소산 2배량으로 2일분 4첩을 달여 주었다.
복용 뒤에 감기증상이 별로 나아지는 기미가 없이 더하는 것 같다고 한다. 비록 발열이 있고 임신감기라고 하지만 평소 추위를 몹시 타는 것으로 보아 아직 체열이 상승되어 있지 않은 상태에서 찬 성분이 군약으로 되어 있는 궁소산이 적합하지 않았다고 보고, 몸이 차거나 열성을 띠지 않는 임신감기에 쓸 수 있는 자소음을 써 보기로 하고 2배량으로 1일분 2첩을 달여 주었다.
저녁에 1첩을 복용했는데 다음날 아침부터 기침, 콧물이 격감하였으며 아울러 발열증세가 경감되어서 다시 아침에 1첩을 더 복용한 뒤 발열, 기침, 콧물도 모두 나아 폐약했다.

3-3. 임신감기(姙娠感氣), 견비통(肩臂痛), 팔저림

● 서 ○ ○ 여 32세 비습소탈형 태음인 주부 경기도 안양시 부림동 공작아파트

보통 키에 몸통이 굵고 살이 찐 임신 9개월 된 주부이다.
① 6년 전 출산한 뒤 아프던 팔이 그간 괜찮았는데, 어제부터 오른팔이 밤낮 저릿저릿하게 뼛속이 쑤신다. ② 아울러 손바닥도 간질간질하다. ③ 1달 전부터 감기가 시작되었는데 가래가 심하고 낮으로만 마른기침을 약간씩 한다. ④ 몸은 따뜻하고 더위를 타며 선풍기 바람을 좋아하고 손발은 차다. ⑤ 소화력은 왕성하나 식욕은 보통이며 대소변은 정상이다.
감기로 오랫동안 고생한 터라 부인이 충분한 약을 원하고 또 출산을 앞두고 있으므로 1제를 지어주기로 했다. 비습(肥濕)한 임신 9개월 부인의 감기를 겸한 오른팔 통증을 목표로 자소음 본방으로 10일분 20첩을 지어주었다.
3일 뒤에 약을 지어간 부인으로부터 전화가 왔는데 그 약을 3일간 복용한 뒤 팔 저림과 쑤심, 감기 증세가 완전히 없어졌는데, 다니는 병원에 문의하니 감기가 다 나았다면 한약은 더 먹지 않는 것이 좋을 것이라고 했다고 한다. 3개월 뒤에 출산하여 보약을 지으러 왔을 때 다시 확인해 보니, 그때 그 약을 먹고는 완전히 다 나았다며 이번엔 출산 후 손가락이 저려 약을 지으러 왔다고 한다.

3-4. 임신감기(姙娠感氣), 알레르기성 비염, 재채기, 콧물, 코막힘, 오한(惡寒)

● 이 ○ ○ 여 33세 소음인 주부 경기도 안양시 비산3동 건국빌라

보통 키에 여윈 편이며 흰 피부에 약간 예리해 보이는 임신 8개월 된 주부이다.
① 현재 임신 8개월인데 1달 전부터 감기가 왔으며 ② 콧물, 재채기, 코막힘, 코 건조의 코감기 증상이 있다.
③ 코와 목이 가렵고 따가우며 오한이 난다. ④ 이 증세는 5~6년 전부터 환절기인 9~10월경 이맘때면 해마다 발생하며 찬바람이 나면 저절로 없어진다. ⑤ 병원에 가니 알레르기성 비염이라 하지만 약을 쓸 수가 없어 한약을 지으러 왔다고 한다. ⑥ 임신한 뒤부터 식욕이 별로 없고 소화력 또한 낮아졌으나 소, 대변은 별 이상이 없다.
임신 8개월의 부인이 평소에도 환절기마다 고생을 해왔다며 약을 충분히 지어달라고 하여 현재의 알레르기성 비염을 목표로 자소음 2배량으로 5일분 10첩을 지어주었다.
3개월 뒤인 다음해 정초에 출산한 뒤 산후보약을 지으러 방문했을 때 확인해 보니, 임신 전부터 가을이면 알레르기성 비염으로 고생하여 늘 병원에 다녔는데도 신기하게도 그 약을 다 먹자 곧바로 재채기, 콧물, 코막힘, 오한(惡寒), 코와 목 가려움 등의 모든 증세가 나았다는 것이다. 그러나 종전 임신 때에는 1년 내내 입덧을 했다고 하여 자소음이 입덧에도 효력이 있으므로 이번 입덧에는 차도가 없었냐고 확인해 보니, 확실히 기억나지 않는다고 했다.

3-5. 임신감기(姙娠感氣), 전신통(全身痛), 두통(頭痛), 인통(咽痛), 기침

● 안 ○ ○ 여 33세 소음인 경기도 안산시 성포동 예술인아파트

키와 체격은 보통이고 목소리가 작은 소음인으로 보이는 초등학교 선생님이다. 임신 4주째이며

① 3일 전부터 감기에 걸렸다. ② 전신의 살이 쑤시고 아프다. ③ 두통이 심해서 어제는 잠을 못 잤다. ④ 목이 아프고 ⑤ 기침이 밤에 심하고 기침할 때는 속에서 울려 나오는 소리가 난다. ⑥ 입덧으로 인해서인지 구토(嘔吐)를 하며 오늘 아침에는 더 심했다. ⑦ 역시 입덧으로 속이 메스꺼우며 느글거린다. ⑧ 추위를 많이 타고 특히 아랫배가 차다. ⑨ 소화력이 약해서 자주 소화가 안 되고, 하복부에 가스가 차며 전에는 잘 체했다. ⑩ 평소 피로하고 몸이 무겁고 기운이 없다. ⑪ 계류유산을 한 적이 있다.

입덧을 겸한 소음인의 임신 중 몸살감기를 목표로 자소음 3일분으로 6첩을 지어주었다.

8개월 후 출산해서 산후보약을 지으러 왔을 때 확인하여 보니, 그 약을 3일분 복용한 이후 임신감기로 인한 전신통과 두통, 인통, 기침이 모두 소실되었다고 한다.

3-6. 임신감기(姙娠感氣), 기침, 가래, 구토(嘔吐)

● 김 ○ ○ 여 31세 태음인 경기도 안양시 관양동

4년 전 피임한 뒤 불임으로 보허탕 2제를 복용하고 임신한 태음인 부인이다.

① 현재 임신 4개월인데 15일 전부터 감기에 걸렸다. ② 밤에 기침이 심하다. ③ 가래가 간혹 있다. ④ 기침을 하면서 구토(嘔吐)를 한다. ⑤ 유산을 많이 했다고 한다.

임신 4개월 된 임산부의 허증 감기를 목표로 자소음 2배량으로 3일분 6첩을 지어주었다.

9개월 후에 다시 왔을 때 확인해 보니, 약을 복용하고 임신감기로 인한 기침, 가래, 기침 때 발생하는 구토 등의 증상이 소실되었다고 한다.

3-7. 임신감기, 기침, 콧물, 가래, 입덧, 오심(惡心), 복통(腹痛), 구토(嘔吐), 소화불량(消化不良), 현훈(眩暈)

● 문 ○ ○ 여 27세 태음인 경기도 안양시 관양동 대아빌라

키가 약간 크고 보통 체격인 태음인 여성으로 현재 임신 6주째이다.

① 1주일 전부터 감기에 걸렸는데 기침을 많이 하며 가래가 심하다. ② 기침과 가래는 밤이나 새벽에 심하고 공기가 바뀔 때에도 심하다. ③ 코막힘이 심하나, 발열(發熱)은 없다. ④ 임신 4주째부터 오심(惡心)과 복통이 있다. ⑤ 평소에 추위를 심하게 탄다. ⑥ 식욕이 별로 없다.

임신 6주 된 임신부의 가벼운 입덧증세와 감기를 목표로 자소음 본방으로 3일분 6첩을 지어주었다.

약 8개월 후에 2주 전에 출산을 했다며 산모(産母)의 어머니가 보약을 지으러 왔을 때 확인해 보니, 자소음을 복용한 후에 감기와 오심(惡心), 복통(腹痛) 등의 증상이 소실되었다고 한다.

그 후 약 1년 5개월 뒤에 다시 내방했는데 현재 임신 6주째라고 한다.

① 2주 전부터 소화가 안 된다. ② 음식냄새가 역겹고 속이 메슥거린다. ③ 구토가 나온다. ④ 1주일 전부터 코감기에 걸렸다. ⑤ 간혹 기침이 나오고 ⑥ 가래가 많다.

전에는 감기가 주증상이었고 입덧이 부수증상이었으며, 지금은 입덧이 주증상이고 감기가 부수증상이나 전과 신체상태가 비슷하고 증상도 비슷하다는 점에서 전과 같이 자소음 본방으로 5일분 10첩을 지어주었다.

11일 후에 내방했을 때 확인해 보니, 약을 복용한 후에 소화가 잘되고 오심(惡心)과 구토(嘔吐)가 소실되었다고 한다. 그런데 어제부터 조금씩 재발했는데 현재 가래가 약간 있고 기립(起立)시 어지러움이 있다고 한다.

오심(惡心)의 증상이 아직 남아 있고 감기 증상이 소실되었다는 점에서 효과가 있다고 판단되어 전과 같은 자소음으로 5일분 10첩을 지어주었다.

1달 보름 후에 임신보약을 지으러 왔을 때 확인하여 보니, 어지러운 증세는 아직 약간 있으나 입덧과 가래는 완전히 소실되었다고 한다.

中統161 寶 형개산 荊芥散

荊芥末 二錢

治 血暈如神
[用　法] 童便一盞 調服
[活套鍼線] 血暈(婦人産後)　衄血(婦人産後)
[適 應 症] 현훈, 두통, 지절통, 코피

처방설명 형개산은 산후 혈액순환장애가 원인이 되어 발생하는 현훈(眩暈), 두통(頭痛), 지절통(肢節痛), 코피 등에 사용한다.

임신을 하면 기능이 항진되어 체열(體熱)이 많아지지만 출산하면 서서히 감소하여 본래대로 회복된다. 이러한 체열의 감소는 상황에 따라 급격히 나타나는 경우도 있지만, 일반적으로 일정기간 유지되면서 조금씩 감소하게 된다. 형개산은 산후에 체열이 본래대로 회복되기 전, 즉 어느 정도 열성(熱性)이 남아 있는 상태에서 순환장애가 발생했을 때 사용하는 처방이며, 이러한 순환장애가 뇌에 영향을 주어 현훈(眩暈), 두통(頭痛)을 유발하고, 혈관분포가 많은 비강(鼻腔)의 키셀바흐 부위에 혈액이 울체되어 코피가 유발되었을 때 사용한다.

조문에는 '治血暈如神치혈훈여신'이라고 했는데, 혈훈(血暈)은 혈액이 부족했을 때 발생하는 경우가 있고, 혈액소통이 원활하게 이루어지지 못했을 때 발생하는 경우가 있다. 전자(前者)의 경우 보혈제(補血劑)인 궁귀탕이나 사물탕을 사용하면 치료되지만, 후자(後者)의 경우에는 혈행장애(血行障礙)를 해소시키는 형개산이나 궁오산을 사용하는 것이 적합하다. 보혈제는 입술이 희다든지 혈색이 없는 등의 빈혈(貧血) 증상이 동반되면서 현훈(眩暈)이 있을 때 사용하며, 형개산은 빈혈(貧血) 증상이 없으면서 약간 열성이 내재되어 있다고 판단될 때 사용한다. 궁오산과의 차이점은 궁오산은 조직이 긴장된 상태에서 습체(濕滯)가 겸해 있을 때 사용하며, 형개산은 열성(熱性)을 띠고 있으면서 혈액이 울체되어 순환장애(循環障礙)가 발생하였을 때 사용한다는 점이다.

형개산은 형개와 동변으로 구성되어 있는데, 여기서 형개는 혈행장애의 원인을 제거하는 작용을 하는 것으로 보인다. ≪제중신편≫을 보면 '해산한 후에 열이 나며 머리가 아프고 온몸이 아픈데 이것은 감기가 아니라 흔히 피가 허(虛)하거나, 또는 궂은 피가 있기 때문이며, 이때는 궁귀탕에 형개수 2돈을 넣어 쓴다.'고 했다. 여기서 궁귀탕은 보혈작용(補血作用)과 활혈작용(活血作用)을 할 것이고, 형개는 궂은 피를 제거하는, 즉 혈행장애(血行障礙)를 유발하는 원인을 제거하는 작용하는 것으로 생각할 수 있다.

또한 ≪제중신편≫의 산후 코피에 대한 언급을 보면 '입과 코에 검은 빛이 나타나면서 코피가 흐르는 것은 기혈(氣血)이 흩어져서 제자리로 돌아오지 못하는 것이므로, 이것은 위(胃)의 기운이 끊어지고 폐(肺)의 기운이 상한 것인데, 형개산이 아주 좋다.'는 언급이 있다. 여기서 입과 코에 검은 빛이 나타났다는 것은 울혈(鬱血)이 심하다는 증거이며, 그만큼 원활하게 순환되지 못하고 있다는 것으로 형개가 혈액의 울체를 풀어주어 비강(鼻腔)에 형성되어 있는 압력을 떨어뜨려 주기 때문에 코피가 치료되는 것이다. 이처럼 형개는 약간의 열성상태에서 혈행장애가 발생하였을 때 사용하는 약재라는 것을 알 수 있다.

소변에는 인체에서 분비하는 호르몬이나 다양한 대사물질의 일부가 포함되어 있다. 그래서 소변을 마시면 체내대사에 필요한 물질을 얻을 수 있다. 특히 소아는 어른과 달리 신진대사가 왕성하기 때문에, 동변(童便)에는 노폐물이 적고 성장기(成長期)라서 성장호르몬 같은 활성물질이 많이 포함된다. 또한 동변에는 혈전(血栓)을 용해하는 유로키나제(urokinase)가 함유되어 있어 활혈작용(活血作用)을 겸하기도 한다. ≪광제비급≫에는 '산후에 따뜻한 동변을 한 잔 마시면 나쁜 피와 궂은 것이 나가며, 술에 타서 마시면 더욱 좋다.'는 말이 있고, '얻어맞아서 어혈(瘀血)이 가슴으로 몰린 데는 사람의 오줌을 달여 한 되를 하루에 한 번 먹는다.'고 한 언급이 있다. 이처럼 동변은 활혈작용(活血作用)이 있고 대사를 활성화하는 물질이 포함되어 있는 것으로 보인다. 결과적으로 형개산은 형개와 동변의 이러한 약성을 이용해 산후 현훈(眩暈), 두통(頭痛), 지절통(肢節痛), 코피 등을 치료한다.

처방구성 처방구성을 보면 형개와 동변으로 구성되어 있다. 형개는 발한작용(發汗作用)과 어혈(瘀血)을 없애 주는 작용이 있고, 약리실험에서 약한 해열작용, 땀 분비 촉진작용, 피하부위의 혈액순환을 빠르게 하는 작용, 진경작용, 소화작용, 항균작용 등이 밝혀졌다. 동변은 어린 아이의 소변으로 성인의 소변에 비해서 인체의 불필요한 노폐물이 덜 포함되어 있고, 성장에 필요한 호르몬을 비롯하여 여러 물질이 포함되어 있어 산후출혈로 인해 부족해지기 쉬운 미량 원소를 공급하는 원천이 된다. 또한 동변에 포함된 유로키나제 성분은 혈전(血栓)을 용해하는 작용을 하므로 간접적인 활혈작용(活血作用)을 한다고 할 수 있다.

처방비교 산후현훈(産後眩暈)에 사용하는 **궁귀탕**과 비교하면 궁귀탕은 산후질환에 광범위하게 사용하는 처방으로 조혈(造血)·활혈작용(活血作用)을 통해 현훈을 치료한다. 반면 형개산은 산후에 조직의 이완으로 인해 원활한 혈액소통이 이루어지지 않을 때 사용한다. 즉 궁귀탕은 보혈(補血)의 개념이 강하고, 형개산은 소통(疏通)의 개념이 강하다.

전생활혈탕과 비교하면 전생활혈탕은 기육(肌肉)이 부분적으로 긴장되어 있는 상태에서 산후 출혈과다로 인해 현훈(眩暈)이 발생했을 때 사용한다. 반면 형개산은 산후에 조직이 이완된 상태에서 말초혈관에 혈액이 부분적으로 울체(鬱滯)되어 발생하는 현훈, 두통, 코피에 사용한다.

보허탕과 비교하면 보허탕은 산후허약으로 뇌에 혈액공급이 원활하지 못하여 현훈이 나타났을 때 사용하며, 현훈뿐 아니라 산후부종(産後浮腫), 자한(自汗), 지절통(肢節痛) 등에도 사용한다. 반면 형개산은 산후 순환장애로 인해 뇌에 혈액공급이 원활하지 못하여 현훈, 두통이 나타났을 때 사용한다.

→ 활용사례

1-1. 현훈(眩暈), 두통(頭痛), 지절통(肢節痛) 여 28세 소양인

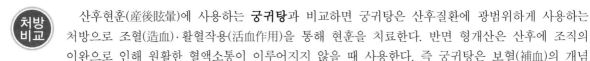

1-1. 현훈(眩暈), 두통(頭痛), 지절통(肢節痛)

● 박 ○ ○ 여 28세 소양인 주부 경기도 안양시 비산3동

보통 키에 보통 체구이며 얼굴이 약간 붉은 듯한 느낌을 주는 소양인 주부이다.

① 3~4일 전 둘째 출산 때부터 어지러운 증상이 있었다가 없어졌으나 ㉠ 1달 전부터 다시 어질어질하게 어지럽다. ㉡ 하루 종일 계속 어지럽다. ㉢ 걸어 다니면 몸이 흔들리는 것 같이 느껴지고 심하게 움직이면 머리가 돌아가는 느낌이 있다. ② 1~2년 전부터 앞머리가 수시로 콱콱 쏘면서 아프며 간혹 격렬하게 아프기도 하다. ③ 2~3달 전부터는 어깨, 갈비뼈와 뼈마디가 뜨끔거리며 쑤시고 아프다. ④ 초등학교 5학년 때와 4년 전에 왼쪽 팔꿈치 부위에 골수염을 앓은 적이 있고 지금도 팔을 완전히 못 편다. ⑤ 아울러 전에 급성 신장염을 앓은 경력이 있다. ⑥ 병원에서는 진찰결과 빈혈도 없고 아무런 이상도 없다고 한다. ⑦ 추위와 더위를 탄다. ⑧ 아랫배가 약간 차며 따뜻한 음식을 좋아한다. ⑨ 단것, 매운 것, 신 것은 싫다. ⑩ 식욕은 좋고 소화는 잘 되나 잘 체하는 편이다. ⑪ 피로가 자주 있고 가끔 열이 달아오르거나 가슴이 답답하거나 뒷목이 땅기거나 부종이 있을 때가 있다.

이 환자의 주증상은 어지러운 것인데, 걸어 다니거나 움직이면 더 어지럽다는 것이 특이하며, 증세로 보아 기허(氣虛)

나 혈허담궐(血虛痰厥)로 인한 현훈(眩暈)은 아닌 것 같다. 부인의 얼굴이 붉은 것은 아니지만 엷게 붉은 느낌을 갖게 하는 것이나 신장염과 골수염 병력이 있다는 점을 고려하여 형개가 군약이며 두풍에 쓸 수 있는 소풍산이나 형개만으로 구성된 형개산, 두풍산 등을 검토해 보았다.
이 부인의 현재의 신체상태가 얼굴이 붉은빛을 띤 소양인이라는 점과 3~4년 전 산후부터 현훈증세가 심해져 왔다는 것이나, 걸어 다니거나 심하게 움직이면 어지러움이 더 심하다는 점에서 산후혈훈(産後血暈)에 사용하는 형개산을 사용하기로 하고 형개산 4.5배량을 탕제로 한 뒤 5일분 10첩을 지어주었다.
10개월 뒤인 늦가을에 부인이 다시 어지러움이 있다면서 약을 지으러 왔을 때 확인해 보니, 지난번 그 약을 먹고 어지러움과 두통(頭痛), 지절통(肢節痛)이 없어졌다고 한다.
이번에도 1달 전부터 다시 지난번과 같이 계속 어지럽고 활동할 때는 더 심하고 걸어 다니면 몸이 흔들린다고 한다.
이번 증상이 지난번과 똑같은 현훈이고 지난번 형개산이 효험이 있었으므로 이번에는 형개산 3.5배량으로 10일분 20첩을 지어주었다.

中統162 寶 소삼소음 小蔘蘇飮

蘇木 二兩 **人蔘末** 二錢

治 産後敗血 入肺 面黑 發喘
[用　　法] 蘇木 二兩 水二椀煎半 人蔘末 二錢 調服
[活套鍼線] 喘嗽(婦人産後)
[適 應 症] 산후 어혈, 숨참

처방설명 소삼소음은 산후 출혈과다(出血過多)나 어혈(瘀血)로 인해 얼굴이 검어지고 천식(喘息)이 생기는 증상에 사용하는 처방으로, 소목을 달인 물에 인삼가루를 넣어 함께 복용한다. 소삼소음의 처방명은 중통 26번에 있는 삼소음과 구분하기 위한 것으로 이때 '蔘'은 인삼을 가리키고 '蘇'는 소목을 가리킨다.

옛 의서에 다음과 같은 말이 있다. '산후에 일어나기 쉬운 위급증상이 세 가지가 있는데, 이를 산후 삼충증(三衝症)이라고 한다. 삼충증(三衝症)은 충폐(衝肺), 충심(衝心), 충위(衝胃)를 말하는데, 이것은 어혈(瘀血)이 폐(肺)와 심장(心臟), 위장(胃臟)에 들어가서 각각의 장기(臟器)가 손상되는 병이다. 충폐(衝肺)는 열에 하나도 구하기 어렵고, 충심(衝心)은 열에 한두 사람밖에 구할 수 없으며, 충위(衝胃)는 다섯은 살고 다섯은 죽는다.' 소삼소음의 증상은 충폐(衝肺)에 해당한다고 할 수 있어 매우 위급한 상태라는 것을 알 수 있다.

≪본초강목≫에서는 '해산 후에 숨결이 밭고 몹시 숨이 찬 것은 피를 너무 많이 흘린 탓으로 영혈(營血)이 갑자기 줄어들고 위기(衛氣)가 작용하지 못하며 폐(肺)에만 몰리기 때문이다. 이런 증상을 고양절음(孤陽絶陰)이라고 하는데 치료하기 어렵다. 이런 때에는 궁귀탕을 증량하여 쓰거나 소삼소음 등을 쓰는 것이 좋다.'고 되어 있다. 여기서 소목은 혈액순환(血液循環)을 촉진하고 어혈(瘀血)을 없애며 부기(浮氣)를 가라앉히고 복통(腹痛)을 진정시키는 작용을 한다. 또한 약해진 심장 수축력을 강화시키는 효능이 있어 산후 과다출혈로 인해 긴급한 상황이 되었을 때 심장의 수축력을 높이고 혈액순환을 촉진하여 증상을 개선하는 것으로 볼 수 있다.

산후에 출혈이 과다하여 혈액이 부족해지면 인체에서는 말초까지 혈액을 보내지 못하여 말초에 산소가 부족해지므로 얼굴이 검어지는 증상이 발생하고, 인체는 이러한 상태를 개선하기 위해 더 많은 산소를 공급받아야 하므로 호흡이 촉박해진다. 그래서 '産後敗血산후패혈 入肺입폐 面黑면흑 發喘발천'이라는 말은 과다출혈로 인해 전체적으로 순환이 저하됨과 동시에 폐순환량이 감소하여 호흡이 촉박해진다는 의미로 해석할 수 있다. 요즘에는 이러한 응급환자에게 수혈(輸血)만 해도 증상이 완화되지만 옛날에는 수혈이라는 방법이 없었기 때문에 소삼소음을 통하여 혈액의 소통과 순환을 급히 증가시켰던 것이다. 물론 이런 증상을 보이는 산모(産母)는 회복되지 못하는 경우가 많았다.

소삼소음의 증상은 산후 어혈(瘀血) 때문에 발생할 수도 있다. 출산하는 과정에서 어혈이 생겨 혈액이 울체되면 날씨가 추울 때 입술이 새파래지는 것과 같은 증상이 나타난다. 즉 혈액순환이 잘 되지 않아서 이런 증상이 생기는 것이며, 더 심해지면 손발과 얼굴을 비롯하여 전신이 파래진다. 만약 이런 증상이 호흡기에 발생하면 산소의 유통이 잘 안 되어 숨참이 나타난다. 이럴 때는 소목이나 홍화 같은 활혈(活血)·파혈제(破血劑)를 사용하는데, 소목만 사용하기에는 기력(氣力)이 부족하기 때문에 인삼을 넣은 것이다.

처방 구성 소삼소음은 소목 2냥과 인삼 분말 2돈으로 구성되어 있다. 소목은 활혈통경(活血通經), 거어지통(祛瘀止痛)의 효능이 있고, 약리실험에서 혈액응고 시간을 단축시키는 효능이 입증되었고, 자궁수축작용과 심장의 수축력을 증가시키는 작용이 확인되었다. 인삼은 강심배당체와 유사한 강심작용이 있으며, 승압작용이 현저하고, 호흡중추를 흥분시켜 호흡 빈도와 호흡 심도를 증강한다는 것이 증명되었다.

처방 비교 산후 숨참에 사용하는 **궁귀탕**과 비교하면 두 처방 모두 혈액부족으로 인한 증상에 쓴다는 공통점이 있다. 그러나 궁귀탕은 조혈(造血)을 통해 혈액량을 증가시켜 증상을 개선하는 비중이 큰 반면, 소삼소음은 혈액순환을 증가시켜 증상을 개선하며, 증상이 더 위급한 상태에 사용한다는 특징이 있다.

시호사물탕과 비교하면 두 처방 모두 산후질환에 사용하는데, 시호사물탕은 주로 산후 열성상태(熱性狀態)에 사용하는 처방으로 산후 자궁내막염으로 인해 전신발열이 되었을 때 사용한다. 반면 소삼소음은 산후 어혈(瘀血)로 인해 혈액의 소통이 원활하지 못하여 숨참 증상이 나타났을 때 사용한다.

中統163 寶 시호사물탕 柴胡四物湯

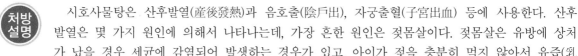

柴胡 生地黃 各二錢 川芎 赤芍藥 當歸 黃芩 各一錢 人蔘 半夏 甘草 各五分 薑三片

治 産後發熱 及熱入血室 ① 一名[三元湯]
[活　套] 血熱甚 [牛黃膏]調服
[活套鍼線] 發熱(婦人産後) 陰戶出(前陰)
[適 應 症] 산욕열, 음호출, 자궁출혈, 월경이상, 혈도증, 신우염, 감기후의 혈열증, 우측 협하통, 황달

처방설명 시호사물탕은 산후발열(産後發熱)과 음호출(陰戶出), 자궁출혈(子宮出血) 등에 사용한다. 산후발열은 몇 가지 원인에 의해서 나타나는데, 가장 흔한 원인은 젖몸살이다. 젖몸살은 유방에 상처가 났을 경우 세균에 감염되어 발생하는 경우가 있고, 아이가 젖을 충분히 먹지 않아서 유즙(乳汁)이 울체되어 발생하는 경우가 있는데, 젖몸살이 발생하면 젖이 붓고 아프면서 발열이 동반된다. 둘째, 산후 감기로 인해 발열이 될 수 있는데, 임신과 출산이라는 과정을 겪으면서 산모의 면역력은 약해질 대로 약해져 약간의 기후변화에도 쉽게 감기에 걸려 열이 날 수 있다. 마지막으로 산욕열(産褥熱)이라고 하여 자궁내막염으로 인해 발열(發熱)이 일어날 수 있다. 조문을 보면 열입혈실(熱入血室)이라고 하여 열이 자궁으로 들어간 것을 다스린다고 했으므로 시호사물탕은 젖몸살과 감기로 인한 발열(發熱)보다는 산욕열(産褥熱)에 사용하는 처방이라고 할 수 있다.

일반적으로 분만 후 첫 24시간을 제외한 10일 이내에 2일 이상, 1일 4번 정도 구강으로 측정한 체온이 38℃이상일 때 산욕열(産褥熱)이라고 한다. 산욕열(産褥熱)은 산후에 흔히 발생하는 합병증으로서 보통 자궁내막염과 관련되어 있는 경우가 많다. 진통시간이 길거나 조기에 양수(羊水)가 파열되었음에도 분만이 지연된 경우, 산모의 영양상태가 나쁠 때 산욕열(産褥熱)이 발생할 가능성이 높고, 자연분만을 한 산모보다 제왕절개를 통해 분만한 산모에게서 발병하는 비율이 훨씬 높다. 양방에서는 산욕열(産褥熱)이 발생하면 안정을 취하게 하고 항생제(抗生劑)를 투여하는데, 항생제를 투여하면 발열(發熱)은 치료할 수 있으나 젖이 잘 나오지 않는 부작용이 생길 수 있다. 이럴 때 궁귀탕이나 사물탕을 복용하면 유즙분비가 정상화될 수 있는데, 시호사물탕에는 보혈작용(補血作用)과 청열작용(淸熱作用)이 있어 처음부터 항생제 대신 시호사물탕을 복용하면 젖 분비를 감소시키지 않고도 열(熱)을 떨어뜨릴 수 있다. 물론 젖 분비를 원활하게 하기 위해 시호사물탕을 사용하는 것은 아니며, 산후발열을 개선하기 위해 사용하는 것이다.

앞서 언급한 대로 산욕열(産褥熱)은 자궁내막염으로 인해 생기는 경우가 많은데, 자궁내막염은 패혈증(敗血症)을 야기할 수 있기 때문에, 이러한 감염은 산모 사망의 대표적인 원인 중 하나이다. 예전에는 산모의 영양상태(營養狀態)가 좋지 않았고 출산환경이 위생적이지 않아 감염으로 인한 산욕열(産褥熱) 발병률이 지금보다 높았다. 이럴 때 가난과 무지 때문에 산모를 방치하여 죽는 경우가 있었을 텐데, 시호사물탕을 급히 복용시키면 산모의 목숨을 건질 수 있었다.

활투를 보면 혈열(血熱)이 심할 경우 우황고를 조복(調服)하라고 했는데, 우황고도 산욕열에 사용하는 처방이며, 우황이나 주사와 같은 청열성(淸熱性)이 강한 약재로 구성되어 있어 시호사물탕보다 해열(解熱)시키는 작용이 훨씬 강하다. 따라서 열이 더 심한 경우에 시호사물탕과 우황고를 함께 복용하라고 한 것이다.
활투침선을 보면 음호출(陰戶出)에 사용하는 처방으로 분류되어 있다. 음호출(陰戶出)은 여자의 하문(下

門)이 버섯같이 돌출되고 그 주위가 몹시 아프며 소변보기가 거북한 증상이다. 음호출(陰戶出)은 여성의 음부(陰部)에 혈액이 과도하게 몰려 있는 상태이기 때문에 시호사물탕의 활혈(活血)·청열작용(淸熱作用)을 통해 치료할 수 있다.

처방구성

처방구성을 보면 소시호탕과 사물탕이 합해진 처방으로 소시호탕은 염증(炎症)과 열(熱)을 감소시키고, 사물탕은 보혈(補血)과 활혈(活血)을 통해 약해진 조직에 자윤(滋潤)과 영양을 공급하여 치유력을 높여준다. 그러나 약성이 찬 시호와 생지황이 군약이므로 열(熱)을 떨어뜨리는 데 주안점을 둔 처방이라고 할 수 있다.

시호는 중추신경을 억제하여 정신을 안정시키며, 실험적으로 해열작용, 진통작용, 진해작용, 간기능보호작용, 이담작용 등이 밝혀졌다. 이외에도 부신피질호르몬 분비를 촉진함으로써 항염증작용을 나타내며, 세포성 면역능력과 체액성 면역능력을 증강하는 작용이 있는 것으로 알려져 있다. 생지황은 충분한 전해질을 인체에 공급함으로써 묽은 혈액을 진하게 만들어 주는 역할을 하여 혈허(血虛)를 개선하며, 중추신경계통에 대한 억제작용으로 이상항진된 기능을 조절한다. 천궁은 관상동맥과 말초혈관을 확장하여 혈액순환을 촉진하고, 적작약은 평활근의 경련 억제작용을 하고, 중추신경 흥분을 억제하여 진통, 진경, 진정작용을 한다. 당귀는 항혈전작용을 하여 혈액순환을 원활하게 하고 철분결핍으로 인한 빈혈에 좋은 효과를 나타낸다. 황금은 혈관투과성 항진을 억제하고 소염작용이 강하여 혈관의 염증성 충혈(充血)과 울혈(鬱血)을 완화하고, 담즙분비를 촉진하여 간기능을 강화한다.

인삼은 중추신경계에 대한 흥분작용이 있고, 뇌의 혈액공급과 산소공급 능력을 높이는 작용이 있으며, 강심작용이 있어 심장의 수축력을 강화한다. 반하는 중추성 구토나 점막자극에 의한 구토를 억제하고 인후점막자극에 의한 해수(咳嗽)를 억제하여 객담(喀痰)을 용해한다. 감초는 부신피질호르몬과 유사한 작용이 있어 염증을 억제하는 작용을 하며, 평활근을 이완시키는 작용과 간기능을 보호하는 작용이 있다.

처방비교

산후발열(産後發熱)에 사용하는 **우황고**와 비교하면 우황고는 자궁내막염뿐만 아니라 두후창진(痘後瘡疹)이나 피부발진(皮膚發疹)에도 사용하며, 시호사물탕에 비해 청열작용(淸熱作用)이 강하며 속효가 있다. 반면 시호사물탕은 자궁염이나 자궁질환으로 인한 발열(發熱) 위주에 사용하며, 소시호탕의 청열작용(淸熱作用)과 사물탕의 보혈(補血)·활혈작용(活血作用)을 통해 자궁의 염증상태를 개선하고 조직의 회복을 촉진한다.

소요산과 비교하면 두 처방 모두 산후발열에 사용하는 공통점이 있다. 그러나 소요산은 본래 감정이나 생리억제로 인한 월경불순(月經不順), 상열(上熱), 정충(怔忡), 불안(不安) 등에 사용하며, 산후발열에 사용하는 경우 발열이 심하지 않을 때 적합하다. 반면 시호사물탕은 열성상태가 심할 때 사용하며, 산후발열뿐 아니라 열이 많은 사람의 자궁출혈이나 음호출에도 사용한다.

음호출(陰戶出)에 사용하는 **용담사간탕**과 비교하면 용담사간탕은 비뇨기조직, 생식기조직, 결막(結膜) 등이 부분적으로 충혈(充血)되어 나타나는 음호출(陰戶出), 낭습(囊濕), 안구충혈(眼球充血) 등에 사용한다. 반면 시호사물탕은 비뇨기질환에 사용하는 경우는 드물며 음호출과 산후발열에 사용하는 경향이 강하다.

➜ 활용사례

1-1. 황달(黃疸), 우협하통(右脇下痛) 여 24세 태음인
2-1. 안구건조증(眼球乾燥症), 안구충혈(眼球充血), 안통(眼痛) 남 26세 소양인 176cm 75kg
3-1. 스트레스, 짜증, 빈혈(貧血), 무릎통증 여 30세 소음성태음인 162cm
4-1. 실패례 여 43세

1-1. 황달(黃疸), 우협하통(右脇下痛)

● 서 ○ ○ 여 24세 태음인 주부 서울특별시 영등포구 독산동

체격이 좋고 신체 건강한 태음인으로 보이는 주부로 볼일 관계로 상계동에 다녀온 뒤
① 7일 전부터 소변이 노랗다가 약간 붉은색(고동색)을 띠고 나온다. ② 오른쪽 앞 갈비뼈 밑이 걸음을 걸을 때 울려서 아프다. ③ 눈 흰자가 노랗고 얼굴과 살갗, 손바닥 등이 노란색을 띠고 있으며 피부는 윤이 나며 노란색을 띠고 있다. ④ 3일 전 병원에서 간염 및 대장염이라는 진단을 받고 치료 중에 있다. ⑤ 혀는 황습태(黃濕苔)이며 간혹 식사를 한 후 자한(自汗)과 발열(發熱)이 있고 간혹 차멀미를 한다. ⑥ 병원 진찰결과 B형 간염이므로 완치가 불가능하다고 하여 두려운 마음이 들고, 또 일전 유산 이후 요통으로 한약을 먹고 나은 적이 있어서 한약으로 치료를 해보자고 마음을 정했다.
평소 건강하고 소화력이 왕성하고, 또 일전 요통으로 부익사물탕을 먹고 완치된 점을 감안하여 사물탕 각 2.5돈에 인진 5돈, 창출 3돈, 택사 2돈, 제조 2돈과 황금 1돈, 시호 1돈, 감초 1돈을 더하여 10일분 20첩을 지어주었다.
열흘 후에 다시 보니 눈과 살갗과 손의 노란색은 없어지고, 소변도 맑게 나오고 오른쪽 갈비뼈 밑이 아픈 것도 아픈 줄 모르겠다는 것이다. 황달증세는 사라졌으나 아직 완치단계가 아니라고 했더니, 본인도 그렇게 생각하고 있다며 지난번과 같은 처방으로 1제를 지어주었고 10일 후에 또 1제를 지어주었다.
한약을 모두 복용한 후 다시 종전의 병원에서 간염 검사를 해 보았다. 간염에 걸린 흔적도 항체도 없어 한약의 힘이 이렇게 대단할 줄은 몰랐다면서 기분이 아주 좋아서 전화를 했다.

2-1. 안구건조증(眼球乾燥症), 안구충혈(眼球充血), 안통(眼痛)

다음은 최성윤 선생의 경험이다.

● 최 ○ ○ 남 26세 소양인 176cm 75kg 부산광역시 동래구 온천동

체구가 튼실한 편이고 특히 상체가 발달되어 있다. 피부는 검은 편이고 피부는 약간 두꺼운 편이다. 봄철이 되어 건조한 날씨로 인해 안구가 건조해져 눈이 따갑고 충혈되어 양방병원에서 치료를 받았지만 별다른 효과를 보지 못했다.
① 눈이 따가워서 눈을 제대로 뜰 수 없었다. ㉠ 눈이 충혈되어 항상 빨갛게 되어 있었다. ㉡ 눈이 피로해서 그런지 잠을 많이 잤지만 자고 일어나도 눈이 건조한 것은 없어지지 않았다. 눈의 피로도 계속 느꼈다. ② 피부가 건조하다. ㉠ 샤워한 후 피부가 건조해져서 가려움을 많이 느꼈다. ㉡ 얼굴도 자주 뜨거워지고 각질이 생기곤 했다.
③ 더위를 심하게 타고 추위는 잘 타지 않는다. ④ 몸에 열이 많은 편이며, 가끔 다리에 쥐가 난다. ⑤ 찬 것을 좋아한다. ⑥ 식욕이 좋으나 소화력은 좋지 않다. ⑦ 소변은 정상이며 변비는 없다. ⑧ 양방병원에 갔더니 눈에 염증이 생겼다고 한다. 안약으로 된 소염제를 투약했으나 별 효과를 보지 못했다.
봄철이라서 바이러스 등에 감염이 된 듯하다. 한의학에서는 풍이 간을 상하게 하여 간과 표리관계인 눈에 영향을 미친다고 표현한다. 간의 화를 다스리지 못하고 상역하게 되어 눈이 건조해지고 열로 인해 충혈된 것으로 이해하고 있는 것이다.
눈이 충혈된 것은 결막의 충혈로 볼 수 있기 때문에 청열, 수렴시키는 치법을 사용한다. 전통 한의학에서는 열이 위로 올라온 것이므로 간의 열울을 풀어주는 방법을 생각해야 한다고도 표현한다.
소양인의 열증은 시호제의 대표적인 증상이다. 소양인의 열울을 제거할 수 있는 소시호탕을 쓰기로 하고, 피부가 건조한 것을 감안하여 혈액을 넣어주기 위해 사물탕 과립제 3g을 더하여 결과적으로 시호사물탕을 투여했다.
체격이 건장하고 빠른 효과를 보기 위해서 소시호탕 과립제 5g과 안구피로와 피부가 건조한 것을 감안하여 수분을 넣어주기 위해 사물탕 과립제 3g을 섞어서 3일분을 지었다. 즉 시호사물탕이 된 것이다. 처음 먹었을 때는 별 효과를 느끼지 못했지만 하루분(3번)을 먹고 난 다음날 일어나니 눈의 따가움이 없어졌다.
다음날에도 같은 처방으로 아침 점심 저녁으로 공복에 약을 먹었다. 2일간 복용 후부터 눈의 충혈이 없어지고 역시 눈의 따가움도 느낄 수가 없었다. 환자의 증상을 알고 있던 사람들도 눈의 충혈이 없어졌다고 말했다. 환자 자신도 안약을 아무리 넣어도 낳지 않았던 눈 따가움이 갑자기 좋아져서 신기해했다.
소양인에게 적합한 소시호탕이 간의 열을 끌 수 있었고 덕분에 신경까지 예민하게 만들었던 눈 따가움도 해결할 수 있었는데 또한 마음의 불안정인 싱숭생숭함도 잡을 수 있었다.

3-1. 스트레스, 짜증, 빈혈(貧血), 무릎통증

다음은 왕준영 선생의 경험이다.

● 황 ○ ○ 여 30세 소음성태음인 미혼 162cm 서울특별시

좀 통통하고 하체가 발달한 체형이며, 피부색은 일반적인 피부톤으로, 노란 편이다. 친구가 통화중 최근 스트레스를 많이 받아 짜증을 많이 낸다는 말을 들었다.

① 짜증이 심하다. ② 혈색이 안 좋다. 입술색은 보라색으로 핏기가 없다. ③ 걸을 때나 일어설 때 무릎에서 '딱딱' 소리가 난다(무릎의 통증을 호소한다). ④ 기립성 두통이 있다. ⑤ 머리에 열이 뜬다. ⑥ 찬 음식을 먹을 때는 설사를 한다. 찬 곳에 못 앉는다. ⑦ 밤에 먹고 자면 다음날 얼굴 손등이 붓는다. ⑧ 일을 하면서 스트레스를 많이 받는다. ⑨ 빈혈은 예전부터 있었다고 한다.
이 환자는 직책으로 인해 스트레스를 많이 받았는데, 그걸 제대로 풀지 못해 병이 된 듯싶다. 짜증이 심한 증상은 스트레스로 인한 간기울결 증세로 보인다. 원래 빈혈이 있었던 점으로 미루어 간의 기능에 이상이 있거나 비위의 기능이 약한 것 등으로 생각해 볼 수 있는데, 몸이 차고 밤에 먹고 다음날 붓는 증상으로 미루어 볼 때 비위의 운화기능이 약한 것으로 아닌가 싶다. 또한 무릎이 아픈 증상 역시 비위의 운화기능이 약해서 진액이 무릎까지 가지 못해서 생기는 증상으로 생각된다.
우선 짜증 증상을 완화시키기 위해서 소시호탕을 쓰고, 빈혈을 다스리면서 이기시키기 위해 사물탕에 진피를 가하기로 한다.
소시호탕, 시호는 소양의 사기를 청해하면서 아울러 기기의 울결을 소양하는 군약이고, 반하와 황금은 반표반리의 사기를 치료하나, 한열왕래의 정사(正邪) 상쟁에서 한거열입리(寒祛熱入裏)의 조짐이 있어 인삼, 감초로 익기화중으로 부정(扶正)하고 생강으로 반하의 화위강역을 도와 대조와 합하여 영위를 화하므로 인삼, 감초가 좌약이 되고 생강, 대조가 사역이 되어 군신좌사가 짜인 방이다. 사물탕, 간혈허(肝血虛), 영혈허체(營血虛滯)로 인한 증후를 보혈양간, 양혈조혈하는 주방이다.
간기울결을 풀어줄 수 있는 소시호탕과 빈혈을 다스릴 수 있는 사물탕을 합방하니 시호사물탕이 되어 시호사물탕을 사용하기로 했다.
시호사물탕(소시호탕+사물탕)을 10일분 20첩을 하루 3번 투약했다.
3일 정도 복용 후,
1. 날씨가 더워지니 점심 때 쯤 머리에 열이 뜬다. 이때 약을 복용하면 눈 밑까지 열이 내려오는 것을 느낄 수 있었다.
2. 이상하게도 무릎이 더 뻑뻑하고 통증이 심해졌다.
3. 사물탕의 영향인지 혈색이 좋아졌다. 입술에 핑크색이 돈다.
4. 무릎 통증이 심해져서 복용을 중단했다.
스트레스로 인한 간기울결에는 소시호탕을 고려한다는 고방가의 정석을 따라했으나, 간기울결을 푸는 데는 효과가 있었으나, 무릎 통증이 심해진 것은 정말 이상했다. 무릎 인경약 대신 이기약으로 진피를 사용했는데, 이것이 문제인가 생각됐다. 혹은 무릎통증의 변증이 잘못된 것이 아닌가 싶다.

4-1. 실패례

다음은 이은팔 선생의 경험을 인용한 것이다.

● 정 ○ ○ 여 43세 가정주부 경기도 수원시 양산로1가

21세 때 초산 후 심장판막염에 걸려 점차 쇠약해지고, 원인 모를 증상이 있다가 선친 중제(仲齊)선생의 치료로 심장병 전장(全臟) 금일까지 심장상태에는 별반 장애가 없다. 27세에 2번째 출산을 했으며 전신쇠약이 점차 심해지고 35세 때는 백계무책(百計無策)의 경지였다. 필자의 치료로 소강(小康)을 얻어 36세 3번째 출산 때에는 체질이나 건강도 보통 사람처럼 되었고 부인으로서는 비만한 체구가 되었다.
① 주택건설현장에서 과도하게 일을 하여 몸살처럼 오한발열(惡寒發熱)이 나고, 마침 경수(經水)가 내조(來潮)했다.
② 설태(舌苔)가 없다. ③ 소복(小腹)이 만(滿)하다. ④ 불갈(不渴)하다. ⑤ 대소변이 조색(燥塞)하다. ⑥ 경수(經水)도 삽색불통(澁塞不通)이다. ⑦ 19세에 결혼하여 출산을 4회 했다. ⑧ 처녀 때는 상당히 건강한 체질이었다.
열입혈실(熱入血室)로 잡고 사물탕에 소시호탕을 더한 처방인 시호사물탕 4첩을 투여했는데, 오한발열(惡寒發熱)은 소실되었으나 대소변불통은 호전되지 않고 소복만(小腹滿)은 점차 심해졌다.
이번에는 복증에 따라서 도인승기탕 合 대황목단피탕을 3첩을 투여했는데 복부를 만져보니 상복에는 아무런 증상을 볼 수 없고 소복(小腹)은 팽만(膨滿)하여 누르면 동통(疼痛)을 호소한다.
이후 병원에서 자궁내막염, 급자궁주위염, 복막염이 병발했다고 진단을 받아 병원에서는 수술을 해도 성공을 확신하지 못하다고 했다.

中統164 寶 유풍산 愈風散

荊芥略炒末 三錢

治 産後中風 ① 一名[擧卿古拜散]
[用　　法] 豆淋酒化下
[活套鍼線] 風痓(婦人産後)
[適 應 症] 현훈, 두통, 산후 중풍, 피부소양

처방설명 유풍산은 산후풍치(産後風痓)에 사용하는 처방이다. 풍치(風痓)의 증상은 산후에 열이 나면서 혀가 오그라들고 입술이 조여들며 손가락만 약간 움직일 수 있는 것으로, 산후에 몸이 극도로 허약(虛弱)해져서 발생한다. 즉 산후에 허약이 심하여 뇌에 혈액공급이 원활하게 이루어지지 못하기 때문인데, 산후현훈(産後眩暈)에 사용하는 형개산보다 복용하는 양이 많고 두림주와 함께 복용한다는 점을 보면 산후현훈의 경우보다 상태가 더 심해졌을 때 풍치(風痓)가 발생한다는 것을 알 수 있다.

산후풍치(産後風痓)는 산후중풍(産後中風)과 같은 의미이다. 어떤 곳에서는 풍치(風痓)로 표현되어 있고, 다른 곳에서는 중풍(中風)으로 표현하고 있는데, 모두 허약(虛弱)하여 뇌에 혈액공급이 원활하지 못하기 때문에 나타나는 증상이다. 하지만 산후중풍은 일반중풍과 구분해야 한다. 일반적인 중풍은 뇌출혈(腦出血)이나 뇌경색(腦梗塞)으로 뇌조직의 일정 부분이 손상되어 편마비(偏痲痹), 구안와사(口眼喎斜), 언어곤란(言語困難) 등 증상이 나타나는 것이며, 손상이 가벼울 때는 큰 장애를 남기지 않고 회복되기도 하지만 대부분은 마비(痲痹)나 언어장애(言語障礙) 같은 후유증을 남긴다. 그러나 산후중풍은 위험한 증상이기는 하지만 적절한 치료를 하면 큰 장애를 남기지 않고 치료될 수 있다. 물론 요즘은 허약한 사람이 많지 않기 때문에 산후중풍에 걸린 사람을 많이 찾아볼 수 없다. ≪제중신편≫을 보면 '산후풍치(産後風痓)는 기혈(氣血)이 몹시 허약(虛弱)해져서 발생하는 것이므로 발표(發表)하는 약을 쓰지 말고, 절대로 보통 풍(風)으로 다스리지 말라'는 표현이 있다. 이처럼 산후중풍과 일반중풍은 원인이 다르기 때문에 구분해서 치료해야 한다.

옛날에는 고질적으로 단백질이 부족하여 혈액을 구성하는 성분이 부실했을 뿐 아니라 조직이 연약해진 상태에서 출산하는 경우가 많았을 것이다. 이런 상태에서 출산으로 인한 과다한 출혈과 에너지소모는 허약(虛弱)을 가중(加重)시키는 요인이 되었고, 더구나 뇌에 혈액순환장애가 발생했을 경우에는 현훈(眩暈)이나 두통(頭痛)이 나타나게 되고, 더 심해지면 산후중풍이 유발된다. 이 경우 두림주나 유풍산을 복용하여 단백질을 공급하고 형개의 약성을 이용하여 말초혈관의 울체(鬱滯)를 풀어주면 산후중풍이 치료된다.

유풍산은 반드시 산후중풍이 발생하였을 때만 사용하는 것이 아니라 형개산처럼 산후현훈(産後眩暈), 두통(頭痛), 지절통(肢節痛), 코피 등에도 사용할 수 있다. 물론 형개산은 형개를 동변으로 복용하기 때문에 혈행장애를 해소시키는 작용이 강하며, 유풍산은 형개를 두림주로 복용하기 때문에 허약의 요인이 더 있다고 할 수 있다. 그러나 요즘에는 영양상태가 좋아져 이런 증상을 거의 찾아볼 수 없다.

유풍산과 형개산은 일반적인 피부염(皮膚炎)이나 노인의 피부건조증(皮膚乾燥症), 이명(耳鳴) 등에도 응용할 수 있다. 이러한 증상의 공통점은 말초혈관이 좁아지고 혈액순환이 원활하지 못하다는 것인데, 형개와 더불어 두림주의 알코올이 혈액순환을 촉진하고 콩은 영양분을 공급하여 피부염, 가려움증, 이명 등을 치료할 수 있는 것이다.

유풍산을 사용할 수 있는 이명(耳鳴)은 고막이 찢어지거나 천공(穿孔)되어 발생하는 것이 아니라, 내이(內耳)의 모세혈관에 혈액소통이 원활하지 못하여 기능이 저하되었기 때문에 발생하는 이명(耳鳴)이다. 형개가 군약이면서 현훈(眩暈), 이명(耳鳴), 피부염(皮膚炎)에 사용하는 소풍산을 생각한다면 유풍산을 이명이나 피부염에 사용할 수 있음을 이해할 수 있다.

처방구성 처방구성을 보면 형개를 약간 초(炒)하여 분말로 만들어 콩을 담근 술에 복용하는데, 형개와 술은 혈액순환을 증가시키고, 콩은 단백질을 공급하는 역할을 한다. 형개는 발한작용(發汗作用)과 어혈(瘀血)을 없애 주는 작용이 있고, 약리실험에서 약한 해열작용, 땀 분비 촉진작용, 피하부위의 혈액순환을 빠르게 하는 작용, 진경작용, 소화작용, 항균작용 등이 밝혀졌다. 콩은 단백질 40%, 지방질 20%로 구성되어 있어 단백질을 보충해줄 뿐 아니라, 지방질은 콜레스테롤을 낮추는 작용이 있어 말초혈관의 혈액순환을 촉진하는 역할을 한다.

처방비교 산후풍치(産後風痓)에 사용하는 **팔물탕**과 비교하면 팔물탕은 산후에 허약해졌거나 허약한 상태에서 출산하여 중풍이 발생했을 때 사용하는데, 산후중풍 외에도 병후허약, 요통, 빈혈 등 허약으로 인해 발생하는 증상에 광범위하게 사용한다. 반면 유풍산은 뇌의 혈행장애와 단백질 부족에 의한 산후중풍에 사용하며, 이러한 산후중풍은 기능적인 장애이기 때문에 유풍산으로 조리하고 적절하게 영양을 공급해 주면 어렵지 않게 치료할 수 있다.

형개산과 비교하면 두 처방 모두 형개가 주요한 작용을 한다는 공통점이 있다. 그러나 형개산은 동변(童便)과 함께 복용하며, 주로 산후현훈에 사용하는 반면, 유풍산은 산후현훈에도 사용하지만 산후에 단백질 부족과 혈행장애 때문에 발생하는 산후 중풍에 사용한다.

두림주와 비교하면 두 처방 모두 산후중풍에 사용하는데, 두림주는 유풍산을 사용해야 하는 경우보다 뇌의 혈행장애가 적고 영양부족의 경향이 더 강할 때 사용하며, 증상의 경중(輕重)을 비교하자면 유풍산의 증상이 두림주의 증상보다 약간 더 심하다고 할 수 있다. 반면 유풍산은 형개가 들어 있어 막힌 혈관을 뚫어주는 작용이 강하며, 산후중풍 외에도 말초혈관 협착(狹窄)으로 인한 피부질환에도 사용한다.

中統165 寶 두림주 豆淋酒

黑豆 一升

治 産後風
[用 法] 炒熟 乘熱 投三升淸酒中 密封 隨量飮之
[活套鍼線] 風痓(婦人産後)
[適 應 症] 현훈, 두통, 산후중풍

처방설명

두림주는 산후중풍(産後中風)에 사용하는 처방이다. 산후중풍은 달리 욕중풍(蓐中風) 또는 욕풍(蓐風)이라고도 하는데, 산후에 이를 악물고 몸이 뒤로 젖혀지며 전신경련이 일어나는 병증으로 산후(産後)에 기혈(氣血)이 몹시 허(虛)해서 발생한다. 활투침선에는 산후풍치(産後風痓)에 사용하는 처방으로 분류되어 있는데, 사실 산후중풍(産後中風)과 산후풍치(産後風痓)는 같은 의미이다.

산후중풍(産後中風)은 단일 원인으로 발생하는 것이 아니기 때문에 서로 구분할 필요가 있다. 먼저, 전신허약으로 인해 중풍이 발생하는 경우가 있는데, 이럴 때는 팔물탕을 가감하여 사용하면 된다. 둘째, 허약과 더불어 뇌의 혈행장애(血行障礙)로 인해 중풍이 발생하는 경우가 있는데, 유풍산이나 형개산을 사용하면 된다. 셋째, 혈허(血虛)로 인해 산후중풍 증상이 나타나기도 하는데, 사물탕이나 궁귀탕을 사용할 수 있다. 넷째, 산후 열울(熱鬱)로 인해 중풍 증상이 나타날 때는 죽력을 사용하는 경우가 많다. 다섯째, 단백질 부족과 뇌의 혈행장애로 인해 중풍이 발생하는 경우가 있는데, 이럴 때 두림주를 사용한다.

≪광제비급≫을 보면 두림주를 각기(脚氣)에도 사용하고, 부종(浮腫)이나 임신요통(妊娠腰痛), 태반불하(胎盤不下), 노인중풍(老人中風) 등에 사용하는 처방으로 분류하고 있고, 득효방에서는 구안와사나 타박상에 사용하는 것으로 되어 있다. 이러한 증상은 모두 단백질이 부족하여 조직이 연약해졌기 때문에 발생한다고 생각할 수 있다. 특히 노인중풍(老人中風)은 노화로 인한 조직의 연약이 원인이며, 이러한 중풍은 일반적인 중풍처럼 증상이 심하게 나타나지는 않고, 후유증도 심하지 않다. 물론 적절하게 치료하지 않으면 큰 장애를 남길 수도 있고, 죽는 경우도 있다.
산후중풍(産後中風) 또한 단백질 부족으로 조직이 연약해진 상태에서 뇌에 혈행장애(血行障礙)가 발생하였기 때문에 나타나는 증상이다. 따라서 이럴 때는 영양공급, 특히 조직을 형성하는 단백질을 공급하고 뇌의 혈행장애를 개선하는 치법을 사용해야 한다. 두림주는 단백질을 공급하는 콩과 혈행장애를 개선하는 술로 구성되어 있어 이러한 산후중풍에 적합한 처방이다.

옛날에는 먹는 음식이 빈약하여 허약한 사람이 많았기 때문에 출산한 뒤에 출혈과다(出血過多)나 심한 허약(虛弱)으로 인해 죽는 경우도 있었다. 그래서 산후에 기력(氣力)이 너무 쇠하여 중풍증상이 나타났을 경우 단백질을 공급해 주는 두림주를 만들어 두었다가 급히 복용시켰다. 요즘에는 영양상태가 개선되어 산후중풍에 걸리거나 죽는 일이 거의 없기 때문에 두림주를 써볼 기회가 줄어들고 있지만, 지금도 몸이 극도로 허약(虛弱)한 산모에게는 두림주나 형개산을 응용해 볼 수 있을 것이며, 식량난에 시달리는 개발도상국의 산모에게는 효과적인 처방이 될 수 있다.

복용법을 보면 흑두 1되를 초숙(炒熟)해서 뜨거운 것을 청주 3되에 넣고 밀봉하고 적당한 분량을 마시는 것으로 되어 있다. 콩을 볶아서 사용하면 여성호르몬을 돕는 이소플라본이나 항산화작용을 하는 물질이 증가한다는 연구결과가 있다. 이처럼 옛날 사람들은 콩을 볶아서 사용하는 것이 더 효과가 좋다는 것을 경험을 통해 알았던 것이다.

요즘에는 두림주가 고혈압(高血壓)에 효과가 있는 약용주(藥用酒)로 알려져 사용되고 있으며, 고혈압 이외에도 당뇨병, 류마티즘, 요통, 신경통, 야간빈뇨, 신장병 등에 효험이 있다고 하여 민간에서 많이 사용하고 있다.

처방구성

처방구성을 보면 술은 혈액순환을 촉진하고, 콩은 부족한 영양을 공급해 준다. 콩에는 세포와 조직을 구성하는 양질의 단백질이 포함되어 있다. 또한 이소플라본이라는 성분에는 여성호르몬부족을 보충하는 작용이 있어 여성에게 유익하다. 여성은 폐경 전후가 되거나 생활이 불규칙해지면 여성호르몬의 분비가 흐트러지는데, 이소플라본 성분이 여성호르몬의 균형을 조절해 준다. 이외에도 콩에 포함된 리놀산 성분은 혈액 속의 악성 콜레스테롤을 줄이며, 칼륨은 몸속에 남아도는 염분을 소변과 함께 배설해 주고 혈액을 맑게 하여 동맥경화의 예방과 개선에도 도움을 준다.

처방비교

사물탕과 비교하면 두 처방 모두 산후풍증(産後中風)에 사용한다는 공통점이 있다. 그러나 사물탕은 빈혈(貧血)로 인하여 발생하는 중풍에 사용하는 반면, 두림주는 단백질 부족과 순환장애로 인한 산후중풍에 사용한다.

형개산과 비교하면 두 처방 모두 산후중풍에 사용하는 공통점이 있다. 그러나 형개산은 산후 혈액순환장애로 인해 나타나는 현훈(眩暈)이나 두통(頭痛), 코피에 사용하는 처방이며, 증상이 심해질 경우 중풍에 사용하기도 한다. 반면 두림주는 산후현훈보다는 증상이 더 심화된 중풍에 사용하며, 영양부족으로 인한 각기(脚氣)나 부종(浮腫)에도 사용한다.

사물황구환과 비교하면 사물황구환은 허약(虛弱)으로 인한 불임(不姙)과 월경부조(月經不調)에 사용하는 처방이며, 요즘에는 영양결핍과 혈허(血虛)로 인한 허약에 사용하는 경우가 많고, 소화력이 좋은 사람에게 적합하다. 반면 두림주는 소화력은 관계없으며 콩이 단백질을 공급하고 알코올이 활혈(活血)시켜 산후중풍을 치료한다.

中統166 寶 소요산 逍遙散

白朮 白芍藥 白茯苓 柴胡 當歸 麥門冬 各一錢 甘草 薄荷 各五分 薑三片

[出　典]
和劑局方 : 治血虛勞倦 五心煩熱 肢體疼痛 頭目昏重 心忡頰赤 口燥咽乾 發熱盜汗 減食嗜臥 及血熱相搏 月水不調 臍腹脹痛 寒熱如瘧 又治室女血弱陰虛 營衛不和 痰嗽潮熱 肌體羸瘦 漸成骨烝
方藥合編 : 治 月經不調 及血虛 五心煩熱 寒熱如瘧
[活　套] 血熱 加鱉甲 尤妙
[活套鍼線] 潮熱(火) 怔忡(神) 血虛發熱(婦人産後)
[適 應 症] 혈도증, 월경불순, 불면증, 신경쇠약, 하혈, 변비, 수족랭, 식욕부진, 설사, 정충, 불안, 초조, 우울, 상기, 흉비, 흉민, 흉통, 부종, 숨참, 인후통, 짜증남, 안면홍조, 면열, 발한, 두통, 한숨, 손저림, 두중, 호흡곤란, 항강, 피로, 두피열감, 고혈압, 현훈, 슬통, 편두통, 오심, 랭두통, 복통, 불면, 신경질

처방설명 소요산은 혈허(血虛)와 열성상태(熱性狀態)에서 발생하는 월경불순(月經不順), 상열(上熱), 정충(怔忡), 불안(不安), 초조(焦燥), 발열(發熱), 갱년기장애(更年期障礙) 등에 사용하는 처방이다. 특히 이러한 상태에서 울(鬱)이 발생하여 월경이 불순하고 월경주기가 늦어지거나 빨라지는 경우에 쓰는데, 늦어질 때보다는 빨라지거나 한 달에 2번 하는 등 월경주기가 짧아질 때 더 적합하다.

조문이나 활투침선을 보면 혈허(血虛)한 상태에서 나타나는 오심번열(五心煩熱)과 혈허발열(血虛發熱)에 사용한다고 했으나, 혈허(血虛)하다고 하여 반드시 번열(煩熱)이나 발열(發熱)이 생기는 것은 아니며, 열을 조절하는 시호, 맥문동, 박하가 포함되어 있으므로 혈허(血虛)와 열성상태(熱性狀態)라고 하는 것이 타당하며, 이를 혈열상태(血熱狀態)로 표현하기도 한다.

혈열상태(血熱狀態)를 유발하는 원인으로 신경과다, 감정의 억제, 갱년기장애 등을 예로 들 수 있다. 신경을 과다하게 쓰면 조직의 긴장(緊張)과 이완(弛緩)이 반복되면서 신경을 쓴 만큼 에너지가 증가되어 체열(體熱)이 높아질 수 있는데, 신경을 쓰게 하는 원인이 해소되었음에도 체열의 불균형이 해소되지 않고 지속되는 경우 정충(怔忡), 상기(上氣) 같은 증상이 발생할 수 있다. 물론 신경을 쓰더라도 신체조건과 신체상태에 따라 반응이 달라지기 때문에 모든 사람에게 위와 같은 증상이 나타나는 것은 아니며, 평소 체열이 높고 체력이 좋지만 혈허(血虛)의 경향이 있는 사람에게 나타나기 쉽다.

반복적으로 감정을 억제하는 경우에도 위와 비슷한 기전으로 증상이 나타난다. 종교나 집안환경 등으로 인해 자연스런 생리기능과 욕구가 억제되거나 정신적인 압박을 받아 월경불순이 되었을 때, 오랫동안 아이가 없는 경우, 또는 심한 정신적 충격을 받았을 때도 혈열상태를 유발하여 정충, 상기, 불안, 초조, 발열 등의 증상이 나타난다. 그래서 노처녀, 과부, 수녀, 비구니 등 감정이나 성생활을 억제하는 사람들에게 이러한 증상이 많이 나타난다.

혈열상태는 갱년기에 나타나는 경우가 많다. 갱년기에 접어들면 난소기능의 실조로 월경의 양이 줄거나 불규칙하게 되고, 부신피질호르몬과 갑상선호르몬에도 영향을 주어 다양한 증상을 야기하는데, 얼굴이 붉어지고 열감(熱感)을 호소하며 가슴이 두근거리는 증상이 동반되는 경우가 많다. 이러한 갱년기장애를 겪고 있는 모든 사람에게 사용하는 것은 아니지만 위와 같은 증상의 바탕은 혈열상태라고 할 수 있어 소요산을 쓸 수 있는 근거가 된다.

소요산의 증상은 감정의 변화가 많고 갱년기를 거쳐야 하는 여성에게 많이 나타나지만 신경을 많이 쓰는

남성에게서도 볼 수 있다. 유념해야 하는 것은 신체조건을 기준으로 체력이 중(中)이상 되는 사람에게 이런 증상이 나타나며, 평소 허약(虛弱)하고 허랭(虛冷)한 사람에게는 잘 나타나지 않는다는 것이다.

활투침선을 보면 정충(怔忡)과 조열(潮熱)에 사용하는 처방으로 되어 있다. 정충은 증가된 에너지만큼 심장에서 많은 양의 혈액을 내보내야 하기 때문에 나타나는 현상이다. 정충은 혈액량이 부족하거나 심장의 박출력이 저하되었을 때 발생하는데, 소요산의 정충은 인체의 기능은 항진되어 있음에도 혈액량이 부족한 경우에 발생한다. 조열(潮熱)은 열이 반복적으로 조수(潮水)처럼 달아오르는 것으로 열(熱)이 상부(上部)로 올라가기 때문에 상기(上氣) 또는 상열(上熱)이라고도 한다. 이것은 인체의 에너지가 증가된 만큼 열에너지도 증가되기 때문에 나타나는 현상이며, 원인은 다양하지만 긴장, 흥분, 울화, 감정억제 등이 원인인 경우에 소요산을 쓸 수 있다.

필자의 소요산 처방기준은
① 신경과다, 감정억제, 생리억제, 갱년기장애 등으로 울체(鬱滯)가 발생한 경우
② 증상으로는 상기, 번열, 정충, 경계, 불안, 초조, 짜증, 신경질, 불면, 생리불순 등이며
③ 성격이 급하고 열성(熱性)을 띠기 쉬운 소양인, 신경을 쓰는 부인, 도시에 사는 부인, 과부, 비구니, 수녀, 노처녀 등을 비롯하여 주로 여자에게 이런 증상이 많다.
④ 기허증상이 있거나 허랭한 사람에게는 부적합하며
⑤ 이런 사람에게 사용하면 복통, 설사 같은 부작용이 나타날 수 있다.

처방 구성

처방구성을 보면 백출은 뚜렷하고 지속적인 이뇨작용이 있으며, 장관활동이 흥분된 경우에는 억제작용을 하고, 반대로 장관활동이 억제된 경우에는 흥분작용을 한다. 즉 장관활동에 대한 조절작용이 있어서 장관의 자발성 수축활동의 긴장성을 높이고 강직성 수축을 방지한다. 백작약은 평활근의 경련을 억제하고, 중추신경 흥분을 억제하여 진통, 진경, 진정작용을 한다. 백복령은 세뇨관의 재흡수를 억제하여 정체된 수분을 해소시킨다.

시호는 중추신경을 억제하여 정신을 안정시키며 담즙의 합성과 분비를 촉진하고, 뇌하수체와 부신을 자극하여 부신피질호르몬의 분비를 촉진함으로써 항염증작용을 나타낸다. 또한 세포성 면역과 체액성 면역을 증강시키는 작용이 있다. 당귀의 정유성분은 혈관을 확장하여 혈압을 저하시키고 뇌혈류를 증진하며, 말초혈관의 혈류를 원활히 함으로써 말초순환장애를 개선한다. 맥문동은 다량의 포도당과 점액질을 함유하고 있어 진액(津液)을 보충하며, 항염증작용이 우수하다. 박하는 담즙분비 촉진작용과 항혈전작용(抗血栓作用)이 있고, 감초는 스테로이드호르몬과 유사한 작용이 있어 항염증작용과 항궤양작용을 한다.

처방 비교

상열(上熱)에 사용하는 **가미소요산**과 비교하면 가미소요산은 소요산보다 상열증상이 더 심할 때 쓰며, 혈허증상(血虛症狀)은 상대적으로 적으면서 혈열증상(血熱症狀)은 더 심할 때 사용한다. 반면 소요산은 가미소요산보다 열성(熱性)은 덜하지만 혈허(血虛)는 더할 때 사용한다. 가미소요산보다 상열이 더 심하거나 열실할 때는 치자청간탕을 쓰기도 한다.

가미온담탕과 비교하면 두 처방 모두 신경을 많이 쓴 이후에 발생하는 증상에 사용한다. 그러나 가미온담탕은 담음(痰飮)이 있기 쉬운 사람이 신경을 많이 써서 발생한 우울감, 불안감 등에 많이 사용한다. 반면 소요산은 가미온담탕을 써야 하는 경우보다 실증이며, 전신기능의 항진으로 혈열상태가 되었을 때 사용한다.

조경종옥탕과 비교하면 두 처방 모두 혈허(血虛)를 겸한 월경불순에 사용한다. 그러나 조경종옥탕은 자윤부족과 자궁내의 혈행상태가 원활하지 못하여 월경주기가 부정확하거나, 이런 상태에서 발생하는 생리통과 불임에도 사용한다. 반면 소요산은 생리주기가 불규칙할 때 사용하는 것이 아니라, 생리주기가 짧아지는 증상에 주로 사용한다.

활용사례

1-1. 상열(上熱), 정충(怔忡), 설사(泄瀉) 여 18세 소양인
1-2. 상열감(上熱感), 신경질, 한열왕래(寒熱往來) 여 56세 소양성소음인
1-3. 상열감(上熱感), 번열(煩熱), 부종(浮腫) 여 51세 158cm 53kg
1-4. 상열감(上熱感), 흉통(胸痛), 불안감(不安感), 대변난(大便難) 여 29세 소양인 160cm
1-5. 심계(心悸), 정충(怔忡), 불면(不眠) 여 46세 소양성소음인
2-1. 갱년기 초기 vs 갱년기 말기 여 54세 소음성소양인 158cm 55kg
2-2. 갱년기 장애 여 50세 태음인 166cm 62kg
3-1. 생리감소, 부종(浮腫) 여 18세 162.3cm 45kg
4-1. 불면(不眠), 흉민(胸悶), 짜증, 불안(不安), 우울(憂鬱), 두중(頭重), 호흡곤란(呼吸困難), 피로(疲勞), 두피열감(頭皮熱感), 항강(項强) 남 36세 소음인
4-2. 불면(不眠), 열감(熱感), 식욕부진(食慾不振) 여 46세
5-1. 흉비(胸痞) 여 53세 태양성태음인
6-1. 항강(項强), 피로(疲勞), 부종(浮腫), 신중(身重) 여 34세 소양성태음인 158cm 60kg
6-2. 항강(項强), 손발저림 여 34세 소양인 157cm 57kg
7-1. 청대하(靑帶下) 여 38세
8-1. 복통(腹痛), 불면(不眠), 신경질 남 31세 소양인
9-1. 팔저림, 팔아픔 여 30세
10-1. 견통(肩痛), 피로(疲勞) 여 50세 153cm 50kg
11-1. 성인남자의 간기울결 남 23세 태음인 178cm 71kg

단치소요산
1-1. 상열(上熱), 슬통(膝痛) 여 61세 태음성소양인 165cm 57kg
1-2. 상열(上熱), 불안(不安), 변비(便秘), 외한(畏寒), 천면(淺眠), 신중(身重) 여 52세
1-3. 상열(上熱), 빈혈(貧血), 항강(項强), 견통(肩痛), 불안감(不安感), 소화불량(消化不良) 여 32세 소음인
1-4. 상열(上熱), 수면장애(睡眠障礙), 땀, 피로(疲勞) 여 52세 태음인 165cm 60kg
1-5. 상기(上氣), 정충(怔忡), 부종(浮腫), 흉비(胸痞), 숨참, 인후통(咽喉痛) 여 55세 태음인
1-6. 상기(上氣) 여 53세 소양인
1-7. 한열왕래(寒熱往來), 상열감(上熱感), 심통(心痛) 여 49세 열성태음인
1-8. 안면홍조(顔面紅潮), 면열(面熱), 발한(發汗), 흉비(胸痞), 두통(頭痛), 한숨, 손저림 여 45세 소양성소음인
1-9. 안면홍조(顔面紅潮), 상열감(上熱感), 발한(發汗), 번민(煩悶) 여 만58세 소양인 152cm 59kg
1-10. 심번(心煩), 상부열감, 두통(頭痛) 여 36세 158cm 53kg
2-1. 정충(怔忡), 불안(不安), 불면(不眠) 여 66세 소양인
2-2. 정충(怔忡), 한열왕래(寒熱往來), 편두통(偏頭痛) 여 48세 소양성태음인 158cm 50kg
3-1. 갱년기 월경불순(月經不順), 하혈(下血), 변비(便秘), 수족랭(手足冷), 식욕부진(食慾不振), 정충(怔忡), 불안(不安), 초조(焦燥) 여 50세 소양성소음인
3-2. 갱년기 상열감(上熱感) 여 53세 소음인
3-3. 갱년기 장애 여 51세 소양인
3-4. 갱년기 상열감(上熱感), 다한(多汗), 수면장애(睡眠障礙) 여 50세 160cm 58kg
3-5. 갱년기 상열감(上熱感), 한출(汗出) 여 51세 158cm 64kg
3-6. 갱년기 증상, 변비(便秘) 여 57세 160cm 60kg
3-7. 갱년기 장애, 안면홍조(顔面紅潮), 상열감(上熱感) 여 53세 소양인 161cm 59kg
3-8. 갱년기, 소화불량(消化不良) 여 50세 소음인
3-9. 갱년기 장애, 고혈압(高血壓), 신경과다, 번열(煩熱) 여 50세 소양인 155cm 50kg
3-10. 갱년기 증상, 신체통(身體痛), 숨참 여 52세 소양인 157cm 63kg
4-1. 신경과다(神經過多), 항강(項强), 슬통(膝痛), 현훈(眩暈), 고혈압(高血壓) 여 64세 소양인
4-2. 화병(火病) 여 63세 소양인
4-3. 시험으로 인한 스트레스(기울증상동반) 여 23세 소양성태음인 160cm 52.5kg
4-4. 다노(多怒) 여 30대 소양인
5-1. 불면(不眠), 번열(煩熱), 흉협통(胸脇痛) 여 24세 160cm 50kg
6-1. 현훈(眩暈), 상기(上氣), 편두통(偏頭痛), 오심(惡心), 부종(浮腫) 여 42세

7-1. 맹장수술부위통증(盲腸手術部位痛症), 상기(上氣), 부종(浮腫), 흉비(胸痞), 소화불량(消化不良) 여 29세 소양인
7-2. 냉두통(冷頭痛), 흉통(胸痛), 불안(不安) 여 33세 소양인
7-3. 두통(頭痛), 신경질, 불안(不安), 상기(上氣), 우울(憂鬱), 호흡곤란(呼吸困難), 동계(動悸), 피로(疲勞), 복부팽만(腹部膨滿) 남 45세 180cm 80kg
8-1. 오심(惡心), 번열(煩熱), 경소(經少) 여 33세 150cm
8-2. 오심번열(惡心煩熱), 신경과다 여 18세 소양인 163cm 53kg
9-1. 명치통, 변비(便秘), 수족랭(手足冷), 피부거칢 여 24세 소음인 158cm 50kg
9-2. 생리통(生理痛), 불면(不眠), 두통(頭痛) 여 18세 소양인 163cm 53kg
10-1. 하혈(下血), 심계(心悸), 정충(怔忡), 수족궐랭(手足厥冷), 현훈(眩暈) 여 23세 소양인 155cm
11-1. 슬통(膝痛) 여 53세 태음인
12-1. 실패례 여 30세 소양인
12-2. 실패례 여 42세 태음인 159cm 65kg

➔ **소요산 합방 활용사례**
1-1. +육미지황 - 수험생 보약 여 23세 소음인 165cm 51kg
2-1. +소요산가감 - 변비(便秘), 두통(頭痛), 하복통(下腹痛), 소화불량(消化不良) 여 31세 160cm 55kg
3-1. +계지보령환 - 연변(軟便), 소화력 저하, 손발 다한증 여 31세 소음성소양인
4-1. +향소산 - 스트레스로 인한 불면증(不眠症) 남 21세 소양인 183cm 64kg

1-1. 상열(上熱), 정충(怔忡), 설사(泄瀉)

● 정 ○ ○ 여 18세 소양인 충청남도 태안군 남면 원청리

보통 체격의 목소리가 약간 빠른 소양인으로 보이는 여학생이다.

① 고3이 되면서부터 긴장하면 얼굴에 열이 달아오른다. ② 보통 1일 1~2회, 심할 때는 10회 정도 달아오른다. ③ 역시 고3때부터 긴장을 하면 가슴이 두근거린다. ④ 집에 있으면 괜찮은데 모의고사를 볼 때는 식후 설사를 하며 긴장시 더욱 심하다. ⑤ 식욕과 소화력은 좋다. ⑥ 긴장을 하면 소변을 자주 본다. ⑦ 긴장시 불안하며 초조하다.

목소리가 약간 빠른 소양인 학생의 고3때부터 긴장하면 열이 달아오르고 가슴이 두근거리며 설사를 한다는 것을 목표로 소요산 본방에 황련 1돈, 치자 1.5돈을 더하고 소양인의 설사를 감안하여 하초를 수렴시킨다는 의미에서 산수유 2돈을 더하여 10일분 20첩을 지어주었다.

2달 반 후에 전화로 집중력이 떨어지고 산만하다며 약을 요청할 때 지난번 증세를 확인해 보니, 그 약을 복용한 이후 긴장할 때 심하면 10회씩이나 열 달아오르고 가슴이 두근거리며 설사를 하는 것이 모두 소실되었다고 한다. 이번에는 지난번과 달리 집중력이 떨어지고 산만하다고 하나 이 또한 과중된 스트레스로 인해 발생한 신경증세이라고 생각되어 같은 처방인 소요산으로 10일분 20첩을 지어주었다.

1-2. 상열감(上熱感), 신경질, 한열왕래(寒熱往來)

다음은 송진수 선생의 경험이다.

● 김 ○ ○ 여 56세 소양성소음인

피부가 희고 전체적인 언행이나 성격이 차분하고 체구는 작은 56세 부인이다.

① 최근 5~6개월 동안에 월경이 없다. 폐경(閉經)인 것으로 보인다. ② 하루에도 여러 차례 얼굴에 열이 올라 화끈거린다. ③ 평소에 불안감이 항상 있고, 신경질이 이유 없이 많이 난다. ④ 평소에 몸에 열이 달아올랐다가 갑자기 식어서 추운 증상이 있다. ⑤ 가슴이 답답하다. ⑥ 승모근(僧帽筋) 부위가 최근에 너무 아프다. ⑦ 항상 피곤하고 나른하면서 매사가 귀찮다. ⑧ 복진시 뚜렷한 흉협고만(胸脇苦滿) 증상이 나타났다. 그리고 미약하게 제하허(臍下虛) 증상이 있는 것 같았다.

앞의 증상들의 문진증상들을 종합해보면 환자가 폐경기에 의한 갱년기 현상으로 추측할 수 있다. 즉 폐경에 이르는 하나의 과정으로 시호의 한열왕래(寒熱往來) 증상이 있고, 계지의 기상충(氣上衝) 증상이 있으며 가슴이 답답하면서 열감(熱感)이 있는 심번(心煩) 증상도 있고, 또 복진시 뚜렷한 흉협고만(胸脇苦滿) 증상이 있는 것을 미루어 보아 전형적인 소양증임을 알 수 있다.

증상들을 토대로 소요산, 가미소요산, 귀비탕, 시치귀비탕, 소시호탕, 시호가계지탕 등을 생각해 보았는데, 일단 환자가 소양인 경향이 강한 것으로 생각되어 귀비탕은 제외했고, 여러 가지 신경증상을 고려하여 소요산을 사용하기로 했다.

그래서 폐경으로 보이는 여성에게 소요산 본방으로 10일분 20첩을 투약했다.
일주일 후에 전화상으로 경과를 체크하여 보니 얼굴이 화끈거리는 증상과 신경질적인 증상 그리고 한열왕래 증상은 거의 없어졌다고 했다. 그러나 가슴이 답답한 증상은 아직 조금 남아있다고 했다.

1-5. 심계(心悸), 정충(怔忡), 불면(不眠)

다음은 문성근 선생의 경험이다.

● 조 ○ ○ 여 46세 소양성소음인 경기도 과천시 중앙동

초등학교에 다니는 쌍둥이를 돌봐 주는데, 아이들 엄마가 애들 문제로 기분을 상한 후 신경을 쓰고 나서 생긴 일이다.
① 수시로 심장이 툭 떨어지는 느낌이 든다. 저녁에 더 심하고, 이 느낌이 들 땐 기분이 아주 안 좋다. ② 가슴도 떨리는 것 같고 답답하다. ③ 잠을 자지 못하고, 잠에 들어도 곧 깬다.
신경과다와 울화(鬱火)로 인한 증상을 목표로 가미귀비탕에서 인삼과 원지는 절반으로 줄이고 맥문동 2돈, 산조인 2돈을 더하여 10일분 20첩을 투약했다.
약을 다 복용한 후 확인하니, 심장이 떨어지는 느낌과 불면이 조금 덜한 것 같다고 하지만 크게 개선된 것으로 보이지 않았다.
가미귀비탕을 투약했으나 증상의 개선이 미약한 것으로 보아 적합한 처방이 아닌 것으로 판단했다. 제반 증상이 심화(心火)로 인한 것임에도 가미귀비탕이 효과가 없어 이번에는 소요산 2배량에 교감단(향부자,복령)의 의미로 향부자 2돈, 산조인 3돈을 더하여 10일분 20첩을 투약했다.
약을 복용하는 도중에 확인해 보니, 며칠 복용하는데 벌써 지난 번 약보다 증상이 빨리 호전되는 것 같다고 했다. 1제를 다 복용한 후 심장이 떨어지는 느낌도 거의 사라지고, 잠도 어느 정도 잘 자게 되었다.

4-1. 불면(不眠), 흉민(胸悶), 짜증, 불안(不安), 우울(憂鬱), 두중(頭重), 호흡곤란(呼吸困難), 피로(疲勞), 두피열감(頭皮熱感), 항강(項强)

다음은 유해성 선생의 경험을 채록한 것이다.

● 유 ○ ○ 남 36세 소음인 경기도 군포시 금정동

마른 체격과 흰 피부이며 안면은 약간 홍조를 띠고 얼굴이 작고 보행할 때 약간 앞으로 구부정하게 걷는 소음인 체질로 필자의 경험담을 기록한 것이다.
2주 전부터 낮에는 활동을 하기 때문인지 의식하지 않다가 잠자리에 누우면 가슴이 답답하면서 머리가 무겁고 잠을 못 자니 낮에는 몹시 피로하며 의욕이 없고 기분이 울적했다.
① 잠이 안 온다. ② 화를 쉽게 낸다. ③ 가슴이 답답하다. ④ 정서가 불안정하다. ⑤ 머리가 무겁다.
⑥ 호흡이 고르지 않다(얕은 호흡과 숨을 몰아쉬게 된다). ⑦ 눈이 뻑뻑하고 피로하다. ⑧ 쉽게 피로하다.
⑨ 머리거죽에 열감이 느껴진다. ⑩ 목부터 혀, 인후부(咽喉部), 턱 근육, 관자놀이 근육 등 전체 근육이 경직(硬直)되어 있다. ⑪ 한약방 장소이전과 기타 여러 가지 일이 겹쳐서 정신적인 스트레스를 많이 받았다. ⑫ 불면(不眠)에 쓰는 산조인탕을 써 보았으나 별 효과가 없었다.
그간 이 증세에 사용해왔던 산조인탕이 별 효과가 없었던 점으로 보아서 이는 단순한 불면증세가 아니라고 판단하고 현재의 불면(不眠)을 비롯한 흉비(胸痞), 불안(不安) 등 여러 가지 증상의 신경을 많이 써서 간울(肝鬱)로 인하여 발생했다고 생각되었다.
간울(肝鬱)에는 당연히 시호제를 써야 할 것으로 생각되어 여러 가지 처방을 찾아보다가 처방 중에 시호, 작약이 들어있어 불안(不安), 초조(焦燥), 긴장(緊張), 우울(憂鬱) 등 정신적 스트레스를 해소하는 작용이 있으며 간기울(肝氣鬱)과 혈허(血虛), 비허(脾虛)에 쓸 수 있는 소요산을 복용하기로 했다.
신경을 쓴 이후 발생한 불면(不眠), 신경질, 불안(不安), 초조(焦燥), 상열감(上熱感) 등을 목표로 소요산 5일분 10첩을 달여서 1일 2첩씩 복용했다.
1일 2첩 복용한 뒤 그날 저녁부터 깊은 잠을 잘 수 있었으며, 5일분을 복용한 뒤에는 흉민, 신경질, 짜증, 불안, 초조, 우울, 두중 및 호흡곤란, 눈 피로, 두피열감, 항강 등의 나머지 증상도 대부분 소실되었다.

5-1. 흉비(胸痞)

● 정 ○ ○ 여 53세 태양성태음인 경기도 안양시 비산2동 삼익아파트

보통 키에 몸통이 약간 굵은 태양성태음인으로 보이는 여자이다.
① 오래 전부터 신경을 쓰면 가슴이 답답하며 평소에도 약간 답답하지만 더우면 특히 심하다. ② 10년 전부터 감기에 걸리면 천식(喘息)증세가 나타나 숨이 찬다. ③ 천식은 겨울에는 괜찮고 여름에 특히 말복 무렵에 7~10일 정도

지속된다. ④ 천식기와 동시에 소화불량, 속쓰림, 헛배부름이 함께 나타난다. ⑤ 입이 바싹 마른다. ⑥ 대변은 식전에 규칙적으로 보나 변이 가늘다. ⑦ 잠은 깊게 자며 가끔 꿈을 꾼다. ⑧ 불안하면 초조하다. ⑨ 더위를 심하게 탄다. ⑩ 손은 뜨거우며 발은 따뜻하나 아랫배는 차다. ⑪ 근래에 시력이 부쩍 떨어졌다.
손발이 따뜻한 태양성태음인 아주머니의 가슴이 답답한 증상을 목표로 2소요산 배량에 향부자 3돈, 산조인 2돈을 더하여 10일분 20첩을 지어주었다.
8개월 후 여름에 천식 때문에 다시 약을 지으러 왔을 때 확인해 보니, 약을 복용한 후 가슴 답답한 증상은 소실되었다고 한다. 이번에는 여름이 끝날 무렵이면 나타나는 천식을 목표로 청상보하환을 지어주었다.

6-1. 항강(項强), 피로(疲勞), 부종(浮腫), 신중(身重)

다음은 고재경 선생의 경험이다.

● 고 ○ ○ 여 34세 소양성태음인 158cm 60kg 서울특별시 노원구

좀 비만하고 얼굴이 붉은 소양성태음인으로 비만 때문에 고민하던 누나에게 비만약을 신체상태를 살피지 않고 썼다가 실패하고 정확하게 파악하다가 비만보다 더 급선무인 증상이 있는 것을 알고 약을 쓰게 되었다.
① 항강(특히 아침에 일어나면 심하고 오후까지 지속되다가 저녁쯤에야 풀린다)이 5년 전부터 지금까지 계속된다.
② 부종이 있다. 스트레스를 받거나 피곤하면 심해진다. ③ 아침에 일어나면 몸이 무겁고 피로를 느낀다. ④ 눈이 뻐근하다. 보통 부종과 함께 증상이 나타난다. ⑤ 배에서 꾸룩소리가 난다. ⑥ 월경주기 40일 정도로 늦은 편이다. ⑦ 대변은 규칙적이나 보는 시간은 일정하지 않다. ⑧ 열 달아 오름 증상이 하루에 1번 정도 있다. ⑨ 한숨을 자주 쉰다. ⑩ 잠들기 어려우며 잠귀 밝고 얕은 잠을 잔다. ⑪ 꿈은 자주 꾸며 아침에 일어나면 기억이 안 난다.
⑫ 4년 전쯤 병원에서 약간의 혈뇨증상 있다고 했다. ⑬ 본인은 산후조리 불량과 직업 때문에 그렇다고 본다.
항강 부종 피로를 치료하기위해 소요산으로 10일분 20첩을 투약했다. 약을 모두 복용한 후에 확인해 보았다.
1. 항강(項强)이 없어졌다.
2. 아침에 몸이 무겁고 피로하던 것이 없어졌다.
3. 부종(浮腫)이 호전되었다.
4. 한숨 쉼이 완화되었다.
5. 눈 뻐근함이 없어졌다.
6. 잠들기 어렵고 잠귀 밝던 것이 없어졌다.
7. 열 달아 오름 증상이 완화되었다.
8. 오히려 꿈은 더욱 자주 꾸고 아침에 일어나면 생생하게 기억난다.
9. 꾸루룩 소리가 여전하다.
10. 월경주기는 아직 확인되지 않았다.

7-1. 청대하(靑帶下)

다음은 조용안 선생의 경험을 인용한 것이다.

● ○ ○ ○ 여 38세 독신녀

① 검푸른 냉이 심하다. ② 요통이 있고 번열이 있다. ③ 월경이 계속 있다가 없다가 하여 기분이 나쁘다고 한다.
독신녀이기 때문에 심리적 울열과 생리적 무리가 되어서 오는 증상으로 보고 소요산에 별갑, 의이인, 검인 1돈을 더하여 지어주었는데, 검푸른 냉이 나오는 증상에 소요산 가감방 2제를 복용한 뒤에 큰 효과를 보았다.

8-1. 복통(腹痛), 불면(不眠), 신경질

다음은 유해성 선생의 경험을 채록한 것이다.

● 강 ○ ○ 남 31세 소양인 경기도 군포시 금정동

약간 마른 체형의 소양인으로 보이는 남자이다.
① 아랫배가 자주 아프며 변비와 설사가 교대로 반복된다. ② 하복부가 팽만하면서 가스가 찬다. ③ 소변을 자주 본다. ④ 신경질이 많다. ⑤ 초조하다. ⑥ 가슴이 답답하다. ⑦ 가끔 가슴이 두근거리며 불안하다. ⑧ 잠을 못 잔다. ⑨ 뒷덜미와 어깨가 결린다. ⑩ 땀을 많이 흘린다. ⑪ 팔다리가 나른하다. ⑫ 피로하다.
아랫배가 자주 아프다는 증상 때문에 온 사람인데, 병원에 가서 검사했으나 별 이상이 없다고 하고 약을 복용해도 호전이 되지 않는다는 것이다. 이 사람이 호소하는 증상이 너무 광범위하고 막연해서 다시 자세히 관찰해 보니 젊은 사람답지 않게 앉아 있는 자세가 어깨를 움츠리고 잔뜩 긴장해 있는 것 같았다. 어떤 일을 하고 있나 확인해 보니, 조그만 사업을 하는데 요새 잘 안돼서 고민을 많이 한다는 것이다.

스트레스로 인해 하복통(下腹痛)과 하복팽만(下腹膨滿)이 발생하는 것으로 보고 소요산으로 10일분 20첩을 투약했다. 얼마 후에 이 사람의 부인을 만나서 확인해본 결과 한약을 복용한 후부터는 복통이 없어졌으며 요즘은 잠을 잘 자고, 신경질도 적게 낸다고 한다.

9-1. 팔저림, 팔아픔

다음은 임진성 선생의 경험이다.

● 유 ○ ○ 여 30세 회사원 서울특별시 동작구 상도동

통통하고 살찐 음인 체형에 양인 성격을 가지고 있다.

① 좌측 팔이 저리다. 12월 말에 바쁜 회사일로 인하여 스트레스를 많고 받았다. 어느 순간부터 좌측 팔이 조금씩 저리기 시작하더니 증상이 심하게 저리면서 아프다. ② 현훈(眩暈)이 있다. ③ 겨울철이면 피부가 건조해서 가렵다. ④ 대변은 선천적으로 장이 약해서 물 설사를 자주한다. ⑤ 가슴이 답답하다. ⑥ 소화력은 보통이다. ⑦ 몸은 약간 찬 편이다. ⑧ 월경 주기가 약간 빨라지며, 양이 약간 적어진다. ⑨ 소변은 정상이다.

월경 주기가 약간 빨라지면서 가슴이 답답하며 양인 성격을 가지고 있는 30세 여자의 팔저림이 간기울결과 혈허로 인한 것으로 보고 소요산에 행기(行氣)를 위해 향부자, 청피 각1돈을 더한 뒤 10일분 20첩을 지어주었다. 약을 복용하는 도중에 확인하니

1. 심하던 팔저림 증상을 100으로 보았을 때 60정도로 저리고 아픈 정도가 감소되었다.
2. 그 후 연말이 지나고, 회사일이 한가해졌다. 약 복용 완료 1달 후 재확인하니 팔저림이 완전히 소실되었다.

다음은 단치소요산의 활용사례이다.

1-1. 상열(上熱), 슬통(膝痛)

● 이 ○ ○ 여 61세 태음성소양인 165cm 57kg 경기도 안양시 동안구 관양동

키와 체중이 보통이며 냉장고 앞에서 잠시도 쉬지 않고 일을 하는 직업이다. 지금은 쉬려 한다.

① 4년 전 갱년기가 오면서부터 상열(上熱)이 있다. ㉠ 가슴 윗부분으로 열이 달아오른다. ㉡ 신경을 쓰거나 감기기운이 있으면 더 심해진다. ㉢ 열꽃이 있다. ㉣ 심하면 목과 얼굴까지 있다. ㉤ 열이 달아오르면 얼굴, 눈이 쏟아지는 듯하다. ② 냉방병이 있다. ㉠ 열이 달아올라서 뜨거운 곳에서 잠을 자지 못한다. ㉡ 냉장고 앞에서 일을 하다가 밖에 나오면 얼굴이 달아오른다. ③ 눈물도 많이 난다. ㉠ 바깥에 찬바람이 불면 눈물이 많이 난다. ㉡ 안과에 가니 눈물 구멍이 뚫어졌다고 한다. ㉢ 시력은 정상이다. ④ 슬통(膝痛)이 있다. ㉠ 계단을 오를 때 통증이 있다. ⑤ 추위는 타지 않고, 더위는 약간 탄다. ⑥ 체열 상태는 보통이다. ⑦ 식사량은 보통이고 소화는 잘된다. ⑧ 가슴 답답, 한숨쉼, 뒷목 뻐근함이 있다. ⑨ 1일 3회의 열 달아오름이 있다. ⑩ 열 달아오름은 감기기운이 있으면 심하고 없으면 하루에 1회 정도이다. ⑪ 신경이 예민하다. ⑫ 처음에는 상체에 전기 흐르는 느낌이 있었는데 지금은 가슴 명치 둘레에만 있다. ⑬ 무거운 것을 많이 들어서 그런지 앉아 있으면 허리가 조금 아프다.

상열(上熱)과 눈물의 흐름을 목표로 소요산 1.5배량에 치자 1.5돈, 목단피 1.5돈을 더하여 10일분 20첩을 투약했다.

1. 약을 복용한 후에 상열(上熱)이 1/2가량 호전되었다.
2. 냉방병으로 인해서 얼굴이 달아오르는 것이 조금 덜하다.
3. 눈물은 여전하다.
4. 슬통은 여전하다.

이번에도 상열과 눈물을 목표로 하여 소요산 1.5배량에 황련 1돈을 가하여 1제를 투약했다.

약을 복용한 후에 상열(上熱)과 슬통(膝痛)은 더욱 호전되었으나 눈물이 흐르는 것은 여전했다.

1-6. 상기(上氣)

● 김 ○ ○ 여 53세 소양인 주부 경기도 안양시 비산3동 삼호아파트

보통 키에 보통 체격이며 얼굴이 약간 둥글며 피부가 희고 밝은 얼굴인 소양인으로 보이는 주부이다.

남편의 감기약과 따님의 보약을 지어간 뒤 아주 효험이 있다며 본인이 늘 몸이 약하고 신경이 과민하여 걱정이라며 보약을 지어달라고 한다.

보약을 지어달라고 하지만, 보약도 체질과 증상에 맞아야 하므로 특징이나 건강상태가 어떠한가를 들어 보니 다음과 같았다.

① 전과 달리 금년 들어 감기에 잘 걸린다. ② 양 어깻죽지가 누르는 듯 아프다. ③ 피로하고 기운이 없으며 감기 후에 더 심하다고 한다. ④ 2년 전부터 심하게 열이 달아오르고 매일 4~5번 정도 달아오르며 전에는 종일 25분마

다 상기된 적이 있으며 여성호르몬 주사를 맞고 나은 적이 있다. ⑤ 열이 달아오를 때 얼굴과 전신이 화끈거리며 심하면 옷을 벗어야 한다. ⑥ 달아오른 뒤 전신에 땀이 나며 보통 2~3분 정도 지속된 뒤 없어진다. ⑦ 늘 꿈을 심하게 꾸며 눈만 감으면 꿈이라고 한다. ⑧ 4년 전 자궁근종으로 자궁적출수술을 했다. ⑨ 식욕은 좋고 식사량은 약간 적은 편이다. ⑩ 소화력은 약하고 밀가루 음식을 먹으면 소화가 잘 안 되고 양약을 먹으면 속이 쓰리다. ⑪ 음식은 가리지 않으나 단것이 좋고 신 음식은 싫어하며 ⑫ 다리에 힘을 주거나 다리를 뻗을 때 혹 쥐가 날 때가 있다.

소양인의 피로, 견중통, 상기, 신경 예민, 보약 등을 목표로 도씨승양산화탕 2배량에 상기(上氣)가 있으므로 치자 1돈, 목단피 2돈, 향부자 2돈을 더하고, 견통(肩痛)이 있다는 점에서 육계 4돈을 더하고, 야뇨(夜尿)가 있다는 점에서 산수유 2돈, 모려 3돈을 더한 뒤, 보정(補精)을 위하여 구기자 1돈을 더하고 본인의 요청으로 녹용 1돈을 더하여 10일분 20첩을 지어주었다.

10일 뒤에 확인해 보니, 그 약을 먹으니 피로와 견중통 증세는 없어졌는데 상기가 더욱 심해지고 또한 땀이 더욱 잦고 많아진다고 한다.

상기와 한열왕래를 목표로 가미귀비탕과 단치소요산 중에 어느 것을 써야 할까 망설였으며, 증상 중에 기운이 없고 쉽게 피로한 점, 꿈을 많이 꾸는 점 등을 감안하면 단연 가미귀비탕증이지만, 전에 상기 증상이 매우 심한 적이 있었으며 자궁적출 경력과 당뇨를 앓은 병력을 상기하여 보았다. 귀비탕류가 아니면 소요산증이라고 생각되나 증상은 맞더라도 약을 쓰면 소양인에게는 가끔 부작용이 날 수 있는 것이 가미귀비탕이므로, 무엇보다도 승양작용이 강한 도씨승양산화탕을 먹고 상기증세가 격증된 점에 착안하여, 가미귀비탕보다는 단치소요산이 더욱 적합할 것 같아서 단치소요산을 써보기로 했다.

보약을 복용한 뒤 상기(上氣)가 심해지는 소양인에게 소요산 2배량에 치자 2돈, 목단피 1.5돈을 더하여 5일분인 10첩을 지어주었다.

다시 12일 뒤에 왔을 때 확인해 보니, 심하던 상기증세는 격감했으나 아직도 상기(上氣)와 두통(頭痛)이 있다고 한다. 본인의 요청대로 약을 더 지어 주기로 하고, 이번에는 가미귀비탕 1.5배량 한 뒤 원지와 인삼 대신 목단피 3돈, 향부자 3돈, 모황련 2돈, 모려 3돈을 더하여 10일분인 20첩을 지어주었다.

얼마 뒤 다시 왔다. 근래 들어서 아들이 입시에 떨어진 뒤 속을 끓여서인지 상기(上氣)증상이 심해졌다고 한다.

① 얼굴과 전신이 달아오르는 상기증세가 30분 간격마다 1일 20회 정도 반복하여 발생한다. ② 상기(上氣), 발열(發熱), 번열(煩熱), 두통(頭痛) 증세가 동시에 있으면서 2~3분간 지속된다. ③ 상기 때는 번조증세로 이불을 덮고 자는 것을 벗겨야 되며 자다가 상기증세로 4~5번 잠이 깬다. ④ 상기 뒤에는 오한이 온다. ⑤ 머리가 띵하게 무거우며 ⑥ 소변이 자주 마렵다고 한다.

이번 증세의 정도가 지난해 5월과 같으며, 또 그때의 가미귀비탕이 효력이 있었으므로 전과 같은 가미귀비탕1.5배량으로 10일분 20첩을 지어주었다.

17일 뒤에 다시 와서 이번에는 그 약을 먹어도 효험이 전혀 없으며 복용하는 중에도 조금도 줄어들지 않고 상기 증세도 여전히 극심하고 자다가 죽을 것 같은 기분이 들 때도 있었고 아주 고통스럽다는 것이다.

나이도 갱년기인 54세이며 자궁적출을 한 점과 소양인이라 역시 가미귀비탕보다는 단치소요산이 더 적합하다는 판단을 하고 처음에 단치소요산을 쓰고 나은 것처럼 역시 단치소요산을 써야할 것 같다.

우선 단치소요산을 5일분만 지어 주려고 하니 남편과 상의한다면서 그냥 갔다.

당시 바빠서 그냥 지냈으나 저녁에 집에 와서 생각하니 무료로라도 단치소요산을 지어 주었어야 했다는 생각을 하고 있었는데 다시 내방했다. 처음과 같은 단치소요산에 모황련 2돈을 더하여 우선 5일분 10첩을 그냥 지어주었다.

이번에도 단치소요산을 먹어도 효력이 없다가 제약회사에서 사온 구심을 먹고 상기증세가 멎었다고 그 후 손자 보약을 지으러 와서 말해주었다.

1-7. 한열왕래(寒熱往來), 상열감(上熱感), 심통(心痛)

다음은 김상일 선생의 경험이다.

● 신 ○ ○ 여 49세 열성태음인 경기도 시흥시 은행동

얼굴이 붉은 편이며 체격은 좋고 살이 쪘다.

① 갱년기 증상으로 추웠다 더웠다 한다. ② 가슴 위쪽으로 열이 날 때면 더워서 힘들어한다. ③ 앉았다 일어날 때면 심장 부근에 기분 나쁜 통증이 나타난다. ④ 가슴이 두근두근 한다. ⑤ 눈이 빽빽하고, 충혈(充血)이 잘된다. ⑥ 가끔 쥐가 날 때가 있다. ⑦ 부종이 나타난다. ⑧ 2004년 12월 이후로 폐경(閉經)이 되었고, 그 이후 병원에서 호르몬제를 상복했다. 그 이후 3개월 동안 먹다가 호르몬제가 몸에 좋지 않다는 이유로 중단했다. 지금은 식품회사에서 나온 건강보조식품을 먹고 있다. ⑨ 소화상태는 보통이다. ⑩ 대소변은 잘 보는 편이다. ⑪ 수면상태는 아주 좋은 편이 아니고 늦게 잠이 드는 편이다. ⑫ 월경량이 많은 편이었다.

갱년기증상의 상열감(上熱感)을 개선하고 심계(心悸)와 정충(怔忡)을 목표로 단치소요산으로 10일분 20첩을 투약했다. 약 복용이 거의 끝나고 내방했을 때 확인해 보니

1. 상열감(上熱感)이 거의 없어졌다.
2. 한열왕래(寒熱往來)도 거의 없어졌다.
3. 가슴이 두근두근 하는 것은 좋아졌지만, 앉았다 일어날 때 기분 나쁘게 아픈 것은 여전하다.
4. 눈 충혈도 좋아졌다.
5. 수면상태도 좋아졌다.
6. 부종은 거의 나타나지 않는다.
7. 쥐가 나는 횟수도 많이 줄었다.

1-8. 안면홍조(顔面紅潮), 면열(面熱), 발한(發汗), 흉비(胸痞), 두통(頭痛), 한숨, 손저림

다음은 장정안 선생의 경험이다.

● 장 ○ ○ 여 45세 소양성소음인 주부 서울특별시 서대문구

인상이 부드러워 보이며 키가 작고 살이 많이 찐 소양성소음인 여성으로

① 2~3개월 전부터 안면홍조, 열 달아오름 증상이 시도 때도 없이 나타나며 그럴 때마다 특히 얼굴에서 땀이 많이 난다. ② 월경량이 점점 줄어들다가 올해 1월을 마지막으로 월경을 하지 않고 있다. 다른 사람보다 비교적 일찍 월경이 멈추고 상열증상이 나타나서 갱년기 증상으로 알고 더 스트레스를 받고 있다. ③ 가슴이 답답하고 머리가 자주 아프며, 띵하고 무겁다. ④ 한숨을 자주 쉰다. 우울하고 매사 귀찮으며, 가슴이 막힌 듯하고 의욕이 없고 전신이 무겁다. ⑤ 한 달쯤 전부터 손에 저린 증상이 생겼으며, 왼쪽 4, 5째 손가락이 특히 심해서 왼쪽 손으로는 손톱을 깎을 수도 없다. ⑥ 오래 전부터 알레르기성 비염이 있었고, 먼지나 개털이 많으면 재채기, 콧물, 눈 가려움 등의 증상이 나타난다. 현재 개를 키우고 있다. ⑦ 하루에 3~4회 불규칙하게 설사를 하며 이러한 증상은 10년 정도 됐다. 찬 음식을 먹으면 특히 심해진다. ⑧ 수면시간은 4~5시간 정도이며, 잠이 부족하고 잠들기 어렵다. ⑨ 식욕도 좋은 편이고 물도 많이 마시지만 가끔씩 소화가 안 되어 더부룩하고 걸린 듯하다. ⑩ 헛배부름, 가스 참 등의 증상이 나타난다. ⑪ 더위, 추위를 타는 편이며 뜨겁고 매운 음식을 좋아한다. ⑫ 손발은 따뜻하지만 아랫배는 약간 차다.

부인들의 갱년기장애로 인한 제반 증상에 사용하는 처방은 체열 상태와 전반적인 신체 상태에 따라 귀비탕, 단치소요산, 향소산 등 여러 가지가 있으나 시호가 들어있어 청간(淸肝)하며, 목단피, 치자가 기울(氣鬱) 증상을 치료하고 번열(煩熱)을 내리는 작용을 하며 보혈제(補血劑)가 들어가 있는 단치소요산을 사용하기로 하고 단치소요산 1.5배량을 투약했다.

보름 뒤에 확인해 본 결과 안면홍조(顔面紅潮), 열 달아오름, 발한(發汗) 등의 증상은 약 복용 4일 후부터 사라졌고 가슴답답, 두통, 한숨 쉼 등의 기울증상이 많이 나아졌다. 손 저림 증상도 많이 호전되어 집안일을 하는 데 아무 지장도 느끼지 않았으나 월경은 여전히 하지 않는다. 설사나 소화기 증상은 여전하고 약을 복용한 후부터 잠을 잘 자게 되었다. 약을 복용한 후 살이 조금 쪘다고 했는데 아마 잠을 잘 자서 그런 것 같다고 하며 살찌는 것이 신경 쓰인다고 한다.

단치소요산을 복용하고 증세가 호전된 것으로 보아 효과가 있는 것으로 판단하고 단치소요산 2배량에 살이 찌는 것이 신경 쓰인다고 하여 식욕억제 효과가 있는 마황 0.5돈, 모과 2.5돈과, 후박, 지실 1돈, 산조인 2돈을 가하여 지어주었다.

1-9. 안면홍조(顔面紅潮), 상열감(上熱感), 발한(發汗), 번민(煩悶)

다음은 홍웅규 선생의 경험이다.

● 이 ○ ○ 여 만 58세 소양인 주부 152cm 59kg 경기도 의정부시

작은 키에 통통한 소양인으로 복부에 살이 좀 많고 피부가 연하다.

① 자주 놀라고 가슴이 두근거린다. ② 갑자기 상열감(上熱感)이 생겨 상체에서 땀이 난다. ③ 얼굴에 열이 올라 화끈거리고 땀이 갑자기 난다. ④ 발꿈치가 자주 화끈거리고 쑤신다. ⑤ 위염이 있어 약을 복용하는 중이다.
⑥ 여러 가지 신경을 쓰는 일이 많다. ⑦ 식욕은 좋은 편이다. ⑧ 변은 매일 아침에 약간 무른 변을 본다.
⑨ 배가 고프면 참지 못하고 무엇이든지 먹어야 한다. ⑩ 손과 발이 따뜻하다.

부인들의 갱년기장애로 인한 제반 증상에 사용하는 처방은 체열 상태와 전반적인 신체 상태에 따라 귀비탕, 단치소요산, 향소산 등 여러 가지가 있으나 소양인으로 체열상태가 그리 낮지 않다고 보고 시호가 들어가 청간(淸肝)하며 목단피, 치자가 기울(氣鬱) 증상을 없애고 번열(煩熱)을 내리는 작용을 하며 보혈제(補血劑)가 포함되어 있는 단치소요산으로 10일분 20첩을 투약했다. 약을 모두 복용한 후에 확인해 보니

1. 상열감(上熱感)이 호전되었다.
2. 얼굴 열기가 줄어들면서 화장이 잘 받는다.

3. 번민(煩悶)이 좀 줄어들었다
단치소요산이 효과가 있는 것으로 보고 같은 처방으로 10일분 20첩을 투약했다.

2-1. 정충(怔忡), 불안(不安), 불면(不眠)

● 김 ○ ○ 여 66세 소양인 강원도 동해시 북평동

보통 체격에 키가 약간 크며 목소리가 약간 굵고 강단이 있어 보이는 소양인 할머니이다.
① 가슴이 두근거린다. ② 1일 1~2회 얼굴로 열이 달아오른다. ③ 가슴이 답답하고 불안하다. ④ 식욕은 보통이고 소화력은 좋다. ⑤ 숨이 찬다. ⑥ 한숨을 자주 쉬고 신경질이 많다. ⑦ 전신이 쑤시고 늘 피로하다. ⑧ 손발이 저리다. ⑨ 입이 마른다.
강단 있어 보이는 소양인 할머니의 가슴 두근거림과 열 달아오르는 것을 목표로 소요산 본방에 청열을 목표로 목단피, 치자 1.5돈을 더하여 10일분 20첩을 투약했다.
약 1달 뒤에 딸이 대신 전화로 가슴 두근거림과 불안한 것이 줄었다고 하면서 약을 더 복용하기를 원하며 근래는 잠이 안 온다고 한다.
정충, 불안 증세가 줄어든 것으로 보아 그 약이 효과가 있다고 보고 같은 처방에 잠이 안 오는 것을 참고하여 산조인 2.5돈을 더하여 10일분 20첩을 투약했다.
약 4개월 뒤에 할머니가 직접 내방했을 때 확인해 보니, 그 약을 복용한 후 증세가 격감하였으나 완전치는 않다며 1제를 더 복용하기를 원했다. 같은 처방으로 10일분 20첩을 투약했다.

3-1. 갱년기 월경불순(月經不順), 하혈(下血), 변비(便秘), 수족랭(手足冷), 식욕부진(食慾不振), 정충(怔忡), 불안(不安), 초조(焦燥)

● 최 ○ ○ 여 50세 소양성소음인 경기도 안양시 관양동 현대아파트

피부가 희고 성격이 차분하며 체구는 약간 작으며 키는 보통인 부인이다.
① 2달 전부터 월경이 고르지 못하여 ② 이번 달에도 월경 후 계속 10일 이상 하혈(下血)이 계속되고 있다.
③ 피는 자주색이며 덩어리가 섞여 있고 정상 월경 때와 달리 깨끗하지 못하다. ④ 특별한 신경을 쓴 일도 없는데 얼굴이 달아오르면서 가슴이 뛴다. ⑤ 괜히 불안하고 초조하며 마음이 안정되지 않는다는 것이다. ⑥ 지금까지 인삼을 2년 정도 복용하고 있으며 인삼 복용 후 피로함과 기운 부족한 것이 현저히 좋아졌다.
50대의 갱년기 여성의 월경주기 불순을 목표로 소요산 2배량에 상열(上熱)을 감안하여 모려 2돈, 치자, 목단피 1돈을 더하여 5일분 10첩을 지어주었다.
5일 후에 다시 와서 그 약을 먹으니 기분이 좋고 상열과 정충, 불안, 초조가 완전히 없어졌으나 하혈은 여전히 계속된다고 한다. 이 부인의 주호소가 하혈이므로 아직 멈추지 않으니 당연히 걱정스럽겠지만 다른 증상인 상열, 정충, 불안, 초조가 완전히 없어진 것으로 보아서 곧 멈출 것이라 생각되어 곧 지혈될 것이니 걱정 말라고 이르고 상열, 정충 등의 증세가 소실되었으므로 치자와 모려를 빼고 5일분 10첩을 더 지어주었다.
다시 5일 후에 와서, 6일째부터 지혈이 되어 깨끗하게 되었으며 그 약을 먹은 덕인지 평소 변비였던 대변이 보기가 좋아졌고 손발이 더워지며 식욕이 좋아지고 기분이 매우 좋다며 한약이 이런 효과가 다 있나 하며 참 좋다는 것이다. 다시 그 약을 10첩 더 지어달라고 하여 5일분 10첩을 지어준 뒤에 폐약(閉藥)했다.

4-1. 신경과다(神經過多), 항강(項强), 슬통(膝痛), 현훈(眩暈), 고혈압(高血壓)

● 김 ○ ○ 여 64세 소양인 충청남도 아산시 선정면 대흥리

키와 체격이 보통이고 말과 행동이 빠른 소양인 할머니이다.
① 오래전부터 뒷목과 뒷골이 뻐근하여 움직이기가 곤란한 증세가 1년에 여러 차례씩 발생한다. ② 역시 오래전부터 자기 전이나 혹은 자다가 가슴 밑에서 울컥 열이 올라오는 듯하며 10~30분 정도 지속되므로 겨울에도 배를 내놓고 잔다. ③ 평소 왼쪽 무릎 관절이 쑤신 지 오래되었다. ④ 현훈증세가 심하고 빈혈로 3~4회 쓰러진 적이 있다. ⑤ 가슴이 두근거리고 잘 놀라며 간혹 가슴이 답답하다. ⑥ 특히 불안감이 심하고 자주 우울하며 손 떨림이 있다. ⑦ 평소 더위를 심하게 타며 땀이 많다. ⑧ 식욕이 왕성하고 소화가 잘된다. ⑨ 고혈압으로 혈압약을 늘 복용하고 있으며 작년부터는 심하다. ⑩ 맏며느리로 시집살이가 힘들었고 큰아들이 5년째 뇌종양으로 투병중이고 남편이 사망한 지 얼마 안 되었다. ⑪ 평소 건강한 체질이었다.
평소 건강한 소양인 체질의 신경과다로 발생한 항강, 상열, 불안 등의 증세를 목표로 소요산 2배량에 목단피 1돈, 치자 1돈을 더한 단치소요산으로 10일분 20첩을 투약했다. 20일 후 딸이 전화를 하여 어머님이 약을 복용한 뒤 효과가 매우 좋다고 하면서 더 먹고 싶어 한다고 한다. 그래서 같은 처방으로 10일분 20첩을 투약했다.

약 2달 반 후에 딸에게서 다시 전화가 와서 약을 지어달라고 할 때 경과를 확인해 보니, 약을 복용한 후 항강(項强)이 소실되고 상열(上熱)도 좋아져서 가슴이 편안하며 슬통(膝痛), 현훈(眩暈)도 현저히 경감되었다고 한다. 아울러 식욕이 좋아지고 기운도 나며 혈압도 정상으로 조절돼서 혈압약도 복용을 하지 않고 몸이 전반적으로 좋아졌다고 한다.

4-4. 다노(多怒)

다음은 서남식 선생의 경험이다.

● ○ ○ ○ 여 30대 소양인 주부

보통 키에 성질이 급한 주부이다.

① 짜증을 많이 낸다. ② 최근에 항상 눈이 충혈되어 있다. ③ 무거운 것을 이고 있는 듯 묵직한 두통이 있다. ④ 저녁 무렵에 잠이 오며 피곤하다. ⑤ 순간순간 화가 나고, 화를 내면 가슴에서 무언가 올라오는 답답한 기분이 들면서 얼굴이 붉어진다. ⑥ 화를 내면서 열감을 느낀다. ⑦ 평소에 물은 적게 마시고 땀도 잘 안 흘린다. ⑧ 평소에는 상충(上衝)이 없고 화를 낼 때만 느낀다. ⑨ 소화는 잘되고 대변과 소변은 정상이다. ⑩ 월경도 정상적이다. ⑪ 이전에 한방 진찰시 간열(肝熱)이 있다는 이야기를 들었다. ⑫ 튼튼영어 교사로 운전과 수업에 스트레스를 많이 받는다.

짜증이 많고 화를 낼 때 상충(上衝)이 있는 여성에게 단치소요산으로 10일분 20첩을 투약했다.

복용 2일 후 본인이 차분해지는 것을 느꼈다고 한다. 짜증이 줄고 눈의 충혈과 두통이 완화되었다. 일주일이 지나서 피로감도 개선되었다. 특이한 것은 본인이 잠시 잊고 약을 거른 날에는 자신도 모르게 짜증을 내서 남편이 혹시 약을 안 먹고 나간 것은 아니냐는 농담을 들었다 한다. 주변에서 줄어든 짜증을 느낄 정도로 신경증에 매우 효과적이었던 것 같다.

5-1. 불면(不眠), 번열(煩熱), 흉협통(胸脇痛)

다음은 김진환 선생의 경험이다.

● 김○ ○ 여 24세 약 160cm 50kg 경기도 화성시 태안읍

체격은 보통이나 약간 마른 편이다. 피부가 엷고, 성격이 예민하다.

① 밤에 자다가 2~3시쯤 번열감(煩熱感)을 느끼며 깬다. 다른 시간에는 특별히 번열감을 느끼지 않는다. ② 우측의 흉협(胸脇)부위에 통증이 있다. 찌르는 듯한 통증이 2~3일에 한 번 정도 갑작스럽게 발생했다. 발작시 두근거리고 위로 치받는 느낌이다. ③ 눈이 쉽게 충혈되고, 다래끼 같은 것이 발생한다. ④ 평소에도 식사를 규칙적으로 하지 않는 편인데, 특히 최근에 식욕이 떨어졌다. ⑤ 복진상 제하(臍下)를 누르면 통증을 호소한다. ⑥ 설체(舌體)가 붉은 색을 띤다. ⑦ 맥은 좌우 관맥(關脈)이 크게 뛰고. 무언가 막힌 느낌이다. ⑧ 대소변, 월경상태는 이상이 없다고 했으나 뭔가 숨기는 듯했다. ⑨ 증상은 1주 전부터 발생했는데, 2주 전부터 아르바이트를 시작했고 때마침 집안일로 신경을 쓰는 일이 있었다. ⑩ 평소 여름에는 손이 따뜻하고, 겨울에는 손이 차다.

예민한 성격으로 인해 증상들이 생긴 것으로 보아, 간의 울체된 기운을 풀어주기 위해 소요산 계통을 떠올려 보았다. 복진(腹診)과 설진(舌診)에서 어혈(瘀血)이 있다는 것을 알고 단치소요산과 가미소요산을 비교했으나, 증상에서 열이 심하지 않고 열담(熱痰)의 증세가 특별히 보이지 않아 단치소요산을 사용하기로 했다. 그런데 환자가 탕약을 원치 않고 환약으로 지어줄 것을 강력히 주장하여 환약으로 짓게 되었다. 소요산에 목단피 1돈, 치자 1돈을 더하여 1제 분량을 오자대로 밀환(蜜丸)하여 1일 3회 복용하는데, 1회에 50~60환씩 복용하라고 했다.

5일쯤 후에 통화를 했을 때 확인해 보니, 약을 복용한 후에 자다가 깨는 일은 없어졌다고 한다. 그런데 약을 복용하면서 아르바이트 시간을 옮겨서 늦게까지 일을 했는데 잠을 잘 자는 것이 약 때문인지는 잘 모르겠다고 한다. 흉협부(胸脇部) 통증은 그 후 한 번만 발생했고 번열감(煩熱感)과 두근거림, 눈 다래끼는 소실되었다.

6-1. 현훈(眩暈), 상기(上氣), 편두통(偏頭痛), 오심(惡心), 부종(浮腫)

● 한 ○ ○ 여 42세 주부 경기도 안양시 호계2동

보통 키의 살집은 보통이고 피부가 갈색인 주부이다.

① 2일 전 신경을 과도히 쓴 뒤부터 어지럽다. ② 얼굴을 돌리거나 엎드리면 휭 돌면서 어지럽다. ③ 얼굴이 달아오르면서 물체가 흔들리는 것처럼 어지럽다. ④ 속이 뜨거우면서 달아오른다. ⑤ 10년 전부터 평소는 괜찮으나 신경만 쓰면 쪽머리가 자주 아프다. ⑥ 띵하다가도 심하게 아프면 관자놀이 부위가 빠개지려고 하고 동시에 속이 메슥거린다. ⑦ 자주 붓는다. ⑧ 눈이 쉽게 피로하다. ⑨ 식욕과 소화력은 보통 ⑩ 추위와 더위를 모두 탄다.

신경과로 뒤에 발생한 현훈과 상열, 두통, 오심, 부종 등을 목표로 단치소요산에 모려 2돈을 더하여 5일분 10첩을 지어주었다.

20일이 지난 뒤에 내방했을 때 확인해 보니, 현훈(眩暈)이 소실되고 상기(上氣)가 현저하게 줄었다고 한다. 또한 부종

(浮腫)이 소실되고 피로가 줄어들었으나 두통은 여전하다고 한다.
약을 복용하고 효과가 있는 것으로 보고 전과 같은 처방으로 5일분 10첩을 지어주었다. 그 후 이웃에 사는 동생에게 소식을 들으니 약을 모두 복용한 후에 모든 증상이 소실되었다고 한다.

7-1. 맹장수술부위통증(盲腸手術部位痛症), 상기(上氣), 부종(浮腫), 흉비(胸痞), 소화불량(消化不良)

● 신 ○ ○ 여 29세 소양인 간호사 서울특별시 중구 장충동2가

국립의료원 간호사로 근무하는 보통 키에 보통 체구이며 자녀를 둔 부인이다.
① 어제 등산을 다녀온 뒤부터 전에 맹장수술한 자리가 단단히 호두알 만하게 길게 뭉치면서 몹시 아프다. ② 평상시 숨이 차다. ③ 얼굴과 손발이 잘 붓는다. ④ 열이 잘 달아오른다. ⑤ 상기시 두통이 온다. ⑥ 가슴이 답답하다. ⑦ 하복부가 포만하여 변비가 있다. ⑧ 무서운 꿈을 잘 꾼다. ⑨ 항시 피곤하고 힘이 없다. ⑩ 몸이 무겁다. ⑪ 추위를 많이 탄다. ⑫ 월경 혈이 검고 덩어리가 있으며 2~3일간 나온다.
평소 숨참, 상기, 상열, 흉민, 다몽 등의 증세가 있는 소양인 여성의 산행 후 발생한 맹장수술 부위 통증을 목표로 단치소요산 2배량으로 5일분 10첩을 지어주었다.
다음해 2월에 아들의 보약을 지으러 왔을 때 확인해 보니, 그 약을 먹고 곧 맹장 부위의 통증과 멍울도 바로 풀어졌고 상기, 부종, 가슴 답답, 소화불량, 하복부 포만감도 모두 없어져 몸이 가뿐해졌으며 그때 효과로 이렇게 또 약을 지으러 온 게 아니냐고 한다.
비록 맹장수술부위가 굳어지고 아파서 오긴 했지만 다른 일반적인 증세가 단치소요산의 적증이라 단치소요산을 쓰게 되었으며, 단치소요산의 증세인 상기, 부종, 소화불량등과 함께 주요 증상이었던 맹장부위 경결도 같이 나아진 것이다.

8-1. 오심(惡心), 번열(煩熱), 경소(經少)

다음은 김민주 선생의 경험이다.

● ○ ○ ○ 여 33세 주부 150cm 충청남도 홍성군 홍성읍 오관리

작은 키에 뚱뚱하며 살은 매우 희고 얼굴은 핏기가 없는 두 아이의 엄마로 33세
① 얼굴이 확 달아오르는 오심번열이 있다. ② 두 번째 출산 후 월경량이 지속적으로 감소했다. ③ 안면홍조와 함께 전신에 땀이 흐른다. ④ 아침에 손발이 붓고 눈이 뻑뻑하다. ⑤ 처녀 때부터 변비가 심하다. ⑥ 산후우울감(産後憂鬱感) 심하다
혈허로 인한 월경부조, 오심번열이 있고, 아직 젊고 몸에 열도 많아서 단치소요산으로 10일분 20첩을 투약했다.
1. 약을 복용한 후에 오심(惡心)과 번열(煩熱)이 많이 사라졌다.
2. 월경량은 큰 변화는 없으나 약간 많아진 것 같다고 했다.

10-1. 하혈(下血), 심계(心悸), 정충(怔忡), 수족궐랭(手足厥冷), 현훈(眩暈)

다음은 류영진 선생의 경험이다.

● 이 ○ ○ 여 23세 소양인 155cm 서울특별시

피부는 뽀얗고 목소리가 약간 여리고 항상 마른 상태이다.
① 월경시에 월경통(月經痛)이 심하다. ② 월경시 하혈(下血)을 많이 해서 기절할 때도 있다. ③ 심계(心悸)와 정충(怔忡)이 약간 있다. ④ 스트레스를 많이 받는다. ⑤ 월경은 5일 동안 하는데, 첫째 날이 제일 심하고(배, 허리, 다리가 빠질 것 같이 아픔), 둘째 날까지는 약간 배가 살살 아프다. 월경주기는 28일이다. ⑥ 그 외 아침에 일어났을 때 혀에 태(苔)가 없다. ⑦ 4학년이라서 진로문제로 고민이 많고 지금은 실기시험(오르간)과 기말고사로 바쁘고 마음의 여유가 없는 상태이다. ⑧ 평소에는 괜찮고, 오르간 연습을 많이 하면 몸이 무겁게 느껴진다.
평소 스트레스가 많은 소양인 여대생의 심계(心悸), 정충(怔忡)을 목표로 단치소요산으로 10일분 20첩을 투약했다. 약을 복용한 후에 확인해 보니
1. 하혈(下血)이 많이 줄었다.
2. 심계(心悸)와 정충(怔忡)이 호전되었다.
3. 수족궐랭(手足厥冷)이 현저하게 줄었다.
4. 머리가 어지러운 것도 호전되었다.

11-1. 슬통(膝痛)

● 최 ○ ○ 여 53세 태음인 울산광역시 동구 주전동

키와 체격이 약간 크며 울산에서 횟집을 운영하는 태음인 아주머니이다.

3년 전 신경과도로 인한 상열과 항배강, 심번 증세에 가미귀비탕을, 2년 전에는 손 저림과 하지통증에 단치소요산을 복용하고 나은 경력이 있다.
① 무릎이 아프다. ② 더위를 심하게 탄다. ③ 윗배가 차다. ④ 식욕과 소화력이 보통이다. ⑤ 가슴이 뛰고 답답하여 잘 놀란다. ⑥ 불안해하고, 신경질 증세가 있다. ⑦ 뒷목이 땅기고 뻐근하다. ⑧ 어깨가 뻐근하다. ⑨ 피로하다. ⑩ 한약을 잘 못 먹는다.
더위를 심하게 타며 식욕과 소화력은 보통인 태음인 아주머니의 신체조건을 참고하여 단치소요산에 슬통을 감안하여 목통, 모과 3돈을 더하여 10일분 20첩을 투약했다.
2달 뒤에 다시 약을 지으러 왔을 때 확인해 보니, 약을 복용한 뒤 무릎 아픈 것이 완전히 없어져 요즘은 잘 걸어 다닌다고 한다.

12-1. 실패례

다음은 김재영 선생의 경험이다.

● 육 ○ ○ 여 30세 소양인 에어로빅 강사

결혼 1년 차인 환자가 인공유산의 경험이 두 번이나 있어 임신 전 몸 보약을 먹기 위해 필자를 찾았다.
① 평소에 가슴이 막 뛰다가 멈추면 속이 울렁거린다. ② 매일 열이 달아오른다. ③ 추위를 심하게 타며, 손발이 매우 차지만 배는 따뜻한 편이다. ④ 여름에 몸 전체에 땀이 아주 많다. ⑤ 식성도 좋고 소화력도 좋은 편이나, 가스가 찬다. ⑥ 대변은 불규칙하고 된 편이며 설사를 한다. ⑦ 자다가 2회 정도 소변을 본다. ⑧ 잠을 잘 깨고 꿈을 밤새 꾸며, 뒤척인다. ⑨ 뒷목이 뻐근하다. ⑩ 우울하고, 기립성현훈(起立性眩暈)이 있다. ⑪ 손과 얼굴이 붓는다. ⑫ 월경 전에 가슴이 아프고, 월경 시작 후 2일부터 3일간 아랫배와 허리가 아프다.
평소에 정충(怔忡)이 있으며 매일 열이 달아오르는 소양인 여성에게 소요산에 치자 2돈, 목단피 1.5돈을 더한 단치소요산에 설사를 한다는 점에서 황련 1돈을 더하고 기울(氣鬱)의 증상이 있어 향부자 1돈을 더한 뒤, 부종(浮腫)과 불면(不眠)을 감안하여 모려 1돈, 택사 0.5돈, 산조인 1돈을 더하여 10일분 20첩을 투약했다.
약을 1주일 정도 복용했는데, 가슴이 뛰고 열이 달아오르는 것은 여전하다. 기립성현훈(起立性眩暈)도 여전하다. 뒷목 뻐근한 것은 호전되었다. 추위를 심하게 타는 것은 호전되었으나, 손발이 찬 것은 여전하다. 가스가 차는 것은 호전되었다. 약을 먹고 월경통이 전혀 없었다.
환자의 몸이 전체적으로 좋아졌다고 느껴졌으나 환자가 호소하는 정충(怔忡)과 상열감(上熱感)은 여전했다. 우선은 약을 끝까지 복용하도록 권했으나, 치자와 목단피를 가했는데도 가슴 뜀과 상열감이 전혀 호전된 기미가 없는 것이 이해할 수가 없다.

12-2. 실패례

다음은 권희동 선생의 경험이다.

● 최 ○ ○ 여 42세 태음인 159cm 65kg 서울특별시 강서구 방화1동

전화로만 통화해서 직접 보지는 못했다. 특별한 증상이 없이 보약을 원했다. 정황으로 볼 때 태음인으로 추측된다.
① 요가를 하고 나면 머리 아프면서 졸리다. ② 헬스를 할 때면 몸이 가려우면서 피부에 알레르기 같이 빨갛게 돋는다. ③ 가슴이 꽉 막히는 기분이 있다. ④ 2주 전에는 처음으로 안면홍조와 발한(發汗) 증상이 있었다.
⑤ 월경 전에 기침을 하면 좌하복부(左下腹部)가 아프다. ⑥ 소화력과 식욕은 좋다. 찬 음식을 좋아한다. ⑦ 변비(便秘)는 없다. ⑧ 땀은 별로 흘리지 않는다. ⑨ 갈증은 별로 없고 물보다 주로 녹차를 많이 마신다. ⑩ 가끔 운동을 하면 오른손이 많이 붓는다. ⑪ 큰 아이를 낳고 부어서 보름간 입원했었다. ⑫ 둘째 아이를 임신하고 6개월이 되었을 때 양수가 터져서 8개월 반 때까지 입원했으며 조산(早産)을 했다.
특별히 건강에 이상이 없고 단순히 보약을 원하고 있었지만 살찌지 않는 약을 원했고 안면홍조(顔面紅潮) 등의 증상으로 보아 갱년기 증후군이 시작되는 듯하여 단치소요산을 떠올라 단치소요산에 지골피 1돈, 형개 1돈, 도인 0.5돈을 더하여 10일분 20첩을 투약했다.
1. 약 2주 후에 전화통화를 했는데 약을 먹으면 많이 졸리고, 힘이 없고, 가끔 머리가 아프다고 한다.
2. 며칠을 제외하고 하루 3봉씩 꼬박꼬박 먹었다고 하여 하루 2봉씩으로 줄일 것을 권유했다.
3. 운동 이후 발진이 나타나는 것은 여전하다.

中統167 寶 비아환 肥兒丸

胡黃連 五錢 **使君子肉** 四錢半 **人蔘 黃連 神麯 麥芽 山査肉** 各三錢半 **白朮 白茯苓 甘草**炙 各三錢 **蘆薈**煆 二錢半 **通治諸疳**

[用　　法] 上末 黃米糊丸 菉豆大 米飮下 二~三十丸
[活　　套] 或作十貼用 ① 合[六味元](上統四十) 半劑 名[水土丹]
[活套鍼線] 疳疾(小兒)
※수토단(水土丹) : 諸熱(小兒)
[適 應 症] 소아 감질, 경기, 성장장애, 고창, 소화불량, 수척, 호흡촉급, 시력약화, 혈색불량, 소아의 선종, 회충증

처방설명 비아환은 감증(疳症) 중에서도 주로 비감(脾疳)에 쓰는 처방인데, 감증의 통용방(通用方)으로도 사용한다. 증상으로는 소아의 고창증(鼓脹症), 성장부진(成長不進), 식욕부진(食慾不振), 소화불량(消化不良), 호흡곤란(呼吸困難), 혈색창백(血色蒼白) 등이 있으며, 약성을 응용하여 경기(驚氣), 괴벽(怪癖), 자폐증(自閉症) 등에도 사용한다.

감증(疳症)은 비위(脾胃)의 기능장애로 인해 몸이 여위고 배가 불러오며 성장부진이 나타나는 병증이다. 대부분은 임신 중에 산모가 음식섭취를 제대로 하지 못하여 영양이 결핍된 상태에서 태아가 형성되어 태어났을 때부터 허약(虛弱)과 신체기능의 불균형이 지속되는 것이 원인이다. 또한 태어난 후에도 젖이나 음식을 잘 먹지 못하여 영양이 결핍되거나 중증 질병, 기생충, 역독(疫毒) 등으로 인해 비위(脾胃)가 손상된 것도 원인이 된다.

감증(疳症)은 오장(五臟)에 따라 심감(心疳), 간감(肝疳), 폐감(肺疳), 비감(脾疳), 신감(腎疳)으로 나누고, 병인과 증상에 따라 감로(疳癆), 회감(蛔疳), 감열(疳熱), 감갈(疳渴), 감사(疳瀉), 감리(疳痢), 감종창(疳腫瘡)으로 나누며, 발생부위에 따라 안감(眼疳), 뇌감(腦疳), 구감(口疳), 아감(牙疳), 척감(脊疳), 비감(鼻疳)으로 나누며, 경과에 따라 감기(疳氣), 감적(疳積), 건감(乾疳) 등 40여 가지로 나눈다. 이렇게 다양하게 분류하고 있지만 대부분은 허약(虛弱)과 비위(脾胃)의 기능장애가 근본을 이루고 있기 때문에 비아환을 비감(脾疳)에 사용한다고 하는 것이며, 동시에 감증의 통치방(通治方)이라고 하는 것이다.

감증(疳症)에 걸리면 정상적으로 성장이 안 될 뿐 아니라 얼굴이 누렇게 되면서 몸이 여위고 배가 불러오며, 배에 정맥노장(靜脈怒張)이 있고, 몹시 불안해하며 자주 울기도 한다. 이러한 증상은 선천적으로 영양이 결핍된 상태에서 태어났으며, 후천적으로도 충분한 영양공급을 받지 못하여 소화기능이 극도로 저하되었기 때문에 나타난다. 소화기능 저하가 일시적이라면 인체의 자연회복력에 의해 조정이 되겠지만 만성적으로 지속되면 음식물을 소화하여 흡수시키고 배설시키는 작용이 원활하지 못하게 되어 배에 가스가 차고, 식욕이 없어지고, 혈색이 없어지며, 기운이 없고 성장이 잘 되지 않는 증상이 생긴다. 인체는 이러한 부조화 상태를 개선하기 위해 열을 발생시키므로 발열(發熱)이 나타날 수도 있고, 이러한 발열 때문에 부차적으로 구강(口腔)에 창(瘡)이 생기기도 한다. 이럴 때는 소화기능을 정상화시켜 주어야 근본적인 치료를 할 수 있는데, 비아환이 그 역할을 한다.

빈곤에 시달리는 일부 아프리카 아이들을 보면 팔다리는 거미처럼 마르고 얼굴에는 피부 가죽만 붙어 있으면서 배는 북처럼 나와 있는 것을 보게 되는데, 이것이 바로 감증(疳症)이다. 우리나라는 현재 경제적으로 풍족해졌기 때문에 이런 증상이 별로 없지만 예전에는 많았다. 1970년대 초만 해도 보릿고개가 있을 정

風 寒 暑 濕 燥 火 內傷 虛勞 霍亂 嘔吐 咳嗽 積聚 浮腫 脹滿 消渴 黃疸 瘧疾 邪祟 身形 精 氣 神 血 夢 聲音 津液 痰飮 蟲 小便 大便 頭 面 眼 耳 鼻 口舌 牙齒 咽喉 頸項 背 胸 乳 腹 腰 脇 皮 手 足 前陰 後陰 癰疽 諸瘡 婦人 小兒

도로 빈한했었기 때문에 산모들은 임신 중에도 제대로 먹지 못하여 영양부족 상태에 빠진 사람이 많았고 결과적으로 태아의 형체를 형성하는 데 악영향을 주었다. 뿐만 아니라 출산 이후에도 모유를 비롯하여 적절한 영양분을 공급할 수 없었기 때문에 영아사망률이 높았으며 감증(疳症) 또한 적지 않았다.

비아환은 약성을 이용하여 소아 경기(驚氣), 괴벽(怪癖), 자폐증(自閉症)에도 응용한다. 그러나 이러한 증상의 원인이 다양하기 때문에 각각의 원인에 맞는 처방을 선택해야 하는데, 비아환을 사용할 수 있는 경우는 소화장애가 원인이 되었다고 판단될 때이다. 그래서 윤경일 선생은 비아환을 소아의 성장부진뿐만 아니라, 소아의 난치성 질환 및 소아의 괴벽, 이상한 행동, 자폐증 등에 많이 쓰며, 이때는 고창을 겸하지 않아도 사용할 수 있다고 한다.

비아환에 육미지황환을 더한 처방을 수토단이라고 한다. 성장을 하면서 자윤(滋潤)이 결핍될 수 있고, 특히 감증(疳症)이 있으면 열(熱)이 수반되기 때문에 자윤결핍은 더욱 심해질 수 있다. 이럴 때 자윤을 공급하면서 열성상태를 조절하는 역할을 하는 처방이 수토단이다. 따라서 비아환과 같은 용도에 사용할 수 있지만, 비아환을 사용할 수 있는 경우보다 약간 더 만성화되었을 때 적합하다고 하겠다.

처방구성 처방구성을 보면 군약인 호황련은 허열(虛熱)을 개선하는 약재이며, 대부분 허약한 사람이나 노인에게 열이 오랫동안 내리지 않는 경우, 또는 소아의 영양장애로 소화불량이 발생하여 얼굴이 누렇게 뜨고 파리하면서 배가 불룩 나오거나 미열(微熱)이 계속될 때 사용한다. 사군자(使君子)는 회충구제 성분이 있으며, 위장을 자극하는 사하작용(瀉下作用)이 없기 때문에 소아에게 적합하다. 인삼은 심장기능을 강화하며 소화액의 분비를 증진시켜 식욕을 강화하고 위장의 연동운동(蠕動運動)을 항진시켜 소화·흡수를 촉진한다.

황련은 소염작용이 강하며, 특히 소화성 궤양에 대한 억제작용이 있다. 또한 타액, 위액, 췌액의 분비를 촉진하고 위장의 연동운동을 항진시킨다. 신곡은 단백질의 소화·흡수와 이용에 도움을 주고, 맥아에는 전분분해효소인 아밀라아제가 들어 있어 곡물류 음식을 소화시키는 작용이 있다. 산사는 지방 소화효소인 리파아제를 함유하고 있어 지방의 소화를 촉진시키며, 여러 종류의 유기산과 비타민C를 함유하고 있어 펩신의 활성을 높여 단백질 소화를 촉진한다는 약리실험 보고가 있다.

백출은 뚜렷하고 지속적인 이뇨작용이 있으며, 장관활동이 흥분된 경우에는 억제작용을 하고, 반대로 장관활동이 억제된 경우에는 흥분작용을 한다. 즉 장관활동에 대한 조절작용이 있어서 장관의 자발성 수축활동의 긴장성을 높이고 강직성 수축을 방지한다. 백복령은 세뇨관의 재흡수를 억제하여 이뇨를 증진하므로 수분의 정체를 해소시킨다. 자감초는 장관(腸管) 평활근의 경련을 억제하고, 항염증작용이 있다. 노회에 함유된 안트라퀴논(anthraquinone) 배당체는 장관(腸管) 내에서 에모딘(emodin) 등을 방출하여 자극성 사하작용을 발휘한다.

처방비교 감증(疳症)에 사용하는 **오복화독단**과 비교하면 두 처방 모두 소아감질에 사용하는데, 오복화독단은 열감(熱疳)에 사용하는 처방이며, 열이 과도하게 울체되어 나타나는 아토피성 피부염과 태열에도 응용하고 있다. 반면 비아환은 오복화독단에 비하여 열은 심하게 나지 않고 주로 소화불량이나 식욕부진 등 소화장애를 겸하고 있는 경우에 사용한다.

팔물탕과 비교하면 두 처방 모두 소아감질에 사용하는 처방이다. 그러나 팔물탕은 소아감질에 사용하기는 하지만 소화장애보다는 선천적인 허약과 기혈부족으로 인해 성장이 잘 되지 않을 때 사용하며, 또한 소아나 성인을 막론하고 일반적인 허약에도 사용한다. 반면 비아환은 팔물탕처럼 사군자탕이 포함되어 있어 보기작용(補氣作用)이 있지만, 주약성은 황련과 사군자 등 찬 성질의 약재에 있으며, 주로 소화장애가 동반되었을 때 사용한다.

➔ 활용사례

1-1. 소아감질(小兒疳疾), 성장장애(成長障礙), 호흡촉급(呼吸促急), 시력약화(視力弱化), 고창(鼓脹), 수척(瘦瘠), 혈색불량(血色不良), 소화불량(消化不良) 남 9세
2-1. 소아경기(小兒驚氣) 남 6세
2-2. 소아경기(小兒驚氣) 남 13세
2-3. 소아경기(小兒驚氣) 남 16개월 소음인
3-1. 감질(疳疾)

1-1. 소아감질(小兒疳疾), 성장장애(成長障礙), 호흡촉급(呼吸促急), 시력약화(視力弱化), 고창(鼓脹), 수척(瘦瘠), 혈색불량(血色不良), 소화불량(消化不良)

다음은 장상갑 선생의 경험을 채록한 것이다.

● 이 ○ ○ 남 9세 초등학교 3년 경기도 안양시 비산1동

따스해지는 5월 초순의 봄날, 학교 가방을 등에 멘 5살 정도의 소년이 어머니와 함께 내방했다. 내방 목적은 아이가 너무 허약하고 소화가 잘 안 되어 이를 치료하는 것이다. 그간 여러 병원에 다녔으나 낫지 않아서 한약방에 들렀다는 것이다. 아이를 보니

① 아이가 9살임에도 이제 겨우 5살 정도 밖에 되지 않은 작은 체구이다. ② 아직 어린이임에도 두꺼운 안경을 쓰고 있어 시력이 얼마인가 물었더니 0.05라고 했다. ③ 아이의 형상은 마치 아프리카의 굶주린 어린이처럼 배는 북처럼 불러 있고 사지는 말라 있어 마치 거미와 같은 형국이었다. ④ 사지의 근육은 윤기나 탄력이 없고 야위었다. ⑤ 실제 나이는 9살인데도 발육이 전혀 안 되어서 이제 5살밖에 안 되는 키와 형체를 하고 있다. ⑥ 앉아서 호흡을 나누는데도 호흡은 촉박하다. ⑦ 아이가 혈색과 기운이 없고 마치 허약한 80세 노인처럼 보인다. ⑧ 등에 진 책가방이 무거워 경사진 학교 교문에도 오르지 못하며 진땀을 흘린다는 것이다. ⑨ 어머니 말로는 밥을 먹으면 소화를 잘 못 시킨다는 것이다. ⑩ 젖을 뗄 무렵과 그 이후에 음식을 포식한 적이 있었다고 한다.

한눈에 이 아이의 증상은 근래에는 극히 보기 드문 감질(疳疾)임을 알 수 있었다. 감질의 감(疳)이란 마르다(乾)의 의미로 대개 수척하고 혈색이 적은 어린이의 병을 총칭하는 것인데, 이와 반대로 20세 이상의 어른일 경우는 이를 노(勞)라고 한다. 이 어린이의 경우는 감질(疳疾) 중에서도 고창증이 있고 소화장애가 두드러진 점으로 보아서 비감(脾疳)이라고 할 수 있다. 또 고창증이 있으므로 일명 정해감(丁奚疳)이라고도 한다.

감질의 원인은 대부분 모태에서 영양이 결핍된 상태에서 태아가 연약하게 형성된 영향으로, 출생 후 유당분해 능력이 결여되어 있으므로 수유를 하거나 분유를 먹더라도 이를 흡수하지 못하여 오는 현상이다. 또는 지속적으로 영양 결핍 상태가 올 때 나타나기도 한다. 이는 결국 성장에 필요한 단백질 부족 현상으로, 조직의 형성이 미숙하고 연약 무력하게 되어 나타나는 총체적 증상들이라 할 수 있다.

비감의 경우에는 단백질의 부족으로 인한 소화기 조직의 위약, 즉 무력 이완으로 인한 증상으로 볼 수 있다.

근래 경제 성장에 따른 의식주의 향상으로 매우 희귀한 증상이나 불과 20여 년 전만 하더라도 어렵지 않게 만날 수 있는 증상이었고 현재는 저개발 국가의 어린이에게서 자주 볼 수 있는 현상이다. 이 어린이는 이러한 영양의 결핍이 신체 전반의 구조와 기능에 영향을 주게 되고 결국은 성장이 둔화되고 시력도 아이답지 않게 현저히 떨어진 것으로 볼 수 있다. 특별한 호흡기나 순환기의 질환이 없음에도 호흡이 촉박한 것은 아이가 성장은 물론 현재 자신의 신체를 유지하기에도 다소 힘이 든다는 것을 말해준다고 할 수 있다. 경제적으로 취약할 수밖에 없었던 옛날에는 감질(疳疾)이 어린이 환자의 상당수를 차지하고 있어서 감질의 종류와 치법은 적지 않고 처방 또한 매우 많다.

우선 배가 북처럼 부른 고창증이 있고 소화가 불량하여 비감(脾疳)으로 본 만큼 소화기의 연약으로 소·대장에 내용물이 과도하게 적체하고, 이들이 발효 부패되는 과정에서 필요 이상의 기창(氣脹)이 발생할 수 있다는 점을 감안하여 소화기 전체를 향상시키면서 적체된 내용물을 점차 감소시켜야 된다고 보았다.

감질의 종류는 증상에 따라 간감(肝疳), 심감(心疳), 비감(脾疳), 폐감(肺疳), 신감(腎疳)이 있으며 각기 치법과 다양한 처방이 있다. 그러나 이러한 증세들이 겹쳐 있는 경우도 많이 있고 모두 지속된 영양 결핍으로 발생하였다는 공통점이 있어서 대부분 감병(疳病) 전체를 통치(通治)하는 처방을 많이 사용하게 된다.

가장 광범위하게 사용되면서도 대표적인 처방으로 위효(偉效)가 있는 비아환을 써보기로 했다.

비아환 처방에 있는 호황련, 사군자, 황련 등이 매우 쓴 약이라 탕제로 하면 먹기도 어려울 것이고, 또 처방의 형태가 이미 환으로 되어 있어서 환으로 지어주기로 했다.

9살 어린이의 왜소(矮小), 수척(瘦瘠), 혈색불량(血色不良), 고창(鼓脹), 호흡촉급, 성장부진의 여러 증세가 겸해 있는 것을 비감(脾疳)이라고 판단하고 비아환 2제를 녹두대로 만들어 1회 30환씩 1일 3회씩 2~3개월 복용토록 했다.

8월 초 아이는 오지 않고 가족이 와서 다시 비아환 1제 분량을 가져갔다.

초가을인 9월 하순 이번엔 아이와 같이 왔다. 처음과 달리 얼굴에는 다른 어린이처럼 살이 통통하게 붙어 있었고 혈색(血色)도 좋아졌으며 고창(鼓脹)은 없었다. 그리고 하는 말이 호흡이 촉급한 것도 없어지고 요즘은 비탈진 학교 길에 가방을 메고 다녀도 조금도 힘들지 않다고 한다.
기본적인 감질은 상당히 해소되었으나 이 아이가 다른 아이처럼 정상적으로 성장하자면 생명력의 근원인 신기(腎氣)를 도와주어야 할 것이고 적어도 6~12개월 정도는 수시로 보약을 써야 할 것이다. 그래서 이번에는 육미지황원을 탕제로 하여 1제를 지어주었다.
10월 중순에 다시 내방했다. 두 번째 지어간 육미지황원을 복용하고 전보다 좋아졌다고 한다. 이번에도 전과 같은 육미지황원으로 1제를 지어주었다.
그 뒤로는 이사를 갔는지 내왕이 없어 결과를 모르고 있다. 이 아이의 경우 정상적으로 성장을 시키려면 그동안 부족했던 여러 기능을 보강시켜 주어야 하나 아쉽게도 그 후로는 만나보지 못했다.

2-1. 소아경기(小兒驚氣)

다음은 연만희 선생의 경험을 채록한 것이다.

● 연 ○ ○ 남 6세 충청북도 청주시

지금은 고등학생이 된 청주에 사는 손주뻘 되는 조카의 아들 사례이다. 초등학교도 채 들어가기 전인 조카의 아들 녀석이 그간 몇 차례 경기로 의식을 잃고 발작을 하여 청주에 있는 어느 한약방에 약을 지으러 갔더니 경면주사를 먹어야 하니 돈이 많이 든다고 하여 삼촌이 한약방을 하니 삼촌에게 보여야겠다고 하여 내방했다.
① 전부터 몇 차례 경기(驚氣)를 했고 최근에도 간질(癎疾)로 인한 것인지 의식을 잃은 적이 있다.
한의학을 공부할 때 스승께서 늘 어린아이들의 경우 간질(癎疾)이나 경기(驚氣)를 할 경우 증상은 있으나 원인을 잘 알지 못할 경우에는 '감(疳)'으로 인한 경우가 많으니 비아환이나 비아환에 육미지황원이 더하여진 수토단을 먹이면 잘 낫는다는 말씀을 상기하여 수토단을 쓰기로 했다. 손주의 경기가 원인 불명이긴 하나 선생님의 가르침과 그간의 경험에 따라 '감(疳)'으로 나타난 것으로 보고 수토단을 탕제로 하여 5첩을 지어주었다. 수토단 5첩을 복용한 뒤로는 경기(驚氣)가 완전히 없어졌으며 현재 고등학교 다닐 때까지 경기(驚氣)를 하지 않고 지낸다고 한다.

2-2. 소아경기(小兒驚氣)

다음은 연만희 선생의 경험을 채록한 것이다.

● ○ ○ ○ 남 13세 초등학교 6년 충청북도 괴산군 사리면

성은 모르겠으나 지금은 장가를 가고 어른이 된 정기라는 이름을 가진 사람으로 이름이 증상과 비슷해서 오래된 지금도 기억하고 있다. 경기가 잦은 초등학생을 어머니가 데리고 왔다. 어머니가 하는 말이 학교에 가서 공부 중에도 경기를 하고 놀다가도 툭하고 쓰러져 경기를 하니 아무래도 이름을 정기라고 잘못 지어서 그런지 경기하지 않는 약을 지어달라며 애원을 했다. 참고로 경기를 지역의 사투리 발음으로 '정끼가 든다'고 한다.
① 경기를 자주 한다. 툭하면 의식이 없어 넘어지는데 거품을 물지는 않는다. ② 배가 팽창되거나 하는 고창(鼓脹) 증상은 없었다. ③ 사지(四肢)가 마르지도 않았다.
아이가 원인 없이 경기를 하여 정신을 잃어버리고 쓰러지는 것은 어린이의 허약으로 많이 생기는 '감(疳)'으로 인한 것이라 보고 이럴 때 애용하는 수토단을 쓰기로 하고 툭하면 넘어지며 경기를 하는 13세 초등학생에게 수토단 10첩을 탕제로 달여서 복용하게 했다.
수토단 10첩을 모두 복용한 뒤로 그간 수시로 툭하면 넘어지며 경기를 하던 것이 한 번도 없으나 아직 마음이 놓이지 않으니 지난번 지어준 그 약으로 더 지어달라고 한다.
다시 수토단으로 10첩을 지어주었고 그 뒤로는 전혀 경기로 의식을 잃거나 넘어진 적이 없었으며 어른이 된 지금도 가족이 약을 지을 일이 있으면 찾아오곤 한다.

2-3. 소아경기(小兒驚氣)

다음은 한성수 선생의 경험이다.

● 최 ○ ○ 남 16개월 소음인 경기도 성남시 정자동 한솔마을

부모님이 또래 아이들 보다 발육상태가 안 좋다고 걱정하는 소음인 아이로
① 고열과 함께 경기를 일으킨다. ② 밥을 먹으면 자주 토하고, 먹기를 꺼린다. ③ 또래 아이들보다 기운이 없고 야위었다. ④ 한 번 감기를 앓으면 1~2달 간다. ⑤ 서울대 분당병원에 2번 가서 괜찮다고 했으나 재발하여 한약을 복용시키길 원했다.
이 아이의 경우 태어나기를 작게(2.7kg) 태어났다. 감질은 임산부의 영양이 결핍되어 태어난 아이에게 오는 증상이다.

요즘은 영양상태가 좋아서 감질로 추정될만한 아이들이 없다고 생각되지만 여성들의 심한 다이어트와 정신적 스트레스로 인하여 생각보다 많은 아이들이 영양부족상태인 것을 볼 수 있다. 이 경우 아이들은 특별한 병명은 없으나 기본적인 면역력도 저하되어 있으며, 호흡기, 소화기, 순환기 등의 전반적인 신체기능이 저하되어 있다.
유아의 식욕부진, 성장장애에 따른 처방으로는 소건중탕, 비화음 등이 있고, 경기(驚氣)에는 포룡환, 우황청심환, 작약감초탕 등을 사용할 수 있다. 비아환은 사군자탕에 산사, 신곡, 맥아, 사군자 등 소도제가 들어있고 허열(虛熱)을 꺼주는 호황련과 황련이 들어있어 전신허약과 소화기가 허약한 감증(疳症)에 사용된다. 또한 사군자는 소아의 기생충으로 인한 영양결핍을 막아주고, 사하작용(瀉下作用)이 없으며 위장에 대한 자극이 없어 소아에게 쓰기에 좋다. 소아고열이 있다는 점에서 활투대로 육미지황환을 더한 수토단을 사용하기로 했다.
소음인 유아의 경기(驚氣)를 목표로 비아환에 육미지황원을 더한 수토단으로 5일분 10첩을 지어주었다.
약 6개월 경과했으나 아직까지 경기를 일으키지 않고 있다고 한다. 전보다 음식을 잘 먹게 되었는데, 한약 말고 다른 것이 들어가지 않았냐고 물어본다.

3-1. 감질(疳疾)

다음은 ≪급유방≫에서 발췌한 내용이다.
이청풍(李淸風)의 아이가 토하고 설사한 뒤에 몸이 뜨겁고 배가 창만(脹滿)한 지 한 달이 넘었는데 낫지 않고 살이 여위며 번갈이 나서 물을 당기고 곤하여 힘이 없었다. 여러 의원이 다 열이 아직 풀리지 않았다 하고 더위를 낫게 하는 약을 쓰니 모든 증상이 더욱 심해졌다. 내가 이것은 위(胃)가 허(虛)하고 진액(津液)이 마르면서 감질(疳疾)이 되려고 하는 것이므로 비(脾)를 보(補)하고 진액(津液)을 도와야 효과를 본다고 말했다. 이에 사군자탕에 갈근, 연육을 같은 양, 지골피는 절반 양에 오매를 넣어 7첩을 쓰니 번갈(煩渴)이 곧 멎었는데 계속하여 비아환을 썼더니 완치되었다.

中統168 內局 寶 소아청심원 小兒淸心元

人蔘 白茯神 防風 朱砂 柴胡 各二錢 **金箔** 三十片

治 諸熱 及驚熱 煩燥 ① 內局 加犀角 牛黃
[用　法] 上末 蜜丸梧子大 每一丸 竹瀝調下
[活套鍼線] 諸熱(小兒)
[適 應 症] 소아발열, 간경풍, 몽유병

처방설명

소아청심원은 소아(小兒)의 원인불명의 발열(發熱), 놀란 뒤에 발생하는 발열(發熱)을 치료하는 처방이다. 또한 발열(發熱)로 인해 발생하는 열경(熱驚)을 다스리는데, 보기제(補氣劑)와 청열제(淸熱劑)가 섞여 있어 허약(虛弱)이 내재된 상태에서 열증(熱證)이 나타나는 경우에 사용함을 알 수 있다.

소아(小兒)는 인체의 조직과 기관을 형성시키고 성장시키는 시기이기 때문에 어른에 비해 체열(體熱)이 높다. 열이 많은 만큼 어떤 장애가 발생하면 인체의 기능을 항진시켜 대응하려고 하기 때문에 발열(發熱)을 동반하는 경우가 흔하다. 예를 들어 감기에 걸려도 열이 나고, 놀란 뒤에도 열이 나고, 식체(食滯)로 인해 복통과 설사가 있을 때도 열이 동반된다. 열이 나는 것은 인체의 부조화를 개선하려는 정상적인 반응의 결과이지만, 발열의 정도가 심하거나 발열이 반복되면 다른 기관에 악영향을 줄 수 있으므로 급히 열을 빼주어야 한다.

활투침선을 보면 소아청심원을 소아 제열(諸熱)에 사용하는 처방으로 분류하고 있으며, ≪광제비급≫의 소아 발열문(發熱門)을 보면 소아의 모든 열증(熱症)에는 도적산, 오복화독단, 소아청심원을 쓴다고 되어 있어 소아청심원은 다양한 형태의 발열 증상에 사용할 수 있는 처방임을 알 수 있다. 물론 앞서 언급한 대로 허약이 내재된 상태에서 발열이 발생한 경우에 보다 적합하다. ≪급유방≫을 보면 '소아의 허열(虛熱)이나 경풍열(驚風熱)로 가슴이 답답하여 많이 울고 자지 못하는 것을 낫게 한다.'는 말이 있어 허약이 바탕을 이루고 있음을 알 수 있다.

조문을 보면 소아 제열(諸熱)뿐 아니라 경열(驚熱)에도 사용한다고 했다. 여기서 경열(驚熱)은 고열(高熱)의 영향으로 뇌기능에 장애가 발생하여 경기(驚氣)하는 것을 의미한다. 체내에 열이 많아지면 여러 형태의 장애를 유발하는데, 열이 뇌에 영향을 주어 뇌압을 상승시키는 경우에는 경기(驚氣)를 일으킬 수 있다. 소속명탕, 우황청심원, 구미청심원, 우황포룡환 등이 이러한 증상에 사용하는 처방이며, 소아청심원도 여기에 해당한다.

소아 경기(驚氣)는 고열(高熱) 때문에 발생하는 경우도 있지만 놀란 뒤에도 발생하고, 식체(食滯)가 원인이 되어 발생하는 경우도 있기 때문에 구분할 수 있어야 한다. 언급한 대로 소아청심원은 고열(高熱)로 인한 경기(驚氣)에 사용하는 처방이지만 청열작용(淸熱作用), 안신작용(安神作用)이 있어 놀란 뒤에 발생하는 경기(驚氣)에도 사용할 수 있다. 이처럼 체내에 과잉된 열로 인해 경풍(驚風)이 발생했을 때 소아청심원을 사용할 수 있는데, 보기제(補氣劑)와 청열제(淸熱劑)가 섞여 있어 열을 떨어뜨리는 동시에 부조화된 상태를 조절하는 능력을 증가시켜 주는 작용이 있다.

소아청심원의 주작용을 하는 약재는 주사이다. 주사가 2돈이나 들어가기 때문에 청열(淸熱)시키는 작용이 강한 처방으로 볼 수 있으며, 방풍과 시호는 열을 발산(發散)시켜 주사의 청열작용(淸熱作用)을 배가(倍加)시킨다. 금박(金箔)도 열을 내리는 효능이 있다. 양방에서는 류머티스 질환에 금을 사용하는 경우가 있다고 하는데, 우황청심원처럼 한약처방 중에도 금이 들어가는 처방이 매우 많다.

내국(內局)에서는 서각과 우황을 더하여 사용한다고 했는데, 이렇게 하면 해열작용(解熱作用)이 강해지기 때문에 열을 급히 내릴 수 있다. 그러나 우황은 요즘에도 고가(高價)이지만 예전에는 사향보다도 더 고가였고 진귀했기 때문에 일반인들이 쉽게 사용할 수 있는 것이 아니었다. 따라서 증상이 위중하지 않을 때는 우황과 서각이 빠진 소아청심원을 사용했고, 이러한 처방은 보다 대중적으로 사용할 수 있다는 이점도 있었다.

처방구성 처방구성을 보면 인삼은 말초혈류를 증진시키고 세포의 기능을 활성화시켜 에너지생산을 촉진한다. 또한 소화액 분비를 증진시켜 식욕을 강화하고 위장의 연동운동(蠕動運動)을 항진시켜 소화·흡수를 촉진한다. 백복신은 뇌세포를 활성화하여 정신을 안정시키며, 다당체가 포함되어 있어 면역능력을 증강한다. 방풍은 약한 해열작용과 혈압강하작용을 한다.

주사는 경면주사(鏡面朱砂)·단사(丹砂)·광명사(光明砂)라고도 하는데 황화수은(HgS)을 주성분으로 하는 천연광물이며, 생김새가 운모 조각 같고 잘 꺾이는 것이 좋다. 약리실험에서는 진정작용(鎭靜作用)과 진경작용(鎭痙作用)이 밝혀졌다. 주사는 생으로 사용해야 하는데, ≪본초강목≫에도 불에 의해 주사의 성질이 변해서 독이 생기면 사람이 사망할 수 있으므로 반드시 주의해야 한다는 언급이 있다. 시호는 해열작용이 우수하며, 중추신경을 억제하여 정신을 안정시켜 진정작용을 한다. 또한 부신을 자극하여 부신피질호르몬 분비를 촉진함으로써 항염증작용을 나타낸다. 금박도 해열작용과 안신작용을 한다.

처방비교 **우황청심원**과 비교하면 우황청심원은 청심작용(淸心作用)과 해열작용(解熱作用) 이외에 소도작용(消導作用)과 각성작용(覺醒作用) 등 약성이 복합되어 있고, 소아와 어른을 구분하지 않고 사용한다. 반면 소아청심원은 청심작용과 해열작용만 있고, 각성작용은 약하여 주로 소아발열에 사용한다.

우황포룡환과 비교하면 두 처방 모두 소아발열에 사용한다. 그러나 우황포룡환은 소아 경기(驚氣), 발열(發熱), 축닉(搐搦), 야제(夜啼), 담천(痰喘) 등 열담(熱痰)으로 인한 증상에 사용한다. 반면 소아청심원을 주로 소아발열에 사용하며, 담(痰)이 울체(鬱滯)된 상태에서 나타나는 증상에는 사용하지는 않는다.

구미청심원과 비교하면 구미청심원은 심열(心熱)로 인한 흉통(胸痛)이나 전신발열 등에 사용하는 반면, 소아청심원은 심열(心熱)이 아니라 소아의 여러 형태의 발열(發熱)과 발열이 심해져서 발생하는 경기(驚氣)에도 사용한다.

→ 활용사례

1-1. 간경풍(肝經風), 몽유병(夢遊病) 남 9세
2-1. 발열(發熱), 번갈(煩渴) 여

1-1. 간경풍(肝經風), 몽유병(夢遊病)

다음은 배원식 선생의 경험을 인용한 것이다.

● 정 ○ ○ 남 9세 서울특별시 중구 충무로4가

아이는 엄마와 같이 왔으며, 엄마는 약사로서 현재 약국을 경영하고 있는 중이라고 한다.

① 밤에 곤히 자다가도 벌떡 일어나 사방을 두루 살펴보다가 무어라 중얼거리다 다시 잠을 자는 일도 있다.

② 또는 벌떡 일어나 밖으로 나가려고 하는 일도 있다는 것이다.

사진(四診) 중 맥상에 나타나는 것이 간맥(肝脈)이 현삭유력(弦數有力)한 것이 뚜렷한 것이므로 간실(肝實)로 인해 발생하는 간경풍(肝經風)으로 보고, 소아청심원에 신곡, 산사육 각 1.5돈, 감초, 등심, 선퇴, 주사말 0.5돈을 더하여 6첩을 투약했다.

(복용법) 앞의 처방을 선퇴까지 달인 약물에 주사말을 타서 혼합하여 한 첩 달인 약물을 커피잔 한 잔 정도로 하여 오전, 오후, 밤 세 번으로 나누어 복용하도록 했다.

6첩을 다 복용하고 나서 다시 왔는데, 모든 증상이 호전되었다고 한다. 그래서 간맥상(肝脈狀)을 보았더니 현삭유력(弦數有力)이 몹시 부드럽게 현완(弦緩)으로 변했다. 또 다시 6첩을 지어 주었는데 그 약에 모든 증상이 부드러워지고 맥상도 좋아져 폐약(閉藥)했다.

2-1. 발열(發熱), 번갈(煩渴)

다음은 ≪급유방≫에서 발췌한 것이다.

● 이 ○ ○ 여

상서(尙書) 이종성(李宗城)의 딸이 외감(外感)으로 오래 앓았는데 추웠다 더웠다 하는 것이 멎지 않고 매일 오후에 조열(潮熱)이 나고 기침을 하며 번갈(煩渴)이 나고 밤이면 더욱 심한데 번열(煩熱)이 나서 자지 못하고 살이 여위며 점차 골증열(骨蒸熱)로 전변되었다.

시호사물탕(柴胡四物湯)에 황련, 산치자를 더하여 몇 첩을 쓰니 몸이 열하며 번갈(煩渴)이 나던 증상은 조금 더하고 기운이 있는 것 같아서 전씨백출산(錢氏白朮散)에 곽향, 목향을 절반으로 하고 별갑 0.5돈, 목단피 0.5돈을 더하여, 계속 5첩을 쓰니 몸이 열하고 번갈(煩渴)이 나던 증상은 격감하였으나 기침과 조열(潮熱)은 아직 멎지 않으므로 또 삼소음(蔘蘇飮)에 황금, 행인을 가미하여 먹이고 겸하여 죽력에 소아청심환(小兒淸心丸)을 타서 먹이고 나았다.

中統169 寶 인삼강활산 人蔘羌活散

人蔘敗毒散(中統十九) 各二分 **加 天麻 地骨皮** 各一分 **薄荷** 三葉

治 傷風寒發熱
[活套鍼線] 感冒(小兒) 暑風(暑)
[適 應 症] 유아감기, 여름감기, 서풍(暑風), 발열

처방설명

인삼강활산은 소아의 발열감기(發熱感氣)에 사용하는 처방이며, 여름철에 더위에 상(傷)하여 의식장애(意識障礙)가 나타났을 때도 사용한다. 인삼패독산에 천마, 지골피를 더하고 박하의 양을 조절했는데, 특징이 있다면 약량이 매우 적다는 것이다. 인삼패독산은 각 약재의 약량이 1돈씩이지만 인삼강활산은 약량을 0.2돈씩으로 줄였고, 추가되어 있는 천마, 지골피는 각 1푼을 더했으며, 박하는 3엽으로 매우 소량이다. 이렇게 약량이 적은 것은 소아의 생리와 매우 밀접한 연관이 있다.

소아(小兒)는 소양지체(少陽之體)라고 할 만큼 성장열(成長熱)을 내재하고 있어 체열(體熱)이 높다. 또한 형성단계에 있기 때문에 피부조직을 포함한 모든 조직이 연약하다. 따라서 감기에 걸리면 체열(體熱)이 많은 만큼 발열(發熱)은 심하게 나타나지만, 피부가 엷어 위축(萎縮)이 심하지 않기 때문에 통증이 심하지 않다. 따라서 마황 같은 강력한 발표제(發表劑)를 사용해야 하는 경우는 많지 않고, 사용하더라도 약량을 줄여서 사용해야 한다. 소아감기에 가장 많이 사용하는 곽향정기산을 보더라도 발표(發表)시키는 약재는 곽향과 소엽뿐이라는 것을 보면 이해하기 쉽다. 이처럼 인삼강활산의 약량이 적은 것은 소아의 생리를 고려한 것이라고 할 수 있다. 물론 현재 발열감기에 걸렸기 때문에 강하게 발표(發表)시키는 인삼패독산의 약성을 이용했다고 할 수 있다.

활투침선을 보면 서풍(暑風)에 사용하는 처방으로 되어 있다. 서풍은 '더위를 먹은데다 풍(風)에 상하여 경련(痙攣)을 일으키거나 인사불성(人事不省)이 되는 것'으로 여름철 높은 기온과 습도의 영향으로 열발산(熱發散)이 원활하게 되지 못하여 체내에 열이 울체(鬱滯)되고, 그 결과 뇌에 장애가 발생한 것으로 볼 수 있다. 인삼강활산을 서풍(暑風)에 사용할 수 있는 것도 여름철에는 외부 기온이 높기 때문에 체열(體熱)의 발산이 방해되어 결과적으로 체내에 열이 축적될 수 있다는 점과, 원활한 열발산을 위해 피부가 엷어진다는 특징이 있어 열을 발산시키되 강력한 발표제(發表劑)가 필요하지 않기 때문이다.

이처럼 소아생리와 여름철 생리의 공통점은 체열(體熱)이 높고 피부가 엷다는 것이다. 이런 상태에서 풍한(風寒)에 상(傷)하여 발열(發熱)을 주증상으로 하는 감기가 발생했을 때 인삼강활산을 사용할 수 있다. 앞서 설명한 대로 소아는 체열(體熱)이 많고 피부가 엷기 때문에 감기에 걸렸을 때 발열(發熱)이 주증상인 경우가 많아 인삼강활산을 빈용하는 처방으로 생각할 수 있지만, 실제로 임상에서 빈용되는 처방은 아니다. 왜냐하면 소아가 허약하여 감기에 자주 걸릴 때는 작약감초탕을 쓰고, 일반적인 소아감기에는 곽향정기산을 쓰며, 발열(發熱)이 심하면 방풍통성산을 주로 쓰기 때문이다. 인삼강활산은 방풍통성산과 곽향정기산의 중간 정도의 증상에 사용한다고 보면 된다.

임상에서 인삼강활산을 응용한다면 약량을 증량하여 표울(表鬱)로 인한 발진, 피부가려움증, 피부염 등에 사용할 수 있을 것이다. 인삼패독산이나 형방패독산을 피부질환(皮膚疾患)에 사용하는 것처럼 표울(表鬱)을

풀어주는 약성(藥性)이 있기 때문이다. ≪제중신편≫을 보면 날씨가 서늘해졌을 때 호전되는 두드러기에 인삼강활산을 사용한다는 말이 있다. 이는 몸에 열(熱)이 울체(鬱滯)되어 발산(發散)되지 않아서 두드러기가 발생한 것이므로, 서늘한 날씨의 영향으로 열발산이 촉진(促進)되면 호전될 수밖에 없다. 따라서 이러한 특징을 갖는 두드러기나 피부염(皮膚炎)에는 열발산을 촉진하는 처방을 사용해야 하며, 인삼강활산도 여기에 해당한다.

처방구성 처방구성을 보면 인삼패독산에 천마, 지골피, 박하가 더해진 처방이다. 먼저 인삼패독산을 구성하는 약재의 약성을 보면, 인삼은 중추신경계에 대한 흥분작용이 보다 강하며, 뇌의 혈액공급과 산소공급 능력을 높이는 작용이 있고, 강심작용이 있어 심장의 수축력을 강화한다. 시호는 흥분된 중추신경을 억제하여 정신을 안정시키고 해열작용과 진통작용이 있으며, 담즙의 합성과 분비를 촉진한다. 전호는 거담작용(祛痰作用)이 강하며 경도의 진정작용도 가진다. 강활은 발한작용, 해열작용, 진해작용이 있고, 평활근 이완작용이 있어 진정작용과 진통작용을 나타낸다. 독활은 혈관을 확장하여 혈압을 낮추고 항염증작용과 진통작용이 있다.

지각은 말초혈관의 저항력을 높이며, 장관 평활근의 경련을 억제하여 진경작용을 한다. 길경은 거담작용과 진해작용이 있으며, 염증을 억제하는 소염작용도 있다. 천궁은 관상동맥과 말초혈관을 확장하여 하지(下肢)와 심근(心筋)의 혈류량을 증가시키고, 성분 중에 페루릭산(Ferulic acid)은 진통과 진경작용을 한다. 적복령은 세뇨관의 재흡수를 억제하여 이뇨를 증진하므로 체내의 정체된 수분을 처리한다. 감초는 스테로이드호르몬과 유사한 작용이 있어 항염증과 항알레르기 효과를 나타낸다. 또한 평활근을 이완시키는 작용과 간기능을 보호하는 작용이 있다.

천마는 항경련작용과 진통작용이 있고, 말초혈관을 확장시키는 작용과 소염작용이 있어 피부질환에 사용할 수 있는 근거를 제시해 준다. 천마의 소염작용은 스테로이드 계통과는 무관하며 모세혈관의 투과성을 감소시켜 염증초기의 종창을 억제하는 것으로 알려졌다. 지골피는 청열작용이 있으며, 혈압을 낮추고, 혈당강하작용에 대한 보조역할을 한다. 박하는 해열작용과 소염작용이 있다.

처방비교 **삼소음**과 비교하면 삼소음은 기침과 콧물을 동반한 호흡기형 감기에 사용하고, 주로 연약한 소아에게 적합하며, 발열이 심하지 않을 때 사용한다. 반면 인삼강활산은 소아의 발열감기에 사용하며, 여름철 표울(表鬱)이 있는 실증 감기에도 사용한다.

소아감기에 빈용하는 **작약감초탕**과 비교하면 작약감초탕은 전신허약으로 인한 감기에 사용하며, 감기를 예방하는 기능도 있고, 소아감기뿐 아니라 소아복통, 야제, 성장통 등에도 사용한다. 반면 인삼강활산은 허약한 상태에서 발생한 감기에 사용하는 것이 아니라, 소아의 발열감기에 사용하며 감기를 예방하는 기능은 없다.

이향산과 비교하면 두 처방 모두 여름철 감기에 사용하는데, 이향산은 여름철 기온상승에 의해 몸이 이완되어 있는 상태에서 감기에 걸려 오한(惡寒), 발열(發熱), 신체통(身體痛) 등이 나타났을 때 사용한다. 반면 인삼강활산은 여름철에 사용할 경우 조직의 이완보다는 긴장이 상대적으로 심하여 발열(發熱)과 몸살증상이 더 강하게 나타날 때 사용한다.

→ **활용사례**

1-1. 유아감기(乳兒感氣) 여 10개월 연약형 소양인
1-2. 유아발열감기(乳兒發熱感氣) 여 9개월 소양인

1-1. 유아감기(乳兒感氣)

다음은 오은영 선생의 경험을 채록한 것이다.

● ○ ○ ○ 여 10개월 연약형 소양인 광주광역시 서구 백운동

태어날 때부터 허약하여 감기가 빈발했다는 아기로, 연약하고 성격이 급해서 울면 숨이 넘어갈 듯 쉽게 자지러지는 아기이다. 얼마 전부터 감기에 걸렸는데 병원약을 먹이니 낫지 않고 오히려 밥을 잘 안 먹는다며 한약을 먹여볼까 해서 아기의 증상을 들어 보았다.

① 열이 있으며 38~39도를 오르내린다. ② 이마를 만지면 열이 있으며 볼에도 열이 있다. ③ 기침과 콧물도 있다.

보통 아이들은 성장열이 있어 어른에 비해 체온이 높기는 하지만 이 아이의 경우는 38~39도를 오르내리고 있어서 발열성 감기로 보았고, 기침과 콧물은 있으나 그렇게 심한 편도 아니어서 열만 없어지면 감기가 나을 수 있다고 보았다. 대개 볼의 열은 편도의 발열과 연관이 깊어서 이 아기가 이마뿐만 아니라 볼에도 열이 있어서 편도 부분도 부어있을 것이라 유추해 보았다. 늘 소양인의 감기에 패독산을 써서 좋은 효과를 보아온 터라 이 아기가 소양인이며 발열성 감기라는 점에서 패독산을 검토해 보았고, 아직 10개월밖에 되지 않는 아기라는 측면에서 패독산류인 인삼강활산으로 2일분 2첩을 지어주었다.

인삼강활산 1첩을 달여서 아침과 점심에 나눠 먹이고 다시 1첩을 달여 저녁과 다음날 아침에 먹이니, 열도 정상으로 내리고 기침과 콧물도 모두 함께 나았다. 일반적으로 내상으로 인한 감기를 판별하는 방법은 엉덩이에 손을 대어 엉덩이가 뜨겁거나 열이 있으면 내상이라 했으나, 이 아기의 경우는 볼이나 엉덩이에도 열이 있었으나 전체적 정황이 내상감기는 아닌 듯하여 옛말들도 앞뒤를 살펴 가늠해야 한다고 생각이 된다.

1-2. 유아발열감기(乳兒發熱感氣)

● 김 ○ ○ 여 9개월 소양인 경기도 안양시 석수3동

어머니 등에 업혀온 아이가 밤이면 열이 심하다며 약을 지으러 왔다.

25일 전인 9월 중순부터 감기에 걸려 있으며

① 15일 전 잘 놀던 아이가 갑자기 눕더니 손이 파랗게 차지면서 열이 났다. ② 그날 뒤부터 열이 있으나 밤이면 더 심해진다. ③ 손발은 여전히 차다. ④ 어제 보니 좌측 귀밑 임파선 부위가 부어 있다.

이 아기의 발열이 감기 후에 특별한 원인 없이 발생한 점으로 보아서 감기로 인해서 발생한 것으로 보았다. 소양인인 점과 성장열이 있는 어린아이라는 점에서 인삼패독산을 2일분으로 2첩을 지어주었다.

10개월 뒤인 다음해 8월에 보약을 지으러 왔을 때 확인해 보니, 그 약을 먹고

1. 반복되어 오던 열도 내리고 그 후부터는 지금까지 잘 놀았다.
2. 손발이 차가워진 것도 없어졌다고 한다.
3. 임파선(淋巴線)이 부었던 것도 곧바로 없어졌다고 한다.

약을 지어간 지 10개월이나 되어서 정말 그 약이 효력이 있었느냐고 반문을 하자 그 약이 효력이 있었으니 이번에도 버스를 2번이나 갈아타고 이 먼 거리를 찾아오는 것이 아니겠느냐고 웃으면서 반문한다.

사실은 이 경우 인삼패독산보다는 약성은 비슷하나 어린이의 생리기전에 보다 적합한 인삼강활산을 써야 한다. 인삼강활산은 패독산에 천마, 지골피, 박하가 더해진 것으로 발표성이 강한 패독산에 자윤(滋潤)과 청열(淸熱)을 더한 처방으로 피부가 얇고 열이 많기 쉬운 어린이의 외감형 발열에 적합한 처방이다.

中統170 寶 생료사물탕 生料四物湯

生地黃 赤芍藥 川芎 當歸 防風 各三分 **黃芩 薄荷** 各二分

治 諸瘡
[活　套] 熱毒 加惡實 金銀花
[活套鍼線] 諸瘡(小兒)
[適 應 症] 피부발진, 피부건조, 피부소양, 태열, 아토피성피부염

처방설명 생료사물탕은 소아의 제창(諸瘡)에 사용하는 처방으로 혈행장애(血行障礙)로 인해 열발산(熱發散)이 장애되어 창(瘡)이나 피부발진(皮膚發疹), 태열(胎熱), 아토피성 피부염 등이 발생했을 때 사용한다.

창(瘡)이 생기는 원인은 피부를 통한 열발산이 원활하지 않기 때문이다. 생료사물탕은 청열(淸熱)·활혈(活血)시키고 열을 발산(發散)시켜 창(瘡)의 원인인 혈행장애를 해소하면서 열성상태를 조절하는 작용이 있어 열이 많은 소아의 피부병이나 머리에 나는 종기(腫氣)에도 쓸 수 있고, 활용범위를 확대하여 아토피성 피부염에도 응용할 수 있다.

소아(小兒)는 한창 성장하는 시기이며 세포분열이 왕성하고 에너지대사가 빠르기 때문에 성인에 비해 체열(體熱)이 높다. 그래서 한 겨울에도 이불을 덮지 않고 잔다거나 옷을 얇게 입어도 춥다고 하지 않는다. 그러나 체열(體熱)이 높기 때문에 인체의 항상성(恒常性)을 유지하기 위해서는 필요한 열(熱) 외에는 신속하게 배출시켜야만 한다는 측면도 있다. 보통 피부나 호흡을 통해 열을 배출시키는데, 어떤 요인으로 열발산(熱發散)이 방해를 받으면 피부에 열이 울체(鬱滯)되어 발적(發赤)이나 발진(發疹)이 일어나고 더 심해지면 피부가 헤져 창(瘡)이 생긴다.

열발산을 방해하는 것은 피부의 위축과 말초의 혈행장애라고 할 수 있다. 어른은 피부가 두텁기 때문에 기온변화나 심리적인 요인에 의해 피부가 위축되어 열발산에 장애가 발생할 수 있지만, 소아는 피부가 엷기 때문에 피부의 위축이 심하지 않다. 따라서 생료사물탕의 경우 열발산을 방해하는 요인은 말초의 혈행장애로 볼 수 있다. 즉 생료사물탕은 혈행장애를 없애면서 열을 해소시키는 처방이다. 소아에게는 보혈(補血)·활혈제(活血劑)와 청열제(淸熱劑)를 함께 사용하는 경우가 많은데, 생료사물탕이 여기에 속하는 처방이다. 즉 사물탕은 보혈·활혈작용을 하고 황금, 박하, 방풍은 청열작용을 하여 열의 발산장애로 인한 피부질환을 치료하는 것이다.

요즘은 소아발열이 심한 경우에 병원에서 해열제(解熱劑)를 먹이기 때문에 고열(高熱)로 인해 창(瘡)이 발생하는 경우는 매우 드물다. 그러나 해열제는 열이라는 증상을 급격히 해소시켜 주지만 근본원인을 제거할 수 없기 때문에 한계가 있다. 발진(發疹)이 생겼을 때도 스테로이드제를 투여하면 거짓말처럼 없어지지만 이것 또한 근본원인을 제거하지 못한다. 따라서 열로 인해 발진(發疹)이 일어나고, 태열(胎熱)이나 아토피성 피부염(皮膚炎)이 생겼을 때 근원적인 치료를 위해서는 생료사물탕 같은 처방을 사용해야 한다. 물론 이러한 증상에 사용하는 처방이 많기 때문에 원인과 신체상태에 따라 적합한 처방을 선택해야 한다. 생료사물탕을 태열이나 아토피성 피부염에 사용할 경우 중증(重症)보다는 증상이 가벼울 때 적합하다.

활투를 보면 열독(熱毒)이 있을 때 악실과 금은화를 더하라고 했다. 여기서 악실은 우방자의 이명(異名)

으로 서점자, 대력자라고도 한다. 악실은 두드러기뿐만 아니라 다른 피부병에도 많이 쓰이는데, 약성이 매우면서도 서늘한 성질을 가지고 있다. 대개 매운 느낌의 약재들은 몸을 덥혀주는 기능을 하는데 악실은 매우면서 몸을 서늘하게 해주는 묘한 약이다. 그래서 피부를 통한 발산작용도 하지만 열을 식혀주기도 한다. 이처럼 악실은 열독을 제거하는 능력이 탁월하지만 많이 복용하면 설사를 일으킬 수 있다. 금은화는 한방의 항생제로 불릴 만큼 염증을 치료하는 작용이 강하여 각종 피부질환에 많이 사용하고 있다.

생료사물탕은 당뇨병으로 인해 피부가 건조해지고 가려운 증상에 사용할 수 있고, 노인성 피부가려움증에도 응용할 수 있다. 사물탕도 피부가려움증에 사용하는데, 생료사물탕에도 사물탕이 포함되어 있기 때문에 충분히 사용할 수 있으며, 신체조건으로 볼 때 소화력이 좋고 체열이 높은 사람에게 적합하다.

처방구성

처방구성을 보면 생지황은 충분한 전해질을 인체에 공급함으로써 묽은 혈액을 진하게 만들어 주는 역할을 하여 혈허(血虛)를 개선하며, 중추신경계통에 대한 억제작용으로 이상항진된 기능을 조절한다. 적작약은 면역능력 조절작용과 해열작용이 있고, 중추신경 흥분을 억제하여 진통, 진경, 진정작용을 한다. 천궁은 관상동맥과 말초혈관을 확장하여 혈액순환을 촉진하며, 당귀는 항혈전작용(抗血栓作用)을 하여 혈액순환을 원활하게 한다. 방풍은 표재(表在) 혈관을 확장하고, 약한 해열작용과 진통작용이 있다. 황금은 혈관투과성 항진을 억제하고 소염작용이 강하여 혈관의 염증성 충혈(充血)과 울혈(鬱血)을 완화시키며, 박하는 소염, 진통작용을 한다.

처방비교

방풍통성산과 비교하면 두 처방 모두 열울(熱鬱)로 인한 창(瘡)에 사용한다. 그러나 방풍통성산은 발표(發表)·사하(瀉下)·청열작용(淸熱作用)을 통해 체내에 적체되어 있는 열을 해소시켜 피부발진과 창(瘡)을 치료하며, 생료사물탕을 써야 하는 경우보다 실증이고 급성일 때 사용한다. 반면 생료사물탕은 보혈(補血)·활혈(活血)·청열작용(淸熱作用)이 있으나, 약성이 순후하여 증상이 더 심하지 않을 때 사용한다.

서각지황탕과 비교하면 서각지황탕은 생료사물탕보다 청열작용(淸熱作用)이 더 강하여 혈열(血熱)로 인한 코피, 발열, 피부발적 등에 사용한다. 반면 생료사물탕은 보혈(補血)·활혈작용(活血作用)은 강하지만 청열작용(淸熱作用)은 떨어지기 때문에 주로 소아에게 많이 사용하며, 서각지황탕을 써야 하는 경우보다 열성(熱性)이 심하지 않을 때 사용한다.

→ 활용사례

1-1. 아토피성 피부질환 남 22세
2-1. 배부피부발진(背部皮膚發疹) 남 28세 소양인 166cm 63kg

1-1. 아토피성 피부질환

다음은 유달산 선생의 경험이다.

● 임 ○ ○ 남 22세 서울특별시 구로구 개봉동

① 고등학생 때부터 얼굴을 비롯한 몸 전체에 아토피성 피부질환이 있다. ② 얼굴엔 하얗고 붉게 일어나고, 사지(四肢) 및 몸통엔 붉은 점을 비롯하여 버짐이 있다. ③ 하얗고 붉게 일어나는 곳이 매우 가렵다. ④ 손발이 차다. ⑤ 소화기능에는 이상이 없다. ⑥ 시력이 나쁘며, 조갑색깔이 분홍색보다 연하다. ⑦ 서울에서 학교까지 매일 통학을 한다. ⑧ 가급적 인스턴트식품은 먹지 않으려고 노력한다.

보통 아토피성 피부질환은 열증을 수반하여 염증이 일어나는 것으로 판단되나, 본 환자의 경우는 혈증이 없었고, 혈어(血瘀)의 증세가 보여, 생료사물탕을 사용하기로 했다.

아토피성 피부질환과 기허(氣虛) 증상을 목표로 생료사물탕 3배량에 인삼 1돈을 더하여 3일분 6첩 투약했다.

3일간 약을 복용한 후에 확인해 보니

1. 얼굴에 하얗게 일어난 버짐이 많이 없어지는 것 같다.
2. 아토피 피부질환이 주기적으로 나았다가 심해지고 해서, 약 때문에 괜찮아진 것인지, 아니면 병의 진행주기 상에 나아지는 것인지, 알 수 없어서 1제를 더 복용하기로 했다.
이번에도 전과 같은 처방으로 10일분 20첩을 투약했다.
1. 아토피 증세가 계속 호전되고 있다.
2. 그러나 완전히 나은 것 같지는 않다.

2-1. 배부피부발진(背部皮膚發疹)

다음은 임용민 선생의 경험이다.

● 임 ○ ○ 남 28세 소양인 166cm 63kg 서울특별시 영등포구 영등포동

전체적으로 마른 편은 아니며 팔을 제외한 허리 상반부가 살이 찐 편이며, 성격이 급하다. 본인으로서 오래전부터 만성적으로 등상부에 여드름 비슷한 발진(發疹)이 있었다. 2년 전 수험생활을 할 때 몸을 보(補)하기 위해 녹용을 넣은 보약을 복용했으나 큰 효과는 보지 못하고 설사(泄瀉)를 자주했었다.
① 중3때부터 등에 여드름 비슷한 것이 나기 시작하여 현재까지 없어지지 않고 있다. 정확한 위치는 어깨 바로 아래이다. ㉠ 몸이 피로하면 발진수가 조금 늘어나고, 잠을 많이 자고 몸이 편하면 조금 줄어든다. ㉡ 발진(發疹)인데도 불구하고 전혀 간지럽지 않아서 생활하는 데는 불편함을 느끼지 못한다. ② 아직 20대의 나이여서 그런지 전신에 특별히 좋지 않은 증상은 보이지 않는다. ③ 할아버지, 아버지의 경우를 보면 간이 좋지 않다. ④ 술을 주1회 마신다. 약을 복용하는 동안에는 술을 마시지 않았다. ⑤ 식욕과 소화력이 좋고 대변은 정상이다. ⑥ 식사량을 늘이면 금방 살이 찐다. ⑦ 몸에 열이 많은 편이다. ⑧ 지성피부(脂性皮膚)이다.
몸에 다른 부위에는 전혀 발진(發疹)이 없는데, 유독 등의 상부(上部)에만 11~12년가량 발진(發疹)이 없어지지 않고 있다. 몸에 열이 많아서 나타난 발진이 등 쪽으로 표출된 것으로 보여 생료사물탕 본방으로 10일분 20첩을 달여서 복용했다.
약을 달인 후에 점심식사 후 처음 약을 먹기 시작했다. 약을 먹는 동안 방귀가 너무 자주 나오고 냄새가 평소보다 더 독했다. 원래 소화력이 좋았지만 그전보다 소화가 잘 되는 것을 느꼈다. 설사는 하지 않았다. 약을 먹는 과정에서 등의 발진이 조금씩 평평해졌다. 눈에 띄게 없어진 것 같지는 않지만 가족들이 등을 보고 조금 줄어들었다고 한다. 복용기간 동안 무리를 하지 않았는데 피로하지 않아서 증상이 호전된 것이 아니라 약을 복용해서 증상이 호전된 것을 느낄 수 있었다.
약을 계속 복용하면 증상이 더욱 호전될 것으로 보인다.

中統171 衆 우황해독단 牛黃解毒丹

甘草 金銀花 各一兩 **紫草茸**酒洗 五錢 **牛黃** 三錢

治 小兒胎瘡諸熱
[用　法] 上末 蜜丸梧子大 量兒大小 薄荷湯 或蟬退湯化下 ① 一方 加蟬退
[活套鍼線] 諸瘡(小兒)
[適 應 症] 태창, 태열

처방설명 우황해독단은 태창(胎瘡)에 사용하는 처방이다. 태창(胎瘡)은 태독(胎毒)으로 인한 창양(瘡瘍)이며 태어난 다음 헌데가 머리, 얼굴, 가슴, 등, 팔다리에 나서 가렵고 긁으면 진물과 피가 나는 증상이다. 우황해독단은 일차적으로 창(瘡)을 목표로 사용하는 처방이며, 이러한 창(瘡)을 유발하는 원인은 체내에 과도하게 울체(鬱滯)되어 있는 열(熱)이다. 태독(胎毒)이 발생하는 것도 임신부의 부적합한 섭생이나 열성상태가 태아에게 영향을 미처 열을 울체시키기 때문이다. 따라서 우황해독단은 열울(熱鬱)을 해소시키는 작용을 이용해 창(瘡)을 치료하는 처방으로 이해해야 한다.

≪광제비급≫을 보면 '천연두를 앓은 뒤에 헌데가 생겼을 때 콩, 팥, 녹두를 초에 담갔다가 갈아서 그 물을 헌데에 바르고, 헌데가 문둥이나 버짐처럼 변했을 때는 돼지기름을 바르며, 만약 종처(腫處)가 오랫동안 낫지 않을 때는 우황해독단을 사용한다.'는 언급이 있다. 이것은 우황해독단을 반드시 태창(胎瘡)에만 사용하는 것이 아니라 천연두로 인한 열(熱) 때문에 발생한 창(瘡)에도 사용할 수 있고, 열(熱)이 울체(鬱滯)되어 있다면 일반적인 창(瘡)에도 충분히 사용할 수 있음을 의미한다.

요즘은 태독(胎毒)으로 인해 창(瘡)이 발생하는 경우가 거의 없기 때문에 태열(胎熱)이나 아토피성 피부염에 응용할 수 있다. 태열(胎熱)은 모체의 영향을 받아 태어나면서부터 피부에 발진이 생기는 것이므로 선천적인 영향이 강한 병증이다. 반면 요즘 아이들에게서 볼 수 있는 아토피성 피부염은 분유, 우유, 계란, 식품첨가제 같은 음식이나 환경적인 영향을 받아 생기는 것이므로 후천적이라고 할 수 있다.

태열(胎熱)이 발생하는 기전은 대략 세 가지 정도로 분류할 수 있다. 먼저, 태아의 신체에 열(熱)이 너무 많은 경우이다. 과잉된 열을 밖으로 빼내기 위해 피부를 발적(發赤)시키고 발적이 심해지면 창(瘡)이 생기는 것이다. 둘째, 혈탁(血濁)으로 인한 태열도 있다. 셋째, 표피(表皮)가 울체(鬱滯)되어 열발산이 원활하지 않을 때도 태열이 발생할 수 있는데, 이럴 때는 발표제(發表劑)와 청열제(淸熱劑)를 함께 사용하여 적체된 열을 빼주어야 한다. 이 중에서 우황해독단은 태아의 신체에 열이 너무 많아서 피부가 발적(發赤)되고 창(瘡)이 생기고 가려울 때 사용하며, 특히 태열(胎熱)이 심해져 진물이 나고 잘 아물지 않을 때 적합하다.

우황해독단을 쓸 수 있는 창(瘡)의 근본원인은 열울(熱鬱)이기 때문에 우황해독단은 피부질환뿐 아니라 소아의 제열(諸熱)과 열경(熱驚)에도 사용할 수 있다. 해열작용이 강한 우황이 3돈이나 들어 있기 때문에 고열(高熱)로 인해 뇌기능에 장애가 생겨 경기(驚氣)를 할 때 급히 열을 내려주는 작용을 한다. 또한 소아는 한창 성장하는 시기이며 세포분열이 왕성하고 에너지대사가 빨라서 성인에 비해 체열(體熱)이 높다는 특성이 있는데, 이러한 특성 때문에 발열성 질환에 이환(罹患)되기 쉽다. 그래서 감기에 걸려도 발열이 동반되고, 음식에 체했을 때도 열이 나며, 놀랐을 때도 열이 발생한다. 우황해독단은 해열작용이 강하기 때문에 여러 형태의 소아 발열에 사용할 수 있다.

복용법을 보면 박하탕이나 선퇴탕으로 복용하라고 했는데, 박하탕과 선퇴탕은 모두 열을 발산(發散)시키는 작용을 하여 청열(淸熱)·해열(解熱)시키고 염증을 없애는 우황해독단의 약성을 돕는다.

처방구성

처방구성을 보면 군약인 감초와 금은화의 작용이 매우 중요하다. 금은화는 한방의 항생제(抗生劑)로 불릴 정도로 염증성 질환에 탁효가 있다. 그래서 종기(腫氣), 종창(腫瘡), 발진(發疹), 화농(化膿) 등 염증성을 띨 때 사용한다. 실험적으로 항균작용, 항바이러스작용, 항내독소작용, 소염작용, 해열작용이 입증되었다. 감초도 염증을 치료하는 효능이 강하다. 현옹(懸癰)에 사용하는 국로고를 보면 대감초(大甘草) 단방으로 이루어져 있어 감초에 염증을 치료하는 효능이 있음을 알 수 있다. 약리학적으로 보면 감초는 부신피질에서 분비되는 당질코티코이드와 유사한 작용을 하여 염증을 치료하는 것으로 알려졌다.

자초용(자초의 싹)은 혈열(血熱)을 소통시켜 울혈(鬱血)로 인한 증상을 개선하여 금은화의 효력을 증대시킨다. 또한 파혈작용(破血作用)이 강하여 멍든 증상이나 불임증에 널리 이용하고 있다. 우황은 흥분된 중추신경을 안정시키고, 체열중추에 작용하여 해열작용을 나타낸다. 또한 소염작용이 있는데, 우황의 소염작용은 아스피린의 성분인 salicylic acid의 47배나 될 정도로 강력하다.

처방비교

소아의 고열(高熱)에 사용하는 처방을 약성이 강한 순으로 나열해 보면 우황해독단 > 우황포룡환 > 포룡환 > 오복화독단 > 소아청심원 > 우황청심원 > 천을환 순으로 볼 수 있다. 탕제로는 방풍통성산이나 사청환, 시귀음, 인삼백호탕, 황련해독탕 등도 증상(症狀)이나 병인(病因)에 따라 고려할 수 있다.

소아발열에 사용하는 **천을환**과 비교하면 천을환은 고열(高熱)과 함께 습체(濕滯)의 경향이 있을 경우 수분을 배출시켜 열을 떨어뜨리는 처방이다. 반면 우황해독단은 열발산이 원활하게 이루어지지 못하여 발생하는 열울상태(熱鬱狀態)에 사용하는 처방이며, 청열(淸熱)·활혈(活血)시켜 증상을 치료한다.

도적산과 비교하면 도적산은 열울(熱鬱)로 인해 비뇨기 점막이 충혈(充血)되어 소변이 잘 나오지 않거나 발열(發熱), 번열(煩熱)이 나타날 때 사용하며, 야제(夜啼)와 소변난(小便難) 등에 응용한다. 반면 우황해독단은 열이 울체되어 피부에 발적(發赤)과 창(瘡)을 일으킬 때 사용하며, 발열이 심하고 지속성을 띠는 경우에 사용한다.

中統172 益 시귀음 柴歸飮

當歸 二錢 **白芍藥** 一錢半 **柴胡 荊芥** 各一錢 **甘草** 七分 **薑三片**

治 痘初起用 此平和養榮之劑
[活套鍼線] 初熱(小兒痘瘡) 通治(小兒痘瘡)
[適 應 症] 소아발열, 발진, 천연두

처방설명 시귀음은 두진(痘疹)의 통치약이다. 두진의 잠복기는 보통 10~13일 정도이며, 잠복기가 지나면 초기에 갑자기 한기(寒氣)가 들면서 열(熱)이 높아지고 강한 두통(頭痛), 요통(腰痛) 등이 나타나는데, 이것을 두진의 초열(初熱)이라고 한다. 발병 2일 째에는 보통 붉은색 발진(發疹)이 나타나는데, 이것은 3~4일 정도 지나면 없어지지만 4일 무렵부터 작고 붉은 구진(丘疹)이 얼굴부터 시작하여 온몸에 많이 나타난다. 이것을 출두(出痘)라고 한다. 이러한 붉은 구진(丘疹)은 2일 정도면 수포(水疱)가 되어 한가운데가 오목해지는데, 이것을 기창(起脹)이라고 하며, 발병 8일 무렵에는 수포(水疱)가 누렇게 흐려지며 농포(膿疱)가 되는데, 이것을 관농(貫膿)이라고 한다. 이 시기가 지나서 발병 12일 무렵에는 농포(膿疱)가 말라서 가피(痂皮)가 되고 열도 내려서 정상 체온으로 되돌아가는데, 이것을 수엽(收靨)이라고 한다. 딱지가 떨어지면 반흔(瘢痕)이 되어서 피부에 작고 오목한 마마자국이 남는다.

이렇게 초열(初熱)부터 시작하여 수엽(收靨)이 되기까지 전 과정에 발열(發熱)이 동반되는데, 고열(高熱)로 인해 볼이 붉어지고 얼굴에 윤기가 없어지고 호흡기점막이 충혈(充血)되어 재채기나 기침이 나오고 숨이 차고 가래가 나오기도 한다. 또한 소화기점막이 충혈(充血)되어 설사(泄瀉), 구토(嘔吐), 복통(腹痛) 등이 나타나기도 하고, 열이 심해지면 눈을 치뜨고 경련을 일으키고 헛소리를 하는 경우도 있다. 이것은 모두 천연두바이러스가 체내에 들어가 염증을 일으키고 열성상태를 초래하기 때문에 나타나는 증상이다. 그래서 열성상태를 신속하게 개선시켜야 생명을 구할 수 있으며, 천연두의 후유증을 최소화시킬 수 있다.

시귀음은 당귀와 작약으로 보혈(補血), 활혈(活血)시켜 혈액의 울체(鬱滯)를 개선하면서 시호로 열을 발산(發散)시켜 해열시키며, 형개로 혈액소통을 원활하게 하여 염증으로 인한 울체(鬱滯)를 소통시켜 전체적인 열성상태를 개선한다. 이러한 작용이 있어 천연두에 걸렸을 때 안정적으로 이겨낼 수 있게 도와주는 것이다.

활투침선을 보면 두진통치(痘疹通治)에 사용하는 처방으로 보원탕과 시귀음이 나온다. 보원탕은 인삼, 황기, 감초로 구성되어 있는 처방으로 허약한 상태에서 천연두에 걸렸거나 천연두에 걸린 이후 허약해져서 출두(出痘), 기창(起脹), 관농(貫膿), 수엽(收靨) 등이 제때 이루어지지 않을 때 사용한다. 즉 보기작용(補氣作用)을 통해 인체의 기능을 항진시켜 이러한 과정을 순조롭게 지날 수 있게 하는 것이다. 여러 의서(醫書)에서도 두진통치에는 보원탕이나 이공산을 비롯하여 사성회천탕, 승마갈근탕 등을 사용하는 것으로 나와 있다. 그러나 유독 ≪의종손익≫에만 시귀음이 나와 있는데, 이것은 황도연 선생이 임상의(臨床醫)이기 때문에 임상적인 경험을 살려 실제 유효성이 높은 처방을 기록에 남겼다는 것으로 유추할 수 있으며, ≪의종손익≫은 고종 때 만들어진 책이므로 비교적 근래의 의서(醫書)라는 측면이 있어 현실적인 면이 더 강하다고 할 수 있다.

시귀음은 천연두를 치료하는 처방이지만 약성을 이용해 피부질환에도 응용할 수 있다. 즉 체내에 열이 울체(鬱滯)되고 피부를 통해 원활하게 발산(發散)되지 못하여 발열이 일어나고 발진(發疹)과 발적(發赤)이 일어날 때 사용할 수 있으며, 소아의 발열(發熱)과 태열(胎熱), 여름철에 발생하는 피부질환에도 응용할 수 있다.

처방구성

처방구성을 보면 당귀는 보혈작용(補血作用)도 있지만, 혈관을 확장하여 혈압을 저하시키고 뇌혈류를 증진하며, 말초혈관의 혈류를 원활하게 함으로써 말초순환장애를 개선하는 작용도 있다. 백작약은 평활근의 경련을 억제하며, 중추신경의 흥분을 억제하여 진통(鎭痛), 진경(鎭痙), 진정작용(鎭靜作用)을 한다. 시호는 중추신경을 억제하여 정신을 안정시키며, 약리실험에서는 해열작용, 진통작용, 진해작용, 간기능보호작용, 이담작용 등이 밝혀졌다. 이외에도 부신피질호르몬 분비를 촉진함으로써 항염증작용을 나타내며, 세포성 면역능력과 체액성 면역능력을 증강하는 작용이 있는 것으로 알려져 있다. 형개는 해열작용이 있고, 피부의 혈행(血行)을 촉진하며, 감초는 스테로이드 호르몬과 유사한 작용이 있어 항염증작용, 해독작용, 해열작용을 한다.

처방비교

두진 초열(初熱)에 사용하는 **승마갈근탕**과 비교하면 승마갈근탕은 홍역이나 천연두를 막론하고 피부의 울체(鬱滯)로 인해 열발산이 원활하게 이뤄지지 않아서 발열되는 증상에 사용하며, 비교적 피부가 두텁고, 이미 피부에 습열(濕熱)이 울체되어 있는 경우에 적합하다. 반면 시귀음은 천연두의 초기에 발생하는 열과, 천연두 전과정에 발생하는 열을 조절하기 위해 사용하는 처방이다.

두진 통치(通治)에 사용하는 **보원탕**과 비교하면, 보원탕은 보기제(補氣劑)로 이루어져 있어 인체의 기능을 항진시키는 것이 주요작용이다. 반면 시귀음은 보혈(補血), 양혈작용(養血作用)과 청열(淸熱)·발산작용(發散作用)을 통하여 두진초기에 발생하는 열을 비롯하여 두진 전 과정에서 나타나는 발열을 조절하는 처방이다.

오복화독단과 비교하면 두 처방 모두 발열성 질환에 사용하며 천연두로 인한 발열에도 사용한다. 그러나 오복화독단은 열감(熱疳)에 사용하는 처방으로 발열의 정도가 심하고 조직의 손상이나 피부의 열성상태가 심한 경우에 사용한다. 반면 시귀음은 오복화독단을 사용해야 하는 경우보다 열의 정도나 피부의 손상 정도가 적은 편이며, 청열작용(淸熱作用)도 있지만 보혈(補血)·활혈작용(活血作用)이 있어 증상이 경(輕)한 소아에게 사용한다.

中統173 寶 희두토홍환 稀痘兎紅丸

生兎 **一隻臘月初八日 取血以蕎麥麵和之加雄黃 四五分 候乾成餠作丸菉豆大 初生兒 三日後 二三丸 乳汁化下 一歲兒 五七丸 三歲後 十五丸服 久則遍身出紅癍 是其驗**

[活套鍼線] 痘疹豫防(小兒痘瘡)
[適 應 症] 천연두 예방

처방 설명

희두토홍환은 천연두 예방약(豫防藥)이며, 천연두의 증상을 가볍게 앓게 하는 희두방(稀痘方)이다. 천연두는 현재 세계적으로 박멸된 질환이지만 예전에는 가장 무서운 전염병에 속했고 치사율 또한 매우 높았다. 그래서 천연두를 치료하는 것에 그치지 않고 어떻게 하면 예방할 수 있을까를 고민한 끝에 많은 처방을 만들게 되었는데, 희두토홍환도 그 중에 하나이다.

옛날 사람들은 겨울에 기온이 따뜻하면 봄에 천연두가 유행할 염려가 있다고 하여 희두토홍환이나 소독보영단 같은 처방 외에도 민간에서 실천할 수 있는 방법을 기록에 남겼다. 예를 들어 미리 검정 참깨기름 1근을 날마다 조금씩 마시는 것, 숫쥐의 털·가죽·내장을 버리고 사인과 소금을 넣고 삶아 먹는 것, 잉어의 비늘과 창자를 버린 다음 수원수(水芫荽)를 잘게 썰어 소금을 약간 쳐서 잉어 뱃속에 넣고 겉을 종이로 싸서 약한 불기운에 구워 어린아이에게 늘 먹도록 하는 것, 큰 두꺼비의 머리·껍질·뼈는 버리고 깨끗이 씻어 소금과 참기름을 쳐서 냄비에 넣고 튀겨 뜨거운 것을 10여 개 먹는 것 등이 그것이다. 이와 같은 방법들이 실제로 얼마나 효과가 있었는지의 여부를 떠나 천연두를 예방하기 위한 노력이 대단했다는 것을 알 수 있다.

희두토홍환은 일명 태극환(太極丸)이라고도 하는데, 섣달 초 8일에 산토끼 한 마리에서 피를 뽑아 메밀가루에 섞고 석웅황 4~5푼을 넣어 말려서 떡을 만들어 복용한다. 낳은 지 3일 된 아이에게는 녹두알만한 것 2~3알을 젖에 먹이고, 1세 된 아이에게는 5~7알, 3세 후에는 15알씩 먹인다. 오래 먹이면 온몸에 붉은 발진(發疹)이 나타나는데, 이 약을 먹이면 종신토록 두진(痘疹)을 앓지 않는 사람도 있고, 비록 앓는다 하여도 경하게 앓는다고 했다. ≪제중신편≫을 보면 아이가 이미 커서 음식을 먹게 된 때는 토끼피를 먹이면 더욱 좋다는 말이 있어 나이가 들었을 때는 희두토홍환을 복용하는 것보다 토끼피를 먹는 것이 더 효과적인 듯하다.

소가 천연두(天然痘)에 걸리면 약간 힘이 없고 비실거리기는 하지만 사람처럼 죽지는 않는다. 그래서 제너와 지석영은 소의 감염된 피고름을 이용해 백신을 개발했다. 이와 마찬가지로 토끼피를 사용하는 희두토홍환도 백신의 역할을 하는 것이 아닐까 생각한다. 실제로 수의전염병학 책을 보면 토끼도 천연두에 감염되는 것으로 되어 있어 이러한 추측을 가능하게 한다.

희두토홍환에는 비소화합물인 웅황이 들어간다. 비소화합물은 독성이 있어 현대의학에서는 사용을 금하고 있으나 한방에서는 그 약효를 인정하여 사용하고 있다. 최근 비소화합물을 주성분으로 하는 '천지산'이란 항암제가 개발되어 세간을 놀라게 했는데, 프랑스에서 연구한 결과 백색비소가 백혈병에 효과가 있는 것으로 밝혀졌다.

석웅황은 인체에 독성물질이 들어올 때 몸 밖으로 배출시키는 효능이 있다. 송종석 선생의 경험에 의하면 석웅황은 뱀독을 해독(解毒)할 때 사용한다고 하는데, 뱀독으로 실명(失明)하고 호흡이 곤란하여 사망에 이르게 되었을 때 석웅황을 복용하면 뱀독이 비눗물처럼 땀을 통해 배출되어 회생하는 경우가 많다고 한다. 이러한 약성으로 볼 때 체내에 천연두바이러스가 침입했을 경우 석웅황은 천연두바이러스에 대한 대응력을 높여주는 역할을 한다고 생각한다. 그래서 희두토홍환의 주 약성은 석웅황에도 있다고 판단된다.

처방구성 처방구성을 보면 토끼피, 석웅황, 교맥면(蕎麥麵)으로 이루어져 있다. 석웅황은 비소화합물로서 화장품 원료로도 쓰이는 붉은 빛깔의 광물이다. 약리실험에서 살균작용이 밝혀졌으며, 주로 악성 종기(腫氣), 옴, 연주창(連珠瘡) 등에 사용한다. 교맥면은 메밀가루이다. 메밀의 전초(全草)에는 루틴이라는 성분이 있는데, 개화시에 함량이 가장 높다. 이 성분은 모세혈관의 투과성을 낮추고, 취약성을 회복시키며 아드레날린과 아스코르빈산의 산화를 억제하는 작용을 한다. 또한 항히스타민 작용이 있으며 주로 모세혈관 약화로 인해 생긴 질환, 혈소판감소성 자반증, 모세혈관저항 저하성 자반증, 독성 디프테리아, 성홍열 등에 사용한다. 또한 녹내장에 쓰면 안압(眼壓)이 뚜렷하게 낮아진다.

처방비교 **소독보영단**과 비교하면 두 처방 모두 천연두(天然痘) 예방약으로 사용한다. 그러나 소독보영단은 천연두뿐 아니라 홍역(紅疫)을 예방하는 약으로도 사용하며, 두독(痘毒)이 오래 지속되었을 때 점차 감소시키는 기능이 있고, 제창(諸瘡)에도 사용한다. 반면 희두토홍환은 천연두(天然痘)의 예방약으로만 사용한다.

中統174 內局 保 소독보영단 消毒保嬰丹

纏豆藤卽毛豆梗上纏繞細紅藤八月採陰乾用 一兩五錢 **赤豆** 七十粒 **黑豆** 三十粒 **山查肉 牛蒡子 生地黃 辰砂** 各一兩 **升麻 連翹** 各七錢半 **荊芥 防風 獨活 甘草 當歸 赤芍藥 黃連 桔梗** 各五錢 **絲瓜**長五寸者燒存性 一箇

每春秋分時 服一丸 痘毒漸消化
[用　法] 上藥末預辦 過春秋分 或上元七月望日 忌婦人猫犬 砂糖拌丸如李核 每服一丸 甘草湯化下
[活套鍼線] 痘疹豫防(小兒痘瘡)
[適 應 症] 천연두 예방, 소아의 제창(諸瘡)

처방설명 소독보영단은 두진(痘疹)과 홍역(紅疫)을 예방하거나 제창(諸瘡)에 사용하는 처방이다. 또한 두진의 여독(餘毒)을 풀기 위해 사용하기도 하는데, 두독(痘毒)이 체내에 잠재되어 있다가 몸이 허약해졌을 때 두진(痘疹)을 일으키는 것을 막아준다. 즉 천연두 바이러스 보균자에게 사용할 수 있는 처방이다. 그래서 매년 춘분(春分)과 추분(秋分)에 1환씩 복용하면 두독(痘毒)이 점차 사라진다고 표현한 것이다.

처방에서 눈여겨보아야 할 것은 적두(赤豆)와 흑두(黑豆)가 들어간다는 것이다. 적두(赤豆)는 팥인데 창종(瘡腫)에 사용하는 적소두탕에서 볼 수 있는 것처럼 수종(水腫)을 없애고 배농(排膿), 소갈(消渴)하는 약성이 있다. 여기서는 흑두(黑豆)와 함께 단백질과 미량원소를 공급하여 인체의 면역력을 증가시키는 보조적인 역할을 하는 것으로 보인다. ≪의종손익≫을 보면 두진예방을 목적으로 사용했던 삼두음(三豆飮)이란 처방이 나오는데, 삼두음은 적소두(赤小豆), 흑두(黑豆), 녹두(綠豆) 각각 1되로 구성되어 있다. 삼두음을 달여 날마다 먹게 하면 이미 전염된 아이는 천연두를 경(輕)하게 앓고, 전염되지 않았을 때 7일 이상 먹이면 일생 동안 천연두에 걸리지 않는다고 했다. 이처럼 콩이나 팥의 영양분이 인체의 면역력을 강화시켜 천연두를 예방하는 방편으로 사용되었음을 알 수 있다.

소독보영단의 군약인 전두등은 홍등(紅藤)이라고 하는데, 모두(毛豆)의 줄기 끝에 감겨 올라가는 가늘고 빨간 줄기이며, 음력 8월에 채취하여 그늘에서 말려 사용한다. ≪방약합편≫에서는 홍등을 덩굴식물로 표현하고 있어 홍등이 전두등인지는 확실하지 않다. 적두(赤豆)와 흑두(黑豆)는 영양을 공급하여 인체의 기능을 보강하고, 우방자, 승마, 형개, 방풍, 독활은 발표(發表)시키고, 생지황, 진사, 연교, 황련, 길경은 청열(淸熱)시켜 두독(痘毒)을 제거한다.

사과(絲瓜)는 5치 정도 크기의 서리 맞은 것을 사용하는데 악창(惡瘡), 두진(痘疹), 유저(乳疽), 정종(疔腫) 등을 치료하는 효능이 있다. 옛 의서(醫書)에서는 천연두에 걸려 하루 동안 열이 나고 구슬이 내돋는 것은 매우 중(重)한 것이고, 2일 만에 구슬이 내돋는 것도 역시 중(重)한 것이며, 미열(微熱)이 나면서 3일 후에 구슬이 돋는 것은 경(輕)하고, 4~5일에 몸이 싸늘하면서 구슬이 돋는 것은 더욱 경(輕)하다고 했는데, 사과탕(絲瓜湯)이라고 하여 사과를 달여 먹으면 두진의 구슬을 돋게 할 수 있다고 소개되어 있다. 이처럼 사과는 두진을 빨리 돋게 하는 작용이 있는 것으로 보인다.

소독보영단에는 진사가 포함되어 있는데, 수은제(진사)는 발열성, 염증성 질환에 뛰어난 효능이 있으나 독성이 있어 문제가 된다. 물론 지속적으로 사용하지 않는다면 큰 문제는 없다. 경면주사는 천연두를 예방하는 용도로 사용되기도 했다. ≪광제비급≫을 보면 천연두를 예방하는 방법 중에 경면주사를 사용하는 방법이 나오는데, '경면주사를 꿀로 반죽하여 팥알 만하게 알약을 지어 작은 아이는 먼저 입천장에 발라준 다음 젖을 빨리고, 큰 아이는 검실 만하게 알약을 지어 넘기게 한다.' 또한 '주사 한 가지를 써서 많이 나올 것은 적게 나오게 하고, 적게 나올 것은 아주 없게 하며 거멓게 꺼져서 들어가는 것은 올라오게 한다.'는 기록이 있다. 이처럼 경면주사는 천연두를 예방하는 약으로도 사용되었고, 치료하는 약으로도 사용되었음을 알 수 있다.

소독보영단은 피부에 창(瘡)이 생겼을 때도 사용하는데, ≪제중신편≫을 보면 소아 제창(諸瘡)을 치료하는 처방 중에 소독보영단이 포함되어 있고, 처방구성으로 볼 때 발산제(發散劑)와 청열제(淸熱劑)가 적절히 결합되어 있어 일반적인 피부병이나 창(瘡)에 사용할 수 있다.

처방구성 처방구성을 보면 적두(赤豆)와 흑두(黑豆)를 제외하면 보혈제(당귀, 적작약, 생지황)와 발산제(형개, 방풍, 독활, 승마, 우방자), 청열제(진사, 연교, 황련, 길경)로 이루어져 있어 몸을 보강하면서 두독(痘毒)을 배출시키려는 의도가 숨어 있는 처방임을 알 수 있다.

적두는 소변을 잘 나오게 하고, 습(濕)을 제거하고, 혈(血)을 조화시키고, 고름을 배출시키며, 부기(浮氣)를 가라앉히는 작용이 있고, 임상에서는 유행성 이하선염과 간경변에 의한 복수(腹水)를 치료했다는 사례가 있다. 흑두는 인체의 대사를 활성화시켜 수분의 정체를 해소하고 이소플라본이라는 성분에는 여성호르몬부족을 보충하는 작용이 있다. 산사는 지방 소화효소인 리파아제를 함유하고 있어 지방의 소화를 촉진시키며, 여러 종류의 유기산과 비타민C를 함유하고 있어 펩신의 활성을 높여 단백질 소화를 촉진한다는 약리실험 보고가 있다.

우방자는 소염작용(消炎作用)과 해열작용(解熱作用)을 하며, 생지황은 인체에 전해질을 공급함으로써 묽은 혈액을 진하게 만드는 역할을 한다. 주사는 황화수은(HgS)을 주성분으로 하는 천연광물이며 생김새가 운모 조각 같고 잘 꺾이는 것이 좋다. 약리실험을 통해 진정작용(鎭靜作用)과 진경작용(鎭痙作用)을 한다는 사실이 알려져 있다. 승마는 해열작용, 진통작용, 소염작용이 있고, 연교는 비만세포막을 강화하여 화학전달물질의 유리를 억제함으로써 항알레르기 작용을 한다.

형개는 피부의 혈행(血行)을 촉진하며, 방풍은 표재(表在) 혈관을 확장시킨다. 독활은 혈관을 확장하여 혈압을 낮추고, 진통, 진정작용이 있어서 두통을 완화시킨다. 감초는 스테로이드 호르몬과 유사한 작용이 있어 항염증작용, 해독작용, 해열작용을 한다. 당귀는 항혈전작용(抗血栓作用)을 하여 혈액순환을 원활하게 하고, 적작약은 평활근의 경련을 억제하고, 중추신경 흥분을 억제하여 진통, 진경, 진정작용을 한다. 황련은 소염작용이 강하며, 길경은 거담작용(祛痰作用)과 진해작용(鎭咳作用)이 있고, 염증을 억제하는 소염작용(消炎作用)도 있다. 사과는 청열(淸熱), 거담작용(祛痰作用)이 있어 열병(熱病)으로 인한 신열번갈(身熱煩渴), 담천해수(痰喘咳嗽), 장풍치루(腸風痔漏) 등을 치료한다.

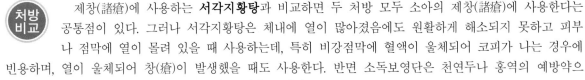

처방비교 제창(諸瘡)에 사용하는 **서각지황탕**과 비교하면 두 처방 모두 소아의 제창(諸瘡)에 사용한다는 공통점이 있다. 그러나 서각지황탕은 체내에 열이 많아졌음에도 원활하게 해소되지 못하고 피부나 점막에 열이 몰려 있을 때 사용하는데, 특히 비강점막에 혈액이 울체되어 코피가 나는 경우에 빈용하며, 열이 울체되어 창(瘡)이 발생했을 때도 사용한다. 반면 소독보영단은 천연두나 홍역의 예방약으로 사용하며, 두진의 여독(餘毒)을 치료하는 작용도 한다.

中統175 內局 寶 포룡환 抱龍丸

牛膽南星 一兩 **天竺黃** 五錢 **石雄黃 朱砂** 各二錢半 **麝香** 一錢

治 驚風 潮搐 身熱 昏睡 能下痰熱 乃心肺肝藥也 ① 內局 去天竺黃 以釣鉤藤 代用
[用　法] 上末 煮 甘草膏丸 如皂子 溫水化下 百日內 一丸作三次服 五歲兒 一~二丸服 臘雪水煮甘草 尤佳
[活套鍼線] 諸熱(小兒) 初熱(小兒痘瘡) 夜啼(小兒) 驚風(小兒) 痰喘(小兒) 痰喘(小兒痘瘡)
[適 應 症] 소아 경기, 발열, 야제, 설사, 담천

처방설명

포룡환은 소아의 경기(驚氣), 발열(發熱), 야제(夜啼), 담천(痰喘)에 사용하는 처방으로 이러한 증상의 근본적인 원인은 체내에 과다하게 적체된 열담(熱痰)이다. 활투침선의 경풍(驚風)에 대한 설명을 보면 '소아가 열이 심하면 담(痰)이 생기고, 담이 성하면 경(驚)이 발작하고, 경이 심하면 축(搐)이 발작하고, 축이 심하면 아관(牙關)이 긴급(緊急)해져서 여러 가지 증후를 나타낸다.'고 했다. 물론 열이 심해지면 모두 이러한 과정을 거치는 것은 아니지만 포룡환을 써야 할 증상은 열(熱)과 담(痰)이 주요한 원인이 된다.

열(熱)은 인체의 부조화를 조정하기 위해 발생하는데, 너무 과다하게 발생한 경우에는 다른 부분에 장애를 유발할 수 있기 때문에 적절히 조절해 주어야 한다. 특히 성장열이 잠재되어 있는 소아는 성인에 비해 기본적으로 체열(體熱)이 높은 시기에 있으므로 인체에 부조화가 생기면 고열(高熱)이 동반되는 경우가 많다. 이러한 열이 뇌에 영향을 준다면 경풍(驚風)을 유발할 수 있기 때문에 소아에게 있어 체열(體熱)을 조절해 주는 것은 매우 중요하다. 포룡환 역시 과도해진 체열(體熱)을 낮춰주고 담(痰)을 제거하는 작용이 있어 소아의 경기(驚氣), 발열(發熱), 축닉(搐搦), 야제(夜啼) 등에 사용할 수 있는 것이다.

≪급유방≫을 보면 일체의 풍열(風熱), 중서(中暑), 경계(驚悸), 창진(瘡疹)이 돋아나려 하는 것, 잠이 많고 기침을 하며 침을 많이 흘리고 얼굴이 붉으며 손발이 찬 것, 체온이 높고 잠자다가 갑자기 경련하며, 불안하고 맥이 홍삭(洪數)하고, 머리가 아프고, 구토하며 소변이 적황색인 것을 다스리는 처방으로 되어 있다. 또한 ≪의종손익≫에는 '생후 1개월 내의 유아가 밤에 놀라면서 울고 경련이 일어나는 것은 태중(胎中)에 있을 때 놀랐기 때문이며, 담(痰)이 있다면 포룡환을 사용한다.'고 되어 있다. 얼굴이 붉은 것, 맥이 홍삭한 것, 소변이 적황색인 것을 보면 이러한 증상은 열성상태가 바탕이라는 것을 알 수 있다.

소아는 열이 많고 기능이 활성화되어 있는 시기이므로 담(痰)이 잘 생기지 않는다. 따라서 거담제(祛痰劑)를 사용하는 경우가 많지 않은데, 열성질환에 이환(罹患)되면 과도한 열(熱) 때문에 체액이 점조(粘稠)해져 담(痰)이 형성될 수 있고, 이것이 뇌나 호흡기에 영향을 주어 여러 증상을 발현시킨다. 포룡환의 군약은 우담남성이고 청열성이 강한 주사가 들어가기 때문에 담열(痰熱)로 인한 다양한 증상에 적합한 처방이 된다.

포룡환은 소아 제열(諸熱)에 사용하는 처방으로 분류되어 있는데, 소아 발열의 형태가 다양하기 때문에 구분해서 사용해야 한다. 활투침선에는 간열(肝熱), 심열(心熱), 폐열(肺熱), 비열(脾熱), 신열(腎熱), 조열(潮熱), 태열(胎熱) 등으로 나누고 있는데, 우황포룡환은 담열(痰熱)에 사용하는 처방으로 분류하고 있다. 담열(痰熱)은 '얼굴이 붉고 몸에 열이 있으며 기침을 하고 숨이 차고, 흉격(胸膈)이 통하지 않고 목에서 그르렁거리는 소리가 나는 것'으로 되어 있다. 그러나 엄밀한 의미에서 포룡환은 담열(痰熱)에 사용한다고 하는 것이 옳지만, 소아 발열이 심할 때는 담(痰)의 증상이 없더라도 사용할 수 있다.

옛날 사람들은 아이의 발열(發熱)이 심하거나 밤에 울며 보채거나 설사와 구토를 하는 경우 특별한 원인을 알 수 없을 때 포룡환을 사용했었고, 대부분 치료되었기 때문에 소아의 만병통치약으로 알려진 처방이기도 했다. 그래서 보통 만 1세 이전 유아에게는 기응환을 사용하고, 3~4세 소아에게는 포룡환을 사용했었다. 요즘에는 의약이 발전하고 병원이 많아져서 약간 이상한 증상이 나타나면 병원으로 간다. 그래서 포룡환을 사용할 기회가 줄어들었으나 의료시설이 빈약했던 예전에는 소아의 전염성 질환을 제외한 대부분의 질병에는 포룡환이나 우황포룡환을 사용했었다. 요즘은 우황청심원 때문에 많이 응용되지 않는 처방이지만 소아 경풍(驚風)에 활용해 봄직한 처방이다.

포룡환은 위 약재를 가루로 만들고 감초를 달여 고약처럼 된 것으로 반죽하여 조협 씨 크기의 알약으로 만들어 따끈한 물에 풀어먹인다. 생후 100일 미만인 아이는 1알을 3번 나누어 먹이고, 5세 된 아이는 한 번에 1-2알씩 먹인다.

처방구성

처방구성을 보면 군약인 우담남성(牛膽南星)은 소쓸개에 남성을 분말하여 집어넣고 처마 밑에 두었다가 사용하므로 우담(牛膽)과 남성(南星)의 약성을 동시에 발휘한다. 이렇게 수치(修治)를 하면 화학적인 변화에 의해 우담이 남성의 독성을 완화하는 특징이 있다. 각각의 약성을 살펴보면, 우담은 식욕을 촉진하고 피로를 풀어주며 대변을 잘 나오게 하여 변비를 치료하고, 간에 열이 있을 때는 열을 내려준다. 예전에 외국 간장약 중에 소 쓸개가 주성분인 것이 많았는데, 이것은 쓸개즙이 장(腸)에서 소화를 유도하여 소화불량을 치료하기 때문이다. 남성은 강력한 거담작용(祛痰作用)이 있고, 진정작용과 항경련작용도 있다.

천축황은 진해·거담작용이 강하고, 진정작용이 있어 정신을 안정시키며, 경련을 진정시키는 효능이 있어 열병(熱病)으로 정신이 흐려지며 헛소리를 할 때, 소아의 급경풍(急驚風), 전간(癲癎), 중풍으로 말을 하지 못할 때 사용한다. 석웅황은 비소화합물로써 화장품 원료로도 쓰이는 붉은 빛깔 광물이다. 약리실험에서 살균작용이 밝혀졌으며, 주로 악성 종기(腫氣), 옴, 연주창(連珠瘡) 등에 사용한다. 주사는 황화수은(HgS)을 주성분으로 하는 천연광물이며 생김새가 운모 조각 같고 잘 꺾이는 것이 좋다. 약리실험을 통해 진정작용(鎭靜作用)과 진경작용(鎭痙作用)을 한다는 사실이 알려져 있다. 사향은 중추신경을 조절하는 작용이 있고, 강심작용이 있어 순환을 촉진하여 경풍(驚風)을 회복시키고 각성(覺醒)시키는 역할을 한다.

처방비교

소합향원과 비교하면 두 처방 모두 소아 경풍(驚風)에 사용하는데, 소합향원은 충격, 놀람 등으로 인해 기절했거나 정신이 혼미하거나, 소화장애로 인하여 뇌기능이 일시적으로 저하되어 의식이 혼미할 때 사용한다. 일반적으로는 소화불량, 설사, 복통 등에 사용하는데 소아나 성인에 관계없이 사용한다. 반면 포룡환은 소합향원처럼 어른에게 사용하는 경우는 없고 주로 소아의 발열이나 발열을 겸한 원인불명의 경기(驚氣)에 사용한다.

소아청심원과 비교하면 두 처방 모두 소아의 발열에 사용하는데, 소아청심원은 허약(虛弱)한 상태에서 나타나는 원인불명의 발열(發熱), 번조(煩燥), 경풍(驚風) 등에 사용하며, 포룡환을 사용해야 하는 경우보다 증상이 가벼울 때 사용한다. 반면 포룡환은 소아청심원보다 증상이 급박하거나 상태가 심한 경우에 사용하며, 발열(發熱)이나 경풍(驚風)뿐 아니라 담천(痰喘), 야제(夜啼)에도 사용한다.

우황청심원과 비교하면 두 처방 모두 소아의 발열이나 발열을 겸한 경기(驚氣)에 사용한다. 그러나 우황청심원은 소아의 발열, 경기뿐 아니라 긴장성으로 인한 성인의 다양한 증상, 노쇠로 인한 중풍 등 광범위하게 사용한다. 반면 포룡환은 소아의 열담(熱痰)으로 인한 경기(驚氣)에 주로 사용한다.

中統176 內局 寶 우황포룡환 牛黃抱龍丸

抱龍丸(中統百七十五) 加 眞珠 琥珀 各一錢 牛黃 五分 金箔 十片

治 急慢驚風 痰嗽 潮搐
[用　法] 丸法同上 金箔爲衣 去天竺黃 代以釣鉤藤 與上同 ① 薄荷湯化下
[活套鍼線] 驚風(小兒)
[適 應 症] 고열, 경기, 야제, 불면, 졸도, 유사간질

처방설명 우황포룡환은 급·만성의 경풍(驚風)과 고열(高熱), 야제(夜啼), 기침, 소아간질(小兒癎疾) 등에 사용하는 처방이다. 포룡환에 진주, 호박, 우황, 금박을 더했으므로 포룡환의 증상보다 열성(熱性)이 심하고 급성(急性)일 때 사용한다.

아이를 키우면서 가장 많이 경험하는 증상은 발열(發熱)과 열경기(熱驚氣)이다. 발열이 심하면 열을 식히기 위해 찬물이나 알코올로 닦아주기도 하는데, 이러한 방법으로는 원인을 제거할 수는 없고 단순히 증상만 약간 완화시킬 수 있다. 아이들에게 열경기(熱驚氣)가 많은 것은 소아는 성장열(成長熱)이 내재되어 있어 체열(體熱)이 높다는 특징이 있기 때문이다. 그래서 감기에 걸려도 발열감기(發熱感氣)에 걸리고 소화장애가 발생해도 열(熱)이 동반되며, 열이 심해지면 뇌에 영향을 주어 경기(驚氣)가 발생하는 것이다.

우황포룡환은 소아의 열경기(熱驚氣)에 빈용하는 처방이며, 해열(解熱)·진정작용(鎭靜作用)이 강하기 때문에 열경기뿐 아니라 열을 동반한 다양한 소아질환에 응용할 수 있다. 그래서 소아의 원인불명의 발열에도 사용할 수 있고, 아이들이 놀랐을 때, 복통과 설사를 할 때, 밤에 잠을 자려고 하지 않는 등 열(熱)로 인한 증상에는 무엇이든지 사용할 수 있기 때문에 소아의 만병통치약이라고 할 수 있다.

이처럼 고열(高熱)을 동반한 다양한 질환에 사용할 수 있는 것은 우황이 포함되어 있기 때문이다. 우황은 소의 담석(膽石)인데 빌리루빈이 모여서 형성된다. 빌리루빈 외에도 다른 성분이 섞인 것도 있는데, 여러 성분이 혼합된 담석(膽石)은 표면이 거친 반면 빌리루빈이 많이 포함된 담석은 다른 것보다 표면의 맨들거림이 더하다. 김희경 선생에 의하면 우황이 있는 소의 눈을 보면 눈이 붉다고 하는데, 이것은 담낭염(膽囊炎)을 앓고 있다는 증거라고 한다.

우황은 해열작용(解熱作用)과 진정작용(鎭靜作用)이 매우 뛰어난 약재이다. 우황만 쓰더라도 웬만한 열(熱)은 급히 떨어뜨릴 수 있으며 열(熱)로 인한 경기(驚氣)도 대부분 치료된다. 노상호 선생의 경험을 참고하면 아관긴급(牙關緊急) 증상을 보일 정도로 경기(驚氣)가 심한 아이에게 우황포룡환을 사용하고자 했으나 마침 준비해 둔 우황포룡환이 없어 우황 가루를 물에 타서 복용시켰더니 1분이 채 되기 전에 열이 내리고 경기(驚氣)하는 증상이 없어졌다고 한다. 이처럼 우황의 해열작용은 매우 강하다.

필자의 숙모의 제부가 도축장에서 일을 하는데, 그분에 말에 의하면 정상적인 소를 도축해도 가끔씩 우황이 나온다고 한다. 언젠가 숙모의 제부가 우황을 조금 구해 놓은 것이 있었는데, 어느 여름 마장동 골목에서 개가 사지를 퍼덕거리면서 죽어가는 모습을 보고 우황을 쌀알만큼 떼어서 물에 개어 먹였더니 곧바로 회생했다고 한다. 이것을 보고 우황이 정말 대단하다는 것을 느꼈다는 것이다. 이처럼 우황은 해열작용이 강하여 사향과 더불어 열성질환에 뛰어난 효과가 있어 기사회생의 약재로 여겨진다.

우황포룡환의 제법은 포룡환과 같으나 금박을 입히는 것과 박하탕에 타서 먹이는 것이 다르다. 박하탕에

타서 먹는 것은 박하탕이 열을 밖으로 배출하는 역할을 하기 때문이다. 단 처방에 포함되어 있는 진주는 전제(煎劑)하면 부작용이 날 수 있기 때문에 진주가 들어가는 처방은 환제(丸劑)이나 산제(散劑)로 복용하는 것이 좋다.

처방구성 처방구성을 보면 포룡환에 진주, 호박, 우황, 금박을 더한 것이다. 포룡환의 처방구성을 보면 군약인 우담남성(牛膽南星)은 소쓸개에 남성을 분말하여 집어넣고 처마 밑에 두었다가 사용하므로 우담(牛膽)과 남성(南星)의 약성을 동시에 발휘한다. 이렇게 수치(修治)하면 화학적인 변화에 의해 우담이 남성의 독성을 완화하는 특징이 있다. 각각의 약성을 살펴보면, 우담은 식욕을 촉진하고 피로를 풀어주며 대변을 잘 나오게 하여 변비를 치료하고, 간에 열이 있을 때는 열을 내려준다. 예전에 외국 간장약 중에 소 쓸개가 주성분인 것이 많았는데, 이것은 쓸개즙이 장(腸)에서 소화를 유도하여 소화불량을 치료하기 때문이다. 남성은 강력한 거담작용(祛痰作用)이 있고, 진정작용과 항경련작용도 있다.

천축황은 진해·거담작용이 강하고, 진정작용이 있어 정신을 안정시키며, 경련을 진정시키는 효능이 있어 열병(熱病)으로 정신이 흐려지며 헛소리를 할 때, 소아의 급경풍(急驚風), 전간(癲癎), 중풍으로 말을 하지 못할 때 사용한다. 석웅황은 비소화합물로서 화장품 원료로도 쓰이는 붉은 빛깔 광물이다. 약리실험에서 살균작용이 밝혀졌으며, 주로 악성 종기(腫氣), 옴, 연주창(連珠瘡) 등에 사용한다. 주사는 황화수은(HgS)을 주성분으로 하는 천연광물이며 생김새가 운모 조각 같고 잘 꺾이는 것이 좋다. 약리실험을 통해 진정작용(鎭靜作用)과 진경작용(鎭痙作用)을 한다는 사실이 알려져 있다. 사향은 중추신경을 조절하는 작용이 있고, 강심작용이 있어 순환을 촉진하여 경풍(驚風)을 회복시키고 각성(覺醒)시키는 역할을 한다.

진주는 정신을 안정시키고 경련을 진정시키며, 가래를 삭이고 눈을 밝게 하고 새살을 돋게 하며 헌데를 잘 아물게 하는 효능이 있다. 호박은 약리실험에서 진정작용과 이뇨작용이 밝혀졌으며, 소아경풍, 전간(癲癎), 히스테리, 두근거림, 수면장애, 배뇨장애, 무월경 등에 사용한다. 우황은 흥분된 중추신경을 안정시키고, 체열중추에 작용하여 해열작용을 나타낸다. 또한 소염작용이 있는데, 우황의 소염작용은 아스피린의 성분인 salicylic acid의 47배나 될 정도로 강력하다. 금박은 진경작용(鎭痙作用)이 있어 소아의 경기(驚氣)에 사용한다.

처방비교 **작약감초탕**과 비교하면 두 처방 모두 소아경기(小兒驚氣)에 많이 사용하는 처방이다. 그러나 작약감초탕은 영양부족이나 외감(外感) 등으로 인해 기육(肌肉)이 급격히 긴장되거나 수축되고, 이로 인해 뇌압이 증가하여 나타나는 경기(驚氣)나 소화불량성 야제(夜啼)에 사용한다. 반면 우황포룡환은 영양결핍(營養缺乏)이 원인이 아니라, 고열(高熱)로 인해 체열의 균형이 깨져 발생한 소아경기에 사용한다.

소속명탕과 비교하면 소속명탕은 중풍초기에 사용하는 처방으로 피부를 통한 열발산이 원활하게 이루어지지 못하여 체내에 열이 울체(鬱滯)되고, 뇌염충 상태가 되어 발생한 소아 치경(痓痙)에도 사용한다. 반면 우황포룡환은 열성상태가 지속되어 경기(驚氣)가 발생했을 때 사용한다. 또한 소속명탕은 주로 소년들에게 빈용하는 반면, 우황포룡환은 그보다 어린 소아들에게 빈용한다는 특징이 있다.

→ 활용사례

1-1. 경기(驚氣), 고열(高熱) 여 3세
1-2. 소아경기(小兒驚氣) 여 4세
2-1. 고열(高熱), 야제(夜啼), 식욕부진(食慾不振) 여 3세
3-1. 소아야제(小兒夜啼), 불안(不安), 보챔 남 2세
4-1. 불면(不眠), 졸도빈발(卒倒頻發), 유사간질(類似癎疾) 남 6세 열성태음인
5-1. 졸도(卒倒)

1-1. 경기(驚氣), 고열(高熱)

다음은 김종명 선생의 경험을 채록한 것이다.

● ○ ○ ○ 여 3세 서울특별시 은평구 불광동

지금은 수원에서 한의원을 개원하고 있는 딸아이가 어렸을 때 갑자기 경기를 하여 어린이들의 열증에 다용하고 있는 우황포룡환을 사용했던 경험이다.

① 갑자기 원인을 알 수 없는 고열이 나면서 ② 무섭게 경기를 시작한다.

고열이 나면서 무섭게 경기를 하는 딸아이에게 급한 마음에 일차적으로 인중에 침을 놓았다. 침을 놓자 잠시 뒤에 경기하는 것은 완화되었으나 고열은 계속되어 침으로는 열을 내릴 수 없다고 판단하여 약을 써 보기로 했다. 어린이의 병은 열병이라는 말이 있을 정도로 어린이에게는 열병이 잦다. 이러한 열병들의 원인이 나타나거나 짐작될 때도 있고 그렇지 못할 때도 있다.

예전처럼 기구나 장비가 없는 상황에서 정확한 진단은 한계를 가질 수밖에 없으므로 이럴 때 대부분의 아이들의 발열은 원인불명의 열이 된다. 아이들은 놀라도 열이 생기고 식상(食傷)이 있어도, 감기에 걸려도 열이 생긴다. 아이들의 모든 원인불명의 열에 일반적으로 포룡환이나 우황포룡환을 쓰며 그 외에도 복통(腹痛), 설사(泄瀉), 구토(嘔吐), 경기(驚氣), 객오(客忤) 등에도 우황포룡환을 쓰는데 대부분 낫는다.

따라서 이런 고열을 동반한 경기에 사용되는 여러 처방이 있으나 널리 사용되고 있으며, 마침 집에 만들어 놓은 우황포룡환이 있어 먹여보기로 하고, 점심 때 즈음에 한 알을 먹였는데 20분 경과한 뒤에 열이 조금씩 떨어지기 시작하고 얼굴에 화색이 돌았다. 하지만 여전히 열이 남아 있어 5시간 뒤인 저녁에 한 알을 더 먹였고, 다음날 새벽에 다시 한 알을 먹였더니 경기(驚氣)와 고열(高熱)이 소실되었다.

1-2. 소아경기(小兒驚氣)

다음은 노상호 선생의 경험을 채록한 것이다.

● ○ ○ ○ 여 4세 인천광역시 연수구

아이가 경기를 하여 무작정 택시를 탄 뒤로 기사에게 어디 가면 경기하는 아이를 치료할 수 있느냐고 묻자 기사가 이곳으로 데려다 주었다면서 경기하는 애를 안고 들어왔다.

① 경기(驚氣)를 하여 아관긴급(牙關緊急) 증상을 보이는데 눈을 치뜨고 입은 비틀어졌으며 사지(四肢)도 뻣뻣해져 있다. ② 몸에 열은 불덩이 같다.

갑작스럽게 들어온 터라 자세히 살펴볼 겨를도 없었으나 위의 증상을 종합해 볼 때 열경기(熱驚氣)로 판단했다. 아이의 열경기(熱驚氣)에 사용하는 처방으로는 포룡환, 우황포룡환이 적합하지만 마침 우황포룡환이 없어 곱게 정제해 놓은 우황을 투여하기로 하고, 정제 우황 1푼(0.375g)을 곱게 갈아 물에 타서 복용시켰다.

우황을 먹인 약 1분 뒤에 해열(解熱)이 되는 것처럼 열이 내리고 치뜨는 눈이 자연스럽게 감기며 얼굴에 땀방울이 맺히면서 곤하게 잠이 들었다. 그것으로 아이의 경기는 다 나았던 것이며 내 자신도 우황의 해열성과 속효에 놀라움을 금치 못했다.

2-1. 고열(高熱), 야제(夜啼), 식욕부진(食慾不振)

다음은 김종명 선생의 경험을 채록한 것이다.

● ○ ○ ○ 여 3세 서울특별시 은평구 불광동

옆집에 사는 아내 친구의 딸로 고열과 식욕부진을 호소하며 내원했다.

① 갑자기 열이 나기 시작하여 몸이 불덩이 같다. ② 고열 때문인지 계속 울어대며 ③ 밥을 먹지 않는다.

예전에는 젖먹이가 병이 생기면 기응환이고 젖먹이를 지난 어린이가 병이 생기면 일단 포룡환이나 우황포룡환을 먹인다. 그만큼 우황포룡환은 어린이의 필수약이며 광범위한 약효와 신속성으로 상비약이 되어 왔다. 특히 열이 같이 겸해 있을 경우는 우황포룡환을 쓰면 대부분 회복되는 장점이 있다. 그래서 3세 된 여아의 고열과 야제(夜啼), 식욕부진(食慾不振)을 치료하기 위해 우황포룡환 3알을 아이 엄마에게 주면서 5시간마다 한 알씩 먹이라고 했다.

다음날 아이의 엄마가 찾아와서 고맙다며 그 환약을 아이에게 먹였더니 열이 내려가면서 울음을 멈췄다는 것이다.

3-1. 소아야제(小兒夜啼), 불안(不安), 보챔

다음은 문봉준 선생의 경험을 인용한 것이다.

● 안 ○ ○ 남 2세 제주도 제주시

1995년 제주도 제주시에 위치한 공항에서 세관원으로 근무하던 안○○씨에게서 연락이 왔다.

① 2살 되는 아들이 평소에도 자주 보채고 ② 특별한 원인도 없이 밤에는 자다가도 자주 일어나서 심하게 운다고

한다. 같이 사는 직원들에게도 폐가 되어 관사에서 생활하는 것 자체가 힘들다고 한다. ③ 무서움을 타는지 엄마가 항상 곁에 있지 않으면 불안해하거나 운다.
그간의 경험으로 보면 아들이 평소에도 자주 보채고 원인도 없이 밤에는 자다가도 자주 일어나서 심하게 우는 것은 어린이들이 심허(心虛)하여 나타난 것이라고는 하나 만성경기(慢性驚氣)의 초기현상에서도 자주 볼 수 있는 것이다. 대부분 치법은 청열거담제(淸熱祛痰劑)를 사용하므로 그간 어린이들의 이러한 증상에 많은 효과를 보아온 우황포룡환을 사용해 보기로 했다.
우황포룡환을 5알 보내주면서 물이 조금 담긴 작은 접시에 담가두었다가 우황포룡환이 충분히 부풀어오르면 잘 으깨서 냉장보관하면서 1알로 3일 동안 나누어 조금씩 자주 먹이라고 했다.
1. 처음 3알을 먹인 10여 일 후에는 잠을 제법 잘 자고 보채는 증세도 한결 덜하다고 한다.
2. 그리고 한 달 후에 연락이 왔는데 이제는 엄마가 항상 곁에 있지 않아도 불안해하거나 자다가 일어나서 우는 증세도 없어졌다며 몹시 기뻐했다.

4-1. 불면(不眠), 졸도빈발(卒倒頻發), 유사간질(類似癎疾)

다음은 문봉준 선생의 경험을 인용한 것이다.

● 임 ○ ○ 남 6세 열성태음인 전라남도 장성군 장성읍

임○○ 군(1998년 당시6세)은 평소에는 밥도 잘 먹고 누나와 친구들과도 잘 어울리는 활달한 성격이었다. 열성태음인이어서 감기에 걸리면 열이 자주 오르고(편도선염) 기침이나 가래가 끓는 편이었으나 금방 털고 일어나는 등 특이사항이 없던 어린이였다. 그러던 중 아버지에게 심하게 혼이 난 후
① 저녁에는 잠을 제대로 자지 못 할 뿐만 아니라 ② 흰 거품을 물고 자주 까무러치는 일이 빈발했다. ③ 그간 여러 병원에서 치료를 받았으나 원인을 찾지 못하여 애를 태우고 있었다. 다만 병원진단결과 유사간질(類似癎疾)이라고만 한다.
이런 경우는 어린 나이에 어버지께 혼이 난 것이 충격이 되어 급성경풍이 발병한 것으로 보고 그간의 경험대로 이 경우에도 사용하는 우황포룡환을 우선 5알을 먹이도록 했다.
복용법은 1알을 물이 조금 담긴 작은 접시에 담가 충분히 부풀어 오르면 잘 으깨서 2일 동안 나누어 먹이도록 했다.
우황포룡환 5알을 다 먹인 후 갑작스런 졸도나 거품을 무는 모든 증세가 소실되었으며 잠도 편히 잘 잔다는 연락이 왔다.
그리고 며칠 후 이웃에 사는 호빈 군 이모의 부탁으로 예방용으로 다시 5알을 주면서 3일은 종전과 같이 먹이되 2알은 상비용으로 뒀다가 천천히 복용하도록 일러주었다.
2006년 중학교에 진학할 예정인 임 군은 그 후 경기증세를 보인 적이 없으며 건강하게 지내고 있다고 이모로부터 확인전화를 받았다.

5-1. 졸도(卒倒)

다음은 맹화섭 선생의 경험을 인용한 것이다.

● ○ ○ ○ 주부 서울특별시 동대문구 답십리

30년 전 필자가 약방에 나갈 때의 일이다. 그때 필자도 답십리 뚝방 동네에 살았는데, 어느 날 그 동네에 사는 부인네가 그냥 싸움을 했는데 싸움을 하다가 그만 분에 못 이겨서 쓰러져서 밤중에 찾아왔었다.
그래서 먼저 사관(四關)에 자침(刺針)하며 통기시키고 육울탕을 지어주고 포룡환을 먹였다. 포룡환은 간기에 쓰는 약으로 나이 많은 사람들 기가 울체되었을 경우에도 사용해도 무방하다.
포룡환과 육울탕을 먹였더니 깨어났다.

中統177 寶 자상환 紫霜丸

代赭石醋煆七次 **赤石脂** 各一兩 **巴豆** 三十粒去皮油爲霜 **杏仁**去皮尖 五十枚

治 食癎 及痰癖 不嘔而吐
[用　　法] 上藥千杵 若硬 少入蜜和丸麻子大 一粒 乳汁化下
[活套鍼線] 癲癎(小兒) 腹脹(小兒)
[適 應 症] 간질, 복창

처방설명

자상환은 소아의 경기(驚氣), 간질(癎疾), 소화불량(消化不良), 복통(腹痛), 창만(脹滿), 성장미숙(成長未熟) 등에 사용하는 처방이다.

이러한 증상은 소화기에 적체(積滯)가 만성화되고, 이로 인해 소화기능이 저하되고, 담음(痰飮)이 발생하였을 때 나타난다. 자상환은 소화기에 적체(積滯)되어 있는 담(痰)을 훑어내는 작용이 있으므로 이와 같은 증상을 치료한다. 여기서 소화기에 적체(積滯)되어 있는 담(痰)은 단순한 담음(痰飮)을 의미하는 것이 아니라, 심한 소화장애(消化障礙)와 복통(腹痛), 창만(脹滿), 간질(癎疾) 등을 유발하는 담벽(痰癖)을 의미한다.

간질(癎疾)은 뇌의 기질적인 문제 때문에 발생하기도 하지만, 정상적인 뇌기능을 장애하는 요인은 무엇이든지 간질의 원인이 될 수 있다. 예를 들어 뇌에 혈액순환이 원활하지 못하거나 담음(痰飮)이 적체되어도 뇌기능에 장애가 생길 수 있다. 또 체내에 열(熱)이 과도하게 적체(積滯)되었을 때도 간질발작이 일어날 수 있다. 자상환을 쓸 수 있는 간질(癎疾)은 음식물이나 음식물이 아니더라도 소화장애를 유발할 수 있는 어떤 물질이 소화기에 적체(積滯)되어 적체가 만성화되고, 담음(痰飮)이 형성되어 뇌에 장애를 주었을 때 발생하는 간질(癎疾)이다.

예전에는 아이를 많이 낳았기 때문에 아이들이 자기보다 더 작은 동생을 데리고 놀곤 했다. 그래서 간혹 아이들이 노는 것에 정신을 빼앗겼을 때 더 작은 동생이 땅바닥을 기어 다니다가 흙을 비롯하여 먹지 못할 것을 먹는 경우가 흔히 있었고, 시대적으로 빈곤(貧困)이 심했기 때문에 만성적으로 영양이 부족하여 소화기능이 약한 경우도 많았다.

이처럼 소화기능이 약한 상태에서 먹지 못할 것을 먹어 소화기에 적체(積滯)가 발생하면 인체에 여러 장애가 유발된다. 더구나 우리나라는 사계절이 뚜렷하여 허약한 경우 기온변화에 대한 적응력이 떨어지기 때문에 기온변화는 이러한 소화장애를 더 가중시키는 요인이 되었다. 이러한 환경적인 요인과 소화기능의 저하, 부적합한 음식물 등 다양한 원인에 의해 소화기에 적체(積滯)가 발생하고, 이로 인해 담음(痰飮)이 생기는 것을 식담(食痰)이라고 한다. 또한 이러한 식담(食痰)에 의해 뇌기능 장애가 유발되어 간질 발작하는 것을 식간(食癎)이라고 하며, 이럴 때 자상환을 사용한다.

자상환은 소화기에 적체되어 있는 것을 신속하게 배출시키는 처방이며, 이러한 증상은 음식을 먹고 체한 것처럼 단기간에 발생하는 것이 아니라, 보다 만성화된 상태에서 나타나는 증상이기 때문에 반복적으로 복용시켜야 근원적인 치료를 할 수 있다.

활투침선을 보면 복창(腹脹)에 사용하는 처방으로도 분류되어 있다. 복창(腹脹)은 배에 창만 증상이 나타나는 것으로 소화장애(消化障礙)가 만성화되었다는 증거이다. ≪의종손익≫을 보면 '배가 창만(脹滿)하면서 숨이 차고 기침을 하며 답답하여 어쩔 바를 모르는 것은 적(積)으로 인한 실증(實證)이므로 자상환을 사용하고, 숨이 차지 않는 것은 적(積)이 없는 허증이므로 육군자탕을 사용한다.'는 말이 있다. 이는 자상환을 사용할 수 있는 복창(腹脹)은 소화기에 적체된 것이 있을 때 발생한다는 것을 말해준다.

우리나라는 단기간에 경제성장을 이룩한 나라이며, 현재 궁핍하여 먹지 못할 음식을 먹는 사람도 없고, 주거환경이 개선되었으므로 영양부족과 기온변화가 소화기에 영향을 주어 적체(積滯)가 발생하는 경우는 거의 없기 때문에 자상환의 활용도가 떨어진다. 그러나 먹을 것이 없어 굶주리고 있는 나라 사람들에게는 여전히 이런 증상이 있을 것이므로 그런 나라 사람들에게는 응용할 수 있는 처방이다.

처방구성 처방구성을 보면 대자석은 훑어내는 약성이 있어 소화기 내에 담(痰)이 적체되었을 때 사용하며, 위장의 연동운동(蠕動運動)을 항진시킨다. 적석지는 장(腸)을 수렴시키는 약성이 있어 설사나 위궤양 등에 사용한다. 파두는 크로톤 오일(Croton oil)이 장점막을 자극하여 장의 연동운동을 촉진하여 설사를 유발하고, 장운동을 급격히 증가시키는 작용이 있어 음식물이 오랫동안 몸에 적체되어 있는 것을 내려 보낸다. 행인의 성분 중에 아미그달린(Amygdalin)은 이뇨, 진해, 거담작용을 한다.

처방비교 **온백원**과 비교하면 두 처방 모두 소화기 적체로 인한 고창(臌脹)이나 간질(癎疾), 정신이상에 사용한다. 그러나 온백원은 소화기 적체가 만성화되어 발생하는 증상에 사용하며 성인에게 빈용하는 반면, 자상환은 소화기 장애와 더불어 소화기조직에 형성된 담벽(痰癖)으로 인해 간질이나 정신이상이 나타났을 때 사용하며, 어린이에게 사용한다.

비아환과 비교하면 두 처방 모두 소아의 고창증이나 소화장애로 인한 간질에 사용한다. 그러나 비아환은 감질(疳疾)에 사용하는 처방으로 성장부진, 고창, 숨참 등의 증상에 사용하는 경우가 많다. 반면 자상환은 담적(痰積)으로 인한 간질이나 정신이상에 사용한다.

자금정과 비교하면 두 처방 모두 강력한 사하작용이 있고, 복부에 불필요한 물질이나 습담(濕痰)이 울체되었을 때 사용한다. 자금정은 강력한 이뇨제와 청열제가 포함되어 있어 비교적 열이 많은 상태에서 발생하는 간질, 피부질환, 고열 등에 사용하는 반면, 자상환은 소화불량이 만성화되어 나타나는 고창증이나 간질에 사용하며, 고열이 동반되지는 않는다.

→ 활용사례

1-1. 소아간질(小兒癎疾) 남 5세 소음인
2-1. 태간(胎癎) 남 생후 2주일
3-1. 식간(食癎) 남 3세

1-1. 소아간질(小兒癎疾)

다음은 한장훈 선생의 경험을 채록한 것이다.

● 최 ○ ○ 남 5세 소음인 **충청북도 청주시 수동**

40여 년 전의 일이다. 당시는 수동에 살았었는데 이웃에 있는 남자 아이가 밤마다 간질을 한다며 고모가 데리고 왔다. 아이의 아버지가 교통사고로 사망한 뒤 어머니까지 개가하여 고모 집에서 살게 되었으며, 그때부터 부모에 대한 그리움 때문인지 저녁마다 간질을 한다.

① 저녁마다 간질을 한다. ② 복창만(腹脹滿)으로 배가 볼록해 있다. ③ 식욕이 없어 밥을 잘 먹지 않는다.
④ 소화불량(消化不良)이 있다. ⑤ 밤에 잠을 잘 못 잔다. ⑥ 밥을 거의 안 먹어서인지 대변을 잘 못 본다.
⑦ 불안해하고 안정이 되어 있지 않다. ⑧ 현재 5세이고 3세 때 어머니가 개가를 했다.

이 아이가 밥을 제대로 먹지도 않고 우선 배가 불러 있는 점으로 보아서 소화기의 장애가 간질의 원인이 아닐까 의심했고, 또 어린 나이에 갑자기 부모를 잃어버린 것으로 오는 불안이나 충격 등이 소화장애와 복만을 불러 온 것이라 판단했다.
배가 불러 있는 점으로 보아서 밤마다 간질을 하는 원인이 식간(食癎)과 유사하다고 보고 어린아이의 식간(食癎)과 담벽(痰癖) 등에 사용하는 자상환을 오자대로 1회 5알 하루 3번 나누어 복용하게 했다.
자상환을 복용하면서 처음 하루 이틀은 배가 사르르 아프다고 하더니 1주일 정도 복용을 계속하자 대변으로 마치 올챙이 같은 것이 대변을 볼 때마다 나오더니, 간질의 발작이 1주일에 3~4차례로 줄어들고 발작시간과 정도도 줄어들었고, 복용전보다 식사를 조금씩 하기 시작했다.
자상환을 1달간 복용하는 동안 대변 때마다 올챙이 같은 것이 계속 나왔으며 빵빵하게 불러 있던 배가 꺼지고 매일 저녁마다 하던 간질발작을 한 달에 한 번 정도밖에 하지 않았고 식사도 잘해 거의 정상을 찾아가고 있었다. 2개월분인 2제를 복용한 뒤로는 간질이 완전히 나아 그 뒤부터는 간질증세가 없었다.
그 뒤로 42년이 지난 47세까지 간질을 한 번도 한 적이 없이 건강하게 잘 지내고 있다고 한다.
≪방약합편≫에 기록된 대로 자상환을 만들면 모두 3냥 정도가 되니 부피로는 한주먹 정도 분량이 되고 이것이 한 제 분량이다. 크기를 삼씨인 마자인 크기로 젖에 타서 먹인다고 했으나 나이도 5살이고 그간의 경험으로 볼 때 약량을 늘려야 효력이 있는 점에서 크기를 오자대로 크게 하고 복용량도 1회 1알씩이나 대폭 늘렸으며, 젖이 없으면 물로 먹이라고 했다.
이 아이는 그 일로 인해 나를 생명의 은인이라 하며 삼촌이라 부르면서 친근하게 내왕을 하는 사이가 되었고 지금은 결혼하여 47세가 되었고 대구에 살고 있다. 마침 안부 차 전화통화를 시도했으나 얼마 전 교통사고로 뇌수술을 받고 병원에 입원중이어서 통화를 하지 못했다. 이후에도 자상환을 몇 차례 써 보았으나 완전히 호전된 것으로 기억에 남는 것은 이 아이의 경우이다.

2-1. 태간(胎癎)

다음은 ≪급유방≫에서 발췌한 내용이다.

● 장 ○ ○ 남 생후 2주일

감역(監役) 장민익(張民翼)의 아들이 나서 2주일 미만에 태간증(胎癎症)을 얻어 하루에 50여 번을 발작(發作)했는데 나는 말하기를 이것은 갓 나서 입안에 있는 나쁜 피를 깨끗이 씻어내지 못하여 그것이 위장(胃腸)에 넘어가서 담(痰)이 되어 가슴속에 갔다 왔다 하기 때문에 태경풍(胎驚風)이 된 것이라고 하고 곧 자상환을 먹였더니, 희고 찐득찐득한 담을 큰 잔으로 하나 누고 병이 나았다.

3-1. 식간(食癎)

다음은 ≪급유방≫에서 발췌한 내용이다.

● 이 ○ ○ 남 3세

이진사(李進士)의 아들이 3세에 천연두를 순순히 하고 다른 병도 없었는데 몇 년 후에 갑자기 놀라며 기운이 막히고 경련(痙攣)이 일어나며 뒤로 잦혀지고 눈알이 뒤집히고 얼굴이 푸르고 몹시 외치며 거품을 토하고 잠시 후에 깨어났다. 이때로부터 한 달에 1~2번 혹은 3~4번씩 발작하기를 1년이 되었다. 내가 말하기를 간질(癎疾)은 치료하기 곤란한 병이나 오직 이 아이만은 식적(食積)과 담열(痰熱)이 장위(腸胃)에 있어서 그것이 왕래(往來)하면서 발작하는 것이므로 크게 설사시키면 거의 만분의 일이나 희망이 있다 하고 곧 자상환(紫霜丸) 16알을 써서 두어 번 가볍게 설사시켰다. 이튿날 20알을 써서 크게 4~5번 설사하게 하고 삼출반하탕(蔘朮半夏湯)으로 비위(脾胃)를 조리하고 아울러 풍담(風痰)을 낫게 한 후에 다시 지난번 약을 써서 두어 번 설사시켰더니 간질(癎疾) 증상은 거의 다 없어졌으나 현훈(眩暈)과 메슥메슥한 증상이 간간이 나타나 육군자탕(六君子湯)에 백부자, 천마를 가미하고 겸하여 절풍환(截風丸)을 먹였더니 나았다.

中統178 寶 오복화독단 五福化毒丹

玄參 一兩 **桔梗** 八錢 **人蔘 赤茯苓 馬牙硝** 各五錢 **青黛** 二錢半 **甘草** 一錢 **麝香** 五分 **金箔 銀箔** 各八片

治 熱疳 多生瘡癤 及痘瘡餘毒 口齒出涎血臭氣 雀目
[用　　法] 上末 蜜丸 兩作十二丸 金銀箔爲衣 一歲兒一丸分四服 薄荷湯化下 雀目陳栗米泔水化下
[活套鍼線] 疳疾(小兒)　諸瘡(小兒)　解毒(小兒痘瘡)
[適 應 症] 감질, 피부발진

처방설명

오복화독단은 열감(熱疳)에 사용하는 처방이며, 열감(熱疳)으로 인해 온몸에 창절(瘡癤)이 많이 발생하였을 때 사용한다. 열감(熱疳)을 비열감(肥熱疳)이라고도 하는데, 감질(疳疾)이 있으면서 코 밑이 헐고 머리에 습진(濕疹)이 생기며, 손발바닥 중심에 열(熱)이 남과 동시에 가슴이 답답하고 불안해하는 증상이 있고, 숨결이 거칠고 갈증(渴症)이 심하며, 배는 덥고 다리는 차며, 추웠다 열이 났다 하는 증상이 동반된다.

소아는 성장열(成長熱)이 내재되어 있어 인체에 장애가 발생했을 때 열(熱)을 발생시켜 대응하려는 특성이 있다. 그래서 소아에게는 열병(熱病)이 많고, 이러한 특성 때문에 몸에 열이 울체되는 경우가 많다. 몸에 열이 울체(鬱滯)되면 피부를 통해 열을 발산(發散)시켜야 하는데, 적체(積滯)된 열이 너무 많을 경우에는 피부를 발적(發赤)시켜서라도 열의 배출을 극대화시키려고 하며, 이러한 상태가 심해지면 피부에 창(瘡)이 생긴다.

이처럼 열감(熱疳)으로 인해 창절(瘡癤)이 생기는 것도 피부를 통해 열을 배출하는 과정에서 발생하는 것이므로 적체(積滯)된 열(熱)을 신속하게 해소시키는 치법을 써야 한다. 오복화독단은 청열성(淸熱性)이 강한 처방이므로 체내에 적체(積滯)되어 있는 열을 신속하게 해소시키는 작용이 있어 열울(熱鬱)로 인한 창(瘡)을 치료한다. 따라서 오복화독단은 창절(瘡癤)을 목표로 사용하는 것이 아니라 창절(瘡癤)을 유발하는 열울(熱鬱)을 개선하는 것이 궁극적인 목표라고 할 수 있다. 이런 점에서 볼 때 오복화독단은 열감(熱疳)으로 인한 창절이 아니더라도 열울(熱鬱)로 인한 일반적인 피부질환에도 충분히 응용할 수 있다.

활투침선을 보면 소아 제창(諸瘡)에 사용하는 처방으로 분류되어 있다. 앞서 언급한 대로 소아는 성장열이 내재되어 있어 질병에 걸렸을 때 고열(高熱)이 동반되는 경우가 많고, 이러한 고열(高熱)로 인해 피부가 발적(發赤)되고 심해지면 창(瘡)이 발생하는 경우가 많다.

오복화독단은 열울(熱鬱)을 해소시키는 작용이 있으므로 열감(熱疳)에 의한 창절(瘡癤) 외에도 다양한 열성질환에 동반되는 창(瘡)에도 사용할 수 있다. 그러나 반드시 창(瘡)이 아니더라도 태독(胎毒)이나 태열(胎熱)에도 응용할 수 있다. ≪광제비급≫을 보면 '태독으로 인해 헌데가 발생했을 때 오복화독단을 사용한다.'는 언급이 있어 태독(胎毒)이나 태열(胎熱)에 사용할 수 있는 처방임을 알 수 있다.

조문을 보면 두창여독(痘瘡餘毒)에 사용하는 처방으로 되어 있고, 활투침선에는 두창해독(痘瘡解毒)에 사용하는 처방으로도 분류되어 있다. 이것은 오복화독단이 열울(熱鬱)을 해소시키는 작용이 있기 때문이다. 두창(痘瘡)을 앓은 뒤에는 열이 내려가고 딱지가 생겨 상처가 아물게 되는데, 경우에 따라 열(熱)이 남아 있을 수도 있고, 아문 상처가 다시 벌겋게 충혈(充血)되는 경우도 있다. 이러한 증상들을 두창여독(痘瘡餘毒)이라고 하며, 오복화독단을 사용할 수 있다.

≪급유방≫을 보면 다음과 같은 언급이 있다. '오복화독단은 아이가 熱毒열독이 오래 쌓여 입술과 입이 부

어서 터지며 헌데가 나고, 잇몸에서 피가 나며 입에서 냄새가 나고 뺨이 벌겋고 목이 마르며, 가슴이 답답하여 못 견디는 것을 낫게 한다. 또한 천연두와 홍역에 남아 있는 독(毒)이 풀리지 못한 것과 온몸에 헌데와 뾰루지가 나며 눈이 벌겋고 흰 예막(瞖膜)이 있는 것과 안검이 벌겋게 헤진 것을 낫게 한다.' 이처럼 두창이든 홍역이든, 아니면 다른 어떤 질환이든지 관계없이 열울상태를 해소하는 작용이 있기 때문에 질환명이 중요한 것은 아니다.

오복화독단은 금박(金箔)과 은박(銀箔)을 입히는데, 이들의 약성을 기대하는 것도 있지만 약성의 휘발(揮發)을 막기 위함이기도 하다. 특히 여기서는 사향의 약성이 휘발되는 것을 막는 것이 중요하다. 박하탕에 복용하는 것은 박하탕도 열을 풀어주는 작용이 있어 오복화독단의 약성을 극대화시키기 때문이다.

처방구성 처방구성을 보면 현삼은 해열작용이 있고, 혈관을 확장하여 세포에 영양공급을 촉진하며 염증을 억제하고 강압작용을 한다. 길경은 거담작용(祛痰作用)과 진해작용(鎭咳作用)이 있으며, 염증을 억제하는 소염작용(消炎作用)도 있다. 인삼은 중추신경계에 대한 흥분작용이 강하며, 뇌의 혈액공급과 산소공급 능력을 높이는 작용이 있으며, 강심작용이 있어 심장의 수축력을 강화한다.

적복령은 세뇨관의 재흡수를 억제하여 이뇨를 증진하므로 체내에 정체된 수분을 처리한다. 마아초는 망초의 일종으로 소화관의 운동을 항진시키고 장내(腸內) 수분의 흡수를 억제하여 강력한 사하작용을 한다. 또한 해독작용과 소염작용이 강해서 피부의 종기, 결막염, 임부(姙婦)의 유선염 등에 사용한다. 청대는 청열산종(淸熱散腫)의 효능이 있어 부어 있는 조직을 가라앉히며, 감초는 부신피질호르몬과 유사한 작용이 있어 항염증작용을 한다. 사향은 중추신경을 조절하는 작용이 있고, 강심작용이 있어 순환을 촉진하며, 금박은 진경작용(鎭痙作用)이 있다.

처방비교 **천을환**과 비교하면 두 처방 모두 소아발열에 사용하는데, 천을환은 체내에 적체된 수분을 이뇨(利尿)시켜 열을 떨어뜨리는 처방으로 발열(發熱), 구토(嘔吐), 설사(泄瀉), 경기(驚氣) 등에 사용한다. 반면 오복화독단은 직접적으로 청열·소염시키는 작용을 통해 열감(熱疳)과 열의 적체(積滯)로 인한 창절(瘡癤)이나 피부질환에 사용한다.

승마갈근탕과 비교하면 두 처방 모두 피부발진, 발열, 두창에 사용한다. 그러나 승마갈근탕은 열이 울체되어 나타나는 발진과 발열에 사용하고, 창(瘡)에 사용하는 경우는 드물며, 홍역이나 천연두를 막론하고 사용할 수 있다. 반면 오복화독단은 열이 심해서 창이 되었을 때 사용하며, 천연두의 여독에도 사용한다.

우황해독단과 비교하면 두 처방 모두 소아발열이나 열창(熱瘡)에 사용한다. 우황해독단은 태독(胎毒)으로 인한 창(瘡)과 이와 연관된 발열(發熱)에 사용하는 반면, 오복화독단은 두창으로 인한 창절(瘡癤)과 열울(熱鬱)로 인한 일반적인 피부질환에도 사용한다.

활용사례

1-1. 심감(心疳) 여

1-1. 심감(心疳)

다음은 ≪급유방≫에서 발췌한 내용이다.

● 홍○○ 여

진사(進士) 홍유한(洪漢)의 딸이 본래 감질병(疳疾病)이 있어 오복화독단, 호련환을 쓰고 큰 증상이 좀 감퇴한 뒤에 갑자기 놀라며 누가 잡으러 오는 것 같이 겁을 내어 어머니 품에 엎드려 계속 떨면서 놀라는 소리를 했다. 안신환, 지보단 같은 것으로 심장(心臟)을 보(補)하며 놀란 것을 진정시켜도 끝내 효과가 없어 우황사심탕으로 수차례 설사시켰더니 놀라며 겁내는 증상이 곧 없어졌으니 이것은 심감(心疳)인 것이다.

中統179 寶 천을환 天乙丸

燈心 一兩六錢以米粉漿水洗晒乾爲末入水澄之浮者爲燈心取二錢五分 **澤瀉** 三錢 **滑石** **猪苓** 二錢半 **赤茯苓** **白茯苓** **茯神** 各一錢七分

治病以水道通利爲捷徑 蘊熱 丹毒 驚風 痰熱 變蒸 發熱 嘔吐 泄瀉之病 無不治也
[用　　法] 上末 用人蔘 一兩 煎膏 和丸櫻桃大 朱砂爲衣 金箔裹之 每一丸 以燈心麥門湯或薄荷湯化下
[活套鍼線] 諸熱(小兒)
[適 應 症] 소아 발열, 구토, 설사, 경기, 단독, 소변불리

처방설명 천을환은 소아의 열성질환(熱性疾患)에 대부분 사용할 수 있을 정도로 활용범위가 대단히 넓은 처방이다. 특히 열성상태에서 습체(濕滯)로 인해 구토(嘔吐), 설사(泄瀉), 경기(驚氣), 단독(丹毒) 등이 발생했을 때 사용할 수 있다.

천을환은 체내에 과다하게 적체되어 있는 수분(水分)을 빼주는 작용이 있는데, 수분을 빼내면 열(熱)이 함께 빠지기 때문에 위와 같은 증상을 모두 치료할 수 있는 것이다. 조문에도 '治病以水道通利爲捷徑치병이수도통리위첩경 蘊熱온열 丹毒단독 驚風경풍 痰熱담열 變蒸변증 發熱발열 嘔吐구토 泄瀉之病설사지병 無不治也무불치야'라고 되어 있어 발열로 인한 다양한 증상을 치료함을 알 수 있고, 특히 이뇨작용(利尿作用)을 통해 열을 해소하는 처방임을 알 수 있다.

천을환의 증상이 발현되는 기전은 오령산의 증상이 발생하는 기전과 유사하다. 기온변화로 인해 조직이 긴장되고 수분대사에 장애가 생겨 수분이 울체(鬱滯)되었을 때 오령산을 사용하는데, 수분이 울체되면 뇌압이 높아져 두통(頭痛)과 현훈(眩暈)을 비롯하여 다양한 증상이 생길 수 있으며, 이럴 때 오령산으로 울체된 수분을 빼주면 치료된다. 천을환도 수분의 울체(鬱滯)를 해소하면서 열(熱)을 떨어뜨려 주는 처방이며, 소화기조직에 수분이 울체되어 구토(嘔吐)와 설사(泄瀉) 증상이 나타날 때도 사용할 수 있다.

천을환은 소아의 생리(生理)에 적합한 처방이다. 일단 소아는 성장해야 하기 때문에 열(熱)과 수분(水分)이 많다는 특징이 있다. 따라서 인체에 부조화가 생기면 발열(發熱)과 수분울체(水分鬱滯)가 발생하기 쉽다. 생리학적으로 보면 소아는 체표면적이 넓어 체표로 빼앗기는 수분의 양이 많을 뿐 아니라, 대사에 필요한 수분이 많이 필요하기 때문에 하루에 섭취하는 수분량은 성인에 비하여 3~5배 정도로 많다. 특히 1년 이하의 유아는 총수분량이 몸무게의 70%에 달한다. 이러한 생리학적인 요인 때문에 소아에게 수분이 울체(鬱滯)될 가능성이 높은 것이다. 따라서 천을환은 소아에게 주로 사용하며, 특히 총수분량이 높은 유아의 발열(發熱)에 효력이 좋다.

열(熱)은 인체의 부조화를 조정하는 과정에서 발생하는 것이지만 열(熱)이 발생하면서 여러 가지 부작용을 야기하기 때문에 신속하게 열을 빼주어야 할 경우가 많다. 이럴 때 천을환 같은 처방으로 열을 빼주면 과다한 열에너지 생산이 억제되어 열로 인한 부작용을 최소화할 수 있다. 열(熱)이 과다하게 발생하였을 때 열을 빼주는 방법을 네 가지 정도로 분류할 수 있다.

먼저, 천을환이나 오령산처럼 이뇨(利尿)를 통해 수분을 빼주면서 열을 해소시키는 방법이다. 이러한 치법은 체내에 수분이 울체되어 있거나 수분이 울체되기 쉬운 조건을 가진 사람에게 사용할 수 있는 방법이다. 특히 유아(乳兒)나 소아(小兒)는 수분함량이 많고 피부가 엷기 때문에 발표제(發表劑)보다는 이뇨제(利

尿劑)를 사용하여 열을 해소시키는 치법을 사용하는 것이 좋다. 둘째, 피부를 통해 열을 발산(發散)시키는 방법이다. 이것은 표피(表皮)가 위축되어 있거나 본래 기육(肌肉)이 두터운 사람에게 사용할 수 있는 방법이다.

셋째, 직접적으로 청열(淸熱)시키는 방법이다. 넷째, 사하(瀉下)시켜 열을 해소하는 방법이 있다. 대변적체가 심해져 뇌압이 상승되어 정신이상을 일으키는 경우에 사하(瀉下)시켜 열을 빼주면 정신이상이 치료되는 것이 그 예이다. 이처럼 체내에 적체된 열을 빼내는 방법은 네 가지가 있는데, 천을환처럼 이뇨(利尿)라는 한 가지 치법을 통해 열을 빼주는 처방이 있는가 하면, 방풍통성산처럼 발표(發表), 이뇨(利尿), 청열(淸熱)의 치법을 함께 사용하는 처방도 있다.

처방구성 처방구성을 보면 등심은 이뇨작용과 약한 소염작용이 있어 소변불리(小便不利), 부종(浮腫), 심열(心熱)로 가슴이 답답하고 잠을 이루지 못하는 증상에 사용한다. 택사는 세뇨관의 재흡수를 억제하여 강력한 이뇨작용을 나타낸다. 활석 또한 이뇨작용이 있으며, 이외에도 점막보호작용, 소염작용, 지사작용(止瀉作用) 등이 있다. 저령은 세뇨관의 재흡수를 억제하는 강력한 이뇨제이며, 염증성, 발열성 부종에 유효하고, 면역증강작용과 항종양작용이 있다. 적복령과 백복령은 세뇨관의 재흡수를 억제하여 이뇨를 증진하므로 부종을 경감시키며, 세포에 영양을 공급하고, 뇌세포를 활성화하여 정신을 안정시키며 허약체질을 개선한다. 백복신은 이뇨작용과 신경안정작용이 있다.

처방비교 **오령산**과 비교하면 두 처방 모두 소아 구토, 설사, 발열에 사용하는 처방이며, 수분적체를 개선한다는 공통점이 있다. 그러나 오령산은 천을환을 사용해야 하는 경우보다 발열이 경한 편이며, 주로 외감(外感)으로 인한 구토나 설사에 빈용한다. 반면 천을환은 이뇨성이 강하며 청열성도 겸하고 있어 소아의 구토, 설사보다는 발열에 사용하는 경우가 많다.

인삼강활산과 비교하면 두 처방 모두 소아발열에 사용하는데, 인삼강활산은 찬 기운 등으로 인해 기표(肌表)가 수축되어 체열의 발산이 어려워지고, 이로 인하여 발열이 되었을 때 발표(發表)를 통해 열을 풀어주는 처방이다. 반면 천을환은 인체에 과도하게 수분이 울체되어 나타나는 발열, 구토, 설사 등에 사용하는 처방이다.

우황포룡환과 비교하면 두 처방 모두 소아발열(小兒發熱)에 사용한다. 그러나 우황포룡환은 소아발열이 있을 때 직접적으로 청열(淸熱)·거담(祛痰)시켜 열을 해소하는 반면, 천을환은 불필요한 수분을 배출시켜 열을 해소시킨다.

中統180 寶 소침환 燒鍼丸

黃丹 朱砂 枯白礬 各等分

治 內傷 乳食 吐瀉不止
[用 法] 上末 棗肉和丸 芡實大 每一丸 用鍼挑於燈焰上 燒存性 乳汁或米飮化下
[活套鍼線] 吐瀉(小兒)
[適 應 症] 젖먹이 토사

처방설명 소침환은 젖먹이 유아(乳兒)의 설사(泄瀉)와 구토(嘔吐)에 사용하는 처방으로 1년 미만 젖먹이의 토사(吐瀉)에 주로 사용한다. 젖먹이가 설사(泄瀉)를 할 때 소침환 외에도 우황포룡환이나 우황청심원을 쓸 수도 있는데, 실제로 임상에서는 이런 처방으로 치료가 잘 되지 않을 때 소침환을 사용한다.

요즘에는 유아에게 토사(吐瀉)가 발생하면 소아과에 가기 때문에 소침환을 쓸 기회가 줄어들고 있지만, 예전에는 소화가 안 될 때 활명수를 찾듯이 젖을 토하고 설사를 하면 한약방에 와서 '소침환 주세요' 할 만큼 빈용되었던 처방이다. 지금도 김주석 선생은 소침환을 사용하고 있는데, 예전에 비해 사용빈도가 격감하고 있다고 한다.

소아(小兒)는 성장하는 시기이기 때문에 모든 조직이 연약하다. 소화기조직도 연약하기 때문에 외부자극이 가해지면 연약한 소화기점막에 손상이 발생하여 구토(嘔吐)나 설사(泄瀉)가 발생하기 쉽다. 특히 신생아(新生兒)는 위(胃)와 식도(食道)의 연결부위가 느슨하기 때문에 쉽게 구토를 일으킨다. ≪의종손익≫을 보면 '소침환은 젖이나 음식에 내상(內傷)되어 계속 게우고 설사하여 몹시 위태로운 것을 치료하는데, 열을 내리고 진정시키는 힘이 있어서 순전히 게우고 설사하는 것만을 치료한다.'는 말이 있고, ≪급유방≫에는 '젖이나 밥에 체하여 구토와 설사가 멎지 않을 때 사용하는데, 비위(脾胃)를 진정시키므로 담음으로 인한 구토, 설사를 잘 낫게 한다.'는 말이 있다. 이처럼 표현이 약간씩 다르기는 하지만 모두 연약한 소화기가 손상되어 토사가 발생했을 때 사용한다는 결론을 얻을 수 있다.

소침환에 포함된 황단은 대장(大腸) 부위에 작용하여 설사(泄瀉)를 치료하는 작용을 하며, 고백반은 조직을 수렴(收斂)시키는 작용을 한다. ≪광제비급≫을 보면 '칼이든지 도끼 등 연장에 다친 데는 백반과 황단을 같은 양으로 가루내어 바르면 가장 좋다.'는 말이 있는데, 이처럼 황단과 백반은 손상된 조직을 수렴(收斂)시키는 작용이 강하다. 고백반은 백반을 법제한 것으로 명반을 용기에 넣고 무화(武火)로 가열해서 용화시켜 전부 백색의 고포(枯泡)가 되면 꺼내어 냉각시켜 사용한다. 고백반을 내복(內服)하면 지사(止瀉), 지혈(止血), 거담(祛痰)의 효능이 있어 구사(久瀉), 변혈(便血), 붕루(崩漏) 및 풍담(風痰)으로 인한 전간(癲癎)을 치료한다. 여기서 주사는 청열(淸熱)시키면서 염증(炎症)을 치료하는 작용을 한다. 소침환은 이러한 약성을 이용하여 소아 구토(嘔吐)와 설사(泄瀉)에 사용하는데, 이상의 약재를 태워서 사용하기 때문에 약재의 독성(毒性)을 둔화시키면서 회분(灰分)의 수렴성(收斂性)을 얻는 목적도 있다.

소침환은 황단, 주사, 고백반 각각 같은 양을 가루로 만들어 대추에 반죽하여 대추씨나 검실 크기로 알약을 만들어 두었다가 필요할 때 한 번에 한 알씩 등불에 태워서 가루로 만든 다음 젖이나 미음에 타서 먹인다. 소침환에 포함된 황단의 제법은 먼저 납을 녹여서 거기에 초를 떨어뜨려 부글부글 끓을 때에 작은 유황 덩어리 하나를 넣고, 계속해서 염초(焰硝)를 조금 넣어 끓이는데, 끓는 것이 멎으면 다시 초를 떨어뜨리고 전과 같이 염초와 유황을 조금 떨어뜨린다. 이렇게 해서 식힌 다음 초(炒)해서 작말(作末)하면 단이 된다. 약으로 사용할 때에도 색이 변하도록 초(炒)해서 부드럽게 갈아 수비(水飛)해서 사용한다.

처방구성

처방구성을 보면 황단은 사산화삼연(Pb_3O_4)으로 발독수렴생기(拔毒收斂生肌) 타담진경(墮痰鎭驚) 등의 효능이 있어 옹저창양(癰疽瘡瘍), 습진선양(濕疹癬痒), 경간전광(驚癎癲狂) 등의 증상을 치료하고, 또한 학질을 치료하는 효능이 있으나 유독(有毒)하다. 주사는 경면주사(鏡面朱砂)·단사(丹砂)·광명사(光明砂)라고도 하는데, 황화수은(HgS)을 주성분으로 하는 천연광물이며 생김새가 운모조각 같고 잘 꺾이는 것이 좋다. 약리실험을 통해 진정작용(鎭靜作用)과 진경작용(鎭痙作用)을 한다는 사실이 알려져 있다. 주사는 생으로 사용하는 것이 좋은데, 이 경우 유아에게도 사용할 수 있다. 구워서 먹는 경우에는 조금만 먹어야 한다. ≪본초강목≫에 의하면 불에 의해 주사의 성질이 변해서 독이 생기면 사람이 사망할 수 있으므로 반드시 주의해야 한다는 언급이 있다. 백반은 항균작용이 있어 황색 포도상구균과 변형균에 대하여 억제작용이 있다.

처방비교

비화음과 비교하면 두 처방 모두 소아구토와 설사에 사용하는데, 비화음은 소화기가 연약하여 발생하는 구토에 사용하며, 젖먹이 구토에도 사용하지만 주로 소아의 식후구토에 사용하며, 소화기연약으로 인한 성인의 구토에도 사용한다. 반면 소침환은 주로 젖먹이 구토나 설사에 사용하며, 원인은 소화기연약보다는 젖먹이의 식상(食傷)이다.

전씨백출산과 비교하면 전씨백출산은 소화기연약으로 발생하는 소아토사에 사용하며, 토사가 심해져서 발생하는 만경(慢驚)에도 사용한다. 반면 소침환은 아직 음식을 먹지 못하는 젖먹이의 토사(吐瀉)에 사용하며, 불에 태워서 젖에 타서 먹이는 것으로 간단하면서도 속효가 있다.

우황청심원과 비교하면 두 처방 모두 소아설사에 사용하는데, 우황청심원은 소아의 구토, 설사뿐 아니라 발열(發熱), 경기(驚氣) 등 광범위하게 사용한다. 반면 소침환은 발열(發熱)과 경기(驚氣)에는 사용하지 않으며, 단지 젖먹이의 식상(食傷)으로 인한 구토(嘔吐)와 설사(泄瀉)에 사용한다.

➔ 활용사례

1-1. 유아구토(乳兒嘔吐), 설사(泄瀉) 남 8개월

1-1. 유아구토(乳兒嘔吐), 설사(泄瀉)

다음은 김주석 선생의 경험을 채록한 것이다.

● 최 ○ ○ 남 8개월 강원도 평창군 평창읍 약수리

매탄면사무소에 다니는 최○○씨가 젖먹이 아들이 토사(吐瀉)를 한다면서 약을 지으러 왔다.

8개월 된 남아로 젖을 먹고 있는데 8일 전부터 토하고 설사를 한다. 그간 병원에 3~4차례 다녔으나 증상이 호전되지 않고 여전하여 요즈음은 기운이 없어 늘어져 있다는 것이다.

대부분 젖먹이의 경우 영양원이 어머니의 젖인 만큼 배탈 설사의 원인이 영양원 자체가 부실하여 오는 물젖의 경향도 있으나 대부분의 경우는 소아 자신의 소화기능이 약하여 발생하는 것으로 추측할 수 있다. 이 경우도 특별한 다른 음식을 먹은 것도 없이 단지 어머니 젖만 먹은 것뿐인데도 설사(泄瀉)와 구토(嘔吐)를 하고 병원에서 치료를 하여도 잘 낫지 않는다 하니 큰 범위로 보아 소아의 내상(內傷)으로 볼 수 있다.

젖먹이의 구토에 쓸 수 있는 약이 대단히 많으며 일반적으로 포룡환, 우황포룡환, 소침환, 소합향원, 우황청심원, 곽향정기산, 도체탕 등이 있으나 우선 아이가 돌도 채 되지 않은 젖먹이이므로 이런 젖먹이의 토사에 늘 사용하여 효력을 보고 있는 소침환을 쓰기로 했다.

생후 8개월 된 젖먹이의 8일 된 구토, 설사를 목표로 소침환 4일분 12환을 주면서 알약을 촛불에 새까맣게 태운 후

가루로 만들어 복용하게 했다.
경과를 확인해 보니, 이 아이가 소침환을 5알 정도 복용한 후 설사와 구토가 완전히 치유되었으며 나머지 약은 다음에 필요할 때 쓰려고 보관해 두었다고 한다.
필자의 경우는 어린이의 토사에 돌 이전이면 소침환을 쓰며 2~9세까지는 ≪의학입문≫에 있는 취벽환을 주로 사용한다. 시골에는 이와 같은 젖먹이의 토사가 많아 한 달에 10여 회 이상 한약방을 찾기에 만들기가 번거로운 점은 있으나 매번 많은 양의 소침환을 만들어 사용하고 있다.
근래에 와서는 소침환을 만들기가 까다로울 뿐 아니라 소침환으로 약값을 받기가 어려운 탓인지 이 약을 만드는 경우가 적어서 서울에 있는 사람도 이 소침환을 구하기 위해 강원도 산골인 여기까지 오는 경우도 있다.
소침환은 황단, 주사, 고백반을 같은 양으로 분말로 한 뒤 대추를 찧어서 대추육으로 버무려 만든 것으로, 크기는 콩알 크기(감실대)로 만든다. 소침환 중 황단은 흑연 1근과 유황과 연초 각 1냥으로 만드는데, 주로 설사(泄瀉)와 지혈(止血) 등에 사용한다. 이 황단과 함께 고백반도 수렴(收斂)과 청열(淸熱)의 효과가 있으며, 주사도 청열(淸熱)과 지사(止瀉)작용이 있으며 경계(驚悸)를 멈추는 작용을 가지고 있다. 소침환이 아주 적은 양인데도 불구하고 소아의 토사에 탁효가 있는 것은 이러한 강력한 약성이 있기 때문인 듯하다.

中統181 益 맥탕산 麥湯散

地骨皮炒 **甘草**炙 **滑石** 各一錢 **麻黃 人蔘 熟地黃 知母 葶藶 羌活** 各三分 **小麥** 七粒

治 水痘
[活套鍼線] 水痘(小兒)
[適 應 症] 수두, 바이러스성 피부질환, 물사마귀

처방설명 맥탕산은 수두(水痘)에 사용하는 처방이다. 수두는 수포창(水疱瘡), 또는 작은 마마라고도 하며 전신의 피부(皮膚)나 점막(粘膜)에 작은 수포(水疱: 물집)가 생기는 바이러스성 전염병이다.

수두(水痘)는 모든 연령층에서 볼 수 있지만, 특히 2~10세 어린이에게 발병하는 경우가 많다. 잠복기는 14일 정도이며 처음에 발열(發熱)과 수면장애(睡眠障礙), 식욕부진(食慾不振) 등이 나타나는 경우도 있지만, 일반적으로는 발열(發熱)과 동시에 약간 더디게 발진(發疹)이 나타난다. 발진(發疹)은 작은 홍반(紅斑)으로 시작하여 빠른 속도로 부어올라 구진(丘疹)이 되고, 반나절 정도 지나면 쌀알 크기의 원·타원형의 수포(水疱)가 된다. 수포는 물과 같은 상태이며 때로는 고름 상태로 되기도 한다. 이러한 수포(水疱)는 2~3일이 지나면 말라서 흑갈색의 가피(痂皮: 딱지)가 되고, 7~10일이 지나면 떨어져서 낫는다. 수포(水疱)는 긁어서 화농(化膿)시키지만 않으면 흔적을 남기지 않는다. 발진(發疹)은 피부뿐만 아니라 구강(口腔)이나 소화관 점막(粘膜)에도 나타난다.

수두(水痘)는 두창(천연두)의 증상과 비슷하지만 사지보다 몸체에 많이 발생하는 경향이 있고, 같은 부위에서도 수일 동안 차례로 새로운 발진(發疹)이 나타나므로 홍반(紅斑), 수포(水疱), 가피(痂皮) 등 시기가 다른 크고 작은 발진이 혼재(混在)하는 점 등으로 구별된다. 발진은 많이 발생할 때도 있고 적게 발생할 때도 있고, 열(熱)은 새로운 발진이 나타나는 2~3일간은 지속되지만 발진이 많이 발생하지 않을 때는 발열이 없을 수도 있다.

보통 수두(水痘)는 소아에게 발생하지만 나이가 들어서 앓는 사람도 있다. 조경남 선생의 경우도 20대 후반에 병원에서 근무하고 있을 때 수두를 앓았다고 하는데, 늦은 나이에 수두가 발생할 것으로 생각하지 못하여 가려운 곳을 긁었으며, 그때의 흔적이 아직도 남아 있다고 한다. 보통 수두는 면역력이 저하되어 있는 사람, 신생아, 성인에게 증상이 심하게 나타나는데, 조경남 선생의 경우도 발열(發熱)과 두통(頭痛)이 심하게 나타났다고 한다. 반면 윤여빈 선생은 중학교 1학년 때 수두(水痘)를 앓았는데 홍역(紅疫)을 앓을 때처럼 열이 나기는 했지만 아주 심하지 않았고, 발진(發疹)이 생겼지만 병원에서 준 약을 발라서 그런지 7일 정도 지난 뒤에 없어졌다고 한다. 이처럼 같은 성인이라고 해도 당시의 건강상태에 따라 증상의 정도가 달라질 수 있다.

필자의 경우 수두(水痘)를 치료하기 위해 맥탕산을 써보았으나 치료되는 사람도 있었고, 전혀 차도가 없는 사람도 있었다. 맥탕산으로 치료된 아이의 경우 몇 첩을 쓰면 발열 증상이 없어지면서 칭얼거리는 것도 없어졌다. 맥탕산의 치료율은 약 50% 정도라고 생각된다.

참고로 수두 바이러스가 어려서는 수두(水痘)를, 어른이 되어서는 대상포진(帶狀疱疹)을 일으킨다. 그래서 성인이 되어 면역력이 떨어지면 수두 바이러스가 대상포진(帶狀疱疹)을 일으키는 원인이 된다. 건강한 체질을 유지하고 있으면 수두바이러스가 대상포진으로 나타나지 않지만 발병을 유발하는 각종 질환 외에도 스트레스를 많이 받으면 수두 바이러스가 활동하는 길을 열어주게 되는 것이다.

맥탕산은 ≪동의보감≫이나 ≪제중신편≫, ≪광제비급≫에는 수록되지 않은 처방이며, 황도연 선생이 지은 ≪의종손익≫과 ≪방약합편≫에만 수록되어 있다. 황도연 선생이 임상(臨床)에 많은 경험이 있었기 때문에 실질적인 처방을 수록했다는 것을 알 수 있다.

처방구성

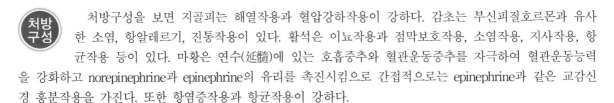

처방구성을 보면 지골피는 해열작용과 혈압강하작용이 강하다. 감초는 부신피질호르몬과 유사한 소염, 항알레르기, 진통작용이 있다. 활석은 이뇨작용과 점막보호작용, 소염작용, 지사작용, 항균작용 등이 있다. 마황은 연수(延髓)에 있는 호흡중추와 혈관운동중추를 자극하여 혈관운동능력을 강화하고 norepinephrine과 epinephrine의 유리를 촉진시킴으로 간접적으로는 epinephrine과 같은 교감신경 흥분작용을 가진다. 또한 항염증작용과 항균작용이 강하다.

인삼은 중추신경계에 대한 흥분작용이 강하며, 뇌의 혈액공급과 산소공급 능력을 높이는 작용이 있으며, 강심작용이 있어 심장의 수축력을 강화한다. 숙지황은 여러 종류의 당류와 아미노산, 기타 미량원소를 함유하고 있으며, 철분이 포함되어 있어 조혈작용(造血作用)을 한다. 지모는 해열작용이 뚜렷하며 소염작용이 있어서 염증반응을 개선한다. 강활은 발한작용, 해열작용, 진해작용이 있으며, 평활근 이완작용이 있어 진정작용과 진통작용을 나타낸다. 정력자는 강심작용과 이뇨작용, 거담작용이 있다. 소맥은 청열작용이 있고 단백질과 지방질이 풍부하여 세포에 영양을 공급한다.

활용사례

1-1. 수두(水痘) 남 5세
2-1. 검은 물사마귀 남 32세
2-2. 엉덩이에 난 물사마귀 여 4세 소양인

1-1. 수두(水痘)

● 송 ○ ○ 남 5세 경기도 안양시 동안구 관양동

피부가 희고 마른 편이며 눈이 약간 찢어진 것이 조열함을 느끼게 하는 소양인으로 보이는 5세의 남자아이다. 이 아이를 데리고 온 어머니께서 병원에 갔다 오다가 혹 한약으로도 수두를 빨리 치료할 수 없을까 하여 들렀다고 한다.

① 6일 전부터 수두에 걸렸는데 수두는 얼굴과 팔다리 몸통 등 전신에 나 있으며 ② 몹시 가려워하며 특히 병원에서 수포에 약을 바르면 가려워서 팔짝팔짝 뛴다. ③ 4일 전 병원에 가니 수두라는 진단과 그 뒤 지금까지 4일간 치료를 계속 받고 있으나 아직은 낫는 징후가 전혀 없다고 한다. ④ 몸에 열이 있고 ⑤ 충혈이 되어 있으며 ⑥ 혓바닥이 해어진다.

그간 수두에 관해 주위에서 여러 번 보긴 했으나 한 번도 치료해 본 경험이 없었다. 그래서 ≪방약합편≫ 중통 마지막에 있는 맥탕산을 써보기로 했다.

맥탕산을 1.5배량으로 한 뒤 아이가 소양인이며 열이 많고 눈이 충혈되어 있으므로 인삼을 빼고 정력자는 없어서 넣지 못한 채로 3일분 6첩을 지어주었다.

12일 지난 뒤에 이번에는 이 아이의 동생이 수두에 걸려서 왔다. 형은 약을 2일간 복용하니 수두 증세가 현저하게 감소했다고 하여 확인해 보니

1. 여러 곳에서 반복하여 계속 발생하는 것이 중지되었고, 있는 수두의 형태도 약간 위축되고 검어지면서 수그러졌다.
2. 가려운 증세는 완전히 없어졌다고 한다.

맥탕산을 3일간 복용하고 난 후 수두의 증세가 거의 다 나았고 열이 나는 증세와 눈 충혈, 입이 헌 증상도 현저하게 줄어들었으며 수두가 났던 자리가 검게 딱지가 졌다고 한다.

수두를 앓았던 아이를 보니 아직도 수두가 있었던 흔적이 팔에 여러 개가 보였으며, 전의 충혈된 눈과 달리 어린이 특유의 파란빛이 나는 흰 눈동자였다. 이 아이의 동생은 맥탕산을 투여했으나 수두가 낫지 않아서 결국 병원에 가서 치료를 받고 나았다고 한다.

2-1. 검은 물사마귀

● 이 ○ ○ 남 32세 서울특별시 노원구 상계6동 주공아파트

보통 키에 체격이 좋은 태음인으로 필자의 조카이다.

① 1년 6개월 전부터 좌측 턱 밑에서부터 물사마귀가 까맣게 나기 시작하여 1년 전부터 점점 심해지는데 ㉠ 물사마귀가 발생한 부위는 얼굴 좌측 턱과 구레나룻 부위 및 이마까지이며 ㉡ 보통 사마귀 크기의 검은 물사마귀가 40~50개 정도로 퍼져 있다. ㉢ 턱 아래 목 부위와 손등에 작은 물사마귀가 오돌토돌 손 전체를 덮을 정도이다. ㉣ 가렵거나 아프지는 않으나 신경이 쓰이고 자꾸 손이 가서 뜯어낸다. ㉤ 수차례 병원치료를 받았으나 뚜렷한 경과는 없다. 병원에서는 바이러스의 피부감염이라고 한다. ② 더위를 약간 타는 편이다. ③ 식욕은 좋으나 급하게 먹는 경향으로 소화가 잘 안 된다. ④ 소화력이 약하며 잘 체한다. ⑤ 가스가 차고 더부룩하다. ⑥ 거의 매일 꿈을 많이 꾼다. ⑦ 간혹 가슴이 두근거리고 답답하다. ⑧ 간혹 얼굴에 열이 달아오른다. ⑨ 피로하다. ⑩ 땀이 많다. ⑪ 머리가 자주 아프다. ⑫ 겁이 많아 어릴 때부터 주사바늘만 들어가면 얼굴이 일시적으로 하얗게 된다. ⑬ 대학 재무실 근무로 늘 컴퓨터와 숫자를 다루는 일을 하므로 스트레스가 많다.

스트레스가 많고 원래 겁심이 많은 태음인 남자의 물사마귀를 목표로 맥탕산에 귀비탕을 더하여 10일분 20첩을 지어주었다.

맥탕산을 쓴 이유는 수두에도 효과가 있는 맥탕산이 비슷한 바이러스성 피부질환에도 효력이 있을 수 있다는 약리작용을 기대한 것이었고 귀비탕을 겸한 것은 평소 겁심이 많아서 심장이 약하며 피부의 말초혈관까지 순환력이 증가해야 이 피부병이 나을 것 같다는 판단에서였다.

12일 뒤에 전화를 걸어와 아직 약을 다 먹지는 않고 조금 남았으나 신기하게도 검은 점의 물사마귀가 거의 나았다며 아주 기쁘고 들뜬 목소리로 얘기하기에 경과를 자세히 확인해 보니

1. 검고 크던 사마귀는 손으로 긁으면 마치 상처 딱지가 생겨 아물면 뜯어지는 것처럼 떨어져 나가고
2. 작은 것들은 색깔이 엷어지면서 오돌토돌한 정도가 덜하여 약간 매끈해졌다고 하나
3. 새로 생기는 것도 있다고 한다.

아직 약이 조금 남긴 했으나 약을 계속 복용하기를 원하므로 같은 처방으로 10일분 20첩을 지어주었다.

17일 뒤에 집안일로 만날 기회가 있어 직접 보니

1. 손등과 턱 밑에 작게 돋아나던 것들은 흔적도 없이 매끈해졌다.
2. 40~50개 정도로 검고 크게 났던 사마귀들은 10여개 정도의 흉터만 남기고 모두 소실되었다.

본인도 기뻐할 뿐만 아니라 만날 때마다 늘 주위 사람들의 화제가 될 정도로 그 증상이 심했던지라 주위 사람들 역시 그렇게 고생하던 것이 한약으로 치료되었다니 매우 신기해했다고 한다. 물론 그 이후에는 깨끗이 나아 흔적조차 없었고 10년이 지난 뒤인 현재까지도 다시 나타난 적이 없다.

2-2. 엉덩이에 난 물사마귀

다음은 최미선 선생의 경험이다.

● 최 ○ ○ 여 4세 소양인 울산광역시 동구 서부동

또래 아이들보다 키는 크나 마르고 팔다리가 길며 피부가 엷은 소음인으로 추정되는 여자아이로 본인의 조카이다.

① 엉덩이에 물 사마귀가 잔뜩 나 있다. 작년 가을(04년 10월경)부터 물사마귀가 한두 개씩 나기 시작하더니 애가 자꾸 손으로 긁어서 엉덩이 전면에 번졌다. 그동안 병원치료는 하지 않다가 최근에 심해져서 병원에 가니 물사마귀를 하나하나 다 떼어낸 후 약을 발라 주었다. 가려움을 방지하는 연고라고 한다. 그리고 항생제 3일치와 연고를 처방하여 주었다. 1달 정도 지켜봐서 더 이상 안 나면 다 나은 것이라고 한다. ② 소화력은 좋은 편이다.

엉덩이에 난 물 사마귀를 목표로 마행의감탕을 써보고 싶었으나 아이가 피부가 엷은 소음인이라 마황의 양이 걱정되었다. 그래서 ≪방약합편≫ 중통 마지막 처방으로 수두를 다스리는 맥탕산을 써보기로 했다. 맥탕산은 사용하는 마황의 양이 3푼이기 때문에 소음인 여아에게 쓰기에 무리가 없을 것으로 판단되었기 때문이다. 또한 마행의감탕의 의미로 의이인 1돈을 더하여 사용하기로 했다.

소음인 여아의 엉덩이에 난 물사마귀를 목표로 맥탕산 본방에 의이인 1돈을 더하여 5일분 10첩을 투약했다.

병원치료에서 물사마귀를 떼어낸 후 연고를 바르고 항생제는 하루만 복용한 뒤 바로 맥탕산을 3일 동안 3첩을 복용시킨 후인 현재 엉덩이에 난 물사마귀가 90% 이상 소멸되었고 나머지도 딱지가 앉아서 딱지만 떨어지면 다 나을 것 같다고 한다.

이것이 맥탕산만의 효능이라고 단정 짓기는 어렵다. 하지만 병원에서 치료기간을 한 달 정도로 예상한 물사마귀가 이렇게 빨리 치유된 것에는 맥탕산의 효능도 어느 정도 작용했을 것이라는 추측을 해본다. 다음에 물사마귀에 다시 한 번 응용해 볼 만한 처방이라는 생각이 든다.

찾아보기

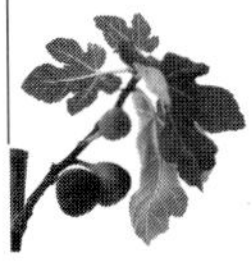

참고문헌

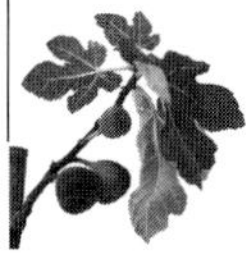

≪방약합편≫ 황도연, 남산당 1991년
≪對譯 證脈 방약합편≫ 황도연, 남산당 2000년
≪辨證論治 방약합편≫ 황도연, 남산당
≪방약합편≫ 황도연, 여강출판사 1993년
≪방약합편해설≫ 신재용 편, 성보사 2005년
≪新增 방약합편≫ 편집부, 영림사 2003년
≪방약지침강좌≫ 맹화섭, 대성의학사 1999년
≪방약합편과 순환구조론≫ 이학로, 주민출판사 2001년
≪동의보감≫ 허준, 남산당 1992년
≪탕증으로 보는 동의보감≫ 이성준 편, 오비기획 2003년
≪제중신편≫ 강명길, 행림출판사 1982년
≪화제국방≫ 진사문외 편저, 선풍출판사
≪상한론≫ 장중경, 일중사 1998년
≪금궤요략강설≫ 대총경절, 의방출판사 2003년
≪동의수세보원≫ 이제마, 보문사
≪본초강목≫ 이시진, 행림사 1976년
≪경악전서≫ 장개빈, 일중사 1992년
≪의방류취≫, 대성문화사 1992년
≪의종손익≫ 황도연, 여강출판사 1993년
≪광제비급≫ 이경화, 여강출판사 1992년
≪급유방≫ 조정준, 여강출판사 1993년
≪소아약증직결≫ 전을, 여강출판사 2002년
≪한국의학대계≫ 김신근 외, 여강출판사 1992년
≪본초학≫ 안덕균외 편저, 영림사 1999년
≪임상본초학≫ 신민교, 영림사 2000년
≪중약대사전≫ 김창민외 편역, 정담 1999년
≪한방약리학≫ 한방약리학 교재편찬위원회, 신일상사 2005년
≪한방의 약리해설≫ 박영순, 아카데미서적 2002년
≪임상본초학강좌≫ 김재익, 대성의학사 2000년
≪한방약리학≫ 김호철, 집문당 2001년
≪약리학강의≫이우주, 의학문화사 2003년
≪청낭결≫ 남채우, 계축문화사 1995년
≪현대한방강좌≫ 염태환, 박성수 공저, 행림출판사 1963년
≪의창논고≫ 이은팔, 의학사 1976년

≪의림≫지 합본, 정담 1991년
≪한방임상 40년≫ 박병곤, 대광문화사 1992년
≪한방후세요방해설≫ 시수도명, 동양종합동신교육원 출판사
≪고령자채록집 1권≫ 고령자경험채록단, 동의학연구소 2000년
≪고령자채록집 2권≫ 고령자경험채록단, 동의학연구소 2000년
≪한방임상비방집(태극지 합본)≫ 이종대, 일중사 2002년
≪감기의 한약치료≫ 이종대, 정담 2002년
≪새로보는 빈용 101처방≫ 이종대, 정담 2004년
≪새로보는 빈용 202처방≫ 이종대, 정담 2005년
≪한의학대사전≫ 한의학대사전편찬위원회, 정담 1998년
≪원색 최신의료대백과사전≫ 원색최신의료대사전편집위원회 신태양사 1992년
≪두산세계대백과사전≫ 편집부, 두산동아 2002년
≪파스칼 세계대백과사전≫ 고정일, 동서문화 1997년
≪Complete Home Medical Guide≫ 김성권외 편역, 이지케이텍(주) 2003년
≪CIBA 원색도해의학총서≫ FRANK H. 「NETTER, M, D, 정담 2000년
≪Pathophysiology로 이해하는 내과학≫ 新谷太, 정담 2002년
≪인체의 구조와 기능≫ 대한임상의학연구소, 의학문화사 1997년
≪해리슨 내과학≫ 해리슨내과학 편찬위원회, 정담 1997년
≪홍창의 소아과학≫ 안효섭 편, 대한교과서주식회사 2005년
≪신경외과학≫ 편집부, 대한신경외과학회 1996년
≪Basic & Clinical Pharmacology 9th≫ Bertran G. K atzung, McGrawHill 2004
≪CECIL TEXTBOOK OF MEDICINE 20th≫ BENETT & PLUM, W.B.S 「AUNDERS COMPANY
≪슈왈츠 임상 진단학≫ MARK H. 「SWARTS, 정담 2004년
≪인체해부생리학≫ SHIER, BUTLER, LEWIS, 정담 2004년
≪의학생리학≫ Arthur C. Guyton, 정담 2002년
≪운동생리학≫ Merle L. Foss, 대한미디어 2002년
≪생리학≫ William F. Ganong, 한우리 2000년
≪동의병리학≫ 전국한의과대학 병리학교실, 일중사 1999년
≪동의소아과학≫ 김수록, 여강출판사 1993년
≪동의소아과학≫ 정규만, 행림출판 1996년
≪Novak's gynecology 13th≫ Lippincott Williams & Willkins, Editor: Jonathan S. Berek, M. D, 2002년
≪Williams Obstetrics 21st≫ McGraw Hill, F. Gary Cunningham 외, 2001년
≪산과학 제3판 대한산부인과학회 1997년 제3판 발행≫ 대한산부인과학회 교과서 편찬위원회, 도서출판 칼빈서적

교정

가나다순

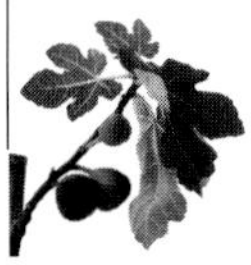

처방설명 이동규 홍웅규　처방구성 강한은 최미선　활용사례 김동훈 김정원 박동혁 안형규 이현정 임창선 박재현　활투침선 박한범 홍시갑　병증도표 김국진 안재성 이윤호 지승혁 손익본초 김국진 유달산　한국의 한의약서 이재문　원문대조 김국진 장정안 이재문

경희대학교

강미영 강한은 김경철 김다혜 김수경 김정환 김지원 김학성 김한빛 김형규 김형숙 김효태 류권렬 문성근 문소리 문주희 박경아 박난아 박동현 박재식 박주형 박주희 서남식 서유리 손지희 신혜원 안신홍 안재성 안지영 안은석 양수진 여운복 오현아 유세영 이기로 이성준 이윤호 이재민 이종철 임용민 임준홍 정규진 조순주 조지현 지승혁 지연정 최연미 최윤미 최정식 추정호 추현실 한정림 홍시갑 홍웅규 홍지현

대구한의대학교

권승원 김국진 김도현 김성환 김희준 문대훈 박건태 박재현 서영덕 손기창 송은영 윤　원 이웅인 이재문 이철호 이형걸 임상민 정재욱 정황산 차봉준 최애련 최연순 최원석 최인정 최정곤 한경완 황성훈

대전대학교

김영기 김지영 김주환 김성모 박종모 성범준 신재화 엄희정 유경례 윤영환 이창우 임기섭 장선정 조혜숙

동국대학교

김새눈 김지나 김하정현 노주희 박호연 방지현 오유리 유서정 이매 이송이 이창연 이한림

동신대학교

구창영 김동훈 김두원 김선영 김정원 박동혁 박선희 박영서 선나연 심재권 안가영 안형규 언문경 오창훈 조미진 조소현 정용호 정태산 최성안

상지대학교

강정한 김경한 김경희 김규범 김기효 김수진 김승효 김인석 김진희 김태헌 노병관 류호선 박은영 박현숙 송은화 신현우 오현석 우지희 우하나 윤기동 윤영환 이남정 이선주 이상희 이성철 이연희 이주호 이준학 이지현 이창윤 임창선 정미화 정성태 정혜인 조수경 주혜은 진명섭 표승렬 한나영 한봉희 황은희

세명대학교

김솔리 김호근 박승용 배현민 송민철 안민섭 오규석 이상훈 이재오 이혜경 장명준 진주연 허수영

우석대학교

고재경 권민우 기유정 김도운 김수진 김영중 김은숙 김종수 김태순 김하나 김현진 김형철 남정일 남지성 문성기 박가영 박경재 박미숙 박미화 박소애 박소연 박유리 박진석 박창규 박혜림 백종철 변유영 서제한 서진주 송종세 송지훈 신호철 심은형 안민혁 안성은 안언주 염선규 유달산 유익한 윤경민 이민정 이병주 이성협 이영주 이용희 이재호 이진경 이진우 이현준 임대선 장승균 정경로 조아름 조윤익 정흠재 최지수 최진경 한혜경 허종원 황현익

원광대학교

강경필 권남희 고정호 권세남 권우근 김경순 김도영 김래희 김명재 김영하 김정은 김주환 김지현 김필승 김현곤 문미일 박미선 박수연 박은혜 박재현 박정란 박주은 배승렬 서승아 서윤수 서정환 서한길 송인수 송지연 신재욱 안해국 왕대일 왕준영 유호종 윤여빈 윤열인 이경선 이고은 이 민 이수찬 이정훈 이지은 임유진 임재수 장영미 장정임 정범환 정선호 조용희 조주찬 조혜경 주현아 차지원 최선경 최영훈 최유탁 최일상 최홍식 한정호 황재양 황진영

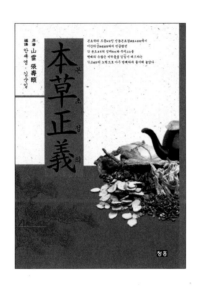

傷寒論과 金匱要略에 수록된 전 약물 169종 총망라 해설

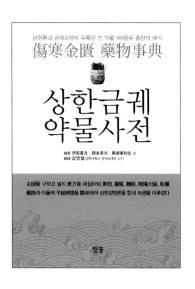

상한금궤 약물사전

伊田喜光 외 편저

김영철 옮김

384쪽(4*6배판, 양장)

45,000원

약물과 처방의 효능을 세심하게 분류
한의학 연구와 응용에 기초를 제공

한의학의 주요 원전인 《傷寒論》과 《金匱要略》의 처방에 사용된 약물 하나하나의 기원과 성분, 별칭, 성질 등을 광범위하게 조사·연구하고, 쓰임새에 따라 정리한 해설서다. 수재된 약물들을 보면 두 고전에서 현재의 상식과 다른 용법으로 사용하는 것도 있고, 기원조차 불분명한 것도 더러 있다. 심지어 한·중·일 세 나라에서 동일한 처방임에도 약물을 달리 쓰는 경우도 있다. 저자들은 이러한 문제까지 감안하고, 글자 하나하나에도 세심히 주의를 기울여 《傷寒論》과 《金匱要略》의 모든 약물 169종을 고증·분석했다. 두 원전과 관련이 있는 처방해설서는 많지만 약물만을 전문적으로 해설한 책은 적은 지금, 한의학 연구와 응용에 기초를 제공할 책이다.

청홍 한/의/서

處方에는 古今이 없다
오직 실제 效果가 있는 것을 쓸 뿐이다

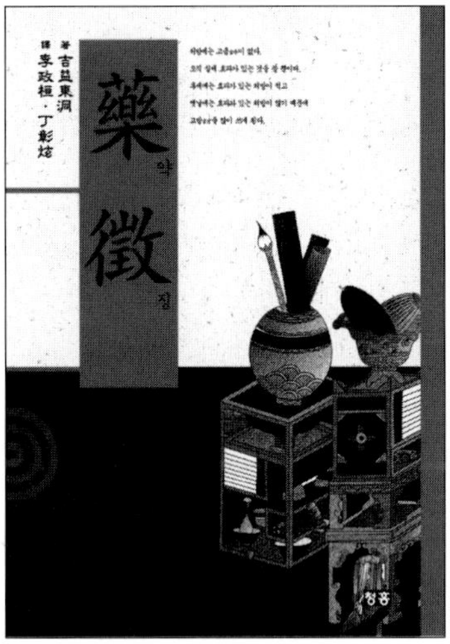

약징

요시마스 토도(吉益東洞) 지음

이정환 · 정창현 옮김

300쪽(4*6배판, 양장)

35,000원

吉益東洞의 저술 가운데
후대에 가장 많은 영향을 끼친 책

일본 의학사에서 가장 준열하게 古醫方으로 돌아갈 것을 주장한 한의사 요시마스 토도의 대표적인 저작으로, 기존 본초학 서적의 틀을 완전히 탈피한 혁신적인 본초서로 평가받는다. 《藥徵》은 동양의학의 대표적 의서인 《傷寒論》과 《金匱要略》에 나오는 약물 중 53종의 약물을 주치(主治), 방치(旁治), 고징(考徵), 호고(互考), 변오(辨誤), 품고(品考)로 나누어 제시하고 여러 가지 해설을 곁들였다. 이 책은 중국 전통의학으로부터 탈피하여 간편하고 실용적인 일본의학을 완성시켰다는 점에서 추앙받으며, 여전히 일본 한방계에 강한 영향을 미치고 있다. 구체적이고 실증적인 연구 방향을 모색할 수 있게 하는 실마리를 제공할 것이다.

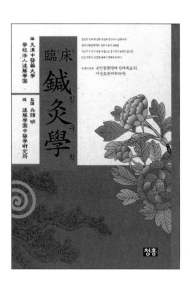

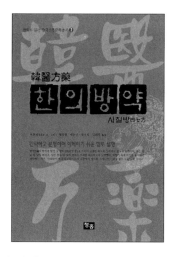

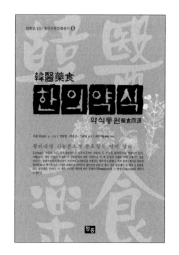

講說1 황제내경 : 내경의 철학을 밝힌다

유장림(劉長林) 지음 ■ 조남호 외 옮김 ■ 크라운판/373쪽/25,000원

황제내경은 서양의학과 많이 다른 방법으로 인체를 인식했는데, 그 인식의 바탕은 기(氣)와 음양오행(陰陽五行)이라는 동양철학의 범주였다. 이 책에서는 우선 성립 과정을 소개하고 기와 음양, 오행 및 그에 따른 철학 범주를 설명한 후 장상학설의 과학성을 밝혔고, 한의학의 발전 방향을 제시했다. 더불어 동서 의학이 일정한 독립성을 유지하며 서로 발전할 수 있도록 돕는 수준의 결합을 주장한다.

講說2 황제내경 : 한의철학으로 내경을 읽는다

유장림(劉長林) 지음 ■ 김수중 외 옮김 ■ 크라운판/355쪽/25,000원

1권에서는 음양오행과 체계이론 및 경락의 개념을, 2권에서는 이를 응용한 진료원칙 및 침구이론을 설명한다. 대상을 분석하지 않고 총체적으로 연구하는 체계이론으로 황제내경의 논리를 설명한 저자의 사유는 한의학 기초이론의 토대를 제공했으며, 그런 점에서 이 책은 한의학 이론의 체계화와 현대적 해석에 기념비적 가치를 가진 책이다.

望診 : 황제내경과 서양의학이 만났다

평칭화(彭清華) 지음 ▪ 이상룡 · 김종석 옮김 ▪ 크라운판/586쪽/33,000원

동서고금을 망라하여 수집한 광범위한 망진 관련 연구의 기초 위에 임상진단을 결합하여 만병에 대한 망진법을 체계적으로 논술하였다. 일반인도 이해하기 쉽도록 200여 장에 달하는 도해를 곁들여 설명을 보충하였으므로 병의 조기진단을 위한 가정의학 백과사전으로도 손색이 없다. 망진이 다분히 주관적인 독단으로 떨어질 수 있는 오류가 있음에도 객관적인 임상데이터를 첨부하여 그 한계를 넘어서고 있는 것이 이 책의 장점이다.

經穴學

이상룡(李相龍) 지음 ▪ 4*6배판(양장)/881쪽/90,000원

고전 임상사례와 더불어 의료현장에서 보고된 최근의 다양한 임상사례를 참작하여 361개 각 혈의 효능을 임상활용도가 높은 순서대로 설명하였다. 또한 모든 경혈의 출전, 혈명의 기원, 취혈 부위, 관련 근육 및 신경과 혈관, 침구법, 주치증 등을 고대 의서의 이론적 토대 위에 다양한 임상경험을 더하여 구체적으로 설명하였다. 뿐만 아니라 배혈(配穴)을 통해 확장되는 주치증 및 임상에서 다양하게 활용되는 특수혈도 상세하게 풀이했다.

經絡圖解

린윈꾸이(藺云桂) 지음 ▪ 손인철 · 이문호 옮김 ▪ 4*6배판(양장)/508쪽/80,000원

《황제내경》을 비롯한 고대의서, 한의학이론 서적과 여러 의가들의 주해를 참고하여 경락의 노선과 분포구역을 체계적으로 연구, 정리하여 전부 도해로 완성한 책이다. 9년여의 연구, 고증과정을 거치면서 당대 최고의 의가들이 직간접적으로 집필에 참여하였고, 다시 5년여의 기간 동안 수정과 보완 작업이 이루어졌다. 이 과정에서 과거에 제시된 바 없는 열 개 방면의 내용이 수록되었으며 앞으로의 연구방향을 제시하였다.

고전의학산책① 처음 읽는 사람을 위한 **황제내경 上 소문**

이케다 마사카즈 지음 ■ **이정환** 옮김 ■ **신국판/364쪽/20,000원**

임상한의학자를 위한 입문서로, 《황제내경》 〈소문〉의 핵심만을 파악하여 평이한 문장으로 읽기 쉽게 해석한 책이다. 황제가 그의 신하이자 의사인 기백, 뇌공 등과 묻고 답하는 형식으로, 양생법 · 생리 · 병리 · 병인 · 증상 · 진단법 · 치료법 · 예후 등 의학 전반에 걸친 내용을 설명한다. 〈소문(素問)〉의 '소(素)'는 음기와 양기가 합쳐져 생겨난 만물이 각기 나름의 성질을 갖기 시작하는 '태소(太素)'의 소이자, 보통 때를 나타내는 '평소(平素)'의 소다. 따라서 〈소문〉은 인간생활에서의 기본적인 문답과 근원적인 내용을 기록했다는 뜻이다.

고전의학산책② 처음 읽는 사람을 위한 **황제내경 下 영추**

이케다 마사카즈 지음 ■ **이정환** 옮김 ■ **신국판/384쪽/20,000원**

저자는 10년 이상 〈영추〉를 반복해 읽고 이해한 내용을 임상에 응용하면서 초보자를 가르치는 방법과 사람들이 〈영추〉에 흥미를 느끼도록 하는 방법을 찾고자 고민했다. 저자는 자신의 임상경험을 바탕으로 날카로운 관찰과 풍부한 경험을 살려 원문의 자구 해석에 치중한 해설서가 아니라 〈영추〉가 어렵다고 인식하는 사람들에게 쉬운 접근법을 제시하고 저자의 임상사례를 덧붙여 임상한의학자들에게도 유용하도록 책을 구성했다.

고전의학산책③ 처음 읽는 사람을 위한 **난경**

이케다 마사카즈 지음 ■ **노지연** 옮김 ■ **신국판/296쪽/20,000원**

동양 최고의 명의 편작이 저술한 증상치료가 아닌 병리의 원인치료를 담은 책이다. 현대 의학에 생리, 해부, 병리학 등이 있듯이 동양 의학에도 생리, 해부, 병리가 있다. 따라서 단순히 질병의 증상에 따라 치료하기보다는 병리를 제대로 알고 치료하는 것이 보다 중요하다. 이 책에서는 오행설을 위주로 하지 않고, 생리 · 병리적 측면에서 해설하는 데 주력했다. 경락 치료의 공식만 외우고 왜 그러한 공식이 생겨났는지 모르는 사람들에게 좋은 참고문헌이다.

고전의학산책④ 처음 읽는 사람을 위한 **상한론**

이케다 마사카즈 지음 ■ **김은아** 옮김 ■ **신국판/312쪽/20,000원**

후한 말기, 장중경에 의해 쓰여진 한방의학서이다. 맥진법을 비롯하여 병인이나 병리 등과 같은 한방 의학의 기초가 되는 사항이 기재되어 있고, 각 편마다 관련된 조문을 모아서 간단히 정리했다. 처음부터 원문을 보기가 어렵다는 사람들을 위해 《상한론》이 어떻게 이루어져 있는지 소개한다. 고전의학의 생리 · 병리를 주로 정리하였으며, 병증과 경락을 결부시켜 침구치료에도 응용할 수 있도록 했다.

고전의학산책⑤ 처음 읽는 사람을 위한 **금궤요략**

이케다 마사카즈 지음 ■ **김은아** 옮김 ■ **신국판/312쪽/20,000원**

《상한론》과 함께 동양의학의 중요한 고전의 하나로 동양의학의 처방 및 치료학 연구에 중요한 책이다. 잡병 부분과 부인병 및 음식 금기의 방법까지 편집하고 수정하여 전 25편으로 구성되어 있고, 각 질병마다 어떻게 처방을 내야 하는지 자세하게 설명되어 있다. 책의 저자인 이케다 마사카즈는 동양의학 내과 의학사전이라 불리는 《금궤요략》을 이해하기 쉽도록 평이하게 풀어 썼기 때문에 처음 읽는 독자들에게 좋은 공부가 될 것이며, 자신의 임상 경험담까지 곁들여 놓아 동양의학 전문가들에게도 유용할 것이다.

만화로 읽는 중국전통문화총서 의역동원 **易經**

저우춘차이(周春才) 지음 ■ **김남일 외** 옮김 ■ **크라운판/304쪽/22,000원**

역경 앞에 붙은 '의역동원(醫易同源)'은, 역경과 한의학의 양생학이 인간과 자연을 하나로 보는 '천인합일(天人合一)' 사상을 바탕으로 하여 탄생하게 되었음을 가리키는 말로, 의(醫, 의술)와 역(易, 주역)이 같은 근원에서 나왔음을 뜻한다. 《역경》은 육경(六經) 중의 하나로 중국 전통문화의 시조로서 그 세계관과 방법론을 제공함과 동시에 현대 인류에게도 큰 영향을 끼치고 있다. 《역경》을 이해할 수 있어야 사물의 표층에 얽매이지 않고 사물의 참모습을 이해할 수 있다.

만화로 읽는 중국전통문화총서 **황제내경** 소문편

저우춘차이(周春才) 지음 ■ **정창현 외** 옮김 ■ **크라운판/320쪽/22,000원**

수많은 한의서들의 바탕에 깔린 이치는 모두 황제내경에서 비롯된 것이고 내용의 이론적 근거도 황제내경에서 인용되었다. 지금도 황제내경이 절대적인 권위를 가지는 이유는, 지금까지 황제내경만큼 인간생명을 바르고 심오하게 파악한 책이 없었기 때문이다. 황제내경은 눈으로 볼 수 없는 우주기운과 생명력을 자세히 설명하고 있고, 천지(天地)와 인간의 상호관계를 낱낱이 드러내고 있는 경전이다. 아울러 병이 되는 이치와 과정을 설명하여 질병의 치료법과 예방법을 분명하게 제시하고 있다.

만화로 읽는 중국전통문화총서 **황제내경** 영추편

저우춘차이(周春才) 지음 ■ **정창현 · 백유상** 옮김 ■ **크라운판/320쪽/22,000원**

한의학 이론의 뿌리와 기본을 이루는 한의학의 고전이자 스테디셀러를 만화로 구성하였다. 알기 쉬운 번역과 자세한 주석 그리고 재미있는 그림과 대사 등 원전의 내용에 충실하면서도 독자가 이해하기 쉽게 구성되었다. 경락의 흐름과 임상에 곧바로 응용할 수 있는 자법 및 기, 혈, 영, 위에 대해서도 자세하게 나와 있어 한방의학 관계자뿐만 아니라 의사, 안마사, 지압사, 스포츠마사지사, 한의학과 학생, 체육인, 무술인, 요가수련인, 건강원 운영자 등과 평소 관심이 많았던 일반 독자들에게 유용할 것이다.

만화로 읽는 중국전통문화총서 **경락경혈** 십사경

저우춘차이(周春才) 지음 ■ **정창현 외** 옮김 ■ **크라운판/336쪽/22,000원**

경락에 담긴 과학성과 유효성은 오래전부터 충분히 신뢰할 만한 것으로 받아들여져 왔다. 경락은 우리 몸을 거미줄처럼 엮어 기혈의 흐름을 조절해주고 있는데, 우주 변화의 신비가 그 속에 축약되어 있고 실제적이면서 철학적인 체계를 갖고 있다. 그러나 경혈, 경락이 그 형성시기가 오래되었다는 점과 용어가 너무 어렵다는 점은 현대의 독자에게 큰 장벽일 수밖에 없었는데, 이 책은 경락과 경혈의 유래부터 그 활용까지 만화 형식으로 쉽게 설명해주고 있어 독자들이 이해하는 데 무리가 없다.

만화로 읽는 중국전통문화총서 **한의학** 입문

저우춘차이(周春才) 지음 ■ **정창현 외** 옮김 ■ **크라운판/351쪽/22,000원**

한의학의 이론적인 토대인 음양오행(陰陽五行)부터 장상학설(藏象學說), 경락학설(經絡學說)은 물론, 기혈진액(氣血津液), 병인학설(病因學說), 변증시치(辨證施治)와 한의학의 치료원칙인 팔법(八法)에 이르기까지 방대한 내용을 알기 쉽게 소개한다. 그 외 십이경맥과 기경팔맥의 순행도 및 장부, 음사발몽, 사시, 특정혈에 대한 그림과 설명을 수록하고 있어 한의학에 관심이 높고 한의학을 이해하고자 하는 사람들에게는 가장 좋은 입문서가 될 것이다.

청홍 한/의/서

황한의학을 조망하다

랴오위췬(廖育群) 지음 ■ **박현국 외** 옮김 ■ **신국판(양장)/443쪽/40,000원**

독창적이면서도 간결한 일본한방의학. 음양오행(陰陽五行), 오운육기(五運六氣) 등 한의학의 기본 이론마저 무시하고 약물의 실제 성질과 효용만을 논한 저작 《약징(藥徵)》과 일본에서 독자적으로 발달한 진단방법 복진(腹診)에 그 간결함이 극명하게 드러난다. 추상적인 이론을 거부하고 증(證)과 약(藥)의 합일을 추구하며 진맥을 도외시하고 복진(腹診)을 택한 요시마스 토도(吉益東洞)와 그를 위시한 일본 의가들, 그 성공과 실패의 면면을 들여다보고 독창적인 일본의학이 발달한 연원을 따라가 본다.

한의학을 말하다

탕윈(唐雲) 지음 ■ **이문호 · 김종석** 옮김 ■ **크라운판/482쪽/35,000원**

건강과 질병의 본질을 탐구하면서 병을 치료하는 한의이론의 치밀함과 과학성은 물론 진단과 처방, 치법에 이르기까지 한의학 전반에 대한 내용을 흥미진진하게 풀어나간다. 쉽고 생동감 넘치는 설명으로 한의학은 어렵다는 세간의 인식을 불식시켜, 한의학에 대한 이해가 전혀 없는 사람이라도 한의진단의 우수성과 처방 및 치병의 이치를 이해하고, 건강과 질병을 바라보는 전혀 새로운 눈을 갖게 될 것이다.

一鍼 : 穴 하나로 病 하나를 고친다

량리우(梁立武) 외 지음 ■ **이명재** 옮김 ■ **크라운판/703쪽/55,000원**

일침요법(一鍼療法)의 장점은 치료효과가 즉각적으로 나타나고 통증이 적으며 거의 모든 질환에 효과를 발휘한다는 데 있다. 책은 침구치료의 실용성에 중점을 두어 쉽고 간단하게 치료법을 설명하고 있으며, 14경맥의 경혈(經穴)은 물론 기혈(奇穴)과 아시혈(阿是穴)의 취혈법과 치료법까지 실어 임상에서 다양하게 응용할 수 있도록 하였다. 광범위한 임상사례를 통해 이미 그 탁월한 치료효과가 입증되었음은 물론 시술법 또한 간단하다

한의학의 원류를 찾다 : 易學과 韓醫學

장기성(張其成) 지음 ■ **정창현 외** 옮김 ■ **크라운판/508쪽/42,000원**

2009년도 대한민국학술원 선정 기초학문육성 우수학술도서. 중의학과 중국철학, 그리고 문헌학 분야의 당대 최고 권위자들을 사사하고 각 분야의 정수를 전수받은 저자가 《周易》과 《黃帝內經》을 비롯한 각종 醫易 관련 문서들을 철저히 비교분석하여 역학과 한의학 사이의 관계를 세밀히 밝힌 책이다. 역학과 의학의 기원에서 출발하여 氣, 陰陽五行, 藏象, 經絡, 病證, 運氣 등 한의이론의 전반에 걸쳐 있는 한의학과 역학과의 관계를 빠짐없이 서술하였다.

전통 동양의학의 名家 도서출판 청홍

한의학을 이해하는 가장 바른 길!

www.cheonghong.com

甘泉 이종대

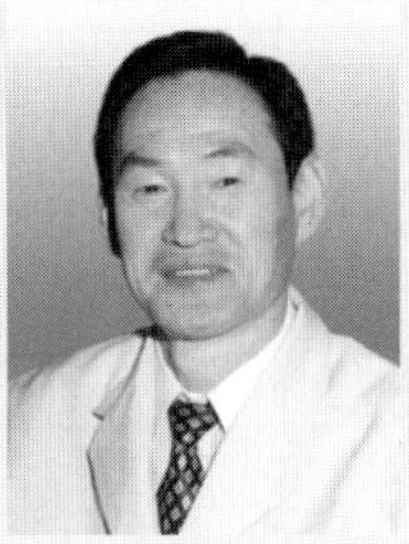

1946년 김천출생, 한약업사
대종한의원, 대원한약방 경영(1978~84)
할아버지한약방 원장(1984~2000)
동의학연구소장(1991~)
한방학술지 ≪태극≫지 발행인(1991~)
고령자채록사업 단장(1997~)
사상의약학회장(1999~)
고방의약학회장(2000~)
한방학술 태극학회 고문(2000~)
상태의학회 학술고문(2000~)
American States University 이사장

저서
한방임상비방집(태극지합본) 3권(2002) 일중사
감기의 한약치료 2권(2002) 정담
새로보는 빈용101처방(2004) 정담
새로보는 빈용202처방(2005) 정담
새로보는 방약합편 4권(2006) 단샘
30처방으로 보는 한방병리(2010) 정담
흔한통증 증후군 한방요법(2011) 정담

새로보는 방약합편 方藥合編
중통中統-처방해설 및 활용사례

편저자_ 이종대
발행인_ 최봉규

개정1판1쇄 인쇄_ 2012년 3월 21일
개정1판1쇄 발행_ 2012년 3월 27일

발행처_ 청홍(지상사)
등록번호_ 제2001-000155호
등록일자_ 1999. 1. 27

서울특별시 강남구 역삼동 730-1 모두빌 502호 우편번호 135-921
전화번호 02)3453-6111, **팩시밀리** 02)3452-1440
홈페이지 www.cheonghong.com
이메일 jhj-9020@hanmail.net

총괄책임_ 김종석
책임편집_ 문현묵
표지·본문디자인_ (주)이오디자인
마케팅총괄_ 김낙현
경영지원_ 양윤선

책값은 뒤표지에 있습니다.

새로보는 방약합편은 2006년 초판 발행 후, 개정1판을 발행합니다.

ISBN 978-89-90116-49-9 94510
ISBN 978-89-90116-47-5 (전4권)